国家卫生健康委员会"十三五"规划教材

专科医师核心能力提升导引丛书

供专业学位研究生及专科医师用

心血管内科学

Cardiovascular Medicine

第 **3** 版

主　审　胡大一

主　编　韩雅玲　马长生

副主编　王建安　方　全　华　伟　张抒扬

人民卫生出版社

·北　京·

图书在版编目（CIP）数据

心血管内科学 / 韩雅玲，马长生主编 . —3 版 . —
北京：人民卫生出版社，2022.9（2023.8 重印）
ISBN 978-7-117-33069-5

Ⅰ. ①心… Ⅱ. ①韩… ②马… Ⅲ. ①心脏血管疾病
–诊疗 Ⅳ. ①R54

中国版本图书馆 CIP 数据核字（2022）第 080476 号

| 人卫智网 | www.ipmph.com | 医学教育、学术、考试、健康，购书智慧智能综合服务平台 |
| 人卫官网 | www.pmph.com | 人卫官方资讯发布平台 |

心血管内科学
Xinxueguan Neikexue
第 3 版

主　　编：韩雅玲　　马长生
出版发行：人民卫生出版社（中继线 010-59780011）
地　　址：北京市朝阳区潘家园南里 19 号
邮　　编：100021
E - mail：pmph @ pmph.com
购书热线：010-59787592　010-59787584　010-65264830
印　　刷：北京汇林印务有限公司
经　　销：新华书店
开　　本：850×1168　1/16　　印张：49　　插页：4
字　　数：1383 千字
版　　次：2008 年 10 月第 1 版　　2022 年 9 月第 3 版
印　　次：2023 年 8 月第 2 次印刷
标准书号：ISBN 978-7-117-33069-5
定　　价：198.00 元
打击盗版举报电话：010-59787491　E-mail：WQ @ pmph.com
质量问题联系电话：010-59787234　E-mail：zhiliang @ pmph.com
数字融合服务电话：4001118166　E-mail：zengzhi @ pmph.com

编 者 （按姓氏笔画排序）

于 波 哈尔滨医科大学附属第二医院

马长生 首都医科大学附属北京安贞医院

王 斌 中国人民解放军北部战区总医院

王建安 浙江大学医学院附属第二医院

王效增 中国人民解放军北部战区总医院

方 全 中国医学科学院北京协和医院

叶 平 中国人民解放军总医院

华 伟 中国医学科学院阜外医院

刘 斌 吉林大学第二医院

刘梅颜 首都医科大学附属北京安贞医院

李 静 中国医学科学院阜外医院

李 毅 中国人民解放军北部战区总医院

李新立 江苏省人民医院

杨跃进 中国医学科学院阜外医院

何 奔 上海市胸科医院

汪道文 华中科技大学同济医学院附属同济医院

张 萍 清华大学附属北京清华长庚医院

张志仁 哈尔滨医科大学附属肿瘤医院

张抒扬 中国医学科学院北京协和医院

张俊杰 南京市第一医院

陈 红 北京大学人民医院

陈 茂 四川大学华西医院

陈玉国 山东大学齐鲁医院

陈绍良 南京市第一医院

周玉杰 首都医科大学附属北京安贞医院

赵 冬 首都医科大学附属北京安贞医院

赵世华 中国医学科学院阜外医院

荆志成 中国医学科学院北京协和医院

祝之明 中国人民解放军陆军特色医学中心

聂绍平 首都医科大学附属北京安贞医院

徐 凯 中国人民解放军北部战区总医院

高 炜 北京大学第三医院

黄 岚 陆军军医大学第二附属医院

黄 恺 华中科技大学同济医学院附属协和医院

黄薛冰 北京大学第六医院

曹 丰 中国人民解放军总医院

梁延春 中国人民解放军北部战区总医院

董建增 郑州大学第一附属医院

韩雅玲 中国人民解放军北部战区总医院

程 翔 华中科技大学同济医学院附属协和医院

谢晓冬 中国人民解放军北部战区总医院

蔡 军 中国医学科学院阜外医院

编写秘书 李 洋 中国人民解放军北部战区总医院

3

主审简介

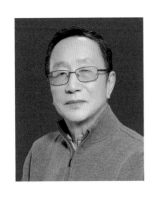

胡大一 主任医师,教授,博士研究生导师,欧亚科学院院士。现任中国控制吸烟协会会长、中国康复医学会心血管疾病预防与康复专业委员会主任委员、北京大学人民医院心血管病研究所所长等职务。

胡大一教授在我国率先成功开展射频消融根治快速心律失常技术、开辟急性心肌梗死救治绿色通道和"胸痛中心"建设,积极推动循证医学与临床实践融合,重视临床流行病学研究,在国内率先提出"双心"医学,组织开展农村高血压流行趋势及低成本综合干预预防卒中的研究,积极推进集心内科、心外科和康复为一体的综合服务模式。先后培养210余名硕士和博士研究生,发起"爱心工程"和"大医博爱"志愿服务活动,努力推动控烟工作,创办长城国际心脏病学会议(已发展为亚太地区规模最大的心脏病学学术会议),不遗余力地推动健康教育,率先在我国推广有氧代谢运动,促进体医融合,为我国医疗卫生、医学教育和健康服务业发展做出了重要贡献。

在国内外专业杂志发表论文和科普文章3 400余篇,主编/主译医学教材和医学著作60余部,主持完成心血管医学指南20余项。获国家科学技术进步奖二等奖(6项),吴阶平-保罗·杨森医学药学奖(2001年),中国医师奖(2006年),全国"最美志愿者"(2015年),世界卫生组织"控烟贡献奖"(2018年),中国"十大科学传播人物"(2018年),国家有突出贡献的中青年专家,北京市有突出贡献的科学、技术、管理人才等奖项和荣誉。

主 编 简 介

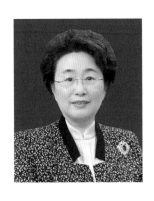 **韩雅玲** 中国工程院院士,主任医师,博士研究生导师。现任中国人民解放军北部战区总医院全军心血管病研究所所长兼心血管内科主任,全军心血管急重症救治重点实验室主任。中华医学会理事会常务理事、心血管病学分会主任委员,中国医师协会常务理事、全科医师心血管诊疗能力提升工作委员会主任委员,辽宁省医师协会会长,《中华心血管病杂志》《临床军医杂志》、*Cardiology Discovery* 总编辑,*Circulation*、*Circulation*:*Cardiovascular Interventions*、*European Heart Journal* 编委,清华大学医学院等十余所医学院校兼职教授,美国心脏病学院专家会员(FACC)、欧洲心脏病协会专家会员(FESC)等。

韩雅玲院士从事复杂危重冠心病的临床、教学与研究工作 40 余年,在复杂危重冠状动脉病变介入治疗、急性心肌梗死救治及个体化抗血栓治疗等方面完成了大量开创性工作,显著降低了危重冠心病的病死率,为提高我国危重复杂冠心病救治水平做出了重要贡献。

承担国家自然科学基金重点项目、"重大新药创制"科技重大专项、"十二五"科技支撑计划项目、"十三五"慢病重点专项等 30 余项科研课题。以第一完成人在 *Journal of the American Medical Association* 等 SCI 收录期刊发表文章 210 余篇,获国家科学技术进步奖二等奖 2 项、何梁何利基金科学与技术进步奖 1 项、军队科学技术进步奖一等奖和医疗成果奖一等奖共 3 项、辽宁省科学技术进步奖一等奖 2 项。享受国务院政府特殊津贴,曾获得全国三八红旗手、全国优秀科技工作者、军队高层次科技创新人才工程科技领军人才、第十届"发明创业奖·人物奖"特等奖、"当代发明家"、中国医师奖、辽宁省科学技术最高奖、首届"白求恩式好医生"等荣誉和奖项。荣立一等功、二等功各 1 次。是中国共产党第十六次全国代表大会代表和中国人民政治协商会议第十一届至十三届全国委员会委员。

主 编 简 介

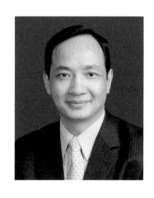

马长生 主任医师,教授,博士研究生导师,首都医科大学附属北京安贞医院心脏内科中心主任。现任国家心血管疾病临床医学研究中心主任、北京市心血管疾病防治办公室主任、首都医科大学心脏病学系主任。兼任中国医师协会心血管内科医师分会名誉会长,中华医学会心血管病学分会候任主任委员,国家卫生健康委能力建设和继续教育中心心血管病学专家委员会主任委员,国家卫生健康委医院管理研究所心血管介入诊疗技术培训专家委员会主任,中国生物医学工程学会介入医学工程分会主任委员,*Circulation* 副主编,*Pacing and Clinical Electrophysiology* 主编,*Journal of Chemical Education*、*Europace*、*Journal of Interventional Cardiac Electrophysiology*、*Circulation Arrhythmia and Electrophy Siology*、*Chinese Medical Journal* 等国内外 30 余种学术期刊编委,北京市科学技术委员会心血管领域"领衔专家"。

享受国务院政府特殊津贴,为"卫生部有突出贡献的中青年专家""北京学者""科技北京百名领军人才""北京市卫生系统高层次卫生技术领军人才""推动'北京创造'的科技人物",获吴阶平 - 保罗·杨森医学药学奖。

作为课题负责人承担了"十五"国家科技攻关计划、国家高技术研究发展计划(863 计划)、"十二五"科技支撑计划、"十三五"国家重点研发计划专项、国家自然科学基金等省部级以上科研项目 20 余项,发表论文 700 余篇(其中 SCI 收录 152 篇),主编《心律失常射频消融图谱》《介入心脏病学》等学术专著多部,三次获得国家科学技术进步奖二等奖。

副主编简介

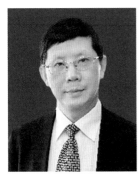

王建安 医学博士,教授,博士研究生导师,浙江省特级专家,现任浙江大学医学院附属第二医院党委书记、心脏中心主任,浙江大学医学院副院长(兼);国家心血管病区域医疗中心(建设)主任、中华医学会心血管病学分会副主任委员、浙江大学心血管病研究所所长。国家重点基础研究发展计划(973计划)首席科学家,欧洲心脏先天结构与瓣膜介入大会(CSI)共同主席,《美国心脏病学会杂志亚洲刊》(*Journal of the American College of Cardiology: Aisa*)首任主编,第3版全国高等学校教材[供8年制及7年制("5+3"一体化)临床医学专业用]《内科学》共同主编。

从事教学工作30余年。围绕心力衰竭、心脏瓣膜疾病开展研究,以通信作者发表SCI论文100余篇。作为第一完成人获国家科学技术进步奖二等奖1项、浙江省科学技术进步奖一等奖3项。获白求恩奖章、何梁何利基金科学与技术进步奖、吴阶平医药创新奖、谈家桢生命科学奖、浙江省科学技术重大贡献奖。

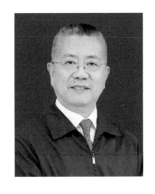

方 全 中国医学科学院北京协和医院心内科教授,博士研究生导师。1982年毕业于浙江医科大学。曾在英国纽卡斯大学心胸中心和美国底特律医学中心学习。中华医学会心血管病学分会专家会员,中国生物医学工程学会心律分会副主任委员,北京医学会心血管病学分会副主任委员,国家卫生健康委医院管理研究所心脏介入培训项目主任之一。

多年来从事心血管病临床、教学与科研工作。临床研究重点包括:房颤诊治、心力衰竭与心脏猝死防治、缓慢心律失常起搏治疗。

副主编简介

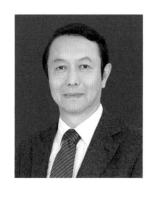

华 伟 主任医师,教授(二级),博士研究生导师,享受国务院政府特殊津贴,欧亚科学院院士。现任中国医学科学院阜外医院心律失常诊治中心副主任兼病区主任,中国民主促进会中央专门委员会科技医卫委员会副主任、北京市委员会委员。担任中华医学会心电生理和起搏分会主任委员,亚太心律学会(APHRS)学术委员会主席。

1985 年毕业于上海医科大学医学系,后于中国协和医科大学获得博士学位。1994—1996 年赴澳大利亚墨尔本皇家医院心内科深造。2009 年赴美国梅奥诊所(Mayo Clinic)心脏中心等参观学习。在多年的临床实践中,已为 10 000 余例患者植入了心脏起搏器、心脏复律除颤器和心脏再同步化治疗。获国家科学技术进步奖二等奖 1 项、中华医学科学技术进步奖二等奖 3 项,作为课题负责人的“十五”国家科技攻关课题(ICD 的应用和心脏性猝死预防研究)第一次得出我国心脏性猝死的流行病学资料,并于 2009 年发表在权威心血管病杂志 *Journal of the American College of Cardiology* 上。担任《中华心律失常学杂志》副主编、《欧洲心脏病杂志(中文版)》副主编及 *Journal of Interventional Cardiac Electrophysiology* 等 8 个杂志编委。并多次在国际会议上交流,主编或参编专著 10 余部。

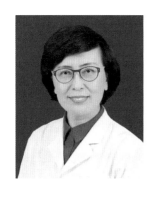

张抒扬 内科主任医师,教授,博士研究生导师。中国医学科学院北京协和医院院长、党委副书记,兼中国医学科学院北京协和医学院副院校长。教育部“长江学者”,国家卫生健康突出贡献中青年专家,国务院政府特殊津贴专家;任疑难重症及罕见病国家重点实验室副主任,国家转化医学中心副主任,国家卫生健康委员会罕见病诊疗与保障专家委员会主任委员,中华医学会常务理事及心血管病学分会常务委员兼秘书长,中国医师协会心血管内科医师分会候任会长,世界医学会常务理事,中国研究型医院学会副会长及罕见病管理分会主任委员;获“2020 年全国三八红旗手标兵”“全国抗击新冠肺炎疫情先进个人”、美国心脏病学院(ACC)杰出服务奖、“国之名医·卓越建树奖”等。

主持“十三五”国家重点研发计划“罕见病临床队列”等国家和省部级科研项目 12 项,国内外多中心临床试验 24 项;以第一或通信作者在 *The New England Journal of Medicine*、*Science*、*Lancet* 等发表论文 300 余篇;主编《罕见病学》等规划教材和专著 11 部;主持制定《罕见病诊疗指南(2019 年版)》,主持全国罕见病诊疗协作网和国家罕见病质控中心工作,建立多学科合作的罕见病诊疗模式,促进全国诊疗水平同质化。联合多方创建中国罕见病联盟,开展罕见病患病情况、诊疗瓶颈和疾病负担调研,并推动国内首例孤儿药合法采购,为我国罕见病患者诊疗保障水平的提升做出贡献。

全国高等学校医学研究生"国家级"规划教材第三轮修订说明

进入新世纪,为了推动研究生教育的改革与发展,加强研究型创新人才培养,人民卫生出版社启动了医学研究生规划教材的组织编写工作,在多次大规模调研、论证的基础上,先后于2002年和2008年分两批完成了第一轮50余种医学研究生规划教材的编写与出版工作。

2014年,全国高等学校第二轮医学研究生规划教材评审委员会及编写委员会在全面、系统分析第一轮研究生教材的基础上,对这套教材进行了系统规划,进一步确立了以"解决研究生科研和临床中实际遇到的问题"为立足点,以"回顾、现状、展望"为线索,以"培养和启发读者创新思维"为中心的教材编写原则,并成功推出了第二轮(共70种)研究生规划教材。

本套教材第三轮修订是在党的十九大精神引领下,对《国家中长期教育改革和发展规划纲要(2010—2020年)》《国务院办公厅关于深化医教协同进一步推进医学教育改革与发展的意见》,以及《教育部办公厅关于进一步规范和加强研究生培养管理的通知》等文件精神的进一步贯彻与落实,也是在总结前两轮教材经验与教训的基础上,再次大规模调研、论证后的继承与发展。修订过程仍坚持以"培养和启发读者创新思维"为中心的编写原则,通过"整合"和"新增"对教材体系做了进一步完善,对编写思路的贯彻与落实采取了进一步的强化措施。

全国高等学校第三轮医学研究生"国家级"规划教材包括五个系列。①科研公共学科:主要围绕研究生科研中所需要的基本理论知识,以及从最初的科研设计到最终的论文发表的各个环节可能遇到的问题展开;②常用统计软件与技术:介绍了SAS统计软件、SPSS统计软件、分子生物学实验技术、免疫学实验技术等常用的统计软件以及实验技术;③基础前沿与进展:主要包括了基础学科中进展相对活跃的学科;④临床基础与辅助学科:包括了专业学位研究生所需要进一步加强的相关学科内容;⑤临床学科:通过对疾病诊疗历史变迁的点评、当前诊疗中困惑、局限与不足的剖析,以及研究热点与发展趋势探讨,启发和培养临床诊疗中的创新思维。

该套教材中的科研公共学科、常用统计软件与技术学科适用于医学院校各专业的研究生及相应的科研工作者;基础前沿与进展学科主要适用于基础医学和临床医学的研究生及相应的科研工作者;临床基础与辅助学科和临床学科主要适用于专业学位研究生及相应学科的专科医师。

全国高等学校第三轮医学研究生"国家级"规划教材目录

1	医学哲学（第2版）	主 编	柯 杨	张大庆		
		副主编	赵明杰	段志光	边 林	唐文佩
2	医学科研方法学（第3版）	主 审	梁万年			
		主 编	刘 民	胡志斌		
		副主编	刘晓清	杨土保		
3	医学统计学（第5版）	主 审	孙振球	徐勇勇		
		主 编	颜 艳	王 彤		
		副主编	刘红波	马 骏		
4	医学实验动物学（第3版）	主 编	秦 川	谭 毅		
		副主编	孔 琪	郑志红	蔡卫斌	李洪涛
			王靖宇			
5	实验室生物安全（第3版）	主 编	叶冬青			
		副主编	孔 英	温旺荣		
6	医学科研课题设计、申报与实施（第3版）	主 审	龚非力	李卓娅		
		主 编	李宗芳	郑 芳		
		副主编	吕志跃	李煌元	张爱华	
7	医学实验技术原理与选择（第3版）	主 审	魏于全			
		主 编	向 荣			
		副主编	袁正宏	罗云萍		
8	统计方法在医学科研中的应用（第2版）	主 编	李晓松			
		副主编	李 康	潘发明		
9	医学科研论文撰写与发表（第3版）	主 审	张学军			
		主 编	吴忠均			
		副主编	马 伟	张晓明	杨家印	
10	IBM SPSS 统计软件应用	主 编	陈平雁	安胜利		
		副主编	欧春泉	陈莉雅	王建明	

11	SAS 统计软件应用（第 4 版）	主　编	贺　佳			
		副主编	尹　平	石武祥		
12	医学分子生物学实验技术（第 4 版）	主　审	药立波			
		主　编	韩　骅	高国全		
		副主编	李冬民	喻　红		
13	医学免疫学实验技术（第 3 版）	主　编	柳忠辉	吴雄文		
		副主编	王全兴	吴玉章	储以微	崔雪玲
14	组织病理技术（第 2 版）	主　编	步　宏			
		副主编	吴焕文			
15	组织和细胞培养技术（第 4 版）	主　审	章静波			
		主　编	刘玉琴			
16	组织化学与细胞化学技术（第 3 版）	主　编	李　和	周德山		
		副主编	周国民	肖　岚	刘佳梅	孔　力
17	医学分子生物学（第 3 版）	主　审	周春燕	冯作化		
		主　编	张晓伟	史岸冰		
		副主编	何凤田	刘　戟		
18	医学免疫学（第 2 版）	主　编	曹雪涛			
		副主编	于益芝	熊思东		
19	遗传和基因组医学	主　编	张　学			
		副主编	管敏鑫			
20	基础与临床药理学（第 3 版）	主　编	杨宝峰			
		副主编	李　俊	董　志	杨宝学	郭秀丽
21	医学微生物学（第 2 版）	主　编	徐志凯	郭晓奎		
		副主编	江丽芳	范雄林		
22	病理学（第 2 版）	主　编	来茂德	梁智勇		
		副主编	李一雷	田新霞	周　桥	
23	医学细胞生物学（第 4 版）	主　审	杨　恬			
		主　编	安　威	周天华		
		副主编	李　丰	杨　霞	王杨淦	
24	分子毒理学（第 2 版）	主　编	蒋义国	尹立红		
		副主编	骆文静	张正东	夏大静	姚　平
25	医学微生态学（第 2 版）	主　编	李兰娟			
26	临床流行病学（第 5 版）	主　编	黄悦勤			
		副主编	刘爱忠	孙业桓		
27	循证医学（第 2 版）	主　审	李幼平			
		主　编	孙　鑫	杨克虎		

28	断层影像解剖学	主　编	刘树伟　张绍祥
		副主编	赵　斌　徐　飞
29	临床应用解剖学（第 2 版）	主　编	王海杰
		副主编	臧卫东　陈　尧
30	临床心理学（第 2 版）	主　审	张亚林
		主　编	李占江
		副主编	王建平　仇剑崟　王　伟　章军建
31	心身医学	主　审	Kurt Fritzsche　吴文源
		主　编	赵旭东
		副主编	孙新宇　林贤浩　魏　镜
32	医患沟通（第 2 版）	主　编	尹　梅　王锦帆
33	实验诊断学（第 2 版）	主　审	王兰兰
		主　编	尚　红
		副主编	王传新　徐英春　王　琳　郭晓临
34	核医学（第 3 版）	主　审	张永学
		主　编	李　方　兰晓莉
		副主编	李亚明　石洪成　张　宏
35	放射诊断学（第 2 版）	主　审	郭启勇
		主　编	金征宇　王振常
		副主编	王晓明　刘士远　卢光明　宋　彬
			李宏军　梁长虹
36	疾病学基础	主　编	陈国强　宋尔卫
		副主编	董　晨　王　韵　易　静　赵世民
			周天华
37	临床营养学	主　编	于健春
		副主编	李增宁　吴国豪　王新颖　陈　伟
38	临床药物治疗学	主　编	孙国平
		副主编	吴德沛　蔡广研　赵荣生　高　建
			孙秀兰
39	医学 3D 打印原理与技术	主　编	戴尅戎　卢秉恒
		副主编	王成焘　徐　弢　郝永强　范先群
			沈国芳　王金武
40	互联网 + 医疗健康	主　审	张来武
		主　编	范先群
		副主编	李校堃　郑加麟　胡建中　颜　华
41	呼吸病学（第 3 版）	主　审	钟南山
		主　编	王　辰　陈荣昌
		副主编	代华平　陈宝元　宋元林

42	消化内科学（第3版）	主　审	樊代明	李兆申		
		主　编	钱家鸣	张澍田		
		副主编	田德安	房静远	李延青	杨　丽
43	心血管内科学（第3版）	主　审	胡大一			
		主　编	韩雅玲	马长生		
		副主编	王建安	方　全	华　伟	张抒扬
44	血液内科学（第3版）	主　编	黄晓军	黄　河	胡　豫	
		副主编	邵宗鸿	吴德沛	周道斌	
45	肾内科学（第3版）	主　审	谌贻璞			
		主　编	余学清	赵明辉		
		副主编	陈江华	李雪梅	蔡广研	刘章锁
46	内分泌内科学（第3版）	主　编	宁　光	邢小平		
		副主编	王卫庆	童南伟	陈　刚	
47	风湿免疫内科学（第3版）	主　审	陈顺乐			
		主　编	曾小峰	邹和建		
		副主编	古洁若	黄慈波		
48	急诊医学（第3版）	主　审	黄子通			
		主　编	于学忠	吕传柱		
		副主编	陈玉国	刘　志	曹　钰	
49	神经内科学（第3版）	主　编	刘　鸣	崔丽英	谢　鹏	
		副主编	王拥军	张杰文	王玉平	陈晓春
			吴　波			
50	精神病学（第3版）	主　编	陆　林	马　辛		
		副主编	施慎逊	许　毅	李　涛	
51	感染病学（第3版）	主　编	李兰娟	李　刚		
		副主编	王贵强	宁　琴	李用国	
52	肿瘤学（第5版）	主　编	徐瑞华	陈国强		
		副主编	林东昕	吕有勇	龚建平	
53	老年医学（第3版）	主　审	张　建	范　利	华　琦	
		主　编	刘晓红	陈　彪		
		副主编	齐海梅	胡亦新	岳冀蓉	
54	临床变态反应学	主　编	尹　佳			
		副主编	洪建国	何韶衡	李　楠	
55	危重症医学（第3版）	主　审	王　辰	席修明		
		主　编	杜　斌	隆　云		
		副主编	陈德昌	于凯江	詹庆元	许　媛

56	普通外科学（第3版）	主　编	赵玉沛			
		副主编	吴文铭	陈规划	刘颖斌	胡三元
57	骨科学（第3版）	主　审	陈安民			
		主　编	田　伟			
		副主编	翁习生	邵增务	郭　卫	贺西京
58	泌尿外科学（第3版）	主　审	郭应禄			
		主　编	金　杰	魏　强		
		副主编	王行环	刘继红	王　忠	
59	胸心外科学（第2版）	主　编	胡盛寿			
		副主编	王　俊	庄　建	刘伦旭	董念国
60	神经外科学（第4版）	主　编	赵继宗			
		副主编	王　硕	张建宁	毛　颖	
61	血管淋巴管外科学（第3版）	主　编	汪忠镐			
		副主编	王深明	陈　忠	谷涌泉	辛世杰
62	整形外科学	主　编	李青峰			
63	小儿外科学（第3版）	主　审	王　果			
		主　编	冯杰雄	郑　珊		
		副主编	张潍平	夏慧敏		
64	器官移植学（第2版）	主　审	陈　实			
		主　编	刘永锋	郑树森		
		副主编	陈忠华	朱继业	郭文治	
65	临床肿瘤学（第2版）	主　编	赫　捷			
		副主编	毛友生	沈　铿	马　骏	于金明
			吴一龙			
66	麻醉学（第2版）	主　编	刘　进	熊利泽		
		副主编	黄宇光	邓小明	李文志	
67	妇产科学（第3版）	主　审	曹泽毅			
		主　编	乔　杰	马　丁		
		副主编	朱　兰	王建六	杨慧霞	漆洪波
			曹云霞			
68	生殖医学	主　编	黄荷凤	陈子江		
		副主编	刘嘉茵	王雁玲	孙　斐	李　蓉
69	儿科学（第2版）	主　编	桂永浩	申昆玲		
		副主编	杜立中	罗小平		
70	耳鼻咽喉头颈外科学（第3版）	主　审	韩德民			
		主　编	孔维佳	吴　皓		
		副主编	韩东一	倪　鑫	龚树生	李华伟

71	眼科学（第3版）	主　审	崔　浩　黎晓新
		主　编	王宁利　杨培增
		副主编	徐国兴　孙兴怀　王雨生　蒋　沁
			刘　平　马建民
72	灾难医学（第2版）	主　审	王一镗
		主　编	刘中民
		副主编	田军章　周荣斌　王立祥
73	康复医学（第2版）	主　编	岳寿伟　黄晓琳
		副主编	毕　胜　杜　青
74	皮肤性病学（第2版）	主　编	张建中　晋红中
		副主编	高兴华　陆前进　陶　娟
75	创伤、烧伤与再生医学（第2版）	主　审	王正国　盛志勇
		主　编	付小兵
		副主编	黄跃生　蒋建新　程　飚　陈振兵
76	运动创伤学	主　编	敖英芳
		副主编	姜春岩　蒋　青　雷光华　唐康来
77	全科医学	主　审	祝墡珠
		主　编	王永晨　方力争
		副主编	方宁远　王留义
78	罕见病学	主　编	张抒扬　赵玉沛
		副主编	黄尚志　崔丽英　陈丽萌
79	临床医学示范案例分析	主　编	胡翊群　李海潮
		副主编	沈国芳　罗小平　余保平　吴国豪

全国高等学校第三轮医学研究生"国家级"规划教材评审委员会名单

顾　　问

　　韩启德　桑国卫　陈　竺　曾益新　赵玉沛

主任委员 （以姓氏笔画为序）

　　王　辰　刘德培　曹雪涛

副主任委员 （以姓氏笔画为序）

　　于金明　马　丁　王正国　卢秉恒　付小兵　宁　光　乔　杰
　　李兰娟　李兆申　杨宝峰　汪忠镐　张　运　张伯礼　张英泽
　　陆　林　陈国强　郑树森　郎景和　赵继宗　胡盛寿　段树民
　　郭应禄　黄荷凤　盛志勇　韩雅玲　韩德民　赫　捷　樊代明
　　戴尅戎　魏于全

常务委员 （以姓氏笔画为序）

　　文历阳　田勇泉　冯友梅　冯晓源　吕兆丰　闫剑群　李　和
　　李　虹　李玉林　李立明　来茂德　步　宏　余学清　汪建平
　　张　学　张学军　陈子江　陈安民　尚　红　周学东　赵　群
　　胡志斌　柯　杨　桂永浩　梁万年　瞿　佳

委　　员 （以姓氏笔画为序）

　　于学忠　于健春　马　辛　马长生　王　彤　王　果　王一镗
　　王兰兰　王宁利　王永晨　王振常　王海杰　王锦帆　方力争
　　尹　佳　尹　梅　尹立红　孔维佳　叶冬青　申昆玲　田　伟
　　史岸冰　冯作化　冯杰雄　兰晓莉　邢小平　吕传柱　华　琦
　　向　荣　刘　民　刘　进　刘　鸣　刘中民　刘玉琴　刘永锋
　　刘树伟　刘晓红　安　威　安胜利　孙　鑫　孙国平　孙振球
　　杜　斌　李　方　李　刚　李占江　李幼平　李青峰　李卓娅
　　李宗芳　李晓松　李海潮　杨　恬　杨克虎　杨培增　吴　皓

吴文源　吴忠均　吴雄文　邹和建　宋尔卫　张大庆　张永学
张亚林　张抒扬　张建中　张绍祥　张晓伟　张澍田　陈　实
陈　彪　陈平雁　陈荣昌　陈顺乐　范　利　范先群　岳寿伟
金　杰　金征宇　周天华　周春燕　周德山　郑　芳　郑　珊
赵旭东　赵明辉　胡　豫　胡大一　胡翊群　药立波　柳忠辉
祝墡珠　贺　佳　秦　川　敖英芳　晋红中　钱家鸣　徐志凯
徐勇勇　徐瑞华　高国全　郭启勇　郭晓奎　席修明　黄　河
黄子通　黄晓军　黄晓琳　黄悦勤　曹泽毅　龚非力　崔　浩
崔丽英　章静波　梁智勇　谌贻璞　隆　云　蒋义国　韩　骅
曾小峰　谢　鹏　谭　毅　熊利泽　黎晓新　颜　艳　魏　强

前　言

随着医学研究生培养规模的不断壮大,国内研究生培养硬件及软件水平的相对落后与培养高素质研究生之间的矛盾日益突出,如何解决这一矛盾成为我国医学研究生培养迫切需要解决的问题。为了适应新时期国内研究生教育和教学的需要,根据我国医学研究生教育的实际需要,我们组织编写了主要适用于临床型硕士研究生、博士研究生及相应临床工作者的临床专业课教材。

研究生国家级规划教材是教材建设的重要组成部分,代表着高层次医学人才的教学水准。在国家卫生健康委员会和教育部领导的指导和支持下,人民卫生出版社启动了第三轮全国高等学校医学专业研究生国家级规划教材修订工作。基于前两轮教材编写的探索和实践,第三版教材将在研究生临床技能、临床创新思维的培养过程中起到手电筒、导航系统的作用,在注重解决临床实际的前提下,注重培养研究生提出问题、分析问题、解决问题的能力,既要有实用性,又要有思想性。

在内容的组织上,本教材突破传统应试教育教材系统全面的特点,紧扣研究生培养目标,着眼于学生进一步获取知识、挖掘知识和实践创新能力的培养。以临床诊疗为线索,回顾具有转折点意义的诊疗技术探索过程,探讨领域研究热点及发展趋势,启发和培养研究生临床创新思维。本教材的编者由相关领域杰出专家组成,在广泛征集各位专家编委意见的基础上,结合学科进展和读者需要,我们对《心血管内科学》(第2版)内容进行了调整,第3版共45章,较上一版新增8章,将冠心病的介入治疗和抗栓治疗单独成章,并新增了肿瘤心脏病学、冠状动脉自发夹层、生物可降解冠脉支架等交叉学科、前沿内容。

感谢各位编委在百忙之中整理思路,与研究生们分享自己多年行医的感悟和体会。希望本教材能成为精品教材,为我国医学教育改革发展培养更多高层次、创新人才。

韩雅玲　马长生

2022 年 9 月

目　录

第一篇　绪　论

第二篇　心血管循证医学

第三篇　心血管疾病患者的评估

第四篇　心　力　衰　竭

第五篇　心律失常和心肺复苏

第六篇　动脉粥样硬化性心血管疾病

第七篇　结构性心脏病的治疗

第八篇　心血管疾病危险因素管理

第九篇　预防心脏病学

第十篇　心肌、心内膜、心包、肺血管疾病

第十一篇　其　　他

第一篇 绪 论

第一章　心血管疾病流行病学

第一节　代表心血管疾病流行程度的主要指标

对心血管疾病流行程度的测量是反映心血管疾病危害、评价居民健康水平、制定防治策略和评估防治效果的基础依据。在所有心血管疾病中，最为常见且具有高致死致残率的疾病是脑卒中和缺血性心脏病。

代表心血管疾病流行程度的常用指标包括心血管疾病（总体、单类或单个疾病）在总死亡中的构成和死因顺位、死亡率、发病率、病死率和患病率。这些指标在应用中分别代表对心血管疾病流行程度不同的关注重点，所收集的数据和计算方法完全不同。掌握这些指标的定义、意义及应用范围对于临床医生正确理解和解读相关文献提供的数据、在研究和教学中正确使用都具有重要意义。

一、死因构成和死因顺位

心血管疾病死亡在总死亡中的构成比是指以心血管疾病（总体、单类或单个疾病）为死因的病例在所有原因死亡病例中所占的比例。例如根据《中国心血管健康与疾病报告 2020》，我国心血管病死亡占城乡居民总死亡原因的首位，农村为 46.66%，城市为 43.81%。

死因顺位是代表疾病危害程度最为直观的指标。心血管疾病的死因顺位是指心血管疾病在总死亡中的构成比与其他各种原因死因构成比按所占比例大小排序后所处的序列位置。目前心血管疾病死亡在总死亡中的占比最高，排在死因顺位的第一位，表明心血管疾病是危害国人生命健康的首位原因。也可根据单类心血管疾

病（例如动脉粥样硬化性心血管疾病或先天性心脏病）或单个心血管疾病（如缺血性心脏病或肥厚型心肌病）死亡人数在总死亡人数中的比例和死因顺位，了解一类疾病或单个疾病的相对危害程度。

二、死亡率

心血管疾病的死亡率（mortality）是代表疾病流行程度且应用最为广泛的指标，它代表在特定时间范围内（常用时间单位为年）某地人群中心血管疾病（可以为总体、单类或单个疾病）死亡的频率，通常用 10 万分率来表示。计算公式为：

$$心血管疾病\ 死亡率 = \frac{某人群一年内所有心血管疾病死亡人数}{同年平均人口数} \times 100\,000/10\,万$$

作为分母的平均人口数一般来自国家的人口普查数据。由于人口普查不是每年进行，所以常用最近一次人口普查的数据替代"同年平均人口数"。在比较不同地区、不同人群和不同时点的人群死亡率时，需要采用标准化（标化）的死亡率。最常用的标化死亡率是年龄标化死亡率，因为年龄构成不同常常是影响人群间死亡率可比性的主要因素。对死亡率进行标化的方法可以参考相关的流行病学教材。

临床研究中也常将心血管疾病死亡率作为临床随机对照试验或一些观察性研究的主要结局。但临床研究中采用的心血管疾病死亡率与上述人群的心血管疾病死亡率的概念和计算方式有所不同。临床研究的研究人群是由入选的个体组成的固定群体，收集既定的随访期间发生的所有心血管疾病死亡病例。由于入组的个体被观察的总时长常常不同（如研究入选的时间不同、发生结局事件而中断观察或者发生失访）且样本量有限，

所以须采用心血管疾病人年死亡率（参见下面公式）或累计死亡率作为心血管疾病死亡率的指标。累计心血管疾病的死亡率需要采用生存分析的统计学方法计算。

$$\text{心血管疾病} \atop \text{人年死亡率} = \frac{\text{研究期间所有} \atop \text{心血管病死亡人数}}{\text{研究人群累计} \atop \text{的总观察人年}} \times 100\% \text{或}(1\,000\text{‰})$$

在世界卫生组织或各个国家提出的心血管疾病防治目标中，均包括降低心血管疾病的早死概率。心血管疾病早死概率大多沿用世界卫生组织针对慢性病提出的早死概念和计算方法。是指年满 30 岁的人在 70 岁之前死于心血管疾病的概率。与死亡率相比，早死概率不受人口年龄构成的影响，可以在不同时间和不同地区间进行比较，因此常被作为评价疾病防控水平的重要指标。

三、发病率

心血管疾病发病率（incidence）代表某类或某种心血管疾病在特定时间范围内（常用时间单位为年）某地人群中新发病例（包括致死和非致死病例）的频率。通常用 10 万分率来表示。计算公式为：

$$\text{某种心血管} \atop \text{疾病发病率} = \frac{\text{某人群一年内该心血管疾病} \atop \text{总的新发病（死亡或存活）例数}}{\text{同年平均人口数}} \times$$

100 000/10 万

心血管疾病的发病率既包括致死病例也包括非致死病例，既包括首次发病的病例也包括复发的病例，因此能更准确地估计某类心血管疾病的流行程度和疾病负担。但获得心血管疾病发病率需要依靠较完善的疾病监测系统，持续地收集人群中某病所有新发生的病例。随着疾病和健康相关信息收集技术的发展、普及和规范，一些国家开始综合利用常规住院信息和常规死亡信息，从而获得心血管疾病的发病信息。我国北京地区已开始尝试利用这些政府出资建立和维持的常规数据收集系统，获得主要心血管疾病的发病数据，实现了对人群心血管疾病发病率进行长期监测。

临床随机对照试验或前瞻性队列研究中也常常将发病作为研究结局。例如心血管病相关治疗措施的效果和安全性的临床随机对照试验研究，通常以随访期间发生的心血管疾病死亡以及非致死心肌梗死和脑卒中作为主要终点事件，也称为主要不良心脑血管事件（major adverse cardiovascular and cerebrovascular event，MACCE）。与上述临床研究中人年死亡率的计算方法相同，临床研究中心血管疾病发病率也常以 MACCE 事件的人年发病率或累计发病率作为观察和比较的指标。累计心血管疾病的发病率需要采用生存分析的统计学方法计算。

四、病死率

心血管疾病的病死率（fatality）常用于评价某种心血管疾病死亡病例在该疾病总发病人数或住院人数中的比例。病死率反映该疾病对生命的危害程度和医疗救治能力。常用的统计数据包括住院病死率，指某种心血管疾病住院患者在住院期间死亡者的比例；或急性期病死率，指某种心血管疾病在发病后特定的急性期内所有死亡者（包括院内和院外死亡）的比例。病死率一般以百分率为单位，计算公式如下：

$$\text{某种心血管} \atop \text{疾病的病死率} = \frac{\text{某种心血管疾病发病后} \atop \text{在特定期间内死亡的人数}}{\text{某种心血管疾病} \atop \text{发病的总人数}} \times 100\%$$

临床医师常常容易混淆病死率和死亡率的概念。某心血管疾病的病死率是已经发生该疾病的患者中死于该疾病的比例，一般是指住院期间或急性期死亡者的比例，代表一个疾病的预后，常用百分数表示；而前述的死亡率是所有人群中某病的死亡率，代表该疾病在人群中的死亡概率，常用 10 万分率表示。由于某病病死率的高低与医疗救治能力相关，所以病死率与临床工作的关联更为密切。如住院病死率的高低往往代表某种心血管疾病住院期间的临床救治能力。而急性期病死率的计算则应该将死于院前、急诊室和住院期间所有的死亡病例作为分子，不仅代表医院的救治水平，也反映患者就诊是否及时及一个地区的急救系统是否完善和有效。

五、患病率

心血管疾病患病率（prevalence）是指患有某类或某种心血管疾病且存活的病例在调查目标人群（常常以样本人群为代表）中所占比例，患病率一般通过横断面的调查方式获得数据，常采用百分率或千分率为单位，计算公式如下：

$$\text{某种心血管疾病的患病率} = \frac{\text{人群中某时点或某时期某种心血管疾病存活的新旧病例数}}{\text{同期人群总数}} \times 100\% \text{或}(1\,000\text{‰})$$

对于心血管病，患病率调查常常用于了解相关危险因素的流行程度及检出、治疗和控制现状。如高血压、血脂异常、糖尿病、肥胖等动脉粥样硬化性心血管疾病的主要危险因素的患病率、知晓率、治疗率和控制率。也可了解已患有心血管疾病人群的数量、比例和二级预防各种防治措施的实施现状。

六、小结

表 1-1 列出上述常用于代表心血管疾病流行和危害程度的五项指标的基本特征，作为本节核心内容的总结。

表 1-1　代表心血管疾病流行和危害程度主要指标的基本特征

指标名称	分子	分母	常用单位	指标意义
死因构成	心血管疾病死亡病例（总体、单类或单个疾病）	全死因死亡病例	百分率	总人群中心血管疾病流行和危害程度
死亡率	心血管疾病死亡病例（总体、单类或单个疾病）	年度总人群数（常用平均人口数）	10 万分率	总人群中心血管疾病流行和危害程度
发病率	心血管疾病新发病例，包括致死和非致死病例（单类或单个疾病）	年度总人群数（常用平均人口数）	10 万分率	总人群中心血管疾病流行和危害程度
病死率	某心血管疾病发生后在特定时间内死亡病例（如住院期、急性期或随访期）	该心血管疾病所有新发病例（包括致死和非致死病例）	常用百分率	某心血管疾病发生对生命短期的危害程度。也反映对该病的医疗救治能力
患病率	患有某类或某种心血管疾病或危险因素且存活的病例	目标人群*总数	百分率或千分率	某心血管疾病或危险因素流行程度

注：*目标人群可以是全人群，或特定年龄、地域范围的人群。

第二节　我国心血管疾病流行病学发展历史和重要研究

心血管疾病流行病学是心血管病学和流行病学相结合而产生的一门交叉学科，是流行病学和心血管疾病预防学科的重要分支学科。这个学科产生发展的起因及需求是心血管疾病在 20 世纪中期开始逐渐替代传染病成为人类死亡的主要原因，特别是以动脉粥样硬化病变为基础的心血管疾病快速增加，首先在发达国家，继而在许多发展中国家成为居民首要的健康问题。但在 20 世纪中期，人类通过上百年积累形成的应对传染病的理论、经验和防治措施均不能有效地应对主要心血管疾病的流行和危害，进而催生了这个新的学科的形成和发展。

心血管疾病流行病学借鉴流行病学的基本理论和方法，结合心血管疾病的特点，在大量研究和实践经验的基础上逐渐形成了独立的理论和方法学体系，并应用于心血管疾病的流行状况、流行规律及病因和危险因素的研究和监测体系的建立，为提出、评价和实施有效的心血管病预防控制策略提供了不可或缺的基础和大量依据。计算机和信息技术的快速发展极大地促进了这个学科在实践应用中的发展。

我国心血管疾病流行病学可以追溯到 20 世纪 50 年代，1958—1959 年开展的第一次全国高血压抽样调查开启了我国心血管疾病流行病学研究的先河，使我国医务工作者对高血压这一心血管疾病的主要危险因素有了认识。在 20 世纪 70 年代，我国相继开展了北京石景山人民公社心血管疾病流行病学和防治研究工作，以及第二次全国高血压抽样调查。20 世纪 80 年代，由吴英恺院士组建的北京安贞医院 - 北京市心肺血管疾病研究所领导开展了"中国多省市心血管病人群监测"研究。这项研究与中国医学科学院阜外医院陶寿淇教授领导的中美心血管疾病流行病学合作研究，成为我国心血管疾病流行病学科建立的标志。回顾过去 30 多年，我国心血管疾病流行病学研究主要集中在以下几个领域：

一、心血管疾病的流行状况和流行规律研究

为了掌握和评价心血管疾病对某一特定人群的危害程度，了解心血管疾病的分布和流行规律，应当对该人群心血管疾病发病率、死亡率及病死率进行监测。利用监测结果追踪心血管疾病及其影响因素的动态变化趋势，为制定心血管疾病防治策略提供可靠资料。这一领域代表性的研究为"中国多省市心血管病人群监测"研究（简称"中国 MONICA 研究"）和中美心血管病流行病学合作研究。

MONICA 研究是一项大型国际合作研究，包括 27 个国家 38 个中心，中国是其中唯一的发展中国家。在北京安贞医院 - 北京市心肺血管疾病研究所的吴英恺院士和吴兆苏教授的共同领导下，中国 MONICA 研究对 16 个省市的 19 个监测中心约 500 万人群进行了为期 10 年（1984—1993 年）的研究。首次获得我国 25~74 岁人群中急性冠心病和急性脑卒中的发病率、死亡率、病死率，医疗救治和相关危险因素水平及长期变动趋势的可靠数据，且具有很高的国际可比性。该研究显示，我国主要心血管病发病率和死亡率有明显的人口学和地区差异。该研究也发现 1984—1993 年期间，我国主要心血管疾病的发病率、死亡率及危险因素水平呈现明显上升趋势。中国 MONICA 研究被列为国家"七五"科技攻关项目，

该研究获得的经验和成果对我国后续开展的心血管疾病流行病学和人群防治研究具有重要参考价值。

中美心血管病流行病学合作研究（中美研究）是中国政府和美国政府于 1979 年签订的医药卫生科技协作项目，由美国心肺血管研究所和中国医学科学院阜外医院以及广东省心血管病研究所合作进行。本项研究于 1981 年正式启动，采用国际标准化的方法进行心血管疾病及其危险因素的人群研究。在中美研究的基础上，阜外医院又依托多项国家科技攻关课题资助项目，采用与中美研究相同的抽样和标准化调查方法组织了大规模的国内合作研究。该系列研究取得了大量宝贵的研究资料，在评价我国冠心病和高血压发病趋势和特点、发病因素，以及探索适合我国国情的人群防治经验等方面做出了重要贡献。

由于计算机和网络技术的快速进步，极大地促进了医疗和健康相关信息系统的发展和完善。特别是电子化的病案系统和死亡注册登记系统等常规卫生数据收集系统的普及和质量改善，心血管疾病流行病学研究有了更为便捷和丰富的数据来源，也使心血管疾病发病和死亡的常规监测成为可能。例如，以北京市出院病案首页信息系统和北京市死因登记系统两大常规卫生信息系统数据进行整合建立的北京市心血管疾病常规监测系统，每年报告北京市主要心血管疾病发病率和死亡率、疾病的分布特点和变化趋势。不仅为北京地区心血管疾病防治提供具有时效性的评价，也为利用常规数据进行心血管疾病发病死亡监测的普及提供了经验和范例。

中国疾病预防控制中心参与全球疾病负担研究（Global Burden of Disease，GBD），整合疾病和死因监测系统、人群调查研究结果等多种来源的数据信息，获得包括心血管疾病在内的多种疾病、伤害和相关危险因素所导致的疾病负担情况，为卫生规划和政策的制定，以及合理进行卫生决策提供可靠的科学依据。也促进了我国疾病监测系统的进一步完善。

二、心血管疾病危险因素流行状况的研究

心血管疾病危险因素（risk factor）水平和变

化趋势数据对于预测心血管疾病发病和死亡的变化趋势、确定心血管疾病预防工作重点和评价预防工作的效果都具有重要意义。认识我国人群中各种心血管疾病危险因素水平的分布和流行规律，有助于更有效地开展心血管疾病的防治工作。心血管疾病可预防的危险因素主要包括高血压、血脂异常、糖尿病、吸烟以及超重/肥胖等。我国在心血管疾病危险因素流行状况的相关研究主要包括全国高血压抽样调查、膳食营养健康调查和中国慢性病及危险因素监测研究等。

高血压是我国心血管疾病发病和死亡的首要危险因素。控制或遏制高血压的流行是预防心血管疾病的首要策略。迄今为止，我国完成了 5 次全国性高血压专项抽样调查，为高血压流行和防控趋势提供了宝贵数据。1958—1959 年的第一次全国高血压抽样调查首次报道了我国成人高血压患病情况。1979—1980 年的第二次全国高血压抽样调查获得了我国更大范围内高血压患病率及患病相关因素的重要结果。1991—1992 年的第三次全国高血压抽样调查则采用国际统一标准，获得了我国人群高血压患病率、高血压患者对疾病的知晓率、治疗率和控制率的全面资料。研究结果为我国高血压防治和进行国际性对比研究提供了有价值的资料。2002 年的中国居民营养与健康状况调查（第四次高血压抽样调查）和 2012—2015 年的第五次全国高血压抽样调查不断更新我国人群高血压患病率、知晓率、治疗率和控制率的相关数据。这 5 次全国高血压抽样调查结果显示，我国成人高血压患病率持续上升，知晓率、治疗率和控制率等指标持续改善。最新的第五次全国高血压抽样调查结果显示，成人高血压知晓率、治疗率和控制率分别为 51.5%、46.1%、16.9%，较 2002 年第四次调查各项指标明显提升。与此相应，我国脑卒中标化死亡率从 2009 年开始出现下降趋势，特别是脑出血的死亡率持续明显下降。高血压防治工作已经开始见到成效。有效遏制高血压患病率的继续上升、进一步提高高血压患者的知晓率、治疗率和控制率是当前我国心血管病防治工作的重点策略。

我国共开展过 5 次全国性居民营养与健康状况的调查与监测，包括分别于 1959 年、1982 年和 1992 年开展的 3 次全国营养调查，2002 年的中国居民营养与健康状况调查和 2010—2013 年开展的中国居民营养与健康状况监测。1959 年、1982 年和 1992 年的全国营养调查主要收集的是城乡居民膳食结构和营养水平信息，以及营养缺乏病患情况。2002 年的中国居民营养与健康状况调查中加入了空腹血糖和血脂等反映人群健康状况和慢性病危险因素水平的相关生化检查指标，以及体力活动和生活方式等信息，以期深入分析影响人群健康状况的因素。2010 年开始，我国将每 10 年开展一次的中国居民营养与健康状况调查改为常规性监测工作。这 5 次全国性居民营养与健康状况调查获得的数据，对于掌握我国城乡居民膳食结构、营养水平及其与慢性疾病相关的不良生活方式（吸烟、缺少体力活动和不良饮食习惯等）和相关危险因素（如高血压、血脂异常和糖尿病等）的流行特点及其变化规律，评价城乡居民的营养和健康水平，制定相关疾病防治措施和政策起到了重要作用。

2004 年，中国疾病预防控制中心也建立了中国慢性病及其危险因素专项监测系统，于 2004 年、2007 年、2010 年和 2013 年开展了 4 次针对我国常住居民的慢性病及其危险因素专项监测工作。慢性病及其危险因素专项监测可以动态地掌握我国成人居民主要慢性病及其危险因素的流行现状和变化趋势，为科学制定和评价慢性病预防控制策略和措施效果提供可靠数据，并将我国慢性病危险因素的监测融入常规工作之中。

三、危险因素与心血管疾病发生风险作用规律的队列研究

认识我国人群中各种心血管疾病危险因素对于缺血性心脏病和脑卒中的作用强度和特点，进行客观定量的评估，可以确定不同危险因素对心血管疾病发生风险独立的和联合的作用规律，进一步用于个体或群体心血管疾病发病绝对风险和相对风险的预测评估，为临床制定合理治疗决策、卫生资源的合理分配和利用提供重要的基础数据。队列研究（cohort study）是研究慢性病（包括心血管疾病）的危险因素的主要研究方法。早在 20 世纪 40 年代末，欧美发达国家就有计划地设计并开展以心血管疾病为主要研究结局的前瞻性队列研究，如美国 Framingham 研究和"七国"研

究等。这些前瞻性队列研究在过去的几十年间产出了大量具有广泛影响力的研究成果,提出并确立了多种心血管疾病的危险因素,建立、引领和促进了全球心血管疾病预防基本理论和实践的形成和发展。

20世纪80年代开始,心血管疾病对我国居民健康的危害逐渐受到重视,采用长期队列研究评价国外研究提出的心血管疾病主要危险因素对国人心血管疾病发病风险的作用规律非常重要。20世纪80年代初中国医学科学院阜外医院在中美研究的基础上建立了国内首个包括3万余人的队列人群研究。继而,在国家"八五"科技攻关项目支持下,1991年北京安贞医院-北京市心肺血管疾病研究所牵头建立了覆盖我国11省市的"中国多省市心血管疾病危险因素队列研究(CMCS研究)",这项研究对3万余名基线35~64岁且具有不同危险因素水平的人群长期随访,前瞻性地收集所有脑卒中、冠心病和总死亡病例,随访时间已长达28年。以上两项队列研究明确了我国人群的主要心血管疾病危险因素与心血管疾病发病风险的关联程度和作用规律的特点,建立了基于个体多个危险因素水平预测未来十年心血管疾病发病风险的数学模型和工具,并将危险因素的研究成果应用于临床心血管疾病危险评估和治疗决策及人群干预研究,研究结果被国内外广泛引证。

我国于2003年参加了国际前瞻性城市乡村研究(PURE研究),该研究在17个国家入选了15万余名年龄在35~70岁的研究对象,进行了10年以上的长期随访,旨在评价社会环境因素对生活方式、心血管疾病危险因素和慢性非传染性疾病发病率的影响。作为该研究的主要参与国之一,我国的研究对象人数约占总样本量的30%。PURE研究从社会环境因素角度进一步评估危险因素的成因和发展,有助于综合了解中国慢性病疾病负担的成因和变化。

中国慢性病前瞻性研究项目(CKB研究)是北京大学、中国医学科学院与英国牛津大学合作建立的自然人群前瞻性队列研究。该项目于2004—2008年在我国5个城市和5个农村地区开展基线调查,入选了30~79岁的51余万名对象。基线调查后对研究人群进行了长期随访监测工作。与传统的队列研究采用的定期面对面或电话随访的方式不同,这项研究通过综合利用居民死亡登记系统、医院病案信息系统和医疗保险系统等在内的健康医疗数据系统,为队列人群随访监测和危险因素研究提供了与时俱进的新途径。该项目从遗传、饮食、环境和生活方式等多个环节深入研究危害中国人群健康的各类重大慢性病(如脑卒中、冠心病、癌症、糖尿病、高血压等)的致病因素、发病机制及流行规律和趋势,为有效制定慢性病预防和控制对策、开发新的治疗和干预手段,提供科学依据。

心血管疾病发生发展过程极为复杂,已知的传统危险因素并不能完全解释和预测心血管病发病死亡的规律,探索新危险因素及其对心血管病残余风险的作用已成为研究热点。探讨心血管疾病新危险因素,对最大程度地预防和遏制心血管疾病的发生发展有重要价值。心血管疾病新危险因素研究包括众多因素,如炎症标志物(如C-反应蛋白/超敏C-反应蛋白和各种白介素)、同型半胱氨酸、低密度脂蛋白胆固醇和脂蛋白(a)等。另外,随着新型检测技术和分析方法的出现和发展,基因组学、转录组学、蛋白组学和代谢组学等组学技术为心血管疾病的病因和机制研究提供了新的研究工具和思路。我国研究者采用全基因组关联研究(genome-wide association study, GWAS)在中国汉族人群中发现多个与冠心病发病相关的易感基因位点,对于冠心病发生的分子机制、开展冠心病个体化预防及治疗措施等探索性研究具有重要科学意义。虽然组学技术发展迅速并得到日益广泛的应用,相应研究结果对于心血管疾病的预防作用尚不明确。如何在心血管流行病学研究中有效整合和利用组学信息仍值得进一步深入研究。

四、个体化心血管疾病的发病危险评估研究

个体化的心血管疾病总体危险的评估(risk assessment)是指依据个体心血管疾病多种危险因素的水平高低和组合来预测个人或具有共同特征的人群未来(5年、10年或终生)发生急性心血管事件(急性冠心病以及急性脑卒中)的概率。心血管疾病的发生是多种危险因素共同作用

的结果,个体发生心血管病的风险不仅取决于某一个危险因素的水平,还取决于个体同时具有的危险因素数量和水平。综合考虑个体的危险因素水平,根据个体未来心血管疾病风险低危、中危或高危决定临床治疗干预强度和方式是目前心血管疾病一级预防和二级预防的核心策略。评估发生的心血管疾病总体风险不仅有助于临床医生关注患者的多重危险因素状况并制定个体化的综合治疗策略,最大程度地降低患者心血管疾病发生的总体危险,同时也有助于对患者进行健康教育,提高患者的治疗依从性及自我健康管理能力。目前已经有23个国家/地区建立了本国家/地区的心血管疾病危险评估公式、方程或工具,其中具有较大影响力的包括Framingham心脏研究团队建立的心血管疾病发病危险预测方程,美国心脏病学会/美国心脏协会(ACC/AHA)发布的用于评价动脉粥样硬化性心血管疾病(atherosclerotic cardiovascular disease,ASCVD)发病危险的汇集队列方程,以及基于12项欧洲队列研究建立的SCORE评分工具。由于不同地域、种族之间的危险因素水平、心血管疾病发病率和危险因素致心血管疾病发病的作用强度存在差异,不同国家或地区开发的心血管疾病发病危险评估公式用于其他人群常不太适用。既往基于中国多省市心血管疾病队列研究以及中美心血管疾病流行病学合作研究数据开展的研究发现,将Framingham发病危险评估方程直接应用于我国队列人群时,会高估我国人群的心血管疾病发病危险。另外一项研究表明在将ACC/AHA发布的汇集队列方程直接应用于中国人群的ASCVD发病危险评估时,无论采用适用于美国白人还是美国黑人的汇集队列方程都会高估中国人群的10年ASCVD发病危险。因此开发适用于我国人群的ASCVD发病危险预测方程和工具具有重要的现实意义和应用价值。

2003年,我国心血管疾病流行病学研究团队基于中国多省市心血管疾病危险因素队列研究累积超过10年的研究数据,建立了适合我国人群的心血管病发病危险评估公式,并开发出便于临床推广应用的发病危险分层彩图。另外,国内的科研工作者也基于中美心血管疾病流行病学合作研究长期调查和随访数据,开发出可根据危险因素水平赋予不同积分的心血管疾病发病危险评估

评分表。北京安贞医院-北京市心肺血管疾病研究所的研究人员对国际上发表的心血管疾病总体危险评估进展进行了全面分析和总结,更新了中国人群ASCVD发病危险预测公式和工具,该评估工具被《中国成人血脂异常防治指南(2016年修订版)》和2018年发表的《中国心血管病预防指南》所推荐。中国医学科学院阜外医院的研究者利用中国动脉粥样硬化性心血管疾病风险预测(China-PAR)研究的队列数据,建立了用于心血管疾病10年风险评估的China-PAR模型,并开发出互联网和手机APP的心血管风险评估工具。

在10年心血管发病危险评估中,年龄是预测心血管疾病发病危险中最重要的危险因素。年轻个体即使合并多个危险因素,心血管病10年发病风险依然处于中、低危水平。因此,仅评估10年风险不足以指导中青年人群长期或者终生心血管疾病预防。各国指南相继引入终生危险评估作为心血管疾病危险分层和干预的依据。心血管疾病终生危险评估对于指导中青年人生活方式干预、促进生活方式改善及维持健康的生活方式具有重要作用,进而有利于心血管疾病的早期预防和危险因素的长期管理,尤其有利于10年危险中、低危中青年人群心血管疾病的早期预防。我国基于多项中国人群心血管疾病终生危险研究成果,也制定了针对中国中青年人群的心血管疾病终生危险评估量表,并将研究成果应用到更新了的ASCVD发病危险评估方案中。

五、心血管疾病的医疗质量评价研究

心血管疾病预防策略主要包括零级预防、一级预防和二级预防。零级预防以生活方式为主预防危险因素的发生;一级预防结合生活方式和对已存在的危险因素的药物治疗预防心血管疾病的发生;二级预防则是通过对已经发生心血管疾病的患者给予合理和规范的治疗,预防复发和死亡。近十几年来,心血管疾病急性期及二级预防医疗质量的评价和改善得到广泛的关注。国内心血管领域主要的医疗质量评价研究包括:中国冠心病二级预防架桥工程(BRIG)、中国急性冠状动脉综合征临床路径研究(CPACS)、冠心病医疗结果评价和临床转化研究(China PEACE)、中国急性

心肌梗死注册研究（CAMI）、中国心血管疾病医疗质量改善项目（CCC）和中国心房颤动注册研究（CAFR）等。医疗质量评价研究可以通过与医疗质量改善措施相结合的形式推动医疗质量的提升。其中 CCC 项目不仅系统收集急性冠脉综合征和房颤患者临床数据，还通过数据收集、分析评价、结果反馈和质量改善四部分组成的循环模式，促进和帮助临床医生遵照临床指南依据循证医学证据提出的建议进行临床实践，以此改善对心血管疾病患者的医疗服务质量。

六、小结

心血管流行病学的研究成果是制定合理的心血管疾病预防和控制策略的重要基础。30 年来，我国在心血管流行病领域取得了一定的成就。对我国心血管疾病防治策略的制定发挥了重要的指导作用。由于我国人口老龄化程度不断增加，主要心血管危险因素（如吸烟、超重与肥胖、高血压和血脂异常）水平仍呈增长趋势或维持在较高暴露水平，预计心血管疾病的负担依然呈不断上升趋势。心血管流行病学研究的重点需要进一步前移到心血管疾病危险因素的早期预防策略研究，促进以健康生活方式为基础的零级预防；一级预防的重点也应从仅仅评价危险因素的检出、治疗和控制的问题转移到有效提升危险因素的检出、治疗和控制率的有效策略；二级预防的研究重点则是如何提高心血管疾病患者医疗质量的同质化水平和患者依从性，进一步改善心血管疾病患者的预后。同时，应当进一步完善心血管疾病流行病和预防的理论体系和学科建设，为开展心血管流行病学研究提供更为系统的理论支撑和技术手段，为更有效地应对我国心血管的疾病危害砥砺前行。

第三节 我国心血管疾病和心血管危险因素流行病学现状及展望

心血管疾病是我国居民首位死亡原因。脑卒中和缺血性心脏病是心血管疾病的主要类型，两者合计的死亡人数在所有心血管疾病死亡中占比高达 90%。而脑卒中在所有单病种死亡顺位中位列第一位，缺血性心脏病位列第二位。我国居民中患有脑卒中和缺血性心脏病的人数和患病率不断增加，从 1998 年的 2.1% 增至近期的 3.4%。根据世界银行对我国的预测，到 2030 年，中国 40 岁以上人群中，将有 2 200 多万心肌梗死患者及 3 100 多万脑卒中患者。

导致我国主要心血管疾病的负担不断上升的关键因素非常明确：

首先是人口老龄化，65 岁以上人群绝对数量和相对比例不断增加。在营养水平和生存环境普遍改善、传染病疫苗普及使用、医疗救治能力不断提高等综合因素的作用下，中国人群的期望寿命和健康期望寿命明显延长，根据世界卫生组织 2018 年发布的最新卫生统计报告显示，中国人均预期寿命达 76 岁，接近发达国家的平均水平。而人口增加和老龄化带来的心血管疾病负担增加具有相当程度的必然性，一方面人类寿命终归有限，人的心血管和其他系统会随年龄增加出现退行性变化，对各种致病因素和易患疾病的抵御、修复和应对能力逐渐减低；另一方面，许多老年人自中青年时期即开始的吸烟、不健康饮食和体育锻炼缺乏等不良生活方式，且对于高血压、高血脂和糖尿病等主要危险因素的知晓、治疗和有效控制率低下，从而导致各种危险因素累积暴露时间过长，对心血管系统产生长期持续和不可逆损害。

其次，不良生活方式和高血压等主要危险因素目前在我国儿童至成人各个年龄段普遍存在，特别是在作为主要劳动力的中青年人群中广泛流行，这也是我国心血管疾病发病和死亡的绝对负担还会继续增加的重要原因。

近期，我国学者对当前我国心血管疾病和心血管危险因素的流行特征进行了系统总结，归纳了以下八个重要特征：

一、动脉粥样硬化性心血管疾病的负担快速增加

动脉粥样硬化性心血管疾病（atherosclerotic cardiovascular disease, ASCVD）主要包括缺血性心脏病和缺血性脑卒中。因二者在病因学、病理机制和预防策略上具有极大的共性，国内外心血管疾病相关防治指南趋于将两者视为一种疾病进行综合防治。近十年来，ASCVD 风险评估也在很

大程度上替代了过去的缺血性心脏病风险评估，并已用于指导临床实践。

ASCVD 快速持续增加是我国当前心血管疾病流行的重要特征之一。ASCVD 在心血管病死亡和总死亡中的比例从 1990 年时的 40% 和 11% 上升到 2016 年时的 61% 和 25%，同期 ASCVD 死亡人数从 100 万 / 年增加到 240 万 / 年。ASCVD 的发病率亦持续上升，缺血性卒中和缺血性心脏病的发病率和增加趋势在过去三十年中几乎相同。ASCVD 的防治是我国心血管疾病预防的重点策略。

（一）缺血性心脏病

2016 年我国人群缺血性心脏病的死亡率为 126.0/10 万，死亡人数 172.3 万，是 1990 年死亡人数（53.3 万）的 3.2 倍，目前已成为我国居民死亡的第二位原因，且在多个地区，如北京市、天津市、宁夏回族自治区、新疆维吾尔自治区、吉林省、黑龙江省、香港特别行政区和澳门特别行政区，缺血性心脏病已成为首位死亡原因。预测 2010—2030 年，我国缺血性心脏病死亡人数将继续增加，并有可能成为我国居民死亡的首位原因。2016 年我国缺血性心脏病发病率达 226.5/10 万，是 1990 年（112.4/10 万）的 2 倍。

（二）缺血性脑卒中

近年来，我国人群缺血性脑卒中的死亡率变化不大。2016 年死亡人数为 73 万，占卒中死亡人数的 40%、新发卒中病例的 70%、患病病例的 78%。但我国人群缺血性脑卒中的发病率是全球平均发病率的 1.36 倍（240.5/10 万 vs 176.4/10 万）。急性缺血性脑卒中大部分为非致死病例，且年复发率较高，康复和二级预防的需求巨大。此外，心房颤动、瓣膜病、心室血栓等产生的心源性栓塞也是导致缺血性脑卒中的主要原因之一，但目前尚缺少我国心源性卒中的准确数字。

二、出血性脑卒中的死亡率明显下降

过去三十年，我国出血性脑卒中的死亡率明显下降，在心血管疾病死亡中的比例也从 1990 年的 39% 下降到 2016 年的 27%。死亡率的下降主要是由于医疗救治能力的改善，使出血性脑卒中发病后存活病例增加，而病死率大幅下降。但出血性卒中的发病率尚无明显下降。与全球其他国家相比，我国仍是出血性脑卒中负担最重的国家，发病率和死亡率约为全球平均水平的 2 倍。

三、心血管疾病的流行存在较大地区差异

20 世纪 80 年代到 90 年代的研究显示我国主要心血管疾病的流行状况存在较大地区差异。近期研究发现，主要心血管疾病的流行状况依然存在明显地区差异。脑卒中在很多南部和西部省份的发病和死亡率明显低于东北地区；而缺血性心脏病也是在东北部的省份更为流行。2015 年黑龙江省人群缺血性心脏病年龄标化死亡率为 187.4/10 万，是上海市人群（44.2/10 万）的 4.2 倍。心血管疾病在各地区变化趋势亦有明显差别。1990—2015 年全国 33 个省（区、市）中，有 22 个缺血性心脏病的死亡率为上升趋势，其中 8 个上升幅度 >30%，青海省人群缺血性心脏病死亡率增加了 54%，死亡人数增加近 3 倍；而在其他 11 个省（区、市）则出现下降趋势，在经济发达地区，如香港特别行政区、澳门特别行政区和北京市的下降趋势最为显著。

心血管疾病发病和死亡率在较短时间内出现明显不同的变化趋势，说明疾病流行的地区差异可能主要来自一些可改变因素的作用而不是遗传因素的作用。确定各个地区差异的主要决定因素将有助于制定有针对性的、本地化的预防策略。2016 年由心血管临床专家和公共卫生领域专家合作研发的"中国心血管健康指标体系（China cardiovascular health index）"，将可能影响一个地区心血管疾病流行的因素细分为 5 个维度 52 个指标，包括主要心血管疾病、危险因素水平、危险因素预防和控制策略、心血管疾病的治疗救治水平、相关公共卫生政策和公共卫生服务能力等，为我国心血管疾病流行的地区差异的评估和解释提供了有效的评价工具。这些指标部分解释了心血管疾病流行的地区差异。确定各个地区流行的主要决定因素，是因地制宜地制定精准干预策略的重要前提。

四、缺血性心脏病患者死亡主要发生于院外，且救治状况无明显改善

缺血性心脏病急性发病有较高的猝死危险，

如患者发生心搏骤停后缺少及时有效的心肺复苏,常常死于院外。我国缺血性心脏病患者院外死亡发生率一直较高。2014年一项研究结果显示,即使给予所有到达医院的急性心肌梗死患者最佳的治疗,也仅能避免10%缺血性心脏病死亡,因为大部分急性心肌梗死患者的死亡发生于院外。即使在医疗资源丰富、医疗抢救水平较高的北京地区,仍有72%缺血性心脏病的死亡病例发生于院外。相对于住院期治疗,院前救治的研究也明显不足。一项较大型研究显示,近万例居住于北京地区呼叫急救服务的院外心搏骤停患者中,仅24.4%的患者有机会接受心肺复苏,其中仅有11.4%在急救人员赶到前接受了目击者给予的心肺复苏。院外发生的心搏骤停患者心肺复苏的成功率也极低。我国缺血性心脏病患者院前救治能力亟须提高。近年来,我国开始采用其他国家不断推进和发展的胸痛中心模式,为以急性胸痛为主要临床表现的急性心肌梗死等急危重症患者提供快速、高效和规范的诊疗。胸痛中心在一定程度上改善了院前-医院急救效率,从急诊室到血管开通的平均时间明显减少,远程传输心电图的速度和患者绕过急诊室和冠心病监护病房直接进入导管室的时间也显著缩短。但院外猝死的心肺复苏技术的普及依然需要大力加强。

五、老龄心血管疾病患者数量显著增多

人口老龄化是我国心血管疾病负担持续增加最重要和不可避免的因素。大多数心血管流行病学研究仅提供年龄标化的心血管疾病发病或死亡率的数据,在很大程度上忽视了年龄对心血管疾病负担增加的重要影响。有研究估计,2010—2030年间我国每年增加的心血管疾病发病人数中,>50%归因于老龄化和人口增长,仅23%的心血管疾病发病的增加归因于心血管危险因素变化带来的影响。老龄化必然导致老年心血管疾病患者的数量快速增加。根据预测,2010—2030年,我国65~84岁老年急性冠心病患者的数量将大幅增加,在急性冠心病患者中的比例将达到71%。

老龄心血管疾病患者的持续增加给临床工作带来的挑战不仅是老龄患者就诊数量的不断增加,在预防和治疗措施上也带来许多新挑战。第一,目前绝大多数心血管疾病一级预防、二级预防和急性期救治策略的循证医学证据来自75岁以下患者的研究,仅少数治疗措施的有效性和安全性研究包括部分75岁以上老年人,极少数在75岁以上老年人中进行。例如在27项评估他汀类药物降低低密度脂蛋白胆固醇(low-density lipoprotein cholesterol,LDL-C)水平的有效性和安全性的随机对照试验中,没有专门针对75岁以上老年患者开展的试验,仅有9项随机对照试验包括部分75岁以上老年人。在74项评估降压药物有效性和安全性的随机对照试验中,仅有2项是在75岁以上老年人中进行的。因此,老龄心血管疾病人群心血管疾病治疗的安全性和有效性缺乏充足的证据。第二,老年患者常常有多种共患病,这些疾病的治疗措施可能会有冲突之处,但目前针对老年心血管疾病患者共患疾病的评估、治疗冲突的对策等重要临床需求尚缺少相关指南和专业化指导。第三,心血管疾病患者是痴呆的高危人群。老龄心血管疾病患者数量的增加无疑会增加痴呆的风险。痴呆是老龄化社会的重大负担之一。而痴呆的疾病负担正在我国人群中快速增加,带来的危害不言而喻。因此应尽早确定在老龄心血管疾病患者的防治方面需解决的主要问题,开展深入研究,制定有效的应对策略。

六、轻型心血管疾病发病人数不断增加

急性冠脉综合征(acute coronary syndrome,ACS)是缺血性心脏病中一种急性表现,包括ST段抬高型心肌梗死(STEMI)、非ST段抬高型心肌梗死(NSTEMI)和不稳定型心绞痛。相对于STEMI,NSTEMI患者属于较轻型ACS。近年来的监测研究发现,我国STEMI住院率有所下降,但NSTEMI住院率却大幅度增加。同时,大型注册研究发现我国NSTEMI住院患者尽管在介入治疗、药物治疗策略的使用上取得了长足进步,但医疗质量在不同医院、地区及不同规模城市间存在较大差异,较多的高危患者未能接受早期经皮冠状动脉介入治疗,这与国内外相关指南推荐的规范治疗之间仍存较大差距,NSTEMI的规范化治疗仍需改善。

短暂性脑缺血发作(transient ischemic attack,TIA)和小卒中(minor stroke)是卒中的早期表现,属于轻型脑卒中,其日后发生严重卒中的风险

较高,属于卒中二级预防的重点防治人群。我国一项由流行病学家和神经科医生共同开展的筛查研究,在全国 98 658 名成人中发现,2.3% 的国人有 TIA 病史,但仅有 16% 的人知晓,4% 的人发作时接受了指南推荐的规范治疗。中国国家脑卒中注册研究还发现,65% 的 TIA 住院患者有就诊延迟。由于患有轻型心血管疾病人数不断增加,探寻其患病模式改变的原因至关重要,可为提高临床医生和普通公众的认知,改善轻型心血管疾病患者的医疗质量提供指导。

七、不良生活方式有所改善,但依然广泛流行

多种不良生活方式是心血管疾病流行的重要上游因素,这些不良生活方式主要包括吸烟、缺少体力活动、肥胖和不健康饮食。不良生活方式在我国儿童至成人各个年龄段普遍存在,特别是在作为主要劳动力人口的中青年人群中广泛流行。《2010 年全球成人烟草调查——中国报告》显示,≥15 岁人群中每日吸烟者开始每日吸烟的平均年龄为 21.2 岁,其中 20~34 岁现在吸烟者中有 52.7% 在 20 岁以前成为每日吸烟者。2014 年13~15 岁初中学生尝试吸烟率 18.8%,而在尝试吸烟者中,13 岁以前尝试吸烟的比例达 82.3%。近年来尽管部分不良生活方式的流行有明显改善,如吸烟率和食盐平均摄入量有所降低,水果、蔬菜和坚果类摄入量增加。但含糖饮料摄入大幅度增加、加工肉类和红肉的摄入明显增加、体力活动量明显下降等不良生活方式与当今指南建议的目标仍存在巨大差距。

近期发表的一项研究采用 2010 年美国心脏协会提出的 7 项健康指标作为心血管健康的评价指标,包括 4 项健康行为因素(不吸烟、控制体重、保持体力活动、合理膳食)和 3 项有利的健康因素(未治疗的血压 <120/80mmHg、未治疗的总胆固醇水平 <200mg/dl 及未治疗的空腹血糖水平 <100mg/dl),如果达到全部 7 项理想心血管健康指标,能够减少我国 62.1% 心血管疾病的发生。健康的生活方式不仅能够有助于危险因素的控制,预防或推迟心血管疾病的发生,而且能够和药物治疗协同作用预防复发。因此倡导和促进健康生活方式,是改善国民健康、预防心血管疾病和其他慢性病的重要国策。

八、高血压、高胆固醇血症和糖尿病患病人数不断增加且治疗控制不足

高血压、高胆固醇血症和糖尿病是心血管疾病重要的危险因素。具有这些危险因素的患者大部分需要接受药物治疗,提高具有这些危险因素患者的知晓率、治疗率和控制率是心血管病一级预防和二级预防的基本防治策略。但由于人口老龄化、不良生活方式流行和部分未知因素,我国具有这些危险因素的人口数量和比例仍在快速增加。

高血压是当今最常见的慢性非传染性疾病,也是导致我国居民心血管疾病发生和死亡增加的首要且可改变的危险因素。我国每年因高血压导致的死亡人数达 254 万,43% 的心血管疾病发病归因于高血压。高血压的患病率和患病人数是表明其流行程度的主要指标。根据最新的全国性调查数据,我国 ≥18 岁人群高血压加权患病率为 23.2%,估计现患人数已达 2.45 亿。过去 50 年开展的历次全国性高血压抽样调查表明我国高血压患病率和患病人数均呈持续上升趋势,血压在 130~139/80~89mmHg 范围(属于高血压前期)人群是高血压最重要的高危人群。目前我国成人中血压 130~139/80~89mmHg 范围人群平均占 23.2%,且主要为 18~54 岁中青年。在中青年人群中,高血压前期人群的比例明显高于该年龄段的高血压患病率。近几十年来,中青年人群中高血压前期人群所占的比例明显增加,这些人群是发展成高血压最重要的高危人群,且已有明显升高的心血管疾病发病和死亡风险。对于我国 2.45 亿高血压群体,仅有 47% 的人知晓,41% 服用降压药,15% 血压得到控制,整体高血压治疗控制状态仍需进一步提高。特别是中青年人群,研究显示 35~44 岁人群已有 15% 患高血压,但其知晓率、治疗率和控制率仅为 32%、24.5% 和 9.9%。

我国成人的血脂异常患病率和患病人数亦明显增加。根据 2012 年中国居民营养与健康状况监测(CNHS)研究显示,我国 ≥18 岁人群血脂异常患病率已达 40.4%,10 年间我国成人血脂异常患病率大幅上升(2002 年患病率为 18.6%)。基于新近研究显示,我国人群 LDL-C ≥4.14mmol/L 者

达 8.1%，LDL-C≥3.4mmol/L 者达 26.3%，而仅 39% 的人群 LDL-C 处于理想水平（≤2.6mmol/L）。而保持血脂健康水平是我国 ASCVD 重要的预防策略。国内外指南推荐临床上应根据个体未来 ASCVD 总体风险分层来决定治疗措施及血脂目标水平，高危和极高危患者应立即启动降脂药物治疗。然而目前我国人群血脂异常治疗控制状况仍较低。2010 年全国慢性肾病调查项目（CNSCKD）显示，我国≥18 岁人群血脂异常知晓率、治疗率和控制率仅为 31%、19.5% 和 8.9%。而近 1 亿需降脂治疗的高危人群或极高危人群，接受降脂治疗的比例仅为 5.5% 和 14.5%。即使是在 30 天前曾发生过心肌梗死事件或行血运重建术的 ACS 住院患者，即 ASCVD 超高危患者中，院前仅有一半患者服用调脂药物，且随着时间延长患者服药率逐渐减少，在院前接受他汀治疗的患者，仅有 1/3 的 LDL-C 达标。因此，我国应更加明确地将提高针对高危和极高危人群降胆固醇的治疗率、提高不同危险水平人群 LDL-C 的达标率作为 ASCVD 防治策略的实施目标和重要评估指标。

糖尿病也是心血管疾病的独立危险因素。根据我国 ASCVD 发病风险评估，糖尿病是心血管疾病高危人群。近三十年来，我国糖尿病患病率和患病人数显著增加。根据中国慢性病及其危险因素监测研究显示，2013 年我国≥18 岁成人糖尿病患病率为 10.9%，估计患病人数已达 1.03 亿，是 1980 年患病人数的 5 倍。而在糖尿病患者中，仅有 36.5% 的人知晓，32.2% 服用降糖药物，在接受治疗的患者中，血糖控制率为 49.2%。同时近年来更高比例人群检出糖尿病前期状态，其是由正常人发展至糖尿病患者的必经阶段。2010 年我国≥18 岁人群糖尿病前期检出率达 35.7%。糖尿病患者常伴有血脂异常、高血压等其他危险因素。中国慢性病前瞻性研究显示，糖尿病患者心血管疾病死亡率增加的重要原因除了糖尿病治疗率和控制率低以外，还与这些患者主要心血管疾病危险因素高血压、高胆固醇的治疗控制不足有关。

预防高血压、高胆固醇和糖尿病的发生是第一重要防治措施。迄今为止大部分高血压、高胆固醇、高血糖的起病原因不明，缺少可精准用于个体的预防策略，因此需加强相关病因学研究。基于目前已有证据，多种不良生活方式是其发生的重要上游因素，在我国人群广泛流行，导致高危人群和新发病例人数不断增加。因此需要临床医务工作者在全民倡导和促进健康生活方式，从而降低心血管系统的长期持续和不可逆损害。其次是对高危人群应给予更积极防控，将高血压前期、糖尿病前期等高危人群纳入健康管理，早期实施相应治疗措施，更好地控制血压、血糖、血脂水平并遏制疾病发生。而对于已患病人群，因其缺少特异症状，不易早期发现，因此重点是增加测量机会积极检出患者，有效提高其知晓率、治疗率和控制率，同时还需提高患者的依从性、医疗服务提供者的能力和责任心、医疗资源可及性、药物可负担性、药物处方合理性以及调整医疗保障政策等。

九、小结

21 世纪中国疾病谱已经发生了根本性变化，心血管疾病和心血管危险因素明显流行。过去二三十年间，我国 ASCVD 的发病率显著增加，缺血性心脏病和缺血性脑卒中在预防 ASCVD 中具有同等的重要性，但缺血性心脏病的死亡率比缺血性脑卒中更高且上升更快。用于开发、实施和评估心血管疾病预防策略时，可将缺血性心脏病和缺血性脑卒中视为 ASCVD 一种疾病进行综合防治，但在急性期处理和康复治疗时，需根据两种疾病各自的特点给予特殊处理。轻型心血管疾病患者数量不断增加，以及心血管疾病患者老龄化加剧，给心血管疾病的预防和治疗带来了新的挑战。有必要提高临床医生和普通民众对轻型心血管疾病患者的适当医疗护理意识。由于院前救治不足导致缺血性心脏病院外死亡居高不下仍然是一个普遍存在的问题，几乎没有改善，需要国家及卫生系统共同努力解决。更重要的是充分了解人口老龄化对我国心血管疾病负担的影响，以确定医学研究中需要解决的主要问题以及制定有效策略以尽早应对挑战。不良生活方式、高血压、高胆固醇血症、糖尿病等主要危险因素目前在我国儿童至成人各个年龄段普遍存在，特别是在作为主要劳动力的中青年人群中广泛流行。尽管一些不良生活方式的流行有所改善，但距指南推荐目标依然差距显著。倡导和促进全民健康的生活方式应该是预防心血管疾病和其他慢性病的基本国策。同时我国存在大量未诊断、未接受治疗和未控制的高血压、高胆固醇血症和糖尿病患者,需要开展更深入的研究以了解这些心血管主要危险因素防控不佳的主要决定因素。医疗卫生工作者需要了解主要心血管疾病和心血管危险因素流行特征,从宏观层面理解我国心血管疾病领域所面临的核心问题。

（赵冬 刘静）

参 考 文 献

［1］疾病和有关健康问题的国际统计分类（ICD-10）［M］.北京:人民卫生出版社,1998.

［2］胡盛寿,高润霖,刘力生,等.《中国心血管病报告2018》概要［J］.中国循环杂志,2019,34（3）:209-220.

［3］詹思延.流行病学.8版［M］.北京:人民卫生出版社,2017.

［4］Packer D L, Mark D B, Robb R A, et al. Effect of Catheter Ablation vs Antiarrhythmic Drug Therapy on Mortality, Stroke, Bleeding, and Cardiac Arrest Among Patients With Atrial Fibrillation: The CABANA Randomized Clinical Trial［J］. JAMA, 2019, 321（13）: 1261-1274.

［5］Wu Z, Yao C, Zhao D, et al. Sino-MONICA project: a collaborative study on trends and determinants in cardiovascular diseases in China, Part i: morbidity and mortality monitoring［J］. Circulation, 2001, 103（3）: 462-468.

［6］Zhao D, Liu J, Wang W, et al. Epidemiological transition of stroke in China: twenty-one-year observational study from the Sino-MONICA-Beijing Project［J］. Stroke, 2008, 39（6）: 1668-1674.

［7］Liu J, Zhao D, Zhang Q. Recent hospitalization trends for acute myocardial infarction in Beijing［J］. European Heart Journal, 2016, 37（42）: 3188-3189.

［8］Zhou M, Wang H, Zeng X, et al. Mortality, morbidity, and risk factors in China and its provinces, 1990-2017: a systematic analysis for the Global Burden of Disease Study 2017［J］. Lancet, 2019, 394（10204）: 1145-1158.

［9］Wang Z, Chen Z, Zhang L, et al. Status of Hypertension in China: Results From the China Hypertension Survey, 2012-2015［J］. Circulation, 2018, 137（22）: 2344-2356.

［10］Wang L, Gao P, Zhang M, et al. Prevalence and Ethnic Pattern of Diabetes and Prediabetes in China in 2013［J］. JAMA, 2017, 317（24）: 2515-2523.

［11］Yang X, Li J, Hu D, et al. Predicting the 10-Year Risks of Atherosclerotic Cardiovascular Disease in Chinese Population: The China-PAR Project（Prediction for ASCVD Risk in China）［J］. Circulation, 2016, 134（19）: 1430-1440.

［12］Liu J, Hong Y, D'Agostino R B, et al. Predictive value for the Chinese population of the Framingham CHD risk assessment tool compared with the Chinese Multi-Provincial Cohort Study［J］. JAMA, 2004, 291（21）: 2591-2599.

［13］Chen Z, Chen J, Collins R, et al. China KadoorieBiobank of 0.5 million people: survey methods, baseline characteristics and long-term follow-up［J］. International journal of epidemiology, 2011, 40（6）: 1652-1666.

［14］Lu X, Peloso G M, Liu D J, et al. Exome chip meta-analysis identifies novel loci and East Asian-specific coding variants that contribute to lipid levels and coronary artery disease［J］. Nature genetics, 2017, 49（12）: 1722-1730.

［15］Zhao D, Liu J, Xie W, et al. Cardiovascular risk assessment: a global perspective［J］. Nat Rev Cardiol, 2015, 12（5）: 301-311.

［16］武阳丰,赵冬,周北凡,等.中国成人血脂异常诊断和危险分层方案的研究［J］.中华心血管病杂志,2007,35（5）:428-433.

［17］Goff David C, Lloyd-Jones Donald M, Bennett G, et al. 2013 ACC/AHA Guideline on the Assessment of Cardiovascular Risk［J］. Circulation, 2014, 129（25_suppl_2）: S49-S73.

［18］Conroy R M, Pyorala K, Fitzgerald A P, et al. Estimation of ten-year risk of fatal cardiovascular disease in Europe: the SCORE project［J］. Eur Heart J, 2003, 24（11）: 987-1003.

［19］王淼,刘静,赵冬.中国动脉粥样硬化性心血管病发病危险评估的新方案［J］.中华心血管病杂志,2018,46（2）:87-91.

［20］中国成人血脂异常防治指南修订联合委员会.中国成人血脂异常防治指南（2016年修订版）［J］.中国循环杂志,2016,31（10）:937-953.

［21］Wang Y, Liu J, Wang W, et al. Lifetime risk for cardiovascular disease in a Chinese population: the

Chinese Multi-Provincial Cohort Study [J]. Eur J Prev Cardiol, 2015, 22（3）: 380-388.

[22] Wang N, Zhao D, Liu J, et al. Impact of heart failure on in-hospital outcomes of acute coronary syndrome patients in China - results from the Bridging the Gap on CHD Secondary Prevention in China（BRIG）project [J]. Int J Cardiol, 2012, 160（1）: 15-19.

[23] Wu Y, Li S, Patel A, et al. Effect of a Quality of Care Improvement Initiative in Patients With Acute Coronary Syndrome in Resource-Constrained Hospitals in China: A Randomized Clinical Trial [J]. JAMA cardiology, 2019, 4（5）: 418-427.

[24] Li J, Li X, Wang Q, et al. ST-segment elevation myocardial infarction in China from 2001 to 2011 （the China PEACE-Retrospective Acute Myocardial Infarction Study）: a retrospective analysis of hospital data [J]. Lancet, 2015, 385（9966）: 441-451.

[25] Xu H, Li W, Yang J, et al. The China Acute Myocardial Infarction（CAMI）Registry: A national long-term registry-research-education integrated platform for exploring acute myocardial infarction in China [J]. American heart journal, 2016, 175: 193-201 e193.

[26] Hao Y, Liu J, Liu J, et al. Sex Differences in In-Hospital Management and Outcomes of Patients With Acute Coronary Syndrome [J]. Circulation, 2019, 139 （15）: 1776-1785.

[27] Chang S S, Dong J Z, Ma C S, et al. Current Status and Time Trends of Oral Anticoagulation Use Among Chinese Patients With Nonvalvular Atrial Fibrillation: The Chinese Atrial Fibrillation Registry Study [J]. Stroke, 2016, 47（7）: 1803-1810.

[28] Zhao D, Liu J, Wang M, et al. Epidemiology of cardiovascular disease in China: current features and implications [J]. Nat Rev Cardiol, 2019, 16（4）: 203-212.

[29] Wang W, Jiang B, Sun H, et al. Prevalence, Incidence, and Mortality of Stroke in China: Results from a Nationwide Population-Based Survey of 480 687 Adults [J]. Circulation, 2017, 135（8）: 759-771.

[30] Krishnamurthi R V, Feigin V L, Forouzanfar M H, et al. Global and regional burden of first-ever ischaemic and haemorrhagic stroke during 1990-2010: findings from the Global Burden of Disease Study 2010 [J]. Lancet Glob Health, 2013, 1（5）: e259-281.

[31] Huang Y, Liao X, Song Z, et al. Evaluation of the Influence of Etiological Factors on the Economic Burden of Ischemic Stroke in Younger Patients in China Using the Trial of Org 10172 in Acute Stroke Treatment （TOAST）Classification [J]. Medical science monitor: international medical journal of experimental and clinical research, 2019, 25: 637-642.

[32] Zhou M, Wang H, Zhu J, et al. Cause-specific mortality for 240 causes in China during 1990-2013: a systematic subnational analysis for the Global Burden of Disease Study 2013 [J]. Lancet, 2016, 387（10015）: 251-272.

[33] Zhang G, Yu C, Zhou M, et al. Burden of Ischaemic heart disease and attributable risk factors in China from 1990 to 2015: findings from the global burden of disease 2015 study [J]. BMC cardiovascular disorders, 2018, 18（1）: 18.

[34] Jiang Y, Mao F, Li Y, et al. Construction of China cardiovascular health index [J]. BMC Public Health, 2018, 18（1）: 937.

[35] Wang M, Moran A E, Liu J, et al. Cost-effectiveness of optimal use of acute myocardial infarction treatments and impact on coronary heart disease mortality in China [J]. Circ Cardiovasc Qual Outcomes, 2014, 7（1）: 78-85.

[36] 陈国钦, 张稳柱, 李健豪, 等. 胸痛中心模式下不同到院方式对急性 ST 段抬高型心肌梗死患者再灌注时间的影响 [J]. 中国循环杂志, 2017, 9: 11-15.

[37] Cholesterol Treatment Trialists'（CTT）Collaboration. Efficacy and safety of LDL-lowering therapy among men and women: meta-analysis of individual data from 174, 000 participants in 27 randomised trials [J]. Lancet, 2015, 385（9976）: 1397-1405.

[38] Brunstrom M, Carlberg B. Association of Blood Pressure Lowering With Mortality and Cardiovascular Disease Across Blood Pressure Levels: A Systematic Review and Meta-analysis [J]. JAMA Intern Med, 2018, 178 （1）: 28-36.

[39] Stefanidis K B, Askew C D, Greaves K, et al. The Effect of Non-Stroke Cardiovascular Disease States on Risk for Cognitive Decline and Dementia: A Systematic and Meta-Analytic Review [J]. Neuropsychol Rev, 2018, 28（1）: 1-15.

[40] GBD 2016 Causes of Death Collaborators. Global, regional, and national age-sex specific mortality for 264 causes of death, 1980-2016: a systematic analysis for the Global Burden of Disease Study 2016 [J]. Lancet, 2017, 390（10100）: 1151-1210.

[41] Yang Q, Wang Y, Liu J, et al. Invasive Management Strategies and Antithrombotic Treatments in Patients With Non-ST-Segment-Elevation Acute Coronary Syndrome in China: Findings From the Improving CCC Project（Care for Cardiovascular Disease in China） [J]. Circ CardiovascInterv, 2017, 10（6）. pii:

e004750.

[42] Han J, Chen X. A Meta-Analysis of Cigarette Smoking Prevalence among Adolescents in China: 1981-2010 [J]. Int J Environ Res Public Health, 2015, 12(5): 4617-4630.

[43] Qi Y, Han X, Zhao D, et al. Long-Term Cardiovascular Risk Associated With Stage 1 Hypertension Defined by the 2017 ACC/AHA Hypertension Guideline[J]. J Am Coll Cardiol, 2018, 72(11): 1201-1210.

[44] Zhang M, Deng Q, Wang L, et al. Prevalence of dyslipidemia and achievement of low-density lipoprotein cholesterol targets in Chinese adults: A nationally representative survey of 163 641 adults[J]. Int J Cardiol, 2018, 260: 196-203.

[45] Bragg F, Holmes M V, Iona A, et al. Association Between Diabetes and Cause-Specific Mortality in Rural and Urban Areas of China[J]. JAMA, 2017, 317(3): 280-289.

第二章　心血管疾病的特点和心内科医生的培训

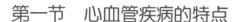

第一节　心血管病的特点

一、心血管疾病的高负荷与高风险

随着社会经济的发展，尤其是人口老龄化及城镇化进程的加速，我国的心血管疾病负担处于持续增加的状态。根据连续数年的《中国心血管病报告》，我国心血管疾病的危险因素流行趋势明显，导致心血管疾病的发病人数持续增加。今后10年心血管疾病患病人数仍将快速增长。

2018年《中国心血管病报告》指出，我国心血管疾病的疾病负担日渐加重，我国心血管病患病率处于持续上升阶段。推算心血管病目前患病人数达到了2.9亿，其中高血压2.45亿，冠心病1 100万，肺源性心脏病500万，心力衰竭450万，风湿性心脏病250万，先天性心脏病200万，脑卒中1 300万。从目前的统计数据分析来看，我国心血管疾病在流行病学方面出现了三个较为显著的特点：①心血管疾病患病率逐年增长，尚未得到有效遏制。西方发达国家经过长期的医学科普教育、规范化生活方式改善以及早期强化干预治疗方式，使得人群整体的心血管疾病发病率出现了平台稳定期甚至轻度下降的趋势。而我国在经济快速发展的同时逐渐进入人口老龄化社会，群众在追求物质生活需求的同时，容易采取不健康的生活方式，基础科普教育缺乏，地区间心血管疾病危险因素的控制以及心血管病的治疗水平差异显著，造成了我国心血管疾病发病率和患病率居高不下，其增长势头仍未得到有效遏制。②农村心血管疾病死亡率高于城市，并且差距逐渐扩大。我国的城乡经济、人口分布、医疗条件差异非常显著，随着城镇化的推进，大批青壮年劳动力进入城市，农村多为留守老人和儿童，农村老年人的

心血管疾病危险因素的识别、管理和治疗缺失，造成心血管疾病的极高风险。农村心血管疾病死亡率从2009年起超过并持续高于城市水平。2016年农村心血管疾病死亡率为309.33/10万，其中心脏病死亡率为151.18/10万，脑血管病死亡率为158.15/10万；城市心血管疾病死亡率为265.11/10万，其中心脏病死亡率为138.70/10万，脑血管病死亡率为126.41/10万。③心血管疾病风险低龄化。经典的心血管疾病危险因素包括高血压、血脂异常、肥胖、糖尿病、身体活动不足等。近年来，高血压的知晓率、治疗率和控制率与以往相比有明显提高，但是发病率仍然在增加，尤其是中青年人群。盐摄入量过多、社会精神压力过大、肥胖等因素提高了青中年人群罹患高血压的风险。膳食脂肪比过高、运动锻炼不足是血脂异常、肥胖和糖尿病的重要危险因素。此外，青少年的超重、肥胖率也明显增加。2012年中国≤6岁及7~17岁城乡儿童的超重率和肥胖率均较2002年明显升高。1985—2014年6次中国学生体质与健康抽样调查结果显示，中国7~18岁在校青少年的超重、肥胖率呈明显增加趋势，2014年超重率和肥胖率分别是1985年的11倍和73倍。2013年在中国7大行政区采用分层随机整群抽样方法调查了12万余名7~18岁的学生，结果表明中国儿童青少年的超重率为12.2%，肥胖率为7.1%。

在其他方面，新型的心血管危险因素也进一步造成了心血管疾病的高发病率和高死亡率。大气污染和室内空气污染是影响心血管疾病的重要危险因素，包括即刻风险和长期风险。2010—2012年，北京市细颗粒物（particulate matter 2.5，PM2.5）的日平均浓度为96.2μg/m³；PM2.5浓度每升高10μg/m³，当日的缺血性心脏病发病风险增加0.27%。老年人群居住地PM2.5浓度每升高10μg/m³，总体心血管疾病死亡风险增加22%，缺

血性心脏病死亡风险增加 42%。

　　由于心血管疾病危险因素的持续存在和高增长，我国心血管疾病所面临的形势依然严峻。同时，随着医疗人员培训的规范化推进、医疗设备的广泛采购与普及应用，我国心血管领域的医疗质量迅速提高，同时也存在不足之处。多个心血管疾病的总体诊疗情况仍然存在着有待医疗覆盖和技术完善提升的空间。

　　（1）冠心病：我国的冠心病发病率在整体上呈持续上升的态势，但由于各级医院在诊断标准上的一致性差，冠心病患病率的数据并不精确，但可以通过急性心肌梗死的发病率以及冠心病介入治疗的例数侧面反映我国冠心病的发病情况。近十年来，我国的急性心肌梗死发病率仍然呈现总体上升态势，虽然城市的发病率开始逐渐进入平台区或轻微下降，但农村的急性心肌梗死发病率仍然在快速增长，2016 年我国急性心肌梗死死亡率在城市为 58.69/10 万，在农村为 74.72/10 万。据统计，2017 年我国大陆冠心病介入治疗总例数为 753 142 例，较 2016 年增长 13%。经皮冠状动脉介入治疗（percutaneous coronary intervention，PCI）后患者的死亡率为 0.23%，稳定在相对较低的水平。ST 段抬高型心肌梗死患者接受直接 PCI治疗的比例为 42.2%，较 2016 年（38.91%）有了进一步提升，这反映出我国在心肌梗死急诊介入治疗领域取得了明显的进步。

　　（2）心律失常：我国的房颤患病率为 0.7%~0.8%，房颤射频消融术（radio-frequency catheter ablation，RFCA）增长明显。2017 年 RFCA 达 13.39万例，2017 年房颤 RFCA 占总 RFCA 手术的比例为 27.3%，呈逐年增加趋势。既往我国房颤患者的抗凝比例非常低，仅为 20% 左右，这与房颤患者自身和医疗人员对栓塞风险认识不足、凝血监测条件受限以及中国人群出血性卒中风险偏高等因素有关。随着新型口服抗凝剂的上市应用和房颤规范化诊疗策略的普及推广，房颤患者抗凝治疗的比例显著提高，但是与发达国家相比还有明显的差距。在缓慢心律失常和恶性心律失常方面，根据国家卫生健康委员会网上注册系统的资料统计，2017 年我国共植入起搏器 76 717 台，比 2016 年增长 4.98%；其中双腔起搏器占比近 3/4。近年来心脏复律除颤器（implantable cardioverter defibrillator，ICD）的植入量呈持续增长趋势，年增长率保持在 10% 以上。2017 年植入 ICD 4 092 例，其中双腔 ICD 占比约 2/3。ICD 主要用于恶性心律失常以及猝死的预防，其中用于二级预防占 55.5%，一级预防占 44.5%。心脏再同步治疗（cardiac resynchronization therapy，CRT）在慢性心力衰竭（简称心衰）的器械治疗中也显示出快速增长势头，2017 年进行 CRT 治疗 4 138 例，较 2016 年和 2015 年分别增长 29.3% 和 16.2%，心脏再同步治疗除颤器（cardiac resynchronization therapy defibrillator，CRT-D）的植入比例也在逐年增加。但总体来说，我国心衰和恶性心律失常患者的 ICD、CRT 以及 CRT-D 的植入数量和占应植入人数的比例仍然显著低于发达国家。

　　（3）心力衰竭：我国心力衰竭的总体患病率约为 1%，北方高于南方。高血压和冠心病是我国心力衰竭患者的主要病因，而感染是慢性心力衰竭急性发作最常见的诱因。目前国际上在慢性心力衰竭的药物临床研究方面取得了突破，新型改善射血分数降低的心力衰竭（heart failure with reduced ejection fraction，HFrEF）患者长期预后的药物如伊伐布雷定和沙库巴曲缬沙坦获得了指南推荐并进入中国的临床应用。同时关于急性心力衰竭、射血分数保留的心力衰竭（heart failure with preserved ejection fraction，HFpEF）的相关专家共识在国内进行宣传和普及，使得相当一部分患者得到了合理化治疗。近年来我国心力衰竭患者的住院病死率为 4.1%，明显降低。同时，在急性心力衰竭的机械辅助治疗［如左心室辅助装置（left ventricular assist device，LVAD）］、慢性心力衰竭的器械治疗（CRT、CRT-D）以及心脏移植治疗方面，我国的整体水平偏低，而且分布极不均衡，还有进一步提升的空间。

二、心血管疾病的循证医学与个体化策略

（一）心血管疾病的循证医学应用

　　20 世纪 80 年代，初步形成了循证医学（evidence-based medicine，EBM）的理念，并在 1992 年正式得到命名并作为指导临床医学发展的重要模式。自问世以来，循证医学理念得到迅速推广与发展，其内涵与外延都日益丰富。循证

医学广泛应用于临床、公共卫生、医学科研等多个领域,同时为各个国家的医疗卫生服务系统、卫生体制和医学教育体制改革带来了新的思维和方法,产生了强大的冲击力。由于心血管疾病患者的基数大,针对某一特定疾病(如高血压、高脂血症、急性心肌梗死等),可以在满足个体间均质性的同时获得足够的患者样本支持,因此循证医学在心血管疾病领域的实践取得了巨大的成功,同时也加速了循证医学自身的发展。我们可以从他汀类药物调脂治疗对动脉粥样硬化性心血管疾病的疗效以及慢性心力衰竭治疗方案数十年的指南推荐变迁中感受到循证医学对临床心血管疾病治疗的重要影响。

他汀类调脂药物降低总胆固醇以及低密度脂蛋白胆固醇(low-density lipoprotein cholesterol, LDL-C)的作用可以通过实验室手段证实,但是直到 20 世纪 90 年代初,对于动脉粥样硬化性心血管疾病患者使用他汀类调脂药物能否降低心血管事件风险以及改善预后仍然存在一定的争论。因此,在 20 世纪 90 年代,围绕上述问题开展了几项大样本的随机对照试验(randomized controlled trial, RCT),包括斯堪的纳维亚辛伐他汀生存研究(4S)、西苏格兰冠心病预防研究(WOSCOPS)、胆固醇与复发事件研究(CARE)和普伐他汀对缺血性疾病的长期干预研究(LIPID)。这些 RCT 的研究结果提示:他汀类调脂药可以使 LDL-C 下降 20% 以上,同时使冠心病死亡风险降低约 25%。4S 研究还提示,辛伐他汀在提高冠心病生存率的同时,并不增加非冠心病死亡,其药物安全性也得到了有力的证明。从 90 年代中期开始,他汀类调脂药物广泛应用于冠心病的治疗。阿托伐他汀、洛伐他汀、氟伐他汀、瑞舒伐他汀等也相继进行了相关的 RCT,并逐渐推动指南对 LDL-C 目标值的制定,有的指南提出中等强度以及高强度他汀类调脂药物的治疗方案。目前,他汀类调脂药物已经成为动脉粥样硬化性心血管疾病治疗的基石。

慢性心衰的治疗方案随着循证医学的发展亦出现了明显的变革。传统的心衰常规治疗多侧重于血流动力学的改善,如增加心肌收缩力的药物。洋地黄是传统的正性肌力药物,临床应用已经超过 200 年。β 受体阻滞剂由于其负性肌力作用,一度被认为是心衰患者的禁忌药物。然而,基于对临床研究数据的循证医学分析,指南对心衰药物治疗的推荐出现了显著的变化。目前更强调以神经内分泌拮抗剂为主的包括血管紧张素转换酶抑制剂(angiotensin converting enzyme inhibitor, ACEI)/ 血管紧张素 II 受体拮抗剂(angiotensin II receptor blocker, ARB)、β 受体阻滞剂和醛固酮受体拮抗剂的 "黄金三角" 治疗方案。基于一系列 RCT 以及相关荟萃分析(meta-analysis)所得出的循证医学结果,强有力地支持了上述药物改善心衰患者长期预后的作用。2016 年欧洲心脏病协会(European Society of Cardiology, ESC)公布的心衰指南中,心衰治疗流程为:①使用利尿剂缓解症状,减轻体征;②加用 ACEI,如不能耐受则使用 ARB;③病情稳定后加用 β 受体阻滞剂,ACEI/ARB 和 β 受体阻滞剂均应滴定到患者可耐受的最大循证剂量;④如果仍有症状或者左心室射血分数(left ventricular ejection fraction, LVEF)≤35%,加用醛固酮受体拮抗剂;⑤如果仍有症状或者 LVEF≤35%,窦性心律≥70 次 /min,加用窦房结特异性 If 通道拮抗剂伊伐布雷定;⑥如能够耐受 ACEI 或 ARB,使用血管紧张素受体 / 脑啡肽酶抑制剂(angiotensin receptor/neprilysin inhibitor, ARNI)替代 ACEI,终末期使用左室辅助装置或心脏移植。指南的推荐一方面反映出洋地黄类药物在心衰治疗中的地位逐渐靠后,目前仅用于心衰患者症状的改善;另一方面则彰显 ACEI、ARB、ARNI 以及 β 受体阻滞剂对于改善心衰患者长期预后的作用。另外,虽然既往研究显示出环磷酸腺苷(cyclic adenosine monophosphate, cAMP)依赖性的正性肌力药物(磷酸二酯酶抑制剂)具有良好的改善急性心力衰竭患者血流动力学状况的作用,但长期随访提示较长时间应用磷酸二酯酶抑制剂增加了患者的死亡率。目前已经公认,除洋地黄之外的其他正性肌力药物仅限应用于终末期心衰准备进行心脏移植的患者,或者短期应用于部分急性左心功能不全者。

循证医学的发展为心血管疾病的规范化诊疗提供了客观的证据,推动了临床心血管疾病诊疗的发展。但临床医学的复杂性和异质性决定了相当一部分患者的诊疗无法获得循证医学证据的支持,或者不适用于循证医学证据。因此,我们在参考循证医学证据的同时,应针对每一个患者采取个体化的诊疗策略。循证医学与个体化原则并不矛盾,而是相辅相成,互相促进。

（二）临床个体化原则

1. 高龄老年患者　由于高龄老年患者的合并症多,预期寿命短,多数 RCT 将高龄老年患者排除在入组人群之外。绝大多数基于 RCT 的推荐方案往往并不适合于高龄老年患者。高龄老年患者具有特殊临床高风险（如缺血或出血性卒中、消化道出血、肾功能不全、肺功能异常）,其心血管疾病性质（如血管严重钙化,动脉僵硬）有别于常规人群,应用药物后的药代动力学、药效学差异性大。因此,指南往往针对高龄老年患者单独进行策略阐述,证据多为来自少数对照临床研究或者非对照但设计合理的临床研究（B 级证据）以及专家建议（C 级证据）。

2. 罕见心血管疾病　罕见心血管疾病,如限制型心肌病、代谢性心肌病（糖原贮积症、Fabry病、Danon 病、线粒体心肌病）、家族性淀粉样变心肌受累等,发病率低且往往是由遗传基因变异造成,因此缺乏基于大规模人群的 RCT。但是,罕见心血管疾病患者并不能因为其疾病罕见而被忽视,应得到个体化的诊断和治疗。家族性高胆固醇血症（familial hypercholesterolemia, FH）患者由于血脂遗传代谢基因［最常见为低密度脂蛋白受体（low-density lipoprotein receptor, LDLR）基因］异常,儿童期或青少年期即出现显著的高胆固醇血症,具有极高的心血管事件风险。在不进行任何治疗的情况下,纯合子 FH 患者通常在 30 岁以前死于冠心病。前蛋白转化酶枯草溶菌素kexin 9 型（proprotein convertase subtilisin/kexin type 9, PCSK9）单抗在纯合子和杂合子 FH 患者中显著降低了 LDL-C 水平,并显示出良好的安全性,获得了美国和欧洲药监部门的批准,并于2018 年获得中国药监部门批准在国内上市。在心肌病领域,2018 年《新英格兰医学杂志》公布了 Tafamidis 治疗转甲状腺素蛋白（transthyretin, TTR）基因突变引起的家族性淀粉样变心肌病的研究（ATTR-ACT）Ⅲ 期临床试验的结果,Tafamidis 显著降低了转甲状腺素蛋白淀粉样变心肌病患者的死亡风险和住院率。由于其符合罕见病的治疗要求,Tafamidis 获得了孤儿药资格,并通过美国药监部门药物突破疗法的地位,经快速通道指定获得治疗转甲状腺素蛋白淀粉样变心肌病的批准。

3. 合并特殊临床情况的心血管疾病　这一部分患者在临床上更为常见和复杂。如何选择合并消化道出血的冠心病患者的介入治疗以及抗血小板和抗凝策略? 合并恶性肿瘤的冠心病如何选择再血管化时机和方式以及肿瘤的手术或放化疗时机? 接受抗凝与抗血小板治疗的患者如何评价外科手术的出血风险? 合并血液系统增殖性疾病（如特发性血小板增多症、真性红细胞增多症）的急性冠脉综合征患者如何选择治疗方案? 对比剂过敏患者如何进行冠脉结构的评价? 合并内分泌疾病的高血压患者如何选择降压药物? 上述涉及多学科的临床实际问题,绝大多数并不能从循证医学证据中获得明确指导,少数临床情况有一定的专家共识,但是专家共识主要还是提供原则性建议,具体临床实践仍然需要一线的心血管医生联合多学科专业医生进行临床综合判断和诊疗。

（三）药物治疗个体化

心血管疾病的个体化原则也适合于药物治疗的个体化。个体之间在年龄、性别、身高、体重、饮食、代谢、合并症、遗传因素等方面存在各自的特点,因此在进行药物治疗时必须综合考虑个体的具体情况选择恰当的药物方案和药物剂量。在抗凝治疗方面,华法林目前仍然是全世界范围内应用最为广泛的抗凝血药。但其治疗窗窄,个体间剂量差异大,疗效受药物、食物影响较大,需要定期监测凝血酶原时间［常用国际标准化比值（international normalized ratio, INR）表示］。常规的目标 INR 为 2~3,依据 INR 对患者进行个体化用药指导,维持适宜剂量,以达到理想的治疗效果。

临床医生需要认识到个体的遗传背景会影响甚至决定抗凝治疗的剂量。华法林是通过抑制维生素 K（vitamin K）氧化还原反应来阻断维生素 K 的作用,目前已经发现影响华法林抗凝疗效的基因主要有 3 个: 细胞色素 P450（cytochrome P450, CYP）2C9（将华法林代谢为无活性产物）、VKORC1（维生素 K 环氧化物还原酶复合体亚单位 1,阻断维生素 K 还原）和 CYP4F2（介导 VitK

代谢）。这3个基因位点的多态性通过不同机制显著地影响华法林的代谢和疗效。因此，在临床上可以通过基因检测来预测和判断华法林的疗效和剂量。

以往的华法林给药方案通常是首先给予标准剂量，然后医生根据每个患者的INR值，增加或减少华法林剂量，直至INR达到靶目标范围。美国Mayo Clinic医学中心的研究表明，与既往服用华法林但未进行基因检测的患者队列相比，在服用华法林前对患者进行基因检测，其用药后的总体住院率下降31%，与出血或血栓相关的总体住院率减少28%。因此，美国食品药品监督管理局（FDA）修改了华法林的使用标签，建议在使用华法林之前进行基因分型，以警示医生及患者，个体的遗传差异可能影响其对华法林治疗的反应。目前，在临床上已经可以采取基于药物遗传性的华法林个体化用药方案。CYP2C9、VKORC1基因多态性分析已经成为临床实验室的重要检测项目。然而，在临床实践中仍然有20%的个体不能通过上述方法准确预测华法林的使用剂量，提示存在影响华法林使用剂量的非遗传因素，如饮食、抗生素、合并疾病等。通过基因分型指导华法林的使用剂量时，可将患者分为低、高剂量组，但也需要考虑其他非遗传因素对华法林使用剂量的影响，INR仍是临床实践中指导华法林剂量选择的"金标准"。

氯吡格雷作为强效的抗血小板药物，已成为目前急性冠脉综合征患者抗血小板治疗的基石之一。作为前体药物，氯吡格雷本身并不具备抗血小板活性，必须在体内通过细胞色素P450系统代谢成为其活性成分——选择性、不可逆地阻断二磷酸腺苷（adenosine diphosphate，ADP）与血小板膜表面的ADP P2Y$_{12}$结合，从而抑制血小板活化和聚集。但近年的研究发现部分患者对氯吡格雷表现为无反应或低反应（氯吡格雷抵抗），同时伴心血管事件发生率增加。研究表明，基因多态性可能是导致氯吡格雷抵抗的首要原因。

与氯吡格雷吸收和代谢相关的酶（包括ABCB1、CYP3A5和CYP2C19）的活性在人群中呈明显的遗传多态性，直接影响患者对氯吡格雷的吸收和代谢。在众多相关酶中，CYP2C19成为人们关注的焦点。携带CYP2C19*1的患者对氯吡格雷的代谢功能良好，而CYP2C19*2、*3、*4、*5、*6、*7和*8都是对氯吡格雷呈低反应的基因类型，其中CYP2C19*2多态性最多见，其信使RNA（messenger RNA，mRNA）第681位点G-A变异，即蛋白的第227个氨基酸位点产生异常的剪接位点，导致第5个外显子40个碱基缺失，翻译时第215到217位点氨基酸缺失，只产生一个仅有234个氨基酸的截断蛋白质，该蛋白质因缺少了血红素结合功能区而丧失功能。

美国FDA自2009年就多次对氯吡格雷的个体差异提出了黑框警告，提醒医生注意由于基因多态性的存在，部分患者可能对氯吡格雷的治疗反应不佳。目前，我们已经具备了对CYP2C19基因的多态性进行检测的条件。若基因检测结果提示患者对氯吡格雷的治疗反应不佳，可考虑增加氯吡格雷剂量或换用其他抗血小板药物，如替格瑞洛。尽管如此，目前对于是否应对所有服用氯吡格雷的患者进行常规的基因检测仍存在一定的争论。而且，除了CYP2C19外，还存在其他基因变异类型。鉴于以上几点，目前并不推荐对所有服用氯吡格雷的患者进行常规的基因型和血小板功能测定。

三、心血管疾病的遗传基础与环境影响

心血管疾病往往具有显著的遗传背景，存在家族聚集性的特点。除了部分单基因遗传性心血管疾病外，绝大多数心血管疾病及其相关危险因素为多基因遗传，包括高血压、血脂异常、冠状动脉粥样硬化性心脏病等。同时，环境因素也对心血管疾病的发生发展存在着复杂而显著的影响。因此，在分析心血管疾病的发病机制时，需要考虑遗传因素与环境因素的双重作用。

（一）单基因遗传心血管疾病

部分基因缺陷可以直接导致心血管疾病，如家族性高胆固醇血症（FH）、家族性淀粉样变心肌病、遗传代谢性心肌病以及家族遗传性扩张型心肌病、肥厚型心肌病、限制型心肌病、致心律失常性右室心肌病以及离子通道病。以原发性心肌病为例，基因缺陷在原发性心肌病的发生、发展、诊断、治疗和预后判断中起到极为重要的作用。对于既往因技术条件限制而认为发病原因不明的原发性心肌病患者，在进行二代高通量测序

（next-generation sequencing，NGS）后，约 50% 的患者体内可以检测到心脏相关遗传基因的各种变异。家族遗传性心肌病绝大多数为基因缺陷所致，明确这些疾病的遗传缺陷，对于个人和家庭来说，不仅可以明确诊断、判断预后，而且可以为个体化治疗和遗传咨询提供依据，并可能成为未来开展基因治疗的基础。目前，已经被明确证实与心肌病相关的缺陷基因有 50 余个，以 TNNT2、MYH、MYBPC3 等肌节蛋白基因为主。但每个候选基因发生突变的频率较低，即原发性心肌病没有显著热点基因。同时，基因型与表型的关联亦非常复杂，一个基因改变可以引起多种表型，如 LMNA 基因突变至少可引起 13 种不同的心肌病表现；相同的表型也可以由不同的基因突变引起，如 Brugada 综合征至少有 10 个致病基因。既往致病基因筛查的常用方法是根据临床表型预测可能发生改变的多个基因，逐一设计引物，通过聚合酶链反应进行扩增，通过 Sanger 法完成测序。此方法操作复杂、价格昂贵而且检测效率低下，无法广泛用于临床。近年得到快速发展的二代测序技术以其高速、高通量和高精度等优势成为当前筛查基因突变的最重要手段。而且，随着每年测序通量的不断提高，测序成本呈直线下降，已逐步用于原发性心肌病的临床诊断，并可能成为未来心血管疾病临床分子精准医学诊断的主要手段。

单基因病心血管疾病的诊断可能有助于发现重要的药物治疗靶点。2003 年 Seidah 等在一个家族性高胆固醇血症（FH）家系中发现 PCSK-9 基因突变导致 PCSK-9 蛋白表达增加，引起患者外周血 LDL-C 显著升高。后续研究提示 PCSK-9 是通过清除肝脏 LDL 受体（LDLR）上调 LDL-C 水平，而 PCSK-9 基因功能缺失可显著降低了 LDL-C 水平。因此，抑制 PCSK-9 成为治疗高胆固醇血症的合理靶点。此后，研究者们设计了 PCSK-9 单抗，并在一系列临床研究中显示出其良好的有效性和安全性，使 PCSK-9 单抗迅速成为降脂治疗的临床热点。

（二）多基因遗传心血管疾病

大多数常见的心血管疾病属于多基因遗传，如高血压、血脂异常和冠心病。其特点为发病率高，有相对的家族聚集性，遗传因素的影响力以及表观遗传的作用方式复杂，受环境因素影响。

对高血压家系的调查显示，如果双亲血压均正常，子女高血压的患病率为 10% 左右；但是如果双亲均为高血压患者，子女高血压的患病率将达到 40%。不同种族、不同人群的高血压患病率和发病趋势不同。从整体人群来看，高血压的遗传学因素是由若干不同的微效基因组合形成。针对全球高血压人群的全基因组关联分析（genome-wide association study，GWAS）发现，有 43 个基因位点与高血压相关，但这些遗传易感性位点的效果较弱，即使所有位点的效应加起来亦仅能解释人群中 3% 的血压变异。因此，在初步认为与高血压相关的候选基因中，很大部分在 GWAS 研究中并未被检测出来，而 GWAS 研究所发现的基因位点功能改变亦未得到验证。因此，目前的基因检测尚无法满足在临床上预测一般人群发生高血压风险的需求。对于这种情况，存在三方面的解释：①检测方法以及 GWAS 精度尚不足以检出最重要的高血压相关遗传位点，漏测了重要的强效变异；②表观遗传学，如 DNA 甲基化、基因沉默等现象可能对高血压的发生发展有着重要的影响；③环境因素对高血压的影响力可能更显著。

冠心病所涉及的危险因素以及遗传因素更广泛和复杂，包括脂代谢、血压调节、糖代谢、内皮功能以及炎症与免疫等多个方面。如果双亲之一罹患冠心病，则子女的患病率是双亲均未罹患冠心病者的 2 倍；如果双亲均罹患冠心病，则子女的患病率是双亲均未罹患冠心病者的 4 倍。GWAS 时代的冠心病遗传学研究发现了 50 个与冠心病相关的遗传位点。其中，多数位点不通过任何已知的冠心病危险因素介导冠心病的发生，提示冠心病可能存在新的发病机制和信号通路，这些信号通路可能成为新药研发的靶点。目前，与冠心病相关的最著名的基因区域是 9p21，该区域的 4 个阳性位点（rs7044859、rs1292136、rs7865618 和 rs1333049）构成 8 个单倍体，其中 ACAC 单倍体型的冠心病风险增加 23%。此后，该基因区域的作用在两个大型的涉及中国冠心病人群的 GWAS 研究中得到验证，但其基因频率低于西方人群。9p21 区域多数为非编码区，其作用可能与调控上、下游编码区基因的表达有关。

（三）心血管病的环境因素

既往在分析心血管疾病的环境因素时,更多涉及饮食习惯、吸烟、运动锻炼、大气污染等。如美国与中国的国家胆固醇教育计划明确提出减少胆固醇摄入可以有效降低血 LDL-C 水平,并对高胆固醇血症和高心血管风险患者给出了合理化的饮食建议和药物治疗方案。我国的高血压管理指南及慢性心力衰竭指南,强调了减少食盐摄入对高血压与心力衰竭控制的重要性。近年来关于大气污染与急性心肌梗死发生的即刻风险和长期风险的相关性研究,进一步揭示了大气环境因素对心血管疾病的重要影响。

最近的研究热点逐渐转向内环境因素对心血管疾病的影响,尤其是炎症状态以及肠道微生物环境对心血管疾病的影响。有研究表明,肠道菌群在心血管疾病的发病过程中具有重要的调节作用。肠道微生物可以调节宿主的胆固醇代谢、尿酸代谢、氧化应激与炎症状态。菌群失调可以诱导动脉粥样硬化的发生。如部分菌群所产生的三甲胺裂解酶可以将胆碱转化为三甲胺并进一步被氧化成为氧化三甲胺(trimethylamine-N-oxide,TMAO),TMAO 增加动脉内皮泡沫细胞的产生并抑制胆固醇的逆向转运。而慢性心力衰竭患者在心输出量下降,肠道相对缺血的情况下,肠道微环境出现菌群失调,引起代谢产物和炎症因子变化,细菌产生的脂多糖(lipopolysaccharide,LPS)吸收入血后又进一步损害心脏功能。目前,关于肠道微生物的研究成果提示,改善或者逆转肠道微生态有可能成为心血管疾病预防和治疗的重要方式。

总之,心血管疾病具有高发病率、高患病率、高死亡率/致残率的特点,给个人和社会造成了沉重的负担,是我国人群重要的致死和致残威胁。心血管疾病的发病既有相当程度的遗传背景,又有显著的生活方式、自然环境和宿主内在环境影响,是外因与内因共同作用的结果。多数心血管疾病的危险因素是可知晓、可治疗、可控制的,通过积极的宣传教育,做好危险因素的严格管理和一级预防工作,可以显著降低心血管疾病的发病率。循证医学的发展为心血管疾病的规范化诊疗提供了客观证据,是临床实践的重要参考。同时,临床的复杂性决定了相当一部分患者需要采取个体化的诊疗策略。这一系列心血管疾病的特点决定了心血管疾病的诊疗仍然任重而道远。

第二节　心内科医生的培训

一、培训目标——培养心内科医生的核心能力

就发达国家相对完善的临床医师培训体系而言,临床医师培训分为三个阶段:院校教育、毕业后教育(执业医师培训、专科培训)、继续教育(CME)。在毕业后教育这一部分,我国现行的研究生培养与心血管专科医生培训并行,实际上是两套体系、一个总体目标,研究生包括 3 年临床专业硕士、3 年或者 4 年临床专业博士,非学历教育的是 3 年住院医师培训加以后的专科医生培训系统。这两套系统有交叉,也有不同之处。大致来说临床专业硕士 3 年对应住院医师培训阶段;临床专业博士 3 年对应的是专培 3 年阶段,临床专业博士 4 年实际上对应的是 5+3+3+1 的培训模式,多出 1 年心血管专科技术培训。但是无论是哪一部分培训,对被培训者核心能力的要求是一致的。

心血管医师的专业化培训在国外发展近百年,2015 年美国毕业后医学教育认证委员会(The Accreditation Council for Graduate Medical Education,ACGME)、美国医学专科委员会(American Board of Medical Specialties,ABMS)和美国内科学委员会(American Board of Internal Medicine,ABIM)重新更新的心血管专科医师培训内容被称为“核心心血管培训(Core Cardiovascular Training Statement,COCATS4)”,是美国心脏病学会(ACC)推荐的心血管专科医师培训指南,该指南主要强调建立以培养心内科医生的核心能力为基础的培训系统。这六种核心能力包括:临床技能、医学知识、基于实践的学习和自我提高的能力、人际沟通技能、职业化程度、整体化的医疗实践能力。具体来说,①临床技能:为患者提供充分理解其处境、适当和有效的治疗方法,促进患者健康;②医学知识:将已有的和不断发展的生化检测、临床医学和相关

知识领域的学科知识，运用到临床实践中来，为患者提供服务；③基于实践的学习和自我提高的能力：从每个管理过的患者身上学习，不断掌握科学证据和自我反思，提高医生的专科诊疗能力；④人际沟通技能：具有与患者、家属和专业人员有效交流和团队合作的能力；⑤职业化程度：承诺履行专业职责，遵守伦理要求，对不同背景的患者的伦理要求有敏感性；⑥整体化的医疗实践能力：能对医疗系统展现出更大的责任感，有效整合系统资源为患者提供最佳的诊疗方案。

此外，除了核心能力外，不同国家的心血管培训协会认为如下能力也非常重要：①具备患者医疗安全意识和质量管理的能力。心脏疾病的患者很多时候会接受多种检查和治疗措施，辗转多个科室，传统医学模式倾向于把患者分割到某一个专科范畴，但是对于整体患者的疾病和康复来看，需要心内科医生对于患者经历的诊疗流程有基本判断，对于不合理的诊治操作，有清晰认识，并且逐步改善。②具备在医疗过程中队员角色和领导者角色转换的能力。心内科医生不但需要与不同团队合作，如急诊和重症医学团队，处理心脏合并症时需要与如心外科医生、内分泌科医生和心脏影像学团队等密切合作，也因为患者长期康复的需求领导和整合多学科团队，如护理、康复、心理、营养和社区初级保健等团队，因此需要心内科医生能够在多种队员角色和领导者角色中转换，有团队意识。③科研和创新能力是每个心内科医生都应该具备的基本能力。心内科是所有医学专科中有最多临床研究数据支持的医学专业，而且已经形成了以循证医学为基础的诊疗概念，除了理解多种指南发布的临床规范之外，心内科医生应该具有深入思考、从临床中发现问题、提出问题及尝试可能的解决方案的能力。

在 2015 年 COCATS 培训指南中，还设立了培训的三个不同水平的要求，具体为初级水平：通过 3 年标准培训，学员可以成为有会诊能力的心脏科医生；中级水平：在一个或多个心血管领域增加额外的培训（通常需要 6 个月时间），使得某些医生可以解释特定的检查或提供特殊的诊疗；高水平：亚专业培训，即在基本培训之外增加

专科亚专业的培训，而且还具有培训其他学员的能力。一般性的 3 年培训不能达到高级水平培训的目的，需要增加培训时间并且达到亚专业所要求的标准。

该指南指出完成培训后的心脏专科医生应能开展专业活动，包括①心血管疾病的会诊：对确诊、疑似的心血管疾病患者和有心血管疾病风险的人群进行评估、做出诊断，并制定治疗方案；②对心血管急症进行救治；③心血管慢病的综合管理；④适宜地开展心血管疾病的检查；⑤预防和危险因素控制：实施疾病预防和控制危险因素，尤其是合并疾病；⑥高效的团队合作为患者提供有效的救治；⑦终身学习：心血管领域及相关专业的进展日新月异，让个人了解医学领域的所有进展是不可能的，唯有受培训者有终身学习的态度和适应未来技术进步和变化的能力才是创新的基石所在。

我国对于完成培训的心血管病学专科医师的核心能力要求也与国际共识类似，要求必须具备以下五个核心能力：①具有良好的职业道德和遵守伦理原则的能力；②具有诊疗心血管内科疾病的临床专业能力；③掌握心血管内科专业知识与国内外研究动态；④具有临床教学与科研的能力；⑤具备良好的人际沟通能力与医疗团队协作能力。

各种培训指南都要求基于核心能力培训的理念，设立合理的培训体系及评估标准，从而达到培训目的。

二、培训体系——中国心血管专科医师培训

我国建立了全国住院医师规范化培训制度，实行 5（院校医学教育）+3（住院医规范培训）+国家职业医师考试的模式。为继续深化医师教育，2016 年国务院八个部门发布《关于开展专科医师规范化培训制度试点的指导意见》，启动 5（院校医学教育）+3（住院医规范培训）+X（专科医师培训）模式。该模式于 2017 年启动试点，3 年内逐步健全（组织管理体系、培训认证体系、政策支持体系），在《中华人民共和国执业医师法》的支持下 2020 年专培认证体系全国实施。

培训对象为具备医师资格证且已完成住院医师规范化培训并取得培训合格证，拟从事心血管内科临床工作的医师，或需要进一步提升心血管内科专业水平的医师。通过全面、系统、严格的理论知识和技能培训，使其达到具有高素质合格的心血管病学专科医师的要求，能在上级医师的指导下独立完成心血管病学专科的基本操作和临床工作，同时具备基本的教学能力和临床科研能力。培训模式为全职基地培训，培训为期3年，以临床实践能力培训为主，同时接受相关科室的轮转培训和有关临床科研及教学训练。所有受训人员需参加出科考试、综合考试与结业考试，所有考试均合格者才能顺利结业。

因为心内科临床硕士研究生（临床医学专业学位）和临床博士研究生（临床医学专业学位）也逐步开始了专科学习过程，所以近几年对于临床博士研究生培养逐步纳入专培体系中也有了积极尝试。在北京协和医学院的研究生培养体系中，强调临床硕士研究生临床能力训练分两个阶段，第一阶段：共计12个月。第一学年的9月按照北京市住院医师规范化培训要求，在培训带教老师指导下参加临床轮转学习。该阶段为临床二级学科轮转，研究生在各自二级学科范围内轮转各相关科室共计12个月。第二阶段：共计21个月，完成第一阶段轮转并考核合格的学生，于第二学年9月，进入导师所在科室，根据各专业特点，完成第二阶段本专业的专科轮转。对于心内科临床博士研究生，北京协和医学院规定从2018年，临床博士生也可以参加专科医师培训，接受学校和培训医院专科医师规范化培训基地管理，由学校研究生主管部门统筹负责。因医学院规定博士研究生科研训练时间需要12个月，而专培医师的科研训练至多2个月，因此参加专培的临床博士研究生需要4年毕业，获得学位证书、毕业证书及专培证书。博士生指导教师包括学位论文指导教师和临床能力训练指导医师，分别负责学位论文指导和临床带教工作。各轮转科室需成立指导小组，负责指导博士研究生的临床能力训练。

为达到上述培训标准，2017年国家对于专科医师规范化培训基地认定也颁布了统一标准。

基地的基本条件，包括对医院的要求和对科室的要求。专培基地应为三级综合或专科医疗机构，高等医学院校附属或教学医院；综合医院须为内科住院医师规范化培训基地。对于科室则要求则包括：专科基地是博士培养点，并承诺安排心血管病学专科培训医师进入在职博士研究生培养计划；专科基地为国家临床重点专科、国家重点学科或国家临床医学研究中心，是优选条件；所在科室为国家级心血管介入诊疗培训基地。对于科室规模、收治患者总数、疾病种类、医疗教学设备设施均有明确规定。

对于师资情况也进行了规定。要求：①具备硕士及以上学位、副高级及以上专业职称，从事心血管专科（或轮转内容范围内相关专业）医疗、科研和教学工作超过10年，其中核心师资为博士生导师；②凡属于轮转内容范围内的科室必须具备至少一名专培师资；③需具备足够数量的专培师资，每名专培师资同时指导的受训专培医师不得超过2名；④专培师资负责轮转至其所在科室的学员的轮转管理和月度评估工作；⑤教学秘书（教学干事）1名。

此外专培也对基地的组织管理，包括管理体系、制定培训计划和管理制度及专培医师招收和培训计划实施有所规定。

以上外部条件是心内科专科培训的质量保证。

三、培训内容

培训实行专科培训导师负责制，专培导师由具有心血管内科专科医师培训资格的博士生导师担任，负责培训计划制定与培训质量监管。培训内容涉及以下方面：

1. **专科疾病诊疗** 在专培导师或有专培资格的上级医师指导下，完成心血管内科常见病、多发病和复杂疑难病患者的诊断、病情评估、诊疗计划制定，参与查房、会诊、病例讨论、介入手术、日常值班工作。

2. **专科临床操作培训** 在专培导师或有专培资格的上级医师指导下，完成心血管内科临床操作或模拟操作培训。

3. **综合能力培养** 在专培导师或有专培资格的上级医师安排和指导下，参与对住院医师及医学生的临床教学工作，完成教学查房；掌握科研流程，参与科研项目等申报与实施，参与临床研究设计与实施,撰写研究论文。

在专培的培训体系中,对于轮转科室及时间、病种要求、技能操作、业务学习、综合能力培养都进行了详细数量方面的规定。

在轮转要求中,必须要轮转的科室包括心血管内科病房、心血管监护室、心内科在内的相关临床科室(急诊、心外科、呼吸或者重症监护室);技能操作科室如导管室、心电学及相关检查;以及影像学相关科室如超声心动图室、心血管影像(胸部 X 片、心血管 CT、心血管核磁、心血管核素)以及心血管专科门诊。其中心脏病病房的轮转时间为 14~18 个月,是轮转中时间最长的部分,此部分的核心内容是希望受培训者进行心血管疾病的专科诊疗实践、临床技能操作、教学(表 2-1)。

表 2-1 专培学员必须要轮转的科室及时间安排

轮转科室或专业	轮转时间 / 月	备注
心血管内科病房(住院总不低于 3 个月)	8~10	诊疗、临床操作、教学
心血管内科监护室(住院总不低于 3 个月)	6~8	诊疗、临床操作、教学
心导管室	4~6	心脏介入、心电生理手术
心电学及相关检查	2	常规心电图、动态心电图、动态血压、心电图负荷试验等
心血管影像	2	胸部 X 片、CTA、CTPA、心血管 MR、心血管核素等
超声心动图	3~4	要求培训后能独立操作经胸超声心动图检查
呼吸或综合重症监护室	2	诊疗
急诊	2	诊疗
心脏外科	1	心脏外科围手术期管理,了解手术适应证,术前准备,术后管理
心血管专科门诊 / 科研	2	普通专科门诊
合计	36	—

收治的病种涵盖了大多数心血管病领域,包括冠状动脉疾病、高血压、心功能不全、心律失常、心瓣膜病、感染性心内膜炎、心肌病、心包疾病、主动脉疾病、心血管急症、成人先天性心脏病、周围动脉疾病、肺动脉疾病及其他等,并且对于每类疾病的收治数量和了解程度都进行了规定。

在技能操作方面,包括临床基本技能、心肺复苏、心脏电复律及除颤、心包穿刺、有创动脉压力监测、深静脉置管、临时起搏、主动脉内球囊反搏(IABP)、床旁血流动力学监测、非心脏手术的心血管风险评估、心血管患者的妊娠风险评估等;常用辅助检查技能,包括熟练掌握心电图、经胸超声心动图检查、了解脉搏波及踝臂指数及倾斜试验、胸部 X 线片、心血管核素检查、心血管 CT、心血管磁共振检查等;有创检查技能方面,包括右心导管、左心室造影、冠状动脉造影、心脏电生理检查;有创治疗技能方面,包括冠状动脉介入治疗(PCI)、IABP、临时起搏器植入、永久起搏器植入、永久起搏器程控、导管消融术等均有涉及。在业务学习方面,涵盖专业理论知识、新进展、新技术。综合能力培养方面,涉及医学人文、教学能力和对科研能力的要求。在培训过程中,对于学员需要接受到的具体患者数目、书写病历数目、需要掌握的技能的程度都有要求。以冠脉介入而言,受培训者需参与各类手术≥80 台,书写各类手术报告≥100 例,掌握有创治疗技术的适应证、禁忌证、并发症、临床应用原则、术前准备、术后处理及出院后随访,熟悉多个有创治疗技术如冠状动脉介入治疗、心脏永久起搏器植入、心律失常的射频消融治疗、ICD 与 CRT、结构性心脏病的介入治疗、肾动脉狭窄介入治疗、动脉夹层介入治疗等(表 2-2)。

目前心血管专科医师的培训内容较好地覆盖住核心能力培养的多个方面,并且应用具体要求保证在实际操作方面能够做到,其培训理念与方法是与国际接轨的。图 2-1 是 COCATS 4 对于 3 年专科培训的组成部分的建议。与该培训体系相比,我们现在的培训体系更整体化,对于灵活选择的项目支持不多,在患者长程管理,如固定门诊方面,专培时间上没有明确规定。

表 2-2 专培医师培训中对于有创治疗技能培训的要求

治疗技术名称	培训程度	培训要求
冠状动脉介入治疗（PCI）	熟悉	熟悉操作流程（重点为冠状动脉支架植入术） 辅助实际操作（指引导管置入、导丝送入、球囊扩张、支架植入） 熟悉左主干、分叉病变、CTO病变、再狭窄病变、桥血管病变治疗策略
冠脉介入治疗报告书写	掌握	规范书写，熟练判断病变程度，准确预估术中风险，给予恰当的治疗意见（介入治疗、药物治疗、搭桥）
主动脉内球囊反搏（IABP）	熟悉	熟悉适应证、禁忌证、并发症、操作流程、临床应用管理
血流储备分数（FFR）、血管内超声（IVUS）、光学相干断层成像（OCT）、旋磨术	了解	了解适应证、禁忌证、并发症、操作流程、结果判读
ASD、VSD、PDA、PS	熟悉	熟悉操作流程，辅助实际操作，能够正确判断造影影像结果（术中和手术成功）
卵圆孔未闭（PFO）、二尖瓣狭窄球囊扩张、主动脉瓣植入术、左心耳封堵术、HCM化学消融	了解	了解适应证、禁忌证、操作流程
临时起搏器植入	掌握	独立操作，解决术中出现的问题
永久起搏器植入	熟悉	熟悉操作流程，辅助实际操作 掌握术中参数测定及理想参数值
永久起搏器程控	掌握	独立解释及解决程控中出现的问题
导管消融术	掌握	治疗的适应证、禁忌证、并发症，临床应用原则
	熟悉	术前准备，术中准备事项（重点：股动脉、股静脉及锁骨下静脉穿刺技术，心室电极置入技术），术后处理及出院后随访主要内容手术流程。程序刺激技术，冠状窦电极置入技术
	了解	腔内心电图（正常，异常及消融靶点图），消融靶点影像（解剖位置图）。房间隔穿刺技术，三维标测系统及配件安置方法，术中用药，导管消融参数
ICD与CRT	了解	操作流程及术中可能出现的技术问题及解决方案

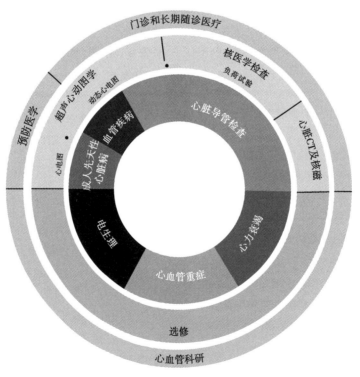

图 2-1 COCATS 4 对于 3 年心血管专科培训组成部分的描述

各种临床轮换以概念形式描述，以说明各种教育经历之间的关系和交叉之处，而不是轮换的顺序或持续时间。对于心血管急症的处理经验多数是发生在培训的前两年，无创检查手段的使用是贯穿于整个培训阶段的。最外层代表的是受培训者在疾病管理方面的角色，包括会诊、门诊、长程疾病管理、预防，这些行为在疾病管理方面是常规化的。根据每个学员的自身特点，可考虑在培训过程中增加一些亚专科的可选项目，如心电生理、心血管重症和心力衰竭的管理等。对于心血管科研的时间分配，也是需要考虑的。

四、培训评估

对培训效果和培训体系进行评估，是培训的重要部分。为达到最佳培训效果，需要学员、师资和机构以及国家层面的政策支持。

（一）形成终身学习和自主学习习惯是学员能够获得核心能力最佳手段

目前我们的专科医生的培训多数是以病例为基础的、体验式学习方式。大部分学习是由临床经验（体验式在职学习）和自主学习而产生的。讲座和正式教育课程仅占心血管医学研究生培训的一小部分。因为学习时间有限，接触的病例有限，学员应定期更新个人档案，以保存个人记录，并且能够向他人提供所用学习方法的证据；珍惜每一次体验式学习机会，在病房或门诊患者中看到的每位患者都提供了一个学习机会，通过跟踪患者的病情转归来加强对于疾病的理解，并根据所见患者的临床问题进行批判性阅读；积极与主管、其他科室的临床医生讨论每个病例，为发展临床思维能力提供了极好的机会。

在实践程序培训方面：了解操作程序的全流程管理，与高年资医生对操作细节进行讨论，包括在手术前后对患者/护理人员进行护理和咨询，是获得能力的关键方法。随着技术的进步，模拟器的使用将在实际程序的培训中发挥越来越大的作用，对于这些辅助设置要充分使用。

需要不间断的个人学习和反思过程：个人学习，包括基于网络课程的继续教育、期刊、会议等，在观察到的病例基础上进行深度拓展性的学习，是获得对疾病深入和广泛了解的机会，这也是启发个人创新性思维的基础。

总而言之，主动而非被迫地积极学习，是专科医生培训取得成功的关键。

（二）具有教学理念的师资是专科医生培训的重要环节

有教学热情、掌握一定的教学手段，能够成为学员学习榜样的师资力量是培训成功的关键所在。教学老师的重要职责是创造良好的学习环境，以学员的内在成长作为教学目的，精心设计教学内容、方法、了解学员现状、明确提出培训目的、呈现最新进展，并及时给予反馈，才能有效激发学员自主学习能力。

教学领域最常用的评估工具是形成性评价（formative evaluation）和终结性评价（summative evaluation）。所谓形成性评价是"对学生日常学习过程中的表现、成绩以及反映出的情感、态度、策略等方面的发展"做出的评价，是基于对学生学习全过程的持续观察、记录、反思而做出的发展性评价。其目的是激励学生学习，帮助学生的内在成长。终结性评价指的是在教学活动结束后为判断其效果而进行的评价，多数是以考试等方法进行。在心血管专科医师培训时，应该对知识、技能和职业精神进行形成性评价和终结性评价，促进学员发展；同时也应该提供师生互评的机会，为后续改进培训系统提供数据支持。

在具体学习方法方面，教学领域进展很多，包括翻转课堂（flipped classroom）、小组学习、床边教学等，专培培训小组学习的方法有助于专培医师获得他人观点，并促进反思，是一个有效可行的方法。

（三）融合先进教学理念和教学资源的机构设施为专科医生培养助力

良好的培训系统应该具有以下特点：能够通过对学员提供形成性评估来增强学习过程，使受训者能够立即收到反馈，衡量他们自己的表现并确定改善方向；明确地提出对学员的要求，并激励他们确保自己获得适当的培训和经验，推动学习并加强培训过程；提供切实有力的证据，证明学员达到培训要求；能够评估学员在工作场所的实际表现；提供师生互评机会。因此需要主导培训的机构至少在网络系统中实现上述功能。

此外，建立有助于临床思维能力的数据库也

必不可少。在发达国家,心血管的多个培训机构都有自己的网上培训数据库,这些数据库根据被培训者的需求,上传对于培训有价值的病例、医学影像等临床数据,并且通过与被培训者的互动过程,提供基于最新的循证医学数据的解决方案,让受培训者可以拓展自己的思维能力。

(四)政府支持

培养专科医师是医疗发展的重要步骤,在我国专科培训的政府支撑体系也正在逐步完善,在专培期间通过国家财政、培训基地和学员原单位的资金共同来保障待遇。专科医师培训不仅有利于医师自我水平的提高,且有利于行业内的自我管理,形成规范,统一质量、考核、认证标准等,更有利于以专科医师为核心的专科发展,消除区域差异,造福所有地区的患者。

(五)我国现有的专培制度在培训评价方面建立了较好系统

在形成性评价方面,参加专培的学员需要在专培系统中按照专培的轮转和病例、操作的要求,每日填写专培日志,并且在不同的轮转部门出科考核:受训人员轮转科室培训结束后需参加由该科室组织的出科考核并记录考核结果。出科考核内容需包括人文素质、出勤情况、培训指标完成情况、临床实践能力和参加业务学习情况等方面,是对轮转培训质量的评价,出科考核由至少3位副高级职称以上医师及考核秘书1人组成出科考核指导小组,出科考核合格方可进入下一个轮转科室,出科考核不合格者需参加补考,连续两次未通过者需重新进行该科室轮转和考核。

在终结性评价方面,系统设立了综合考核:受训人员按要求完成全部培训内容且各出科考核合格后,需参加专科培训基地组织的综合考核,考核内容包括临床综合能力、临床教学能力和临床科研能力,形式包括实操考核和理论考核。综合考核由至少5位具有专培资格的副高级职称以上的医师及考核秘书1人组成综合考核指导小组,综合考核不合格者可参加补考,连续两次未通过综合考核者取消结业考核报名资格。

参与心血管病学专科医师规范化培训的受训人员,需通过由专科培训基地组织的出科考核与综合考核,考核均合格者方可申请全国统一的心血管病学专科医师规范化培训结业考核。

结业考核:为全国统一考试,一年一次,由心血管病学专科考核组组织专家统一命题,考核内容包括理论考试和临床实践能力考核,考核均通过者方可获得"心血管病学专科医师规范化培训合格证"。考核不合格者可参加次年结业考核。顺利结业者可获得三证合一,即专培合格证、临床医学博士学位、专科医师证书。

五、亟待发展的方向

在目前的心血管专科培训体系中,有几点尚需解决的问题。

首先,研究生学历培训如何更好地与专科医师培训整合,尤其是心血管博士研究生除了掌握临床技能之外,还需要一定的时间进行科研训练。目前心血管博士研究生的培训如果根据专培的轮转计划来实施,同时又要保证医学院对博士生较长的科研时间的要求,则必须延长1年时间,即4年才能毕业。住院医师培训系统中,如何既保证这些学员就能达到住院医师培训的要求,又能完成心血管医师的初级培训,此外还能具备一定的临床科研思维能力,在目前的培训体系中实现困难,需要有合理解决方案。

其次,最新的教学思维模式、教学方法和教学辅助工具尚不完备。在专培的培养系统中,主要方法仍旧是"学徒模式",即老师手把手带学生的方式,在激励学员主动学习、终身学习方面仍旧缺乏。在学员自我学习的资源方面,也缺乏高质量的数据库可供查询。教学方法方面,师资的培训尚不完善:培养专科医生的师资,不仅应该具有足够的专业技能,也应该具有一定的教学理念,包括采用多种方式激励学员的自我内在成长,如何给予及时反馈、如何与学员共同成长等,这些技能能够帮助创造友好的学习氛围,教学相长;教学的辅助工具仍不完善,在国外,已经有多种帮助学员根据学习进展进行定期测试的网站,也有多种教学评价工具使用,但是在我们现有的培训系统中仍缺乏。

再次,培训专科医师的外部环境仍有待于发展。培养一名高素质的心内科医生,除了心内科的努力之外,相关科室比如心脏影像学、重症科室等,也需有针对于专培医师的系统培训方案,但这方面我们仍需提高。

最后,对于疾病的全流程管理强调不够。现有的培训体系重点在于培养医生解决目前的临床问题,罕有涉及与患者全流程管理密切相关的培训内容。如对心脏疾病有重要价值的心脏康复、营养、心理学科均未涉及,国内外新兴概念安宁医疗的理念等也均未提及。在培训体系中,需要对这些重要的领域有所涉及。

由于政府的支持,心血管界同仁的不断努力和极大付出,中国心内科医生的培训在短短 3 年内已经形成完整体系,而且结合了国际最新的培训理念,并且密切结合现实条件,是了不起的成就,相信在发展过程中出现的现实操作方面的问题,在不久的将来会有解决方案。

(张抒扬 方理刚)

参 考 文 献

[1] 胡盛寿,高润霖,刘力生,等.《中国心血管病报告2018》概要[J]. 中国循环杂志, 2019, 34(3): 209-220.

[2] 王烁,董彦会,王政和,等. 1985~2014 年中国 7~18 岁学生超重与肥胖流行趋势[J]. 中华预防医学杂志, 2017, 51(4): 300-305.

[3] 陈贻珊,张一民,孔振兴,等. 我国儿童青少年超重、肥胖流行现状调查[J]. 中华疾病控制杂志, 2017, 21(9): 866-869.

[4] Wong C M, Lai H K, Tsang H, et al. Satellite-based estimates of long-term exposure to fine particles and association with mortalityin elderly Hong Kong residents [J]. Environ Health Perspect, 2015, 123(11): 1167-1172.

[5] 国家卫生和计划生育委员会. 中国卫生和计划生育统计年鉴 2017. 北京: 中国协和医科大学出版社, 2017.

[6] Zhang Y, Zhang J, Butler J, et al. Contemporary epidemiology, management, and outcomes of patients hospitalized for heart failure in China: results from the China Heart Failure (China-HF)[J]. Registry J Card Fail, 2017, 23(12): 868-875.

[7] Douglas P Z, Peter L, Robert O B, et al. Braunwald's Heart Disease[M].11th ed. Amsterdam: Elsevier, 2018.

[8] Teekakirikul P, Kelly M A, Rehm H L, et al. Inherited cardiomyopathies: molecular genetics and clinical genetic testing in the postgenomic era[J]. J Mol Diagn, 2013(15): 158-170.

[9] Schunkert H, Götz A, Braund P, et al. Repeated replication and a prospective meta-analysis of the association between chromosome 9p21.3 and coronary artery disease[J]. Circulation, 2008, 117(13): 1675-1684.

[10] Tang W H, Kitai T, Hazen S L. Gut Microbiota in Cardiovascular Health and Disease[J]. Circ Res, 2017, 120(7): 1183-1196.

[11] Halperin J L, Williams E S, Fuster V.COCATS 4 Introduction[J]. J Am Coll Cardiol, 2015, 65(17): 1724-1733.

[12] Seals A A.Fellowship Training in Cardiology: Finding Synergies Between Academic Program Clinical Competencies and ACC-Developed Nonclinical Competencies[J]. J Am Coll Cardiol, 2016, 68(21): 2376-2378.

[13] Konopasek L, Norcini J, Krupat E.Focusing on the Formative: Building an Assessment System Aimed at Student Growth and Development[J]. Acad Med, 2016, 91(11): 1492-1497.

第三章 心内科临床实践和科研常用书籍和期刊简介

近四十年来,心血管病学发展非常迅速,新的理论、器械和药物层出不穷,已逐渐成为涵盖内容丰富、研究领域广泛、技术手段先进、发展潜力巨大的临床学科。随着循证医学时代的到来,大量临床研究的开展,知识的更新越来越快。新的知识与技术不断涌现,要求临床医生不断汲取吸收大量的信息,而阅读相关书籍与期刊是获取信息简单有效的途径。

医学生进入研究生阶段,无论从事临床实践还是科学研究,都应该围绕一定的专业方向。一本好的教科书能够帮助医学生快速了解整个学科的概貌,掌握本门学科的基本概念与基础理论,是进行研究和实践的基础。然而仅仅靠对教科书的学习来获取信息是不够的,尤其是在研究生学习阶段,还需要阅读大量与自己专业方向相关的参考书籍和学术期刊。与教科书相比,学术期刊出版周期短、知识更新快,刊载的内容往往包含本领域内存在争议的重大问题而非公认的经典理论,反映的是领域内前沿热点和学科发展的重要问题,因而成为信息来源的有力补充。

心血管内科的临床工作繁重,临床医师与医学生在完成日常临床工作后时间有限。如何在有限的时间内选择合适的书籍和期刊是个重要问题。为了更好地解决这个问题,笔者根据多年从事心血管内科临床、教学及科研的工作经验,推荐部分较有影响力的书籍和期刊,希望能够对临床医师与医学生从事心内科临床实践和科研工作有所帮助。

第一节 心内科临床实践和科研常用书籍

1.《Braunwald 心脏病学》(第 10 版)(*Braunwald's Heart Disease*: *A Textbook of Cardiovascular Medicine*)

Eugene Braunwald 担任名誉主编,Douglas L.Mann,Douglas P.Zipes,Peter Libby,Robert O.Bonow 担任主编,Saunders 出版社出版。

Eugene Braunwald 教授是享誉世界的心脏病学泰斗,美国科学院院士,哈佛大学医学院终身教授。《Braunwald 心脏病学》的内容覆盖心脏病学领域的各个部分,除介绍疾病预防与诊治的最新进展之外,最新版着重阐述了心脏病学最前沿的知识,包括分子成像、血管内超声、心血管再生和组织工程、通过器械检测心衰程度及心衰的器械治疗、房颤治疗、结构性心脏疾病、心血管医学伦理学、临床试验设计和执行等研究热点。此外,该书对美国心脏病学会心血管疾病的最新指南进行了总结。《Braunwald 心脏病学》为广大心血管专科医师、内科医师及医学生提供了权威的指导和最佳的可行性方法,是学习心血管病学不可或缺的学习工具和案头参考书。

另外,为配合读者拓展阅读,该书同时出版了系列丛书,涵盖高血压、心力衰竭、心律失常、心血管药物等心血管病学各个分支学科。

2.《TOPOL 心血管病学》(第 3 版)(*The TopolSolution*: *Textbook of Cardiovascular Medicine*)

Eric J Topol 主编,Lippincott Williams & Wilkins 出版社出版。

《TOPOL 心血管病学》是由美国 Cleveland Clinic 中心著名心脏病学专家 Eric J Topol 教授主

编的一部经典的心血管病学教科书。该书共计八篇,涉及预防心脏病学、临床心脏病学、影像、电生理、介入治疗、心脏移植、分子生物学、血管疾病等学科,包含了心血管病学各个领域的最新进展。该书内容新颖前沿,且各个章节均由各领域著名专家撰写,具有很强的权威性。另外,最新版还整合大量典型、生动的图片、视频资料,读者可通过访问互联网获取更新,并可及时了解心脏病学的最新进展。

3.《赫斯特心脏病学手册》(第 12 版)(*Hurst's the Heart Manual of Cardiology*)

O'pourke Walsh Fuster 等主编,McGraw-Hill 出版社出版。

《赫斯特心脏病学手册(第 12 版)》为经典心血管病诊治手册,由欧美几代权威心血管病专家鼎力合作完成编写和修订,深受欧美心血管病医师欢迎。自 20 世纪 60 年代出版第 1 版以来,已经出版至第 12 版。本版按照 ACC/AHA 指南增删 30% 以上内容,分 62 章,系统介绍了各种心血管疾病的发病机制、病理生理、临床诊断、鉴别诊断、多种综合治疗方法、预防和预后。该书内容丰富,语言凝练,图表精美,极具权威性,是心血管科医师和医学生非常珍贵的经典参考专著。

4. *The ESC Textbook of Cardiovascular Medicine*(第 3 版)

A. John Camm、Thomas F. Lüscher、Gerald Maurer 和 Patrick W. Serruys 主编,牛津大学出版社出版。

该书每一章首先是对重点学习要点的总结,最后是作者对学科地位和未来五年可能发展的个人思考;该书含有 350 多个视频,涵盖 63 个心脏病学目录,反映了 ESC 指南、工作报告和科学声明,以提供现有的最具指示性的证据。该书所有的材料都得到了 ESC 教育委员会充分的同行审查和批准,以确保最高水平的准确性。读者可以通过在线回答多项选择题来测试自己的知识,完成这些问题后,可以获得欧洲心脏病认证委员会(EBAC)认证的 CME 分数。该书已经成为心内科医生的权威参考工具书。

5.《实用心脏病学》(第 5 版)

陈灏珠主编,上海科学技术出版社出版。

《实用心脏病学》是我国第一部大型、临床心血管病学专著,初版于 1962 年出版。《实用心脏病学》(第 5 版)内容涵盖整个心血管病学的基础与临床领域,分为心血管病基础知识、心脏病的诊疗方法和技术,以及心律失常、晕厥和心脏性猝死、心力衰竭和心源性休克、冠状动脉性心脏病、血压异常、心脏瓣膜病、先天性心血管病、心肌炎、肺循环疾病、感染性心内膜炎、心包疾病、主动脉和大动脉疾病、高原性心脏病、心脏肿瘤、周围血管疾病等疾病各论部分。该书的主要读者对象为内科医师、心血管病专科医师、心血管病外科医师和儿科医师等。

6.《介入心脏病学》(第 2 版)

马长生、霍勇、方唯一、董建增主编,胡大一、朱国英主审,人民卫生出版社出版。

介入心脏病学已成为心脏病学的重要分支学科。近三十年来,冠心病、外周血管疾病、心脏瓣膜病、先天性心血管病(简称先心病)及心律失常等介入诊疗技术得到了巨大发展,彰显出介入心脏病学的重要地位。《介入心脏病学》是国内首部在该领域的原创性学术专著,已成为我国介入心脏病学领域的奠基之作。《介入心脏病学》在读者中拥有广泛的影响力,是心血管介入医生的必备专业书。《介入心脏病学》(第 2 版)在第 1 版的基础上吐故纳新,国内知名心血管病介入专家几乎都参与了编写,内容更具权威性,突出新颖性与实用性。

7. 心脏病学实践系列专著

人民卫生出版社出版。

"心脏病学实践系列专著"作为长城国际心脏病学会议的配套专著,自 2001 年起每年出版,由大会主席和候任主席组织专家认真梳理心血管领域的重大事件,评述新研究、新进展。本书凝聚心血管各领域活跃在临床和科研一线的专家,就一年内的热点和难点发表观点,逐渐形成了"精、准、前沿、深刻"的鲜明特色,成为心血管医生期待的案头参考书和按年份收集的出版藏品。

8.《阜外心血管内科手册》(第 2 版)

杨跃进、华伟主编,高润霖主审,人民卫生出版社出版。

该书的写作风格简明扼要,注重临床实用性,同时反映了当前心血管病学领域的前沿水平。内容涵盖心血管疾病的临床病史和体检特点、无创诊断技术、有创操作技术、常见心血管内科疾病诊治原则和最新进展，以及介入治疗最新进展等各个方面。该书主要面向在临床一线工作的心内科医师、内科医师和研究生。

9.《黄宛临床心电图学》（第6版）

陈新主编，人民卫生出版社出版。

《黄宛临床心电图学》第6版由三部分组成，共28章。第1部分内容为心电图图形，其中心肌缺血、肺栓塞、与疾病相关的心电图改变、原发性心电疾病的心电图是根据新的认识截至2008年撰写的。第2部分内容为心律失常，力求与近10年来的发展相符。第3部分内容为心脏起搏，把从起搏器开始应用到2008年历时50余年的知识，详细而又扼要地做了介绍，使心电图工作者对起搏器心电图及其故障有了清晰和明确的认识，把心电图报告写得更好。全书28章中的第1、2、28章为黄宛教授的原著，仅略加修改，保留了黄宛教授文笔简练、易读、易懂的特点。最后，附录部分增加了心电图运动试验和动态心电图应用进展两部分。本书是心内科医师、内科医师、心电图医师和研究生的重要参考书籍。

10.《奈特心脏病学彩色图谱》

Marschall S. Runge、E. Magnus Ohman 主编，胡大一、王吉云主译，人民卫生出版社出版。

该书分10个部分，共65个章节，这本涵盖常见的心血管疾病、编写风格通俗易懂的书，能让读者对心血管病理生理有基本的了解，从而将重点放在疾病的诊断和治疗规范上。本书主要内容包括冠心病、心肌病、心律失常、心脏瓣膜病、心包疾病、血管疾病、先天性心脏病、系统性疾病与心脏、心脏疾病的影响因素等，本书最大的特色是通过一系列精美的图片阐述相关问题，通俗易懂，临床医生可以从这本书中获益。

11. *Publishing and Presenting Clinical Research*（3rd ed）

Warren S. Browner 主编，Lippincott Williams & Wilkins 出版社出版。

该书由经验丰富的临床研究人员和杂志社编辑撰写，使用数百个例子和表格来展示如何制作成功的摘要、海报、口头报告和手稿以供出版。该书包括如何撰写手稿（题目、摘要、背景、方法、结果、结论、参考文献）、绘制表格和图片、选择合适的投稿期刊和回复审稿人等内容。对于心内科科研工作者来说是很好的入门书籍。

12.《临床试验统计学》

陈峰、夏结来主编，人民卫生出版社出版。

本书系统介绍新药、医疗器械临床试验的统计学要求、规范和方法，用于指导临床试验的设计、管理、资料分析、结果报告等。首次将数理统计学在临床试验领域的应用进行了总结，是以国际临床试验生物统计学指导原则为基础，以我国临床试验统计学工作小组全体成员就临床试验统计学的理论、方法、法规、指导原则等诸多方面达成的一系列共识为蓝本，并对共识进行深度解读。该书详细介绍了临床研究的类型、样本量估算、随机化、盲法、等效性/非劣效试验、亚组分析、数据缺失及 meta 分析等临床研究中常见的问题，很适合对临床研究有兴趣的人员阅读。

第二节　心内科临床实践和科研常用期刊

一、中文期刊

1.《中华内科杂志》 1953年创刊，月刊，中华医学会主办。目前由贾伟平教授担任主编。

《中华内科杂志》是中华医学会主办的内科专业学术期刊，也是内科学领域最具权威性的中文期刊。读者群覆盖全国内科医师，重点报道内科领域领先的科研成果和临床诊疗经验，以及对内科临床有指导作用且与内科临床密切结合的基础理论研究。

2.《中华心血管病杂志》 1973年创刊，月刊，中华医学会主办。目前由韩雅玲教授担任主编。

《中华心血管病杂志》是中国心血管病学领域最具权威性的医学科技期刊，被美国 MEDLINE、中国期刊全文数据库（CJCR）等国内外20余个数据库收录。杂志以从事心血管病预防、医疗、科研工作的医务工作者为主要读者对象，报道心血管病学领域领先的科研成果和临床心内科、与心内科相关的外科诊疗经验，以及密切结合心血管病临床、有指导作用的基础理论研究。并刊登由中华医学会心血管病学分会和杂志编辑委员会共同制定的心血管疾病诊治指南。反映我国心血管病学临床、科研工作的重大进展，促进国内外心血管病学科的学术交流。

二、英文期刊

1.《新英格兰医学杂志》(*New England Journal of Medicine, NEJM*)　1812 年创刊，周刊，美国马萨诸塞州医学会（The Massachusetts Medical Society, MMS）主办，该学会成立于 1781 年，是全美历史最悠久的医学会。

NEJM 是目前全世界最具影响力的全科医学周刊，也是全世界连续出版时间最久的医学期刊。*NEJM* 出版对生物医学科学与临床实践具有重要意义，反映医学研究新成果的论著文章、文献综述、述评、视点、临床实践等多种类型文章。该刊注重论文的实用性，所刊登的多为能够指导临床实践的文章，内容涵盖临床医学的各个专业领域。通过网页上的菜单选择专业，读者可以选择所有与心血管病学相关的内容进行阅读。

2.《柳叶刀》(*Lancet*)　创刊于 1823 年，英国著名医学期刊，同时也是世界上最权威和历史最悠久的综合性医学刊物之一。该期刊从创立至今未加入任何医学或科学组织，在整个医学界仍保持着其独立性和权威性。

该期刊以探寻发表可引发医学实践变革的高质量临床试验为目标；以促进全球健康水平为使命，筛选及发表能够广泛覆盖世界各国家和地区的高质量研究。期刊栏目设置包括评述、专题研讨、综述、视点、研究论文、病例报道、系列讲座、通信等。该刊优先发表有可能改变临床实践的原创性论文，同时也关注全球公共卫生和卫生政策研究。

3.《美国医学会杂志》(*Journal of the American Medical Association, JAMA*)　*JAMA* 是美国医学会（the American Medical Association）主办的一种综合性临床医学杂志，创办于 1883 年，每月出版 4 期，全年发行 48 期。

JAMA 是全球发行量最大和影响范围最广泛的全科医学期刊之一，与《新英格兰医学杂志》(*NEJM*)、《柳叶刀》(*Lancet*)、《英国医学杂志》(*BMJ*)并称国际四大权威综合医学期刊。该期刊为读者指出了重要的临床医学发展方向，主要刊载临床及实验研究论著、编者述评、读者来信和相关书评等类型文章。同时该期刊非常重视医学人文，向读者提供政治、哲学、伦理、法律、环境、经济、历史及文化等领域与医学相关的信息。*JAMA* 注重其教育职能，其 Continuing Medical Education 栏目向临床医师提供基础医学与临床医学方面的继续医学教育服务。另外，*JAMA* 还发行一些高质量子刊，与心血管相关的有 *JAMA Internal Medicine* 和 *JAMA Cardiology*。

4.《英国医学杂志》(*British Medical Journal, BMJ*)　BMJ 是英国医学会会刊，始创于 1840 年，是世界著名的四大综合性医学期刊之一，以其学术严谨、内容新颖、排版活泼的鲜明特点，受到世界很多国家读者的欢迎。

该期刊发表原创性研究论文、综述、教育文章、新闻、通信、调查性新闻报道，以及从临床、科学、社会、政治和经济等不同角度来评论对健康卫生影响的文章。引导全球卫生大讨论，以能够直接改善患者健康的方式去吸引、启发更多的医生、研究人员和其他卫生专业人士参与其中，并为他们提供知识与信息，致力于帮助医生做出更好的临床决策。

5.《循环》(*Circulation*)　1950 年创刊，周刊，美国心脏协会（American Heart Association, AHA）会刊。*Circulation* 是心血管领域的权威期刊，发表过许多在心血管领域具有广泛影响的经典论文。文章内容涵盖心血管基础研究、预防医学、转化医学、临床研究及心血管外科治疗等各个方面，以促进临床实践为目标。主要读者群为心内科、心外科、内科 / 全科医生、药师、流行病学家和分子生物学家。此外，AHA 还发行了其他一系列高质量刊物，包括：

（1）*Circulation*: *Cardiovascular Interventions*。月刊，重点关注与冠状动脉疾病、结构性心脏病和血管疾病有关的介入技术，重点放在原创性研究、随机试验和大型注册研究上。此外，介入心脏病的药理学、诊断和病理生理学方面在该期刊上也得到了特别的关注。该期刊主要考虑接收原创性研究、研究信函、介入心脏病学评论、个案报道及典型介入图像等。

（2）*Circulation*：*Cardiovascular Imaging*。月刊，关注高质量的、以患者为中心的文章，重点是观察性研究、临床试验及应用（转化）研究，以创新的、多模式的方法诊断心血管疾病。该期刊涵盖的影像学包括超声心动图、心脏计算机断层扫描、心脏磁共振成像、磁共振血管造影、心脏正电子发射断层扫描、无创血管和内皮功能评估、放射性核素显像和分子成像等，主要考虑以下文章类型：心血管成像的进展、分子成像研究的临床意义、如何使用成像，以及将新的成像技术转化为临床应用。

（3）*Circulation*：*Heart Failure*。月刊，考虑发表与心力衰竭、机械循环支持、心脏移植等有关的内容，包括在人体中进行的研究或对人体数据的分析，以及临床前研究。作为主流的临床研究期刊，仅发表较少的基础研究和临床前研究，这些研究中的动物模型必须是脊椎动物，且是原创性的工作，工作成果可以显著推动心衰领域的进展。

（4）*Circulation*：*Cardiovascular Quality and Outcomes*。月刊，发表与改善心血管健康和保健有关的文章，内容包括与临床决策和医疗政策相关的原创性研究、综述和个案报道。该期刊致力于促进安全、高效、公平、及时和以患者为中心的诊疗。该期刊考虑接收以下类型的文章：原创性研究、数据报告、方法学论文、心血管展望、护理创新、新的统计学方法、政策简报、数据可视化以及护理人员或患者的观点等。

其他子刊包括 *Circulation*：*Arrhythmia and Electrophysiology*、*Hypertension*、*Journal of the American Heart Association*、*Arteriosclerosis Thrombosis and Vascular Biology* 和 *Circulation*：*Genomic and Precision Medicine*，适合相关专业方向的读者进一步阅读。

6.《美国心脏病学院杂志》（*Journal of the American College of Cardiology*，*JACC*）　1983年创刊，周刊，是美国心脏病学院（American College of Cardiology，ACC）官方刊物。

JACC 是美国心脏病学院会刊，也是心血管病学领域最常被引用和影响力最大的杂志之一，刊载冠心病、瓣膜疾病、先天性心脏病、血管外科、心肌病、药物治疗、新的诊断技术等方面的论文、综述、编者述评以及临床指南，同时还发表美国心脏病学院召开的年会的会议论文摘要。读者群主要面向从事临床工作的心内科医师与内科医师。此外，该刊还发行了一系列高质量子刊，包括：

（1）*JACC*：*Cardiovascular Interventions*。半月刊，内容覆盖整个心血管介入领域，包括心脏（冠状动脉和非冠状动脉）、外周血管和脑血管的介入。该杂志发表关于心血管介入领域的同行评审的文章，包括原创的临床研究、具有明确临床相关性的转化研究、热点话题的综述、评论性文章及社论等。

（2）*JACC*：*Cardiovascular Imaging*。月刊，发表关于非侵入性和侵入性成像技术的当前和未来临床应用的研究文章，包括超声心动图、计算机断层扫描、心脏磁共振、核医学、血管造影和其他新的成像技术。

（3）*JACC*：*Heart Failure*。月刊，发表关于心力衰竭各方面的同行评议文章，包括原创性临床研究、有明确临床相关性的基础实验研究以及最新的综述和观点。

（4）*JACC*：*CardioOncology*。该期刊于2019年9月发行，发表与这个迅速崛起的领域有关的最具影响力的原创研究和最新的评论文章。将包括与心脏肿瘤学基础、转化和临床相关的原创文章。该期刊感兴趣的主题将包括心脏毒性的基本原理和转化机制，心脏毒性的早期诊断、危险分层、预防和治疗，以及有心血管危险因素和疾病的癌症患者和幸存者的多学科诊疗。

其他子刊包括 *JACC*：*Basic to Translational Science*，*JACC*：*Clinical Electrophysiology*，*JACC*：*Case Reports*，适合相关专业方向的读者进一步阅读。

7.《欧洲心脏杂志》（*European Heart Journal*，*EHJ*）　1980年创刊，周刊，是欧洲心脏病学会（European Society of Cardiology，ESC）的官方刊物。

主要刊登与心血管有关的高质量的基础与临床研究结果、技术创新、综述等，还提供相关论坛以促进学术交流。主要栏目有：综述、临床研究、ESC指南、心血管领域的最新研究进展及读者来信、继续教育等。此外，ESC还发行了其他与心血管相关的高质量刊物，包括 *Cardiovascular Research*、*European Journal of Heart Failure*、*EHJ*：*Cardiovascular pharmacotherapy*、*EHJ*：

Cardiovascular Imaging 和 *EuroIntervention* 等。

8.《循环研究》(*Circulation Research*) 1953年创刊,双周刊,美国心脏协会(American Heart Association, AHA)官方刊物。

该刊出版高质量的心脏病学和血管生物学文章,2018 年影响因子为 15.862。与 *Circulation* 相比,在内容侧重和栏目编排上有所不同。*Circulation Research* 面向从事基础理论研究的心脏病学家、生理学家及分子生物学家,发表从生物化学、生物物理学、细胞生物学、遗传学、病理学、生理学和药理学等多学科角度对心血管系统进行基础研究的论文。

心内科临床工作繁重,以上为笔者认为比较有影响力的书籍和期刊,希望能够对临床医师与医学生的临床实践和科研工作有所帮助。当然由于篇幅所限,其他书籍和期刊没有囊括在内,需要读者在平常工作中积累。

（张俊杰　陈绍良）

第二篇　心血管循证医学

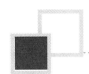

第四章　循证医学在心血管临床实践中的应用

第一节　循证医学的起源及基本概念

20世纪90年代后，循证医学浪潮席卷全球，在医学界引发了一场重大变革，被世界各国视为21世纪提高医疗卫生服务质量和效率以及控制医疗卫生费用的重要途径。传统的医学实践模式更多的是依赖个人经验、未经严格评价的文献报道和教科书而进行医学决策，而循证医学模式强调批判性思维、证据分级、统计学论证和对医学实践的连续评价。目前，循证医学已经成为临床医生必不可少的培训内容。

一、循证医学的起源及定义

循证的理念古已有之。20世纪后半叶，疾病谱由传染病等单因性疾病向心脑血管及自身免疫性疾病等多因性疾病转变，"以患者为中心"的现代生物 - 心理 - 社会 - 医学模式盛行，以及临床流行病学等方法学和信息技术实用化催生循证医学（evidence-based medicine，EBM）的发生发展。EBM作为一种模式由加拿大McMaster大学的Gordon Guyatt、Brain Haynes、David Sackett等领导的工作组于1992年正式命名，并在 *The Journal of the American Medical Association* 上发表标志EBM正式诞生的宣言文章《循证医学：医学实践教学新模式》。EBM主要关注病因、诊断、治疗、预后、预防等临床医学领域。1996年，David Sackett在发表于 *British Medical Journal* 的文章中提出EBM的明确定义，即EBM是"慎重、准确、明智地应用当前所能获得的最佳研究证据来确定患者的治疗措施"。目前认为EBM是"最

佳研究证据、临床医生临床技能和经验与患者期望、价值观和个体情况的完美结合，并在特定条件下付诸实践的实用性科学"。由此可以看出，EBM模式中的临床医学决策取决于三要素：最佳研究证据，临床医生的专业技能和经验，患者的价值意愿以及个体情况。值得注意的是，EBM不仅要求证据的获取，还强调证据的评价及动态更新。

二、循证实践的基本概念

随着EBM理念的日趋深入和广泛传播，出现了诸多的循证应用领域，例如循证心血管病学（evidence-based cardiology）。人们开始使用循证实践（evidence-based practice，EBP）来定义发现、评价和应用科学证据制定临床决策和进行保健系统管理的整个过程。EBP的最终目的是为决策者提供一种思想方法，即应用当前最佳的研究证据来制定临床和保健决策，以减少甚至消除无效的、不恰当的、昂贵的和可能有害的任何实践活动。

EBP主要包括以下五个基本步骤：提出问题，检索文献寻找相关证据，严格评价证据，在实践中使用这些证据，自我评估。

第二节　循证医学及其在心血管疾病领域中的应用

20世纪60年代至70年代，美国退伍军人管理局发布降压药物降低高血压病患者心脑血管事件的多项临床试验结果，开启了EBM应用于心血管疾病的先河。20世纪80年代以来，循证心血管病学日益受到重视，国际上每年都有许

多心血管领域的临床研究结果公布。近年来，EBM 的理念在我国心血管临床医师中得到广泛接受，但 EBP 仍需进一步加强。本节将围绕 EBP 的 5 个步骤在循证心血管病学的应用进行阐述。

一、提出问题

提出一个明确的、可回答的临床问题是整个 EBP 中的第一步，也是非常关键的一步，它关系到医生能否寻找到最佳证据来解决所面对的临床问题，能否为患者提供一个满意的临床服务。

（一）临床问题的来源

临床问题实际上可以来自以患者为中心的临床实践的任何方面，详见表 4-1。

表 4-1 临床问题的常见来源

事项	问题
异常	一个人是否患病？什么才是患病？
诊断	在诊断疾病上，使用的检查方法的准确性如何？
频率	这是不是常见病？频率如何？
危险因素	哪些因素与疾病的发生有关？
病因	什么条件患病？机制如何？
治疗	如何改变疾病的进程？
预防	某种干预是否能使健康人不发病？早期发现和治疗能否改变疾病的进程？
预后	会有什么结局？
费用	医疗费用如何？

（二）如何构建临床问题

临床实践中医生每天都会遇到大量的问题，例如，你可能遇到一位 65 岁的男性冠心病患者。患者近 1 年来一直口服小剂量阿司匹林、缬沙坦和他汀类药物。近 1 周发现大脚趾肿痛，诊断痛风。根据网上信息，担心是否因为长期服用阿司匹林诱发痛风而咨询医生。为了明确临床问题的性质和便于证据检索，通常依照国际常用的 PICO 原则重新构建和转化临床问题。PICO 原则依次涉及患者或疾病类型（population，P）、干预（interventions，I）、比较（comparisons，C）、感兴趣的结局（outcomes，O）（表 4-2）。由此将患者提出的问题转化为可以回答的临床问题：老年男性冠心病患者服用小剂量阿司匹林是否增加痛风风险。

二、检索文献寻找相关证据

经过数十年的发展，EBM 已经形成一个完善的证据分类及分级系统，为科学、快速的检索及寻找最佳证据提供有效的指导。

（一）证据的分类

证据的分类因来源、临床问题、使用者角度不同而异，目前无国内外统一的分类方法。根据其来源，证据分为研究证据和非研究证据。研究证据进一步分为原始研究证据和二次研究证据。原始研究证据是指在受试对象中进行的诊断、预防、治疗和预后等研究所获得的原始数据，进行统计、分析、总结后得到的结论。主要包括：①随机对照研究；②队列研究；③病例对照研究；④病例系列；⑤病例报告。二次研究证据是指尽可能全面收集关于某一问题的全部原始研究证据，进行严格评价、整合、分析、总结后所得出

表 4-2 如何构建一个临床问题

临床问题举例	患者或疾病类型（P）	干预（I）	比较（C）	感兴趣的结局（O）
65 岁的男性冠心病患者。患者近 1 年来一直口服小剂量阿司匹林、缬沙坦和他汀类药物。根据网上信息，担心长期服用阿司匹林会诱发痛风	老年男性冠心病患者	小剂量阿司匹林	安慰剂或未使用阿司匹林	痛风发生率

的综合结论,是对多个原始研究再加工得到的证据。主要包括:①系统评价;②临床实践指南;③卫生技术评估。非研究证据主要包括专家意见等。

（二）证据的分级和推荐强度

EBM 与传统医学实践的关键区别在于对证据的定义和定位不同,它强调医学实践必须基于"现有的最佳研究证据"。因此,对证据进行分级和推荐成了实践 EBM 不可缺少的重要步骤。证据分级的意义在于:①证据级别越高,决策的把握越大;②进行循证实践时,文献检索必须从高级别的证据检索开始,当高级别的证据存在时,不必要再检索低级别的证据;③当各种级别的证据同时存在时,决策应基于最好的证据。1979年,加拿大定期体检特别工作组首次对研究证据进行分级并给出推荐意见。此后,不同地区的多个机构和组织分别对证据级别和推荐强度进行了规范,但方法各异,标准不一。尽管证据分级方法不一,但基本原理近似。第一,一般认为,直接可以用于指导医学实践的证据来自以人为研究对象的关于疾病和健康一般规律的医学观察和科学研究。第二,系统性的人群研究证据的可靠性一般好于非系统性的病例观察和个人经验。第三,不同种类的研究设计适宜于不同的研究问题,提供的证据的质量也各不相同。所以,临床检查、诊断性检验、预后、治疗、病因、预防、成本等不同问题有不同的最好最切实可行的研究设计(表4-3)。例如:评价干预措施效果和常见不良反应的最佳证据来自随机对照试验;研究常见病因和疾病预后的最佳设计是前瞻性研究;研究罕见疾病的病因,最切实可行的设计是病例对照研究;评价诊断方法的准确性,需横断面研究;罕见的毒副作用常来自个案报道的提示。第四,虽然有争议,但是多数学者认为,对于同一种设计类型的原始证据,综合多个高质量原始研究结果的系统评价的质量应高于单个小样本的原始研究。第五,即使研究设计类型相同,证据的质量也会有差别,主要与研究的设计和实施的质量有关。

表 4-3　回答不同类型问题的研究设计

问题类型	研究类型
临床检查	前瞻性、盲法、与"金标准"进行比较
诊断性检验	前瞻性、盲法、与"金标准"进行比较
预后	队列研究 > 病例对照 > 病例系列研究
治疗	随机化临床试验 > 队列研究 > 病例对照 > 病例系列研究
病因	队列研究 > 病例对照 > 病例系列研究
预防	随机化临床试验 > 队列研究 > 病例对照 > 病例系列研究
成本	经济学分析

2001 年美国纽约州立大学州医学中心推出证据金字塔(图4-1),将动物研究和体外研究纳入证据分级系统,拓展了证据的范畴,且简洁明了、形象直观,传播十分广泛。2001 年牛津循证医学中心根据不同类型的临床问题,对证据强度和推荐等级进行进一步细化,并于 2011 年更新(表4-4、表4-5)。2004 年推荐分级的评价、制定与评估(grades of recommendations assessment, development and evaluation, GRADE)工作组提出 GRADE 标准,由于其更加科学合理,过程透明,适用性强,目前包括世界卫生组织和 Cochrane 协作网在内的 100 余个国际组织和协会已经采纳 GRADE 标准(表4-6~表4-8)。

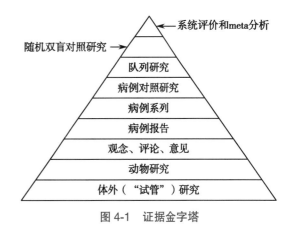

图 4-1　证据金字塔

表 4-4 牛津循证医学中心证据强度分级

问题	1 级	2 级	3 级	4 级	5 级
疾病或事件的发生率	当地同期进行的随机抽样调查,或人口普查	与当地环境匹配的抽样调查的系统评价	当地非随机抽样调查	病例系列	无
诊断或监测方法的准确性	采用统一参考标准及盲法的横断面研究的系统评价	采用统一参考标准及盲法的单一横断面研究	非连续收集的数据,或采用非统一参考标准的研究	病例对照研究,或低质量、采用非独立的参考标准的研究	基于机制的推论
无干预下的预后	初始队列研究的系统评价	初始队列研究	队列研究或 RCT 的对照组	病例系列,或病例对照研究,或低质量的前瞻性队列研究	无
干预效果	RCT 或单病例随机对照试验的系统评价	RCT,或具有显著效应的观察性研究	非随机对照队列 / 随访研究	病例系列,或病例对照研究,或历史对照研究	基于机制的推论
常见危害	RCT 的系统评价,或巢式病例对照研究的系统评价,或针对被研究者的单病例随机对照试验,或具有显著效应的观察性研究	RCT 或特殊的具有显著效应的观察性研究	非随机对照队列 / 随访研究(上市后监督),样本量需足够以判断为常见或罕见危害,随访时间应足以揭露长期危害	病例系列,或病例对照研究,或历史对照研究	基于机制的推论
罕见危害	RCT 或单病例随机对照试验的系统评价	RCT 或特殊的具有显著效应的观察性研究		病例系列,或病例对照研究,或历史对照研究	基于机制的推论
疾病筛查	RCT 的系统评价	RCT	非随机对照队列 / 随访研究	病例系列,或病例对照研究,或历史对照研究	基于机制的推论

注:RCT、随机对照试验。

表 4-5 牛津循证医学中心证据推荐等级

A	均为强度 1 的研究
B	均为强度 2 或 3 的研究或由强度 1 的研究外推而来
C	强度 4 的研究或由强度 2 或 3 的研究外推而来
D	强度 5 的研究或其他任何等级的研究但是结果不一致或无结果

表 4-6 GRADE 证据质量分级方法概要

研究设计	证据集合的初始质量	如符合以下条件,降级	如符合以下条件,升级	证据集合质量分级
随机试验	高 ⟹	偏倚风险 –1 严重 –2 非常严重 不一致性 –1 严重 –2 非常严重	效应量大 +1 大 +2 非常大 剂量反应 +1 梯度量效证据 所有可信的剩余	高(4 个 +:⊕⊕⊕⊕) 中(3 个 +:⊕⊕⊕○)
观察性研究	低 ⟹	间接性 –1 严重 –2 非常严重 不精确 –1 严重 –2 非常严重 发表偏倚 –1 严重 –2 非常严重	混杂因素 +1 会降低已证明的 效应 +2 如果没有观察到 效应,则表明存在虚 假效应	低(2 个 +:⊕⊕○○) 极低(1 个 +:⊕○○○)

表 4-7 GRADE 证据质量分级

质量等级	定义(2011 年)
高	我们非常确信真实的效应值接近效应估计值
中	对效应估计值我们有中等程度的信心:真实值有可能接近估计值,但仍存在两者不相同的可能性
低	我们对效应估计值的确信程度有限:真实值可能与估计值不相同
极低	我们对效应估计值几乎没有信心:真实值很可能与估计值不相同

表 4-8 GRADE 推荐强度分级

推荐强度	具体描述
强	明确显示干预措施利大于弊或弊大于利
弱	利弊不确定或无论质量高低的证据均显示利弊相当

（三）证据的检索

经过数十年的发展,EBM 累积了庞大数量的证据,对于繁忙的临床医生,如何快捷而准确地寻找目的证据至关重要。临床实践指南是针对特定的临床情况,综合证据、资源和价值取向,系统制定的帮助临床医生和患者做出恰当处理的指导性意见(推荐意见),对于规范临床实践行为具有重要的意义,是临床医生尤其基层医生首先要寻找的证据。2011 年美国医学研究所对临床实践指南给出了一个新定义:即通过系统评价生成的证据以及对各种备选干预方式进行利弊评价之后提出的最优指导意见。美国国立指南文库也在 2014 年更新了指南收录标准,新增的要求包括临床实践指南需声明是基于对证据的系统评价、应用系统评价的方法、描述全面的证据检索策略、描述选择研究的标准、有证据总结表、有证据和推荐相关性的概要表。临床实践指南定义和收录标准的改变强调在复习和评价现有临床证据的基础上制定指南,在没有证据的情况下通过严格共识达成一致性推荐意见。临床实践指南是缩小当前最佳证据与临床实践之间距离的临床决策工具,科学制定的临床实践指南对于提高医务人员的医疗水平、规范医疗行为、提高服务质量、科学配置医学资源和保障患者权益等至关重要。因此,建议医生首先学习指南,尤其是循证指南。在心血管病领域,国际心血管权威专业学术团体如美国心脏病学会(American College of Cardiology, ACC)、美国心脏协会(American Heart Association, AHA)、美国胸科医师协会(American College of Chest Physicians, ACCP)、欧洲心脏病学会(European Society of Cardiology, ESC)等均定期组织相关领域专家,汇总评价临床研究结果,对心血管领域的多种疾病制定诊断和治疗指南,并通过权威期刊和学术会议等不同形式公布,为心血管病医师的临床决策提供了可靠的客观证据,推动了多种心血管疾病的诊断与治疗方式的变革。近年来,随着我国 EBM 的发展,国内的心血管权威学术团体如中华医学会心血管病学分会亦定期组织相关领域专家,汇总国内外的临床研究结果,制定适用于我国人群的诊断和治疗指南。

临床实践指南仅能覆盖很小部分的问题,如果没有指南可以参考,临床医生怎么办呢?Brain Haynes 于 2009 年提出了证据资源的"6S"金字塔模型(图4-2),每个"S"代表一种证据资源类型。表4-9列出了这6类资源的简要介绍。

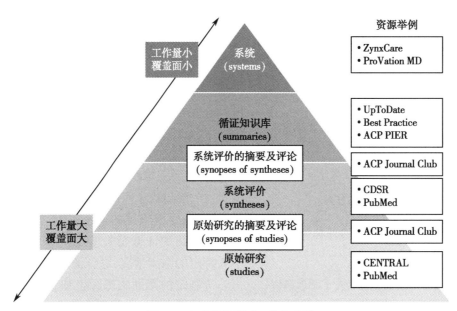

图 4-2　证据资源的"6S"金字塔

表 4-9　常见证据类型和数据库

证据形式	特点	举例
计算机辅助决策系统	高度整合,主动推送信息,但目前还不完善	Provation MD、ZynxCare
循证知识库	快捷易用,随时更新,但覆盖面小/主题面窄(需逐渐完善),费用高	ACP PIER、Best Practice、DynaMed、UpToDate
证据摘要及评论	较易用,但分布零散不够系统,且更新机制不佳	ACP Journal Club、EBM 系列期刊
系统评价	易用性不佳;数量较多;报告冗长;质量参差不齐,需使用者自己判断其质量;更新难以保障	Cochrane Library-CDSR、发表在各种期刊上的系统评价
原始研究	易用性差,数量庞大,质量无保障,需严格评价	PubMed、EMBASE、Cochrane Library-CENTRAL

1. 计算机决策支持系统 是一个完美的基于实证的临床信息系统，将医院信息系统与循证知识库整合，主动向医生提供了患者诊断、治疗、安全相关的循证参考。目前这种系统还未完善，其知识范围存在一定局限，因而该类系统在解决复杂实际问题的时候有一定困难。

2. 循证知识库 20 世纪末，陆续出现 American College of Physicians（ACP）PIER（2013 年更名为 ACP Smart Medicine）、Best Practice、DynaMed 和 UpToDate 等以临床主题形式整合的知识库。这类资源库既有像教科书一样的背景知识介绍，又有相关的最新证据总结，还结合专家经验针对不同临床主题和患者人群给出相应的推荐意见、推荐强度和证据级别，使临床医生不必花费大量时间检索原始文献，获取全文和评价证据。

3. 证据摘要及评论 ACP Journal Club 和 EBM 系列期刊参照一定标准定期收录高质量的原始研究和系统评价，以结构性摘要的格式总结这些证据资源，并组织临床专家进行点评。

4. 系统评价 系统评价是针对某一具体问题，系统、全面地收集现有已经发表或未发表的临床研究，采用流行病学严格评价文献的原则和方法，筛选出符合质量标准的文献，进行定性或定量（meta 分析），得到可靠的综合结论。1993 年，Cochrane 协作网成立，致力于生产高质量的系统评价并保证其不断更新。1996 年，Cochrane 图书馆上线，收集已有的系统评价和临床试验建立索引，方便查找。Cochrane 图书馆主要资源有：

（1）Cochrane Database of Systematic Reviews（CDSR）：该库收录 50 余个系统评价专业组在统一工作手册指导下完成的系统评价，几乎涵盖临床医学各专业。

（2）Database of Abstracts of Reviews of Effectiveness（DARE）：由英国 York 大学国家卫生服务系统评价与传播中心建立的疗效评价文献数据库。它提供结构式摘要，即对以往发表的高质量系统评价作概括性摘要，并提供系统评价参考文献的索引。

（3）Cochrane Central Register of Controlled Trials（CENTRAL）：该库向系统评价者提供医疗卫生领域干预效果研究的随机对照试验和对照临床试验的注册信息。

（4）Cochrane Methodology Register 系统评价方法学数据。

（5）About the Cochrane Collaboration：有关 Cochrane 协作网系统评价专业组和各中心的简介等。

如果 Cochrane 图书馆中没有感兴趣的题目，可以采用 Ovid 的《循证医学综述》（EBMR）服务，它能够提供对 Cochrane 和非 Cochrane 系统评价的一站式检索。

5. 原始研究 如果找不到上述资源，就必须寻找原始研究，MEDLINE、EMBASE 和 Cochrane Library-CENTRAL 是国际上权威的生物医药领域文献数据库。MEDLINE 是免费的，其中临床查询（Clinical Queries）在 Pubmed 主菜单上可以找到相应目录，或者直接浏览，分治疗、诊断、预后、病因、临床预期几个类别提供不同的检索策略。中国生物医学文献服务系统和中国期刊全文数据库是我国重要的生物医药文献数据库。

在检索过程中，理论应根据"6S"模型由高到低进行逐级检索，在某一级得到证据能够回答问题，且质量较高，更新时间很新，则可停止检索。但在实际中，我们可将数据库划分为询证知识库（Summaries 类，如 ACP PIER、Best Practice、DynaMed 和 UpToDate 等）和非 Summaries 类（PubMed，EMBASE 和 Cochrane Library 等）。首先在 Summaries 类数据库进行单独检索，如未能解决问题或者证据质量不佳 / 年限太久，则可在非 Summaries 类数据库进行检索。需要指出的是，在临床实践中，就一个患者的治疗而言，医生不仅需要相关治疗有益作用的证据，还需要不良反应的证据。此外，还有一些多元检索平台或数据库可以同时检索多种证据资源，如 Trip medical database。

三、严格评价证据

EBM 的证据不论是原始研究证据还是二次研究证据均存质量参差不齐的问题。低质量的证据是不可信的。因而，应用研究证据进行决策前需要严格评价证据的真实性、重要性和可用性，将真实可靠、有实用价值的证据用于指导临床实践。

（一）证据的真实性

真实性评价主要是考察研究证据的质量。

1. 原始研究证据的质量评价 对于原始研究证据，首先要判断该研究的设计是不是回答该类临床问题最科学可行的研究方法，如对药物疗效的评价，随机对照试验是最科学的方法，而对药物不良反应的评价，采用队列研究更为可行。在前面的表4-3中已经列出了临床研究中各种设计方法的适用性，可以据此初步判断所用研究设计是否最合适。然后要检查该项研究是否严格遵循了该类研究的一般设计原则，这需要掌握基本的流行病学知识和技能。不同的研究设计有不同的设计原则，也有不同的质量评价标准，具体参见相关书籍。

2. 系统评价的质量评价 近年来，系统评价数量明显增多，但并非所有的系统评价都是高质量的证据。一个好的系统评价应该具备以下特征：清楚地表明题目和目的；采用综合检索策略；明确的研究入选和排除标准；列出所有入选的研究；清楚地表达每个入选研究的特点并对它们的方法学质量进行分析；阐明所有排除的研究原因；如果可能，使用meta分析合并分析合格研究的结果，并对综合结果进行敏感性分析；采用统一的格式报告研究结果［可以参考2015年国际上提出的系统评价和meta分析计划书优先报告（preferred reporting items for systematic review and meta-analysis protocols，PRISMA-P）撰写计划书］。

meta分析，又被称为荟萃分析，是系统评价中使用的一种统计方法，是以综合研究结果为目的，通过查阅文献收集与某一特定问题相关的多个研究，并对这些研究的结果进行的统计分析。通常情况下，可能有多篇针对同一研究目的报道。单独任一研究都可能因为样本量太少或研究范围过于局限而很难得到一个明确或具有一般性的结论。将这些结果进行整合后所得到的综合结果（证据）无疑比任何一个单独的研究结果更有说服力，因此，meta分析是循证决策的良好依据。meta分析从本质上讲是定量化的系统评价。meta分析常用统计方法主要涉及两点，一是对各研究结果进行异质性检验（又叫一致性检验、齐性检验），二是根据检验结果选用固定效应模型或随机效应模型对各研究的统计量进行加权合并。这些统计分析可以利用meta分析软件来完成，如由Cochrane协作组织开发的RevMan软件，此外Stata、SAS和SPSS软件也都能通过窗口或者菜单操作基本的合并分析与异质性检验，若要用到比较复杂的统计分析（如meta回归、多水平模型等），可能需要专门的软件或模块（如Stata、SAS、MLwiN等）。

meta分析的结果可以使用直观的森林图展示（图4-3）。图中所示的研究目的是系统地估计他汀类药物与慢性心力衰竭患者因心力衰竭住院的关联。图中水平线代表每个研究的结果，线中

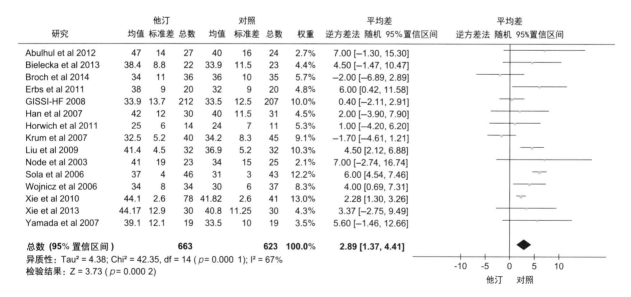

| 研究 | 他汀 | | | 对照 | | | 权重 | 平均差 | 平均差 |
	均值	标准差	总数	均值	标准差	总数		逆方差法 随机 95%置信区间	逆方差法 随机 95%置信区间
Abulhul et al 2012	47	14	27	40	16	24	2.7%	7.00 [−1.30, 15.30]	
Bielecka et al 2013	38.4	8.8	22	33.9	11.5	23	4.4%	4.50 [−1.47, 10.47]	
Broch et al 2014	34	11	36	36	10	35	5.7%	−2.00 [−6.89, 2.89]	
Erbs et al 2011	38	9	20	32	9	20	4.8%	6.00 [0.42, 11.58]	
GISSI-HF 2008	33.9	13.7	212	33.5	12.5	207	10.0%	0.40 [−2.11, 2.91]	
Han et al 2007	42	12	30	40	11.5	31	4.5%	2.00 [−3.90, 7.90]	
Horwich et al 2011	25	6	14	24	7	11	5.3%	1.00 [−4.20, 6.20]	
Krum et al 2007	32.5	5.2	40	34.2	6.3	49	9.1%	−1.70 [−4.61, 1.21]	
Liu et al 2009	41.4	4.5	32	36.9	5.2	32	10.3%	4.50 [2.12, 6.88]	
Node et al 2003	41	19	23	34	15	25	2.1%	7.00 [−2.74, 16.74]	
Sola et al 2006	37	4	46	31	3	43	12.2%	6.00 [4.54, 7.46]	
Wojnicz et al 2006	34	8	34	30	6	37	8.3%	4.00 [0.69, 7.31]	
Xie et al 2010	44.1	2.6	78	41.82	2.6	41	13.0%	2.28 [1.30, 3.26]	
Xie et al 2013	44.17	12.9	30	40.8	11.25	30	4.3%	3.37 [−2.75, 9.49]	
Yamada et al 2007	39.1	12.1	19	33.5	10	19	3.5%	5.60 [−1.46, 12.66]	
总数 (95% 置信区间)			663			623	100.0%	2.89 [1.37, 4.41]	

异质性：Tau² = 4.38; Chi² = 42.35, df = 14 (p = 0.000 1); I² = 67%
检验结果：Z = 3.73 (p = 0.000 2)

他汀 对照

图4-3 他汀类药物与慢性心力衰竭患者因心力衰竭住院风险的meta分析

间的方块代表研究结果的点估计值,方块的大小代表该研究在meta分析中的权重,线宽代表研究结果的95%置信区间(confidence interval,CI);垂直线代表"无效应线",如果一个研究水平线穿过垂直线,表明该研究结果的95%置信区间包含0,说明研究的效应在比较的两组间差异无显著性;图中的菱形块代表各个研究合并后的效应估计值,即采用固定效应模型或随机效应模型合并各研究结果后的值,该综合值也可以有95%置信区间。

需要注意的是,由于meta分析是对多个原始研究结果的统计合成,它不仅不能排除原始研究中存在的偏倚,而且在文献查找和选择过程中,如果处理不当,还会引入新的偏倚。目前,纳入研究的完整性主要通过报告偏倚来衡量,包括发表偏倚、滞后性偏倚、重复发表偏倚和引用偏倚等。其中发表偏倚指具有统计学显著性意义的研究结果较无显著性意义和无效的结果被报告和发表的可能性更大。如果meta分析只是基于已经发表的研究结果,可能会夸大疗效,甚至得到一个虚假的疗效。衡量发表偏倚常用的方法有绘制漏斗图、进行敏感性分析、计算失安全系数等。解决发表偏倚的根本途径是在医学伦理委员会或其他机构批准研究之际就将所有的RCT进行登记,一些国际组织已经建立起这类登记系统。中国循证医学中心也于2006年发起成立"中国临床试验注册和发表协作网(Chinese clinical trial registration and publishing collaboration,ChiCTRPC)"。这种临床医学研究管理新模式的创建和应用,将对提高中国临床试验信息透明度和质量、提高医学研究公信度发挥极其重要的作用。

近年来,meta分析的数量明显增多,方法也日趋复杂,但这并不代表这些分析所得出的结论均真实可靠。因此,读者在阅读或应用meta分析前,必须对其方法和每一个步骤进行严格评价。主要评价内容包括:①要有严格合理的研究设计和文献检索策略,保证文献的查全率和查准率,控制发表偏倚。②严格地文献筛选和质量评价,控制各种混杂偏倚和选择性偏倚。③选择恰当的统计学分析方法,注意同质性检验,保证合并分析的可比性和分析结果的可靠性。如果原来各个独立

研究的结果缺乏同质性,不要轻易汇总研究结果,因为meta分析对干预措施效果是作平均估计,如同所有的平均值,如果合并生成的均值来源差异太大,得出的均值将毫无意义。这时重点要探讨造成差异的可能原因,是研究之间存在临床异质性(概念上的异质性):如对象特征、诊断、干预、对照、研究地点、评价结局等不同;方法学异质性:研究设计与质量不同;还是统计学上的异质性:不同试验中观察得到的效应,其变异性超过了机遇(随机误差)本身所致的变异性。④是否按事先设定的临床特征,如研究对象的性别、年龄、病情严重程度、疾病分期、基线危险度、干预的强度和时间等进行亚组分析,或进行敏感性分析,或考虑协变量的影响进行meta回归分析,以解释异质性的来源。

系统评价/meta分析的质量评价工具主要有:①方法学质量评价,评价工具包括OQAQ(overview quality assessment questionnaire)、SQAC(Sacks'quality assessment checklist)和在前两个工具基础上制订的AMSTAR(assessment of multiple systematic review)等;②报告质量评价,评价工具包括PRISMA(preferred reporting items for systematic reviews and meta-analyses,主要针对干预性研究的系统评价特别是随机临床试验的系统评价,也可用于其他研究类型的系统评价)和MOOSE(meta-analysis of observational studies in epidemiology,针对观察性研究的系统评价/meta分析)等。

3. 临床实践指南的质量评价 目前有多种临床实践指南评价工具,都主要评价指南的结构和内容。AGREE Ⅱ(appraisal of guidelines reasearch and evaluation in Europe Ⅱ,AGREE Ⅱ)指南评价工具是国际公认的评价指南质量的工具,从6个领域共23个条目对指南进行评价。评价的领域分别是:范围和目的、指南参编人员、制定的严谨性、明晰的表达、适用性及编委会的独立性。近年来,我国专家组织在参照国际评价工具的基础上,取长补短,已经独立或联合国际专家组织研发了多个符合我国国情的临床实践指南评价工具,包括AGREE-china、RIGHT(reporting items for practice guidelines in healthcare)等。

（二）证据的重要性

重要性评价主要评价研究结果是否具有临床应用价值。评价研究结果的临床价值存在一些客观统计学指标，而不同研究类型其指标不一，具体参考相关书籍。我们以治疗性研究为例说明。此类研究常用统计学指标有相对危险度（relative risk，RR）、比值比（odds ratio，OR）及由此导出的相对危险降低率（relative risk reduction，RRR）、绝对危险降低率（absolute risk reduction，ARR）、需治疗人数（number needed to treat，NNT）等，还包括这些指标的置信区间。

假定一个临床试验，患者被随机分为试验组和对照组，追踪观察一段时间，观察两组不良结局事件发生的情况。根据试验组事件发生率（experimental event rate，EER）和对照组事件发生率（control event rate，CER），相对和绝对危险度指标计算公式如表4-10。

表4-10 危险度评价指标

指标	计算公式	含义
相对危险度（RR）	EER/CER	试验组事件发生率是对照组的多少倍，RR越大表明干预与结局的关联越大
相对危险降低率（RRR）	|CER-EER|/CER	与对照组相比，试验组不良结局事件发生减少的百分比，又叫保护率
绝对危险降低率（ARR）	|CER-EER|	试验组和对照组不良结局事件发生率的算术差值
需治疗人数（NNT）	1/ARR	要预防一例不良结局事件的出现，需要治疗的人数

2016年血管紧张素受体-脑啡肽酶抑制剂（Entresto，LCZ696）被纳入ESC急性与慢性心力衰竭诊治指南，用于慢性心力衰竭的治疗。这项推荐主要基于2014年ESC年会期间所公布的PARADIGM-HF研究。我们以此项研究为例，说明如何对证据进行重要性评价。该研究最终纳入

了8 399例慢性心力衰竭患者，这些患者被随机分配到Entresto组和依那普利对照组。以心血管死亡或因心力衰竭首次住院作为一级终点事件。中位随访27个月后两组一级终点事件的发生情况见表4-11。

表4-11 慢性心力衰竭患者接受不同药物治疗的疗效分析

组别	发生终点事件	未发生终点事件	合计
Entresto 组	914	3 273	4 187
依那普利对照组	1 117	3 095	4 212
合计	2 031	6 368	8 399

Entresto治疗慢性心力衰竭患者的终点事件发生率（EER）为：

$$EER=914/4\ 187=0.218$$

依那普利对照组治疗慢性心力衰竭患者的终点事件发生率（CER）为：

$$CER=1\ 117/4\ 212=0.265$$

Entresto组比依那普利对照组的相对危险度（RR）为：

$$RR=EER/CER=0.823$$

相对危险降低率（RRR）为：

$$RRR=|CER-EER|/CER=0.177$$

绝对危险降低率（ARR）为：

$$ARR=|CER-EER|=0.047$$

需治疗人数（NNT）为：

$$NNT=1/ARR \approx 21$$

由计算可知，Entresto组终点事件发生率是依那普利对照组的0.823倍，小于1，提示Entresto治疗心力衰竭较依那普利能减少心血管死亡或因心力衰竭首次住院的发生，是保护性因素；相反，如果某研究得出RR大于1，则揭示是危险因素。通常我们把研究设计与关联强度结合起来分析。对于设计严密、效力较强的随机化对照试验来说，发生危险性的轻微增加即代表真正的危害发生；对于效力较弱的设计，如队列研究和病例对照研究，则危险性增加的幅度需要更大些才能说明问题。

相对危险度降低率（RRR）可以反映试验组与对照组某终点事件发生率降低的相对量，无法

衡量降低的绝对量,因而在不同研究中,试验组与对照组终点事件发生率相差很大时,其RRR仍可能相差不大。绝对危险度减少率(ARR)用以反映和对照组相比,某终点事件的发生率在试验组降低的绝对量。在本例中表示相比依那普利,使用Entresto治疗可以使终点事件发生率降低0.047。ARR具有临床意义简单和明确的优点,但当其值较小时,会出现难以判定其临床意义的问题,此时使用需治疗人数(NNT)更易解释。NNT的临床含义为对患者采用某种防治措施,比对照组多得到一例有利结果需要试验组治疗的病例数,最初主要用于临床试验效果的评价,近年来已扩展到用于慢性病防治效力评价、筛查效力评价、慢性病的成本效果评价和药物不良反应评价等多方面,从而更好地指导临床决策和公共卫生项目最佳干预策略的选择。在本例中,NNT约为21,说明为预防27个月中1例心血管死亡或因心力衰竭首次住院的发生,需有21名慢性心力衰竭患者由依那普利改用Entresto治疗。NNT显然更加直观易懂、易被接受,通常NNT越小,试验的临床意义越大。值得注意的是,心血管领域的治疗性研究多数包含长时间的随访,以上举例在计算RR及NNT时,没有考虑存在受试者入组时间不同、失访等实际情况,直接用某一时间点的试验组与对照组终点事件发生率计算,并不准确。在原始文献中,此项研究采用Cox比例风险回归模型计算考虑了时间因素的风险比(harzard ratio,HR)和NNT。

(三)证据的可用性

可用性评价主要是判断该研究结果是否能够外推到医生本人治疗的患者。

1. **应注意研究结果的一致性** 当许多同类研究都显示十分类似的效果时,外推的安全性比较大,否则应十分小心。

2. **应注意证据的直接性** 医生本人治疗的患者可能与研究中的患者在年龄、性别、疾病轻重、疾病亚型等多方面出现差别;还有可能医生本人所关心的关键结局在研究中没有测量,或者实际中使用的诊断方法与研究中的诊断方法的准确性不同,或者关心的药物与研究中的药物是同一类但不完全相同,或者关心两种治疗的疗效差

异在研究中没有直接进行比较。所有这些情况都将减弱证据的直接性,降低证据强度。

3. **应注意效果的可转化性** 当地的医疗条件、医生的技术水平等可能会影响研究中的措施在实际中的效果。

4. **应注意医生本人治疗患者的基线发病率的不确定性** 要尽量判断本人治疗的患者在不治疗时的发病风险是否与研究中的对照组相似,或者是否与其中某一个亚组相似。然后用本人治疗患者的基线发病率代替研究中的对照组发病率来计算收益。

5. **应注意兼顾治疗的收益和损害** 必要时评估每单位成本的边际健康效应,并和患者探讨他们对治疗的预期收益和可接受的损害,将收益、损害、患者的价值观结合起来,做出对患者有利且可接受的决定。

四、在实践中使用这些证据

经过严格的证据评价获得最佳证据后并不意味着可以直接做出临床决策。EBM比传统医疗模式更注重患者的价值观和意愿,要求患者在充分知情的情况下,对自己疾病的诊断、治疗做出选择,主动参与诊疗决策。因此,在实际应用时,需遵循个体化原则,结合患者的个体情况、价值取向及具体的医疗环境和技术条件,才能实践最佳证据,取得预期成效。

五、自我评估

经过以上四个步骤,自我评估应用现有最佳证据指导解决问题的效果如何。如果成功,可用于指导进一步实践;反之,应具体分析原因,找出问题,再针对问题进行新的循证研究和实践,如此循环往复以不断去伪存真,止于至善。

第三节 国内外循证医学发展现状与前景

一、循证医学分支学科与普及教育

近十多年来,EBM的发展十分迅速,多个EBM组织机构得以建立,如设立在牛津大学的英

国循证医学中心、Cochrane 协作网、中国循证医学中心等，其理念与方法渗透到医疗卫生各个行业，从最初的临床医学逐步扩展到医疗卫生的其他领域，形成了以循证思维为主体的多个分支学科群，如循证公共卫生、循证药学、循证护理、循证口腔医学、循证实验医学、循证中医药学等，及后期的循证卫生决策管理、循证教育学、循证编辑学等。如前所述，循证心血管病学自 20 世纪 80 年代以来蓬勃发展。大量的大规模多中心临床试验在世界各地得以开展，如 Valsartan Antihypertensive Long-term Use Evaluation（VALUE）试验（缬沙坦降压治疗的长期应用评价）、北欧辛伐他汀生存研究（Scandinavian Simvastatin Survival Study，4S 研究）和美托洛尔治疗心力衰竭的随机干预性研究（Metoprolol CR/XL Randomized Intervention Trial in congestive heart failure，MERIT-HF）研究等。这些试验为常见的心血管疾病如高血压、冠心病、心力衰竭等的诊疗提供研究证据，帮助制定临床实践指南，对心血管疾病的诊疗具有变革性的推动作用。

EBM 的出现对传统医学教育模式提出了新的挑战。目前，EBM 已经成为国内外许多医学院校医学生的必修课程，全科医生及临床各科医生的继续教育已将其纳入必修的内容。但 EBM 教育的内容和方法学都有待加强，医学教育工作者所面临的挑战包括知识更新、教学技能、思维和行为的转变。当然，EBM 自诞生来也面临持续性的批评和挑战。有专家认为 EBM 鼓励公式化"食谱医学"，忽视合理的临床经验应用和自主决策。事实上，EBM 的三要素之一即为临床医生的专业技能和经验。因此，EBM 提倡临床决策中不仅需重视临床医生的专业技能和经验，也强调批判性思维和科学理性判断的重要性。此外，人口老龄化致使现今的临床医生面临很多复杂情况的患者，如多病并存、高龄或两者兼有。对于此类患者的管理，缺乏临床实践指南的权威指导，也难以设计完美的研究方案来回答此类复杂的临床问题。

二、循证医学在中国的发展现状

近几十年来，EBM 的理念在中国的医生、护士及其他健康职业工作者之间得以迅速传播。我国已有《中国循证医学杂志》《循证医学》《中华儿科循证医学杂志》《中国循证心血管医学杂志》等多本循证医学杂志，并通过中华医学会临床流行病学分会、中国循证医学 /Cochrane 中心和中国医师协会循证医学专业委员会等组织加强 EBM 在国内的普及。

然而，EBM 在我国的开展还存在许多问题。由于 EBM 在我国起步较晚，近年来虽然得到广泛推广，各医学高等专科院校也不断将 EBM 思想融入临床实践与教学中。然而，熟练掌握 EBM 并付诸实践的临床医生仍是少数，大多数仍遵循着传统的行医模式，主要还是依赖于个人及上级医生的临床经验、教科书、专著和未经严格评价的期刊文献。未来，仍需营造鼓励 EBM 发展的大环境，从 EMB 教育体系建设、EMB 证据的生产、采集、评价、整理、传播体系建设、EMB 实践的监督和评价机制建设等多个方面加强 EMB 在我国的推广。

第四节　循证医学在心血管疾病中的应用举例

为了使心血管临床医生充分理解循证实践的整个过程，下面就 EBM 在临床实际中的应用进行实例分析。

一、临床情景

采用本章节第二节举例的临床情景。一位 65 岁的男性冠心病患者。患者近 1 年来一直口服小剂量阿司匹林、缬沙坦和他汀类药。近 1 周发现大脚趾肿痛，考虑诊断痛风。根据网上信息，担心是否因为长期服用阿司匹林会诱发痛风而咨询医生，询问进一步的用药方案。

二、临床问题

按照 PICO 原则重新构建和转化临床问题：患者（P）——老年男性冠心病患者；干预（I）——阿司匹林；比较（C）——安慰剂或未使用阿司匹林；感兴趣的结局（O）——痛风发生率。由此将患者提出的问题转化为可以回答的临床问题：老年冠心病患者服用小剂量阿司匹林是否增加痛风风险。

三、文献检索

（一）选择数据库

首先根据所在单位订阅情况在 Summaries 类数据库进行检索（如 ACP PIER、Best Practice、DynaMed 和 UpToDate 等）。由于不同的 Summaries 类数据库覆盖内容广度不同，且数据更新频率也不同，应尽可能在多个数据进行检索和比较，寻找现有最佳研究证据。如未能解决问题或者证据质量不佳 / 年限太久，则进一步在非 Summaries 类数据库（PubMed、EMBASE 和 Cochrane Library 等）进行检索。

（二）确定检索词和检索式

检索时，常常从 "PICO" 4 要素中提炼检索词并进行组配以形成检索策略。必要时，还需包含所提出的临床问题类型和所查找证据的设计类型。上述案例的检索词可包括：P——coronary artery disease；I——aspirin；O——gout。

（三）检索相关数据库

在此仅以 UpToDate 为例进行检索，在 UpToDate 中输入检索词 "coronary artery disease, aspirin, gout" 进行检索，找到文献 "Lifestyle modification and other strategies to reduce the risk of gout flares and progression of gout"。该文的作者是 Tuhina Neogi。在这篇文献中，作者纳入一项病例交叉前瞻性观察性研究评估小剂量阿司匹林对痛风患者痛风发作的影响（2014 年）和两项病例对照研究评估小剂量阿司匹林对肾脏尿酸代谢的影响（2000 年和 2006 年）。

四、文献评价

复习文献发现，2014 年的病例交叉前瞻性观察性研究经过 1 年的随访发现，在已经确诊痛风的 724 名患者中，与不使用阿司匹林的患者比较，连续 2 天使用低剂量阿司匹林的患者痛风发作的风险增加（≤325mg/d：OR=1.81，95% 置信区间 1.30~2.51；≤100mg/d：OR=1.91，95% 置信区间 1.32~2.85）。2000 年的病例对照研究为前后对照研究，研究纳入 49 名老年受试者，第一周给予 75mg/d 的阿司匹林，第二周给予 150mg/d 的阿司匹林，第三周给予 325mg/d 的阿司匹林和第四周给予 0mg/d 的阿司匹林。结果提示，75mg/d 的阿司匹林导致尿酸排泄显著下降同时血尿酸水平显著升高，随着阿司匹林剂量的升高，药物对尿酸排泄的影响逐渐减小。2006 年病例对照研究亦为前后对照研究，研究纳入 106 名老年受试者，给予 100mg/d 的阿司匹林，持续两周，发现与基线相比，阿司匹林导致尿酸清除率下降 17%，而停止给予阿司匹林后，尿酸清除率恢复正常。综合这三项研究结果我们可以发现，虽然上述研究并不完美，如并非心病患者的研究，且样本量均较小，但阿司匹林导致痛风发作的因果关系较明确（尿酸清除率下降导致血尿酸水平升高），且存在较明确的剂量 - 效应关系和干预 - 不良反应消长关系，因此结果的真实性较好。此外，阿司匹林与痛风发作的 OR 比值大于 1，95% 置信区间不包括 1，范围较窄，两者关联强度高。因而，在 UpToDate 的文献 "Lifestyle modification and other strategies to reduce the risk of gout flares and progression of gout" 中，作者认为低剂量的阿司匹林与没有痛风的患者的痛风发作的关系并不明确，而对于痛风的患者，如需使用阿司匹林预防心血管风险可加用降尿酸药物控制痛风发作，而没有必要停止服用阿司匹林。

五、结论和应用

在检索和分析了有关阿司匹林和痛风的证据后，我们认为该患者的痛风发作与阿司匹林使用有关。我们和患者一起进行了讨论，他认为虽然阿司匹林与痛风发作有关，但不能忽视阿司匹林对冠心病的二级预防作用，希望心血管医生能够在痛风的治疗中给予饮食和药物处方。

（程　翔）

参 考 文 献

［1］Evidence-Based Medicine Working Group, Evidence-based medicine. A new approach to teaching the practice of medicine［J］. JAMA, 1992, 268（17）: 2420-2425.

［2］Sackett D L, Rosenberg W M, Gray J A, et al. Evidence based medicine: what it is and what it isn't［J］. BMJ, 1996, 312（7023）: 71-72.

［3］Sharon S, Paul G, W. Scott R, et al. Evidence-Based Medicine How to Practice and Teach EBM［M］. 5th ed. Amsterdam: Elsevier, 2019.

［4］胡大一, 马长生. 心血管内科学［M］. 北京: 人民卫生出版社, 2014.

［5］李幼平. 循证医学. 3版［M］. 北京: 高等教育出版社, 2013.

［6］李幼平. 循证医学［M］. 北京: 人民卫生出版社, 2014.

［7］Balshem H, Helfand M, Schünemann H J, et al. GRADE guidelines: 3. Rating the quality of evidence［J］. J Clin Epidemiol, 2011, 64（4）: 401-406.

［8］胡大一. 2005 循证心血管医学［M］. 北京: 中国科学技术出版社, 2006.

［9］Institute of Medicine. Clinical Practice Guidelines We Can Trust［M］. Washington: The National Academies Press, 2011.

［10］王吉耀. 制定临床实践指南评价的"中国标准"［J］. 中华医学杂志, 2018, 98（20）: 1542-1543.

［11］McMurray J J, Packer M, Desai A S, et al. Angiotensin-neprilysin inhibition versus enalapril in heart failure［J］. N Engl J Med, 2014, 371（11）: 993-1004.

［12］贾晨平, 唐婷婷, 夏霓, 等. 他汀治疗慢性心力衰竭的 meta 分析［J］. 临床心血管病杂志, 2016, 32（12）: 1235-1241.

［13］刘绫宝, 孙业桓. 临床流行病学与循证医学. 5版［M］. 北京: 人民卫生出版社, 2018.

［14］杨克虎. 循证医学［M］. 北京: 人民卫生出版社, 2019.

［15］Djulbegovic B, Guyatt G H. Progress in evidence-based medicine: a quarter century on［J］. Lancet, 2017, 390（10092）: 415-423.

第五章　心血管药品和器械研发历史及现状

现代心血管疾病预防体系和诊疗技术的发展,使得心血管疾病的患病率和死亡率大幅度下降。人类诊治心血管疾病的历史,是对心血管疾病的病理生理变化、病因发病机制不断探索与认知的过程,也是心血管药品和器械研发不断演进的历程,且药品和器械治疗在现代心血管疾病的发展中起着越来越重要的作用。尽管如此,心血管疾病目前仍然是威胁人类健康的第一"杀手",临床医生、药学专家、生物医学工程人员的工作仍然任重而道远。本章就心血管药品和器械研发的历史、现状与展望作一简介。

第一节　心血管药品和器械研发的基本过程

全球心血管疾病患病人数众多,且预防形势严峻,因此各科研院所、制药公司和医疗器械公司投入大量人力物力进行心血管药品和器械的研发,近年来在降脂药物、抗血小板药物、抗心力衰竭药物、冠状动脉介入治疗、心脏电生理与射频消融、心脏植入式电子器械、结构性心脏病器械治疗方面取得了一些突出的成果。药品和器械从实验室到临床,需要经过反复的验证和测试,淘汰率极高,可以说每一种新药的诞生,或是新型医疗器械的发布,都凝聚了研发人员与临床试验人员的心血。

一、心血管药品研发的基本过程

心血管药品研发分为研究和开发两个阶段。研究阶段的主要工作是确定候选药物,即拟进行系统的临床前试验并进入临床研究的活性化合物。在进行研究前,通常需要根据研究基础和最新进展选择合适的药物干预靶点。确定候选药物

常用的研究方法有:①天然药物,包括小分子化合物的提取和筛选;②有机合成和筛选;③既有药物的分子改造(药物的升级换代);④生物制品实体的设计、发现和筛选;⑤既有药物适应证的拓展和转变;⑥复方制剂的研究。药品研究阶段包括四个重要环节,即靶标的确定、模型的建立、先导化合物的发现、先导化合物的优化。

通过研究工作的药品将进入开发阶段,先进行临床前研究,少数通过验证的"幸运儿"可能进入临床研究阶段。临床前研究包括实验室和动物研究,以观察化合物针对目标疾病的生物活性,同时对化合物进行安全性评估。主要内容包括:①化学或生物实体的工艺研发及产品制备;②生物学特性研究及方案确立(药理学、药代动力学、毒理学、处方研究)。完成临床前研究的药品,通过递交临床研究方案获得临床批件,才能够开展临床试验。

临床试验分为4期,新药上市前必须完成Ⅰ期、Ⅱ期、Ⅲ期临床试验。在新药开发过程中,将新药第一次用于人体以研究新药性质的试验,称为Ⅰ期临床试验。Ⅰ期临床试验的主要目的是提供该药物的安全性资料,一般需要征集20~100名正常和健康的志愿者进行试验研究。试验可能需要健康志愿者住院以进行24小时的密切监护,以了解该药物的安全剂量范围。同时也要通过这一阶段的临床试验获得其吸收、分布、代谢和排泄以及药效持续时间的数据和资料,为制定下一阶段的给药方案提供依据。在健康人群中完成初步评估后,就需要尝试将其小范围用于疾病人群,即进入Ⅱ期临床试验,初步评价其治疗作用。这一期的临床试验通常需要招募100~500名相关疾病的患者进行试验,应用安慰剂或已上市药物作为对照,初步评价药物对目标适应证患者的治疗作用和安全性,也为Ⅲ期临床试验研究设计和给药

剂量方案的确定提供依据。在Ⅰ期和Ⅱ期临床研究的基础上，将试验药物用于更大范围的患者志愿者身上，进行扩大的多中心临床试验，进一步评价药物的有效性和耐受性（或安全性），称之为Ⅲ期临床试验。Ⅲ期临床试验可以说是整个临床试验中最为重要的环节，因其是治疗作用的确证阶段，也是为药品注册申请获得批准提供依据的关键阶段，该期试验一般将新药与既有的活性药物进行对比，招募足够样本量（数百至数千）的患者通过随机化盲法进行对照试验，且这一期临床试验通常选择在多个医学中心进行，以获取更有说服力的数据。经过前3期临床试验证明安全性与有效性的药物，才有可能获得上市的机会，但并不是新药上市后就万事大吉了，因为还有可能进行Ⅳ期临床研究，即药物上市后监测。Ⅳ期临床研究主要关注药物在大范围人群应用后的疗效和不良反应监测，研究中如发现重大不良反应甚至可导致上市药物被迫下架。

二、心血管器械研发的基本过程

医疗器械是指单独或者组合使用于人体的仪器、设备、器具、材料或者其他物品，包括其所需要的软件。以冠状动脉支架、心脏起搏器、人工心脏瓣膜为代表的心血管器械为降低心血管病死亡率、提升患者的生活质量作出了巨大贡献。我国对医疗器械实行分类管理。第一类医疗器械是指通过常规管理足以保证其安全性、有效性的医疗器械。第二类医疗器械是指对其安全性、有效性应当加以控制的医疗器械。第三类医疗器械是指植入人体；用于支持、维持生命；对人体具有潜在危险，对其安全性、有效性必须严格控制的医疗器械。心血管器械大部分属于第三类医疗器械，因而研发和测试过程受到严格的管控和监测。心血管器械研发可分为三个阶段，即需求、概念和原型阶段，临床前研究阶段和临床研究阶段。

所有的研发都基于特定的需求，因此发现临床需求是医疗器械研发的开始，也是决定研发是否成功的最重要环节。在研发工作开始时，应根据临床需求制定出明确的研发目标，在开始产品设计之前应对临床需求进行细化分析，包括临床问题影响人群的大小和特征、对患者和社会的重要程度、现有解决方案的不足之处、可能用户对解决方案的具体要求和期望等。心血管器械的研发多属学科交叉方向，往往需要医药卫生、材料、力学、电子、机械、光学等多学科的通力合作。根据临床需求，研发团队设计相应的概念模型，再按照概念模型设计并制造样品。此后需要进行概念验证研究，一般先在小规模、探索性的动物实验中通过使用产品原型以评估概念模型的可行性。心血管器械的概念设计常常需要经过多次概念验证研究的检验，并按照试验中出现的问题不断改进甚至重新设计，最终得到较为满意的方案。以无导线起搏器为例，尽管在1970年人们就已开始了无导线起搏器的研究工作，但受制于材料和集成电路方面的技术短板，未获成功。2009年起，研究人员在动物上测试了超过12个原型，最终才确定了4个主动固定式的镍钛合金小翼这一设计可在实现稳定固定的基础上，尽可能地避免心肌或瓣膜损伤。在概念设计完成后，还需要通过具体设计和制造将概念模型转变为实物，并进行小试。小试完成后可进行中试，中试的设备和量产的生产线相似，仅规模较小，生产速度较慢。进行中试可避免过早量产可能带来的资源浪费，提高整个研发过程的效率。

临床前研究是将新器械的实验室研究和临床应用连接起来的重要环节，通常包括台架试验和动物实验，评估器械的多方面特性，如生物相容性、工程和化学特性、使用期限等，并在疾病的动物模型上验证新产品的有效性，并初步评估其安全性，证明其确实有进一步进行临床试验的价值。临床前研究需要遵循非临床研究实验室管理规范（GLP）。

医疗器械的临床试验一般按研究目的分为先导研究（pilot study）或可行性研究（feasibility study）、主要研究（pivotal study）、上市后监测研究（post market surveillance study）等。先导研究的目的并不侧重于验证产品的安全性和有效性，而是为主要研究做准备，帮助主要研究试验方案的设计。先导研究分为两种，一种包括于主体试验之内（预实验），另一种是指在主体试验之前单独进行的小规模临床试验。后者又称为可行性研究，和主要研究的内、外条件相似，仅规模较小。可行性研究的另一个作用是验证产品设计是否适当，可据此修正产品设计甚至终止研发。先导研究或可行性研究可提高主要研究的效率、避免资源浪费，但其本身规模很小，尚不足以证明产品的安全性和有效性。主要研究是医疗器械临床试验的主体部分，其目的在于评估产品的安全性和有效性，通常进行随机对照试验。试验对照的选择因产品的应用范围、患者人群和器械设计上的考虑而定。医疗器械临床研究的入排标准、样本量估算、终点设计、不良反应监测与药品临床试验类似。医疗器械的上市后监测研究类似于新药的Ⅳ期临床研究，侧重于产品的安全性，明确不良反应的实际发生率并发现未知的不良反应。

第二节　心血管药品和器械研发的历史

一、心血管药品研发的历史

心血管药品的发展历史，可追溯至上古先民从自然界中总结到的朴素的药物知识。例如我国中医的四大典籍《黄帝内经》《难经》《伤寒杂病论》《神农本草经》就已探讨了"循环"的概念，记载了一些有利于心血管系统的药物。同样，古印度、古埃及、古巴比伦以及古罗马和古希腊也有天然植物（药草）治疗心血管病的记录。随着科技的进步，人们得以分析和提炼药草中的天然化合物，也通过化学合成的方法得到了更多有治疗作用的药物，最新的科技已使得人们能够制造更为精准的生物制剂用于心血管病的治疗。

（一）正性肌力药发展史

1785 年，英国植物学家与医生 William Withering 发现紫花洋地黄研磨成粉治疗"水肿病"（心源性水肿），同时这种物质可增强心脏收缩和减慢心率。1874 年，德国药物学家 Oswald Schmiedeberg 从植物洋地黄中提纯了其有效的强心成分并证实是苷类，被后人称为强心苷。1930 年，Burroughs Wellcome 公司（后来发展为今日的葛兰素史克公司）的研究人员 Sydney Smith 成功分离出了地高辛，成为心衰治疗的一代经典药物。毒毛花旋子苷 K 是从绿毒毛旋花的种子中提取的各种强心苷的混合物，西地兰则是毛花苷丙的脱乙酰基衍生物，静脉给药后作用迅速，时至今日仍是急诊室的常用药物。

1855 年，英国 Thomas Addison 医生发现肾上腺损害后的疾病，后称为艾迪生病（Addison disease）。1893 年，英国医生 George Oliver 发现，服下山羊的肾上腺提取物可增强受试者桡动脉的收缩，这高度提示肾上腺中含有增强心脏收缩的物质。1897 年，美国霍普金斯大学药理学系教授 John Abel 从肾上腺分离提取到一个分子，命名为"epinephrine"。1900 年，日本化学家高峰让吉、上中啟三从肾上腺提取物中获得了一种生物活性很强、结晶纯的分子，命名为肾上腺素（adrenaline）。欧美学界对于 Abel 和高峰让吉谁先制备出真正的肾上腺素有一些分歧，这也使得肾上腺素有了两个截然不同的英文名称。1938 年 Henry Dale 报道了肾上腺素有升高血压的作用。1948 年，Ahlquist 提出了 α 和 β 两种肾上腺素能受体的假说。随后，人们又合成了去甲肾上腺素，并在 1946 年由瑞典生理学家 Ulf von Euler 证实是重要的神经递质。随着人们对于肾上腺素能受体研究的深入，各种各样的肾上腺素能受体激动剂被开发出来。1957 年，瑞典科学家 Arvid Carlsson 发现哺乳动物脑内含有多巴胺，并提出这可能是脑内的一种内源性神经递质。早期人们认为多巴胺是合成去甲肾上腺素的原料，后来发现其兼具有兴奋肾上腺素 α、β 受体的作用，可用于升高血压和增强心脏收缩。多巴胺和后来发现的多巴酚丁胺一起，常用于心血管急重症的患者。

磷酸二酯酶（PDE）有 7 种亚型，广泛分布在心肌、平滑肌、血小板及肺组织中。心肌细胞和血管平滑肌细胞内主要是 PDE Ⅲ，是降解细胞内 cAMP 主要的亚型。通过抑制磷酸二酯酶Ⅲ的活性，可起到增强心肌收缩力和扩张血管的作用。其代表药物氨力农、米力农于 20 世纪 80 年代早期进行了一系列研究，证实了强心的效果，但是需要注意长期应用可能导致恶性心律失常。左西孟旦为首款上市的新型钙离子增敏剂，2000 年在瑞典上市，与之前类型的正性肌力药物增加钙离子内流不同，左西孟旦通过增加肌钙蛋白与钙离子的亲和力来增强心肌的收缩功能，同时也有抑制 PDE 的作用，临床上展现出良好的治疗效果。但目前该药物价格高昂，且只有注射剂型，限制了其应用。

（二）利尿剂发展史

利尿剂是治疗各种病因导致的体液容量超负荷的基本药物。最早人们只能通过放血疗法来减轻容量负荷。1902年，茶碱开始被用作利尿剂。而在20世纪初，标准的利尿剂是茶碱、咖啡因和可可碱。1940年，Mann和Keilin发现在化疗过程中使用磺胺能导致患者产生碱性尿，磺胺是一种碳酸酐酶抑制剂。1942年，Hober发现碱性尿是由于钠和碳酸氢盐的排泄导致的。到1949年，Schwartz将磺胺应用于心脏水肿患者的治疗，增加了钠和水的排泄，但对氯的排泄却没有影响。而后，一些含汞的静脉注射药物如Merbaphen、Mersalyl被发现有强大的利尿效果，但因其毒性作用，并未能得到广泛应用。乙酰唑胺是一种能够强效抑制碳酸酐酶的药物，它于1956年开始应用于临床，是第一个正式应用于临床的非汞制剂利尿剂。后来人们进一步用羧基替代磺胺的氨基得到一种增加钠氯排泄的碳酸酐酶抑制剂，随后发现在苯磺酰胺第一个磺酰胺基后面再加一个磺酰胺基可以增加利尿效能，通过寻找苯并磺酰胺基类似物发现了氯噻嗪，随后又发现其二氢化合物氢氯噻嗪。20世纪50年代末，噻嗪类利尿剂开始被应用于高血压的治疗。1953年，醛固酮从肾上腺提取物中分离纯化出来，科学家们对醛固酮的作用机制以及控制醛固酮的释放进行了大量的研究。1960年，醛固酮拮抗剂螺内酯正式被美国FDA批准应用于醛固酮增多症、原发性高血压、水肿、低钾血症的治疗。氨苯蝶啶和阿米洛利分别在1964年和1967年被批准使用。1964年，比噻嗪类利尿剂更强大的袢利尿剂呋塞米开始被广泛应用于临床。后来发现长期大量使用呋塞米后容易产生利尿抵抗和水电解质紊乱。托拉塞米是新型的长效吡啶磺酰脲类强效袢利尿剂，1993年首次在比利时上市，作用机制与呋塞米类似，但利尿作用强，为呋塞米的2~4倍，生物利用度高，作用持久，不良反应少。此外新型袢利尿剂还有布美他尼。1895年，Oliver和Schäfer发现垂体后叶组织有升高血压的作用，将其命名为血管升压素，后来的研究又发现血管升压素具有抗利尿作用，是人体调节水平衡的重要激素，故又称之为抗利尿激素。日本科学家于1998年合成血管升压素受体拮抗剂托伐普坦，2009年获美国FDA批准，用于治疗心力衰竭合并低钠血症。

（三）抗心绞痛药物发展史

人们很早就发现了血管扩张剂可用于治疗心绞痛。1867年英国医生Lander Brunton首先报道了应用亚硝酸戊酯治疗心绞痛的作用，同时William Murrell在1879年首次将硝酸甘油应用于缓解心绞痛发作。硝酸甘油因首过效应明显，不适合口服，多用于舌下或静脉用药。二硝酸异山梨酯于1950年在瑞典上市。这种药物口服完全吸收，但是也有显著的首过效应，主要在肝脏中进行代谢，代谢产物为2-单硝酸异山梨酯和5-单硝酸异山梨酯。20世纪70年代美国科学家研制出单体的5-单硝酸异山梨酯，这种药物更适合口服，具有显著的扩张血管、缓解心绞痛的作用。

除了硝酸酯类药物，另一大类抗心绞痛药物就是钙通道阻滞剂（CCB）。1960年，Linder发现甲基丁烯胺可扩张冠状动脉，且具有负性肌力和负性变时作用，这显然不同于硝酸酯类。1962年，人们发现了维拉帕米，并且证实其负性肌力作用可能与减少钙离子向心肌细胞内转移有关。根据CCB的化学结构、对心血管平滑肌受体的亲和力以及药代动力学特点等，可分为三代。第一代CCB以二氢吡啶类的硝苯地平、尼卡地平、维拉帕米、地尔硫䓬为代表，其特点是起效快，可激活神经体液系统，有负性肌力和负性传导作用，作用时间短；第二代CCB分为两个亚型，Ⅱa类包括第一代CCB的各种缓释、控释剂型；Ⅱb类包括贝尼地平、马尼地平、尼莫地平、尼群地平、非洛地平等，作用持续时间较第一代延长，但24小时内波动仍较大，第三代CCB有氨氯地平、拉西地平、乐卡地平等，相对起效缓慢而持久。CCB类药物能够降低血管阻力、改善冠脉血流，起到减少心绞痛的作用。尼可地尔于1984年在日本上市，是首个用于临床的ATP敏感的钾离子通道开放剂，临床研究证实，它适用于各类型心绞痛，包括劳力性心绞痛和痉挛性心绞痛，而且能显著减少心血管事件的风险，改善预后。

（四）降压药物发展史

直到第二次世界大战末期，人们才开始发现有药物可用于降低血压，而在这之前，降压的最佳方案可能是可可碱联合苯巴比妥镇静。肼苯哒嗪和利血平分别在1950年和1952年被发现。

1966 年，人们合成了可乐定，原期望用于收缩血管解除充血，结果临床试验过程中意外发现该药可引起低血压及心动过缓，成了降压药物。发现于 1974 年的哌唑嗪是最早的 α 受体拮抗剂，随后人们又发现了多沙唑嗪和特拉唑嗪。β 受体拮抗剂的发现其实更早，1958 年 Eli Lilly 发现了二氯异丙肾上腺素，但因其强大的内在拟交感活性未能应用于临床，1962 年发现的丙萘洛尔也因动物实验中呈现致癌性未能用于临床。普萘洛尔是第一个用于临床的 β 受体拮抗剂。第二代 β 受体拮抗剂具有选择性 $β_1$ 受体拮抗作用，以阿替洛尔、美托洛尔为代表。第三代 β 受体拮抗剂兼有 $α_1$ 受体拮抗、$β_2$ 受体兴奋和钙通道阻滞作用，例如拉贝洛尔和卡维地洛等。β 受体拮抗剂在治疗高血压、心绞痛和心力衰竭的临床试验中积累了大量证据，成为现代心血管病药物治疗的基石之一。二氢吡啶类 CCB 能扩张外周血管，已有大量的临床证据支持其降压作用，因价格相对低廉，也是最为常用的一线降压药物。

　　肾素 - 血管紧张素 - 醛固酮系统（RAAS）已经是现代心血管病病理生理耳熟能详的重要调控机制。1897 年 Tigersted 和 Bergman 从肾脏中提取出一种能升高血压的蛋白质，并把它命名为肾素，揭开了肾素对血压升高作用的研究。1934 年 Goldblatt 发现狗肾动脉狭窄可以产生高血压。1939 年 Braun-Menendez 与 Page 同时发现血管紧张素。Skeggs 等先后从血中分离出血管紧张素 I（Ang I）、血管紧张素 II（Ang II）和血管紧张素转换酶（ACE）等，进而又发现 Ang II 可以刺激醛固酮产生。肾素 - 血管紧张素系统研究得不断深入，不但推动了高血压的发病机制的研究，也促进了降压药的研究开发。20 世纪 80 年代血管紧张素 I 转化酶抑制剂（ACEI，如卡托普利、赖诺普利、贝那普利、培哚普利、福辛普利、雷米普利等）与血管紧张素 II 受体拮抗剂（ARB，如氯沙坦、厄贝沙坦、缬沙坦、厄贝沙坦、替米沙坦、坎地沙坦等）的出现打开了高血压治疗的全新局面。不过遗憾的是，直接肾素抑制剂阿利吉仑虽然被批准上市，但在连续两项大型临床试验中发现疗效不优于安慰剂，应用前景不容乐观。

（五）抗血小板药物发展史

　　抗血小板治疗是现代心血管病防治中的核心。最为经典的抗血小板药物阿司匹林最早在 1895 年被合成，是首个被证实有抗血小板效应的药物，能够通过阻断血栓烷 A2（TXA2）的形成而实现对血小板功能持续抑制，大量的临床试验证实了其在动脉粥样硬化性心脑血管疾病（ASCVD）中的重要作用。尽管近来的一些分析对于阿司匹林用于 ASCVD 一级预防有些争议，但其在 ASCVD 的二级预防中的地位仍然不可动摇。磷酸二酯酶抑制剂西洛他唑在 1978 年由日本学者合成，兼具抗血小板和舒张血管作用，目前通常用于冠状动脉介入术后双联抗血小板的替代选择。噻氯匹啶是 70 年代合成的新一代广谱抗血小板药物，1978 年首次在法国上市，被广泛用于治疗心脑血管病、周围血管及微血管疾病。但因其骨髓抑制作用，很快被 1997 年获批上市的 $P2Y_{12}$ 受体抑制剂氯吡格雷替代。氯吡格雷与噻氯匹啶同属噻吩并吡啶衍生物，作用机制与噻氯匹啶类似，但作用强度和耐受性均高于噻氯匹啶。阿司匹林基础上联合氯吡格雷双联抗血小板治疗（DAPT）很长一段时间是急性冠脉综合征（ACS）患者或冠状动脉介入（PCI）术后的标准治疗方案。然而，人们对于抗血小板药物的研发并未停止。与氯吡格雷同属噻吩吡啶类的前体类 $P2Y_{12}$ 受体抑制剂普拉格雷，以及非前体类 $P2Y_{12}$ 受体抑制剂如替格瑞洛、坎格雷洛和依诺格雷等相继研发和获批上世，这些新型 $P2Y_{12}$ 受体抑制剂显示了更强的抗血小板效应。

（六）降脂药物发展史

　　除阿司匹林之外，羟甲基戊二酰辅酶 A（HMG-CoA）还原酶抑制剂，即他汀类药物是心血管疾病防治的又一重要基石，其应用显著降低心血管事件，改善临床预后。1913 年，俄国科学家 Nikolai N. Anichkov 率先提出胆固醇能独立导致动脉粥样硬化病变。1956 年 Carl Hoffman 证明羟基甲基戊二酸（HMG）是胆固醇的生物合成中的一个中间体，1959 年德国马普研究所发现了 HMG-CoA 还原酶，其功能是将 HMG 转化为二羟基甲基戊酸，该催化反应是合成胆固醇的限速步骤，酶被抑制后蓄积的 HMG 因水溶性经另外代谢途径而分解，不会在体内蓄积产生不良反应，因而 HMG-CoA 还原酶有望成为降胆固醇的药物靶标。日本科学家远藤章相信真菌中能够产生抑制 HMG-CoA

还原酶的物质,他坚持筛选了 6 000 多种真菌,在 1976 年于桔青霉里发现了 ML-236B,即美伐他汀,但是由于在动物实验中发现了致瘤性,未能应用于临床。美国 Alfred Alberts 在远藤章的工作基础上进行了改进和验证,最终在 1987 年上市了第一个他汀类药物——洛伐他汀,临床证实了良好的安全性和较强的降脂效果。此后,两个半合成他汀类药物(辛伐他汀和普伐他汀)和 4 个全合成的他汀类药物(氟伐他汀、阿托伐他汀、瑞舒伐他汀和匹伐他汀)相继上市,开创了他汀类药物治疗的时代。然而,人们对于动脉粥样硬化的干预研究并未因此而停止,新型的降脂药物如胆固醇吸收抑制剂依折麦布,以及更强效降低胆固醇的 PCSK9 抑制剂,也都已经上市,为人类对抗动脉粥样硬化的事业做出贡献。最近的研究还指出了大剂量的 Omega-3 脂肪酸对于血脂的调节作用并且能够降低心血管病风险。降脂药物在未来还是心血管药物研发的重点领域。

(七) 抗凝血药发展史

抗凝血药被用于预防和治疗血栓性疾病已有百年历史。肝素是第一个被发现和分离出来用于医疗的抗凝血药,目前仍在应用于临床。1948,美国 Karl Link 教授在研究植物草木樨发现双香豆素的基础上,制备了更为强效的抗凝血药苄丙酮香豆素,并命名为华法林,成为人类抗栓治疗史上的丰碑。但是,人们从未停下新型抗凝血药的探索,此后的研究成功获得了许多药物,例如皮下或静脉注射制剂有低分子量肝素、磺达肝癸钠、比伐卢定和阿加曲班,口服制剂有利伐沙班、阿哌沙班和达比加群等,为血栓栓塞性疾病的治疗提供了更多更好的选择。

(八) 抗心力衰竭药物发展史

心力衰竭时心排血量降低,肾血流量随之减低,RAAS 即被激活,血管紧张素Ⅱ和醛固酮分泌增加,从而导致全身水钠潴留,同时也启动了心肌细胞和组织的重塑,加速了心功能的恶化。ACEI 和 ARB 抑制循环 RAAS 可达到扩张血管、抑制交感神经兴奋的作用,进而改善心力衰竭时的血流动力学、减轻淤血症状;而抑制心脏组织中 RAAS,则可改善和延缓心室重构,延缓心力衰竭进展,降低心力衰竭远期死亡率,改善预后。重组人脑利钠肽(BNP)具有扩张静脉和动脉、促进钠排泄和利尿、抑制 RAAS 和交感神经系统等多重作用,静脉应用可改善血流动力学。脑啡肽酶(NEP)属于一种中性肽链内切酶,阻断 NEP 可防止内源性利钠肽的降解。外源性重组人 BNP 用于急性失代偿性心力衰竭可改善呼吸困难,降低肺动脉楔压,但外源性重组人 BNP 多为静脉制剂。为增强内源性 BNP 作用,人们研发出抑制利钠肽分解的 NEP 抑制剂,但研究表明使用 NEP 抑制剂单药治疗无明显治疗作用。随后人们将药物研发转向双重抑制,即同时抑制 RAAS 及 NEP。2000 年,首个 ACE-NEP 抑制剂奥马曲拉在慢性心力衰竭患者的初步临床研究中显示出疗效,但出现严重血管性水肿副作用,人们推测这可能与 ACE-NEP 抑制剂同时抑制 NEP 和 ACE 导致缓激肽水平升高相关,后改向研究 ARB-NEP 抑制剂,称为 ARNI。2006 年,首个 ARNI 类药物沙库巴曲缬沙坦问世,临床试验中显示出了卓越的治疗作用,是近年来心力衰竭药物治疗中的一个突破性进展,可能在将来会改变心力衰竭药物治疗的整体格局。

心率增快与心力衰竭患者的预后相关,传统用于减慢心率的药物主要是 β 受体拮抗剂和洋地黄类药物。前者通常会诱发低血压,而后者是否能真正改善心衰患者的预后还有争议。伊伐布雷定是第一个窦房结 If 电流选择特异性抑制剂,可降低患者静息及运动时的心率,而不影响血压,可显著提高心衰患者生活质量,在慢性心衰的治疗中也起着越来越重要的作用。

(九) 抗心律失常药物发展史

人们曾一度认为抗心律失常药物能通过减少期前收缩来改善患者预后,因为观察性研究显示室性期前收缩增多与心血管事件及死亡率相关。当时,普罗帕酮、美西律和胺碘酮等药物只需证实抗心律失常作用后就获准用于临床。1989 年公布的心律失常抑制试验(CAST),显示Ⅰ类抗心律失常药物恩卡尼和氟卡尼虽然减少室性心律失常,但显著增加心律失常相关性死亡和总死亡率。随后发现Ⅲ类抗心律失常药物右旋索他洛尔亦增高死亡率。抗心律失常药物的研发工作从此大受打击,相对较新的药物仅有伊布利特和决奈达隆等少数几种,远不及心脏电生理检查和射频消融术的飞速发展。

二、心血管器械研发的历史

18世纪欧洲工业革命之后,科学领域的重大突破层出不穷,各种辅助设备与仪器的相继出现,促进人们对心血管循环系统的解剖、生理、病理进行更深入的研究,并开展了心血管器械研发的早期尝试。1733年,英国牧师Hales使用尾端接有金属管、长270cm的玻璃管插入一匹马的颈动脉内,揭开了人类历史上血压测量的序幕。1828年,法国生理学家Poiseuill采用一支20cm长的U形水银柱替代使用不方便的长铜管即可测量动脉血压。1856年,法国外科医生Faivre分别将两名患者切断的肱动脉和1名患者的股动脉接到水银测压计上,首次测量到人的动脉血压。1819年,法国医生Rene Laennec发明听诊器,提供了最早用于诊断心血管病的工具。1905年俄国医生Nikolai Korotkoff发明了无创血压计,可通过间接法测量血压。这些早期的诊疗工具促进了人们对循环系统的认知。1895年Wilhelm Roentgen发现X线,为人类打开了影像学的大门。而后出现的心导管术带来了心血管诊疗工具的飞跃,目前,心血管器械的发展已和介入心脏病学的进步融为一体,相辅相成,为保护人类的心血管健康发挥着巨大的作用。

(一)冠状动脉介入器械发展史

早在1844年,法国生理学家Claude Bernard首次尝试将导管从颈动脉、静脉插入动物心脏对心腔内压力进行测量。1929年,德国医生Werner Forssmann首次将一根尿管从自己的肘静脉插入,经上腔静脉送入右心房,并拍下了人类第一张心导管X线片,开创了人类心导管技术发展的先河。1933年,瑞典医生Rousthoi进行了最早的动物冠状动脉造影。1941年,美国医生Andre Cournard和Dickinson Richards重复了Forssmann医生的试验,并首次用心导管检查测定右心和肺动脉压,以及心输出量。1953年,瑞典医生Sven-Ivar Seldinger创立了经皮穿刺导管技术,从而结束了介入操作需要切开血管的历史,使之成为内科医生可以独立完成的一种简便安全的操作,并沿用至今。1958年,美国医生Mason Sones在进行一次主动脉造影时,无意中将导管插入右冠状动脉,并注入了对比剂,使右冠状动脉显影。这一偶然并带有危险性的事件成为了现代冠脉介入技术的开端。1964年,美国Charles Dotter医生使用自制的球囊导管成功治疗了一位股动脉严重栓塞的患者。1967年,美国医生Melvin Judkins和Kurt Amplatz设计了专门用于冠脉造影的导管,从此选择性冠脉造影技术在冠心病的诊断上得以进一步发展和推广。1968年,人们首次在心肌梗死合并心源性休克患者中使用主动脉内球囊反搏(IABP)。1977年,德国医生Andreas Gruentzig在瑞士苏黎世首次成功施行了经皮冠状动脉成形术(PTCA),开创了介入心脏病学的新纪元。由于PTCA的损伤小、患者术后恢复快,该技术在全世界范围内迅速广泛开展。1982年,over-the-wire(OTW)球囊、可操控导引钢丝被应用于临床。1986年,冠状动脉旋切技术得到广泛应用。然而人们的探索并没有停止,1986年,法国医生Jacques Puel和Ulrich Sigmart将第一枚冠状动脉支架植入人体,开创了裸金属支架(BMS)的时代。冠脉支架术可显著减少PTCA术后再狭窄,可以处理夹层和急性血管闭塞,成为冠脉介入治疗的又一个里程碑。此后冠脉内支架的发展可谓日新月异。1987年以后,更多的冠状动脉介入治疗的器材进入临床实用,例如激光血管成形、冠状动脉内旋磨术和血管内超声检查。为减少股动脉穿刺相关的并发症,1989年加拿大医生Lucien Campeau首次穿刺桡动脉进行冠脉造影。1992年,荷兰医生Ferdinand Kiemenij首次经桡动脉途径行冠状动脉介入(PCI),进一步减少了手术创伤和风险。1988年,Fourrier等完成了首例冠状动脉内旋磨术。为解决金属裸支架的再狭窄问题,2003年药物洗脱支架(DES)开始投入临床,负载的抗增殖药物使得支架内再狭窄率明显降低,促使冠脉介入治疗进入一个新的纪元,在世界范围内被迅速推广应用。虽然DES效果良好,但永久存在于血管中的金属植入物可能导致血管壁炎症和支架血栓,并限制了血管正常的舒缩活动。2009年,药物涂层球囊开始在欧洲用于临床,为解决冠状动脉支架内再狭窄提供了有力的支持。另外,人们也开始研究生物可降解支架(BVS),在植入血管初期可以支撑病变血管,避免血管塌缩和负性重构。在完全吸收后,又可以使血管恢复具有正常舒缩功能的生理状态,由此避免永久存在的金属支架对血管带来的不良后果。2012年，人体生物可降解支架（BVS）在欧洲上市，对于传统的金属支架展开了强力的挑战。BVS一开始展示了极为振奋人心的效果，但不久后的研究结果却发现其可能增加远期血栓形成，增加心血管不良事件。2017年9月第一代BVS退市，引起剧烈震荡。但是，也有学者分析认为第一代BVS的血栓形成或与植入技术相关，例如来自中国地区BVS的研究结果显著优于平均的研究结果。除外企在全力开发第二代BVS外，我国自主研发的BVS包括XINSORB支架、NeoVas支架、Firesorb支架等在临床试验中均获得了满意的效果。BVS是否能在将来取代DES，我们将拭目以待。

尽管冠状动脉造影术是冠心病诊断的"金标准"，但由于二维血管投照显影的技术限制，使其在评价管壁及斑块的特征方面存在很大的局限性。而冠状动脉腔内影像技术可以对冠状动脉管腔细微结构进行精确评价，不仅可评价管腔狭窄程度，而且可对斑块负荷程度和易损性等其他精细化结构进行评价，对探究冠心病发病机制、优化指导冠心病介入治疗具有重要的临床意义。腔内影像技术的代表血管内超声（IVUS）和光学相干断层成像（OCT）分别在1988年和2002年开始应用于冠状动脉介入，两者都能够探查冠状动脉有管腔和血管壁，形成横截面二维影像，弥补了X线冠状动脉造影的不足。

尽管结合了腔内影像技术，人们还是对冠状动脉狭窄生理功能上的评价感到不足。1993年Nico Pijls等提出血流储备分数（FFR）的概念，通过带有压力感受器的导丝测量冠状动脉内压力变化，计算冠状动脉狭窄远端压力与近端参考血管间压力之比而获得，目前已越来越多地应用于血管功能学评估，指导冠状动脉介入的决策。

（二）心脏电生理与起搏器械发展史

18世纪末19世纪初，人们得以初窥电学的秘密，对于用电流来刺激肌肉产生了浓厚的兴趣。1819年，意大利物理学家Giovanni Aldini用电刺激死者停跳的心脏，引起跳动。1876年，物理学家Lippmann和Marey合作发明毛细血管电流计，用它记录了心脏产生的电活动。1902年Willem Einthoven发明了弦式心电图机，标志了临床心电图学的开端，并迅速得到了医学界的广泛认可和

蓬勃发展。20世纪初的很多心电图学家根据解剖和推理的方法设法了解人体心脏激动如何产生和传导，如Wenkebach、Mobitz和Hay等对传导阻滞的描述；Wolff、Parkinson和White报道WPW综合征现象；Wolferth和Wood阐明WPW综合征发生机制；Kent和His等对心脏传导系统解剖认识；Maver、Mines和Moe等对折返机制的阐述等，但尚缺乏直接的验证手段。

1932年，美国胸科医生Albert Hyman用电刺激器刺激心脏停搏的家兔获得成功，他将刺激器命名为"pacemaker"。另外，他还设计制造了第一台人工心脏起搏器，重达7.2kg，但由于二次世界大战，未能用于临床。1952年，美国医生Paul Zoll率先将经胸壁起搏应用于临床。在1954年，瑞典医生Hopps应用绝缘导线经静脉送入动物心房进行起搏实验成功，说明应用起搏电极导线能够通过刺激心内膜有效起搏心脏，人们开始从体外起搏转向经血管心内膜起搏的尝试。1958年，瑞典胸外科医生Ake Senning和工程师Rune Elmquist在Karolinska医院植入了世界上第一台植入式心脏起搏器。同年，美国医生Furman及Robinson在X线下将第一个静脉导管电极放入右心室流出道，开创了经静脉植入心内膜起搏电极的先例。1963年美国Castellanos、Lemberg和Berkovits研制成功心室按需起搏器（VVI），一度成为心脏起搏的标准。

1964年，荷兰医生Durrer和法国医生Coumel各自开展了心脏程序刺激技术。1969年，美国科学家Scherlag尝试在犬及人体中应用电极导管技术记录希氏束电位。1971年，Durrer的学生Wellens将心脏程序刺激技术与希氏束电图等心内电图记录技术结合在一起，在心脏不同部位给予刺激后，在同步记录的右房电图、希氏束电图、心外膜电图进行心脏电活动激动顺序的观察，形成了完整的心脏电生理检查技术和规范化的方法，宣告了临床心脏电生理学的到来。1977年，人们在动物实验中用直流电消融快速室性心律失常首获成功。1982年，Melvin Scheinman等首次在临床上用直流电消融房室结治疗顽固性阵发性室上性心动过速成功，当时采用除颤器供能，后因并发症在临床少量应用后即为射频消融所取代。1985年，Huang SK等首次报道经导管射频消融

引起实验动物房室传导阻滞。1987 年，Borggrefe 等首次应用射频消融阻断一例右侧旁道治疗预激综合征患者。1998 年，法国医生 Haissaguerre 等首次发现肺静脉内异常电活动是心房颤动的主要发生机制，并率先运用导管消融技术治疗心房颤动。临床试验证实，导管消融治疗心房颤动的有效性和安全性优于传统抗心律失常药物，目前已成为心房颤动的主流治疗措施。但是，射频消融术通过破坏组织结构的完整性达到组织损伤的目的，容易发生肺静脉狭窄、血栓形成和栓塞、心脏压塞、心房食管瘘等并发症。冷冻能量较射频能量更安全，冷冻能量形成的组织损伤内部纤维化更均匀，边界更清晰，且不引起高温效应相关的焦痂、气化爆裂及胶原变性挛缩，更能保留组织结构完整性、内皮损伤轻。冷冻球囊 2005 年在欧洲获得认证并率先在临床展开应用，而后在世界范围内流行起来。目前已发展至第三代冷冻球囊。

1975 年，美国医生 Cammilli 提出了感知呼吸的频率适应性起搏器，这是最早的频率适应性起搏器。1978 年，美国医生 Furman 植入了世界首例双腔（DDD）起搏器，实现了房室顺序起搏，标志着人工心脏起搏进入生理性起搏的时代。1980 年，美国医生 Michel Mirowski 最先报道体内埋藏式自动转复除颤器（ICD）可以将室性心动过速（简称室速）或心室颤动（简称室颤）转为窦性心律，并能预防心脏性猝死。这一发明成功挽救了许多恶性心律失常患者的生命。最初这一装置体积硕大，需经开胸术在心外膜植入，目前其体积明显缩小后可植入在胸部。1995 年，首例起搏阈值自动夺获型起搏器问世，这一技术开创了起搏器自动化的新时代。同年，能够改善合并左束支阻滞心衰患者心功能的三腔起搏器问世，后被称为心脏再同步化治疗（CRT）。CRT 仅能够用于改善宽 QRS 波群患者的心功能，对于窄 QRS 波患者则无效，且宽 QRS 的患者植入 CRT 后有约 1/3 的患者无应答。2000 年，Deshmukh 等首次在人类进行了永久性直接希氏束起搏，并发现希氏束起搏可以改善心力衰竭患者的心功能。一开始这项工作相对困难，直到人们研发出了专用的植入工具（Select Site-model C304）和类固醇洗脱电极导线（Model 3830），帮助实现永久性希氏束起搏并开展临床研究。2002 年，整合 CRT 和 ICD 功能于一体的 CRT-D 被应用于临床。磁共振检查很长一段时间在植入起搏器的患者都是禁忌的，而这显然与临床不断增长的磁共振检查需求不符。2008 年第一台兼容磁共振的心脏起搏器面世，而后各起搏器公司都相继推出了全系列磁共振兼容的起搏器：一方面通过优化内部电路设计、最小化铁磁元件来改进起搏器的抗磁性；另一方面通过最小化铁磁材料、控制电极加热来改进电极。ICD 的静脉电极导线在长期应用中，因为除颤电极粗、硬，易出现导线断裂及感染。为克服这一弊病，2008 年全球首例全皮下 ICD（S-ICD）成功植入人体。然而，全皮下起搏器还是需要制作皮囊，潜在继发感染的风险，那么能不能制造不需要皮囊的起搏器呢？2013 年，全球首例无导线起搏器成功植入人体，无导线起搏器用合金小翼取代了电极导线，将电路和电池封装在一个完全植入心腔的起搏胶囊内，不仅体积小，而且寿命长，更实现了 3.0T 的磁共振兼容，是起搏史上划时代的进步。

除射频消融和冷冻消融治疗心房颤动外，人们也在积极寻找替代抗凝血药的方案。2002 年，经皮左心耳封堵术面世，为人们展示了通过器械取代药物实现卒中预防的前景，最早的 PLAATO 封堵器因为商业原因已退市，而后发布的 Watchman、ACP 封堵器，包括我国完全自主知识产权的 Lambre 封堵器，目前已成为卒中预防系统的重要组成部分。

（三）先天性心脏病介入治疗器械发展史

心血管介入技术的出现和介入器械的发展，彻底变革了先天性心脏病的诊治模式。由单一的外科手术治疗发展为手术、介入和镶嵌治疗等多种治疗相结合的模式，介入治疗的范围不断扩大，从生后延伸到胎儿，治疗的数量亦迅速增加。

1971 年，Porstmann 等率先采用介入方法治疗动脉导管未闭（PDA）。1979 年 Rashkind 等发明了微型折伞堵闭技术，1997 年美国 Amplatz 医生设计了一种由镍钛记忆合金丝编织而成的自膨胀型封堵器，闭合器内的聚酯纤维片有助于产生血栓而关闭动脉导管的分流，被称为 Amplatzer 蘑菇伞形封堵器，是近年来介入关闭动脉导管应用范围最广、最有效、最安全的一种方法。至今仍在临床广泛使用。

房间隔缺损（ASD）封堵器历经双伞状封堵器、蛤壳状封堵器、CardioSEAL 封堵器、Sideris 封堵器、Das-Angel Wings 等封堵装置，但都不甚理想。1997 年，继 PDA 封堵器之后，Amplatz 等又设计了一种 ASD 封堵装置，材料同 Amplatzer PDA 封堵器，根据腰部的直径分为不同型号以封堵不同大小的 ASD。近年来又出现了改进型的 Amplatzer 窗孔型 ASD 封堵器，形状与普通 Amplatzer ASD 封堵器相同，只是在盘面上有一直径为 4mm 的圆形窗孔，用于封堵右心室压力高患者的房间隔缺损，以防止封堵术后右心室压力急剧升高而出现右心衰。

介入治疗是目前治疗卵圆孔未闭（PFO）首选的安全有效的方法，目前应用最多的是 Amplatzer PFO 封堵装置和 CardioSEAL 装置。须注意 PFO 与 ASD 在解剖上有所不同，封堵器结构虽有类似，但是仍有不少区别。

室间隔缺损（VSD）是否能够介入治疗需要根据解剖部位来确定，一般适合行介入治疗的 VSD 的位置是肌部和膜周部。1998 年以来，Amplatzer 肌部对称型和膜部非对称型封堵装置相继研制成功，造福了相当一部分患者。

对于存在瓣膜狭窄或者血管缩窄的先天性心脏病患者，介入治疗也有着非常广阔的应用空间。例如 1982 年 Kan 等首次报道应用单球囊扩张肺动脉瓣狭窄患者获得成功。1982 年 Singer 等首次报道了球囊扩张血管成形术治疗 1 例主动脉缩窄外科手术后，主动脉再狭窄的婴儿获得成功。

（四）心脏瓣膜病介入治疗器械发展史

1986 年，法国医生 Cribier 等就完成了第 1 例经导管主动脉瓣球囊成形术（BAV）。临床观察表明，BAV 能有效改善主动脉瓣狭窄患者的临床症状和血流动力学，因此 BAV 很快在临床普及并在 20 世纪 90 年代达到高峰，但长期随访发现 BAV 术后再狭窄率高，预后欠佳。随后，临床医生及科研工作者开始不断探索新的解决方案，而经导管主动脉瓣置换术（TAVR）的出现成为主动脉瓣疾病治疗领域的里程碑。1989 年 Andersen 等完成了首例 TAVR 动物实验。2002 年，Cribier 等首次在人体成功完成 TAVR 手术，开创了瓣膜病介入治疗的新时代。

此后，TAVR 发展迅速，根据瓣膜设计的特点，分为球囊扩张瓣膜、自膨胀瓣膜和机械膨胀式三大类。Cribier 医生对早期使用的瓣膜进行了持续改进，研制出了经典的球囊扩张瓣膜 Sapien 系列。对 TAVR 产生深远影响的 PARTNER 1 研究应用的就是 Sapien 瓣膜。PARTNER 1A 和 PARTNER 1B 分别入选外科手术高危、禁忌的症状性重度主动脉瓣狭窄患者，证实了 TAVR 手术在这类人群中相较于外科主动脉瓣置换术的非劣效性。2009 年 10 月，Sapien XT 瓣膜面世。Sapien XT 相对于 Sapien 的主要改进包括：①增加了两种规格的瓣膜，扩大了应用范围。②支架组成由不锈钢变为钴 - 铬合金，加强了抵抗压力的能力。③三片瓣叶设计成半关闭状态，减少舒张早期瓣膜关闭所需时间和所需要的压力。④改进了瓣膜装载方式，减少自身尺寸，降低对于血管直径的要求。新型的 Sapien 3 瓣膜在瓣膜支架底部周围增加了"裙边"材料，起到密封作用，能够有效减少瓣周漏。CoreValve 瓣膜则是自膨胀式瓣膜的代表，2004 年 6 月，Purshotam Lal 等报道了人体首次植入 CoreValve 瓣膜。CoreValve 瓣膜临床研究起始时间略晚于 Sapien 瓣膜，但同样证实了 TAVR 的效果。新一代的自膨胀式瓣膜 Evolute R 增加了可回收功能，能够让手术医生进行瓣膜植入位置的适当调整。机械膨胀式瓣膜 LOTUS 则更具可调整性，其机械膨胀的特性允许其在瓣膜完全释放后仍可进行重新定位和完全回收，但其初期报道出现房室传导阻滞较多，仍待进一步研究提升。

我国在经导管人工瓣膜的自主研制上已经取得了重大突破。Venus-A 瓣膜是我国自主研发的第一个得到原国家食品药品监督管理总局批准的经导管主动脉瓣膜，经心尖途径的 J-Valve 瓣膜也已获原国家食品药品监督管理总局批准。此外，VitaFlow、Taurus One 瓣膜也已批准上市。我国研发的创新性预装瓣膜系统 Venibri 已经完成首次小样本的人体研究，展示了良好的结果。同时，Venus-A Plus、VitaFlow Ⅱ 等新一代瓣膜已完成或正在开展人体临床试验。

对于有症状的中重度二尖瓣狭窄患者，药物治疗效果通常欠佳，需要早期进行积极处理。早在 1984 年，日本学者 Inoue 等开展了经皮二尖瓣球囊成形术,对风湿性二尖瓣狭窄的治疗产生了重大意义,中国也在 20 世纪 80 年代末开展了二尖瓣球囊成形术。外科手术修复或二尖瓣置换是治疗二尖瓣中重度关闭不全的主要方法,近年来经导管二尖瓣修复或置换术发展迅速,为许多失去外科手术机会及外科手术高风险患者带来了希望。二尖瓣关闭不全介入治疗的方法主要包括瓣环成形术(直接或间接)、缘对缘瓣叶修复术、人工腱索重建术、心室重构术及经导管二尖瓣置换术(TMVR)等。目前应用最广泛的是经导管二尖瓣钳夹术(MitraClip 术),该技术通过股静脉输送导管,穿刺房间隔后送至左心系统,应用夹子将二尖瓣的前叶和后叶夹住,形成"二孔化"二尖瓣,从而减轻或者消除二尖瓣反流。2003 年,St Goar 等首先在猪身上通过开胸的方式成功完成了 MitraClip 术,证明其可行性。2008 年 MitraClip 系统通过欧洲 CE 认证,并在 2013 年通过美国食品药品管理局审批。此外,目前正开展临床试验的二尖瓣治疗器械还包括 Cardioband、Pascal、Neochord、ARTO、AMEND 系统等,研发中的经导管二尖瓣膜种类更多,包括 CardiAQ、Tiara、Medtronic TMV、Highlife TMV、Fortis、Cardiovalve、Endovalve、Gorman TMV 和 MitrAssist,我国自主研发的二尖瓣治疗器械 ValveClamp、MitralStitch 等,正待临床试验的进一步验证。

2000 年 Bonhoeffer 等完成了首例经皮肺动脉瓣植入术的动物实验,同年其团队又成功为 1 例法洛四联症修复术后出现肺动脉瓣狭窄合并关闭不全的 12 周岁患者实施了经皮肺动脉瓣植入术。我国自主研发的经导管肺动脉瓣 Venus-P 瓣膜已完成临床试验,上市前研究展示出较好的临床效果。外科三尖瓣环成形术是治疗三尖瓣关闭不全的主要方法,而近年来介入治疗技术的发展给患者尤其是外科手术高风险患者提供了新的选择方案。三尖瓣修复术包括 Trialign、腔静脉瓣置换(CAVI)、FORMA 修复系统、TriCinch 系统以及尚在研究开发的 TRAIPTA、Cardiac Implants 和 TV Occluder 系统等。2014 年,Trialign 系统首次在人体上应用,效果显著。

在过去数十年,无法耐受外科手术或外科手术高危的心脏瓣膜病患者缺乏有效的治疗手段,预后极差,近年来介入技术的发展显著改善了这一局面。我国在这一领域已经取得了令人瞩目的成绩,但与发达国家比较仍存在很大差距,一些技术尚处于起步阶段,开展较晚,手术例数偏少,循证医学证据不足。建立"政府—大学—企业—医院(医生)"的创新和研发模式,可能有利于我国医疗器械研发事业的腾飞。

第三节　心血管药品和器械市场现状和趋势

随着社会经济水平的发展,人们罹患心血管疾病的风险在不断增高,例如久坐的生活方式、不健康的饮食习惯和吸烟等。全球心血管病诊断、预防和治疗的巨大需求为全球心血管药品和器械研发创造了巨大的机会。据统计,2016 年全球心血管药物市场价值约为 80.0 亿美元,预计 2017 年至 2025 年的复合年增长率将超过 1.0%,到 2025 年将达到约 91.0 亿美元的市场价值。

心血管药品领域目前最炙手可热的产品,当属强效降脂药物 PCSK9 抑制剂、抗心衰药物血管紧张素受体脑啡肽酶抑制剂(ARNI)和新型口服抗凝药(NOAC)。PCSK9 抑制剂自问世至今,颇受业内关注,被誉为是继他汀类药物之后降脂领域的重大进步。PCSK9 抑制剂通过特异性地与 PCSK9 结合,阻断 PCSK9 与低密度脂蛋白受体(LDLR)结合,中断 LDLR 的内吞和降解,使得 LDLR 对低密度脂蛋白胆固醇(LDL-C)的清除率增加。但是,其治疗费用也是极其昂贵的。目前 PCSK9 抑制剂类已有 2 种上市药物,分别是赛诺菲公司的 Alirocumab 和安进公司的 Evolocumab。我国一些生物制药公司对此靶点也进行了深入研发,如江苏恒瑞的 SHR-1209、信达生物的 IBI306、中山康方 / 亚宝 / 康融东方的 AK102、君实生物的 JS002 和西威埃医药技术的 CVI-LM001 等,其安全性和有效性尚待进一步研究证实。诺华公司的沙库巴曲 / 缬沙坦是全球第一个 ARNI 类药物,在 PARADIGM-HF 研究中显示出了卓越的疗效,为全球心衰患者带来了新希望。这类药物的开发、验证以及仿制药的逐步出现,可能会是心衰治疗领域接下来的热门话题。随着人口老龄化的趋势,以及临床检测手段的进步,房颤患者的人数在不断上升,抗栓治疗的需求也在不断增加。NOAC 与华法林相比,具有治疗窗口宽,无需检测凝血功能,食物不影响药物疗效等特点,有望取代华法林成为一线抗栓药物。同时,NOAC 的特异性拮抗剂也在不断研发当中,例如达比加群的特异性拮抗剂依达赛珠单抗,可大幅度降低患者的出血风险,增强医生抗凝治疗的信心。

但是,全球心血管药品研发也潜存一些危机,例如制药公司不断增长的研发成本及各种临床试验的负担等。新药既带来了崭新的治疗希望,也带来了沉重的费用负担,这必然对医疗保险提出了更大的挑战。各国面对沉重的医保压力,对于超过专利保护期的药物,大多支持生产销售价格更为低廉、效果相近的仿制药品,这对于原研药公司的积极性无疑是个打击。我国生物制药企业目前原创性的产品尚不多,临床试验的积累也相对不足,在国际化的道路上还需奋力追赶。

在全球医疗器械市场上,心血管医疗器械占比排名第二,达到 13.1%。2015 年全球心血管医疗器械市场规模为 421 亿美元,预计 2022 年将达到 623 亿美元,复合增速达 5.7%。中国心血管器械市场占比也排名第二,市场占有率约 11.2%。近年来我国的 PCI 数量增长迅猛,且仍有不少提升空间。也带来了巨大的心血管支架市场。外资公司是心血管支架最初的引导者,国产支架虽然起步较晚但发展迅速。从 2004 年第一个国产药物支架上市开始,国产支架凭借良好性能和可观的价格优势迅速打开了国内市场,改变了国外企业的垄断局面。目前国产支架已初步完成了替代进口的任务。2019 年 2 月 26 日,我国首个生物可吸收雷帕霉素支架 NeoVas 正式通过国家药品监督管理局的审批。这标志着我国在该领域的研发创新能力已经达到国际领先的水平。

经导管主动脉瓣置换术(TAVR)的开展,带来了我国医疗器械发展史上的重大契机,也促进了我国医疗器械创新模式的革新。这一技术最早在 2002 年由法国医生 Cribier 开展,后迅速在世界范围内开展起来,在 2010 年正式引入中国。国产 TAVR 器械研发的起步虽略晚于欧美,但上升势头强劲。由于人种、饮食、遗传等众多方面的影响和差异,中国主动脉瓣膜狭窄患者的病变相比西方国家,具有以下两个特点:钙化程度高以及二叶瓣比例高。因此,我国患者对于经导管人工瓣膜就有特殊的要求,要求支撑力要强。同时,中国人中二叶瓣的比例高达 30%~50%,而在西方国家却只有 3%,这些都对瓣膜的设计提出了更高的要求。可喜的是,国产瓣膜自主研发领域取得了诸多重大突破,部分甚至填补了全球的技术空白。我国的国产瓣膜已经开始逐渐走出国门,走向世界,促进了世界诸多地区 TAVR 的进展。我们有理由相信,在不久的将来,将会出现主动脉瓣、肺动脉瓣、二尖瓣、三尖瓣等全套国产人工瓣膜,在造福人类的同时,展示"中国智造"的独特魅力。

(王建安)

参 考 文 献

[1] Laskey, Warren K. Cardiovascular Device Development: Drug-Eluting Stents and Implantable Devices for the Treatment of Heart Failure-the View from the Circulatory System Advisory Panel[J]. American Journal of Therapeutics, 12(2): 179-182.

[2] Christopher B F, Matthew T R, Tariq A, et al. Cardiovascular drug development: is it dead or just hibernating?[J]. 2015, 65(15): 1567-1582.

[3] Gromo G, Mann J, Fitzgerald J D. Cardiovascular Drug Discovery: A Perspective from a Research-Based Pharmaceutical Company[J]. Cold Spring Harbor Perspectives in Medicine, 4(6): a014092-a014092.

[4] Aaron V K, Donald S B, John J S, et al. Medical Device Development[C], 2009.

[5] Loscalzo J. Personalized Cardiovascular Medicine and Drug Development: Time for a New Paradigm[J]. Circulation, 125(4): 638-645.

[6] Eugene B. Cardiovascular Medicine at the Turn of the Millennium: Triumphs, Concerns, and Opportunities [J]. New England Journal of Medicine, 1997, 337(19): 1360-1369.

[7] 霍勇,葛均波. 不忘初心传承创新:全面推进心血管

学科发展[J].中华心血管病杂志,2017,45(8):651-653.

[8] 龚艳君,霍勇.从技术到体系:中国心血管病介入治疗发展的新阶段[J].中国介入心脏病学杂志,2017,25(1):1.

[9] 华伟,张澍.砥砺前行,共鉴辉煌——中国心脏起搏事业10年回顾[J].中华心律失常学杂志,2018,22(1):8-10.

[10] 葛均波.冠状动脉介入治疗发展史一瞥[J].上海医学,2010,33(1):1-3.

[11] 潘文志,周达新,葛均波.经导管二尖瓣反流治疗最新进展2018[J].中国医学前沿杂志(电子版),2018,10(1):1-5.

[12] 尹德录,宋和鉴.经导管射频消融术发展史及对医学教育的启示[J].医学与哲学,2011,32(2):76-77,80.

[13] 张立晶,刘用.抗栓药物进展[J].中国临床医生杂志,2019,47(4):393-397.

[14] 黄德嘉,张澍.慢性心力衰竭最佳药物治疗与心脏性猝死的预防[J].中华心律失常学杂志,2018,22(1):4-7.

[15] 冯高科,蒋学俊,Thanh D N.冠状动脉介入革命——生物可吸收支架的研究进展及展望[J].中国心血管病研究,2019,17(7):589-594.

[16] 张澍.希氏束起搏之探索[J].中华心律失常学杂志,2018,22(2):93-94.

[17] 黄从新.心电生理学发展历程与展望[J].中国医科大学学报,2014,43(3):193-195.

[18] 肖燕燕,金梅,韩玲.先天性心脏病介入治疗发展史及新进展[J].心肺血管病杂志,2012,31(6):755-758.

[19] 葛均波,戴宇翔.心血管影像技术的发展、现状及未来[J].中华心血管病杂志,2017,45(8):662-667.

[20] 林善锬.肾素-血管紧张素系统认识的演变及其临床意义[J].中华高血压杂志,2007,15(z1):3-5.

[21] 韩雅玲.应用血管腔内影像学指导和优化经皮冠状动脉介入治疗[J].中华心血管病杂志,2019,47(1):3-4.

[22] 于波.中国血管内影像学研究的进展与展望[J].中华心血管病杂志,2019,47(9):722-725.

[23] 韩雅玲,李洋.中国冠心病介入治疗发展历程[J].中华心血管病杂志,2017,45(8):654-661.

[24] 葛均波.中国心血管40年[J].中华心血管病杂志,2017,45(8):641.

第六章　心血管医疗器械研发的创新

心脏病学作为近30年来医学各部门中进展最快的学科之一，也是器械研发和创新最为活跃的领域。据美国食品药品监督管理局（FDA）统计，通过其上市前批准的医疗器械中一半以上都来自于心血管领域。心血管器械的研发不仅有赖于工业界的投入与创新，临床医生也在其中起到重要作用。本章拟从临床医生的角度对心血管医生在心血管器械研发过程中所起的作用做一概述。

第一节　医生参与心血管器械研发方式和所起的作用

心血管器械研发可分为原创和仿制两种情形。无论是哪种情形，都需要临床医生参与。不同点在于，仿制项目一般以企业及工程技术人员为主导，医生根据临床经验，起建议、评估等辅助作用，而在原创器械研发中临床医生则起着决定性的作用。

一、医生是原创心血管器械研发的发起者

心血管高端技术与器械研发具有两大鲜明特点：①临床医生发起产品研发；②研发过程中医生和工程技术人员密切协作。纵观心脑血管医学发展史，重要医疗器械发明和推广多呈现为"发起创新—以新器械为核心创立小公司—大公司收购"的模式。成功的研发来自临床需求，心血管医生工作在临床第一线，对临床需求理解最深，是心血管器械创新的源泉。但随着研发过程的深入，尤其是进入临床试验阶段后所需资金剧增，这时往往需要大公司继续推动。从早期的起搏器、ICD到冠脉球囊、支架、先天性心脏病封堵器，再到近期的Frontier导管等均经历了这一模式。

例如，肾脏去交感神经消融的最早尝试来自著名临床心脏电生理学家Jackman教授，而现有肾脏去交感神经消融导管由Levin医生和Gelfand工程师合作发明。两人以此为基础于2003年创建了Ardian公司并于2010年被Medtronic以8亿美元收购。又如，肺静脉隔离是心房颤动（简称"房颤"）导管消融的基石，主流技术是沿肺静脉边缘逐点消融一周形成环形消融线，力求这一消融线完整以达隔离。密歇根州立大学安娜堡分校的Morady和Oral两位医生在临床实践中深感逐点消融操作不易，尤其是很难做到环形消融线没有漏点。有鉴于此，他们发明了一种环形消融导管，一次放电即可形成整条环形消融线，数次放电即可达肺静脉隔离，并以此为基础创立了Ablation Frontier公司。

不少医生发明家都是很多专利的拥有者和很多公司的创立者。例如取栓导管的发明者Thomas Fogarty。当他还是个手术室的刷手技工时，就将外科手套的手指部分移至导尿管上，创造了第一个用于血管系统的球囊导管——Fogarty取栓导管，并成为外科取栓术的标准方法。从那时起，他在外科和介入领域取得了70项以上的专利，包括用于腹腔镜下疝修补术的球囊、乳腺癌微创诊断器械以及用于经皮腹主动脉瘤修补术的自扩张式支架移植物等，创建了30家以上的医疗器械公司。又如Kurt Amplatz也是一位多产的发明家，以他命名的器械包括导丝、导管、可回收下腔静脉滤器、血栓消融器、先天性心脏病封堵器乃至用于经皮肾镜取石术的肾扩张器。当他已达70岁高龄时，还发明了房间隔缺损封堵器，并以此为基础建立了先天性心脏病介入治疗的领军企业AGA Medical公司。

二、医生是心血管器械临床试验的主导者

临床试验是医疗器械研发资金投入的主要

部分,具体数额依据临床试验的规模和复杂程度而定,可能需要数千万甚至上亿美元。临床试验阶段也因此而成为医疗器械研发的"死亡之谷"。例如,Ev3 公司的 PLAATO 系统是首个成功应用于经皮左心耳封堵术的封堵器械,然而,2006 年底,该公司却因临床试验费用高昂而暂时终止了这一项目。另一个例子是 Biosense 公司的三维心脏定位和标测技术。20 世纪末,强生公司主要鉴于该技术在经皮心肌激光打孔术(PTMR)方面的应用前景将 Biosense 公司收购,但此后 PACIFIC 试验结果使 PTMR 的常规应用倾向于被否定,使得强生公司这一重要收购功败垂成。有趣的是后来随着房颤导管消融理论上的突破,这一技术又有了用武之地,强生公司也获得了当初未曾预料到的丰厚回报。近年来,转化医学理念深入人心,而如何跨越临床研究阶段这一"死亡之谷"是转化医学最重要的课题之一。有鉴于此,很多国家依托研究型医疗中心设置了临床医学研究中心和转化医学中心,以帮助临床研究和成果转化。在我国这一工作也已起步。

三、医生是心血管器械的使用者和评估者

医生是心血管器械的使用者以及其安全性和有效性的评估者,心血管器械是否成功最终要靠临床应用的效果来判断,从中也可以找到进一步改进的方案。例如,前述环肺静脉消融导管一度是很有前景的房颤消融器械,Medtronic 也因此收购了 Ablation Frontier 公司。但在临床应用中发现其增加围手术期卒中发生率,因此未能广泛应用。然而,进一步研究发现,卒中增加可能与其未采用盐水灌注模式相关,从而开发出盐水灌注的环肺静脉消融导管并已开始在临床应用。另一个例子是磁导航技术。磁导航导管头端十分柔软,可以从很大程度上降低心脏压塞这一导管介入最凶险的并发症的发生率,而且可以减少术者的 X 线曝光时间,是一种很有前景的技术,有可能完全改变心律失常导管消融的面貌。但该技术进入市场 10 余年来并未取得预期的增长,可能与其操作反应慢、操作时间长、在临床实践中效率不如传统技术相关。根据临床实践中出现的问题,新一代磁导航设备进行了针对性的改进,也将因此取得更大范围的应用。

第二节 医生进行心血管器械研发可能遇到的问题及解决办法

虽然医生在心血管器械特别是原创器械研发中起着重要作用,但现代心血管诊疗器械的研发是一个复杂过程,涉及医学、工程技术、经济管理、法律等多方面知识和能力,需要大量的时间、资金和团队投入,医生在这个过程中将会面临各种各样的问题。因此,需要有效的解决办法,才能让医生在整个研发过程中发挥能动性。

一、医生进行心血管器械研发可能遇到的问题

(一)缺乏工程技术

心血管器械的研发是一个医工结合的过程,精湛的医学和工程技术缺一不可。医生完成初步创意和设想后,往往需要借助专业的工程技术技能才能得以实现。然而,这并不是说医生自己一定要同时是优秀的工程师,只需要取得专业工程技术人员的协助,合作攻关即可。医学发明家中不乏喜好工科技术的高手,但更多人在工程技术方面的造诣并不是很高。对 OTW(over-the-wire)球囊和定向斑块切除术作出很大贡献的 John Simpson 就自认为没有技术天赋。他的教育经历中除了临床医学训练外还获得了免疫学 phD,没有过任何工程技术方面的培训经历。其他一些介入心脏病学领域的发明家,如 Fogarty 和 York,从小就对技术很感兴趣,他们也认为对于医学创新而言,着眼于临床比技术天赋更为重要。经皮冠状动脉成形术(PTCA)的发明者 Gruentzig 则是另一个例子。首先,Gruentzig 没有任何专门的工程技术条件,其研究场所就是自家厨房,完全利用业余时间,研究助手包括其妻子、助手 Schlumpf 及其丈夫共 3 人。Gruentzig 的研究一度遇到了重要的技术困难,其使用的球囊材料顺应性均太好,加压扩张球囊时只能在狭窄周围区域伸展扩张,而狭窄部位则难以扩开。他花了 2 年时间进行实验,但均告失败,直到化学家 Hopf 建议使用聚氯乙烯这一难题才终获解决。在 Hopf 的帮助下,Gruentzig 将一个带注射器的塑料管放入一个固定

直径的金属套管内,经加热后在塑料管上挖出小孔,再把球囊粘贴到导管上,制成了第一根用于血管成形术的球囊导管。

(二)缺乏资金支持和商业经验

心血管器械研发是一个复杂的商业过程,需要大量的资金投入。因此,人们常常认为器械研发者必须是精明的商人。但实际上医生在心血管器械研发方面的创新作用集中体现在研发的初始阶段,而到了临床试验阶段后需要的资金投入才大幅增加。虽然心血管器械研发领域不乏像Fogarty和Amplatz这样具有丰富商业经验的医生,但也有许多反例,比如冠脉支架的发明者之一Julio Palmaz就自认为缺乏商业头脑。在成功设计出冠脉支架并制作出产品原型后,Palmaz无法吸引到投资者,甚至无法向大学证明他的支架值得申请专利。直到强生公司慧眼识才,并希望借此进入心血管介入市场。他才得到足够的资金支持来完成支架的研发工作。当然对于有志于心血管器械研发的医生来说,掌握基本的商业、法律特别是知识产权方面的知识是必要的。

(三)缺乏行动力

虽然临床医生从事心血管器械研发会遇到上述诸多困难,但缺乏行动力才是最大的问题。Fogarty曾说:"创意本身没有意义,只有将其付诸实施才能创造价值。"Fogarty本人是个极富行动力的发明家。他最重要的发明之一——取栓导管,是在他为了赚取医学院学费,承担手术室技工兼职工作时完成的。Fogarty看到当时截肢和死亡率很高的血管取栓手术后认为症结在于减小血管切口,一种解决方案便是将导管从很小的切口进入血管并通过血栓,注入盐水使其末端球囊充盈,回拉导管即可取出血栓。Fogarty不顾简陋的条件,用导尿管和外科手套的手指部分制成了第一个球囊导管,并于1961年成功应用于临床。这也开创了血管介入治疗的先河。在Fogarty的医学生和住院医阶段,他继续从事有关取栓导管的研究。遗憾的是,和其他许多重大发明一样,Fogarty取栓导管也遇到了广泛的反对。当时的医学界普遍认为,任何触及血管内膜的操作都将导致血栓形成,从而产生致残甚至致死的风险。即使在Fogarty搜集到相关的临床证据后,3家久负盛名的医学期刊仍然拒绝发表他的研究成果。但是,在Fogarty的努力之下,这一新技术还是逐渐被接受,目前的取栓术仍然秉承Fogarty的原理。

心导管术先驱Forssmann更是勇于行动的典范。1929年,Forssmann刚刚取得医师资格并开始接受外科培训。其发明心导管术的最初动因是为了优化急救给药途径。他推测将药物直接注入心脏的效果比静脉给药好,但当时医学界普遍认为,任何物品进入心脏必然导致死亡。Forssmann不相信这种想法并进行了人类首例心导管术,对象就是他自己。在同事们协助下,他将一根65cm长的导尿管插入自己的左肘前静脉。由于这类操作没有先例,所以导管越往前送,同事们越紧张,最后还是Forssmann自己将导管送入了自己的右心房,并自己走向地下室,拍下了医学史上第一张带有心导管的胸片。当时医学界认为他的研究是疯狂行为,他本人不久被开除,不得不辗转多家医院。但直到二战中被俘前,Forssmann仍坚持进行心导管术的试验,很多都是在自己身上进行,直到几乎所有的外周静脉都不能使用。战后,心导管术的巨大意义终被认可,Forssmann也因此获得了巨大的荣誉,包括1956年的诺贝尔生理学或医学奖。但他一直自认为是个普通的泌尿外科医生,甚至直到临终前数天,他还工作在手术台上。

二、如何解决医生在心血管器械研发过程中遇到的问题

(一)医生是心血管器械创新的源泉

创新来源于医生在临床与患者的接触过程中,即临床实践,而不是公司或研发机构。脱离了临床,不可能生产出真正创新产品。医生从事临床实践,深知临床上最需要哪些医疗器械来解决临床实践中问题。因此,要通过心血管器械创新使得临床实践真正得到改善,就必须鼓励医生参与产品的设计和研发。中国医生参与自主研发和创新有两个重要方向:其一,医生可以参与生产某些能在全世界范围内应用的创新成果,从而改进医疗实践;其二,可以产生一些适合中国国情和中国患者的创新成果,这类创新成果可能与国外某种产品类似,但更适合中国人群,这也是创新的一个方向。但我们也必须清醒地认识到,总体

来讲,我们仍处在创新初级阶段,处于跟踪、学习、仿制阶段,很少有革命性的原创产品,也几乎没有拥有独立自主知识产权的器械。大部分医疗器械企业的老板不是医生,缺乏创新源泉,只能针对器械局部进行改进。这是不够的,我们必须依靠临床医生的智慧进行原创性研发,否则永远是心血管医疗器械革新浪潮的局外人、旁观者。

(二)营造鼓励性政策环境,打造创新产业链

怎样能更好地推动、促进医疗器械自主研发? 近年来,国家日益重视科技创新,在宏观政策上已经开始有所体现,但具体政策的落地还需要时间。目前国产医疗器械研发的投资环境也还不够好。我们不得不承认,国内医生工作强度大,没有太多时间和精力参与创新。但更重要的是,医生缺乏创新意识,这一点并不只是体现在医学领域。

目前心血管领域的医疗器械创新大部分出自以色列。以色列整个国家人口不足1 000万,与医疗器械创新相关的公司却超过800家。这些公司规模都不大,但有很多医生参与其中,他们提出各种创新想法,并帮助公司把想法转化为成果。现在我国确实有医生产生了一些创新成果,但创新成果归属权不明确,最后导致创新产品难以做大。国家已经有明确规定,专利所有权主要归创新者所有,但对单位和个人的比重没有具体规定,需要视情况而定。因此,心血管医疗器械自主研发涉及政府、医疗界、企业、投资方等。医生是源头,产生创新想法,同时与企业合作,把想法进一步细化落实,企业吸引投资方,大家共同合作,形成了一条创新链。在这条创新链中,各方分工明确,医生参与创新但不离开本职岗位,这样就能形成良性循环,保证创新的源泉。

(三)优化临床试验审批程序

医生是心血管医疗器械临床试验的主导者。以上市注册为目的的创新型心血管器械临床试验应当在符合伦理和临床可行的情况下,进行前瞻性随机对照研究。然而,由于很多创新医疗器械具有特殊性,特别是全球首创或者没有同类治疗手段的一些疾病,随机对照临床试验很难开展,而且医疗器械不同于药物,有些产品生命周期非常短,如果花费很长时间开展临床试验,很有可能在获批前第二代产品就已经更新面世。如何在

临床试验中兼顾产品的安全性、有效性以及创新性,对于创新型心血管器械而言是一个不小的挑战。因此,需建立完善的注册申请人与审评机构之间沟通交流机制。需审批的医疗器械临床试验申请前,审评机构应与注册申请人进行会议沟通,提出建议。受理临床试验申请后一定期限内,监管部门未给出否定或质疑意见即视为同意,注册申请人可按照提交方案开展临床试验。临床试验期间,发生临床试验方案变更、重大药学变更或非临床研究安全性问题,注册申请人应及时将变更情况报送审评机构;发现存在安全性及其他风险,应及时修改临床试验方案、暂停或终止临床试验。

(四)加快心血管医疗器械审评审批

鼓励创新医疗器械研发,对国家科技重大专项和国家重点研发计划支持以及由国家临床医学研究中心开展临床试验并经中心管理部门认可的创新心血管医疗器械,给予优先审评审批。为了提振企业创新积极性,2014年国家食品药品监督管理总局(CFDA)出台《创新医疗器械特别审批程序(试行)》,对于满足四个基本条件的创新医疗器械实施优先审评审批:发明专利、属于国内首创、具有国际领先技术、产品已基本定型完成前期研究。此外,多位专家表示,具有显著的临床应用价值也是创新医疗器械进入特别审批程序最重要的条件之一。2017年中共中央办公厅、国务院办公厅印发了《关于深化审评审批制度改革鼓励药品医疗器械创新的意见》,进一步加快心血管医疗器械审评审批,鼓励临床医生参与药品医疗器械技术创新活动,也是从国家政策层面支持医生参与医疗器械创新。

第三节 心血管器械研发专利基本知识及实例

专利权是知识产权的一种,是指发明创造人或其权利受让人对特定的发明创造在一定期限内依法享有的专用权与独占权。专利权具有以下特点:①专有性。权利人对其专利成果具有独立的占有、使用、处分权。另外,同一技术内容及复杂程度的专利申请只能授予一次专利权。②地域性。除欧洲专利公约、专利合作条约(PCT)涉及

的特殊情形外,专利权仅在获准的国家或地区内有效。③时间性。专利权具有一定的保护期限,具体年限因专利种类而异。对于从事心血管器械研发的临床医生而言,专利权是其关键价值所在。因此,应当对专利申请、专利许可及转让以及专利风险等基本知识有所了解。

一、心血管器械研发有关专利基本知识

(一)专利种类

各国专利法律对专利种类的规定不同,大致有以下两种:①分发明专利和外观设计专利两类,如美国、英国和加拿大等;②分发明专利、实用新型专利和外观设计专利三类,如中国、德国和日本等。

1. 发明专利 是指对产品、方法或者其改进所提出的新的技术方案。发明专利既可以是具体产品,又可以是方法,还可以是产品或方法的改进,所指的产品可以有形状或不定形。作为创新性较高的专利类型,发明专利的审批程序较复杂,保护期限也较长。我国对于发明专利权的保护期限为自申请之日起20年。

2. 实用新型专利 是指对产品的形状、构造或者其结合所提出的适于实用的新的技术方案。实用新型专利只能是产品,而制造方法则不在其列;只能针对产品的形状、构造或者其结合所提出的适于实用的新的技术方案。与发明专利相比,其创新性较低。实用新型专利权保护期限为10年。

3. 外观设计专利 是指对产品的形状、图案或者其结合以及色彩与形状、图案的结合所做出的富有美感并适于工业应用的新设计。外观设计专利权的保护期限也为10年。

《中华人民共和国专利法》规定的不授予专利权的情形包括:科学发现;智力活动的规则和方法;疾病的诊断和治疗方法;动物和植物品种;用原子核变换方法获得的物质。但上述相关产品的生产方法可授予专利权。另外,疾病的诊疗方法不同于具体的医药产品及制造方法,后者可授予专利权。

(二)授予专利权的条件

1. 发明或者实用新型获得专利权的条件为新颖性、创造性和实用性

(1)新颖性:是指在申请日以前没有同样的发明或实用新型在国内外出版物公开发表过、没有在国内公开使用过或以其他方式为公众所知,也没有同样的发明或实用新型由他人向专利局提出过申请并且记载在申请日以后公布的专利申请文件中。在某些特殊情况下,尽管申请专利的发明或者实用新型在申请日或者优先权日之前公开,但在一定的期限内提出专利申请的,仍然具有新颖性。我国专利法规定申请专利的发明创造在申请日以前6个月内,有下列情况之一的,不丧失新颖性:在中国政府主办或者承认的国际展览会上首次展出的;在规定的学术会议或者技术会议上首次发表的;他人未经申请人同意而泄露其内容的。

(2)创造性:是指同申请日以前已有的技术相比,该发明有突出的实质性特点和显著的进步,该实用新型有实质性特点和进步。例如,申请专利的发明解决了人们渴望解决但一直没有解决的技术难题;申请专利的发明克服了技术偏见;申请专利的发明取得了意想不到的技术效果;申请专利的发明在商业上获得成功。一项发明专利是否具有创造性,前提是该项发明是否具有新颖性。

(3)实用性:是指该发明或者实用新型能够制造或者使用,并且能够产生积极的效果:不造成环境污染以及能源或者资源的严重浪费;不会损害人体健康;不违背自然规律;不利用独一无二自然条件所完成的技术方案;非治疗目的外科手术;不测量极限情况的生理参数。

2. 外观设计获得专利权的条件为新颖性和美观性 新颖性是指申请专利的外观设计与申请日以前已经在国内外出版物上公开发表的外观设计不相同或者不相近似、与申请日前已在国内公开使用过的外观设计不相同或者不相近似;美观性是指外观设计用在产品上时能使人产生一种美感,增加产品对消费者的吸引力。

(三)专利撰写

1. 申请前的准备 专利检索常用的网站有中国专利检索(国家知识产权局专利局)、美国专利检索、欧洲专利检索;中外期刊检索:维普网、德温特出版公司专利检索系统、化学文摘(CA)等。

2. 准备技术交底材料 发明和实用新型需要准备的技术交底材料包括:发明名称、所属技术领域、背景技术、发明目的、技术方案、有益效

果、附图及附图说明、具体实施例、发明人认为需要加以保护的发明点等。

申请外观设计专利，则要提供产品的正六面视图或照片，视图上除产品的轮廓线外，不能有其他线段和说明；照片无背景，最好还要有一张使用状态参考图（即立体图）。

3. 充分公开　技术秘密充分公开原则要求说明书应当对发明或者实用新型作出清楚、完整的说明，以所属技术领域的技术人员能够实现为准。技术秘密是指未被拥有人所公开的，处于保密状态下的技术情报、技术数据、技术诀窍、产品设计方法、工艺流程及配方、质量控制和技术管理等方面的知识。处理充分公开与保留技术诀窍之间的关系的三个原则：

（1）考虑并且认真分析哪些技术特征是完成任务的必要技术特征，哪些是使任务完成得更好的附加技术特征。完成任务的必要技术特征必须在说明书中充分公开，不得作为技术诀窍保留起来。

（2）考虑技术要点作为技术诀窍有没有实际意义。一般来说，方法发明中的工艺特征作为技术诀窍保留下来要比保留在市场上流通产品的结构特征有利。

（3）对于市场上流通的产品的结构特征是很难作为技术诀窍保留下来的，因为普通专业技术人员从市场上购来此产品后就能掌握其具体结构，这样的结构特征作为技术诀窍保留下来而不写到说明书中去是没有实质意义的。

（四）我国专利申请和审批程序

1. 与专利及其申请有关的几个基本概念

（1）申请号和专利号：申请号是专利局在受理专利申请时给出的编号，专利号则是在授予专利权时给出的编号。在我国，一旦授予专利权，原申请号即转变为专利号，但也有很多国家（如美国）专利号和申请号不同。

（2）公开号和公告号：公开号是发布公开申请说明书时所给的号码。如前所述，在我国，发明专利在初步审查合格后公开，之后还须经实质审查方可授予专利权。而公告号则是实用新型专利和外观设计专利经初步审查合格后公开申请说明书时给出的号码。无需再经实质审查即可授予专利权。

（3）优先权日：优先权是指同一项发明创造的申请者在一个缔约国提出专利申请后，在一定期限内又在其他缔约国提出专利申请，申请者有权要求以前一国的申请日期作为后一国的申请日，即优先权日。例如某人 2008 年 1 月 1 日在美国就某项发明提出专利申请，而在 2008 年 5 月 1 日又在我国就同一项发明提出申请，则可以 2008 年 1 月 1 日作为我国的申请日。对于发明或实用新型，在外国（缔约国）申请专利后 12 个月内在我国申请专利者可享有优先权，而对于外观设计，这一期限为 6 个月。

2. 我国专利申请和审批　我国办理专利申请既可通过书面形式，也可通过电子文件形式。发明专利或实用新型专利的申请文件应包括请求书、说明书摘要、摘要附图、权利要求书、说明书、说明书附图和其他文件。外观设计专利的申请文件应包括请求书、图片或照片和简要说明。申请日是专利申请和审批过程中最关键的时间点。我国和世界上多数国家均以申请日先后作为判断专利新颖性和专利权归属的依据，称为"发明人先申请制"。美国以前实行"先发明制"，以原始记录作为判断专利权归属的依据，但 2011 年后也已改为"发明人先申请制"。

我国专利审批程序包括以下 5 个阶段：

（1）专利申请受理阶段。

（2）初步审查阶段：主要审查申请是否存在明显实质性缺陷，如是否违反法律或社会公德，并进行形式审查，实用新型是否明显不具有新颖性和实用性，外观设计是否明显不是新的设计。

（3）公布阶段：仅针对发明专利。

（4）实质审查阶段：仅针对发明专利，对发明专利申请是否具备新颖性、创造性、实用性以及专利法规定的其他实质性条件进行全面审查。

（5）授权阶段：实用新型专利和外观专利申请经初步审查未发现驳回理由的即直接进入授权阶段；发明专利申请在初步审查合格后 3 个月（请求提前公布者）、申请日起满 15 个月（未请求提前公布者）或优先权日起满 15 个月（要求优先权）后进入公布准备程序。公布期内申请人可随时提出实质审查，如申请日起满 3 年申请人仍未提出实质审查请求或实质审查请求未生效者则视为撤回申请。

（五）PCT专利

PCT是指《专刊合作条约》。根据PCT规定，缔约国国民在受理局可提出国际申请，并视为在其他缔约国获得相当于同时在该国提出申请的权利。PCT申请大大简化了向外国申请专利的手续，减轻了因专利地域性带来的不便。PCT的审查程序包括国际阶段程序（第一阶段形式审查和第二阶段实质审查）和国家阶段程序（审批程序同国家阶段）。

（六）专利转让和专利许可

临床医生获得专利授权后，可通过专利转让或专利许可等方式由其他企业实施专利。专利转让是指专利权人将专利所有权转给受让方。双方订立合同，受让方支付约定价款。专利转让后受让人成为专利权人，可对其进行专利实施、专利许可或专利转让。专利许可则是许可方只允许被许可方实施其专利，许可方仍是专利权人。一般来说，专利权人在允许被许可方实施专利后本人仍可实施专利，还可许可第三人实施，称为普通许可；如合同中说明只有专利权人和被许可方可使用专利，第三方不能实施，则称为排他许可；如只有被许可方可使用专利，专利权人亦无权实施，则称为独占许可。被许可方还可许可第三方使用专利，称为分许可，但必须经专利权人同意。

二、心血管器械研发有关专利申请实例

专利申请过程中重要环节之一是说明书的撰写，下面以"治疗肺动脉高压的多极同步射频消融导管"示例实用新型专利申请过程。

实用新型名称应简短、准确地表明实用新型专利请求保护的主题。名称中不得含有非技术性词语，例如人名、地名、商标、代号、型号等或者商标名称等，也不得使用商业性宣传用语。名称应与请求书中的名称完全一致，一般不得超过25个字，应写在说明书首页正文部分的上方中位置。

依据专利法第二十六条第三款及专利法实施细则第十七条规定，说明书应当对实用新型作出清楚、完整的说明，所属技术领域的技术人员按照说明书记载的内容，就能够实现该实用新型的技术方案，解决其技术问题，并且产生预期的技术效果。说明书应按以下五个部分顺序撰写：技术领域、背景技术、实用新型内容、附图说明和具体实施方式，并在每一部分前面写明标题。

（一）技术领域

技术领域应当是要求保护的实用新型技术方案所属或直接应用的技术领域，而不是上位的或者相邻的技术领域，也不是实用新型本身。

本实用新型涉及一种用于肺动脉内去交感神经化治疗肺动脉高压的医疗器械。

（二）背景技术

背景技术是指对实用新型的理解、检索、审查有用的技术，可以引证反映这些背景技术的条件。背景技术是对最接近的现有技术的说明，它是制定实用技术新型技术方案的基础。此外，还要客观地指出背景技术中存在的问题和缺点，引证文献、资料的，应写明其出处。在背景技术部分不必指出不相关的问题，也不应过于笼统地指出存在的问题。

肺动脉高压是心血管、呼吸、结缔组织、免疫风湿系统的疑难疾病，临床治疗手段有限、疗效极差。原发性肺动脉高压发病率低，但是继发于肺间质纤维化、结缔组织疾病、门静脉高压、慢性肺动脉栓塞及左心系统疾病的发病率较为常见，5年内的死亡率达到30%。因此，积极防治肺动脉高压具有十分重要的意义。

近年来依据对肺动脉高压发病机制的研究，新的靶向药物不断出现，但这些药物都存在着严重的局限性，包括副作用较多、剂型不合适、价格昂贵及疗效不可靠等，无法在临床治疗中得到广泛应用。实验数据证明肺动脉高压与肺动脉内交感神经兴奋性增高及压力感受器异常活跃有关，阻断肺动脉内交感神经或永久性破坏压力感受器的结构及其功能能够使肺动脉压下降，将成为治疗肺动脉高压的突破性技术。但该新兴技术还缺乏专业的手术器械，特别是专用的肺动脉射频消融导管来保障。

（三）实用新型内容

实用新型内容部分应当描述实用新型所要解决的技术问题、解决其技术问题所采用的技术方案及其有益效果。

1. 解决的技术问题是指要解决的现有技术中存在的技术问题，应当针对现有技术存在的缺陷或不足，用简明、准确的语言写明实用新型所要

解决的技术问题,也可以进一步说明其技术的效果,但是不得采用广告式宣传用语。

本实用新型提供一种治疗肺动脉高压的多极同步射频消融导管,用于肺动脉内去交感神经化治疗肺动脉高压,该导管仅对贴壁组织进行射频加热而不对血液进行加热,具有操作简单、手术时间短、消融准确可控等优点。

2. 技术方案是申请人对其要解决的技术问题所采取的技术措施的集合。技术措施通常是由技术特征来体现的。技术方案应当清楚、完整地说明实用新型的形状、构造特征,说明技术方案是如何解决技术问题的,必要时应说明技术方案所依据的科学原理。必要时,技术方案还应描述原理、动作及各零部件的名称、功能或用途。

3. 有益效果是实用新型和现有技术相比所具有的优点及积极效果,它是由技术特征直接带来的或者是由技术特征产生的必然的技术效果。有益效果应与要解决的技术问题和技术方案相适应,不得出现相互矛盾或不相关的情况。

（四）附图说明

说明书附图:应按照专利法实施细则第十八条和第一百二十一条的规定绘制。每一幅图应当用阿拉伯数字顺序编图号。附图中的标记应当与说明书所述标记一致。有多幅附图时,各幅图中的同一零部件应使用相同的附图标记。附图中不应当含有中文注释,应使用制图工具按照附图规范绘制,图形线条为黑色,图上不得着色。

（五）具体实施方式

具体实施方式是实用新型优选的具体实施例。具体实施方式应当对照附图对实用新型的形状、构造进行说明,实施方式应与技术方案相一致,并且应当对权利要求的技术特征给予详细说明,以支持权利要求。附图中的标号应写在相应的零部件名称之后,使所属技术领域的技术人员能够理解和实现,必要时说明其动作过程或者操作步骤。如果有多个实施例,对每个实施例都应当结合附图进行清楚地描述。

（陈绍良）

参 考 文 献

[1] 陈绍良.治疗肺动脉高压的多极同步射频消融导管:中国,201220594880.6[P].2013-06-12.

第七章　心血管药品研发的创新

心血管疾病是威胁人类健康的第一杀手，具有发病率高、病死率高、致残率高、复发率高以及并发症多"四高一多"的特点。心脑血管病住院总费用也在快速增加，2004—2018年，年均增速远高于国内生产总值增速。我国心血管疾病负担日渐加重，如何通过有效的干预手段，降低心血管疾病发病率与死亡率，已经成为一个迫切需要解决的重大公共卫生问题。目前在国际市场上，心血管药物市场发展较为成熟，预计全球销售额接近1 000亿美元，成为仅次于肿瘤药物的第二大类用药领域。2017年，全球最畅销的10款心血管药物的合计销售额接近120亿美元。

随着现代科技的迅速发展，心血管药物的研究也取得了很大的进展。欧洲心脏病学会（ESC）统计数据显示，心血管药物研发非常艰难且成本昂贵，需要数量巨大的临床试验支撑。此外，美国FDA越来越紧密关注全球的真实世界证据，如药物的安全性及患者的需求，而不仅仅是制药企业提供的替代性指标。全球心血管药物研发迫切需要临床医生的关注和积极参与。

第一节　医生参与心血管药品研发的方式和所起的作用

据Integrity数据库中心血管疾病药物的研发数据显示，2012年4月至2018年4月期间，生物学测试阶段的研究占88.25%（11 390/12 906），表明近年来大部分研究处于药物研发的较早期阶段，临床前研究比例约为9.47%，临床各阶段研究共占比1.49%，上市药物46个。6年中，开展Ⅰ期临床研究108项，Ⅱ期临床研究84项，Ⅳ期临床研究35项，获得上市许可33项，孤儿药候选药物认证33项。在此期间，有公开研发动向的药物共208项，研发阶段主要集中在临床前、临床Ⅰ期和Ⅱ期阶段。

新药研发的目的是解决未被满足的临床需求。美国食品药品监督管理局始终将"满足临床需求为导向"贯穿其新药审评理念中，一个新药与已有药物相比能显著让患者获益、具有临床优势，才能获得批准上市。我国药物研发以仿制药为主，但国家已经出台一系列政策鼓励医药产业创新，创新药物研发的春天已经来临。临床医生深刻理解临床需求，在药物研发中具有不可替代的作用。一方面，医生针对未被满足的临床需求，研究疾病发生发展的机制，为新药研发提供靶标；另一方面，药物上市之前必须经过科学的临床评价，证实其疗效和安全性。临床评价的研究者必须是医生。

一、研究疾病发生发展机制，为心血管药品研发提供靶点

现代新药研究与开发的关键首先是寻找、确定药物靶点。药物靶点是指药物在体内的作用结合位点，包括基因位点、受体、酶、离子通道、核酸等生物大分子。编码靶标蛋白的基因也被称为靶标基因。确定特定疾病有关的靶标分子是现代新药开发的基础。

药物的作用靶点不仅为提示药物的作用机制提供了重要信息和入门途径，而且对新药的开发研制、建立筛选模型、发现先导化合物，也具有重要意义。随着基础医学、分子生物学和功能基因组学、蛋白质组学的发展，医生对于疾病的发生、发展过程和病理生理机制等的研究不断深入，流行病学研究的大力开展，不断发现新的可能致病因素，这些都促进了新药物靶点的出现。高通量筛选和计算机模拟技术的结合，使得新的候选药

物分子随着新靶点的出现而不断涌现,这些在心血管领域显得尤为突出。研究最多的前10个靶点分别是肿瘤坏死因子(TNF-alpha),可溶性鸟苷酸环化酶复合物(sGC),细胞色素 P45011b2,线粒体(CYP11B2;醛固酮合成酶;ALDOS),脑啡肽酶(NEP),磷酸肌醇-3-激酶,催化性,δ多肽(PI3K-delta),ATP 敏感性内向整流钾通道 1(Kir1.1),法尼醇类受体(FXR)。

二、开展临床研究,科学评价药物疗效与安全性

新药上市前,必须通过临床试验完成临床评价,临床试验是评价药物疗效与安全性的"金标准"。临床试验分为 I、II、III、IV 期,对药物临床特性的研究逐步深入。临床试验由研究者实施开展,研究者必须由医生担任。研究者应遵循临床试验相关法律法规、规范性文件和技术指导原则,执行临床试验方案,保护受试者的权益与安全,保证临床试验结果的真实可靠。

研究者参与临床试验需要从研究设计开始。临床试验的研究方案应由申办者与研究者达成共识并签署确认,报伦理委员会审查批准后实施。研究方案应在符合科学性和保障受试者权益的基础上,参照相关技术指导原则制定。试验过程中,如需要修改研究方案,应将修改后的研究方案报伦理委员会审批。如试验中发生紧急医学事件或严重不良事件,为确保受试者安全,研究者可以采取研究方案以外的必要紧急措施。试验用药品的使用全过程由研究者负责,研究者应按研究方案和标准操作规程使用试验用药品,并做好记录。

风险管理是临床试验的重要内容,研究者、申办者、伦理委员会等各相关方应保持及时沟通与交流。试验开始前必须对风险要素进行评估,并制订风险控制计划;试验过程中应采取有效的风险控制措施,确保试验数据真实准确,及时收集和分析试验用药品的新发现或信息,适时修改试验方案、暂停或终止临床试验。风险评估和风险控制计划应具有科学性和可行性,风险评估内容至少应包括以下因素:①试验设计中的风险要素;②试验用药品本身存在的风险要素;③受试者自身存在的风险要素;④试验操作中的风险要素。

I 期临床试验是指初步的临床药理学及人体安全性评价试验。观察人体对于新药的耐受程度和药代动力学,为制定给药方案提供依据。心血管药物 I 期临床试验的研究对象是健康志愿者。

II 期临床试验目的是初步评价药物对目标适应证患者的治疗作用和安全性,且为 III 期临床试验研究设计和给药剂量方案的确定提供依据。此阶段的研究设计可以根据具体的研究目的,采用多种形式,包括随机盲法对照临床试验。

III 期临床试验目的是进一步验证药物对目标适应证患者的治疗作用和安全性,评价利益与风险关系,最终为药物注册申请的审查提供充分的依据。试验一般应为具有足够样本量的随机盲法对照试验。

IV 期临床试验目的是针对已上市药物,考察在广泛使用条件下的疗效和不良反应,评价在普通或者特殊人群中使用的利益与风险关系以及改进给药剂量等。从药品监管的角度,有必要对上市后药品进行进一步监测和评价,解决上市前临床研究未充分解决的问题,明确药品的实际使用效果,评估药品罕见或非预期的严重不良反应及长期安全性等。

负责临床试验的研究者应具备的条件包括:①在医疗机构中具有相应专业技术职务任职和行医资格;②具有试验方案中所要求的专业知识和经验;③对临床试验方法具有丰富经验或者能得到本单位有经验的研究者在学术上的指导;④熟悉申办者所提供的与临床试验有关的资料与文献;⑤有权支配参与该项试验的人员和使用该项试验所需的设备。

研究者必须详细阅读和了解试验方案的内容,并严格按照方案执行。应了解并熟悉试验药物的性质、作用、疗效及安全性(包括该药物临床前研究的有关资料),同时也应掌握临床试验进行期间发现的所有与该药物有关的新信息。研究者必须在有良好医疗设施、实验室设备、人员配备的医疗机构进行临床试验,该机构应具备处理紧急情况的一切设施,以确保受试者的安全。实验室检查结果应准确可靠。研究者应向受试者说明经伦理委员会同意的有关试验的详细情

况。当受试者签署知情同意书后,方可被纳入研究。研究者负责作出与临床试验相关的医疗决定,保证受试者在试验期间出现不良事件时得到适当的治疗。研究者有义务采取必要的措施以保障受试者的安全,并记录在案。如果在临床试验过程中发生严重不良事件,研究者应立即对受试者采取适当的治疗措施,同时报告药品监督管理部门、卫生行政部门、申办者和伦理委员会,并在报告上签名及注明日期。研究者应保证将数据真实、准确、完整、及时、合法地载入病历和病例报告表。研究者应接受申办者派遣的监察员或稽查员的监察和稽查及药品监督管理部门的稽查和视察,确保临床试验的质量。在临床试验过程中,不得向受试者收取试验用药所需的费用。临床试验完成后,研究者须写出总结报告,签名并注明日期后送申办者。研究者中止一项临床试验须通知受试者、申办者、伦理委员会和药品监督管理部门,并阐明理由。试验用药品的使用由研究者负责,研究者必须保证所有试验用药品仅用于该临床试验的受试者,其剂量与用法应遵照试验方案,剩余的试验用药品退回申办者,上述过程需由专人负责并记录在案,试验用药品须有专人管理。

临床试验是在设定环境下,针对特定对象评价药物疗效与安全性。为评价药物实际使用效果,还需利用真实世界证据开展临床研究。真实世界证据日益受到医疗卫生行业的广泛关注和重视。在全球范围内,已用于医疗产品研发、评价与监管,疾病管理与指南规范制定,医疗质量监测与控制,医保政策制定等多个领域,涉及药品监管部门、医疗机构、卫生监管部门、医疗保险部门、医药企业等机构。

药品的研发和临床使用是一套从无到有、从理想到现实转变的连续过程。药品从最早的线索发现,到上市前临床研究与审批,再到上市后的使用、监测与评价要经历多个过程。药品在上市后仍要开展系列研究以满足不同的政策要求和解决临床实践问题。从临床决策角度出发,可评估药品在不同人群中的实际治疗效果及差异、比较其与其他药品的效果、药品使用的依从性、药品可能存在的安全性问题及其风险-获益等。图7-1展示了基于真实世界数据,开展药品上市后研究、评价与决策的研究模式。与上市前传统临床试验通常设立严格的试验条件不同,药品上市后评价更多基于实际医疗环境,运用真实世界研究相关技术,开展评价、监测与临床决策。

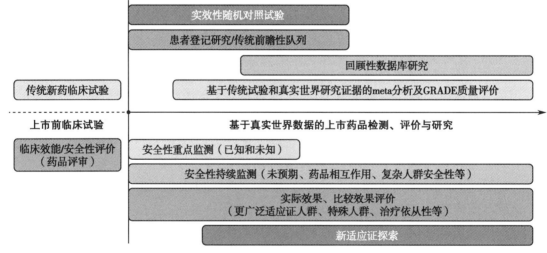

图 7-1　基于真实世界数据的上市后药品监测、评价与研究

第二节 医生参与心血管药品研发可能遇到的问题及建议

一、内部因素

（一）申办者与研究者的利益诉求不同

1. **申办者的利益诉求** 申办者的利益诉求在于向社会分享药物研发成果，同时获得新药销售收入和产权收益，实现企业自身资产的增值。临床试验作为新药上市前最后一个技术环节，如试验数据显示药物安全、有效，则该药物有望上市。一旦新药成功上市，申办者一般在 2~3 年即可收回前期投入，利润回报将高达 10 倍以上。丰厚的利润，加上新药生产批件、新药专利等一系列技术成果的产权，将有力提升申办者的市场竞争力，同时，对于企业形象、品牌价值提升也有着积极的影响。

2. **研究者的利益诉求** 研究者的利益可分为财务类和价值类两种。财务类利益包括：申办者提供的完成有效病例数的临床研究经费及其他报酬。价值类利益一般包括：将临床试验成果在学术会议上进行交流或在刊物上发表；通过试验增加对特定疾病的临床治疗经验；为职称评定、绩效考核等评价活动打下基础；增强与企业的联系（如进一步获得研究课题）；Ⅱ或Ⅲ期临床试验的研究者可以一定程度上同时履行其作为医生的职责，完成对患者的诊疗。

（二）医生缺乏药品研发相关的经验和培训

1. **缺乏试验方案设计经验** 临床试验方案设计水平的高低直接影响药物临床试验的质量，研究方法需同时符合科学和伦理的要求。研究者如果未经过系统的临床试验方法学及规范化培训，在制定试验方案过程中调研依据不足，对入排标准、评价指标、不良事件及严重不良事件等规定不明确、不科学，将严重影响临床试验质量及试验结果的可靠性。

2. **研究团队组建不合理** 临床试验作为评价药物疗效与安全性的"金标准"，对研究数据有严格的要求，需要团队协作才能完成。研究者分工包括受试者筛选、获取知情同意、填写病历报告

表、试验药品管理、临床研究协调员等多个职责，只有分工明确、精诚团结才能顺利、高质量地完成临床试验。如果主要研究者仅带着 1~2 名研究生完成临床试验并授权一人多职，甚至主要研究者对试验不闻不问，交给下级医生或研究生来完成，研究团队出现小、散、乱的局面，其临床试验数据的完整性、规范性及可靠性将难以保证。

3. **药物临床试验质量管理规范（good clinical practice, GCP）培训不足** GCP 的要求体现在管理、技术、操作等各个方面，部分研究者尽管经过 GCP 培训，但是对于 GCP 知识的理解仅限于书面文字，把握 GCP 的本质或内涵的深度不够，对可能存在风险的防范和应急状态的处理意识不到位，影响临床试验质量。部分研究者因未经过正规系统的 GCP 培训，缺乏对知情同意、研究数据记录、试验药物管理及不良事件记录等质量管理规范要求的认识，往往以临床常规的诊疗习惯开展临床试验，导致出现试验数据无法溯源、试验记录不完整及违背方案等影响试验结果真实性和可靠性的问题。

（三）医生参与临床研究的时间和精力有限

研究者在临床试验中承担着多项责任，既要完成试验任务，又要负责受试者的入组和生命安全。而临床试验对于研究者而言只是繁重日常工作中的一部分，其还要完成医疗、科研和教学等任务，因此有时会出现试验进度慢，病例报告表（case report form, CRF）、药物分发记录等未及时完成或记录错误的情况。而且，由于研究者临床工作繁忙，无法配合监察员工作及时改正监察发现的问题，导致相关问题得不到及时解决。在发达国家，临床试验是医生工作内容之一，医院也很重视临床试验，激励机制比较完善。但在我国，医生的诊疗工作和基础研究工作比较繁重，缺乏动力和积极性来做临床试验工作。多数医院也没有提供良好的环境和激励机制鼓励医生参与临床试验。此外，由于研究者没有充裕的时间完成临床试验记录工作，研究团队授权分工不合理等因素，多数研究者往往习惯于依赖外派的临床研究协调员完成 CRF 填写等相关工作，自身并不把控临床试验质量。鉴于临床研究协调员来源杂乱、更换频繁，缺乏监督管理和资格准入机制，导致临床试验数据真实性和准确性难以保证。

二、外部因素

（一）医疗信息体系不完善，未实现数据互联互通

试验设计是药物临床试验的灵魂，试验数据是药物申报上市的主要依据。在传统模式中，临床试验系统都是专用系统，其数据仅来源于临床试验本身。而随着医院信息系统，尤其电子病历系统在医院的部署和普及，大量日常诊疗数据被存储在医院信息系统中，为药物临床试验提供了潜在的数据来源。

随着移动终端以及各种可穿戴设备的普及，使"对人体各种生理指标进行持续的、即时的动态数据采集和处理"已经成为现实，这些数据对于慢病监测和管理有着重要的意义。但是这些移动健康数据的特点是"数据量更大，数据类型更多，数据标准更不统一"，甚至它们采集到数据的准度和精度都有待规范。因此对这些数据的整合利用目前还存在很大的难度。除了需要解决的技术问题以外，还有伦理学问题，数据利用与个人隐私保护的矛盾处理以及"数据公用的利益协调机制"等。目前限制临床数据互联互通共享利用的瓶颈主要包括"技术平台""社会环境"以及"商业模式"三个方面。解决这些问题，将是一个长期的过程。不受限制的互联互通是不存在的，需要在数据利用、技术水平、隐私保护、运行成本等几个方面找到最佳平衡点。这需要政府相关部门、行业协会、标准组织、医院以及商业公司等几方的共同努力。如由政府负责搭台，营造大环境并出台各种激励措施；行业协会和标准组织负责建立符合实际的、不断维护更新的、中文版本的可落地标准；医院负责提供符合标准要求的数据；商业公司负责提供资助和进行商业运作，最终形成一个多方共赢的、可持续发展的临床数据共享利用生态环境。可以预见，随着各种临床试验相关数据的互联互通共享，药物临床试验领域将迎来革命性的改变。

（二）缺乏产学研协作机制

无疑，临床医生在结合临床需求的创新理念上，有着独特的优势和巨大的价值。而过去我国的科研课题历年来注重成果发表而非临床应用，大量优秀科研成果在课题结束后即被闲置，造成极大的浪费。目前我国科研院所的成果转化率仍然非常低，甚至不到10%。很多的专利成果没有被社会认可，没有体现出应有的价值。现阶段困扰我国新药研发的核心问题是缺乏协作，医院、研究机构和企业就像一个个独立的孤岛，整个创新链是断裂的。临床医生是创新的核心和前端，但仅仅有临床医生是不够的，还需要研究机构、产业和投资者等社会力量的共同协作，让中国心血管医生可以通过发现、提炼临床问题，同时通过整合社会各方面资源，打破过去横亘在临床、研发、产业、投资之间的壁垒，实现从创新理念到创新产品的飞跃，完成药物创新成果转化。近年来中国大型临床研究虽然已经崭露头角，但在国外相关临床指南中，依然很少有中国临床研究数据，创新对于"中国心血管人"来说刻不容缓。

三、随机对照临床试验设计的主要原则及要素

随机对照临床试验对于评价治疗措施的疗效与安全性是"金标准"，而疗效和安全性是临床医生最关心的问题。因此，临床研究者应学习如何科学设计随机对照临床试验。此外，在循证医学时代，正确解读临床试验结果应该成为临床医生的一项基本功，就像医生要会看化验单、读胸片一样。正确解读临床试验也离不开对科学设计原则的了解。

一项临床试验必须满足两个条件，一是回答重要的临床问题，能够指导临床实践；二是结论科学可靠，有效控制误差。因此临床试验必须是起源于临床实践，依托流行病学的方法。科学的设计目的就是要合理控制误差，保证研究结果的准确可靠。误差分为系统误差和偶然误差，系统误差是指结局指标的差异由其他因素造成，而非由待评价的治疗所致，又称偏倚。系统误差是观察性研究常见的问题，可能高估或者低估疗效，但很难确定其方向和程度。随机误差是机会所致，见于观察性研究和临床试验，但可以量化。只有当真实疗效明显大于误差产生的影响时，研究结论才是可靠的。随机对照与合理的样本量分别能够有效地控制系统误差和随机误差，是临床试验

研究设计的重要原则。

（一）随机对照

1. 随机分组　随机对照是消除系统误差的唯一途径，科学的随机分组方法能够确保治疗组和对照组具有真正的可比性。随机是提供一个时间点，从此开始研究各组分开，受试者分到各组的机会相等，而且不能预知分组的情况。既然是随机分组，理论上能够确保所有的因素在各组之间都是均衡分布的。这一点较观察性研究具有无可比拟的优越性。因为观察性研究虽然可以通过分层、匹配等方法使已知对结局指标有影响的因素在各组之间达到平衡，但完全无法平衡未知的影响因素。根据随机的定义，我们可以判断一个研究是否真正做到了随机。有些研究号称"随机"分组，但实际上并不能满足随机的定义，例如，根据患者就诊日期的奇偶数分组、根据患者生日的奇偶数分组、根据患者参加研究顺序的奇偶数分组，就都不是真正的随机。因为这些情况下，研究者都可以在随机前预知受试者将分到哪个组别，如果研究者带有倾向性，希望受试者分到某个特定的组别，他就有可能采取措施干预受试者的分组，例如如果是根据研究顺序分组，研究者可以让受试者等到下一个受试者之后再入组，就会被分到另一个组别。一旦研究者可以干预分组，那就破坏了随机，无法保证各组间的均衡。

一项临床试验的结果发表时，一定要报告各组受试者的基线特征比较，如果各组之间某些基线特征存在明显差异，往往是由于随机的设计存在缺陷或执行过程中出了问题。这会让人质疑结论的可靠性。

随机分组是双盲设计的前提条件。1948年现代流行病学的鼻祖英国人 Austin Bradford Hill 开展了世界上第一项随机对照临床试验，评价链霉素治疗肺结核的疗效。这项试验大获成功，终结了肺结核作为不治之症的历史。但这项试验更重要的影响在于确立了随机对照临床试验的设计原理，他也首次提出双盲的原则，以及评价指标应客观简单。

2. 意向治疗分析　为了保证随机对照不被破坏，临床试验的分析要遵循意向治疗分析（intention to treat，ITT）原则。ITT原则是指分析时应包含所有被随机分组的受试者，而且按照随机分配组别进行分析，不考虑受试者是否符合入选标准，是否违背研究方案，也不考虑受试者实际接受了何种治疗。举个极端的例子，如果一名受试者随机后，当天就因意外死亡了，一片研究药物都没吃，按照ITT原则，也应该纳入分析，而不能被排除。同样，所有失访的受试者也应纳入分析。正是出于这条原则，目前临床试验结果报告所必须遵循的CONSORT原则要求以流程图（图7-2）的方式，清楚报告受试者随机及随访的过程，具体到每一步骤、每一组别和每一种情况所对应的受试者人数。有了这些信息，就能够清楚判断作者是否遵循了ITT原则。

举两个例子，SPARCLE研究评价阿托伐他汀预防脑卒中的疗效，2 365名受试者分到治疗组，2 366人分到安慰剂组，治疗组有78人撤回知情同意，其中63人生存状态不明，此外，还有15人失访。对照组与之相似。最后分析时，治疗组的2 365名和安慰剂组的2 366名受试者全部纳入疗效分析和安全性分析，一个都没少。再看另外一个例子，是评价美托洛尔治疗心衰疗效的MERIT-HF研究，随机分组后，治疗组有1 995名受试者，安慰剂组有2 001名。随访做得非常好，没有失访的。但研究结束时，治疗组和安慰剂组分别有228人和242人没有接受研究治疗的。最后也是所有受试者都纳入分析。

为什么设立ITT原则？分析时为什么不能排除停药的受试者？为什么不能排除失访的受试者？首先从统计学角度而言，ITT分析是对随机的保证，研究随机分组的时候，分开的各组是平衡的，但随机分组之后各个组之间出现任何差异，都有可能是由于各组采取的干预措施不同而导致的，如果排除某些受试者，就会破坏原本随机分组时建立的平衡，导致偏倚。按照随机分配的组别，对所有随机的受试者进行分析，就是为了保证随机不被破坏，是对随机最大程度的尊重。其次，从临床角度而言，停药往往是由于受试者不耐受研究治疗，如果排除停药的受试者，就有可能掩盖研究治疗的不良反应。与之类似，失访有可能是由于死亡，或者由于不耐受研究治疗而不再配合随访，与研究治疗的疗效和安全性直接相关的，如果排除此类患者，势必抹杀了研究治疗与对照之间的差异。

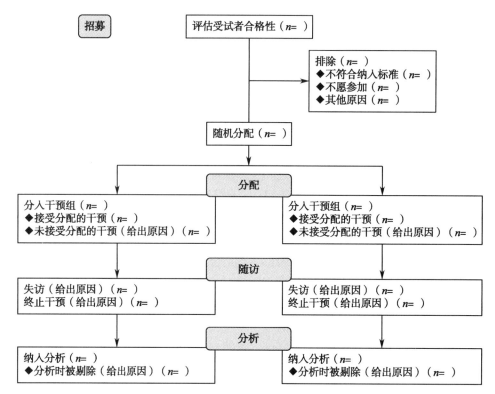

图 7-2 CONSORT 流程图

因此,ITT 分析是随机对照临床试验的首要分析方法,在此基础上,可以考虑对符合方案的受试者进一步分析,补充安全性方面的信息。采用 ITT 分析,是为了避免系统误差,但不依从研究方案和失访者都会导致研究的统计学把握度大大降低,使随机误差增加。因此临床试验实施管理的一个重点就是尽量避免失访和不依从方案的情况发生。如何避免呢? 首先是从研究设计的角度考虑,其次是加强随访的管理,与受试者建立良好的沟通和彼此的信任。

(二)合理的样本量

合理的样本量是减少随机误差的有效方法。科学的设计包含对样本量的合理估计。样本量不足是临床研究中常见的问题,将导致研究无法给出明确结论,说不清楚到底是研究治疗无效,还是假阴性。相反,样本量也不是"韩信点兵,多多益善",因为样本量增加意味着人力、物力和时间成本的增加,以及纳入更多的中心,质量控制的难度增加、随访质量的下降等。不适当的样本量也是不符合伦理要求的,过大的样本量会延缓研究结果的产生和发布,延误有效治疗在临床实践中的广泛应用。过小的样本量不足以得出科学结论,会影响受试者的获益。

计算样本量的公式比较复杂,可使用专门的软件,按照提示输入相应的参数,软件就能给出计算结果。通常影响样本量的参数是四个,其中两个是统计学参数,包括统计学显著度和把握度。如果用 α 和 β 分别表示 I 型错误率(假阳性率)和 II 型错误率(假阴性率),则显著度是 α 值,统一规定为 0.05。把握度是 1-β 值,由研究者来决定,越大越好,但把握度越大就意味着需要的样本量越大。还有两个参数与研究要回答的问题本身有关。一个是对照组终点事件发生的频率,另一个是预期的疗效,也就是治疗组与对照之间的差异。对照组终点事件发生的频率是根据既往研究或预试验的结果确定的。预期的疗效只能是估计值,因为如果已经确知效果就不需要开展这项临床试验了。这几项参数中,疗效的不确定性最大,其估计的准确性对于样本量计算的影响也最大。估计疗效的根据是既往同类研究结果或待评价治疗的作用机制及流行病学数据。

根据公式算出来的只是理论上所需的样本量,临床试验实施过程也会影响到最终实际需要的样本量。研究实施中可能有些受试者没有遵从研究方案的要求接受研究治疗,其在所有受试者中所占的比例是依从率。实际所需的样本量是理论样本量除以依从率的平方。因此,如果依从率是70%,实际所需样本量就是理论样本量的2倍。这一点再次说明临床试验的设计必须考虑研究实施的合理性,而实施质量对于保证科学设计得以实现是至关重要的。

总而言之,随机对照是临床试验设计的精髓,因为其能有效控制系统误差,从而使得随机对照临床试验成为疗效评价的"金标准"。为了保证随机的效果不被破坏,临床试验的首要分析是ITT分析。预先计算合理的样本量能够减少偶然误差。

（三）研究设计要素

临床试验研究方案包括以下要素:

（1）试验题。

（2）试验目的,试验背景,临床前研究中有临床意义的发现和与该试验有关的临床试验结果、已知对人体的可能危险与受益,及试验药物存在人种差异的可能。

（3）申办者的名称和地址,进行试验的场所,研究者的姓名、资格和地址。

（4）试验设计的类型,随机化分组方法及设盲的水平。

（5）受试者的入选标准,排除标准和剔除标准,选择受试者的步骤,受试者分配的方法。

（6）根据统计学原理计算要达到试验预期目的所需的病例。

（7）试验用药品的剂型、剂量、给药途径、给药方法、给药次数、疗程和有关合并用药的规定,以及对包装和标签的说明。

（8）拟进行临床和实验室检查的项目、测定的次数和药代动力学分析。

（9）试验用药品的登记与使用记录、递送、分发方式及储藏条件。

（10）临床观察、随访和保证受试者依从性的措施。

（11）中止临床试验的标准,结束临床试验的规定。

（12）疗效评定标准,包括评定参数的方法、观察时间、记录与分析。

（13）受试者的编码、随机数字表及病例报告表的保存手续。

（14）不良事件的记录要求和严重不良事件的报告方法、处理措施、随访的方式、时间和转归。

（15）试验用药品编码的建立和保存,揭盲方法和紧急情况下破盲的规定。

（16）统计分析计划,统计分析数据集的定义和选择。

（17）数据管理和数据可溯源性的规定。

（18）临床试验的质量控制与质量保证。

（19）试验相关的伦理。

（20）临床试验预期的进度和完成日期。

（21）试验结束后的随访和医疗措施。

（22）各方承担的职责及其他有关规定。

（23）参考文献。

第三节　我国心血管医生参与药品研发的实例

2015年4月7日,由中国人民解放军北部战区总医院韩雅玲院士领导的BRIGHT（bivalirudin in acute myocardial infarction vs heparin and GPI plus heparin trial）研究全文正式发表于 *The Journal of the American Medical Association*。在2014年美国经导管心血管治疗年会全体大会上,韩院士曾宣布BRIGHT研究主要结果,在接受直接经皮冠状动脉介入治疗（percutaneous coronary intervention, PCI）的急性心肌梗死患者中,与肝素或肝素联合替罗非班相比,PCI术中和术后持续静脉滴注3~4小时比伐芦定减少了出血事件,对缺血事件无影响,克服了既往研究中支架内血栓增加的问题。BRIGHT研究被评为2014年"全球心脏介入领域6项最重要的研究之一"。

BRIGHT研究是一项大规模随机对照临床试验,覆盖23个省级行政区、82家中心,邀请专业合同研究组织做第三方监察,还组建了事件评价委员会,独立判定所有临床事件。

尽管团队临床研究经验丰富,但遇到的困难并不少。比伐芦定并非新药,但在BRIGHT研究之前,只有中国人民解放军南部战区总医院在国产比伐芦定Ⅲ期临床试验中有一些用药经验[观察比伐芦定对择期PCI患者的无事件生存率（共218例,其中110例应用比伐芦定,108例应用肝素）]。比伐芦定在中国急性心肌梗死人群中的疗效和安全性情况,研究团队当时并没有把握。交叉用药问题一度困扰研究组。有医生疑虑,作用温和的比伐芦定单独应用能有效抗栓吗？此时,血小板糖蛋白 Ⅱb/Ⅲa 受体拮抗剂（glycoprotein Ⅱb/Ⅲa receptor antagonist, GPI）应用于临床已有十年,很多医生通常会在血栓负荷重的患者中联用 GPI。这种用药习惯带来的问题是,研究初期,比伐芦定、肝素单药治疗组联用 GPI 的比例曾高

达 20%。研究者监测到这个问题,及时采取措施,消除医生心理疑虑,比伐芦定和肝素单药治疗组 GPI 联用率最终降至 4.4% 和 5.6%,远低于同类研究交叉用药比例,有效降低了干扰。

BRIGHT 研究为降低支架内血栓风险提供了很好的证据,为更安全、更有效的抗栓治疗提供了指导,如果患者可以负担,延长给药将带来切实的临床获益。

（李 静）

参 考 文 献

［1］胡盛寿,高润霖,刘力生,等.《中国心血管病报告2018》概要［J］.中国循环杂志,2019,34（3）:209-220.

［2］Douglas P Z, Peter L, Robert O B, et al. Braunwald's Heart Disease: A Textbook of Cardiovascular Medicine［M］. 11th ed. Amsterdam: Elsevier, 2018.

［3］华尉利,谢松梅,王涛.从药品技术指导原则的变迁看调脂药临床研究评价策略的进展［J］.中国新药杂志,2012,21（1）:10-16.

［4］孙鑫,谭婧,唐立,等.基于真实世界证据的上市后药品评价技术框架体系:思考与建议［J］.中国循证医学杂志,2018,18（4）:277-283.

［5］杨帆,王梦媛,陶田甜,等.药物临床试验中主要利益相关者的完全信息静态博弈分析［J］.中国新药杂志,2016,25（12）:1391-1395.

［6］Amarenco P, Bogousslavsky J, Callahan A 3rd, et al. High-dose atorvastatin after stroke or transient ischemic attack［J］. N Engl J Med, 2006, 355（6）: 549-559.

［7］Hjalmarson A, Goldstein S, Fagerberg B, et al. Effects of controlled-release metoprolol on total mortality, hospitalizations, and well-being in patients with heart failure: the Metoprolol CR/XL Randomized Intervention Trial in congestive heart failure（MERIT-HF）［J］. JAMA, 2000, 283（10）: 1295-1302.

［8］Schulz K F, Grimes D A. Sample size calculations in randomised trials: mandatory and mystical［J］. Lancet, 2005, 365（9467）: 1348-1353.

［9］陈铮鸣,邵永孚.临床随机试验原理和方法［J］.中华肿瘤杂志,1994,（3）: 234-236.

［10］Yaling H, Jin cheng G, Yang Zh, et al. Bivalirudinvs Heparin With or Without Tirofiban During Primary Percutaneous Coronary Intervention in Acute Myocardial Infarction: The BRIGHT Randomized Clinical Trial［J］. JAMA, 2015, 313（13）: 1336-1346.

第三篇　心血管疾病患者的评估

第八章　心脏标志物的临床应用

生物标志物（biomarker）是指可以标记系统、器官、组织、细胞及亚细胞结构或功能的改变或可能发生改变的生化指标。具有临床应用价值的生物标志物必须符合以下标准：①能够识别有风险的个体；②检测结果可重复；③能够反映早期干预的治疗效果。心脏标志物已经成为临床上方便和无创的实验室诊断手段，在心血管疾病的临床诊断、危险性评估、疗效观察和预后判断等方面起着越来越关键的作用。

第一节　心脏标志物的概念与发展

一、心脏标志物的概念

心脏标志物（cardiac biomarker）通常是指一类或多项检验指标的综合，用以反映心肌组织损伤、了解心脏功能，并应用于心血管疾病明确诊断、危险分层、预后评估及治疗策略选择。目前临床应用的心脏标志物根据病理特征分为以下四类：反映心肌损伤的标志物，反映心力衰竭的标志物，反映心血管炎症的标志物，反映动脉硬化斑块不稳定的标志物。反映急性冠脉综合征（ACS）心肌损伤的心脏标志物根据时效性分为两类：①早期标志物，指发病6小时以内循环水平明显升高的标志物，如肌红蛋白（myoglobin）、高敏C反应蛋白（hs-CRP）等；②晚期标志物，如心肌肌钙蛋白（cTnT、cTnI）及肌酸激酶MB同工酶（CK-MB）等。

理想的心脏标志物需要符合下列特点：①敏感性高，在心血管疾病发生的早期就出现在血液中；②高度的心肌特异性，在心肌以外的其他脏器损伤或功能障碍时不升高，并且随心血管疾病的进展而相应比例地升高；③在血液循环中形态

稳定，易于捕获；④检测方法简单精确，可重复性高并能很快得到结果；⑤适用于不同性别、种族和年龄；⑥价格合理，易于接受和推广；⑦具有良好的分析特异性和较低的变异系数。迄今为止，完全理想的心脏标志物尚不存在，有的标志物敏感性较好而特异性欠佳；有的释放早，但窗口期短；有的释放得晚，但窗口期长。因此，必要时需要连续监测或联合检测心脏标志物，取长补短，提高心血管疾病诊断的灵敏度和特异性。

二、心脏标志物的发展过程

血清丙氨酸氨基转移酶（AST）是第一个应用于ACS的心脏标志物。20世纪六七十年代，AST、乳酸脱氢酶（LDH）、肌酸激酶（CK）、α-羟丁酸脱氢酶（HBDH）4种酶组成"心肌酶谱"，用于ACS的诊断和鉴别诊断。随后发现CK和LDH同工酶能显著提高ACS的诊断灵敏度和特异性，且CK-MB的特异性明显优于LDH。CK-MB曾被认为是诊断ACS的"金标准"。1979年，世界卫生组织（WHO）和欧美心脏学会共同制定了诊断急性心肌梗死（AMI）的3条标准，包括胸痛等临床症状、心电图（ECG）异常改变（ST段抬高或病理性Q波）和心肌酶（主要是CK-MB）的异常增高，3条中符合2条即可诊断为ACS。但是，其灵敏度和特异性并不尽如人意。

20世纪90年代，血循环中的心肌结构蛋白，如肌红蛋白（Mb/Myo）、肌钙蛋白（Tn）陆续被发现。由于它们对心肌细胞的高度特异性，心肌肌钙蛋白I（cTnI）和心肌肌钙蛋白T（cTnT）目前已经成为反映心肌损伤的理想心脏生物标志物，提高了ACS的诊断准确性。实验室检测技术的进步大大提高了cTnI和cTnT检测的灵敏度。临床常用的反映ACS患者心肌损伤的心脏标志物见表8-1。

表 8-1 临床诊断 ACS 常用标志物动态变化及特征

生物标志物	发现检测方法年份	分子量 /kDa	动态变化			心肌细胞坏死敏感性	心肌细胞坏死特异性
			出现时间 /h	达峰时间 /h	持续时间 /d		
AST	1954	105	3~4	15~28	5	++	+
LDH	1955	140	5~10	60~144	12	++	+
CK 总酶活性	1960	83	3~9	10~20	3	++	+
CK-MB 酶活性	1972	83	3~8	10~20	3	++	++
肌红蛋白	1978	17	1~3	4~7	1~1.5	+++	+
CK-MB 质量	1985	83	3~12	12~18	2~3	+++	+++
cTnI	1987	23	3~7	10~20	10	++++	++++
cTnT	1989	37	3~8	15~120	14	++++	++++

心脏利钠肽（NPs）是 20 世纪八九十年代发现的一类具有多种生物活性的多肽，在维持人体循环系统的容量、渗透压和压力稳态方面起着极其重要的作用。1984 年，心房利钠肽（ANP）的结构被确定。1988 年，从猪脑中分离出一种化合物，其引起与 ANP 类似的利尿钠和利尿反应。虽然这种肽被称为脑（B 型）利尿钠肽（BNP），但 BNP 合成的主要部位是心室心肌。氨基末端脑钠尿肽前体（NT-proBNP）是从产生 BNP 的相同分子释放的非活性激素原。BNP 和 NT-proBNP 的分泌有赖于心室的容积扩张和压力负荷增加，是心力衰竭最敏感和特异的指标之一。BNP 和 NT-proBNP 的发现被誉为 21 世纪伊始最有影响的心脏标志物，已被欧洲心脏病学会（ESC）、美国心脏协会（AHA）、美国心脏病学会（ACC）、美国临床生化科学院（NACB）及我国心血管病学会纳入诊断标准、指南或共识中用于心力衰竭的诊断、疗效和预后判断。除此之外，BNP 和 NT-proBNP 在诸如 ACS、心房颤动等心血管疾病中均发挥着重要的作用。

三、心脏标志物的研究现状与思考

（一）目前心脏标志物的应用现状

尽管多种心脏标志物已经在临床陆续应用，但是除了 cTn 及 BNP/NT-proBNP，大部分新近提出的心脏标志物尚未获得广泛认可，还需要更多的基于生物标志物的临床研究对其应用进行全面评价。

临床医师在应用心脏标志物时，需要注意患者样本的采集时间与采集方法（如采血的试管、血浆样品的抗凝剂种类、保存的温度和时间长短），以及对患者进行个性化调整。例如，检测 BNP/NT-proBNP 时，需要考虑年龄、性别、肥胖、肾功能等因素对检测结果的影响。还应该注意同一类心脏标志物的异同点，如 BNP 与 NT-proBNP、cTnT 与 cTnI 检测方法及决定限之间有很大区别。对于同一心脏标志物的检测，也要注意不同检测系统之间的结果差异，即各自不同的检测灵敏度、检测范围和诊断决定限。

由于检测原理和标本类型等方法学的差异，床旁即时检验（POCT）心脏标志物结果与中心实验室自动化仪器检测不一致。POCT 的检测系统多为封闭配套系统，操作相对简单，但需要检测人员规范化培训和质量管理。中心实验室需要加强质量控制以及定期质量考核与监督，以保证检测结果的准确性。POCT 检测 hs-cTn 的敏感度低于医院中心实验室，即便阴性结果也不能完全排除 ACS。如存在疑问，有必要再次送中心实验室检测。

许多临床和检验医生对心脏标志物缺乏深刻认识，需要宣传教育并且建立中国人群的心脏标志物循证医学证据。规范合理应用心脏标志物，不能单凭心脏标志物的结果进行临床诊断，需要结合病史、症状及其他的检查手段等信息综合判断。临床医师需要了解检验项目的特征、意义以及检测样本的要求，检验医师需要了解心脏标志物的基本含义,保证检验质量,并能够对检验结果作出合理的临床解释。

(二)心脏标志物的临床应用要求

除了传统意义上对心脏标志物的要求外,临床上对其在诊断、治疗及预后用途上均有专门需求。

1. 诊断需求　任何急性心血管疾病对一个生物标志物的诊断用途都要求除具备分析性和逻辑性外,还能以最大的诊断敏感性和临床可接受的诊断准确性早期检测到疾病的风险或发现早期患者。心血管急症依赖于早期诊断和早期治疗,所以诊断快速和敏感尤其重要。虽然cTn是敏感的ACS诊断及预后的心脏标志物,仍然存在一定局限性。第一,由于心肌细胞骨架结构破坏后释放cTn,患者往往在出现症状后至少6小时才能在血液循环中检测到。第二,cTn只有在不可逆心肌损伤(例如心肌坏死)时才明显升高,无法确诊不稳定型心绞痛(指存在心肌缺血但无心肌坏死),超敏肌钙蛋白(hs-cTn)检测技术的进步已经基本解决了这一问题。第三,随着检测敏感度的提高,hs-cTn低水平的升高将更为多见。以胸痛症状就诊、危及生命的主动脉夹层和肺动脉栓塞,都会出现cTn升高,应注意鉴别。cTn升高也见于急性和慢性心力衰竭,而ACS可能是急性心力衰竭或慢性心力衰竭加重的原因,需要鉴别cTn的升高是源于心力衰竭的心肌损伤还是合并ACS。此外,应注意鉴别其他一些可引起cTn升高的疾病,非ACS心源性病因如高血压危象、快速或缓慢性心律失常、心脏挫伤、心脏消融、起搏、心脏电复律、心内膜活检、心肌炎等疾病以及非心源性病因如急性或慢性肾衰竭、急性神经系统病变(包括卒中或蛛网膜下腔出血)、甲状腺功能减退、浸润性疾病(如淀粉样变性、结节病、硬皮病)、药物毒性(如阿霉素、5-氟尿嘧啶、曲妥珠单抗、蛇毒)、烧伤>30%体表面积、横纹肌溶解和严重疾病患者(呼吸衰竭、脓毒症等疾病)等需要利用病史和辅助性诊断检查做出鉴别诊断。未来,新型心脏生物标志物的发现和应用有望提高cTn升高的鉴别诊断能力。例如,反映动脉粥样性血管斑块不稳定性的生物标志物与cTn联合使用将对急诊胸痛患者明确诊断ACS具有很大价值。

2. 治疗需求　新型心脏标志物应用于临床的主要动力在于其可能很大程度上改变患者的治疗,cTn即是生物标志物用于治疗决策的典范。cTn浓度升高人群发生早期及晚期不良心血管事件的风险显著高于cTn正常人群。cTn还可用于预测哪些ACS患者可以从早期的侵入性治疗受益。新型心脏标志物有望成为新的干预靶点指导临床治疗。

3. 预后需求　现行ACS诊治指南强调对ACS患者基于GRACE评分依据危险分层决定采用药物保守治疗或是侵入性治疗。新型心脏标志物用于ACS患者人群的明确诊断和风险评估。特别是用于风险预测的多重标志物,即集多种病理生理上不同的生物标志物(如CRP、BNP和cTn的作用于一体,可以补充单独使用cTn的不足)。融合新型心脏生物标志物(如利钠肽和CRP)的改良的危险分层本身具有一定的临床价值。中区肾上腺髓质素和GDF-15有助于ACS患者死亡率预测,但似乎对ACS诊断无额外获益。目前尚不清楚这些标志物能够量化何种病理生理过程,理解这些新型标志物量化的病理生理过程将有助于其临床上更好地应用于疾病诊断和预后评估。

CRP也许最能体现新型心脏标志物发展过程中的挑战。CRP与心血管事件相关,并且独立于其他心血管危险因素。高敏CRP(hsCRP)可检测出较低的CRP水平(<5mg/L),从而将患者分为低、中、高风险,其中中度和高风险的患者可以从积极治疗中获益。此外,在接受经皮冠状动脉介入治疗(PCI)的患者中,较高的CRP水平可预测10年死亡率和MI发生率。欧洲心脏病学会(ESC)指南将hsCRP列为Ⅱb类推荐,指出hsCRP可作为ACS患者的风险评估依据。hsCRP是心血管事件的预测因子,但hsCRP可能不是心血管疾病的致病因素。hsCRP水平<1mg/L反映了低的全身炎症状态和较低的动脉粥样硬化风险;1~3mg/L的水平表明中度心血管风险;>3mg/L表明在其他危险因素的背景下心血管风险较高;>10mg/L可能反映短暂的感染过程或其他急性期反应。

(三)心脏标志物的发展方向

个性化医疗和精准医疗是未来临床医学的

发展趋势,寻找新型心脏标志物已成为心血管防治研究的主要目标之一。检验技术的进步涌现出大量新型生物标志物,然而,这些标志物的病理生理作用与其能否预测个体未来心血管事件的风险及其明确的临床效用尚不明确。虽然组合生物标志物可能会提高心血管疾病诊断和预后判断的准确性,但仍需要大量循证医学证据回答这一问题。所有生物标志物必须在其临床背景下进行解释,必须与其他临床信息一起使用,包括病史、体格检查和其他辅助检查。值得注意的是,由于心血管疾病的多因素发病机制,详细的风险分层仍然是一个复杂的过程。需要进一步研究以确定新的生物标志物,并确定已建立的和新的生物标志物的多标志物策略是否有助于更准确地风险分层。诸如基因组学、转录组学、蛋白质组学、代谢组学和脂质组学为心脏生物标志物的发现提供了新的研究平台,必将促进未来新型心脏生物标志物的发现和应用于临床。

第二节 心脏标志物的实验室检测

一、心脏标志物的检测技术

心脏肌钙蛋白(cTn)、肌酸激酶同工酶(CK-MB)、脑钠肽(BNP)和肌红蛋白(Myo)等心脏标志物的检测对于心血管疾病的早期诊断和预后判断至关重要。心脏标志物的检测技术很多,包括酶联免疫吸附试验、金标法、放射免疫法、化学发光法等。不同的心脏标志物检测方法基本实现了检测标准化,其中化学发光法中的电化学发光免疫分析法是目前认为检测肌钙蛋白、CK-MB、肌红蛋白和NT-proBNP较好的技术,该方法具有较高的敏感性、特异性、精密度及准确度。除此之外,测定酶活性的方法,如CK、LD及其同工酶等,目前大多采用生化分析仪测定。C反应蛋白多采用胶乳增强免疫比浊法,该方法灵敏度及特异性均较高。目前,免疫学技术的应用越来越广泛,例如酶联免疫吸附试验(enzyme linked immunosorbent assay,ELISA)、电化学发光免疫分析(electrochemiluminescence immunoassay,

ECLIA)、免疫比浊法、荧光及放射免疫测定以及金标免疫分析法等。除此之外,芯片技术以及免疫传感器检测技术近年来也逐渐应用到临床,进一步优化心脏标志物检测。

传统的检验技术虽然实现了自动化,可以对心脏标志物检测的各个环节进行标准化的质控,在质量和速度上都有了很大的进步,但工作流程复杂,难以实现检验的时效性。近年来,即时检验(point of care testing,POCT)技术因可提高检测时效性而广泛应用于临床。POCT包括两个层面的含义:其一是床旁检验,即在接近患者或者现场进行;其二是即时检验,即在患者发病时进行检验,体现结果的即时性。POCT常用的分析技术包括:干化学技术、免疫测定技术、生物传感器技术以及生物芯片技术等;除此之外,综合了免疫荧光、微激校准和集成芯片技术为一体的POCT设备也已问世,可在15分钟内得到BNP、cTnI等多项心脏标志物的结果。POCT具有以下优点:①仪器微型化,携带方便、操作更加简单;②对操作人员没有严格要求;③可在床旁检验,患者无需移动,最大限度地减少了实验前标本的运输误差,明显缩短了检验周期,为患者争取时间。

尽管POCT技术越来越成熟,但仍然存在缺陷:缺乏严格的质量控制,操作人员水平参差不齐造成检验结果不准确,影响其临床应用的效果。因此,我们应该正确认识和对待POCT。POCT可作为中心实验室的补充,用于筛选检查、连续检测、定性或半定量检测。

二、影响心脏标志物检验结果的因素

(一)检测技术和准备工作

掌握心脏标志物的检测技术方法和原理至关重要,应熟练掌握各类抗体的识别位点、与其他心脏标志物的交叉反应、不同的校准物及其定值方法、检测精密度、稀释方法等。此外,重视心脏标志物检验前的准备工作,操作人员应掌握标本的保存时间及保存温度;了解不同抗凝剂和真空采血管的分离胶对检测结果的影响。

(二)标本采集

标本采集时间应考虑到各种心脏标志物的诊断"窗口期"(见心脏标志物的临床应用章

节），但是患者心肌损伤的发病时间通常难以准确捕捉，在发病后的规定时间内采集标本在临床工作中往往难以有效实施。因此，目前公认以发病后到医院就诊时间为准来考虑标本采集时间（表8-2）。

表8-2　心肌损伤标志物标本采集时间

心肌损伤标志物	入院即刻	2~4h	6~9h	12~24h*
早期标志物（<6h）	√	√	√	
晚期标志物（≥6h）	√	√	√	（√）

注：*可选择使用。

需要注意的是：如果患者心电图已经有典型异常改变（如ST段抬高），则应立即采取有效的诊治措施，不必等待心肌损伤标志物结果。如果患者cTn或CK-MB的值高于参考范围上限值，同时结合相应的缺血性临床症状和体征，应考虑诊断为急性心肌梗死。如果患者不存在心肌缺血的客观证据，则应对其他引起心肌损伤的病因进行鉴别诊断。

（三）合适的参考值范围

临床工作中使用心脏标志物（cTnI或cTnT，BNP或NT-proBNP）时，应按照ROC曲线来评价使用价值，同时建立合适的临界值。参考范围第99百分位值是临床诊断界值，它对确立临床诊断至关重要。诊断心肌损伤的cTnI和cTnT判定界值采用健康人群的参考范围上限（第99百分位点）。hs-cTn检测要根据年龄、性别和种族等因素重新建立相应的cTn参考范围和诊断界值，才能使hs-cTn方法更广泛地应用于急性心肌梗死的临床诊断。

（四）检测时效性要求

检测时效性对于心血管疾病早期诊断尤为重要。临床常规化验检查均由中心检验室提供，优点在于检测结果较为可靠，缺点在于时效性差。心血管疾病急危重症多，尤其是急性心肌梗死，诊断和治疗干预时间决定患者的预后。检测周转时间（TAT）是指从采集标本到得到检测结果的时间，TAT应该达到<60min。当TAT不能达到<60min的要求时，应该考虑采用POCT来满足检测时效性。

三、心脏标志物检测的标准化

临床常用的心脏标志物主要有：反映心肌损伤的肌钙蛋白（cTn）、肌酸激酶MB同工酶（CK-MB）、肌红蛋白；了解心脏功能的利钠肽（BNP或NT-proBNP）；与心血管炎症疾病有关的C反应蛋白（CRP）等。另外，还包括其他的心脏标志物，例如缺血修饰白蛋白（IMA）、髓过氧化物酶、心脏脂肪酸结合蛋白。这些心脏标志物对临床诊断和预后评估有重要应用价值，因此，检测技术的规范化和检测结果的准确性非常重要。

1. cTn的检测标准化　心肌肌钙蛋白（cTn）定量检测多采用化学发光酶免疫测定法、免疫荧光法、电化学发光法等。肌钙蛋白T（cTnT）只有罗氏公司生产，检测的标准化程度相对较高。而目前检测肌钙蛋白I（cTnI）的方法有20余种，并且，各厂商选择不同的标准物质进行定标，检测结果之间存在一定的差别，相差可能有20~40倍。cTnI的标准化检测需要通过三种途径来实现：①采用国际参考品将试剂溯源至国际标准单位；②通过国际标准测定程序完成试剂的溯源和标准化；③通过选定参考测定程序完成溯源和标准化。具体方法包括建立标准血清盘、制备新一代国际参考品、采用含有cTnI的人混合血清对不同方法进行定标等。

高敏肌钙蛋白（hs-cTn）检测试剂的进步大大提高了hs-cTn的检测灵敏度，实现了ACS的早期诊断和鉴别诊断。因此，欧洲心脏病学会（ESC）推荐使用hs-cTn，且检测结果应该在60分钟内得到。但hs-cTn检测的标准化仍存在问题，不同方法检测hs-cTn的结果之间还有差别。因此，要加快cTn检测方法的标准化进程，才能更好地运用高敏感检测方法，为临床提供更准确的诊断依据。

2. CK-MB的检测标准化　CK-MB是传统的心肌损伤标志物，其检测方法大体上分为质量法和酶活力法。目前临床应用最广泛且检测效能最佳的是基于化学发光的CK-MB试剂，此外还有CK-MB的POCT试剂和免疫比浊法。

虽然CK-MB检测目前没有国际参考品，也没有国际标准检测程序，但是不同试剂厂商的定量检测结果差异并不大。rCK-MB2是目前CK-MB

检测最合适的参考物质,其生物学特性与人体 CK-MB 相似,易于大批量制备,冻干状态稳定,易于运输。

3. BNP 的检测标准化　BNP 和 NT-proBNP 在心血管疾病的诊断、危险分层、筛选、预后评估及治疗监测等各个方面都有非常高的临床应用价值,但受生物活性、半衰期、代谢清除和年龄影响。此外,随着时间的延长,BNP 浓度会随之下降,标本采集后应及时送检,塑料管更适于 BNP 的检测,检验科收到标本后应立即进行处理,最好在 30min 内上机检测,以确保 BNP 检测值的准确性。

4. CRP 的检测标准化　CRP 作为全身性炎症反应的非特异性指标,也是心血管炎症病变的生物标志物。高敏感 C 反应蛋白(hs-CRP)采用免疫增强比浊法等技术,提高了检验灵敏度,可反映出 CRP 的微小变化,较普通检测方法更能准确反映炎症反应程度。hs-CRP 尚未实现标准化,不同方法的检测结果不一致。但有研究表明乳胶凝集比浊法与速率散射比浊法检测结果阳性率无显著差异,敏感性一致。

第三节　心脏标志物的分类介绍

心脏标志物是指在循环血液中可测出的生物化学物质,能够敏感、特异地反映心血管功能变化以及心肌损伤(异常)及其严重程度,因而可以用作心血管疾病的筛查、诊断、评定预后和随访治疗效果的标价等,按照功能可以分为图 8-1 所示的四类(文末彩图)。

一、反映心肌损伤的标志物

通常把心肌细胞损伤后因膜的完整性和通透性改变而溢出细胞能在血循环中被检出的大分子生物化学物质称为心肌损伤标志物。临床实践中已陆续发现多种反映心肌组织损伤的标志物,这些标志物在正常情况下存在于心肌细胞中,血浆中的含量极低,但在急性心肌梗死(acute myocardial infarction, AMI)发作后释放入血,若在血中发现这些物质水平升高则表明有心肌损伤存在。

1. 肌酸激酶(creatine kinase, CK)及其同工酶 CK　是体内重要的能量调节酶,存在于体内能量消耗较多的组织器官中,它分为三种主要亚型:CK-MM、CK-MB 和 CK-BB。其中,CK-MM 主要分布在骨骼肌,CK-BB 主要分布在脑、肺等组织,特异性不强,CK-MB 主要存在于心肌细胞的外浆层,特异性较强。当心肌损伤或坏死后,CK-MB 释放入血,4~6 小时开始升高,24 小时左右到达峰值,持续 2~3 天。与其他心肌损伤标志物相比,CK-MB 的优势在于升高时间早,可用于早期诊断急性心肌梗死;评估梗死面积的大小和是否发生再梗死;CK-MB 峰值是否提前还有助于判断血运重建的治疗(包括溶栓、球囊扩张和

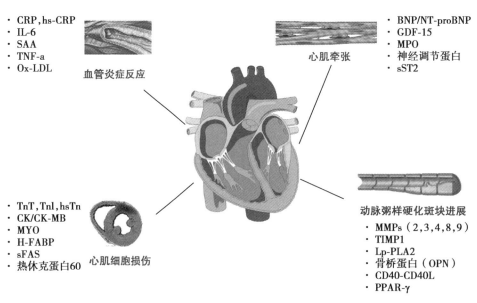

- CRP,hs-CRP
- IL-6
- SAA
- TNF-a
- Ox-LDL

血管炎症反应

- BNP/NT-proBNP
- GDF-15
- MPO
- 神经调节蛋白
- sST2

心肌牵张

- TnT,TnI,hsTn
- CK/CK-MB
- MYO
- H-FABP
- sFAS
- 热休克蛋白60

心肌细胞损伤

动脉粥样硬化斑块进展

- MMPs(2,3,4,8,9)
- TIMP1
- Lp-PLA2
- 骨桥蛋白(OPN)
- CD40-CD40L
- PPAR-γ

图 8-1　心脏标志物分类

支架植入等）是否成功。CK-MB 的组织特异性低于 cTnI 或 cTnT，在大多数情况下推荐连续两次测定 CK-MB 浓度，以提高诊断的准确性。由于 CK 同工酶的特异性和敏感性高于 CK，目前推荐用 CK-MB 替代 CK 作为心肌损伤的常规检查项目。

在应用 CK-MB 诊断 AMI 或心肌损伤或坏死时，需要注意假阳性的问题：①药物原因。他汀类药物是引起 CK-MB 升高的最常见药物，主要与其产生肌溶解的副作用有关。其他药物如麻醉药、镇静催眠类、秋水仙碱等药物也可引起 CK-MB 增高。②剧烈运动后也会造成肌肉损伤和肌溶解，会引起 CK 和 CK-MB 不同程度的增高，其中 CK 比 CK-MB 升高更明显。③手术或挤压创伤导致肌肉损伤，有时术后 1~2 个月 CK 仍然会不同程度增高并且还会持续数月，对于这种类型的患者，需要仔细询问近期手术史。④年龄因素。14 岁以下儿童，CK-MB 无论是绝对活性或相对活性，一般要比成人高出 2~3 倍，与成年人群的 CK-MB 正常值范围不同。对怀疑有心肌炎的儿童，建议以肌钙蛋白作为主要血清学参考指标。⑤其他系统疾病。如肿瘤、脑部疾病、甲状腺功能减退、多发性肌炎、横纹肌溶解症、低钾血症等病变也会引起 CK 和 CK-MB 增高。CK-MB 的正常值范围：0~24U/L。

2. 心肌肌钙蛋白（cardiac troponin, cTn）　是心肌收缩的关键调节蛋白，包括三种类型：肌钙蛋白 C（cTnC）、肌钙蛋白 T（cTnT）和肌钙蛋白 I（cTnI）。与 CK-MB 不同的是，cTnT 和 cTnI 只存在于心肌内，具有较高的特异性。它是由不同基因编码具有独特的氨基酸顺序和抗原性，其他部位的肌肉组织基本不表达肌钙蛋白 I 和 T。正常情况下，血中 cTnI 和 cTnT 含量非常少（0~0.13μg/L）。当心肌细胞损伤时，cTnI 和 cTnT 被释放到血循环中。cTnT 一般在心肌损伤后 2~4 小时出现升高，在血液中出现的时间早于 CK-MB，稍迟于肌红蛋白，酶峰时间在 24 小时左右，可持续 7~10 天。1987 年，Cummins 首次报道通过检测患者血中 cTnI 的浓度中来诊断 AMI，随后临床对 cTn 的研究越来越多，发现其对心肌损伤的敏感性和特异性均优于 CM-MB。cTnT 和 cTnI 的检测主要是采用免疫化学发光法，目前的参考

范围：超过正常参考值上限的第 99 百分位数作为急性心肌梗死的诊断临界值，一般认为正常值应该小于 0.1μg/L。

超敏心肌肌钙蛋白检测（hs-cTnT 或 hs-cTnI）是近几年兴起的高灵敏度检测肌钙蛋白的方法，主要是采用化学发光法，与传统肌钙蛋白的区别主要在于其检测的灵敏度。传统的肌钙蛋白的检测灵敏度在 0.4μg/L 左右，而 hs-cTnT 或 hs-cTnI 的灵敏度为 0.006~0.01μg/L，可以检测出正常人的肌钙蛋白水平的变化，因此可以诊断依赖传统肌钙蛋白无法发现的轻微心肌损伤（图 8-2，见文末彩图）。另外，现行临床指南推荐使用的高敏肌钙蛋白可将等待时间由 6 小时缩短至 1 小时，有助于 AMI 的早期诊断。2009 年发表于 *NEJM* 上的两个大型研究，分别纳入 718 例和 1 818 名疑似 AMI 的患者，入院 3 小时、6 小时等时间点分别检测 hs-cTnT、普通 cTnT、肌红蛋白、肌酸激酶、肌酸激酶同工酶等，采用 ROC 曲线分析比较各个检测系统的诊断效率，在胸痛早期尤其是 3 小时以内，hs-cTnT 的诊断 AUC 曲线明显高于普通肌钙蛋白。因此，hs-cTnT 在早期诊断 AMI 方面更具有优势。除了 ACS 早期诊断，超敏肌钙蛋白还可以用于 AMI 后的危险分层和冠脉事件的预测等。2019 年发表于 *JACC* 的临床研究，纳入了 PROMISE 研究中留有血样本的 4 021 名患者，旨在探讨超敏肌钙蛋白水平评价门诊胸痛患者临床结局的重要性，主要终点事件是 1 年后的死亡、AMI 或因不稳定型心绞痛（unstable angina, UA）住院，次要终点事件是心源性死亡或 AMI 的复合事件。在多元回归模型中，hsTnI 水平与死亡、AMI 或因 UA 住院风险呈独立相关（HR1.54, p<0.001），与心源性死亡也呈独立相关（HR1.52, p<0.001）。对于胸痛疑似冠心病的门诊患者，即便高敏肌钙蛋白在正常水平内，其数值越高，近期的死亡、急性心肌梗死和住院的风险也越高。

在 ESC 2018 上发布的第四次心肌梗死全球定义中，进一步强调了心脏生物标志物的应用对于诊断 AMI 的重要性，并特别推荐高敏肌钙蛋白的应用。国内对于高敏肌钙蛋白的应用和诊断范围，都是参照欧洲指南，我国临床路径缺乏中国人群的研究数据，尚无统一的诊断流程。

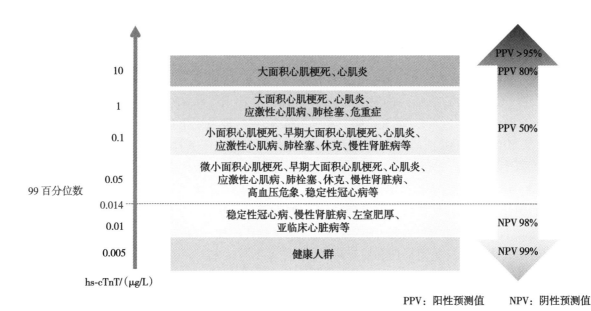

图 8-2 不同 hs-cTnT 水平的诊断效能与鉴别诊断疾病

3. **肌红蛋白（myoglobin，Mb）** 是一种氧结合血红素蛋白，主要分布于心肌和骨骼肌组织。在急性心肌损伤时，Mb 最先释放入血，在心肌缺血症状出现 2~3 小时后，血中 Mb 即可超过正常的上限值，9~12 小时达到峰值，24~36 小时后恢复正常。测定血清 Mb 可作为 AMI 诊断的早期敏感指标，可对怀疑 ACS 的患者进行连续采样测定，计算 Mb 释放的起始速率［界值为 20μg/（L·h）］，在急诊科可作为鉴别 AMI 患者的依据之一。

需要指出的是与肌钙蛋白相比，Mb 的特异性较差，在肌肉损伤、外伤性创伤、肾衰竭等疾病中其均可升高，Mb 阳性虽不能确诊 AMI，但 Mb 阴性基本排除心肌梗死，是早期排除 AMI 诊断的重要指标，如 Mb 重新升高，可作为再梗死或者梗死延展的判断依据。参考范围：男性 20~80μg/L；女性 10~70μg/L。

4. **新型的心肌梗死标志物——心肌脂肪酸结合蛋白（heart fatty-acid binding protein，H-FABP）** 是心肌细胞中富含的一种小分子（相对分子量 14.5kD）可溶性胞质蛋白质，主要参与心肌细胞长链脂肪酸的摄取、转运和代谢，将其从细胞质膜向酯化和氢化部位运输，进入能量代谢循环氧化分解、最终生成三磷酸腺苷（ATP），为心肌细胞提供能量。正常情况下，特异地存在于心肌细胞内，血浆中 H-FABP 含量极少（通常 <5μg/L）。当急性心肌梗死发生后，H-FABP 从胞质内迅速释放入血，一般在 1~3 小时（最早可在 0.5~1 小时）可检测到，4~6 小时达到峰值，1~2 天内血浆中的 H-FABP 浓度恢复至正常水平，其升高的幅度与心肌损伤范围相关。H-FABP 水平升高，相对于 Mb、CK、CK-MB 和 cTn 更早，是目前能够检测到最早的心肌标志物，血中高浓度的 H-FABP 预示发生心血管事件的风险明显增加。H-FABP 主要经肾脏排泄，早期释放及快速排出的代谢动力学特点与肌红蛋白类似，但其心肌特异性明显高于肌红蛋白。需要注意的是，在肾衰及骨骼肌损伤的患者，由于代谢受影响，血浆中的 H-FABP 也会增高，在这类患者中还需要结合其他心肌损伤标志物进行综合判断。因 H-FABP 与 cTnT、CK-MB 升高的时间窗和维持的时间不一样，在心肌梗死发生后的不同时间点，联合多种方法的检测并合理互补是临床诊治缺血性心脏病的理想选择。与经典的 cTn、CK-MB 等比较，H-FABP 暂未被临床指南常规推荐，其大规模的临床使用还需要更多的临床证据。

需要指出的是，原先的心肌酶如天冬氨酸转氨酶（AST）、乳酸脱氢酶（LDH）及其同工酶、α-羟丁酸脱氢酶（α-HBDH），由于临床灵敏性和特异性都相对较差，在临床诊断中已不推荐应用。

二、反映心力衰竭的标志物

B 型利钠肽（BNP）和 N 末端 B 型利钠肽原（NT-proBNP）是目前临床应用最广泛的心力衰竭诊断和预后评估的生物标志物。急性失代偿性心力衰竭发生后，血液在心室中淤积，造成心室容积扩张、压力负荷增加，心肌细胞受到压力 / 牵拉刺激，首先形成一个含 134 个氨基酸的 B 型利钠肽原前体（pre-proBNP），蛋白酶切掉 N 端 26 个氨基酸的信号肽变成含有 108 个氨基酸的 B 型利钠肽原（pro BNP），然后在内切酶作用下裂解为一个 N 端含有 76 个氨基酸的 NT-proBNP$_{1~76}$ 和一个环状结构含有 32 个氨基酸的 BNP$_{77-108}$。BNP 和 NT-proBNP 主要由心室肌产生并释放入血，少量的由心房肌产生。BNP 的生理功能包括：扩张血管、排水、排钠，抑制肾素 - 血管紧张素 - 醛固酮系统（RAAS）和交感神经系统（SNS），主要通过作用于利钠肽受体（NPR）实现。目前认为 NT-proBNP 无生理活性。BNP 的清除途径有 3 种，包括①主动清除途径：通过与利尿钠肽家族的 C 型受体（NPR-C）结合，内吞入胞被溶酶体降解；②通过中性内肽酶（NEP）分解清除；③被动清除途径：通过肾脏、肝脏等器官排泄。而 NT-proBNP 缺乏主动清除机制，主要通过肾脏、肌肉、肝脏等器官被动清除。BNP 的半衰期较短，约为 20 分钟，NT-proBNP 的半衰期相对较长，为 60~120 分钟。BNP/NT-proBNP 临床上主要用于急性心力衰竭诊断和鉴别诊断，其中诊断急性心力衰竭采用的界值与年龄有关：年龄 <50 岁，NT-proBNP>450ng/L；50~75 岁，NT-proBNP>900ng/L；>75 岁，NT-proBNP>1 800ng/L。排除急性心衰诊断采用的界值（与年龄无关）：浓度 <300ng/L。除了年龄以外，影响 BNP 水平的因素还包括①性别：正常女性血浆 BNP/NT-proBNP 水平高于男性，可能与性激素水平有关；②体重：BNP/NT-proBNP 水平与体重指数成反比；③肾功能：肾功能不全时，BNP/NT-proBNP 血浆水平会升高，尤其是在 eGFR<60ml/（min·1.73m^2）患者；④药物作用：在使用重组人 BNP（奈西利肽）治疗心衰时，由于 BNP/NT-proBNP 的试剂无法区分内源性和外源性 BNP，药物治疗后血液中 BNP 水平增高，影响结果判读，需要等待外源性的 BNP 在 4~5 个半衰期（约 2h）效应消失后，再检测内源性的 BNP 会更准确。另外，使用新型含有中性内肽酶抑制剂的药物（如 LCZ696）治疗心衰时，因中性内肽酶抑制剂使 BNP 降解减少，BNP 水平也会升高。需要指出的是，NT-proBNP 不受外源性 BNP 和中性内肽酶抑制剂的影响，稳定性好。

BNP 与 hs-cTnT 的联合还可以用于冠心病预后的预测。发表于 JACC 2017 的临床研究随机纳入了 13 164 名稳定性冠心病患者，平均随访时间为 3.7 年，主要终点事件是心源性死亡。获取患者血浆进行多种生物学标志物检测（包括 NT-proBNP、LDL-C、GDF-15、hs-cTnT 和 IL-6 等），应用多变量 Cox 回归分析建立预测临床预后的模型，评价不同标志物的临床心血管事件的预测效能。研究结果显示：NT-proBNP 和 hs-cTnT 较其他标志物和临床指标（吸烟、糖尿病和外周动脉疾病）都更有预测价值。

髓过氧化物酶（myeloperoxidase，MPO）是血红素辅基的血红素蛋白酶，是血红素过氧化物酶超家族成员之一，存在于髓系细胞（主要为中性粒细胞和单核细胞）的嗜苯胺蓝颗粒中。MPO 是中性粒细胞、单核细胞和上皮细胞产生的炎症和氧化应激的标志物，其浓度变化可以预测慢性心衰患者的发病率。MPO 参与心血管疾病发生发展的机制主要有：氧化修饰低密度脂蛋白；催化反应生成过量的氧化剂（HOCl、3- 氯化酪氨酸、酪氨酰基、硝基酪氨酸等），导致体内的氧化应激。MPO 还参与调节炎症反应的过程，MPO 缺陷的中性粒细胞因过量注入炎症部位而发生氧化反应，大量的超氧化物和氧化物形成，造成内皮细胞功能障碍和组织损伤；促进心肌功能紊乱和心肌梗死后异常心室重塑。Reichlin 等证实，MPO 对急性心衰的诊断价值虽然不如 BNP，但作为一个独立的评估指标可以反映急性心力衰竭预后以及院外死亡率，尤其是在 BNP 不能很好地反映机体真实状态的情况下。

三、反映动脉粥样硬化斑块进展及破裂的标志物

脂蛋白相关磷脂酶 A2（lipoprotein-associated phospholipase A2，Lp-PLA2）是磷脂酶超家族中的

亚型之一,是血小板活化因子乙酰水解酶,分子量为 45.4kD。由血管内膜中的巨噬细胞、T 细胞和肥大细胞分泌,并受炎性介质的调节。在血液循环中依附于 LDL,而当 LDL 进入动脉血管壁被氧化成 ox-LDL 后,Lp-PLA2 则被水解为溶血磷脂胆碱、促炎症类的溶血卵磷脂(LPC)和氧化游离脂肪酸(ox-NEFA),具有很强的促炎和促动脉粥样硬化的作用,导致内皮细胞功能紊乱、巨噬细胞增殖活化、平滑肌细胞的凋亡以及增加黏附分子表达等。在动脉粥样硬化斑块中 Lp-PLA2 表达上调,特别是在薄纤维帽和巨噬细胞含量高的易损斑块中表达明显增加。当斑块炎症程度加重或将要破裂时,Lp-PLA2 会大量释放入血,可以通过血浆中的 Lp-PLA2 浓度预测斑块的炎症程度和不稳定性,可预警急性心脑血管事件的发生与转归,并作为冠心病及脑卒中的独立风险因子。成人血清 Lp-PLA2 参考值:男性 131~376(平均为251)ng/ml,女性 120~342(平均为 174)ng/ml。

基质金属蛋白酶(matrix metalloproteinase,MMP)是一类依赖于 Zn^{2+}、Ca^{2+} 的内肽酶家族,主要由巨噬细胞、中性粒细胞、平滑肌细胞和内皮细胞分泌产生。MMP 家族(目前已命名至 MMP-28)功能各异:MMP-1、MMP-8、MMP-13 等主要水解纤维类胶原,即 Ⅰ、Ⅱ、Ⅲ 型胶原;MMP-2 和 MMP-9 主要水解变性胶原及基膜的主要成分Ⅳ型胶原;MMP-3 和 MMP-10 的水解底物比较广泛,如Ⅳ型胶原、蛋白聚糖、明胶及糖蛋白等。其中,与动脉粥样硬化斑块破裂最密切相关的是 MMP-9 和 MMP-2。在斑块发生、发展过程中,血液循环中的单核巨噬细胞与血管内皮细胞黏附在血管壁中迁移,吞噬脂质并衍化为泡沫细胞,一方面自身分泌大量 MMP-2 和 MMP-9,另一方面通过多种细胞因子如 IL-1β、TNF-α 等,作用于内皮细胞及血管平滑肌细胞进一步促进 MMP 分泌。分泌的 MMP 能够降解除多糖以外的细胞外基质成分,分解纤维帽中胶原成分,使炎症细胞、巨噬细胞和 LDL 等更易于侵入内膜,使纤维帽变薄,尤其是脆弱的斑块肩部的纤维帽成分减少,平滑肌细胞的迁移和组织重塑,增加斑块的不稳定性和破裂的风险。

此外,还有髓过氧化物酶(MPO)、过氧化物酶体增殖物激活受体(PPAR-γ)、血浆同型半胱氨酸、骨桥蛋白(osteopontin,OPN)、CD40-CD40L 家族等在易损斑块的检测方面发挥着重要的作用,特别是结合纳米探针制备用于易损斑块的分子影像研究。将循环血液中新型生物标识物作为预测斑块易损性的替代终点未来有望进入临床转化。目前还需要大规模临床前瞻性的研究,特别是结合腔内影像(IVUS、OCT 等)证实斑块进展与生物标志物的水平直接关联。此外,生物标志物的检测需要更加严格质控和标准化,使得其水平不受体内代谢的影响。

四、心血管炎症标志物与心血管事件风险

炎症反应在动脉粥样硬化、大动脉炎等疾病的发展过程中起着关键作用,是动脉结构与功能变化的始动因素。CRP 是在炎症或损伤过程中合成的一种急性时相蛋白,能敏感地反映机体炎症反应的存在,同时发挥抗炎及促炎双重作用。血浆中 CRP 浓度在急性心肌梗死、创伤、感染、血管炎症等情况下能够迅速显著增高。超敏 C 反应蛋白(hsCRP)与普通 CRP 属同一种蛋白,只是 hs-CRP 的灵敏度更高,最低检测限可达 0.1mg/L,hs-CRP 升高与多种心血管疾病的不良事件发生有关。有研究证实,在冠心病患者中血浆 hs-CRP 水平高于非冠心病患者,既往有心肌梗死的患者血浆 hs-CRP 水平显著高于未发生心肌梗死的患者。一项来自中国 13 家医院,纳入 4 090 名稳定型心绞痛患者的队列研究发现,基础 hs-CRP 水平是残余心血管风险的独立预测因子。美国心脏病学会疾病控制中心(AHA/CDC)报告建议将 hs-CRP 的测定数值划分成三个等级:心血管疾病低危险层级:hs-CRP<1mg/L;心血管疾病中危险层级:hs-CRP 1.0~3.0mg/L,心血管疾病高危险层级:hs-CRP>3.0mg/L。

血清淀粉样蛋白 A(serum amyloid A,SAA)由肝脏分泌的一种急性时相反应蛋白,来自载脂蛋白家族,是组织淀粉样蛋白 A 的前体物质。其血浆浓度在炎症、创伤、心肌梗死、感染、肿瘤等情况下显著上升,并可上调多种炎症因子(如 TNF、IL-6 及 IL-8 等)的表达。在血管炎症性疾病、感染性疾病、肿瘤等均检测到 SAA 升高,可为临床提供更好的诊疗依据。SAA 比 CRP 在早期感染

中更为灵敏,升高更早,恢复时下降更快,幅度更大。在感染早期、微弱的炎症刺激 SAA 较 CRP 更灵敏,可提供更好的鉴别,SAA 和 hs-CRP 浓度的升高与健康人群未来发生心血管事件危险性的呈正相关,两个指标联合检测能够更好地预测心血管事件未来风险。

近年来,心血管疾病分子标志物的应用得到了进一步发展,比如在急性冠脉综合征的各个时期中使用不同的生物标志物进行风险分层及预后评估;根据不同分子标志物(如心衰、炎症因子等)的升高程度,选择不同治疗决策,使患者在个体化的治疗中获益。未来研究的重点和热点问题将集中在这些新的生物标志物能否最大程度地帮助临床医师科学分类和精准治疗。

第四节 心脏标志物的临床意义与应用限制

一、心脏标志物与急性冠脉综合征

(一)心脏标志物在 ACS 初步诊断中的应用

急性冠脉综合征(ACS)是严重危害人类健康和生命的严重疾病,其病理基础是在冠状动脉斑块破裂基础上继发血栓形成导致的急性临床综合征,根据其是否发生冠状动脉完全闭塞,将 ACS 分为急性 ST 段抬高型心肌梗死(STEMI)(完全闭塞)和非 ST 段抬高型 ACS(NSTEACS),包括不稳定型心绞痛和急性非 ST 段抬高型心肌梗死(UA/NSTEMI)。

在因胸痛就诊的患者中,ACS 的早期准确诊断和选择合适的治疗方案至关重要。UA 和 NSTEMI 在病理生理、临床表现、对治疗反应及临床转归存在明显差异,在心肌损伤标志物升高之前,无法进行鉴别诊断。因此,高敏感性及特异性的心脏损伤标志物的临床应用具有重要意义。

欧洲心脏病学会(ESC)和美国心脏病学会(ACC)在 1999 年成立专家组,提出简单、通用的心肌梗死定义用来指导临床实践和研究,其核心内容就是早期和连续测定血中高度敏感性和特异性的心肌损伤标志物。在 ESC/ACC 2000 年以来的报告中,进一步强调了新型心肌坏死生物标志物的应用。

心肌肌钙蛋白(cTn)是目前临床应用最广泛的心肌特异性损伤标志物,能够检测出小范围的心肌坏死,在各项临床指南中诊断 AMI 必须有 cTn 值升高和 / 或降低的动态变化。cTn 包括三种不同亚基:cTnT、cTn I 和 cTnC,目前,用于 ACS 诊断的是 cTnT 和 cTnI,两者均为理想的心肌损伤检测指标。有研究表明 80% 的 AMI 患者在发病后 3 小时以内通过 cTn 检测可以做出诊断,若以正常参考值上限的 99% 百分位数为标准,AMI 患者 cTn 升高早于 CK-MB。因此,目前临床上很少再使用特异性较差的肌红蛋白或其他心肌损伤指标来诊断 AMI。

ESC 第四版心肌梗死诊断定义(2018)依然延续了上一版的"1+1"策略,即心肌梗死需心肌损伤标志物阳性 + 缺血证据。cTn 的动态变化,且至少一次超过 99% 参考上限是急性心肌梗死(1 型和 2 型)诊断中不可缺少的"1",并将这种 cTn 动态变化作为一个新的概念提出,即"急性心肌损伤"。区分心肌梗死与心肌损伤,是否存在缺血是关键,当 cTn 升高超过正常值,就是心肌损伤,如果 cTn 值存在升高和下降的动态过程,是"急性心肌损伤"。如果 cTn 持续升高,就是"慢性心肌损伤"。

在新版心肌梗死诊断标准中强调 cTn 尤其是高敏 cTn 在诊断中的价值,但需要注意几种特殊情况:早期就诊的 AMI 患者,只要有典型胸痛症状和心电图变化,并不一定需等到 cTn 升高才确诊 AMI;就诊较晚的 AMI 患者,入院初次 cTn 检测已经超过 99% 参考上限,可连续 2 次 cTn 值有可能落在心肌损伤后 cTn 变化曲线峰值左侧和右侧对称处,此时 2 次 cTn 不出现动态改变,但不能因此排除 AMI 诊断,需综合其他临床表现,适时延长检测间期并重复检测;对于那些就诊更晚患者,cTn 已处在变化曲线降支平缓段,此时连续 2 次检测的 cTn 值有可能变化不明显,达不到 20%,不能据此而排除诊断。因此,cTn 用于 ACS 的诊断应综合患者情况,当前的 AMI 定义最适合处于 cTn 变化曲线上升支这一较窄时间窗的心肌梗死患者。

(二)危险评估

ACS 的诊断是一个以心肌缺血症状、ECG 改变、高敏感生物标志物和各种影像学信息为依据的临床诊断，然而明确缺血的范围、评估左室的功能和相关冠状动脉病变的严重程度更为重要，生物标志物也用于 ACS 的危险评估。

cTn 检测对 ACS 及 PCI 术后患者的危险分层、预后评估及症状再发者再梗死诊断均有重要价值：cTn 升高的 ACS 患者属于极高危人群，cTn 阳性、CK-MB 阴性患者短期预后明显好于 cTn 阳性、CK-MB 升高的患者，其 30 天死亡率分别为 5% 和 11%。STEMI 患者 cTn 升高程度与临床预后及不良事件发生率明显相关。接受直接 PCI 的 NSTEMI 患者，就诊时 cTn 水平高者短期不良事件发生率也明显升高，并且常需要强化抗栓治疗。新近研究表明，cTn 和 CK-MB 对于诊断再次梗死的精确度相当。

除 cTn 之外，新型心脏生物标志物正逐渐用于 ACS 风险识别和预后评估，包括与斑块破裂相关的致栓性炎症因子 CD40、黏附分子、白介素、基质金属蛋白酶，以及 C 反应蛋白（CRP）和脑利钠肽（BNP），目前后两者在临床最为常用。

CRP 水平升高在动脉粥样硬化中常见，可能与斑块不稳定性有关，CRP 和 TC、HDL-C 等指标联合应用大大提高了冠心病预测的准确性。高敏 CRP（hsCRP）是 ACS 患者预后的独立预测因素，存在心肌细胞坏死的患者 hsCRP 迅速升高，8h 后升高 2 倍，2~4 天到峰值，并于 2~4 周后恢复至基线水平，hsCRP>3.0mg/L 的 UA 患者住院期间再发缺血、死亡、心肌梗死或血运重建的比率明显升高，hsCRP>3.0mg/L 的 STEMI 患者住院期间再发心脏事件风险也显著增加。近年来的研究如 PROVE-IT 研究均提示 CRP 在预测心血管事件的价值方面高于 cTn，心肌梗死后 4~6 周内 CRP 持续升高且伴多种危险因素如肥胖、糖尿病、吸烟的患者，即使 LDL-C 控制满意，发生心血管事件的概率也较高。

（三）治疗监测与预后

CK-MB、cTn 是 ACS 治疗监测和预后评估的最常用生物标志物，脑利钠肽也被广泛用于呼吸困难患者的鉴别诊断、HF 患者治疗评估和 ACS 的风险分层。

血中心肌坏死标志物水平与患者短期和长期死亡率正相关，在 NSTEACS 患者中，入院后

CK-MB 水平与 30 天死亡率明显相关，CK-MB 值低于正常参考上限者，其 30 天死亡率为 1.8%，CK-MB 为正常参考上限 1~2 倍者，其 30 天死亡率为 3.3%，而 CK-MB 浓度大于正常参考上限 10 倍者，其 30 天死亡率为 8.3%。

cTn 检测心肌损伤的高度敏感性显著提高了临床心血管事件风险评估的能力，基于超过 26 个临床研究的结果，cTn 被证实是 ACS 患者有效独立的死亡和再梗死危险因子。对于可疑 NSTEACS 患者，cTn 升高者死亡和再梗死的发生率是正常者的 4 倍，对于 STEMI 患者，cTn 升高程度也和短期死亡率密切相关。

BNP 和 NT-proBNP 水平也与 ACS 患者预后密切相关。AMI 患者 BNP 和 NT-proBNP 水平是病死和心衰风险的独立预测指标。虽然 ACS 患者血浆 BNP 和 NT-proBNP 浓度与年龄、性别、肾功能不全、左室功能障碍、HF、心肌坏死和严重冠心病等密切相关，但其与患者病死率的关系独立于上述指标，二者还能够为射血分数正常 ACS 患者发生 HF 的风险提供预后评价信息。

二、心脏标志物与心力衰竭

（一）心脏标志物在 HF 诊断中的应用

心衰作为各种心脏疾病的严重和晚期阶段表现，患病率和死亡率呈逐年上升趋势，随着我国人口老龄化进展，冠心病、高血压、糖尿病等慢性病发病率逐年上升，心衰患病率将继续升高，早期识别心衰及其病因对早期采取有效治疗措施及改善预后至关重要。

HF 诊断主要基于临床症状和体征，同样离不开心脏生物标志物，临床心脏标志物检测在 HF 中有 3 个重要意义：①确认导致 HF 可能存在的基本（潜在的可逆的）原因；②确认有无 HF 系列表现；③估计 HF 严重程度和疾病进展的风险。心脏标志物检测使 HF 诊治发生了革命性变化，通过对其进一步认识将会促进 HF 个体化治疗发展。

BNP、NT-proBNP 不但有助于心衰诊断和鉴别诊断，也是心衰严重程度、事件风险和预后评估的重要评价指标。在临床应用中，BNP 受患者肾功能影响更小，但半衰期短、稳定性差，NT-proBNP 临床检测更加便捷，稳定性高且检测结果

的一致性更好。

除此之外，一些新的心脏代谢和炎性生物标志物也已应用在 HF 相关研究中，如 C 型利钠肽（CNP）、ET-1、cTn、hs-CRP、心血管活性肽（apelin）、肌侵蛋白（myotrophin）等，这些指标的临床意义和作用仍有待进一步阐明和证实。

（二）危险评估

1. BNP 或 NT-proBNP 对 HF 患者的风险评估 心衰的诊断和评估依赖于病史、体格检查、实验室检查、心脏影像学检查及功能检查。首先通过超声心动图及利钠肽检测明确患者是否存在心衰，在进一步确定病因及诱因、评估预后。全面准确地诊断是改善心衰预后的基础。利钠肽水平受到患者年龄、肾功能、体重指数等多种因素的影响，多种心血管及非心血管疾病均会导致脑利钠肽水平升高，需综合分析，指导预后评估。

2. 使用 cTn 对 HF 患者进行风险分级 血清 cTn 目前用于急性 HF 患者的病因诊断和预后评估，在 HF 发展的后期或失代偿情况下，一些患者在无明显心肌缺血症状的情况下出现短暂或持续的血清 cTnI 或 cTnT 水平的升高，常提示预后很差且表明存在持续的心肌损伤。

3. 反映心肌纤维化、炎症、氧化应激的标志物 如可溶性 ST2、半乳糖凝集素 3 及生长分化因子 15 也用于心衰的危险分层和预后评估，综合应用上述指标临床价值更大。

（三）治疗监测与预后

心血管疾病的随访管理非常重要，有利于提高患者对治疗的依从性、有效性及安全性，心衰作为一种复杂的临床综合征，给予适合的诊治和长期管理尤为重要，随访的内容包括患者的症状、出入量、心率、血压等指标，所有临床指南都明确指出常规检测血 BNP 或 NT-proBNP 对急慢性 HF 患者的治疗有指导作用，而且有助于评估患者出院后的心血管事件风险。BNP<100ng/L、NT-proBNP<300ng/L 时可除外急性心衰。BNP<35ng/L、NT-proBNP<125ng/L 时可排除慢性心衰，上述指标在诊断急性心衰时准确性更高，但 NT-proBNP 水平应根据年龄和肾功能进行分层：50 岁以下的患者 NT-proBNP>450ng/L，50 岁以上 NT-proBNP>900ng/L，75 岁以上 NT-

proBNP>1 800ng/L，肾功能不全（肾小球滤过率<60ml/min）时应 >1 200ng/L。经住院治疗后利钠肽水平无下降的心衰患者预后更差，多种心血管疾病及非心血管疾病都可出现 BNP 升高，尤其常见的包括心肌炎、房颤、脓毒症、肺动脉高压及肾功能不全，目前用于治疗心衰的沙库巴曲缬沙坦也会导致 BNP 降解减少，而 NT-proBNP 不受影响，因此心脏标志物的分析及解读需要结合患者的临床实际进行，综合利用临床常用的心脏标志物指标，动态监测，提高诊治效果。

三、心脏标志物与心血管疾病的危险分层

多项生物标志物被用于心血管疾病的危险分层，目前常用的仍是心肌损伤标志物、利钠肽及炎性标志物。

1. cTnI/cTnT 升高的 ACS 患者死亡和缺血事件再发率的危险增加 对可疑 ACS 患者，要结合临床症状、体征、心电图和生物标志物考虑早期危险分层。危险分层是 cTn 的重要应用，目前 ACS 的危险分层采用积分法，TIMI 危险评分及 GRACE 危险评分系统常用，TIMI 评分相对比较简单，但对患者的远期预后预测价值较差，GRACE 评分的参数多，相对比较复杂，但可靠性好，适用于对 ACS 患者入院及出院时评价，指导治疗，评估预后。高危患者早期采用侵入性检查和治疗，非高危者（低危 NSTEMI 和 ACS）采取早期保守治疗或侵入性检查和治疗，病情较稳定的患者可采取择期侵入性检查和治疗。NSTEACS 危险分层是处理的首要任务，cTnI/cTnT 升高的 ACS 患者发生不良事件的风险明显增加，为高危患者，需更加积极地治疗降低不良事件的发生率，若上述指标正常范围，结合病史及临床特点确认为低危患者，则可以早期离院。

2. CK-MB 被确定为 ACS 患者评估中的重要预后因素 正常参考人群的第 99 百分位数确定为 CK-MB 的正常上限，NSTEACS 患者 CK-MB 浓度与 30 天死亡率呈正相关。

3. BNP/NT-proBNP 是 ACS 病死率的独立危险因素 心肌缺血可能是 BNP/NT-proBNP 合成和释放的重要刺激因子，BNP/NT-proBNP 升

高的幅度与缺血的范围成正比。cTnI/cTnT 阴性、BNP/NT-proBNP 浓度较低的患者，其死亡率较低。

4. 其他应用事项 hs-CRP 是独立的 ACS 预后指标，可与磷脂酶 A2（Lp-PLA2）相互补充，有利于鉴别 ACS 的高危患者。

四、心脏标志物在心血管疾病中的联合应用

AMI 标志物测定的最佳采血时间取决于标志物的性质和患者的因素，因不同的病理生理机制，会出现多种心脏标志物的变化。不同的生物标志物分别从不同侧面反映了心肌损伤或功能改变的情况。联合使用心肌细胞坏死标志物（如肌钙蛋白）、炎症标志物（如高敏 C 反应蛋白）和心肌缺血标志物（如心脏牵拉相关的脑钠肽）极具吸引力，心脏标志物的合理联合应用有利于提高心脏标志物临床应用的灵敏性和特异性，有助于使患者得到早期诊断和早期治疗，有助于监测病情和评估预后。

1. CK-MB、cTn 和 Myo 联合检测 ACS 的诊断主要依据患者的临床症状、心电图的改变及心肌损伤标志物等指标的检测，据文献报道，有 60% 左右的 NSTEMI 发病早期心电图检查无明显异常，易发生漏诊，因此心肌标志物在心肌梗死的诊断中作用重要。CK-MB、cTn、Myo 为代表的心肌标志物联合检测广泛用于心肌梗死的诊断，Myo 升高时间早，但特异性差，cTn、CK-MB 尽管特异性较高，但发病早期，尤其是发病 4 小时以内，往往会出现假阴性，而急性心肌梗死后 1 小时内是治疗的黄金时间，延迟 3~4h 患者的病死率甚至升高 5 倍以上，因此，联合应用上述指标能尽可能地提高早期诊断率，避免漏诊。

2. MPO、H-FABP 和 cTn 联合检测 冠状动脉炎症和 AMI 发病关系密切，人过氧化物酶和心脏脂肪酸结合蛋白是反映动脉粥样硬化易损斑块的生物标志物，可在尚没有发生心肌坏死的情况下预测不良心血管事件的风险。MPO 水平在没有发生心肌梗死和肌钙蛋白 T 检测不到的心肌缺血 2h 之内开始升高，H-FABP 在胸痛发作后 0.5~3h 内的血液中被发现，是反映心肌细胞损伤的标志物，心脏特异性很强，用于 AMI 的早期预警和诊断。在 AMI 发生后 5~8h，血液中 cTnI 浓度明显升高，且在未来 7~10d 保持较高水平，具有相当长的诊断窗口期。目前推荐联合应用以上检测指标作为急诊胸痛患者的早期检测，用于 AMI 的早期诊断和危险分层。MPO/H-FABP 联合用于评估 AMI 溶栓治疗或 PCI 术后的 MACE 风险，识别 cTn 阴性的 ACS 患者未来发生 MACE 的风险。与单独检测 cTn 相比，联合检测 MPO、H-FABP 和 cTn，可以从 AMI 发生的前期、早期以及整个病程进行监测，减少漏诊、误诊的发生，同时对 AMI 的 MACE 风险及预后进行评估，是目前准确性较高的联合检测的心肌标志物。

3. BNP/NT-proBNP 和 cTnI 联合检测 脑利钠肽检测有助于明确有无心衰，被推荐用于心衰的筛查、诊断和鉴别诊断，同时对病情严重程度评估及预后评估也有明确的价值，有助于评估患者出院后的心血管事件风险。多种心血管疾病及非心血管疾病都可出现 BNP 升高，尤其常见的包括心肌炎、房颤、脓毒症、肺动脉高压及肾功能不全，国内外大量研究表明，将 cTnI 与 BNP 或者 NT-proBNP 联合应用，能使急性不稳定性 HF 的危险分层更准确。NT-proBNP 对于短期风险的预测优于 BNP。cTnI 是心肌损伤检测的首选标志物，BNP/NT-proBNP 是评估心脏功能最理想的标志物。BNP/NT-proBNP/cTnI 联合检测能全面评估 HF 及 ACS 的诊断、预后及危险分层，有良好的临床应用价值。

4. hs-CRP、Lp-PLA2 和血脂联合检测 hs-CRP 在炎症过程中参与动脉粥样硬化斑块的形成，并使易损斑块不稳定，导致 ACS，可作为首次 ACS 事件风险及并发症的预测指标。血浆 Lp-PLA2 升高预示有斑块形成和破裂的危险性。Lp-PLA2 与 hs-CRP 相互补充，联合检测可提高预测冠心病的价值。hs-CRP 还可以同 TC、HDL-C 的比值结合，较其他的危险因子更能预示发生心、脑血管疾病的危险性，联合应用多种生物标志物可能是心血管领域未来的发作方向。近期研究还表明，女性不易发生肌钙蛋白升高，但易于出现 C 反应蛋白和 / 或脑钠肽水平升高，C 反应蛋白或脑钠肽水平升高的女性患者可能会从侵入性检查和治疗策略中获益。

（曹 丰）

参 考 文 献

[1] Biomarkers Definitions Working G. Biomarkers and surrogate endpoints: preferred definitions and conceptual framework[J]. Clin Pharmacol Ther, 2001, 69: 89-95.

[2] Redberg R F, Vogel R A, Criqui M H, et al. 34th Bethesda Conference: Task force #3--What is the spectrum of current and emerging techniques for the noninvasive measurement of atherosclerosis?[J]. J Am Coll Cardiol, 2003, 41: 1886-1898.

[3] Lippi G. Biomarkers: Novel troponin immunoassay for early ACS rule-out[J]. Nat Rev Cardiol, 2016, 13: 9-10.

[4] Miller-Hodges E, Anand A, Shah A S V, et al. High-Sensitivity Cardiac Troponin and the Risk Stratification of Patients With Renal Impairment Presenting With Suspected Acute Coronary Syndrome[J]. Circulation, 2018, 137: 425-435.

[5] Shah A S, Anand A, Sandoval Y, et al. High-sensitivity cardiac troponin I at presentation in patients with suspected acute coronary syndrome: a cohort study[J]. Lancet, 2015, 386: 2481-2488.

[6] Shah A S V, Anand A, Strachan F E, et al. High-sensitivity troponin in the evaluation of patients with suspected acute coronary syndrome: a stepped-wedge, cluster-randomised controlled trial[J]. Lancet, 2018, 392: 919-928.

[7] Danese E, Montagnana M. An historical approach to the diagnostic biomarkers of acute coronary syndrome[J]. Ann Transl Med, 2016, 4: 194.

[8] de Lemos J A, McGuire D K, Drazner M H. B-type natriuretic peptide in cardiovascular disease[J]. Lancet, 2003, 362: 316-322.

[9] Mueller C. Biomarkers and acute coronary syndromes: an update[J]. Eur Heart J, 2014, 35: 552-556.

[10] Oemrawsingh R M, Cheng J M, Akkerhuis K M, et al. High-sensitivity C-reactive protein predicts 10-year cardiovascular outcome after percutaneous coronary intervention[J]. Euro Intervention, 2016, 12: 345-351.

[11] Vlachopoulos C, Xaplanteris P, Aboyans V, et al. The role of vascular biomarkers for primary and secondary prevention. A position paper from the European Society of Cardiology Working Group on peripheral circulation: Endorsed by the Association for Research into Arterial Structure and Physiology (ARTERY) Society[J]. Atherosclerosis, 2015, 241: 507-532.

[12] Elliott P, Chambers J C, Zhang W, et al. Genetic Loci associated with C-reactive protein levels and risk of coronary heart disease[J]. JAMA, 2019, 302: 37-48.

[13] 胡大一, 杨铁生, 刘梅颜. 心脏分子标志物临床应用[M]. 北京: 人民军医出版社, 2009.

[14] 宋长广, 邢学新, 陈洪山, 等. 心肌损伤标志物联合检测在急性心肌梗死早期诊断中的价值[J]. 中华诊断学电子杂志, 2019, 7(1): 26-30.

[15] Mark R T, Gregory Y H L. Novel Risk Markers and Risk Assessments for Cardiovascular Disease[J]. Circ Res, 2017, 120: 133-149.

[16] 现场即时检测(POCT)临床应用标准专家共识[J]. 临床检验杂志(电子版), 2012, 1(4): 255-258.

[17] Vafaie M, Biener M, Mueller M, et al. Addition of copeptin improves diagnostic performance of point-of-care testing (POCT) for cardiac troponin T in early rule-out of myocardial infarction - A pilot study[J]. Int J Cardiol, 2015, 198: 26-30.

[18] Reenen A V, Berger M, Moreau E. Analytical performance of a single epitope B-type natriuretic peptide sandwich immunoassay on the Minicare platform for point-of-care diagnostics[J]. Pract Lab Med, 2019, 15: e00119.

[19] 鄢盛恺, 叶平. 检验与临床诊断: 心血管分册[M]. 北京: 人民军医出版社, 2008.

[20] 中国研究型医院学会卫生应急学专业委员会. 髓过氧化物酶、心脏脂肪酸结合蛋白和心肌肌钙蛋白I联合检测在急性冠脉综合征中应用专家共识[J]. 中华卫生应急电子杂志, 2018, 4(5): 257-263.

[21] Ravassa S, Ballesteros G, López B. Combination of Circulating Type I Collagen-Related Biomarkers Is Associated With Atrial Fibrillation[J]. J Am Coll Cardiol, 2019, 73(12): 1398-1410.

[22] 潘柏申. 心脏标志物检测标准化研究进展[J]. 中华检验医学杂志, 2007, 30(4): 467-471.

[23] Jaffe A S. Troponin-past, present, and future[J]. Curr Probl Cardiol, 2012, 37(60): 209-228.

[24] 中华医学会心血管分会, 中华心血管病杂志编辑委员会. 高敏心肌肌钙蛋白在急性冠脉合征中的应用中国专家共识[J]. 中华心血管病杂志, 2012, 40(10): 809-812.

[25] Semenov A G, Feygina E E. Standardization of BNP and NT-proBNP Immunoassays in Light of the Diverse and Complex Nature of Circulating BNP-Related Peptides[J]. Adv Clin Chem, 2018, (85): 1-30.

［26］Ridker P M. Clinical application of C-reactive protein for cardiovascular disease detection and prevention［J］. Circulation, 2003, 107（3）: 363-369.

［27］Pöyhönen P, Kylmälä M, Vesterinen P, et al. Peak CK-MB has a strong association with chronic scar size and wall motion abnormalities after revascularized non-transmural myocardial infarction-a prospective CMR study［J］. BMC Cardiovasc Disord, 2018, 18（1）: 27.

［28］Katus H A, Remppis A, Scheffold T, et al. Intracellular compartmentation of cardiac troponin T and its release kinetics in patients with reperfused and nonreperfused myocardial infarction［J］. Am J Cardiol, 1991, 67（16）: 1360-1367.

［29］Hachey B J, Kontos M C, Newby L K, et al. Trends in Use of Biomarker Protocols for the Evaluation of Possible Myocardial Infarction［J］. J Am Heart Assoc, 2017, 6（9）: e005852.

［30］Cummins P, Young A, Auckland M L, et al. Comparison of serum cardiac specific troponin-I with creatine kinase, creatine kinase-MB isoenzyme, tropomyosin, myoglobin and C-reactive protein release in marathon runners: cardiac or skeletal muscle trauma?［J］. Eur J Clin Invest, 1987, 17（4）: 317-324.

［31］Keller T, Zeller T, Peetz D, et al. Sensitive troponin I assay in early diagnosis of acute myocardial infarction［J］. N Engl J Med, 2009, 361（9）: 868-877.

［32］Reichlin T, Hochholzer W, Bassetti S, et al. Early diagnosis of myocardial infarction with sensitive cardiac troponin assays［J］. N Engl J Med, 2009, 361（9）: 858-867.

［33］Miller-Hodges E, Anand A, Shah A S V, et al. High-Sensitivity Cardiac Troponin and the Risk Stratification of Patients With Renal Impairment Presenting With Suspected Acute Coronary Syndrome［J］. Circulation, 2018, 137（5）: 425-435.

［34］Januzzi J L Jr, Suchindran S, Hoffmann U, et al. Single-Molecule hsTnI and Short-Term Risk in Stable Patients With Chest Pain［J］. J Am Coll Cardiol, 2019, 73（3）: 251-260.

［35］Thygesen K, Alpert J S, Jaffe A S, et al. ESC Scientific Document Group. Fourth universal definition of myocardial infarction（2018）［J］. Eur Heart J, 2019, 40（3）: 237-269.

［36］Yu L, Huang B, Po S S, et al. Low-Level Tragus Stimulation for the Treatment of Ischemia and Reperfusion Injury in Patients With ST-Segment Elevation Myocardial Infarction: A Proof-of-Concept Study［J］. JACC Cardiovasc Interv, 2017, 10（15）: 1511-1520.

［37］Young J M, Pickering J W, George P M, et al. Heart Fatty Acid Binding Protein and cardiac troponin: development of an optimal rule-out strategy for acute myocardial infarction［J］. BMC Emerg Med, 2016, 16（1）: 34.

［38］Magnussen C, Blankenberg S. Biomarkers for heart failure: small molecules with high clinical relevance［J］. J Intern Med, 2018, 283（6）: 530-543.

［39］Savic-Radojevic A, Pljesa-Ercegovac M, Matic M, et al. Novel Biomarkers of Heart Failure［J］. Adv Clin Chem, 2017, 79: 93-152.

［40］Lindholm D, Lindback J, Armstrong P W, et al. Biomarker-Based Risk Model to Predict Cardiovascular Mortality in Patients With Stable Coronary Disease［J］. J Am Coll Cardiol, 2017, 70（7）: 813-826.

［41］Reichlin T, Socrates T, Egli P, et al. Use of myeloperoxidase for risk stratification in acute heart failure［J］. Clin Chem, 2010, 56（6）: 944-951.

［42］《脂蛋白相关的磷脂酶 A2 临床应用中国专家建议》发布［J］. 中国医药导刊, 2015, 17（11）: 1154.

［43］Shah P K. Biomarkers of plaque instability. Curr Cardiol Rep, 2014, 16（12）: 547.

［44］Di Gregoli K, George S J, Jackson C L, et al. Differential effects of tissue inhibitor of metalloproteinase（TIMP）-1 and TIMP-2 on atherosclerosis and monocyte/macrophage invasion［J］. Cardiovasc Res, 2016, 109（2）: 318-330.

［45］Dai W, Zhang Z, Zhao S. Baseline levels of serum high sensitivity C reactive protein and lipids in predicting the residual risk of cardiovascular events in Chinese population with stable coronary artery disease: a prospective cohort study［J］. Lipids Health Dis, 2018, 17（1）: 273.

［46］Alaour B, Liew F, Kaier T E. Cardiac Troponin-diagnostic problems and impact on cardiovascular disease［J］. Ann Med, 2018, 50（8）: 655-665.

［47］Boeddinghaus J, Twerenbold R, Nestelberger T, et al. Clinical Validation of a Novel High-Sensitivity Cardiac Troponin I Assay for Early Diagnosis of Acute Myocardial Infarction［J］. Clin Chem, 2018, 64（9）: 1347-1360.

［48］Greenslade J, Cho E, Van Hise C, et al. Evaluating Rapid Rule-out of Acute Myocardial Infarction Using a High-Sensitivity Cardiac Troponin I Assay at Presentation［J］. Clin Chem, 2018, 64（5）: 820-829.

［49］Kvisvik B, Mørkrid L, Røsjø H, et al. High-Sensitivity Troponin T vs I in Acute Coronary Syndrome: Prediction of Significant Coronary Lesions and Long-term Prognosis［J］. Clin Chem, 2017, 63（2）: 552-562.

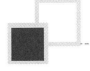

第九章　心血管影像学

第一节　心血管影像学的发展

诊断是治疗的基础,医学影像学是现代医学诊断学的重要组成部分。"医生是患者的医生,影像医生是医生的医生"高度概括了影像医学的重要价值。自20世纪70年代中期以来,特别是近二十年来,心血管影像诊断技术的发展突飞猛进。超声心动图、放射性核素显像、计算机断层成像(CT)、磁共振成像(MRI)、数字减影血管造影(DSA)、数字化X线片,以及血管内超声(IVUS)和光学相干断层成像(OCT)等影像学新技术的开发和应用,显著地改变了以X线片和心血管造影为主体的心血管影像诊断模式。临床医生理应与时俱进,适时地更新概念,对日新月异的医学影像学技术应有充分的认识和正确的理解。如能在临床实践中合理应用,无疑将发挥重要的指导作用。

一、心血管影像的历史回顾

1895年,Roentgen发现X射线,为心血管放射诊断学奠定了基础。

1935年,Seldinger做了经皮动脉造影,1964年Dotter做了首例经皮穿刺动脉成形术,1976年Wallace提出介入放射学并逐步应用于临床。

1953年,Edler和Hertz建立了超声检查心脏的方法。20世纪60年代和70年代,M型及二维超声心动图相继应用于临床,随后多普勒超声的应用获取了血流动力学的信息。近年来经食管超声心动图及三维超声心动图等新技术已广泛应用于临床。

1972年,Hounsfield和Cormak对CT的开发、应用,开创了体层成像与计算机图像重建的新阶段。近十几年来以64层CT为代表的多排螺旋CT(multi-detector spiral CT, MDCT)已在临床广泛开展。

1972—1973年,Lauterbur应用磁共振重建图像,1980年MR机问世,奠定了磁共振成像学。

20世纪50年代,随着伽马相机的问世,核素显像技术应用于临床;60年代心肌灌注显像问世;80年代发射型计算机断层仪(SPECT)问世;近年来又出现了SPECT/CT、PET/CT、PET/MRI,将核素显像与CT和MRI融合,弥补了核医学显示解剖结构的不足。

血管内超声和光学相干断层成像能够识别冠状动脉斑块内纤维、脂质和钙化等成分,目前在临床的使用率逐渐增加,具有广泛的临床应用前景。

二、心血管无创影像技术的发展

总体说来,直至20世纪70年代,国内外的心血管影像总体水平仍然十分低下,基本上依赖于X线片和并不成熟的心血管造影,因此临床诊断效能偏低,应用也十分有限。随着科学技术的发展,20世纪后25年医学影像学发展迅猛,由过去单一的X线成像技术发展成为与计算机、电子学和医学生物工程相结合的由多种成像技术组成的综合诊断体系。超声、CT、MRI、SPECT、PET等以体层成像方式突破了传统投影成像方法的局限性。最具代表性地是CT的开发和应用,使医学成像进入了一个以计算机图像重建为基础的新时代。

20世纪80年代CT已在全身其他系统得到广泛应用,然而由于扫描速度的限制,直到多排螺旋CT的崛起,才真正实现了心血管系统的临床应用。近年来,随着64层、双源CT以及后64层CT的不断完善和发展,CT血管成像已在冠状动脉、肺动脉和主动脉疾病中发挥重要的诊断作用,实现了动脉造影的无创化。

20世纪80年代中期,MR扫描仪开始进入临床应用,从最初的永磁体到目前广泛应用的超导体,从 0.5T 到 1.5T,直至目前广泛应用的 3.0T,心血管磁共振已经在临床中得以广泛应用。由于磁共振无与伦比的优势,如无辐射性、高度的软组织分辨力和任意层面扫描的特点,它们在评估心脏结构和功能、心肌灌注、组织特征等方面发挥着重要作用,并且在斑块显像、冠状动脉成像等方面具有无限开发潜力。

20 世纪 90 年代中后期,计算机 X 线摄影(computed radiography,CR)进入了临床应用,实现了普通 X 线摄影数字化。既解决了长期以来困扰人们的图像存储问题,又降低了 X 线摄影的辐射剂量。较 CR 更为先进的数字化 X 线摄影(digital radiography,DR)则进一步完善了 X 线片影像的数字化,具备操作便利、射线防护、网络沟通、图像优秀等特点。

核素心血管显像则发端于 20 世纪 70 年代初期的铊-201 心肌灌注显像,使得无创性评价心肌血流灌注成为可能。此后又相继出现了心肌代谢显像、核素心室造影。20 世纪 80 年代核素断层显像设备开始应用于临床,核素心血管显像的成像质量、诊断效能不断提高。近年来,新的核素心血管显像示踪剂不断涌现,显像内容在传统功能成像的基础上增加了分子显像的内容,包括心脏神经受体显像、报告基因显像、血管斑块显像,等等。目前,作为无创性的功能和分子影像,核素心血管显像已经成为心血管疾病临床诊疗的重要工具。

总之,随着现代科学技术的发展,心血管影像学诊断在经历了解剖学成像、功能学成像等阶段后,正逐步向分子成像等微观成像以及数字化、智能化方向发展。在二维图像基础上发展起来的三维和四维图像更加直观和全面;而源于新技术的组织和分子影像学不仅在诊断,而且在预后判断和危险分层方面也发挥着重要的临床指导作用。

三、困境中崛起的中国心血管介入成像技术

新中国成立以来,我国心血管介入成像技术的发展历程经历了起步、停顿、改革开放后的迅猛发展以及与国际同步发展四个阶段。

1953 年黄宛等在国内首先开展了心导管检查,20 世纪 50 年代中后期以北京刘玉清、上海的郭德文和徐惊伯、武汉的郭俊渊和颜小琼等为代表的老一辈放射学家在全国各地相继开展了心血管造影工作。但是当时的设备、技术、方法等十分落后,由于缺乏高性能 X 线设备及与之相配套的换片机、高压注射器等,有时甚至只能采用人工或半自动换片和手推对比剂,因此影像质量无法保证。早期应用最广的方法是经静脉安置大口径的注射器造影,然后逐步过渡到与右心导管结合进行的右心选择性造影术,以及自外周动脉插管的左心导管造影术。期间还有人尝试过腹主动脉穿刺造影和直接法左心穿刺,以及全麻下做气管内加压等方式提高图像质量,但终因技术复杂和危险性大而弃之。此外导管材料及对比剂的毒副作用也大大制约了心血管造影的发展。然而值得一提的是,我国最早开展的左心导管造影术基本与国外同步,遗憾的是,到了 20 世纪 60 年代中期刚刚发展起来的心血管造影术因政治运动又不得不搁浅。

随着中国的改革开放,20 世纪 70 年代末心血管造影技术在全国各地相继恢复。经皮穿刺股动脉导管造影术和穿刺或切开肱动脉的造影术,逐步发展成为最常用的导管径路和方法。20 世纪 80 年代中期随着心血管造影机的设备更新,如双向影像增强器、电影技术等的发展,我国心血管放射学得到了飞速发展。选择性冠脉造影的开展,极大地提高了冠心病的诊断正确率,同时促进了冠状动脉搭桥术及其介入治疗的发展。

20 世纪 90 年代前后心血管造影技术在我国逐渐成熟,而且通过协作、交流和培训基本上在全国各地得到普及和发展。各种优质导管、非离子型低渗对比剂的开发和应用,以及导管技术的日臻完善,充分保证了心血管造影术的安全性和有效性,不仅有力地推动了我国心脏外科的发展,而且为介入治疗技术奠定了基础。如今我国拥有的高端心血管造影设备以及心导管及其造影技术可与国际相媲美。

第二节　心血管影像学方法简介

从传统的 X 线片到 CT 和 MRI,从心血管造影到血管内超声和光学相干断层成像,各种心血管影像学技术在心血管疾病诊断中,竞相生辉、各

显神通。然而,各种检查方法都有其优缺点,因此充分了解各种成像方法的特点并在实践中合理应用至关重要。

一、胸部 X 线片

传统的 X 线片(胸片)仍然是心血管疾病最基本的检查方法,X 线片的数字化如 CR 和 DR 实现了医学影像的无胶片存贮、传播、查询和无纸化阅片。就诊断价值而言,X 线胸片最大优势是"心肺兼顾",不仅可以显示心脏轮廓和大小,而且能够全面反映肺循环的状态,这是任何其他影像学方法都无法替代的。但是 X 线片无法显示心内结构,因此只能作为初步的筛查。此外由于心脏和大血管在胸片上的投影彼此重叠,需结合不同的投照体位才能大致地将各个房室和大血管的边缘显示出来,进而判断其大小变化。后前位是最常见的投照体位,根据病情需要,可进一步选择侧位或斜位等。胸部透视具有 X 线片的特点并可灵活地调整角度,但无法保留记录为其弊端。

二、心血管造影

胸片仅能显示心脏各房室和大血管的大致轮廓,不能观察到其内部结构,因此要充分了解心内结构以及房室和大血管的连接关系,需借助心血管造影。心血管造影是借助于心导管技术将对比剂快速地注入心腔和血管腔内,借以显示心脏和血管腔的形态和血流动力学的改变。近年来由于超声心动图、CT、MRI 的应用和推广,心血管造影的临床适应证范围已经缩小,但对于先天性心脏病复杂畸形以及冠心病的诊断仍然是不可或缺的。

三、超声心动图

超声心动图简便快捷,能够对心内结构及室壁运动进行实时动态观察,而且不受心率和心律影响,是心脏功能和形态学检查的首选检查方法。但是,空间分辨力低、受声窗和扫描视野等限制、具有明显的操作者依赖性为其不足。

M 型超声、二维和多普勒超声是三种常用的超声检查。

M 型超声应用最早,是其他心脏超声检查的基础,其与二维超声的区别为线与面的关系,M 型超声旨在显示局部细微快速的活动、准确测定活动幅度、速率等,两者可互为补充。

二维超声心动图应用最广,可以直接显示心脏大血管断面,故又称断面或切面超声心动图检查(cross-sectional echocardiography),在先天性心脏病和瓣膜病诊断中具有重要价值。

彩色多普勒血流成像以色彩显示血流方向、速度、性质、时相和途径等二维血流信息,尤其在瓣膜病的诊断中能够发挥重要作用。

近年来发展起来的三维超声心动图在空间分辨力上不及二维,其临床应用价值尚在探讨之中。

上述超声检查一般是在患者处于静息状态下进行的。为了评价负荷状态下的心功能、室壁运动的变化,还可以行负荷超声心动图检查。负荷超声目前主要用于检测心功能储备、心肌缺血、存活心肌等。

四、核素心血管显像

核素心血管显像可以评价血流灌注、代谢等功能性信息,与 CT、MRI 等解剖、形态学检查相结合,可以对心血管疾病进行更全面的评价。目前国内常用的核素心血管显像技术包括心肌灌注显像、心肌葡萄糖代谢显像、肺灌注 / 通气显像。随着 PET/CT 技术的普及和推广,核素显像在心血管炎症、感染、肿瘤等方面的应用逐渐增加。

(一)单光子发射型计算机断层显像

单光子发射型计算机断层显像(single photon emission computed tomography, SPECT)主要用于心肌灌注显像,评估心肌缺血。目前在我国,绝大多数医院应用的心肌灌注显像剂是 ^{99m}Tc(锝)标记的 2- 甲基异丁基异腈(^{99m}Tc-MIBI)。通常先行负荷试验显像,次日再行静息显像。如负荷试验显像结果正常,则一般不需再做静息显像。SPECT 探测心肌缺血的敏感性为 80%~90%,特异性为 60%~85%。

(二)正电子发射型计算机断层显像(positron emission tomography, PET)

^{18}F- 脱氧葡萄糖(^{18}F-fluorodeoxyglucose, ^{18}F-FDG)心肌葡萄糖代谢显像被公认为无创性检测存活心肌的"金标准"。对于冠状动脉狭窄或阻塞患者,若心肌血流灌注减低,而 ^{18}F-FDG 摄取

正常或相对增加即灌注 - 代谢不匹配时,表明心肌缺血但仍然存活;若血流灌注缺损、^{18}F-FDG 亦无摄取即灌注 - 代谢匹配时,表明心肌细胞不再存活。

(三)融合成像

无论是 SPECT 还是 PET,其优势是对疾病的功能评级和分子影像,不足则是成像的空间分辨力不足、解剖结构显示不佳。为了弥补核素显像的上述不足。近年来出现了多种形式的融合影像设备,也就是将核素的功能显像设备与 CT 和 MRI 等解剖成像设备做成一体机,在一次显像中同时获得功能和解剖两方面的信息。目前应用于临床的融合影像设备包括 PET/CT、SPECT/CT、PET/MR。

(四)肺通气和灌注显像

肺通气和灌注显像在肺动脉栓塞诊断中具有重要的临床价值,具有和 CT 肺动脉造影相似的诊断效能。由于其辐射剂量低,无对比剂过敏及肾损伤等副作用,尤其适用于年轻女性、婴幼儿、哺乳期妇女,是诊断慢性血栓栓塞性肺动脉高压的首选。

五、CT

常规胸部 CT 扫描,能够显示心脏大血管轮廓、纵隔内器官以及组织的毗邻关系,因此对显示心包积液、增厚、钙化有一定帮助。但要全面准确地评估心脏和冠状动脉,则需应用多排螺旋 CT(multi-detector row spiral CT, MDCT)。基于 MDCT 的无创性冠状动脉 CT 血管造影目前已经在临床得以广泛应用。冠状动脉 CT 血管造影(coronary CT angiography, CCTA)可多视角观察冠状动脉的起源和走行,显示管腔及管壁结构,能够准确地判断冠状动脉狭窄程度、畸形以及冠状动脉旁路血管移植术后桥血管通畅性。大量的临床实践表明 CCTA 阴性预测值高,故 CCTA 未见异常者,能较可靠地除外冠状动脉狭窄,无需实施 X 线选择性冠状动脉造影。但是 CCTA 阳性预测值低,特别是严重钙化会显著的影响狭窄程度的判断,并且受运动伪影、心率、心律以及观察者间变异性等因素影响较大,因此选择性冠状动脉造影仍然有不可替代的作用。另外,MDCT 对"胸痛三联征"(心绞痛、肺动脉血栓、主动脉夹层)的鉴别诊断价值也非常大。

六、MRI

MRI 扫描既具有类似超声的任意选择层面的特点,又具有类似 CT 等计算机重建图像的能力,加上其多样的成像序列、高度的软组织分辨力以及不断呈现的新方法、新技术,可对心脏形态、功能、心肌灌注、血管造影、组织特性以及分子显像等进行"一站式"检查。现阶段心脏磁共振(cardiac magnetic resonance, CMR)临床应用价值重点体现在两个方面:①CMR 是评估心脏结构和功能的"金标准";②对比剂延迟强化(late gadalinum enhancement, LGE)在心血管疾病预后判断和危险分层中发挥重要作用。另外,随着 MRI 设备性能的不断提高,MRI 冠脉造影还可用于诊断冠脉病变,虽然整体检测效能还不可与 CTA 同日而语,但在冠脉近端病变的检出上已经显示了良好的效能。鉴于 MRI 无辐射的优势,如能在探测效能上进一步提高,无疑是非常有临床前景的冠脉检测技术。

七、血管内超声

血管内超声(intravascular ultrasound, IVUS)是在导管的顶端嵌有小型高频的超声换能器(即超声探头),经动脉内导管逆行插入冠状动脉,直接显示冠状动脉管腔的断面图像,其突出优点是能够同时显示管腔和管壁的病变,尤其是对斑块负荷的评估。IVUS 与冠状动脉介入技术的结合能够优化治疗效果。

八、光学相干断层成像

光学相干断层成像(optical coherence tomography, OCT)与 IVUS 有些类似,但成像导管是由单一光导纤维组成。OCT 利用近红外线从组织反射回来的不同光学特征进行组织分析成像,其最大优势在于它的高分辨力,达 10mm,比 IVUS 分辨力高 10 倍,可以从组织水平清楚显示血管壁的结构。虽然其穿透性不及 IVUS,但特别适合评估各种冠状动脉硬化斑块的特征。对比 IVUS,OCT 显示内膜增厚等细微结构能力以及区分脂质斑块、纤维斑块和钙化斑块的能力更胜一筹,有望成为评价不稳定斑块、评价支架治疗效果的理想手段。

以上是对心血管影像技术的概括描述,在后面的章节中我们将对部分技术进行进一步的介绍。超声心动图和腔内血管显像(IVUS 和 OCT)将在其他章涉及,本章不做进一步介绍。

第三节　X 线胸片——心肺兼顾

X 线胸片是心血管疾病最原始的影像检查方法,历时百年之久,具有价廉便捷、心肺兼顾的优点。近十几年来,随着超声心动图、CT、MRI 等体层成像的迅速发展,其临床应用价值有所降低,但并不意味着可以忽略。在 2010 年北美放射学年会(RSNA)上甚至发出了"X 线胸片——即将消失的艺术"的感叹。事实上,X 线胸片虽非万能,但的确不可或缺。其主要临床应用价值在于疾病的初筛,基本病变的复查等。

X 线胸片仍然是目前一体化观察心脏整体大小及肺血变化等异常不可替代的方法。虽然无法直接观察心内结构变化,但会提示心脏各房室大小的变化,更重要的是多数心血管疾病会影响肺循环,导致肺血异常。因此,X 线胸片能够心肺兼顾,这是其他任何新技术都无法比拟的。所以在观察 X 线胸片时,需要从肺血改变以及心脏位置和大小两方面进行分析,不能"只观心不看肺"。

X 线胸片是投影图像,因此只能从心脏轮廓的变化大致地推测心腔大小的变化。远达片(正位胸片)+ 左侧位片是最常见的常规投照体位,有时候需加照左、右前斜位进行补充。

远达片即正位片,又称后前位片,患者面向胶片,射线从背部进入体内,球管距胶片距离为 2m,与人体 1:1 对应,没有放大失真。左侧位胸片投照时,患者双手抱头,左侧身体紧贴胶片,射线从右侧进入体内,如需观察左房大小,患者需口服硫酸钡对比剂。右前斜位时,患者以后前位开始,右侧身体紧贴胶片保持不动,左侧向后旋转 30°,射线从左侧进入体内,该体位结合服钡也能观察左房大小的变化。左前斜位时,患者以后前位开始,左侧身体紧贴胶片保持不动,右侧向后旋转 55°~65°,射线从右侧进入体内。

一、心脏的位置与大小

(一)心脏的位置

正常心脏位于胸部中线偏左,大部分位于左侧胸腔。但是很多先天性心脏病常出现心脏位置的异常,其中以右位心和单发左位心最为常见。

1. 右位心　心尖位于右侧胸腔,根据内脏位置又分为镜面右位心(图 9-1A)与单发右位心(图 9-1B)。镜面右位心,是指心脏和内脏位置与正常人完全呈镜面关系。在胸片上心尖位于右侧胸腔,胃泡位于右膈下。单发右位心,又称右旋心,此时内脏位置正常,在胸片上,心尖位于右侧胸腔,胃泡位于左膈下。右位心需与心脏右移相鉴别,心脏右移常由于肺、胸膜或膈的病变而使心脏向右侧胸腔移位。镜面右位心通常并无心内结构异常,但右旋心常合并不同程度的心脏畸形。

2. 单发左位心　指心尖位于左侧胸腔,但内脏反位,在胸片上胃泡位于右膈下,常合并严重的复杂畸形(图 9-1C)。

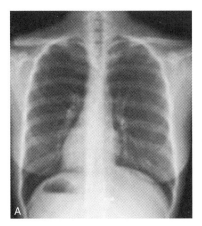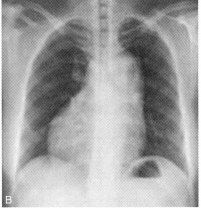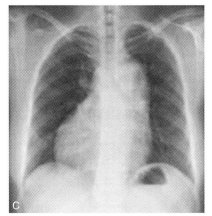

图 9-1　心脏的位置

A. 镜面右位心;B. 单发右位心;C. 单发左位心,心尖与胃泡的位置关系完全不同

3. **中位心**　心尖居中,左右基本对称。大多数中位心合并复杂心脏畸形并常伴水平肝、多脾或无脾等。

(二)心脏的大小

心胸比,即心胸比率 = 心脏横径 / 胸廓横径,正常值为 0.5。但心胸比只能大致反映心脏大小的变化,而且受年龄、体型、体位及呼吸运动影响,是一个粗略的参照参数。心胸比 0.50~0.55 被认为是轻度增大,0.60 以上被认为是高度增大,两者之间为中度增大。在临床实践中,应当全面综合分析,特别要排除呼气不足的影响。

不同房室的增大,在 X 线胸片上具有不同的征象。左心房居心脏的后上方偏左,故有后心房之称。左心房增大时,正位胸片心影内有时可见双房影;严重时心脏右缘可见双边影、气管分叉角度增大、左侧支气管受压抬高等征象(图 9-2A)。左心房增大时右前斜位或左侧位食管服钡片可见食管受压向后移位(图 9-2B)。左心室增大时,正位胸片可见左心缘圆隆,心尖向左下延伸(图 9-3A);左侧位或左前斜位可见心后/下缘增大,心后间隙缩小或消失(图 9-3B)。

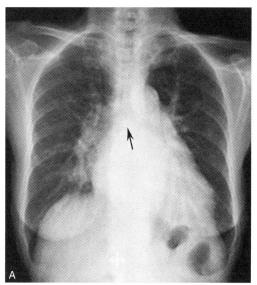
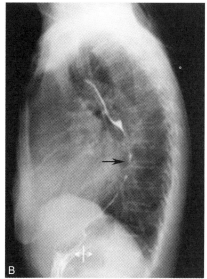

图 9-2　风湿性心脏病二尖瓣狭窄

A. 后前位示两肺明显淤血,左房扩大,可见双房影,气管分叉角度增大(箭);B. 左侧位服钡片可见食管受压明显后移(箭)

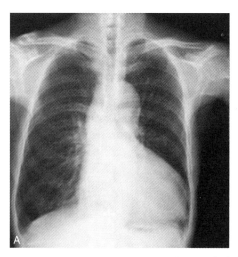
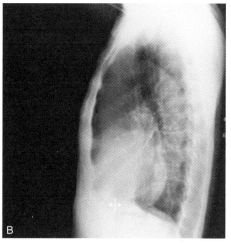

图 9-3　主动脉瓣关闭不全

A. 正位片示左心室增大、左心缘向左下延长;B. 左侧位示心后缘下段向后增大,心后间隙消失

二、肺循环异常

心血管疾病通常会引起肺循环异常,胸片是评估肺循环异常的最佳检查方法。肺循环异常大致可分为肺血多、肺血少、肺淤血和肺水肿等。当肺血多和肺淤血达到一定程度时可引起肺循环高压。(图9-4)

肺血多,又称肺充血,主要是由左向右分流先天性心脏病所致,表现为肺纹理增粗增多,边缘锐利,肺门影增大(图9-5A)。肺血少,系肺动脉狭窄所致,表现为肺纹理稀疏,肺野透过度增加(图9-5B)。肺淤血,系肺静脉回流障碍所致,多见于二尖瓣口狭窄或阻塞性病变,如风湿性心脏病二尖瓣狭窄或肿瘤阻塞二尖瓣口等。胸片表现为上肺静脉扩张,肺纹理模糊,肺野透过度下降(图9-5C)。肺水肿,常常是由左心衰竭所致,急性肺水肿表现为以双侧肺门为中心的大片模糊影,典型者呈"蝶翼状"。

三、X线胸片基本诊断流程

X线胸片简单易行、心肺兼顾,虽然对大部分心血管疾病无法直接做出准确判断,但是能够进行初步的定性分类,如正常和不正常;心影正常和增大;肺血多和肺血少,肺淤血和肺水肿。对于少数具有特征性征象的患者,结合临床有时候还能直接诊断。当然,X线胸片毕竟成像参数单一,且解剖结构重叠,无法观察心内结构,只能从心影轮廓上大致地间接反映心腔大小的变化,因此如果心腔大小无明显变化,或者心脏疾病尚未引起肺循环异常,X线胸片则可能完全正常。

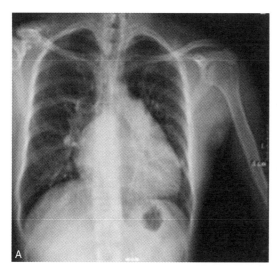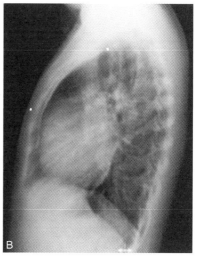

图9-4　房间隔缺损
A. 正位胸片示双肺血明显增多,右房室明显增大;B. 左侧位胸片可见心前间隙消失

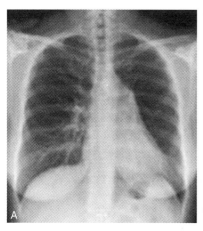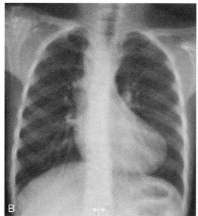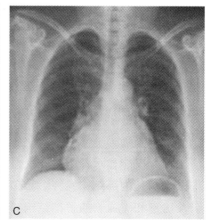

图9-5　房间隔缺损
A. 胸片示肺血多;B. 法洛四联症,胸片示肺血少;C. 风湿性心脏病二尖瓣狭窄,胸片示肺淤血

但是,X线胸片阴性并不能排除心脏病,如尚未发生心力衰竭的心肌病、无并发症的冠心病和血管疾病等。

X线胸片阳性则意味着异常。不过某种X线征象异常并非一定对应于某个具体的心脏病,通常它反映的是一类或一组心脏疾病,如肺血多可能是房间隔缺损、室间隔缺损和动脉导管未闭,或其他任何左向右分流先天性心脏病所致;肺血少则是任何合并肺动脉狭窄疾病所致;肺淤血可能是二尖瓣疾病所致;肺水肿则是心力衰竭所致。

X线胸片基本诊断流程图可作为实际工作的参考,根据肺血改变及心脏各房室腔大小的变化,结合相关的临床知识,通常可以对常见心血管疾病进行初步的分类和划分,为进一步临床诊断提供基本信息。总之,在临床工作中避免两个极端,既不能忽视胸片的诊断价值,又不能过度地夸大其作用。X线胸片基本诊断流程如图9-6。

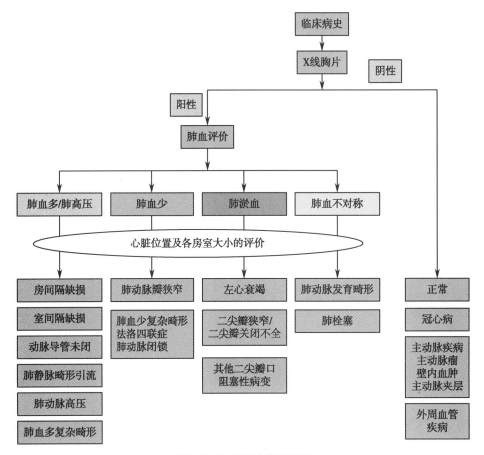

图 9-6　X 线胸片诊断流程

第四节　心血管造影——冠心病诊断"金标准"

胸片仅能显示各房室和大血管的大致轮廓,难以显示其内部结构,因此要充分了解心内结构以及房室和大血管的解剖结构,需借助心血管造影和其他影像学检查。心血管造影借助心导管技术将对比剂快速注入心腔和血管腔内,借以显示心脏和血管内腔的形态和血流动力学的改变。近年来超声心动图、CT、MRI的临床应用不断扩大,但心血管造影对于先天性心脏病复杂畸形以及冠心病的诊断仍然是不可或缺的,并且仍然是冠心病诊断的"金标准"。

一、常规心血管造影

(一)常见的投照体位

1. 右心室造影　通常采用半坐位(正位加足头20°)和侧位两种体位。正位加足头20°旨在将心底部托起,以便更充分地显示右室流出道及主肺动脉。一般情况下还可利用再循环显示左心系统的状态。

2. **左心室造影** 左心室造影宜取四腔位或长轴斜位投照。左室四腔位系指左前斜45°加足头20°,能够将左右房室大致对称性地分开,同时充分显示两侧房室瓣。左室长轴斜位系指左前斜60°加足头20°,可充分显示左室形态及其流出道,有助于观察室间隔缺损位置以及左侧心室和大血管的连接关系。

3. **主动脉造影** 左前斜60°能够全面显示主动脉升部及弓降部全貌。

(二)正常心脏和大血管造影所见

左右心房的解剖学标志是心耳。左心耳呈管状(或指状),细长,与体部的交通口较窄;右心耳呈锥状(或三角形),短粗,与体部的交通口较宽。左右心室的主要解剖学标志是心脏肌小梁结构。解剖学右室的特征为肌小梁粗糙,排列紊乱,具有三尖瓣;解剖学左室的特征为肌小梁纤细,排列规则,具有二尖瓣。

1. **上、下腔静脉与右心房** 上腔静脉位于上纵隔右侧,侧位则位于气管之前方,向下与右心房相连。下腔静脉短,过隔后即汇入右心房。右心房呈椭圆形,居脊柱右缘,其大小与形状在收缩期和舒张期有所变化。

2. **右心室** 右心房与右心室以三尖瓣口为界,在正位右心室呈圆锥状,与左心室大部分重叠。右心室近端为流入道,顶端为流出道亦称漏斗部,两者之间为小梁部,肌小梁粗为右心室重要解剖标志(图9-7)。在侧位右心室略呈新月形位于心脏最前方,左心室居其后,故右心室又有前心室之称。

3. **肺动脉** 肺动脉干(主肺动脉)与右心室流出道相延续,两者以肺动脉瓣为界,肺动脉干上行至脊柱左缘分为左、右肺动脉,左肺动脉较短向上跨过左主支气管后分出多个小分支供应左上肺叶后下行延续为基底段。右肺动脉较长,呈水平方向右行发出右上肺动脉后向下延续为右肺下动脉。侧位肺动脉瓣及肺动脉干近心端位于升主动脉前方,两者呈相互交叉关系,为先天性复杂畸形鉴别诊断的重要解剖标志。侧位左肺动脉位置较高,右肺动脉则呈圆点状,重叠在主肺动脉内。

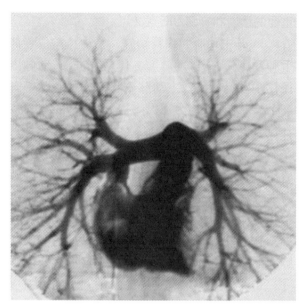

图9-7 正常腔静脉、右房、右室及肺动脉造影示意图

4. **左心房与肺静脉** 左心房位于心脏的后上方,故有后心房之称,居中稍偏左,在正位呈横置椭圆形,与左右两侧上下肺静脉干相连酷似螃蟹状(图9-8)。左房左下方经二尖瓣与左室相连。在侧位左房呈纵置椭圆形,前下方与左心室相续,正下方与右房部分重叠。

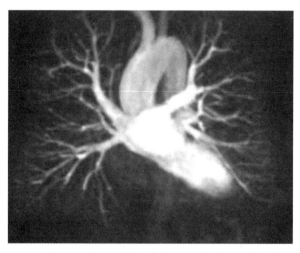

图9-8 正常肺静脉、左房、左室造影示意图

5. **左心室** 左室腔最大、肌壁最厚但肌小梁细小,借此可与右室相鉴别。正位左室呈斜置的长椭圆形;侧位左室略呈三角形,但正、侧位左右心室大部分均重叠,故造影时常使用左前斜位(四腔位或长轴斜位)将两者分开。左室流出道前缘为室间隔,后缘为二尖瓣前瓣。二尖瓣前瓣与主动脉的左、后窦在解剖上呈纤维性延续,但在大动脉错位时,往往缺乏这种解剖关系,因此具有

重要的诊断和鉴别诊断意义。

6. **升主动脉和头臂动脉** 主动脉瓣位置低于肺动脉瓣,居肺动脉瓣右侧后下方,肺动脉内径比主动脉稍宽。主动脉瓣叶上方主动脉壁有三个袋状凸起,称为瓦氏窦(Valsalva sinus)。按其位置分为左(冠状)、右(冠状)、后(无冠)窦,左右窦分别发出左右冠状动脉,右窦居前、后窦居后且位置最低。主动脉于弓部发出头臂动脉即无名动脉、左颈总动脉和左锁骨下动脉后移行于降主动脉,无名动脉再分出右锁骨下动脉和右椎动脉,左锁骨下动脉发出椎动脉后移行为腋动脉。通常在左前斜位40°~60°时能够充分展开(图9-9)。

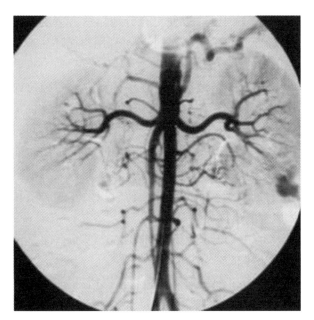

图9-10 正常腹主动脉及其主要分支造影示意图

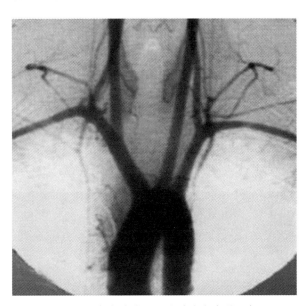

图9-9 正常主动脉弓及头臂动脉造影示意图

7. **腹主动脉和髂动脉及其主要分支** 胸主动脉沿脊柱左侧下行穿过膈肌后即移行为腹主动脉,腹主动脉先后发出腹腔动脉(肝动脉、脾动脉等)、肠系膜上动脉、双肾动脉(图9-10)。腹主动脉于髂窝处移行为左右髂总动脉,后者再分出髂内和髂外动脉,髂外动脉向下移行为股动脉(图9-11)。

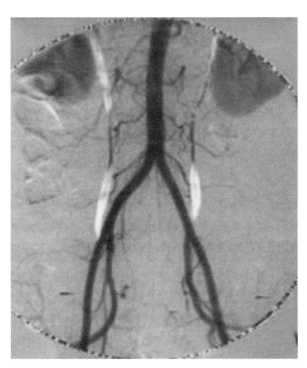

图9-11 正常髂动脉及其主要分支造影示意图

二、选择性冠状动脉造影

左冠状动脉起自左冠状窦,左主干长0.5~3cm,随之分为前降支和回旋支。前降支走行于前室间沟,下行至心尖,主要分支有对角支和间隔支。对角支2~4支不等,主要向左室前侧壁供血;间隔支6~10支不等,第1、2间隔支较粗大,供应室间隔前上2/3部分。左回旋支走行于左侧房室沟内,终止于心脏膈面,向左室侧后壁供血,主要分支为钝缘支,2~4支不等,另有左房回旋支供血左房壁。右冠状动脉走行于右侧房室沟内,经房室沟和后室间沟交叉点(称十字交叉)后分出两个终末支,向左部分称为左室后支,行于左侧房室沟,供应左室后壁;向前部分称为后降支,行于后室间沟内,发出后间隔支供应室间隔下1/3部分,这是最常见的右优势型冠状动脉的分布。右冠状动脉主要分支依次为窦房结支、圆锥支、锐缘支及房室结支,锐缘支 2~4 支不等,主要供应右室壁。有时候后降支和左室后支源于左冠状动脉回旋支,则构成左优势型冠状动脉,占 15% 左右。

鉴于冠状动脉上述解剖特点,冠状动脉造影时,为了充分显露病变部位和程度,避免重叠而漏诊,通常需要六个标准投照体位全面展示左冠状动脉各个节段以及三个标准投照体位展示右冠状动脉各个节段。选择性左冠状动脉造影时,右前斜 30° 通常能够显示左主干和前降支全貌以及源于回旋支的边缘支,但左冠状动脉近心段往往有不同程度的短缩。因此在此基础上,增加足头位 25°,能够将其近心段充分显示;如果增加头足位 25°,则能够充分显示回旋支近心段,并减少对前降支近心段的干扰。左前斜 60° 能够全面显示回旋支全貌以及前降支的中远段。在此基础上,增加足头位 25° 则能够部分使前降支近心段部分展开;如果增加头足位 25°~50°,即"蜘蛛位",则能够充分显示左冠状动脉分叉部,亦就是前降支和回旋支的近心段。

选择性右冠状动脉造影时,左前斜位 50° 通常能够全面显示右冠状动脉全貌,如能够在深吸气下再增加头足位 25° 则能充分显示左室后支,吸气旨在降低膈肌。右前斜位 45° 则能够显示右冠状动脉中段及其边缘支,亦能很好地显示后降支。

冠状动脉造影虽然是冠心病诊断的"金标准",但是有创并具有辐射性,同时存在着解剖结构重叠,因此需要多体位投照,但是与 CCTA 比较,无法显示管壁为其不足。目前这项检查安全性很高,但对左主干病变、严重心律失常、心功能不全等应谨慎。

第五节　心血管 CT——胸痛三联征无创性检查双刃剑

一、CT 的发展及多排螺旋 CT 的特点

电子计算机 X 线断层扫描技术(computed tomography)简称 CT。CT 机按扫描方式的不同,

形成了所谓的"五代"CT。

第一代 CT:采用旋转 / 平移的方式扫描,X 线球管产生的射线束和相对的检测器环绕人体的中心做同步移动,其扫描速度慢,采集的数据少,现已被淘汰。

第二代 CT:与第一代 CT 机没有本质差别,由单一 X 线束改为扇形 X 线束,缩短了扫描时间。

第三代 CT:将 300~800 枚探测器作扇形排列,扇形角包括整个扫描视场,扫描时间缩短至 2~5s 内,广泛应用于头部及全身检查。

第四代 CT:探测器可达数千枚,以环形排列且固定不动,X 线管可做 360° 旋转,扫描时间缩短至 2~5s。

第五代 CT:X 线源为电子枪,扫描时间缩短到 50ms,可检查心脏。第五代 CT 即电子束 CT 作为 CT 的一种特殊类型于 1993 年应用于临床,其快速扫描开启了对跳动心脏成像的 CT 时代,实现了 CT 电影化,实现了对心脏形态及功能的评估,但很快便被多排螺旋 CT 代替。

螺旋 CT 出现前,CT 以"代"称,螺旋 CT 出现后,则以"排"称。单排 CT 无法满足心血管检查的要求。随之 4 排、8 排和 16 排多排螺旋 CT 相继问世,至 2004 年 64 排螺旋 CT 开始应用。2008 年 320 排容积 CT 问世,其具有 160mm 宽的 z 轴覆盖范围,机架旋转一周能够覆盖整个心脏,无需移动检查床。

64 排 CT 时间分辨力为 165ms,在心率低于 70 次 /min 时能够满足冠状动脉成像要求。双源 CT 的时间分辨力最高可达 75ms,在心率 70~90 次 /min 也能获得较好的图像质量。通常 64 排 CT 在 5 秒钟内能完成整个胸部大约 350mm 长度的扫描,12 秒之内可以覆盖全身范围。如此快速扫描下突然停止扫描时患者承受的冲击力如同高速行驶的汽车突然急刹车时的感觉。事实上在现有的条件下再进一步提高球管运行速度已经十分困难,因此也限制了 CT 对心功能的评估。值得提出的是 320 排 CT 虽然一次扫描能够覆盖整个心脏,但是时间分辨力与 64 排 CT 大致相当,因此,机架旋转一周要完成对全心脏的数据采集,只能在心率较慢的情况下方可达到。

2006 年度 RSNA 会议上还提出了:"对于 CT

多少排足够？"这样一个问题。就目前的技术而言，未来的 CT 机无论发展到多少层，一定会向扫描时间越来越短、层厚越来越薄、扫描剂量越来越小的方向发展。多排螺旋 CT 技术发展和完善需要对扫描速度、辐射剂量、容积覆盖和图像分辨力之间进行利弊权衡，不可偏颇，尽可能地达到完美和统一。

二、CT 在心脏病检查中的应用及存在的问题

（一）CT 检测冠状动脉钙化

CT 检测冠状动脉钙化有很高的敏感性，而冠状动脉钙化又与动脉粥样硬化密切相关，因此检测冠状动脉钙化可作为冠心病的筛选手段。常用的评价冠状动脉钙化程度的指标有冠状动脉钙化积分、冠状动脉钙化面积和冠状动脉钙化容积。需要注意的是，虽然冠状动脉钙化能够提示冠状动脉病变，但是钙化的存在与否以及程度与冠状动脉狭窄并无线性关系，因此在临床实践中应当辩证分析。另外，冠状动脉钙化积分有明显的预后价值，可以预测未来心脏事件的发生。

（二）CT 对冠状动脉狭窄的评价

CT 冠状动脉造影（CT angiography，CTA）可以检测由于粥样硬化所引起的冠状动脉狭窄。CTA 具有极佳的阴性预测值，也就是说如果 CTA 正常，则几乎不会有冠状动脉狭窄。但是，CTA 的阳性预测值并不理想，也就是说 CTA 所示的冠脉狭窄程度与冠脉造影所示的狭窄程度的一致性较差。当 CTA 提示冠脉有明显的狭窄时，需要进一步的冠脉造影和其他功能性检查（核素心肌灌注显像、负荷超声心动图、FFR 等）来准确判断狭窄程度以及狭窄是否造成心肌缺血，明确是否需要进一步介入或外科手术治疗。

至于冠状动脉支架术后支架内再狭窄的评价，CT 能够发现支架的位置、形态、评估两端血管状态，进一步根据支架以远血管充盈情况能够间接评估支架的通畅情况。但是，由于 CT 对金属支架产生高密度伪影，支架段管腔的显示及评估受到限制。

与冠状动脉成像对比，冠状动脉旁路移植术后桥血管受心脏搏动影响相对较小。CTA 可用于评价桥血管的通畅性、远段固有冠状动脉充盈情况及对心肌灌注的效果。通常对桥血管正常及完全梗阻病变判断准确性高，但判断桥血管狭窄程度仍然有限。

（三）CT 评估心肌灌注

CT 有较高的密度和空间分辨力，动态增强 MDCT 利用碘对比剂浓度可以对组织的血流灌注进行评估。CT 评价心肌血流灌注仍是一个探索中的技术，未来的发展方向是将辐射剂量和对比剂用量尽可能降低。近几年快速发展的 CT 血流分数储备（CT-FFR）检测技术，可以获得类似有创 FFR 的冠脉狭窄病变的功能评价参数，但仍需进一步验证和提高。

（四）CT 鉴别诊断胸痛三联征

胸痛三联征指三种导致急性心血管源性胸痛的原因，包括急性冠状动脉综合征、急性主动脉综合征和肺栓塞。理论上，CTA 可以实现胸痛三联征的一站式检查，即一次检查能够完成对冠状动脉、肺动脉及主动脉的评估，扫描时间约 30 秒。但是基于冠状动脉、肺动脉以及主动脉疾病的扫描方法、层厚和范围等均不同，对比剂剂量、扫描时间和辐射剂量也不尽相同。如若全面兼顾，则需采用回顾性心电门控、小螺距、大剂量对比剂以及大范围和双期扫描。结果接受一次胸痛三联征检查患者所承受的射线剂量和对比剂的用量可能是冠状动脉 CTA 检查的几倍，因此不宜推荐。在临床实践中，临床医师更应当重视胸痛三联征常伴随的典型症状和临床背景，从而有针对性地分别选择那些能发挥最大效益的扫描方法。

三、把握适应证，合理实施 CTA

目前 CTA（含冠状动脉、肺动脉和主动脉）的理想适应证是对中度危险且有症状的胸痛综合征患者进行评价，因此对冠心病、肺栓塞以及主动脉病变即胸痛三联征应用价值最大（图 9-12~图 9-14），对先天性心脏病复杂畸形也有一定的补充价值。就冠状动脉疾病而言，严重钙化将导致 CTA 阳性预测值下降，钙化积分扫描显示严重钙化者可以直接行冠状动脉造影检查；对于心率过快和心律不齐患者的检查可能受到一定程度限制。

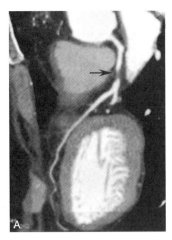
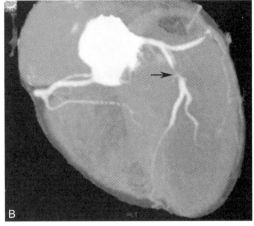

图 9-12 前降支曲面重建

A. 前降支近段非钙化斑块(箭),管腔重度狭窄(>95%); B. 容积再现示管腔狭窄(箭)

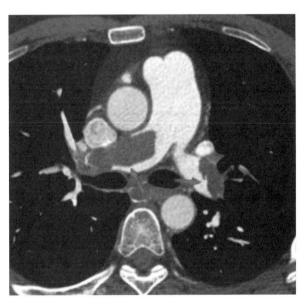

图 9-13 多发肺栓塞

横断面图像示左右肺动脉干大块充盈缺损

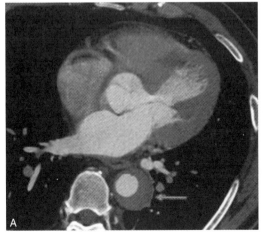
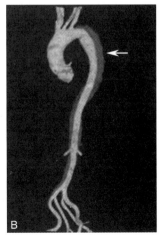

图 9-14 主动脉壁内血肿

横断图像(A)和容积再现图像(B)示主动脉管壁"新月形"增厚,均匀中等密度,累及主动脉弓降部-降主动脉-腹主动脉-右侧髂总动脉(箭)

考虑到 X 线的潜在危害,心脏 CTA 不推荐应用于低度可能的无症状患者,更不可用于群体普查。而对于有症状的高度可能患者,应直接实施常规冠状动脉造影。CTA 还可用于辅助判断复杂先天性心脏病的解剖细节以及瓣膜病和某些非心脏手术的术前冠状动脉病变评估。此外,CTA 也广泛应用于评价冠状动脉血运重建术后桥血管和冠状动脉支架的通畅性,但对直径小于 3.0mm 支架内腔的判断限度仍然很大。

四、降低辐射剂量发展绿色 CT

CT 一方面对多种心血管疾病有重要的诊断价值,另一方面又不可避免地产生辐射损害,所以是把“双刃剑”。因此在临床实践应用中,应当合理地把握适应证,并尽可能地遵循 CT 扫描的基本原则,即最低有效剂量原则和个体化原则。最低有效剂量原则指以最低射线剂量完成满足诊断要求的扫描,即“ALARA”(as low as reasonably achievable)。个体化原则强调剂量选择要参考患者体重指数、扫描范围等信息。辐射剂量受很多因素的影响,其中包括 X 射线球管的电压、电流、曝光时间、螺距、X 射线的能量分布、散射线的含量、准直器的大小和前置滤线器的结构以及扫描仪的几何尺寸等。心脏成像中由于使用小螺距扫描模式,X 线辐射剂量(简称剂量)很大。为此,人们在心脏成像中提出了一系列方法来降低辐射剂量。概括起来,目前降低辐射剂量有下列几种方法可供选择。①管电流调制能够降低 37%~48% 剂量。②前置滤线器和后滤过重建技术能够降低剂量约 32%。③降低管电压也能够减少剂量,由于 X 线辐射剂量和管电压的平方成反比,因此,相比 120kV,使用 100kV 可以降低 40%~50% 剂量。④前瞻性心电门控采集技术能够降低 70%~80% 有效剂量。文献报道,双源 CT 前瞻性心电门控“步进式轴位扫描”(step and shoot)模式,能够将回顾性心电门控的平均 13.5mSv 的剂量降到 2.6mSv。⑤迭代重建技术能够有效降低图像噪声,结合低管电压和低管电流能够在保证图像质量的基础上使辐射剂量降低 50%~60%。新双源(flash)CT 使用大螺距前瞻性心电触发冠状动脉成像能够使有效辐射剂量降低至 <1.0mSv,但该技术对心率和心律要求较严格。

通过多种降低辐射剂量的技术,CT 检查不再让人“谈辐色变”,低剂量技术使 CT 成像驶入符合环保的“绿色成像”通道,在保证图像质量的基础上实现低剂量扫描,发展绿色 CT 已经成为发展趋势。

第六节 心血管病磁共振成像——体内的摄像机与显微镜

随着磁共振成像软硬件技术的不断发展和完善,以及创新显像序列的出现,其在心血管疾病诊断中的应用越来越广泛。心血管磁共振(cardiovascular magnetic resonance, CMR)的无电离辐射、大视野、任意平面成像以及良好的空间、时间和软组织分辨力等特点,使其能够对心脏形态、功能、心肌灌注、血管造影、组织特性和分子显像等完成“一站式”检查。但是一次检查要获得如此多的信息,一则需要多个成像序列,而每个序列在不同方向上又有多个层面,因此耗时长;二则也对相关从业人员提出更高的要求,既要对磁共振成像特点有所了解,又要合理把握其应用适应证;既要有影像学诊断知识,又要有相关的临床知识。只有这样才能把磁共振成像的优势发挥出来,实现效能最大化。

CMR 的上述特点使其能够反映疾病发生和发展的病理阶段并且对部分疾病的病因和预后进行判断,因此,在临床实践中特别有助于疑难杂症和重症患者的诊断。尽管 CMR 成像序列多,但是其中有两个成像序列最具临床意义。其一,CMR 电影是评估心脏结构和功能的“金标准”,这种特点仿佛“摄像机”一样实时记录心脏结构以及收缩和舒张功能的变化;其二,对比剂延迟强化(late gadalinum enhancement, LGE)能够识别心肌纤维化并且在疾病的预后判断和危险分层中发挥作用,这种特点如同“显微镜”一般在体观察心肌组织学变化。

一、基本原理

MRI 是利用体内质子(主要是 ^{1}H)在静磁场中受到一定强度和频率的脉冲激发后产生共振现

象并由此产生回波信号经特殊的线圈接收后由计算机重建而获得图像的一种医学成像方法。因此有别于 CT 和核素扫描,没有任何辐射损害,只不过在磁场环境下工作,为减少内外环境干扰需要屏蔽检查室。

二、扫描要求及其安全性

磁共振诊断是医学和生物工程技术的有机结合,因此不仅要求从事 CMR 的医生具有一定的临床和必要的计算机知识,同时还要求临床医生在申请磁共振检查时,务必在申请单上详细填写患者的病史、临床症状、体征及其他相关影像学检查结果,以便影像科医师有的放矢、有针对性地选择成像序列和扫描范围,最有效地发挥其诊断和鉴别诊断的价值。

磁共振检查前无需禁食、禁水,但 CMR 检查时间相对较长,一般需要 30~40 分钟。扫描时患者应尽可能地保持静止状态,有时需要患者反复屏气,否则难以获得高质量的图像。

磁共振检查常规扫描无需使用对比剂,心肌灌注和血管造影时所使用的对比剂并不是通常人们所熟悉的含碘 X 线对比剂。MRI 对比剂主要是顺磁性金属离子和配体构成的螯合物,目前临床上最常使用的是以钆螯合物 Gd-DTPA 为代表的对比剂,无毒,经肾脏排泄。

磁共振检查室无论开机与否,均存在高强度磁场,故任何非磁共振兼容金属器械包括普通检查床、金属担架、听诊器、手术器械、除颤器、微量泵、球囊反搏器等严禁带入检查室,其他铁磁性物品如硬币、磁卡、手表、钥匙等也不能带入检查室,否则可致严重意外事件。

心脏起搏器是磁共振检查的绝对禁忌证。但目前市场开发的冠状动脉支架、人工心脏瓣膜、下腔静脉滤器、避孕环、先天性心脏病封堵伞等基本上都是 MRI 兼容产品,即使是弱磁性材料,牢固植入血管壁或邻近组织后亦不会移位,因为磁场施加于人工瓣膜的力大大低于心脏跳动和射血产生的冲击力,缝合瓣环组织的力量比磁诱导力大得多,此外植入的支架可能会在 6~8 周后因组织的生长而固定,因此弱磁性的物质植入后 6~8 周实施 MRI 检查也是安全的。对于不熟悉的心血管金属植入物,则须仔细查询产品说明书确认是否为磁共振兼容。一般来说,近十年来所开发生产的医疗植入体,业已考虑到磁共振的兼容性,所以基本上都是安全的。

三、成像特点

现阶段用于心血管疾病检查的磁共振扫描设备主要有 1.0T、1.5T 和 3.0T 三种场强。一般来说,主磁场的场强越高获得的图像信噪比越高,进一步能够提高图像的空间分辨力从而能更加清楚地显示心脏和血管结构。然而,在某些情况下,高场强所致的磁敏感性伪影会抵消其提高空间分辨力的优势,因此在临床应用中,并非场强越高越好。

CMR 已成为无创性评估心脏结构和功能的"金标准",并且在临床应用中越来越广泛。首先,磁共振成像无电离辐射,亦无需应用放射性同位素或碘对比剂,因此有助于患者反复多次检查和疾病随访。其次,CMR 可任意层面成像,不受患者体型的限制,能够克服超声心动图声窗以及 CT 单一层面扫描的限制。再次,多参数和多序列成像,扫描信息量大,能够对心脏或血管的解剖、功能、灌注及组织特征等进行"一站式"检查。最后,具有较高的时间和空间分辨力。1.5T CMR 大多数序列的图像空间分辨力可达到 1mm × 1mm × 3mm,心脏电影的帧速率可达 20~40ms,可精确识别收缩末期和舒张末期的时间点,因此,CMR 对左、右心室功能和容积测量的准确性高。

四、主要成像技术

(一)快速自旋回波序列

以黑血和亮血序列为代表的快速自旋回波序列是评估心脏形态、结构的基本序列。

(二)CMR 电影

新的稳态自由进动技术(SSFP)已经取代传统的梯度回波(GRE)技术成为评估心脏容积、质量以及心脏收缩和舒张功能的常规方法,并且是无创性评估方法的"金标准"。CMR 电影是在屏气状态下获取连续的心脏短轴电影图像,层厚为 6~10mm,然后将各切面叠加计算心肌质量和心室容积。与二维平面(超声)或投影技术(造影)依赖几何学假设计算心肌质量和心室容积的方法相比,CMR 的优势在于其具有很高的可重复性和准确性。

（三）磁共振血管造影

对比剂增强磁共振血管造影技术（CE-MRA）已广泛应用于颈动脉、主动脉、肾动脉以及外周血管系统的血管检查，可与DSA相媲美。非对比剂增强的MRA目前亦可用于肾动脉和下肢血管疾病的评估，一方面可避免静脉回流的干扰，另一方面在肾功能不全时能尽可能减少对肾功能的损害，避免肾源性纤维化，但成像质量稍略逊色。

（四）相位对比血流检测技术

相位对比血流检测技术（PC-CMR）能够对血流速度进行定性和定量分析，目前已开始应用于主动脉、肺动脉以及心脏瓣膜病的血流评估。这对评估主动脉疾病（主动脉夹层、主动脉瘤或主动脉缩窄）、先天性心脏病（自体血管或手术置入管道）、瓣膜狭窄或关闭不全等十分有益。

（五）心肌灌注成像

心肌灌注检查包括静息和负荷两种状态的心肌灌注检查。使用的负荷药物主要为血管扩张剂，如腺苷等。CMR心肌灌注成像适用于心肌缺血的检测及预后判断，适合于可疑冠状动脉疾病患者的检查，还可用于经皮冠状动脉介入治疗的术后疗效评估及随访。但是因为涉及药物负荷试验，其临床应用受到一定的限制。

（六）组织特征性检测技术

CMR的显著特点之一是它能利用质子的弛豫特性，即不同的 T_1、T_2 以及 T_2^* 弛豫时间，显示心肌和血管的组织学特征。如脂肪组织在 T_1WI 上表现为高信号；T_2WI 能够识别炎症和水肿等；而 T_2^* 可用于检测铁含量超载。

钆（Gd）对比剂的延迟增强效应即LGE能够可靠识别心肌坏死或纤维瘢痕组织。缺血性延迟强化能够显示心肌梗死的范围、程度和大小；非缺血性延迟强化可见于心肌炎、结节病和心肌淀粉样变性等。

五、主要临床应用

（一）CMR是评估心脏结构和功能的"金标准"

CMR是评估心脏结构和功能的"金标准"，因此能够准确判断冠心病、心肌病等各种心脏病心腔大小变化和室壁运动异常，克服了超声心动图对心脏几何假设的局限性以及CT时间分辨力不足的缺陷（图9-15）。

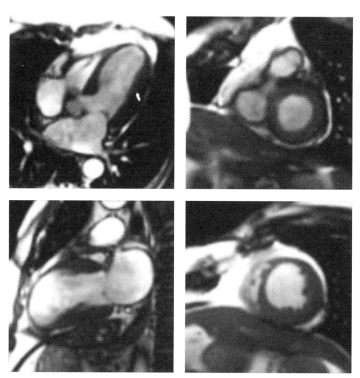

图9-15　冠心病心肌梗死合并心尖和前壁室壁瘤形成

CMR电影示心尖区、左室前壁中远段、室间隔壁薄和矛盾运动，左为心室舒张期，右为同一位置相对应的心室收缩期

（二）对比剂延迟强化能够识别坏死和瘢痕组织

"亮的就是死的（bright is dead）"，对比剂延迟强化（LGE）所对应的坏死或/和心肌纤维化，已被病理学所证实，借此可以将心内膜下心肌梗死和透壁性心肌梗死区别开来（图9-16）。除此之外，CMR这种组织特定性对肥厚型心肌病、心内膜心肌纤维化、心肌淀粉样变、心包炎、良恶性肿瘤等都具有重要的诊断和鉴别诊断价值（图9-17）。近来临床实践表明LGE的存在是心脏疾病不良心血管事件的预后因子，并且在危险分层中发挥作用。

（三）无创性MR血管造影

对比剂增强的MR血管造影（CE-MRA）几乎可与DSA相媲美，目前已作为一线检查用于主动脉夹层、主动脉瘤以及动脉狭窄和阻塞等的诊断和随访（图9-18）。但是对肾动脉以下的小血管狭窄存在过度估计，而且对体静脉的评估仍有待于进一步完善。

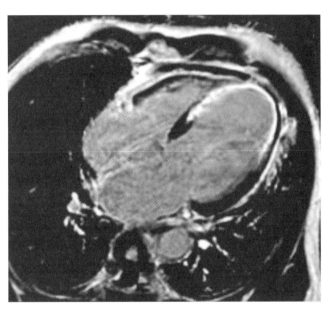

图9-16　冠心病陈旧性心肌梗死
对比剂延迟强化示心尖部及其毗邻的节段呈高信号条带状影，提示为瘢痕组织

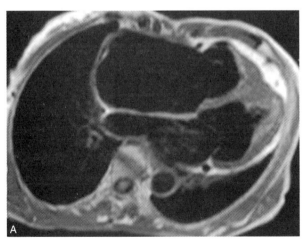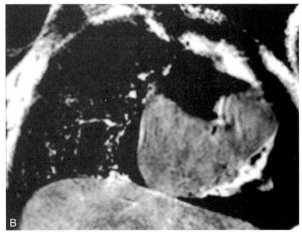

图9-17　心内膜心肌纤维化
A. 常规黑血序列示左右心室心尖部闭塞、心腔缩小、双房扩大；B. 对比剂延迟强化示心内膜下心肌纤维化

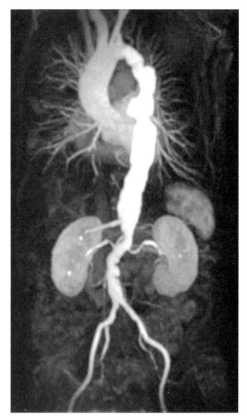

图 9-18　动脉粥样硬化
3D CE-MRA 示弥漫性主动脉粥样硬化伴溃疡和动脉瘤形成

（四）CMR 的未来

现阶段磁共振冠状动脉造影仍在发展和完善之中，能够初步判断单支血管的通畅性，但是无法准确地评估狭窄程度，亦不具备阴性排查能力。随着超顺磁性氧化铁粒子的应用，有望对动脉粥样硬化斑块以及干细胞等靶分子成像。国外研究报道，当冠状动脉狭窄大于 75% 时，应用腺苷负荷试验结合 CMR 心肌灌注扫描，其探测心肌缺血的敏感性和特异性均较高，但国内尚缺乏大规模的临床研究报道。血流检测技术正在不断完善，即将进入临床成为无创性方法评估血流和肺动脉高压的新方法。

第七节　心血管核素显像——功能与分子显像兼备

放射性核素显像（radionuclide imaging），是利用放射性核素或其标志物对生命体内各种生理、病理过程进行示踪的现代影像技术，并由此衍生出一门独立的医学影像学科——核医学（nuclear medicine）。心血管核医学（cardiovascular nuclear medicine），又称核心脏病学（nuclear cardiology），是核医学最重要的组成部分之一：在美国，核心脏病学的检查量占核医学临床工作总量的 55%~60%，连续多年保持在 800 万例 / 年以上；有专门的核心脏病学学会；出版专业期刊 *Journal of Nuclear Cardiology*。核心脏病学的推广和应用，显著改善了冠心病等心血管病患者的治疗和预后，节省了医疗和社会资源。与核心脏病学开展好的国家比较，我国核心脏病学的临床应用不理想，表现在开展单位少、检查总量少（仅为美国的 1/100）、显像和临床应用不规范，等等。因此，在我国推广核心脏病学任重道远，需要核医学工作者规范显像工作，更需要临床医生加深对核心脏病学的理解。

一、核医学显像的设备

目前用于临床诊断的放射性核素有两类：一类核素衰变时发射单光子 γ 射线，另一类发射正电子，正电子进一步发生湮没辐射产生高能 γ 射线。用于探测前者的显像设备被称为 SPECT，而后者被称为正电子发射型计算机断层仪（PET）。为了进一步提升核医学显像设备的检测能力，并克服其解剖定位的不足，又出现了新型的融合显像装备，包括 SPECT/CT、PET/CT 和 PET/MRI。

二、心血管核医学显像的主要内容

核医学显像的本质是利用放射性核素标记多种形式的物质，并将标记物质通过静脉注射等途径引入人体内，再利用上述核医学显像装置进行体外探测这些标记物发射的 γ 射线进行显像。这些用来标记的物质多种多样，在心血管系统可以是血流显像剂、代谢标志物、神经递质的类似物、与受体特异结合的配体，等等。可以检测心血管系统的血流灌注、葡萄糖、脂肪酸、交感神经改变。目前，在我国临床常规开展的主要是心肌灌注显像和心肌葡萄糖代谢显像。

（一）心肌灌注显像

国内最常用的是放射性核素锝 -99 标记的甲氧基异丁基异腈（^{99m}Tc-MIBI），它随血流到达心脏后能被心肌细胞摄取并停留在心肌的线粒体内,心肌细胞摄取 ^{99m}Tc-MIBI 的数量和心肌血流成正比。

(二)心肌葡萄糖代谢显像

显像剂是 ^{18}F-FDG,它是天然葡萄糖的类似物,可以同天然葡萄糖一样被心肌细胞摄取并磷酸化,但不能进一步氧化分解,而一过性、稳定地停留在心肌细胞内,因此可以进行体外探测显像。其在心肌细胞内的数量与心肌对天然葡萄糖的摄取和磷酸化的量呈正相关。

葡萄糖是心肌的重要能量代谢底物:在供氧充足时可以进行有氧分解,产能多但也同时消能大量氧气;而在心肌缺血时,由于供氧不足,有氧氧化终止,转而进行无氧酵解,虽然产能少,但可以提供维持细胞生命活动所必需的能量。因此,葡萄糖代谢的存在是心肌细胞仍然存活的基础和标志。利用显像装置探测受损心肌的葡萄糖代谢状态,可以判断心肌细胞是否存活,也是无创诊断心肌存活的"金标准"。

近些年的研究发现,心脏的炎症性疾病同样有葡萄糖代谢的增强。但是此时是炎症细胞摄取葡萄糖,而不是心肌细胞。相关的研究报道见于心脏的结节病(sarcoidosis)、心肌炎、感染性心内膜炎、心包炎、急性心肌梗死,等等。另外,在一些非缺血性心肌病(如肥厚型心肌病、扩张型心肌病),心肌的葡萄糖代谢也有某型特征性的改变。总之,除了检测存活心肌这一最主要的临床应用之外,心肌的葡萄糖代谢异常还见于很多其他心脏疾病。

(三)肺灌注/通气显像

肺血流灌注显像剂为放射性核素 ^{99m}Tc 标记的大颗粒聚合人血清白蛋白(macroaggregated albumin,MAA)。经静脉注射大于肺毛细血管直径(7~9μm)的放射性核素标记的颗粒(大小为15~100μm),这些颗粒与肺动脉血混合均匀并随血流随机地、一过性嵌顿在肺毛细血管或肺毛细血管前小动脉内,其在肺组织内的分布与局部肺血流量成正比,通过显像获得肺内的显像剂分布信息即可反映肺局部和整体的血流灌注情况,故称为肺灌注显像。

肺通气显像剂包括 ^{99m}Tc-DTPA 气溶胶和锝气体。经呼吸道吸入一定量的放射性核素标记的微粒之后,微粒沉降在支气管、细支气管以及肺泡壁上,微粒在局部肺组织的沉积数量与局部气道的功能和通畅程度相关,采用核医学显像设备可以采集肺部影像,反映肺的通气功能,称之为肺通气显像。当呼吸道某部位被阻塞或结构破坏,颗粒不能到达受损肺组织,则相应部位出现显像剂稀疏、缺损区。

三、心血管核医学的临床应用

(一)冠心病

核素心肌灌注和心肌代谢显像可以单独或联合进行冠心病的诊断、危险分层和预后评价等临床应用。总体上,心肌灌注显像诊断冠心病的灵敏度为 82%~88%,特异度为 70%~88%(图 9-19,见文末彩图)。核素心肌灌注显像还可进行心肌血流定量、无创评价心肌血流储备,进一步提高诊断冠心病的准确性。核素心肌灌注显像是一些疑诊冠心病患者的首选检查:①冠心病中度可能的患者;②冠心病中低可能,但不适合进行心电图负荷试验的患者;③疑诊冠状动脉微血管病变的患者。

核心脏病学、CT、超声和磁共振的优势和侧重点各不相同,可以为冠心病的诊治提供多层面、多角度的信息。核心脏病学的特点在于冠心病的功能评价,包括冠脉病变是否引起心肌缺血、心肌梗死患者是否有存活心肌、心功能检测等。CT、超声和磁共振则更多地侧重于冠心病的形态学观察。因此,核心脏病学与其他技术可以互相补充。也正是有了这些临床需要,才涌现了新的融合影像设备和技术。

(二)心力衰竭

心力衰竭的病因包括缺血性和非缺血性心脏病。核素心肌显像在心力衰竭的主要临床应用包括:①检测心肌缺血和存活心肌;②心功能和左心室机械收缩同步性评价。

对于缺血性心力衰竭,存活心肌的评价至关重要。^{18}F-FDG 心肌代谢显像是目前评价存活心肌的"金标准"(图 9-20,见文末彩图),而存活心肌是判断血运重建能否获益的重要指标。因此,推荐缺血性心力衰竭患者在血运重建术前行核素心肌显像评价存活心肌。研究表明,有存活心肌的缺血性心力衰竭患者行血运重建后生存率明显改善;而没有存活心肌的缺血性心力衰竭患者,

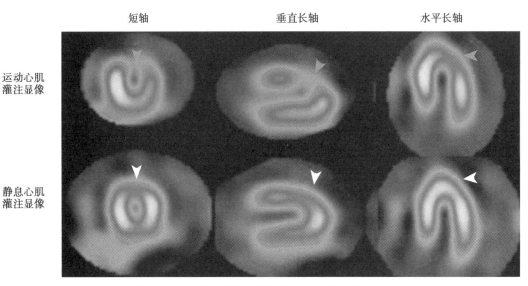

图 9-19　核素心肌灌注显像诊断冠心病心肌缺血

患者男性,51 岁,活动后心前区闷痛 20 天。冠脉造影示前降支、回旋支严重狭窄。运动心肌显像显示左室前壁、心尖和侧壁血流不同程度减低,以前壁为著(红箭);静息显像示上述部位的血流灌注不同程度改善(前壁部位恢复,侧壁完全恢复正常)(黄箭),提示心肌缺血

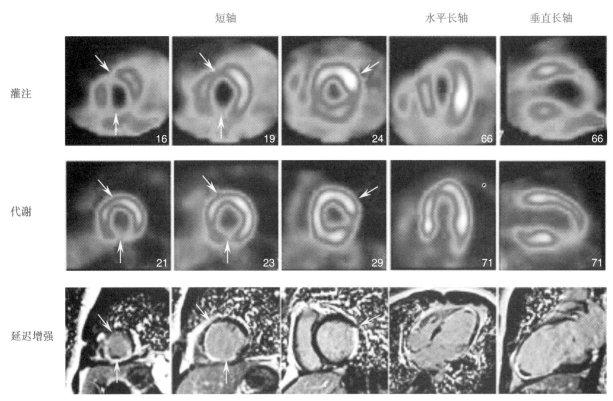

图 9-20　缺血性心肌病患者的核素心肌显像和 CMR 延迟增强显像

第一排为心肌灌注显像,第二排为心肌代谢显像,第三排为 CMR 延迟增强显像。左室前间壁心肌灌注减低、代谢正常,CMR 为心内膜下强化,提示有明显存活心肌(黄箭);左室下后壁心肌灌注、代谢大致同等程度减低,CMR 为透壁强化,提示无存活心肌(橙箭);左室前侧壁基底段心肌灌注、代谢均正常,CMR 无延迟强化,提示为正常心肌(红箭)

血运重建与药物治疗的预后相似。心脏磁共振延迟强化显像可以精准评价心肌坏死和纤维化，是诊断心肌坏死和纤维化的"金标准"。因此，^{18}F-FDG 心肌代谢显像和磁共振延迟强化显像互为补充，二者联合应用可以为缺血性心力衰竭患者提供更加全面的信息。

非缺血性心力衰竭可由多种心肌病（特发性或继发性）、瓣膜性心脏病或先天性心脏病等引起。核素心肌显像对于各种非缺血性心力衰竭的临床应用包括两方面：一方面，利用门控心肌显像评价心功能；另一方面，利用核素心肌灌注显像检测心肌缺血。

（三）肺栓塞

肺动脉血栓栓塞是常见的心血管疾病，核医学肺灌注 / 通气显像是最早用于诊断肺栓塞的无创影像学方法（图 9-21）。临床上可用于肺栓塞诊断的影像学方法有多种，其中最重要的是肺通气 / 灌注显像和 CTPA。对于二者的比较和选择，目前比较一致的观点是：

（1）总体上，二者的诊断效能并无显著差异。在一些病例，二者可以相互验证、互为补充。值得注意的是，虽然肺通气 / 灌注显像对 PTE 的总检出率略低于 CTPA，但是已经有多项研究表明，根据肺通气 / 灌注显像的结果来指导急性肺栓塞的治疗并不会让患者的不良事件发生率高于 CTPA。也就是说，对于肺通气 / 灌注显像"漏诊"的这些肺栓塞患者，即使不进行抗凝等治疗也不会发生不良事件，是安全的。

（2）综合考虑各种因素，CTPA 是急性肺栓塞的首选，而肺通气 / 灌注显像是慢性血栓栓塞性肺动脉高压（CTEPH）的首选。之所以成为 CTEPH 的首选，是因为肺通气 / 灌注显像对于肺段及亚肺段性肺栓塞的检出率优于 CTPA。并且，断层显像可进一步提高肺通气 / 灌注显像的准确性。因此，肺通气 / 灌注显像正常基本可以排除 CTEPH，而正常的 CTPA 显像结果则不能完全排除 CTEPH。

（3）由于肺灌注 / 通气显像对患者的辐射剂

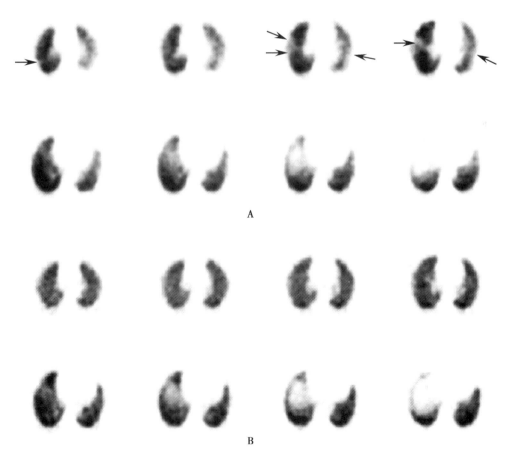

图 9-21　肺灌注 / 通气断层显像
A. 双肺多个肺段灌注稀疏、缺损区（箭）；B. 同一部位的肺通气断层显像正常

量较低,且不需要使用对比增强对比剂,因此,适用于临床低度怀疑肺栓塞且 X 线胸片正常的门诊患者,以及年龄较轻(特别是年轻女性)、妊娠期、对对比剂过敏或有严重过敏史、严重肾衰竭的患者。

(四)其他显像

近年来,核素心血管显像发展迅速,除了上述常规应用于临床的显像技术,又出现了很多具有疾病特异性的显像探针。传统的核素心肌灌注显像大多基于 SPECT 显像,而基于 PET 的探针临床应用很少,原因是不易现场制备、价格高昂、成像过程复杂。近年来随诊 PET 设备的普及和更适合临床应用的心肌灌注显像剂的出现,PET 心肌灌注显像正在逐渐推广,其诊断效能将明显提高。其他的心肌显像新技术还包括心脏交感神经受体显像、脂肪酸代谢显像、心肌淀粉样变显像,等等。因此,核素心血管显像作为重要的功能影像和分子影像技术,有望和 CT 等解剖影像一道扬长避短、优势互补,最大程度地提高心血管疾病的精准诊断。

第八节 影像学技术的综合应用——规范合理与优势互补

随着科学技术的进步,心血管影像学发展迅速,高端设备不断推出,面对百花齐发,争奇斗艳的局面,既不能因循守旧、熟视无睹,又不能盲从。X 线胸片,百年不衰,自有其存在价值;PET/MRI 技术先进,但也有其局限性。因此,充分认识每一种影像学检查方法的特点,了解其优点和不足,把握由简单到复杂,由无创、微创到有创的检查原则,并在实践中考虑到各种影像技术的效价比、侵袭性和优势互补等至关重要。

常规的"X 线 - 心电图 - 超声心动图"三结合为心血管疾病最基本的检查方法。X 线胸片"心肺兼顾",尤其是对肺循环的判断,包括左向右分流先天性心脏病(肺充血)、风湿性心脏病(肺淤血)、肺动脉狭窄(肺血少)以及各种原因所致的急性左心功能不全(肺水肿)等,X 线胸片是目前其他任何影像学方法都无法替代的。

超声心动图实时快捷,不受心率和心律限制,

是评估心脏结构和功能的首选的检查方法,正朝着小型化方向发展,如掌上超声。不仅能实时动态地观察心脏大血管的运动,而且能够从任意角度观察心内结构、室壁厚度以及心脏大血管的连接关系,特别是观察心脏瓣膜结构和功能为其优势。但受声窗、视野以及空间分辨力等限制并具有操作者依赖性为其不足。

通常在完成 X 线胸片和超声心动图检查后,需进一步结合临床再分门别类,有针对性地实施 CT、MRI、核医学和造影等检查。

在先天性心脏病中,X 线片能够对单发畸形和一些具有特征性征象的复杂畸形作出初步的定性诊断,如房间隔缺损、室间隔缺损、动脉导管未闭、肺动脉瓣狭窄以及法洛四联症等。超声心动图则在各种心血管畸形中发挥重要的诊断和鉴别诊断作用,但对某些解剖细节或伴发的心外畸形的判断仍显不足。如肺动脉闭锁或其他先天性复杂畸形常合并体肺侧支或肺内动脉发育不良,仍需常规心血管造影。一方面,常规心血管造影能够实时动态并全面显示心内畸形,特别是肺血管和侧支血管异常;另一方面结合心导管检查可准确测定心腔及血管压力、血氧饱和度,计算全肺阻力等,以决定手术或介入治疗适应证。因此目前在复杂先天性心脏病诊断中,超声心动图为首选的检查方法,但常规心血管造影仍然是不可或缺的。MRI 和 CT 检查则能在某些细节上予以补充,旨在弥补解剖结构重叠等不足。

心肌病种类繁多,临床表现及常规检查均无特异性。超声心动图仍为首选的诊断方法,但观察左室前壁、下壁,特别是心尖部受限较大。因时间分辨力低和辐射损害等不足,CT 不适合心肌病的检查。现阶段对心肌病最具诊断价值的方法当属 MRI。MRI 具有类似超声的特点如显示心腔大小、室壁运动和瓣膜活动等,但其扫描视野大、软组织和空间分辨力高、对操作者依赖性小等优点则是超声所不具备的。CMR 之所以能够在心肌病诊断和鉴别诊断中发挥重要指导价值,主要是基于以下两点:CMR 是评估心脏结构和功能的"金标准";对比剂延迟强化(LGE)在心肌疾病预后判断和危险分层中的价值。

大血管病主要是指主动脉夹层、壁内血肿及主动脉瘤等,CT 血管成像(CTA)及磁共振血管

成像（MRA）已经基本取代常规心血管造影，成为首选的检查方法，心血管造影一般仅在实施介入治疗时应用。主动脉夹层及壁内血肿往往以胸背部剧烈疼痛而就诊，由于 CT 成像时间短、扫描层面薄、空间分辨力更高，而且不受 MRI 非兼容性材料的限制，故为急诊首选的检查方法。慢性血管疾病或主动脉瘤可优先选择 MRA，能够避免 X 线损害。外周血管病包括动脉粥样硬化、大动脉炎及其他病因所致的头臂动脉或下肢动脉狭窄、阻塞性改变，CTA 和 MRA 不仅能够全面显示管腔狭窄或扩张，而且能够显示管壁结构。此外通过三维重建还能任意角度观察病变的部位和程度，避免 DSA 所致的解剖结构重叠。最新的研究结果还显示，PET/CT 对于血管壁的炎症等有重要的价值。

随着 CT 及 MRI 技术的进步，肺动脉血栓栓塞的检出率大为提高，CT 肺动脉造影对肺段以上的血栓均能够清楚地显示。虽然 MRA 空间分辨力不及 CT，但亦具有类似的价值，并在肺灌注中具有发展潜力。目前，除非外科手术或介入治疗需要，常规血管造影已不再用于肺栓塞的诊断。既往以放射性核素肺通气、灌注显像诊断肺动脉血栓栓塞的临床应用因此受到挑战，但对仅累及亚段以远的外围肺动脉栓塞疗效判断及预后评估仍有其优势。

冠心病影像学诊断主要围绕冠状动脉狭窄 - 阻塞以及心肌梗死两个方面进行评估。虽然选择性冠状动脉造影术仍是诊断冠心病的"金标准"，但冠状动脉 CT 造影（CCTA）良好的阴性预测值使部分患者有效地规避了有创性的冠状动脉造影，但 CCTA 阳性预测值低使其无法完全取代冠状动脉造影。因此在临床实践中，在实施 CCTA 检查后，如果钙化明显或者图像质量无法保证时又有冠心病倾向的患者，应进一步实施负荷核素心肌灌注显像，再酌情考虑选择性冠状动脉造影。对于高危患者应直接实施冠状动脉造影，尽可能地简化流程，减少 CCTA 不必要的滥用。当患者发生心肌梗死后，则应选择 CMR 在体反映冠心病的病理学状态。CMR 在冠心病诊断中的价值同样基于以下两点：CMR 是评估心脏结构和功能的"金标准"；对比剂延迟强化（LGE）能够全面勾画梗死心肌的范围、大小和程度。核素心肌代谢显像（PET）仍然是评估存活心肌的"金标准"，因此与磁共振对比剂延迟强化构成了有机互补，后者旨在识别瘢痕组织。新近推出的设备 PET/MRI 则是对存活心肌和瘢痕组织一体化判断的最优组合。

CCTA 对脂质和纤维斑块的鉴别有难度，无法检出"易损性斑块"。现阶段 CMR 尚不足以准确评估冠状动脉。但现阶段选择应用血管内超声和光学相干断层成像已经发展成为评价不稳定斑块、评估支架治疗效果的理想手段。

总之，影像学诊断是现代医学中不可或缺的重要环节。在实际工作中，应当充分发挥各类影像学方法优势互补的作用，重视影像学技术规范合理的应用。

（赵世华）

参 考 文 献

[1] 刘玉清. 心血管病影像诊断学［M］. 北京：安徽科学技术出版社，2000.

[2] 戴汝平. 心血管病 CT 诊断学［M］. 北京：人民卫生出版社，2013.

[3] 赵世华. 心血管病磁共振诊断学［M］. 北京：人民军医出版社，2011.

[4] 王跃涛，杨敏福. 核心脏病学图谱：《Braunwald 心脏病学》影像姊妹篇［M］. 天津：天津科技翻译出版有限公司，2018.

[5] 赵世华，蒋世良. 我国心血管系统影像学的发展历程与展望［J］. 中华放射学杂志，2003，37：31-33.

[6] 赵世华. 心脏 CT 和 MRI 如何选择［J］. 中华放射学杂志，2009，43（9）：901-902.

[7] Berlin L. The radiologist：doctor's doctor or patient's doctor［J］. American Journal of Roentgenology，1977，128：702.

[8] Turkington J R，McAteer E. Medical mystery：Abnormal chest film--the answer［J］. N Engl J Med，2006，355：1283-1284.

[9] Pohost G M. The history of cardiovascular magnetic

resonance[J]. JACC Cardiovasc Imaging, 2008(1): 672-1678.

[10] Carr J J, Hendel R C, White R D, et al. 2013 appropriate utilization of cardiovascular imaging: a methodology for the development of joint criteria for the appropriate utilization of cardiovascular imaging by the American College of Cardiology Foundation and American College of Radiology[J]. J Am Coll Cardiol, 2013, 61: 2199-2120.

[11] Hadamitzky M, Täubert S, Deseive S, et al. Prognostic value of coronary computed tomography angiography during 5 years of follow-up in patients with suspected coronary artery disease[J]. Eur Heart J, 2013, 34: 3277-3285.

[12] Hundley W G, Bluemke D A, Finn J P, et al. ACCF/ACR/ AHA/NASCI/SCMR 2010 expert consensus document on cardiovascular magnetic resonance: a report of the American College of Cardiology Foundation Task Force on Expert Consensus Documents[J]. Circulation, 2010, 121: 2462-2508.

[13] Kwong R Y, Chan A K, Brown K A, et al. Impact of unrecognized myocardial scar detected by cardiac magnetic resonance imaging on event-free survival in patients presenting with signs or symptoms of coronary artery disease[J]. Circulation, 2006, 113: 2733-2743.

[14] Maron B J, Towbin J A, Thiene G, et al. Contemporary definitions and classification of the cardiomyopathies [J]. Circulation, 2006, 113: 1807-1816.

[15] Mahrholdt H, Wagner A, Judd R, et al. Delayed enhancement cardiovascular magnetic resonance assessment of non-ischaemic cardiomyopathies[J]. Eur Heart J, 2005, 26: 1461-1474.

[16] Meijboom W B, van Mieghem C A, Mollet N R, et al. 64-slice computed tomography coronary angiography in patients with high, intermediate, or low pretest probability of significant coronary artery disease[J]. J Am Coll Cardiol, 2007, 50: 1469-1475.

[17] Ong T K, Chin S P, Liew C K, et al. Accuracy of 64-row multidetector computed tomography in detecting coronary artery disease in 134 symptomatic patients: influence of calcification[J]. Am Heart J, 2006, 151: 1323-1326.

[18] Einstein A J, Henzlova M J, Rajagopalan S. Estimating risk of cancer associated with radiation exposure from 64-slice computed tomography coronary angiography [J]. JAMA, 2007, 298: 317-323.

[19] Kim R J, Albert T S, Wible J H, et al. Performance of delayed-enhancement magnetic resonance imaging with gadoversetamide contrast for the detection and assessment of myocardial infarction: an international, multicenter, double-blinded, randomized trial[J]. Circulation, 2008, 117: 629-637.

第十章　冠状动脉腔内影像学检查的临床应用

第一节　概　　述

一、冠状动脉腔内影像对经皮冠状动脉介入治疗患者临床预后的影响

（一）血管内超声

血管内超声（intravascular ultrasound, IVUS）通过导管技术将微型超声探头送入血管腔内，显示血管横截面图像，从而提供在体血管腔内影像。IVUS 不仅能够观察血管的形态，还可以观察管壁的结构，具有直观、准确等优点。目前，该技术被用于发现早期冠状动脉粥样硬化斑块，了解斑块的性质，准确评价管腔狭窄程度、斑块负荷以及病变长度，同时对于左主干病变、分叉病变、慢性完全闭塞性病变、弥漫性病变等复杂病变的介入治疗具有非常重要的指导作用，也常用于识别支架术后失败的原因进而提供更为有效的治疗策略。IVUS 可弥补冠脉造影判断冠脉病变的不足，随着冠脉介入诊疗技术的蓬勃，IVUS 也得到迅速发展，并在临床得以有效的推广和应用。

多项随机对照研究（randomized controlled trial, RCT）表明，与冠脉造影指导相比，IVUS 指导下的金属裸支架（bare metal stent, BMS）植入在降低再狭窄率和靶病变血运重建（target lesion revascularization, TLR）率方面有明显优势，而二者在病死率和心肌梗死发生率方面没有明显差异。一项纳入 7 项 RCT 的荟萃分析证实，IVUS 指导下的 DES 植入优于单纯的造影指导，主要体现在 IVUS 组显著降低 MACE 发生率、心血管疾病所致病死率以及支架内血栓发生率。

此外，多项观察性研究显示 IVUS 指导的 DES 在复杂病变及高缺血风险人群获益更多。其中 ADAPT DES 研究是目前最大的观察性研究，研究共入选 8 583 名患者，结果显示急性冠脉综合征（acute coronary syndrome, ACS）和复杂病变的患者在 IVUS 指导组获益最多。另一项纳入 20 个研究（含 3 个 RCT）的荟萃分析显示，IVUS 指导的 PCI 在降低 ACS 和复杂病变（左主干、分叉部位、CTO 或长病变）患者的病死率和 MACE 发生率方面有明显优势。

（二）冠状动脉光学相干断层成像

冠状动脉光学相干断层成像（optical coherence tomography, OCT）的出现成为继 IVUS 后腔内成像技术的又一里程碑。随着 2001 年哈佛医学院首次将时域 OCT 用于人体冠脉检测，这一成像技术在医学领域的应用迅速发展。目前临床上使用的 OCT 轴向分辨力为 $10\sim15\mu m$，是 IVUS 的 10 倍，可以提供近于组织学检查的超高分辨力图像，又称"光学活检"。经过近 20 年的蓬勃发展，OCT 已成为在冠状动脉病变术前评估、PCI 术中优化、晚期支架失败原因检测和再发不良心血管事件预防等方面发展最为迅猛的腔内影像学手段之一。

由于其应用于心血管领域时间较短，目前 OCT 指导下的临床研究数据相对有限，对比 OCT 和冠状动脉造影指导的 PCI 临床预后的 RCT 较缺乏。下面以其中的经典研究为例对该领域目前研究现状进行介绍。

ILUMIEN I 研究是第一项重要的对比 OCT 与冠脉造影指导 PCI 的前瞻性非随机对照研究。研究结果显示，PCI 术前行 OCT 检查可以带来更多手术策略的转变，研究强调了使用 OCT 进行支架前评估的重要性。

DOCTORS 研究首次应用随机对照的方法对比了 OCT 和冠脉造影指导 PCI 治疗的效果。该研究随机入组了 240 例行 PCI 治疗的非 ST 段抬

高型 ACS 患者,结果显示,与单纯冠状动脉造影指导比较,OCT 指导可显著改善术后即刻血流储备分数(fractional flow reserve,FFR),而这一获益主要来源于对支架膨胀的改善。ILUMIEN Ⅲ 研究比较了 OCT、IVUS 和冠状动脉造影指导下的 PCI 在支架膨胀中的效果,其主要疗效终点是 PCI 术后最小支架面积(MSA),研究结果显示 OCT 在 MSA 方面并不优于冠状动脉造影,但是其可以明显改善最小和平均支架膨胀率,并且减少未处理的夹层和持续的严重支架贴壁不良的发生。

OCTACS 研究与 DETECT OCT 研究旨在对比 OCT 与冠脉造影指导 PCI 的长期结果。OCTACS 研究显示,对于 ACS 患者,与造影指导组相比,OCT 指导组 6 个月后支架梁未覆盖比例较低。类似地,DETECT OCT 研究共纳入 894 名稳定性冠心病患者,结果显示,与造影指导组相比,OCT 指导组术后 3 个月时的支架覆盖率明显提高。

IVUS 与 OCT 对于 PCI 优化作用的比较始终是腔内影像领域的热点话题。ILUMIEN Ⅲ 研究和 OPINION 研究是两项最具代表性的 RCT。ILUMIEN Ⅲ 研究显示,与 IVUS 指导组比较,OCT 指导组在主要终点(MSA)方面结果相似,并且 OCT 指导组的最小和平均支架膨胀率与 IVUS 指导组相似,均优于冠状动脉造影指导组。OCT 组未处理的严重夹层和严重支架贴壁不良的发生率均低于 IVUS 和冠状动脉造影组。OPINION 研究是第一个对临床终点有统计学效能的 OCT 研究,该研究共纳入了 829 例相对简单病变(病变长度 <18mm)的患者,结果显示,OCT 指导的 PCI 在术后 12 个月内的靶血管失败不劣于 IVUS 指导组,两组在主要终点方面差异无统计学意义。

对现有研究结果的解读,应结合最优化临床实践标准。首先,新一代 DES 的出现和支架植入技术的改进提高了 PCI 总体的安全性和疗效。其次,尽管 RCT 在形成证据等级推荐中有重要价值,但是我们也应考虑到,进行大型的、有足够统计学效能的 RCT 用以比较影像学指导和传统 PCI 所存在的现实局限性。在现有的大型 RCT 和对所有单病例 RCT 的荟萃分析中,IVUS 都有

明显的临床获益。最后,冠状动脉内影像学的获益很大程度上取决于术者对影像的判读以及如何利用这些信息。仅靠图像获取并不会影响患者的临床预后,要想使患者从影响中获益,需要一定的技巧、准确的影像学判读和对结果的准确判断。因此,在术中进行定量测量,建立一套可以用来指导支架植入和优化植入效果的操作流程和标准也是非常重要的。

二、IVUS 与 OCT 各自优势与不足

IVUS 和 OCT 可以在术前、术中及术后对 PCI 过程进行全程指导优化,然而,每种影像学检查手段都存在一定的优势和局限性。

(一)IVUS 的优势与局限性

1. 优势

(1)IVUS 临床应用时间长,临床经验较丰富。

(2)术前成像多无需预扩容。

(3)无需使用对比剂,肾功能不全患者首选。

(4)可识别血管外膜,有助于支架尺寸的选择。

(5)指导开通 CTO 病变。

2. 局限性

(1)图像判读学习曲线。

(2)识别组织特征的能力有限。

(3)对血栓的识别有一定难度。

(4)分辨力低,较难评估支架术后情况。

(二)OCT 的优势与局限性

1. 优势

(1)分辨力较高,能更准确识别斑块及支架相关的病变特征。

(2)更适用于识别血栓。

(3)图像更清晰,更易于判读。

(4)已有明确的预测支架内再狭窄和血栓形成的 OCT 指征。

(5)快速可靠的自动化分析功能。

2. 局限性

(1)需要使用额外的对比剂。

(2)需要冲洗清除冠脉中的血液。

(3)部分病例需要进行预扩容。

(4)轴向穿透能力有限。

(5)相关临床研究证据比较有限。

第二节　血管内超声临床应用的共识与争议

IVUS 通过对病变程度、性质和累及范围的精确判断，可帮助选择治疗策略和方法，指导介入治疗过程，实现经皮冠状动脉介入治疗术后即刻支架最优化，并可监测相关并发症。早期研究提示，对于非左主干病变，包括左前降支、左回旋支和右冠状动脉及其主要分支近段病变，介入治疗的 IVUS 界限值为面积狭窄 >70%、最小管腔直径 ≤1.8mm、最小管腔面积（minimal lumen area, MLA）≤4.0mm^2。近年来的荟萃分析结果显示，对非左主干、参考血管直径 >3mm 的病变，介入治疗的 IVUS 界限值为 MLA<2.8mm^2；对参考血管直径 <3mm 的病变，介入治疗的 IVUS 界限值为 MLA<2.4mm^2。理想的裸金属支架植入的 IVUS 标准（MUSIC 标准）包括：①支架完全贴壁；②支架内最小 CSA ≥平均参考血管 CSA 的 90%；③偏心指数 ≥0.7。在药物支架时代，支架扩张无疑是影响预后的最主要指标。支架内 MLA≤5mm^2、支架边缘斑块负荷 ≥50%、支架边缘夹层、弥漫的支架贴壁不良是远期不良事件的独立预测因素。使用 IVUS 指导支架植入的位置，评估支架扩张是否充分，能够最大程度地减少血管的物理丢失，并及时发现边缘夹层等并发症。虽然目前对于 IVUS 指导的支架植入结果还有争议，但近年来的大型荟萃分析均显示，IVUS 指导的支架植入能够降低主要不良心血管事件，改善预后。值得指出的是，IVUS 在复杂病变介入治疗中用于指导支架植入的优势更为明显。其在特殊类型冠状动脉病变中的应用分述如下：

一、IVUS 在左主干病变中的应用

左主干病变的解剖结构特殊，例如较短、弥漫病变常见、与冠状窦成角、局限或弥漫性重构、病变常累及左前降支及左回旋支开口等，使得冠状动脉造影很难准确评估病变。相对非左主干病变，使用 IVUS 的 MLA 评估缺血的准确性更高。目前普遍认为，MLA>6.0mm^2 的左主干病变

可延迟进行介入治疗，而亚洲的临床研究提示，MLA<4.5mm^2 可作为判断是否存在缺血的界限值，但尚需更多的数据来证明。对于 MLA 为 4.5~6.0mm^2 的患者，推荐行 FFR 评估是否缺血。以影像结果判断病变是否有缺血意义需慎重，术者需要综合考虑患者心肌缺血的客观证据、左主干直径、斑块负荷和病变形态等因素来做出评估。

相比开口及体部，左主干远段病变更为常见（70%~80%），且病变易累及左前降支（90%）及左回旋支（62%）开口，使得介入治疗策略和技术应用更为复杂。分别从左前降支及左回旋支进行 IVUS 图像采集，对精确判断开口部位的病变程度及分布情况尤为重要。在左回旋支病变距开口 >5mm、MLA>4.0mm^2、斑块负荷 <50% 或左回旋支发育细小的情况下，宜选择单支架技术，反之则需考虑双支架植入。支架的扩张和贴壁是决定双支架技术近、远期预后的重要预测因素。有研究将左主干支架内 MLA<8mm^2、分叉部 MLA<7mm^2、左前降支开口 MLA<6mm^2、左回旋支开口 MLA<5mm^2 定义为支架扩张不良，发现左回旋支开口支架扩张不良最为常见，存在支架扩张不良的患者其再狭窄率较高。

由于左主干病变的个体差异大，实际操作中需要注意个体化治疗。IVUS 可指导左主干病变治疗中的支架定位、支架直径和长度的选择，优化支架植入即刻效果，及时识别边缘夹层和血肿，指导精准介入进而改善临床预后。在最大的一项包含 1 670 例患者的左主干病变研究中，在 3 年的随访时间内 IVUS 指导下行 DES 支架植入组的 MACE 发生率明显降低。而另一项包含 10 个临床研究的荟萃分析表明，IVUS 指导下的左主干介入治疗可显著降低全因死亡率、心源性死亡和支架内血栓的形成。因此，在欧美国家的冠心病介入治疗指南中，均将使用 IVUS 评估无保护左主干病变严重程度及优化治疗作为 Ⅱa 类推荐。《中国经皮冠状动脉介入治疗指南（2021）》中，使用 IVUS 指导左主干病变治疗也是同样的推荐。

二、IVUS 在分叉病变中的应用

由于分叉病变中主支血管及分支血管可能重

叠,冠状动脉造影对病变的严重程度及分叉嵴的评估存在缺陷。IVUS 可精准评估分叉病变性质、分布、形态及血管直径,更有利于优化分叉病变的介入治疗。

与指导普通病变治疗类似,IVUS 可用于术前评估斑块性质、斑块负荷及 MLA,术中指导支架直径及长度的选择,术后评估支架扩张及支架边缘情况。在分叉病变中,术前主支及分支均应行 IVUS 检查,关注分叉远端主支斑块负荷及分布,并评估分支血管是否存在负性重构,这对预判分支闭塞及指导治疗策略的制定有重要意义。在分叉病变术中,IVUS 还有助于观察导丝的走行,可指导导丝重新进入的位置及明确其与嵴部的关系。在分叉近远端血管直径不匹配的情况下,IVUS 可以观察导丝是否走行于血管壁与支架梁之间,并指导支架近段优化技术(proximal optimization technique,POT)时球囊直径的选择。在支架植入后,IVUS 除评估支架扩张及支架边缘状况,还可观察分叉部位支架的覆盖、支架梁重叠及支架是否变形等情况,并有助于指导对吻扩张技术。

三、IVUS 在 CTO 病变中的应用

IVUS 在 CTO 病变中的应用包括:①闭塞病变起始部位的识别。如果闭塞近端存在较大分支血管,可从分支血管成像以寻找闭塞起源处,指导导丝的穿刺部位和方向,并确认其是否进入 CTO 近端纤维帽。②判断及探寻真腔。IVUS 可判断导丝是否位于真腔,并指导导丝重入真腔。③在反向 CART 技术中的应用。采用反向 CART 技术时,可根据 IVUS 明确正逆向导丝的空间关系,选择正向撕裂内膜所需球囊的直径,使用合适的球囊于最佳扩张部位行反向 CART 技术,同时 IVUS 指导逆向导丝进入近段血管真腔。④测量参考血管直径及病变长度,指导支架选择。CTO 远端血管长期处于低灌注状态,造影可能显示为弥漫性病变且管腔较小,仅依靠造影结果定位支架较为困难;CTO 病变进行球囊扩张后常造成明显的内膜撕裂,正向注射对比剂可加重内膜撕裂范围,需利用 IVUS 测量血管直径以指导支架的选择。

四、IVUS 在钙化病变中的应用

(一)评价冠脉钙化

相对于冠状动脉造影,IVUS 对检测钙化病变有很高的敏感度和特异度,且提示造影对于钙化病变的发现与钙化弧度、长度和位置相关。冠状动脉钙化病变分为内膜面(浅表)、外膜或斑块基底部(深部)钙化。外膜钙化对介入治疗的影响不大,可按常规操作,一般无需特殊处理。严重内膜面钙化直接影响器械的通过或导致治疗失败。

(二)指导钙化病变介入治疗

1. IVUS 评估旋磨的必要性 一般认为,IVUS 识别钙化病变弧度超过 270° 才需要旋磨治疗,但是不到 270° 的钙化病变有时也会造成球囊及支架通过困难、支架释放后扩张不全或扩张不对称,并会影响近、远期疗效。

2. IVUS 评估选择旋磨头的大小 IVUS 能够根据精确测量血管直径选择旋磨头直径(磨头直径/血管直径 <0.6),过小的磨头可能不能对病变进行有效旋磨达到有效的斑块销蚀,过大的磨头可能导致前进困难甚至嵌顿。

3. IVUS 评估旋磨后的效果 IVUS 可以观察旋磨后钙化环的变化,如果出现钙化环变薄或者断裂,则提示旋磨效果满意,可试行非顺应性球囊扩张,如果钙化环未被打磨变薄或者钙化结节仍然存在,则宜增大旋磨头进一步旋磨或使用该磨头反复旋磨直至旋磨效果满意。

4. IVUS 指导下选择非顺应性球囊及评价支架扩张程度 IVUS 可根据靶病变钙化环的直径选择合适的非顺应性球囊进行高压扩张,既能达到打开钙化环的目的又能降低相关并发症的可能。另外,严重的钙化往往会干扰造影的判断,导致造影不能准确判断支架膨胀的情况,而 IVUS 检查则可精确测量支架植入后相关参数评价支架扩张是否达到满意的效果。

五、挑战与展望

自从 IVUS 发明并开始应用于临床,冠脉血管内影像学已经发展成为一个包含多项技术的新领域,其不仅可观察冠脉粥样硬化的发生与发展,还广泛应用于指导并优化冠脉介入治疗。IVUS

指导优化 PCI 的获益在复杂冠脉病变中体现得比较明显（如长病变、钙化病变、慢性闭塞病变、无保护左主干病变等）。利用 IVUS 测量冠脉血管的尺寸可以弥补冠脉造影和功能学检测的一些缺陷，但是单独使用 IVUS 来判断病变的严重程度是不够的，因为冠脉横断面积只是决定冠脉血流动力学的其中一个因素。

血管内超声显像仅提供血管的切面图像，故在评价治疗效果及随访过程中要找到同一平面较为困难，而且在评价斑块进展和消退过程中不能衡量斑块的容积变化。因此，准确的组织学定性和精确的三维重建是目前 IVUS 发展的主要方向。伴随 IVUS 三维重建、虚拟组织学 IVUS 以及超声弹性成像等技术的发展，IVUS 对于斑块尤其是不稳定斑块的识别大为改善；同时，由于材料学与相关制作工艺的提升，新型超声导管的设计直径会大大缩小，分辨力也会进一步提高。近年来，IVUS 也可与其他影像及功能学手段相结合，如 OCT、近红外光谱及 FFR 检测等，从而提供更为详尽完整的腔内影像学及功能学信息。在将来，多种心脏影像学及功能学手段相结合一定会为更深入地研究和防治动脉粥样硬化性心脏病提供更美好的前景。

综上所述，IVUS 在介入手术中应用的有效性、安全性得到了越来越多专家的认可，其在优化 PCI 治疗效果以及在特殊病变中的应用价值也越来越多地得到临床的证实。介入医生应熟练掌握该腔内影像学技术，以更好地提高介入治疗的效果。

第三节 冠状动脉光学相干断层成像临床应用的共识与争议

一、OCT 的临床应用指征

（一）术前冠状动脉病变的评价

1. 造影上显示模糊或可疑的病变（如夹层、血栓、钙化结节等）。

2. 左主干病变、分叉病变等复杂病变。

3. 明确 ACS 患者的罪犯病变。

（二）指导和优化 PCI

1. 长病变、需双支架处理的分叉病变、可吸收支架的置入等复杂 PCI。

2. ACS 患者

3. 支架失败

（1）支架内再狭窄

（2）支架内血栓形成

二、OCT 的图像解读及对于病变的术前评估

（一）正常冠状动脉血管壁

在 OCT 图像中，正常冠状动脉血管壁的特征是典型的三层结构，它由血管内膜、中膜和外膜组成。血管内膜的反射信号高；中膜的反射信号通常较低或信号微弱；而外膜常表现为不均匀的高反射信号。在 OCT 图像中，内弹力膜（internal elastic membrane，IEM）的定义是动脉内膜与中膜的边界，而外弹力膜（external elastic membrane，EEM）的定义是动脉中膜与外膜的边界（图 10-1，见文末彩图）。

（二）冠状动脉粥样硬化斑块

在 OCT 图像中，动脉粥样硬化斑块的定义是血管壁出现占位性病变（增厚病变）或血管壁三层结构的缺失。OCT 图像中的斑块类型可分为三类：纤维斑块、钙化斑块、脂质斑块（图 10-2，见文末彩图）。

1. 纤维斑块 在 OCT 图像中，纤维斑块表现为具有相对均匀且高反射的光学信号，有时可以在纤维斑块中发现 IEM 或 EEM。OCT 中的纤维斑块目前认为可能由胶原和平滑肌细胞组成。

2. 钙化斑块 钙化斑块在 OCT 图像中表现为边缘锐利的低信号或信号不均匀的区域。该定义适用于较大的钙化，目前尚未确定上述 OCT 定义是否适用于微小钙化（micro-calcification）。环形钙化，指钙化斑块角度超过 270°；点状钙化（spotty calcification），指钙化角度小于 90°，长度小于 10mm 的钙化；深层钙化，指钙化斑块距离管腔距离超过 100μm；浅表钙化，指钙化斑块距离管腔距离 65~100μm。

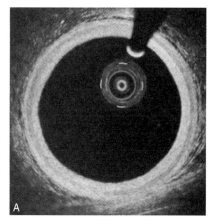
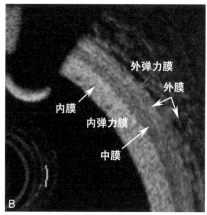

图 10-1 正常冠状动脉血管图

A. 正常冠状动脉血管图；B. 左侧正常冠状动脉三层结构放大图像

内膜（白短箭）；中膜（白长箭）；外膜（白双箭）；内弹力膜（红箭）；外弹力膜（蓝箭）

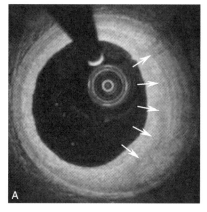
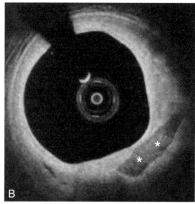
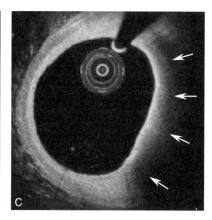

图 10-2 冠状动脉粥样硬化斑块

A. 纤维斑块：均一的高信号区，伴有相邻区域不同程度的内膜增厚（箭）；B. 钙化斑块：低信号、边界清晰的区域（星号）；C. 脂质斑块：边缘轮廓模糊的光学信号微弱区域，在低信号区域的表面有高信号的纤维帽（箭）

3. 脂质斑块 在 OCT 图像中，脂质斑块表现为边缘轮廓模糊的光学信号微弱区域，在低信号区域的表面有高信号的纤维帽。具有薄纤维帽（纤维帽的最小厚度小于 65μm）的富含脂质斑块（脂质池角度≥2 个象限）称为薄纤维帽粥样硬化斑块（thin-cap fibroatheroma，TCFA）。其依据来源于病理学研究将 65μm 作为 TCFA 纤维帽最小厚度界值，因此目前所达成的共识是 OCT 识别的 TCFA 应与组织病理学定义的 TCFA 保持一致性。需要说明的是，某些斑块的特定成分如巨噬细胞，也会造成 OCT 信号的强衰减，使得近红外光被阻挡在斑块表面，并在后方呈现出低信号图像。由于光线无法很好地穿透脂质斑块及脂质池，目前普遍认为当无法识别 EEM 时，OCT 不能测量脂质池的厚度、面积或体积，OCT

图像中往往用脂质池的角度来评价脂质池的大小。

（三）斑块内微结构

OCT 图像中的斑块内微结构可分为三类：巨噬细胞聚集、微通道、胆固醇结晶（图 10-3，见文末彩图）。

1. 巨噬细胞聚集 巨噬细胞在 OCT 图像中的特征为高反射，强衰减的点状或条带状结构，且在高信号的点状区域后常形成放射状光影。

一般来说，巨噬细胞通常在纤维帽和脂质池边界聚集，故目前 OCT 图像主要在纤维斑块和脂质斑块中对巨噬细胞进行评估。巨噬细胞会显著衰减甚至阻挡 OCT 发出的光线，因此在巨噬细胞与微小钙化、胆固醇结晶或内外膜同时出现时，图像识别也可能会造成混淆。

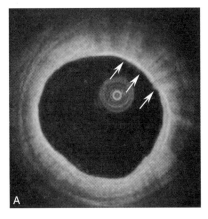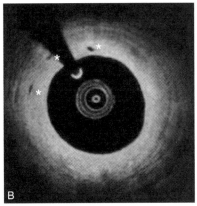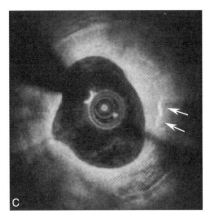

图 10-3 斑块内微结构

A. 巨噬细胞聚集,高反射、强衰减的条带状结构(箭);B. 微通道,OCT 图像上可见大小不等、低信号、边缘锐利的空腔内结构(星号);C. 胆固醇结晶,OCT 图像显示为高信号的线性结构(箭)

2. 微通道 在 OCT 图像中,微通道(斑块内新生血管)的定义为直径 50~300μm,信号微弱、边缘锐利的空洞,并通常可以在多个连续帧中进行跟踪。目前还未确定这些血管是与管腔表面相连,还是源自滋养血管。

3. 胆固醇结晶 胆固醇结晶在 OCT 图像中表现为信号强度较高的薄线性区域,通常位于纤维帽或脂质斑块坏死核心中。对于某些体积较大的胆固醇结晶,有时可见前方和后方的反射光伪影。OCT 检测胆固醇结晶的敏感性和特异性还有待进一步研究。

(四)血栓

血栓在 OCT 图像中表现为在管腔内漂浮或附着在管腔表面的不规则团块(图 10-4,见文末彩图)。血栓形态学可以分为 3 种:①红色血栓定义为血管管腔的突出物,高信号伴强反射信号后迅速衰减。②白色血栓则为高信号伴弱衰减。③混合血栓介入两者之间,是临床上最常见的类型。

三、OCT 对支架置入过程的优化

PCI 术后行 OCT 检测可对支架膨胀、贴壁、组织脱垂、边缘夹层等情况进行准确评估,为术者提供更多可靠的信息,帮助术者优化 PCI 策略,改善患者的临床预后。

(一)支架膨胀

支架膨胀不良是支架失败的主要预测因子。支架膨胀分为绝对膨胀和相对膨胀:绝对膨胀为最小支架面积的绝对数值;相对膨胀为最小支架面积与参考管腔面积(近端、远端、最大或者平均参考面积)的比值。

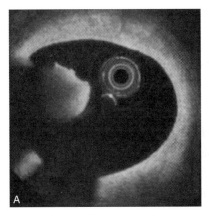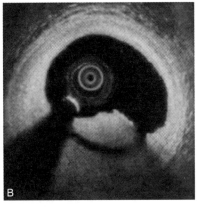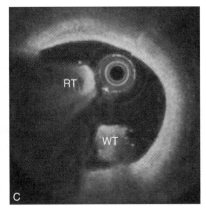

图 10-4 血栓

A. 红色血栓;B. 白色血栓;C. 混合血栓,RT. 红色血栓;WT. 白色血栓

原则上,支架绝对膨胀越大,支架的长期通畅性和临床预后越好,支架失败的风险也越低;相对支架膨胀在临床实践中对 PCI 优化的推荐指标主要分为两种:

1. 最小支架面积(minimal stent area, MLA)大于远端参考管腔面积。

2. MSA 大于平均参考管腔面积的 80% 或 90%。

在实际临床应用中,MSA 达到平均参考管腔的 90% 几乎是无法实现的,因此共识专家组建议将 MSA>80% 平均参考管腔面积作为一个可应用于临床实践的合理方案。

(二)支架贴壁不良

OCT 支架贴壁不良定义为支架小梁表面至管腔表面的纵向距离大于支架小梁厚度(如果支架小梁上有聚合物,也应包含在内)。

支架贴壁不良分为即刻贴壁不良和晚期贴壁不良。后者定义为随访中发现的贴壁不良,其机制很可能与血管壁的炎症反应及正性重构有关。研究显示,常规影像学检查中的支架贴壁不良与 MACE 无明显相关性,即刻支架贴壁不良并不是支架内血栓的独立预测因子。

(三)组织脱垂

OCT 组织脱垂定义为支架置入后支架小梁间的组织突入管腔;按成分不同,可分为斑块脱垂和血栓脱垂。

支架置入后的组织脱垂被认为是早期支架内血栓的预测因子之一,并且与 PCI 术后的短期不良预后相关。脱垂组织的体积与斑块的形态学特征以及 PCI 术后的心肌损伤有关,不规则脱垂在急性心肌梗死患者中更为常见,是 PCI 术后一年不良预后的独立预测因子。

(四)夹层

支架植入术后易导致血管壁损伤,以夹层最为常见,且易发生在支架边缘。OCT 测得的远端支架边缘夹层片厚度 >200μm 是 MACE 的独立预测因子。同时,支架边缘夹层也是早期支架内血栓的预测因子之一,但是某些微小边缘夹层可能缺乏临床意义,无需处理。

(五)支架植入最佳效果的评估标准

1. 在常规临床实践中,术者应使相对支架膨胀率(MSA/ 平均参考管腔面积)达到 80% 以上。

2. 在非左主干病变中,应达到 OCT 测量的 MSA>4.5mm^2。

3. 支架完全贴壁可能促进早期支架小梁内膜覆盖。虽然支架置入后即刻贴壁不良的临床意义尚不明确,但对于支架置入后的严重贴壁不良,术者应尽可能地避免并进行处理。

4. 距离 <0.4mm 且长度 <1mm 的即刻贴壁不良不会影响支架杆的内膜覆盖,无需纠正。但这一临界值需要前瞻性研究进一步证实。

5. 晚期获得性支架贴壁不良会导致晚期和极晚期支架内血栓。

6. 与稳定型冠心病患者相比,ACS 患者发生的组织脱垂更可能导致不良的临床预后,这可能是二者的脱垂组织成分不同导致的。

7. OCT 检测出的大型夹层是 MACE 的独立预测因子。夹层内存在残余的斑块负荷、横向扩展 >60°、纵向扩展 >2mm、剥离更深(中膜或外膜)和夹层位于支架远端都可增加不良心血管事件的发生率。

四、OCT 对支架失败原因的评估

(一)金属药物洗脱支架的再狭窄和支架内血栓形成

支架内再狭窄(in-stent restenosis, ISR)和支架内血栓(stent thrombosis, ST)是支架失败的两个重要原因。虽然与 BMS 相比,DES 具有许多优势,但 DES 植入术后的支架失败仍是冠脉介入领域的难题之一。

1. **支架内再狭窄** 支架内再狭窄成因包括内膜增生、支架膨胀不良、支架断裂以及新生动脉粥样硬化等。与单纯的二维成像相比,三维腔内影像技术更易识别支架内再狭窄的原因。IVUS 和 OCT 可识别支架膨胀不良和支架断裂,而新生动脉粥样硬化则仅能通过 OCT 发现。

2. **支架内血栓** 支架内血栓是导致支架失败的另一重要原因。结合造影结果和临床症状将支架内血栓分为明确、很可能和可能的三类。根据发生的时间不同分为急性期(PCI 术中至术后 24 小时内)、亚急性期(术后 24 小时至术后 1 个月内)、晚期(术后 1 个月至术后 1 年内)和极晚

期（术后 1 年以上）血栓。支架内血栓形成的原因有很多，在支架植入后不同时间点形成支架内血栓的发生机制不同，在超过 90% 的患者中，可以发现一个或多个导致血栓形成的原因。急性期和亚急性期支架内血栓形成主要与支架梁杆未覆盖、支架贴壁不良、支架膨胀不良相关；而在发生极晚期支架内血栓的患者中，经常能观察到新生动脉粥样硬化、支架贴壁不良以及支架梁杆未覆盖。

（二）应用 OCT 对支架失败的评价

仅利用造影很难找出支架置入失败的病理基础，而 OCT 则是研究支架内再狭窄和支架内血栓形成的最佳手段。利用 OCT 随访晚期支架置入失败后的患者，有利于改进支架设计及优化手术操作，预防各种机制导致的支架失败。

1. OCT 对支架内再狭窄的评价　在 OCT 图像中，支架内再狭窄是指支架新生内膜面积超过支架面积的 50%。OCT 的使用有利于明确再狭窄的类型（图 10-5），判断引起再狭窄可能的机制，更重要的是，OCT 有利于找出优化再次介入处理再狭窄病变的策略，指导支架内再狭窄的治疗及评价治疗后的效果。既往研究对支架内再狭窄病变分别进行冠状动脉球囊扩张术、紫杉醇药物涂层球囊或 DES 支架置入的处理，研究结果提示 OCT 来源的支架内膜组织学特征与再次支架再狭窄出现相关，且不同处理方式在不同组织特征的再狭窄病变中预后显著不同。

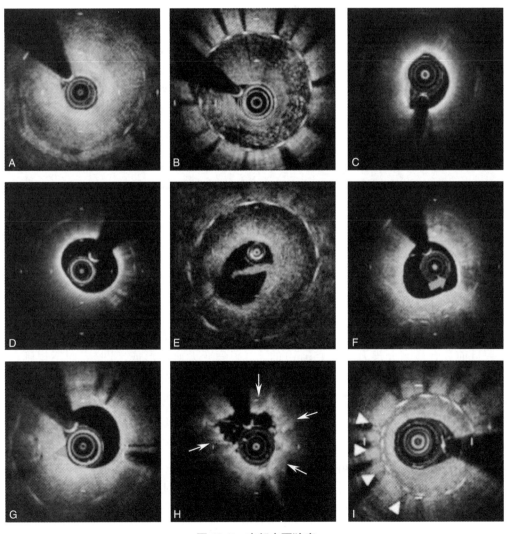

图 10-5　支架内再狭窄
A. 均质性新生内膜；B. 异质性新生内膜；C. 富含脂质的内膜增生；D. TCFA；E. 内膜不连续；F. 巨噬细胞浸润；G. 新生动脉粥样硬化；H. 血栓；I. 支架丝边缘的低强度区域

2. OCT 对支架内血栓的评价　支架内血栓在 OCT 图像中表现为突出于管腔内富于信号的团块影，其表面不规则，有高或低后向散射的投影。OCT 可识别术后即刻可能导致支架内血栓形成的并发症，在体动态观察支架表面内皮生长和血管修复过程，此外，OCT 能够检测出依附在未完全贴壁的支架小梁间的微小血栓。OCT 的高分辨力有助于对支架内血栓形成机制的探索（图 10-6），并对临床应用抗血栓药物的剂量及疗程有一定指导作用。

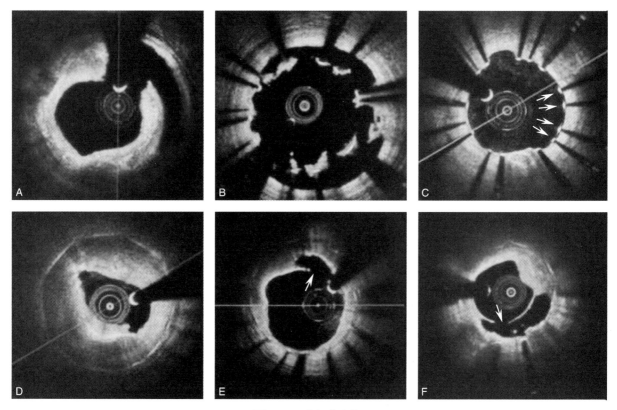

图 10-6　支架内血栓

A. 急性期血栓：支架边缘夹层；B. 亚急性期血栓：支架贴壁不良；C. 晚期血栓：支架杆未覆盖；D. 极晚期血栓：新生动脉粥样硬化；E、F. 破裂的新生动脉粥样硬化

五、OCT 在急性冠脉综合征中的应用

（一）罪犯病变的识别

OCT 是目前具有最高分辨力（10~15μm）的腔内影像学技术，被称为"光学活检"。凭借其极高的特异性识别能力，可对 ACS 实现精准化病因学诊断，包括斑块破裂（60%~70%）、斑块侵蚀（30%~40%）和钙化结节（5%~10%）。

1. **斑块破裂**　斑块破裂（plaque rupture，PR）：纤维帽不连续、内膜撕裂或夹层、斑块内空洞形成。PR 继发血栓形成是 ACS 的主要病理机制，约占 ACS 的 2/3。

2. **斑块侵蚀**　斑块侵蚀（plaque erosion，PE）：病理上认为是由于管腔的内皮细胞的丢失或功能不全造成的血栓形成。明确 PE 的 OCT 定义为：纤维帽完整伴有血栓形成，血栓下结构可识别。可能 PE 的 OCT 定义为：纤维帽完整，罪犯病变无血栓形成，管腔表面不规则；或病变处伴有血栓形成，血栓处斑块结构不可识别，血栓近端或远端无浅表脂质和钙化。

3. **钙化结节**　钙化结节的 OCT 影像表现为单个或多个突向管腔的钙化，纤维帽不连续，血栓覆盖。

（二）治疗策略的指导

从抗栓治疗到冠脉血管成形术再到支架植入术，ACS 患者的治疗体系已逐步形成。尽管 PR 和 PE 的病理生理学机制截然不同，但目前两者的治疗方案常规皆为支架植入治疗。

基于病理生理学以及影像学研究发现，PE 患者的支架植入受益很可能不同于 PR。我们推测药物保守治疗 PE 可能对于部分 ACS 患者是安全可行的。通过 EROSION 研究，前瞻性入选近 500 例行急诊 PCI 的 PE 患者，首要终点为血栓面积降低 50%，结果显示保守药物治疗代替支架植入有显著获益，并且在随后的一年随访中，研究结果显示经过保守药物治疗的患者血栓面积明显减小，管腔面积显著增加，初步显示保守药物治疗的有效性和安全性，然而未来需要开展更大样本量多中心多临床试验进一步确认这一新治疗策略的有效性和安全性。如果 ACS 非支架治疗的新理念成立，可能会影响 1/3 ACS 患者的治疗策略，中国将有超过 30 万患者从中受益。目前正在进行中的 EROSION Ⅱ研究，将进一步探讨部分 PR 患者保守药物治疗的可行性与安全性，进一步推动 ACS 非支架治疗理念。

最新研究显示 PE 是具有独特临床和病理特征的可预测人群，在年轻吸烟女性人群中显著高发，识别 PE 的易发人群，这或许对于 ACS 防控战线前移有着重大意义。

（三）易损斑块与危险分层

易损斑块的易损性是指斑块不稳定、易破裂继发血栓而导致心血管事件。而 ACS 病理基础多为易损斑块破裂后继发冠状动脉血栓形成，从而导造成急性缺血事件的发生。TCFA 是易损斑块最常见的病理类型，而 OCT 是目前唯一能在体识别 TCFA 并与病理组织学高度相关的检查方法。

破裂的纤维帽通常伴有大量巨噬细胞浸润，巨噬细胞在 OCT 图像上的特征为高反射、强衰减的点状或条带状结构，且在高信号的点状区域后形成放射状光影。与稳定型心绞痛患者相比，ACS 患者病变部位巨噬细胞密度更高，因此，OCT 检测的巨噬细胞浸润程度与斑块稳定性密切相关。

新生血管形成同样是易损斑块的特征，新生血管在 OCT 图像上的特征为至少连续三个截面中观察到低信号边缘锐利的空洞样结构、直径在 $50\sim300\mu m$ 之间，其与斑块内出血以及斑块的不稳定性密切相关。

基于易损斑块的早期识别，定位高危患者，建立 ACS 危险分层体系，是下一步亟待我们解决的问题。

六、造影模糊病变的评价

冠状动脉造影仍然是评估冠状动脉最常用的影像学方法。在稳定人群中，血管造影的模糊性往往反映了较大的斑块负荷（血管造影无法检测到）、钙化、陈旧的破裂斑块（临床无症状）、冠状动脉迂曲或血管解剖异常。血管内成像提供了造影显示模糊或异常病变的清晰影像。

（一）斑块负荷

OCT 定性的富脂质斑块、测量的脂质角度和脂核长度，已被证明可以预测 MACE、再血管化和再缺血事件。

描述斑块负荷以指导支架置入十分重要，要尽量避开斑块负荷 >50% 的区域。此外，非罪犯血管中斑块负荷 >70% 也与较高的 MACE 率有关。因此，斑块的检测对于指导治疗具有重要意义。

（二）冠状动脉瘤样扩张

在血管造影上定义动脉瘤样扩张是有挑战性的，尤其是大多数公认的定义都需要与正常的血管段进行比较。在大多数患者中，动脉瘤节段表现为复杂的斑块或邻近明显狭窄的正常血管。因此，在不能确定血管条件的情况下，考虑血管内成像来阐明潜在的血管形态也是十分明智的。

（三）主动脉开口模糊病变

由于其所处节段的特殊性，主动脉开口病变的诊断和介入治疗都非常具有挑战性。冠状动脉近端血管从主动脉上升的角度可能会造成血管造影上的明显狭窄，难以进行功能学评估。基于上述原因，应该考虑形态学评估来明确是否存在潜在缺血。此外，主动脉口位置弹性组织较多，增加了支架回弹和支架失败的风险。在主动脉口处阻断血流进行影像学检查挑战非常大，因此建议采用 IVUS 进行腔内检查。

（四）移植血管病变

移植血管病变（cardiac allograft vaseulopathy，CAV）是心脏移植术后远期死亡的主要原因。由于同种异体移植去神经支配，CAV 病变时患者往往无症状，因此，对 CAV 进行常规监测是非常有必要的,其可以实现对 CAV 病变的早期诊断。虽然 CT 可以实现冠状动脉的非侵入性成像,但仍有一些局限导致其不能对远端血管进行成像,并且高静息心率会降低图像的质量。冠状动脉造影仍然是首选的 CAV 筛查手段,但血管病变的弥漫性及正性重构,可能导致其无法诊断或低估疾病的严重性。血管内成像可对血管壁进行横断面评估,并且由于其超高的分辨力,OCT 为早期检测移植血管病变并揭示其潜在机制提供了可能。

七、腔内影像学未来新技术及展望

OCT 是评价冠脉血管壁成分和动脉粥样硬化斑块内微细结构最准确的影像手段。随着 OCT 技术的革新和成熟,使得其应用的领域逐渐拓宽。如频域 OCT 的出现使得其在左主干病

变应用不再受到限制、3D 重建技术使得对于分支开口的观察更全面。未来如果临床中能够结合血管影像学 OCT 与功能学两种方法将最大程度优化和指导 PCI 过程。目前,最新一代 OCT ILUMIEN OPTIS 系统已经可以实现 OCT 与 FFR 两种技术的结合。此外,通过 OCT、IVUS、近红外光成像技术(near-infrared spectroscopy,NIRS)等多种成像技术的融合实现多模态成像也将成为未来系统研发和临床应用的趋势,如 IVUS-NIRS、OCT-NIRS、OCT-IVUS 等多种成像技术的融合技术,实现了对冠脉病变的全面评估,IVUS-NIRS 不仅能够提供病变的性质判断,斑块负荷的评估,血管大小的测量,同时提供了对脂质成分的识别,弥补了 IVUS 在识别高危斑块成分的不足。

（于 波）

参 考 文 献

[1] 葛均波. 血管内超声[M]. 北京:人民卫生出版社, 2018.

[2] 于波. OCT 临床应用进展[M]. 北京:科学技术文献出版社, 2016.

[3] Mintz G S, Guagliumi G. Intravascular imaging in coronary artery disease[J]. Lancet, 2017(390): 793-809.

[4] Räber L, Mintz G S, Koskinas K C, et al. Clinical use of intracoronary imaging. Part 1: guidance and optimization of coronary interventions. An expert consensus document of the European Association of Percutaneous Cardiovascular Interventions[J]. Eur Heart J, 2018(39): 3281-3300.

[5] Neumann F-J, Sousa-Uva M, Ahlsson A, et al. 2018 ESC/EACTS Guidelines on myocardial revascularization. The Task Force on myocardial revascularization of the European Society of Cardiology(ESC) and European Association for Cardio-Thoracic Surgery(EACTS)[J]. G Ital Cardiol(Rome), 2019(20): 1S-61S.

[6] McDaniel M C, Eshtehardi P, Sawaya F J, et al. Contemporary clinical applications of coronary intravascular ultrasound[J]. JACC Cardiovasc Interv, 2011(4): 1155-1167.

[7] Mintz G S, Nissen S E, Anderson W D, et al. American College of Cardiology Clinical Expert Consensus Document on Standards for Acquisition, Measurement and Reporting of Intravascular Ultrasound Studies(IVUS). A report of the American College of Cardiology Task Force on Clinical Expert Consensus Documents[J]. J Am Coll Cardiol, 2001(37): 1478-1492.

[8] Zhang J, Gao X, Kan J, et al. Intravascular Ultrasound Versus Angiography-Guided Drug-Eluting Stent Implantation: The ULTIMATE Trial[J]. J Am Coll Cardiol, 2018(72): 3126-3137.

[9] Hong S J, Kim B K, Shin D H, et al. Effect of Intravascular Ultrasound-Guided vs Angiography-Guided Everolimus-Eluting Stent Implantation: The IVUS-XPL Randomized Clinical Trial[J]. JAMA, 2015(314): 2155-2163.

[10] Tian N L, Gami S K, Ye F, et al. Angiographic and clinical comparisons of intravascular ultrasound- versus angiography-guided drug-eluting stent implantation for patients with chronic total occlusion lesions: two-year results from a randomised AIR-CTO study[J]. Euro Intervention, 2015(10): 1409-1417.

[11] Klersy C, Ferlini M, Raisaro A, et al. Use of IVUS guided coronary stenting with drug eluting stent: a systematic review and meta-analysis of randomized controlled clinical trials and high quality observational studies[J]. Int J Cardiol, 2013(170): 54-63.

［12］Steinvil A, Zhang Y J, Lee S Y, et al. Intravascular ultrasound-guided drug-eluting stent implantation: An updated meta-analysis of randomized control trials and observational studies［J］. Int J Cardiol, 2016（216）: 133-139.

［13］Stone G W, Witzenbichler B, Weisz G, et al. Platelet reactivity and clinical outcomes after coronary artery implantation of drug-eluting stents（ADAPT-DES）: a prospective multicentre registry study［J］. Lancet, 2013（382）: 614-623.

［14］Iannaccone M, Abdirashid M, Annone U, et al. Comparison between functional and intravascular imaging approaches guiding percutaneous coronary intervention: A network meta-analysis of randomized and propensity matching studies［J］. Catheter Cardiovasc Interv, 2020, 95（7）: 1259-1266.

［15］Fassa A A, Wagatsuma K, Higano S T, et al. Intravascular ultrasound-guided treatment for angiographically indeterminate left main coronary artery disease: a long-term follow-up study［J］. J Am Coll Cardiol, 2005, 45（2）: 204-211.

［16］Sharma S P, Rijal J, Dahal K. Optical coherence tomography guidance in percutaneous coronary intervention: a meta-analysis of randomized controlled trials［J］. Cardiovasc Interv Ther, 2019, 34（2）: 113-121.

［17］Wijns W, Shite J, Jones M R, et al. Optical coherence tomography imaging during percutaneous coronary intervention impacts physician decision-making: ILUMIEN I study［J］. Eur Heart J, 2015, 36（47）: 3346-3355.

［18］Jia H, Abtahian F, Aguirre A D, et al. In vivo diagnosis of plaque erosion and calcified nodule in patients with acute coronary syndrome by intravascular optical coherence tomography［J］. J Am Coll Cardiol, 2013, 62（19）: 1748-1758.

［19］Antonsen L, Thayssen P, Maehara A, et al. Optical Coherence Tomography Guided Percutaneous Coronary Intervention With Nobori Stent Implantation in Patients With Non-ST-Segment-Elevation Myocardial Infarction（OCTACS）Trial: Difference in Strut Coverage and Dynamic Malapposition Patterns at 6 Months［J］. Circ Cardiovasc Interv, 2015, 8（8）: e002446.

［20］Ali Z A, Maehara A, Genereux P, et al. Optical coherence tomography compared with intravascular ultrasound and with angiography to guide coronary stent implantation（ILUMIEN Ⅲ: OPTIMIZE PCI）:

a randomised controlled trial［J］. Lancet, 2016, 388（10060）: 2618-2628.

［21］Mahmood M M, Austin D. IVUS and OCT guided primary percutaneous coronary intervention for spontaneous coronary artery dissection with bioresorbable vascular scaffolds［J］. Cardiovasc Revasc Med, 2017, 18（1）: 53-57.

［22］Campos C M, van Klaveren D, Farooq V, et al. Long-term forecasting and comparison of mortality in the Evaluation of the Xience Everolimus Eluting Stent vs. Coronary Artery Bypass Surgery for Effectiveness of Left Main Revascularization（EXCEL）trial: prospective validation of the SYNTAX Score Ⅱ［J］. Eur Heart J, 2015, 36（20）: 1231-1241.

［23］Garcia-Garcia H M, Mintz G S, Lerman A, et al. Tissue characterisation using intravascular radiofrequency data analysis: recommendations for acquisition, analysis, interpretation and reporting［J］. Euro Intervention, 2009, 5（2）: 177-189.

［24］Souteyrand G, Amabile N, Mangin L, et al. Mechanisms of stent thrombosis analysed by optical coherence tomography: insights from the national PESTO French registry［J］. Eur Heart J, 2016, 37（15）: 1208-1216.

［25］Batkoff B W, Linker D T. Safety of intracoronary ultrasound: data from a Multicenter European Registry［J］. Cathet Cardiovasc Diagn, 1996, 38（3）: 238-241.

［26］Rodriguez-Granillo G A, Garcia-Garcia H M, Mc Fadden E P, et al. In vivo intravascular ultrasound-derived thin-cap fibroatheroma detection using ultrasound radiofrequency data analysis［J］. J Am Coll Cardiol, 2005, 46（11）: 2038-2042.

［27］Stone G W, Maehara A, Lansky A J, et al. A prospective natural-history study of coronary atherosclerosis［J］. N Engl J Med, 2011, 364（3）: 226-235.

［28］Pu J, Mintz G S, Biro S, et al. Insights into echo-attenuated plaques, echolucent plaques, and plaques with spotty calcification: novel findings from comparisons among intravascular ultrasound, near-infrared spectroscopy, and pathological histology in 2294 human coronary artery segments［J］. J Am Coll Cardiol, 2014, 63（21）: 2220-2233.

［29］Ge J, Erbel R, Rupprecht H J, et al. Comparison of intravascular ultrasound and angiography in the assessment of myocardial bridging［J］. Circulation,

1994, 89（4）: 1725-1732.

［30］ Jia H, Dai J, Hou J, et al. Effective anti-thrombotic therapy without stenting: intravascular optical coherence tomography-based management in plaque erosion（the EROSION study）[J]. Eur Heart J, 2017, 38（11）: 792-800.

［31］ Guo N, Maehara A, Mintz G S, et al. Incidence, mechanisms, predictors, and clinical impact of acute and late stent malapposition after primary intervention in patients with acute myocardial infarction: an intravascular ultrasound substudy of the Harmonizing Outcomes with Revascularization and Stents in Acute Myocardial Infarction（HORIZONS-AMI）trial [J]. Circulation, 2010, 122（11）: 1077-1084.

［32］ Briguori C, Anzuini A, Airoldi F, et al. Intravascular ultrasound criteria for the assessment of the functional significance of intermediate coronary artery stenoses and comparison with fractional flow reserve [J]. Am J Cardiol, 2001, 87（2）: 136-141.

［33］ Naghavi M, Libby P, Falk E, et al. From vulnerable plaque to vulnerable patient: a call for new definitions and risk assessment strategies: Part II [J]. Circulation, 2003, 108（14）: 1772-1778.

［34］ de Jaegere P, Mudra H, Figulla H, et al. Intravascular ultrasound-guided optimized stent deployment. Immediate and 6 months clinical and angiographic results from the Multicenter Ultrasound Stenting in Coronaries Study（MUSIC Study）[J]. Eur Heart J, 1998, 19（8）: 1214-1223.

［35］ Liu X, Doi H, Maehara A, et al. A volumetric intravascular ultrasound comparison of early drug-eluting stent thrombosis versus restenosis [J]. JACC Cardiovasc Interv, 2009, 2（5）: 428-434.

［36］ Bavishi C, Sardar P, Chatterjee S, et al. Intravascular ultrasound-guided vs angiography-guided drug-eluting stent implantation in complex coronary lesions: Meta-analysis of randomized trials [J]. Am Heart J, 2017（185）: 26-34.

［37］ Jasti V, Ivan E, Yalamanchili V, et al. Correlations between fractional flow reserve and intravascular ultrasound in patients with an ambiguous left main coronary artery stenosis [J]. Circulation, 2004, 110（18）_: 2831-2836.

［38］ Tian J, Ren X, Vergallo R, et al. Distinct morphological features of ruptured culprit plaque for acute coronary events compared to those with silent rupture and thin-cap fibroatheroma: a combined optical coherence tomography and intravascular ultrasound study [J]. J Am Coll Cardiol, 2014, 63（21）: 2209-2216.

［39］ Park S J, Ahn J M, Kang S J, et al. Intravascular ultrasound-derived minimal lumen area criteria for functionally significant left main coronary artery stenosis [J]. JACC Cardiovasc Interv, 2014, 7（8）: 868-874.

［40］ Yong A S, Daniels D, De Bruyne B, et al. Fractional flow reserve assessment of left main stenosis in the presence of downstream coronary stenoses [J]. Circ Cardiovasc Interv, 2013, 6（2）: 161-165.

［41］ Oviedo C, Maehara A, Mintz G S, et al. Is accurate intravascular ultrasound evaluation of the left circumflex ostium from a left anterior descending to left main pullback possible? [J]. Am J Cardiol, 2010, 105（7）: 948-954.

［42］ Kang S J, Mintz G S, Kim W J, et al. Changes in left main bifurcation geometry after a single-stent crossover technique: an intravascular ultrasound study using direct imaging of both the left anterior descending and the left circumflex coronary arteries before and after intervention [J]. Circ Cardiovasc Interv, 2011, 4（4）: 355-361.

［43］ De la Torre Hernandez J M, Alfonso F, Sanchez Recalde A, et al. Comparison of paclitaxel-eluting stents（Taxus）and everolimus-eluting stents（Xience）in left main coronary artery disease with 3 years follow-up（from the ESTROFA-LM registry）[J]. Am J Cardiol, 2013, 111（5）: 676-683.

［44］ Park S J, Kim Y H, Park D W, et al. Impact of intravascular ultrasound guidance on long-term mortality in stenting for unprotected left main coronary artery stenosis [J]. Circ Cardiovasc Interv, 2009, 2（3）: 167-177.

［45］ Ye Y, Yang M, Zhang S, et al. Percutaneous coronary intervention in left main coronary artery disease with or without intravascular ultrasound: A meta-analysis [J]. PLoS One, 2017, 12（6）: e0179756.

［46］ Taniwaki M, Radu M D, Zaugg S, et al. Mechanisms of Very Late Drug-Eluting Stent Thrombosis Assessed by Optical Coherence Tomography [J]. Circulation, 2016, 133（7）: 650-660.

［47］ Jinnouchi H, Kuramitsu S, Shinozaki T, et al. Difference of Tissue Characteristics Between Early and Late

Restenosis After Second-Generation Drug-Eluting Stents Implantation-An Optical Coherence Tomography Study [J]. Circ J, 2017, 81 (4): 450-457.

[48] Prati F, Romagnoli E, Burzotta F, et al. Clinical Impact of OCT Findings During PCI: The CLI-OPCI Ⅱ Study [J]. JACC Cardiovasc Imaging, 2015, 8: 1297-1305.

[49] Stone G W, Lansky A J, Pocock S J, et al. Paclitaxel-eluting stents versus bare-metal stents in acute myocardial infarction [J]. N Engl J Med, 2009, 360 (19): 1946-1959.

[50] Meneveau N, Souteyrand G, Motreff P, et al. Optical Coherence Tomography to Optimize Results of Percutaneous Coronary Intervention in Patients with Non-ST-Elevation Acute Coronary Syndrome: Results of the Multicenter, Randomized DOCTORS Study (Does Optical Coherence Tomography Optimize Results of Stenting) [J]. Circulation, 2016, 134 (13): 906-917.

第十一章 冠状动脉血流储备分数的临床应用

冠状动脉血流储备分数（fractional flow reserve，FFR）是一种冠状动脉血流的功能学和生理学指标。其定义为存在狭窄病变情况下该冠状动脉提供给心肌的最大血流量与理论上无狭窄情况下心肌所能获得最大血流量的比值。在冠状动脉供血区域微循环最大化扩张、中心静脉压无明显升高的情况下，FFR 近似等于冠状动脉狭窄病变远端压力（Pd）除以主动脉压力（Pa）。从 1993 年压力导丝测量 FFR 文献发表，至今已经有二十余年的时间，在这期间发表的 DEFER、FAME、FAME Ⅱ、FAMOUS、PRIMULTY 及 COMPARE-ACUTE 重要研究结果，把 FFR 的适应证从稳定型心绞痛扩展到不稳定型心绞痛、非 ST 段抬高型心肌梗死（non-ST-segment elevation myocardial infarction，NSTEMI）、ST 段抬高型心肌梗死（ST-segment elevation myocardial infarction，STEMI）非罪犯血管，从临界病变扩展到多支血管病变、弥漫病变、分叉病变、左主干病变等。目前，FFR 在稳定性冠心病中应用的证据等级最高，《中国经皮冠状动脉介入治疗指南（2021）》和《2014 欧洲心脏病学会 / 欧洲心胸外科协会心肌血运重建指南》推荐等级均为（Ⅰ，A），《2011 美国心脏病学会基金会 / 美国心脏协会 / 美国心血管造影和介入联合会经皮冠状动脉介入治疗指南》推荐等级为（Ⅱa，A）。FFR 指导经皮冠状动脉介入治疗（percutaneous coronary intervention，PCI）可以改善患者预后，降低费用。因此 FFR 已经成为评判冠状动脉缺血的"金标准"。

第一节 冠状动脉血流储备分数原理及标准操作

一、原理

根据泊肃叶定律，Qmyo=（Pd-Pv）/Rmyo，其中 Qmyo 为心肌血流量，Rmyo 为跨心肌血管阻力，Pd 为冠状动脉狭窄病变远段压力，Pv 是中心静脉压力。在一般状况下，与冠状动脉压力相比，中心静脉压力完全可以忽略不计。跨心肌阻力取决于大的冠状动脉阻力和微循环阻力（Rm），正常冠状动脉（或狭窄段之后正常的冠状动脉）对跨心肌阻力的影响可以忽略不计，所以跨心肌阻力主要取决于微循环的功能状态，即心肌最大血流量主要取决于微循环的扩张能力。在非狭窄冠状动脉中冠状动脉起始部的压力（Pa）等于上述所提及的 Pd，因此上述公式可分别转变为 Qmyo=Pa/Rm 和 Qmyo'=Pd/Rm'，其中 Qmyo 为正常冠状动脉心肌供血区域的血流量，Rm 为正常冠状动脉微循环的阻力，Qmyo' 为狭窄冠状动脉心肌供血区域的血流量，Rm' 为狭窄病变冠状动脉微循环的阻力。在此原理下，1995 年，Pijls 等首次提出冠状动脉 FFR 的概念：冠状动脉 FFR 被定义为狭窄冠状动脉支配区域心肌经诱发充血后最大血流量与理论上同一支冠状动脉无狭窄时心肌所能获得的最大血流量的比值，即 FFR=Qsmax/QNmax=（Pd/Rm）÷（Pa/Rm'）。当使用某些药物（如腺苷），使微循环阻力降到最低时，Rm=Rm'，上述公式就被简化为 FFR=Pd/Pa。因此在理论上，FFR 的特点和优势在于：不受血流动力学因素（如心率、血压和心肌收缩力等）的影响。可以用于多支血管病变且重复性好，理论上该检查可以广泛应用于临床。

二、标准操作

规范化的操作至关重要，这关系到测量数值的准确性，特别是在临界值附近，错误的测量数值会导致误判，做出相反的治疗决策，影响患者预后。因此，严格执行 FFR、CFR 和 IMR 的规范化、标准化测量，获得准确可信的数值，是对术者和技师的基本要求。

1. **最大充血药物** 多种药物可以使心肌达到最大充血状态,让微循环阻力降到最低,保持不变。最常用的药物是腺苷和ATP。给药方式为静脉泵入和冠状动脉弹丸式注射。静脉给药剂量为140~180μg/(kg·min),配制为1mg/ml,肘正中静脉或股静脉给药,速度计算公式:输液速度(ml/h)=体重(kg)×8.4(或×10.8),相当于140μg/(kg·min)或者180μg/(kg·min),也可以按照千克体重乘10计算,其计算简单且剂量约等于167μg/(kg·min),FFR数值在临界值时,不需要加大剂量进行第二次测量。冠状动脉弹丸式注射ATP/腺苷,推荐右冠状动脉40μg/次(最大120μg/次),左冠状动脉60μg/次(最大600μg/次)。欧洲《血流储备分数测量标准化》中推荐右冠状动脉100μg,左冠状动脉200μg,弹丸式注射,快速打药,快速冲洗,这个剂量可以达到最大充血状态,同时不良反应小,通常不需要增加剂量。静脉给药的优势是可以排除不同术者注射药物熟练程度和操作速度的影响,不良反应小,可以维持最大充血状态进行回撤,缺点是需要开通中心静脉通路,需要高流速输液泵,用药剂量大。静脉泵入ATP/腺苷时,要观察患者心电图P-R间期变化,如果逐渐延长,乃至QRS波丢失,应立刻停药。静脉泵入ATP/腺苷不能通过提高药物浓度来降低输液速度,因为药物代谢很快,必须快速到达冠状动脉,增加的药物浓度不能抵消药物代谢的损耗。冠状动脉给药的优势是操作简单,不需要开通额外静脉通路,用药剂量少,缺点是最大充血状态无法维持,不能进行回撤,不良反应大于静脉给药,特别是低体重、右冠状动脉以及女性容易出现房室传导阻滞。ATP/腺苷禁忌证包括Ⅱ、Ⅲ度房室传导阻滞未安装起搏器,哮喘,基础血压低于90/60mmHg。基础血压偏低,最大充血状态血管充盈不充分,影响测量准确性,患者也有一定的危险性。其他药物也可以使心肌达到最大充血状态,包括尼可地尔、瑞加德松、硝普钠及多巴酚丁胺,这些药物在临床使用较少。不推荐使用罂粟碱,因其有较高概率引起心室颤动。建议日常临床测量时固定使用一种药物和给药方式,确保医师、护士和技师操作熟练程度,尽可能减少操作误差。

2. **器材选择**

(1)指引导管:推荐可以使用任何尺寸的指引导管,只要避免对Pa的影响,大尺寸指引导管在EQ和测量时要离开冠状动脉开口,避免造成嵌顿,影响Pa。嵌顿时Pa偏低,波形呈室波,最大充血状态下更明显,Pa偏低会高估FFR数值,低估病变严重程度。使用较小的指引导管(比如5F)时,对比剂容易在导管内残留,影响压力数值,建议进行EQ和测量前常规用生理盐水冲洗指引导管。不推荐使用带侧孔的指引导管,因为Pa会受到指引导管远端(冠状动脉口压力)和侧孔处压力双重影响。如果因为临床情况必须使用带侧孔的指引导管,测量时指引导管离开冠状动脉开口,静脉给药测量。不推荐使用造影导管测量FFR,因为造影导管支撑力不好,管壁粗糙,进出导丝时导管容易移位,不能获得稳定的Pa数值,影响测量准确性。另外,出现紧急情况也无法迅速处理。

(2)输液泵或注射泵:FFR检测时静脉给药需要高流速输液泵或注射泵,按照最大剂量180μg/(kg·min)计算,如果患者体重100kg,需要最大速度达到1 080ml/h的输液泵。如果没有满足流速的输液泵,可以考虑用"Y"阀并联2个泵同时输注,前提是泵管流速满足要求。需要注意的是,部分注射泵的泵管细长,无法满足输液速度要求,不能达到最大充血状态,需更换满足流速要求的泵管。

(3)输液针:既往推荐使用18G针头,而导管室通常没有这么粗的输液针,部分患者血管偏细,容易引起局部并发症。临床实践中使用20~22G套管针,只要套管针包装上的最大输液速度满足需求即可。

3. **校零和EQ**

(1)Pa校零:Pa校零的关键是Pa传感器高度,传感器要位于患者腋中线水平,所以校零前需先核对传感器高度。传感器通大气后,可以先校零连接FFR设备的多导仪,然后FFR设备校零;多导仪不能连接FFR设备,则FFR设备直接校零,然后关闭压力传感器。Pa传感器和导管床固定在一起,避免校零后调整床的高度影响Pa数值。如果Pa传感器固定在不与导管床连接的其他设备上,建议用三通连接三联三通压力通道,增加一个固定在导管床输液杆上的压力传感器,测量FFR时使用导管床输液杆上的传感器。

（2）Pd校零：将压力导丝套管水平放置，高度与患者腋中线齐平，用50ml注射器冲洗导丝套管（导丝套管容量25ml），一次排空气体，连接FFR设备后Pd校零。使用无线压力导丝时，以同样方法冲洗导丝套管，在设备上选择连接后，打开无线压力导丝开关，无线压力导丝连接后自动校零。校零后，使用全程不要关闭无线压力导丝开关，误关后需要重新校零。若压力导丝在校零前被误从套管中取出，或者术中需要重新校零，可以把压力导丝传感器放入充满生理盐水的注射器中，水平放置注射器，位于腋中线高度进行校零。不建议在其他地方冲洗导管套管后移动导丝套管到腋中线高度，以免导致生理盐水流出，压力导丝传感器未浸泡在生理盐水中，造成校零误差。

（3）EQ：压力导丝传感器位于导丝头端显影区近侧，长度2mm，不显影。压力导丝传感器刚出指引导管后，撤出导引针，关紧"Y"阀，用生理盐水冲洗指引导管，排出残留对比剂，再次透视确认压力导丝传感器位置。如果Pa和Pd平均压差值在±5mmHg内，可以进行EQ，消除Pa和Pd差值，使Pd/Pa等于1。若平均压差值超过±5mmHg，调整Pa传感器位置，Pa>Pd，则Pa传感器往高移动；Pa<Pd，则Pa传感器往低移动，直到Pa和Pd平均压差值在±5mmHg内，Pa重新校零后，进行EQ。对于冠状动脉开口病变或者使用较大的指引导管，EQ时指引导管要离开冠状动脉开口，防止发生嵌顿。测量左冠状动脉时，如果压力导丝不易进入目标血管，可以先进入另一支血管进行EQ，然后先将工作导丝送入病变远端后使用微导管交换压力导丝，不可粗暴操作，否则会损伤压力导丝；或者断开导丝尾端，使用扭控器操控，进入目标血管后，使用湿纱布擦干净尾端电极，再用干纱布擦干，把导丝尾端完全插入连接器，有Pd信号显示后旋紧。需要注意的是，压力导丝可以作为工作导丝输送支架和球囊。但压力导丝如果被球囊、支架挤压，会受到损伤，因此不建议在分叉病变的介入治疗过程中作为工作导丝应用。

4.测量及记录　EQ后，建议将压力导丝传感器放置到血管尽可能远端，超过血管长度2/3处，至少在病变远端2~3cm，不要放置于动脉瘤内。压力导丝传感器在远端反映所有病变叠加

在一起对血流的影响，放置过近会低估缺血程度。导丝到位后，冠状动脉注射200μg硝酸甘油，等血压恢复后，静脉泵入ATP/腺苷，开始记录。测量前提醒患者将进行检查，会有缺血症状。药物起效标志是血压发生变化，血压会下降10%~15%，达到最大充血状态的标志是Pa平均压、Pd平均压和Pd/Pa三条线平行，不再下降，维持至少20s。根据FFR定义，此时的Pd/Pa才可以被称为FFR数值，之前的数值称为Pd/Pa，未给药时称为静息Pd/Pa（resting Pd/Pa）。静脉泵入ATP/腺苷，药物起效时，通常Pa先升高，再下降，Pd直接下降，所以FFR设备自动识别的FFR数值约20%位于这个阶段，需要人工移动指针向右到最大充血状态的波形平台期，此处显示数值才是真正的FFR数值。心肌达到最大充血状态后，测量出FFR数值。FFR≥0.80时，可以停止给药，停止记录，回撤压力导丝传感器到指引导管口当初进行EQ的位置进行校验（verify）。若Pa和Pd的平均压差不超过±3mmHg，说明没有数据漂移，测量结果可信；若平均压差超过±3mmHg，说明有数据漂移，需要重新EQ再次测量。FFR<0.80时，说明有缺血，建议继续静脉泵入ATP/腺苷，进行压力回撤。根据造影判断的病变部位及长度往往与真正影响血流的部位、长度存在不匹配，特别是在弥漫病变，因此建议常规进行回撤。冠状动脉给药测量前要先注射硝酸甘油200μg，等硝酸甘油起效后，冠状动脉注射ATP/腺苷，快打快冲，在10s内完成。恢复Pa通道后开始记录，血压恢复到静息水平后停止记录。FFR数值应该位于记录图形的靠近中间位置，记录到血压和Pd/Pa数值下降到逐渐回升的过程。如果在最左侧，记录时血压和Pd/Pa数值已经在上升，说明操作时间长，没有捕捉到FFR数值，需要重新给药测量。FFR公式假设中心静脉压约等于0，如果患者有导致中心静脉压升高的疾病，对FFR数值有影响，但影响不大。

5.压力导丝回撤　缓慢回撤压力导丝，全程15~20s；无病变部位可以稍快回撤，有病变部位慢速回撤；同时观察透视屏幕和Pd平均压力曲线变化，注意压力开始突然上升和消失对应血管的部位；若需要反复确认，可以前送压力导丝，让压力导丝传感器再次通过病变部位；最后回撤压

力导丝传感器到指引导管口校验（verify）。对应血管病变部位与压力阶差变化之间的关系有2种方法：

（1）开始回撤时按"Mark"键打一个白色竖线标记开始位置，在压力导丝传感器回撤到血管2/3、1/3位置分别标记"Mark"，这样在回撤波形上可以区分血管的不同部位。

（2）达到最大充血状态后停止记录，不停药，重新开始记录，数5下开始回撤，压力导丝传感器到血管2/3处，停止回撤数5下，继续回撤压力导丝传感器到血管1/3处，停止回撤数5下，回撤压力导丝传感器到指引导管口处，停止回撤数5下。回顾时可以根据回撤波形判断血管不同阶段。PCI术后回撤中间的两次停顿要位于支架远端和近端位置。如果跨支架压力阶差很大，需要进行后处理，必要时可以使用腔内影像检查。回撤时要稳定住指引导管，防止回撤压力导丝引起指引导管深插。如果指引导管深插，Pa在回撤过程中会突然下降，Pd/Pa数值突然升高。严重嵌顿时Pa呈现室波，切记轻微嵌顿时Pa反搏会消失。

6. 校验（verify） FFR数值测量完成后，把压力导丝传感器回撤到指引导管口最初进行EQ的位置，撤出导引针，拧紧"Y"阀，若Pa和Pd平均压差值在±3mmHg内说明没有信号漂移，测量准确。如果超过上述范围，应重新EQ，再次测量。

三、FFR数据解读和故障排除

获得FFR、CFR和IMR数值后，根据临床情况对数值进行解读，需要丰富的生理学知识、临床知识和实践经验。

（一）FFR数据解读

1. FFR数值解读 FFR<0.75的病变可诱发心肌缺血，宜行血运重建；而90%以上FFR>0.80的病变不会诱发心肌缺血，适合药物治疗；FFR 0.75~0.80为"灰区"。有研究显示，FFR数值在0.76~0.79的所谓灰区内，与口服药物相比，PCI可以降低患者心肌梗死发生率，特别是供血区域大的近端（如前降支）病变。因此，对于重要供血血管，近端病变、年轻患者和男性患者要采取更积极的治疗手段，以0.80作为临界值；对于供血范围小的血管，分支血管和年龄大的患者，可以采用

0.75作为临界值。FFR结果是个数值，看起来非常简单，实际上需要对冠状动脉生理、影像学与功能学之间的关系有充分的理解才能准确解读。在校零、EQ、用药及测量准确的前提下，FFR数值和造影病变狭窄程度有几种关系：

（1）匹配：造影狭窄严重，FFR<0.80；造影狭窄程度轻，FFR≥0.80。

（2）不匹配：造影狭窄严重，FFR≥0.80，原因包括：①供血范围小，常见于回旋支、右冠状动脉和分支血管；②慢性狭窄，有丰富的侧支循环，这时对侧供血血管供血范围增大，FFR数值比无侧支循环时偏低，解除狭窄后，侧支循环不会立刻关闭，会持续数天至1个月，对PCI术后对侧供血血管的评估，1个月后复查时测量才准确；③陈旧性心肌梗死，死亡心肌细胞不需要血液供应，存活心肌较少，血流可以满足需求；④肥厚型心肌病，增生的心肌超过增生的微循环血管，FFR数值被高估；⑤微循环障碍，常见于糖尿病、心肌梗死、右冠状动脉和女性患者，微循环不能充分扩张，FFR数值被高估；⑥ATP/腺苷快速代谢，静脉给药不能维持稳定血药浓度，压力曲线和FFR数值不稳定，忽高忽低，此时需冠状动脉给予ATP/腺苷测量FFR数值。

（3）反向不匹配：造影狭窄程度轻，FFR<0.80，原因包括：①供血范围大，常见于左主干、前降支近端、年轻患者和男性患者；②给对侧供血，通过侧支循环给对侧狭窄血管供血；③弥漫病变，因为缺少正常参考段，造影低估病变，弥漫长病变对于血流影响大于局限性病变；④支架术后，包括支架膨胀不全、边缘夹层、没有完全覆盖病变及残余狭窄等；⑤肌桥，长的肌桥类似弥漫病变，对血流影响很大，有时需要腔内影像鉴别是弥漫病变还是肌桥及肌桥长度；⑥FFR测量错误，FFR测量过程中的操作、给药等错误造成数值偏差。

2. 压力导丝回撤（pullback）结果解读 对于回撤结果的解读，有两种方法，分别是观察Pd平均压从远端到近端的变化及ΔFFR的变化。两种方法的思路是一样的，点病变远端到近端会有明显的压力跳跃，形成阶差或者FFR数值有明显变化；而弥漫病变的压力和FFR数值是缓慢上升的，没有明显的阶差。所以处理原则是优先处理阶差最大的病变，如压力阶差>10~15mmHg（经

验值）或 ΔFFR 最大的病变，然后再次测量 FFR。若 FFR>0.80，搁置其他病变，口服药物治疗；若 FFR≤0.80，继续回撤，找到阶差最大的病变处理，然后再次测量，直到 FFR>0.80。需要注意的几点：

（1）近、远端串联病变互相影响，近端病变加重远端病变，远端病变掩盖近端病变，体现在回撤压力波形中，近端病变压力阶差偏小，远端病变压力阶差比实际加大。

（2）近、远端病变压力阶差接近，根据临床处理原则优先处理远端病变，防止后续器械难以通过。需要注意的是，如果 FFR 数值只是略低于 0.80，远端病变参考血管细小，处理近端病变后 FFR 数值有很大概率提升到 0.80 以上，可以仅处理近端病变。

（3）严格上说，只有最大充血状态下血管远端的 Pd/Pa 才能称为 FFR，回撤过程中的 FFR 要考虑到 Pw 和各个点的压力（Pm），公式非常复杂。因此 ΔFFR 只能作为参考，解除一处狭窄后，两处狭窄之间再次测量的 FFR 数值肯定比之前低，所以不能以术前血管各处的 FFR 数值预测术后该点 FFR 数值。

（二）FFR 故障排除

1. Pa 校零失败　FFR 设备与多导仪处于连接状态，Pa 传感器通大气，多导仪先校零，FFR 设备再进行 Pa 校零。多导仪校零后，关闭 Pa 传感器，FFR 设备会显示 Pa 校零失败，多导仪和 FFR 设备都没有 Pa 信号。有多个 Pa 传感器连接线的情况下，注意选择的是正在使用的 Pa 传感器连接线。

2. Pd 校零失败　导丝尾端松动，需重新连接压力导丝尾端。无线压力导丝要先选择"Connect"，再打开无线压力导丝开关，反之会失败。

3. EQ 数值超过标准范围　确定 Pa 和压力导丝校准符合标准流程，如果不符合则需要重新校准。在压力导丝校准准确的前提下，可以调整 Pa 传感器到腋中线高度，重新 Pa 校零。

4. Pa 波形明显小于 Pd 波形　Pa 波形明显小于 Pd 波形，指引导管内有对比剂残留，需用生理盐水冲洗指引导管。

5. Pd 收缩压脉冲式升高　Pd 收缩压脉冲

式升高说明压力导丝传感器贴在血管壁上，受心跳影响，移动传感器位置即可恢复正常。

6. 给药后血压、Pd/Pa 没有变化　给药后血压、Pd/Pa 未见变化，应检测药物配制、药物有效期、输液泵设置、输液管和输液针直径以及输液针是否在静脉内。

7. 静脉输注 ATP/ 腺苷 Pd/Pa 数值不稳定忽高忽低非中心静脉，比如手背静脉给药，因为针头偏细，达不到输液速度，静脉通路过长，药物代谢快，无法达到稳定血药浓度。患者对 ATP/ 腺苷代谢快，建议冠状动脉给予 ATP/ 腺苷确定 FFR 数值。

8. FFR 数值大于 1.0　测量回旋支或右冠状动脉远端时，压力导丝传感器接近心尖部，比指引导管口位置低，压力导丝传感器和指引导管口间的血流压力（静水压）造成 Pd 略高于 Pa，但通常 Pd/Pa 比值不会超过 1.05。

9. 数据漂移　数据漂移的原因很多，电器元件发热会造成压力每小时 2~3mmHg 的漂移，所以手术时间超过 1h，需要通过校对验证有没有数据漂移。另外，压力导丝损伤，尾端连接不紧，压力导丝传感器表面有微气泡等都会造成数据漂移。可以通过几种方法判断有没有数据漂移：①Pd 波形：正常 Pd 波形呈室波，在缺血严重和最大充血时更加明显。若 Pd 和 Pa 波形完全一样，说明有数据漂移，需要重新 EQ。②校验：回撤时或者测量结束后，回撤压力导丝传感器到指引导管口，Pd 和 Pa 平均压差值在 ±3mmHg 内，说明没有数据漂移。如果发现数据漂移，需要重新 EQ，重新测量。EQ 和校验要看 Pd 和 Pa 平均压的差值，标准是 EQ 在 ±5mmHg 内，校验在 ±3mmHg 内。不建议看 Pd/Pa 的比值，因为患者基础血压水平不同，根据绝对差值判断更精准。

第二节　冠状动脉血流储备分数的适应证及争议

一、稳定性冠心病

稳定性冠心病是 FFR 证据等级最高的适应证。中国和欧洲 PCI 指南都强调，造影目测

50%~90% 狭窄的稳定性冠心病患者,如果没有无创检查等缺血证据,推荐进行 FFR 检查,推荐等级为(Ⅰ,A)。FFR 指导 PCI 可以降低患者主要不良心血管事件(major adverse cardiovascular event,MACE)及急诊血运重建发生率,降低医疗费用。近来有研究显示,造影狭窄 <50% 的病变也可能有功能学意义。冠状动脉近端病变,因为供血范围大,尤其应当进行功能学检测。目前 FFR 检测在国内主要应用于临界病变,而对于多处、弥漫、多支病变也应该使用 FFR 检测,特别是对于症状不典型,造影与无创负荷试验结果矛盾,造影有新发病变的患者。严重左心室肥厚患者的微循环不能充分扩张,FFR 数值会被高估,不建议测量 FFR。严重扭曲血管病变患者的扭曲血管在导丝通过后造成"袖套征",测量 FFR 不准确,不建议测量 FFR。

1. **临界病变**　根据中国和欧洲 PCI 指南,无缺血证据且造影显示 50%~90% 狭窄的临界病变,需要行 FFR 测量确定是否存在缺血。FFR 检查不存在缺血患者建议采用最佳药物治疗,因其行 PCI 不但不能获益,还增加心肌梗死的风险。

2. **单支串联病变**　FFR≥0.80 时,采用最佳药物治疗。FFR<0.80 时,通过回撤压力导丝找到罪犯病变行 PCI,之后再次评估,直至 FFR≥0.80。

3. **弥漫病变**　FFR≥0.80 时,采用最佳药物治疗。FFR<0.80 时,如果压力导丝回撤发现没有明显压力阶差,建议选择冠状动脉旁路移植术(coronary artery bypass graft,CABG),行 PCI 效果不佳。

4. **多支血管病变**　每支病变血管分别测量 FFR,以便治疗缺血血管。根据功能性 SYNTAX 评分,FFR≥0.80 的病变不计算分数,可以降低风险等级,低危患者行 PCI,中危患者行 PCI 或 CABG,高危患者行 CABG。FFR 指导多支病变的治疗策略可以改善患者预后,降低费用。

5. **左主干病变**　造影评估左主干病变的准确性低于其他血管,而 FFR 可以更好地对左主干病变严重程度进行评估,并指导左主干治疗策略的选择。FFR 指导治疗左主干病变,FFR<0.75 血运重建组和 FFR>0.80 口服药物组的临床预后比较,差异无统计学意义。左主干开口病变,进行

均衡(equalize,EQ)和测量时指引导管要离开冠状动脉开口。将 FFR 导丝送入前降支或回旋支远端均可以测量单纯左主干病变,反映左主干病变狭窄严重程度。但临床上左主干病变往往合并有前降支或回旋支病变,以合并前降支病变多见。左主干病变仅合并前降支病变尤其是合并前降支近端严重狭窄者,左主干的血流会下降,在无病变回旋支测量 FFR 数值会偏高,称为压力恢复现象。如果左主干病变和前降支病变距离很近,一个支架就能覆盖,可以把这两个病变当成一个病变,将压力导丝送入前降支病变远端测量 FFR 值,如 FFR>0.80 给予最佳药物治疗,FFR≤0.80 则进行血运重建。如果左主干病变和前降支病变距离较远,在前降支远端测量 FFR 结果反映两个病变叠加一起对血流的影响,会高估左主干病变;若在前降支测量 FFR≥0.65,在回旋支测量的 FFR 数值虽然会被高估,病变被低估,但影响较小,可以用回旋支 FFR 值反映左主干病变严重程度,以 0.80 作为是否干预的界值;若在前降支测量 FFR<0.65,要先处理严重的前降支血管病变后,再重新评估左主干病变。如果左主干病变同时合并前降支和回旋支病变,目前无法用 FFR 来单独评价左主干病变严重程度,临床上分别在前降支和回旋支远端测量 FFR。若两者 FFR>0.80,采用药物保守治疗;若任何一支或两者 FFR≤0.80,则根据回撤导丝压力,先处理压差最明显的病变再次重新评估,若回撤压差相同,需要与其他辅助方法(如血管内超声等)结合评估。

6. **分叉病变**　FFR 可以评估直径 2.0mm 以上、长度超过 40mm 的分支血管和狭窄 >50%、病变长度 <10mm 的分支病变。单独分支病变可以直接进行测量。主支和分支都有病变,术前分支测量的 FFR 值是主支和分支病变叠加的结果,建议处理完主支病变后,再测分支数值。分支没有病变,主支放置支架后分支开口受压,如受压分支开口狭窄 <75%,FFR 缺血可能性很小,即使受压分支开口狭窄≥75%,也只有部分患者 FFR 检测显示存在心肌缺血。此时测量分支 FFR 具有指导治疗的作用,分支 FFR>0.75,没有功能学意义,不予干预,远期随访结果也良好;若分支 FFR≤0.75,有功能学意义,则可以进行球囊扩张

等进一步干预。分支测量时,可以使用微导管交换压力导丝。

7. CABG 建议CABG前造影时测量FFR,仅对FFR≤0.80的冠状动脉行CABG。CABG前测量FFR确定缺血血管,对桥血管开通率有预测价值,特别是动脉桥,冠状动脉FFR数值越低,CABG后桥血管1年通畅率越高。桥血管存在狭窄,压力导丝传感器通过桥血管放置在吻合口远端,若FFR>0.80,说明桥血管和冠状动脉都不缺血,若FFR≤0.80,说明桥血管和冠状动脉都缺血,应处理容易干预的血管。如果桥血管有多处狭窄病变,需要回撤压力导丝先处理压力下降最明显的病变后重新评估。

8. PCI术后评估 PCI术后FFR数值越高,再次血运重建率越低。理想数值是裸金属支架术后FFR达到0.94以上,药物洗脱支架术后FFR达到0.90以上,跨支架的压力阶差可以反映支架放置效果。药物洗脱球囊没有相关数据。

9. 慢性完全闭塞(chronic total occlusion,CTO)病变 FFR和侧支循环压力指数(collateral pressure index,CPI)对开通CTO病变预后有预测价值。先测量侧支循环楔压(wedging pressure,Pw),方法是CTO病变开通后使用压力导丝作为工作导丝,静脉给予腺苷三磷酸(adenosine triphosphate,ATP)/腺苷达到最大充血状态后,近端用球囊完全阻塞,这时Pd数值就是Pw。代入侧支CPI公式,CPI=(Pw−Pv)/(Pa−Pv),Pv为静脉压力,设定Pv=10mmHg(1mmHg=0.133kPa)。CTO病变开通后,FFR≥0.90,无论CPI数值高低,患者预后良好;FFR<0.90,则CPI≥0.25的患者预后优于CPI<0.25的患者。CTO血管开通后,侧支循环不会立刻关闭,最少持续24h。有些动物实验显示侧支循环会持续数周至1个月。因此,CTO病变开通后即刻测量供血的冠状动脉FFR数值偏低,建议1个月后测量FFR进行评估。

10. 肌桥 FFR数值是3次心动周期Pd和Pa平均压的比值,在存在肌桥的情况下,收缩期Pd升高,造成Pd平均压升高,FFR数值偏高。而冠状动脉在舒张期给心肌供血,因此对于肌桥的评估需要根据舒张期Pd和Pa的比值。对于FFR>0.80的患者,可以进行多巴酚丁胺负荷试验,达到最大心率85%,在增加心肌收缩力的情况下测量FFR,判断肌桥对于血供的影响。需要注意的是,给多巴酚丁胺时指引导管要离开冠状动脉开口,避免心跳加快造成夹层风险。临床上,由于患者使用β受体阻滞药,很难达到目标心率。

二、急性冠状动脉综合征

1. 不稳定型心绞痛 以不稳定型心绞痛接受造影的患者,大部分缺乏无创检查缺血证据,仅根据病史、心电图和心肌酶标志物进行诊断。对于不稳定型心绞痛患者,FFR测量等同于稳定性冠心病患者,FFR可以帮助制定治疗方案。

2. NSTEMI FFR可以指导NSTEMI行PCI。NSTEMI经常伴有多支血管病变,FFR指导可以改善患者预后,且与稳定性冠心病患者获益类似。简而言之,对于NSTEMI患者,明确的罪犯血管可以行直接PCI,非罪犯血管和无法确定的罪犯血管使用FFR等同于稳定性冠心病患者。

3. STEMI STEMI罪犯血管微循环损伤恢复时间不定,取决于罪犯血管以及心肌受损面积大小,一般为1周,短则3d,长则更长。因此STEMI罪犯血管在发病6d内不建议进行FFR检测,此时测量FFR数值偏高,低估病变。FFR可以评估怀疑缺血的非罪犯血管临界病变。有研究显示非罪犯血管病变需要行择期手术,但也有研究显示FFR指导STEMI非罪犯血管在住院期间行完全血运重建,可以降低患者MACE发生率,主要是降低紧急血运重建发生率,但行完全血运重建的具体时间目前还有争议。

(徐 凯)

参 考 文 献

［1］ De Bruyne B, Pijls N H, Kalesan B, et al. Fractional flow reserve guided PCI versus medical therapy in stable coronary disease［J］. N Engl J Med, 2012, 367（11）: 991-1001.

［2］ Berry C, Layland J, Stood A, et al. Fractional flow reserve versusangiography in guiding management to optimize outcomes in non-ST-elevation myocardial infarction（FAMOUS-NSTEMI）: rationaleand design of a randomized controlled clinical trial［J］. Am Heart J, 2013, 166（4）: 662-668.

［3］ Engstrøm T, Kelbæk H, Helqvist S, et al. Complete revascularization versus treatment of the culprit lesion only in patients with STsegment elevation myocardial infarction and multivessel disease（DANAMI-3—PRIMULTI）: an open-label, randomised controlled trial ［J］. Lancet, 2015, 386（9994）: 665-671.

［4］ Smits P C, Abdel-Wahab M, Neumann F J, et al. Fractional flow reserve-guided multivessel angioplasty in myocardial infarction［J］. N Engl J Med, 2017, 376（13）: 1234-1244.

［5］ 中华医学会心血管病学分会介入心脏病学组,中国医师协会心血管内科医师分会血栓防治专业委员会,中华心血管病杂志编辑委员会. 中国经皮冠状动脉介入治疗指南（2016）［J］. 中华心血管病杂志, 2016, 44（5）: 382-400.

［6］ Windecker S, Kolh P, Alfonso F, et al. 2014 ESC/EACTS guide lineson myocardial revascularization: the task force on myocardialrevascularization of the European Society of Cardiology（ESC）and the European Association for Cardio-Thoracic Surgery（EACTS）developed with the special contribution of the European Association of Percutaneous Cardiovascular Interventions（EAPCI）

［J］. Eur Heart J, 2014, 35（37）: 2541-2619.

［7］ Levine G N, Bates E R, Blankenship J C, et al. 2011 ACCF/AHA/SCAI guideline for percutaneous coronary intervention: a report ofthe American College of Cardiology Foundation/American Heart Association task force on practice guidelines and the society for cardiovascular angiography and interventions［J］. Circulation, 2011, 124（23）: e574-e651.

［8］ Fearon W F, Bornschein B, Toninoet P A, et al. Economic evaluation of fractional fl ow reserve-guided percutaneous coronary interventionin patients with multivessel disease［J］. Circulation, 2010, 122（24）: 2545-2550.

［9］ Fearon W F, Shilane D, Pijls N H, et al. Cost-effectiveness of percutaneous coronary intervention in patients with stable coronaryartery disease and abnormal fractional flow reserve ［J］. Circulation, 2013, 128（12）: 1335-1340.

［10］ Toth G G, Hamilos M, Pyxaras S, et al. Evolving concepts of angiogram: fractional flow reserve discordances in 4000 coronarystenoses［J］. Eur Heart J, 2014, 35（40）: 2831-2838.

［11］ Hamilos M, Muller O, Cuisset T, et al. Long-term clinicaloutcomeafter fractional flow reserve-guided treatment in patients with angiographically equivocal left main coronary artery stenosis［J］.Circulation, 2009, 120（15）: 1505-1512.

［12］ Ahn J M, Yoon S H, Roh J H, et al. Trends in outcomes of revascularization for left main coronary disease or three-vessel disease with the routine incorporation of fractional flow reserve inreal practice［J］. Am J Cardiol, 2015, 116（8）: 1163-1171.

第四篇　心力衰竭

第十二章　心力衰竭的基本概念、分类及阶段划分

第一节　基本概念

　　心力衰竭（心衰）（heart failure，HF）是多种原因导致心脏结构和／或功能的异常改变，使心室收缩和／或舒张功能发生障碍，从而引起的一组复杂临床综合征，主要表现为呼吸困难、疲乏和液体潴留（肺淤血、体循环淤血及外周水肿）等。

　　心衰是复杂的临床综合征，主要指其临床表现错综复杂。传统上将心衰视为一种单一和独立的疾病，一种常见的心血管病。20世纪末称心衰为各种心血管病的最后战场和尚未攻克的堡垒，这是对此病认识的深化，对转变防治观念很有帮助。

　　新的认识强调心衰为综合征，其概念显然与原有认识不同，是指其本质并非单一疾病，这是对该病认识的又一次深化。这一新认识不难理解和接受，大多数患者病情复杂，除了心衰还存在引起心衰的基础疾病（如冠心病、高血压、心肌炎和心肌病等），有各种常见的伴发病和／或合并症（如糖尿病、伴快速心室率的房颤和其他心律失常、肾功能损害、贫血、慢性阻塞性肺疾病、心理和精神障碍等），也还可伴其他危险因素，如高脂血症、肥胖、高尿酸血症、高龄等。

　　这一综合征的新概念清楚解释和描述了心衰的多面性：临床表现的复杂性、病情多变和结局的难以预测性。这一新概念也为心衰的现代治疗强调伴发病的治疗和综合治疗、多学科管理观念提供了充分的依据。此外，临床综合征这一名称也让我们对心衰患者预后改善充满期待，不应将其仅视为致命性疾病，心衰的确是严重的疾病，致残率高，死亡率高，但它是可以预防、可以治疗、可以逆转的。

第二节　类型和命名

　　心衰根据其发生的时间和速度可分为慢性心衰和急性心衰。前者是原有慢性心血管疾病基础上逐渐出现心衰的症状和体征；后者为心脏急性病变导致出现的、新发的心衰症状和体征。慢性心衰症状和体征稳定1个月以上可称为稳定性慢性心衰。稳定性慢性心衰恶化称为失代偿性心衰，如失代偿突然发生则亦称为急性心衰。临床上急性心衰大多数为慢性心衰急性失代偿，这也是因心衰住院的最常见类型。

　　根据左室射血分数（left ventricular ejection fraction，LVEF），心力衰竭分为射血分数降低的心力衰竭（heart failure with reduced ejection fraction，HFrEF）、射血分数保留的心力衰竭（heart failure with preserved ejection fraction，HFpEF）和射血分数中间值的心力衰竭（heart failure with mid-range ejection fraction，HFmrEF）（表12-1）。

表 12-1 心衰的分类和诊断标准

		射血分数降低的心力衰竭（HFrEF）	射血分数中间值的心力衰竭（HFmrEF）	射血分数保留的心力衰竭（HFpEF）
诊断标准	一	症状和/或体征	症状和/或体征	症状和/或体征
	二	LVEF<40%	LVEF 40%~49%	LVEF≥50%
	三		1. 利钠肽水平升高 2. 符合以下至少一条标准：a. 左心室肥厚和/或左心房扩大；b. 舒张功能障碍	1. 利钠肽水平升高 2. 符合以下至少一条标准：a. 左心室肥厚和/或左心房扩大；b. 舒张功能障碍
备注		随机临床试验主要纳入此类患者，有效的治疗已得到证实	此组患者临床特征、病理生理、治疗和预后尚不清楚，单列此组有利于对其开展相关研究	需要排除患者的症状是由非心脏疾病引起的，有效的治疗尚未明确

注：利钠肽水平升高．BNP>35pg/ml 和/或 NT-proBNP>125pg/ml；LVEF. 左心室射血分数；心脏舒张功能异常指标见心衰的诊断和评估中的经胸超声心动图部分。

第三节 流行病学

心衰是各种心脏疾病的严重表现或晚期阶段，死亡率和再住院率居高不下。发达国家的心衰患病率为 1.5%~2.0%，70 岁及以上人群≥10%。我国流行病学调查显示，35~74 岁成人心衰患病率为 0.9%。随着我国人口老龄化加剧，冠心病、高血压、糖尿病、肥胖等慢性病的发病呈上升趋势，医疗水平的提高使心脏疾病患者生存期延长，这些原因导致我国心衰患病率呈持续升高趋势。对我国部分地区 42 家医院 10 714 例住院心衰患者的调查显示：1980 年、1990 年、2000 年心衰患者住院期间病死率分别为 15.4%、12.3% 和 6.2%，主要死亡原因依次为左心衰竭（59%）、心律失常（13%）和猝死（13%）。China-HF 研究显示，住院心衰患者的病死率为 4.1%。

随着技术的进步，各种心血管病治疗效果改善、寿命延长，我国已进入老龄化阶段，老年人中心衰的患病率显著高于较年轻的人群，因此，可以预测未来 10 年或更长时间，我国心衰的患病率仍将呈上升的趋势，老年性心衰患病率的增速和增幅更大。

据弗明翰心脏研究，65 岁以下和以上人群中心衰的发生率分别为 2%~3% 和 9%~12%。高龄老年人（≥85 岁）较之 55 岁以下人群升高约 20 倍。我国十多年前的调查资料显示，成年人群心衰患病率约为 0.9%，但近几年的实际观察则大致与国外相仿，即 1%~2%，老年人群中约为 10%。

第四节 阶段划分——防治结合的新理念

一、心力衰竭阶段划分的提出和背景

21 世纪初美国 ACC/AHA 提出了心衰的一种新的分类方法，即阶段（或期）划分法。这种方法将患者从仅有心衰的危险因素直至发生终末期心衰的长期过程划分为 A~D 4 个阶段（表 12-2），《中国心力衰竭指南（2018）》仍采用。

1. **阶段划分法源自基础研究的成果** 20 世纪末心衰机制的研究取得重大进展。心肌重构确定为心衰发生和发展的主要机制。初始的心肌损伤引起肾素-血管紧张素-醛固酮系统（RAAS）和交感神经系统的过度兴奋，转而又使一系列神经内分泌因子激活。这一过程原本是机体的自动调节，以维持血流动力学的稳定，对心肌损伤所致的不良影响进行代偿。但这两个系统的长期和持续的过度兴奋和神经内分泌因子的激活，可导致心肌重构，使心腔增大、心肌增厚和心功能减退，临床上可出现左心室肥厚、心脏扩大等。这又反

表 12-2　心力衰竭发生发展的各阶段及美国纽约心脏病学会（NYHA）的心功能分级

心衰的阶段	定义	患病人群	NYHA 心功能分级
A（前心衰阶段）	患者为心衰的高危人群，无心脏的结构或功能异常，无心衰的症状和/或体征	高血压、冠心病、糖尿病、肥胖、代谢综合征、使用心脏毒性药物史、酗酒史、风湿病史，心肌病家族史等	无
B（前临床心衰阶段）	患者已发展成器质性心脏病，但从无心衰的症状和/或体征	左室肥厚、陈旧性心肌梗死、无症状心脏瓣膜病等	I
C（临床心衰阶段）	患者有器质性心脏病，既往或目前有心衰症状和/或体征	器质性心脏病患者伴运动耐量下降（呼吸困难、疲乏）和液体潴留	I～IV
D（难治性终末期心衰阶段）	患者器质性心脏病不断进展，虽经积极的内科治疗，休息时仍有症状，且需要特殊干预	因心衰反复住院，且不能安全出院者；需要长期静脉用药者；等待心脏移植者；应用心脏机械辅助装置者	IV

过来进一步刺激 RAAS 和交感神经系统的长期过度兴奋，以及神经内分泌因子的持续激活，形成一种恶性循环。因此，心衰一旦发生，即使初始的心肌损伤得到控制或改善，由于心肌重构的病理生理学机制已经启动，就会不断继续向前发展，直至心衰进入终末期阶段。

2. **阶段划分法也来自临床研究的成果**　20世纪末心衰临床研究也有重大收获。心衰的大样本、随机和安慰剂对照临床试验证实血管紧张素转换酶抑制剂（ACEI）不仅能够改善症状，而且更重要的是可以改善患者的预后；还证实 β 受体阻滞剂同样具有改善心衰预后的有益作用，而且可以降低心衰患者的心源性猝死率。进入 21世纪，与 ACEI 同属 RAAS 阻断剂，但问世晚十多年的血管紧张素 II 受体阻滞剂（ARB）亦显示了改善心衰患者预后的有效作用。紧接着，醛固酮受体拮抗剂对心衰预后的有益作用也被证实。EMPHASIS 研究进一步增加了这一方面的证据，从而使螺内酯、依普利酮作为醛固酮拮抗剂成为心衰患者的主要治疗药物之一。这不仅是心衰药物治疗领域令人振奋的事情，而且，也从另一个角度证明了，基础研究所提示的 RAAS 和交感神经系统过度兴奋所致的心肌重构是心衰发生与发展的主要机制这一新的理念是正确的。

3. **"心血管事件链"的提出为阶段划分奠定了基础**　20世纪末 Braunwald 和 Dzou 等提出了心血管事件链这一新的概念。按照这一概念，从患者存在心血管疾病的各种危险因素起始，逐渐呈现心血管疾病的临床表现，并不断加重；慢慢地会发生各种严重的并发症，造成心脏功能严重受损而导致心衰的症状与体征；而后，病情每况愈下，心衰加重直至达到终末期阶段，此时可有顽固难治的心衰，并导致患者死亡。

如果与前述的心衰的基础研究和临床研究的成果相结合，不难理解，这一心血管事件链的全过程，均深受 RAAS 和交感神经系统的过度兴奋，以及神经内分泌因子激活的影响。实际上正是这两个系统的长期过度兴奋导致了心肌重构和心衰。换言之，心血管事件链这一目前还无法完全逆转的疾病过程，其驱动力和罪魁祸首正是 RAAS 和交感神经系统的过度兴奋及所致的心肌重构，这也就清楚指明了慢性心衰预防和治疗的主要方向，勾画出了心衰防治的处理思路，就是要更好地阻断这两个系统的过度兴奋。

二、心力衰竭阶段划分的标准和方法

目前将心衰划分为 4 个阶段（表 12-2）：

阶段 A：患者仅有各种危险因素如高血压、高脂血症、糖尿病、吸烟等，并无心血管器质性或结构性病变。

阶段 B：患者不仅存在危险因素，而且已出现结构性心脏病，并已有心肌重构的征象，如左心室肥厚、左房增大、心肌梗死，但无心衰的临床表现。

阶段 C：患者除了已有结构性心脏病外，还有心衰的症状（如气急、乏力）和体征（如水肿），这是已出现心衰症状的阶段，包括 HFpEF 和 HFrEF。

阶段 D：特征是患者有严重的心衰症状和体征，即使采用了优化的内科治疗，通常也不会消失，往往需要持续静脉给予血管活性药物，或使用其他辅助性的非药物支持治疗。患者病情重笃，故又称为终末期心衰阶段。

三、心力衰竭的阶段划分和 NYHA 心功能分级的关系

这两种划分方法其含义是完全不同的，但又并不互相抵触，而是相辅相成，可以同时应用于同一个患者。两者的相互比对关系参见表 12-3。

表 12-3 心力衰竭的阶段划分和
NYHA 心功能分级比较

NYHA 心功能分级	心力衰竭阶段划分
Ⅰ级：有心脏病，但体力活动不受限	A 阶段：有各种危险因素，但无结构性心脏病
Ⅱ级：日常体力活动出现心衰的症状，如气急	B 阶段：有结构性心脏病，但无心衰的症状和体征
Ⅲ级：轻微体力活动即出现心衰症状	
ⅣA 级：优化内科治疗后可以平卧或床边活动	C 阶段：有结构性心脏病，并有心衰的症状和体征
ⅣB 级：优化内科治疗后仍不能平卧，也不能下床活动	D 阶段：终末期心衰，需特殊治疗举措

（一）心力衰竭的阶段划分和心功能等级划分的区别

1. 阶段划分是对一个患者从有危险因素至终末期心衰阶段这样一个历经几年、十几年甚至几十年的长过程，依据基本的临床表现和病理特征来划分的；划分的是患者心衰所处的阶段，因此，是对心衰的一种较为客观的、整体和宏观的评价。心功能等级划分则是对患者目前的心功能状态的一个评估，如活动后不会出现气急为Ⅰ级；日常程度的活动可引起气急为Ⅱ级；轻微活动就有气急为Ⅲ级，而静息状态仍有气急者为Ⅳ级。对于Ⅳ级患者晚近又建议分为两种类型，一种是患者经优化治疗后，可以无需持续静脉给予血管

活性药物，且能平卧或在室内床边走动，其心功能状况称之为 ⅣA 级；另一种则静脉血管活性药物必须持续应用，患者不能平卧，也不能下床活动，其心功能状况称之为 ⅣB 级。显然心功能分级是对患者心功能现状的划分，是一种较为具体的、微观的分级。阶段划分能够更深刻反映基础疾病及心衰病变的严重程度，属于一种实质性的评价，而心功能分级属于功能性评价，尽管其与心脏病变的性质和程度存在一定的关联，但更多还是反映左心功能的现状。

2. 心力衰竭的阶段划分是固定的 对于一个患者，一旦被归入某一个阶段，在一个可能较长的时间段是恒定不变的，例如列为阶段 C 的一名患者，可能会在这一阶段渡过数年或十多年时间。而心功能等级划分是不断变化的，Ⅲ级心功能患者经优化的内科治疗，有可能病情好转，心功能改善而被评为Ⅱ级；当然如治疗不当或患者未能顺从医嘱：饮食过咸、加用损害心脏药物等，或出现其他诱因，病情也可以迅速加剧而成为Ⅳ级心功能患者。

3. 心力衰竭的阶段划分对患者而言只能"进"不可能"退"，犹如过了河的小卒，阶段 C 患者即便经治疗心衰症状缓解，仍归属于阶段 C，因为患者已经发生过心衰的症状和体征，不能再返回到阶段 B，因为阶段 C 患者的特征是有心衰的症状，无论症状是现在有还是过去曾经有过，而阶段 B 患者的临床和病理生理特征是仅有心脏结构性改变而从未出现过心衰的临床表现。然而，心功能等级划分则不仅可变，而且既可能"前进"，又可能"后退"；此种动态改变在一个不长的时间如数天、数月里就可以发生。

（二）阶段划分的临床意义

1. 防治结合，以防为主 这是心衰的阶段划分传达的一个重要信息。心衰是一种目前还难以治疗、无法治愈的严重疾病，但却也是一种有可能加以预防并延缓其发展的疾病。以现有的条件，有可能预防和延缓心衰的发生，也有可能防止和延缓心衰进展至终末期阶段。预防和治疗相比，预防更为重要。因为即便采用优化的内科治疗，心衰患者的预后仍然十分恶劣，其 5 年病死率大致与恶性肿瘤如乳腺癌、肺癌相仿。现有的优化内科治疗仍不能逆转心衰，最终仍不能挽救患者

的生命。十多年前 Braunwald 提出：心衰是心血管疾病的最后战场，是一个尚未攻克的堡垒。这一断言现在依然是正确的。不过，现在我们已明白，与其在这个最后的战场上与堡垒里的敌人去拼搏，还不如在堡垒形成之前就摧毁它，在疾病萌芽时就去遏制它。换言之，与这个敌人的斗争，应选择对我们更有利的战场，这个战场就是预防，要预防心衰的发生。

2. 实现"两个转变"是心衰临床工作的新理念 心衰的这两个转变指的是从重视治疗转变到重视预防；从主要应用改善血流动力学状态的药物转变到强调神经内分泌抑制剂的应用。这也是阶段划分传达的另一个重要信息。如前所述，在心衰的早期阶段如阶段 A 和 B，有适应证患者应强调优先考虑使用 RAAS 阻滞剂如 ACEI 或 ARB，心源性猝死的高危人群应使用 β 受体阻滞剂。这些药物理所当然地也应继续使用于阶段 C 和 D 患者，成为心衰全过程治疗的主力。这就从根本上改变了过去数十年以"强心、利尿、扩血管"为基础的心衰治疗策略，后者目的仅仅是改善患者的血流动力学状态，并认为此种异常的血流动力学状态是造成心衰进一步发展的"因"，而现在我们已清楚，这只不过是心肌重构导致的病理生理紊乱的结果之一，从而把倒置的因果关系拨正过来。过去的治疗策略是治"标"不治"本"的，现在我们则向治"本"的方向前进了一大步，做到标本兼治。

3. 实现"两个早期"是心衰防治工作的核心 为了达此目标，临床上需着重做以下工作：

（1）充分了解早期预防、早期干预的临床意义：处于心血管事件链的不同阶段，亦即心衰的不同阶段的患者，其危险性和预后状况是很不同的。美国明尼苏达的一项观察性报告给了我们极大的启示。2029 例年龄≥45 岁的当地居民入选后检查发现，可列入阶段 A、B、C、D 的患者分别为 22%、34%、11.8% 和 0.2%，其中阶段 A 和 B 患者人数超过全体之一半。经过中位数 5.5 年的随访 90% 以上阶段 A 和 B 患者仍然存活，而阶段 C 和 D 患者的生存率则显著降低。这一研究的结果与既往同类研究是一致的，让我们清楚看到，阶段 C、D 患者与阶段 A、B 患者的临床结局包括全因死亡率是截然不同的；前者预后差，后者则

较好；前者的死亡率几乎呈下斜的直线，而后者呈平坦和缓的直线，两者的差异极其显著；前者 5 年的全因死亡率几乎与恶性肿瘤相仿，而后者与正常健康人并无显著差别。由此可见心衰防治工作的"两个早期"的理念实在是很有必要也很重要的。

（2）防止患者从阶段 A 转变为阶段 B：这就要求我们不仅要早期发现一些明确的危险因素（如高血压、高脂血症、糖尿病等），而且要早期发现那些较为隐匿，未受到注意的危险因素或亚临床状况如微量白蛋白尿、估计的肾小球滤过率（eGFR）降低、糖耐量降低等；不仅要积极控制主要的危险因素，而且也要控制其他危险因素和隐匿的危险因素。

（3）强调达标的观念：对于各种危险因素控制，其标准为达到目标水平。高血压患者血压应降至 <140/90mmHg；高脂血症患者根据其危险分层，应使低危、中危、高危和极高危人群的 LDL-C 水平降至 <160mg/dl（4.14mmol/L）、130mg/dl（3.37mmol/L）、100mg/dl（2.59mmol/L）和 80mg/dl（2.07mmol/L）。高血压伴糖尿病肾病或伴肾功能减退患者，除了血压达标外，尿微量蛋白测定也应达标，即治疗后 6~12 个月尿微量白蛋白水平应较基线水平降低 30%~40%。

（4）早期确诊和积极治疗阶段 B 患者，防止转变为阶段 C：这项任务意义重大。病情的发展一旦突破阶段 B，犹如洪水冲决了大坝，就会飞泻直下，不可收拾。这一阶段的主要任务是遏制心肌重构，防止其进一步发展导致出现心衰的症状。心肌重构的主要机制是 RAAS 和交感神经系统的过度兴奋，因此，阻断这两个系统的药物应成为优先考虑的选择，除了 ACEI 和 ARB 已在阶段 A 患者中应用，自然也是阶段 B 患者的主要选择外，还应考虑使用 β 受体阻滞剂。

（三）涉及的临床问题处理建议

1. 何为心衰患者 这实际上也就是阶段 A 和 B 是否存在心衰，能不能列为心衰患者的问题。欧洲心脏学会（ESC）2008 年心衰指南给予心衰的定义为"心衰是一种临床综合征，患者应具有以下特点：①典型的心衰症状；②典型的心衰体征；③静息状态下有心脏结构或功能异常的客观检查证据。"美国 2009 年 ACC/AHA 心衰指

南作出了如下定义:"心衰是由于心脏的各种结构功能性病变使心室充盈和/或射血能力受损而引起的一种复杂的临床综合征。"

显然,心衰是一个临床综合征的名称,这与心功能不全、心功能障碍等名称是不同的,后两者主要是病理生理学的名称。因此,临床上称某个患者为心衰,必须有心衰的症状和体征。由此可见,阶段A和阶段B患者还不能戴上心衰的帽子,只是说将来有可能发展至心衰,如不采取积极和有效的举措,则此种可能性极大。但在现阶段这些患者还与心衰患者有着本质上的差异,其预后也与心衰患者完全不同。通常所说心衰的患病率,指的也是阶段C和D有症状的患者,不包括阶段A和B患者。

2. 医疗文件上如何记录心衰的阶段划分　NYHA心功能分级应记录于门诊病历、住院病历等医疗文件中,这是毫无疑问的。但心衰的阶段划分是否也应同样记录呢? 这一问题目前还有不同的意见。赞成者认为据实记录很有必要,对医患双方均具有警戒的作用,尤其有利于心衰的积极预防;而且,对临床医师正确和合理地处置也有指导意义。反对者则认为这样做对于阶段A和B患者,可能弊大于利,使患者及其家人徒增思想负担,还可能造成过度医疗。这两种意见均有其道理,对此尚需要进一步研究和论证。就目前而言,心衰的阶段划分已写进新的教科书中,这一方法也会日益为中国的医师所熟悉和采用,在医疗文件中完全忽略此种阶段划分显然是不妥的。因此,可以先采用一种过渡方法;阶段C和D患者应在医疗文件中明确写上所处的阶段;而阶段A和B患者医疗文件中应写的不是阶段,而是具体的危险因素和心血管疾病,例如高血压、高脂血症、糖尿病、心肌梗死后、左心室肥厚等。

(梁延春)

参 考 文 献

[1] Ponikowski P, Voors A A, Anker S D, et al. 2016 ESC Guidelines for the diagnosis and treatment of acute and chronic heart failure: The Task Force for the diagnosis and treatment of acute and chronic heart failure of the European Society of Cardiology (ESC) Developed with the special contribution of the Heart Failure Association (HFA) of the ESC[J]. Eur Heart J, 2016, 37(27): 2129-2200.

[2] 顾东风, 黄广勇, 何江, 等. 中国心力衰竭流行病学调查及其患病率[J]. 中华心血管病杂志, 2003, 31(1): 3-6.

[3] 程康安, 吴宁. 中国部分地区1980、1990、2000年慢性心力衰竭住院病例回顾性调查[J]. 中华心血管病杂志, 2002(08): 5-9.

[4] Sanderson E J. Heart failure: a global disease requiring a global response[J]. Heart, 2003, 89(6): 585-586.

[5] 中华医学会心血管病学分会心力衰竭组, 中国医师协会心力衰竭专业委员会, 中华心血管病杂志编辑委员会, 中国心力衰竭诊断和治疗指南2018[J]. 中华心血管病杂志, 2018, 46(10): 760-789.

[6] Yancy C W, Jessup M, Bozkurt B, et al. 2017 ACC/AHA/HFSA Focused Update of the 2013 ACCF/AHA Guideline for the Management of Heart Failure: A Report of the American College of Cardiology/American Heart Association Task Force on Clinical Practice Guidelines and the Heart Failure Society of America[J]. Journal of the American College of Cardiology, 2016, 68(13): 1476-1488.

[7] Mant J, Doust J, Roalfe A, et al. Systematic review and individual patient data meta-analysis of diagnosis of heart failure, with modelling of implications of different diagnostic strategies in primary care[J]. Health Technology Assessment, 2009, 13(32): 1-207, iii.

[8] Lang R M, Badano L P, Mor-Avi V, et al. Recommendations for Cardiac Chamber Quantification by Echocardiography in Adults: An Update from the American Society of Echocardiography and the European Association of Cardiovascular Imaging[J]. Journal of the American Society of Echocardiography, 2015, 28(1): 1-39.

[9] Mosterd H. Clinical epidemiology of heart failure[J]. Heart, 2007, 93(9): 1137-1146.

[10] Zhang Y, Zhang J, Butler J, et al. Contemporary Epidemiology, Management, and Outcomes of Patients Hospitalized for Heart Failure in China: Results From the China Heart Failure (China-HF) Registry[J]. Journal of Cardiac Failure, 2017, 23(1): 868-875.

第十三章　神经内分泌系统在慢性心力衰竭发生发展的作用

第一节　交感神经系统

一、概念及生理功能

（一）概念

交感神经系统是植物性神经系统的一部分。交感神经元位于脊髓胸腰段的侧角内,其纤维由相应脊段发出终止于椎旁神经节或椎前神经节,称为节前纤维。节前纤维较粗,有髓鞘,进入神经节更换神经元后发出较长的节后纤维到达效应器官。椎旁神经节在脊柱两侧联合成两条交感神经链。节前纤维在离开脊髓后可能在交感链内上行或下行数节段,然后终止于神经节。一根节前纤维往往有许多分支,分别与不同节后神经元联系,产生"分散"兴奋的效果。同样,节后纤维也有许多分支分别支配效应器的不同细胞。在消化管中亦有一部分交感节后纤维并不直接支配效应器官,而是和消化管壁的神经丛中的节细胞发生联系。

（二）生理功能

1. 交感神经系统的活动比较广泛,刺激交感神经能引起腹腔内脏及皮肤末梢血管收缩、心搏加强和加速、瞳孔散大、消化腺分泌减少、疲乏的肌肉工作能力增加等。交感神经的活动主要保证人体紧张状态时的生理需要。人体在正常情况下,功能相反的交感和副交感神经处于相互平衡制约中。当机体处于紧张活动状态时,交感神经活动起着主要作用。

2. 肾上腺素和去甲肾上腺素的产生　交感神经系统兴奋可释放肾上腺素和去甲肾上腺素,二者在化学结构上均属于儿茶酚胺类。肾上腺素由肾上腺髓质分泌,去甲肾上腺素主要由交感神经节后纤维末梢释放,肾上腺髓质也分泌少量去甲肾上腺素。循环血液中的肾上腺素和去甲肾上腺素主要来自肾上腺髓质。

二、在心血管系统中的作用

（一）心脏的交感神经

心脏交感神经的节前神经元位于脊髓第1~5胸段的中间外侧柱,节后纤维来自脊椎旁的星状神经节或颈交感神经节,调节心脏及其他内脏器官的活动。交感神经和迷走神经共同支配着心脏,但是交感神经的分布相较于迷走神经更丰富。心脏交感神经节前纤维位于脊髓1~5胸段的中间外侧柱,节后纤维分布于心房,过房室沟分布在心室肌表面的心外膜层,并和冠状动脉伴行穿过心室壁向下支配心内膜。两侧交感神经对心脏各部的支配并不均匀,心房内的交感神经纤维分布多于心室,且右侧分布比左侧更丰富。右侧交感神经主要影响心率,主要分布于心脏右侧和心室前壁。左侧交感神经主要影响心肌收缩力,主要分布于心脏左侧和心室后壁。心脏交感神经主要通过释放神经递质和心脏中相应的受体结合来调控心脏。

（二）肾上腺素和去甲肾上腺素

肾上腺素和去甲肾上腺素对心血管的作用既有共性,又有特性,而这些作用均要通过靶细胞膜上的肾上腺能受体介导来发挥。

1. 1948年Ahlquist根据拟交感药物在血管的不同反应,首先把受体区分为 α 受体和 β 受体两种亚型。β 受体至少分为三种亚型,即 β_1、β_2、β_3 受体。血管平滑肌细胞膜上存在的主要是 α、β_2 两种,前者使血管收缩,后者使血管扩张;关于心肌的 β 肾上腺素能受体,以往认为只有 β_1、β_2,前者约占3/4,故 β_1 与心脏关系最为密切;β_2 次之。近来根据药理学方法和分子克隆,发现心脏内还存在 β_3,其受体主要分布于白色及棕色脂肪组织,调节能量代谢,也起介导心脏负性肌力及血管平滑肌舒张作用。

2. 交感神经末梢与心肌形成突触联系,释放去甲肾上腺素,去甲肾上腺素与突触后膜 β 受体结合后引起 β 受体构型发生变化,激活细胞内腺苷酸环化酶信息传递系统,继而产生第二信使环磷酸腺苷(儿茶酚胺 MP),儿茶酚胺 MP 激活蛋白激酶 A,通过对 L 型儿茶酚胺通道的磷酸化作用使细胞膜对儿茶酚胺的通透性增大,引起儿茶酚胺内流增加产生正性变力效应。

三、在心力衰竭中的作用

交感神经系统的异常激活是慢性心衰患者心功能恶化的主要原因之一。Briest 等试验发现去甲肾上腺素可呈时间依赖性诱导猫左心室肥厚及基质纤维化,增加 Ⅰ 型、Ⅲ 型胶原的表达;进行持续静脉内去甲肾上腺素灌注,胶原合成增多,去甲肾上腺素的 α 受体阻滞剂酚妥拉明能中断此作用,而非选择性 β 受体阻滞剂普萘洛尔则有很强的抑制作用。已有研究证实,衰竭心脏由于 β_1 受体选择性上调,β_2 受体占 35%~40%,且 α 受体也上调,故 $\beta_1 : \beta_2 : \alpha$ 受体之比约为 2:1:1。β 受体的激活特别是 β_1 的激活,可增加心率和心肌收缩力,这时心脏的能量需求很大,可诱发心脏局部缺血。β_1 受体在充血性心衰早期出现短暂的上调,而长期的交感神经刺激使 β 受体对儿茶酚胺的反应呈进行性减弱,晚期由于受体密度下调和受体与兴奋性 G 蛋白的功能性失耦联而出现受体的减敏现象,导致心肌收缩和舒张功能下降。关于 β_3 在心衰中的作用,李为民等研究了 β_3 受体激动剂对心衰大鼠(被异丙肾上腺素所诱导的)β_1、β_2、β_3 基因表达水平的影响,结果表明心衰时 β_1 受体水平下降,而 β_3 受体水平明显增高。关于 β_3 受体水平变化与心衰病理变化的关系,有学者认为,β_3 含量增加可能是心衰发生和发展的原因,但也可能仅仅是心室功能受损的表现和结果。有研究表明心衰患者心肌组织中有 β_3 受体的 mRNA 表达增多,并与心衰严重程度呈正相关。另外,研究提示心衰时交感神经系统的长期过度激活后,β_3 受体介导的反应可持续存在,而 β_1、β_2 受体介导的调节反应会较早消失。在心衰患者的心功能损伤进展中,β_1 受体敏感性下降、

β_2 受体脱耦联和 β_3 受体所介导的负性肌力作用相互协调,共同发挥调节作用。

四、抑制交感神经系统在心力衰竭中的防治意义及应用

(一) β 受体阻滞剂在心衰治疗中的作用

β 受体阻滞剂的出现被认为是 18 世纪洋地黄发明以来心血管领域重大的医学突破。近年来,随着对交感神经及 β 受体的研究逐渐深入,用 β 受体阻滞剂治疗充血性心衰日益受到重视。充血性心衰主要发病机制之一为心肌病理性重构,其中肾素 - 血管紧张素 - 醛固酮系统(RAAS)和交感神经系统过度兴奋起着主要作用,切断神经内分泌过度激活是心衰有效预防和治疗的基础。大量研究证实,β 受体阻滞剂能够控制心室率、延长生存时间、抗心律失常、改善心衰症状和左心室射血分数,具有肯定的心脏保护作用,可以抑制心室重构,抑制心衰的发生、发展。

1. β 受体阻滞剂的分类　β 受体阻滞剂分为三大类:

Ⅰ 类:非选择性阻滞 β_1 受体、β_2 受体,如普萘洛尔,其负性肌力作用较强,在心衰治疗中很少使用。

Ⅱ 类:选择性阻滞 β_1 受体,如美托洛尔、比索洛尔,能减慢心率、减少心肌耗氧、改善心功能及长期预后,广泛应用于心衰治疗中。

Ⅲ 类:兼有阻滞 α 受体、β_1 受体、β_2 受体,如卡维地洛,不但能阻断 β_1 受体,而且能阻滞 α 受体,从而扩张外周血管,减轻循环阻力,抵消其心肌抑制作用,降低心衰病死率。

最近一项针对 21 个试验的荟萃分析显示:使用 β 受体阻滞剂使射血分数下降的心衰患者全因死亡率下降 31%,而不同 β 受体阻滞剂的效应没有明显差异。在受体选择性方面:美托洛尔 β_1/β_2 的比例约为 75,比索洛尔约为 120,明显高于美托洛尔;卡维地洛对 β_1/β_2 的选择性之比为 7,对 β_1 的选择性为 α_1 的 2~3 倍,卡维地洛具有中度扩张血管的作用,故降压作用可能略强于其他 β 受体阻滞剂。

2. β 受体阻滞剂的作用机制

(1) 上调 β_1 受体:β 受体阻滞剂能拮抗儿茶

酚胺对心肌细胞的过度刺激,并减少肾素分泌,缓解心室重构。具体机制如下:β受体阻滞剂通过阻断β₁受体减慢心率,增加心肌收缩反应性,改善心室舒张功能,减少氧自由基生成和心肌细胞凋亡,减轻心肌重构;β受体阻滞剂能上调心脏β₁受体水平,恢复心衰时β受体对交感神经的敏感性。

(2)抗心肌细胞凋亡:细胞凋亡是充血性心衰重要病理机制之一。缺氧、儿茶酚胺和血管紧张素增高等多种因素均能触发心衰患者心肌细胞凋亡,β受体阻滞剂可以通过消除凋亡的触发因素来抑制心肌细胞凋亡。这主要是由于β受体阻滞剂阻断心衰时体内高水平儿茶酚胺的作用,而高水平的儿茶酚胺有很强的促凋亡作用。

(3)保护心肌肌浆网钙泵功能:心衰时,交感神经兴奋使肾上腺髓质释放儿茶酚胺增加,并对心肌有直接毒性作用,促使过多钙离子进入心肌细胞,引起ATP酶活性过高,导致能量过多消耗,线粒体损伤和心肌坏死。心肌细胞的肌浆网钙泵活性降低可能是心衰患者表现为心肌收缩和舒张功能障碍的重要原因。β受体阻滞剂通过拮抗儿茶酚胺对心肌细胞的过度刺激来保护心肌肌浆网钙泵功能,从而防止钙稳态失衡、保护心肌收缩功能、改善心肌舒张功能,并且抑制心肌细胞凋亡,持久改善心功能。

(4)抗心律失常:心衰时由于交感神经系统过度兴奋,病变心肌的异常自律性增加,引发触发激动和折返激动,从而增加室性心律失常的易感性,导致心肌缺血时恶性室性心律失常风险明显增高。β受体阻滞剂的抗肾上腺素能神经的特性、抗心肌缺血作用、抗室颤作用使其具有独特的抗心律失常作用和心肌保护作用。β受体阻滞剂作为Ⅱ类抗心律失常药物,其作用机制主要是阻断β受体而对心脏发生影响,能降低窦房结和异位起搏点自律性,减慢房室传导,延长有效不应期,降低心肌耗氧,维护心肌电生理稳定性,从而减少室性心律失常发生;另外它还能提高室颤阈值,降低猝死率。

(5)改善血流动力学:心衰时心肌舒缩协调性丧失是心功能降低的重要因素,与心肌收缩功能降低同样重要,共同影响心室充盈和射血功能。

β受体阻滞剂可减慢心衰患者心率,使收缩期发生在机械恢复曲线较有利的平台部分成为可能,从而改善心肌的收缩性,部分改善异常的舒张功能,延长冠脉舒张期灌注时间,增加心肌的血流供应。近年研究发现,在心衰中有较多是由舒张功能不全引起的,舒张性心衰约占心衰总数50%(40%~71%),β受体阻滞剂可减慢舒张性心衰患者心率,使患者心室舒张期延长,改善左室充盈状态,增加舒张末期容量,并进而增加心室射血量;β受体阻滞剂的负性肌力作用可降低心肌耗氧量,改善心肌缺血和心肌活动的供血失衡,因而具有改善左室舒张功能的作用。

(二)β受体阻滞剂在心衰治疗中的应用

详见慢性心衰的药物治疗中β受体阻滞剂应用部分。

(三)β受体阻滞剂用于心衰的主要试验

1. CIBIS Ⅰ试验中NYHAⅡ、Ⅲ或Ⅳ级,且LVEF<40%患者分别给予比索洛尔或安慰剂。结果表明,比索洛尔使患者心功能状态显著改善,但病死率仅呈降低趋势,统计学上并未达到显著差异。随后进行的CIBIS Ⅱ是一项多中心、双盲、安慰剂对照的试验,NYHAⅢ或Ⅳ级,且LVEF<35%患者分别接受比索洛尔或安慰剂治疗。基础治疗包括ACEI和利尿剂。该试验由于比索洛尔显示了显著的降低病死率的有益作用而提前终止。此外,比索洛尔还显著降低因心衰恶化住院和全因病死率,此种对生存的益处可见于病因为缺血性和非缺血性左室功能障碍患者。

2. MERIT-HF试验是一项双盲、随机、安慰剂对照的研究,入选3 991例心衰(NYHAⅢ~Ⅳ级)和LVEF<40%患者,分别接受美托洛尔缓释片或安慰剂。美托洛尔起始剂量为12.5~25mg、每天1次,在8周以上时间里滴定增量至200mg/d。与CIBIS Ⅱ试验一样,MERIT-HF试验也由于美托洛尔的显著降低病死率的有益作用而提前终止。美托洛尔使猝死和因心衰恶化死亡两者均显著降低。

3. COPERNICUS试验评估了卡维地洛对晚期和重症心衰患者病死率的影响。这是一项随机、双盲、安慰剂对照的试验,入选的2 289例NYHAⅣ级、LVEF<25%患者,分别给予卡维地洛(目标剂量25mg,每天2次)或安慰剂。该试

验亦因卡维地洛组患者病死率显著降低而提前终止。卡维地洛显著降低了全因病死率、心脏性猝死和因失代偿性心衰的住院。对该试验的高危亚组（安慰剂组年死亡率达 28.5%）进行了分析，结果表明卡维地洛较之安慰剂，死亡率显著降低 39%。

4. COMET 试验旨在比较卡维地洛和美托洛尔缓释片对心衰患者临床结局的影响，但并未证实这两种药物疗效之间存在明确的差异。因此，前述的 3 种药物美托洛尔、比索洛尔和卡维地洛均可应用于心衰，临床医师可酌情选择。须强调的是，在大多数 β 受体阻滞剂试验中，心率低于 55 次 /min 患者被排除，故目前关于此类心率缓慢患者如何应用 β 受体阻滞剂，并无任何资料和证据，通常也不推荐应用。

第二节　肾素 - 血管紧张素 - 醛固酮系统

一、概念

肾素是一种水解蛋白酶，由肾脏入球小动脉的近球细胞合成，贮存并释放到血液中，它直接作用于肝脏所分泌的血管紧张素原（α_2 球蛋白），使血管紧张素原转变成血管紧张素 I，血管紧张素 I（Ang I）是一种 10 肽物质，在正常血浆浓度下无生理活性，经过肺、肾等脏器时，在血管紧张素转换酶（ACE）的作用下，形成 8 肽的血管紧张素 II（Ang II），此酶又称激肽酶 II，尚有降解缓激肽的作用。血管紧张素 II 可经酶作用，脱去一个天门冬氨酸，转化为血管紧张素 III（7 肽）。血管紧张素 II 具有很高的生物活性，有强烈的收缩血管作用，其加压作用为肾上腺素的 10~40 倍，而且可通过刺激肾上腺皮质球状带，促使醛固酮分泌，潴留水钠，刺激交感神经节增加去甲肾上腺素分泌，增加交感神经递质和提高特异性受体的活性等，使血压升高。它还可反馈性地抑制肾脏分泌肾素和刺激肾脏分泌前列腺素，使血压保持在正常水平。这个从肾素开始到生成醛固酮为止的调节机制，称为 RAAS，具有调节血压的作用。

二、在心力衰竭中的作用

RAAS 的过度兴奋在心衰的病理生理学中发挥了关键性作用。RAAS 不仅存在于全身和循环中，而且也存在于局部组织中，后者在心血管疾病发生发展、心血管事件的发生中发挥更为重要的作用。针对此种紊乱而采用的阻断 RAAS 的药物治疗，业已获得了很大的成功，使许多患者预后改善。属于此类的药物有 ACEI、ARB、醛固酮受体拮抗剂和肾素抑制剂阿利吉伦。因阿利吉伦尚未证实可用于心衰治疗，本节主要讨论前 3 种药物。

（一）作用机制

1. **肾素和血管紧张素 I**　肾脏中邻近每个肾单元的肾小球处有肾小球旁器官，其功能是产生蛋白的分解酶肾素。在应答如下反应时肾素便会产生：

（1）肾基质的钠流出减少。

（2）进入肾小球旁器官的交感神经冲动增多。

（3）小动脉跨膜压降低。

（4）循环中血管紧张素 II 浓度增加。

当循环中血容量降低时，通过上述机制肾素的分泌便增加，肾素使血管紧张素原分解而生成血管紧张素 I，后者的生物活性作用很弱，但随后即通过血管紧张素转换酶（ACE）作用，转变成具有强有力血管收缩作用的血管紧张素 II。

2. **血管紧张素 II**　肺脏是血管紧张素 II 主要的产生部位。不过，心脏、肾脏、脑和血管亦可产生 ACE，并将血管紧张素 I 转变为血管紧张素 II。后者通过与血管紧张素 II 的 I 型受体相结合，直接作用于肾小球旁细胞，从而使醛固酮分泌增加。此外，血管紧张素 II 还通过缩血管作用使全身血管阻力增加，转而增加血压和心脏的后负荷。肾小球滤过率和进入肾脏的钠亦降低，从而保留了钠和增加了口渴感。

血管紧张素 II 还引起心肌的坏死和成纤维细胞增生。血清血管紧张素 II 浓度的升高可刺激肾上腺产生过多的醛固酮。血管紧张素 II 亦增加血管和心脏的醛固酮合成，过量醛固酮又导致发生额外的不良反应。

3. **醛固酮**　作为主要的盐皮质激素，其主要作用是保持循环容量，在肾脏中醛固酮增加肾曲小管和集合管的通透性,使更多的钠和水被吸收。此种维持内环境稳定的机制通常是有益的。人体衰竭心脏中心室醛固酮生成及活化增加,且与心衰严重程度成正比。应用 ACEI 或 / 和 ARB 并不能抑制或减少醛固酮的产生。醛固酮经由醛固酮受体介导的途径,可导致心肌细胞外基质增生、心肌纤维化和肥厚、血管僵硬,并促进心肌重构等,在心衰发生和发展的病理生理机制中发挥了重要作用。醛固酮的此种不良影响是独立的,并可与血管紧张素 Ⅱ 的不良作用相累加。

长期应用 ACEI 或 ARB,起初醛固酮降低,随后即出现"逃逸现象"。因此,在 ACEI 基础上加用醛固酮受体拮抗剂,抑制醛固酮的有害作用,才可能对心衰患者有更大的益处。

类固醇类的螺内酯首次合成于 1957 年,是一种醛固酮的竞争性拮抗剂,亦能减少肾上腺皮质醛固酮的生物合成。该药在临床上一直用于治疗 Conn 综合征、高血压、腹水、肾病综合征和心衰。依普利酮是第一个选择性醛固酮受体拮抗剂。与螺内酯不同,依普利酮并不与黄体酮或雌激素受体相结合,因而该药所致的男性乳腺发育和不耐受的发生率低于 1%。

(二)RAAS 相关临床研究

1. ACEI 发现的历史 20 世纪 50 年代便已发现南美洲一种毒蛇产生的一种肽类可抑制 ACE 的活性,并防止形成血管紧张素 Ⅱ。1975 年 Cushman 和 Ondetli 生产出第一种口服的 ACEI——卡托普利。该药具有显著的降低血压作用。1979 年 Turini 及其同事报告,ACEI 可降低前负荷和后负荷,如用于心衰患者,可持续改善心脏功能。这一发现导致采用大样本的随机临床试验,以评估 ACEI 是否能改善心衰患者的存活率。

ACEI 的关键临床试验 CONSENSUS 是应用 ACEI 评价对心衰病死率影响的首项临床试验(1987 年)。这一随机双盲试验入选 253 例严重心衰(NYHA Ⅳ 级)患者,分为依那普利组和安慰剂组。中位数随访 188 天后,依那普利组较之安慰剂组病死率显著降低 40%。SOLVD 试验评价依那普利用于 LVEF<35% 患者的疗效,2 569 例随机应用依那普利或安慰剂,平均随访 41.4 个月。依那普利组相对危险降低 16%,复合二级终点(心衰住院和死亡)降低 26%。而后不久,一

系列类似的临床试验也证实 ACEI 对心肌梗死后左室受损患者同样具有有益的影响。

ACEI 的局限性:一是并不能充分阻断 RAAS 系统的作用,血管紧张素 Ⅱ 仍可通过非经典途径产生,ACEI 应用后血中血管紧张素 Ⅱ 水平下降,但经约 3 个月时间又可逐渐上升并恢复至 ACEI 应用前的水平,称之为血管紧张素 Ⅱ 的"逃逸"现象。因而也不能减少醛固酮的产生;二是由于阻断缓激肽的降解过程,血中缓激肽水平升高,而这正是导致产生不良反应如咳嗽的主要发生机制。

2. ARB 于 1994 年问世并开始应用于临床 ELITE 试验(1997 年)是此类药物用于心衰的第一项临床研究。在老年心衰患者中将氯沙坦和 ACEI 卡托普利进行了比较,随机双盲分组,随访 48 周。该研究目的是要证实氯化坦的安全性和疗效均优于 ACEI。事后分析中发现氯沙坦组病死率显著降低。随后进行的 ELITE Ⅱ 试验旨在证实氯沙坦降低心衰病死率上优于卡托普利。共入选 3 152 例,随机分为氯沙坦组(50mg/d)和卡托普利组(150mg/d)。结果主要终点全因病死率两组并无差异。OPTIMAAL 试验比较了氯沙坦 50mg 每天 1 次和卡托普利 50mg 每天 3 次对心肌梗死后伴心衰患者的影响,平均随访 2.7 年。两组的主要终点全因病死率无显著差异,但卡托普利组呈轻微获益趋势。不过,HEAAL 研究表明,氯沙坦大剂量(150mg/d)治疗心衰是有效的,并优于小剂量(50mg/d)。

而后的 Val-HeFT 试验评估了在标准治疗(包括 ACEI)基础上加用缬沙坦对心衰患者的影响。NYHA Ⅱ ~ Ⅳ 级患者随机分入缬沙坦组(160mg 每天 2 次)和安慰剂组,平均随访 23 个月。这实际上是联合应用(缬沙坦和 ACEI)与单用卡托普利的比较。两组病死率未见显著差异,但病死率和发病率的复合终点缬沙坦组显著降低,这主要是由于心衰住院率的降低。对未应用 ACEI 的亚组所做的分析(相当于缬沙坦与安慰剂比较)总病死率显著降低。

CHARM 试验评价了一种较新的 ARB 制剂——坎地沙坦对 3 种不同类型的心衰人群的疗效:①左室收缩功能降低,已服用 ACEI(CHARM-加药组);②左室收缩功能降低,且不能耐受

ACEI（CHARM- 替代组）；③左室收缩功能保留，LVEF>40%（CHARM- 保存组）。CHARM- 加药组研究表明，在 ACEI 基础上加用坎地沙坦可显著降低心血管死亡或因心衰的住院。而且心血管死亡的二级终点也降低。CHARM- 替代组研究发现，坎地沙坦组和安慰剂组相比较，主要终点显著降低。CHARM- 保存组研究表明，在优化治疗下加用坎地沙坦，因心衰住院显著降低，但病死率未显著降低。

ARB 从受体（AT1）水平上阻断 RAAS 系统，理论上其阻断作用应更充分和有效，但实际上也不能阻断醛固酮的生成。

3. 醛固酮主要的临床研究 RALES 试验（1999 年）是一项国际多中心、随机对照的双盲试验。入选 1 663 例，大多为 NYHA Ⅲ 或Ⅳ级患者，分为螺内酯（25~50mg，每天 1 次）组或安慰剂组。因螺内酯组全因病死率主要终点显著降低 30%，该试验提前终止。全因病死率的降低可归因于猝死和进行性心衰死亡两者均降低。因为该试验的结果，螺内酯成为中至重度心衰患者标准加用的药物。EPHESUS 是一项大样本、随机双盲临床试验，比较依普利酮（25~50mg/d）和安慰剂对心肌梗死后心衰的疗效。入选急性心肌梗死后 13~14 天、LVEF<40%，且临床上有心衰表现的患者，平均随访 16 个月。结果依普利酮组全因死亡率显著降低、心血管死亡或因心血管事件住院的复合终点，以及二级终点心脏性猝死和心衰住院均显著降低。

醛固酮拮抗可否用于非晚期心衰？在 RALES 和 EPHESUS 试验中观察到的此类药物对生存率和发病率的有益作用。EMPHASIS 是一项前瞻性、安慰剂对照、以临床结局为终点的研究，入选病情稳定的轻度（NYHA Ⅰ ~ Ⅱ级）慢性心衰患者（2 737 例），在标准治疗基础上分别加用依普利酮或安慰剂，随访至 4 年。结果表明，主要复合终点死亡和因心衰住院的风险，依普利酮组较之安慰剂组显著降低 37%；全因死亡率、全因住院率和因心衰住院率分别降低 24%、23% 和 42%。各种不同状况的亚组患者分析表明，依普利酮对主要复合终点的有益影响，与整个研究完全一致。该研究由于这种"压倒性"的有益结果而提前终止。这一研究证实了此前 EPHESUS 试验的结果，提高了醛固酮拮抗剂治疗心衰的证据水平。这一研究也扩大了醛固酮拮抗剂应用的范围：此前的研究（RALES、EPHESUS 试验）对象均为 NYHAⅢ- Ⅳ级患者。EMPHASIS 试验对象则主要为 NYHA Ⅱ级。其明确的阳性结果提示依普利酮用于此类患者不仅有显著疗效，也是安全的，从而拓宽了治疗心衰的人群范围，使 NYHA Ⅱ ~ Ⅳ级心衰患者均具有适应证。

三、在心力衰竭患者中的应用

详见慢性心衰的药物治疗中肾素 - 血管紧张素系统抑制剂、醛固酮受体拮抗剂的具体应用部分。

第三节 利钠肽系统

一、概念

利钠肽系统（NPS）主要由三种天然肽组成：心房 NP（ANP）、B 型 NP（BNP）和 C 型 NP（CNP）。NPS 是一种神经激素，对心血管功能至关重要，且在心衰发生时受到干扰。NPS 具有利钠、利尿、舒张血管、抗增殖、抗肥胖、抗纤维化和其他心脏代谢保护作用。这些 NPS 最初分别由基因利钠肽前体 A（NPPA）、NPPB 和 NPPC 作为前体肽产生。NP 家族 3 个成员（ANP、BNP 及 CNP）的氨基酸序列和结构示意图见图 13-1。

（一）ANP

ANP 主要产生并储存在心房细胞中，正常心室几乎不产生。心衰患者的衰竭心室分泌的 ANP 是血浆 ANP 的主要部分。ANP 分泌是由心房和心室壁由于透壁压力或容量超负荷产生的牵张力引起的，受年龄、性别、心率和肾功能的影响，随后 ANP 分布于冠状窦，然后到各个靶器官。ANP 为由 28 个氨基酸组成的多肽。

（二）BNP

BNP 最初提取自猪脑，因此得名"脑 NP"，主要由心室分泌，为由 32 个氨基酸组成的多肽片段。在心肌细胞内首先合成其激素原前体，经裂解去除一个 26 氨基酸的信号肽，以含 108 氨基酸的激素前体 proBNP 形式分泌至细胞内，并裂解成为无活性的 N 末端脑利钠肽前体（NT-proBNP）和有活性的 BNP。

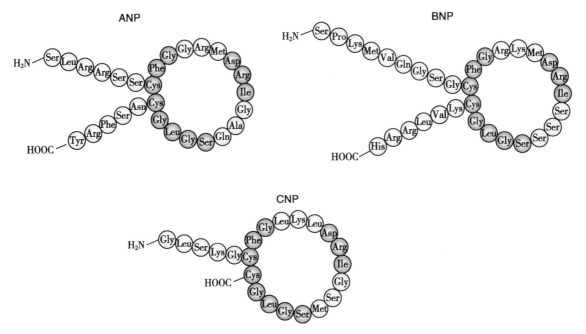

图 13-1 NP 家族 3 个成员（ANP、BNP 及 CNP）的氨基酸序列和结构示意图

（三）CNP

CNP 主要分泌于内皮细胞，以 2 种分子形式存在，一种是 CNP-22，由 22 个氨基酸组成；另一种是 CNP-53，由 53 个氨基酸组成。虽然 CNP-22 和 CNP-53 具有相似的活性和功能，但 CNP-53 主要在心脏、内皮和脑中占主导地位，而 CNP-22 则在脑脊液和血浆中占优势。

二、利钠肽系统在心力衰竭发生发展中的保护作用

NPS 具有显著的自分泌、旁分泌和内分泌功能。在 HF 早期，NPS 不仅具有利钠、利尿、舒张血管的代偿作用，还能抑制肾素 - 血管紧张素 - 醛固酮（RAAS）系统和交感神经系统（SNS）。在严重 HF 患者中，为缓解心衰的影响血浆 NP 水平将会升高。

（一）ANP 的功能

1. 促进排钠和利尿　ANP 能抑制基底外侧 Na^+-K^+-ATPase，还能抑制 RAAS 系统。ANP 还能抑制肾小球内的肾小球（颗粒）细胞分泌肾素，抑制肾上腺肾小球的醛固酮合成，这增强了利钠作用并减少了细胞外液的量。ANP 能增加肾小球滤过率（GFR），还可逆转去甲肾上腺素诱导入球小动脉的血管收缩作用。

2. 降血压　ANP 诱导血容量降低并降低血压。ANP 降低血压是通过增加毛细血管渗透压并促进从血液中流出液体。ANP 降低容量负荷是通过将血管内液体转移到间质中。ANP 刺激内皮一氧化氮（NO）合酶产生更多的 NO，结合 NPR-A 或 NPR-C 来舒张血管平滑肌细胞，从而使血压水平下降。ANP 也通过抑制 RAAS 系统来降低血管阻力。因此，ANP/NPR-A 是通过其对血管舒张和对血容量的综合作用，降低了基础血压水平。

3. 抑制交感神经活动　ANP 不仅可以调节压力反射机制、抑制交感神经活动，而且可以增强迷走神经传入。

4. 抑制心肌肥大　ANP 能直接影响心脏，并且抑制心肌肥大和纤维化。同时，ANP 和 BNP 能降低 HF 患者的全身和肺部血压，抑制心肌肥大。

5. 调节能量平衡　ANP 可以调节能量平衡，刺激运动诱导的脂肪分解，影响白色脂肪转变为棕色脂肪。ANP 和 BNP 能刺激骨骼肌氧化和皮下脂肪分解的能力。

（二）BNP 的功能

1. 直接影响心脏　BNP 对心脏也有直接影响。BNP 可发挥代偿作用，例如它能抑制心肌细胞凋亡和坏死，减少心肌肥大和纤维化。BNP 也可调节应对心脏损伤的免疫和炎症反应。BNP 能减少单核细胞、B 淋巴细胞和外周血中的自然杀

伤细胞。在心肌梗死后,BNP 可促进心脏中性粒细胞浸润和金属蛋白酶 -9 表达,并且对基质重塑和伤口愈合产生直接影响。

2. 影响心脏胚胎发育　BNP 还在心脏胚胎发育中起重要作用,可调节心肌细胞分化和增殖。BNP 也可能参与骨骼肌缺血后的血管生成过程。血管卫星细胞分泌的 BNP 已被发现能够以旁分泌的方式激活相邻内皮的再生,并与心脏再生有关联。所有形式的 proBNP 在新生儿心脏中都比在成人心脏中更丰富,而且外源性 BNP 能够增加心脏前体细胞(CPCs)增殖和新的心肌细胞,这与心肌梗死后改善心功能和心脏重塑有关。因此,BNP 和 CPC 可能是治疗 HF 和心肌梗死的有效方法。

(三)CNP 的功能

CNP 是为应对血管损伤而从内皮细胞分泌的血管扩张剂。HF 患者的 CNP 水平最低,HF 严重程度与 CNP 水平显著正相关。虽然 CNP 的作用不主要表现为心脏激素,但它也具有与心血管系统相关的作用,如再内皮化、超极化、抗血栓形成和抗纤维化。CNP 抑制冠状动脉平滑肌细胞的增殖和迁移,从而抑制血小板聚集和血栓形成。作为一种内皮衍生的超极化因子,CNP 可能调节多种血管舒张因子,包括前列环素和 NO。CNP 以自分泌和旁分泌方式抑制心肌肥大和纤维化。此外,在 HF 中,CNP 以类似方式抑制肺动脉高压和纤维化。CNP 还能通过成纤维细胞生长因子受体 3(FGFR3)来调控纵向骨生长。

三、利钠肽系统的代谢

NPS 的主要代谢机制如下:NPR-C 衍生的和网格蛋白介导的胞吞作用,溶酶体配体水解和无配体受体再循环。脑啡肽酶(NEP)是一种依赖锌的底物广泛的外切酶。ANP 在大多数器官中都能有效降解,并且在有些器官中降解更充分。30%~50% 的 ANP 是在肾脏、肝脏或下肢降解,19%~24% 的 ANP 在肺中降解(肺>肝>肾)。BNP 与 NPR-C 约有 7% 结合率,且 BNP 因被 NPR-C 降解较少,因而半衰期较长。

(一)NEP 和胰岛素降解酶(IDE)

NEP 是 NPS 降解的主要酶,在肾近端小管管腔侧浓度特别高。ANP 和 CNP 在物种之间最多只存在一个氨基酸的差异,因而与 NEP 降解的方式相似。BNP 在物种间有明显差异,在不同物种中被 NEP 降解的方式不同。BNP 比 ANP 和 CNP 更难降解。IDE 是一种具有广泛底物的锌依赖性蛋白酶,它不仅能降解胰岛素,而且能降解 ANP。

(二)NPR-C 的作用

NPR-C 和 NEP 降解 NPS 的相对影响水平仍有争议。正常情况下,NPR-C- 阻断肽和 NEP 抑制剂对于影响 ANP 的生理作用相当或前者稍强,NPR-C- 阻断肽和 NEP 抑制剂同时存在时 ANP 将发挥最大作用。在病理状态下,由于 NPS 水平升高和 NPR-C 饱和,NEP 抑制剂变得更重要。

四、利钠肽系统在心力衰竭发生发展中的防治意义及临床应用

(一)诊断价值

NPS 反映心脏压力和功能,其在 HF 患者中急剧增加,并对各种的 HF 具有较高的诊断价值。BNP 和 NT-proBNP 因其半衰期长优于其他 NPS,可作为诊断 HF 的"金标准"。左心室(LV)肥大和功能障碍导致 ANP 和 BNP 水平升高。因此,ANP 和 BNP 水平升高可用于识别一般人群和住院患者的 LV 肥大和心功能障碍。快速检测 NPS 不仅可快速区分急性呼吸困难的起源(急性心衰与支气管哮喘),还可以治疗慢性 HF 患者的急性呼吸困难。

BNP<100pg/ml、NT-proBNP<300pg/ml 通常可排除急性心衰。BNP<35pg/ml、NT-proBNP<125pg/ml 时通常可排除慢性心衰,但其敏感性和特异性较急性心衰低。诊断急性心衰时 NT-proBNP 水平应根据年龄和肾功能行分层:50 岁以下的患者 NT-proBNP 水平 >450pg/ml,50 岁以上 >900pg/ml,75 岁以上应 >1 800pg/ml。肾功能不全(肾小球滤过率 <60ml/min)时应 >1 200pg/ml。经住院治疗后利钠肽水平无下降的心衰患者预后差。多种心血管疾病和非心血管疾病均会导致利钠肽水平增高,尤其是房颤、高龄和肾功能不全,脑啡肽酶抑制剂使 BNP 降解减少,而 NT-proBNP 不受影响,临床工作中应注意结合患者的病史进行分析。

(二)治疗价值

目前使 NPS 发挥治疗作用的方法有两种:一

是通过合成 NPS 或激动剂增加 NPS 的生物活性，二是通过抑制 NEP 来降低 NPS 的降解。

1. **增加 NPS 的生物活性**　增强 NPS 的心脏保护作用能够重新平衡 HF 中神经内分泌失调。代表性药物有奈西立肽，但大剂量奈西立肽能强烈舒张血管，引起严重低血压并中和其有益作用。最近的研究报道，小剂量奈西立肽，特别是通过皮下给药，有利于血流动力学和临床症状改善，没有增加肾毒性和病死率。另外，NPS 还被证实能够保护心肌梗死患者的左心室功能。其他重组药物还有卡培他滨和乌拉立肽。

2. **合成的 NPS**　由于严重的降血压和较短的半衰期使得重组药物，如奈西立肽、卡培他滨和乌拉立肽不太适合临床使用。合成的 NPS 是通过改变天然 NPS 的遗传形式或氨基酸结构而开发的药物。它们能正常结合 NPR-A，且具有耐降解性。Cenderitide-NP（CDNP）不易被降解，并保留了 CNP 的血管舒张、抗纤维化和抗肥胖作用，同时保留了 DNP 的利钠和利尿作用。CU-NP 是将天然 CNP 的 17-aa 环状结构与肾源性利钠肽的 C 端和 N 端融合而成，能通过激活 cGMP 发挥心脏卸载、肾脏增强和抑制 RAAS 的作用，它还能发挥直接的抗心肌肥大效应。其他合成的 NPS 包括突变型 *ANP*（*M-ANP*），BNP 的替代 RNA 剪接转录本（*AS-BNP*）和 *ANX-042*。CNP 类似物（*BMNlll*）是最有希望治疗软骨发育不良的药物之一，它在动物实验中能显著改善骨骼参数。

3. **降低 NPS 降解**　尽管可以通过影响 NPR-C 和抑制 IDE 来阻止 NPS 降解，但是更常用的降低 NPS 降解的方法是 NEP 抑制。但是，NEP 的底物非常丰富，如血管紧张素 I、血管紧张素 II、缓激肽等。虽然 NEP 抑制有可能提高这些底物水平，但导致肾脏和血管紊乱，因此纯 NEP 抑制剂的临床效果令人失望。

4. **双重 ACE/NEP 抑制剂**　虽然纯 NEP 抑制剂的临床效果令人失望，但可以通过结合 RAAS 抑制剂而得到改善。双重血管紧张素转换酶（ACE）/NEP 抑制剂奥马曲拉（BMS-186716）能亲和并抑制 NEP 和 ACE，不仅可以改善临床症状和生存期，而且缓解了心功能障碍和高血压。但是，由于其血管性水肿和低血压的影响，并且在 HF 或高血压患者中没有显示出更好的获益，因而

无法获得临床使用。

5. **三重 ACE/ECE/NEP 抑制剂**　在实验性 HF 模型中，抑制内皮素转化酶（ECE）能够抑制内皮素 -1 的合成，改善心肾功能，因而三重 ACE/ECE/NEP 抑制剂可能抑制血管紧张素 II 和内皮素 -1 的合成，并增强 NPS 和缓激肽的作用。三重 ACE/ECE/NEP 抑制剂在改善 LV 结构和功能方面优于 ACE 抑制剂和双重 ECE/NEP 抑制剂。但是，三重 ACE/ECE/NEP 抑制剂因内皮素 -1 受体拮抗剂的问题和关于 ACE/NEP 抑制剂的安全性的考虑可能不会有发展前景。

6. **沙库巴曲缬沙坦**　血管紧张素受体拮抗剂 NEP 抑制剂（ARNI，沙库巴曲缬沙坦）是过去 15 年 HF 治疗中的一项重大进展，其拥有改善心脏功能障碍、纤维化、重塑和心肌肥大的功能。沙库巴曲缬沙坦能更有效地降低血压水平，且不增加血管性水肿。PARADIGM-HF 研究结果显示，在射血分数降低的心力衰竭（HFrEF）患者中，与依那普利相比，沙库巴曲缬沙坦能有效减少心血管事件的发生和猝死，阻止 HF 进展，并改善生活质量和肾功能。沙库巴曲缬沙坦最近被 FDA 批准用于治疗 HFrEF。

（三）NPS 的评估预后价值

血浆 NPS 水平可评估心血管疾病患者的预后。对于 HF 患者，NT-proBNP 比 BNP 具有更高的水平、更好的准确性、更长的半衰期和更少的变化，因而可以成为判断 HF 进展的更好的生物标志物。

五、近年关于 NPS 循证医学研究证据

（一）VMAC 研究

研究纳入 489 例静息时存在呼吸困难的充血性心衰（CHF）急性失代偿患者，结果显示给药 3 小时后，奈西立肽较硝酸甘油或安慰剂显著降低患者肺毛细血管楔压（PCWP），较安慰剂显著改善患者呼吸困难症状。给药 24 小时后，与硝酸甘油相比，奈西立肽组患者 PCWP 降低更显著，但呼吸困难症状无显著差异，全身状态改善程度略优。此外，与硝酸甘油相比，奈西立肽组患者头痛发生率显著较低，其他不良反应无差别。

（二）IMPRESS 研究

研究比较了 NYHA II ～ IV 级的心衰患者服用 24 周的奥马曲拉 40mg/d 或者赖诺普利 20mg/d

的疗效,发现前者能够降低包括死亡、心衰入院率以及因使心衰加重而终止试验的复合终点,初步显示了其在治疗心衰中的优越性。

（三）OVERTURE 研究

研究入选了 5 770 位 NYHA 分级为 Ⅱ~Ⅳ级的心衰患者,结果发现奥马曲拉组虽然能够降低HF 患者死亡及再住院治疗的风险,但与依那普利组相比,在降低原发性临床事件的风险方面并没有明显的优越性。

（四）PRECEDENT 研究

研究纳入 255 例 CHF（NYHA 心功能 Ⅲ~Ⅳ级）失代偿患者,结果显示奈西立肽和多巴酚丁胺在改善 CHF 症状和体征方面疗效相似,但较多巴酚丁胺,奈西立肽不增快患者心率,更安全,尤其对有心动过速或心律失常的患者。

（五）FUSION Ⅰ 期研究

研究纳入 210 例失代偿性心衰患者,结果显示,与常规治疗相比,联合奈西立肽治疗组高危患者全因死亡 / 住院风险显著降低,且各组患者不良事件发生率无明显差别;2007 年发布的 FUSION Ⅱ期研究对 FUSION Ⅰ期研究中左心室射血分数<40%、之前因心衰入院 2 次以上且 NYHA 心功能Ⅲ~Ⅳ级的患者做进一步分析,结果显示,联合奈西立肽治疗组与常规治疗组患者全因死亡率、心肾疾病住院率和不良事件发生率相似。

（六）ADHERE 注册研究

美国急性失代偿性心衰全国注册研究结果显示,在急性心衰发病最初 24h 内接受奈西立肽注射的患者院内死亡率显著低于接受正性肌力药（米力农或多巴酚丁胺）治疗患者的死亡率,而与接受硝酸甘油治疗患者的死亡率相近。

（七）ASCEND-HF 研究

研究入选 7 000 余例急性心衰患者,结果显示安慰剂组与奈西立肽组患者的主要复合终点（30 天死亡率和再住院率）发生率分别为 10.1%和 9.4%,并无显著性差异;肾功能损害也无差异;奈西立肽组患者中出现呼吸困难症状者较少,但此差异未达到显著性。

（八）TRUE-AHF 研究

研究纳入 2 157 例心衰患者,研究显示乌拉立肽未能减少 48 小时复合临床终点发生率,未降低心血管死亡,但乌拉立肽可以减少 48 小时院内

HF 恶化率。

（九）新活素Ⅳ期临床试验

全国多中心Ⅳ期临床试验显示,新活素治疗急性心衰或慢性心衰急性发作患者的安全性良好;明显改善心衰患者呼吸困难,有一定利尿作用,可降低 NT-proBNP,降低 30 天的再住院率和死亡率。

（十）PARAMOUNT Ⅱ期研究

研究显示,随访 12 周后发现沙库巴曲缬沙坦治疗组较缬沙坦组相比,主要替代终点 NT-proBNP 水平明显下降,临床症状改善和左心房可逆性重构的比例亦较高。

（十一）PARADIGM-HF 研究

研究纳入了 8 442 例射血分数降低性心衰患者,结果显示与依那普利相比,沙库巴曲缬沙坦能有效减少心血管事件的发生和猝死,阻止 HF 进展,并改善生活质量和肾功能。

（十二）TRANSITION 研究

研究显示,随机化后第 10 周时,出院前起始沙库巴曲缬沙坦治疗组和出院后起始治疗组达到主要和次要终点的患者比例相当;大约半数的 HFrEF 患者达到了沙库巴曲缬沙坦目标剂量 200mg、2 次 /d。

（十三）PIONEER-HF 研究

研究显示,与依那普利治疗组相比,沙库巴曲缬沙坦治疗组的 NT-proBNP 水平显著下降 29%。且早在起始治疗 1 周时,即观察到沙库巴曲缬沙坦治疗组患者的 NT-proBNP 水平明显下降。

六、在心衰治疗中与 NPS 相关药物的指南推荐

（一）重组人脑利钠肽在急性心衰中应用的推荐

《中国心力衰竭诊断和治疗指南 2018》:重组人脑利钠肽对于急性心衰患者安全,可明显改善患者血流动力学和呼吸困难的相关症状（Ⅱa 类,B 级）

（二）血管紧张素脑啡肽酶抑制剂（ARNI）在慢性心衰中应用推荐

1. 2016 年 ESC 心衰指南　对于经 ACEI、β受体阻滞剂或 MRA 治疗后仍有症状的 HFrEF 患者,可使用 ARNI 替代 ACEI 进行治疗,以进一步

降低心衰住院和死亡风险（Ⅰ类推荐，B级证据）。

2. 2017年ACC心衰指南　对于慢性HFrEF患者，推荐给予RAS抑制剂（ACEI［Ⅰ类推荐，A级证据］、ARB［Ⅰ类推荐，A级证据］、ARNI［Ⅰ类推荐，B级证据］）联合基于证据的β受体阻滞剂和醛固酮受体拮抗剂治疗，以降低发病率和死亡率；对于NYHAⅡ或Ⅲ级，能够耐受ACEI或ARB的慢性有症状的HFrEF患者，推荐以ARNI替代ACEI或ARB，以进一步降低发病率和死亡率（Ⅰ类推荐，B级证据）。

3.《中国心力衰竭诊断和治疗指南2018》对于NYHA心功能Ⅱ~Ⅲ级、有症状的HFrEF患者，若能耐受ACEI/ARB，推荐以ARNI替代ACEI/ARB，以进一步降低心衰的发病率及死亡率（Ⅰ类推荐，B级证据）。

（三）ARNI在急性失代偿心衰稳定后的应用推荐

《中国心力衰竭诊断和治疗指南2018》：慢性HFrEF患者出现失代偿和心衰恶化，如无血流动力学不稳定或禁忌证，可继续原有的优化药物治疗方案，包括β受体阻滞剂、ACEI/ARB/ARNI、醛固酮受体拮抗剂，可根据病情适当调整用量（Ⅰ类推荐，C级证据）。

（梁延春）

参 考 文 献

［1］Chen H H, Anstrom K J, Givertz M M, et al. Low-dose dopamine or low-dose nesiritide in acute heart failure with renal dysfunction：the ROSE acute heart failure randomized trial［J］. JAMA, 2013, 310（23）：2533-2543.

［2］重组人脑利钠肽多中心研究协作组. 重组人脑利钠肽治疗心力衰竭安全性和疗效的开放性随机对照多中心临床研究［J］. 中华心血管病杂志, 2011（4）：305-308.

［3］Guo W Q, Li L. Angiotensin converting enzyme inhibitors for heart failure with reduced ejection fraction or left ventricular dysfunction：A complementary network meta-analyses［J］. Int J Cardiol, 2016（214）：10-12.

［4］Mcmurray J J, Packer M, Desai A S, et al. Angiotensin-neprilysin inhibition versus enalapril in heart failure［J］. N Engl J Med, 2014, 371（11）：993-1004.

［5］VÍTOVEC Jiří, Jindřich ŠPINAR a Luděk PLUHÁČEK. Effect of metoprolol CR/XL in chronic heart failure：Metoprolol CR/XL Randomised Intervention Trial in-Congestive Heart Failure（MERIT-HF）［J］. Lancet, 1999, 353（535）：2001-2007.

［6］Wachter R, Senni M, Belohlavek J, et al. Initiation of sacubitril/valsartan in haemodynamically stabilised heart failure patients in hospital or early after discharge：primary results of the randomised TRANSITION study［J］. Eur J Heart Fail, 2019, 21（8）：998-1007.

［7］DeVore A D, Braunwald E, Morrow D A, et al. Initiation of Angiotensin-Neprilysin Inhibition After Acute Decompensated Heart Failure：Secondary Analysis of the Open-label Extension of the PIONEER-HF Trial. JAMA Cardiol, 2019, 5（2）：202-207.

［8］Solomon S D, Zile M, Pieske B, et al. The angiotensin receptor neprilysin inhibitor LCZ696 in heart failure with preserved ejection fraction：a phase 2 double-blind randomised controlled trial［J］. Lancet, 2012, 380（9851）：1387-1395.

［9］CONSENSUS Trial Study Group. Effects of enalapril on mortality in severe congestive heart failure. Results of the Cooperative North Scandinavian Enalapril Survival Study（CONSENSUS）［J］. N Engl J Med, 1987, 316（23）：1429-1435.

［10］Chen P S, Chen L S, Cao J M, et al. Sympathetic nerve sprouting, electrical remodeling and the mechanisms of sudden cardiac death［J］. Cardiovasc Res, 2001, 50（2）：409-416.

第十四章 慢性心力衰竭的药物治疗

一、慢性射血分数降低的心力衰竭（HFrEF）的治疗

1. 心衰的药物治疗显然走过了一个漫长的过程。最早应用的心脏糖苷类（即洋地黄类）至今仍未退出临床，该类药物从植物指顶花中提取，1785 年就由 Withering 用于水肿患者。经 200 多年的临床评价，证实其的确有助于改善心衰的症状，并无有害的作用，但对大多数心衰患者的生存状况也无影响，即不能改善慢性心衰患者的预后。荟萃分析显示心衰患者长期使用地高辛治疗对死亡率的影响是中性的，但降低住院风险。目前指南推荐应该于 HFrEF 患者的证据等级为 Ⅱa 类，B 级。

2. 第二类用于心衰治疗的药物是利尿剂，也已超过 50 年历史。虽无证据表明此类药对生存状况有影响，但仍是有症状患者的首要选择。噻嗪类和祥利尿剂尤其如此。

3. 心衰治疗中的主要突破是在 20 世纪 80 年代末引入了 ACEI，许多临床试验证实，ACEI 不仅改善症状，亦改善心衰患者的预后和生存状况。ACEI 可认为是第三类重要的治疗心衰药物，其主要作用是抑制和阻断了 RAAS。而后，ARB 和醛固酮拮抗剂也陆续被证实具有改善心衰患者预后的有益作用。这两种药物与 ACEI 一样同属于 RAAS 阻滞剂。

4. 早在 1984 年 Cohn 就提出，交感神经系统的兴奋和激活亦是一个主要的危险，导致心肌的进行性损伤和心脏的正性肌力反应变钝。不过，直至 20 世纪 90 年代后期才证实 β 受体阻滞剂并非慢性心衰的禁忌，反而是十分有益的。一些临床研究表明，高度选择性 $β_1$ 受体阻滞剂如比索洛尔和美托洛尔，以及具有非选择性 β 和 α 受体阻滞作用的卡维地洛，均可改善心衰患者的心脏功能，并延长生存的时间。因而，β 受体阻滞剂公认为历史上发现的第四类治疗心衰有效药物。

5. ACEI 的问世和应用推动和促进心衰治疗上一个重大新理念的产生。ACEI 相对于其他血管扩张剂如硝酸酯类或肼苯哒嗪的优越性，正好从临床上证实了一个新的病理生理学概念和机制，即慢性心衰的长期不断的进展系由于神经内分泌系统尤其是 RAAS 和交感神经系统的持续性激活和兴奋。ARNI 有 ARB 和脑啡肽酶抑制剂的作用，后者可升高利钠肽、缓激肽和肾上腺髓质素及其他内源性血管活性肽的水平。ARNI 的代表药物是沙库巴曲缬沙坦钠片。PARADIGM-HF 试验中显示，与依那普利相比，沙库巴曲缬沙坦钠使主要复合终点（心血管死亡和心衰住院）风险降低 20%，包括心源性猝死减少 20%，是被明确证实的可以改善心衰患者远期预后的药物。

6. 第六类对心衰有效的药物是伊伐布雷定，该药仅具有降低心率的作用，对心血管系统，以及对神经内分泌系统并无其他直接的影响。2010 年颁布的 SHIFT 试验结果证实该药在标准抗心衰治疗基础上加用可进一步改善心衰患者的预后。

二、药物应用的基本方案

（一）心力衰竭治疗的"基本"方案（或"标准"方案）

应包括 3 种药物，即利尿剂、β 受体阻滞剂和 3 种 RAAS 拮抗剂（ACEI、ARB 及 ARNI）中的一种。不能耐受 ACEI 的患者可应用 ARB；如能耐受 ACEI 和 ARB，但仍有临床心衰症状，可换为 ARNI。利尿剂是有效消除心衰患者液体潴留的唯一药物，而消除液体潴留使患者处于"干重"状态是使用其他药物的基础和前提。RAAS 拮抗剂

和 β 受体阻滞剂的联合可以发挥累加和协同的有益疗效，称之为心衰治疗的黄金搭档。

ACEI 和 β 受体阻滞剂均从小剂量开始，逐渐递增，并应达到目标剂量或患者的最大耐受剂量，从而使患者获得最佳的疗效，即达到"优化"的状态。所有心衰患者均应采用基本方案并使之达到优化。

（二）进一步治疗和加用药物的建议

患者在标准和优化治疗下效果仍不满意时应加用其他药物。此处所说的治疗"不满意"应包含两层含意：一是心衰的临床状况尤其症状和体征改善不满意；二是治疗后 BNP/NT-proBNP 测定值较之基线降幅未达到 30%，或未见下降，甚至反而升高。即使患者的症状体征有改善，但 BNP/NT-proBNP 未达标，仍为"不满意"，提示临床治疗效果不佳，此类患者多属于高危人群，往往预后不良。

首选加用的药物为醛固酮拮抗剂，为什么作这样的推荐？一是醛固酮拮抗剂改善心衰预后的证据在 EMPHASES-HF 试验后已十分充足，大致与 ACEI、β 受体阻滞剂旗鼓相当。二是此类药与 ACEI 合用已证实是安全的；与包括 ACEI、β 受体阻滞剂者在内的 3 药合用亦在多项临床研究中证实为有效和安全的。三是基础研究表明，ACEI 或 ARB 应用并不能阻断心衰时醛固酮的大量产生，后者对心肌纤维化、心脏重构、水钠潴留等均有重大负面影响，与心衰的发生和发展，心衰症状的产生和加重均密切相关。阶段 C 患者处于一个重要的防治关口，如病情控制不良，进入阶段 D，就几乎没有挽回机会，此时加强抗醛固酮作用势在必行。四是临床试验中已证实此类药可显著降低心衰患者心脏性猝死率，醛固酮拮抗剂是 β 受体阻滞剂之后，第二种具有此种有益作用的药物。有症状的心衰患者心脏性猝死如此常见，积极防治极其必要。

三、药物应用的步骤

如有水肿，首先需使用利尿剂（第 1 步），以消除体内过多的潴留液体。接下来可以加用 RAAS 拮抗剂（第 2 步），然后再加用 β 受体阻滞剂（第 3 步）。β 受体阻滞剂亦可以先于 RAAS 拮抗剂应用。这两种药孰先孰后，应根据患者的具体状况选择。但无论两者中哪种药先用，均无需递增至目标剂量后再加用另一种药，而是在前一种药用至中等剂量，即可以加用另一种药，而后交替递增剂量，直至均达到目标剂量或最大耐受剂量。疗效仍不满意时加用醛固酮受体拮抗剂（第 4 步）。在应用上述药物并达到循证剂量后静息心率仍 >70 次 /min 的患者可考虑加用伊伐布雷定。在上述过程中，不能耐受 β 受体阻滞剂的患者可改为伊伐布雷定。

（一）"黄金搭档"转变为"金三角"

慢性收缩性心衰治疗的基石是尽早开始和联合应用 RAAS 拮抗剂和 β 受体阻滞剂。两者均可降低心衰病死率，合用疗效更佳，称为"黄金搭档"。迄今的各国指南，均沿用这一做法。《中国心力衰竭诊断和治疗指南 2018》建议扩大醛固酮拮抗剂的适用范围，从限于 NYHA Ⅲ ~ Ⅳ 级，扩大至 Ⅱ 级患者；还推荐用于"黄金搭档"后疗效仍不够满意的患者，即成为 RAAS 拮抗剂和 β 受体阻滞剂后，首先应选择加用的药物。尽早是指在"黄金搭档"后不论其疗效，可立即加用；"广泛"是指只要没有禁忌证，所有 Ⅱ ~ Ⅳ 级心衰患者（EF≤35%）均可以和应该加用，而且也不需要等待 ACEI 和 β 受体阻滞剂达到目标剂量或最大耐受剂量。从而在 HFrEF 有症状的患者（阶段 C），治疗早期就形成了这 3 种药物合用和并驾齐驱的局面，形成了一个"金三角"的基本和标准治疗方案（图 14-1）。

如何用好"金三角"方案？这是一个临床挑战。既往临床试验对此从未有计划实施和评估过，也并无这样的经验。笔者认为需要充分考虑以下情况：患者 EF≤35% 且无应用醛固酮拮抗剂的禁忌证（如血肌酐 >2.5mg/dl，或肌酐清除率≤30ml/min 和血钾≥5mmol/L）；需用袢利尿剂，以减少高血钾的风险；ACEI 起始剂量可低一些，加量速率可慢一点，两者不良反应（对血钾和肾功能影响）相叠加的；应动态监测血钾、血肌酐、血压水平；螺内酯是目前我国仅有的种类，30% 左右可发生男性乳房发育。

（二）"黄金搭档"和利尿剂的关系

图 14-1 中并不严格要求先用利尿剂消除液体潴留达到"干重"，而是立即应用 ACEI 和 β 受体阻滞剂，同时加用利尿剂以改善症状。传统认

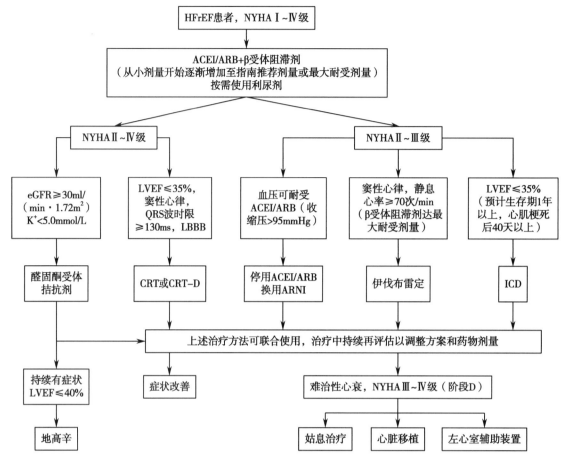

图 14-1 慢性 HFrEF 患者的药物治疗流程

ACEI,血管紧张素转换酶抑制剂;ARB,血管紧张素受体拮抗剂;ARNI,血管紧张素受体脑啡肽酶抑制剂;CRT,心脏再同步治疗;CRT-D,具有心脏转复除颤功能的 CRT;eGFR,估算的肾小球滤过率;HFrEF,射血分数降低的心衰;ICD,埋藏式心律转复除颤器;LBBB,左束支传导阻滞;LVEF,左室射血分数;NYHA,美国纽约心脏病学会

为,存在水肿或液体潴留时 ACEI 和 β 受体阻滞剂疗效不佳,且易发生不良反应。但这样做,势必造成延迟应用可改善预后的"黄金搭档"。显然,传统方法有利有弊。考虑到袢利尿剂作用强大,可以在数天内显著减轻水肿,这一时间较短,此时应用的 ACEI 和 β 受体阻滞剂剂量又较低,一般不至于引起严重不良反应,随液体潴留减轻,风险便进一步降低,这就为患者赢得宝贵的时间,使黄金搭档更早发挥作用。可见这一推荐是积极的,有意义的。实际上,我国一些地方临床医师也是这样做的,并未发现风险增加。故笔者以为这样做,虽未经临床试验证实可行,属于经验性的,仍值得推荐,应予赞同。但在具体实施上需采谨慎和个体化处理原则,万不可"一刀切":①该方法适用于 NYHA Ⅰ、Ⅱ 级患者,不能用于 Ⅳ 级患者;适用于病情稳定者,对状态不稳定者须慎用;②适用于伴轻至中度(主要为轻度)水肿患者,不

能用于伴显著和重度水肿患者;③对于 NYHA Ⅲ 级患者须区别情况,病情稳定或基本稳定且住院患者可采用,门诊患者则宜慎重,应先消除或至少明显减轻液体潴留后再加用 ACEI 和 β 受体阻滞剂;④治疗过程中加强观察,以发现可能发生的不良反应。如为院外患者,起初 2~3 天应门诊随访一次。

四、药物应用推荐

(一)利尿剂

水钠潴留是心衰的基本特征,表现为肺循环淤血(如呼吸困难)和体循环淤血(如水肿),不仅加重心脏做功的负担,而且会刺激和加重 RAAS 和交感神经系统的过度兴奋,形成恶性循环,促进心衰的发展和恶化。消除水钠潴留是心衰治疗主要和必不可少的举措。利尿剂消除水钠潴留,有效缓解心衰患者的呼吸困难及水肿,改善

运动耐量。恰当使用利尿剂是其他治疗心衰药物取得成功的关键和基础。但若利尿剂用量不足，会降低对 ACEI 的反应，增加使用 β 受体阻滞剂的风险。不恰当地大剂量使用利尿剂还会导致血容量不足，增加发生低血压、肾功能恶化和电解质紊乱的风险。

1. **适应证**　有液体潴留证据的心衰患者均应使用利尿剂（Ⅰ类，C 级）。

2. **禁忌证**

（1）从无液体潴留的症状及体征。

（2）痛风是噻嗪类利尿剂的禁忌证。

（3）已知对某种利尿剂过敏或者存在不良反应。托伐普坦的禁忌证：低容量性低钠血症；对口渴不敏感或对口渴不能正常反应；与细胞色素 P4503A4（CYP3A4）强效抑制剂（依曲康唑、克拉霉素等）合用；无尿。

3. **应用方法**　根据淤血的症状和体征、血压、肾功能选择起始剂量（表 14-1），根据患者对利尿剂的反应调整剂量，体重每天减轻 0.5~1.0kg 为宜。一旦症状缓解、病情控制，即以最小有效剂量长期维持，并根据液体潴留的情况随时调整剂量。每天体质量的变化是最可靠的监测指标。可以教会患者根据病情的需要（症状、水肿、体重变化）调整剂量。利尿剂开始应用或增加剂量 1~2 周后都应复查血钾和肾功能。有明显液体潴留的患者，首选袢利尿剂，最常用为呋塞米，呋塞米的剂量与效应呈线性关系。托拉塞米、布美他尼口服生物利用度更高。噻嗪类仅适用于有轻度液体潴留、伴有高血压且肾功能正常的心衰患者。托伐普坦对顽固性水肿或低钠血症者疗效更显著，推荐用于常规利尿剂治疗效果不佳、有低钠血症或有肾功能损害倾向患者（Ⅱa 类，B 级）。

4. **不良反应**

（1）电解质丢失：利尿剂导致的低钾、低镁血症是心衰患者发生严重心律失常的常见原因。血钾 3.0~3.5mmol/L 可给予口服补钾治疗，而对于血钾 <3.0mmol/L 应采取口服和静脉结合补钾，必要时经深静脉补钾。低钠血症（血钠浓度 <135mmol/L）时应注意区别缺钠性低钠血症和稀释性低钠血症，后者按利尿剂抵抗处理。若低钠血症合并容量不足时，可考虑停用利尿剂。低钠血症合并容量过多时应限制入量、考虑托伐普坦及超滤治疗。

（2）低血压：首先应区分容量不足和心衰恶化，纠正低钠及低血容量水平，若无淤血的症状及体征，应先利尿剂减量；若仍伴有低血压症状，还应调整其他扩血管药物（如硝酸酯）的剂量。

表 14-1　慢性 HFrEF 常用利尿剂及其剂量

药物	起始剂量	每天最大剂量	每天常用剂量
袢利尿剂			
呋塞米	20~40mg，1 次 /d	120~160mg	20~80mg
布美他尼	0.5~1mg，1 次 /d	6~8mg	1~4mg
托拉塞米	10mg，1 次 /d	100mg	10~40mg
噻嗪类利尿剂			
氢氯噻嗪	12.5~25mg，1~2 次 /d	100mg	25~50mg
美托拉宗	2.5mg，1 次 /d	20mg	2.5~10mg
吲达帕胺 [c]	2.5mg，1 次 /d	5mg	2.5~5mg
保钾利尿剂			
阿米洛利	2.5mg[a]/5mg[b]，1 次 /d	20mg	5~10mg[a]/10~20mg[b]
氨苯蝶啶	25mg[a]/50mg[b]，1 次 /d	200mg	100mg[a]/200mg[b]
血管升压素 V$_2$ 受体拮抗剂			
托伐普坦	7.5~15mg，1 次 /d	30mg	15mg

注：[a] 与 ACEI 或 ARB 合用时剂量，[b] 不与 ACEI 或 ARB 合用时剂量，[c] 吲达帕胺是非噻嗪类磺胺类药物。

（3）肾功能恶化：利尿剂治疗中可出现肾功能损伤（血肌酐/尿素氮上升），应分析可能的原因进行处理：①利尿剂不良反应，如果联合使用袢利尿剂和噻嗪类利尿剂者应停止噻嗪类利尿剂；②心衰恶化，肾脏低灌注和肾静脉淤血都会导致肾功能损害；③容量不足；④某些肾毒性的药物，如非甾体消炎药，会影响利尿剂的药效并且导致肾功能损害和肾灌注下降，增加 ACEI/ARB 或醛固酮受体拮抗剂引起肾功能下降的风险。

（4）高尿酸血症：对于高尿酸血症患者可考虑生活方式干预和加用降尿酸药，参考《中国高尿酸血症相关疾病诊疗多学科专家共识》。痛风发作时可用秋水仙碱，避免用非甾体消炎药。

（5）托伐普坦的不良反应：主要是口渴和高钠血症。慢性低钠血症的纠正不宜过快，避免血浆渗透压迅速升高造成脑组织脱水而继发渗透性脱髓鞘综合征。偶有肝损伤，应检测肝功能。

（二）β 受体阻滞剂

临床试验已证实 HFrEF 患者长期应用 β 受体阻滞剂（琥珀酸美托洛尔、比索洛尔及卡维地洛），能改善症状和生活质量，降低死亡、住院、猝死风险。

1. 适应证　病情相对稳定的 HFrEF 患者均应使用 β 受体阻滞剂，除非有禁忌证或不能耐受（Ⅰ类，A 级）。

2. 禁忌证　主要为严重的哮喘、有症状的低血压或心动过缓，以及严重的失代偿性心衰。后者主要指药物应用不能使病情稳定和改善的 NYHA Ⅳ 级心功能患者（ⅣB 级），以及急性心衰。相对禁忌证有不伴支气管痉挛的 COPD 和外周血管疾病。显然，β 受体阻滞剂的应用必须权衡利弊。糖尿病和间歇性跛行并非 β 受体阻滞剂的绝对禁忌证。需指出的是，β 受体阻滞剂的作用不具有类效应，其不良反应也不具有类效应。通常认识的 β 受体阻滞剂的不良反应均来自早期的药物种类和临床观察，近十年临床研究和应用的经验表明，新一代高度选择性的 β_1 受体阻滞剂如美托洛尔、比索洛尔等，其对糖代谢、脂代谢、支气管痉挛及肺功能几无不良影响，可以更为安全地使用。由于 β 受体阻滞剂在心衰治疗中具有极其重要的作用，应尽量使患者从这一药物中获益，对于有相对禁忌证患者亦可试用，但须从更小剂量起始，以更缓慢的速度递增剂量，并加以密切观察。

3. 应用方法　尽早使用，NYHA 心功能分级 Ⅳ 级患者应血流动力学稳定后使用。因 β 受体阻滞剂的负性肌力作用可能诱发和加重心衰，治疗心衰的生物学效应需持续用药 2~3 个月才逐渐产生，故起始剂量须小，每隔 2~4 周可剂量加倍，逐渐达到指南推荐的目标剂量（表 14-2）或最大可耐受剂量，并长期使用。静息心率降至 60 次/min 左右的剂量为 β 受体阻滞剂应用的目标剂量或最大耐受剂量。滴定的剂量及过程需个体化，要密切观察心率、血压、呼吸困难及淤血的症状及体征、体重。有液体潴留或最近曾有液体潴留的患者，必须同时使用利尿剂。突然停药会导致病情恶化。在慢性心衰急性失代偿时，可继续维持使用，心动过缓（50~60 次/min）和血压偏低（收缩压 85~90mmHg）的患者可减少剂量，严重心动过缓（<50 次/min）、严重低血压（<85mmHg）、休克患者中应停用，但在出院前应再次启动 β 受体阻滞剂治疗。

表 14-2　慢性 HFrEF 常用 β 受体阻滞剂及其剂量

药物	初始剂量	目标剂量
琥珀酸美托洛尔	11.875~23.75mg，1 次/d	190mg，1 次/d
比索洛尔	1.25mg，1 次/d	10mg，1 次/d
卡维地洛	3.125mg，2 次/d	25mg，2 次/d
酒石酸美托洛尔	6.25mg，2~3 次/d	50mg，2~3 次/d

4. 不良反应

（1）心衰恶化：液体潴留加重，先加大利尿剂剂量，如无效或病情严重，β 受体阻滞剂应减量。出现明显乏力，需排除睡眠呼吸暂停、过度利尿或抑郁等，若考虑与 β 受体阻滞剂应用或加量相关，则应减量。

（2）心动过缓和房室传导阻滞：心率 <50 次/min，或出现二度及以上房室传导阻滞时，应减量甚至停药。

（3）低血压：一般出现于首剂或加量的 24~48h 内，处理同 ACEI，若伴有低灌注的症状，β 受体阻滞剂应减量或停用，并重新评估患者的临床情况。临床上通常优选亲脂性、心脏高选择性、无内在拟交感神经活性的药物，如比索洛尔及美托洛尔,尤其是在怀疑有气道高反应的患者。

5. β 受体阻滞剂应用过程中出现的问题如何处理?

(1)出现低血压伴症状如头昏、轻度头痛:应重新考虑其他药的需求如钙通道阻滞药(CCB)、硝酸酯类,予以减量或停用。如无充血的证据,还可减小利尿剂的剂量。

(2)心衰的症状和体征加重或恶化:应注意鉴别是否与 β 受体阻滞剂的应用有关。如并非由 β 受体阻滞剂所致,不宜轻易停药,也无需减量。应寻找病情恶化的原因,并作相应处理。症状较重患者,且不能排除与 β 受体阻滞剂增加剂量有关,只需适当减量,例如退回至增量前的剂量即可,仍以维持使用 β 受体阻滞剂为宜;待病情趋于稳定后,再逐渐加量,达到目标剂量或最大耐受剂量。

(3)出现心动过缓:要评估症状的严重程度,以及与心动过缓的关系。做心电图和动态心电图检查以了解是否有各种类型的心脏传导阻滞、窦性停搏或长间歇等。要检查是否合用了其他可降低心率的药物,如地高辛、胺碘酮、地尔硫草等。可减少或暂时停用这些药物。如存在窦房结和/或房室结病变,或持续性窦性心动过缓伴症状,应停用 β 受体阻滞剂,改为伊伐布雷定。不主张为了应用 β 受体阻滞剂而做心脏起搏术。

(三)肾素 - 血管紧张素系统抑制剂

推荐在 HFrEF 患者中应用 ACEI(Ⅰ类,A 级)、ARB(Ⅰ类,A 级)或血管紧张素受体脑啡肽酶抑制剂(angiotensin receptor neprilysin inhibitor,ARNI)(Ⅰ类,B 级)抑制肾素 - 血管紧张素系统联合应用 β 受体阻滞剂和在特定患者中应用醛固酮拮抗剂的治疗策略,以降低心衰的发病率和死亡率。

1. ACEI ACEI 能降低 HFrEF 患者的住院风险和死亡率,改善症状和运动能力。随机对照研究证实在 HFrEF 患者中,无论轻、中、重度心衰,无论有无冠心病,都能获益。

(1)适应证:所有 HFrEF 患者均应使用 ACEI,除非有禁忌证或不能耐受(Ⅰ类,A 级)。

(2)禁忌证:①使用 ACEI 曾发生血管神经性水肿(导致喉头水肿);②妊娠期女性;③双侧肾动脉狭窄。

以下情况须慎用:①血肌酐 >221μmol/L(2.5mg/dl)或者 eGFR <30ml/(min·1.73m^2);②血钾 >5.0mmol/L;③症状性低血压(收缩压 <90mmHg);④左室流出道梗阻(如主动脉瓣狭窄、肥厚型梗阻性心肌病)。

(3)应用方法:尽早开始使用,从小剂量开始,逐渐递增,每隔 2 周剂量倍增一次,直至达到最大耐受剂量或目标剂量(表 14-3)。滴定剂量及过程需个体化,开始服药和调整剂量后应监测血压、血钾及肾功能。调整到最佳剂量后长期维持,避免突然撤药。

表 14-3 慢性 HFrEF 常用 ACEI 及其剂量

药物	起始剂量	目标剂量
卡托普利	6.25mg, 3 次 /d	50mg, 3 次 /d
依那普利	2.5mg, 2 次 /d	10mg, 2 次 /d
福辛普利	5mg, 1 次 /d	20~30mg, 1 次 /d
赖诺普利	5mg, 1 次 /d	20~30mg, 1 次 /d
培哚普利	2mg, 1 次 /d	4~8mg, 1 次 /d
雷米普利	1.25mg, 1 次 /d	10mg, 1 次 /d
贝那普利	2.5mg, 1 次 /d	10~20mg, 1 次 /d

(4)不良反应

1)肾功能恶化:如果肌酐增高 >30%,应减量,若升高 >50%,应停用。

2)高血钾:血钾 >5.5mmol/L,应停用 ACEI;血钾 >6.0mmol/L 时,应采取降低血钾的措施,如口服钾结合剂。

3)低血压:无症状性低血压通常不需要改变治疗。对于症状性低血压,可调整或停用其他有降压作用的药物;若无液体潴留,利尿剂可减量;必要时暂时减少 ACEI 剂量;若血钠 <130mmol/L,可增加食盐摄入。

4)干咳。

5)血管性水肿:发生血管性水肿患者终生禁用 ACEI。

2. ARB ARB 耐受性好,长期 ARB 治疗可改善血流动力学,随机对照研究显示可降低心衰的死亡率和因心衰再住院率,特别是在不耐受 ACEI 的患者中。

(1)适应证:推荐用于不能耐受 ACEI 的 HFrEF 患者(Ⅰ类,A 级);对于因其他适应证已服用 ARB 的患者,如果随后发生 HFrEF,可继续使用 ARB(Ⅱa 类,A 级)。

（2）禁忌证:除血管神经性水肿外,余同ACEI。

（3）应用方法与不良反应监测:小剂量起用,逐步将剂量增至推荐的目标剂量或可耐受的最大剂量（表 14-4）。开始应用及调整剂量后 1~2 周内,应监测血压、肾功能和血钾。不良反应包括低血压、肾功能不全和高血钾等,极少数患者也会发生血管性水肿。

表 14-4 慢性 HFrEF 常用 ARB 及其剂量

药物	起始剂量	目标剂量
坎地沙坦	4mg,1 次 /d	32mg,1 次 /d
缬沙坦	40mg,1 次 /d	160mg,2 次 /d
氯沙坦	25~50mg,1 次 /d	150mg,1 次 /d

3. ARNI

（1）适应证:对于 NYHA Ⅱ~Ⅲ级、长期有症状的 HFrEF 患者,若能够耐受 ACEI/ARB,推荐以ARNI 替代 ACEI/ARB,以进一步减少心衰的发病率及死亡率（Ⅰ类,B 级）。

（2）禁忌证:①有血管神经性水肿病史;②双侧肾动脉严重狭窄;③妊娠妇女、哺乳期妇女;④重度肝损害（Child-Pugh 分级 C 级）,胆汁性肝硬化和胆汁淤积;⑤已知对 ARB 或 ARNI过敏。

以下情况者须慎用:①血肌酐 >221μmol/L（2.5mg/dl）或者 eGFR<30ml/（min·1.73m^2）;②血钾 >5.4mmol/L;③症状性低血压（收缩压<95mmHg）。

（3）应用方法:由 ACEI/ARB 转换为 ARNI前需患者血压稳定,需停用 ACEI 36 小时,因脑啡肽酶抑制剂和 ACEI 联用会增加血管性水肿的风险。小剂量开始,每 2~4 周剂量加倍,逐渐滴定至目标剂量（表 14-5）。中度肝损伤（Child-Pugh 分级 B 级）、75 岁及以上老年人起始剂量要小。起始治疗和剂量调整后应监测血压、肾功能、血钾。在未使用 ACEI 或 ARB 的有症状 HFrEF 患者中,如血压能够耐受,虽然首选 ARNI 也可能有效,但是缺乏循证医学证据支持,因此从药物安全性考虑,临床应用需审慎。

表 14-5 沙库巴曲缬沙坦使用剂量

目前治疗	起始剂量	目标剂量
低剂量 ACEI/ARB,相当于依那普利 <10mg,2 次 /d或缬沙坦 <80mg,2 次 /d	从小剂量开始,25~50mg,2 次 /d	200mg,2 次 /d
中等 / 高剂量 ACEI/ARB,相当于依那普利≥10mg,2 次 /d 或缬沙坦≥80mg,2 次 /d	100mg,2 次 /d	200mg,2 次 /d

（4）不良反应:主要是低血压、肾功能恶化、高钾血症、血管神经性水肿。相关处理同 ACEI。

（四）醛固酮拮抗剂

研究证实在使用 ACEI/ARB、β 受体阻滞剂的基础上加用醛固酮受体拮抗剂,可使 NYHAⅡ~Ⅳ级的 HFrEF 患者获益,降低全因死亡、心血管死亡、猝死、心衰住院风险。

1. 适应证 LVEF≤35%、使用 ACEI/ARB/ARNI 和 β 受体阻滞剂治疗后仍有症状的HFrEF 患者（Ⅰ类,A 级）;急性心肌梗死后、LVEF≤40%,有心衰症状或合并糖尿病者（Ⅰ类,B 级）。

2. 禁忌证

（1）肌酐 >221mmoL/L（2.5mg/dl）或 eGFR<30ml/（min·1.73m^2）。

（2）血钾 >5.0mmol/L。

（3）妊娠期女性。

3. 应用方法 螺内酯,初始剂量 10~20mg,1 次 /d,至少观察 2 周后再加量,目标剂量 20~40mg,1 次 /d。依普利酮,初始剂量 25mg,1 次 /d,目标剂量 50mg,1 次 /d。通常醛固酮受体拮抗剂应与袢利尿剂合用,避免同时补钾及食用高钾食物,除非有低钾血症。使用醛固酮受体拮抗剂治疗后 3 天和 1 周应监测血钾和肾功能,前 3 个月每月监测 1 次,以后每 3 个月 1 次。

4. 不良反应 主要是肾功能恶化和高血钾,如血钾 >5.5mmol/L 或 eGFR<30ml/（min·1.73m^2）应减量并密切观察,血钾 >6.0mmol/L 或 eGFR<20ml/（min·1.73m^2）应停用。螺内酯可引起男性乳房疼痛或乳腺增生症（10%）,为可逆性,停药后消失。依普利酮副作用少见。

5. 注意事项 必须同时应用袢利尿剂。开始应用前须确定血钾≤5.0mmol/L,宜将ACEI或ARB减半量,停止使用补钾制剂。使用醛固酮受体拮抗剂后3天和1周要监测血钾和肾功能,前3个月每月监测1次,以后每3个月1次。如血钾>5.5mmol/L,即应减量或停用。避免使用非甾体抗炎药和COX-2抑制剂,尤其是老年人。

(五)伊伐布雷定

1. 作用机制及特点 人的心率主要由窦房结控制,窦房结的主要起搏电流是If电流,后者也是心率快慢的决定因素。If电流是动作电位4相的内向电流,内流离子主要为Na^+,也有K^+参与。这一电流决定了动作电位曲线舒张期除极化的斜率,控制了连续的动作电位的间隔,即心率的快慢。

伊伐布雷定是迄今第一个投入临床应用的单纯降低心率的药物,是一种选择性窦房结If通道抑制剂。伊伐布雷定特异性阻断If通道,以剂量依赖性方式抑制If电流,从而控制连续动作电位的间隔、降低窦房结节律,最终减慢心率。与传统减慢心率药物β受体阻滞剂、非二氢吡啶类钙通道阻滞剂相比,伊伐布雷定的作用有以下特点:①单纯减慢心率,且减慢心率作用具有基础心率依赖性;②无负性传导和负性肌力作用;③不影响心脏电传导;④对血压无影响;⑤对糖脂代谢无影响;⑥通过延长心室舒张期充盈时间,显著增加冠脉灌注,同时对冠状动脉及外周动脉无收缩作用。

伊伐布雷定的出现不仅使我们获得了一种真正意义上可有效降低心率的药物,其单纯减慢心率的作用,也使我们得以研究和观察在同样的治疗条件下,单纯心率降低对各种心血管疾病预后的影响。这也为"心率是否是心血管病危险因素,降低心率能否成为心血管病治疗的又一靶标"这样的长期受到关注而未有明确结论的问题上,开辟了重要的研究途径,并有可能最终解开这一谜团。

2. 循证医学证据 2008年颁布的BEAUTIFUL试验,对象为冠心病患者(大多为心肌梗死后)伴左心室功能障碍(LVEF低于40%),但并无心衰的症状。伊伐布雷定组较之安慰剂组,平均心率稳定降低6次/min,但主要终点全因死亡率和多数二级终点均无显著差异。研究的结果是

阴性的。但对基础心率偏快(>75次/min)的亚组人群进行分析,发现伊伐布雷定组可显著降低冠心病某些类型的事件:致死和非致死性心肌梗死发生率降低35%,冠脉血运重建降低30%,提示减慢心率可以使冠心病伴心功能降低患者获益。

2010年颁布的SHIFT试验是心衰药物研究领域的一个重大进展。该研究是迄今为止规模最大的以事件发生率和死亡率为终点的慢性心衰治疗研究之一。研究入选6 505例窦性心律、心率≥70次/min、LVEF≤35%、NYHAⅡ~Ⅳ级的心衰患者,在β受体阻滞剂(使用率高达90%)和ACEI基础上,随机给予伊伐布雷定或安慰剂。平均治疗22.9个月后,伊伐布雷定组较安慰剂组心血管死亡和因心衰恶化住院风险显著降低18%(HR=0.82,$p<0.000\ 1$),心衰住院及心衰死亡风险均显著降低26%,SHIFT中国亚组分析显示联合伊伐布雷定平均治疗15个月,心血管死亡或心衰住院风险降低44%。由此证实伊伐布雷定在抗心衰标准治疗下,仍可使心衰患者进一步获益。

伊伐布雷定也显著提高心衰患者生活质量。生活质量严重受限也是心衰治疗难题之一。心衰患者生活质量甚至低于乳腺癌、抑郁症、肾脏透析等慢性疾病。β受体阻滞剂和ACEI均为心衰的基础治疗药物,但对生活质量的改观十分有限,而SHIFT研究表明,伊伐布雷定可能具有较好的作用。

3. 临床应用的方法

(1)适应证:NYHAⅡ~Ⅳ级、LVEF≤35%的窦性心律患者,合并以下情况之一可加用伊伐布雷定:①已使用ACEI/ARB/ARNI、β受体阻滞剂、醛固酮受体拮抗剂,β受体阻滞剂已达到推荐剂量或最大耐受剂量,心率仍然≥70次/min(Ⅱa类,B级);②心率≥70次/min,对β受体阻滞剂禁忌或不能耐受者(Ⅱa类,C级)。

(2)应用方法:起始剂量2.5mg,2次/d,治疗2周后,根据静息心率调整剂量,每次剂量增加2.5mg,使患者的静息心率控制在60次/min左右,最大剂量7.5mg、2次/d。老年、伴有室内传导障碍的患者起始剂量要小。对于合用β受体阻滞药、地高辛、胺碘酮的患者应注意监测心率和QT间期,因低钾血症和心动过缓合并存在是发生

严重心律失常的易感因素,特别是长 QT 间期综合征患者。避免与强效细胞色素 $P_{450}3A4$ 抑制剂(如唑类抗真菌药、大环内酯类抗生素)合用。

(3)不良反应:该药使用时间短,缺少长期观察资料。SHIFT 研究中,严重不良反应发生率低于安慰剂组,撤药率与安慰剂组相似,具有较好的耐受性,似表明长期应用是安全的。常见不良反应有:①心动过缓,发生率约 3.3%。SHIFT 研究中心动过缓发生率虽达 10%,但因此而撤药者仅 1%。伊伐布雷定降低心率,依赖于患者的基础心率及活动强度,降低日间心率大于夜间心率,从而避免了心率的"过度降低"及由此所致的不良影响,且由于心输出量不降低,从而减少症状性心动过缓的发生。②眼内闪光(phosphenes),发生率约 3%,与视网膜 Ih 通道存在基因变异有关,表现为光线变化时视野局部的亮度增加,通常出现在治疗的 2 个月内,大多为轻到中度,逾 3/4 患者在治疗过程中可逐渐缓解,具有一过性和可逆性的特点。

(4)禁忌证:①病窦综合征、窦房传导阻滞、二度及以上房室传导阻滞、治疗前静息心率低于 60 次 /min;②血压 <90/50mmHg;③急性失代偿性心衰;④重度肝功能不全;⑤房颤 / 心房扑动;⑥依赖心房起搏。

4. 值得探讨的相关问题

(1)伊伐布雷定有益作用的机制:SHIFT 超声心动图分支研究证实伊伐布雷定能改善左心功能,延缓左室重构。心肌重构是心衰发生和发展的主要病理生理机制,并与心衰预后关系十分紧密。这一结果提示伊伐布雷定减慢心率的作用可转化为逆转左室重构的有益影响。这也是首次采用临床干预的研究方法证实,单纯降低心率也能显著延缓左室重构,并提示伊伐布雷定改善心衰患者的预后,可能与其逆转左室重构作用有关。当然,这一结果仍需进一步临床研究证实。

(2)降低心率产生的改善预后的有益作用有多大:提出这样的问题并非没有依据。在 BEAUTIFUL 试验中主要终点伊伐布雷定组和安慰剂组并无显著差异,全因死亡率也未见降低。SHIFT 试验中主要复合终点虽然显著降低,但亚组分析表明,伊伐布雷定的加用并未显著降低全

因死亡率、心血管死亡率和心脏性猝死率。这种状况与 β 受体阻滞剂应用的情况形成鲜明的对照。慢性心衰应用 β 受体阻滞剂的临床试验均显示死亡率显著降低,且降幅较大:全因死亡率降低约 35%,心脏性猝死率降低约 45%。冠心病治疗试验的情况亦相类似。

(3)同样降低心率为何结果会有明显差别:β 受体阻滞剂的主要作用是抑制交感神经系统,心率的降低是由于交感神经系统受到抑制的结果。β 受体阻滞剂降低心率,其实质是降低交感神经系统的兴奋性。伊伐布雷定则不同,其为"单纯"的心率抑制和减慢的药物,其对交感神经系统全无影响和作用。正是两药的此种差异,极有可能造成治疗心衰疗效的不尽相同,也对我们认识心率与心衰预后的关系,以及伊伐布雷定能否取代 β 受体阻滞剂用于心衰治疗等问题很有启示。

(4)降低心率本身能够改善预后吗?从伊伐布雷定和 β 受体阻滞剂这两类药物对死亡率影响的明显差异,提出这样的疑问是不难理解的。严格来讲,BEAUTIFUL 和 SHIFT 这两个临床试验并未解决这个问题。这两个试验均是干预心率的临床研究,心率降低后冠心病和心衰患者都获得一定益处,但全因死亡率和心脏性猝死率等最重要的预后指标并无改善。对 SHIFT 试验 β 受体阻滞剂剂量应用较大(达到目标剂量或其一半以上)患者作亚组分析发现,与安慰剂组相比,主要复合终点并无差异。这些情况表明,在心衰治疗中伊伐布雷定降低心率的确可产生有益作用,但又具有一定的局限性,其有益的程度也逊于 β 受体阻滞剂,显然不能取而代之。

(5)心率是否为心血管病的独立预后因素:根据现有的认识,心率可以被认为是心衰的一种独立的危险因素。过去大量的流行病学研究可以证实,例如 Framingham 36 年前前瞻性观察表明,静息心率快的人较之心率较慢的人冠心病及各种心血管事件甚至死亡的风险显著增高。临床研究(如 Syst-Europe、CIBIS Ⅱ、TNT 等)的亚组分析表明,同样情况下心率较慢的患者死亡率较低,心血管事件发生率也较低。心率快可以引起心血管疾病,最典型的是心动过速性心肌病,快速心率可导致心肌肥大、心衰和死亡。前述的 SHIFT 试验从

临床干预的角度证实降低心率对心衰患者改善预后有益；基线静息心率 75~80 次 /min 较 70~72 次 /min 的心衰患者，心血管死亡和因心衰入院风险增加33%，静息心率升高至 80~87 次 /min，上述风险将增至 80%。还证实心率 55~60 次 /min 组患者心血管事件发生率最低，可认为是心衰患者最佳心率范围。

因此，Fox 认为："目前数据表明，心率是心血管死亡的危险因素，独立于目前已经公认的危险因素，提示优化心率管理有潜在获益。""这些数据表明，未来心血管指南应重视心率的预后价值及心率调控。"

（六）洋地黄类药物

洋地黄类一般被归为正性肌力药物，可增强心肌收缩力，但此种作用其实是较弱的，并不足以产生有益的效应。还可降低交感神经的张力，增加迷走神经的张力，其机制是改善压力感受器的功能；可作用于心脏传导系统从窦房结至房室交界区部分，减缓窦房结发放冲动的频率，延缓窦房传导和房室传导，从而降低心室率。最近研究发现此类药具有一定的神经内分泌抑制作用，可抑制和减少肾素和去甲肾上腺素的分泌，故能抑制 RAAS 和交感神经系统的过度兴奋。不过，这种抑制作用也不强，无法在心衰治疗中扮演主角。

此类药中只有地高辛做过心衰治疗的临床试验，长期应用可降低心衰恶化的住院率，心衰治疗中如撤除已经使用的地高辛，反而会导致病情恶化，但该药并不能降低患者的全因死亡率。

1. **适应证**　应用利尿剂、ACEI/ARB/ARNI、β 受体阻滞剂和醛固酮受体拮抗剂，仍持续有症状的 HFrEF 患者（Ⅱa 类，B 级）。

2. **禁忌证**

（1）病态窦房结综合征、二度及以上房室传导阻滞患者。

（2）急性心肌梗死急性期（<24h），尤其是有进行性心肌缺血者。

（3）预激房室旁路伴房颤或心房扑动。

（4）肥厚梗阻型心肌病。

3. **应用方法**　地高辛采用维持量疗法0.125~0.25mg/d，老年、肾功能受损者、低体重患者可 0.125mg，一天一次或隔天一次，应监测地高辛

血药浓度，建议在维持在 0.5~0.9ng/ml。

4. **不良反应**

（1）心律失常：最常见为室性期前收缩，快速性房性心律失常伴有传导阻滞是洋地黄中毒的特征性表现。

（2）胃肠道症状。

（3）神经精神症状（视觉异常、定向力障碍）。不良反应常出现于血清地高辛药物浓度>2.0ng/ml 时，也见于地高辛水平较低时，如低钾、低镁、心肌缺血、甲状腺功能减退。

（七）中医中药治疗

一项多中心、随机、安慰剂对照研究，由 23 个中心参加，随机 512 例患者，研究共 12 周，评价以 NT-proBNP 水平下降为主要终点，结果表明，在标准治疗基础上联合应用中药芪苈强心胶囊，比较对照组可显著降低慢性心衰患者的 NT-proBNP 水平。改善次要疗效指标包括 NYHA 心功能分级、心血管复合终点事件（死亡、心搏骤停行心肺复苏、因心衰入院、心衰恶化需要静脉用药、心衰恶化患者放弃治疗）、6 分钟步行试验距离以及明尼苏达生活质量。期待开展以病死率为主要终点的研究，以提供令人信服的临床证据。中西医结合治疗需注意潜在的中西药间相互作用导致的不良反应。

（八）其他药物

1. **血管扩张剂**　对于无法使用 ACEI/ARB/ARNI 的、有症状 HFrEF 患者，合用硝酸酯与肼屈嗪治疗可能有助于改善症状。

2. **能量代谢**　心肌细胞能量代谢障碍在心衰的发生和发展中发挥一定作用，有研究显示使用改善心肌能量代谢的药物，如曲美他嗪、辅酶Q10、辅酶 I（NAD）、左卡尼汀、磷酸肌酸等可以改善患者症状和心脏功能，提高生活质量，但对远期预后的影响尚需进一步研究。

五、心力衰竭多药合用——不良反应和相互作用

心衰药物治疗最重要的不良反应是严重的低血压、高血钾和肾衰竭。

（一）低血压利尿剂和"金三角"均是具有降压作用的药物，其添加应用值得关注

这些药物虽已证实可改善心衰患者的心脏功

能和运动耐受性,但低血压反应也是撤药的主要原因。在大多数临床试验中,很明显研究对象均为病情已稳定的患者。此种"理想"的患者并非我们在门诊或综合医院中处理的患者。这些药物的有益作用不仅在较年轻的和中度心衰患者中得到证实,也在老年和晚期且 LVEF 低下患者中得到证实。因此,即使那些易致低血压的患者,这些药物应用亦是有益的。由于在临床试验中发现较低药物剂量仍可发挥有益的作用,故为了减少低血压反应,应采用较低的剂量,尤其是 β 受体阻滞剂,缓慢滴定的方法递增剂量,有助于克服低血压和其他不良反应,从而使药物的长期持续应用的可能性和依从性大大增加。

(二)肾衰竭和高血钾症是应用 ACEI(或ARB)和醛固酮拮抗剂的主要不良反应

尽管在应用 ACEI 治疗心衰的大型临床试验中肾功能和血浆肌酐水平并未恶化,仍需强调,明显增高的肌酐水平(>2.1mg/dl)在这些研究中属于排除标准。

在 Val-HeFT 试验中约 90% 患者的标准常规治疗包括了 ACEI,该试验评估了 ARB 缬沙坦加用后的疗效。因进行性肾功能恶化的撤药率,缬沙坦组为 1.1%,安慰剂组为 0.2%。同样地,在 VALIANT 研究中缬沙坦和卡托普利合用组、单用缬沙坦组,停药率均显著高于单用卡托普利组,不过,由肾功能减退所致的停药率分别为4.8%、4.9% 和 3.0%,仍在可以接受范围内。在CHARM-Added 试验中 ACEI 和坎地沙坦合用组的停药率为 ACEI 单用组的 2 倍。

由于 RALE 试验、EPHESUS 试验和 EMPHUSES试验令人鼓舞的结果,醛固酮拮抗剂已广为推荐用于心衰治疗。不过,醛固酮拮抗剂应用的增加,据 Junrlink 等的观察(2004 年),已使因高血钾症住院增加 3~5 倍,相关的死亡增加 2 倍。

六、慢性射血分数保留的心力衰竭(HFpEF)和射血分数中间值的心力衰竭(HFmrEF)的治疗

(一)流行病学

HFpEF 大多为老年人,老年性心衰半数以上为 HFpEF,且大多数与高血压相关。高血压可导致神经内分泌系统的过度激活,尤其是交感神经系统和 RAAS 的过度激活(阶段 A)。长期激活通过一系列复杂的细胞、分子和表型的改变可诱发心肌重构,后者反过来又进一步激活交感神经系统和 RAAS,形成恶性循环,使心肌重构加重,导致心肌损伤、心脏扩大和心功能障碍(阶段B),最终可出现心衰的症状和体征(阶段 C),并进展至终末期心衰阶段(阶段 D)。

在过去的 20 年,HFpEF 住院患者数量持续上升,而 HFrEF 则未见改变。此种流行病学的变化,提示 HFpEF 的确在增加,可能有以下原因:

1. 人群的老龄化。我国人口中老年人比率已超过 10%,城市中老年人比率更高,HFpEF 增长显然反映了此种老龄化的趋势。

2. 心房颤动、肥胖、糖尿病和高血压等常伴发 HFpEF,这些疾病的患病率,近十多年一直也在增加。我国高血压患者已逾 3 亿,糖尿病患者逾 1 亿;人群中约 1/3 超重或肥胖,较之正常体重者高血压风险分别增加 2 倍和 8 倍。

3. 心血管疾病治疗效果不断提高,患者的生存率显著改善。

4. 临床医师对 HFpEF 有了更多的了解。

(二)关于 HFpEF 的争论

心衰均伴组织灌注减少和液体潴留所致的症状和体征,也常伴严重的左室泵功能障碍和LVEF 降低。由于病情和病程,以及左室功能障碍程度的差异,LVEF 改变各个水平的患者实际上均可见到,按 LVEF 值来划分心衰的类型系人为设定。

HFpEF 尚存在观念上的争论,聚焦于心衰是单一的,还是有两个不同的综合征? 前者认为在 LVEF 降低的心衰发生之前,先有 LVEF 正常的心衰,两者同属于慢性心衰,不同的患者或同一患者在疾病发展的不同阶段可表现为 HFpEF 或HFrEF。换言之,HFpEF 只是慢性心衰的一种常见表现形式,因其基础的病理生理学机制可能与HFrEF 有所不同,以舒张性左室功能障碍为主,故认为将其命名为"舒张性心衰"是较为恰当的,反映了此病独特的病理生理学特征,而在临床上又可与收缩性心衰相区别。支持这一观点有下列研究证据:①在心衰的临床试验中 LVEF 呈单众数分布;②高血压性心脏病可从向心性左室肥厚进展至离心性左室重构;③终末性肥厚型心肌病亦可进展至离心性左室重构、心脏扩大和心衰。

另一种观点则认为心衰包含两种综合征，两者的基本病理生理机制不同，临床表现和转归也有所差异。HFpEF 中存在向心性左室重构，主要表现为舒张性心功能障碍；而 HFrEF 中存在离心性左室重构，并伴收缩性心功能障碍。下列研究证据支持这一观点：①在 HFpEF 中心肌超微结构存在明确的心肌细胞肥厚，而在 HFrEF 中则肌节密度减少；②现代抗心衰治疗可使收缩性心衰预后改善，而舒张性心衰则不能。

最近也有研究者认为这两种心衰类型并无本质区别，病理生理学上 HFpEF 只是心衰的一种"变异的临床类型"，合并存在收缩性 - 舒张性功能障碍（包括左室舒张受损和心室 - 动脉僵硬）、容量超负荷和交感神经 - 迷走神经功能失衡等，且均发挥了重要的作用。最近的观察表明两种心衰的 Kaplan-Meier 生存曲线完全重叠，这与上述的推测也是一致的。

从临床角度看，舒张性心衰作为描述性名称是有用的，但在病理生理学上并不具有意义。换言之，HFpEF 和 HFrEF 是心衰的两种常见临床类型，均有心衰的症状和体征，也都存在左室收缩功能和舒张功能障碍，只是这两种功能障碍的相对程度不同。不过这一观点并不能令人信服地解释那些在 HFrEF 治疗中有效、可改善预后的药物如 β 受体阻滞剂、ACEI、ARB 等却并不能降低 HFpEF 的病死率。

显然，围绕 HFpEF 的争论并未结束，揭开其谜底有待未来更多的研究。

（三）HFpEF 的现代诊断标准

美国 2013 年相关指南将 HFpEF 的 LVEF 值规定为≥50%，略高于过去多数作者建议的≥45%。LVEF 值介于两者之间的心衰患者，分为两个亚型：边缘性 HFpEF（EF 41%~49%）和改善的 HFpEF（EF>40%）。前者可以理解，后者则较为费解。新指南认为后一群体来自 HFrEF 患者，其状况改善、LVEF 得到提升。实际上对于 LVEF 值 41%~49%，或 >40% 的心衰患者，判定其类型主要应依据心脏尤其左心室的大小，正常者为 HFpEF，显著扩大者为 HFrEF。

《中国心力衰竭诊断和治疗指南 2018》提出，HFmrEF、HFpEF 的临床诊断详见表 12-1。

（四）HFpEF 的治疗

这是临床上的一大难题，且近几年该领域进展不大。那些在 HFpEF 中推荐的药物如 ACEI、β 受体阻滞剂等并非必须应用。目前较为普遍接受的治疗方案包括以下要点：

1. 缓解症状　主要方法是应用利尿剂，以消除液体潴留、减少心室容量和左心室的舒张负荷。利尿剂的起始剂量宜小，因为舒张容量的微小变化，可引起压力和心脏搏出量的巨大改变，并导致低血压的发生。

2. 积极治疗基础疾病

（1）降低血压极为重要，不仅适用于原有高血压患者，也适合基础血压并不高的患者，其目标水平为 <130/80mmHg。

（2）如伴心肌缺血或心衰由冠心病所致，除药物治疗的 ABCD 方案外，应积极考虑作冠脉血运重建术，视具体情况选择冠脉旁路移植术或 PCI 术。

3. 有效控制各种合并症

（1）积极处理伴快速心室率的心房颤动：可应用 β 受体阻滞剂、地高辛，以及非二氢吡啶类钙通道阻滞剂，适当控制心室率，并开始抗凝治疗，如口服华法林或新型口服抗凝剂。减慢心率是一把双刃剑，一方面既可增加舒张期冠脉的血液供应，因心肌缺血与舒张功能障碍密切有关，又可避免快速心率时心室的不完全性舒张，这些是有益的；另一方面，由于对运动诱发的心率增快反应变迟钝，便抑制了肥厚心肌对心搏出量增加的重要反馈机制，尤其在心脏对正性肌力作用和前负荷储备的代偿能力较小时，需要依赖变肌力作用，以便根据外周需求来调节心搏出量。而且，如要将心室率更降低一点，就需增加药物种类或 / 和剂量，也就增加了药物不良反应和相互作用的风险。故并不要求严格降低心率。

（2）伴糖尿病者控制血糖水平十分重要。

（3）肥胖者需调整生活方式，并减轻体重使体重指数（BMI）在标准水平。

4. 改善预后的治疗　这方面研究进展缓慢，未见突破。地高辛、ACEI 或 ARB 等对降低全因病死率无显著的影响。

DIGEF 试验中地高辛显著降低了心衰患者住院率，但却有增加非心衰患者住院的倾向。

CHARM-保存试验中入选的患者 LVEF 均超过 40%，但其临床特点与社区的 HFpEF 患者不太一样。该试验证实，坎地沙坦在预防因心衰住院上，具有轻度但显著的有益作用。PEP-CHF 试验入选老年轻度 HFpEF 患者，平均 LVEF 65%，培哚普利较之安慰剂并未降低全因病死率，但心衰住院率显著降低。该研究中患者病情较轻，心血管事件发生率较低（每年仅 4%），对结果可能有影响。

β 受体阻滞剂萘必洛尔在 SENIORS 试验中证实，较之安慰剂对照组，主要复合终点死亡和心血管住院率显著降低，但病死率仅呈轻度降低趋势，未达统计学上的显著差异。该研究入选标准中对 LVEF 未作限定，可视为针对各个水平 LVEF 心衰的研究。

最近一项评价螺内酯治疗 HFpEF 疗效的研究（Ald-DHF Ⅱb 试验），提示该药使患者获益，且应用安全，无严重的不良反应。但该研究采用的是替代指标，尚不能得出明确结论。

（梁延春）

参 考 文 献

［1］Zhang L, Lu Y, Jiang H, et al. Additional use of trimetazidine in patients with chronic heart failure: a meta-analysis［J］. J Am Coll Cardiol, 2012, 59（10）: 913-922.

［2］Faris R F, Flather M, Purcell H, et al. Diuretics for heart failure［J］. Cochrane Database Syst Rev, 2012（2）: D3838.

［3］托伐普坦临床研究协作组. 常规治疗基础上联用托伐普坦片治疗心源性水肿的有效性和安全性的多中心随机、双盲、安慰剂对照研究［J］. 中华心力衰竭和心肌病杂志（中英文）, 2017（1）: 15-21.

［4］Konstam M A, Neaton J D, Dickstein K, et al. Effects of high-dose versus low-dose losartan on clinical outcomes in patients with heart failure（HEAAL study）: a randomised, double-blind trial［J］. Lancet, 2009, 374（9704）: 1840-1848.

［5］Packer M, Coats A J, Fowler M B, et al. Effect of carvedilol on survival in severe chronic heart failure［J］. N Engl J Med, 2001, 344（22）: 1651-1658.

［6］Hernandez A F, Mi X, Hammill B G, et al. Associations between aldosterone antagonist therapy and risks of mortality and readmission among patients with heart

failure and reduced ejection fraction［J］. JAMA, 2012, 308（20）: 2097-2107.

［7］胡大一, 黄德嘉, 袁祖贻, 等. 盐酸伊伐布雷定治疗中国慢性心力衰竭患者的有效性及安全性评价: SHIFT 研究中国亚组数据分析［J］. 中华心血管病杂志, 2017, 45（3）: 190-197.

［8］Ziff O J, Lane D A, Samra M, et al. Safety and efficacy of digoxin: systematic review and meta-analysis of observational and controlled trial data［J］. BMJ, 2015, 351: h4451.

［9］Li X, Zhang J, Huang J, et al. A multicenter, randomized, double-blind, parallel-group, placebo-controlled study of the effects of qiliqiangxin capsules in patients with chronic heart failure［J］. J Am Coll Cardiol, 2013, 62（12）: 1065-1072.

［10］Mosterd A, Hoes A W. Clinical epidemiology of heart failure［J］. Heart, 2007, 93（9）: 1137-1146.

［11］Zhang Y, Zhang J, Butler J, et al. Contemporary Epidemiology, Management, and Outcomes of Patients Hospitalized for Heart Failure in China: Results From the China Heart Failure（China-HF）Registry［J］. J Card Fail, 2017, 23（12）: 868-875.

第十五章 急性心力衰竭的诊治

第一节 急性心力衰竭的基本概念

一、定义

急性心衰的定义近几年已悄然改变。新定义是指心衰症状和体征迅速发生或恶化。临床上以急性左心衰竭最为常见。后者是指急性发作或加重的左心功能异常所致的心肌收缩力明显降低、心排血量骤降、引起肺循环充血而出现急性肺淤血、肺水肿,组织器官灌注不足,甚至心源性休克的一种临床综合征。新的定义包含了慢性心衰急性失代偿,这是美国因心衰住院的最常见类型,也是因心脏病入院的主要病种之一。新定义扩大了急性心衰患者群体的范畴,进一步突显了该病的临床重要性。

二、流行病学特征

急性心衰已成为年龄 >65 岁患者住院的主要原因,其中 15%~20% 为新发心衰,大部分则为原有慢性心衰的急性加重,即急性失代偿性心衰。美国过去十年中因急性心衰而急诊就医者为 1 000 万。急性心衰预后很差,其住院病死率为 3%,60 天死亡率 9.6%,6 个月的再住院率约 50%,3 年和 5 年死亡率分别高达 30% 和 60%。我国的研究资料较少,回顾性分析表明因心衰住院占住院心血管病患者的 16%~18%。

第二节 急性心力衰竭的诱因、病因及分类

一、急性心衰的诱因和病因

对于急性心衰患者,应积极查找诱因和病因,见表 15-1。急性心衰的常见病因为:①慢性心衰急性加重;②急性心肌坏死和 / 或损伤,如广泛的急性心肌梗死、重症心肌炎;③急性血流动力学障碍。

表 15-1 急性心衰的诱因和病因

导致心脏功能迅速恶化的常见原因	导致心脏功能逐渐恶化的原因
快速性心律失常	感染(包括感染性心内膜炎)
严重的心动过缓 / 传导阻滞	慢性阻塞性肺疾病急性发作 / 支气管哮喘
急性冠脉综合征(ACS)	贫血或出血
ACS 的机械并发症	肾功能不全
急性肺栓塞	饮食 / 药物治疗的依从性差,自行停药
高血压危象	医源性:非甾体类抗炎药或皮质激素
心脏压塞	心动过缓和传导阻滞
主动脉夹层	未控制的高血压
手术和围手术期	甲状腺功能减退或亢进
围生期心肌病	酒精和药物滥用

二、急性心衰的分类

可采用将急性心衰的基本临床特点和心衰阶段划分结合在一起的分类方法,见表 15-2。

表 15-2 急性心力衰竭分类方法

类型	阶段划分	说明和解释
1. 慢性心衰恶化（约占75%）	阶段 C	有结构性心脏病伴原有或现有心衰症状
2. 晚期心衰	阶段 D	顽固性心衰需特殊干预
3. 新发或再发的心衰	阶段 B 最常见	有结构性心脏病，但无心衰症状
	阶段 A 亦可见	有心衰高危因素，但无结构性心脏病
	非阶段 A 或 B	

三、急性心力衰竭的严重程度分级

（一）国外指南推荐的分级法

以下 3 种方法均较常用，尤其前 2 种国内已沿用多年。

1. Killip 分级（表 15-3） 仅适用于急性心肌梗死所致的急性心衰。

2. Forrester 分级（表 15-4） 根据血流动力学指标如肺毛细血管楔压（PCWP）和心指数（CI）进行分级，故仅适合 CCU 或 ICU 等应用。

表 15-3 急性心肌梗死的 Killip 分级

分级	症状与体征
Ⅰ级	无心衰
Ⅱ级	有心衰，两肺中下部有湿啰音，占肺野下 1/2，可闻及奔马律，X 线胸片有肺淤血
Ⅲ级	严重心衰，有肺水肿，细湿啰音遍布两肺（超过肺野下 1/2）
Ⅳ级	心源性休克、低血压（收缩压≤90mmHg）、发绀、出汗、少尿

表 15-4 急性心力衰竭的 Forrester 分级

分级	PCWP/ mmHg	CI/ (L·min⁻¹·m⁻²)	组织灌注状态
Ⅰ级	≤18	>2.2	无肺淤血，无组织灌注不良
Ⅱ级	>18	>2.2	有肺淤血
Ⅲ级	<18	≤2.2	无肺淤血，有组织灌注不良
Ⅳ级	>18	≤2.2	有肺淤血，有组织灌注不良

3. 四格表分级 系根据 Forrester 分级的临床简易分级法，起初由欧洲急性心衰指南推荐，可用于床边评估。用"干"（dry）和"湿"（wet）指肺部有无淤血，如 PCWP>18mmHg，肺是"湿"的，有湿啰音，如肺野无湿啰音，则是"干"的。warm（暖）与 cold（冷）指外周组织和重要脏器的灌注，如心指数 >2.2L/（min·m²），则肢体温暖，提示灌注状况良好，反之则灌注不良，肢体发凉。由此分为 4 级：Ⅰ级，干和暖，指正常人，无急性心衰；Ⅱ级，湿和暖，指单纯急性左心衰竭，而无外周循环障碍和重要脏器灌注不良；Ⅲ级干和冷，此种情况少见，在有大量心包积液或心脏压塞，以及伴急性右心衰竭时（右室梗死、大块肺梗死所致）可出现；Ⅳ级，湿和冷，兼有左心衰竭和外周循环障碍及重要脏器灌注不良，可伴持续性低血压，甚至心源性休克。四格表分级较适用于慢性心衰急性加重（即慢性心衰急性失代偿）患者的评估。该分级大体上和 Forrester 分级可以一一相对应，又包括了对急性左心衰竭和急性右心衰竭的评估，指标简单而内含丰富，但临床应用并不方便，也不太适合国人的习惯，故一直未在我国得到普遍应用。而且，4 个等级中正常人和右心衰竭各占其一，实际上左心衰竭只分为 2 个级别，并不能充分和细致评估此种临床上占绝大多数的急性心衰类型。

（二）《中国急性心力衰竭急诊临床实践指南（2017）》推荐的分级法

中国学者依据四格表分级，又结合自身的临床经验和认识，总结和归纳出急性左心衰竭的临床程度分级（表 15-5）。此处的冷暖指皮肤触诊的感觉。Ⅰ级为正常，或尚未见明显的左心衰竭；Ⅱ级为单纯性左心衰竭；Ⅲ级为肺水肿（皮肤寒冷肺部大量湿啰音），或有急性右心衰竭（皮肤寒冷，肺部无啰音）；Ⅳ级为重度急性左心衰竭，不仅伴外周循环障碍，并有持续性低血压或心源性休克，还可能伴重要脏器灌注不足，由于代偿性交感神经系统极度亢进，血管收缩、皮肤厥冷、大汗淋漓。这 4 个级别同样可以与 Forrester 分级相对应。我国的此种临床程度分级更为清晰，内含更为明确，也更实用。

表 15-5　急性心力衰竭的临床程度分级

分级	皮肤	肺部啰音
Ⅰ级	温暖	无
Ⅱ级	温暖	有
Ⅲ级	寒冷	有/无
Ⅳ级	寒冷	有

第三节　急性左心衰竭的治疗和评价

一、急性左心衰竭的处理流程

应该尽量缩短确立诊断及开始治疗的时间。在急性心衰的早期阶段，如果患者存在心源性休克或呼吸衰竭，需尽早提供循环支持和/或通气支持。应迅速识别威胁生命的临床情况或诱因（急性冠脉综合征、高血压急症、心律失常、急性机械并发症、急性肺栓塞），并给予相关指南推荐的针对性治疗。在急性心衰的早期阶段，应根据临床评估（如是否存在淤血和低灌注）选择最优化的治疗策略，急性心衰早期管理流程见图 15-1。

改善左室充盈压和/或增加心搏出量可显著缓解症状，这也是急性期和早期治疗的主要目标之一。不过，改善症状不应使下游受害，如造成心肌或肾脏受损、冠脉灌注量减少、心率增快、神经内分泌进一步激活等。传统药物如袢利尿剂和硝酸酯类药物在急性心衰的应用并未进行过系统和充分的研究，治疗的方法包括剂量、疗程，以及给药途径等主要是经验性的。实际上，在急性期如何既要迅速缓解症状，又要维持血流动力学稳定，应用的药物必须安全有效，目前很难做到。这也是临床处理上遇到的一个难题。

二、药物治疗中需关注的问题

1. **容量管理**　肺淤血、体循环淤血及水肿明显者应严格限制饮水量和静脉输液速度。无明显低血容量因素（大出血、严重脱水、大汗淋漓等）者，每天摄入液体量一般宜在 1 500ml 以内，不要超过 2 000ml。保持每天出入量负平衡约 500ml，严重肺水肿者水负平衡为 1 000~2 000ml/d，甚至可达 3 000~5 000ml/d，以减少水钠潴留，缓解症状。3~5d 后，如肺淤血、水肿明显消退，应逐渐过渡到出入量大体平衡。在负平衡下应注意防止发生低血容量、低血钾和低血钠等。同时限制钠摄入 <2g/d。无需常规和严格限钠，正常饮食可改善预后，限钠对肾功能和神经体液机制有不利作用。

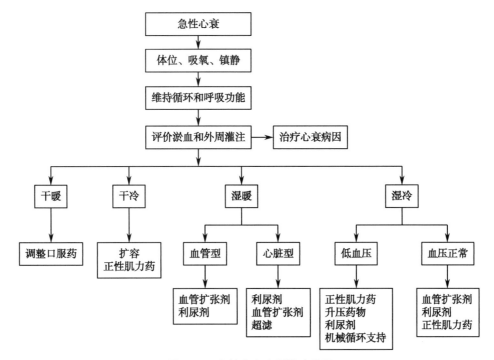

图 15-1　急性左心衰竭治疗流程

2. 利尿剂

（1）袢利尿剂应用指征：适用于急性心衰伴肺循环和/或体循环明显淤血以及容量负荷过重的患者。首选静脉袢利尿剂如呋塞米、托拉塞米、布美他尼,应及早应用。

（2）袢利尿剂种类和用法：既往没有接受过利尿剂治疗的患者,宜先静脉注射呋塞米20~40mg（或等剂量其他袢利尿剂）。如果平时使用袢利尿剂治疗,最初静脉剂量应等于或超过长期每日所用剂量。通过监测患者症状、尿量、肾功和电解质的变化来决定是否需要增加剂量,可选择静脉注射或持续静脉输注的方式,疗程根据患者症状和临床状态调整。

（3）托伐普坦（详见慢性射血分数下降心衰的治疗：利尿剂）

（4）利尿剂反应不佳或利尿剂抵抗的处理：

1）增加袢利尿剂剂量。

2）改变利尿剂剂型或更换利尿剂种类。

3）静脉注射联合持续静脉滴注：静脉持续和多次应用可避免因为袢利尿剂浓度下降引起的钠水重吸收。

4）2种及以上利尿剂联合使用：主要是袢利尿剂与噻嗪类利尿剂,也可加用托伐普坦。

5）应用增加肾血流的药物,如小剂量多巴胺或重组人利钠肽,改善利尿效果和肾功能、提高肾灌注,但益处不明确（Ⅱb类,B级）。

6）纠正低血压、低氧、酸中毒、低钠、低蛋白、感染等,尤其注意纠正低血容量。

7）其他治疗：大量腹水时可行腹腔穿刺引流以降低腹腔内压改善肾小球滤过率,改善利尿效果。

利尿剂使用是否安全？急性心衰患者大多有液体潴留如肺淤血,其中慢性心衰急性失代偿可伴显著的水肿。利尿剂的使用是必需的,药物中唯有利尿剂才能较快和较有效地消除液体潴留,减轻心脏的负荷。然而一些研究显示,使用利尿剂尤其较大的剂量常伴较高的死亡率。这是怎么回事？最近的一项荟萃分析解开了这一谜团,证实利尿剂并不会增加病死率；病情严重的患者往往会长期应用大剂量利尿剂,其死亡率高系由于本身病情重,并非利尿剂所致。

利尿剂如何使用才适当？选择静脉应用还是口服？采用大剂量还是中小剂量？这是一个挑战。利尿剂的应用在国内外指南中均为Ⅰ类推荐,但证据强度为B或C,提示缺乏临床研究的证据。晚近一项针对这些问题的临床研究,证实静脉持续滴注和静脉注射,两者在同样剂量下疗效并无差异；还证实大剂量和中等剂量也无差异,而大剂量会引起更多更严重的不良反应。袢利尿剂为首选,以呋塞米为例,其剂量和疗效呈线性关系,现在看来使用中等剂量即可,日剂量不超过200mg即为中等剂量。

3. 血管扩张药物

（1）应用指征：收缩压水平是评估此类药是否适宜的重要指标。收缩压>90mmHg的患者可使用以缓解症状,尤其适用于高血压性急性心衰患者；收缩压<90mmHg或症状性低血压,禁忌使用。此外,HFpEF患者因对容量更加敏感,使用血管扩张剂应小心。

（2）药物种类和用法：主要有硝酸酯类、硝普钠及重组人利钠肽等,不推荐应用钙通道阻滞剂。血管扩张剂应用过程中要密切监测血压,根据血压调整合适的维持剂量。（表15-6）

1）硝酸酯类药物（Ⅱa类,B级）：硝酸酯类适用于急性心衰合并高血压、冠脉缺血、二尖瓣反流的患者。紧急时亦可选择舌下含服硝酸甘油。硝酸酯类药物持续应用超过24小时后可能发生耐药。

2）硝普钠（Ⅱb类,B级）：适用于严重心衰、后负荷增加以及伴肺淤血或肺水肿的患者,特别是高血压危象、急性主动脉瓣反流、急性二尖瓣反流和急性室间隔缺损合并急性心衰等需快速减轻后负荷的疾病。硝普钠（使用不应超过72小时）停药应逐渐减量,并加用口服血管扩张剂,以避免反跳现象。

3）重组人利钠肽（Ⅱa类,B级）：重组人利钠肽（rhBNP）是此类药物中的新秀,属内源性激素物质,与人体内产生的BNP完全相同。其主要药理作用是扩张静脉和动脉（包括冠状动脉）,从而降低前、后负荷,在无直接正性肌力作用情况下增加CO,故将其归类为血管扩张剂。实际上该药并非单纯的血管扩张剂,而是一种兼具多重作用的药物,可以促进钠的排泄,有一定的利尿作用；还可抑制RAAS和交感神经系统,阻滞急性心衰演变中的恶性循环。

表 15-6 急性心衰常用血管扩张剂

药物	剂量	剂量调整与疗程
硝酸甘油	初始剂量 $5\sim10\mu g/min$，最大剂量 $200\mu g/min$	$5\sim10min$ 增加 $5\sim10\mu g/min$
硝酸异山梨酯	初始剂量 $1mg/h$，最大剂量 $5\sim10mg/h$	逐渐增加剂量
硝普钠	初始剂量 $0.3\mu g/(kg\cdot min)$，最大剂量 $5\mu g/(kg\cdot min)$	$5\sim10min$ 增加 $5\mu g/min$，疗程不超过 72h
重组人利钠肽	负荷量 $1.5\sim2\mu g/kg$ 或不用负荷量，继 $0.01\mu g/(kg\cdot min)$ 维持	疗程一般 3 天
乌拉地尔	$100\sim400\mu g/min$	根据血压调整剂量

研究表明,重组人利钠肽的应用可以带来临床和血流动力学的改善,推荐应用于急性失代偿性心衰(VMAC 和 PROACTION 试验)。晚近颁布的 ASCEND-HF 研究结果表明,该药在急性心衰患者中应用是安全的,并不会损害肾功能和增加病死率。

4)乌拉地尔:为 α 受体拮抗剂,可有效降低血管阻力,增加心输出量,可用于血压正常的急性心衰、主动脉夹层合并急性心衰的患者。

(3)下列情况下禁用血管扩张药物:

1)收缩压 <90mmHg,或持续低血压并伴症状尤其有肾功能不全的患者,以避免重要脏器灌注减少。

2)严重阻塞性心瓣膜疾病,如主动脉瓣狭窄,有可能出现显著的低血压;二尖瓣狭窄也不宜应用,有可能造成 CO 明显降低。

3)梗阻性肥厚型心肌病。

血管扩张剂如何合理应用?临床研究和实践经验均表明,在急性心衰的早期,即血流动力学状况出现改变但尚未恶化,是应用此类药的最佳时机,也就是强调早期应用。但又如何选择这样的时机呢?有明显的肺部啰音,但收缩压仍稳定在 110mmHg 以上的患者,一般均可立即开始应用血管扩张剂。硝酸酯类较硝普钠使用方便又安全,可优先考虑,尤适用于缺血性心脏病所致的急性左心衰竭。其他如奈西立肽、压宁定、酚妥拉明等也可以用。应用血管扩张剂最主要危险是血压降低,可诱发血流动力学恶化,加重心衰,故应密切监测血压和其他指标。如血压呈持续下降趋势,或收缩压 <100mmHg,宜慎用或不用。

4. 正性肌力药物

(1)应用指征:适用于低心排血量心衰,如伴症状性低血压或心排量降低伴循环淤血患者,可缓解组织低灌注所致的症状,保证重要脏器的血液供应。

(2)药物种类和用法

1)多巴胺:小剂量 $[0.5\sim3\mu g/(kg\cdot min)]$ 主要作用于多巴胺受体,有选择性扩张肾动脉、促进利尿的作用;$3\sim5\mu g/(kg\cdot min)$ 主要作用于 β_1 受体,有正性肌力作用;大剂量 $[>5\mu g/(kg\cdot min)]$ 主要作用于 α 受体,兼有正性肌力作用和血管收缩作用。且随着剂量的增加血管收缩作用逐渐增强,而正性肌力作用没有进一步提高。用药个体差异较大,一般从小剂量起始,逐渐增加剂量,建议短期应用。

2)多巴酚丁胺:主要作用于 β 受体,增强心肌收缩力,不影响心脏前负荷,大剂量时还有血管扩张作用,短期应用可增加心输出量,改善外周灌注,缓解症状。用法:$2\sim20\mu g/(kg\cdot min)$ 静脉滴注。正在应用 β 受体阻滞剂的患者不推荐应用多巴酚丁胺和多巴胺。

3)磷酸二酯酶抑制剂:通过抑制 cAMP 降解,升高细胞内 cAMP 浓度,实现增强心肌收缩力的作用;同时有直接扩张血管作用。主要药物有米力农,首剂 $25\sim75\mu g/kg$ 静脉注射(10~20min),继以 $0.375\sim0.750\mu g/(kg\cdot min)$ 静脉滴注。常见不良反应有低血压和心律失常,因此需严密监测及短期(3~7 天)使用。血压偏低时可合用其他正性肌力药物或血管活性药物。

4)左西孟旦:左西孟旦(Ⅱa 类,C 级)为新的正性肌力药物,是一种钙增敏剂,通过结合于心肌细胞上的肌钙蛋白 C 促进心肌收缩,还通过介导 ATP 敏感的钾通道而发挥血管舒张作用和轻度抑制磷酸二酯酶的效应。其正性肌力作用独立于 β 肾上腺素能刺激,可用于正接受 β 受体阻滞剂治疗的患者。急性心衰患者应用本药静脉滴注可明显增加 CO 和每搏量,降低 PCWP、全身血管阻力和肺血管阻力。对于严重的低心排性心衰,与多巴酚丁胺相比,左西孟旦可更有效地改善血流动力学状态,改善呼吸困难和乏力的症状。该药在缓解临床症状、改善预后等方面不劣于多巴酚丁胺,且可使患者的 BNP 水平明显下降(SURVIVE 研究)。冠心病患者应用不会增加病死率。用法:首剂 12μg/kg 静脉注射(大于10min),继以 0.1μg/(kg·min)静脉滴注,可酌情减半或加倍。对于收缩压 <100mmHg 的患者,不需要负荷剂量,可直接用维持剂量,以防止发生低血压。

5)洋地黄类:能轻度增加 CO、降低左心室充盈压和改善症状(Ⅱa 类,C 级)。伴快速心室率房颤患者可应用西地兰 0.2~0.4mg 缓慢静脉注射,2~4h 后可再用 0.2mg。

(3)注意事项:急性心衰患者应用此类药需全面权衡。

1)是否用药不能仅依赖 1~2 次血压测量的数值,必须综合评价临床状况,如是否伴组织低灌注的表现。

2)血压降低伴低 CO 或低灌注时应尽早使用,而当器官灌注恢复和 / 或循环淤血减轻时则应尽快停用。

3)药物的剂量和静脉滴注速度应根据患者的临床反应进行调整,强调个体化的治疗。

4)此类药可即刻改善急性心衰患者的血流动力学和临床状态,但也有可能促进和诱发一些不良的病理生理反应,甚至导致心肌损伤和靶器官损害,必须警惕。

5)用药期间应持续心电、血压监测,因正性肌力药物可能导致心律失常、心肌缺血等。

6)血压正常又无器官和组织灌注不足的急性心衰患者不宜使用。

5. 血管收缩药物(Ⅱb 类,B 级)　对外周动脉有显著缩血管作用的药物,如去甲肾上腺素、肾上腺素等,多用于尽管应用了正性肌力药物仍出现心源性休克或合并显著低血压状态时,心源性休克时首选去甲肾上腺素。

(1)去甲肾上腺素:主要作用于 α₁ 受体,对 β₁ 受体作用较弱,所以升血压作用明显,对心率影响较小,用药剂量范围 0.2~1.0μg/(kg·min)静脉滴注。SOAP Ⅱ 研究显示,与多巴胺治疗组相比,去甲肾上腺素治疗组心源性休克患者 28 天死亡率和心律失常发生率明显降低。

(2)肾上腺素:对 α₁ 受体和 β₁ 受体均有很强的激动作用,所以能显著升高血压、增快心率。复苏时可予 1mg 静脉注射,效果不佳时可每 3~5 分钟重复用药,静脉滴注剂量范围为 0.05~0.5μg/(kg·min)。

血管收缩药物和正性肌力药物可能导致心律失常、心肌缺血和其他器官损害,用药过程中应密切监测血压、心律、心率、血流动力学和临床状态变化,当器官灌注恢复和 / 或循环淤血减轻时应尽快停用。

血管活性药物应如何选择?一般可将血管扩张剂、正性肌力药和血管收缩药物三者合称为血管活性药。这些药物在临床上如何合理选择、合理搭配应用是一个难题,需要知识和经验,更需要因人而异进行个体化处理。实际操作参看表 15-7,有一定帮助。血管扩张剂应用的要点是早期和监测血压(尤其收缩压)。如收缩压显著降低可开始应用正性肌力药物。在血管扩张剂和正性肌力药应用后,如患者血压仍低,可加用缩血管药(如去甲肾上腺素)。此时应采用漂浮导管技术,并根据血流动力学指标的变化,调整血管活性药物的种类和剂量。

表 15-7　急性心力衰竭血管活性药物的选择应用

收缩压 / mmHg	肺淤血	推荐的治疗方法
>100	有	袢利尿剂 + 血管扩张剂
90~100	有	血管扩张剂和 / 或正性肌力药物
<90	有	(1)在血流动力学监测(主要采用床边漂浮导管法)下治疗 (2)适当补充血容量 (3)应用正性肌力药物,必要时加用去甲肾上腺素 (4)如效果仍不佳,应考虑肺动脉插管监测血流动力学和使用主动脉内球囊反搏和心室机械辅助装置;肺毛细血管楔压高者可在多巴胺基础上加用少量硝普钠、乌拉地尔

什么情况下可以使用重组人利钠肽和左西孟旦？医师们常将这两种药用于同类药使用之后，即在同类药未见效时才考虑使用。不过，在同类药应用之前，先用这两种药也是合理的选择。事实上，它们较之同类药还是有优势的。奈西立肽除了扩血管作用外，兼具利尿利钠和阻断 RAAS 的作用，对心衰发生的病理生理机制可发挥有益的改善作用。左西孟旦与传统的正性肌力药不同，在发挥正性肌力作用的同时，并不会增加心肌的耗氧量，在同类药物中此种作用是独特的，其好处也是显而易见的。不过，这两种药与同类药一样，并不能降低急性期病死率。

6. β 受体阻滞剂　慢性心衰发生急性失代偿，原已使用的该药是减或停，还是继续维持不变？2007 中国心衰相关指南及欧洲心衰指南，均建议可以减或停，待急性心衰得到控制，症状改善后再加用。不过，这一观点近来已有转变。如失代偿并非因为 β 受体阻滞剂，则不宜减量或停用，这对于急性期治疗并无好处，反而使尔后该药的加用和增加剂量造成困难。OPTIMIZE-HF 注册研究亦表明，β 受体阻滞剂的继续应用对患者出院后生存有益，可降低风险，降低出院后再住院率，停用者风险显著升高。《中国心力衰竭诊断和治疗指南 2018》建议：慢性 HFrEF 患者出现失代偿和心衰恶化，如无血流动力学不稳定或禁忌证，可继续原有的优化药物治疗方案，包括 β 受体阻滞剂，但存在心源性休克时停用。对于新发心衰患者，在血流动力学稳定后，应给予能改善心衰预后的药物。

7. 抗凝治疗（Ⅰ类，B级）　抗凝治疗（如低分子肝素）建议用于深静脉血栓和肺栓塞发生风险较高，且无抗凝治疗禁忌证的患者。

三、非药物治疗需关注的问题

非药物治疗可发挥重要作用，与药物治疗形成鲜明对照的是，非药物的辅助治疗近几年进展较快。

1. 血液超滤

（1）适应证

1）出现下列情况之一时可考虑采用超滤治疗（Ⅱa类，B级）：高容量负荷如肺水肿或严重的外周组织水肿，且对利尿剂抵抗；低钠血症（血钠 <110mmol/L）且有相应的临床症状如神志障碍、肌张力减退、腱反射减弱或消失、呕吐以及肺水肿等。

2）如合并以下任何一种情况时，应行肾脏替代治疗：液体复苏后仍然少尿，严重高钾血症（K^+>6.5mmol/L），严重酸中毒（pH<7.2），血尿素氮 >25mmol/L（150mg/dl），血肌酐 >300mmol/L（>3.4mg/dl）。

（2）不良反应和处理：存在与体外循环相关的不良反应，如生物不相容、出血、凝血、血管通路相关并发症、感染、机器相关并发症等。应避免出现新的内环境紊乱，连续血液净化治疗时应注意热量及蛋白的丢失。

超滤治疗和静脉连续应用利尿剂相比，液体丢失无明显差异，但超滤治疗能更有效地移除体内过剩的钠，并可降低患者因心衰再住院率（UNLOAD 研究）。在伴持续淤血和肾功能恶化患者中阶梯式药物治疗在保护肾功能上优于超滤，体重减轻类似，超滤不良反应较高（CARRESS-HF 研究）。

2. 主动脉内球囊反搏（IABP）

可有效改善心肌灌注，又降低心肌耗氧量和增加心输出量。适应证（Ⅰ类，B级）：①急性心肌梗死或严重心肌缺血并发心源性休克，且不能由药物纠正；②伴血流动力学障碍的严重冠心病（如急性心肌梗死伴机械并发症）；③心肌缺血或急性重症心肌炎伴顽固性肺水肿；④作为左心室辅助装置（LVAD）或心脏移植前的过渡治疗。对其他原因的心源性休克是否有益尚无证据。

3. 机械通气

主要用于心跳呼吸骤停而进行心肺复苏，或合并Ⅰ型或Ⅱ型呼吸衰竭。

（1）无创呼吸机辅助通气：有呼吸窘迫者（呼吸频率 >25 次/min，SpO_2<90%）能配合呼吸机通气的患者，应尽快给无创通气（Ⅱa类，B级）。有持续气道正压通气和双相间歇气道正压通气模式。无创通气不仅可以减轻症状，而且可以降低气管内插管的概率。无创正压通气会降低血压，使用时应监测血压，对低血压患者需谨慎使用。

（2）气道插管和人工机械通气：适用于①心肺复苏时；②严重呼吸衰竭导致低氧血症[PaO_2<60mmHg（8.0kPa）、高碳酸血症（$PaCO_2$

>50mmHg（6.65kPa）]和酸中毒（pH<7.35），经无创通气治疗不能改善者（Ⅰ类，C级）。

4. 机械循环辅助装置（Ⅱa类，B级） 左室辅助装置（LVAD）或双室辅助装置（BiVAD）可作为心脏移植的过渡或替代，2~3年的生存率优于药物治疗。主要合并症有出血、血栓栓塞、脑卒中、感染和装置失效。对于药物治疗无效的急性心衰或心源性休克患者，短期机械循环辅助（mechanical circulation support, MCS），包括经皮心室辅助装置、体外生命支持装置（extracorporeal life support, ECLS）和体外膜氧合器（extracorporeal membrane oxygenation, ECMO，又称体外膜肺），可用于短期（几天~几周）维持左室或双室心衰患者生命支持直到心脏及其他脏器功能恢复。其中ECLS或ECMO可作为急重症心衰或心源性休克的过渡治疗，通过稳定血流动力学，恢复脏器功能以便进一步系统评估是否需要接受心脏移植或长期MCS，其推荐见表15-8。

表15-8　急性心源性休克机械循环辅助推荐

推荐内容	推荐类别	证据水平
对于药物治疗无效的急性心源性休克患者，可以考虑用短期MCS，包括ECMO	Ⅰ	C
对于存在下列情况的急性心源性休克患者考虑长期应用MCS： （1）如果没有长期的设备支持，心室功能不能恢复或不太可能恢复的患者 （2）因病情过重，使用临时MCS无法保持正常血流动力学和重要器官功能，或无法中断临时MCS或血管活性药物治疗的患者 （3）有可能从终末器官功能状态和低生活质量状态中有效恢复的患者 （4）没有不可逆的终末端器官损伤的患者	Ⅱa	C
不推荐常规用IABP治疗心源性休克	Ⅲa	B

注：MCS. 机械循环辅助；ECMO. 体外膜肺；IABP. 主动脉内球囊反搏。

5. 心脏移植　可作为终末期心衰的一种治疗方式，主要适用于无其他可选择治疗方法的重度心衰，包括严重心功能损害，或依赖静脉正性肌力药的患者。与传统治疗相比，可显著增加生存率、改善运动耐量和生活质量。

四、急性心衰稳定后的后续处理

病情稳定后监测，至少每天评估心衰相关症状（如呼吸困难）、治疗的不良反应以及容量超负荷相关症状。病情稳定后治疗包括：

1. 无基础疾病的急性心衰　在消除诱因后，并不需要继续心衰的相关治疗，今后应避免诱发急性心衰，如出现各种诱因要及早和积极控制。

2. 伴基础疾病的急性心衰　应针对原发疾病进行积极有效的治疗、康复和预防。

3. 原有慢性心衰类型　处理方案与慢性心衰相同。

五、急性心力衰竭基础疾病的处理

引起急性心衰的基础疾病，如严重和未控制的高血压、急性冠脉综合征、重症心肌炎、心瓣膜疾病等，均应给予相应的治疗。

要积极进行促进心脏重建的治疗，主要针对以下靶标：

（一）左室功能障碍

RAAS阻滞剂如ACEI、ARB、醛固酮拮抗剂以及交感神经系统阻滞剂β受体阻滞剂，均可以改善左室功能和心衰患者的预后。利尿剂和地高辛亦可长期应用，有助于缓解和减轻心衰的症状。

（二）冠心病和严重心肌缺血

有效的血运重建和改善临床结局之间有显著的关联，应积极考虑采用。推荐使用的药物有抗血小板药物（如阿司匹林）、β受体阻滞剂、他汀类药物等。至于能量和代谢调节药物，亦可能有益。存活心肌指部分心肌仍存活但丧失了功能，处于"冬眠"状态。可采用MRI、超声心动图药物（如小剂量多巴酚丁胺）运动试验、放射性核素显像等方法来检测。业已证实，及时采用冠脉血运重建和β受体阻滞剂治疗，有可能使存活心肌恢复正常功能。

（三）肾脏受损

监测和改善肾功能的措施很有必要。肾功能状况也是心衰预后的一个预测指标,但仍不清楚仅仅针对肾功能的治疗方法是否也能使临床结局改善。

(四)心电系统异常

心衰的基本病理机制是心肌重构,往往也伴电重构,后者与患者伴发的各种心律失常如心房颤动、严重的室性心律失常等有关。

(五)心瓣膜疾病

由于瓣膜置换术在技术上已十分成熟,有器质性心瓣膜疾病患者在心衰发生前即应考虑做外科手术,以预防心衰。已有心衰者则应尽早手术,以防止心衰再发。

对18项心衰随机试验($n=3\,304$)的荟萃分析表明,制定完整的出院计划,对患者充分告知,以及出院后积极随访处理,较之通常的处置可改善生活质量,降低再住院和死亡。

(梁延春)

参 考 文 献

[1] Elliott P M, Anastasakis A, Borger M A, et al. 2014 ESC Guidelines on diagnosis and management of hypertrophic cardiomyopathy: the Task Force for the Diagnosis and Management of Hypertrophic Cardiomyopathy of the European Society of Cardiology (ESC)[J]. Eur Heart J, 2014, 35 (39): 2733-2779.

[2] Zhang Y, Zhang J, Butler J, et al. Contemporary Epidemiology, Management, and Outcomes of Patients Hospitalized for Heart Failure in China: Results From the China Heart Failure (China-HF) Registry[J]. J Card Fail, 2017, 23 (12): 868-875.

[3] Feldman D, Pamboukian S V, Teuteberg J J, et al. The 2013 International Society for Heart and Lung Transplantation Guidelines for mechanical circulatory support: executive summary[J]. J Heart Lung Transplant, 2013, 32 (2): 157-187.

[4] Nieminen M S, Brutsaert D, Dickstein K, et al. EuroHeart Failure Survey II (EHFS II): a survey on hospitalized acute heart failure patients: description of population[J]. Eur Heart J, 2006, 27 (22): 2725-2736.

[5] Belletti A, Castro M L, Silvetti S, et al. The Effect of inotropes and vasopressors on mortality: a meta-analysis of randomized clinical trials[J]. Br J Anaesth, 2015, 115 (5): 656-675.

[6] De Backer D, Biston P, Devriendt J, et al. Comparison of dopamine and norepinephrine in the treatment of shock [J]. N Engl J Med, 2010, 362 (9): 779-789.

[7] Thiele H, Zeymer U, Neumann F J, et al. Intraaortic balloon support for myocardial infarction with cardiogenic shock[J]. N Engl J Med, 2012, 367 (14): 1287-1296.

[8] Mebazaa A, Yilmaz M B, Levy P, et al. Recommendations on pre-hospital & early hospital management of acute heart failure: a consensus paper from the Heart Failure Association of the European Society of Cardiology, the European Society of Emergency Medicine and the Society of Academic Emergency Medicine[J]. Eur J Heart Fail, 2015, 17 (6): 544-558.

[9] Bart B A, Goldsmith S R, Lee K L, et al. Ultrafiltration in decompensated heart failure with cardiorenal syndrome [J]. N Engl J Med, 2012, 367 (24): 2296-2304.

[10] Dandel M, Knosalla C, Hetzer R. Contribution of ventricular assist devices to the recovery of failing hearts: a review and the Berlin Heart Center Experience [J]. Eur J Heart Fail, 2014, 16 (3): 248-263.

第十六章 右心衰竭

第一节 基本概念

右心衰竭其实是一种很复杂的临床综合征，诊断和治疗均有难点。该领域的研究近来已有长足进步，一些认识和观点也得到更新。

一、定义

任何原因所致右心室收缩功能和/或舒张功能障碍，造成心输出量显著降低及由此而产生各种表现的临床综合征称为右心衰竭。

二、类型

（一）继发性右心衰竭

各种心血管疾病引起的左心衰竭均可发生右心衰竭。此种右心衰竭属于继发性的，在出现右心衰竭之前常有长期左心衰竭病史。

（二）单纯或原发性右心衰竭

由于各种原因的心血管结构和功能异常，损害右心室射血能力和/或充盈能力。

三、病因

1. 肺动脉高压 动脉型肺动脉高压、左心疾病相关性肺动脉高压、肺部疾病和/或低氧相关性肺动脉高压、慢性血栓栓塞性肺动脉高压、机制不明的肺动脉高压、高原相关的疾病。

2. 肺血栓栓塞症

3. 右心室梗死

4. 右心室心肌病 致心律失常性右心室心肌病；右心室心肌致密化不全。

5. 限制性心脏病和心肌浸润性疾病（如淀粉样变性）

6. COPD 和肺源性心脏病

7. 右室心瓣膜病及某些先天性心脏病

8. 其他 心肌炎、代谢性疾病、过度肥胖、阻塞性睡眠呼吸暂停、结缔组织病、心脏手术或器械性治疗、药物（博来霉素、胺碘酮、甲氨蝶呤）等。

第二节 诊 断

一、诊断标准

我国目前关于此病的专家共识建议采用下述诊断标准：

（一）有右心衰竭的病因

如上述的各种可导致右心衰竭的疾病。

（二）有右心衰竭的症状和体征

主要症状为活动耐量下降，乏力以及呼吸困难，体征常见有颈静脉压增高的征象、肝脏扩大、外周水肿等。急性右心衰竭常有相关疾病（如急性肺血栓栓塞症或急性右心室梗死）的临床表现，并可伴急性发作的低血压和心源性休克。

（三）有右心结构和/或功能异常及心腔内压力增高的客观证据

影像学检查（包括超声心动图、核素显像、磁共振等）或右心导管检查可提供这样的证据。

（四）怀疑急性右心衰竭而不能确定时

可检测 BNP/NT-proBNP，这一指标升高有助于作出诊断，但其升高的幅度往往低于左心衰竭。6 分钟步行试验是量化评价此类患者运动能力、生活质量最重要的检查方法之一。

二、慢性右心衰竭的鉴别方法

右心衰竭可误诊为其他疾病，建议鉴别诊断可分两步走。

（一）第一步判断是否有右心衰竭

右心衰竭患者往往存在"三联征"：①以中心性水肿（腹水、胸腔积液和心包积液）为主，常伴明显充血性肝肿大和触痛,而外周水肿如足踝部水肿较轻或缺如;②颈静脉显著充盈和肝颈逆流征阳性,且其程度甚于全心衰;③肺部细湿啰音少或缺如。同时,患者心脏不大尤其左心室大小正常,而右心室和/或右心房增大,BNP/NT-proBNP轻至中度升高,就可以诊断为右心衰竭。当然还需要排除心脏的限制性病变,如限制型心肌病、弥漫浸润性心肌病(如淀粉样变性)、缩窄性心包病等。

(二)第二步分析可能的病因

可导致慢性右心衰竭的最常见原因有以下5种:右心室梗死、肺栓塞、肺动脉高压、右心心肌病和右心瓣膜疾病(包括先天性心脏病)。逐一依据这些疾病的临床特征进行鉴别分析,可作出诊断。如果这5种常见病因均不符合,可扩大鉴别诊断范围,分析其他病因之可能性。

三、急性右心衰竭的鉴别诊断

慢性右心衰竭症状(三联征)往往是逐渐出现和加重的,起初的表现主要是原因不明的疲乏、活动耐受性降低和轻度气急等,在一段时间(数月或数年)后呈现明显的三联征。与此不同的是,急性右心衰竭者上述症状可以是突出的,或在较短时间内出现和加重。对后者作出诊断后,上述的慢性右心衰竭的5种主要病因,也是急性右心衰竭的主要病因,但往往是急性发生。根据其临床特点,再作鉴别诊断。

第三节 治疗的关注点

一、慢性右心衰竭的处理

(一)氧疗

血氧饱和度低于90%的患者,氧疗可改善重要脏器的缺氧状态,降低肺动脉阻力,减轻心脏负荷。肺源性心脏病心衰动脉血氧分压小于60mmHg,宜坚持低流量氧疗每天15小时以上,使血氧分压>60mmHg。

(二)利尿剂

液体潴留是主要临床特征,单纯右心衰竭者往往呈中心型水肿,有腹水、胸腔积液,甚至心包积液。应积极使用利尿剂,主要为袢利尿剂,也要注意出入量和尿量,每天净出量宜在2L以内,避免过多过快利尿而导致各种不良反应。右心衰竭患者其每搏输出量很大程度上依赖于血容量和前负荷,如强力利尿致体液容量骤降和前负荷降低,反会使心输出量减少。

(三)地高辛

适用于伴快速心室率心房颤动,或窦性心律,心率大于100次/min患者。COPD患者宜慎用。

(四)抗凝治疗

此类患者较易合并静脉血栓形成,甚至肺栓塞,宜行华法林抗凝治疗,INR维持在1.5~2.5。

(五)ACEI与β受体阻滞剂

继发性右心衰竭,即有全心衰时,这两类药物无疑可采用。但对于单纯右心衰竭者,并未见有益疗效,尤其肺动脉高压导致的右心衰竭,ACEI不仅未能改善运动耐量和血流动力学,反会因其血管扩张作用、前负荷降低、心搏出量减少,从而使动脉血压下降,病情愈加恶化。β受体阻滞剂也可能反而降低患者运动耐量,并使血流动力学恶化。

二、急性右心衰竭的治疗

多巴酚丁胺和多巴胺是治疗重度右心衰竭的首选药物。亦可应用磷酸二酯酶抑制剂如米力农。硝酸酯类和硝普钠这两类药应避免使用,因不能选择性地扩张肺动脉,反而降低主动脉及外周动脉血压,加重右心的缺血缺氧,增加肺动脉阻力,加剧病情。

三、基础疾病处理

对明确的基础疾病,如右心室梗死、右侧心瓣膜病等,待右心衰竭得到控制、病情有所稳定,即应予积极矫治。在右心衰竭治疗过程应积极治疗缓解基础疾病的症状和严重程度,如抗感染、改善低氧血症、降低肺动脉高压、抗心肌缺血、抗凝治疗、控制快速性心律失常等。其他合并症和伴发状况如电解质紊乱、肾功能损害、持续低血压或心源性休克等亦应作相应处理。(图16-1)

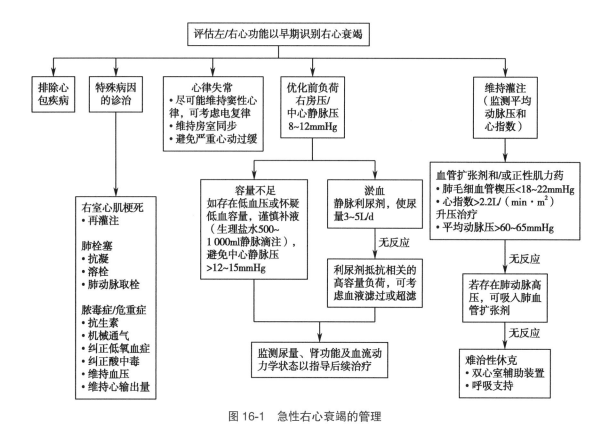

图 16-1 急性右心衰竭的管理

（梁延春）

参 考 文 献

［1］Guder G, Brenner S, Stork S, et al. Chronic obstructive pulmonary disease in heart failure：accurate diagnosis and treatment［J］. Eur J Heart Fail, 2014, 16（12）：1273-1282.

［2］Mcevoy R D, Antic N A, Heeley E, et al. CPAP for Prevention of Cardiovascular Events in Obstructive Sleep Apnea［J］. N Engl J Med, 2016, 375（10）：919-931.

［3］Holmqvist F, Guan N, Zhu Z, et al. Impact of obstructive sleep apnea and continuous positive airway pressure therapy on outcomes in patients with atrial fibrillation-Results from the Outcomes Registry for Better Informed Treatment of Atrial Fibrillation（ORBIT-AF）［J］. Am Heart J, 2015, 169（5）：647-654.

［4］Meyer P, Filippatos G S, Ahmed M I, et al. Effects of right ventricular ejection fraction on outcomes in chronic systolic heart failure［J］. Circulation, 2010, 121（2）：252-258.

［5］Haddad F, Hunt S A, Rosenthal D N, et al. Right ventricular function in cardiovascular disease, part I：Anatomy, physiology, aging, and functional assessment of the right ventricle［J］. Circulation, 2008, 117（11）：1436-1448.

［6］Haddad F, Doyle R, Murphy DJ, et al. Right ventricular function in cardiovascular disease, part II：pathophysiology, clinical importance, and management of right ventricular failure［J］. Circulation, 2008, 117（13）：1717-1731.

［7］Voelkel N F, Quaife R A, Leinwand L A, et al. Right ventricular function and failure：report of a National Heart, Lung, and Blood Institute working group on cellular and molecular mechanisms of right heart failure［J］. Circulation, 2006, 114（17）：1883-1891.

［8］Polak J F, Holman B L, Wynne J, et al. Right ventricular ejection fraction：an indicator of increased mortality in patients with congestive heart failure associated with

coronary artery disease[J]. J Am Coll Cardiol, 1983, 2
(2): 217-224.

[9] Ghio S, Gavazzi A, Campana C, et al. Independent and
additive prognostic value of right ventricular systolic
function and pulmonary artery pressure in patients with
chronic heart failure[J]. J Am Coll Cardiol, 2001, 37
(1): 183-188.

[10] Javaheri S, Shukla R, Zeigler H, et al. Central sleep
apnea, right ventricular dysfunction, and low diastolic
blood pressure are predictors of mortality in systolic
heart failure[J]. J Am Coll Cardiol, 2007, 49(20):
2028-2034.

第十七章 慢性心力衰竭合并疾病的处理

心衰患者常合并多种疾病,对于各种并存疾病,需要尽早识别并诊断和评估,判断其与心衰预后的相关性,进行合理转诊或遵循相关指南进行治疗,常见合并症的相关处理原则见表17-1。

一、心律失常

心衰患者可并发不同类型的心律失常,首先要治疗基础疾病,改善心功能,纠正神经内分泌过度激活,并注意寻找并纠正诱发因素,如感染、电解质紊乱(低血钾、低血镁、高血钾)、心肌缺血、低氧、高血压、甲状腺功能亢进或减退症等。

(一)心房颤动

心房颤动是心衰中最常见的心律失常,两者有共同的危险因素,常同时存在,相互促进,互为因果。Framinghan心脏研究显示,在新发心衰患者中有超过半数有心房颤动,在新发心房颤动患者中,超过1/3有心衰,两者同时存在时死亡风险更高。

表 17-1 心力衰竭重要合并症的治疗管理

合并症	与心衰预后的相关性	改善合并症的临床证据	建议
心血管疾病			
冠心病	强	强	评估,合适患者进行血运重建
心房颤动/心房扑动	强	中	根据现行国内外心房颤动指南进行治疗
二尖瓣关闭不全	强	中	转诊给心脏瓣膜病治疗团队,根据现行心脏瓣膜病指南进行治疗
主动脉瓣狭窄	强	强	转诊给心脏瓣膜病治疗团队,根据现行心脏瓣膜病指南进行治疗
高血压	不确定	强(预防)	根据现行国内外高血压指南进行治疗
血脂异常	不确定	强(预防)	根据现行国内外血脂异常指南进行治疗
脑血管疾病	中	弱	根据现行国内外卒中指南进行治疗
非心血管疾病			
慢性肺疾病	强	弱	优化治疗,考虑呼吸科医生会诊
糖尿病	强	中	优化治疗,考虑SGLT2抑制剂,考虑内分泌科医生会诊,根据现行国内外糖尿病指南治疗
慢性肾脏病	强	弱	优化肾素-血管紧张素-醛固酮系统抑制剂治疗,考虑肾内科医生会诊
贫血	中	弱	明确贫血原因,严重时考虑输血
缺铁	强	中	考虑静脉补铁以改善症状
甲状腺功能异常	强	弱	考虑内分泌科医生会诊
睡眠呼吸障碍	强	中	考虑睡眠相关检查,治疗严重阻塞性睡眠呼吸暂停以改善睡眠质量,考虑转诊相关专业人士
高尿酸血症和痛风	中	弱	参考国内外相关指南和专家共识治疗

1. **心室率控制**　研究表明心衰患者中心室率控制策略与节律控制策略预后相似,与心室率控制相比,节律控制并不能减少慢性心衰患者的病死率和发病率。目前建议心室率控制以减少运动和静息时的症状为目的,可以在 60~100 次 /min 之间,不超过 110 次 /min。根据患者的症状、心脏瓣膜病、心功能、是否合并预激综合征等情况决定心室率控制目标。具体建议如下:①NYHA I~Ⅲ级的患者,首选口服 β 受体阻滞剂(Ⅰ类,A 级);若对 β 受体阻滞剂不能耐受、有禁忌证、反应欠佳,HFrEF 患者可用地高辛(Ⅱa 类,B 级),HFpEF 患者可用非二氢吡啶类钙通道阻滞剂(维拉帕米、地尔硫革)(Ⅱa 类,B 级);以上均不耐受者可以考虑胺碘酮(Ⅱb 类,C 级),或者在 β 受体阻滞剂或地高辛的基础上加用胺碘酮(Ⅱb 类,C 级)。②NYHA Ⅳ级的患者,应考虑静脉应用胺碘酮或洋地黄类药物(Ⅱa 类,B 级)。

用药注意事项:①心房颤动合并预激不能使用地高辛、非二氢吡啶类钙通道阻滞剂或胺碘酮;②急性失代偿性心衰的患者,避免使用非二氢吡啶类钙通道阻滞剂;③避免 β 受体阻滞剂、地高辛及胺碘酮三者联用,因为可致严重心动过缓、Ⅲ度房室传导阻滞、心搏骤停的风险;④LVEF≤40% 的心衰患者避免使用决奈达隆及长期口服 Ⅰ 类抗心律失常药物(Ⅲ类,A 级)。

2. **节律控制**　指尝试恢复并且维持窦性心律,即在适当抗凝和心室率控制的基础上进行包括心脏电复律、抗心律失常药物治疗和射频消融的治疗。节律控制策略适用患者:①有可逆继发原因或明显诱因的心房颤动患者;②经心室率控制和心衰治疗后仍有症状的慢性心衰患者(Ⅱa 类,B 级);③心房颤动伴快速心室率,导致或怀疑导致心动过速性心肌病(Ⅱa 类,B 级);④药物治疗不理想或不耐受情况下,可以行房室结消融和起搏器或 CRT 治疗(Ⅱb 类,C 级)。

若心房颤动导致血流动力学异常,需要紧急电复律(Ⅰ类,C 级);如不需紧急恢复窦性心律,且心房颤动首次发作、持续时间 <48h 或经食管超声心动图没有心房血栓证据,应电复律或药物复律(Ⅰ类,C 级)。胺碘酮和多非利特可用于心衰患者转复心房颤动和维持窦性心律(Ⅱb 类,B 级)。对于存在心衰和 / 或 LVEF 下降的心房颤动患者,当症状和 / 或心衰与心房颤动相关时,导管消融是合理的选择(Ⅱa 类,B 级)。

3. **预防血栓栓塞**　心衰合并心房颤动时血栓栓塞风险显著增加,抗凝治疗需要权衡获益与出血风险,建议使用 CHA2DS2-VASc 和 HAS-BLED 评分分别评价血栓栓塞和出血风险(Ⅰ类,B 级)。肥厚型心肌病合并心房颤动,不需要 CHA2DS2-VASc 评分,应直接口服抗凝治疗(Ⅰ类,B 级)。

(二)室性心律失常

首先要寻找并纠正导致室性心律失常的诱因(如低钾、低镁、心肌缺血、致心律失常药物的使用等)(Ⅱa 类,C 级)及治疗心衰本身。β 受体阻滞剂是唯一能减少 HFrEF 患者猝死的抗心律失常药物(Ⅰ类,A 级)。症状性或持续性室速、室颤患者,推荐 ICD 改善生存率(Ⅰ类,A 级)。已植入 ICD 的患者,经优化药物治疗后仍有症状性心律失常发生或反复放电,可考虑使用胺碘酮(Ⅱa 类,C 级)、导管射频消融术(Ⅱa 类,C 级)。对于非持续性、无症状的室性心律失常患者,除 β 受体阻滞剂外,不建议应用其他抗心律失常药物(Ⅲ类,A 级)。

急性心衰患者出现血流动力学不稳定的持续性室速或室颤,首选电复律或电除颤,复律或除颤后可加静脉胺碘酮预防复发(Ⅰ类,C 级)。还可加用 β 受体阻滞剂,尤其适用于伴"交感风暴"的患者。以上药物无效时,也可应用利多卡因(Ⅱb 类,C 级)。发生尖端扭转型室性心动过速时,静脉应用硫酸镁是有效的终止方法,建议血钾水平维持在 4.5~5.0mmol/L,血镁补充至水平≥2.0mmol/L,通过临时起搏或药物(静脉异丙肾上腺素)使心室率提高至 70 次 /min 以上,室性心动过速蜕变为心室颤动时立即电复律,并停用可能导致 QT 间期延长的药物。

(三)症状性心动过缓及房室传导阻滞

心衰患者起搏治疗的适应证与其他患者相同,但在常规植入起搏器之前,应考虑是否有植入 ICD 或 CRT/CRT-D 的适应证。

二、冠心病

冠心病是心衰最常见的病因,血运重建治疗改善了心肌梗死患者的存活率,心肌梗死后心室重构导致慢性心衰的发病率增加。对于心衰患者,推荐无创影像学技术明确是否存在冠心病（Ⅰ类,C级）,冠脉造影的适应证见心衰特殊检查。

合并冠心病的慢性心衰患者应给予冠心病的二级预防。HFrEF伴心绞痛的患者,首选β受体阻滞剂（Ⅰ类,A级）；若β受体阻滞剂不耐受或到达最大剂量,窦性心律且心率≥70次/min可加用伊伐布雷定（Ⅱa类,B级）；有心绞痛症状可考虑加用短效（Ⅱa类,A级）或长效（Ⅱa类,B级）硝酸酯。冠心病合并心衰患者应用曲美他嗪有助于改善左室射血分数、NYHA分级、运动耐量和生活质量,降低心血管再入院和远期死亡风险,故曲美他嗪可用于合并冠心病的HFrEF患者（Ⅱb类,B级）。经优化的药物治疗仍有心绞痛的患者应行冠脉血运重建（Ⅰ类,A级）,应遵循《中国经皮冠状动脉介入治疗指南（2016）》。

急性冠脉综合征导致的急性心衰应遵循国内外相关指南进行救治。因心肌缺血而诱发和加重的急性心衰,相关治疗见急性心衰部分。如果患者血压偏高、心率增快,在静脉应用利尿剂和硝酸酯的基础上谨慎地应用β受体阻滞剂,有利于减少心肌耗氧量,改善心肌缺血和心功能。

三、高血压

高血压是心衰的主要危险因素,我国心衰患者合并高血压的比例为50.9%。高血压伴有的慢性心衰通常早期表现为HFpEF,晚期或合并其他病因时表现为HFrEF。前瞻性研究证实心衰患者中较高的基线收缩压、舒张压和脉压水平与较高的不良事件发生率相关。控制血压有助于改善心衰患者预后,预防与高血压有关的并发症。

应遵循高血压指南,优化合并高血压的心衰患者的血压控制,高血压合并HFrEF建议将血压降到小于130/80mmHg（Ⅰ类,C级）：首选ACEI/ARB、β受体拮抗剂、醛固酮受体拮抗剂（Ⅰ类,A级）；若高血压仍持续存在时,推荐使用噻嗪类利尿剂（若患者已用噻嗪类利尿剂,改用袢利尿剂）（Ⅰ类,C级）；若血压仍不达标,推荐使用氨氯地平（Ⅰ类,A级）或非洛地平（Ⅱa类,B级）；禁用α受体拮抗剂（Ⅲ类,A级）、莫索尼定（Ⅲ类,B级）、地尔硫䓬和维拉帕米（Ⅲ类,C级）。高血压

合并HFpEF患者的治疗见HFpEF部分。

四、心脏瓣膜病

心脏瓣膜病（valvular heart disease,VHD）是引起和恶化心衰的常见病因。而这些基于瓣膜本身的损害,内科的药物治疗均不能使其消除和缓解。也无证据表明药物治疗可改善此类患者的生存率。对于有症状的VHD慢性心衰,VHD伴急性心衰,充分证据表明患者可从手术治疗中获益。建议由心内科医生、心脏外科医生、影像科医生、重症监护医生、麻醉师等共同参与做出决策,包括诊断、严重程度、预后评估、治疗方案的制定、干预治疗的适应证选择。

五、糖尿病

心衰和糖尿病常同时存在,彼此增加对方的发生风险。心衰患者糖尿病的患病率为10%~47%。住院HFrEF患者中约40%合并糖尿病。糖尿病患者中心衰患病率是普通人群的4倍。糖尿病显著增加缺血性心脏病心衰的风险；糖尿病本身也可能引起糖尿病心肌病,后期也可能出现收缩功能障碍。合并糖尿病的心衰患者的因心衰住院、全因死亡和心血管死亡率更高。

对于心衰合并糖尿病患者应逐渐、适度进行血糖控制,目标应个体化（一般糖化血红蛋白小于8%）,尽量避免低血糖事件,因其降低恶性心律失常阈值、增加猝死风险。常用降糖药主要包括二甲双胍、磺脲类、胰岛素、二肽基肽酶4抑制剂（DPP4i）、胰高血糖素样肽-1（GLP1）受体激动剂、钠-葡萄糖协同转运蛋白2（SGLT2）抑制剂等。不同的降糖药对心衰风险的影响不同。因此临床应用要个体化。荟萃分析显示二甲双胍可降低心衰患者的全因死亡率和心衰住院率。建议二甲双胍作为糖尿病合并稳定性心衰患者一线用药（Ⅱa类,C级）,禁用于有严重肝肾功能损害的患者,因存在乳酸性酸中毒的风险。噻唑烷二酮类（罗格列酮和吡格列酮）可引起水钠潴留、增加心衰恶化或住院风险,避免用于充血性心衰患者。相关内容还可参考心衰预防部分。

六、缺铁与贫血

贫血在心衰患者中很常见,与心衰的严重程

度独立相关,并且与预后差和活动耐力下降有关。应当积极寻找贫血病因。对于 NYHA Ⅱ~Ⅲ级 HFrEF 患者且铁缺乏者(铁蛋白 <100ng/ml 或转铁蛋白饱和度 <20% 时铁蛋白为 100~300ng/ml),静脉补充铁剂有助于改善心衰患者的活动耐力与生活质量(Ⅱb 类,B 级);对于心衰伴贫血患者,使用促红细胞生成素刺激因子不能降低心衰死亡率,反而增加血栓栓塞的风险(Ⅲ类,B 级)。

七、肾功能不全

心衰和慢性肾脏病常合并存在,合并肾功能不全的心衰患者的预后更差。临床治疗时应同时兼顾心脏和肾脏。心衰患者住院期间出现的肾功能恶化,严重时称为急性肾损伤,主要与应用利尿剂或其他损害肾功能药物(如对比剂、非甾体消炎药等)相关。心衰患者在开始启动 ACEI/ARB/ARNI 或增加剂量时,出现肌酐增高的处理见 ACEI 的不良反应章节,并需要对患者进行评估,包括潜在的肾动脉狭窄、血容量过高或过低、伴随药物等因素。肾脏排泄的药物(例如地高辛、胰岛素和低分子量肝素等)在肾功能恶化时需要调整剂量。

八、肺部疾病

心衰和慢性阻塞性肺疾病、哮喘的临床症状有些重叠,因此在鉴别诊断上存在一些困难。有研究报道肺部超声的"彗星尾征",有助于鉴别慢性阻塞性肺疾病 / 哮喘和心衰引起的呼吸困难。建议肺功能检查在心衰患者病情和容量状态稳定 3 个月后进行,以避免肺淤血引起肺泡和支气管外部阻塞对检测指标的影响。心衰合并慢性阻塞性肺疾病的患者,建议使用心脏选择性 β_1 受体阻滞剂,如比索洛尔、美托洛尔。对于哮喘稳定期的 HFrEF 患者,可以考虑在专科医生的密切监护下,从小剂量开始应用,密切观察气道阻塞症状。

九、睡眠呼吸暂停

睡眠呼吸暂停综合征在心衰患者中很常见。心衰患者怀疑存在睡眠呼吸障碍或白天嗜睡的患者,需进行睡眠呼吸监测,并鉴别阻塞性与中枢性睡眠暂停(Ⅱa 类,C 级);伴有心血管疾病的阻塞性睡眠呼吸暂停患者,持续呼吸道正压通气(continuous positive airway pressure,CPAP)治疗有助于改善睡眠质量和白天嗜睡情况(Ⅱb 类,B 级)。对于合并心房颤动的中枢性睡眠暂停患者,CPAP 可能有助于降低永久性心房颤动发生率。但对于 NYHA Ⅱ~Ⅳ级 HFrEF 患者伴有中枢性呼吸暂停时,伺服通气(adaptiveservo-ventilation,ASV)增加患者的死亡率(Ⅲ类,B 级)。

十、高原心脏病

高原心脏病包括高原肺水肿(high altitude pulmonary edema,HAPE)和慢性高原性心脏病。HAPE 是由于快速进入高原或从高原进入更高海拔地区,肺动脉压突然升高,肺毛细血管内皮和肺泡上皮细胞受损、通透性增加,液体漏至肺间质或 / 和肺泡,严重时危及生命的高原地区特发病。未经治疗的 HAPE 患者死亡率在 50% 左右,是高原病死亡的主要原因。

HAPE 多发生于初入高原的低海拔人群,既往 HAPE 发病史患者再入高原后容易再发 HAPE。未习服人群从平原直接空运到 3 700m 高原,HAPE 的发病率为 0.16%。常见诱因为上呼吸道感染、运动和寒冷天气,青年人的发病率高于老年人,男性高于女性,发病高峰在进入高原后 12~72h。治疗措施包括转运到低海拔地区、坐位、吸氧(使动脉血氧饱和度达到 90% 以上)。如果无条件转运,可使用便携式高压氧舱。药物治疗包括解痉平喘、糖皮质激素、利尿剂、硝苯地平缓释片、β_2 受体激动剂,必要时可给予气管插管和呼吸机辅助呼吸、血液超滤等。

慢性高原心脏病是由慢性低压低氧引起肺组织结构和功能异常,肺血管阻力增加,右心扩张、肥大,伴或不伴右心衰竭的心脏病。患者确诊后应当尽快下送至平原。一般治疗包括吸氧、控制呼吸道感染、纠正右心衰竭。针对高原肺动脉高压的药物治疗,临床大多参考肺高血压的治疗药物。

(梁延春)

参 考 文 献

［1］ Whelton P K, Carey R M, Aronow W S, et al. 2017 ACC/AHA/AAPA/ABC/ACPM/AGS/APhA/ASH/ASPC/NMA/PCNA Guideline for the Prevention, Detection, Evaluation, and Management of High Blood Pressure in Adults: A Report of the American College of Cardiology/American Heart Association Task Force on Clinical Practice Guidelines［J］. J Am Coll Cardiol, 2018, 71（19）: e127-e248.

［2］ 中国高血压防治指南修订委员会. 中国高血压防治指南2010［J］. 中华心血管病杂志, 2011（7）: 579-616.

［3］ Wright J J, Williamson J D, Whelton P K, et al. A Randomized Trial of Intensive versus Standard Blood-Pressure Control［J］. N Engl J Med, 2015, 373（22）: 2103-2116.

［4］ Stone N J, Robinson J G, Lichtenstein A H, et al. 2013 ACC/AHA guideline on the treatment of blood cholesterol to reduce atherosclerotic cardiovascular risk in adults: a report of the American College of Cardiology/American Heart Association Task Force on Practice Guidelines［J］. Circulation, 2014, 129（25 Suppl 2）: S1-S45.

［5］ 诸骏仁, 高润霖, 赵水平, 等. 中国成人血脂异常防治指南（2016年修订版）［J］. 中国循环杂志, 2016（10）: 937-953.

［6］ Seferovic P M, Petrie M C, Filippatos G S, et al. Type 2 diabetes mellitus and heart failure: a position statement from the Heart Failure Association of the European Society of Cardiology［J］. Eur J Heart Fail, 2018, 20（5）: 853-872.

［7］ American Diabetes Association. Cardiovascular Disease and Risk Management: Standards of Medical Care in Diabetes-2018［J］. Diabetes Care, 2018, 41（Suppl 1）: S86-S104.

［8］ 中华医学会糖尿病学分会. 中国2型糖尿病防治指南（2017年版）［J］. 中华糖尿病杂志, 2018（1）: 4-67.

［9］ Ibanez B, James S, Agewall S, et al. 2017 ESC Guidelines for the management of acute myocardial infarction in patients presenting with ST-segment elevation: The Task Force for the management of acute myocardial infarction in patients presenting with ST-segment elevation of the European Society of Cardiology（ESC）［J］. Eur Heart J, 2018, 39（2）: 119-177.

［10］ 中国医师协会肾脏内科医师分会. 中国肾脏疾病高尿酸血症诊治的实践指南（2017版）［J］. 中华医学杂志, 2017（25）: 1927-1936.

［11］ Fihn S D, Blankenship J C, Alexander K P, et al. 2014 ACC/AHA/AATS/PCNA/SCAI/STS focused update of the guideline for the diagnosis and management of patients with stable ischemic heart disease: a report of the American College of Cardiology/American Heart Association Task Force on Practice Guidelines, and the American Association for Thoracic Surgery, Preventive Cardiovascular Nurses Association, Society for Cardiovascular Angiography and Interventions, and Society of Thoracic Surgeons［J］. J Am Coll Cardiol, 2014, 64（18）: 1929-1949.

［12］ January C T, Wann L S, Alpert J S, et al. 2014 AHA/ACC/HRS guideline for the management of patients with atrial fibrillation: a report of the American College of Cardiology/American Heart Association Task Force on practice guidelines and the Heart Rhythm Society［J］. Circulation, 2014, 130（23）: e199-e267.

［13］ 中国医师协会心律学专业委员会心房颤动防治专家工作委员会, 中华医学会心电生理和起搏分会. 心房颤动: 目前的认识和治疗建议-2015［J］. 中华心律失常学杂志, 2015（5）: 321-384.

［14］ 中华医学会心血管病学分会介入心脏病学组, 中国医师协会心血管内科医师分会血栓防治专业委员会, 中华心血管病杂志编辑委员会. 中国经皮冠状动脉介入治疗指南（2016）［J］. 中华心血管病杂志, 2016（5）: 382-400.

［15］ Nishimura R A, Otto C M, Bonow R O, et al. 2017 AHA/ACC Focused Update of the 2014 AHA/ACC Guideline for the Management of Patients With Valvular Heart Disease: A Report of the American College of Cardiology/American Heart Association Task Force on Clinical Practice Guidelines［J］. Circulation, 2017, 135（25）: e1159-e1195.

［16］ Kuehneman T, Gregory M, de Waal D, et al. Academy of Nutrition and Dietetics Evidence-Based Practice Guideline for the Management of Heart Failure in Adults［J］. J AcadNutr Diet, 2018, 118（12）: 2331-2345.

［17］ Santhanakrishnan R, Wang N, Larson M G, et al. Atrial Fibrillation Begets Heart Failure and Vice Versa:

Temporal Associations and Differences in Preserved Versus Reduced Ejection Fraction [J]. Circulation, 2016, 133 (5): 484-492.

[18] Mulder B A, Van Veldhuisen D J, Crijns H J, et al. Lenient vs. strict rate control in patients with atrial fibrillation and heart failure: a post-hoc analysis of the RACE Ⅱ study [J]. Eur J Heart Fail, 2013, 15 (11): 1311-1318.

[19] 中华医学会心血管病学分会, 中华心血管病杂志编辑委员会. 急性 ST 段抬高型心肌梗死诊断和治疗指南 [J]. 中华心血管病杂志, 2015 (5): 380-393.

[20] Roffi M, Patrono C, Collet J P, et al. 2015 ESC Guidelines for the management of acute coronary syndromes in patients presenting without persistent ST-segment elevation: Task Force for the Management of Acute Coronary Syndromes in Patients Presenting without Persistent ST-Segment Elevation of the European Society of Cardiology (ESC) [J]. Eur Heart J, 2016, 37 (3): 267-315.

[21] 中华医学会心血管病学分会, 中华心血管病杂志编辑委员会. 非 ST 段抬高型急性冠状动脉综合征诊断和治疗指南 (2016) [J]. 中华心血管病杂志, 2017 (5): 359-376.

[22] Lip G Y, Skjoth F, Overvad K, et al. Blood pressure and prognosis in patients with incident heart failure: the Diet, Cancer and Health (DCH) cohort study [J]. Clin Res Cardiol, 2015, 104 (12): 1088-1096.

[23] Major cardiovascular events in hypertensive patients randomized to doxazosin vs chlorthalidone: the antihypertensive and lipid-lowering treatment to prevent heart attack trial (ALLHAT). ALLHAT Collaborative Research Group [J]. JAMA, 2000, 283 (15): 1967-1975.

[24] Nishimura R A, Otto C M, Bonow R O, et al. 2014 AHA/ACC guideline for the management of patients with valvular heart disease: a report of the American College of Cardiology/American Heart Association Task Force on Practice Guidelines [J]. J Am Coll Cardiol, 2014, 63 (22): e57-e185.

[25] Baumgartner H, Falk V, Bax J J, et al. 2017 ESC/EACTS Guidelines for the Management of Valvular Heart Disease [J]. Rev EspCardiol (Engl Ed), 2018, 71 (2): 110.

[26] From A M, Leibson C L, Bursi F, et al. Diabetes in heart failure: prevalence and impact on outcome in the population [J]. Am J Med, 2006, 119 (7): 591-599.

[27] Nichols G A, Gullion C M, Koro C E, et al. The incidence of congestive heart failure in type 2 diabetes: an update [J]. Diabetes Care, 2004, 27 (8): 1879-1884.

[28] Macdonald M R, Petrie M C, Varyani F, et al. Impact of diabetes on outcomes in patients with low and preserved ejection fraction heart failure: an analysis of the Candesartan in Heart failure: Assessment of Reduction in Mortality and morbidity (CHARM) programme [J]. Eur Heart J, 2008, 29 (11): 1377-1385.

[29] Ukena C, Dobre D, Mahfoud F, et al. Hypo-and hyperglycemia predict outcome in patients with left ventricular dysfunction after acute myocardial infarction: data from EPHESUS [J]. J Card Fail, 2012, 18 (6): 439-445.

[30] Crowley M J, Diamantidis C J, Mcduffie J R, et al. Clinical Outcomes of Metformin Use in Populations With Chronic Kidney Disease, Congestive Heart Failure, or Chronic Liver Disease: A Systematic Review [J]. Ann Intern Med, 2017, 166 (3): 191-200.

[31] Ponikowski P, van Veldhuisen D J, Comin-Colet J, et al. Beneficial effects of long-term intravenous iron therapy with ferric carboxymaltose in patients with symptomatic heart failure and iron deficiencydagger [J]. Eur Heart J, 2015, 36 (11): 657-668.

[32] Swedberg K, Young J B, Anand I S, et al. Treatment of anemia with darbepoetin alfa in systolic heart failure [J]. N Engl J Med, 2013, 368 (13): 1210-1219.

[33] Bock J S, Gottlieb S S. Cardiorenal syndrome: new perspectives [J]. Circulation, 2010, 121 (23): 2592-2600.

[34] Prosen G, Klemen P, Strnad M, et al. Combination of lung ultrasound (a comet-tail sign) and N-terminal pro-brain natriuretic peptide in differentiating acute heart failure from chronic obstructive pulmonary disease and asthma as cause of acute dyspnea in prehospital emergency setting [J]. Crit Care, 2011, 15 (2): R114.

[35] Cowie M R, Woehrle H, Wegscheider K, et al. Adaptive Servo-Ventilation for Central Sleep Apnea in Systolic Heart Failure [J]. N Engl J Med, 2015, 373 (12): 1095-1105.

[36] Nieto E V, Molano F D, Medina R D, et al. Interventions for preventing high altitude illness: Part 1. Commonly-used classes of drugs [J]. Cochrane Database Syst Rev, 2017, 6: D9761.

[37] 达娃次仁, 格桑罗布, 卓玛次仁, 等. 慢性高原心

脏病患者肺动脉收缩压对心脏结构及功能的影响
[J].中华心血管病杂志,2013(9):761-765.

[38] 中国医师协会肾脏内科医师分会.中国肾脏疾病高
尿酸血症诊治的实践指南(2017版)[J].中华医学
杂志,2017(25):1927-1936.

[39] Meschia J F, Bushnell C, Boden-Albala B, et al.
Guidelines for the primary prevention of stroke: a
statement for healthcare professionals from the
American Heart Association/American Stroke
Association[J]. Stroke, 2014, 45(12): 3754-3832.

[40] Kernan W N, Ovbiagele B, Black H R, et al. Guidelines
for the prevention of stroke in patients with stroke and
transient ischemic attack: a guideline for healthcare
professionals from the American Heart Association/
American Stroke Association[J]. Stroke, 2014, 45
(7): 2160-2236.

第五篇　心律失常和心肺复苏

第十八章 心房颤动

第一节 心房颤动的疾病负担

一、心房颤动的患病率和发病率

心房颤动,简称房颤,是 21 世纪的心血管流行病,其患病率和发病率均随年龄增长逐步增加,35 岁以上成年人房颤的患病率约为总患病率的 2 倍。各年龄段房颤患病率和发病率男性均高于女性。Framingham 研究显示,40 岁以上人群约 1/4 会罹患房颤,男性一生中患房颤的风险约为 26.0%,女性约为 23.0%。随着年龄增加,终生房颤的患病风险并没有较大变化,80 岁以上人群男性房颤患病风险为 22.7%,女性为 21.6%,这是由于房颤的患病率也随年龄增长显著增加。

不同地区的患病率及发病率不同,相比于发展中国家,发达国家房颤的患病率和发病率都较高。亚洲人群房颤患病风险较北美或欧洲地区低,相对危险为 0.78,但这种差异可能与亚太地区低估了房颤患病情况有关。胡大一等在我国 13 个省(区、市)的 29 079 例 30 岁以上人群中开展的流行病学调查提示,校正年龄后的房颤总患病率为 0.65%,随年龄增长患病率增加,在 80~89 岁人群中房颤患病率高达 7.5%。张澍等针对不同地区自然人群 19 368 例 35 岁以上人群的横截面调查结果显示,校正年龄后的房颤总患病率为男性 0.74%,女性 0.72%。房颤患病率随年龄增加而增加,60 岁以下人群房颤患病率分别男性为 0.43% 和女性 0.44%,而 60 岁以上人群房颤患病率分别增长至男性 1.83% 和女性 1.92%。一项中国人群的房颤流行病学研究分析了 2001—2012 年的医疗保健数据,共纳入 471 446 名年龄大于 20 岁的人,发现房颤的发病率为 0.05/100 人年,11 年间房颤的患病率增加了 20 倍,中国成年人房颤的终生患病风险约为 1/5。

二、心房颤动的危害

(一)全因死亡及医疗保健负担

房颤导致的全因死亡率相比于无房颤人群显著增加,女性增加 2 倍,男性增加 1.5 倍。房颤校正年龄后的死亡率在 1990 年为男性 0.8/10 万人,女性 0.9/10 万人,而在 2010 年为男性 1.6/10 万人,女性 1.7/10 万人,女性稍高于男性。由于卒中引起死亡可以通过抗凝治疗预防,但是由于心力衰竭和心源性猝死等引起的死亡仍需进一步控制。

在 2010 年,房颤的伤残调整寿命年校正年龄后为男性 64.5/10 万,女性 45.9/10 万。每年有 10%~40% 的房颤患者需要住院治疗。与健康对照组、一般人群和其他冠心病患者相比,房颤患者的生活质量较差。在 2008 年,英国的房颤花费占英国医疗总花费约 1%,在美国房颤的医疗费用为 60 亿~260 亿美元,这些费用主要包括房颤相关的并发症如卒中的治疗和房颤住院治疗费用。

(二)脑卒中/短暂性脑缺血发作、体循环动脉栓塞

房颤最主要的危害就是引起血栓栓塞并发症,增加患者致残和死亡风险。房颤显著增加缺血性脑卒中及体循环栓塞的风险,其发生率分别为 1.92% 和 0.24%。房颤是缺血性卒中的独立危险因素,房颤患者的缺血性卒中的发病率约是无房颤人群的 5 倍,且与卒中患者近 20% 的致死率和 60% 的致残率相关。无论是否抗凝,亚裔房颤患者均较非亚裔房颤患者更易发生缺血性脑卒中,同时出血性脑卒中发生风险亦较高。与非房颤导致的卒中相比,房颤导致的卒中死亡率、致残率更高,住院时间更长。

卒中人群中有相当大的一部分是房颤所致

的心源性栓塞。最近的研究显示 1/4~1/3 的缺血性卒中患者和 80% 的心源性卒中患者伴有房颤，并且超过 1/4 的房颤相关卒中患者是以卒中为首发症状。隐源性卒中是指广泛的卒中后诊断检查也没有探明卒中的原因（即大血管疾病，心源性栓塞或小血管疾病），这种卒中约占所有卒中的 25%。在评估隐源性卒中患者卒中后各种心律监测策略的两项随机试验中，CRYSTAL-AF 试验通过长时间监测发现最终有 30% 的患者存在先前未诊断的房颤，而 EMBRACE 试验通过 30 天的监测发现 16% 的患者存在先前未诊断的房颤。卒中后心房颤动的发现可以使患者的治疗方式发生转变，即用口服抗凝药替代非房颤卒中后治疗药物阿司匹林。50 项研究的荟萃分析发现，通过短期和长期监测，24% 的卒中后患者被检测出房颤。在该类卒中发现房颤的证据是使用口服抗凝药治疗的前提。

体循环栓塞常见部位依次为下肢（58%）、肠系膜及内脏（31%）、上肢（10%），60% 左右的患者需要介入或外科手术干预，5% 需要截肢。栓塞事件发生 30 天内致残率为 20%，致死率为 25%。肠系膜及内脏栓塞 30 天死亡率高于下肢或上肢栓塞（分别为 55%，17% 和 9%）。

房颤相关的血栓栓塞的产生机制主要是由于房颤导致的心房无效收缩，心房内血液瘀滞并形成血栓，血栓脱落导致脑血管或其他血管血栓栓塞。这些栓塞事件能够造成患者瘫痪、出现认知功能障碍，明显降低了患者的生活质量，并且使患者的住院次数显著升高，随之带来巨大的个人和社会经济负担。因此，卒中预防是房颤治疗的核心。

房颤导致卒中的风险与临床并发症相关，因此有多种评分来判断不同房颤患者卒中的风险，如 CHADS$_2$、CHA$_2$DS$_2$-VASc 等。评分可以对不同卒中风险的房颤患者进行分类。CHADS$_2$ 评分包括了充血性心力衰竭、高血压、年龄、糖尿病和卒中病史，首先被引入以确定患者是否接受抗栓治疗（阿司匹林或口服抗凝药）治疗。为了更好地区分有卒中风险的患者，又推出了 CHA$_2$DS$_2$-VASc 评分。特点是包括了两个年龄段，女性和血管疾病作为卒中的独立危险因素。该评分将房颤患者分为两类：低风险患者（0~1 分）和高风险患者（评分≥2）。临床上一种常见的误解是阵发性心房颤动患者卒中风险较低，但许多研究表明，尽管阵发性房颤患者往往更年轻且相关的危险因素更少，但是阵发性房颤的卒中风险几乎与持续性或永久性房颤采用相同的治疗原则。指南建议阵发性房颤与持续性或永久性房颤治疗原则相同，都用口服抗凝药预防血栓。然而在实际临床过程中，阵发性房颤患者往往得不到重视和有效抗凝治疗。

房颤导致的血栓栓塞可以通过口服抗凝药有效预防。口服抗凝药可以降低房颤患者发生血栓栓塞事件和死亡的风险，是预防房颤血栓栓塞的重要措施。口服抗凝药包括维生素 K 拮抗剂，如华法林，以及新型口服抗凝药（new oral anticoagulant drug，NOAC），亦称直接口服抗凝药（direct oral anticoagulant drug，DOAC），如利伐沙班和达比加群。荟萃分析显示，与安慰剂相比，华法林能够减少 64% 的卒中和系统性栓塞的风险，以及 26% 的全因死亡率。而 DOAC 在非瓣膜性房颤患者中预防卒中的疗效已被证明不低于华法林，且使用 DOAC 能够在此华法林的基础上将栓塞风险和死亡风险分别再降低 19% 和 10%。

（三）心力衰竭

房颤常常与心力衰竭同时存在，并形成恶性循环，二者有相同的危险因素，如高血压、糖尿病及心脏瓣膜病等。房颤使心衰的患病率增加 3 倍且加重心衰的症状。在房颤患者中心力衰竭的发病率约为 33/1 000 人年，20%~30% 房颤患者伴有左心室功能不全。房颤负荷的增加与充血性心力衰竭的患病率增加相关，阵发性房颤患者有充血性心力衰竭的比例为 33%，持续性房颤的患者为 44%，而永久性房颤患者为 56%。不仅如此，严重的心衰也会增快房颤的心室率。此外，房颤合并心力衰竭的患者预后较单独的房颤或心力衰竭患者差。房颤患者发生心力衰竭后死亡风险男性增加 2.7 倍，女性增加 3.1 倍。而心力衰竭患者发生房颤后死亡风险男性增加 1.6 倍，女性增加 2.7 倍。

有几种机制可以解释房颤与心力衰竭的相关性。动物研究和病例报告表明，快速心室反应的房颤可导致扩张型心肌病。此外，心房收缩的丧失可能导致心输出量下降，进而导致充血性心力衰竭。同时，充血性心力衰竭可能使心房充盈压急剧增加，造成心房扩张，从而导致房颤。此外，充血性心力衰竭还能引起心房纤维化和局部传导异常，这为房颤的发生提供了基础。慢性充血性心力衰竭中的交感神经活化可能导致电生理改变，如缩短心房不应期，促进房颤的发生。

（四）心肌梗死

在一个纳入 23 928 名受试者平均 4.5 年的随访研究中，房颤患者发生心肌梗死的风险约是非房颤患者的 2 倍，在校正总胆固醇、高密度脂蛋白胆固醇、吸烟状况、收缩压、降血压药物、体重指数、糖尿病、华法林使用、阿司匹林使用、他汀类药物使用、卒中和血管疾病史、肾小球滤过率、白蛋白与肌酐比率和 C- 反应蛋白水平后，房颤患者发生心肌梗死的风险仍约是非房颤患者的 1.7 倍。在亚组分析中，男性的心肌梗死风险显著高于女性，但心肌梗死风险与年龄相关性较小。

文献综述显示在观察性研究中房颤患者心肌梗死的发病率为每年 0.4%~2.5%，其中房颤合并稳定型心绞痛、心脏瓣膜病、心衰、经冠状动脉介入治疗的患者心肌梗死发病率较高，分别为每年 11.5%、4.47%、2.9%、6.3%。

房颤与心肌梗死之间的密切关系可以部分解释为房颤和心肌梗死具有相似的危险因素。也就是房颤和心肌梗死最终都可能发生，而谁先发生只是一个时间问题。房颤可能不是发生心肌梗死的危险因素，而只是患者具有冠心病危险因素的一个标志。此外，房颤还会对心肌梗死的危险因素产生潜在影响。当房颤发生时，它产生并维持炎症和促血栓形成环境，这些可增加心肌梗死的风险。

冠状动脉血栓栓塞导致心肌梗死可能是房颤患者心肌梗死风险增加的另一个原因。由于冠状动脉栓塞导致的散发心肌梗死已有报道，这表明冠状动脉栓塞的发生率可能比我们认为的要高。此外，在对 419 名死亡的心肌梗死患者进行的研究中，冠状动脉栓塞占这些病例的 13%。在这些病例中，心房颤动是导致冠状动脉栓塞的潜在疾病。这些研究结果表明冠状动脉栓塞可能并不如我们想象得那么罕见，这可能是房颤导致心肌梗死的原因之一。

（五）认知功能下降、痴呆

许多前瞻性研究表明房颤与认知能力下降或痴呆之间存在关联。房颤是认知能力下降和痴呆的独立危险因素。房颤能够使认知能力下降的风险增加 1.14 倍，痴呆风险增加 1.3 倍，失去独立日常生活能力的风险增加 1.35 倍。心血管健康研究报告称，在发生房颤的前 7 年内患者认知能力下降得较快。而对于有卒中病史的房颤患者，其发生认知障碍的风险将增加到 2.7 倍。

房颤导致认知功能下降和痴呆的原因可能是房颤能够导致卒中，而卒中会导致认知功能下降和痴呆。缺血性卒中导致认知能力下降的事实被广泛接受并成为病因学概念的一部分，如"卒中后痴呆"和"血管性痴呆"。研究报道了卒中患者在 5 年内新发痴呆的比例高达 33%。除了"显性"的缺血性卒中以外，临床上称为"沉默"或"隐性"的卒中也能导致认知能力下降。此外，在 6 项队列研究或病例报道中，房颤与隐性脑梗死显著相关。此外许多研究表明即使对于没有显性脑卒中的患者，房颤同样可以导致认知功能下降和痴呆。遗憾的是其中大多数研究都没有使用脑成像评估患者是否有临床上隐性脑卒中，不能排除这些卒中对认知和痴呆的可能影响。

有证据显示，与房颤相关的脑灌注降低、血管炎症和脑容积减少可能是导致痴呆的病理机制。与阵发性心房颤动患者和非心房颤动患者相比，持续性心房颤动患者的脑血流量较低，脑灌注估计值较低。研究表明炎症反应可以促进心房颤动，并且心房颤动本身可以增强炎症反应，C 反应蛋白和白细胞介素 -6 等炎症标志物与心房颤动的发展和持续存在有关。升高的 C 反应蛋白和白细胞介素 -6 水平与所有类型痴呆的风险增加有关。血管炎症也被认为是导致认知能力下降的关键因素。因此，血管炎症与心房颤动和痴呆之间存在关联，提示促炎症状可能是心房颤动与痴呆之间关联的潜在机制。但是，仍需要一些直接的关联证据。降低的总脑容量是痴呆症的常见表现，而心房颤动也与总脑容量降低有关。Framingham 研究显示心房颤动与额叶脑容量呈负相关。海马在阿尔茨海默病和血管性痴呆中受到影响，一些研究认为心房颤动与海马体积减小相关。内嗅皮质是位于颞中叶的大脑区域，在陈述性记忆和空间记忆中起重要作用，包括记忆形成、记忆巩固和记忆优化。一项队列研究显示了心房颤动患者嗅皮质体积减小的相关性。此外，房颤与痴呆有许多相同的危险因素，如年龄、糖尿病、慢性肾病、睡眠呼吸暂停、高血压、心力衰竭、过量饮酒、冠心病等。这些也可能是房颤与痴呆相关的机制。

由于房颤导致的痴呆大部分是由于显性和隐性卒中引起，抗凝治疗能够预防痴呆发生。一些观察性研究评估了抗凝治疗降低心房颤动患者痴呆风险的有效性。基线抗凝治疗的心房颤动患者痴呆风险比没有抗凝治疗的心房颤动患者低29%。然而，目前没有足够的研究对比DOAC与华法林在降低痴呆症风险中的疗效。

（六）肾功能损伤

肾功能不全是房颤的危险因素，同时房颤患者中肾功能不全的风险也增加。一项队列研究结果显示房颤患者较无房颤人群发生肾功能不全的风险增加77%，而发生尿蛋白的风险增加到2.2倍。研究表明在慢性肾脏病的患者中，房颤会使其进展为终末期肾病的风险增加67%。合并房颤的患者终末期肾病的发病率约为74/1 000人年，而不合并房颤的患者终末期肾病的发病率约为64/1 000人年。这表明房颤能够加速慢性肾脏疾病的进展。

房颤导致的肾功能不全也与口服抗凝药的使用相关，且华法林对肾功能的影响较达比加群更严重。研究表明口服抗凝药在服用2年时估算的肾小球滤过率（eGFR）下降超过30%、血肌酐加倍、急性肾损伤和肾衰竭的发生率分别为24.4%、4%、14.8%和1.7%。相比于华法林，DOAC的eGFR下降超过30%的风险下降23%，血肌酐加倍的风险下降38%，急性肾损伤的风险下降32%。但是，无论使用华法林还是DOAC治疗，肾功能下降都很常见。对于接受口服抗凝剂治疗的房颤患者，保持足够的肾功能尤其重要，因为肾功能恶化会使卒中和出血的风险进一步增加。此外，如果患者的肾功能显著下降，则可能需要调整治疗，如减少DOAC剂量或转换疗法。

一项关于RE-LY试验的后期分析中，作者纵向评估了16 490名接受达比加群或华法林治疗的房颤患者的eGFR。在平均随访的30个月，华法林组患者eGFR平均下降3.68ml/min，而达比加群110mg组患者为2.57ml/min，达比加群

150mg组患者为2.46ml/min。在超过18个月的随访中，与华法林相比，达比加群110mg和150mg组患者eGFR下降超过25%的风险都较低。该研究也表明口服抗凝药对患者肾功能的损伤作用。

华法林和DOAC对肾脏功能损伤的差异可能是由于它们不同的药理机制。华法林抑制维生素K依赖性蛋白质基质γ-羧基谷氨酸，因此可能促进肾血管钙化和导致肾病进展。

三、循证管理对心房颤动患者预后的影响

循证医学为房颤的管理提供了坚实的基础。在房颤的预防方面，最早的研究表明血管紧张素转换酶抑制剂（ACEI）/血管紧张素Ⅱ受体拮抗剂（ARB）类药物能够预防心衰患者房颤的发生。后来又有研究表明，在预先应用ACEI或β受体阻滞剂的射血分数下降的心力衰竭患者中，盐皮质激素受体阻滞剂能够预防房颤的发生。在预先应用ACEI的射血分数下降的心力衰竭患者中，β受体阻滞剂能够预防房颤的发生。ACEI/ARB类药物能够预防高血压患者房颤的发生，而对于没有高血压的患者无预防效果。此外，多不饱和脂肪酸被证明不能预防房颤的发生。

在房颤血栓预防方面，很早就有研究表明维生素K拮抗剂（VKA）在预防房颤卒中的效果优于阿司匹林。口服抗凝血药显著降低房颤患者的卒中和死亡风险。具体而言，VKA能够减少2/3房颤导致的卒中事件发生。DOAC如达比加群、利伐沙班、阿哌沙班、艾多沙班等被证明效果不劣于VKA。荟萃分析显示，相比于VKA，DOAC在抗凝治疗中安全性更高，疗效略优。

其他干预措施，如节律和心室率控制可改善房颤相关症状，并可能保持心脏功能，但尚未证明其对长期发病率或死亡率有所影响。很早就有研究表明心室率控制并不劣于节律控制，而且严格的心室率控制是可行的。在合并房颤的射血分数下降的心力衰竭患者中，应用β受体阻滞剂并不能改善预后。

在控制心脏节律方面，肺静脉隔离术能够有效消除房颤，其保持窦性心律的效果优于抗心律失常药物。而抗心律失常药物决奈达隆用于非永

久性房颤能够改善预后,但是对于永久性房颤是有害的。尽管研究尚未证实房颤导管消融改善预后,房颤导管消融能够提高患者的生存质量。对于持续性房颤,单独的肺静脉隔离和复杂的消融方式相比效果相当。对于肺静脉隔离的方式,冷冻消融和射频消融被证明效果相当。

除了介入治疗,外科迷宫手术也能够阻断房颤。以射频消融为基础的迷宫手术能够在心血管手术后维持患者的窦性心律。对于独立的房颤手术,双极射频消融术比传统的射频消融术更有效。伴随的迷宫手术能够维持窦性心律,但是增加了行永久起搏器治疗的风险。

尽管房颤的管理取得了许多重要进展,但仍然存在许多问题。在现阶段设计良好的随机对照临床试验中,抗凝治疗的房颤患者的每年平均卒中率约为1.5%,每年死亡率约为3%。而在真实世界中,房颤的死亡率可能会有所差异,高于或低于随机对照试验的数据。这些死亡事件少数与卒中有关,而与心脏猝死和进行性心力衰竭的相关性更强,因此需要进行抗凝治疗以外的干预措施。此外,房颤与高住院率相关。住院治疗通常用于治疗房颤本身,但也常用于治疗心力衰竭、心肌梗死和相关并发症。

第二节 心房颤动的药物治疗

一、心房颤动的抗栓治疗

(一)心房颤动的卒中危险分层与出血风险评分

房颤是卒中的独立危险因素。房颤时患者心房不规律收缩,造成左心房、左心耳内血液瘀滞、内皮功能障碍、凝血系统激活,从而导致局部血栓形成。血栓脱落后随血液流动至外周循环,即可引起栓塞事件。Framingham研究显示,非瓣膜性房颤患者缺血性卒中的发生率为无房颤人群的5.6倍,而风湿性瓣膜病合并房颤患者的缺血性卒中发生率为无房颤人群的17.6倍。在中国人群中,非瓣膜性房颤相关卒中的发生率也是无房颤人群的6~8倍,15%~33%缺血性卒中患者合并房颤。与无房颤患者相比,房颤相关的卒中致死率、致残率以及住院天数均显著升高。因此,预防

房颤相关血栓栓塞事件是房颤患者管理中的重要环节。

1. **房颤卒中危险评估** 房颤患者常合并多种卒中危险因素,包括高龄、既往卒中或短暂性脑缺血发作(transient ischemic attack,TIA)、高血压、糖尿病和充血性心力衰竭等。在年龄<65岁、不合并上述任一危险因素,且未使用抗凝药或抗血小板药治疗的房颤患者中,卒中事件的年发生率约1.0%。而对于年龄≥75岁,且合并一个或多个上述危险因素的房颤患者,其卒中事件的年发生率高达8.1%。因此,对房颤患者进行危险分层有助于更为准确地评估卒中风险,进而指导抗凝治疗。

2001年提出的$CHADS_2$评分作为一种简便易行的卒中危险分层方法,在临床上应用十分广泛。$CHADS_2$评分法是根据患者是否有近期心衰(cardiac failure,1分)、高血压(hypertension,1分)、年龄≥75岁(age,1分)、糖尿病(diabetes,1分)和血栓栓塞病史(卒中、TIA或非中枢性血栓栓塞)(stroke,2分)确定房颤患者的危险分层,积分越高缺血性卒中的风险越大。尽管$CHADS_2$评分对于卒中高危患者的识别度较高,但对0~1分的卒中低危患者的评估不够精细,$CHADS_2$评分为0分的患者仍有0.8%~3.2%的卒中发生率。由此,2011年Lip等人基于$CHADS_2$评分对卒中风险进行了再次分层,提出了CHA_2DS_2-VASc评分,即目前房颤卒中风险评估的标准评分。CHA_2DS_2-VASc评分是在$CHADS_2$的基础上将年龄≥75岁由1分改为了2分,增加了血管疾病(心肌梗死、复合型主动脉斑块以及外周动脉疾病)(vascular disease,1分)、年龄65~74岁(1分)和性别(女性)(sex category,1分)3个危险因素,累计积分0~9分(表18-1)。与$CHADS_2$评分相比,CHA_2DS_2-VASC评分对有效识别卒中低危患者的价值更高(表18-2)。国人的数据也提示,与$CHADS_2$评分相比,CHA_2DS_2-VASc评分可更准确地预测栓塞事件。因此,对房颤患者血栓栓塞风险的评估推荐采用CHA_2DS_2-VASc评分。

CHA_2DS_2-VASc评分≥2分的男性或评分≥3分的女性房颤患者血栓栓塞事件的年发生率较高,抗凝治疗带来的临床净获益明显。2016年ESC房颤指南已将此类人群作为口服抗凝血药的

表 18-1 CHADS$_2$ 和 CHA$_2$DS$_2$-VASc 两种
卒中风险评分系统

危险因素	CHADS$_2$	CHA$_2$DS$_2$-VASc
年龄（A）（岁）		
65~74		+1
≥75	+1	+2
充血性心力衰竭 / 左室功能障碍（C）	+1	+1
高血压（H）	+1	+1
糖尿病（D）	+1	+1
卒中 /TIA/ 血栓栓塞病史（S）	+2	+2
血管疾病（V）		+1
性别（女性）（Sc）		+1
累计积分	0~6	0~9

表 18-2 不同 CHA$_2$DS$_2$-VASc 评分
房颤患者的卒中风险

CHA$_2$DS$_2$-VASc 评分	校正的卒中发生率（100 人年）
0	0
1	1.3
2	2.2
3	3.2
4	4.0
5	6.7
6	9.8
7	9.6
8	6.7
9	15.2

Ⅰ类推荐。对于 CHA$_2$DS$_2$-VASc 评分为 1 分的男性或评分为 2 分的女性房颤患者，结合患者个体特点及个人意愿，应考虑口服抗凝药治疗（Ⅱa 类推荐）。若无危险因素则不推荐行抗栓治疗。

2. 抗凝出血风险评估　抗凝治疗在有效减少房颤患者血栓栓塞事件的同时会增加出血风险，合理抗凝应综合评估房颤患者的血栓栓塞风险及出血风险。目前国内的房颤管理指南推荐使用 HAS-BLED 评分预测抗凝治疗的出血风险，该评分的危险因素包括未经控制的高血压、肝肾功能损害、卒中、出血史、国际标准化比值（INR）易

波动、老年（如年龄 >65 岁）、药物（如联用抗血小板或非甾体抗炎药）及嗜酒（表 18-3）。HAS-BLLED 评分≤2 分为出血低风险者，评分≥3 分时提示出血风险增高。

表 18-3 HAS-BLED 评分

	临床特点	计分
H	高血压	1
A	肝肾功能异常（各 1 分）	1 或 2
S	卒中	1
B	出血	1
L	INR 值易波动	1
E	老年（年龄 >65 岁）	1
D	药物或嗜酒（各 1 分）	1 或 2
	最高值	9

注：高血压定义为收缩压 >160mmHg（1mmHg=0.133kPa）；肝功能异常定义为慢性肝病（如肝纤维化）或胆红素 >2 倍正常值上限，丙氨酸转氨酶 >3 倍正常值上限；肾功能异常定义为慢性透析或肾移植或血清肌酐≥200μmol/L；出血指既往出血史和 / 或出血倾向；国际标准化比值（INR）易波动指 INR 不稳定，在治疗窗内的时间 <60%；药物指合并应用抗血小板药物或非甾体抗炎药（NSAID）。

除 HAS-BLED 评分外，目前关于房颤抗凝治疗出血评估的评分标准还有 HEMORR2HAGES 评分、ATRIA 评分、ORBIT 评分以及基于生物标志物（血红蛋白、hs-cTnT 和 GDF-15）的 ABC 评分。2016 年 ESC 房颤指南将以上 5 个出血风险评分进行了分类汇总，指出应关注患者可纠正和不可纠正的出血危险因素进行综合判断（表 18-4）。

从房颤患者血栓栓塞危险分层和抗凝出血风险评估可以看出，出血和血栓具有很多相同的危险因素，例如老龄、高血压、血栓栓塞史等。这些因素既是卒中，同时也是出血的危险因素。出血风险增高者发生血栓栓塞事件的风险往往也较高，但这些患者接受抗凝治疗的临床净获益可能更大。因此，不应单纯将 HAS-BLED 评分增高视为抗凝治疗的禁忌证。对于 HAS-BLED 评分≥3 分的患者，应注意筛查并纠正增加出血风险的可逆因素，如未控制好的高血压（收缩压 >160mmHg）、INR 不稳定、联用抗血小板药物或酗酒等，并在开始抗凝治疗之后加强监测。

表 18-4　房颤患者出血危险因素

可纠正的出血危险因素	不可纠正的出血危险因素
高血压（尤其当收缩压 >160mmHg）	年龄（>65 岁或 ≥75 岁）
VKA 治疗时 INR 不稳定或达到 INR 治疗目标的时间 <60%	严重出血史
	卒中病史
药物诱导的出血，如抗血小板药物和 NSAID	依赖透析的肾脏疾病或肾移植
	肝硬化疾病
过量饮酒（≥8 个饮酒量 / 周）	恶性肿瘤
潜在的可纠正的出血危险因素	基因因素
贫血	**生物标志物相关的出血危险因素**
肾功能受损	高敏肌钙蛋白
肝功能不全	生长分化因子 -15
血小板减少或功能异常	血清肌酐 / 估测的肌酐清除率

（二）心房颤动的抗凝治疗管理

房颤患者抗栓治疗的药物主要包括抗血小板药物和抗凝血药两大类。口服抗血小板药物，如阿司匹林、氯吡格雷等，目前已不推荐用于房颤患者的卒中预防。经典抗凝血药是以华法林为代表的维生素 K 拮抗剂，其在房颤患者卒中一级与二级预防中的作用已得到多项临床研究证实。与华法林相比，直接口服抗凝药（direct oral anticoagulant drug，DOAC）具有用药方法简单、大出血和致命性出血风险较低等优点，目前最新的房颤管理指南推荐 DOAC 作为房颤患者预防血栓栓塞事件的首选。

1. **抗血小板药物**　阿司匹林或氯吡格雷单药在预防房颤患者卒中方面的有效性远不及华法林。阿司匹林和氯吡格雷联用也未能较华法林减少房颤患者卒中、非中枢性血栓栓塞、心肌梗死和心血管死亡复合终点事件。此外，抗血小板治疗，尤其是双联抗血小板治疗亦可增加房颤患者的出血风险，故目前指南已不推荐抗血小板药物用于房颤患者的卒中预防。

2. **华法林**　荟萃分析表明，华法林可使房颤患者发生卒中的相对风险降低 64%，年卒中绝对风险降低 2.7%，且可使全因死亡率降低 26%。虽然华法林的抗凝效果确切，但在临床使用过程中存在局限，如有效治疗窗较窄、不同个体有效剂量差异较大、抗凝作用易受多种食物药物的影响、在用药过程中需频繁监测 INR 等。

华法林抗凝治疗的安全性和有效性取决于抗凝治疗的强度和稳定性。华法林抗凝治疗的强度常用国际标准化比值（international normalized ratio，INR）表示，临床研究证实，当 INR 在 2.0~3.0 范围内时，可有效预防卒中且不明显增加出血风险。华法林抗凝治疗的稳定性常用 INR 在有效治疗窗内的时间百分比（time within therapeutic range，TTR）表示，一般情况下，应尽量保证 TTR>65%。

华法林始用剂量为 2.0~3.0mg/d，2~4 天起效，多数患者 5~7 天达治疗高峰。开始治疗时应每周监测 INR 1~2 次，抗凝强度稳定后（连续 3 次 INR 均在有效治疗窗内）可每月复查 1~2 次。在计算 TTR 时，应选择不少于 6 个月的 INR 监测值进行计算，并排除最初 6 周的 INR 值。TTR < 65%、或 6 个月内有 2 次 INR>5.0 或有 1 次 INR>8.0、或 6 个月内有 2 次 INR<1.5 均为 INR 不稳定。对于这部分患者，应寻找引起华法林抗凝强度波动的原因。SAMe-TT2R2 评分可用来预测非瓣膜性房颤患者应用华法林抗凝控制情况（表 18-5），评分 ≥2 分提示 INR 可能控制不佳。

表 18-5 SAMe-TT$_2$R$_2$ 评分（评分≥2 分提示 INR 可能控制不佳）

字母	临床特点	计分
S	性别（女性）	1
A	年龄（<60 岁）	1
Me*	其他疾病史	1
T	其他治疗（如抗心律失常药物）	1
T	吸烟	2
R	种族（非白种人）	2
		最高值 8 分

注：* 包括高血压、糖尿病、冠心病、外周动脉疾病、心衰、卒中史、肺病、肝肾疾病中的 2 种以上。

3. DOAC 直接口服抗凝药（DOAC）主要包括Ⅱa 因子抑制剂（达比加群）和Ⅹa 因子抑制剂（利伐沙班、阿哌沙班和艾多沙班）。DOAC 具有稳定的剂量相关性抗凝作用，受食物和其他药物的影响小，应用过程中无需常规监测凝血功能，便于患者长期使用。RELY、ROCKET-AF、ARISTOTLE、ENGAGE AF-TIMI48 等大型随机对照研究均表明，DOAC 预防房颤患者卒中和栓塞事件的有效性不劣于或优于华法林，且与华法林相比，服用 DOAC 的患者出血事件发生率，尤其是颅内出血事件发生率显著降低。目前房颤指南推荐对于无禁忌的房颤患者，初始抗凝治疗优先选择 DOAC。

达比加群成人推荐剂量为 150mg/ 次，每日 2 次，餐时或餐后口服。利伐沙班推荐剂量为 20mg/ 次，每日 1 次，与食物同服。阿哌沙班推荐剂量为 5mg/ 次，每日 2 次，不受进餐影响。艾多沙班推荐剂量为 60mg/ 次，每日 1 次。当合并肾功能不全（表 18-6）或高龄的患者可酌情减量。

表 18-6 不同肾功能推荐使用的新型抗凝血药的剂量

肌酐清除率 /（ml/min）	达比加群酯	利伐沙班	阿哌沙班	艾多沙班
≥50	110mg/150mg，2 次 /d	20mg，1 次 /d	5mg/2.5mg，2 次 /d	60mg/30mg，1 次 /d
30~49	110mg，2 次 /d	15mg，1 次 /d	5mg/2.5mg，2 次 /d	30mg，1 次 /d
15~29	不推荐	慎用（15mg，1 次 /d）	慎用（2.5mg，2 次 /d）	慎用（30mg，1 次 /d）
<15，透析或不透析	不推荐	不推荐	不推荐	不推荐

DOAC 的临床应用为房颤患者血栓栓塞并发症的预防提供了安全有效的新选择，但对于中度以上二尖瓣狭窄及机械瓣置换术后的房颤患者，由于缺乏相关的询证医学证据，目前指南推荐只能应用华法林抗凝治疗。

（三）特殊心房颤动人群的抗栓治疗

1. 老年心房颤动患者的抗栓治疗 老年房颤患者常合并多种慢性疾病，如高血压、糖尿病、肝肾功能不全、贫血等，其血栓栓塞和出血风险均较年轻人显著增加，需要全面评估以平衡治疗获益及风险。此外，多重患病导致的多重用药增加了药物相互作用的潜在风险，且不同疾病在治疗上可能存在矛盾。与此同时，老年房颤患者常合并认知功能减退，对所患疾病认识不足，依从性差，停药率高。老年房颤患者的特殊性无疑增加了临床医师制定抗凝策略的复杂性。

研究显示，80 岁及以上房颤患者的卒中发生率在 25 年间增加了 3 倍，且预计至 2050 年将进一步增加 3 倍。老年房颤患者作为缺血性卒中的高危人群，有效的抗凝治疗可能给其带来更大的获益。多项数据表明，与华法林相比，DOAC 能降低 75 岁以上房颤患者的缺血性卒中和大出血事件。因此，国内外最新房颤指南均推荐高龄（≥75 岁）房颤患者起始抗凝治疗首选 DOAC。为老年房颤患者开具 DOAC 时，需结合患者的肝肾功能、合并用药，选择个体化的用药剂量，并加强出凝血指标的监测。对于存在 DOAC 禁忌证或因经济原因选择服用华法林抗凝治疗的老年房颤患者，目前仍缺乏抗凝强度的循证医学证据。欧美指南推荐的 INR 治疗窗为 2.0~3.0，但考虑到亚裔人群服用华法林致颅内出血的风险高于非亚裔人群，目前日本指南推荐 70 岁以上房颤患者将 INR 治疗窗调整为 1.6~2.6。究竟国人是否需要适当降低抗凝强度亟须进一步研究。但不推荐使用阿司匹林等抗血小板药代替华法林等抗凝药。

2. 心房颤动合并冠心病的抗栓治疗 房颤合并冠心病较为常见，且冠心病显著增加房颤患者的卒中风险。由于冠状动脉内血栓和房颤血栓形成的机制不同，冠心病侧重于抗血小板治疗，房颤则侧重于抗凝治疗。房颤合并冠心病抗栓治疗的难点在于这两类药物不能完全替代，而联用抗凝药和抗血小板药会增加出血风险。

临床实践中常用的联合抗栓方案包括三联抗栓治疗（一种抗凝药 + 两种抗血小板药）和二联抗栓治疗（一种抗凝药 + 一种抗血小板药）。究竟哪种抗栓治疗方案最优目前尚无定论。WOEST 研究提示，长期应用双联抗栓（VKA+ 氯吡格雷）与三联抗栓（VKA+ 氯吡格雷 + 阿司匹林）治疗相比，出血事件明显减少，但血栓栓塞事件未见增多。丹麦国家注册研究也提示，急性冠脉综合征或 PCI 术后的房颤患者，双联抗栓治疗（VKA+ 氯吡格雷）的疗效和安全性均不劣于甚至优于三联抗栓治疗。抗凝药的选择方面，PIONEER AF-PCI 研究和 RE-DUAL PCI 研究表明，DOAC 联合抗栓的出血风险明显低于华法林联合抗栓，且栓塞事件并无差异。

目前指南建议，根据患者的血栓栓塞危险分层、出血危险分层和冠心病的临床类型（稳定型或急性冠脉综合征）进行综合评估，指导抗栓治疗的策略和时间。总体而言，建议短期使用三联抗栓（1~6 个月，根据患者的出血风险评估结果而定），其后应改为抗凝药加单一抗血小板药的双联抗栓。联合抗栓治疗过程中应当降低抗凝血药的治疗强度，同时可应用质子泵抑制剂，以降低消化道出血风险。在冠心病稳定期（心肌梗死或 PCI 后 1 年），若无新发冠状动脉事件，可长期单用口服抗凝治疗。

3. 卒中后人群的抗栓治疗 缺血性脑卒中发生后是否继续使用抗凝血药取决于梗死面积大小和卒中的严重程度，抗凝治疗可显著增加卒中后的出血风险。目前指南推荐的抗凝方法是"1-3-6-12 天原则"：经多学科会诊，如患者为 TIA 合并房颤，可于当天启动口服抗凝治疗；轻度卒中（美国国立卫生研究院卒中量表 NIHSS 评分 <8 分）经影像学检查除外脑出血后，可于卒中 3 天后再次启动抗凝治疗；中度卒中（NIHSS 评分 8~16 分）6 天后可以重启抗凝治疗；重度卒中（NIHSS 评分 >16 分）可在 12 天后开始抗凝，但必须先完善脑部影像学复查以排除缺血性脑卒中的出血转化。

对于房颤合并出血性脑卒中的患者，是否 / 何时启动抗凝治疗是一项颇为复杂的决策，且需充分考虑患者的个体化差异。指南建议：如果患者血栓栓塞风险高，而导致出血的原因及相关危险因素可以纠正，新发颅内出血的风险低，则可以在 4~8 周后开始抗凝。如果患者血栓栓塞风险低，而导致出血的原因及危险因素不可纠正，再出血的风险高，则视为长期抗凝禁忌，可积极考虑非药物预防策略，如左心耳封堵术。

4. 心房颤动患者的围手术期抗栓治疗 正在接受抗凝治疗的房颤患者，如拟行外科手术或介入操作，可能需要暂时中断抗栓治疗。停用抗凝治疗增加血栓栓塞风险，持续应用抗凝治疗则可能在围手术期发生出血事件。因此，临床医师应在综合评估患者的血栓和出血风险，以及拟行的手术或介入操作的潜在出血风险后，决定抗凝治疗中断和恢复的时间。

（1）抗栓治疗的中断：对于服用华法林的患者，目前指南推荐：经评估手术无或仅有低出血风险，且患者无出血相关危险因素（3 个月内有大出血或颅内出血史、血小板功能或计数异常、有桥接出血史或接受类似手术出血史等），可不中断口服华法林，但术前应严密监测 INR，维持 INR 稳定于治疗窗内。经评估手术有中 - 高度出血风险和 / 或患者存在出血相关危险因素，术前应中断华法林治疗。

对于服用 DOAC 的患者，目前指南推荐：经评估手术无出血风险或出血易于控制，不建议中断药物治疗，建议最后一次服用 DOAC 后 12~24h 行手术治疗。DOAC 停药时间可以根据手术操作的出血风险（表 18-7）和肌酐清除率及所使用的药物种类（表 18-8）综合判定。低出血风险的手术，术后 24h 后可重启抗凝治疗。高出血风险的手术，可于术后 48~72h 重启抗凝治疗。

表 18-7 外科手术及干预的出血风险分类

无需停用抗凝血药的手术或侵入性操作

口腔科

拔 1~3 颗牙

牙周手术

脓肿切开

种植牙

眼科

白内障或青光眼手术

无手术的内镜检查

浅表的手术（如脓肿切开、小面积皮肤切除）

低出血风险的手术或侵入性操作

内镜 + 活检

前列腺或膀胱穿刺活检

室上性心动过速电生理检查和射频消融（包含需穿刺房间隔途径进行的左侧消融）

血管造影（冠状动脉造影及非冠状动脉的血管造影）

起搏器或植入型心律转复除颤器（ICD）植入（除非解剖结构复杂，如先天性心脏病）

高出血风险的手术或侵入性操作

复杂的左侧消融（肺静脉隔离，室速消融）

椎管或硬膜外麻醉

诊断性腰椎穿刺

胸外科手术

腹部手术

骨科大手术

肝脏活检

经尿道前列腺电切术

肾活检

表 18-8 根据手术出血风险和肾功能决定 DOAC 的术前停药时间

肾功能（CrCl）	达比加群酯		利伐沙班 - 阿哌沙班 - 艾多沙班	
	低出血风险	高出血风险	低出血风险	高出血风险
≥80ml/min	≥24h	≥48h	≥24h	≥48h
50~79ml/min	≥36h	≥72h	≥24h	≥48h
30~49ml/min	≥48h	≥96h	≥24h	≥48h
15~29ml/min	无适应证	无适应证	≥36h	≥48h
<15ml/min	无适应证			

（2）抗栓治疗的桥接：停用口服抗凝药，代之以皮下或静脉应用抗凝血药的治疗方法称为桥接。近年来多项研究显示，桥接治疗与不中断抗凝相比在预防血栓栓塞事件上并无优势，反而增加大出血的发生率。

目前指南推荐，对于服用华法林的患者，围手术期可不考虑桥接的情况有：

1）CHA$_2$DS$_2$-VASc 评分 ≤4 分且既往无缺血性卒中、TIA 或外周动脉栓塞。

2）CHA$_2$DS$_2$-VASc 评分 5~6 分、既往有缺血性卒中、TIA、3 个月前发生外周动脉栓塞且经评估患者出血风险较高。

建议桥接治疗的情况有：

1）CHA$_2$DS$_2$-VASc 评分 5~6 分、既往有缺血性卒中、TIA、3 个月前发生外周动脉栓塞且经评估患者出血风险较低。

2）CHA$_2$DS$_2$-VASc评分7~9分或3个月内发生过缺血性卒中、TIA或外周动脉栓塞。

对于服用DOAC的患者，由于DOAC的量效关系明确，半衰期与低分子肝素相似，桥接治疗未表现出优势。常规不推荐服用DOAC的患者术前接受桥接。DOAC桥接治疗仅限于术后需推迟重启抗凝的情况，包括：①需要再次手术；②患者对口服抗凝药不耐受。

（3）房颤导管消融围手术期的抗凝：房颤导管消融围手术期卒中风险增加，故应给予系统的抗凝治疗。对于服用华法林的患者，围手术期予普通肝素或低分子肝素桥接治疗会增加出血风险，故目前已不建议行桥接治疗，而应继续服用华法林，并将INR稳定在治疗窗内。研究同样发现，导管消融围手术期不中断DOAC抗凝同样安全有效。故目前指南对于房颤导管消融术围手术期抗栓治疗的具体推荐如下：

1）术前：已服用治疗剂量的华法林或DOAC，围手术期无需中断抗凝；未正规抗凝的房颤患者，术后如采用华法林抗凝，需在起始治疗时予低分子肝素或普通肝素桥接。

2）术中：消融术中给予普通肝素抗凝时，应调整肝素用量以维持活化凝血时间（activated clotting time，ACT）在250~350s。

3）术后：消融术后推荐华法林或DOAC抗凝治疗至少2个月；2个月后是否继续抗凝取决于患者的卒中风险；对于术前未进行系统抗凝或术前中断华法林或DOAC抗凝治疗者，应于术后止血后3~5h启动抗凝治疗。

（四）抗栓治疗的心房颤动患者出血事件的管理

1. **减少抗凝出血的策略** 荟萃分析显示，服用华法林抗凝治疗的大出血事件发生率在随机对照研究中为2.1/100人年，在观察性研究中为2.0/100人年。纠正出血相关危险因素是减少抗凝出血事件的关键，如：对于未控制的高血压患者，应根据指南给予降压治疗，维持收缩压在合理范围；对于既往有出血史或存在贫血的患者，应及时明确出血部位并纠正出血原因；对于口服华法林不能维持较高TTR的患者，若无DOAC禁忌证，可考虑换用DOAC；对于口服DOAC的患者，需综合考虑患者的年龄、肾功能、体重等因素，选择合适的个体化剂量；对于长期大量饮酒的患者，应在启动抗凝治疗前积极纠正酒精滥用的不良习惯等。

2. **抗凝出血并发症的治疗**

（1）出血程度的判断：出血的评估内容应包括出血部位、发生时间、严重程度、最后一次服用抗凝血药的时间以及影响出血的其他因素，如慢性肾功能不全、嗜酒、合并用药等。一般将出血程度分为：轻微出血，包括鼻出血、皮肤小瘀斑、轻微外伤后出血；中度出血，包括肉眼血尿、自发大片瘀斑、无血流动力学障碍而需要输血治疗；严重出血，指具有生命危险的出血，包括关键部位出血（如颅内出血和腹膜后出血）及导致血流动力学不稳定的出血。

（2）出血的治疗和管理

1）轻微出血：建议予支持治疗，如机械压迫止血或小手术止血。对于服用华法林的患者，可推迟给药时间或暂停给药，直至INR降至<2.0。对于服用DOAC的患者，由于DOAC的半衰期较短，停药12~24h后凝血功能即可改善。

2）中度出血：需要立即查找出血原因并给予相应治疗，必要时可能需要补液、输血治疗。对于服用华法林的患者，可予维生素K$_1$（1~10mg）静脉注射。对于服用DOAC的患者，如最近一次服用时间<2~4h，可口服活性炭和/或洗胃减少药物的吸收。达比加群可通过血液透析清除，但其他DOAC不适合透析治疗。

3）严重出血：需要即刻逆转抗凝药的抗凝作用。对于服用华法林的患者，应输注凝血酶原复合物或新鲜冰冻血浆，如病情需要可考虑输血小板治疗。对于服用DOAC的患者，应予特异性拮抗剂逆转DOAC的抗凝作用。依达赛珠单抗是逆转达比加群活动的单克隆抗体片段，已于我国批准使用。依达赛珠单抗能与达比加群快速、特异结合，呈剂量依赖性逆转达比加群的抗凝作用，不增加血栓风险。Andexanet α是一种改良重组人Xa，但不具有Xa活性，在健康个体中的研究显示，给药数分钟后就能逆转利伐沙班等Xa拮抗剂的抗凝作用，短暂增加凝血活性，现已获美国FDA批准。在无特异性拮抗剂时可予凝血酶原复合物纠正凝血异常。

3. **有出血风险或发生出血事件患者的抗凝治疗** 发生活动性出血时需停用抗凝药，但出血事件不应作为抗凝治疗的绝对禁忌证。多数大出血事件有明确的病因或诱因,纠正出血原因后,常需重启抗凝治疗。临床决策困难时,常需多学科协同商定,权衡卒中和出血再发的风险。

二、心房颤动的心室率控制

(一)心室率控制目标

2010 年发表的 RACE Ⅱ研究结果显示,宽松心律控制组(静息心率 <110 次 /min)与严格心律控制组(静息心率 <80 次 /min)在主要复合终点(心血管死亡、心衰住院、脑卒中、栓塞、出血、恶性心律失常)上无显著差异。AFFIRM 研究和 RACE 研究中也发现了相同的结果。因此,2016 年 ESC 房颤管理指南建议对于初治房颤患者应当采取宽松的心率控制策略,应根据患者的症状和心功能制定个体化的室率控制目标。

(二)急诊心室率控制

需要紧急控制心室率的情况下应静脉用药,β 受体阻滞剂和非二氢吡啶类钙通道阻滞剂起效快,且能够降低交感兴奋,为首选药物。效果不佳可联合应用洋地黄类药物。对于射血分数严重降低或血流动力学不稳定的患者可以使用胺碘酮。静脉用药控制心室率时,应当予心电监护,避免心动过缓。若患者病情不平稳,可行紧急电复律。

(三)长期心室率控制的药物选择

1. 长期心室率控制的药物选择策略　减慢房颤心室率主要通过抑制房室结的传导。临床上,控制房颤心室率常使用洋地黄、β 受体阻滞剂、非二氢吡啶类钙通道阻滞剂及胺碘酮等抗心律失常药物。β 受体阻滞剂可以作为所有房颤患者的一线治疗药物。二氢吡啶类钙通道阻滞剂由于具有负性肌力作用,故只能用于左心室射血分数(LVEF)>40% 的患者。洋地黄类是否增加房颤患者的死亡率尚无定论,可小剂量(每日剂量 ≤250μg,对应血清地高辛浓度 0.5~0.9ng/ml)谨慎地用于房颤患者。(图 18-1)

2. 常用的心室率控制药物

(1)β 受体阻滞剂:不但可以减慢静息心率,也能有效控制运动心率。目前临床应用的 β 受体阻滞剂主要有美托洛尔、阿替洛尔、卡维地洛等。在 AFFIRM 研究中,β 受体阻滞剂是心室率控制最有效的药物,使用 β 受体阻滞剂的患者 70% 可达到室率控制目标。但合并支气管哮喘、慢性阻塞性肺疾病、心衰急性加重的患者应用需谨慎。

(2)维拉帕米和地尔硫䓬:多项研究表明,二者均可改善患者的生活质量和运动耐量。静脉应用时作用时间较短,常需要重复使用或静脉滴注。禁用于左心功能不全伴肺淤血或 LVEF<40% 的患者。

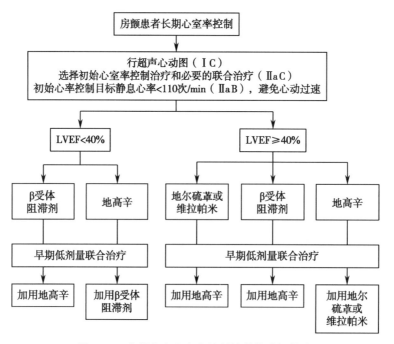

图 18-1　房颤患者心室率控制的药物选择策略

（3）洋地黄类药物：主要通过增加迷走神经张力减慢房室结传导来减慢心室率,常用制剂为西地兰和地高辛,对静息心室率控制效果佳,对运动和其他儿茶酚胺水平升高情况下的心室率效果有限。除合并心衰或左室功能不全的患者外,洋地黄一般不作为房颤心室率控制的一线选择。地高辛常见的不良反应如室性心律失常、房室传导阻滞和窦性停搏与使用剂量相关。当与维拉帕米、普罗帕酮或胺碘酮等药物合用时,可能会增加地高辛的血药浓度,需密切监测。

3. **控制心室率的非药物疗法**　对于药物控制不佳的选择性房颤患者,房室结消融加永久性起搏器的植入可以有效控制患者心室率并改善症状。然而,这种治疗方法会导致房室同步化丧失、长期起搏器依赖等,其局限性显而易见,因而在临床上很少应用。对于严重心衰需接受 CRT 治疗的患者,可以考虑应用。

三、心房颤动的节律控制

（一）房颤患者的复律

随机对照研究结果显示,尽管室率控制组再住院低于节律控制组,但两组患者在全因死亡、卒中、大出血、心衰加重及生活质量等方面并无显著差异。目前认为,65 岁以上无症状或症状轻微的房颤患者,应当优选室率控制;而对于 65 岁以下或 65 岁以上但症状明显的持续性房颤患者,应至少尝试 1 次药物复律或电复律。

1. **复律前后的抗凝治疗**　为预防血栓栓塞并发症,抗凝治疗是房颤患者复律前的重要步骤。若房颤发作时间 <48 小时,可给予抗凝后直接复律。若房颤发作时间 >48 小时或发作时间不明确,应先予以 3 周的抗凝治疗后再行复律。若患者需要早期复律,可行经食管超声检查排除血栓后再行复律。房颤患者复律后均需要 4 周的抗凝,4 周后是否需要长期抗凝应根据 CHA_2DS_2-VASc 评分决定。抗凝血药可以根据临床情况可选择华法林、DOAC 或肝素,目前随机对照试验证实,DOAC 在复律患者血栓栓塞预防的安全性和有效性方面均优于华法林。

2. **房颤患者的电复律**

（1）电复律的适应证

1）血流动力学不稳定的房颤。

2）预激综合征旁路前传伴快速心室率的房颤。

3）有症状的持续性或长期持续性房颤。

4）电复律前预先给予胺碘酮、伊布利特、维纳卡兰、氟卡尼、普罗帕酮,可以增加电复律的成功率。

（2）电复律的禁忌证

1）洋地黄中毒、低钾血症或其他电解质紊乱。

2）急性感染或炎性疾病、未满意控制的甲状腺功能亢进等情况：此时电击可能导致恶性心律失常及全身病情恶化。

3）超声或其他影像检查证实心腔内血栓形成：直流电复律增加体循环栓塞风险,通常需给予有效抗凝直至血栓溶解。

（3）电复律操作流程：静脉给予咪达唑仑或丙泊酚进行麻醉。操作过程中应持续监测血压和血氧,备用静脉阿托品或异丙肾上腺素。采用与 QRS 波群同步直流电复律的方式复律,以免诱发心室颤动,双向波除颤器比单向波更为有效。起始电量一般为双向波 100~200J,起始使用较高能量可提高有效率,且减少电击次数和缩短需要镇静的时间。疑有房室传导阻滞或窦房结功能低下者,电复律前应有预防性心室起搏的准备。若复律不成功,可通过增加复律电量、改变电极板位置、对前胸电极板施加压力提高能量传递,电复律前预先给予胺碘酮、伊布利特、维纳卡兰、氟卡尼、普罗帕酮的抗心律失常药物可以增加电复律的成功率。

（4）电复律时可能发生的并发症

1）血栓栓塞,镇静相关并发症。

2）室速或心室颤动,缓慢性心律失常甚至心脏骤停。

3）偶有皮肤灼伤或过敏、肌肉酸痛等不适。

4）对已有左心功能严重损害的患者有诱发肺水肿的风险。

5）此外,体内植入电子设备后行电复律可改变或影响电子设备预置功能。

3. **复律时抗心律失常药物的选择**　与电复律相比,药物复律的优势在于不需要麻醉,且复律后房颤即刻复发的风险低于电复律。然而,药物复律的有效性较电复律低,特别是对于房颤持续超过7天的患者。同时,抗心律失常药物存在较多的不良反应。临床常用于房颤复律的药物包括Ic类和III类抗心律失常药。Ic类抗心律失常药物(如氟卡尼、普罗帕酮),仅适用于不合并器质性心脏病的患者。伊布利特也可以用于房颤的复律,主要风险为QT间期延长和尖端扭转型室性心动过速(发生率3%~4%),使用前可静脉注射硫酸镁以降低致心律失常风险。胺碘酮是合并器质性心脏病、心衰、缺血性心脏病的房颤患者药物复律的首选,同时具有控制心室率的作用。维纳卡兰尚处于临床研究阶段,可用于包括缺血性心脏病在内的轻度心衰(NYHA心功能分级I~II级)的患者。

"口袋药"复律策略:对于无器质性心脏病且发作不频繁的阵发性房颤患者,房颤发作时可一次性予氟卡尼(200~300mg)或普罗帕酮(450~600mg)口服。第一次使用该方法复律时,需令患者住院观察,确认其安全性。该方法尽管有效性低于院内静脉应用抗心律失常药物和电复律,但具有很高的实用性。(图18-2)

(二)抗心律失常药维持窦性心律

1. 抗心律失常药维持窦性心律应注意的问题 房颤复律之后,应根据房颤患者的房颤持续时间、左房大小,并结合既往复律后维持窦率的时间初步评估患者房颤复发的风险。通常房颤持续超过1年、左房前后径超过50mm的患者早期复

发风险高。复律后使用抗心律失常治疗可以延长患者维持窦性心律的时间。使用抗心律失常药物维持窦性心律时应遵从以下几个原则:①治疗的目的在于减轻房颤相关症状;②抗心律失常药物维持窦性心律的效果有限;③抗心律失常药物的有效性主要表现为减少房颤发作(而不是消除房颤);④一种抗心律失常药物无效可换用其他抗心律失常药物;⑤药物的致心律失常效应和心外不良反应常见;⑥同疗效相比,更应重视抗心律失常药物应用的安全性。

2. 常用的抗心律失常药

(1)I类抗心律失常药

氟卡尼和普罗帕酮:能有效预防房颤复发,仅用于没有明显缺血性心脏病、明显左心室肥厚或心衰的患者,以免发生危及生命的室性心律失常,增加剂量时维持窦性心律的作用更佳,但不良反应也较多。普罗帕酮的副作用较氟卡尼少。

(2)III类抗心律失常药

1)胺碘酮: 具有多通道阻滞作用。对阵发性和持续性房颤,胺碘酮维持窦性心律的疗效均优于I类抗心律失常药、决奈达龙和索他洛尔。对伴有明显左心室肥大、心衰、冠心病的患者,胺碘酮可作为首选药物。长期用药时副作用较多,故被列为二线用药。

2)索他洛尔: 为III类抗心律失常药,兼具非选择性β受体阻滞功能。转复房颤的疗效差,但

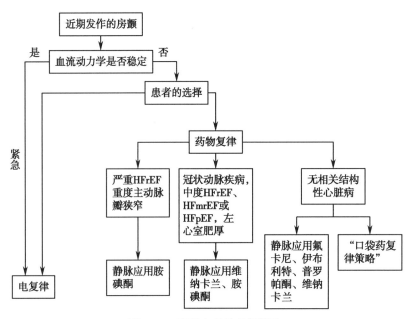

图18-2 房颤患者的复律策略

预防房颤复发的作用与普罗帕酮相当。使用过程中，注意监测血清钾、血清镁、肾功能。对合并哮喘、心衰、肾功能不良或 QT 间期延长的患者应避免使用。

3）伊布利特：新型Ⅲ类抗心律失常药，通过增加内向慢钠电流，阻滞快速延迟整流钾通道而延长复极。在美国可静脉应用于房颤和心房扑动的复律。前瞻性研究表明，在新近发作的房颤患者中，10 分钟内输注一次或两次伊布利特 1mg，90 分钟内的转复率可达 50%，且转复时间约 30 分钟。最重要的不良反应是多形性室性心动过速，需密切监测心电图。

4）多非利特：对持续 1 周以上的房颤效果较好，转复时间多在用药 30h 以内，需根据肾功能、体重和年龄调节剂量。国内迄今尚无此药。其致心律失常作用显著，尖端扭转室速多发生在开始用药的 1 周内，因此开始服用多非利特应在住院期间监测心电图的条件下进行。

（3）新型抗心律失常药

1）决奈达隆：分子结构与胺碘酮类似，但不含碘元素，可避免发生长期应用胺碘酮的不良反应，自研发伊始即备受关注。然而，一系列临床研究显示，决奈达隆作用并不优于胺碘酮，且增加房颤合并严重心力衰竭的患者死亡率。对于合并心血管危险因素的永久性房颤患者，同样增加死亡、心衰、卒中等主要终点事件的风险。鉴于上市后监测中发现决奈达隆存在潜在的肝、肺和心脏副作用，欧洲药品管理局 2011 年发布了限制决奈达隆应用的决议。

2）维纳卡兰：近期获得欧洲药监局批准，用于成人新发房颤的快速转复（非手术患者≤7 天，手术患者≤3 天）。初始静脉输注（3mg/kg，10 分钟以上），随后观察 15 分钟，如有必要可再次输注（2mg/kg，10 分钟以上）。维纳卡兰严禁用于收缩压 <100mmHg、重度主动脉缩窄、心力衰竭（NYHA 心功能分级Ⅲ~Ⅳ级）、急性冠脉综合征 30 天内或 QT 间期延长的患者。应用前应充分水化，用药时应监测 ECG 和血流动力学。

此外，研究发现，雷诺嗪可以降低患者的房颤负荷。还有一些作用于其他离子通道的药物，如超速激活钾离子通道（I_{kur}）阻滞剂等，尚在研究当中，未应用于临床。

3. **非抗心律失常药治疗** 研究表明，ACEI/ARB 类药物能够延缓房颤患者的结构重构与电重构。在高血压和非高血压人群中，均有证据表明，此类药物能够降低新发房颤风险。同样，β 受体阻滞剂在降低射血分数减低型心衰患者房颤发病率的同时，还可减少房颤患者的症状性复发。需要注意的是，他汀、多不饱和脂肪酸、醛固酮受体拮抗剂等药物在房颤患者中的应用尚缺乏有力临床证据。

第三节 心房颤动导管消融治疗的困惑与展望

一、心房颤动导管消融的适应证

心房颤动（房颤）导管消融的设想源于外科迷宫术的启发。20 世纪 90 年代 Swartz 等通过模仿外科手术径线进行导管消融取得了一定疗效，虽然由于器械落后、操作复杂、心脏压塞等致命性并发症发生率高以及成功率低等不足未能得到广泛开展，但已然开创了内科经导管消融治疗房颤的先河。此后，随着对房颤电生理机制的认识不断加深，涌现出众多以肺静脉为主要靶区的消融方法。目前，肺静脉电隔离已成为房颤导管消融的基石，联合线性消融、非肺静脉触发灶消融、基质标测及消融等附加消融术式已大大提高了房颤导管消融的成功率，导管消融治疗的适应证也在不断扩大和细化。

当前，国内外指南均将房颤导管消融治疗列为抗心律失常药物（antiarrhythmic drug, AAD）治疗无效且有明显症状的阵发性房颤患者的一线选择（Ⅰ类，A 级），持续性房颤以及长程持续性房颤的患者也可考虑导管消融治疗（表 18-9）。2017 年 HRS/EHRA/ECAS/APHRS/SOLAECE 房颤导管与外科消融专家共识依据不同房颤类型对于在使用 AAD 前即选择导管消融治疗的症状性房颤患者做出了如下具体推荐：阵发性房颤患者（Ⅱa 类，B 级），持续性房颤患者（Ⅱa 类，C 级），长程持续性房颤患者（Ⅱb 类，C 级）。此外，该共识建议对于合并心力衰竭、肥厚型心肌病、年龄 >75 岁或 <45 岁的房颤患者均应该考虑行导管消融治疗

表 18-9　导管消融适应证的变迁

建议	2006年 AHA/ACC/HRS		2010年 ESC		2011年 AHA/ACC/HRS		2012年 ESC		2014年 AHA/ACC/HRS		2016年 ESC		2017年 HRS/EHRA/ECAS/APHRS/SOLAECE		2019年 AHA/ACC/HRS	
	推荐	证据	推荐	证据	推荐	证据	推荐	证据	推荐	证据	推荐	证据	推荐	证据	推荐	证据
在有经验的中心,症状性、药物难治的阵发性房颤	IIa	C	IIa	A	I	A	I	A	I	A	I	A	I	A	I	A
症状性持续性房颤	无建议		IIa	B	IIa	A	IIa	B	IIa	A	IIa	C	IIa	B	IIa	A
合并心功能不全的阵发性房颤,药物无效	无建议		IIb	B	IIb	A	IIb	B	无建议		IIa	C	IIa	B	IIb	B
长程持续性房颤	无建议		IIb	C	无建议		IIb	C	IIb	B	IIa	C	IIb	C	IIb	B
阵发性房颤,心率控制无效时在抗心律失常药物治疗之前直接消融	无建议		IIb	B	无建议		IIa	B	IIa	B	IIa	B	IIa	B	IIa	B

（IIa 类, B 级）；对于伴有快 - 慢综合征的房颤患者,采用导管消融治疗替代植入起搏器是合理的（IIa 类, B 级）；对于无症状的阵发性或持续性房颤患者可考虑行导管消融治疗（IIb 类, C 级）。

二、心房颤动导管消融是否改善预后

目前导管消融已成为房颤治疗的重要手段之一,其在房颤患者维持窦性心律、改善生活质量等方面的研究证据众多,而关于导管消融是否能改善房颤患者预后尚有争议,这也是如今房颤导管消融领域的研究热点之一。

既往已有观察性研究显示与未行导管消融治疗组相比,导管消融组与较低的缺血性卒中及死亡显著相关。一项在合并心衰的房颤患者中开展的多中心随机对照研究（CASTLE-AF）也证实导管消融可显著降低患者全因死亡或心衰再住院率,改善心衰合并房颤患者的预后。该研究入选房颤伴心衰（NYHA 心功能分级Ⅱ、Ⅲ或Ⅳ级,左心室射血分数≤35%,已植入植入型心律转复除颤器 / 心脏再同步化治疗除颤器）的患者

363 例,随机分为导管消融组及药物治疗组（室率或节律控制）,主要终点是全因死亡或心衰再住院。平均随访 37.8 个月,结果显示与药物治疗组相比,导管消融组患者主要终点事件发生率降低 38%。

但最近公布的 CABANA 随机对照研究结果却未见导管消融治疗在改善房颤患者预后方面的作用。该研究共纳入 2 204 例房颤患者,随机分为导管消融组与 AAD 治疗组,主要终点事件为死亡、致残性卒中、严重出血和心搏骤停。平均随访 48.5 个月,结果显示导管消融组与药物治疗组主要终点事件差异无统计学意义（8.0% vs 9.2%）。该研究结果自发布以来引发业内广泛关注,而该研究本身也存在一定的局限性,第一,两组患者组间交叉率较高,随机到导管消融组的患者中 9.2% 未接受消融治疗,可能起到稀释干预作用,且 AAD 治疗组中有 27.5% 的患者最终接受了导管消融治疗,这部分患者可能相对更健康,这在一定程度上影响了试验结果。第二,AAD 组死亡率（4 年随访发生率 5.3%）低于研究设计预

期（3年12%），且4年随访卒中发生率亦很低（0.7%），这导致CABANA研究仍无法检出导管消融治疗可能带来的改善预后的获益。未来仍需要比CABANA更大规模的随机对照研究来检出导管消融在改善房颤患者预后方面的获益，从而为指导临床治疗提供更多的依据。

随着年龄的增长，房颤的发病率及卒中风险均逐年增加，且由于目前人口老龄化的趋势，高龄房颤患者的治疗负担也随之增加。然而，高龄房颤患者常合并缓慢性心律失常，导致其可能更不易耐受AAD治疗，且绝大多数患者常伴有高血压、糖尿病、肝肾功能不全等慢性疾病，长期服用AAD及抗凝血药发生不良反应的风险相对更高。由于导管消融治疗可恢复窦性心律从而可避免长期药物治疗带来的不良反应，因此，高龄房颤患者采用导管消融治疗可能会带来更多的临床获益，然而目前尚缺乏比较高龄房颤患者导管消融和药物治疗孰优孰劣的随机对照研究。既往已有多项观察性研究显示尽管高龄房颤患者CHA_2DS_2-VASc评分较高且合并疾病较多，但导管消融手术时间、X射线暴露时间及围手术期并发症发生率（如心脏压塞、动静脉瘘、肺静脉狭窄等）和年轻人群类似，差异均无统计学意义，且长期随访高龄房颤患者术后窦性心律维持率、血栓栓塞率、再住院率及二次手术率与年轻患者相比亦无差异，但这些研究均为单中心回顾性研究，且样本量较少，证据级别并不高，未来仍需要更大样本量的随机对照试验来加以证实。

三、心房颤动导管消融术后是否停用抗凝血药

导管消融术是房颤患者节律控制的有效治疗方式之一，但复发率较高，据报道每年2%~5%的患者出现消融术后房颤复发，且多数为无症状的房颤复发，常规的心电监测存在漏诊情况，此外，关于能够引起血栓栓塞事件的最低房颤负荷亦尚未明确，这些都导致房颤患者导管消融术后的抗凝治疗时长成为目前的一个难题。由于房颤在恢复窦性心律后左心房功能处于抑制状态，通常需4周以上才能恢复，在此期间仍有形成左心房附壁血栓和引起栓塞的危险。因此，目前指南均建议房颤患者消融术后均应继续口服抗凝血药治疗至少2个月。而对于卒中高危的房颤患者（即CHA_2DS_2-VASc评分≥2分的男性以及≥3分的女性），消融成功后是否需要继续接受抗凝治疗仍存在诸多争议，这也是目前房颤导管消融领域的研究热点之一。

在一项丹麦国家注册研究中，纳入4 050例首次接受导管消融治疗的房颤患者，依据术后是否停用长期抗凝药分为抗凝组和停药组。平均随访3.4年，结果显示房颤消融3个月后，长期抗凝组栓塞事件发生率与停药组差异无统计学意义（0.56/100人年 vs 0.64/100人年），但前者大出血发生率较高（0.99/100人年 vs 0.44/100人年），这提示房颤消融成功后或可停用抗凝血药。

另一项来自德国的房颤消融注册研究中，460例接受导管消融治疗的阵发性房颤患者（其中83例有卒中病史，38.6%术后停用抗凝药；377例无卒中病史，66.3%停药），平均随访489天，结果发现与既往无卒中病史且术后停用抗凝血药的房颤患者相比，既往有卒中病史且术后停抗凝的患者栓塞事件发生率明显增加（0.3% vs 4.3%），这可能提示既往有卒中病史的房颤患者导管消融术后不应停用抗凝血药。

而一项瑞典国家注册研究纳入了1 585例接受导管消融治疗的房颤患者（其中703例CHA_2DS_2-VASc≥2分），平均随访2.6年，30.6%的患者在术后第一年停用华法林。结果显示在CHA_2DS_2-VASc≥2分的房颤患者中，与未停用华法林相比，停用华法林后缺血性卒中发生率显著增加（1.6%/年 vs 0.3%/年），提示卒中高危的房颤患者导管消融术后不宜停用抗凝血药。

近年，有关房颤监测技术的研究或许能为房颤导管消融术后是否应继续抗凝提供新的思路。既往有研究显示若30天内房性心律失常（包括房颤）负荷≥5.5小时，血栓栓塞事件的风险将会增加1倍。KP-RHYTHM研究也发现，除CHA_2DS_2-VASc积分中包含的危险因素之外，更高的房颤负荷与更高的卒中风险独立相关。成功的导管消融手术可消除或明显降低房颤负荷，从而降低患者的栓塞风险，而评价导管消融术是否成功以及监测术后的房颤负荷需依靠监测/筛查手段。传统的筛查和监测技术可能会漏诊无症状房颤，而已有研究证实新的筛

查和监测技术（包括可穿戴式连续心电监测贴片、手持单导联心电图设备等）能明显增加房颤检出率。如果将这些便捷、无创、患者接受程度高的新技术用于房颤导管消融术后的筛查与监测，或可用于指导房颤患者导管消融术后的抗凝治疗。

综上所述，目前关于卒中高危的房颤患者导管消融术后是否需长期接受抗凝治疗仍存争议，指南建议对于卒中高危患者，即使导管消融术后维持窦性心律，仍应长期接受抗凝治疗（Ⅱa 类，C 级）。而随着房颤导管消融技术和新的筛查/监测技术的发展，对于房颤导管消融术后明确无复发的患者，在严密的心电监测下或可停用抗凝药，但这仍需高质量的随机对照研究来进一步证实。

四、心房颤动导管消融的并发症、预防及处理

目前导管消融已成为房颤治疗的重要手段之一，且我国消融手术量逐年上升，预计至 2021 年将达到 10 万例/年。随着房颤导管消融治疗经验的积累、标测系统功能的改进以及导管设计工艺的进步，房颤导管消融并发症呈下降趋势，但发生率仍在 3%~8%。虽房颤导管消融的并发症大多在术后立即出现（0~3 天），亦可在术后早期（1~4 周）甚至晚期（>4 周）发生，有的严重并发症（如心脏压塞、左心房-食管瘘等）处理不及时甚至可能会导致死亡，因此早期识别房颤消融术后常见并发症的临床表现，区分何种症状需紧急进行进一步评估及处理，甚至在术后随访过程中转诊给电生理专家是尤为重要的。此外，熟悉导管消融围手术期并发症发生的原因，并积极进行预防亦是减少围手术期并发症的重要措施。

（一）心脏压塞

心脏压塞是房颤导管消融术较为常见且凶险的并发症，是指在介入治疗中导致心室、心房、心耳、冠状静脉窦和冠状动脉穿孔或撕裂继发心包渗出、积血和心包腔内压力上升。而在手术过程中一些物理因素损伤导致心包产生急性炎症反应，渗出大量积液亦可发生急性心脏压塞症状。据报道心包并发症的发生率约为 1.5%。发生心脏压塞常见原因主要包括：房间隔穿刺时穿刺点

不准确，比如穿刺点靠后，直接经右房进入心包腔或经左房顶、左心耳等部位进入心包腔；左房内直接机械损伤；热损伤或在放电过程中产生爆裂伤，多位于左房顶部或左心耳。

心脏压塞的主要临床表现包括：突发呼吸困难、烦躁、意识模糊或丧失；血压突然下降；心率变化；特征性 X 线表现（心影搏动消失和透亮带）。如患者具备以上症状或体征及 X 线表现可初步诊断，可通过心脏超声检查确诊。

为预防心脏压塞的发生，应注意术中导管操作轻柔，避免导管与心肌接触部位压力过高。独立操作前应在有经验的术者带领下积累经验。此外，压力监测导管可实时显示导管与心肌接触部位的压力，但临床研究并未证实可降低心脏压塞发生率。心脏压塞一旦发生，需立即抢救，主要包括对血压降低的患者使用升压药物，必要时可心包穿刺引流甚至外科开胸手术。一般情况下大多数患者通过心包引流后无需外科手术。如果有征象存在大量出血、血压无法维持等情况应尽快开胸探查。如果首次引流干净后每小时出血量仍大于 200ml，也应在申请输血的同时考虑外科开胸手术。

（二）栓塞并发症

栓塞并发症是房颤导管消融治疗的严重并发症之一，主要原因是血栓脱落、气体栓塞或消融所致的焦痂脱落，文献报道急性心源性栓塞或空气栓塞事件的发生率为 0.1%~0.2%。

当血栓脱落导致局部组织血流灌注中断时，依据栓塞发生的位置不同，如颅内动脉、冠状动脉、腹部血管及其他外周动脉，患者可有不同的临床表现，但亦有可能小的血栓脱落并不会发生急性的临床症状。空气栓塞则可能会导致精神状态的改变、癫痫的发生或者局部的神经症状。血栓栓塞诊断主要依靠 CT、MRI 及血管造影等检查明确。

降低栓塞事件发生的措施主要包括：术前常规行经食管超声检查排除左心房及左心耳血栓；在房间隔穿刺和肺静脉造影过程中，应仔细抽吸冲洗鞘管，防止空气进入或鞘管内血栓形成；导管消融术中应持续抗凝，激活全血凝固时间（ACT）应控制在 250~350s 之间，且需依据 ACT 调整肝素用量；盐水灌注导管有助于减少焦痂形成；手

术操作过程中长时间置于左心房的长鞘内易形成血栓,持续鞘管内肝素盐水灌注可降低栓塞事件的发生率。对于局麻患者,术中应与患者定时交流,及时发现栓塞征象。若术中或术后一旦发生缺血性脑卒中应立即联系神经内科会诊,完善检查确诊后可予以脱水、细胞活化剂治疗,病情允许的情况下可尽早给予溶栓甚至介入取栓或支架术。

(三)肺静脉狭窄

肺静脉狭窄是指肺静脉及其分支直径减小,根据狭窄程度分为轻度(<50%)、中度(50%~70%)、重度(>70%)。肺静脉狭窄的发生率与消融术式显著相关,点状消融肺静脉狭窄发生率高达10%,而节段性消融狭窄发生率则<5%。随着环肺静脉前庭部位消融的普及以及节段性消融的减少,肺静脉狭窄发生率在逐步降低。

单支肺静脉闭塞或多支狭窄可导致明显的临床症状和体征,且多在术后一周至数月内出现,并无特异性,常表现为活动后气促、咳嗽、咯血和抗生素治疗无效的肺炎等。有房颤消融史的患者出现上述症状后应评估是否存在肺静脉狭窄,经食管超声心动图可初步筛查,肺静脉造影则可确诊,此外,CT和MRI检查也可作为诊断的重要参考依据。

在导管消融过程中,应当避免在肺静脉口内消融,避免使用非盐水灌注消融导管,亦可根据导管结构选择合适的温度上限,或采取其他消融方式如冷冻消融等。另外,术前通过完善肺静脉CT检查了解肺静脉情况,术中采用三维图像融合技术可提高消融精准性。在治疗方面,对于无症状的肺静脉狭窄除了持续抗凝治疗外无其他针对性治疗,而对于有症状患者可考虑行肺静脉球囊扩张和支架植入术。

(四)左心房-食管瘘

左心房-食管瘘是房颤导管消融最严重的并发症,任何在心房后壁进行消融的术式均有可能导致此并发症,一旦出现绝大多数致命或致残。左心房食管瘘的发生率在0.5‰左右,冷冻球囊发生左心房-食管瘘的概率小于0.1‰。食管瘘发生的原因主要是由于消融温度过高导致毗邻的食管组织水肿甚至坏死,若食管坏死灶与左心房后壁穿孔灶紧邻,则会形成瘘道。

左心房-食管瘘的临床表现通常在消融后2~4周出现,最常见的症状是发热和反复出现的神经系统事件,也可表现为脓毒症休克、食管出血或死亡,CT和MRI检查对于明确诊断有重要意义,尤其是胸部增强CT。当怀疑此并发症时,应禁忌行内镜及经食管内超声等检查,因为检查充气可能进一步使瘘口扩大或产生气体栓塞。

如明确左心房-食管瘘诊断后,除了对症处理外,食管带膜支架或外科手术可挽救部分患者生命。目前对于左心房-食管瘘的预防尚无成熟经验,术前CT三维重建观察食管与左房毗邻关系对于预防有一定价值。术中消融左心房后壁时建议消融功率<25~30W,且每个位点消融时间不应超过20s;肺静脉环行消融线之间的连线应尽可能位于左心房顶部,避开食管走行的部位;术中监测食管温度或使用心腔内超声显示食管,这些对减少左心房-食管瘘的发生有一定作用。此外,也有研究证实了食管牵拉装置在预防房颤导管消融术中食管损伤方面的价值。

(五)膈神经损伤

膈神经损伤是房颤消融的重要并发症之一,其大多发生在冷冻球囊消融过程中,有研究报道二代冷冻球囊导致的膈神经损伤的发生率为2.7%~3.5%,而在射频消融手术中则为0~1%。在解剖学上,右侧膈神经的走行毗邻右上肺静脉和上腔静脉,最易在冷冻消融过程中受到损伤,少数情况下,消融左心耳也可导致左侧膈神经损伤。除解剖因素外,冷冻球囊的尺寸、消融时的温度及时间等因素也可影响膈神经损伤的发生率。

膈神经损伤可无症状,也可引起呼吸困难、呼吸急促、咳嗽、呃逆和胸痛等症状,术后胸部X线片显示新出现的膈肌升高伴同侧肺不张可提示诊断,需依靠透视或超声评估膈肌偏移来明确诊断。大部分膈肌损伤在术后6~12个月可恢复神经支配,但也有少数存在永久性膈肌麻痹。

膈神经损伤目前尚无有效疗法,主要依靠采取预防措施来降低发生率。在房颤冷冻球囊消融过程中,应尽量将冷冻球囊置于肺静脉前庭部位,避免置入肺静脉过深。在冷冻消融右侧肺静脉时,应予同步膈神经起搏,并全程触摸膈肌活动,一旦发现膈肌收缩活动减弱或消失,应立即停止冷冻消融,这是预防膈神经损伤最重要的手段。此外,尚可通过 X 线透视、心腔内超声成像以及记录膈肌复合肌肉动作电位等方法在术中监测膈肌的运动情况。

(六)食管周围迷走神经损伤

在进行左房后壁消融时可能会损伤迷走神经导致胃动力不足和急性幽门痉挛。据报道房颤消融术后有症状的消化道功能障碍高达 17%,而无症状的上消化道功能障碍可高达 74%。常见的临床表现为在消融术后几小时至几周内出现的恶心、呕吐、腹胀及腹痛等症状。可依据 CT、内镜检查或消化道造影等检查明确诊断。目前尚无公认的避免迷走神经损伤的方法,前文描述的避免左心房 - 食管瘘的技术可以降低食管周围迷走神经损伤的风险,近期有研究表明手术过程中将左房后壁消融功率限制在 20~25W 之间可能会防止食管周围神经损伤。

(七)急性冠脉损伤 / 闭塞

急性冠脉损伤 / 闭塞并发症罕见,文献报道的发生率约为 0.14%。当围手术期出现与心电图改变有关的胸痛时应及时评估冠脉血流灌注情况,尤其是在冠状静脉窦内针对二尖瓣峡部心外膜部分进行消融,或隔离冠状静脉窦来源的心动过速时,可能会导致冠脉回旋支的狭窄。决定冠脉损伤的主要因素包括:心外膜脂肪的厚度、消融的强度和持续时间以及消融部位距冠脉血管的距离等。避免冠脉血管附近高功率的消融对于降低冠脉损伤的风险可能具有重要的意义。

(八)血管并发症

血管并发症主要包括腹股沟区血肿、腹膜后出血、股动脉假性动脉瘤或动静脉瘘等,通常由于穿刺操作不当。文献报道的血管并发症发生率为 0.5%~1.5%。

腹膜后出血可有背部疼痛或腹壁淤血、低血压甚至休克等表现,通常较为凶险,常需输血及外科干预。而部分腹股沟区血肿、股动脉假性动脉瘤或动静脉瘘可表现为穿刺部位疼痛,亦可无明显症状,腹股沟区触诊或听诊闻及杂音是最简便的诊断方法,需结合血管超声明确诊断。大多数腹股沟区血肿可保守治疗或经超声引导下压迫治疗,部分假性动脉瘤也可通过机械压迫的方法

治疗,少部分需经外科干预。动静脉瘘若 <3mm,多可自行闭合,若瘘口 >3mm,则一般需要外科缝合。为了预防血管并发症的发生,有研究显示超声引导下的静脉穿刺可能是有用的。

(九)死亡

房颤导管消融死亡事件的发生率约为 1‰。较为常见导致死亡的原因包括心脏压塞,约占总死亡事件的 25%,其中 3% 发生在术后 30 天之后;卒中占 16%,其中 6% 出现在术后 30 天后;左心房 - 食管瘘占总死亡人数的 16%;此外,约有 3% 的少见原因亦会导致围手术期死亡,如心肌梗死、败血症、呼吸骤停、双侧肺静脉闭塞、血胸、过敏反应等。术者对死亡风险和潜在原因的认识将有助于为导管消融术制定更适宜和更有效的安全措施。

尽管房颤导管消融围手术期并发症发生率较低,但提高技术操作安全性是永恒的主题,且目前房颤导管消融规模急速增长,能否成为合格术者的关键是学会如何有效控制围手术期并发症。

总之,房颤导管消融领域中仍有许多问题存在争议,未来仍需开展更多高质量的研究来逐一解答,从而为优化房颤患者的治疗与管理提供更多的参考依据。

第四节 心房颤动的强化管理及预防——改善预后的希望

一、实施房颤综合管理的必要性

《2016 年欧洲心脏病学会房颤管理指南》首次提出构建以患者为中心的房颤综合管理的专业诊疗团队,包括全科医生、心脏及房颤卒中专家、外科医生,团队基于临床决策支持工具、房颤信息管理系统等工具,强调对新诊断的房颤患者进行综合管理,为患者提供多种房颤治疗的选择方案包括:急性心率 / 律控制、房颤危险因素管理、卒中风险评估、心率及症状评估,并根据患者的意愿行个体化治疗,从而提高治疗的有效性及患者长期依从性,最终提高患者的生活质量、改善预后。房颤患者需要接受长期治疗,必要时还必须由专

科医生提供个体化治疗方案,而以患者为中心的房颤综合管理最直接目的即在于为患者持续提供各种治疗方面的指导建议。研究显示,与常规治疗相比,房颤的综合管理治疗可显著降低一级终点事件(全因死亡/心血管死亡、卒中、出血或住院)的发生率。

二、房颤综合管理概念

随着人们对于房颤危害认知的逐渐加深,卒中预防、心率/律控制等基础治疗在真实世界中已为患者所广泛接受。目前房颤患者存在各种不同的就诊模式:根本不就诊、就诊于急诊科、全科医生/内科医生、心脏病医生门诊、神经内科以及电生理中心。这样的就诊模式患者通常无法获得最佳的治疗,更难以接受多学科的跟进治疗与综合管理。目前许多研究介绍了房颤综合管理模式,这种模式为所有房颤患者提供了一个共同的就诊切入点,基于此评估患者的病情并予以初始治疗,持续随访追踪患者的同时据其病情变化不断调整治疗方案以使其获得最佳预后。此过程可在社区中进行,并由全科医生、心脏病专科医生甚至多学科为患者的治疗决策和干预措施提供意见。尽管房颤综合管理策略仍需要进一步研究优化、完善,该模式目前已初具规模,它对所有房颤患者开放,可以及时、迅速为患者的治疗提供有效的建议及处理。

目前房颤综合管理模式的关键概念如下:

1. 患者开始接受治疗前其房颤的诊断必须由心电图确诊。

2. 房颤综合管理模式需能够为所有患者提供方便、及时的治疗。

3. 患者大多数的初始治疗决策可经全科医生、急诊医生或特殊培训过经验丰富的护士于接诊患者时立即或经过一些简单检查后确定,包括抗凝治疗、降压治疗、心率控制治疗以及生活方式的建议。

4. 患者接受定期随访,由管理团队内的护士、药师、全科医生和其专业人员完成。

5. 综合管理团队内所有成员应保持良好沟通。

6. 在大多数房颤患者进入综合管理模式初期,心脏专科医生的介入和影像学检查(经胸超声心动图)是必要的。

7. 共同决策,将患者置于管理的中心,家庭和护理人员同时参与,可显著提高房颤患者的治疗依从性。

8. 患者若于治疗中出现问题或并发症,或其症状持续得不到改善,应充分咨询心脏病专家的意见,并结合房颤多学科管理小组的指导意见进行治疗。

9. 综合管理项目内的所有患者均可以自愿选择参加房颤相关的研究。

三、房颤综合管理内容

一个完整的、结构化的房颤管理路径应包括从诊疗到随访在内的全部内容(表18-10)。

1. **患者参与** 患者的自身干预是房颤综合管理的核心,医生应鼓励房颤患者增强自我管理能力,同时对患者的生活方式和危险因素管理进行建议及教育,与医生共同制定房颤的治疗方案。

2. **多学科管理团队** 在房颤患者的全程管理中,不仅仅需要心血管专业医生,还需要社区全科医生、脑血管疾病医生以及神经外科或心脏外科医生,通过多学科交流合作,可以实现高效的交流、宣教和实践,实现慢性房颤多学科管理的整合式医疗团队。

3. **房颤评估的技术工具** 技术工具可以提供房颤患者的信息以为临床决策提供支持,也可以监测治疗的依从性和有效性,为管理团队的共同决策提供指导性依据,尤其在移动医疗飞速发展的今天,技术工具的兴起为改善房颤的防治工作提供了新的契机。

4. **治疗策略的制定** 房颤的治疗策略主要包括改善预后的治疗(抗凝和治疗心血管疾病)和改善症状的治疗(室率控制和节律控制)。并涉及房颤危险因素控制及合并症处理、房颤脑卒中风险评估及预防(包括口服抗凝血药及左心耳封堵术)、房颤心室率控制、房颤节律控制(包括抗心律失常药物治疗、电复律及房颤导管消融术)、特殊人群房颤管理等。

与此同时,房颤患者也应接受严格规范的定期随访,以确保持续优化管理,减少患者的再住院率及死亡率。

表 18-10 房颤综合管理

综合管理路径	实施内容	实施需求
患者参与	自身干预 健康教育 激励和增强自我管理能力 生活方式和危险因素管理 医患共同决策	患者知情、参与和授权
多学科团队	多学科医生(包括全科医生、心脏病及房颤卒中专家、外科医生)和专职医疗人员合作 高效的交流、宣教和实践经验	多学科房颤治疗团队协作
技术手段	信息管理 决策支持 备忘录和通信工具 依从性和有效性监测	团队决策支持
治疗方案选择	生活方式 抗凝治疗 心室律控制 节律控制 消融、封堵、手术 复合管理决策支持	房颤治疗团队共同决策

大量观察性研究显示房颤综合管理在真实世界的实施并不乐观。房颤的综合管理需要从"概念化"落实到"实质化",以患者为核心,与患者共同决策,加强患者教育和自我管理能力,建立多学科房颤治疗团队协作管理,积极应用信息手段和自动决策支持手段,进行生活方式积极干预和危险因素管理,加强干预手段和对药物依从性、有效性的检查,最终最大限度地改善患者预后。我们希望通过贯彻落实房颤的综合管理体系,为心血管病乃至整个医学领域医疗质量的提高做出积极的探索和尝试。

（马长生）

参 考 文 献

[1] January C T, Wann L S, Alpert J S, et al. 2014 AHA/ACC/HRS Guideline for the management of patients with atrial fibrillation[J]. J Am Coll Cardiol, 2014, 64(21): e1-e76.

[2] IWalfridsson H, Walfridsson U, Nielsen J C, et al. Radiofrequency ablation as initial therapy in paroxysmal atrial fibrillation: results on health-related quality of life and symptom burden. The MANTRA-PAF trial[J]. Europace, 2015, 17(2): 215-221.

[3] Morillo C A, Verma A, Connolly S J, et al. Radiofrequency ablation vs antiarrhythmic drugs as first-line treatment of paroxysmal atrial fibrillation(RAAFT-2): a randomized trial[J]. JAMA, 2014, 311(7): 692-700.

[4] Mont L, Bisbal F, Hernández-Madrid A, et al. Catheter ablation vs. antiarrhythmic drug treatment of persistent atrial fibrillation: a multicentre, randomized, controlled trial(SARA study)[J]. Eur Heart J, 2014, 35(8): 501-507.

[5] Chang C H, Lin J W, Chiu F C, et al. Effect of radiofrequency catheter ablation for atrial fibrillation on morbidity and mortality: a nationwide cohort study and propensity score analysis[J]. Circ Arrhythm Electrophysiol, 2014, 7(1): 76-82.

[6] Kunneman M, Branda M E, Noseworthy P A, et al. Shared decision making for stroke prevention in atrial fibrillation: study protocol for a randomized controlled trial[J]. Trials, 2017, 18(1): 443.

[7] Nuhrich J M, Kuck K H, Andresen D, et al. Oral anticoagulation

is frequently discontinued after ablation of paroxysmal atrial fibrillation despite previous stroke: data from the German Ablation Registry[J]. Clin Res Cardiol, 2015, 104(6): 463-470.

[8] Albert C M, Bhatt D L. Catheter Ablation for Atrial Fibrillation: Lessons Learned From CABANA[J]. JAMA, 2019, 321(13): 1255-1257.

[9] Packer D L, Mark D B, Robb R A, et al. Effect of Catheter Ablation vs Antiarrhythmic Drug Therapy on Mortality, Stroke, Bleeding, and Cardiac Arrest Among Patients With Atrial Fibrillation: The CABANA Randomized Clinical Trial[J]. JAMA, 2019, 321(13): 1261-1274.

[10] Kirchhof P, Benussi S, Kotecha D, et al. 2016 ESC Guidelines for the management of atrial fibrillation developed in collaboration with EACTS[J]. Eur Heart J, 2016, 37(38): 2893-2962.

[11] 黄从新,张澍,黄德嘉,等. 心房颤动:目前的认识和治疗的建议-2018[J]. 中国心脏起搏与心电生理杂志, 2018(04): 315-368.

第十九章 室性心律失常

一、定义

室性心律失常（ventricular arrhythmia，VA）是指起源于希氏束及其分支以下心室肌的异位心律，是临床常见的心律失常。器质性心脏病和离子通道病是其常见原因，但无器质性心脏病患者VA并非少见。VA包括室性期前收缩（premature ventricular contraction，PVC）、非持续性室性心动过速（non-sustained ventricular tarchycardia，NSVT）与持续性室性心动过速（sustained ventricular tarchycardia，SVT）、心室扑动（ventricular flutter，VFL）与心室颤动（ventricular fibrillation，VF），其临床谱广泛，既可以毫无症状，也可引起血流动力学障碍，甚至心脏性猝死。恰当的处理依赖于识别其基础疾病、进行正确的危险分层。

二、新认识，新分类

PVC是临床上最常见的心律失常，VT是指连续3个或3个以上的室性QRS波群且频率>100次/min。根据VT的持续时间及发作时血流动力学的稳定与否又分为NSVT和SVT。SVT是指VT持续时间超过30s，或者持续时间虽然短于30s但是因为不能维持正常的血流动力学而需要被及时终止。进一步根据VT发作时QRS波的形态分为持续性单形性室速（sustained monomorphic ventricular tachycardia，SMVT）及多形性室速/室颤（polymorphic ventricular tachycardia/ventricular fibrillation，PVT/VF）。

三、发生机制

1. 细胞机制和基质　VA的发生机制包括自律性增高、触发活动和折返三大类（图19-1）。自律性增高或异常可能来自希浦系统（His-Purkinje）系统或其以下的传导系统和心室肌细胞，触发活动常见于流出道VA和缺血状态的心室肌细胞。维持基质见于潜在疾病的结构重构，包括陈旧性心肌梗死或手术的瘢痕、心肌病、心肌肥厚的斑片状纤维化。折返需要上述触发因素和维持基质。除此之外，离子通道、转运体和细胞间耦联的改变都可能改变动作电位的传导特性，引发传导各向异性等问题。电生理机制还受心脏代谢、电解质、信号通路和自主神经等多种因素调节和影响。

2. 自律性　自律性是静息电位时4相自动

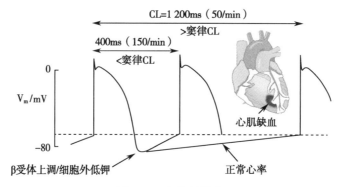

图 19-1 自律性增高

心肌缺血、细胞外低钾、β受体上调时，希浦系统或者心室肌细胞的自律性增高，当超过正常窦房结自律性时，表现为室性心律失常

除极达到阈值并激发动作电位,它的高低取决于静息电位、4相除极速率和阈值。异常自律性增高常由细胞膜钙通道开放引起,在急性心肌梗死或缺血,细胞外钾升高引起局部膜电位改变,在梗死/缺血性心肌和健康心肌间形成损伤电流,这些损伤电流也可以引起细胞的自发活动。

3. 触发活动 早期后除极是动作电位2相或者3相时,内向电流增加(钠电流、钙电流和钠钙交换电流)或外向电流(钾电流)减少。早期后除极引起QT间期延长是诱发尖端扭转型室速的主要原因,QT间期延长可能是药物或其他后天因素引起的,也可能是离子通道基因突变导致,早期后除极/触发活动可能诱发PVT/VF。延迟后除极常见于钙超载时,包括心动过速、儿茶酚胺、低钾血症、地高辛毒性、心肌肥厚和心力衰竭(heart failure, HF)等。肌浆网钙浓度升高或兰尼丁受体敏感性增加启动钙释放,从而激活钠钙交换泵产生瞬时内向电流,如果膜除极到能激活钠电流的程度,就会触发动作电位。延迟后除极是地高辛中毒、儿茶酚胺敏感性室速和特发性流出道室速的机制,与心室肌细胞相比,浦肯野细胞更容易自发地释放肌浆网钙离子,这表明延迟后除极可能是一些与浦肯野纤维相关VA的重要机制。

4. 折返 折返是大多数器质性心脏病SVT的机制。折返可能发生在固定的解剖障碍周围,如心肌梗死后的瘢痕或手术修复先天性心脏病的瘢痕,这种解剖障碍物的存在为瘢痕相关VT消融提供了理论依据。在没有解剖障碍的情况下,功能阻滞区也可能引发功能性折返,它包括主波假说、多子波假说和螺旋波假说。关于VF的精确机制仍有许多争论,也许上述机制都在VF中发挥作用。由于心室复极存在异质性,心室三层心肌的动作电位和不应期长短不一致,电流可以从动作电位持续时间较长的心内膜流向动作电位持续时间较短的心外膜,当这些部位从不应期恢复时,电流可能导致这些部位的再兴奋,这被认为是Brugada综合征中VT/VF的一种潜在机制,也可能在缺血时起作用。

四、病因

VA见于器质性心脏病患者或者遗传性离子通道病等电传导紊乱患者,但亦可见于心脏结构正常者。对于无器质性心脏病的普通人群,精神紧张、过度劳累、过量烟、酒、咖啡等均可诱发VA,其他如洋地黄、奎尼丁、三环类抗抑郁药中毒、电解质紊乱(低钾、低镁)等也可诱发室性期前收缩。而各种器质性心脏病如冠心病、心肌病、瓣膜性心脏病、二尖瓣脱垂等是VA常见的病因。除此之外,遗传性心律失常综合征,如儿茶酚胺敏感性多形性室速(catecholaminergic polymorphic ventricular tachycardia, CPVT)、长QT间期综合征(long QT syndrome, LQTS)、短QT综合征(short QT syndrome, SQTS)、Brugada综合征(Brugada syndrome)、早期复极综合征(early repolarization syndrome, ERS)也是VA的常见病因。

五、流行病学

1. PVC和NSVT PVC是临床上最常见的心律失常,普通人群中通过12导联心电图检出的室性期前收缩患病率为1%,而通过24h或48h动态心电图检测则高达40%~75%。室性期前收缩的发病率随年龄增长而逐渐增加,<11岁的儿童中,其发病率<1%,而在>75岁的人群中,其发病率高达69%。伴心悸症状的所有患者中,约6%为NSVT,男性和女性间没有显著差别,24h动态心电图监测0~3%的健康、无症状的个体发现NSVT,器质性心脏病患者多见,其患病率见表19-1。

表19-1 器质性心脏病NSVT患病率

疾病	患病率/%
急性心肌梗死(<48h)	45
急性心肌梗死(48h~1个月)	5~10
心力衰竭	30~80
肥厚型心肌病	70~80
扩张型心肌病	40~70
高血压	2~15
瓣膜病	25

2. SVT和VF 约有10%的患者应用当前的临床诊断技术无病因可循,因此称为特发性室速(idiopathic ventricular tachycardia, IVT)。IVT包括多种类型如腺苷敏感性室速和分支性室速

等，60%~80% 的 IVT 起源于右心室流出道，发病年龄通常为 30~50 岁，尤以女性多见。分支型室速主要见 15~40 岁的男性患者（60%~80%），占临床 IVT 的 10%~15%。

90% 的 SVT/VF 发生于器质性心脏病患者，如缺血性心脏病、HCM、DCM、先天性心脏病和瓣膜性心脏病等，以缺血性心脏病最为常见。大多数 SVT/VF 发生在心肌梗死后 3 年，部分也可发生在心肌梗死后的 10~15 年。心室收缩功能下降的持续性室速患者死亡风险明显增加。

遗传性心律失常综合征也是 SVT/VF 的重要原因，儿茶酚胺敏感性多形性室速（CPVT）、长 QT 间期综合征（LQTS）、短 QT 综合征（SQTS）、Brugada 综合征、早期复极综合征（ERS）。VA 尤其多种形态的患者很少无因可循，应予更全面、详尽的诊断措施去发现潜在、罕见的病因。

六、诊断

1. **重视与强调基础心脏病**　各种 VA 都是首先确定是否发生在器质性心脏病中，这是经过心律失常抑制试验（cardiac arrhythmia suppression trial, CAST）以后对 VA 处理提出的一个极其重要的理念，VA 的风险常来自基础心脏病，因此推荐查明基础心脏病和危险因素。

2. **规范化诊断流程**　诊断流程要求对患者进行全面综合的评估，为治疗提供依据。标准评估项目包括病史采集、体格检查、12 导联心电图检查、超声心动图和实验室检查。如果这些检查不足以明确病因，可进一步行运动试验、冠脉造影、心脏 MRI、基因检测和电生理检查，推荐植入型心电监测仪用于疑似 VA 引起偶发症状（包括晕厥）患者的评估。心律失常的特殊检查例如多形室性心动过速患者可以考虑药物试验，静脉注射钠通道阻滞剂可揭示 Brugada 综合征，肾上腺素可显露 LQT 1 和 LQT 2，异丙肾上腺素可用于 CPVT 的家族筛查，腺苷可用于显露预激图形等。特别强调影像学的超声心动图和磁共振的地位。上述检查评估的目的是判断患者是否合并器质性心脏病，对心律失常进行危险分层。

3. **病史和体格检查**　详细的病史询问常能提供 VA 的诊断线索，包括：是否有提示 VA 发作的三大常见症状心悸、近似晕厥或晕厥；是否有

提示合并器质性心脏病的某些症状，特别是胸痛、呼吸困难等；详尽的用药史包括药物剂量；有无心源性猝死（sudden cardiac death, SCD）家族史。除非患者正处于室速发作中，或者并存某些结构性心脏病（例如心脏瓣膜病），否则体格检查并不能提供诊断 VA 的线索。

4. **心电图、动态心电图**　心电图和动态心电图为最基本、最常用的检查，可提供有价值的线索。静息 12 导联心电图可以提供有无心肌瘢痕（Q 波及碎裂电位）、QT 间期、联律间期，发作时的心电图有助于确定 VA 的诊断，粗略地判断其起源部位。24h 动态心电图提供 VA 不同时间的分布情况，其与自主神经张力变化的关联以及是否有多种形态，信号平均心电图检查结果呈阴性与更好的预后相关，但阳性预测价值不大，T 波电交替、心率变异在评估或发现器质性心脏病方面并不可靠。

VA 心电图大部分为宽 QRS 形态，时限超过 0.12s，但希浦系统起源的也可能是窄 QRS 波图形，VA 需要与室上性心律失常相鉴别。PVC 通常不会逆传影响到窦房结造成窦性节律的重整，所以 PVC 的代偿间歇常为完全代偿间歇。临床实践中总结了多种鉴别诊断的流程，包括 Vereckei 流程和 Brugada 四步法，主要鉴别要点如下：若无药物影响，出现以下心电图考虑 VA 可能性大：

①心律的特征：房室分离、室性融合波或者窦性夺获（图 19-2），但这些通常比较少见。

②QRS 波的图形特征：虽然多种机制都能引起 QRS 波时限增宽，但室上速伴发的阻滞主要发生在束支或分支，少数发生在分支以下，因此图形总与传导阻滞的部位相对应，使 QRS 波显示出很强的图形特征，当心电图宽 QRS 波的图形不具备这些规律和特征时，则认为其起源于心室。

首先，心电图表现为无人区电轴和胸前导联为负向同向性几乎可以诊断为 VA 发作（图 19-3）。其次，如心电图发作表现为束支阻滞图形时 V$_{1-2}$ 和 V$_6$ 导联 QRS 波群呈特殊形态也是诊断 VA 的重要依据，包括右束支阻滞图形时 V$_{1-2}$ 导联呈单相 R、qR、Rsr，V$_6$ 导联的 R/S<1，而左束支阻滞时 V$_1$ 或 V$_2$ 导联的 R 波宽度 >40ms，s 波降支有切迹，或者从 R 波起点到 S 波波谷的间期 >70ms 以

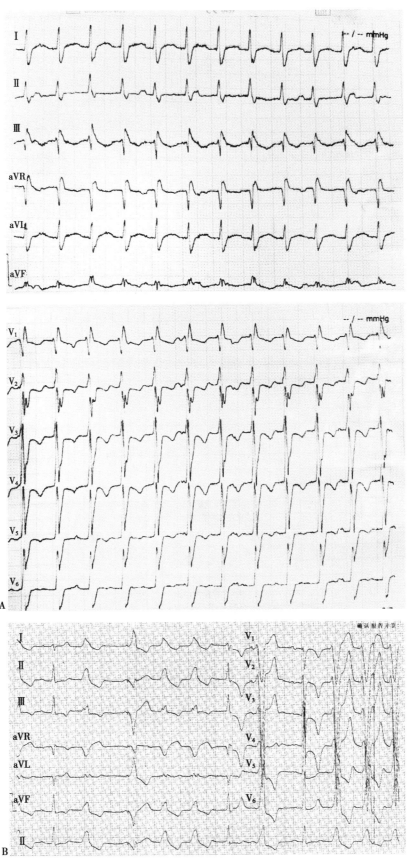

图 19-2　鉴别诊断的心律特征

A. 房室分离；B. 室性融合波

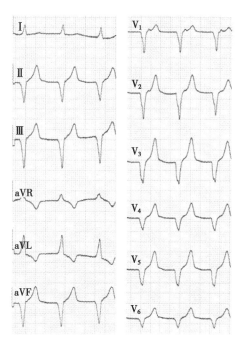

图 19-3　鉴别诊断的图形特征负向同向性

及 V6 导联出现 Q 波。最后，如果出现以下特征考虑 VA 可能性大，例如右束支阻滞图形时其 QRS 波群的时限大于 140ms，呈左束支阻滞图形时其 QRS 波群的时限大于 160ms；右束支阻滞额面电轴左偏，左束支阻滞时电轴右偏。尽管这些

心电图标准也有其局限性，但出现上述条件中的任何一种时，其诊断 VA 的正确率可达 90%。但根据心电图判断仍存在局限性，例如 VA 的 QRS 波群可以相对较窄（束支折返性 VA），室上性心动过速中也可出现房室分离，室性融合波也可见于两个室性异位灶；此外，当存在传导阻滞时，窦性心律下 QRS 波群的形态或电轴特点发生改变，也无法用上述经验判断。

5. 心电生理检查　心电生理检查对确立 VA 的诊断有重要价值，若能记录到心律失常发作时的希氏束波（H），可分析希氏束波开始至心室波（V）开始的间期（HV 间期），有助于室上性心律失常和 VA 的鉴别。室上性的 HV 间期应大于或者等于窦性心律时的间期，VA 的 HV 间期小于窦性 HV 间期或为负值（因心室冲动通过希氏束 - 浦肯野系统逆传）（图 19-4）。心内电生理检查若诱发出持续性单形性室速与发作的 VT 一致，则提示 VT 为晕厥或症状的原因，右心室心内标测有助于右室心肌瘢痕的判别，对于缺血性心脏病伴有心律失常，如果能够诱发血流动力学不稳定的室性心动过速是高危风险，需要植入型心律转复除颤器（implantable cardiac defibrillator，ICD），

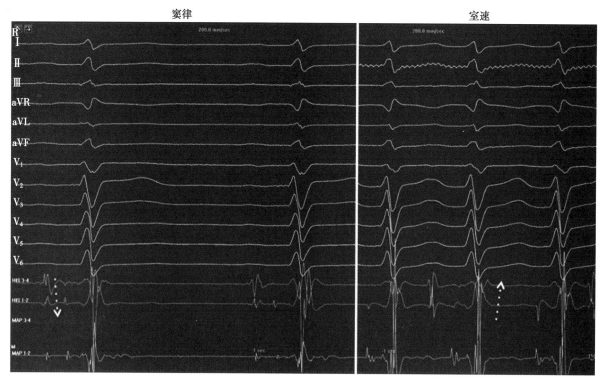

图 19-4　心内电生理检查鉴别诊断
室性心动过速 HV 间期 < 窦性心律的 HV 间期

致心律失常性右心室心肌病（arrhythmogenic right ventricular cardiomyopathy，ARVC）患者同样需要心内电生理检查做危险分层评估。但对于扩张型心肌病、肥厚型心肌病、Long-QT和短QT的患者，心内电生理检查很难诱发VA，诱发出的心律失常与疾病预后关系不确定，不推荐作为这类患者的预后评估。大龄先天性心脏病患者和法洛四联症患者，心室程序性电刺激阳性推荐ICD植入，其猝死和血流动力学恶化风险高，而在相对年轻、未经过筛选的先天性心脏病患者中，心电生理检查预测价值很低。

6. **超声心动图** 超声心动图可评估右心室与左心室结构和功能、瓣膜异常及肺动脉收缩压，推荐用于症状性室性期前收缩、频发室性期前收缩（负荷>10%）患者或疑有器质性心脏病的患者。心功能不全（LVEF<40%）是心律失常预后不良的独立危险因素，结合患者QRS波形态，是植入ICD的重要评价指标。

7. **运动负荷试验** 运动负荷试验可以用来确定室性期前收缩是否由运动激发或抑制，运动负荷试验是诊断缺血性心肌病和CPVT的重要手段，运动导致室性期前收缩恶化的应进一步检查，这些患者通常需要治疗。运动负荷试验有助于评估β受体阻滞剂治疗CPVT患者的效果，同样，运动负荷试验对于诊断静息时QT间期处于临界状态的长QT间期综合征（LQTS）具有一定的诊断价值，运动快速心率时QTc不缩短也支持LQTS的诊断。

8. **生物标志物** B型利钠肽（B-type natriuretic peptide，BNP）和心肌标志物的检查也可以用来评价心脏结构性变化。器质性心脏病者，测量上述生物标志物有助于预测猝死风险。

9. **影像学检查** 心脏影像学检查，包括CT和MRI能较好地评估心脏结构、形态和功能，包括DCM、HCM、结节病、淀粉样变性病和ARVC等心肌，MRI和正电子断层扫描CT成像可以很好地显示其他影像学技术未发现的心肌瘢痕，从而将器质性室速与特发性室速区分开。

10. **有创检查** 缺血的评估手段除超声心动图检查、运动负荷试验以及心肌负荷/灌注显像外，对于大多数疑诊为冠心病的患者，医生应该考虑对其进行冠脉造影检查。

11. **基因检测** 基因检测在疑似遗传性心律失常综合征患者确诊和危险分层方面发挥重要作用，对于这些患者的家属筛查也有重要价值。

七、治疗：基于什么目标治疗室性心律失常

（一）药物治疗

CAST后对VA的药物治疗理念已经形成，以治疗基础心脏病为主，评估其预后进行危险分层，采取合适的治疗手段，预防猝死。药物治疗中β受体阻滞剂是治疗的基石，β受体阻滞剂及非二氢吡啶类钙通道阻滞剂疗效中等且风险小，膜抑制剂除胺碘酮外，索他洛尔、氟卡尼、美西律、普罗帕酮疗效更好，但有致心律失常的风险，需要谨慎使用。

β受体阻滞剂可改善患者预后，是目前唯一有证据可以降低患者死亡率的药物。在无器质性心脏病的患者，起源于流出道部位的VA通常呈单形性，若症状无法耐受，可以使用β受体阻滞剂或钙通道阻滞剂，但其消除室性期前收缩的能力有限，约为10%。起源于乳头肌的NSVT对β受体阻滞剂治疗反应良好，即使已经口服了β受体阻滞剂，再给予静脉用药仍有助于减少电风暴的发作。β受体阻滞剂联合胺碘酮可改善心律失常控制，当合并基础病变，存在潜在低血压风险时可考虑短效的艾司洛尔。

左心室折返性室速可给予口服维拉帕米治疗，但是复发率高，即使静脉应用维拉帕米能够终止特发性左心室折返性室速，也应该考虑有效的导管消融方法。

普罗帕酮等钠离子通道阻滞剂类的抗心律失常药物不应用于左室功能不全、心肌缺血或有心肌瘢痕者，若其他药物不能控制症状才考虑这类药物。

强调胺碘酮应主要用于器质性心脏病包括HF的患者，胺碘酮在这类患者中促心律失常作用较小，可优于其他药物使用，在其他一些心律失常，治疗无效或不能使用相应药物时，胺碘酮也是选项之一，但胺碘酮长期使用有较大的副作用，一定要谨慎。治疗VA胺碘酮的口服维持量不宜过小，很多患者需大于200mg/d，最大不宜超过400mg/d，由于常常合用β受体阻滞剂，出现心

动过缓的患者较多,此时应评价患者的效益和风险。胺碘酮、索他洛尔和/或其他β受体阻滞剂可用于抑制VA的发作从而减少ICD的放电,作为ICD的辅助治疗。

急性发作的治疗要根据当时的血流动力学情况确定治疗策略,胺碘酮可用于电复律的患者,比利多卡因可提高室颤患者复苏后的成活率。

对某些类型多形室速,治疗的药物选择比较特殊,如奎尼丁用于原发室颤、Brugada综合征、SQTS或ERS,β受体阻滞剂用于CPVT等。

(二)射频消融

由于导管消融技术的逐渐成熟,导管消融与药物治疗均可作为一线治疗方案。特发性室性心律失常射频消融的成功率取决于其起源的部位,右室流出道(right ventricular outflow tract, RVOT)起源VA射频消融成功率高达90%,左室流出道(left ventricular outflow tract, LVOT)起源成功率次于RVOT起源,左室特发性折返性室速导管消融效果好,二尖瓣环和三尖瓣环较前降低,乳头肌的起源由于贴靠有难度,成功率最低。缺血性心肌病SMVT患者中优势明显,显著降低SMVT的发生率、复发率、ICD放电率及远期死亡率,射频消融也是一线治疗方案。如果植入了起搏器,射频消融也可减少VA对再同步化治疗的干扰。对触发SVT/VF的PVC,如果形态一致或只有很少的几个形态,可考虑在有经验的电生理中心行PVC的消融。其他方法治疗VA风暴无效时,应尽快(48h以内)进行射频消融,如果消融后抑制了室性心动过速的诱发,不但能减少日后的发作,还有降低死亡率的报道。但是对于HCM、DCM、ARVC、Brugada等疾病通常需要心内膜和心外膜联合消融,消融效果有限,复发率高,仅限于减少ICD放电和联合药物或者ICD控制心律失常的发作,对于内科消融有困难的患者可以考虑联合外科杂交消融。

(三)ICD植入

ICD在猝死的一级和二级预防中具有不可替代的地位,但ICD电击无论恰当与否,均可升高患者死亡风险及降低生活质量,故在进行一级预防时应考虑将ICD程控为延长VT诊断时间及调高VF检测频率,以最大程度避免ICD不正常放电。

非器质性心脏病VT患者ICD植入只适用于罕见的恶性VT。对于急性冠状动脉综合征(ACS)患者,因左心功能在急性缺血时可能急剧下降,在随后数周或数月内会明显提高,须在40天后(未血运重建)及90天后(血运重建)再次评估左心功能,LVEF<35%推荐ICD植入作为一级预防,反之则予药物治疗,并且建议在此期间予以穿戴式除颤器可获益。对于非缺血性心脏病患者,尤其是遗传性心律失常综合征患者,ICD植入可作为VT/VF的基础治疗。CPVT使用β受体阻滞剂治疗控制不佳可考虑ICD植入,HCM经过风险评估中高危患者要考虑ICD,先天性离子通道病如SQTS、Brugada、LQTS等猝死风险高的患者应考虑ICD治疗。对于符合ICD植入适应证,但缺乏合适的血管入路或者感染高风险患者,同时这些患者目前不需要、预测将来也不需要起搏或者心脏再同步治疗(cardiac resynchronization therapy, CRT),可以推荐植入全皮下ICD。

(四)基础病的治疗

治疗患者的基础心脏病远比治疗心律失常本身更重要。冠状动脉缺血所致PVT首选血运重建治疗,LVEF减低(LVEF<40%)的心力衰竭患者,规范化药物治疗包括β受体阻滞剂、醛固酮受体拮抗剂、血管紧张素转换酶抑制剂(ACEI)或血管紧张素受体拮抗剂(ARB)、血管紧张素受体-脑啡肽酶抑制剂能够降低心脏性猝死发生率和全因死亡率。尖端扭转型室性心动过速应该避免任何可延长复极化的药物,并且必须纠正电解质紊乱。冠状动脉开口异常疑似导致VA者,推荐手术校正或再血管化。

(五)临终关怀

现在的治疗强调临终关怀在VA和猝死高危人群中的意义,如患者出现难治性症状性心力衰竭、难治性持续性危及生命的心律失常,或者因其他疾病即将面临死亡,临床医师应当充分尊重患者的意愿和选择权,讨论是否需关闭除颤装置。

八、心脏结构正常的患者

临床表现因人而异,大多数患者可无明显症状,部分偶发室性期前收缩患者也可能有严重的症状。无器质性心脏病患者的VA属于良性,患者预后较差的影响因素如下：室性期前收缩超过2 000次/24h、复杂室性期前收缩（二联律、三联律和非持续性室速）、多形性室性期前收缩、运动时室性期前收缩增加、非流出道室性期前收缩、室性期前收缩的联率间期短（R-on-T现象）、QRS宽的室性期前收缩（常见于心肌病）（图19-5），这些患者需要排除潜在的结构性、缺血性或心律失常性疾病。多形性VA 90%来源于有器质性心脏病患者，无论患者有无症状均需要全面评估，并应仔细检测是否伴有冠状动脉缺血存在。运动相关的VA十分常见，如果发生在运动后恢复期则提示预后较差，运动触发的多形性或双向性室速常见于CPVT，这种心律失常可导致猝死的风险增加，也需要排除。

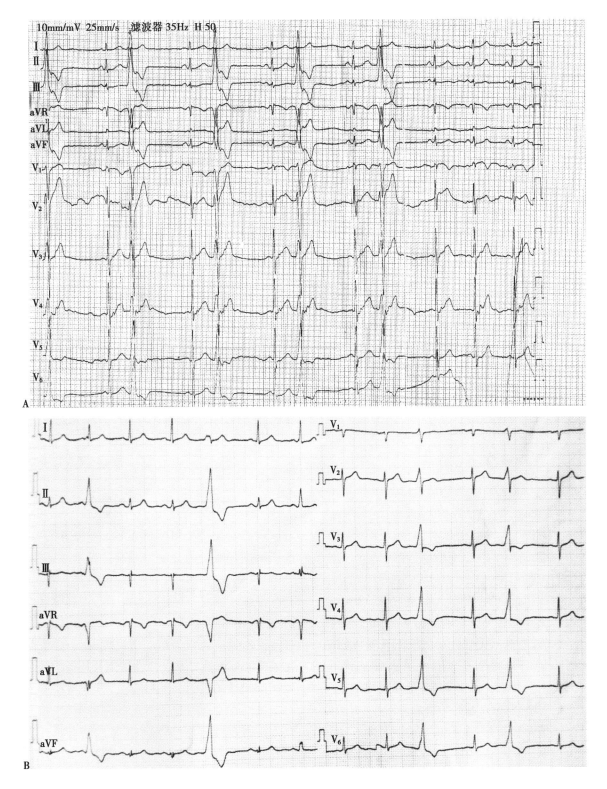

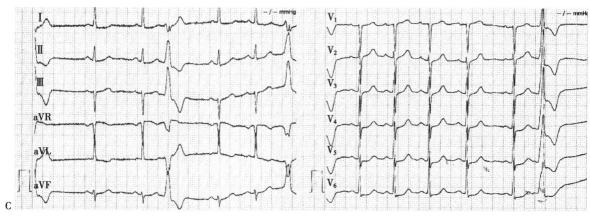

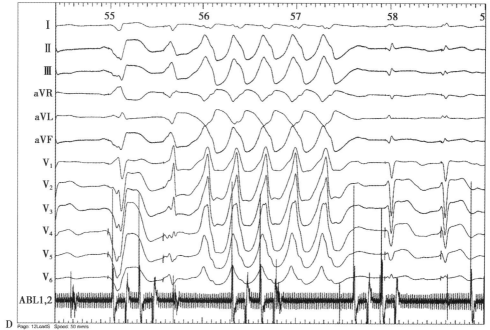

图 19-5 室性心律失常心电图

A. RVOT VA 心电图；B. LVOT VA 心电图；C. LV SUMMIT VA 心电图；D. GCV VA 心电图

症状严重而无法耐受为治疗指征,长时间影像学监测提示左心室收缩功能下降的患者,即使频发室性期前收缩没有症状亦需要治疗。室性期前收缩 >10 000 次 /24h 的患者,应做超声心动图和动态心电图随访复查,室性期前收缩负荷占总心搏数的 10%~25% 以上与左心室收缩功能受损有关是治疗指征。VA 对于无器质性心脏病运动员是否有影响的相关资料有限,通常不建议运动员中断训练,若症状无法耐受可使用 β 受体阻滞剂或钙通道阻滞剂,若这些药物不能控制症状,膜抑制剂类的药物选择要慎重,因考虑其长期使用导致死亡率增高,可以选择导管消融治疗,运动员应该评估是否合并存在 HCM,在诊断时要考虑到运动员长期运动所造成的适应性左心室肥厚,诊断需要咨询相关专家。

九、特发性室性心律失常的治疗

没有器质性心脏病的 VA 约占患者的 10%,根据解剖起源分为分支型或维拉帕米敏感性、流出道、流入道(二尖瓣环、三尖瓣起源)、乳头肌、心脏静脉系统起源(包括起源于心大静脉远端及前室间沟静脉室速)。

流出道室速常为运动所诱发,其产生机制与儿茶酚胺依赖性异常自律性增高及环磷酸腺苷介导钙依赖性的延迟后除极有关,分支型室速为左心室特发性室速中最为常见的一种类型,相关研究表明,该类室速为异常和正常的浦肯野纤维网参与的大折返性心动过速,流入道、乳头肌及心脏静脉系统起源室速相对少见,其治疗药物和导管消融均为一线治疗方案,导管消融的成功率取决于室性期前收缩起源的位置。

(一)流出道起源

心室流出道是特发性 VA 最常见的部位,女性多见,70% 起源 RVOT,常于 20~50 岁时发病,其机制包括自律性增高、微折返或触发活动,常由运动/应激诱发,部分静息时反复发作,特发性流出道 VA 总体为良性病程,但恶性室速仍偶有发生。

典型的起源于 RVOT 的 VA 其 QRS 波形态为左束支传导阻滞(left bundle branch block,LBBB)图形伴电轴下偏(图 19-6),VA 常为单形性,多种形态的罕见,如出现应排除 ARVC 等瘢痕相关性 VA,运动试验和心脏影像学检查有助于排除潜在的器质性心脏病,窦性心律时体表心电图通常正常,但 10% 的患者存在完全性或不完全性 RBBB。

由于 IVA 可以导致心动过速性心肌病,故需要注意可能与心室功能不良的相关症状,对这些患者可考虑应用钠通道阻滞剂或导管消融治疗。除典型的 RVOT 室速外,由于 RVOT、LVOT 和心大静脉解剖位置相邻近,基于体表心电图形态确定室速的起源部位精确性受限,而在电生理检查中应用激动标测或起搏标测技术可精确定位,标测部位依次为 RVOT(包括肺动脉窦)、心大静脉、主动脉窦和 LVOT,如果在心室最早激动部位消融临床心律失常失败时,可以考虑心外膜标测与消融。

在 RVOT 起源的 VA 患者中,导管消融可以作为一线治疗。而 LVOT 起源的患者,导管消融应在抗心律失常药物治疗失败后方予以考虑,主动脉窦起源的占所有特发性流出道的 20%,多数起源于左冠状窦,其次为右冠状窦、右冠状窦 - 左冠状窦连接处,无冠状窦则罕见,主动脉窦内消融的主要并发症为冠状动脉左主干急性闭塞,因此通过冠状动脉造影、心腔内超声或消融前 CT 检查明确左主干或右冠状动脉开口解剖非常重要。

经心外膜途径消融仅在心内膜途径消融失败后方可考虑,大多数心外膜 VA 起源邻近的心大

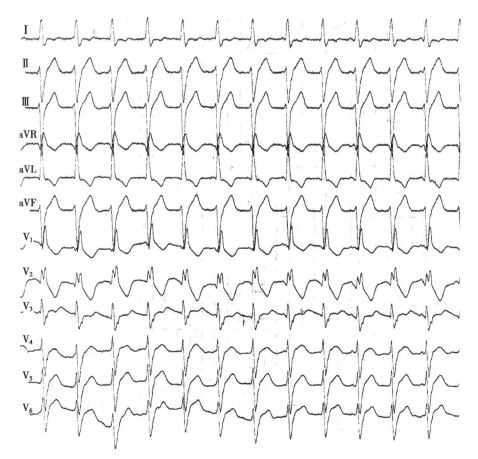

图 19-6 左后分支起源 VA 心电图

静脉和冠状动脉,主要应关注冠状动脉损伤,覆盖其上的左心耳和心外膜脂肪垫可能为导管消融的解剖障碍。

（二）希浦系统起源

希浦系统起源的 VA 根据其起源部位可分为维拉帕米敏感性左心室分支性室速、束支折返性室速、分支间折返性室速或 Purkinje 局灶性室速,最常见的类型为左后分支性室速约占 90%,主要发生在无器质性心脏病的年轻患者中,典型的左后分支性室速的体表心电图为 RBBB 图形,电轴上偏,QRS 波较窄（图 19-7）,应用维拉帕米长期治疗效果不佳,故在有经验的中心导管消融

作为一线治疗。左前分支性室速和左上间隔起源分别占 10% 和 1%,左前分支性起源体表心电图特征为 RBBB 伴电轴右偏,而左上间隔分支性室速则表现为窄 QRS 波和正常电轴或电轴右偏（图 19-8）,在有经验的中心导管消融也作为一线治疗。

（三）乳头肌起源

少数患者起源于右心室或左心室乳头肌,通常心电图显示 RBBB 伴电轴左上偏移,QRS 时限150ms 左右（图 19-7）。如若钠通道阻滞剂和 β 受体阻滞剂无效,可考虑导管消融,在乳头肌区域标测和消融时保持消融导管的稳定性具有挑

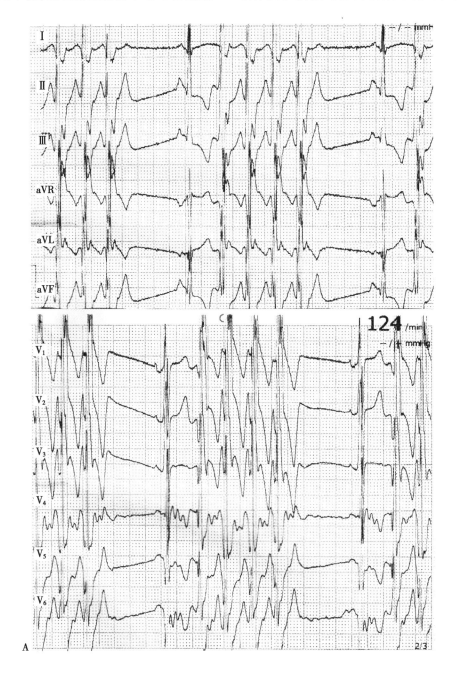

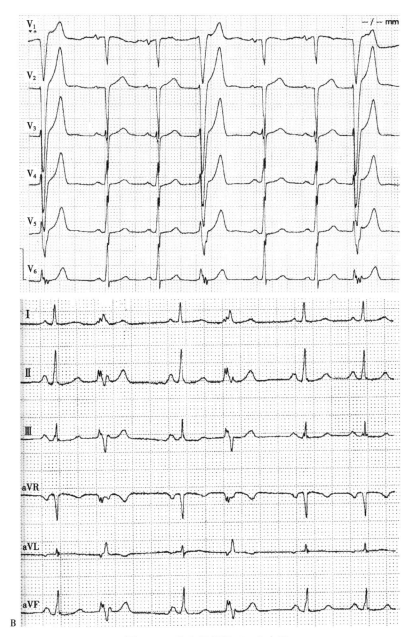

图 19-7　乳头肌起源 VA 心电图

A. 左室乳头肌 VA 心电图；B. 右室调节束 VA 心电图

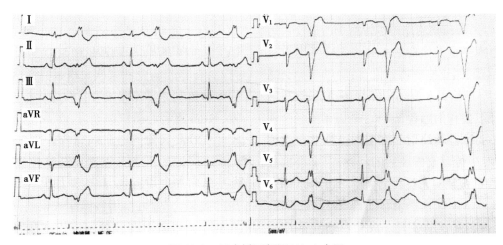

图 19-8　三尖瓣环起源 VA 心电图

战性,尤其起源于左前乳头肌应考虑经穿间隔途径,消融后的二尖瓣反流是一个潜在但罕见的并发症。

(四)瓣环起源

二尖瓣环起源的约5%,其体表心电图通常表现为RBBB图形,V_6导联常为S波,胸前导联R波移行多在V_1导联,部分患者移行在V_1和V_2导联之间。三尖瓣环起源的约为8%,通常呈现LBBB图形伴电轴左偏(图19-8)。若钠通道阻滞剂、β受体阻滞剂治疗效果不佳,推荐在有经验的中心行导管消融治疗。

十、冠心病合并室性心律失常

尽管良好的血运重建、β受体阻滞剂等药物治疗明显降低了冠心病患者猝死发生率,但急性冠脉综合征(acute coronary syncrome, ACS)患者后期的VA仍然是猝死的主要原因,超过6%的ACS患者在症状开始出现的最初48h内发生室速或室颤,大多数发生在血流再灌注之前或期间。近10年住院的ACS患者VT/VF明显减少,主要因为早期和强化的血运重建治疗策略以及早期适当的药物治疗,因此ACS患者院前阶段及住院期间的心脏性猝死预防与处理至关重要。血运重建、电除颤、药物、导管消融、ICD都是控制VA的重要手段,应根据危险分层选择最佳管理策略,选择合适手段尽可能降低猝死的发生率。

确诊和治疗缺血是治疗本类心律失常的关键。随着公众医学教育的普及,越来越多的患者被尽早送到医院,这一部分患者尽快完成血运重建是防治心律失常的关键。急性缺血患者心肌电活动不稳定易导致VA,若没有VA者不应预防性给予抗心律失常药物治疗。尽管给予了最佳血运重建,仍出现了危及生命的VA,首先应考虑重复电复律/除颤、纠正电解质紊乱、镇静以减少交感神经活性、早期给予β受体阻滞剂,采取了上述措施VA仍反复发作的患者,静脉注射胺碘酮是合理的,若有必要可静脉注射利多卡因。长期β受体阻滞剂是唯一可以改善预后的药物,但Ⅰ类抗心律失常药物已被证实无益甚至有害,不推荐应用。

PCI术中VA导致血流动力学不稳定患者,可考虑置入心室辅助装置。成功再灌注治疗后1分钟内出现的室性快速性心律失常可能是一过

性的,不需要治疗。经完全血运重建和最佳药物治疗后室速或室颤仍频繁发作者,可考虑射频导管消融治疗,反复发作的室颤可能由起源于损伤的浦肯野纤维,或由心肌损伤的室性期前收缩触发,目前研究表明几乎所有病例均可从心内膜行基质消融,建议手术应在有经验的导管消融中心进行。

大部分急性心肌梗死后患者经血运重建和二级预防保存了左心室功能。尽管这些患者较左心室受损的患者SCD风险低,仍需要提高对中危人群的识别,若心肌梗死后心功能降低(LVEF≤40%)可考虑心室程序电刺激以评估猝死风险,但不推荐非侵入性试验(如T波电交替、自主神经功能异常或信号平均心电图)用于心肌梗死后早期的危险分层。对于部分患者(不完全血运重建、既往有收缩功能不全、ACS 48小时之后出现心律失常、多形室速或室颤),心肌梗死后40天内可考虑植入ICD或临时使用可携带式复律除颤器。

患者术后3个月心脏收缩功能得到改善,冠状动脉血运重建术后6~12周应重新评估左心室功能,以评价患者是否有ICD植入适应证。

十一、非缺血性心肌病

非缺血性心肌病主要包括DCM、HCM、ARVC、浸润性心肌病(如心脏淀粉样变性)、限制型心肌病和其他心肌病(如左心室致密化不全和Chagas病)。心肌病伴发VA患者SCD风险增高,且随心肌病的病因和严重性不同而变化。危险评估是指评估心肌病患者发生致命性VA风险大小,目的在于对患者进行危险分层并指导治疗。心功能状态是患者最好的危险评估指标,LVEF<30%的患者VT/VF和SCD的发生率明显升高,有猝死病史和家族史也是高危因素,由VA导致血流动力学障碍或者晕厥症状是猝死高危因素,HCM患者心肌肥厚超过30mm也计入高危分层。SCD高风险的心肌病患者首选ICD治疗,无ICD适应证的患者可以选用药物控制VA发作,β受体阻滞剂应首选,并逐渐加大剂量以获得理想的效果,无效可换用胺碘酮或索他洛尔。当植入ICD的患者出现频繁室速或室颤时联合药物或者导管消融治疗,索他洛尔效果较好,也可联合

使用 β 受体阻滞剂和胺碘酮或单独静脉应用胺碘酮,所有心肌病伴发 VA 的患者应慎用 IC 类抗心律失常药物,尤其伴有左心室功能受损的患者应禁用。心肌病 VA 的导管消融难度在于患者瘢痕多弥散分布、且多位于中层心肌或者心外膜处,有经验的中心心内膜联合心外膜消融,可提高消融成功率,但导管消融成功率较低,不能作为一线治疗。

十二、心力衰竭

临床研究证实恶性心律失常是 HF 患者发生 SCD 的主要原因,SCD 的发生和严重程度与心衰的程度相关,但其预测猝死的价值尚不明确。HF 合并 VA 应首先进行病因治疗,包括稳定血流动力学、改善心功能、纠正电解质紊乱等,由于起效迅速和在心衰患者中应用的安全性,急性心衰中威胁生命的心律失常首选静脉胺碘酮。急性心衰患者对 VT/VF 耐受力差,应尽早电复律,不应尝试药物。

SCD 约占心衰患者死亡的 50%,没有证据表明抗心律失常药物可以降低 SCD 风险,合并 VA 的心衰患者,可在优化药物治疗的基础上选择胺碘酮、索他洛尔和 β 受体阻滞剂作为 ICD 的辅助治疗。心衰患者 SCD 的危险分层十分重要,猝死高危患者应根据相关指南行 ICD 或 CRT-D 治疗,对于 ICD 和药物治疗仍然不能控制的 VA 患者,可联合导管消融治疗。

十三、LQT

典型患者较容易识别,但部分临界状态患者难以作出危险分层的准确判断。基因检测和临床检查有助于患者的危险评估。特异基因变异导致的 LQTS,如 JLNS 和 LQT8,其恶性心律失常事件常早发且治疗效果不佳,常见的 LQT1、LQT2 和 LQT3 患者中突变位点类型和基因功能损害程度与危险分层相关,同时携带 2 个或更多突变的患者比携带单个突变的患者临床表现更严重。LQTS 的危险分层主要参考指标有:QTc>500ms 为高危,QTc>600ms 为极高危,存在 2 个致病突变基因且 QTc 间期 >500ms 的 LQTS 患者,尤其有症状者为高危,心电图表现为 T 波电交替的患者,特别是已接受适当治疗但仍然存在心电不稳

定的患者,是采取预防措施的直接指征,已经接受全面治疗,但是依然出现心律失常事件的 LQTS 患者属于高危,没有任何证据支持心室程序刺激在 LQTS 患者风险分层中的预测价值。

十四、SQTS

SQTS 患者猝死的年再发率可达 10%,因此有心搏骤停病史的 SQTS 患者应接受 ICD 治疗作为二级预防,需要 ICD 治疗但存在治疗禁忌或拒绝植入的 SQTS 患者可考虑奎尼丁治疗,应用奎尼丁应仔细监测 QT 间期延长和可能的致心律失常事件。目前无证据支持心室程序刺激在预测 SQTS 患者心律失常事件中的价值。

十五、Brugada

ICD 是目前唯一可降低 Brugada 综合征患者 SCD 风险的治疗措施,因此对于证实有 VT/VF 的患者以及存在自发的 I 型 Brugada 综合征心电图改变且伴有晕厥史的患者推荐植入 ICD。具备植入 ICD 适应证、但有 ICD 禁忌证或者拒绝 ICD 治疗的患者应考虑应用奎尼丁,有电风暴发作史或反复 ICD 放电治疗的 Brugada 综合征患者,可考虑导管消融治疗。心室程序刺激的预测价值仍有争论。

十六、CPVT

CPVT 患者运动期间室性期前收缩二联律或频发的高负荷可能与心律失常事件密切相关,此类患者应加强治疗,β 受体阻滞剂不能完全控制心律失常发作时,可联合使用氟卡尼,心搏骤停幸存者应接受 ICD 治疗,由于疼痛刺激可增加交感张力而触发心律失常,导致 ICD 电击的恶性循环甚至死亡,因此应程控 ICD 以延迟放电。心室程序刺激不能诱发双向性或多形性室速,因此对 CPVT 没有诊断和预测价值。

十七、特殊情况下的室性心律失常

1. **妊娠期心律失常**　若室性心动过速发生于妊娠最后 6 周或产后早期,应除外围产期心肌病可能。计划怀孕的女性,症状性心动过速应在妊娠前行导管消融治疗,良性心律失常出现时,应安慰患者同时避免咖啡因、吸烟和酒精等刺激

物。因妊娠期头 3 个月药物致畸作用最强，应尽可能推迟至妊娠晚期应用，且使用最低有效剂量。对于 LQTS 妊娠女性，因心脏事件风险明显增高，推荐妊娠期和产后全程服用 β 受体阻滞剂，除非存在明确的禁忌。血流动力学不稳定的室性心动过速或心室颤动的妊娠女性应直接电复律或除颤，对于药物治疗无效或难以耐受的心动过速，可在有经验的心脏中心尝试导管消融。此外，植入 ICD 的女性可以妊娠，如果妊娠期间有 ICD 适应证，可考虑应用皮下 ICD，也可以超声指导下行 ICD 植入治疗。

2. 先天性心脏病患者 先天性心脏病患者在常规心电监测时常见 PVC/NSVT，部分患者需要抗心律失常药物，症状明显改善或者 VA 减少定义为有效，但是否能降低死亡率目前尚无定论。SVT 增加先天性心脏病患者心脏性猝死的风险，但非常少见，会有相关症状并引起心功能恶化。美西律、普罗帕酮、索他洛尔和胺碘酮等抗心律失常药物的安全性和有效性来源于少数病例系列研究，β 受体阻滞剂同样缺乏前瞻性数据，由于结构的变异，导管消融的效果也欠佳。

（董建增）

第二十章 心脏起搏与除颤

第一节 心脏起搏技术概述

永久起搏器于 1958 年首次植入人体,标志着植入性心律装置治疗心律失常新时代的开始。早先的心脏起搏器由于存在诸多问题,限制了其在临床的广泛应用,例如需开胸植入起搏导线电极、起搏阈值升高迅速、导线容易折断、移位、电池寿命较短和稳定性差等。为解决上述问题,不少学者和工程师做了不懈的研究。1962 年,经静脉导线应用于临床,使植入心脏起搏器无需开胸手术。1964 年,R 波抑制型(VVI)起搏器的出现,避免了固定频率起搏不同步可能引起的严重室性心律失常的风险。1978 年植入了第一台双腔起搏器。20 世纪 80 年代以后,由于电子技术和传感器技术的快速发展及微处理器的广泛应用,起搏器的功能愈趋完善,出现频率适应性起搏、起搏参数的体外提取和程控、起搏器对心律失常事件和起搏器工作状态的监测和记录等功能,并可根据患者的不同状况在一定范围内自动调整起搏参数使起搏器能更好地适用于复杂的临床情况和不同的患者。1962 年 10 月,上海市第一人民医院心内科及心外科医师率先安置了全国第一台人工心脏起搏器(经心外膜起搏治疗)。1971 年我国成功植入了第一台经静脉起搏器,从此,起搏器在我国得到了飞速的发展。

植入型心律转复除颤器(implantable cardioverter defibrillator, ICD)有着与起搏器相似的发展过程;虽然它投入临床使用较晚,但发展更为迅速。于 1980 年首次植入人体的 ICD,虽然巨大笨重,但其却是第一个能自动识别恶性心律失常并能发放除颤电击脉冲,用来治疗潜在致命性室性心律失常的植入性电子装置。早期的 ICD 仅具有简单的诊断和数据存储功能,无起搏功能;因其体积硕大,常须外科植入;且性能尚不稳定,测试过程复杂,故手术风险较大。当今的 ICD 具有高度可靠性和可程控性,并具有现代起搏器的所有功能。目前 ICD 系统体积较小,经静脉植入;植入手术由心电生理医师在导管室完成。近年来出现的全皮下植入 ICD(S-ICD),仅需将导线植入胸前皮下,无需经静脉途径植入导线,避免了经静脉导线植入导致的并发症。

心脏再同步治疗(cardiac resynchronization therapy, CRT),通常指双心室起搏(biventricular pacing, BiVP),是在右房、右室导线的基础上,经冠状静脉窦途径植入左室导线,通过双心室起搏,改善心脏收缩同步性。经过近二十年的发展,CRT 已成为心衰合并不同步患者治疗的一个重要方法。随机临床试验的结果显示,CRT 作为一个有效的治疗选择,不仅能缓解心衰症状,还能降低患者的住院率和死亡率,改善患者远期预后。CRT 技术为治疗伴有心脏不同步的心衰患者提供了一种全新的治疗措施。其植入技术也日臻完善,尤其随着冠状窦起搏电极导线和植入鞘管及其他工具的革新,大大简化了植入手术过程,提高手术成功率。广义的心脏再同步治疗,不仅包括双心室起搏,还包括通过起搏来改善心脏收缩同步性的其他方法。近年来,国内外学者开始探索通过希氏束起搏(His bundle pacing, HBP)来纠正束支传导阻滞,恢复心室收缩同步性,从而达到改善心功能的目的。左束支区域起搏(left bundle branch pacing, LBBP)由我国学者首先提出,目的是通过起搏左束支区域,来维持或者恢复左室内部的同步性。与 HBP 相比,LBBP 有更好的起搏阈值,植入技术相对简单。但 LBBP 作为一种新技术,其远期有效性和安全性还需要随访观察。

据《中国心血管病报告 2021》显示：2020 年植入心脏起搏器 86 181 例，较 2019 年下降 4.8%，其中双腔起搏器 62 929 例（73%），略高于国际水平（70%），植入型心律转复除颤器（ICD）：2020 年植入 4 800 例，较 2018 年下降 4.6%，其中双腔 ICD 2 408 例（50%）。CRT 植入：2020 年植入 CRT 3 896 例，较 2019 年下降 13.9%，其中心脏再同步化治疗除颤器（CRT-D）2 525 例（65%）。当今，起搏器、ICD 和 CRT 技术日趋完善，使更多的患者获益。熟悉掌握这些装置，是优化管理患者的前提。本章主要针对心血管内科临床型研究生，为其提供心脏起搏和除颤治疗的相关知识及应用指南，以加强临床实践创新思维的培养。

一、起搏原理

脉冲发生器定时发放一定频率的脉冲电流，通过导线和电极传输到电极所接触的心肌（心房或心室），使局部心肌细胞受到外来电刺激而产生兴奋，并通过细胞间的缝隙连接或闰盘连接向周围心肌传导，导致整个心房或心室兴奋进而产生收缩活动。需要强调的是，心肌必须具备兴奋、传导和收缩功能，心脏起搏方能发挥其作用。

二、起搏系统的组成

心脏起搏系统主要包括两部分：脉冲发生器和电极导线（图 20-1）。常将脉冲发生器单独称为起搏器。起搏系统除了上述起搏功能外，尚具有将心脏自身心电活动回传至脉冲发生器的感知功能。

起搏器主要由电源（即电池，现在主要使用锂 - 碘电池）和电极导线组成，能产生和输出电脉冲。

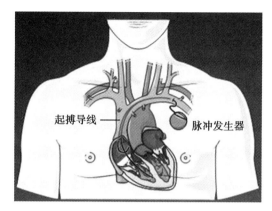

图 20-1 起搏系统示意图

电极导线是外有绝缘层包裹的导电金属线，其功能是将起搏器的电脉冲传递到心脏，并将心脏的腔内心电图传输到起搏器的感知线路。

三、心脏起搏器的代码和类型

（一）起搏器的代码

1987 年北美心脏起搏电生理学会（NASPE）/英国心脏起搏与电生理学组（BPEG）在心脏病学会国际委员会（ICHD）1981 年制定的五位字母代码起搏器命名的基础上制定了 NBG 代码（表 20-1）。至今此代码仍为临床广泛应用。

（二）起搏器类型

1. 根据起搏心腔分类

（1）单腔起搏器：如 AAI（R）、VVI（R）等，起搏电极导线单独植入心房或心室。

（2）双腔起搏器：如 DDD（R），起搏电极导线分别植入心房和心室。

（3）多腔起搏：如三腔（双心房单心室或单心房双心室）或四腔起搏（双心房 + 双心室），此类起搏，电极导线除常规植入右心房和右心室外，通常尚需通过心脏静脉植入电极导线分别起搏左心房和 / 或左心室。

表 20-1 NBG 起搏器五位代码命名

位	第一字母	第二字母	第三字母	第四字母	第五字母
分类	起搏腔室	感知腔室	响应方式	程控频率应答遥测功能	抗心动过速起搏及除颤功能
字母	O= 无	O= 无	O= 无	O= 无	O= 无
	V= 心室	V= 心室	I= 抑制	P= 简单编程	P= 抗心动过速起搏
	A= 心房	A= 心房	T= 触发	M= 多功能编程	
	D= 双腔	D= 双腔	D= 双腔	C= 遥测	S= 电转复
	S= 单腔	S= 单腔		R= 频率应答	D=P+S

2. 根据是否具有频率适应功能分类

（1）频率适应性起搏器：如常用的 AAIR、VVIR 和 DDDR。

（2）非频率适应性起搏器：如常用的 AAI、VVI 和 DDD。

四、常用起搏模式

（一）单腔起搏

1. AAI 模式　此模式的工作方式为心房起搏、心房感知，感知心房自身电活动后抑制起搏器脉冲的发放。在本模式下，心室信号不被感知。

2. VVI 模式　此模式的工作方式为心室起搏、心室感知，感知心室自身电活动后抑制起搏器脉冲的发放，又称 R 波抑制型心室起搏或心室按需型起搏。在本模式下，心房信号不被感知。VVI 仅当"需要"时才发出脉冲起搏心室，起搏产生的心律实际上是一种逸搏心律。

3. 其他单腔起搏模式

（1）AOO、VOO 模式：为非同步起搏模式，又称为固定频率起搏。心房、心室只有起搏而无感知功能。起搏器以固定频率（非同步）定期发放脉冲刺激心房（AOO）或心室（VOO），脉冲的发放与自身心率快慢无关。常用于外科手术使用电刀时或者外界有强烈磁场干扰时，以避免误感知。

（2）AAT、VVT 模式：为心房、心室触发型起搏模式。心房、心室均具有起搏和感知功能，但感知自身房、室电活动后的反应方式为触发（T）心房、心室脉冲的发放（而非抑制）。弊端为耗电。通常不作为单独的起搏器模式应用。

（二）双腔起搏

1. DDD 模式　又称房室全能型起搏，是具有房室双腔顺序起搏、心房心室双重感知、触发和抑制双重反应的生理性起搏模式。

2. VDD 模式　又称心房同步心室抑制型起搏器。心房、心室均具有感知功能，但只有心室具有起搏功能。在整个 VDD 起搏系统中，P 波的正确感知是其正常工作的关键。

3. DDI 模式　心房、心室均具有感知和起搏功能，P 波感知后抑制心房起搏（与 DDD 相似），但不触发房室间期，即不出现心室跟踪。如患者有正常的房室传导，基本类似 AAI；如患者存在房室传导阻滞，则在心房起搏时可房室同步，而在

心房感知时房室则不能同步。因此自身心房活动后的房室延迟时间长短不一。该起搏模式的特点为心房起搏时房室能同步，而心房感知时房室不能同步。它不作为一个单独的起搏模式而仅作为 DDD 发生模式转换后的工作方式。

五、起搏器的自动化功能和频率适应性起搏

1. 起搏器的自动化功能　起搏器植入后可自动定期记录、搜索患者心律和起搏器工作状态，然后将这些大数据综合、归纳、分析，做出判断后自动调整起搏参数以适应患者的需要，不再需要人为进行干预。当然，这些自动化功能也需要进行人工随访以确定其工作方式的正确性。

目前常用起搏器的自动化功能包括：起搏模式自动转换、房室延迟自动调整、自动模式转换、抗起搏器介导性心动过速功能、感知灵敏度自动调节、起搏频率的自动调节、起搏输出电压自动调整等。

2. 频率适应性起搏　在极量或次极量运动时，心排血量的增加主要依靠心率的增加，尤其是老年人或心功能不全的患者（心脏收缩功能储备下降）。频率适应性起搏器可通过感知体动、血 pH 值判断机体对心排血量的需要而自动调节起搏频率，相应增减起搏频率，从而改善心脏变时功能不全患者的运动耐量。

频率适应起搏适应证主要为心脏变时功能不全。一般认为，运动后自身心率不能增加，或者增加不明显，不能达到最大年龄预测心率（最大心率 = 220 − 年龄）的 85% 定义为变时功能不全（运动时最快心率 <120 次 /min 为轻度变时功能不全，<100 次 /min 为重度变时功能不全）。

窦房结变时功能不全和慢性心房颤动合并明显缓慢的心室率是频率适应性起搏的主要适应证。但心率加快后心悸等症状加重，或诱发心衰、心绞痛症状加重者，不宜应用频率适应性起搏器。

六、心脏起搏系统植入方法

1. 临时心脏起搏　有经皮起搏、经食管起搏、经胸壁穿刺起搏、开胸心外膜起搏和经静脉起搏 5 种方法，其中经静脉途径临时起搏是常用的方法。

通常选用股静脉、锁骨下静脉或颈内静脉穿刺送入临时起搏电极导线。临时起搏发生电极导线移位的情况较永久心脏起搏常见。术后应加强心电监护，包括早期的起搏阈值升高、感知灵敏度改变及电极导线脱位等，尤其是在起搏器依赖者。另外，由于电极导线通过穿刺点与外界相通，因此要注意局部清洁，避免感染，尤其是放置时间较长者。另外，经股静脉临时起搏后患者应保持平卧位，静脉穿刺侧下肢制动。

2. 永久心脏起搏 目前绝大多数使用心内膜电极导线。技术要点包括静脉选择、电极导线固定和起搏器的埋置。

（1）静脉选择：通常可供电极导线插入的浅静脉包括头静脉、颈外静脉，深静脉包括锁骨下静脉、腋静脉及颈内静脉。通常多首选习惯用手对侧的头静脉、腋静脉或锁骨下静脉，如不成功，再选择颈内或颈外静脉。

（2）电极导线的放置：根据需要将电极导线放置到所需要起搏的心腔，可采用被动固定电极导线，也可采用主动固定电极导线。

（3）起搏器的埋置：起搏器一般埋于电极导线同侧的胸部皮下。将电极导线与脉冲发生器相连，把多余的导线一同埋入起搏器囊袋内。

简而言之，起搏器植入的整个过程包括，将电极导线从手臂或锁骨下方的静脉插入，在 X 线

透视下，将其插入预定的心腔起搏位置，固定并检测。然后在胸部埋入与电极导线相连接的起搏器，缝合皮肤，手术即可完成。

七、无导线起搏

传统的经静脉植入起搏电极导线带来的相关并发症不仅影响起搏器的正常工作，更严重影响患者的健康和生活质量，且经静脉植入左室电极亦受限于解剖结构变异等因素，同时静脉起搏导线拔除技术具有一定的难度和风险。因此，无导线起搏技术（leadless cardiac pacemaker system，LCPs）成为了人们探寻和研究的方向。

1. 无导线起搏的发展 2006 年，Ech 等首先在猪模型上完成了超声介导无导线临时起搏的前期实验。2007 年，Lee 等进行了超声介导的无导线临时起搏的临床研究。2012 年 Nanostim 无导线起搏器以及 2013 年 Micra 经皮起搏系统（TPS）成为当前无导线心脏起搏技术的先驱产品。两款起搏器的面世使无导线起搏成为现实。SELECT-LV 研究评价了超声介导的左室心内膜无导线心脏再同步治疗（WiSE-CRT）的有效性和安全性。该研究证明超声介导无导线左室起搏系统是可行和安全的，未来可用于传统 CRT 植入失败或无反应的患者。（图 20-2）

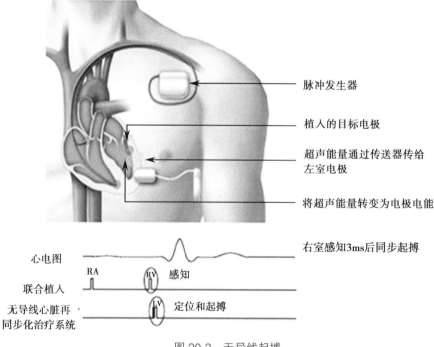

图 20-2 无导线起搏

2. 无导线起搏系统的展望 随着前瞻性、大规模临床试验的进行和结果公布，LCPs 的安全性和有效性得到了证实。作为一项颠覆性的科学技术，LCP 除了可能减少导线和囊袋相关的并发症以外，还提高了患者生活质量，并且给经传统方式无法实现双心室起搏治疗的患者带来了希望。

八、磁共振兼容起搏器

流行病学研究表明，65 岁以上患者需要行 MRI 检查的概率是年轻患者的两倍。Kalin 等的研究表明 50%~70% 的起搏器植入患者在一生当中需要进行 MRI 检查。Sakakibara 等的研究结果显示，1 年的随访期中有 17% 的起搏器植入患者需要进行 MRI 检查。但传统的植入式心脏起搏器生产商网站上都列明 MRI 检查是禁忌证，推荐要避免进行 MRI 扫描。而美国放射学院（ACR）与北美放射学会（RSNA）警告：MR 系统产生的磁场会导致心脏起搏器发生故障，对患者产生直接危害。

MRI 对于传统起搏器的影响包括：

（1）影响起搏器的感知功能，造成起搏器误感知，抑制发放电刺激，给起搏器依赖的患者带来生命危险，或者造成起搏器不感知，发放非同步刺激信号，可能诱发室速或心室颤动（室颤）。

（2）MRI 磁场可能会导致起搏器发生电重置。

（3）MRI 磁场带来的热效应可能会增加导线头端温度，损伤心肌，增高起搏阈值，严重时可能导致心肌穿孔。

（4）磁场还会对起搏器造成机械故障。

为解决起搏器患者不能接受 MRI 检查的难题，各家起搏器公司对传统心脏植入器械进行了改良，研制了可兼容 MRI 的脉冲发生器和导线。通过最小化使用铁磁材料、改进内部电流、改进簧片开关以及导线滤波等方法，以增强抗干扰能力。因此，2013 年 ESC 起搏器及 CRT 指南推荐植入 MRI 兼容的起搏器患者，可按照制造商的使用说明，安全地进行 1.5T MRI 检查。2019 年 1 月，阜外医院华伟教授植入国内首例磁共振兼容 CRTD，标志着在中国，包括 ICD、CRT 在内的高端起搏器 / 除颤器同样可以兼容磁共振检查。磁共振兼容可能成为未来植入性心脏电子装置（implantable cardiac electronic device，CIED）的标准配置。

九、展望

近 60 年来，起搏器已从当时的体积大、寿命短、仅有起搏功能的简单装置，发展到当今小巧、寿命长，并能模拟心脏自身电活动发放更为生理性电刺激的复杂装置。近年来出现的无导线起搏器体积更加小巧，经递送工具送入右室心腔，避免了导线植入相关并发症。磁共振兼容起搏器解决了过去起搏器植入术后患者不能进行磁共振检查的问题。此外，起搏器还有长期心电活动和血流动力学监测等功能。目前，充分了解起搏器的临床益处及局限性已成为优化治疗多种心脏疾病的关键。

第二节 心脏起搏治疗规范

随着起搏器在临床的广泛应用，越来越多的缓慢型心律失常患者从中获益，大大降低了心源性猝死的风险。对于临床医生而言，为了既能保证在最需要的时刻通过起搏器的起搏挽救更多患者的生命，又避免不必要的过度医疗造成的不良后果，掌握起搏器的治疗规范显得尤为重要。随着对心脏起搏治疗认识的不断深入，临床上植入永久起搏器的适应证也在不断更新，本章内容主要基于《2018 ACC/AHA/HRS 关于心动过缓和传导阻滞患者评价及管理的指南》以及《中国心力衰竭诊断和治疗指南 2018》进行阐述。

一、永久心脏起搏治疗心动过缓

（一）适应证

随着起搏技术工程学的发展与完善，起搏治疗的适应证正在逐渐扩大。早年心脏起搏器植入的目的是为挽救患者的生命，目前尚包括恢复患者工作能力和生活质量。目前主要适应证可简单概括为严重的心跳缓慢、心搏骤停等心脏疾病。本章节参考 2018 年美国心血管病学会 / 美国心脏病协会 / 美国心律协会制定的植入心脏起搏器的指南，推荐如下：

1. Ⅰ类适应证

（1）窦房结功能不全者（sinus node dysfunction，SND）：①记录到有症状的窦房结功能障碍，需永久心脏起搏来提高心率及改善症状；②由于某些疾病必须使用某类药物,但此类药物又可引起窦性心动过缓并产生症状者。

（2）成人获得性房室传导阻滞（atrioventricular block，AVB）患者：①对于已知可逆性原因导致的房室传导阻滞的症状性患者,尽管治疗了其潜在原因,但房室传导阻滞仍未缓解,可行永久起搏；②对于获得性二度Ⅱ型房室传导阻滞、高度房室传导阻滞或非可逆病因导致的三度房室传导阻滞患者,无论症状如何,均建议采用永久起搏；③永久性房颤伴症状性心动过缓的患者,建议采用永久起搏；④必须的药物治疗导致的症状性房室传导阻滞患者,没有可替代的治疗方案,建议行永久起搏以提高心率,改善症状。

（3）束支传导阻滞患者：①在晕厥和束支传导阻滞的患者中,如EPS检查发现HV间期大于70ms或有证据表明存在结下传导阻滞,建议采用永久起搏；②对于存在交替束支传导阻滞的患者,建议采用永久起搏。

（4）成人先天性心脏病合并心动过缓患者：①对于有房室传导阻滞相关的ACHD和症状性心动过缓的患者,建议采用永久起搏；②对于有任何心动过缓症状的先天性完全性房室传导阻滞的成年人,包括存在宽QRS波逸搏心律、日间平均心率小于50次/min,建议使用永久起搏；③对于存在ACHD及手术后出现二度Ⅱ型房室传导阻滞、高度房室传导阻滞或三度房室传导阻滞且不能纠正的成年患者,建议采用永久起搏。

（5）心脏手术后：心脏手术（包括冠状动脉-主动脉旁路移植术、房颤外科术、瓣膜置换术或者修复术、经导管主动脉瓣置换术、外科心肌切除术后或者间隔支酒精消融术）后患者出现新发的症状性SND或者AVB,持续不能恢复,则在出院前建议永久起搏治疗。

（6）急性心肌梗死后患者：①急性心肌梗死后出现窦房结功能障碍或房室传导阻滞的患者在确定是否需要永久起搏前,应等待一段时间；②室性心律失常患者：对于需要永久起搏治疗的患者,在植入前,应评估未来室性心律失常的风险以及是否需要植入型心律转复除颤器。

2. Ⅱa类适应证

（1）窦房结功能不全者：①快-慢综合征患者因心动过缓产生症状者,需永久起搏提高心率并改善低灌注症状；②在症状性变时相功能不全的患者中,采用心率反应性程序的永久起搏可以增加活动心率并改善症状。

（2）房室传导阻滞患者：①在行长期稳定剂量的β受体阻滞剂治疗或必须抗心律失常药物治疗产生的有症状的二度或三度房室传导阻滞的患者；②伴有心脏结节病或者浸润性心肌病导致的二度或三度房室传导阻滞且预计生存时间大于1年的患者可行永久起搏,如有必要可附加除颤器功能；③对于一度或二度Ⅰ型房室传导阻滞,症状明显的患者,建议行永久起搏；④成人无症状的先天性完全性房室传导阻滞。

（二）起搏器的合理选择

对具体患者选择何种起搏器是临床医师经常需面临的问题。原则如下：

1. 如存在慢性持续心房颤动或存在心房静止者,选择VVI（R）。

2. 窦房结功能不全者,如无房室传导阻滞或预期房室传导阻滞发生概率很低,选择AAI（R）,否则选择DDD（R）。

3. **房室传导阻滞者** 如：①存在持续性房性快速心律失常,选择VVI（R）；②存在病窦综合征,选择DDD（R）；③窦房结功能正常或预期发生窦房结功能不全的概率低,可选择VDD或DDD。

单心室起搏已不再被推荐,而双腔起搏的应用,在增加了生存期的同时,改善了生活质量。对于选择植入AAI还是DDD起搏器,虽然DDD价格较贵,但如考虑患者有发展为房室传导阻滞的可能,亦应作为合适的选择。

另外,尚需结合患者的年龄、心脏疾病及所合并的疾病、经济状况及患者的整体一般情况等进行综合考虑。

二、心脏起搏治疗心力衰竭

（一）心脏再同步治疗

慢性心力衰竭是心内科治疗学上的难题,是具有较高患病率和病死率的严重疾病。我国2003年一项心力衰竭流行病学调查资料显示,在35~74岁人群中,心力衰竭患病率为0.9%。按此比率推算,我国35~74岁人群中约有心力衰竭患者400万人。心力衰竭的病死率与临床严重程度相关。就中重度心力衰竭而言,5 年病死率可达 30%~50%,几十年来,随着血管紧张素转换酶抑制剂(或血管紧张素受体拮抗剂)、β 受体阻滞剂、醛固酮拮抗剂在临床上广为应用,心力衰竭的治疗取得了很大的进展,然而仍有相当数量患者疗效不佳。

心脏再同步起搏(cardiac resynchronization pacing,CRT)用于治疗心力衰竭已有十余年的历史,除在右房、右室分别植入电极外,还要通过冠状静脉系统植入左室电极。经历五个发展阶段。目前 CRT 已成为心力衰竭治疗的 I 类适应证。一系列大规模临床试验以及临床实践都证实了 CRT 在改善心力衰竭患者症状、降低发病率和死亡率的卓越疗效。然而,目前仍有一些问题尚待解决,尤为突出的是 CRT 较高的无反应率。应用不同判断标准,比如临床标准(NYHA 心功能分级或 6 分钟步行试验距离的改善)或心脏超声标准(左室收缩末容积的降低或左室射血分数的增加),CRT 无反应率可达 20%~30%。因此,提高 CRT 反应率,增加 CRT 效价成为迫切需要解决的问题。而 CRT 适应证的合理选择最为重要。

1. CRT 的适应证　CRT 适应证从 2002 年到 2018 年不断得到验证和拓展。之后趋于更加严格和细化,《2018 中国心力衰竭诊断和治疗指南》更强调循证医学证据的支持,具体内容以相关试验实际入选标准为准,并根据 QRS 形态和宽度进行分层处理,充分体现了循证原则。对于证据不确切的人群,相应推荐级别及证据等级都有所降低,有助于降低 CRT 无反应率,并首次提出希氏束起搏在心脏再同步化治疗的中的作用。充分的证据表明,心衰患者在药物优化治疗至少 3 个月后仍存在以下情况应该进行 CRT 治疗,以改善症状及降低病死率。

(1)窦性心律,QRS 时限 ≥150ms,左束支传导阻滞(left bundle branch block,LBBB),LVEF≤35% 的症状性心衰患者(I 类,A 级)。

(2)窦性心律,QRS 时限 ≥150ms,非 LBBB,LVEF≤35% 的症状性心衰患者(IIa 类,B 级)。

(3)窦性心律,QRS 时限 130~149ms,LBBB,LVEF≤35% 的症状性心衰患者(I 类,B 级)。

(4)窦性心律,130ms≤QRS 时限 <150ms,非 LBBB,LVEF≤35% 的症状性心衰患者(IIb 类,

B 级)。

(5)需要高比例(>40%)心室起搏的射血分数降低的心力衰竭(heart failure with reduced ejection fraction,HFrEF)患者(I 类,A 级)。

(6)对于 QRS 时限 ≥130ms,LVEF≤35% 的房颤患者,如果心室率难控制,为确保双心室起搏可行房室结消融(IIa 类,B 级)。

(7)已植入起搏器或 ICD 的 HFrEF 患者,心功能恶化伴高比例右心室起搏,可考虑升级到 CRT(IIb 类,B 级)。

2. CRT 方法选择

(1)双心室起搏:是纠正室间及室内不同步的经典方法。双心室起搏是在传统右心房、右心室起搏基础上增加左心室起搏,通过双心室起搏来实现心脏同步收缩,从而改善患者心功能。临床研究证实,对于心力衰竭合并心脏不同步的患者,CRT 不仅改善心衰症状,而且可以降低死亡率。然而,临床实践中仍有 30% 的患者 CRT 治疗无效(称为无应答或者无反应)。在此基础上,对房室间期正常的 LBBB 患者,进行优化的单左心室起搏,可能提高 CRT 应答率。此外,有研究显示左心室多部位起搏较左心室单部位起搏临床效果更好,尤其适用于常规双心室起搏治疗无效或效果不佳者。

(2)希氏束起搏(His bundle pacing,HBP):如果通过 HBP 能成功纠正希氏浦肯野系统传导病变(尤其是 LBBB),理论上 HBP 比双心室起搏更符合生理性。随着植入工具的改进,HBP 的成功率显著提高。Sharma 等人一项长达两年随访的随机对照试验结果显示,对于心室起搏比例大于 40% 的患者,希氏束起搏较右心室起搏显著降低了心衰的住院率。最近,针对我国现状新发布的《中国心力衰竭诊断和治疗指南 2018》中加入了关于希氏束起搏器植入适应证的内容,推荐希氏束起搏可适用于以下患者:①左心室导线植入失败患者;②CRT 术后无应答患者;③药物控制心室率不理想的房颤伴心衰,且经导管消融失败或不适合房颤消融,需要房室结消融控制心室率的患者;④慢性房颤伴心衰,需要高比例心室起搏(>40%)的患者。尽管如此,HBP 尚处于起步阶段,需开展大规模临床试验证实其近期及远期疗效,尤其是对生存率的影响。(图 20-3)

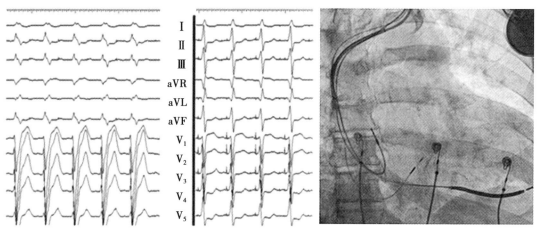

图 20-3 希氏束起搏

左侧为自身心电图,完全性左束支阻滞,宽 QRS 波;希氏束起搏纠正左束支阻滞,获得窄 QRS 波(中);透视下希氏束电极位置(右)

（3）左束支区域起搏：温州医科大学第一附属医院黄伟剑教授最先在 2017 年提出了左束支起搏（LBBP）的概念。其团队在一名伴 LBBB 的心衰患者中多次尝试希氏束起搏,但因起搏阈值过高且纠正 LBBB 失败,遂尝试将起搏电极头端朝心室方向移动 15mm,最终以较小的起搏阈值（0.5V/0.5ms）纠正了 LBBB,起搏心电图呈 RBBB 的图形（图 20-4）。1 年后的随访显示,患者心功能、心脏结构及心衰住院率得到明显改善。阜外医院的陈柯萍教授在 2018 年的 Europace 上发表了一篇对比左束支起搏与右心室起搏心电图与起搏参数变化的试验结果。试验纳入了 40 名具有起搏适应证的患者,随机分配至左束支起搏组（20 名）与右心室起搏组,其中,右心室起搏组又分为右室间隔部起搏（RVSP）组及右心室心尖部起搏（RVAP）组。术中标测左束支起搏组患者较右心室起搏组患者有更窄的 QRS 间期[（111.85 ± 10.77）ms vs（160.15 ± 15.04）ms,$p<0.001$]、较高的起搏阈值[（0.73 ± 0.20）V vs（0.61 ± 0.23）V]。左束支起搏组患者的心电图表现呈 RBBB 的图形,其组内 2 名 LBBB 患者的 LBBB 得到纠正。右心室起搏组患者的心电图呈 LBBB 的形态表现。术后 3 个月的随访显示两组起搏阈值稳定,均无不良事件发生,左束支起搏组患者 QRS 间期稳定[（113.58 ± 14.31）ms vs（111.84 ± 11.07）ms,$p=0.678$]。左束支起搏的出现,或许在不久的将来,可作为生理性起搏的又一选择。

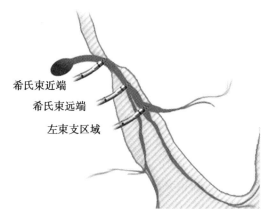

图 20-4 希浦系统起搏示意图

自上而下,电极分别位于希氏束近端、希氏束远端和左束支区域

（二）心肌收缩力调节器

近年来,心力衰竭的患病率不断增长,目前我国心力衰竭总患病率约为 1.26%。心衰患者预后往往较差,65% 的患者在 60 个月内死亡。心衰患者中约有 30% 为宽 QRS 间期,通常可通过心脏再同步化治疗（CRT）改善心功能,但仍有 70% 的窄 QRS 间期患者尚无较好的器械治疗方案,因此,心肌收缩力调节器（cardiac contractility modulation, CCM）应运而生。

CCM 主要由脉冲发生器、一根植入心房的导线和两根植入心室的导线组成。心房导线一般置于右心耳（RAA）;两根右心室导线,用于心脏收缩力调节信号的发放,其中一根最好放置于室间隔前部,而另一根置于室间隔后部,大约在心底与心尖部之间的二分之一处。如果导线之间的间距至少为 2cm,则两根导线可选择同时置于室间隔的前部或后部。对于需植入 ICD 的患者,应确保心脏收缩力调节导线与 ICD 导线之间留有足够的间距。CCM 的工作机制是于心室绝对不应期发出电子脉冲,通过局部电刺激增强心肌细胞钙离子内流从而提高心肌收缩力。长期使用心肌收缩力调节器可使慢性心衰患者或犬模型心肌细胞异常表达的基因恢复至正常水平,从而有可能逆转心肌重构。同时,CCM 还配备了家用充电系统,可每星期充电一次。

全球的第一例 CCM 植入手术于 2001 年 4 月成功开展,目前约有 3 000 例患者植入了 CCM,在亚洲,有 48 例患者植入了 CCM。美国和欧洲等多个国家发表的 FIX-CHF-4、FIX-HF-5 和 FIX-HF-5Ⅱ等临床试验结果证实了 CCM 能够有效改善慢性心衰患者的运动耐量、QOL、死亡率和心衰再住院率。同时其在与 CRT 疗效的对比性研究中也显示出了不劣于 CRT 的治疗效果。目前推荐心功能Ⅱ~Ⅲ级,LVEF<35%,窄 QRS 间期(<120ms),药物治疗效果不佳的慢性心衰患者植入。LVEF 在 35%~45% 之间的中度慢性心衰患者也可获益。但由于 CCM 不能夺获心室,因此不建议需要起搏的患者植入。CCM 目前已在国内植入了 7 例,中国医学科学院阜外医院华伟教授于 2014 年 1 月完成了国内首例 CCM 的植入。截至 2018 年底,共完成 3 例患者的植入,随访 1 年心脏超声显示患者左室射血分数从 20.3% 提高到了 45%,左室舒张末期内径从 88mm 缩减到 77mm。

在未来,CCM 将可能使用单根电极导线递送,同时适应证有望扩展到 LVEF>45%、房颤、CRT 植入无反应以及射血分数正常的慢性心衰患者中。CCM 设备还将兼并 ICD 的功能,为心衰患者带来更多治疗的便利。CCM 是不宜植入 CRT 治疗的窄 QRS 间期慢性心衰患者的解决之道,其可以在短期和长期内增强心肌收缩力,并改善患者的生活质量,增强患者的运动耐量,减少患者的入院次数。CCM 是一种安全有效的心内植入器械,是攻克慢性心衰的新希望。(图 20-5,见文末彩图)

(三)其他

迷走神经刺激疗法、脊髓刺激疗法的主要原理为增强副交感神经 / 迷走神经的调节作用,从而改变心衰患者出现的交感 - 副交感神经调节失衡状态。迷走神经刺激疗法相关的临床试验均显示,患者 6 个月内心功能有所改善,但安全性及有效性尚待更长时间随访结果检验。脊髓刺激疗法的候选人群目前认为主要为 LVEF≤35%、左心室舒张末期内径(LVEDD)<80mm,QRS 间期 <120ms 的患者。但目前相关研究结果尚不一致。

三、起搏治疗并发症防治

(一)植入手术有关的并发症及处理

多数并发症如术中仔细操作应当可以杜绝,有些则难以完全避免。发生率与植入医生的经验密切相关。

1. **心律失常** 多由电极或者导丝对心脏机

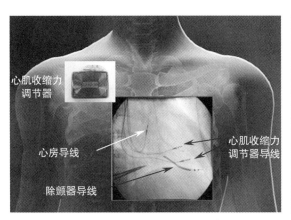
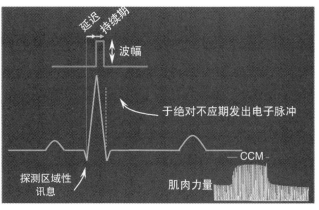

图 20-5 心肌收缩力调节器(CCM)

左图中显示 CCM 外形及透视下导线位置;右图显示 CCM 感知自身 R 波,在心动周期的绝对不应期发放电刺激,引起心肌收缩力增强

械刺激所致,可自行恢复,通常无需特别处理。

2. **局部出血** 通常可自行吸收。有明显血肿形成时可在严格无菌条件下加压挤出积血。

3. **锁骨下静脉穿刺并发症**

（1）气胸：少量气胸不需干预,气胸对肺组织压迫 >30% 时需抽气或放置引流管。

（2）误入锁骨下动脉：应拔除针头和 / 或导引钢丝并局部加压止血（切勿插入扩张管）,通常无需特殊处理。

4. **心脏穿孔** 少见。处理:应小心将导管撤回心腔,并严密观察患者血压和心脏情况。一旦出现心脏压塞表现,应考虑开胸行心包引流或做心脏修补。继续安置电极时应避免定位在穿孔处。

5. **感染** 少见。处理:一旦局部有脓肿形成者保守治疗愈合的机会极少,应尽早切开排脓、清创,拔除创口内电极导线,择期另取新的植入途径。

6. **膈肌刺激** 少见。可引起顽固性呃逆。植入左室电极导线时较常见。处理:降低起搏器输出或改为双极起搏。若症状持续存在,应重新调整电极位置。目前左室四极导线可以提供更多的起搏向量,可以通过术后程控不同的向量配置来避免膈肌刺激。

（二）与电极导线有关的并发症及处理

1. 阈值升高处理可通过起搏器程控上调起搏输出,必要时需重新更换电极位置或导线。

2. 电极脱位与微脱位明显移位时 X 线检查可以发现,而微脱位者 X 线透视可见电极头仍在原处,但实际已与心内膜接触不良。处理:通常需重新手术,调整电极位置。

3. 电极导线折断或绝缘层破裂如阻抗很低则考虑绝缘层破损;如阻抗很高,则要考虑电极导线折断。处理:多需重新植入新的电极导线。

（三）与起搏器功能有关的并发症及处理

随着工程学的进展,起搏器本身的故障已罕见,偶见的起搏器故障为起搏器重置、起搏器电池提前耗竭,前者为受外界干扰（如强磁场）,需重新程控起搏器,后者需及时更换起搏器。

另外,尚可出现感知功能障碍,多为起搏器设置了不适当感知参数而非起搏器本身的机械故障,包括感知不良和感知过度。

（四）与起搏系统有关的其他并发症及处理

1. **起搏器综合征（PMS）** 使用 VVI 起搏器的某些患者可出现头昏、乏力、活动能力下降、低血压、心悸、胸闷等表现,严重者可出现心力衰竭,称为起搏器综合征。处理:若发生 PMS 且为非起搏依赖者,可减慢起搏频率以尽可能恢复自身心律,必要时更换为房室顺序起搏器。

2. **起搏器介导的心动过速（PMT）** 是双腔起搏器主动持续参与引起的心动过速。为心房电极感知到逆传的 P 波,启动 AVD 并在 AVD 末发放心室脉冲,后者激动心室后再次逆传至心房,形成环形运动性心动过速。室性期前收缩、心房起搏不良是诱发 PMT 的最常见原因。可通过程控为更长的心室后心房不应期（PVARP）、适当降低心房感知灵敏度、延迟感知房室间期或启动起搏器对 PMT 的自动预防程序等预防。终止方法有起搏器上放置磁铁、延长 PVARP、程控起搏方式为心房无感知（DVI、VVI、DOO）或非跟踪方式（DDI）或启用起搏器具有的终止 PMT 的自动识别和终止程序。

四、起搏器植入后的长期管理

与其他心脏介入治疗不同,成功植入心脏起搏器仅是第一步工作,而术后患者的长期随访管理更为重要。随访工作应从起搏器植入当日开始并贯穿患者的一生。

1. 术后教会患者自测脉搏,因为检查脉搏是监测起搏器工作情况既简便又有效的方法。监测脉搏时要保证每天在同一种身体状态下,如每天清晨醒来时或静坐 15 分钟后。

起搏器植入术后早期往往存在起搏阈值不稳定情况。因此需要定期到医院复查,一般术后 3 个月进行起搏器程控,以后每半个月至一年进行起搏器程控（具体视病患情况）。引起阈值升高的因素有很多,除了与电极位置有关外,睡眠不足、饱餐、抗心律失常药物、高血压等因素可能有影响。因此术后患者应保持良好的情绪,保证有规律的生活及作息制度,避免一切可能的不良因素。随访周期及内容随访应两头紧中间松。

2. **常见故障及处理** 常见故障包括无刺激脉冲、失夺获和感知不足,相关处理如下:

（1）无刺激脉冲可能有下列常见原因之一：

1）如放置磁铁后可解决问题，则其原因多半是过感知或使用了正常的一些起搏功能如滞后。前者多由于电磁干扰、肌电位、交叉感知或T波过感知等引起，应降低感知灵敏度，而后者无需处理。

2）电极导线或起搏器故障：可能是由于与起搏器相连的螺丝松动或脱接、电极导线导体故障或电极导线绝缘层破损或电池耗竭。处理：重新手术旋紧螺丝或更换起搏电极导线或起搏器。

（2）失夺获可能有下列原因之一：

1）起搏阈值升高：电极导线末端电极的输出不能有效刺激与电极相连的心肌，是为传出阻滞。处理：可临时提高输出电压，纠正可能引起的原因，如应用激素、纠正电解质紊乱或更换起搏位。

2）电极导线故障、电极脱位或电池耗竭：根据具体原因采取更换或重新放置电极导线或更换起搏器。

（3）感知不足可能为下列原因之一：

1）心内膜信号太小（电解质紊乱、酸中毒引起的暂时改变或心肌梗死或心肌病引起的局部心内膜永久性改变）：此时需提高感知灵敏度，或更换起搏位。

2）电极脱位、故障或起搏器故障根据具体原因采取重新放置或更换电极导线或起搏器。

3. 植入起搏器的远程管理　远程监测系统最早于2000年开始应用于临床，用来监测植入了CIED患者的病情变化及器械本身的工作情况。与传统随访相比，远程监测能提早发现事件，包括心律失常事件、疾病进展及器械故障。此外，远程监测还可以节省医疗资源及患者费用，减少诊室就诊次数，减少住院时间。随着技术的不断发展，远程监测已被纳入临床指南当中，逐渐成为随访植入了心脏起搏器、ICD、CRT-D患者的常用方法。

在过去的十几年中，研究人员展开了多项大型临床试验，用来评价远程监测系统在临床应用中的安全性、有效性，并与传统诊室随访进行比较。长期研究结果显示远程监测可减少ICD放电，提高患者生存率。EVOLVO研究等证明，美敦力Carelink远程监测系统通过Optivol功能可以早期了解心力衰竭情况，有效减少急诊及住院率。

因此，2012年ACCF/AHA/HRS共同制定的心律失常器械治疗指南中建议植入手术3个月后，起搏器、心脏再同步治疗（CRT）需每3~12个月进行1次门诊或远程随访；ICD、CRT-D则需每3~6个月进行1次门诊或远程随访。2015年HRS关于远程监测的专家共识中推荐远程监测为所有器械治疗随访的Ⅰ类适应证。此外，EFFECT研究证实：远程随访还可以降低患者费用，减轻医疗负担。

2009年国内引进第1个有远程监测功能的CIED。截至目前，已植入超过9 000台有远程监测功能的起搏器、ICD及CRT。然而，目前远程监测仪的费用未纳入医保，价格较昂贵，CIED远程监测系统在国内使用总体情况并不乐观。此外，远程监测系统无法对参数进行程控，因此还不能完全替代常规门诊随访，特别是在手术急性期及脉冲发生器电量下降时建议进行常规门诊随访。相信随着医疗政策的制定及技术的发展，CIED远程监测系统会在国内得到广泛应用。

第三节　植入型心律转复除颤器在预防心脏猝死中的应用

心脏猝死（sudden cardiac death，SCD）是现代医学面临的一个重要问题。心电图监测技术的应用发现心脏猝死的主要原因是快速性室性心律失常，最常见的是心室颤动以及持续性室性心动过速。心室颤动自行终止转复窦性心律非常少见，目前最有效的措施是电除颤，协助心脏随后恢复正常的窦性自主节律。由Mirowski最早设计的植入型心律转复除颤器（implantable cardioverter defibrillator，ICD）能在十几秒内自动识别室速、室颤并释放电击能量除颤，成功率几乎100%，成为现代预防和治疗SCD最有效的有效手段，为恶性室性心律失常的治疗领域开辟了一个新纪元。

一、心脏猝死的病因、病理生理及临床表现

（一）定义

目前WHO对于心脏猝死的定义为：因心脏

性原因导致的以突发的意识丧失为特征的,且在急性症状出现后 1 小时内发生了自然死亡,或死后经尸检未发现明显的心脏外原因,推断心血管病或心律失常为最可能的死亡原因。

（二）流行病学

不同国家及地区因其人口特征、地理位置、社会经济等因素 SCD 发生率不同,且在年龄、性别分布上存在一定差异性。

在过去的 20 年中,心血管疾病每年导致大约 1 700 万人死亡,其中大约 25% 是 SCD。根据研究估计,SCD 总体年发病率为 1.40/10 万人,男性的 SCD 风险明显高于女性,且随年龄增加。

我国是全球人口最多的国家。2009 年华伟教授、张澍教授等人首次对我国心脏猝死进行流行病学调查。粗略估计我国 SCD 年发病率为 41.8/10 万人,即年均 50 万人。因此,我国 SCD 防治任务十分严峻,必须采取措施增强居民心血管疾病及 SCD 预防意识,普及心肺复苏等抢救知识。

（三）病因

1. 冠心病 是心脏猝死最常见的原因,占 SCD 总数的 75%~80%。心肌梗死后左室射血分数降低、室性心律失常病史是心脏猝死的主要预测因素。少见的先天性冠状动脉畸形、冠状动脉栓塞、冠状动脉夹层等,也是 SCD 的危险因素。

2. 心肌病 主要包括致心律失常性右室心肌病、肥厚型心肌病和扩张型心肌病,10%~15% 的 SCD 由这类疾病引起。

3. 心功能不全 心功能不全是各种器质性心脏病发展至晚期的一个综合征,由心脏重构导致。临床症状稳定（NYHA 心功能分级 I 级或 II 级）的心力衰竭患者 SCD 发生率仍然很高,且射血分数保留的舒张性心功能不全的 SCD 风险与射血分数减低的患者大致相当。

4. 离子通道病或原发性心电异常 如长 / 短 QT 综合征、Brugada 综合征、早复极综合征、儿茶酚胺依赖型多形性室速、特发性心室颤动等。

（四）病理生理机制

引起心脏猝死的直接原因是恶性心律失常,其中,80% 以上为心室颤动或室性心动过速,其余为严重缓慢性心律失常、心脏停搏及无脉性电活动（心电 - 机械分离）。

大多数 SCD 发生在有器质性心脏病的患者,也就是心脏结构存在异常。少数情况下,SCD 也可发生在心脏结构"看起来"正常的患者,比如长 QT 间期综合征、Brugada 综合征等离子通道病,由于编码心脏离子通道蛋白或是结构蛋白的 DNA 出现突变,导致细胞电学功能缺陷,易发生进而引发恶性室性心律失常。

发生 SCD 的另一个病理生理因素是自主神经系统平衡失调,表现为交感神经张力增高同时副交感神经活动减弱。

（五）预测因素

目前关于 SCD 的危险分层策略尚不能准确预测,亟须进一步完善,且主要针对有器质性心脏病的患者。目前认为具有预测意义的因子包括：左室射血分数、心肌纤维化、晕厥史、T 波电交替、非持续性室性心动过速、异常 QRS 波、心内电生理检查、心率变异性、血浆生化标志物及基因检测。

但是,任何单一因素预测 SCD 的作用都十分有限,联合多种预测因素、综合评价高危患者会更有意义。对不同病因的患者进行危险分层、筛选出高危 SCD 风险的患者是目前指南和临床所面临的重大挑战。

（六）临床表现和紧急救治

1. 心脏猝死的临床表现 SCD 临床表现大致由四个部分组成,分别为前驱症状、终末事件的发作、心搏骤停和生物学死亡。

（1）前驱症状：尽管 SCD 发病急骤,但研究发现 80% 的心脏猝死者在事发前数天或数周会有"先兆",即前驱症状。但这些前驱症状并非心脏猝死所特有,因而有时不易引起重视。

（2）终末事件的发作：代表了心脏结构异常与功能性改变之间的相互作用,如心肌缺血可导致心绞痛或心律失常的症状,再灌注也可引起骤然发生的严重心律失常。

（3）心搏骤停：心搏骤停的特征是由于心排血量严重减少或丧失引起的全身重要脏器供血不足,从而导致意识突然丧失、呼吸停止和脉搏与心音消失,如抢救措施到位不及时,则可转化为心脏猝死。

（4）生物学死亡：在没有任何干预措施的情况下,从心搏骤停到大脑不可逆损伤往往只需要4~6分钟,这时即使经抢救患者得以生存,脑损害也不能恢复;停搏8~10分钟缺乏生命支持治疗,复苏的机会几乎为零,临床进入生物学死亡。

2. 心脏猝死的急救及进展见"第五篇第二十一章心肺复苏"一章。

二、心脏猝死的预防——ICD的应用

心脏猝死一旦发生后果严重,因此重在预防。针对SCD高危患者,病因治疗是预防SCD的基础,而针对导致SCD的直接原因——恶性室性心律失常,应用ICD为预防SCD带来了革命性的影响。20世纪末至21世纪初,多个关于SCD一级和二级预防临床试验的结果充分证实了ICD治疗能有效降低SCD高危患者的死亡率;应用ICD进行SCD二级预防已经在国内得到重视,但对一级预防工作的重视还远远不够。

(一)ICD的结构和功能

1. ICD的结构(图20-6) 包括:①电极导线系统,分为起搏电极和除颤线圈两部分,其作用为检测心电信号和释放传输电除颤治疗;②脉冲发生器,包含导线接口、电池和电容、记忆芯片、集合电路等多种装置,其作用有感知和处理电路信号、存储释放治疗所需的电池能量等。

2. ICD的类型 根据电极导线数量和植入位置的不同,可分为单腔ICD、双腔ICD和三腔ICD。单腔ICD就是除颤器仅有一根右室除颤导线,导线植入右心室心尖部或间隔部。双腔ICD,是在单腔ICD的基础上多植入一根心房电极导线,这根导线放置在右心耳处。由于增加了心房电极导线,双腔ICD与单腔ICD相比,房室顺序起搏对于心功能不全者可改善或保持心功能且在识别室上性快速心律失常方面具有优势。三腔ICD,即心脏再同步治疗除颤器(cardiac resynchronization treatment and defibrillator, CRT-D),它是在双腔ICD的基础上,额外增加一根左室电极导线。CRT-D特别适合于那些存在左右心室收缩不同步的SCD高危心力衰竭患者。

3. ICD治疗快速性室性心律失常的工作方式 根据快速性心律失常频率不同,ICD主要设置两个识别区,即室速区(VT区)和室颤区(VF区)。大部分ICD主要通过三种不同强度的治疗方式进行分层治疗,即抗心动过速起搏、低能量转复和高能量除颤。这种分层治疗设置能够针对不同类别的快速室性心律失常给予最合理的治疗,从而减少高能量除颤治疗给患者所带来的痛苦以及不必要的电能消耗。

(1)抗心动过速起搏(antitachycardiac pacing, ATP):即常说的ICD无痛治疗。主要工作模式有三种:短阵快速起搏(burst pacing)、周长递减起搏(ramp pacing)和ramp+刺激。ATP治疗室速的作用机制主要是通过超速抑制终止心动过速发作。

(2)低能量转复(cardioversion, CV):是通过释放低能量电击以终止室速。它必须与一个感

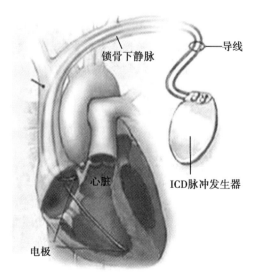

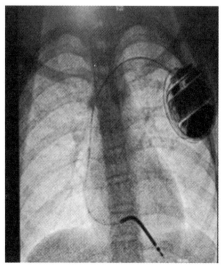

图20-6 ICD系统示意图及X线下透视图

知的 R 波进行同步化放电,因此又称为同步电转复,主要适用于一些单形性室速,尤其是规整的、心室率小于 200 次 /min 的心动过速。

(3)高能量除颤(defibrillation, DF):即释放高能量进行非同步电除颤。它是 ICD 治疗功能方式中最强也是最后的选择,主要适用于频率特别快的室速以及室颤。

(二)ICD 二级预防的临床试验

应用 ICD 进行心脏猝死的二级预防临床研究主要有抗心律失常药物与植入型心律转复除颤器对比试验(AVID)、加拿大植入型心律转复除颤器研究(CIDS)、汉堡心搏骤停研究(CASH)等(表 20-2)。这些临床试验是将 ICD 与抗心律失常药物治疗进行比较分析,研究结果均显示,对于心搏骤停幸存者和血流动力学不稳定的室速或心室颤动患者,ICD 比抗心律失常药物更有效。因此,SCD 二级预防中 ICD 明显优于抗心律失常药物,应作为治疗的首选。

表 20-2　三个主要的 ICD 二级预防研究

	AVID	CIDS	CASH
样本量	1 016	659	288
试验设计	ICD vs 抗心律失常药	ICD vs 胺碘酮	ICD vs 胺碘酮 vs 美托洛尔
入选标准	室颤复苏者或持续性室速电击转复者	室颤或持续性室速复苏者或不明原因的晕厥患者	室性心律失常致心搏骤停的幸存者
平均随访 / 月	18	36	57
主要终点	全因死亡率	全因死亡率	全因死亡率
ICD 降低终点风险	28%(p=0.02)	20%(p=0.14)	23%(p=0.08)

(三)ICD 一级预防的临床试验

ICD 一级预防的适应人群主要是心肌梗死后或非缺血性心肌病心功能不全的猝死高危患者。已发表的相关临床试验包括 MADIT-Ⅰ、MUSTT、MADIT-Ⅱ、SCD-HeFT 和 COMPANION 等。MADIT 研究发现预防性植入 ICD 可降低心肌梗死后 SCD 高危患者的总死亡率。MUSTT 试验评估了伴无症状的非持续性室速、LVEF≤40% 的冠心病患者,显示 ICD 治疗较心内电生理指导下的抗心律失常药物治疗总死亡率降低 31%。DEFINITE 研究发现,植入 ICD 可显著降低非缺血性心肌病心衰患者的心律失常性死亡。SCD-HeFT 试验是具有里程碑意义的 ICD 研究。研究结果显示,ICD 治疗可使中、重度心衰患者的死亡率降低 23%,其疗效不因心衰病因(缺血性心肌病或非缺血性心肌病)不同而有差异,而且,作为预防性用药,胺碘酮并不能改善生存率。

(四)ICD 的适应证演变及最新指南

随着人们对心律失常认识的不断深化,ICD 的临床广泛应用和新的循证医学证据的不断积累,ICD 适应证逐步扩大和拓展。最早 ICD 植入的适应证是:患者患有顽固性 VT/VF,药物治疗无效,并且至少两次发生心脏停搏。2006 年 ACC/AHA/ESC 共同制订了室性心律失常及心脏猝死治疗指南强调了 ICD 对于猝死一级预防的重要性,将其列为Ⅰ类适应证。美国心脏病学会、美国心脏学会和美国心律协会(ACC/AHA/HRS)于 2008 年 5 月正式公布了《心脏节律异常的装置治疗指南》,并于 2012 年对其进行了更新,国内关于 ICD 应用的《2014 植入型心律转复除颤器治疗的中国专家共识》主要参考该指南。而 2017 年底更新的《AHA/ACC/HRS 室性心律失常指南管理和心脏猝死预防指南》对于上述指南中器质性心脏病患者特别补充了对于患者预期寿命大于 1 年的要求。有关 ICD 临床应用预防 SCD 的推荐总结见表 20-3。

(五)ICD 术后电风暴的处理策略

目前 ICD 术后电风暴定义为 24h 之内发生≥3 次需要 ICD 干预的室速或室颤事件。电风暴发生率报道不一致,总体在 20% 左右。

临床多种因素可以诱发和加重心脏电不稳定性,从而促发电风暴发生,常见因素包括心肌缺血、心力衰竭、电解质紊乱、药物副作用等。Creden 等报道指出交感神经兴奋性增高在电风

表 20-3　《2017 年 AHA/ACC/HRS 室性心律失常指南管理和心脏猝死预防指南》

I 类推荐	
临床特点	证据水平
非可逆性原因引起的室颤或血流动力学不稳定的持续室速所致的心搏骤停	A
伴有器质性心脏病的自发的持续性室性心动过速,无论血流动力学是否稳定	B
原因不明的晕厥,在心电生理检查时能诱发有血流动力学显著临床表现的持续室速或室颤	B
心肌梗死所致 LVEF<35%,且心肌梗死 40 天以上,NYHA 心功能分级 II~III 级	A
心肌梗死所致非持续性室速,LVEF<40% 且电生理检查能诱发出室颤或持续室速	B
非缺血性心肌病患者,NYHA 心功能分级 II~III 级,LVEF≤35%	B
心肌梗死所致 LVEF<30%,且心肌梗死 40 天以上,NYHA 心功能分级 I 级	A

2017 AHA 指南[1] 关于缺血性和非缺血性心肌病患者一级预防的推荐补充		
临床特点	推荐级别	证据水平
非住院的 NYHA 心功能分级IV级缺血性心肌病患者,等待心脏移植或预备植入左室辅助装置,预期寿命 1 年以上	IIa	B
非缺血性心肌病如因 *Lamin A/C* 基因突变引起且伴有两项或更多的猝死风险(NSVT,LVEF<45%,男性,无意义突变),可考虑植入 ICD	IIa	B

注:NSVT. 非持续性室速;EP. 电生理刺激;VF. 室颤;VT. 室速;NYHA. 美国纽约心脏病学会;CRT-D. 心脏再同步化并心律转复除颤器。[1]AHA 指南:《2017 AHA/ACC/HRS 室性心律失常指南管理和心脏猝死预防指南》

暴中起重要作用。电风暴发生不仅增加 ICD 患者再住院率,还可能使随后 3 个月内的死亡风险增加 5 倍。

电风暴发作的处理策略包括去除诱因,镇静和应用抗心律失常药物。去除诱因包括改善心肌供血,纠正心力衰竭和电解质紊乱。镇静方面常应用静脉苯二氮䓬类药物,以期稳定患者的情绪,间接抑制由精神紧张带来的交感神经极度兴奋。抗心律失常药物应用方面,β 受体阻滞剂联合胺碘酮被认为是最为有效的治疗方案,且倾向于静脉应用,大多数患者能在用药后数小时内趋于稳定。

(六)ICD 应用的其他方面及未来方向

1. 单腔 vs 双腔 ICD　理论上看,双腔 ICD 由于增加了心房电极导线,在起搏和感知功能上应优于单腔 ICD。然而,真实世界中主要临床研究结果似乎并未证实该理论。多项研究发现,单腔和双腔 ICD 在未被正确识别的房性快速心律失常上并无统计学差别。另外 DAVID II 的长期随访发现,尽管双腔 ICD 可减少心室起搏比例,但在住院率和死亡率方面与单腔 ICD 相比并无获益。因此,《2014 年植入型心律转复除颤器治疗的中国专家共识》提出,仅对于以下情况:①症状性窦房结功能障碍;②因窦性心动过缓或房室传导障碍需要使用 β 受体阻滞剂或其他负性变时功能作用的药物;③记录到二度或三度房室传导阻滞伴窦性心律,可推荐植入双腔 ICD。

2. ICD 误放电　ICD 误放电是指对各种快速性室上性心律失常(如窦性心动过速、心房扑动)及误感知的电信号(如导线故障、噪音感知)按室性心动过速或心室颤动发放治疗,也就是不必要或错误的治疗,文献报道中其发生率高达 10%~20%。

ICD 误放电会对患者带来一系列的影响,一方面,会明显降低患者的生活质量;另一方面,会增加远期死亡率,尤其对于器质性心脏病患者。目前认为,误放电增加患者死亡的原因可能有:①电击造成的心肌对心功能会产生损伤,尤其是器质性心脏病患者;②过多的焦虑、恐惧使交感长期过度兴奋,增加室性心律失常的发生风险。

因此,为减少 ICD 误放电应对个体进行定期程控并个体化优化 ICD 参数。其次,是加强抗心律失常药物治疗。β 受体阻滞剂等药物在控制快速性室上性心动过速(如心房扑动、房颤)时的心室率非常重要,而这是临床上十分常见的误放电原因。最后,应严格遵循指南推荐的 ICD 植入指征,应尽量避免不必要的 ICD 植入。

3. 什么样的患者可以从 ICD 中获益

(1)冠心病血运重建后心脏猝死的风险:冠心病患者发生的心律失常多与缺血相关,特别是急性心肌梗死早期出现的恶性室性心律失常。

尽管既往研究显示直接 PCI 能显著降低急性心肌梗死患者早期发生心脏猝死的风险,但是,却增加了这部分人群后期心衰的发生率,心衰发生率的升高明显增加了心衰相关 SCD 的风险。研究发现,在接受直接 PCI 出院后的患者远期心脏性死亡中,SCD 为第一位死亡原因,其发生率超过其他心脏性死亡的总和,为心肌再梗死的 2.47 倍。因此,对于直接 PCI 出院后的患者如发生心衰,仍有较高的 SCD 风险。

对左心室功能正常或轻度降低的慢性稳定性缺血性心脏病患者,血运重建后仍有较高的 SCD 风险。在日本的一项注册研究中,PCI 术后猝死占心脏性死亡的 32.1%,CABG 术后猝死占心脏性死亡的 28.3%,仍然是心脏性死亡的主要死亡方式。MADIT-Ⅱ 试验的亚组研究显示,距血运重建的时间每增加一年,需要 ICD 治疗的严重室性心律失常风险增加 6%。因此,对于合并左室功能明显下降、心衰以及距血运重建时间长的慢性稳定性缺血性心脏病患者,应更加注意对 SCD 的预防。

国外较早就开始重视冠心病血运重建后 SCD 的预防,特别强调植入 ICD 预防的重要性。而在我国,虽然每年约有 40 万患者已经接受了 PCI 治疗,但接受 ICD 治疗的人群比例显著低下,提示相当多具有猝死风险的冠心病患者没有得到及时有效的预防。最近,我国的回顾性研究对 STEMI 患者的长期死亡率进行了探究。随访结果令人痛惜,在 1 208 名 STEMI 患者中,546 例(54%)的患者具有 ICD 适应证但无一例植入 ICD,其中 187 例患者死亡。综上,我国冠心病血运重建后 SCD 的预防刻不容缓。

(2)非缺血性心肌病心衰患者 ICD 一级预防是否均能获益?

指南对于非缺血性心肌病心衰患者 ICD 一级预防的适应证推荐主要基于 DEFINITE 研究结果。而近年来,"金三角"药物治疗理念和 CRT 的大力推广,显著改善了非缺血性心衰患者的临床预后。那么,继续遵循指南推荐的 LVEF 和 NYHA 分级推荐 ICD 的一级预防策略是否仍能使患者获益?

2016 年公布的 DANISH 研究结果显示,尽管 ICD 组能减少 50% 的 SCD 风险,但全因死亡和心血管原因死亡上两组并无差别。该研究结论的公布对当今指南对于非缺血性心肌病植入 ICD 一级预防带来了不少质疑。但有学者指出,DANISH 研究的纳入对象有超过一半患者植入 CRT,因此无 CRT 的非缺血性心肌病患者植入 ICD 带来的获益明显被掩盖了。Al-Khatib 等进行的纳入 DANISH 的荟萃分析显示,ICD 能显著降低非缺血性心肌病患者 25% 的全因死亡风险。

综上,充分抗心衰优化药物和 CRT 治疗显著降低了非缺血性心衰患者的死亡率,但 SCD 仍是主要的死亡原因。因此,植入 ICD 一级预防仍然是重要且有效的预防手段。然而,考虑到 ICD 费用昂贵,如何个体化评估缺血性心肌病心衰患者 SCD 的发生风险、明确具有高危 SCD 发生风险的患者、提高 ICD 一级预防的效率必然是未来的工作方向。

(七)全皮下植入 ICD

传统 ICD 经静脉植入,但围手术期及长期静脉导线相关并发症和囊袋感染问题十分突出。因此,非静脉植入方式除颤技术应运而生。近几年逐渐应用于临床的皮下 ICD(S-ICD)便是解决静脉导线相关并发症的一种新方式。

S-ICD 由脉冲发生器以及带除颤线圈的电极组成,详见图 20-7。

1. S-ICD 适应证 2017 年 AHA/ACC/HRS 发布的室性心律失常/心脏猝死诊疗指南指出,对于具有 ICD 植入指征,而无起搏指征及心脏再同步化治疗适应证的患者,若血管通路不畅或感染风险高,推荐应植入 S-ICD 治疗(Ⅰ类,B-NR)。符合 ICD 植入标准的患者,若无需或预计无起搏或心脏再同步化治疗的患者,应用 S-ICD 是合理的(Ⅱa 类,B-NR)。

2. S-ICD 的安全性及有效性 全球范围内针对 S-ICD 的安全性及有效性开展了多项研究。IDE 研究为 S-ICD 最重要的研究之一,研究中所有成功植入 S-ICD 的患者诱发室速/室颤均成功

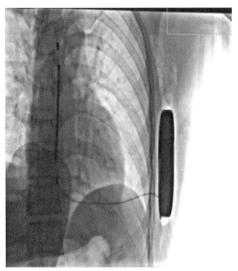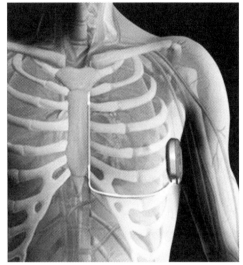

图 20-7　S-ICD 系统的示意图及 X 线下透视图
S-ICD 的植入手术无需 X 线透视且不经静脉途径,避免了静脉导线相关并发症,安全性良好

转复,首次电转复成功率达 92%,随访至 180 天时 99% 的患者无 S-ICD 引起的并发症,器械相关感染率为 5.6%,拔除率 1.2%,无全身感染或心内膜炎,无恶性心律失常死亡。基于该研究结果,S-ICD 在美国获准上市。Basu-Ray 等人进行的荟萃分析对比 S-ICD 与 ICD 的安全性及有效性,结果显示有效性方面,S-ICD 与 ICD 无显著差异;安全性方面,S-ICD 组的总体并发症、系统故障率及感染率与 ICD 组相似,S-ICD 组中的导线相关并发症显著低于 ICD,进一步说明 S-ICD 不仅有效性与 ICD 相当,且在导线相关并发症方面优势较明显。

3. S-ICD 的局限性　S-ICD 缺乏起搏及超速起搏功能,然而 PainFREE Rx Ⅱ 研究发现经验性 ATP 治疗快速室速与放电治疗具有相同的安全性及有效性。而且,S-ICD 电量消耗大,需要比传统 ICD 更频繁地更换脉冲发生器,未来设备的升级延长电池寿命将有望改善这一现状。S-ICD 识别及充电时间较 ICD 长,故存在不能及时终止室性恶性心律失常的风险。因此,尽管 S-ICD 同 ICD 相比具有优势,但仍存在争议。

4. S-ICD 进展　S-ICD 虽无起搏功能,但随着无导线起搏器逐渐应用于临床,二者的配合将带来更大的临床获益。同时,还有正在开发的新一代非静脉 ICD(EV-ICD)系统也是 S-ICD 之外的另一种选择,ICD 的电极植入胸骨下方,离心脏更近,可实现低除颤阈值、设备体积小且寿命长,还兼有起搏功能。因此,未来的 S-ICD 更具有发展潜力,将造福于更多的患者。

(华　伟)

参 考 文 献

[1] Brignole M, Auricchio A, Baron-Esquivias G, et al. 2013 ESC Guidelines on cardiac pacing and cardiac resynchronization therapy. The Task Force on cardiac pacing and resynchronization therapy of the European Society of Cardiology(ESC). Developed in collaboration with the European Heart Rhythm Association(EHRA) [J]. Europace, 2013, 15(8):1070-1118.

[2] Brignole M, Deharo J C, DeRoy L, et al. Syncope due to idiopathic paroxysmal atrioventricular block: long-term follow-up of a distinct form of atrioventricular block[J]. J Am Coll Cardiol, 2011, 58(2):167-173.

[3] Brignole M, Menozzi C, Moya A, et al. Pacemaker therapy in patients with neurally mediated syncope and documented asystole: Third International Study on Syncope of Uncertain Etiology(ISSUE-3): a randomized trial[J]. Circulation, 2012, 125(21):2566-2571.

[4] Flammang D, Church T R, DeRoy L, et al. Treatment of unexplained syncope: a multicenter randomized trial

of cardiac pacing guided by adenosine 5'-triphosphate testing[J]. Circulation, 2012, 125(1): 31-36.

[5] Thebault C, Donal E, Meunier C, et al. Sites of left and right ventricular lead implantation and response to cardiac resynchronization therapy observations from the REVERSE trial[J]. Eur Heart J, 2012, 33(21): 2662-2671.

[6] Khan F Z, Virdee M S, Palmer C R, et al. Targeted left ventricular lead placement to guide cardiac resynchronization therapy: the TARGET study: a randomized, controlled trial[J]. J Am Coll Cardiol, 2012, 64(6): 614-615.

[7] Boriani G, Gardini B, Diemberger I, et al. Meta-analysis of randomized controlled trials evaluating left ventricular vs. biventricular pacing in heart failure: effect on all-cause mortality and hospitalizations[J]. Eur J Heart Fail, 2012, 14(6): 652-660.

[8] 中华医学会心血管病学分会心力衰竭学组, 中国医师协会心力衰竭专业委员会, 中华心血管病杂志编辑委员会. 中国心力衰竭诊断和治疗指南2018[J]. 中华心血管病杂志, 2018, 46(10): 760-789.

[9] Huang W, Su L, Wu S, et al. A Novel Pacing Strategy With Low and Stable Output: Pacing the Left Bundle Branch Immediately Beyond the Conduction Block[J]. Can J Cardiol, 2017, 33(1736): e1731-e1733.

[10] Chen K, Li Y, Dai Y, et al. Comparison of electrocardiogram characteristics and pacing parameters between left bundle branch pacing and right ventricular pacing in patients receiving pacemaker therapy[J]. Europace, 2018, 21(4): 673-680.

[11] 刘文亨, 陈柯萍, 宿燕岗, 等. 远程监测系统在国内心血管植入型电子器械患者中的应用评价[J]. 中华心律失常学杂志, 2016, 20(6), 481-485.

[12] Chugh S S, Jui J, Gunson K, et al. Current burden of sudden cardiac death: multiple source surveillance versus retrospective death certificate-based review in a large U. S. community[J]. J Am Coll Cardiol, 2004, 44(6): 1268.

[13] Zipes D P, Camm A J, Borggrefe M, et al. ACC/AHA/ESC 2006 guidelines for management of patients with ventricular arrhythmias and the prevention of sudden cardiac death: a report of the American College of Cardiology/American Heart Association Task Force and the European Society of Cardiology Committee for Practice Guidelines (Writing Committee to Develop Guidelines for Management of Patients With Ventricular Arrhythmias and the Prevention of Sudden Cardiac Death)[J]. J Am Coll Cardiol, 2006, 48(5): e247.

[14] Hua W, Zhang L F, Wu Y F, et al. Incidence of sudden cardiac death in China: analysis of 4 regional populations[J]. J Am Coll Cardiol, 2009, 54(12): 1110.

[15] Epstein A E, Dimarco J P, Ellenbogen K A, et al. 2012 ACCF/AHA/HRS focused update incorporated into the ACCF/AHA/HRS 2008 guidelines for device-based therapy of cardiac rhythm abnormalities: a report of the American College of Cardiology Foundation/American Heart Association Task Force on Practice Guidelines and the Heart Rhythm Society[J]. Circulation, 2013, 127(3): e283.

[16] Al-Khatib S M. 2017 AHA/ACC/HRS Guideline for Management of Patients With Ventricular Arrhythmias and the Prevention of Sudden Cardiac Death: A Report of the American College of Cardiology/American Heart Association Task Force on Clinical Practice Guidelines and the Heart Rhythm Society[J]. J Am Coll Cardiol, 2018, 72(14): e91-e220.

[17] Wilkoff B L, Fauchier L, Stiles M K, et al. 2015 HRS/EHRA/APHRS/SOLAECE expert consensus statement on optimal implantable cardioverter-defibrillator programming and testing[J]. Europace, 2016, 18(2): 159-183.

[18] Shen W K. 2017 ACC/AHA/HRS Guideline for the Evaluation and Management of Patients With Syncope: Executive Summary: A Report of the American College of Cardiology/American Heart Association Task Force on Clinical Practice Guidelines and the Heart Rhythm Society[J]. J Am Coll Cardiol, 2017, 70(5): 620-663.

第二十一章 心肺复苏

第一节 现代心肺复苏的起源和发展

1960 年，Kouwenhoven、Knickerbocker 和 Jude 发表了心搏骤停后经闭胸式心脏按压存活 14 例患者的文献；同年，Maryland 医学会学术会议上介绍了胸外按压联合人工呼吸的方法；1966 年，美国心脏协会（AHA）编写了第一个心肺复苏指南，此后定期进行更新。《2015 美国心脏协会心肺复苏及心血管急救指南更新》的发布标志着 AHA 心肺复苏和心血管急救指南新时代的开启，从 5 年定期修订和更新转变成持续证据评价和指南更新。

经过近 60 年的发展，现代心肺复苏已形成为早期识别和启动应急反应体系、及时高质量的心肺复苏、快速除颤、基础与高级急救医疗服务、高级生命支持和心搏骤停后救护的完善的生存救治链，成功挽救了全世界成千上万的生命。

第二节 心搏骤停的病因及诱因

心搏骤停（cardiac arrest，CA）是指心脏机械活动（泵血功能）的突然停止，造成全身循环中断、呼吸停止和意识丧失。心搏骤停发生后，由于脑血流突然中断，10 秒左右患者即可出现意识丧失，如在 4~6 分钟黄金时段内给予及时救治，患者存活概率较高，否则将发生生物学死亡，罕见自发逆转者。心搏骤停是心脏性猝死（sudden cardiac death，SCD）的直接原因和最常见形式。

心搏骤停的病因可分为心源性和非心源性两大类，可总结为 6 个"H"和 5 个"T"（表 21-1）。

表 21-1 6 "H" 和 5 "T"

6 "H"	5 "T"
低血容量（hypovolemia）	心脏压塞（cardiac tamponade）
低氧血症（hypoxia）	张力性气胸（tension pneumothorax）
氢离子 / 酸中毒（hydrogenion/acidosis）	冠状动脉血栓形成或肺栓塞（thrombosis of the coronary/pulmonary vasculature）
高钾 / 低钾血症（hyper/hypokalemia）	创伤（trauma）
低体温（hypothermia）	毒素（toxins）
低血糖（hypoglycemia）	

一、心搏骤停的病理生理机制

心搏骤停最常见的电生理机制是心室颤动（ventricular fibrillation，VF），占心搏骤停的50%~80%，其次为严重缓慢性心律失常和心脏停搏，较少见的为无脉性电活动（pulseless electrical activity，PEA）。

1. **心室颤动** ①心肌缺血时 Na^+-K^+-ATP 酶抑制 ATP 敏感钾通道，钠激活的钾通道开放，细胞外钾离子堆积，心肌兴奋性增强；②正常心肌和缺血心肌间的损伤电位启动或触发心律失常；③深浅不同层次的浦肯野纤维受到缺血的影响不同，可产生微折返。缺血心肌中浦肯野纤维网的电活动异常、自律性增加，是缺血心肌心律失常的重要机制。

2. **严重缓慢性心律失常和心脏停搏** ①低氧和高碳酸血症；②药物作用：洋地黄、肾上腺素能受体阻滞剂、钙通道阻滞剂、抗心律失常药物等通过对心肌、窦房结、房室结和传导系统的抑制以及自主神经功能的影响，可导致心动过缓、传导阻滞；③中毒和毒素：一氧化碳、铅中毒等可引起房室传导阻滞、窦性心动过缓甚至触发室性心律失常；④颈胸髓创伤：导致心动过缓和低血压；⑤神经反射：各种刺激引起迷走反射；⑥高钾血症。

3. **无脉性电活动** ①缺氧：心肌缺血缺氧使心肌兴奋-收缩脱耦联；②细胞内酸中毒：乳酸增加，细胞内 pH 降低，阻碍钙通道开放，肌浆网释放钙离子不足，造成细胞质钙离子减少；③钙离子：缺血缺氧、心功能不全时，心肌细胞膜 β 肾上腺素能受体密度下调，同时内源性去甲肾上腺素减少，受体控制的钙通道不能开放，钙离子内流受阻。

二、心源性心搏骤停

70% 的心搏骤停是由心源性因素引起的，绝大多数心脏性猝死发生在有器质性心脏病的患者。遗传性心律失常综合征和结构性心脏病等类型的心脏病占 20%，是冠心病易患年龄前（<35 岁）心脏性猝死的主要原因。此外，极度情绪变化、精神刺激可通过兴奋交感神经、抑制迷走神经导致原发性心搏骤停。

（一）冠状动脉粥样硬化性心脏病

冠状动脉粥样硬化性心脏病及其并发症是成人心脏性猝死最主要的病因。心源性心搏骤停的病例中，70% 由冠心病及其并发症引起，这些冠心病患者中约 75% 有心肌梗死病史。心肌梗死导致的血流动力学改变主要是左心室舒张和收缩功能障碍，程度取决于梗死部位的面积大小、程度和位置。死亡的心肌细胞被瘢痕组织替代，左室腔大小、形态和厚度发生变化，发生心肌重构。心肌重构后心室的收缩功能减低，射血分数减低，每搏输出量和心排血量下降。电生理传导通路发生改变，心率增快或心律失常。急性大面积梗死者，可发生泵衰竭，即心源性休克或急性肺水肿。尽快恢复心肌的血液灌注、挽救濒死心肌、防止梗死面积扩大或缩小心肌缺血范围，保护和维持心脏功能，及时处理严重心律失常、泵衰竭和各种并发症，防止猝死，不但能使患者度过急性期，康复后还能保持尽可能多的有功能心肌。心肌梗死后左室射血分数降低是心脏性猝死的主要预测因素。

（二）遗传性心律失常综合征

由基因突变导致离子通道或调控通道的蛋白功能异常，导致心肌细胞除极或复极过程异常，产生心律失常甚至猝死，称为离子通道病，具有遗传性和家族聚集性。常见的有长 QT 间期综合征（long QT syndrome，LQTS）、短 QT 间期综合征（short QT syndrome，SQTS）、Brugada 综合征（Brugada syndrome，BrS）、儿茶酚胺敏感性室性心动过速（catecholaminergic polymorphic ventricular tachycardia，CPVT）、早期复极综合征（early repolarization syndrome，ERS）。

（三）结构性心脏病

与冠心病无关的结构性心脏病，如先天性心脏病、心肌病、先天性冠状动脉异常、心肌炎、心脏瓣膜病和高血压性心脏病等。心脏大小或结构的异常很可能导致心脏电生理紊乱。左心室肥厚被认为是成年人心脏性猝死的主要原因。

三、非心源性心搏骤停

（一）严重电解质紊乱和酸碱平衡失调

1. **钾代谢紊乱** 严重的钾代谢紊乱易导致心律失常的发生而引起心搏骤停。

（1）高血钾：血清钾 >6.5mmol/L 时，可抑制心肌收缩力和心脏自律性，引起心室内传导阻滞、心室自主心律或缓慢的心室颤动而发生心搏骤停。

（2）低血钾：严重低血钾可引起多源性室性期前收缩、反复发作的短阵性室性心动过速、心室扑动和心室颤动，均可致心搏骤停。

2. 酸中毒 酸中毒时细胞内钾外移，使血钾增高，可发生心搏骤停。

3. 其他 严重的高钙血症可导致房室和室内传导阻滞、室性心律失常，以致发生心室颤动；严重的高镁血症也可引起心搏骤停。钠过低和钙过低可加重高血钾的影响，低镁血症可以加重低钾血症的表现。

（二）大面积肺栓塞

肺栓塞（pulmonary embolism，PE）是由内源性或外源性栓子阻塞肺动脉或其分支引起肺循环和右心功能障碍的一组临床和病理生理综合征，包括肺血栓栓塞症（pulmonary thromboembolism，PTE）、脂肪栓塞综合征、羊水栓塞、空气栓塞、肿瘤栓塞等。因肺血栓栓塞症的症状缺乏特异性，确诊需特殊的检查技术，故检出率偏低，存在漏诊和误诊现象，应给予充分关注。栓子阻塞肺动脉及其分支，通过机械阻塞、神经体液因素和低氧引起肺动脉、冠脉反射性痉挛，导致肺循环阻力增加，右心负荷加重，造成右心功能不全；右心室壁张力增高，右心扩大致室间隔左移，使左心室功能受损，导致心输出量下降，引起体循环低血压甚至休克；主动脉内低血压和右心室压力升高，使冠状动脉灌注压下降，导致心肌缺血。对于原无心肺异常的患者，肺血管床面积减少 25%~30% 时，肺动脉平均压轻度升高；减少 30%~40% 时，肺动脉平均压可达 30mmHg 以上，右室平均压可升高；减少 40%~50% 时，肺动脉平均压可达 40mmHg，右室充盈压升高，心指数下降；减少 50%~70% 时，可出现持续性肺动脉高压；减少 85% 以上时，则可发生猝死。出现休克或血流动力学不稳定的高危肺栓塞患者，应迅速启动静脉溶栓等再灌注治疗。

（三）应激

机体在受到内外环境因素及社会、心理因素刺激时，出现全身非特异性适应反应，称为应激，分为躯体应激及心理应激。前者由理化、生物因素所致，包括高温、寒冷、低氧、创伤、器官功能衰竭、感染、毒素等；后者由心理、社会因素引起，如过度紧张、劳累、剧烈情绪波动等。应激激活交感-肾上腺髓质系统导致血浆儿茶酚胺浓度迅速升高，引起心率增快，心肌耗氧量增加，冠脉痉挛，导致心肌缺血；外周小血管持续收缩，导致血压明显升高；诱发不同程度的房室传导阻滞、室性心律失常，甚至室颤。在已有冠心病或心肌损伤的基础上，可诱发心肌梗死、严重心律失常及猝死。

（四）其他

大量失血（如胃肠道出血、主动脉破裂或颅内出血）、药物过敏、药物过量、脑卒中、溺水、中毒、雷击和触电等均可造成心搏骤停。

第三节 心肺复苏的方法学及现状

一、基础生命支持

基础生命支持（basic life support，BLS）是心搏骤停后挽救生命的基础。

（一）及早识别心搏骤停

1. 判断患者意识 只要发病地点不存在危险并适合，应就地抢救。急救人员在患者身旁快速判断患者有无损伤和反应。可轻拍或摇动患者，并大声呼叫"您怎么了"。如果患者有头颈部创伤或怀疑有颈部损伤，要避免造成脊髓损伤，对患者不适当地搬动可能造成截瘫。

2. 判断患者呼吸和脉搏 通过直接观察胸廓的起伏来确定患者的呼吸状况；也可以通过患者鼻、口部有无气流或在光滑表面产生雾气等方法来参考判断。对于经过培训的医务人员，建议判断呼吸的同时应判断循环征象，包括颈动脉搏动和患者任何发声、肢体活动等。同时判断呼吸、脉搏的时间限定在 5~10 秒。

（二）紧急启动急诊医疗服务体系

急诊医疗服务体系（emergency medical service system，EMSS）是贯穿院外心搏骤停（out-of-hospital cardiac arrest，OHCA）患者抢救全程的关

键,是整个生存链串联、稳固的核心。对于院外心搏骤停患者,高效、完善的急诊医疗服务体系应该包括专业的调度系统、快速反应的院前急救队伍和优秀的转运、抢救体系。专业的调度系统能够在快速派遣专业的院前急救队伍的同时,辅助呼救者正确、及时识别心搏骤停,鼓励并指导其实施心肺复苏(cardiopulmonary resuscitation,CPR)。对于院内心搏骤停(in-hospital cardiac arrest,IHCA)患者,在呼救、组织现场医务人员行 CPR 的同时,启动院内专有的应急体系,呼叫负责院内 CPR 的复苏小组或团队。

(三)实施高质量心肺复苏

1. 有效胸外按压 CPR 时为保证组织器官的血流灌注,需快速(按压频率 100~120 次/min)、用力(成人按压深度 5~6cm)按压,保证胸廓充分回弹,尽量避免胸外按压中断,按压分数(即胸外按压时间占整个 CPR 时间的比例)应≥60%。如果旁观者未经过 CPR 培训,则应进行单纯胸外按压;如果经过培训的非专业施救者有能力进行人工呼吸,应按照按压:人工呼吸为 30:2 进行。

2. 人工通气

(1)开放气道:如果患者无反应,急救人员应判断患者有无呼吸或是否异常呼吸。先使患者取复苏体位(仰卧位),行 30 次胸外心脏按压,再开放气道。如果患者无颈部创伤,可以采用仰头抬颏或托颌法。专业急救人员对怀疑有颈椎脊髓损伤的患者,应避免头颈部的延伸,可使用托颌法。

(2)实施人工通气:采用人工呼吸时,每次通气必须使患者的肺脏膨胀充分,可见胸廓上抬即可,切忌过度通气。方法包括口对口呼吸和球囊-面罩通气等。

(四)迅速使用自动体外除颤仪除颤

自动体外除颤仪(automatic external defibrillation,AED)能够自动识别可除颤心律,适用于各种类型的施救者使用。对于院外心搏骤停患者,建议从胸外心脏按压开始 CPR,并尽快获取 AED。对于院内心搏骤停患者,没有足够的证据支持或反对在除颤之前进行 CPR;但对于有心电监护的患者,从室颤到给予电击的时间不应超过 3 分钟,并且应在等待除颤器就绪时进行 CPR。

电除颤的作用是终止室颤而非起搏心脏,因此,在完成除颤后应该马上恢复实施胸外心脏按压直至 2 分钟后确定自主循环恢复(return of spontaneous circulation,ROSC)或患者有明显的循环恢复征象(如咳嗽、讲话、肢体明显的自主运动等)。

二、高级心血管生命支持

高级心血管生命支持(advanced cardiovascular life support,ACLS)包括吸氧、生理参数监测等 CPR 辅助措施、气道管理、通气支持以及电除颤和药物应用等。

(一)CPR 期间辅助措施

1. 吸氧 心肺复苏的即刻目的是恢复心脏能量状态,以使其重新作机械功与维持大脑能量状态,减少缺血性损伤,故适当给氧是必要的。如供氧方便,CPR 期间建议给予最大吸入氧浓度。

2. 生理参数监测 有条件的情况下,可应用生理参数(二氧化碳定量波形图、动脉松弛舒张压、动脉压与中心静脉血氧饱和度)监测,优化 CPR 质量、指导升压药治疗及检查 ROSC。不过,这些参数的精确目标数值尚未确定。

3. 床旁超声检查 对 CPR 患者应用超声有助于评估心肌收缩及确认心搏骤停的可能病因。尽管有效性尚未确定,但如有合格人员,超声检查又不干扰心搏骤停抢救,作为患者评估辅助工具,可考虑使用床旁超声检查。

(二)基于生存率和良好神经预后的气道管理

1. 球囊-面罩通气与高级气道 心搏骤停时急救人员必须确定通气支持和供氧的最佳方式。首选方式包括标准球囊-面罩通气与置入高级气道,后者包括气管内导管(endotracheal tube,ETT)和声门上气道装置(supraglottic airway device,SGA)。无论院内还是院外,在 CPR 过程中,都可以使用球囊-面罩通气或高级气道进行通气支持和供氧。对于接受过培训的医疗人员,ETT 或 SGA 可作为 CPR 的初始高级气道。

2. 气管导管位置的临床判断 CPR 期间气管插管可发生错位或移位,可导致长时间中断胸外心脏按压。除临床评估外,推荐连续二氧化碳波形图作为确定与监护ETT位置的最可靠方法。如不能做连续二氧化碳波形图监测,由有经验的人员使用无波形二氧化碳检测器、食管检测器或超声也是合理的。

3. 置入高级气道后的通气建议 在持续胸外心脏按压同时,给予10次/min(每6秒1次)的人工呼吸。

(三)心搏骤停的处理

1. 心室颤动与无脉性室性心动过速的除颤策略 心律分析证实为心室颤动(ventricular fibrillation, VF)/无脉性室性心动过速(pulseless ventricular tachycardia, pVT)时,应立即行电除颤,之后给予5组CPR,再检查心律,必要时再次除颤。单相波除颤器首次电击能量选择360J,双相波除颤器首次电击能量选择应根据除颤仪的品牌或型号推荐,一般为120~200J,第二次或后续除颤应采用同样能量,或考虑更高的能量。

2. 心搏骤停时和心搏骤停后抗心律失常药物

(1)顽固性心室颤动或无脉性室性心动过速:对除颤无反应的VF/pVT,可考虑使用胺碘酮或利多卡因。对于有目击者的心搏骤停,这两种药物可能尤其有用,因为给药时间更及时。尖端扭转型室性心动过速可考虑使用镁剂,其他情况不常规推荐应用。

(2)复苏后:缺乏足够的证据支持或反对ROSC后早期(在第一个小时内)常规使用β受体阻滞剂和利多卡因。若无禁忌证,当复发性VF/pVT的治疗可能有挑战性时,可在特定情况下(如在急救转运期间)考虑预防性使用利多卡因。

3. 升压药

(1)肾上腺素:对心搏骤停患者使用标准剂量肾上腺素(每3~5分钟给药1mg)是合理的;不推荐常规使用大剂量肾上腺素(0.1~0.2mg/kg);不可除颤心律导致心搏骤停发生后,应尽快给予肾上腺素;对可除颤心律,给予肾上腺素的最佳时间,证据不足,因患者因素与复苏情况不同,最佳时间不定。

(2)血管升压素:血管升压素作为肾上腺素代替药物并无优势。

(3)联合用药:血管升压素联合肾上腺素代

替标准剂量肾上腺素并无优势。

4. 糖皮质激素 对院内心搏骤停患者,缺乏足够的证据支持或反对常规单独应用糖皮质激素。对院外心搏骤停患者,CPR期间使用糖皮质激素尚无肯定益处。

5. 严重心动过缓和窦性停搏的救治策略

(1)胸外心脏按压:若患者已发生心搏骤停,继续给予胸外心脏按压、通气支持、供氧等基础生命支持。

(2)阿托品:如果患者有不稳定的症状和体征(如突发精神状态改变、缺血性胸部不适、急性心力衰竭、低血压或其他持续的休克征象),尽管有足够的通气,也应首选阿托品。

(3)其他药物:尽管多巴胺、肾上腺素和异丙肾上腺素不是一线药物,但当患者对阿托品无反应或不适合使用阿托品治疗,或作为等待起搏器可用的临时措施时,这三种药物可作为替代药物。在特殊情况下,如过量使用β受体阻滞剂或钙通道阻滞剂时,也可选用。

(4)临时心脏起搏术:2010年AHA心肺复苏及心血管急救指南建议,若患者对阿托品无反应,如果有条件建议行经皮起搏。当静脉通路不可用时,高度房室传导阻滞的不稳定患者可考虑立即起搏。如果患者对药物或经皮起搏没有反应,可能需要采用经静脉起搏。2015年AHA心肺复苏及心血管急救指南无更新。

6. 呼气末二氧化碳对CPR复苏效果的判断 对气管插管患者,CPR 20分钟后二氧化碳波形图ETCO$_2$未能达到>10mmHg,可作为终止复苏多模式方法的指标之一,但不能单独使用。对未插管患者,在复苏任何时刻,不能用某个ETCO$_2$截断值作为终止复苏指标。

(四)其他措施

1. 体外膜肺 目前没有足够证据推荐心搏骤停患者常规使用体外膜肺(extracorporeal membrane oxygenation, ECMO)。对于可逆病因(如急性冠脉闭塞、大面积肺栓塞、顽固性室颤、深低温、重度心肌炎、心肌病、充血性心衰和药物中毒等)导致的心搏骤停、经传统心肺复苏治疗不能恢复自主循环或反复心搏骤停不能维持自主心律的患者,如果患者和医院的条件允许,可考虑及时使用ECMO辅助循环及氧合。

2. 主动脉内球囊反搏 主动脉内球囊反搏（intra-aortic ballon pump, IABP）能够增加冠状动脉灌注,降低心肌氧需求量,改善心源性休克状态的血流动力学,但与改善心源性休克患者生存率无关。

3. 静脉溶栓 对确定肺栓塞为心搏骤停诱因的患者,首选溶栓、手术取栓和机械取栓,即使进行了胸外心脏按压,溶栓也是有益的。对怀疑肺栓塞是心搏骤停病因者,溶栓是可以考虑的。

4. 多种措施的联合应用 对于出现心源性休克的患者,包括PCI术后心搏骤停的患者,ECMO和IABP联合使用与单纯使用IABP相比,患者的生存率更高。

三、心搏骤停后的管理

心搏骤停后的管理:对减少早期由于血流动力学不稳定导致的死亡,以及晚期多脏器衰竭及脑损伤的发病率及死亡率有显著的意义。

（一）心血管系统治疗

1. 急性心血管系统干预 ①对怀疑心源性病因或心电图有ST段抬高的院外心搏骤停患者,应立即行急诊冠脉造影,而不是住院后再做或根本不做;②怀疑心源性病因的院外心搏骤停且昏迷、但心电图呈非ST段抬高的成人患者,若心电或血流动力学不稳定,冠脉造影是合理的;③对心搏骤停后患者,无论昏迷还是清醒,只要有进行冠脉造影的指征,冠脉造影即为合理的。

2. 血流动力学目标 复苏后避免低血压（收缩压<90mmHg,平均动脉压<65mmHg）,立即纠正低血压是合理的。

（二）目标温度管理

1. 诱导性低体温 对ROSC后昏迷的成人患者,建议施行目标温度管理（targeted temperature management, TTM）,体温在32~36℃之间选择并维持恒定的体温。

2. 院前降温治疗 反对院前对ROSC后患者常规快速输入静脉冷溶液降温。

3. 避免高体温 TTM后昏迷患者主动预防发热是合理的。

（三）癫痫发作的处理

诊断癫痫发作应及时进行脑电图检查,对ROSC后昏迷患者应经常或持续进行脑电图监测。心搏骤停后,可考虑用同样的抗癫痫方案治疗由其他原因引起的癫痫持续状态。

（四）呼吸治疗

1. 通气 将$ETCO_2$维持在30~40mmHg或$PaCO_2$维持在35~45mmHg是合理的,除非患者因素提示需要更个体化的治疗。

2. 氧疗 为避免成人ROSC后发生低氧血症,在能够监测SaO_2或PaO_2之前,吸入可获得的最高浓度的氧气是合理的。当能够测定FiO_2或监测SaO_2后,如SaO_2为100%,降低FiO_2是合理的,SaO_2维持在94%或稍高。

（五）血糖管理

成人ROSC后血糖控制在多大范围有益,尚不清楚。

（六）神经功能预后

1. 预测神经功能预后的时间

（1）经TTM治疗的患者:因有镇静剂与肌松剂干扰,通常临床检查预测神经功能预后的最早时间为恢复正常体温后72小时。但为便于操作,预测时间可在ROSC后4.5~5天,这种方式可减少假阳性（因药物诱发神经功能抑制）。

（2）未经TTM治疗的患者:临床检查预测最差,神经功能预后的最早时间为心搏骤停后72小时。如残留镇静剂与肌松剂干扰临床检查,预测时间可在心搏骤停后72小时以上。

2. 预测神经功能预后的方法

（1）临床检查:不管是否行TTM治疗,心搏骤停后72小时或以上的昏迷患者,对光反射消失,预后很差。心搏骤停后72~108小时出现肌阵挛状态,联合心搏骤停后72小时其他检查,预示神经功能预后差。

（2）脑电图:①经TTM治疗的心搏骤停后昏迷患者,心搏骤停后72小时持续脑电图对额外刺激反应消失且复温后脑电图爆发持续抑制,预后很差;②在脑电图对额外刺激无反应时,顽固性与持续（>72小时）癫痫状态,预后很差;③未经TTM治疗的心搏骤停后昏迷患者,心搏骤停后72小时脑电图爆发波抑制,联合其他指标,预后很差。

（3）躯体诱发电位:对心搏骤停后昏迷患者,不管是否行TTM治疗,心搏骤停后24~72小时或复温后双侧躯体诱发电位 N_2O 波形消失,预后很差。

（4）影像学检查：①心搏骤停复苏后未经 TTM 治疗的昏迷患者,心搏骤停 2 小时后脑 CT 出现灰 - 白质比例（GWR）明显下降,预后很差;②心搏骤停后 2~6 天脑 MRI 有广泛弥散限制,结合其他预测指标,预后很差。

（5）血液标志物：考虑假阳性,不建议单独使用 NSE 和 S-100B 预测神经功能预后;结合心搏骤停后 72 小时或以上的其他预测检查,心搏骤停后 48~72 小时的 NSE 水平升高可提示神经功能预后差,特别是重复检测时持续高值。

第四节 心肺复苏失败的原因分析及对策

一、复苏时间

（一）心搏骤停生存链

《2015 美国心脏协会心肺复苏与心血管急救指南更新》建议将生存链划分为院内和院外两种情形。不论心搏骤停发生在院内还是院外,所有心搏骤停后患者的治疗及护理最终都会汇集到院内,一般在重症监护病房进行心搏骤停后的救治。但在汇集到院内之前,院内和院外进行生命支持所需要的架构和流程大相径庭。院内心搏骤停患者依赖于专业的监护系统（例如快速反应或早期预警系统）来预防心搏骤停,在心搏骤停发生后,患者的治疗更加依赖于医疗机构各个部门之间的顺畅沟通以及专职救护团队。相反,院外心搏骤停患者依赖他们的社区获得救助。非专业施救者必须识别出心搏骤停、早期呼叫急救医疗系统（early call）、早期心肺复苏（early CPR-BLS）并早期应用自动除颤器（early AED）,直到专业救护团队抵达,实现早期快速转运（early EMS）,并进行早期高级生命支持（early ACLS）。需要指出的是前 3 个 "E" 中每个环节都必须在社区进行,因此应加强对社区医务人员和非专业救护人员的培训,识别患者的危急状态,并立即实施 CPR 和应用 AED,最终提高心肺复苏效果,改善患者预后。

（二）早期除颤

已有证据一致表明,由旁观者实施心肺复苏并早期快速使用 AED 时,心搏骤停患者的生存率会提高,而随着首次除颤时间的延迟,生存率明显下降。因此,及时获得除颤器是心搏骤停救治的重要因素。一些国家已经立法要求在市政建筑、大型公共场所、机场和学校等放置 AED。在配备 AED 的同时,还应对潜在施救人员进行心肺复苏和使用 AED 的培训,确保其知晓 AED 的放置地点。同时,应与当地急救系统相配合,帮助旁观者获取附近的 AED,并在使用时给予指导。

二、复苏方法学

（一）胸外心脏按压

胸外心脏按压作为心肺复苏中最为重要的一个组成部分,其实施质量直接影响复苏的效果,无效的胸外心脏按压无法为心搏骤停患者提供人工循环支持。无效胸外心脏按压最常见的情形包括按压次数不足、按压中断、按压深度不足和胸廓回弹不充分等。

1. **按压次数不足** 动物实验和临床研究提示,按压频率达到 100 次 /min 可获得理想的前向血流,但按压频率并不等同于每分钟实际按压次数。院外心搏骤停研究显示,施救者按压的频率虽可达到 100 次 /min,但由于各种原因的中断,平均每分钟实际按压的次数仅为 64 次。

2. **按压中断** 观察性研究显示,按压过程中的中断非常普遍,实施心肺复苏过程中至少 1/4 时间患者未接受胸外心脏按压。胸部按压中断后冠状动脉灌注压迅速降低,进一步加重心肌损伤,可导致持续室性心律失常和复发性心脏停搏。中断时间越长,需复苏的时间越长,自主循环恢复的可能性越小,患者的生存概率越小。因此在心肺复苏过程中,即使有必要暂时中止按压（如人工呼吸和检查生命体征）,都应尽可能缩短按压中断时间,并避免一切不必要的暂停。

3. **按压深度不足和胸廓回弹不充分** 一项研究观察了标准心肺复苏第 1 分钟胸外心脏按压的情况,施救者实际进行按压 58 次,而其中真正充分按压仅有 32 次,因此 40% 以上的胸外心脏按压未达到足够的深度。当无法达到至少 5cm

的按压深度时,冠状动脉灌注压和呼气末二氧化碳浓度均显著降低。按压的深度和胸廓是否充分回弹决定了胸腔内负压的程度,而在胸泵学说中胸腔内压的交替变化是心肺复苏过程中产生前向血流的原始动力。相较按压和除颤的顺序,按压深度对复苏成功率的影响更大。

(二)通气

心搏骤停后,脑组织最先出现缺血缺氧症状,并立即出现脑水肿。脑复苏的关键在于消除脑水肿和提高血氧饱和度,而减轻脑水肿的关键在于及时进行心肺复苏,减轻脑缺血缺氧的时间。院内成人心搏骤停后常给予气管插管,但是插管能否改善患者预后却缺乏证据。一项大型注册研究纳入了 2000—2014 年发生在美国 668 家医院的 108 079 例成人院内心搏骤停患者,倾向性评分匹配气管插管时间,发现接受气管插管患者生存、自主循环恢复率、神经功能恢复率均低于未插管患者。该研究指出心搏骤停前 15 分钟内给予患者气管插管不能改善预后,并增加死亡率;而另一项儿童院内心搏骤停后气管插管与生存率的相关性的研究也得出了相似的结论。因此,不推荐对院内心搏骤停患者实施早期气管插管。

在院外心搏骤停方面,一项法国和比利时的非劣效性试验显示,在分别使用球囊-面罩初级通气方式和气管插管的两组院外心搏骤停患者之间,28 天生存率及神经功能恢复率的比较并无差异。院前气道管理的具体方案,应当考虑简便、易操作的措施。对于心搏骤停时间较短、实施了旁观者心肺复苏、早期电除颤的患者是否需要高级气道管理值得进一步研究,而尽快实施病因治疗,减少花费在气道管理等支持措施上的时间,才是进一步改善患者预后的关键所在。

三、病因与诱因

(一)病因不可逆

合并呼吸、循环甚至中枢神经系统等严重慢性基础疾病或恶性肿瘤晚期的患者,在临床治疗过程中突然出现心搏骤停,心肺复苏往往难以成功。如患者突发急性大面积心肌梗死、脑卒中等,也往往预示着较低的心肺复苏成功率。

(二)未纠正可逆病因

病因的评估与处理需要在给予患者心肺复苏的同时以及自主循环恢复后进行。如判定患者存在可逆病因,需及时纠正,否则心肺复苏难以成功。临床上心搏骤停常见的可逆病因包括低血容量、低氧、低钾/高钾血症、酸中毒、低体温、中毒、心脏压塞、张力性气胸、肺栓塞和冠状动脉血栓形成。

心脏原因,尤其是急性冠脉事件是导致心搏骤停的最常见原因,对于可疑患者应积极进行经皮冠脉介入诊疗,可以明显改善心搏骤停患者的生存率和生存质量。

第五节　心肺复苏的最新研究进展

一、旁观者心肺复苏

(一)旁观者心肺复苏与院外心搏骤停患者的预后

1. 旁观者心肺复苏能够改善院外心搏骤停患者的长期预后。丹麦的一项研究发现,对院外心搏骤停且骤停后 30 天仍存活的患者,心搏骤停后 1 年内出现神经功能受损的比例为 10.5%,死亡比例为 9.7%;旁观者 CPR 及除颤能够改善院外心搏骤停患者的长期预后,旁观者 CPR 与心搏骤停后 1 年神经功能改善、全因死亡降低显著相关,为旁观者 CPR 及除颤提供了确切证据。

2. EMS 调度员协助的旁观者心肺复苏能够改善发生在家中的心搏骤停患者的预后。EMS 人员到达院外心搏骤停患者的发病场所并进行 CPR 不可避免存在时间滞后性。为尽早启动 CPR,近年来大力提倡 EMS 调度员协助的旁观者 CPR。韩国的一项研究发现,旁观者 CPR 无论有无 EMS 调度员协助,院外心搏骤停患者出院神经功能恢复率均高于无旁观者 CPR 患者。另外,如果心搏骤停发生在家中,旁观者 CPR 有 EMS 调度员协助的患者出院神经功能恢复率显著高于无旁观者 CPR 患者,而旁观者 CPR 无 EMS 调度员协助的患者与无旁观者 CPR 相比,出院神经功能恢复率差异无统计学意义。这一结果提示，院外心搏骤停发生场所不同，旁观者CPR所需要的技术指导不同，对于发生在家中的心搏骤停，旁观者CPR更加需要EMS专业技术人员的协助。

（二）旁观者心肺复苏与儿童院外心搏骤停患者的预后

从美国"Cardiac Arrest Registry to Enhance Survival"研究中筛选纳入儿童院外心搏骤停患者，其中46.5%的患者实施了旁观者CPR。研究发现，旁观者CPR可显著改善儿童院外心搏骤停患者的出院生存率和神经功能恢复率；进一步分析发现，仅胸外心脏按压的CPR（无人工通气）与预后改善无显著相关，传统CPR（胸外心脏按压结合人工通气）与预后改善显著相关。

该研究首次细致地分析了旁观者CPR与儿童院外心搏骤停患者预后的相关性，发现传统CPR能够改善儿童院外心搏骤停患者的出院生存率及神经功能恢复率。对于儿童院外心搏骤停，需要实施传统CPR。

二、肾上腺素的应用

目前肾上腺素在院外心搏骤停中的应用存在争议。英国的一项多中心、随机、安慰剂对照、双盲临床试验（PARAMEDIC2）发现，早期应用肾上腺素组患者30天生存率显著高于生理盐水组；但在出院时，肾上腺素组存活患者中出现严重神经功能损害（改良Rankin评分4~5分）的比例高于生理盐水组。该研究显示早期应用肾上腺素虽然可以降低成人院外心搏骤停患者的30天死亡率，但是存活患者多伴有严重神经功能损伤。这一研究成果尚不支持对院外心搏骤停患者应用肾上腺素。

三、气道管理

（一）院外心搏骤停患者的气道管理

院外心搏骤停患者的气道管理仍是悬而未决的问题。气管插管虽能实现充分通气，但是存在技术难度大、操作复杂、有时需中断胸外心脏按压等问题。因此，应积极寻找更为简便有效的替代通气措施。

1. 声门上气道通气装置与气管插管 英国的一项随机对照研究发现，声门上气道（i-gel）置入组初始通气成功率显著高于气管插管组，但是两组患者存活30天且神经功能恢复率并无差异。这一结果提示，声门上气道改善院外心搏骤停患者预后的作用并不优于气管插管。然而，美国的一项真实世界临床试验发现喉管改善成人院外心搏骤停患者预后的效果优于气管插管。该研究发现，喉管置入组初始通气成功率显著高于气管插管组，72小时生存率也显著高于气管插管组。

2. 球囊-面罩通气与气管插管 一项来自法国和比利时的研究发现，球囊-面罩通气组和气管插管组患者28天存活且神经功能恢复率的非劣效比较并无差异。

（二）院内心搏骤停患者的气道管理

院内心搏骤停后常给予气管插管，但是尚没有确切的证据显示气管插管能够改善患者预后。从美国"Get with the Guideline-Resuscitation®"注册研究中筛选成人院内心搏骤停患者及儿童院内心搏骤停患者，根据是否进行气管插管分成2组。研究发现，对于成人院内心搏骤停患者，气管插管者出院生存率、自主循环恢复率及出院神经功能恢复率均低于未插管患者。儿童院内心搏骤停患者的结果同成人。

基于以上2项研究结果，目前不再推荐对院内心搏骤停患者实施早期气管插管。但是，这并不意味着不再积极进行通气。对于院内心搏骤停患者，仍需寻找有效的通气措施。

四、目标温度管理

（一）目标温度管理与成人院外心搏骤停患者的预后

AHA心肺复苏和心血管急救指南推荐院外心搏骤停患者的TTM维持温度为33~36℃，持续至少24小时，但是尚无确切的推荐维持时间。欧洲的一项多中心、双盲随机对照试验发现，TTM 48小时患者6个月神经功能恢复率高于24小时患者，但两组之间差异无统计学意义；两组之间6个月死亡率差异也无统计学意义；而TTM 48小时患者的ICU停留时间显著延长，6个月不良事件发生率也显著高于TTM 24小时患者。该研究发现对于院外心搏骤停患者,在ICU延长亚低温时间至48小时并没有改善长期预后。然而,考虑到该研究样本量较小,证据尚不充分,仍需进一步研究。

(二)目标温度管理与儿童院内心搏骤停患者的预后

上述研究团队又发起了亚低温治疗院外、院内儿童心搏骤停患者的临床试验。THAPCA-IH是一项多中心的随机对照试验,比较了36.8℃与亚低温33.0℃对儿童院内心搏骤停患者的治疗效果。在纳入329例患者后,试验未发现亚低温(33.0℃)组与正常体温(36.8℃)组在12个月神经功能恢复率、生存率等方面的差异;感染及其他严重不良反应发生率也未显示差异。综合考虑亚低温的获益和风险后,该试验被提前终止。虽然该试验显示亚低温33.0℃不能改善儿童院内心搏骤停患者的预后;然而,亚低温诱导时间、温度、维持时间仍值得进一步探讨。

五、多种技术的联合应用

(一)院外难治性室颤/室速致心搏骤停救治的新策略

目前,AHA心肺复苏和心血管急救指南推荐,对于院外难治性室颤/室速致心搏骤停的患者,在发病现场给予30~45分钟的高级生命支持,恢复自主循环后转运至医院进一步治疗。然而,美国的一项研究进行了大胆创新。该研究将62例院外难治性室颤/室速致心搏骤停的患者直接转运至导管室,其中7例患者转运途中死亡,5例恢复自主循环,50例在导管室行体外生命支持(主要是ECMO);55例患者均行冠脉造影,其中46例患者发现有冠心病(冠脉狭窄>70%)并置入支架。研究发现,相比于院外实施高级生命支持的患者(以CARES研究队列为历史对照),院内ECMO辅助的冠脉造影及介入显著提高患者出院生存率(由15%提高至45%)。

虽然该研究纳入的病例数不多,但重要的是,该研究高度提示尽早启动ECMO辅助的冠脉介入治疗是救治院外难治性室颤/室速致心搏骤停的新策略。

(二)急诊冠脉介入与亚低温联用

2013年发表在《新英格兰医学杂志》的

TTM-trial发现治疗性亚低温并未显著改善院外心搏骤停患者的生存率,这一研究成果增加了亚低温治疗是否获益的不确定性。

德国的一项研究在深入分析心搏骤停领域的研究证据并在结合自身临床经验的基础上,制定了联合应用急诊冠脉介入治疗和亚低温的标准方案,并进行实施。该研究纳入了233例院外心搏骤停患者,96%的患者进行了急诊冠脉造影,59%的患者进行了急诊介入治疗;所有患者接受了32℃低温治疗并维持24小时。该方案取得了显著成效,院外心搏骤停患者30天死亡率降至27%,明显低于TTM-trial的44%。这一临床实践方案显示,联合应用急诊冠脉介入治疗和亚低温两种治疗措施有助于进一步降低院外心搏骤停患者的死亡率。

第六节 复苏中心建设

心搏骤停是最危急的临床事件,如果能够及时给予有效的心肺复苏,患者可能获得较好的恢复。目前院外心搏骤停患者的总体预后不佳,2015年美国约有36万例院外心搏骤停患者,出院生存率为10.6%;亚太地区院外心搏骤停出院生存率为0.5%~8.5%。我国每年约发生55万例院外心搏骤停,但救治效果远低于西方发达国家。2013年一项来自北京的研究表明,院外心搏骤停患者的出院生存率仅为1.3%;2014年浙江省杭州市经120转运的779例院外心搏骤停患者,出院生存率仅为0.7%。因此,提高我国心肺复苏的效果,是当前社会的迫切需求,也是医学界面临的重大挑战。

一、如何提高心肺复苏效果

从生存链的各个环节着手,是提高我国心肺复苏效果的努力方向。因此重视生存链的每一个环节,即早期识别和启动应急反应体系、及时给予高质量的心肺复苏、快速除颤、基础与高级急救医疗服务、高级生命支持和心搏骤停后救护,是改善心搏骤停患者预后的可行办法。

1. 提高旁观者复苏的比例与时效性 院外心搏骤停患者在心搏骤停和人工心脏按压时分别处于全身无灌注和低灌注状态。无灌注超过 12 分钟或低灌注超过 32 分钟的患者预后极差,因此及时有效的旁观者早期复苏是影响患者预后的关键因素。但我国旁观者复苏的比例仅有 4.2%~11.4%,远低于西方发达国家的 21.2%~73.0%,这是导致我国心肺复苏效果低下的主要原因。根据国外实践证明,积极推进公众心肺复苏知识的培训可以提高旁观者复苏的比例,例如,瑞典经过 20 年公众培训使旁观者复苏的比例从 35% 提高到 70% 左右,还借鉴手机软件使旁观者复苏的比例从 48% 提高到 62%。同时,应大力提倡急救中心调度员电话指导下的旁观者现场复苏。

早期除颤也是影响心搏骤停患者预后的关键因素。瑞典尝试使用无人机运送 AED,提高早期除颤比例。除了在公共场所更多地配置 AED,我国已有公司开发了 AED 地图,便于旁观者尽快获得 AED。积极呼吁推进现场急救立法,积极倡导现场心肺复苏,为急救人员提供法律、法规保障,也可以提高旁观者进行早期复苏和早期除颤的比例。

2. **强化专业急救人员培训,提高心肺复苏质量**　心肺复苏的质量影响心搏骤停患者的预后。在实际操作过程中,非专业人员的按压质量并不理想,但即使是专业医护人员也同样存在该问题。因此不断强化对专业急救人员的复苏培训尤为重要。呼吁在国家层面上高度重视,增加人员设备的投入,建设高水平的临床技能中心和复苏培训机构,并建议使用实时反馈设备以改善心肺复苏质量。机械按压装置不是人工按压的替代,而是有益的补充,尤其是人工无法实施高质量按压时具有很好的实用价值。

3. **积极评估和处理可逆病因和诱因**　病因的评估与处理需要在给予患者进行心肺复苏的同时及自主循环恢复后进行。心脏原因尤其是急性冠脉事件是导致心搏骤停的最常见原因,对于可疑患者应积极进行经皮冠脉介入诊疗,可以明显改善心搏骤停患者的生存率和生存质量。同时强调改善其他可逆病因和诱因,比如肺栓塞、创伤、失血性休克。大型综合性医院除了应该具备 24 小时急诊冠脉介入诊疗的能力,还要有专业的团队可以处置上述可逆病因。

4. **积极实施目标温度管理**　心肺复苏的终极目标是脑复苏,复苏后的脏器功能保护尤其是脑保护是达成这一目标的关键。2015 年 AHA 心肺复苏与心血管急救指南再次强调,所有恢复自主循环的成年昏迷患者,都应采用目标温度管理,温度设定为 32~36℃,并至少维持 24 小时。但关于目标温度管理的最佳温度、降温方式、持续时间等仍需要更多的研究。

5. **加强重症监护病房建设**　在重症监护病房中仍然需要积极评估和处理心搏骤停的病因和诱因,主要是提供全面的脏器功能监测、评估与支持,以及并发症防治、预后判断等,需要高素质的队伍和一系列先进的技术,提供 24 小时不间断的高级生命支持。

6. **其他**　近年来越来越多的经验表明,无论是紧急的体外心肺复苏,还是复苏后的心肺功能衰竭,体外膜肺均能明显改善部分心搏骤停患者的预后,应鼓励大型综合性医院积极进行探索。急诊超声可以快速筛查心搏骤停的病因,帮助判断自主循环恢复的可能性,协助快速建立血管通路,在复苏后全身脏器功能监测中有着独特的价值,值得进一步研究与应用。

二、建设复苏中心,提高心肺复苏效果

提高心肺复苏效果的方向明确,但如果没有得到高效地组合实施,最后的效果往往不佳。这种现象在时间依赖性的急危重症中比较常见,例如急性心肌梗死、卒中、创伤等。目前普遍的做法是通过建立急诊急救大平台,集中诊治所需的各种资源并优化急救流程,保证各种救治措施能够得到迅速有效实施,实现"在规定的时间内完成规定的动作",并已取得明显的效果。胸痛中心能够最大限度地缩短急性心肌梗死的急救时间,改善救治效果。同样,卒中中心、创伤中心也能够明显地改善卒中患者、创伤患者的救治效果,降低患者的死亡率。为了优化流程和医疗资源配置,将各种单病种的救治中心整合在一个公共的急诊急救大平台上,可以高效、科学地救治各种急危重症。

临床医学是一门立足于实践的学科,尤其是对于疑难复杂危重的患者,医院救治水平的高低与实践机会的多少密切相关。来自美国的研究表明,在同样是收治心搏骤停患者的医学学术中心,

患者生存率与医院收治患者数量、外科手术和冠脉介入治疗数量、心脏外科设施、当地社会经济条件等呈正相关。来自奥地利的一项研究亦提示，院外心搏骤停患者的生存率与医院收治病例数呈正相关。以急诊医学科为平台建设各种急危重症的救治中心，不但能够为患者的集中救治提供优化的人力、技术和设备资源，保证获得高水平的救治效果，而且可以使医疗团队获得持续提升救治能力的机会。

复苏中心的概念出现于 20 世纪 50 年代，2015 年 AHA 心肺复苏与心血管急救指南明确建议成立区域复苏中心。在一定的行政区域范围内，依托一家高水平综合性医院的急诊医学科建设复苏中心，确保复苏所需的相关学科、人员力量、技术和设备得以高效、协调地运作，为心搏骤停患者提供当地最高水平的救治。通过区域高效协作网络，及时接收其他医院转诊的心搏骤停患者，获得区域范围内复苏资源最佳投入／成效比。美国已有较成熟的经验，1/3 的复苏患者在转送到区域复苏中心后可以获得较好的结局。2015 年美国国际联合委员会、美国红十字会、美国心脏协会等组织共同建议，在医院评审中增加对心搏骤停救治水平的要求。这些都为我国建设复苏中心、改善心肺复苏效果提供了很好的思路。

三、复苏中心建设的标准探讨

复苏中心的建设，目前还没有公认的标准可以遵循。参照各种专科疾病急诊救治中心的做法，复苏中心的建设也应该包括组织领导、多学科团队、空间与设备、流程管理、质量监控和持续质量改进等主要内容。

1. 医院要成立相应的组织管理机构，有专门的政策支持，制定各种措施，并由专人负责、保证得到落实。

2. 要组建以急诊医学科为中心的多学科复苏团队，包括急诊医学科、心脏内外科、呼吸科、神经内外科、ICU、麻醉、放射、超声、手术室等主要科室，定期召开例会，共同学习、交流心搏骤停与复苏相关的规范和进展。面对具体的心搏骤停患者，要组建复苏小组，指定小组的领导者，定期举行模拟演练。要保证成员有机会参与复苏相关的医学继续教育和国内外学术交流。

3. 保证救治必需的空间与设备配置，强调急诊复苏单元的建设。复苏单元要以患者为中心，配置复苏所需的全部设备。除了常规的抢救床、监护仪、气道管理与呼吸支持设备，还应配置机械按压装置、床旁超声、床旁摄片、骨髓腔内通路、低温治疗仪，鼓励配置 ECMO 机，或者至少准备 ECMO 的材料、有紧急使用的调配流程等。急诊复苏单元应紧邻 CT 室，与导管室、手术室的距离也应尽可能近，能够保证 24 小时随时可用。重症监护病房是复苏后救治的主要场所，同样应紧邻急诊复苏单元，能够随时接收心搏骤停患者，配置全套先进的设备和技术，尽可能保证单间，并有真正意义上的多学科团队参与日常管理。

4. 要能够完成心肺复苏相关的各种监测与治疗技术，包括高级血流动力学监测与支持、低温治疗、24 小时的血管内介入治疗、神经功能监测和预后判断、电生理检查与除颤仪植入等，且具备丰富的经验。

5. 要建立高效优化的救治流程，尽可能缩短救治时间。建立通畅的院前 - 院内信息联络，完善区域内医院之间患者的转送机制，要在患者到达之前完成复苏小组的人员到位、设备准备，随时可以接收患者，争取半小时之内完成初步复苏，转送到下一个确定性治疗场所。CT 室、导管室、手术室、ICU 能事先接收到复苏小组的信息，处于待命状态。床旁心脏超声、紧急 ECMO 的流程通畅，能在规定的时限内到位。针对院内心搏骤停的预防、早期识别和紧急处理，要建立完善的流程。

6. 开展复苏质量的监控与持续质量改进活动。需要建立复苏数据库，有专门的质控人员，负责汇总复苏的基本和重要信息，尤其是关键措施的落实和完成的时限。监控复苏质量指标，定期分析讨论，根据医院的具体情况开展持续质量改进活动。

7. 开展复苏相关的科学研究，承担区域内复苏相关人员的培训，推进公众科普教育。

8. 为加快和规范复苏中心的建设，应该在卫生行政部门指导下，由行业学会牵头，组织专家制定复苏中心的分级标准，实施认证制度。达标者授牌，再从中遴选优秀者为示范中心，供大家学习。

我国目前在胸痛、卒中和创伤中心建设上已经积累了相当的经验，为了优化流程和资源配置，将各种单病种的救治中心整合在急诊急救大平台意义重大。在这样一个大平台上建立复苏中心，可以促进我国复苏水平的提高。

四、建设复苏中心，发展急诊医学科

党的十九大报告明确指出，我国社会的主要矛盾已经转化为人民日益增长的美好生活需要和不平衡不充分的发展之间的矛盾。随着我国经济和社会的持续快速发展，人民群众对医疗急救服务的需求也日益增长，必须建设更加高效完善的急诊医疗服务体系。因此，急诊医学科应紧密结合时代与人民的需求，同时充分发挥学科自身的优势，才可以实现学科的可持续发展。

1. 提高我国心肺复苏的水平是急诊医学科义不容辞的重任　据前所述，我国心肺复苏的效果与西方发达国家仍然有 10 倍甚至更大的差距。此外，院内心搏骤停的有效预防和早期识别、及时处理也是医院管理的重要内容。因此，提高我国心肺复苏水平是整个医学界必须应对的迫切需求。这是一项涉及多环节、多学科的系统工程，急诊医学科具备先天的优势，通过建设完善的急诊医疗服务体系，以急诊为大平台，有效地整合医院的优质资源，主导解决该问题，承担起提高我国心肺复苏水平的重任。

2. 建设复苏中心是加速急诊医学科发展的重要途径　学科发展不仅需要空间、设备的投入，还需要不断引进新技术、优化医疗服务流程、提高服务质量，同时重视开展科研和教学工作，不断壮大学科队伍和提高队伍素质是核心。复苏中心的建设为急诊医学科发展提供了很好的契机。要建设复苏中心、提高复苏效果，就需要一支高素质的队伍，需要整合一系列先进的设备和技术，需要学科内部及学科之间高效协调合作，这对提高急诊医学科的队伍素质和技术水平都是很好的机会。学科围绕着心肺复苏的主题开展科学研究，可以进一步提高临床救治能力，同时培养高素质的人才。通过上述努力能改善心肺复苏的效果，也能更好地体现学科的作用；积极开展复苏的科普教育，可进一步提升学科的社会形象，带动学科其他工作的发展，从而进入发展的良性循环。

总之，当前我国心搏骤停的复苏水平和发达国家相比仍有较大的差距，以急诊医学科为核心，积极推进复苏中心建设，整合现有的医疗资源，全面优化救治流程，加强各级各类人员的培训，是提高我国心肺复苏水平切实有效的途径。

第七节　展　望

经过近 60 年的发展，现代心肺复苏已形成早期识别和启动应急反应体系、及时高质量的心肺复苏、快速除颤、基础与高级急救医疗服务、高级生命支持和心搏骤停后救护的完善的生存救治链，成功挽救了全世界成千上万的生命，但是仍存在许多悬而未决的难题。

当前我国心搏骤停救治现状严峻，心肺复苏水平和发达国家之间仍有较大的差距。除法律、文化、舆论宣传等因素外，心搏骤停危险因素未予控制、旁观者复苏比例低、复苏质量不高和高级生命支持能力参差不齐等是影响心肺复苏水平的重要原因。因此，亟须以急诊医学科为依托建设急诊急救大平台，积极推进复苏中心建设，构建高效的区域协作网络，缩短救治"延迟"。构建社区心搏骤停防治体系，加强心肺复苏科学普及和相关人员救治培训，推动急救免责立法，制定应急处置预案，营造和谐、互助的社区急救文化，切实有效地推动心肺复苏战线前移。

此外，亟须建立全国范围的心搏骤停监测网络，开展全国性心搏骤停持续登记上报，建设全面、系统、共享的心搏骤停数据库，获取国人心搏骤停流行病学数据，开展心肺复苏基础和临床研究，进而为早期识别高危人群，积极开展一级、二级预防，以及寻找新的心肺复苏救治靶点等提供依据，为我国心搏骤停防控战略部署等宏观决策提供全面、系统的数据支撑。

无惧风雨，砥砺前行！相信随着我国心搏骤停救治体系的不断完善和心肺复苏研究的不断深入，心搏骤停救治的前景一定更加光明，必将为"健康中国 2030"重大疾病过早死亡率降低 30% 等重大战略目标的实现提供有力的支撑。

（陈玉国）

参 考 文 献

[1] Konstantinides S V, Torbicki A, Agnelli G, et al. 2014 ESC guidelines on the diagnosis and management of acute pulmonary embolism[J]. Eur Heart J, 2014, 35 (43): 3033-3069, 3069a-3069k.

[2] Priori S G, Blomström-Lundqvist C, Mazzanti A, et al. 2015 ESC Guidelines for the management of patients with ventricular arrhythmias and the prevention of sudden cardiac death: The Task Force for the Management of Patients with Ventricular Arrhythmias and the Prevention of Sudden Cardiac Death of the European Society of Cardiology (ESC). Endorsed by: Association for European Paediatric and Congenital Cardiology (AEPC) [J]. Eur Heart J, 2015, 36(41): 2793-2867.

[3] Neumar R W, Shuster M, Callaway C W, et al. Part 1: Executive Summary: 2015 American Heart Association Guidelines Update for Cardiopulmonary Resuscitation and Emergency Cardiovascular Care[J]. Circulation, 2015, 132(18 Suppl 2): S315-S367.

[4] Kronick S L, Kurz M C, Lin S, et al. Part 4: Systems of Care and Continuous Quality Improvement: 2015 American Heart Association Guidelines Update for Cardiopulmonary Resuscitation and Emergency Cardiovascular Care[J]. Circulation, 2015, 132(18 Suppl 2): S397-S413.

[5] Kleinman M E, Brennan E E, Goldberger Z D, et al. Part 5: Adult Basic Life Support and Cardiopulmonary Resuscitation Quality: 2015 American Heart Association Guidelines Update for Cardiopulmonary Resuscitation and Emergency Cardiovascular Care[J]. Circulation, 2015, 132(18 Suppl 2): S414-S435.

[6] Link M S, Berkow L C, Kudenchuk P J, et al. Part 7: Adult Advanced Cardiovascular Life Support: 2015 American Heart Association Guidelines Update for Cardiopulmonary Resuscitation and Emergency Cardiovascular Care[J]. Circulation, 2015, 132(18 Suppl 2): S444-S464.

[7] Callaway C W, Donnino M W, Fink E L, et al. Part 8: Post-Cardiac Arrest Care: 2015 American Heart Association Guidelines Update for Cardiopulmonary Resuscitation and Emergency Cardiovascular Care[J]. Circulation, 2015, 132(18 Suppl 2): S465-S482.

[8] Kleinman M E, Goldberger Z D, Rea T, et al. 2017 American Heart Association Focused Update on Adult Basic Life Support and Cardiopulmonary Resuscitation Quality: An Update to the American Heart Association Guidelines for Cardiopulmonary Resuscitation and Emergency Cardiovascular Care[J]. Circulation, 2018, 137(1): e7-e13.

[9] Panchal A R, Berg K M, Kudenchuk P J, et al. 2018 American Heart Association Focused Update on Advanced Cardiovascular Life Support Use of Antiarrhythmic Drugs During and Immediately After Cardiac Arrest: An Update to the American Heart Association Guidelines for Cardiopulmonary Resuscitation and Emergency Cardiovascular Care[J]. Circulation, 2018, 138(23): e740-e749.

[10] Landry C H, Allan K S, Connelly K A, et al. Sudden Cardiac Arrest during Participation in Competitive Sports[J]. N Engl J Med, 2017, 377(20): 1943-1953.

[11] Kragholm K, Wissenberg M, Mortensen R N, et al. Bystander efforts and 1-year outcomes in out-of-hospital cardiac arrest[J]. N Engl J Med, 2017, 376(18): 1737-1747.

[12] Ro Y S, Shin S D, Lee Y J, et al. Effect of dispatcher-assisted cardiopulmonary resuscitation program and location of out of-hospital cardiac arrest on survival and neurologic outcome[J]. Ann Emerg Med, 2017, 69 (1): 52-61. e1.

[13] Naim M Y, Burke R V, McNally B F, et al. Association of bystander cardiopulmonary resuscitation with overall and neurologically favorable survival after pediatric out-of-hospital cardiac arrest in the unitedstates[J]. JAMA Pediatr, 2017, 171(2): 133-141.

[14] Perkins G D, Ji C, Deakin C D, et al. A Randomized Trial of Epinephrine in Out-of-Hospital Cardiac Arrest [J]. N Engl J Med, 2018, 379(8): 711-721.

[15] Benger J R, Kirby K, Black S, et al. Effect of a Strategy of a Supraglottic Airway Device vs Tracheal Intubation During Out-of-Hospital Cardiac Arrest on Functional Outcome The AIRWAYS-2 Randomized Clinical Trial [J]. JAMA, 2018, 320(8): 779-791.

[16] Jabre P, Penaloza A, Pinero D, et al. Effect of Bag-Mask Ventilation vs Endotracheal Intubation During Cardiopulmonary Resuscitation on Neurological Outcome After Out-of-Hospital Cardiorespiratory

Arrest：A Randomized Clinical Trial［J］．JAMA，2018，319（8）：779-787．

［17］Wang H E，Schmicker R H，Daya M R，et al．Effect of a Strategy of Initial Laryngeal Tube Insertion vs Endotracheal Intubation on 72-Hour Survival in Adults With Out-of-Hospital Cardiac Arrest：A Randomized Clinical Trial［J］．JAMA，2018，320（8）：769-778．

［18］Andersen L W，Granfeldt A，Callaway C W，et al．Association between tracheal intubation during adult in-hospital cardiac arrest and survival［J］．JAMA，2017，317（5）：494-506．

［19］Andersen L W，Raymond T T，Berg R A，et al．Association between tracheal intubation during pediatric in-hospital cardiac arrest and survival［J］．JAMA，2016，316（17）：1786-1797．

［20］Kirkegaard H，Søreide E，de Haas I，et al．Targeted temperature management for 48 vs 24 hours and neurologic outcome after out of-hospital cardiac arrest［J］．JAMA，2017，318（4）：341-350．

［21］Moler F W，Silverstein F S，Holubkov R，et al．Therapeutic hypothermia after in-hospital cardiac arrest in children［J］．N Engl J Med，2017，376（4）：318-329．

［22］Yannopoulos D，Bartos J A，Raveendran G，et al．Coronary artery disease in patients with out-of-hospital refractory ventricular fibrillation cardiac arrest［J］．J Am Coll Cardiol，2017，70（9）：1109-1117．

［23］Akin M，Sieweke J T，Zauner F，et al．Mortality in Patients With Out-of-Hospital Cardiac Arrest Undergoing a Standardized Protocol Including Therapeutic Hypothermia and Routine Coronary Angiography：Experience From the HACORE Registry［J］．JACC Cardiovasc Interv，2018，11（18）：1811-1820．

［24］Starks M A，Schmicker R H，Peterson E D，et al．Association of neighborhood demographics with out-of-hospital cardiac arrest treatment and outcomes［J］．JAMA Cardiol，2017，2（10）：1110-1118．

［25］Ofoma U R，Basnet S，Berger A，et al．Trends in Survival After In-Hospital Cardiac Arrest During Nights and Weekends［J］．J Am Coll Cardiol，2018，71（4）：402-411．

［26］Mozaffarian D，Benjamin E J，Go A S，et al．Executive summary：heart disease and stroke statistics-2016 update：a report from the American Heart Association［J］．Circulation，2016，133（4）：447-454．

［27］Ong M E，Shin S D，De Souza N N，et al．Outcomes for out-of-hospital cardiac arrests across 7 countries in Asia：The Pan Asian Resuscitation Outcomes Study（PAROS）［J］．Resuscitation，2015，96：100-108．

［28］Xu F，Zhang Y，Chen Y．Cardiopulmonary resuscitation training in China：current situation and future development［J］．JAMA Cardiol，2017，2（5）：469-470．

［29］Claesson A，Backman A，Ringh M，et al．Time to delivery of an automated external defibrillator using a drone for simulated out-of-hospital cardiac arrests vs emergency medical services［J］．JAMA，2017，317（22）：2332-2334．

［30］Ringh M，Rosenqvist M，Hollenberg J，et al．Mobile-phone dispatch of laypersons for CPR in out-of-hospital cardiac arrest［J］．N Engl J Med，2015，372（24）：2316-2325．

［31］中国研究型医院学会心肺复苏学专业委员会．2016中国心肺复苏专家共识［J］．中华灾害救援医学，2017，5（1）：1-23．

［32］王甲莉，徐峰，陈玉国．心肺复苏2017重大研究进展［J］．中华急诊医学杂志，2018，27（3）：237-239．

［33］张茂，陈玉国．积极推进复苏中心建设，加速急诊医学科发展［J］．中华急诊医学杂志，2018，27（1）：3-6．

第六篇 动脉粥样硬化性心血管疾病

第二十二章 稳定性冠心病

稳定性冠心病(stable coronary artery disease,SCAD)是冠心病的重要类型,发病率约为心肌梗死的 2 倍,且有逐渐增加的趋势。相对于急性冠脉综合征,人们对稳定性冠心病的关注程度、相关的基础和临床研究进展都明显不足。长期以来稳定性冠心病的临床亚型、诊断标准一直存在争议。漏诊和过度诊断并存,药物治疗不充分、二级预防措施应用不足、血运重建策略不够规范也是亟待解决的问题。

第一节 概念及分型

一、稳定性冠心病概念的中外差异

而随着对稳定性冠心病认识的不断深入,近年来的国内外指南,纷纷把目光聚焦在患者是否存在心肌缺血上。但关于稳定性冠心病的内涵,现行的国内外指南仍略有不同。

2018 年中国《稳定性冠心病诊断与治疗指南》(下文简称为《2018 中国 SCAD 指南》)定义的稳定性冠心病包括三种情况,即慢性稳定性劳力性心绞痛、缺血性心肌病和急性冠脉综合征(acute coronary syndrome, ACS)之后稳定的病程阶段。它们有共同的发病机制和病理生理基础,均有稳定的心外膜冠状动脉粥样硬化造成的固定狭窄,临床症状稳定或无症状,在缺血治疗上也有共同之处。该指南未包括血管痉挛性心绞痛(angina pectoris),因为血管痉挛性心绞痛包括比较广的临床谱,可从无显著固定狭窄的变异型心绞痛(variant angina pectoris)到斑块破裂或侵蚀引起的不稳定型心绞痛(unstable angina, UA)。微血管性心绞痛在症状及药物治疗方面与上述稳定性冠心病有许多共同之处,但其不需要血运重建,因此未纳入该指南。因此,《2018 中国 SCAD

指南》主要从是否存在心外膜冠状动脉狭窄和是否需要血运重建治疗的角度进行稳定性冠心病的定义。

《2012 ACCF/AHA/ACP/AATS/PCNA/SCAI/STS 稳定性缺血性心脏病患者诊断和管理指南》(下文简称为《2012 美国 SIHD 指南》)则建议将低危的初发不稳定型心绞痛患者归入稳定性冠心病进行评估。心脏和非心脏原因均可导致患者出现胸痛,非典型心绞痛样胸痛的患者如果高度怀疑有心脏病,需要进行心脏评估,该指南也建议按照稳定性冠心病的评估流程进行评估。

欧洲心脏病学会(European Society of Cardiology,ESC)《2013 ESC 稳定性冠心病管理指南》(下文简称为《2013 ESC SCAD 指南》)中定义的稳定性冠心病除了上述类型之外,还将冠状动脉粥样硬化的长期、静止、症状出现前的状态以及由痉挛或微循环障碍导致的静息心绞痛等非阻塞性冠心病纳入稳定性冠心病的范畴。从心肌层面出发,将各种可导致心肌水平出现缺血的稳定情况都列入其中。但 2019 年发布的《2019 ESC 慢性冠脉综合征诊断和管理指南》(下文简称为《2019 ESC CCS 指南》)中摒弃了"稳定性冠心病"的概念,提出了"慢性冠脉综合征(chronic coronary syndromes, CCS)"这一全新概念,将冠心病分为 ACS 和 CCS。临床最常见的 CCS 包括6 种:①稳定型心绞痛伴或不伴呼吸困难的疑似冠心病患者;②新发心力衰竭或左心室功能障碍的疑似冠心病患者;③ACS 发病后 1 年内无症状或症状稳定的患者,或近期行血运重建的患者;④新诊断或血运重建 1 年以上的无症状和有症状的患者;⑤有心绞痛症状疑似血管痉挛或微血管疾病的患者;⑥筛查时发现冠心病的无症状患者。由此可见,与稳定型心绞痛相比,CCS 是一个更为广泛的概念，涵盖了除 ACS 之外的所有冠心病类型，强调了非急性期冠心病的"稳定"只是暂时的、相对的，随时有进展为 ACS 的风险。此外，该指南还对 CCS 的病程进行了划分，将其分为三个时期，即临床前期、近期诊疗期和长程（long-standing）诊疗期，并将 PCI 术后一年之内定义为近期诊疗期，ACS 发病一年之后定义为长程诊疗期，特别强调了疾病全程管理的理念。因此，CCS 这一术语的提出反映了目前对冠心病病理生理学机制的深入认识，是一次理念上的重大跨越。

二、稳定性冠心病分型的变迁

（一）经典的心绞痛临床分型

经典的心绞痛临床分型为世界卫生组织（WHO）分型，根据患者临床症状分为劳力性心绞痛、自发性心绞痛（又称静息心绞痛）和混合性心绞痛三型：劳力性心绞痛是指由运动或其他心肌需氧量增加的情况所诱发的心绞痛，包括 3 种类型：①稳定型劳力性心绞痛：1~3 个月内心绞痛的发作频率、持续时间、诱发胸痛的劳力程度及含服硝酸酯类药物后症状缓解的时间保持稳定；②初发型劳力性心绞痛：1 个月内初发的劳力性心绞痛；③恶化型劳力性心绞痛：一段时间内心绞痛的发作频率增加、症状持续时间延长、含服硝酸甘油后症状缓解所需时间延长或需要更多的药物、或诱发症状的活动量降低。与劳力性心绞痛相比，自发性心绞痛疼痛持续时间一般较长、程度较重、且不易为硝酸甘油所缓解，包括卧位型心绞痛（angina decubitus）、变异型心绞痛（Prinzmetal's variant angina）、中间综合征和梗死后心绞痛（post infarction angina）四种类型。劳力性和自发性心绞痛同时并存则诊断为混合性心绞痛（mixed type angina pectoris）。

WHO 的心绞痛分型中除了稳定型劳力性心绞痛外，其余均为不稳定型心绞痛。该分型是依据心绞痛的发作特点进行分类，是最经典的分型方法，我国即用这一方法。然而，最经典的分型方法是否是最优的分型方法呢？WHO 分型仅依据患者心绞痛发作的时间、频率、性质等进行分型，未考虑那些心肌缺血客观存在但未表现出临床症状的患者，显然这一分型方法有缺陷，无法很好地指导临床上对无症状心肌缺血和缺血性心肌病患者的治疗。基于这一理念，冠心病的新型分型应运而生。

（二）稳定性冠心病的分型

依据《2018 中国 SCAD 指南》，稳定性冠心病主要包括以下 3 种类型：

1. 慢性稳定型劳力性心绞痛　是在冠状动脉固定性严重狭窄基础上，由心肌负荷的增加引起的心肌急剧的、短暂的缺血缺氧临床综合征，通常为一过性的胸部不适，其特点为短暂的胸骨后压榨性疼痛或憋闷感（心绞痛），可由运动、情绪波动或其他应激诱发。

2. 缺血性心肌病（ischemic cardiomyopathy）指由于长期心肌缺血导致心肌局限性或弥漫性纤维化，从而产生心脏收缩和 / 或舒张功能受损，引起心脏扩大或僵硬、慢性心力衰竭、心律失常等一系列临床表现的临床综合征。

3. ACS 之后稳定的病程阶段　通常无症状，表现为长期、静止、无典型缺血症状的状态。

除此之外，非阻塞性冠心病近年来也越来越受到重视，包括冠状动脉局部或弥漫性痉挛导致的心绞痛和微血管功能失调导致的心绞痛，这类患者可表现为典型或不典型缺血性胸痛症状，冠状动脉造影（coronary angiography, CAG）显示心外膜冠状动脉无限制血流的狭窄病变。

各种类型的稳定性冠心病可在同一患者中重叠出现，如存在冠状动脉严重固定性狭窄的稳定型劳力性心绞痛患者也常合并微血管性心绞痛或冠状动脉痉挛；而缺血性心肌病患者也可出现劳力性心绞痛症状。

第二节　病理机制

一、稳定性冠心病的病理改变

阻塞性冠心病最常见的病理改变（80%~90%）是动脉粥样硬化，而其他一些少见情况，如炎症（风湿性、梅毒性、川崎病和血管闭塞性脉管炎等）、痉挛、栓塞、自发性夹层、结缔组织疾病、创伤等也可导致冠状动脉狭窄而出现心肌缺血缺氧。

动脉粥样硬化是主要累及体循环系统的大动脉（又称弹性动脉，如主动脉、颈动脉和髂动脉）和中动脉（又称肌性动脉，以心外膜冠状动脉和脑动脉受累最多，肢体各动脉尤其是下肢股动脉、肾动脉和肠系膜动脉次之，脾动脉亦可受累）动脉内膜的疾病。其特征是动脉内膜散在的斑块形成（尽管在严重情况下斑块可以融合），脂质是粥样硬化斑块的基本成分。正常动脉壁由内膜、中膜和外膜三层构成，动脉粥样硬化斑块大体解剖上有的呈扁平的黄斑或线（脂质条纹），有的呈高起内膜表面的白色或黄色椭圆形丘（纤维脂质性斑块）。内膜增厚严格地说不属于粥样硬化斑块，而是血管内膜对机械损伤的一种适应性反应。脂质条纹和纤维脂质性斑块可始发于青少年。根据病理解剖可将粥样硬化斑块进程分为六期：

第 I 期（初始病变，initial lesion）：单核细胞黏附在内皮细胞表面并从血管腔面迁移到内膜，形成黄色的脂质点。

第 II 期（脂质条纹期，fatty streak）：主要由含脂质的单核细胞（泡沫细胞）在内皮细胞下聚集而成。

第 III 期（粥样斑块前期，pre-atheroma）：在 II 期病变基础上出现细胞外脂质池，但尚未形成脂核。

第 IV 期（粥样斑块期，atheroma）：其特征为病变处内皮细胞下出现平滑肌细胞及细胞外脂质池融合成脂核。此期病变纤维帽尚未形成，易发生斑块破裂。

第 V 期（纤维斑块期，fibroatheroma）：在病变处脂核表面有明显结缔组织沉着，形成斑块的纤维帽，白色的斑块凸入动脉管腔，引起管腔狭窄。此期病变又分为 3 个亚型：①Va 型是纤维粥样斑块，斑块有明显脂核和纤维帽，但脂核大小及纤维帽厚薄变化较大。不稳定斑块通常有较薄的非细胞性纤维帽和相对较大的脂核，其内充满巨噬细胞；因斑块内含脂量高而易破裂。而稳定斑块的纤维帽较厚且含有较多的平滑肌细胞，脂核相对较小。②Vb 型是钙化斑块，有明显钙盐沉着。③Vc 型是纤维斑块，斑块成分主要由胶原和平滑肌细胞组成，无脂核并含有极少量巨噬细胞。

第 VI 期（复杂病变期，complicated lesion）：常有中膜钙化，此期又分为三个亚型：①VIa 型病变指斑块破裂或溃疡，主要由 IV 期和 Va 型病变破溃而形成；②VIb 型病变指壁内血肿，是由粥样硬化斑块中出血所致；③VIc 型病变指血栓形成，多由于在 IV 期和 Va 型病变破溃的基础上并发血栓形成导致管腔完全或不完全堵塞，血栓机化后又可再通。

二、供需失衡——稳定性冠心病的发病机制

（一）稳定性冠心病的发病机制

冠状动脉供氧与心肌需氧之间的供需失衡是稳定性冠心病发病的核心机制（图 22-1）。对于稳定性冠心病来说，心绞痛症状的出现主要取决于冠状动脉供血供氧与心肌需氧之间的矛盾，但其临床症状与病理类型并不一定完全相关。

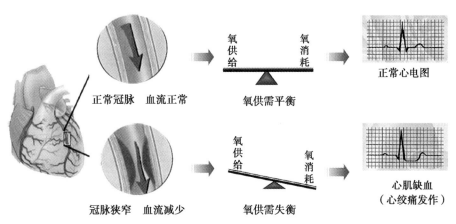

图 22-1　稳定性冠心病的发病机制

稳定型心绞痛的发病机制主要包括：①心外膜冠状动脉管腔狭窄；②微血管功能障碍；③正常或有斑块的病变冠状动脉发生局灶性或弥漫性痉挛；④冠状动脉心肌桥。这些因素可以单独或重叠出现于同一患者，且可随时间发生变化。

（二）冠状动脉供血的病理生理调节

心肌耗氧量由心肌张力、心肌收缩力和心率所决定，常用"心率 × 收缩压"（即二重乘积）作为估计心肌耗氧的指标。心肌能量的产生需要大量的氧供，正常情况下，身体其他组织对血液中氧的摄取率为 10%~25%，而心肌细胞对血氧的摄取率高达 65%~75%，已接近于最大值，很难通过进一步增加对血液中氧的摄取率来增加心肌供氧。当心肌需氧量进一步增大时，只能依靠增加冠状动脉的血流量来提供。在正常情况下，冠状动脉循环有强大的储备能力，其血流量可随身体的生理情况而有显著的变化：在剧烈体力活动时，小冠状动脉扩张，冠状动脉循环阻力下降，血流量可增加到休息时的 6~7 倍；缺氧时，冠状动脉也扩张，能使血流量增加 4~5 倍。

在神经和体液因素的共同调节下，冠状动脉供血供氧量与心肌需氧之间通常能够保持动态平衡。当冠状动脉管腔狭窄 <50% 时，心肌的血液供应一般不受影响，患者无症状，各种心脏负荷试验也无心肌缺血的表现。当大的心外膜冠状动脉管腔狭窄超过 50% 时，狭窄对血流产生相当的阻力，使冠状动脉扩张性能减弱、传输血流的功能受损，此时冠状动脉循环的最大储备量下降。然而由于缺血可激活调节机制，引起小冠状动脉扩张，冠状动脉微循环阻力降低，这使总的冠状动脉阻力趋于正常，静息血流量仍可保持正常，患者无缺血症状；但当心肌耗氧量增加超过小冠状动脉的扩张储备能力所能代偿的范围时，则心肌出现氧的供需失衡。这就解释了为什么在多数情况下，劳力诱发的心绞痛常在同一"心率 × 收缩压"的水平上发生，而与病理类型即粥样硬化斑块的类型、程度没有绝对的一致性。

在劳力、激动、心力衰竭等心脏负荷增加时，心肌张力增加（心腔容积增加、心室舒张末期压力增高）、心肌收缩力增强（收缩压增高、心室压力曲线的最大压力随时间变化率增加）和心率增快等可导致心肌耗氧量增加，心肌对血液的需求增加；而当冠状动脉发生痉挛［吸烟过度或神经体液因素调节障碍，如肾上腺素能神经过度兴奋、血栓素 A2（thromboxane A2，TXA2）或内皮素增多］或因暂时性血小板聚集、一过性血栓形成等，使冠状动脉血流量一过性减少；或突然发生循环血流量减少（如休克、极度心动过速等），冠状动脉血流灌注量突降，心肌血液供需矛盾加深，心肌血液供给出现暂时的绝对或相对性不足，此时患者出现一过性心肌缺血，最终表现为心电图（electrocardiogram，ECG）的变化和心绞痛的发生。严重贫血的患者，在心肌供血量未减少的情况下，可因血液携氧量不足而引起心绞痛。

（三）缺血症状的产生机制

产生疼痛的直接因素，可能是在缺血缺氧的情况下，心肌内积聚过多的代谢产物，如乳酸、丙酮酸、磷酸等酸性物质；或类似激肽的多肽类物质，刺激心脏内自主神经的传入纤维末梢，经上颈神经节至第 5 胸交感神经节和相应的脊髓段，传至大脑，产生疼痛的感觉。这种痛觉常放射到与自主神经进入水平相同脊髓段的脊神经所分布的皮肤区域，即胸骨后、双上肢前内侧及小指，尤其是左侧，称为"牵涉痛"，故心绞痛常表现为胸骨后疼痛并放射至左肩、臂和手指。

冠心病缺血症状和冠状动脉狭窄程度具有一定的相关性，但冠状动脉的狭窄程度并不是唯一决定冠心病缺血症状的因素。冠心病心肌缺血的症状可受到多种因素的影响，包括病变冠状动脉的支数、血管的大小、狭窄的程度、病变的长度和部位、供血范围大小、受累部位心肌存活量的多少、侧支循环发展情况及患者对疼痛的耐受性等。有些患者伴发呼吸困难，可能与缺血性左心室收缩或舒张功能障碍或短暂缺血性二尖瓣关闭不全有关。心肌缺血也可能是无症状的，确切机制尚不十分清楚。可能是由于缺血时间短和/或局部缺血严重，损害心脏神经传入；或在脊髓或脊髓以上水平抑制了缺血性心脏疼痛。

（四）心肌缺血的病理结果

在许多情况下，需氧量增加和供氧量减少常同时出现，导致心肌缺血。此时，心肌细胞氧化代谢受抑制,高能磷酸化合物储备降低,细胞功能随之改变。短暂的反复缺血发作可对随后的缺血发作产生抗缺血的保护作用以减少心肌坏死范围或延缓细胞死亡,称为心肌预适应(myocardial preconditioning)。而短暂的重度缺血后,虽然心肌的血流灌注和耗氧量已恢复,但仍可发生持久的心肌功能异常伴收缩功能的恢复延缓,称为心肌顿抑(myocardial stunning)。心肌长期慢性缺血,心肌功能下调以减少能量消耗,维持心肌供氧、需氧之间新的平衡,以致不发生心肌坏死;当心肌血流恢复后,心肌功能可延迟、完全恢复正常,此现象称为心肌冬眠(myocardial hibernation),也是心肌的自身保护机制。持续而严重的心肌缺血则可导致不可逆的心肌细胞损伤和坏死,最终出现纤维化,临床上表现为缺血性心肌病。

(五)非阻塞性冠心病的发病机制

非阻塞性冠心病的发病机制与冠状动脉粥样硬化狭窄导致的心肌缺血明显不同,由弥漫性或局灶性心外膜冠状动脉痉挛、微血管功能障碍或痉挛导致,这些病理改变最终也是通过打破心肌供氧与需氧之间的平衡而引起心肌缺血。内皮功能失调和/或血管平滑肌对缩血管物质的反应性增高是冠状动脉痉挛常见的发病机制。冠状动脉循环涉及冠状动脉的各级血管,包括心外膜冠状动脉(直径2~7.5mm)及其主要分支(1~2mm)、冠状动脉小动脉(500~1 000μm)、微动脉(<500μm)、心肌组织毛细血管(平均8μm)和微静脉(<500μm),冠状动脉微循环是指由微动脉、毛细血管和微静脉构成的微循环系统,是冠状动脉主要的阻力血管床和心肌代谢场所。直径<500μm的冠状动脉原发性功能失调可导致微血管性心绞痛。

第三节　诊断与评估

一、稳定性冠心病评估重点的演变

既往稳定性冠心病的评估主要强调病史和危险因素对可疑冠心病的诊断作用,根据胸痛发作的特点和体征,结合冠心病危险因素,除外非心源性胸痛原因,即可诊断稳定性冠心病。这种评价方式不足之处是主观性过强,忽视了微血管功能障碍和冠状动脉痉挛引起的心肌缺血,造成稳定性冠心病诊断不足和ACS过度诊断。

现今的国内外指南更强调根据患者年龄、性别及症状特点对所有疑似冠心病的胸痛患者进行评估,以确定其冠心病诊断的可能性及疾病的稳定性,并进一步采取必要的无创及有创检查作出明确诊断及分层危险的评价。

以往对稳定性冠心病患者进行评估时更多的是关注斑块造成的心外膜冠状动脉的狭窄;如今我们更关注的是各种原因导致的心肌水平的缺血。因此评估重点也就从单纯评估有无心外膜冠状动脉的固定性狭窄,转变为从心外膜冠状动脉固定性狭窄、冠状动脉微循环功能障碍、局灶性或弥漫性冠状动脉痉挛等多个方面进行综合考量,最终确定是否存在心肌细胞的缺血。我们的视野要从心外膜冠状动脉的局限性斑块狭窄向整体的冠状动脉病变转移,更要全面地看待问题,并客观、定量地进行评价,这是未来稳定性冠心病诊断和评估预后的趋势。

二、稳定性冠心病的临床表现及评估手段

对因胸痛就诊的患者,必须仔细询问病史并进行全面的体格检查。病史采集应包括了解患者是否具有冠心病相关的危险因素(表22-1),更应注意患者胸痛的特点,寻找可能诱发或加重心肌缺血的原因(表22-2),并与非缺血性胸痛进行鉴别(表22-3)。

表 22-1　冠心病危险因素

可改变的危险因素	不可改变的危险因素
● 烟草使用/吸烟史	● 年龄
● 血脂异常	● 性别
● 糖尿病	● 明确的早发心血管疾病家族史
● 高血压	● 种族
● 慢性肾脏病	
● 运动缺乏	
● 饮食因素	
● 肥胖或代谢综合征	
● 抑郁	

表 22-2　诱发或加重心肌缺血的因素

增加需氧量	减少供氧量
非心脏原因	
体温过高或过低	贫血
甲状腺功能亢进	低氧血症 / 高海拔
拟交感神经毒性（如使用可卡因）	肺炎
高血压	哮喘
焦虑	慢性阻塞性肺疾病
高心输出量状态（如动静脉瘘）	肺动脉高压
	肺间质纤维化
	阻塞性睡眠呼吸暂停
	镰状细胞病
	拟交感神经毒性（如使用可卡因、嗜铬细胞瘤）
	血液黏滞性过高（如红细胞增多症、白血病、血小板增多症、高丙种球蛋白血症）
心脏原因	
左心室肥大	主动脉瓣狭窄
主动脉瓣狭窄	肥厚型心肌病
肥厚型心肌病	阻塞性冠心病
扩张型心肌病	冠状动脉微血管病变
心动过速（室性、室上性）	冠状动脉痉挛

表 22-3　胸痛患者除阻塞性冠心病以外的其他可能的常见诊断

系统	疾病	系统	疾病
心血管	主动脉夹层	胸壁	肋软骨炎
	充血性心力衰竭		纤维组织炎
	心包炎		纤维肌痛
	X 综合征（微血管性心绞痛）		肋骨骨折
肺	肺栓塞		胸锁关节炎
	气胸	神经	颈椎病
	胸膜炎		带状疱疹
	原发性肺动脉高压	精神	焦虑症
胃肠道	食管炎		过度换气
	食管痉挛		惊恐障碍
	胆绞痛：胆囊炎、胆总管结石、胆管炎		情感障碍（如抑郁症）
	消化性溃疡		躯体化障碍
	胰腺炎		思维障碍（如固定的妄想）

（一）临床症状的特点

与心肌缺血相关的胸部不适（心绞痛）通常从以下几个方面描述：

1. 部位　心肌缺血引起的胸部不适通常位于胸骨体之后，可波及心前区，有手掌大小范围，甚至横贯前胸，界限不很清楚。常放射至左肩、左臂内侧达无名指和小指，也可放射至颈部、咽部、下颌部、上腹部、肩背部或其他部位。每次心绞痛发作部位往往是相似的。

2. 性质 胸痛常为压迫、发闷、紧缩或胸口沉重感，有时被描述为颈部扼制或胸骨后烧灼感，主观感觉个体差异较大，但不像针刺或刀扎样锐性痛。可伴有呼吸困难，也可伴有非特异性症状如乏力或虚弱感、头晕、恶心、坐立不安或濒死感。呼吸困难可能为稳定性冠心病的唯一临床表现，有时与肺部疾病引起的气短难以鉴别。胸痛发作时，患者往往被迫停止正在进行的活动，直至症状缓解。

3. 持续时间 通常持续数分钟至 10 余分钟，大多数情况下 3~5 分钟，很少超过 30 分钟，含服硝酸酯类药物常可在数分钟内使心绞痛缓解，若症状仅持续数秒，则很可能与心绞痛无关。

4. 诱因 与劳累或情绪激动相关是心绞痛的重要特征。当负荷增加如走坡路、逆风行走、饱餐后或天气变冷时，心绞痛常被诱发。疼痛多发生于劳累或激动的当时，而不是劳累之后。稳定型心绞痛的每次发作应该是在基本相似的劳动量下诱发。

应评价患者胸痛的特点是否符合以下 3 点：①胸骨下段的胸部不适，具有典型的性质和持续时间；②由运动或情绪应激所诱发；③休息和/或硝酸酯类药物治疗后数分钟内可缓解。如同时满足上述全部 3 个特点则考虑患者的胸痛为典型心绞痛（明确的）；如仅符合上述 2 个特点则考虑患者的胸痛为不典型心绞痛（有可能的）；如果仅符合上述 1 个特点或不符合上述典型心绞痛的特征则患者的胸痛为非心绞痛性质的胸痛。

稳定型心绞痛患者症状的严重程度可参照加拿大心血管学会（Canadian Cardiovascular Society，CCS）心绞痛严重度分级标准分级（表 22-4）。

表 22-4 加拿大心血管学会心绞痛严重度分级

I级	一般体力活动不引起心绞痛，例如行走和上楼，但紧张、快速或持续用力可引起心绞痛的发作
II级	日常体力活动稍受限制，快步行走或上楼、登高、饭后行走或上楼、寒冷或风中行走、情绪激动可发作心绞痛或仅在睡醒后数小时内发作。在正常情况下以一般速度平地步行 200m 以上或登一层以上的楼梯受限
III级	日常体力活动明显受限，在正常情况下以一般速度平地步行 100~200m 或登一层楼梯时可发作心绞痛
IV级	轻微活动或休息时即可以出现心绞痛症状

（二）体征

大部分患者在心绞痛发作时和发作间期均无特殊体征，部分患者在心绞痛发作时可有血压升高、心率增快、焦虑、出汗，偶尔可闻及心尖部收缩期杂音、第二心音逆分裂、第四心音、第三心音或奔马律，或闻及双肺底啰音，但均无特异性。在体格检查时也应注意有无提示存在冠心病危险因素的体征，如血压升高、黄色瘤、腹型肥胖、外周血管杂音等。

同时，应特别注意有无其他导致胸痛的疾病体征，如心脏杂音、贫血貌、甲状腺肿大、胸壁压痛或水疱、呼吸音异常、腹部压痛等。体格检查对于鉴别由贫血、高血压、瓣膜病、梗阻性肥厚型心肌病、胸壁病变、肺部或腹部疾病等其他疾病引起的胸痛有重要意义。

（三）实验室检查

实验室检查虽然不能用于确诊稳定性冠心病，但仍有重要的价值，可用于发现有无冠心病危险因素、除外急性心肌梗死，并筛查有无合并诱发加重胸痛的疾病或影响下一步检查治疗的疾病。

《2019 ESC CCS 指南》和《2018 中国 SCAD 指南》一致以 I 类推荐建议对所有患者均检测血常规、包括低密度脂蛋白胆固醇（low-density lipoprotein cholesterol, LDL-C）在内的空腹血脂水平、血清肌酐并评测肾功能（肌酐清除率）；对疑似或确诊为稳定性冠心病的患者，建议筛查有无 2 型糖尿病，此时应先检查糖化血红蛋白（hemoglobin A_{1c}, HbA_{1c}）和空腹血糖，当其不足以确诊时，再进行葡萄糖耐量试验；对临床疑似甲状腺疾病的患者，指南建议进行甲状腺功能检查。《2018 中国 SCAD 指南》还建议对准备启动他汀类药物治疗的患者，在开始他汀类药物治疗之前检查肝功能；并以 IIa 类推荐建议对疑似心力衰竭的患者检测脑钠肽（brain natriuretic peptide, BNP）或 N 末端脑钠肽原（N-terminal pro-brain natriuretic peptide, NT-proBNP）水平。

（四）无创评估手段

1. 心电图——简单却不"简单"的评估方法 心电图是诊断心肌缺血最常用的无创性检查，所有胸痛患者就诊时均建议行静息心电图。静息心电图正常并不能除外心肌缺血，但静息心电图能提供患者罹患冠心病的某些信息，如既往存在心肌梗死或复极异常等。心电图显示陈旧性心肌梗死时，则心绞痛可能性增加。而静息 ECG 显示的其他一些信息，如心房颤动、左心室肥厚、束支传导阻滞、传导异常等，则可能提示导致胸部不适的其他原因。

静息心电图也可作为患者病情发生变化时的心电参照。心绞痛发作时心电图检查可见以 R 波为主的导联中 ST 段压低、T 波低平或倒置，发作过后数分钟内逐渐恢复（图 22-2）。静息心电图有 ST 段压低或 T 波倒置，但胸痛发作时呈"假性正常化"，也有利于冠心病心绞痛的诊断。因此，对于所有正发生或刚发生过胸痛、临床疑似 ACS 的患者，都应进行心电图检查。

但需要注意的是，仅凭静息心电图存在 ST 段或 T 波改变就做出冠心病的诊断过于草率，常导致冠心病的过度诊断。ST 段和 T 波代表的是心室复极过程，任何影响心室复极的因素都能引起心电图 ST-T 发生异常改变。多数 ST-T 改变不具备特异性，不能依此判断患有某种疾病。除了心肌缺血和非特异性 ST-T 改变之外，多种病理和生理情况也可能导致心电图出现 ST-T 改变，如左心室肥厚、药物作用、电解质紊乱、预激综合征、电张力调整性 T 波改变、脑血管病变、交感神经张力增高等。

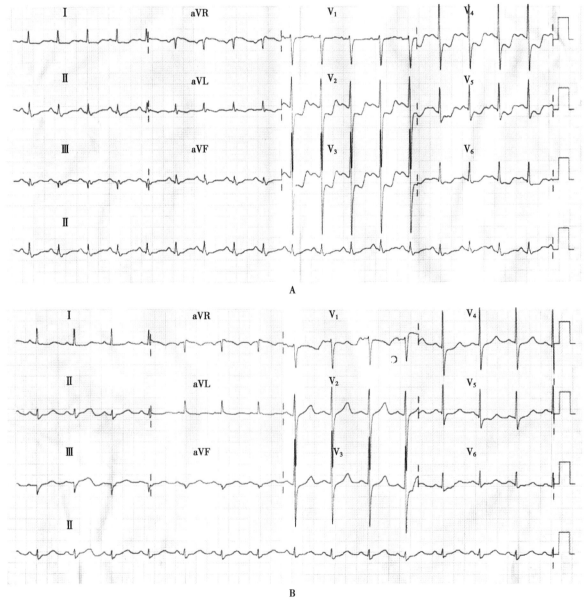

图 22-2 心绞痛患者的心电图

A. 心绞痛症状发作时；B. 心绞痛症状缓解后

因此,无论是静息心电图正常还是存在 ST-T 改变,均不能以此除外或诊断冠心病,均需进行进一步检查,但如果出现与临床症状相关的心电图 ST-T 动态变化,则对冠心病的诊断价值较高。

2. 胸部 X 线 虽然胸部 X 线不能为稳定性冠心病患者的诊断或危险分层提供特征性信息,但由于其可显示心脏外形、肺部情况和胸部骨骼情况,对胸痛的鉴别诊断有重要意义,因此心绞痛症状不典型、疑似肺部疾病或疑似心力衰竭的患者应行胸部 X 线检查。

3. 超声检查 静息经胸超声心动图可用于了解心脏结构以及收缩和舒张功能,超声心动图还有助于排除心脏瓣膜病、肥厚型心肌病、心包病变等其他原因导致的胸痛,尤其是对有陈旧性心肌梗死、病理性 Q 波、症状或体征提示有心力衰竭、复杂心律失常或心脏杂音患者,超声心动图就更加重要了。部分胸痛患者左心功能正常,但可见局部心室壁活动异常,这种情况提示罹患冠心病的可能性大。

近年来发展起来的冠状动脉血流储备（coronary flow reserve, CFR）,以超声检测在药物负荷和静息时心外膜大冠状动脉血流速度的比值,反映冠状动脉的储备功能,对判断有无冠状动脉狭窄及微循环障碍具有一定价值。

对于未确诊动脉粥样硬化性疾病且疑似稳定性冠心病的患者,应考虑行颈动脉超声检查,如发现颈动脉内膜中层厚度（intima-media thickness, IMT）增加和 / 或存在粥样斑块,罹患冠心病的可能性增加。但对于无症状患者,不建议使用颈动脉超声 IMT 评估心血管风险。

4. 心脏磁共振（cardiac magnetic resonance, CMR） CMR 可同时获得心脏解剖、心肌灌注与代谢、心室功能及冠状动脉成像的信息。对于经胸超声心动图诊断不满意的患者,可采用 CMR 明确心脏结构异常并评价心室功能;而 CMR 灌注序列的诊断准确性也可与心肌核素灌注显相媲美。虽然目前以 CMR 技术直接评价冠状动脉狭窄程度尚不十分成熟,但在判断心力衰竭患者是否是缺血性心肌病所致、评价存活心肌数量、评价微循环状态等方面具有重要价值。

5. 动态心电图（Holter） Holter 有助于发现日常活动时心肌缺血的证据和程度,但并不能比负荷试验提供更多的信息,因此并不建议常规对患者进行 Holter 检查。指南推荐仅对于怀疑合并心律失常的稳定性冠心病患者以及怀疑变异型心绞痛的患者进行 Holter 检查。

6. 负荷试验 负荷试验对冠心病的诊断和危险分层有重要意义,但普遍应用不足。按检测缺血的方法可分为负荷心电图、核素心肌负荷显像、负荷超声心动图等;按负荷方法可分为运动负荷和药物负荷,只要条件允许,建议进行运动负荷试验。

近年来的国内外指南中越来越强调运动负荷试验在稳定性冠心病诊断中的重要价值,但目前仍有不少医生较少应用此项检查,一方面是顾虑其敏感性和特异性,另一方面是担心其安全性。安全性方面,运动负荷试验确实有诱发严重心律失常、急性心肌缺血或心肌梗死的可能性,但其发生率较低,文献报道运动负荷试验诱发死亡的发生率 <0.01%,需要药物治疗的不良反应发生率 <0.2%,因此只要严格把握适应证和禁忌证,运动中由心内科医生和熟练技术人员严密监护,备好除颤器和急救药品,运动负荷试验总体是安全的。

运动负荷试验的绝对禁忌证包括急性心肌梗死急性期（<2 天）、未控制的严重心律失常、严重和 / 或症状性心室流出道梗阻、失代偿性心力衰竭、急性深静脉血栓形成伴或不伴肺栓塞、急性心肌炎、心包炎或心内膜炎、急性主动脉夹层、有高栓塞风险的心内血栓、不能进行体育锻炼、患者拒绝;相对禁忌证包括左主干明显狭窄、室壁瘤、心室率未控制的室上性心动过速、获得性高度或完全性房室传导阻滞、近期卒中或短暂性脑缺血发作、肥厚型心肌病伴静息时严重的流出道压力阶差、未纠正的医疗状况（如明显贫血、严重电解质失衡、甲状腺功能亢进）、患者不能配合、静息血压 >200/110mmHg（或更低,视患者年龄而定）。

（1）运动负荷心电图:运动负荷心电图是临床常用的检查之一,简便易行,各国指南均将其列为冠心病诊断、危险分层和疗效评价重要指标。对有心绞痛症状及中低验前概率（pre-test probability, PTP）（15%~65%）的疑似稳定性冠心病患者,指南建议暂不服用抗缺血药物,首先行运动负荷心电图以协助诊断,除非患者不具备完成运动试验的能力,或心电图改变难以评估（如左束支传导阻滞、预激综合征或心脏起搏器植入术后）。对正在进行药物治疗的患者，也可考虑以运动负荷心电图评估药物对症状控制以及缺血缓解的疗效。但对于静息心电图 ST 段压低≥0.1mV 或服用洋地黄、CCS 分级Ⅲ~Ⅳ级的心绞痛患者以及植入固定频率起搏器的患者均不建议行运动负荷心电图检查。

运动负荷心电图通常采用活动平板运动试验或踏车试验。运动中或运动后心电图 2 个以上导联 J 点后 60~80ms 处 ST 段水平或下斜型压低≥1mm、J 点后 80ms 处 ST 段上斜型压低≥1.5mm 或 ST 段抬高≥1mm 均提示心肌缺血；其中约 15% 的稳定性冠心病患者具有诊断意义的 ST 段变化发生在负荷试验恢复期。此外，运动负荷心电图在左心室肥厚、电解质紊乱、室内传导阻滞、房颤和使用地高辛的患者中更易出现假阳性，而在女性患者中其敏感性和特异性较低，也易出现假阳性，因此在结果解读时应格外注意。正是由于其较高的假阳性率和假阴性率，《2019 ESC CCS 指南》对其的推荐级别有所降低，以Ⅰ类推荐运动心电图用于评估特定患者的运动耐量、症状、心律失常、血压反应和事件风险，并以Ⅱb 类推荐建议运动负荷心电图仅作为无创影像学不可用时排除或诊断冠心病的一种检查方法，或用于接受治疗的患者评价症状和缺血控制情况。

（2）负荷影像检查：负荷影像检查敏感性更高，指南对于 PTP 为 66%~85%、左心室射血分数（left ventricular ejection fraction, LVEF）<50% 且没有典型心绞痛症状以及静息心电图异常而可能影响正常解读负荷心电图波形改变者，都建议行负荷影像学检查，并首选运动负荷而非药物负荷。而对于既往进行过血运重建且有缺血症状的患者，或在需要评估冠状动脉 CT 血管造影（CTA）显示的临界病变的缺血严重程度时，也应考虑行负荷影像学检查。

目前常用的负荷影像学检查主要包括负荷超声心动图、核素心肌负荷显像［包括单光子发射计算机断层显像（SPECT）和正电子发射断层显像（PET）技术］和负荷 CMR。负荷的方法首选运动负荷；仅对于无运动能力的患者采用腺苷或多巴酚丁胺进行药物负荷。腺苷是常用的负荷药物，通过激活 A_{2A} 受体，使心肌达到最大充血状态而诱发缺血。但腺苷同时作用于 A_1、A_{2B} 和 A_3 受体，可能诱发气管痉挛和心动过缓，因此多巴酚丁胺、瑞加德松（选择性 A_{2A} 受体激动剂）、三磷酸腺苷可作为替代用药。

1）负荷超声心动图：首选运动负荷，如患者静息状态下存在室壁节段性运动异常，和/或不能进行充分运动时，可采用多巴酚丁胺负荷检查。负荷超声心动图只能以室壁运动异常作为缺血的标志，具有一定的主观性，受检查者经验的影响相对较大。近年来涌现的组织多普勒和二维或三维斑点追踪成像技术（2D-STI/3D-STI）除能评估室壁运动，还能提高超声心动图检测心肌缺血的能力，进而提高了负荷超声心动图的诊断能力。此外，心肌声学造影超声心动图可额外评估心肌灌注水平，但其临床应用经验还不多。

2）核素心肌负荷显像：核素心肌负荷显像的敏感性要远高于负荷心电图。目前常使用 ^{99m}Tc 标记的放射性药物作为示踪剂，一方面可通过运动或药物负荷前后心肌灌注显像时放射性药物在心肌内的分布评价有无心肌缺血或梗死，一方面可利用心肌代谢显像根据心肌细胞对放射性药物的摄取情况评价缺血性心肌病或 ACS 后稳定患者的存活心肌情况，以指导治疗策略的选择。

7. 冠状动脉 CT 血管造影（CTA） 冠状动脉 CTA 是近年来逐渐被广泛应用的无创冠状动脉成像技术（图 22-3）。与传统的冠心病无创检查相比，CTA 更为直观可靠，相对快速简便，患者易于接受，成为冠心病筛查的重要手段。随着 CT 技术的进步，现今的冠状动脉 CTA 既可以显示冠状动脉钙化情况，又可以显示冠状动脉走行及狭窄情况，甚至可以运用计算机辅助流体动力学原理，模拟冠状动脉内的压力和流量，并利用集中参数模型模拟充血状态下冠状动脉内压力和流量的变化，计算得到类似于有创血流储备分数（fractional flow reserve, FFR）的无创病变功能学指标——FFR_{CT}（图 22-4，见文末彩图），因此冠状动脉 CTA 在冠心病诊断中应用得越来越广泛。

冠状动脉 CTA 的成像质量受呼吸、心率、心律、对比剂的使用及后处理技术等多种因素的影响，必须至少使用 64 排 CT 对严加选择的患者进行检查。而新近 320 排双源螺旋 CT 的出现，使其时间和空间分辨力更高，受心律的影响更小。

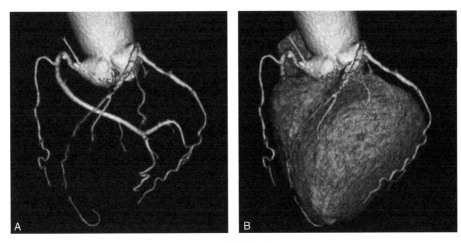

图 22-3　冠状动脉 CTA
A. 最大密度投影,对狭窄判断特异性高,敏感性低;B. 容积再现,获得大体解剖信息

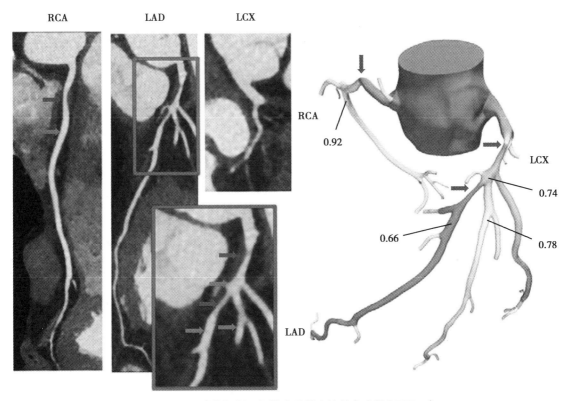

图 22-4　计算机断层扫描介导的血流储备分数(FFR_{CT})
利用冠状动脉 CTA 影像,运用计算机辅助流体动力学原理,可无创地计算冠状动脉主要分支不同位置的血流储备分数,并以不同颜色表示不同的血流储备分数值。LAD:前降支;LCX:回旋支;RCA:右冠状动脉

冠状动脉 CTA 有较高阴性预测价值,敏感度为 95%~99%,若冠状动脉 CTA 未见狭窄病变,一般可不进行有创检查。因此,《2018 中国 SCAD 指南》仅推荐对 PTP 中低度(15%~65%)且预期成像质量好的疑诊稳定性冠心病患者,尤其有运动负荷禁忌或负荷检查结果不确定的患者行冠状动脉 CTA,对排除稳定性冠心病的价值较大。而《2019 ESC CCS 指南》则对冠状动脉 CTA 的推荐

级别大幅提升,推荐冠状动脉 CTA 作为单纯临床评估不能排除梗阻性冠心病的有症状的患者诊断冠心病的初始检查方法(I 类推荐),或当其他非侵入性检查结果不明确时作为有创性 CAG 的替代(IIa 类推荐)。但 CTA 诊断的特异度较低,随着 PTP 增加,尤其年龄增加,冠状动脉钙化可能越来越明显,会影响对冠状动脉管腔狭窄的判断,可能高估狭窄程度。因此,当患者存在冠状动脉

广泛钙化、心律不齐、严重肥胖、无法配合屏气或任何其他影响图像质量的情况时,不建议使用冠状动脉CTA。对于冠状动脉支架植入术后的患者,由于支架的金属梁在CT上呈与钙化相似的高信号,影响对支架内部管腔狭窄程度的判断,因此也不建议使用冠状动脉CTA进行评价。但对于冠状动脉旁路移植术(CABG)术后的患者,可考虑以冠状动脉CTA作为随访旁路移植血管通畅度的手段。由于冠状动脉CTA的放射量相对较大,约为普通X线胸片的120倍,且存在对比剂肾病和对比剂过敏的风险,因此其不推荐作为无临床征象疑似冠心病的无症状患者的筛查。此外,对确认存在冠状动脉狭窄的患者,也不建议行CTA检查冠状动脉钙化情况。

8. 冠状动脉无创检查的敏感性和特异性 用于评价冠状动脉病变的无创检查多种多样,各有不同的特点,具有不同的敏感性和特异性(表22-5),应根据PTP及患者具体情况进行选择。

表 22-5 常用冠心病诊断技术的敏感性和特异性

	冠心病诊断	
	敏感性 /%	特异性 /%
运动负荷心电图	45~50	85~90
运动负荷超声心动图	80~85	80~88
运动负荷 SPECT	73~92	63~87
多巴酚丁胺负荷超声心动图	79~83	82~86
多巴酚丁胺负荷 CMR	79~88	81~91
血管扩张剂负荷超声心动图	72~79	92~95
血管扩张剂负荷 SPECT	90~91	75~84
血管扩张剂负荷 CMR	67~94	61~85
冠状动脉 CTA	95~99	64~83
血管扩张剂负荷 PET	81~97	74~91

(五)有创评估

1. 冠状动脉造影(CAG) CAG可准确地显示心外膜冠状动脉管腔的形态,被认为是诊断冠心病的"金标准"。CAG检查发现心外膜下冠状动脉直径狭窄超过50%,且患者有典型心绞痛症状或无创性检查显示患者有心肌缺血证据,即可诊断为冠心病。对无法进行负荷影像学检查、LVEF<50%且有典型心绞痛症状的患者,或从事特殊行业者(如飞行员),CAG在冠心病的确诊或

排除中有较高价值。对经无创性检查危险分层后需确定是否需行血运重建治疗的患者、高PTP伴有典型性胸痛者或临床证据提示不良事件风险高者,应进行CAG(必要时行FFR测定)以确立血运重建策略。《2014 ACC/AHA/AATS/PCNA/SCAI/STS稳定性缺血性心脏病患者诊断和管理指南更新》中还指出,对于那些负荷试验结果可信但不提示冠心病、而临床仍高度怀疑冠心病的患者,在CAG结果很可能使治疗策略发生变化的情况下,可考虑进行CAG检查。而对于因合并疾病或个人意愿而不能或不愿行血运重建治疗的稳定性冠心病患者、LVEF>50%的无创评价为低危的稳定性冠心病患者、临床评估为低危而未进行无创风险评估的患者以及缺乏无创检查缺血证据的无症状患者都不建议行CAG。而《2019 ESC CCS指南》对CAG的推荐更为积极,对于临床可能性高、药物治疗难以缓解的严重症状或低运动量下出现典型心绞痛以及临床评估提示高事件风险的患者,CAG被推荐用于冠心病的诊断(I类推荐)。

然而,CAG真的是诊断冠心病的"金标准"吗?CAG只能通过管腔形态的改变间接反映位于管壁上的粥样硬化病变,因而不可避免地存在一定的局限性。首先,在动脉粥样硬化初期,血管壁可以通过外向重塑来避免斑块对管腔产生影响,因此CAG并不能发现病变。其次,CAG只能参考相邻的"正常血管"直径来判断病变部位管腔狭窄的程度,对弥漫病变时真实的血管狭窄程度、斑块性质及稳定性、中度狭窄病变是否会导致心肌缺血等方面都难以提供准确评估。最后,CAG只能显示占全部冠状动脉树5%的直径200μm以上的冠状动脉,而占冠状动脉树95%的冠状动脉微循环都无法显现,因此难以实现对冠状动脉微循环功能的准确检测。

2. 冠状动脉腔内影像学评价 冠状动脉腔内影像学评价手段主要包括冠状动脉血管内超声(intravascular ultrasound, IVUS)、光学相干断层扫描(optical coherence tomography, OCT)和冠状动脉血管镜(coronary angioscopy)等。冠状动脉血管镜检查是直接观察冠状动脉管腔的方法,在显示血栓性病变方面有独特的应用价值,但未在临床上广泛使用。

IVUS是最早开始应用的、也是应用最为广泛

的有创血管成像技术,是将微型超声探头通过心导管送入冠状动脉,从血管腔内显示血管的横断面,它克服了传统造影只管腔显影的局限性,不但显示管腔的狭窄情况,还能了解冠状动脉壁的病变情况。IVUS 可判断动脉粥样硬化的狭窄程度和分布范围,分清楚内膜与中膜增厚,评价动脉粥样斑块负荷,评估粥样硬化临界病变,并评价药物对粥样硬化的作用,指导介入治疗(图 22-5,见文末彩图)。但 IVUS 成像中的伪像是至今无法得到解决的问题,在判断急性血栓方面明显不尽如人意,而超声导管的大小也限制了其在严重狭窄病变中的使用。

OCT 是利用近红外光探查组织内微米级结构的高分辨成像技术。与 IVUS 相比,OCT 的成像速度更快、分辨力更高,但穿透力较弱。OCT 的分辨力可达 10μm,穿透深度仅 1~1.5mm,可更好地显示斑块的纤维帽和脂核、区分红血栓和白血栓(图 22-6,见文末彩图)。

3. 冠状动脉功能学评价 CAG 和冠状动脉腔内影像学技术都是从解剖形态学的角度对冠状动脉病变进行评价,但病变是否具有功能学意义而导致心肌缺血,则需要进行冠状动脉功能学评价,功能学评价与冠状动脉腔内影像学评价各有千秋。指南建议除非是非常严重的狭窄

(>90% 直径狭窄),否则在血运重建前都必须进行有创性功能学评估[FFR 或瞬时无波形比值(instantaneous wave-free ratio,iwFR)]。

血流储备分数(FFR)具有不受血压、心率及心肌收缩力等血流动力学因素影响、重复性好的特点,被认为是冠状动脉病变功能学评价的"金标准"。FFR 对于稳定性冠心病患者的临界病变、左主干病变、分叉病变、串联病变和弥漫性冠状动脉狭窄的评价有着特殊而十分重要的意义;FFR 还可用于评价稳定性冠心病患者 PCI 的手术效果。FFR指导的 PCI 可改善患者预后,并降低医疗费用,具有良好的效价比。但存在明显微血管病变时可能会高估 FFR;而在存在冠状动脉痉挛、心肌桥或中心静脉压升高等情况时也会影响 FFR 的测量结果。

作为一种有创性评价手段,FFR 存在需要专门的技术和设备、额外增加操作时间、费用昂贵等弊端。同时,FFR 检测过程中必须诱发微循环最大充血状态使微循环阻力降到最低,因此必须使用微循环扩张剂,也存在一定的不良反应和禁忌证,如支气管哮喘、严重的缓慢型心律失常、低血压等,因此限制了 FFR 的应用。近年来逐渐发展出了一些无需额外使用血管扩张剂的冠状动脉病变功能学评价方法,包括瞬时无波形比

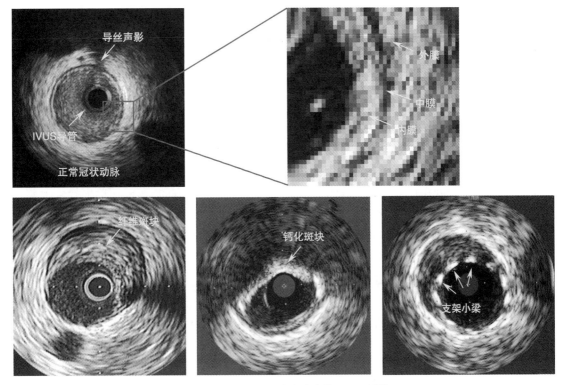

图 22-5 不同冠状动脉病变的 IVUS 影像

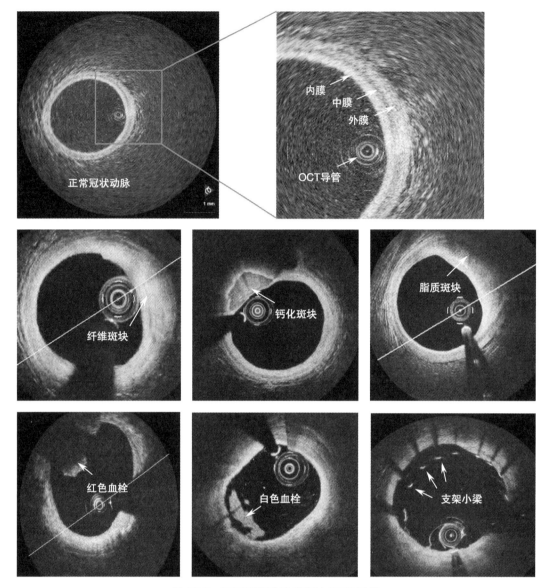

图 22-6 不同冠状动脉病变的 OCT 影像

值（iwFR）、静息 Pd/Pa、对比剂诱导的 Pd/Pa 比值（contrast medium induced Pd/Pa ratio, cFFR）、基于冠状动脉 CTA 的 FFR（FFR_{CT}）以及无需压力导丝、基于 CAG 影像定量计算获得的定量血流分数（quantitative flow ratio, QFR）等。这些新的技术都与 FFR 具有较好的相关性，在指导介入策略选择方面取得了一些临床证据，具有良好的发展潜力，但目前都尚未能取代 FFR。

IVUS 和 OCT 显示血管，而 FFR 检测血流，它们分别是从形态学和功能学角度对冠状动脉病变进行评价，在临床研究中，不同的研究方案、不同的人群有不同的结果，究竟孰轻孰重都是相对的。对于冠状动脉病变以及治疗效果的评价，我们需要全面、总体的信息来进行综合评估和个体化治疗，只能是相互弥补其不足而不能相互替代。可能理想的方式是应用 FFR 来评价冠状动脉病变是否需要介入治疗，再应用 IVUS 或 OCT 指导支架的植入以及效果评价。而现今，影像检查整合已成为创新发展的方向，有望在单根导管上整合多种成像技术，在一次导管回撤中实现 IVUS 或 OCT 影像和 FFR 数值的同步检测，从而实现冠状动脉的解剖学特点和功能意义的结合，给临床治疗提供更加准确的信息，更有利于个体化治疗策略。

（六）冠状动脉微循环功能评价

从稳定性冠心病发病机制而言，冠状动脉微循环功能障碍是其中重要的一部分，既可单独存在，又可与心外膜冠状动脉狭窄并存，因此怀疑有冠状动脉微循环疾病的患者，尤其是心外膜冠状动脉没有存在限制血流的狭窄病变时,需要对冠状动脉微循环功能进行评估。

目前,已有多重无创或有创性方法对冠状动脉微血管功能进行评价。然而,目前尚无任何一种方法能够在人体内直观地显示冠状动脉微血管,所有评价方法都是通过测量心肌血流量(myocardial blood flow,MBF)、冠状动脉血流量(coronary blood flow,CBF)以及冠状动脉阻力的变化来间接反映冠状动脉微血管功能的。

冠状动脉血流储备(CFR)是常用的检测冠状动脉微循环功能的指标,是指冠状动脉接近最大程度扩张时MBF或CBF与静息状态下相应指标的比值。检测CFR时使用的血管扩张剂包括内皮非依赖性血管扩张剂(主要作用于血管平滑肌细胞,如腺苷、双嘧达莫)和内皮依赖性血管扩张剂(主要作用于血管内皮细胞,如乙酰胆碱)。可采用经胸超声冠状动脉血流显像(transthoracic Doppler echocardiography,TTDE)、CMR或PET无创测量,也可采用多普勒导丝在介入术中测量。CFR受血流动力学状态等多种因素影响;同时,CFR反映的是心外膜冠状动脉与冠状动脉微循环的整体状况,仅当心外膜冠状动脉不存在阻塞性病变时,CFR才可作为反映冠状动脉微循环功能的指标。

1. 评价冠状动脉微血管功能的无创伤性技术

(1)经胸超声冠状动脉血流显像(TTDE):TTDE可测量心外膜冠状动脉血流速度,绝大部分患者(>90%)可清晰地显示前降支(LAD)血流,多数患者(54%~86%)的后降支(PDA)也可显示,但回旋支(LCX)显像成功率较低。在应用血管扩张剂后,可测量CFR。TTDE评价冠状动脉微血管功能的优点为无创、省时、可床旁检查、花费较低和可重复测量等,但有其限制性:仅在评价LAD的微血管功能时具有较好的可靠性,并非所有患者都能获得满意的超声窗,超声医生必须具有操作经验。

心肌对比剂超声心动图(myocardial contrast echocardiography,MCE)是近年发展的一种影像新技术,微气泡声学对比剂完全保持在血管内而不进入血管外间隙或被心肌细胞所摄取,而微气泡的大小及变形性又与红细胞相当,因此可视作红细胞流动的示踪剂,将含有微气泡的声学对比

剂直接经冠状动脉注入抵达冠状循环,或经周围静脉注入通过肺循环后抵达冠状循环,当微气泡通过心肌微血管床时,在二维超声心动图上可见到心肌显影。故MCE可用于在跳动的心脏上评价冠状循环,微气泡在不同区域心肌内的浓度则反映局部MBF。心外膜冠状动脉狭窄或冠状动脉微循环异常,均可影响微气泡在心肌内的分布。

(2)PET、SPECT和CMR:通过注射特定的同位素标记的示踪剂,PET可定量检测MBF,并具有较好的空间分辨力,PET测定的CFR被认为是无创检测冠状动脉微血管功能的"金标准"。CFR<2提示预后不良。

SPECT有较高的诊断敏感性和阴性预测价值,利用^{201}Tl或^{99m}Tc标记的示踪剂,记录静息和负荷状态下心肌中的放射活性,进而可发现两种状态下的节段性心肌灌注减低、灌注缺损或灌注再分布征象,在心外膜下冠状动脉无明显狭窄的情况下,有助于诊断冠状动脉微血管疾病(coronary microvascular disease,CMVD)所致的心肌缺血。但SPECT无法定量测定CFR,且空间分辨力低,存在放射性损伤。

CMR技术通过心肌与血池信号对比或者注射顺磁性对比剂引起的信号强度改变来评价冠心病确诊或疑诊患者的心肌缺血和微血管阻塞状况。如存在微循环障碍,缺血部位信号强度上升速度较邻近心肌节段延迟,从而表现为肉眼可见的相对低信号区域,也可以通过绘制感兴趣区域的强度曲线,测量静息及充血状态的MBF,从而计算出CFR。

2. 评价冠状动脉微血管功能的有创伤性技术

(1)冠状动脉造影(CAG):CAG不但可以显示心外膜冠状动脉的狭窄程度,而且可以通过对比剂灌注和排空的时间或心肌显影速度间接推断冠状动脉微循环状态。

以往常用的方法包括TIMI心肌灌注分级(TIMI myocardial perfusion grade,TMPG)和心肌灌注显影分级(myocardial blush grade,MBG),可在CAG的同时进行,但敏感性和特异性相对较低。

TIMI心肌灌注帧数(TIMI myocardial perfusion frame count,TMPFC)和定量灌注计算器(quantitative blush evaluator,QuBE)评分使有创评价MBF的敏感性和特异性大大提高。通过计数对比剂开始着

色心肌至完全排空所需的帧数即可获得 TMPFC。QuBE 是一个计算机辅助定量评价微循环灌注的软件,计算机将所选取区域的像素模块分为 5 块,以明暗不同计算每一模块中对比剂在血管中的充盈、排出时的最大增加速率和最大降低速率的平均值,得出 QuBE 评分。尽管这些指标在造影时可即刻评价,简便可行,但其测定准确性均受到冠状动脉灌注压、心率、对比剂用量和注射速度等的影响,且不能反映冠状动脉血流储备功能。

（2）冠状动脉微循环阻力指数（index of microcirculatory resistance, IMR）：IMR 可在介入术中应用冠状动脉温度压力导丝以热稀释原理测得,是冠状动脉内压力（Pd）与最大充血状态下冠状动脉内弹丸式注射生理盐水的平均转运时间（T_{mn}）的乘积。IMR 与真实的微循环阻力有很好的相关性;同时,其不受心外膜冠状动脉狭窄或血流动力学改变的影响,能够简便而定量地反映冠状动脉微循环状态,可准确预测急性心肌梗死再灌注治疗后的心肌组织灌注水平、心室重构及心

功能的恢复。但 IMR 检测过程中的 Pd 和 T_{mn} 测值受到压力、温度、盐水注射剂量和速度、盐水与血液混合不匀等因素的影响,因而测值有一定变异。

（3）冠状动脉内多普勒血流导丝:冠状动脉内多普勒血流导丝技术是评价冠状动脉微血管功能的可靠方法。通过计算充血状态和基础状态的舒张期冠状动脉血流速度（DFV）即可得出 CFR,是有创测定冠状动脉微循环功能的"金标准"。同时,冠状动脉内多普勒血流导丝技术还可测定冠状动脉微血管阻力（最大充血状态下 Pd 与 DFV 的比值）。冠状动脉微血管阻力的临床价值和限制性与 IMR 相似。

综上所述,目前已发展出多种冠状动脉微循环功能评价方法,其特征各不相同（表 22-6）。相比而言,TTDE 操作简便、经济、安全,但受操作者影响较大;PET 和冠状动脉内多普勒血流导丝分别是无创和有创评价技术中的"金标准",但也均有各自的不足之处。临床上应根据患者具体情况酌情选用适当的评价方法。

表 22-6　不同冠状动脉微循环功能评价方法的比较

方法	实用性	经济性	安全性	可重复性	操作者依赖性	冠状动脉微血管功能完整评价	冠状动脉血流定量测定
经胸多普勒超声	+++	+++	+++	+++	-	-	+
单光子发射断层扫描	++	++	++	++	++	-	-
正电子发射断层扫描	-	-	±	+	++	+++	+++
心脏磁共振	++	++	++	+++	++	++	++
冠状动脉造影	+	+	±	++	++	+	-
微循环阻力指数	±	±	±	±	+	+++	++
冠状动脉内多普勒	±	±	±	-	+	+++	+++

注:- 差;+ 足够;++ 好;+++ 非常好。

第四节　评估的"三步骤"——基于验前概率的新理念

《2013 ESC SCAD 指南》首次引入了根据验前概率（PTP）的概念,而《2018 中国 SCAD 指南》也同样将 PTP 作为评估稳定性冠心病可能性及规划诊断路径的重要手段。所谓 PTP 就是医生对某一患者在检查前估计其患病的概率,然后

再结合检查结果得出个体患者检查后的患病概率。PTP 的提出体现了"以患者为中心"的理念,个体化地给患者选择最适宜的检查,为不同类型及处于其不同阶段的稳定性冠心病选择最能解决问题的检查,从而最大程度地节约资源并减轻患者负担。PTP 受疾病人群发病率和临床特征（包括个体的心血管危险因素）的影响。稳定性冠心病患者 PTP 的重要决定因素包括年龄、性别和症状性质。

《2018 中国 SCAD 指南》强调稳定性冠心

病诊断应分为3步,即根据临床情况推断患者的PTP、基于PTP决定是否接受检查及检查的方式、依据临床情况和检查结果对患者进行危险分层。而《2019 ESC CCS指南》则将其细化为6步,第一步:评估症状和体征,确定可能为不稳定型心绞痛或其他形式ACS的患者;第二步:对于没有不稳定型心绞痛或其他ACS的患者,评估患者的一般情况和生活质量,评估可能影响治疗决定的合并症,并考虑引起症状的其他潜在原因;第三步:基本检查和评估左室功能;第四步:评估阻塞性冠心病的临床可能性;第五步:对选定的患者进行诊断性检查以确定冠心病的诊断;第六步:确定阻塞性冠心病患者的事件风险。与以往仅根据病史和危险因素进行评估的方式相比,基于PTP的评估方式在精确性和科学性方面大大改善。

一、推断患者PTP

在采集患者病史之后,应首先根据胸痛性质、性别、年龄3个因素,综合推断稳定性冠心病的PTP,即罹患稳定性冠心病的临床可能性(表22-7)。

表22-7　有稳定性胸痛症状患者的
临床验前概率(PTP,%)

年龄 / 岁	典型心绞痛		不典型心绞痛		非心绞痛性质的胸痛	
	男性	女性	男性	女性	男性	女性
30~39	59	28	29	10	18	5
40~49	69	37	38	14	25	8
50~59	77	47	49	20	34	12
60~69	84	58	59	28	44	17
70~79	89	68	69	37	54	24
>80	93	76	78	47	65	32

注:浅灰色区域为PTP<15%(低概率),深灰色区域为15%≤PTP≤65%(中低概率),浅红色区域为65%<PTP≤85%(中高概率),深红色区域为PTP>85%(高概率)。

《2019 ESC CCS指南》中基于新近的研究结果提出了"新PTP"(表22-8)。与2013年发表的PTP相比,大部分患者的"新PTP"降低,更多患者的"新PTP"<15%,"新PTP"<15%的患者心血管死亡或心肌梗死年风险<1%,因而大幅减少了需要进行诊断性评估的患者的比例。"新PTP"<5%的患者的冠心病可能性很低,只在有

充分理由的情况下才需要进行诊断试验。《2019 ESC CCS指南》还进一步提出"冠心病临床可能性"的概念,同时提出多种阻塞性冠心病临床可能性的影响因素(表22-9),由"新PTP"结合影响因素最终可得知患者的冠心病临床可能性。强调应依据"冠心病临床可能性"而非仅仅依据PTP数值来决定是否对患者进行进一步的诊断评估。

表22-8　阻塞性冠心病的"新验前概率"(%)

年龄 / 岁	典型心绞痛		不典型心绞痛		非心绞痛性质的胸痛		呼吸困难	
	男性	女性	男性	女性	男性	女性	男性	女性
30~39	3	5	4	3	1	1	0	3
40~49	22	10	10	6	3	2	12	3
50~59	32	13	17	6	11	3	20	9
60~69	44	16	26	11	22	6	27	14
70+	52	27	34	19	24	10	32	12

注:深红色区域表示非侵入性检测最有益的组(新PTP>15%)。浅红色区域表示冠心病"新PTP"在5%~15%的组,应根据PTPs和影响因素(表22-9)评估总体的冠心病临床可能性后可考虑进行诊断试验。浅灰色表示可排除冠心病诊断。

表22-9　阻塞性冠心病临床可能性的影响因素

降低可能性的因素	增加可能性的因素
● 运动心电图正常 ● CT显示无冠状动脉钙化(Agatston积分为0)	● 心血管病危险因素(血脂异常、糖尿病、高血压、吸烟、心血管病家族史) ● 静息心电图改变(Q波或ST段/T波改变) ● 提示冠心病的左室功能障碍 ● 运动心电图异常 ● CT显示冠状动脉钙化

资料来源:《2019 ESC慢性冠脉综合征诊断和管理指南》。

二、基于PTP制定检查流程

《2018中国SCAD指南》建议在确定患者的PTP之后,应根据患者的LVEF及PTP制定患者的检查流程,选择适当的检查方式(图22-7)。对于LVEF<50%的典型胸痛患者,建议直接行CAG,必要时行血运重建。对于LVEF≥50%的稳定性胸痛症状的患者,应先确定PTP,之后应进一步根据PTP决定后续诊断路径:①PTP<15%(低概

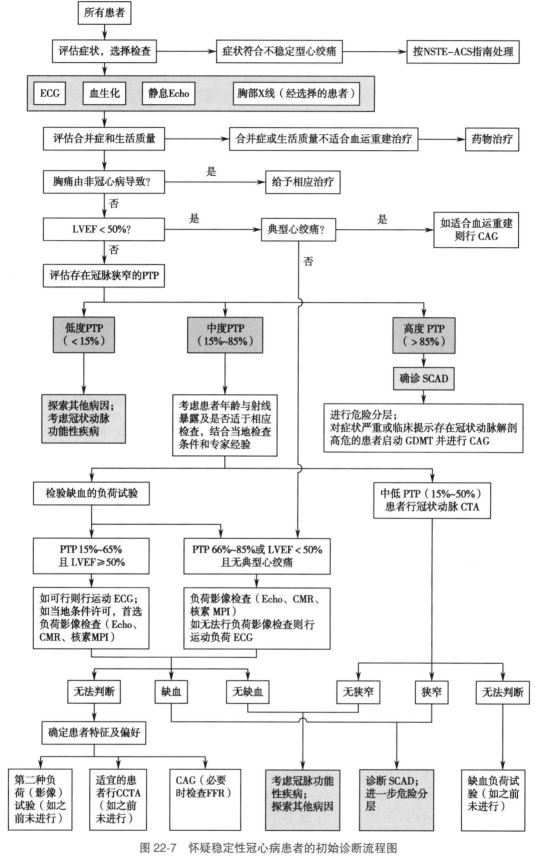

图 22-7 怀疑稳定性冠心病患者的初始诊断流程图

NSTE-ACS：非 ST 抬高急性冠状动脉综合征；ECG：心电图；Echo：超声心动图；LVEF：左心室射血分数；CAG：冠状动脉造影；PTP：验前概率；GDMT：指南指导的药物治疗；CTA：CT 血管造影；CMR：心脏磁共振；MPI：心肌灌注显像；FFR：血流储备分数；SCAD：稳定性冠心病

率）：基本可除外心绞痛；②15%≤PTP≤65%（中低概率）：建议行运动负荷心电图作为初步检查，若诊疗条件允许进行无创性影像学检查（如核素心肌负荷显像、负荷超声心动图），则优先选择后者；③65%<PTP≤85%（中高概率）：建议行无创性影像学检查以确诊稳定性冠心病；④PTP>85%（高概率）：可确诊稳定性冠心病，对症状明显者或冠状动脉病变解剖呈高风险者应启动药物治疗或有创性检查和治疗。

三、基于检查结果的危险分层

在根据患者临床特征计算 PTP、并按照 PTP 进行相关检查后，需要对患者进行危险分层，采取何种治疗策略取决于患者危险分层的高低。进行危险分层的方法包括临床情况、左心室功能以及负荷试验的反应等，对于部分选择性的患者依据 CAG。

对于运动负荷心电图，可根据运动时间、ST 段压低程度和运动中出现心绞痛的程度计算 Duke 评分，从而对患者进行危险分层。Duke 评分≥5 分为低风险、–10~+4 分为中风险、≤–11 分为高风险，其 1 年病死率分别为 0.25%、1.25% 和 5.25%。Duke 评分 = 运动时间（min）–5 × ST 段下降（mm）–（4× 心绞痛指数）。其中心绞痛指数定义为：运动中无心绞痛为 0 分；运动中有心绞痛为 1 分；因心绞痛需终止运动试验为 2 分。

不同的检查均可提供危险分层信息，临床上可根据无创和有创检查结果对患者进行危险分层（表 22-10）。

表 22-10　稳定性冠心病患者依据无创和有创检查结果的危险分层

	高危 （年心源性死亡风险≥3%）	中危 （1%≤年心源性死亡风险<3%）	低危 （年心源性死亡风险<1%）
运动负荷心电图	Duke 评分为高风险	Duke 评分为中风险	Duke 评分为低风险
单光子发射计算机断层显像或正电子发射断层显像心肌灌注显像	左心室缺血面积 >10%	1%≤ 左心室缺血面积 ≤10%	无心肌缺血
负荷超声心动图	16 个节段中≥3 个节段出现负荷诱发的运动减低或无运动	有心肌缺血，但范围低于高危	无心肌缺血
心脏磁共振	16 个节段中≥2 个节段存在负荷灌注缺损，或≥3 个节段出现多巴酚丁胺诱发的功能障碍	有心肌缺血，但范围低于高危	无心肌缺血
冠状动脉 CT 血管造影或冠状动脉造影	三支血管近段狭窄、左主干病变或前降支近段狭窄	冠状动脉近中段高度狭窄，但不属于高风险类型	冠状动脉正常或仅见少许斑块
有创性功能检测	血流储备分数≤0.8，瞬时无波形比值≤0.89		

第五节　综合干预的措施和问题

稳定性冠心病治疗的目的不仅是控制症状、提高患者的生活质量，更要控制疾病进展、改善患者预后。冠心病是由多种致病因素共同作用导致的疾病，因此在治疗时必须从多方面入手，不仅要给予患者优化的药物治疗，必要时联合恰当的血运重建治疗，也要重视对患者的生活方式干预、健康教育及随访。必须是"以患者为中心"，而不是"以病变为中心"，治疗过程中必须强调整体考虑、动态评估、全面治疗和个体化治疗。

一、患者教育

冠心病是生活方式疾病，坚持健康生活方式是预防冠心病的根本和治疗稳定性冠心病的保障。在稳定性冠心病治疗过程中,需要患者的密切配合。在临床工作中,即使患者诊断已经明确,医生开具的处方亦十分合理,但如果患者不注意戒烟、控制饮食和坚持运动,甚至不遵医嘱服药,其治疗效果必将大打折扣,甚至危及生命。当前的医疗模式"重治疗轻宣教",医务人员倾向于将工作重点放在诊断及治疗方面,而往往忽视了对患者的教育和预防。有效的教育可使患者了解疾病过程、预后、预防和治疗方案,全身心地参与治疗和预防,并减轻对病情的担心与焦虑,健康教育能协助患者理解其治疗方案,更好地依从治疗方案和控制危险因素,从而改善和提高患者的生活质量,降低死亡率。因此,对稳定性冠心病患者而言,健康教育与药物及血运重建同等重要。健康教育是医师和患者共同的职责,需要强调的是,这是心血管医师工作的重要而且不可或缺的部分。

患者教育内容包括:药物治疗的依从性、介绍有效的药物和非药物干预措施、回顾所有治疗决策、运动指导、自我监测和处理、强调减肥和戒烟在内的生活方式改善及对其他危险因素(如高血压、高胆固醇、高血糖)的控制等。

二、重视生活方式改善和危险因素控制

(一)目标血压的探讨

控制高血压对防治冠心病的重要性众所周知。血压的控制必须建立在生活方式改善的基础之上,而不是仅仅依靠药物治疗。降压药物的选择应根据患者具体情况。由于可改善远期预后,稳定性冠心病患者的降压药物建议包括血管紧张素转换酶抑制剂(angiotensin converting enzyme inhibitor,ACEI)或血管紧张素 II 受体拮抗剂(angiotensin II receptor blocker,ARB);同时,由于具有扩张冠状动脉、降低心肌氧耗量、减少心绞痛发作的作用,有症状的稳定型心绞痛患者的降压药物建议首选 β 受体阻滞剂或钙通道阻滞剂(calcium channel blocker,CCB)。

就降压目标而言,目前各大稳定性冠心病指南和高血压指南的推荐尚有一些差异。《2018 中国 SCAD 指南》推荐的治疗目标为 <140/90mmHg,其中伴有糖尿病患者的治疗目标为 <130/80mmHg。然而近年来,多项研究使人们

越来越认识到,随着靶目标值的降低,降压获益逐渐增加,但在冠心病人群中,强化降压获益的证据并不强。2015 年一个随机对照研究的荟萃分析显示,基线收缩压 130~139mmHg 人群,收缩压每降低 10mmHg,相应的心血管事件均有统计学意义的显著降低,包括全因死亡降低 11%。2016 年的一项荟萃分析显示,与标准治疗目标相比,收缩压降低到 130mmHg 以下或舒张压降低到 80mmHg 以下,多种心脑血管事件风险均降低。美国发表的《2017 ACC/AHA/AAPA/ABC/ACPM/AGS/APHA/ASH/ASPC/NMA/PCNA 成人高血压预防、检测、评估和管理指南》推荐冠心病合并高血压患者的血压目标值为 <130/80mmHg。但是,对于已存在严重冠状动脉病变的稳定性冠心病患者,血压过高过低均有害:高血压会增加心脑血管事件的风险,舒张压过低可能会加重心肌缺血,因而越来越多的证据提示我们应采取积极但又适度温和的血压管理策略。《2018 欧洲心脏病学会/欧洲高血压学会高血压管理指南》和《2019 ESC CCS 指南》中,不仅推荐了冠心病合并高血压患者目标血压值的上限,也推荐了目标血压值的下限,建议无论是否合并糖尿病,≤65 岁患者的收缩压应≤130mmHg 但不 <120mmHg,舒张压 <80mmHg 但不 <70mmHg;而 >65 岁患者的收缩压应保持在 130~140mmHg。

(二)强化降糖的问题

糖尿病是冠心病的等危症。糖代谢异常与心血管疾病之间存在着密切的内在联系,二者互为高危人群。高血糖是最重要的心血管系统危险因素之一,对患者预后具有显著的不良影响。在同等条件下,糖尿病患者的冠心病患病率比血糖正常者要高出 2~5 倍。以往对合并糖尿病的冠心病患者的血糖控制目标较为严格,建议血糖控制尽量接近于正常,空腹血糖 <6mmol/L(108mg/dl),HbA_{1c}≤6.5%,在没有低血糖发生的情况下,HbA_{1c} 的目标应接近 6%。

然而近年来的研究显示,低血糖事件对心血管病高危患者预后可产生显著的不利影响,因此现行指南对于此类患者一致推荐采取较宽松的降糖治疗策略,并根据其整体危险水平确定个体化的血糖目标值。追求过低的血糖水平可能会显著增加低血糖事件的发生率而对患者预后产生不

良影响。对于糖尿病病程较短而预期寿命较长的患者将 HbA_{1c} 控制在 ≤7%；对年龄较大、糖尿病病程较长、存在低血糖高危因素的患者，HbA_{1c} 目标应控制在 <7.5% 或 <8.0%；对慢性疾病终末期患者，如 NYHA 心功能分级Ⅲ~Ⅳ级、终末期肾脏病、恶性肿瘤伴有转移、中重度认知功能障碍等，HbA_{1c} 控制目标可进一步放宽至 <8.5%。

关于降糖药物的选择，不仅应基于其降糖效果，也有考虑药物是否具有心血管保护作用或不良反应。今年来的研究显示，钠 - 葡萄糖共转运蛋白 2 抑制剂（sodium glucose co-transporter 2 inhibitor, SGLT2i）恩格列净、坎格列净或达格列净和胰高血糖素样肽 -1 受体激动剂（glucagon-like peptide-1 receptor agonists, GLP1 RAs）利拉鲁肽或司美鲁肽能够显著降低心血管事件，因此被推荐用于合并糖尿病的心血管疾病患者的治疗。

（三）血脂："达标" 才是硬道理

1. 血脂异常增加心血管事件风险 血脂异常是稳定性冠心病患者最常伴随的代谢紊乱，可显著增加心血管终点事件危险。流行病学资料提示，LDL-C 每增加 1%，冠状动脉事件的危险性增加 2%~3%。

冠心病患者合并低高密度脂蛋白胆固醇（high-density lipoprotein cholesterol, HDL-C）（定义为 <1.04mmol/L），会增加冠心病患者发病和 / 或冠状动脉事件复发的风险，但目前尚未证实升高 HDL-C 能降低冠状动脉事件风险，且 HDL-C 的升高尚无明确的靶目标值。对于低 HDL-C 的稳定性冠心病患者应当积极进行非药物治疗。

甘油三酯（triglyceride, TG）水平在临界范围（1.7~2.3mmol/L）或升高 >2.3mmol/L 也是冠心病的一个独立的预测因素。TG 与冠心病危险的相关性多与其他因素（包括糖尿病、肥胖、高血压、高低密度脂蛋白血症和低高密度脂蛋白血症）有关，经非 HDL-C 校正后，TG 与冠心病风险的相关性就消失了。对高 TG 血症患者的管理强调治疗性生活方式改变和非 HDL-C 水平的联合目标。他汀类药物是合并高 TG 血症患者的首选治疗，经他汀治疗后，如非 HDL-C 仍不能达到目标值，可在他汀类基础上加用贝特类或高纯度鱼油制剂。《2019 年 ESC/EAS 血脂异常管理指南：调脂降低心血管风险》中建议对于 TG 为 1.5~5.6mmol/L 的患者，应考虑 n-3 多不饱和脂肪酸［二十碳五烯酸乙酯（icosapent ethyl）4g/d］联合他汀治疗；LDL-C 达标而 TG>2.3mmol/L 的患者可考虑在他汀的基础上联合应用非诺贝特或苯扎贝特。

2. LDL-C 的目标值问题 LDL-C 是最重要的致动脉粥样硬化血脂成分，调脂治疗的首要目标是降低 LDL-C。近年来对于冠心病患者 LDL-C 的控制目标越来越严格，回溯心血管疾病预防欧洲联合工作组指南的发展历程，其中关于极高危人群 LDL-C 水平控制目标也经历了漫长的变迁。从 1994 年首任欧洲联合工作组没有提出 LDL-C 控制目标，到 1998 年指南提出将 "LDL-C<3.0mmol/L" 作为控制目标，2003 年 LDL-C 的目标值被降低到 2.6mmol/L，到 2012 年 LDL-C 的目标值被进一步降低到 1.8mmol/L，再到 2016 年指南建议 "LDL-C<1.8mmol/L 或基线 LDL-C 水平介于 1.8~3.5mmol/L 的人群应将 LDL-C 水平降低至少 50%"。对 LDL-C 控制目标的不断下调和人群细分等方面的调整，与临床对 LDL-C 在动脉粥样硬化性心血管病（atherosclerotic cardiovascular disease, ASCVD）预防中重要性的认识发展是同步的。

稳定型心绞痛、缺血性心肌病和 ACS 后稳定阶段等稳定性冠心病在内的所有 ASCVD 患者均属于心血管风险分层中的极高危人群，应直接启动他汀治疗。《2018 中国 SCAD 指南》《2018 AHA/ACC/AACVPR/AAPA/ABC/ACPM/ADA/AGS/APHA/ASPC/NLA/PCNA 血脂管理指南》《2019 ESC CCS 指南》中推荐的 LDL-C 目标值基本一致，建议所有无禁忌证的稳定性冠心病患者都使用他汀类药物，将 LDL-C 控制在 <1.8mmol/L 或对于基线 LDL-C 在 1.8~3.5mmol/L 的患者应至少将 LDL-C 再降低 50%，若 LDL-C 水平不达标，可与其他调脂药物联合应用；而《2018 中国 SCAD 指南》还指出，如果 LDL-C 基线值较高，现有调脂药物标准治疗 3 个月后难以降至基本目标值，可考虑将 LDL-C 至少降低 50% 作为替代目标；若 LDL-C 基线值已在目标值以内，可将其 LDL-C 从基线值再降低 30%。

但近年来 LDL-C 的目标值有进一步降低的趋势。《美国临床内分泌学家协会和美国内分泌学院关于 2 型糖尿病综合管理方法的共识声明——2019 年执行摘要》建议将"超高危"患者的 LDL-C 的目标值定为 <1.4mmol/L,其中"超高危"患者包括:①LDL-C 达标(<1.8mmol/L)后 ASCVD 病情仍不稳定者;②已出现 ASCVD 临床症状并伴糖尿病或 3/4 期慢性肾病或家族性高胆固醇血症者;③过早出现 ASCVD 发作的人群(男性 <55 岁,女性 <65 岁)。而《2019 年 ESC/EAS 血脂异常管理指南:调脂降低心血管风险》中推荐的 LDL-C 目标值则更低,建议在 ASCVD 患者的二级预防中 LDL-C 应较基线降低 ≥50% 且目标值为 <1.4mmol/L;对于已接受最大耐受剂量他汀治疗的 ASCVD 患者,如 2 年内出现血管事件复发(可与首次事件不同),可考虑将 LDL-C 降至 <1.0mmol/L。

荟萃分析显示,无论应用他汀或非他汀类药物,将 LDL-C 从 1.6mmol/L 降低至 0.5mmol/L,并不会增加各类严重不良反应事件的风险,如肌痛、肌炎、转氨酶升高、新发糖尿病、出血性卒中以及癌症。但在二级预防方面,LDL-C 目标水平有无下限,目前各大指南均未能给出答案。

必须强调的是,所有患者均应首先接受生活方式的调整,在患者 LDL-C 达标后不应停药或盲目减量。

3. 他汀治疗——高强度还是中等强度　不同他汀类药物可达到的降 LDL-C 的强度不同。高强度他汀治疗(可降低 LDL-C≥50%)是指阿托伐他汀 40~80mg/d 和瑞舒伐他汀 20mg/d;中等强度他汀治疗(可降低 LDL-C 25%~50%)是指阿托伐他汀 10~20mg/d、瑞舒伐他汀 5~10mg/d、辛伐他汀 20~40mg/d、普伐他汀 40mg/d、氟伐他汀 80mg/d、洛伐他汀 40mg/d、匹伐他汀 2~4mg/d 和血脂康 1.2g/d。

欧美指南强调对 ≤75 岁的极高危患者应起始给予高强度他汀治疗,75 岁以上患者予以中等或高强度他汀治疗。但是,我国开展的许多研究证实中等强度他汀即可达到降低事件的目的,且我国人群对他汀类比欧美人群似乎更易发生不良反应。心脏保护研究 2- 治疗高密度脂蛋白以降低血管事件发生率(heart protection study 2-treatment of HDL to reduce the incidence of vascular events,HPS2-THRIVE)研究表明,采用

完全相同的他汀药物和剂量,中国人群比欧洲人群可以达到更低的 LDL-C 水平;中国血脂异常调查(dyslipidemia international study-China,DYSIS-CHINA)研究显示,增大他汀剂量并未使 LDL-C 达标率增加;中国强化他汀治疗急性冠脉综合征(China intensive lipid lowering with statins in acute coronary syndrome,CHILLAS)研究未显示高强度他汀在中国 ACS 患者中能带来更多获益。在安全性方面,HPS2-THRIVE 研究表明使用中等强度他汀治疗时,中国患者肝脏不良反应发生率明显高于欧洲患者,肝酶升高率(> 正常值上限 3 倍)超过欧洲患者 10 倍,而肌病风险也高于欧洲人群 10 倍。因此,我国指南推荐起始宜应用中等强度他汀进行调脂治疗,根据个体疗效和耐受情况调整剂量和治疗方案。

4. 非他汀类调脂药——从他汀治疗到调脂治疗　他汀类药物是调脂治疗的基石,其抗动脉粥样硬化的作用曾被认为不但源于 LDL-C 的降低,还与其抗炎、抗氧化等降脂外作用有关。然而,近年来的研究证实,他汀以外的降脂药物与他汀联用,在达到 LDL-C 进一步降低的同时,也具有抗炎、抗氧化等作用,并可进一步降低心脑血管事件的发生。2018 年 8 月 *JAMA Cardiology* 发表一项荟萃分析显示,无论应用他汀或非他汀类药物,降低胆固醇水平所产生的临床获益幅度相同:LDL-C 每降低 1mmol/L,发生主要血管事件的风险降低 21%。这项荟萃分析不仅为更为严格地管理胆固醇提出了新依据,同时为非他汀类药物临床地位的逐渐提升奠定了理论基础。

进一步降低终点事件:依折麦布 / 辛伐他汀片疗效国际试验(IMProved Reduction of Outcomes:Vytorin Efficacy International Trial,IMPROVE-IT)研究结果证实,在辛伐他汀基础上加用胆固醇吸收抑制剂依折麦布可使 ACS 患者的心血管事件进一步降低。因此,对于单用他汀类药物难以达标的患者,可在他汀类治疗基础上加用胆固醇吸收抑制剂依折麦布 10mg/d。

前蛋白转化酶枯草溶菌素kexin 9型抑制剂(proprotein convertase subtilisin/kexin type 9 inhibitors,PCSK9i)单独使用或联合他汀治疗可使 LDL-C 降低 40%~72%,研究显示其可减少心血

管事件,但长期安全性尚需更多临床试验证实。由于其高昂的价格,PCSK9 抑制剂被列为性价比最低的调脂药物,仅被建议用于使用最大耐受剂量的他汀和依折麦布治疗后,LDL-C 水平仍≥1.8mmol/L 极高风险的 ASCVD 患者(指多个严重 ASCVD 事件史或 1 个严重 ASCVD 事件史合并多个高风险因素)。

(四)合理膳食

稳定性冠心病患者应采用均衡膳食,严格控制反式不饱和脂肪酸摄入量 <2g/d;每日摄入谷薯类 250~400g、蔬菜 300~500g、水果 200~350g、食盐 <6g、胆固醇 <300mg、食用油少于 25~30g;每周吃鱼 280~525g、畜禽肉 280~525g、蛋类 280~350g。

(五)运动康复

所有稳定性冠心病患者都应有书面的运动计划,在对患者体力活动史和 / 或采用运动试验评估后制定运动处方。开"运动处方"前,应对患者进行评估,包括患者的病史、用药情况、体格检查和日常运动量,以确保没有运动的禁忌证。患者每周至少 5 天(最好 7 天)的 30~60min/ 次的中等强度有氧运动,走路、骑车和游泳等均是可选择的运动方式,并增加日常生活的活动(如在工作时间断步行、做园艺工作和家务),以增进心肺健康;同时,每周至少 2 天可额外补充阻力训练。运动时最低目标心率为(220- 年龄)×0.5,最高目标心率为(220- 年龄)×0.7。每次运动至少 10 分钟,逐渐增加到 20~60 分钟。

(六)体重控制

按照中国肥胖防治相关指南定义,肥胖指体重指数(body mass index,BMI)≥28kg/m²;腹型肥胖指男性腰围≥90cm,女性≥80cm。缓慢持续的减重是最理想的减肥方法(0.5~1kg/ 周),如果每天摄入减少 2 092J,就可以达到每周减少 0.5kg 的目的。快步走 15~20 分钟,可以消耗约 418.4J 热量。患者每次随访时应测量 BMI 和 / 或腰臀比,体重控制的初始目标为减少基础体重的 5%~10%,成功后如有指征则可尝试进一步减重。

(七)戒烟

吸烟是心血管疾病的独立危险因素。戒烟可使冠心病患者全因死亡率降低 36%;戒烟 1~2 年可使因吸烟所增加的冠心病危险下降 50%,戒烟 5~15 年后冠心病风险可接近于不吸烟者。即使每日仅吸 1 支烟也会增加心血管风险。因此,所有冠心病患者均应彻底戒烟,并远离"二手烟"环境。对于吸烟的 CAD 患者,临床医师应遵循"5 个 A"法:询问吸烟情况(ask about smoking)、戒烟建议(advise to quit)、评估戒烟前准备情况(assess readiness to quit)、协助戒烟(assist with smoking cessation)和安排随访(arrange follow-up)。建议、鼓励、行为治疗和药物辅助相结合能够提高患者的戒烟成功率。常用药物包括尼古丁替代品、安非他酮和伐尼克兰等,对冠心病患者具有良好的安全性。

(八)精神心理

焦虑和抑郁等精神心理疾病在冠心病患者中非常常见,其中抑郁在冠心病患者中的发病率可高达 15%~30%,女性更为常见。抑郁可通过多重机制影响冠心病的发生发展,并使日后的冠状动脉事件风险增加 30%。除可表现为睡眠障碍、精神食欲改变、兴趣低落甚至自杀倾向等精神症状外,还可表现为胸闷、胸痛、心悸、呼吸困难等心血管症状,易与冠心病症状相混淆,造成患者反复就医,严重影响患者的生活质量。尽管治疗这些疾病是否能降低心血管事件风险目前尚不明确,但确实能够改善症状、提高生活质量。因此,对稳定性冠心病患者应筛查是否合并抑郁、焦虑、严重失眠等心理障碍,如有指征,建议进行心理治疗或药物治疗。

三、随访与动态评估

所谓"稳定性冠心病"仅指当前病情相对稳定,并不代表患者体内的动脉粥样硬化斑块是稳定的,斑块一旦发生破裂就可能导致病情发生变化,如发生 ACS、心力衰竭甚至猝死,治疗策略也要随之变化。此外,还有一些患者的伴随疾病状况可能发生改变,如出现高血压、糖尿病、肾功能不全等。因此无论稳定性冠心病危险程度如何都要规律系统地随访,以增加患者对治疗的依从性、及时发现不良反应、调整治疗方案并早期发现潜在的病情进展。然而,我国目前稳定性冠心病治疗中普遍存在"重治疗、轻随访"的问题,对患者的动态评估也存在诸多不规范之处。

《2018中国SCAD指南》指出：所有确诊稳定性冠心病的患者均建议每年检查血脂、葡萄糖代谢和血清肌酐；制定稳定性冠心病治疗方案后的第1年，建议每4~6个月随访1次，之后随访间期延长至1年；建议每年行静息心电图检查至少1次，如心绞痛状态发生改变，或患者症状提示心律失常，或变更治疗药物可能影响心电传导，则建议加做心电图；已排除不稳定性冠心病的患者，如出现新发症状，建议行运动负荷心电图或负荷影像学检查；运动负荷心电图至少间隔2年考虑重复检查，除非临床表现有变化。

《2019 ESC CCS指南》对不同类型CCS患者给出了相应的随访建议。对于近期进行血运重建或ACS发病时间<1年的症状稳定患者，第1年应进行至少两次随访，而对于血运重建前或ACS后出现左心室收缩功能障碍者需在干预后8~12周对左心室功能进行重新评估。对于最初诊断或血运重建时间>1年的CCS患者，无论有无症状，每年应至少随访1次并注意评估其总体情况、用药依从性及相关风险，风险评分随着时间恶化的患者需要更为严格的治疗或诊断措施；每次随访时需检查12导联心电图；每2年进行1次实验室检查（包括血脂谱、肾功能、血常规和相关生物标志物）；无症状患者每3~5年应进行静息超声心动图评估左心室功能、瓣膜状态和房室大小，并进行无创性缺血检查；不推荐冠状动脉CTA作为已确诊冠心病患者的常规随访手段。

第六节 治疗中的探索与争议

一、药物治疗与血运重建治疗之间的选择

目前国际上对于稳定性冠心病的药物治疗的具体使用和介入治疗必要性存在很大的争议，不断有新的研究对此进行探讨，但现阶段总体来说还是认为要以药物治疗为主，将介入及手术治疗作为高危患者药物治疗之外的补充手段。

在改善预后方面，荟萃分析显示，对中危至高危患者，如有左主干（LM）和/或三支血管病变，特别是有LAD近端受累的稳定性冠心病患者，与药物治疗相比，CABG更能改善预后。但经皮冠状动脉血运重建与强化指南推荐的药物治疗对临床后果的评估（clinical outcome utilizing percutaneous coronary revascularization and aggressive guideline-driven drug evaluation，COURAGE）研究显示，稳定性冠心病患者经皮冠状动脉介入治疗（percutaneous coronary intervention，PCI）的疗效并不优于药物治疗。该试验对严重冠状动脉病变、有心肌缺血客观证据并至少有一支血管适合介入治疗的2 287例慢性稳定性冠心病患者随机分组，分别给予单纯药物治疗或常规PCI+药物治疗。PCI组按相关指南常规行支架植入；单纯药物组仅在出现急性冠状动脉综合征或心绞痛症状不能控制时才予以冠状动脉介入治疗。随访2.5~7.0年（平均4.6年），两组死亡、心肌梗死、因ACS住院等严重事件发生率均无差别。各种指标分组的亚组分析均显示两种治疗策略无差别。根据此试验可以看出，与单纯药物优化治疗相比，PCI治疗在降低全因死亡率及非致死性心肌梗死发生率方面并不具明显优势，因此临床实际中的多数慢性稳定性冠心病患者均可以放心地暂缓介入治疗。然而，稳定性冠心病患者中比较FFR指导的PCI联合最佳药物治疗与单纯最佳药物治疗（FFR guided PCI plus optimal medical treatment verses optimal medical treatment，FAME II）研究颠覆了这一观念，随访7个月、2年和5年的结果均显示，与仅接受最佳药物治疗相比，对存在FFR定义的功能性缺血性冠状动脉病变的稳定性冠心病患者，药物联合PCI治疗可改善患者预后，降低患者进行紧急再次血运重建的风险，但在降低死亡率方面，PCI并不优于最佳药物治疗。对FAME II研究、多支病变的ST段抬高型心肌梗死患者中对比完全血运重建与仅治疗罪犯病变（complete revascularisation versus treatment of the culprit lesion only in patients with ST-segment elevation myocardial infarction and multivessel disease，DANAMI-3-PRIMULTI）研究和多支病变的ST段抬高型心肌梗死患者中对比FFR指导的血运重建与传统策略（comparison between FFR guided revascularization versus conventional strategy in acute STEMI patients with multivessel coronary disease，COMPARE-ACUTE）研究的

2 400 例患者荟萃分析发现，FFR 指导的 PCI 一级终点明显下降，5 年的绝对风险下降 4.5%；FFR 指导的 PCI 与心源性死亡或心肌梗死的复合终点风险显著降低有关，这主要是由于心肌梗死显著减少。

以往的研究发现，PCI 在缓解症状方面的效果更为显著。COURAGE 研究结果发现，PCI 术后 1~24 个月，患者症状控制效果优于药物治疗；FAME Ⅱ 研究发现，与药物治疗相比，FFR 指导 PCI 显著改善稳定型心绞痛患者症状发作。然而，2018 年发表在 *Lancet* 的稳定型心绞痛患者中对比最佳药物治疗与血管成形术的随机、设盲（objective randomised blinded investigation with optimal medical therapy of angioplasty in stable angina，ORBITA）研究首次为 PCI 是否具有安慰剂效应提供了证据，该研究入选 230 名单支病变的稳定型心绞痛患者，随机、双盲观察 PCI 与假手术对总运动时间的影响，结果提示，PCI 与患者的运动能力改善无关，提示 PCI 存在安慰剂效应。而 ORBITA 研究最新分析显示，与优化的药物治疗相比，PCI 可以改善负荷超声心动图评分，且这种改善与 FFR/iwFR 呈负相关。这些研究提示，在病变功能学指标指导下的 PCI 可能能够改善患者临床症状。

然而，在实际的临床实践中，仍然很少使用基于病变的功能学评估（例如 FFR 或 iwFR），PCI 决策通常只包括直观的血管造影评估。如果没有心肌缺血的客观证据或 FFR 信息，PCI 很可能没有任何益处。

对每一个怀疑有稳定性冠心病的患者，都应仔细了解病史、认真查体、评估其危险因素，按照 PTP 选择适当的检查对患者进行评价，并进行危险分层，切不可"只见病变不见患者"，应该根据患者的危险分层与无创或有创的病变功能学检测结果综合决定。对于对强化药物治疗下仍有缺血症状及存在较大范围心肌缺血证据的稳定性冠心病患者，如预判选择 PCI 或 CABG 治疗的潜在获益大于风险，可选择血运重建治疗。在临床实践中对 CAG 显示临界狭窄而未获得无创检查缺血证据者，均建议行 FFR 检查，仅处理 FFR≤0.80 的缺血病变。与此同时，虽然 CABG 与 PCI 在一定情况下均可以考虑作为一种有效治疗的选择，但必须强调的是，任何一种血运重建都应该以优化的药物治疗、控制危险因素、改善生活方式作为基础。

二、药物治疗——稳定性冠心病治疗的基石

药物治疗在稳定性冠心病的治疗中具有重要地位。早期，人们主张针对冠心病的病理生理特点利用 β 受体阻滞剂、CCB、硝酸酯类药物进行治疗以减少心肌耗氧、扩张冠状动脉达到缓解心绞痛症状的目的，但单纯的对症治疗并不能从根本上改善冠状动脉斑块的进展。之后，他汀类药物、抗血小板药及肾素 - 血管紧张素 - 醛固酮系统（renin-angiotensin-aldosterone system，RAAS）抑制剂被认为能有效改善患者预后，从而被广泛用于此类患者。

（一）改善症状、减轻缺血的药物

改善症状、减轻缺血的药物主要从减少心肌耗氧和增加心肌供氧两个角度发挥作用，主要包括 β 受体阻滞剂、CCB、硝酸酯类、曲美他嗪、尼可地尔和伊伐布雷定等药物。

1. **使用不足的 β 受体阻滞剂**　β 受体阻滞剂能够通过减慢心率、减弱心肌收缩力、降低血压而减少心肌耗氧，并延长舒张期、增加非缺血区域血管阻力而增加缺血区域冠状动脉灌注，从而减少心绞痛发作、改善运动耐量，因而也成为各国指南一致推荐的缓解稳定性冠心病患者缺血症状的一线用药。β 受体阻滞剂应作为稳定性冠心病患者缓解症状的初始治疗药物（Ⅰ类推荐）；使用 β 受体阻滞剂并逐步增加至最大耐受剂量，选择的剂型及给药次数应能 24h 抗心肌缺血（Ⅰ类推荐），用药后要求静息心率降至 55~60 次 /min，严重心绞痛患者如无心动过缓症状，可降至 50 次 /min；对于存在大面积心肌缺血（>10%）的无症状患者也可考虑应用 β 受体阻滞剂（Ⅱa 类推荐）。β 受体阻滞剂副作用小，既能扩张血管改善症状，也可控制心率改善预后，同时还有一定抑制 RAAS 系统及交感神经系统过度激活的作用，尤其适合用于年纪较轻和心率较快的稳定性冠心病患者。

在使用 β 受体阻滞剂的过程中，不仅应关注患者缺血症状缓解的情况，还应关注患者是否出

现严重心动过缓、低血压、传导阻滞、糖代谢紊乱、支气管或外周血管痉挛、抑郁、乏力、勃起功能障碍、睡眠紊乱等不良反应,一旦出现不良反应将大大降低患者对治疗的耐受性和依从性,甚至威胁患者安全,应及时予以处理。

然而,我国普遍存在 β 受体阻滞剂使用不足、剂量不够的现象,患者心率远未达标。稳定型冠心病患者前瞻性纵向观察注册研究(prospective observational longitudinal registry of patients with stable coronary artery disease,CLARIFY 注册研究)纳入了我国 2 622 例稳定性冠心病患者,结果显示,尽管 76.2% 的稳定性冠心病患者应用了 β 受体阻滞剂,但心率 >70 次 /min 的患者比例高达 55.0%。冠心病患者心率达标率低的主要原因为仍有较多的临床医师对目前有关冠心病患者心率控制的目标及重要性认识不足、重视不够。而住院时间短、又缺乏院外规律地随访调整剂量,也是患者心率控制不达标的原因之一。因此,完善心率管理、加强临床医师对于心率管理的认知和技能、更合理规范地使用 β 受体阻滞剂进行稳定性冠心病心率管理、增强公众对于心率监测及管理的意识,是迫切需要解决的问题。

2. 一举两得的钙通道阻滞剂(CCB) CCB 是一类临床常用的降压药,也是稳定性冠心病治疗中的重要药物。可非竞争性抑制电压依赖性 L 型钙通道的钙离子内流,发挥负性肌力、负性频率、负性传导和平滑肌松弛等作用,通过增加心肌血流量和减少肌耗氧缓解心肌氧供需失衡而发挥抗心绞痛的作用,尤其是对冠状动脉痉挛性心绞痛具有良好的治疗效果。CCB 在缓解心绞痛症状方面略逊于 β 受体阻滞剂,而在改善运动耐量和改善心肌缺血方面二者相当。

二氢吡啶类 CCB 有较高的大血管选择性,而对心脏起搏传导系统和心肌收缩力的影响较小。非二氢吡啶类 CCB 的负性肌力、负性频率和负性传导作用明显。两类 CCB 治疗心绞痛同样有效,可缓解心绞痛症状、改善患者运动耐量、并减少硝酸甘油的消耗量。

对于稳定性冠心病患者,在 β 受体阻滞剂不能耐受或作为初始治疗药物效果不满意时,可换用 CCB 或联用长效二氢吡啶类 CCB 以减轻症状;长效非二氢吡啶类 CCB 可替代 β 受体阻滞

剂作为稳定性冠心病患者缓解症状的初始治疗药物;当心力衰竭患者伴有严重心绞痛、其他药物不能控制而需应用 CCB 时,可选择安全性较好的氨氯地平或非洛地平。合并高血压的稳定性冠心病患者可将长效 CCB 作为初始治疗药物。但它们的应用并非没有潜在风险,正如一项研究所示,与 ACEI 福辛普利相比,氨氯地平有更高的心血管事件发生率。

3. 常被滥用的硝酸酯类药物 硝酸酯类药物可作为外源性一氧化氮供体发挥扩张小动脉、冠状动脉和静脉的作用,从而改善冠状动脉灌注,并减轻前负荷、降低室壁张力、减少心肌耗氧,从而发挥缓解症状的作用。基础研究显示,硝酸酯类药物还可通过促进合成前列环素(PGI$_2$)、抑制 TXA$_2$、增加血小板内环磷酸鸟苷(cGMP)浓度起到抗血小板聚集及阻断血小板活性作用;并通过抑制血管平滑肌增殖、延缓心室肥厚及心室腔扩张,改善心室重构。因而适用于各种类型的心绞痛患者。

短效硝酸酯(硝酸甘油和硝酸异山梨酯)舌下含服起效相对迅速、作用时间较短,是心绞痛发作时缓解症状的首选用药。长效硝酸酯主要包括硝酸异山梨酯(口服)、单硝酸异山梨酯和硝酸甘油皮肤贴片,其起效相对缓慢、作用时间较长,主要用于减少心绞痛发作频率和程度,并可增加运动耐量。在 β 受体阻滞剂或长效 CCB 存在禁忌证、不能耐受或疗效不满意时可联用长效硝酸酯或将 CCB 换为长效硝酸酯。值得注意的是长效硝酸酯可导致氧自由基蓄积而可能会加重患者的内皮功能障碍,同时也会抵消反复短暂缺血带来的缺血预适应作用,在临床应用过程中应加以注意。

目前临床上既存在硝酸酯类应用不足,又存在硝酸酯类过度应用的问题。部分患者在心绞痛发作时不能及时、正确地应用短效硝酸酯,转而使用各种疗效不确切的药物;而另一些患者长期过量使用长效硝酸酯,忽视了持续应用硝酸酯类药物带来的耐药。硝酸酯耐药会使疗效下降或丧失,因此需保持体内每日有 8~10 小时的无硝酸酯或低硝酸酯血药浓度的时间,以使机体恢复对硝酸酯类药物的敏感性。应加强对医生和公众正确使用硝酸酯类药物的培训,以获得更好的

疗效。

4."另辟蹊径"的曲美他嗪 曲美他嗪是一种心肌能量代谢优化药物，即在心肌缺氧状态下通过降低游离脂肪酸的氧化速率，使缺血心肌更多地利用葡萄糖氧化供能，减少高能磷酸盐生成过程中对氧的需求，维持三磷酸腺苷（ATP）的产生，从而在细胞水平发挥抗心肌缺血的作用。与β受体阻滞剂和CCB相比，曲美他嗪不影响血压、心率、心肌收缩力等。作为稳定性冠心病治疗的二线用药，曲美他嗪可作为辅助治疗或作为传统治疗药物不能耐受时的替代治疗，可与β受体阻滞剂等抗心肌缺血药物联用。

5."双管齐下"的尼可地尔 尼可地尔是一种ATP敏感的钾离子通道开放剂，其化学结构以烟酰胺为基本骨架，同时具有硝酸基，故具有钾离子通道开放和类硝酸酯双重作用机制，发挥扩张冠状动脉和开放细胞及线粒体膜ATP敏感钾通道的效应，不仅能够扩张心外膜冠状动脉，还能够扩张冠状动脉微循环，因此在微血管性心绞痛的治疗中具有独特的优势。

临床试验显示尼可地尔可预防稳定型心绞痛患者的心绞痛发作并改善运动耐量。尼可地尔对心绞痛的影响（impact of nicorandil in angina，IONA）研究和日本冠心病（Japanese coronary artery disease，JCAD）研究显示稳定型心绞痛患者长期服用尼可地尔显著改善预后，减少主要冠状动脉事件或心血管死亡。中国指南和ESC指南中均推荐尼可地尔作为缓解稳定性冠心病患者缺血症状的二线药物，当β受体阻滞剂不能耐受或效果不满意时，可使用尼可地尔；当使用长效CCB单一治疗或联合β受体阻滞剂治疗效果不理想时，可将长效CCB换用或加用尼可地尔；尼可地尔也可用于治疗微血管性心绞痛。

6.前途未卜的伊伐布雷定 伊伐布雷定是一种高选择性的窦房结If电流特异性抑制剂，通过延长细胞动作电位时程，降低窦房结的自律性，从而降低静息心率和运动心率，进而延长心脏舒张期，降低心肌耗氧量，同时不影响血压、心肌收缩力和心脏传导。研究证实，伊伐布雷定可改善运动耐量，并减少心绞痛发作。INITIATIVE研究是直接比较伊伐布雷定与β受体阻滞剂的研究，入选939例稳定型心绞痛患者，随机接受伊伐布雷定或阿替洛尔治疗，结果表明伊伐布雷定在提高运动耐量和减少心绞痛发作方面与β受体阻滞剂相当且安全性更佳。ASSOCIATE研究入选了889名稳定型心绞痛患者，在使用阿替洛尔的基础上，随机予伊伐布雷定或安慰剂。研究结果显示伊伐布雷定可改善患者的运动耐量，延长平板运动试验总运动时限，显著优于安慰剂。但SIGNIFY研究显示，在无心衰的稳定性冠心病患者中，在标准疗法基础上加用伊伐布雷定，虽然可以减慢心率，但并没有改善预后；同时SIGNIFY研究的亚组分析显示伊伐布雷定使加拿大心血管协会（CCS）心绞痛分级≥2级患者的预后显著恶化。因此，伊伐布雷定在稳定性冠心病患者治疗中的作用及安全性尚需要进一步的研究证实，《2019 ESC CCS指南》也将伊伐布雷定的推荐级别由2013年的Ⅱa类推荐调整为Ⅱb类推荐。目前，指南推荐伊伐布雷定主要用于不能耐受β受体阻滞剂的患者，或者使用β受体阻滞剂后心率>60次/min的窦性心律的患者。

7.未获我国指南推荐的雷诺嗪 雷诺嗪是一种选择性晚钠离子电流阻滞剂，通过阻滞晚期内向钠电流来降低局部缺血心肌细胞的钙超载、并改善心室舒张期张力和氧耗量而发挥作用。对血压、心率的影响极小。

雷诺嗪可显著降低心绞痛发作频率、改善运动耐量、推迟运动诱发心绞痛的时间并减轻ST段压低程度。当稳定性冠心病患者存在β受体阻滞剂不耐受、禁忌证或效果不满意时，可使用雷诺嗪作为替代治疗，或将雷诺嗪与β受体阻滞剂联用以缓解症状。然而，该药目前尚未在我国上市，也未获得我国指南的推荐。

（二）改善预后的药物

研究证实，能够改善患者预后的药物主要包括：抗血小板药、他汀类药、RAAS抑制剂和β受体阻滞剂。

1.抗血小板药——剂量和疗程都还是个问题

（1）阿司匹林的剂量问题：阿司匹林是防止冠状动脉血栓形成药物的基石，是冠心病一级预防和二级预防中的重要药物，通过抑制环氧化酶

和 TXA_2 的合成达到不可逆性抗血小板聚集的作用。瑞典心绞痛阿司匹林试验（Swedish angina pectoris aspirin trial, SAPAT 研究）是第一个在稳定型心绞痛患者中进行的阿司匹林前瞻性研究，2 035 例使用索他洛尔的患者随机、双盲服用阿司匹林每天 75mg 或安慰剂治疗，中位随访时间 50 个月，与安慰剂 + 索他洛尔组相比，阿司匹林 + 索他洛尔组的主要终点事件（心肌梗死和猝死）降低 34%，次要终点事件（血管事件、血管死亡、全因死亡率、脑卒中）降低 22%~32%。

阿司匹林消化道副作用随剂量增加而增加。大剂量（325mg/d）阿司匹林在二级预防中的保护作用与小剂量（75~162mg/d）相当，但出血风险增加。一项研究显示当剂量从 75mg 增加到 162mg 时，其消化道溃疡出血发生率增加了 1 倍，增加到 325mg 时又增加了 1 倍。因此，所有稳定性冠心病患者只要没有禁忌证都应服用小剂量阿司匹林。

（2）不同 $P2Y_{12}$ 受体抑制剂的选择：$P2Y_{12}$ 受体是与 Gi 蛋白耦联的血小板膜表面的二磷酸腺苷（ADP）受体之一。ADP 与 $P2Y_{12}$ 受体结合后可抑制腺苷酸环化酶的活化，降低血小板内环磷酸腺苷（cAMP）水平，通过信号途径扩大血小板的激活反应，促进血小板的分泌和聚集以及 TXA_2 的生成。$P2Y_{12}$ 受体抑制剂通过阻断 ADP 诱导的血小板活化而发挥抗血小板作用。目前临床常用的口服 $P2Y_{12}$ 受体抑制剂包括：氯吡格雷、普拉格雷和替格瑞洛。

氯吡格雷是上市最早、临床证据最丰富的 $P2Y_{12}$ 受体抑制剂。氯吡格雷与阿司匹林用于缺血性疾病高危患者的比较性研究（trial of clopidogrel versus aspirin in patients at risk of ischaemic events, CAPRIE 研究）已经证实在既往有心肌梗死、脑卒中或外周血管病的患者中，氯吡格雷 75mg/d 的作用略优于阿司匹林 325mg/d。而北部地区稳定性冠心病患者跟踪注册（Suivi d'unecohorte de patients CORO nariens stables en région NORd-pas-de-Calais, CORONOR）研究是纳入了 2 823 名门诊稳定性冠心病患者的注册研究，对比了氯吡格雷与阿司匹林单药治疗的作用，结果显示，氯吡格雷单药治疗无论是在缺血事件还是在出血事件方面均不优于阿司匹林单药治

疗。因此氯吡格雷目前仍仅作为稳定性冠心病患者存在阿司匹林禁忌或不耐受时的替代治疗，或 PCI 术后双联抗血小板治疗（dual antiplatelet therapy, DAPT）用药。

虽然普拉格雷比氯吡格雷具有更强的抗血小板作用，在减少 ACS 患者的心血管事件方面也有充分临床证据，但尚缺乏其在稳定性冠心病患者中应用的临床证据，因此目前指南中尚未推荐使用普拉格雷作为稳定性冠心病患者的抗血小板治疗药物。

替格瑞洛是首个口服的非噻吩吡啶类 $P2Y_{12}$ 受体抑制剂，与氯吡格雷相比具有起效快、药效强、安全性高、个体差异小的特点，在 ACS 患者中临床证据充分，而在稳定性冠心病的治疗中，替格瑞洛并非首选，仅用于择期 PCI 的特定高风险患者（如支架内血栓史或左主干支架植入）。

（3）双联抗血小板治疗（DAPT）时长的探索：接受择期 PCI 的稳定性冠心病患者必须进行一定时间的 DAPT，而 ACS 后的患者接受 DAPT 也可进一步获益，降低心血管事件风险。在替格瑞洛前时代，不稳定型心绞痛患者应用氯吡格雷预防再发事件的研究（clopidogrel in unstable angina to prevent recurrent events trial, CURE 研究）奠定了阿司匹林与氯吡格雷 DAPT 的地位。指南推荐高危的稳定性冠心病患者可以考虑联合阿司匹林（75~162mg/d）和氯吡格雷（75mg/d）进行 DAPT。稳定性冠心病患者植入药物洗脱支架或经药物涂层球囊治疗后 DAPT 至少 6 个月，以降低死亡及支架内血栓风险。

既往心肌梗死患者中在阿司匹林基础上联合替格瑞洛或安慰剂预防心血管事件的比较研究——心肌梗死溶栓研究 54（prevention of cardiovascular events in patients with prior heart attack using ticagrelor compared to placebo on a background of aspirin-thrombolysis in myocardial infarction 54, PEGASUS-TIMI 54 研究）显示，在有心肌梗死病史且合并 ≥1 项动脉粥样硬化血栓性高危因素的稳定期患者中，替格瑞洛 60mg、2 次/d 延长 DAPT 治疗（平均 33 个月）比阿司匹林单药治疗显著降低心血管死亡、心肌梗死和卒中的复合终点发生率（相对风险度下降 16%，

p=0.004），且不增加致死性出血或颅内出血风险。替格瑞洛也因此成为目前唯一证实在高危心肌梗死后 12 个月以上患者治疗 3 年能降低心血管事件的 P2Y$_{12}$ 受体抑制剂。因此指南建议既往 1~3 年前有心肌梗死病史的缺血高危患者，可考虑采用阿司匹林联合替格瑞洛（60mg、2 次 /d）长期治疗，最长至 36 个月。

然而，考虑到 DAPT 带来的出血风险增加的现实，人们一直在努力探索 PCI 术后单药抗血小板治疗的可能性。共纳入 15 991 例 ACS 和稳定性冠心病患者的比较支架植入术后两种抗血小板治疗方式的临床研究（GLOBAL LEADERS: a clinical study comparing two forms of anti-platelet therapy after stent implantation, GLOBAL LEADERS 研究）观察了阿司匹林联合替格瑞洛双抗治疗 1 个月后仅应用替格瑞洛单药治疗至第 24 个月与标准 DAPT（ACS 患者使用阿司匹林联合替格瑞洛，稳定性冠心病患者使用阿司匹林联合氯吡格雷）12 个月后阿司匹林单药治疗 12 个月的疗效，12 个月结果显示，替格瑞洛单药组的主要终点事件发生率较标准治疗组下降了 21%，而两组一年内出血风险差异无统计学意义；但在 12~24 个月内，两组主要终点事件、全因死亡、非致命性心肌梗死、中重度出血比较，差异均无统计学意义。GLOBAL LEADERS 研究事件再判定的子研究，即 GLASSY 研究（GLOBAL LEADERS adjudication sub-study）的结果显示替格瑞洛单药组主要疗效结果非劣效于标准治疗组，尽管 1 年内两组间心肌梗死、明确的支架内血栓形成发生率没有明显差异，但 1 年后替格瑞洛单药治疗组的心肌梗死相对风险减少 46%，支架内血栓相对风险减少 86%。共纳入 3 045 例 PCI 术后患者的短期优化双联抗血小板治疗疗程研究 -2（short and optimal duration of dual antiplatelet therapy-2 study, STOP DAPT-2 研究），研究结果显示，PCI 术后氯吡格雷单药治疗（阿司匹林联合氯吡格雷治疗 1 个月之后以氯吡格雷单药治疗 11 个月）在疗效上非劣于标准 DAPT 治疗。另一个新近发布的探讨 PCI 术后单药治疗的植入药物洗脱支架的患者中比较 P2Y$_{12}$ 受体抑制剂单药治疗与双联抗血小板治疗的研究（comparison between P2Y$_{12}$ antagonist monotherapy and dual antiplatelet therapy in patients undergoing implantation of coronary drug-eluting stents, SMART-CHOICE 研究）共纳入 2 993 例 PCI 术后患者，单药组为阿司匹林联合 P2Y$_{12}$ 受体抑制剂治疗 3 个月之后以 P2Y$_{12}$ 受体抑制剂单药治疗 9 个月；DAPT 组为阿司匹林联合 P2Y$_{12}$ 受体抑制剂治疗 12 个月，结果显示，单药组主要疗效结果非劣效于 DAPT 组，而出血风险显著下降。STOP DAPT-2 研究和 SMART-CHOICE 研究入选的大部分是稳定性冠心病患者，使用的 P2Y$_{12}$ 受体抑制剂大部分是氯吡格雷，因此可能对稳定型心绞痛 PCI 术后患者具有一定借鉴意义。

因此，对于 PCI 或 ACS 后病情稳定的稳定性冠心病患者，应根据临床危险因素或风险评分评价缺血和出血风险，给予个体化的 DAPT 疗程。如药物洗脱支架植入后出血风险低而血栓风险高，可考虑延长 DAPT 至 <30 个月；如高出血风险、需接受不能推迟的非心脏外科手术或同时接受口服抗凝剂治疗者，药物洗脱支架植入后 DAPT 1~3 个月也是可行的。

2. 他汀类药物——调脂治疗的基石　以他汀类药物为基础的调脂治疗具有延缓斑块进展、稳定斑块和抗炎等有益作用，从而降低心血管事件风险。各国指南一致推荐所有没有禁忌证的冠心病患者均应加用他汀类药物治疗（详见前文"血脂"部分）。

3. RAAS 抑制剂——不仅仅是降压

（1）血管紧张素转换酶抑制剂（ACEI）、血管紧张素 II 受体阻滞剂（ARB）和血管紧张素受体 / 脑啡肽酶抑制剂（angiotensin receptor/neprilysin inhibitor, ARNI）：ACEI 通过抑制心脏和血管壁的重构、延缓动脉粥样硬化进展、稳定斑块和抑制血栓形成等直接或间接作用发挥心血管保护功能；同时，ACEI 产生的血流动力学效应可改善心肌氧的供需状态，从而改善冠心病患者的预后。来自心脏结局预防评估研究（heart outcomes prevention evaluation study, HOPE）、培哚普利降低稳定型冠心病心脏事件的欧洲研究（European trial on reduction of cardiac events with perindopril in stable coronary artery disease, EUROPA）等研究的证据显示，ACEI 能使无心力衰竭的稳定型心绞痛患者或高危冠心病患者的主要终点事件（心血管死亡、心肌梗死、卒中等）风险降低。临床上常用的 ACEI 类药物种类繁多，其分子结构、生物利用度、组织分布、在体内的代谢途径、半衰期长短等都不尽相同。然而，目前的临床证据显示，不同的 ACEI 类药物对心血管的保护作用基本一致，即 ACEI 的类效应。

ARB 类药物通过作用于 1 型血管紧张素 II 受体来阻断血管紧张素的作用，并不影响缓激肽的浓度，因此通常没有 ACEI 类药物咳嗽的不良反应。尽管 ARB 类药物具有明确的降压作用和血管保护作用，但目前没有明确的临床研究证实 ARB 类药物对稳定性冠心病患者的临床结局具有保护作用。

我国指南建议所有没有禁忌证的合并高血压、糖尿病、LVEF≤40% 或慢性肾病的稳定性冠心病患者长期使用 ACEI 或 ARB。而欧美指南则推荐 ARB 类药物仅作为稳定性冠心病患者 ACEI 不耐受时的替代治疗。

脑啡肽酶是一种内源性酶，能降解血管活性肽，如缓激肽和利钠肽。药物抑制脑啡肽酶提高这些血管活性肽的水平，从而发挥利尿、促进尿钠排泄、松弛心肌、抑制重构、减少肾素和醛固酮分泌的作用。第一个 ARNI 类药物是 LCZ696，它由缬沙坦和沙库巴曲（脑啡肽酶抑制剂）以 1∶1 摩尔比例结合而成的盐复合物。对于已经使用了 ACEI、β 受体阻滞剂和醛固酮受体拮抗剂的最佳治疗但仍有症状的 LVEF<35% 的心衰患者，推荐使用 ARNI 替代 ACEI，以进一步降低患者心衰住院和死亡的风险。

（2）醛固酮受体拮抗剂：醛固酮受体拮抗剂包括螺内酯和依普利酮，通过阻断醛固酮受体而拮抗醛固酮加速内皮功能异常、心肌纤维化、血管纤维化和重构等的毒性作用，从而发挥心血管保护作用。《2019 ESC CCS 指南》推荐无明显肾功能不全或高钾血症、已经接受了治疗剂量的 ACEI 和 β 受体阻滞剂、同时 LVEF≤35% 且合并糖尿病或心力衰竭的心肌梗死后患者应用醛固酮受体拮抗剂。

4. β 受体阻滞剂——改善症状与改善预后兼顾　对于稳定性冠心病患者，β 受体阻滞剂不仅能够缓解症状，更可以改善其预后。维拉帕米缓释片 - 群多普利国际研究（International

Verapamil SR-Trandolapril Study，INVEST 研究）纳入了 22 576 例合并高血压的老年冠心病患者，分析显示静息心率每增加 5 次 /min，心血管事件风险提高 6%；静息心率大于 59 次 /min，心血管事件发生率和风险率均增加；静息心率大于 75 次 /min 与心血管事件增加直接相关。伊伐布雷定对左室收缩功能不全的稳定性冠心病患者心血管事件的影响（effects of Ivabradine on cardiovascular events in patients with stable coronary artery disease and left ventricular systolic dysfunction，BEAUTIFUL）研究中观察了 5 438 例稳定性冠心病患者，发现基线心率 >70 次 /min 与 <70 次 /min 相比，心血管死亡、致死及非致死性心肌梗死和冠状动脉血运重建术发生率明显增高，提示心率 >70 次 /min 是心血管事件发生的独立预测指标和心血管死亡的高危因素。β 受体阻滞剂可以抑制交感过度激活而降低心率。在一项纳入 25 个随机对照临床试验的荟萃分析中，30 904 例陈旧性心肌梗死的患者应用 β 受体阻滞剂和 CCB 治疗后，静息心率每降低 10 次 /min 能就降低相关心脏性死亡 30%、心脏性猝死 39%、全因死亡 20%。《2018 中国 SCAD 指南》建议所有没有禁忌证的稳定性冠心病左心室收缩功能障碍（LVEF≤40%）并伴有心力衰竭或心肌梗死史的患者应长期使用 β 受体阻滞剂。《2012 美国 SIHD 指南》中推荐使用 β 受体阻滞剂的人群更广，除上述人群外，该指南还建议所有左室功能正常的患者在心肌梗死或 ACS 后 3 年内连续使用 β 受体阻滞剂；所有患有冠状动脉或其他血管疾病的患者均可考虑长期接受 β 受体阻滞剂治疗。指南推荐使用的 β 受体阻滞剂仅限于卡维地洛、琥珀酸美托洛尔和比索洛尔。

（三）药物治疗流程

对稳定性冠心病患者进行药物治疗应遵循指南的推荐（图 22-8）。

三、血运重建治疗——药物治疗的有益补充

（一）血运重建治疗的适应证

关于稳定性冠心病患者的血运重建适应证，《2018 中国 SCAD 指南》中的推荐包括针对预后和改善症状两个层面（表 22-11）。

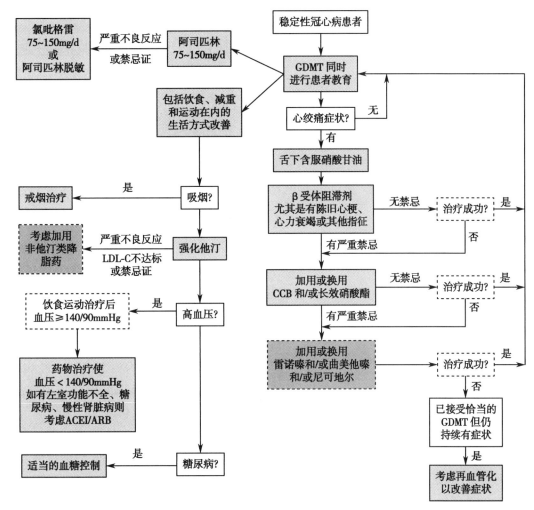

图 22-8　稳定性冠心病患者的药物治疗流程

GDMT：指南建议的药物治疗；LDL-C：低密度脂蛋白胆固醇；CCB：钙通道阻滞剂

表 22-11　稳定性冠心病血运重建治疗的适应证

冠心病程度（解剖和 / 或功能）	类别	等级
针对预后		
左主干直径狭窄 >50%	I	A
左前降支近段直径狭窄 >70%	I	A
两支或三支冠状动脉直径狭窄 >70%[a]，且左心室功能受损（左心室射血分数 <40%）[a]	I	A
大面积心肌缺血（缺血面积 > 左心室 10%）	I	B
单支通畅冠状动脉直径狭窄 >50%[a]	I	C
改善症状		
任一冠状动脉直径狭窄 >50%[a]，表现为活动诱发的心绞痛或等同症状，并对药物治疗反应欠佳	I	A

注：[a] 且该冠状动脉直径狭窄 <90% 并有缺血证据，或血流储备分数 ≤0.8。

（二）血运重建策略的选择

稳定性冠心病患者血运重建策略选择，应结合患者临床和冠状动脉病变解剖危险分层、心脏团队的技术水准和患者的意愿综合进行决定。

指南建议使用的危险分层积分系统包括 SYNTAX 积分、美国胸外科医师学会（Society of Thoracic Surgeons，STS）评分、欧洲心脏危险评估系统（EuroSCORE）、年龄 - 肌酐 - 射血分数（ACEF）评分和美国国家心血管注册数据库风险评分体系（NCDRCathPCI）。SYNTAX 积分是一种根据冠状动脉病变解剖特点进行危险分层的积分系统，积分低危（<22 分）和中危（23~32 分）的患者接受 PCI 或 CABG 均是合适的，而高危（>33 分）的患者则推荐行 CABG 治疗。然而，血运重建策略的选择不应仅拘泥于病变解剖评分，还应结合其他包括临床因素的评分系统,如 SYNTAX Ⅱ积分,充分评估 PCI 或 CABG 的近远期死亡风险和并发症率。

《2018 中国 SCAD 指南》中针对血运重建策略的推荐见表 22-12。

表 22-12 稳定性冠心病患者血运重建策略选择

根据冠状动脉病变（解剖和 / 或功能）	PCI		CABG	
	类别	等级	类别	等级
无左前降支近段病变的单或双支病变	I	C	Ⅱb	C
存在左前降支近段病变的单支病变	I	A	I	A
存在左前降支近段病变的双支病变	I	C	I	B
左主干病变（SYNTAX 评分≤22 分）	I	B	I	B
左主干病变（SYNTAX 评分 22~32 分）	Ⅱa	B	I	B
左主干病变（SYNTAX 评分 >32 分）	Ⅲ	B	I	B
三支病变（SYNTAX 评分≤22 分）	I	B	I	A
三支病变（SYNTAX 评分 >22 分）	Ⅲ	B	I	A

杂交手术是近年来新兴的应用于复杂多支病变患者的一种心肌血运重建方式,指将 LIMA 吻合到 LAD 的 CABG 与其他 >1 支非 LAD 冠状动脉的 PCI 相结合的一种式式。杂交手术比传统 CABG 手术的创伤更小,而 LAD 的远期开放率则高于传统 PCI,适用于 CABG 手术风险高危的患者。《2012 美国 SIHD 指南》推荐:①杂交手术可用于具有以下 1 条或以上的患者:a. 传统 CABG 受限,如主动脉近段严重钙化、靶血管不适于 CABG(但可 PCI);b. 缺乏适宜的移植血管;c. LAD 不适于 PCI(如血管严重扭曲或慢性全堵病变);②为了提高总体的风险 - 获益比,杂交手术可能可作为多支血管 PCI 或 CABG 的替代。

第七节 缺血伴非阻塞性冠状动脉疾病的诊疗

部分稳定性冠心病患者(以女性居多)具有相对典型的心绞痛症状,可反复就医,而 CAG 却未显示心外膜冠状动脉存在限制血流的狭窄(≥50%)病变,这部分患者中绝大多数可能存在冠状动脉血管痉挛或心肌微循环血管功能异常而诱发心肌缺血样胸痛。

一、冠状动脉痉挛性心绞痛诊治的现况及问题

冠状动脉痉挛性心绞痛可由心外膜冠状动脉弥漫性或局限性痉挛导致,也可由冠状动脉微血管痉挛导致,表现为典型的缺血性胸痛,常发生在静息状态下,夜间及凌晨多见,少数也可发生在运动过程中,大多可快速自行缓解,严重者可导致患者发生心肌梗死。因此,是否将冠状动脉痉挛性心绞痛列入稳定性冠心病的范畴目前尚有争议。

由冠状动脉局限性痉挛引起的冠状动脉完全闭塞导致的典型心绞痛,发作时心电图表现为 ST 段抬高,又称为变异性心绞痛或 Prinzmetal's 心绞痛;而由冠状动脉远端明显的弥漫性痉挛引起的冠状动脉次全闭塞导致的冠状动脉痉挛性心绞痛,发作时心电图更多表现为 ST 段压低,并常伴有微血管的痉挛。少部分患者在诱发冠状动脉痉挛的时候没有心电图的 ST 段变化。尽管如此,《2019 ESC CCS 指南》仍然推荐:如果可能的话,在心绞痛发作的时候记录心电图。由于冠状动脉痉挛性心绞痛发作时间一般较短,常难以记录到发作时普通的 12 导联心电图,而 Holter 则有可能发现与患者症状相关的 ST 段改变,因此指南推荐可考虑动态监测 ST 段以明确在没有心率增快的情况下是否出现 ST 段偏移。

在冠状动脉形态学评价方面,指南推荐对胸痛静息发作伴 ST 段改变而症状可被硝酸酯类药物和 / 或 CCB 缓解的患者行 CAG 或冠状动脉 CTA 以明确潜在的冠状动脉病变范围。如果心绞痛发作时存在 ST 段抬高而 CAG 没有明显狭

窄,则可以明确诊断为冠状动脉痉挛性心绞痛。对于 CAG 正常或没有阻塞性病变而临床表现提示冠状动脉痉挛的患者,可考虑进行冠状动脉内激发试验(乙酰胆碱,剂量最大 200μg;或麦角新碱,剂量最大 60μg)以诊断痉挛的部位和形式。由于静脉注射麦角新碱可能诱发致命的弥漫多支血管持续性痉挛,因此不建议使用静脉注射麦角新碱的方式进行激发试验。然而,目前冠状动脉内激发试验开展较少,对这类患者常常采取经验性诊断和试验性治疗,治疗的疗程也没有指南推荐。

在治疗方面,冠状动脉痉挛性心绞痛患者的治疗应选用 CCB 和长效硝酸酯类药物,而不宜使用 β 受体阻滞剂,同时应注意控制心血管危险因素,并改善生活方式。

二、日益受到重视的微血管性心绞痛

冠状动脉微循环占冠状动脉树的 95%,而 CAG 却无法将其显现。冠状动脉微血管结构和功能异常可单独存在(原发性微血管心绞痛),也可与心外膜冠状动脉的显著狭窄并存,导致患者即使在接受了成功的 PCI 后症状仍然没有明显改善或改善甚微。患者可表现为原发性稳定性微血管心绞痛、原发性不稳定性微血管心绞痛,少数也可出现心肌梗死。如果患者的心绞痛比较典型,常由运动所诱发,但持续时间可能较长,与运动的关系有时也并不一致,CAG 或冠状动脉 CTA 显示正常或没有阻塞性病变存在,但负荷试验可见缺血性改变,此时应怀疑患者为微血管性心绞痛。CFR<2.0 或 IMR≥25U 提示存在微循环功能异常。

2017 年发表的《冠状动脉微血管疾病诊断和治疗的中国专家共识》详细列举了临床疑诊冠状动脉微血管疾病患者的冠状动脉微循环功能评价步骤。该专家共识指出,对于临床疑诊冠状动脉微血管疾病的患者:①在排除心外膜下冠状动脉狭窄和痉挛病变后,应首先采用静脉注射腺苷或双嘧达莫的方法并选用 TTDE、CMR 或 PET 等无创性影像技术测量 CFR;②如无创性技术测量的 CFR≥2.0,可在冠状动脉注射腺苷前后,采用冠状动脉内多普勒血流导丝技术测 CFR 和冠状动脉微血管阻力;③如冠状动脉内多普勒血流测量

的 CFR≥2.0,应选择冠状动脉内注射乙酰胆碱的方法,如心外膜下冠状动脉无痉挛但出现心绞痛症状和缺血型 ST-T 改变,可诊断为冠状动脉微血管疾病,同时应立即冠状动脉内注射硝酸甘油或尼可地尔对抗冠状动脉微血管的痉挛。而《2019 ESC CCS 指南》中对有创的微血管功能检测手段(如导丝测量的 CFR 和/或微循环阻力)的推荐级别高于冠状动脉内注射乙酰胆碱和无创检测的 CFR。

原发性稳定型微血管心绞痛的诊断标准:①典型劳力性心绞痛症状但硝酸甘油疗效不佳;②静息或负荷状态下心肌缺血的客观证据(ST 段压低、心肌灌注缺损或心肌代谢产物增多)但无节段性室壁运动异常;③无创或创伤性影像技术测量的 CFR<2.0;④CAG 或冠状动脉 CTA 检查无明显心外膜下冠状动脉狭窄(<20%);⑤排除非心源性胸痛和其他心脏疾病。此 5 点为诊断原发性稳定型微血管心绞痛的必备条件。如其他条件均具备但影像技术测量的 CFR≥2.0,可行冠状动脉内注射乙酰胆碱激发试验,如心外膜下冠状动脉无痉挛但出现心绞痛症状和心电图缺血型 ST-T 改变,可确诊原发性稳定型微血管心绞痛。

微血管性心绞痛的药物治疗与心外膜冠状动脉狭窄导致的心绞痛的治疗原则十分相似,首先应控制动脉粥样硬化的危险因素,然后可选用 β 受体阻滞剂、CCB、尼可地尔、伊伐布雷定、雷诺嗪和 ACEI 控制心绞痛症状。如果症状持续,可联合使用长效 CCB 或 β 受体阻滞剂。ACEI 和他汀类药物有助于改善内皮功能障碍,应考虑使用。

综上所述,稳定性冠心病是临床表现相对稳定的一种冠心病表现类型,占冠心病的绝大多数,其不同亚型之间发病机制相似,具有相对较好的临床预后,但也存在病情突然变化的潜在风险。应当认识到目前对稳定性冠心病的诊断和治疗仍存在许多不规范之处,存在只重视治疗而忽视宣教和随访、只重视冠状动脉病变而忽视功能学评价等问题,导致稳定性冠心病诊断过度和不足、患者依从性低、冠状动脉病变控制不佳、预后改善不明显以及过度 PCI 加重了患者的经济负担但并未使患者的治疗最优化等一系列问题。在稳定性冠

心病诊断和治疗过程中,应当依从于临床指南,根据PTP优化患者诊治流程,合理选择运动负荷试验等无创检查,或有创病变功能学评价结果指导

血运重建策略的制定,并加强患者健康教育和随访,以获得更好的临床疗效。

（高　炜　何立芸）

参 考 文 献

[1] 胡盛寿,高润霖,刘力生,等.《中国心血管病报告2018》概要[J].中国循环杂志,2019,34(03):209-220.

[2] 中华医学会心血管病学分会介入心脏病学组,中华医学会心血管病学分会动脉粥样硬化与冠心病学组,中国医师协会心血管内科医师分会血栓防治专业委员会.稳定性冠心病诊断与治疗指南[J].中华心血管病杂志,2018,46(9):680-694.

[3] Fihn S D, Gardin J M, Abrams J, et al. 2012 ACCF/AHA/ACP/AATS/PCNA/SCAI/STS guideline for the diagnosis and management of patients with stable ischemic heart disease: A report of the American college of cardiology foundation/American heart association task force on practice guidelines, and the American college of physicians, American association for thoracic surgery, preventive cardiovascular nurses association, society for cardiovascular angiography and interventions, and society of thoracic surgeons[J]. Circulation, 2012, 126(25): e354-e471.

[4] Task Force M, Montalescot G, Sechtem U, et al. 2013 ESC guidelines on the management of stable coronary artery disease: The task force on the management of stable coronary artery disease of the European society of cardiology[J]. Eur Heart J, 2013, 34(38): 2949-3003.

[5] Mancini G B, Gosselin G, Chow B, et al. Canadian cardiovascular society guidelines for the diagnosis and management of stable ischemic heart disease[J]. Can J Cardiol, 2014, 30(8): 837-849.

[6] Marcadet D M, Pavy B, Bosser G, et al. French society of cardiology guidelines on exercise tests (part 1): Methods and interpretation[J]. Arch Cardiovasc Dis, 2018, 111(12): 782-790.

[7] Fihn S D, Blankenship J C, Alexander K P, et al. 2014 ACC/AHA/AATS/PCNA/SCAI/STS focused update of the guideline for the diagnosis and management of patients with stable ischemic heart disease: A report of the American college of cardiology/American heart association task force on practice guidelines, and the American association for thoracic surgery, preventive cardiovascular nurses association, society

for cardiovascular angiography and interventions, and society of thoracic surgeons[J]. Circulation, 2014, 130(19): 1749-1767.

[8] 中华医学会心血管病学分会基础研究学组,中华医学会心血管病学分会介入心脏病学组,中华医学会心血管病学分会女性心脏健康学组.冠状动脉微血管疾病诊断和治疗的中国专家共识[J].中国循环杂志,2017,32(5):421-430.

[9] Whelton P K, Carey R M, Aronow W S, et al. 2017 ACC/AHA/AAPA/ABC/ACPM/AGS/APHA/ASH/ASPC/NMA/PCNA guideline for the prevention, detection, evaluation, and management of high blood pressure in adults: A report of the American college of cardiology/American heart association task force on clinical practice guidelines[J]. J Am Coll Cardiol, 2018, 71(19): e127-e248.

[10] Williams B, Mancia G, Spiering W, et al. 2018 practice guidelines for the management of arterial hypertension of the European Society of hypertension and the European society of cardiology: ESH/ESC task force for the management of arterial hypertension[J]. J Hypertens, 2018, 36(12): 2284-2309.

[11] 中国成人血脂异常防治指南修订联合委员会.中国成人血脂异常防治指南(2016年修订版)[J].中国循环杂志,2016,31(10):937-950.

[12] Grundy S M, Stone N J, Bailey A L, et al. 2018 AHA/ACC/AACVPR/AAPA/ABC/ACPM/ADA/AGS/APHA/ASPC/NLA/PCNA guideline on the management of blood cholesterol: A report of the American college of cardiology/American heart association task force on clinical practice guidelines[J]. J Am Coll Cardiol, 2019, 73(24): e285-e350.

[13] 中国营养学会.中国居民膳食指南[M].北京:人民卫生出版社,2016.

[14] Barua R S, Rigotti N A, Benowitz N L, et al. 2018 ACC expert consensus decision pathway on tobacco cessation treatment: A report of the American college of cardiology task force on clinical expert consensus documents[J]. J Am Coll Cardiol, 2018, 72(25): 3332-3365.

[15] GBD 2016 Alcohol Collaborators. Alcohol use and burden for 195 countries and territories, 1990-2016: A systematic analysis for the global burden of disease study 2016[J]. Lancet, 2018, 392(10152): 1015-1035.

[16] Vaccarino V, Badimon L, Bremner J D, et al. Depression and coronary heart disease: 2018 ESC position paper of the working group of coronary pathophysiology and microcirculation developed under the auspices of the ESC committee for practice guidelines[J]. Eur Heart J, 2020, 41(17): 1687-1696.

[17] Knuuti J, Wijns W, Saraste A, et al. 2019 ESC guidelines for the diagnosis and management of chronic coronary syndromes[J]. Eur Heart J, 2020, 41(3): 407-477.

[18] Mach F, Baigent C, Catapano A L, et al. 2019 ESC/EAS guidelines for the management of dyslipidaemias: Lipid modification to reduce cardiovascular risk[J]. Eur Heart J, 2020, 41(1): 111-188.

[19] Garber A J, Abrahamson M J, Barzilay J I, et al. Consensus statement by the American Association Of Clinical Endocrinologists and American College Of Endocrinology on the comprehensive type 2 diabetes management algorithm-2019 executive summary[J]. Endocr Pract, 2019, 25(1): 69-100.

[20] Zhao S P, Yu B L, Peng D Q, et al. The effect of moderate-dose versus double-dose statins on patients with acute coronary syndrome in China: Results of the CHILLAS trial[J]. Atherosclerosis, 2014, 233(2): 707-712.

[21] Cannon C P, Blazing M A, Giugliano R P, et al. Ezetimibe added to statin therapy after acute coronary syndromes[J]. N Engl J Med, 2015, 372(25): 2387-2397.

[22] Boden W E, O'Rourke R A, Teo K K, et al. Impact of optimal medical therapy with or without percutaneous coronary intervention on long-term cardiovascular end points in patients with stable coronary artery disease (from the COURAGE trial)[J]. Am J Cardiol, 2009, 104(1): 1-4.

[23] De Bruyne B, Pijls N H, Kalesan B, et al. Fractional flow reserve-guided PCI versus medical therapy in stable coronary disease[J]. N Engl J Med, 2012, 367(11): 991-1001.

[24] Zimmermann F M, Omerovic E, Fournier S, et al. Fractional flow reserve-guided percutaneous coronary intervention vs. medical therapy for patients with stable coronary lesions: Meta-analysis of individual patient data[J]. Eur Heart J, 2019, 40(2): 180-186.

[25] Al-Lamee R, Thompson D, Dehbi H M, et al. Percutaneous coronary intervention in stable angina (ORBITA): A double-blind, randomised controlled trial[J]. Lancet, 2018, 391(10115): 31-40.

[26] Al-Lamee R, Howard J P, Shun-Shin M J, et al. Fractional flow reserve and instantaneous wave-free ratio as predictors of the placebo-controlled response to percutaneous coronary intervention in stable single-vessel coronary artery disease[J]. Circulation, 2018, 138(17): 1780-1792.

[27] Sun Y, Yu J, Hu D, et al. status of beta-blocker use and heart rate control in chinese patients with stable coronary artery disease[J]. Zhonghua Xin Xue Guan Bing Za Zhi, 2016, 44(1): 19-26.

[28] Horinaka S, Yabe A, Yagi H, et al. Effects of nicorandil on cardiovascular events in patients with coronary artery disease in the Japanese coronary artery disease (JCAD) study[J]. Circ J, 2010, 74(3): 503-509.

[29] IONA Study Group. Effect of nicorandil on coronary events in patients with stable angina: The impact of nicorandil in angina (IONA) randomised trial[J]. Lancet, 2002, 359(9314): 1269-1275.

[30] Juul-Moller S, Edvardsson N, Jahnmatz B, et al. Double-blind trial of aspirin in primary prevention of myocardial infarction in patients with stable chronic angina pectoris. The Swedish Angina Pectoris Aspirin Trial (SAPAT) Group[J]. Lancet, 1992, 340(8833): 1421-1425.

[31] CAPRIE Steering Committee. A randomised, blinded, trial of clopidogrel versus aspirin in patients at risk of ischaemic events (CAPRIE). CAPRIE Steering Committee[J]. Lancet, 1996, 348(9038): 1329-1339.

[32] Lemesle G, Schurtz G, Meurice T, et al. Clopidogrel use as single antiplatelet therapy in outpatients with stable coronary artery disease: Prevalence, correlates and association with prognosis (from the CORONOR study)[J]. Cardiology, 2016, 134(1): 11-18.

[33] Bonaca M P, Bhatt D L, Cohen M, et al. Long-term use of ticagrelor in patients with prior myocardial infarction[J]. N Engl J Med, 2015, 372(19): 1791-1800.

[34] Vranckx P, Valgimigli M, Juni P, et al. Ticagrelor plus aspirin for 1 month, followed by ticagrelormonotherapy for 23 months vs aspirin plus clopidogrel or ticagrelor for 12 months, followed by aspirin monotherapy for 12 months after implantation of a drug-eluting stent: A multicentre, open-label, randomised superiority trial[J]. Lancet, 2018, 392(10151): 940-949.

[35] Franzone A, McFadden E, Leonardi S, et al. Ticagrelor alone versus dual antiplatelet therapy from 1 month after drug-eluting coronary stenting [J]. J Am Coll Cardiol, 2019, 74 (18): 2223-2234.

[36] Watanabe H, Domei T, Morimoto T, et al. Effect of 1-month dual antiplatelet therapy followed by clopidogrel vs 12-month dual antiplatelet therapy on cardiovascular and bleeding events in patients receiving PCI: The STOPDAPT-2 randomized clinical trial [J]. JAMA, 2019, 321 (24): 2414-2427.

[37] Hahn J Y, Song Y B, Oh J H, et al. Effect of P2Y12 inhibitor monotherapy vs dual antiplatelet therapy on cardiovascular events in patients undergoing percutaneous coronary intervention: The SMART-CHOICE randomized clinical trial [J]. JAMA, 2019, 321 (24): 2428-2437.

[38] Heart Outcomes Prevention Evaluation Study Investigators, Yusuf S, Sleight P, et al. Effects of an angiotensin-converting-enzyme inhibitor, ramipril, on cardiovascular events in high-risk patients [J]. N Engl J Med, 2000, 342 (3): 145-153.

[39] Fox K M, EURopean trial On reduction of cardiac events with Perindopril in stable coronary Artery disease Investigators. Efficacy of perindopril in reduction of cardiovascular events among patients with stable coronary artery disease: Randomised, double-blind, placebo-controlled, multicentre trial (the EUROPA study)[J]. Lancet, 2003, 362 (9386): 782-788.

[40] Kolloch R, Legler U F, Champion A, et al. Impact of resting heart rate on outcomes in hypertensive patients with coronary artery disease: Findings from the international verapamil-SR/trandolapril study (INVEST)[J]. Eur Heart J, 2008, 29 (10): 1327-1334.

[41] Cucherat M. Quantitative relationship between resting heart rate reduction and magnitude of clinical benefits in post-myocardial infarction: A meta-regression of randomized clinical trials [J]. Eur Heart J, 2007, 28 (24): 3012-3019.

第二十三章　非 ST 段抬高急性冠脉综合征

急性冠脉综合征（acute coronary syndrome，ACS）是一组由急性心肌缺血和 / 或梗死引起的临床症候群，包括不稳定型心绞痛（unstable angina，UA）、非 ST 段抬高心肌梗死（non-ST-segment elevation myocardial infarction，NSTEMI）和 ST 段抬高心肌梗死（ST-segment elevation myocardial infarction，STEMI）。临床将 UA 和 NSTEMI 统称为非 ST 段抬高急性冠脉综合征（non-ST-segment elevation acute coronary syndrome，NSTE-ACS）（图 23-1，见文末彩图）。采用 12 导心电图（ECG）和心脏生物标志物可用于鉴别三种类型 ACS。心电图无持续 ST 段抬

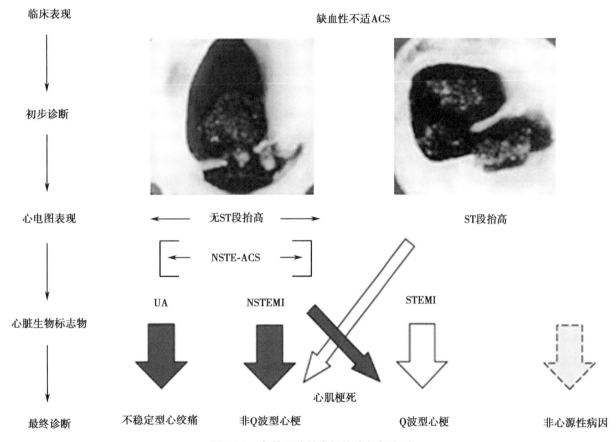

图 23-1　急性冠脉综合征的诊断与分型

本图说明了 ACS 中的临床、病理、心电图和生物标志物的关联以及一般的诊治流程。冠脉血流减少可能与完全闭塞性血栓（右侧）或次全闭塞性血栓（左侧）有关。大多数 ST 段抬高的患者（粗白箭）发生 Q 波型心肌梗死，少数（细白箭）发生非 Q 波型心肌梗死。ST 段未抬高的患者被诊断为 UA 或 NSTEMI（粗红箭），两者的差异主要是心脏生物标志物水平是否升高。大多数 NSTEMI 患者发生非 Q 波型心肌梗死，少数可发生 Q 波型心肌梗死。ACS 为 UA、NSTEMI 和 STEMI 三种临床症候群的统称。NSTE-ACS 的一般诊治流程包括发生 NSTE-ACS 之前、NSTE-ACS 开始时和入院后的初始诊疗几部分。入院后早期即应给予患者二级预防并制定长期诊疗计划。需要注意的是，在急性胸痛中，非心源性胸痛更为多见（虚线箭）。

UA：不稳定型心绞痛；NSTEMI：非 ST 段抬高心肌梗死；STEMI：ST 段抬高心肌梗死；NSTE-ACS：非 ST 段抬高急性冠脉综合征。

高（>20min）往往提示 NSTE-ACS。有典型胸痛症状、心肌坏死标志物升高 >99% 正常参考值上限定义为 NSTEMI；相反，若心脏生物标志物连续测量均为阴性则定义为 UA。总的来说，UA 和 NSTEMI 发病机制和临床表现相当，但严重程度不同，其区别主要是缺血是否严重到导致心肌损伤，并且可以定量检测到心肌损伤的生物标志物。

第一节　流行病学和病理生理

一、流行病学

近年来，随着人口老龄化、糖尿病和慢性肾脏病发病率的升高，NSTE-ACS 发病率有逐年升高的趋势。随着高敏心肌肌钙蛋白（cardiac troponin, cTn）的广泛应用，NSTEMI 的检出率逐渐升高，而 UA 的比率逐渐下降。据估计，美国每年诊断 ACS 患者 134 万例，其中 NSTE-ACS 占 70% 以上。"北京市心血管病监测系统"数据显示，2007—2012 年 STEMI 患者的构成比逐年下降，而 NSTEMI 的构成比逐年上升。尽管 NSTE-ACS 短期死亡率低于 STEMI 患者，但前者常伴高龄和更多合并症，其远期死亡率逐渐与 STEMI 相当。

二、病理生理

随着腔内影像学的发展，近年来对 ACS 发病机制的认识也逐渐深入。NSTE-ACS 发病机制包括 4 个过程，可能会有交叉和融合：①不稳定的动脉粥样硬化斑块破坏，部分是由炎症诱发；②冠状动脉血管收缩；③由于动脉粥样硬化斑块进展或支架术后再狭窄导致心外膜冠状动脉管腔逐渐变窄；④氧供 - 需不平衡。三种形式的斑块破坏会诱发血栓形成，包括斑块破裂、斑块侵蚀和凸入管腔的钙化小结。其中，斑块破裂最为常见，但斑块侵蚀的比例逐渐升高。斑块破裂多表现为薄的纤维帽、大的脂质池和丰富的泡沫细胞，而斑块侵蚀多表现为丰富的基质成分、较少的脂质，而且常缺乏显著的巨噬细胞聚集。少数 NSTE-ACS 由非动脉粥样硬化性疾病所致，如其他原因导致的急性冠状动脉供血不足（血管痉挛性心绞痛、冠状动脉栓塞和冠状动脉炎），非冠状动脉原因导致的心肌氧供 - 需不平衡（低血压、严重贫血、高血压、心动过速、肥厚型心肌病和严重主动脉缩窄等）。

第二节　心脏生物标志物在非 ST 段抬高急性冠脉综合征诊断中的价值

在过去的几十年中，心脏生物标志物被广泛用于评价心肌损伤。与传统生物标志物如肌酸激酶（CK）、肌酸激酶同工酶（CK-MB）和肌红蛋白相比，cTn 具有更高的敏感性和特异性，目前已经成为 ACS 患者诊断、危险分层和治疗选择的重要依据。

一、心脏生物标志物的历史沿革

20 世纪 50 年代中期，研究者发现谷草转氨酶可用于检测急性心肌梗死（AMI）。随着实验室条件的改善和检测工艺的提高，新型标志物不断用于 AMI 的诊断，其中 CK 和其同工酶（CK-MB）逐渐取代谷草转氨酶。但以上标志物对于诊断心肌损伤或心肌梗死都缺乏特异性，为此，2015 年欧洲心脏病学会（ESC）和 2014 年美国心脏协会（AHA）/ 美国心脏病学会（ACC）制定的 NSTE-ACS 管理指南不再推荐（Ⅲ类推荐）通过 CK-MB 水平等诊断 ACS。

如今，cTn 因其高敏感性和特异性已成为 ACS 诊断的主要工具。1994 年，美国 FDA 通过了全球第一个 cTn 检测样品，但真正的"cTn 时代"应自 2000 年心肌梗死再定义开始，自此 cTn 成为 ACS 诊断首选生物标志物。cTn 具有心肌组织特异性和高敏感性，可以反映显微镜下才能观察到的小灶性心肌坏死。cTn 包括三种蛋白：TnC、TnI 和 TnT，TnC 存在于骨骼肌和心肌细胞中，而 TnI 和 TnT 具有心肌特异性。心肌梗死的诊断需有 cTn 升高和 / 或降低的动态变化。在心肌梗死后的 2~4h，cTn 即开始升高，TnI 于 10~24h 达峰值，5~14d 降至正常。TnT 于 10~24h 达到峰值，5~10d 降至正常。cTn 升高是指其测定值超过正常参考值上限的第 99 百分位数同时变异系数≤10%。近十几年,cTn 检测敏感性、可复制性、抗干扰性逐渐改善,用于区别 UA 和 NSTEMI 的最佳界值浓度也逐渐降低,这些调整在 2018 年第四版心肌梗死通用定义中也得以体现。

二、高敏肌钙蛋白检测的优势与临床价值

传统检测方法由于灵敏度相对不高,难以检测血液循环中低水平的 cTn,在缺血症状或心电图改变不典型时,有可能导致延迟诊断甚至误诊,不利于早期诊断和风险评估,并且传统检测方法的精密度也无法达到理想的精度标准。近年来,高敏或超敏 cTn(hs-cTn)检测技术逐渐进入临床,其优势在于较传统检测方法的检测下限低 10~100 倍,能满足分析精密度的要求,可减少"肌钙蛋白盲区"时间,更早、更敏感地检测 AMI。与 cTn 相比,hs-cTn 检测可将诊断心肌梗死的总时间缩短 3~6h;70% 的胸痛患者通过检测 hs-cTn 可将诊断时间缩短至 1h。2015 年 ESC NSTE-ACS 指南和 2016 年中国 NSTE-ACS 指南推荐使用 hs-cTn 作为 ACS 诊断和危险分层的主要依据。因此,对于拟诊 NSTE-ACS 的患者优先选择检测 hs-cTn,可明显缩短诊断延迟和在急诊科的等待时间,提高早期救治率,并降低费用。由于其灵敏度较高,越来越多的 NSTE-ACS 患者出现 cTn 的升高,导致 NSTEMI 增加而 UA 患者减少,从而使更多的患者接受更积极的治疗,降低发病率和死亡率。

三、基于高敏肌钙蛋白的诊断与排除诊断流程

(一)hs-cTn 连续检测的诊断价值

由于检测方法的敏感性增加,循环中的 cTn 少量增加即能够被检测到,这种改进带来的首要问题就是导致 cTn 在 ACS 诊断中的特异性下降,而其他原因引起的心肌损伤也会引起 cTn 阳性。研究显示,每 20 位就诊患者中就有 1 人 cTn 水平高于正常参考值上限的第 99 百分位数。为了提高心肌梗死诊断的特异性,需要鉴别急性或慢性 cTn 升高。此外,诊断 NSTE-ACS 时不能只关注 hs-cTn 的峰值,还需要关注其动态变化,即就诊时 hs-cTn 的基线值以及变化幅度(包括绝对值和

相对值)。一般认为,就诊时 hs-cTn 基线值越高,变化幅度越大,ACS 的可能性就越大。多项研究显示,连续检测心肌标志物(绝对值)的变化有望提高心肌梗死诊断准确性,而相对变化的价值仍存在争议。Keller 等在 1818 例疑诊 ACS 患者中检测了 hs-cTn 从 0h 到 3h 的变化,结果其敏感性为 98.2%,阴性预测值达 99.4%,阳性预测值达 95.8%。Irfan 等研究发现,hs-cTn 1h 和 2h 较基线变化的绝对值的诊断准确性明显高于其相对值。此外,在心肌梗死症状发生 6h 内连续检测多种标志物的水平(如肌红蛋白、cTn 和 / 或 CK-MB)能迅速做出排除诊断。研究显示,在基线和 90min 检测上述标志物水平阴性预测值较高,能有效识别短期不良心脏事件风险较低的患者,从而有利于其早期出院和随访,减少过度诊疗。

(二)诊断与排除诊断流程

hs-cTn> 正常范围上限的第 99 百分位时应考虑发生心肌梗死的可能,建议实施 0h/3h 诊断和排除流程(图 23-2)。0h/1h 快速诊断和排除流程(图 23-3)亦可作为一种替代方案。如果根据前两次 hs-cTn 检测结果仍不确定且临床情况仍怀疑 ACS,应在 3~6h 后再次复查。cTn 可持续升高 14d 甚至更长时间,因此,在心肌梗死急性期,如果 cTn 增幅 >20% 或 cTnT 绝对值升高(如在 2h 内 >7ng/L),可考虑再发心肌梗死。此外,hs-cTnI 和 hs-cTnT 联合检测可能有助于早期排除非心肌梗死患者;hs-cTnI 与临床风险评分(如 HEART 评分)或心电图联合评估可提高诊断的阴性预测值,并增加患者在等待确诊过程中的安全性。

值得注意的是,新近研究显示,使用 0h/1h 流程诊断 AMI 的效率低于预期,且肾功能不全患者常出现 hs-cTn 升高,此时应用 0h/1h 流程诊断的特异性会下降。因此,在上述情况下,研究者认为应谨慎采用 0h/1h 诊断流程。

需要强调的是,仅有 cTn 升高而无其他证据时,不能直接诊断心肌梗死。2018 年 ESC/ACC/AHA/ 世界心脏联盟(WHF)制定的第四版心肌梗死通用定义提出了心肌损伤的概念,定义为 cTn 水平升高并至少一次超过正常参考值上限的第 99 百分位数。心肌梗死的诊断除需要有 cTn 升高外,还需要合并以下至少一项证据:心肌缺血症状,新的缺血性心电图改变,出现病理性 Q 波,

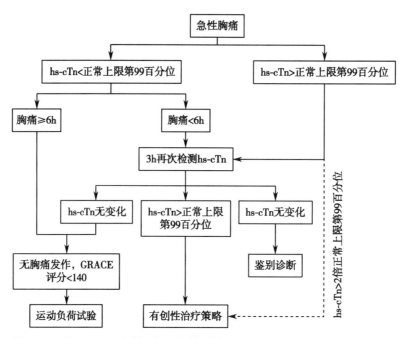

图 23-2　基于 0h/3h 高敏肌钙蛋白检测的 NSTE-ACS 诊断和排除诊断流程
hs-cTn,高敏肌钙蛋白;NSTE-ACS,非 ST 段抬高急性冠脉综合征

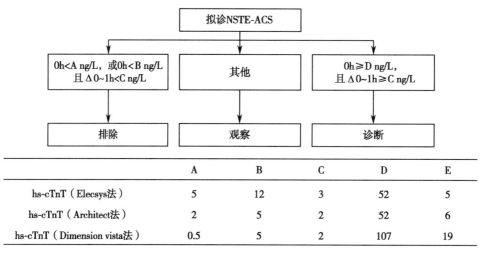

	A	B	C	D	E
hs-cTnT（Elecsys法）	5	12	3	52	5
hs-cTnT（Architect法）	2	5	2	52	6
hs-cTnT（Dimension vista法）	0.5	5	2	107	19

图 23-3　基于 0h/1h 高敏肌钙蛋白检测的 NSTE-ACS 快速诊断和排除诊断流程
A、B、D:不同检测方法的 hs-cTn 临界值;C、E:0~1h 间 hs-cTn 变化的差值。hs-cTnT,高敏肌钙
蛋白 T;NSTE-ACS,非 ST 段抬高急性冠脉综合征

影像学证据提示新的存活心肌丢失或新的局部室壁运动异常,并与缺血病因一致,造影或尸检发现冠状动脉血栓。而仅有 cTn 升高时,只能说明出现心肌损伤。虽然 cTn 具有很高的敏感性和特异性,但 cTn 只能准确识别有无心肌坏死,不能解释造成心肌坏死的原因。其他引起 cTn 升高的原因包括非冠状动脉原因如快速性心律失常、心脏机械性创伤、消融、起搏和心脏复律后、心力衰竭、心肌炎、心包炎以及严重非心脏原因如肺栓塞和肺动脉高压、主动脉夹层、急性神经系统疾病、药物

毒性、肾衰竭。cTn 慢性升高可见于结构性心脏异常,如左室肥厚或扩张。其中,TnI 和 TnT 在终末期肾病且无 ACS 临床证据的患者中有不同变化趋势,15%~53% 的患者 TnT 升高,但是 <10% 的患者 TnI 升高;透析一般升高 TnT,但降低 TnI 水平。因此,诊断 NSTEMI 时,应当将 cTn 水平与缺血症状、心电图特征结合起来。

四、传统生物标志物是否应退居二线?

CK 是催化肌酸磷酸化变为磷酸化肌酸的细

胞溶质运载蛋白,有三种同工酶,其中 CK-MB 主要存在于心肌中。CK-MB 一般在心肌梗死后的 6h 内升高,18~24h 达峰值,3~4d 恢复正常,其升高的程度能较准确地反映梗死范围。然而,与 cTn 相比,CK-MB 诊断心肌梗死的敏感性和特异性均较差。健康人血液中可以发现低浓度的 CK-MB,且骨骼肌损伤时也可以出现 CK-MB 的升高。因此,CK-MB 已不再是诊断 NSTE-ACS 所必需的生物标志物。但 CK-MB 的半衰期更短,心肌梗死后 CK-MB 的下降速度比 cTn 更快,对于明确心肌梗死时间和诊断早期再梗死仍有一定价值。

五、心脏生物标志物即时检测的前景如何?

迅速确立 NSTE-ACS 诊断有助于尽快进行针对性的治疗。心脏标志物即时检测(point of care testing,POCT)能缩短标本转运、处理和患者在急诊室的停留时间,并且易于操作和判读。然而,多数 POCT 检测的敏感性低于医院检验部门的 hs-cTn 检测方法,且多为定性或半定量检测,因此不能完全以 POCT 检测的阴性结果来排除 AMI。如果高度怀疑 NSTEMI 而床旁检测阴性,应进行复查或通过中心实验室检测证实。随着检测敏感性和精度的提高,POCT 在 ACS 早期诊断中的地位必将不断提升,有望成为常规和首选检测方法。

第三节 早期危险分层与评估

根据典型胸痛症状、心电图表现和心脏生物标志物测定(如 TnI、TnT)可以做出 NSTE-ACS 诊断并区分 UA 和 NSTEMI。对于所有 ACS 患者,明确的诊断和危险分层是密不可分的,在确定诊断 ACS 并排除其他诊断时,就应对 ACS 患者进行动态危险分层和评价。2016 年中国 NSTE-ACS 指南推荐结合患者病史、症状、生命体征和体检发现、心电图和实验室检查,给出初始诊断和最初的缺血性及出血性危险分层(Ⅰ级推荐,A 类证据)。危险分层目的在于:①选择治疗场所(冠心病监护病房、有监测能力的过渡病房或门诊);②制定治疗策略,包括早期侵入治疗和强化药物治疗;③合理分配临床资源。由于个体风险与预后密切相关,因而危险分层有利于制定针对性的治疗方案,改善患者预后。

另外,由于 ACS 患者的病情是动态变化的,应根据患者病史、基础疾病、就诊时的临床特征及辅助检查尽早进行危险分层,并及时制定合理的治疗方案。入院后,应根据患者临床表现(如心功能恶化、反复发作心绞痛等)、实验室检查(生物标志物的动态变化)、心电图等变化等进行连续、动态的危险评估,为进一步治疗提供更多依据。

一、病史、临床特征、心电图和生物标志物指导早期危险分层

(一)早期综合危险分层

拟诊 ACS 者应迅速进行临床评估,从而为诊断后预后评价提供有价值的信息。患者首次与医疗机构接触后,医师应回答两个关键问题:患者的症状和体征是否提示 ACS?不良预后的可能性有多大?回答这两个问题之后,就可做出一系列的决定:在何处治疗患者、使用何种药物、是否需要做冠状动脉造影评估。根据病史、疼痛特点、临床表现、心电图及心脏标志物,可以对 NSTE-ACS 进行危险分层(表 23-1)。

(二)人口学指标和病史在 NSTE-ACS 危险分层中的作用

病史询问中除密切关注患者胸痛症状外,尚需评估患者人口学资料和危险因素,其中对心肌缺血预测价值最大的是冠心病病史,性别、年龄、传统危险因素对于 ACS 诊断和预后评价也有一定影响。多项研究显示,既往心肌梗死病史不仅与冠心病风险相关,而且增加多支血管病变风险。性别对心肌缺血症状的影响较大,女性常表现为心绞痛等同症状,如呼吸困难、恶心、呕吐或疲劳等;对于同样的临床症状,女性最终诊断冠心病的可能性低于男性,而对于女性冠心病患者,其临床表现相对较轻;与男性患者相比,女性 STEMI 患者的预后较差,而女性 UA 患者的预后好于男性,男性和女性 NSTEMI 患者的预后相当。与女性患者相似,老年 ACS 患者症状常不典型,85 岁以上患者最常见的症状是呼吸困难。随年龄增加,其冠心病风险也逐渐升高,75 岁以上患者急性缺血事件风险明显升高,主要由于潜在严重冠心病、心功能不全和合并症。

表 23-1 NSTE-ACS 早期综合危险分层

特征	高风险 （至少存在以下 1 个特征）	中等风险 （无高风险特征,但具备以下 特征之一）	低风险 （无高、中度风险特征,但 具备下列任一特征）
病史	• 缺血症状在 48h 内加重	• 既往心肌梗死、外周或脑血管疾病或外科搭桥术 • 既往阿司匹林使用史	
疼痛特点	• 长时间（>20min）静息性胸痛	• 长时间（>20min）自发性心绞痛目前缓解,中或高度患冠心病可能 • 自发性心绞痛（>20min）或通过休息 / 舌下含服硝酸甘油缓解 • 夜间发作的心绞痛 • 近 2 周新发作或恶化的 CCS Ⅲ 或Ⅳ级心绞痛,没有长时间（>20min）的静息痛,但是有中或高度冠状动脉疾病可能	• 心绞痛发作更频繁、程度更重或持续时间延长 • 较低阈值诱发心绞痛 • 2 周至 2 个月内新发心绞痛
临床表现	• 肺水肿,高度怀疑与缺血有关 • 新发或恶化的二尖瓣关闭不全杂音 S_3 或新发 / 恶化的啰音 • 低血压、心动过缓 / 速 • 年龄 >75 岁	• 年龄大于 70 岁	
心电图	• 自发性心绞痛伴 ST 段改变大于 0.5mm • 新发或疑似新发的束支传导阻滞 • 持续的室性心动过速	• T 波改变 • 多组导联（前壁、下壁、侧壁）病理性 Q 波或静息时 ST 段压低小于 1mm	• 心电图正常或无变化
心脏标志物	• TnI、TnT 或 CK-MB 升高（如 TnT 或 TnI 高于 0.1ng/ml）	• TnI、TnT 或 CK-MB 轻度升高（如 TnT 高于 0.01ng/ml 但小于 0.1ng/ml）	• 正常

注:CCS. 加拿大心血管病学会;TnI. 肌钙蛋白 I;TnT. 肌钙蛋白 T;CK-MB. 肌酸激酶同工酶。

冠心病传统危险因素（如高血压、高脂血症、糖尿病和吸烟等）对疾病发生有一定预测作用,但对于疑诊 ACS 的患者,上述危险因素对急性缺血事件的预测价值较低,且远低于症状、心电图和心脏标志物。然而,对于已确诊的 ACS 患者,传统危险因素与患者预后密切相关。因此,传统危险因素通常不作为诊断 ACS 的工具,但可用于 ACS 的危险分层和预后评价。

近期研究表明,阻塞性睡眠呼吸暂停（obstructive sleep apnea, OSA）合并 ACS 患者远期（1 年以上）主要不良心脑血管事件风险升高。其主要机制可能是夜间间歇性低氧引起的内皮功能不全、自主神经功能紊乱、氧化应激和炎症,进而促进动脉粥样硬化病变进展。另外,可卡因或甲基苯丙胺（冰毒）应用史提示 ACS 风险升高,尤其是 40 岁以下的年轻患者和无明显冠心病危险因素的患者,其主要机制为引起冠状动脉痉挛、血栓形成,升高心率和血压,以及对心肌和血管的直接毒性作用。研究显示,交通尾气暴露、重体力活动、酒精、咖啡和空气污染均是心肌梗死的诱发因素。其中,空气中颗粒物质（PM）短期暴露（几小时到几周）增加缺血性心脏病以及心血管相关死亡和住院风险,而长期暴露降低预期寿命。最近研究发现许多新危险因素与 ACS 发病相关,如心肺适能降低、人类免疫缺陷病毒感染者接受蛋白酶抑制剂治疗、人体较低的 25- 羟维生素 D 水平以及人乳头瘤病毒感染者等。然而,上述危险因素是否真正增加 ACS 风险,还需进一步研究证实。

(三) 体格检查的意义

体格检查的主要目的是识别心肌缺血的潜在病因和评估由其引起的血流动力学改变,以及鉴别非心源性和非缺血性胸痛。NSTE-ACS 患者的体格检查差异较大,有的患者无任何阳性体征,有的患者可发现心肌缺血的证据。是否出现阳性体征取决于心肌缺血的程度、部位和患者的个体差异。部分体征对评价预后有重要意义。

疑诊 ACS 患者需密切监测生命体征,进行全面的心肺查体和外周血管检查。存在广泛心肌缺血的患者可出现血流动力学不稳定,表现为心力衰竭(湿啰音、奔马律甚至颈静脉怒张)或急性二尖瓣反流(心尖部全收缩期杂音),常提示病变严重、预后不佳。外周血管杂音或脉搏短绌提示存在其他血管疾病,则该患者患冠心病的可能性明显增加。体格检查也可发现并存疾病(如消化道出血等),从而影响治疗决策。

NSTEMI 患者合并心源性休克并不少见。SHOCK 研究发现,大约 20% 的心肌梗死合并心源性休克患者为 NSTEMI。美国心血管数据注册(NCDR)显示,STEMI 与 NSTEMI 患者心源性休克的发生率分别为 12.2% 和 4.3%,但 NSTEMI 患者合并心源性休克的死亡率明显高于 STEMI 患者(40.8% vs 33.1%)。因此,应密切关注 NSTEMI 患者低血压和器官低灌注表现并紧急处理。

(四) 心电图动态监测的预后价值

静息 12 导联心电图是疑诊 NSTE-ACS 患者的首要诊断工具,并直接与预后相关,应在接诊患者(无论是抢救车还是急诊室)10 分钟内完成并初步分析。ST-T 动态变化是 NSTE-ACS 最可靠的心电图表现;50% 的 NSTE-ACS 患者表现为 ST 段压低(或短暂性 ST 段抬高)和 T 波改变。NSTEMI 的心电图 ST 段压低和 T 波倒置比 UA 更加明显和持久,并可有一系列演变过程(例如 T 波倒置逐渐加深,再逐渐变浅,部分还出现异常 Q 波),但两者鉴别主要是 NSTEMI 伴有血清生物标志物升高,而 UA 血清生物标志物阴性。约 25% 的 NSTEMI 可演变为 Q 波心肌梗死,其余 75% 则为非 Q 波心肌梗死。

症状发作时心电图出现 2 个或更多相邻导联 ST 段压低 $\geq 0.1mV$ 和 T 波倒置,症状缓解后恢复正常,或者发作时倒置 T 波呈伪性改善(假性正常化),发作后恢复原倒置状态,强烈提示急性心肌缺血并可能存在严重冠状动脉疾病。短暂性 ST 段抬高(<20min)的患者,约占 NSTE-ACS 患者的 10%,其未来心脏事件发生风险较高。发作时心电图显示胸前导联对称的 T 波深倒置($\geq 0.2mV$)并呈动态改变,多提示左前降支严重狭窄,或可见于急性肺栓塞。

1. 心电图正常能除外 ACS 吗?

心电图正常或临界改变不能排除 NSTE-ACS 的可能性,1%~6% 的患者可能存在 AMI,至少 4% 存在 UA。如左回旋支或右室缺血,12 导联心电图常漏诊,此时需进一步完善 V_7~V_9 和 V_{3R}~V_{5R} 导联。如果初始心电图正常,应至少在 3h 后或再发胸痛等不适症状时复查,并与无症状时心电图进行比较。与既往心电图比较能提供有价值的信息,尤其对于合并左室肥厚或既往心肌梗死患者。胸痛明显发作时心电图完全正常,还需考虑非心源性胸痛。另外,类似 NSTE-ACS 的 ST-T 波异常还可由其他原因引起。ST 段持续抬高的患者,应当考虑到左室室壁瘤、心包炎、肥厚型心肌病、早期复极综合征、预激综合征和中枢神经系统事件等。三环类抗抑郁药和吩噻嗪类药物也可以引起 T 波明显倒置。

2. 连续心电图监测　标准静息心电图并不能充分反映心肌缺血的动态变化,约 2/3 的缺血发作并不能被静息心电图检测到。对于 NSTE-ACS 进行连续心电图监测有两个目的:识别心律失常和 ST 段变化,发现症状性或无症状心肌缺血。研究显示,ST 段连续监测较患者症状更敏感,入院 24h 之内可发现 25% 的患者有心肌缺血的征象。因此,连续心电图监测可作为静息心电图的辅助诊断工具。

(五) 心脏生物标志物指导危险分层

心脏生物标志物反映 NSTE-ACS 不同的病理生理改变,如心肌细胞损伤、炎症、血小板活化以及神经体液激活等。其中,cTn 是目前优先选用的心肌损伤指标,特异性和时间窗较 CK-MB 或肌红蛋白均佳,对近期(30d)及远期(1年)预后均有预测价值。脑钠肽(brain natriuretic peptide,BNP)、N 端 BNP 前体(NT-proBNP)和高敏 C 反应蛋白(high-sensitive CRP,hs-CRP)也可预测远期死亡,具有较重要的预后意义。此外,新型生物标志物(如炎症标志物等)展现出良好的前景,未来有望与 cTn 联合用于 ACS 危险分层。

1. cTn 在 NSTE-ACS 危险分层中的价值 cTn 升高评价预后的价值优于患者的临床特征、入院心电图表现以及出院前运动试验,目前是 NSTE-ACS 危险分层的主要指标之一。hs-cTnI 和 hs-cTnT 诊断准确性相当,而 hs-cTnT 预后价值更高。入院时 hs-cTn 水平越高,死亡风险越高。然而,不能将 cTn 作为评估危险性的唯一指标,应结合患者整体的临床情况进行综合判断。

此外,cTn 升高的患者发生 STEMI 和死亡的风险更高,为 NSTE-ACS 危险分层高危患者,需要更为积极介入和药物干预,包括强化抗栓治疗和常规早期侵入治疗,而对于 cTn 不升高者,这些积极的干预措施获益不大。因此,cTn 也是治疗决策的重要依据。

2. BNP 和 N 端 BNP 前体在危险分层中的价值 BNP 和 NT-proBNP 是由心室心肌细胞分泌产生,其分泌的量与左心室压力有关。多种刺激可诱导其释放,包括低氧血症、心肌缺血、室壁张力增加、心室或心房扩张。两者早期用于诊断和评价心力衰竭。近年来多项研究表明,BNP 和 NT-proBNP 与死亡、心力衰竭和心肌梗死密切相关,且成等级关系,其预测价值独立于心力衰竭病史和入院时或住院期间左心室功能不全。

3. 炎症标志物在 NSTE-ACS 危险分层中的价值 炎症反应在 NSTE-ACS 病理生理过程中发挥重要作用。C 反应蛋白(C-reactive protein,CRP)被认为是急性心血管事件最强的炎症标志物。UA 患者 CRP 水平明显高于稳定型心绞痛患者,提示 CRP 与冠脉病变的严重程度无明显关系,而与病变的稳定程度有关。在 UA 患者中,hs-CRP>3.0mg/L 者住院期间再发缺血、死亡、心肌梗死或血运重建的发生率高于 <3.0mg/L 者。CAPTURE 研究也提示,hs-CRP 水平 >10mg/L 与死亡和心肌梗死独立相关。其他有潜在价值的标志物还包括白细胞介素 -6、细胞间黏附分子 -1、血管细胞黏附分子 -1、内皮细胞选择素、妊娠相关血浆蛋白 A 和髓过氧化物酶等。然而,上述炎症标志物能否应用于 NSTE-ACS 患者尚未进行系统研究与论证。

4. 多标志物检测策略有何价值? 目前,新型生物标志物仍难以取代 cTn 在 NSTE-ACS 诊断中的核心地位。然而,最近研究证实,采用多标志物检测手段(即同时测定多种生物标志物水平如 TnI、CRP 和 BNP)用于 NSTE-ACS 危险分层优于单一标志物评价。MERLIN-TIMI36 研究中 4 352 例 NSTE-ACS 患者随访发现,同时测定 TnI 和 NT-proBNP 水平明显提高现有指标的风险预测价值。在 448 例疑诊 NSTE-ACS 患者中检测了 10 种生物标志物水平,发现 TnI、BNP 和胎盘生长因子水平均能识别正常低危人群,其 30d 和 1 年无事件生存率分别为 97% 和 96%。因此,多标志物检测策略有望更好地进行风险预测并指导治疗,但仍需进一步研究探讨用于危险分层的最佳组合方式。

(六)无创影像学检查

随着对 NSTE-ACS 病理生理机制认识的不断加深,心脏影像学检查已不仅局限于评价心脏结构、功能和心肌灌注,而且能提供斑块形态等高分辨力图像信息,在指导危险分层的同时,能更直观地显示治疗靶点,指导高危患者治疗策略的选择。应用于 NSTE-ACS 心脏无创影像学检查主要包括心脏负荷试验、冠状动脉 CT 血管造影(CTA)、心脏磁共振成像(CMR)及心脏核素检查。无创影像学检查对确诊或疑诊 NSTE-ACS 的患者具有较高的临床价值:①确诊或排除 NSTE-ACS 的诊断;②NSTE-ACS 的鉴别诊断;③评估初始药物治疗后的缺血风险,指导治疗;④评估冠脉多支病变患者缺血程度,指导非罪犯血管的血运重建;⑤评估心脏功能。

NSTE-ACS 患者早期负荷试验的安全性仍存在争议,药物负荷试验在症状较轻的患者或在患者状态稳定(无活动性缺血症状或其他血流动力学或心电不稳定）至少 24 小时后是相对安全的。负荷试验中如果出现高危征象（例如，严重缺血，如在第 3 阶段负荷前 ST 段压低≥0.2mV、运动时血压下降、快速室性心律失常、新发或恶化的左室功能不全），则应尽快行冠状动脉造影进行有创评估。如果有必要，可实施冠状动脉血运重建。超声心动图可用于评估左心室收缩和舒张功能，还可用于识别左心房扩张、功能性二尖瓣关闭不全、三尖瓣环平面收缩期偏移、舒张功能障碍、室壁运动异常等征象。这些征象都预示着患者预后不良。确诊或疑诊 NSTE-ACS 的患者对比剂增强 CTA 可以用于：①识别或排除心外膜冠状动脉疾病；②判断冠状动脉粥样硬化位置及程度；③患者预后的危险分层。研究表明冠状动脉 CTA 可能会有助于 hs-cTn 无法确诊的 NSTEMI 患者的危险分层。总之，冠状动脉 CTA 的最大优势是可以更快速并较为准确地识别可获益于早期强化治疗的高风险患者。高速 CMR 可以提供心室容积和心肌功能的精确指标，可用于评估 NSTE-ACS 患者心室壁水肿、识别梗死心肌与冬眠心肌的面积、评价心肌灌注、定量分析室壁运动情况以及识别风险心肌。

二、缺血风险评估

入院时 ACS 患者的病史、体格检查、心电图和心脏生物标志物检测均可用于评估死亡和非致死性心脏缺血事件的风险。对风险水平的评估涉及多个因素，不可能使用单一的表格来精确定量。因此，表 23-1 仅说明了临床和心电图表现与患者短期心血管事件风险的一般关系。最佳危险分层需要采用多元方法，对多种预后因素进行精确定量，共同决定 ACS 的危险程度。

如前所述，除症状、心电图和心脏标志物以外，既往冠心病病史、性别、年龄、传统危险因素（如吸烟、糖尿病）以及合并症（如心功能不全和肾功能不全）均与死亡和缺血事件风险有关，新近证实许多新的标志物（如 hs-CRP、BNP 和 NT-proBNP）对不良预后也有一定的预测价值。近年来，在大型临床研究的基础上，开发出多个风险预测模型，用于评估 ACS 患者死亡和缺血事件风险，指导临床治疗决策。目前适用于 NSTE-ACS 的主要有 TIMI、GRACE 和 PURSUIT 风险评分。

（一）TIMI 风险评分

Antman 等开发的 TIMI 风险评分是一种简单的评分工具，将患者就诊时的 7 项风险指标进行叠加。这 7 项指标是：①年龄≥65 岁；②至少 3 个冠心病危险因素（高血压、糖尿病、家族史、高脂血症、吸烟）；③既往冠状动脉狭窄≥50%；④心电图 ST 段变化；⑤24h 内至少有 2 次心绞痛发作；⑥发病前 7d 内曾使用过阿司匹林；⑦心脏标志物水平升高，每项计 1 分。0~2 分为低危；3~4 分为中危；5~7 分为高危。TIMI 11B 和 ESSENCE 研究的 2 组独立患者验证了 TIMI 风险评分的有效性。随着 TIMI 风险评分的增加，复合终点事件（14d 全因死亡率、新发或复发心肌梗死或复发心肌缺血需行急诊血运重建治疗）风险增加（表 23-2）。该模型的优点是信息易于获取，患者就诊数小时内即可床旁获取所有评分参数，算法简便，便于早期指导治疗。不足之处在于 TIMI 评分模型出自临床试验的特定人群，不适合临床试验入选标准以外的患者。另外，由于强调早期、简便，使其预测的精确性欠佳，对患者远期预后的预测较差。TIMI 风险评分计算器可从相关网址获得。改良的 TIMI 风险评分即 TIMI 风险指数加入了年龄、收缩压和心率变量，能够预测所有 ACS（包括 STEMI 和 NSTE-ACS）患者的 30 天和 1 年死亡率。

表 23-2 TIMI 风险评分与 14 天心血管
事件发生率的相关性

TIMI 风险评分	14 天全因死亡率、新发或复发心肌梗死或复发心肌缺血需行急诊血运重建等缺血事件的发生率 /%
0~1	4.7
2	8.3
3	13.2
4	19.9
5	26.2
6~7	40.9

（二）GRACE 风险评分

GRACE 风险评分模型的建立源于 GRACE 研究结果，主要用于预测 ACS 患者住院期间及 6

个月的死亡或/和心肌梗死风险,有助于临床医师选择合理的治疗方案和强度。应用于 GRACE 模型的 8 个变量包括①年龄;②Killip 分级;③收缩压;④ST 段偏移;⑤入院心搏骤停;⑥血清肌酐水平;⑦心脏标志物升高;⑧心率。跨度从 0 分到 372 分。积分≤108 分为低危;积分在 109~140 分为中危;≥140 分为高危(表 23-3)。GRACE 是目前最大样本量的全球性 ACS 注册研究,涵盖所有类型的 ACS 患者,因此依据此研究结果建立的评分模型具有更广泛的代表性;由于评分更为细化,GRACE 评分能更准确地在入院和出院时进行危险分层。目前 GRACE 评分已成为 NSTE-ACS 患者是否应行早期介入治疗的风险评估工具。在 GRACE 评分的基础上,GRACE 2.0 风险计算器可直接评估住院期间、6 个月、1 年和 3 年的死亡率,同时还能提供 1 年死亡或心肌梗死的风险评估。与其他模型比较,GRACE 评分较为复杂,需要通过计算机软件完成,可从相关网站上获得。

(三)PURSUIT 风险评分

PURSUIT 评分是另一个应用于患者入院时指导临床决策过程的工具。PURSUIT 评分中与 30d 死亡和再发心肌梗死复合终点事件相关的因素包括年龄、心率、收缩压、ST 段压低、心力衰竭和心脏生物标志物。该模型的优势是易于早期获得、算法简便,年龄在该评分模型中占有很大权重。

分析比较 3 种风险评分(TIMI、GRACE 和 PURSUIT)得出结论,所有 3 种方法均能较准确地预测 1 年死亡和心肌梗死风险,因此可识别有可能从早期强化抗栓和介入治疗中获益的高危患者。

(四)CAMI-NSTEMI 风险评分

CAMI-NSTEMI 评分是基于中国心肌梗死注册登记研究(CAMI)数据开发的用于预测 NSTEMI 患者院内死亡风险的风险评分系统。研究共纳入我国多中心 5 816 名 NSTEMI 患者,其中 4 362 名患者用于模型建立,1 454 名患者用于模型验证。该评分系统包含 12 个预测院内死亡的变量:年龄、体重指数(BMI)、收缩压、Killip 分级、心搏骤停、心电图 ST 段压低、新发左束支传导阻滞、血清肌酐水平、白细胞计数、吸烟史、既往心肌梗死病史、PCI 手术史(表 23-4)。评分范围为 0~35 分。院内死亡风险随着评分增加而升高:0~10 分为 1.16%;11~13 分为 2.97%;14~35 分为 13.11%。CAMI-NSTEMI 评分 ROC 曲线下面积(0.82)显著高于 GRACE 评分(0.72),有良好的区分度和拟合度,高危组患者死亡风险显著高于非高危组,诊断效能高于 GRACE 评分。CAMI-NSTEMI 评分系统最大的特点是其建模与验证均建立在中国人群基础上,非常适用于中国 NSTEMI 患者死亡风险的评估。此外,该评分的变量亦是临床上较易获得的参数,使用方便。其缺点主要在于仅适用于院内死亡风险的评估,用于远期风险评估尚缺乏证据。CAMI-NSTEMI 评分的预测能力与可靠性仍需在临床工作中进一步验证。

表 23-3 GRACE 风险评分

Killip 分级	得分	收缩压/mmHg	得分	心率/(次/min)	得分	年龄/岁	得分	血肌酐水平/(mg/dl)	得分	危险因素	得分
I	0	<80	58	<50	0	<30	0	0~0.39	1	入院心搏骤停	39
II	29	80~99	53	50~69	3	30~39	8	0.4~0.79	4	ST 段偏移	28
III	39	100~119	43	70~89	9	40~49	25	0.8~1.19	7	心肌酶升高	14
IV	59	120~139	34	90~109	15	50~59	41	1.2~1.59	10		
		140~159	24	110~149	24	60~69	58	1.6~1.99	13		
		160~199	10	150~199	38	70~79	75	2.0~3.99	21		
		≥200	0	≥200	46	80~89	91	≥4.0	28		
						≥90	100				

表 23-4 CAMI-NSTEMI 风险评分

预测因素		得分	预测因素		得分
年龄 / 岁	<57	0	血肌酐水平 /（μmol/L）	<64	0
	57~66	9		64~77	1
	66~75	15		77~94.3	3
	≥75	22		≥94.3	6
体重指数 /（kg/m²）	<20.0	10	白细胞计数 /（10⁹/L）	<6.8	0
	20.0~23.9	7		6.8~8.6	5
	23.9~25.9	4		8.6~10.74	9
	≥25.9	0		≥10.74	18
收缩压 /mmHg	<118.5	24	心搏骤停	否	0
	118.5~130	18		是	25
	130~150	10	吸烟史	从不吸烟	19
	≥150	0		既往吸烟	9
Killip 分级	I	0		目前吸烟	0
	II	12	既往心肌梗死史	否	0
	III	24		是	17
	IV	35	既往经皮冠状动脉介入治疗手术史	否	29
心电图 ST 段压低	否	0		是	0
	是	12			

三、出血风险评估

强化抗栓治疗和早期介入治疗能降低缺血事件风险,但其出血风险也随之升高。严重出血并发症不仅可直接导致死亡,而且影响抗栓药物的应用,进一步使缺血事件风险增加。研究显示,ACS 患者住院期间或 30 天大出血发生率达 3.9%~9.4%,1 年发生率则高达 5.4%~15.4%。与未发生大出血的患者相比,发生大出血的 ACS 患者 30 天死亡率增高 5 倍。因此,出血事件与 NSTE-ACS 患者的不良预后密切相关。平衡患者的缺血与出血风险,对于制定治疗策略至关重要。

最早用于出血风险评价的是 TIMI 和 GUSTO 分级,两者分类均较为简单,易于操作,但在 PCI 相关出血的预测价值有限。对于接受冠状动脉造影的 ACS 患者,CRUSADE 评分和 ACUITY 评分对严重出血具有合理的预测价值。其中,CRUSADE 评分对出血风险的预测价值更高。然而,对于接受药物保守治疗或口服抗凝药的患者,上述评分的预测价值尚不明确。

（一）CRUSADE 出血风险评分

CRUSADE 出血风险评分从包含 71 277 例

患者的 CRUSADE 注册研究中得出,并进一步在 17 857 例患者中进行验证。对性别、心率、收缩压、糖尿病、肌酐清除率、血细胞比容、充血性心力衰竭、既往血管性疾病病史 8 个变量进行积分,以积分高低分为:极低危组（≤20 分）、低危组（21~30 分）、中危组（31~40 分）、高危组（41~50 分）、极高危组（>50 分）,相对应的出血事件发生率分别为 3.1%、5.5%、8.6%、11.8% 和 19.5%。与 TIMI 和 GUSTO 相比,CRUSADE 评分兼有两者的准确性与易操控性,能对不同指标进行精确定量,结合入院和治疗变量后其出血风险评估的准确性更高。需要注意的是,此评分系统是以股动脉为主要穿刺途径的人群中推导出的,对于桡动脉途径的患者其预测价值可能会较低。此外,其预测性能一般（接受保守治疗的患者:C 统计量为 0.68;接受侵入治疗的患者:C 统计量为 0.73）。最新研究显示,CRUSADE 评分对国人院内大出血的预测价值较高。目前国内外 NSTE-ACS 指南推荐,可以考虑采用 CRUSADE 评分（表 23-5）对患者出血风险和远期预后进行评估（IIb/B）。CRUSADE 评分可以在相关网站上进行评估。

表 23-5 CRUSADE 出血风险评分

预测因素		评分
基线血细胞比容		
	<31	9
	31~33.9	7
	34~36.9	3
	37~39.9	2
	≥40	0
肌酐清除率 /（ml/min）		
	≤15	39
	>15~30	35
	>30~60	28
	>60~90	17
	>90~120	7
	>120	0
心率 /min		
	≤70	0
	71~80	1
	81~90	3
	91~100	6
	101~110	8
	111~120	10
	≥121	11
性别		
	男	0
	女	8
有充血性心力衰竭的征象		
	否	0
	是	6
原有血管疾病		
	否	0
	是	6
糖尿病		
	否	0
	是	6
收缩压 /mmHg		
	≤70	10
	91~100	8
	101~120	5
	121~180	1
	181~200	3
	≥201	5

（二）ACUITY 出血风险评分

ACUITY 评分是根据 ACUITY 研究和 HORI-ZONSAMI 研究合并的人群队列建立的 ACS 出血风险预测模型。它包含 6 个独立基线预测因素（女性、高龄、血清肌酐升高、白细胞计数、贫血和 NSTEMI 或 STEMI 表现）和一个抗栓治疗相关变量［使用普通肝素和血小板糖蛋白Ⅱb/Ⅲa 受体抑制剂（glycoprotein Ⅱb/Ⅲa receptor inhibitors, GPI）而不是比伐芦定］（表 23-6）。以积分高低分为：低危组（<10 分）、中危组（10~14 分）、高危组（15~19 分）、极高危组（≥20 分），相对应的出血事件发生率分别为 0.9%~2.8%、2.8%~4.7%、4.7%~7.9% 和≥7.9%。ACUITY 评分≥20 分定义为出血高危患者。该风险评分能够预测 30 天非冠状动脉旁路移植术（coronary artery bypass grafting, CABG）相关严重出血风险以及 1 年的

表 23-6 ACUITY 出血风险评分

预测因素		分值
性别	男性	0
	女性	8
年龄	<50	0
	50~59	3
	60~69	6
	70~79	9
	≥80	12
血清肌酐 /（mg/dl）	<1.0	0
	1.0~	2
	1.2~	3
	1.4~	5
	1.6~	6
	1.8~	8
	≥2.0	10
贫血	无	0
	有	6
急性冠脉综合征类型	ST 段抬高心肌梗死	6
	非 ST 段抬高心肌梗死	2
	不稳定型心绞痛	0
比伐卢定应用	普通肝素 + 糖蛋白Ⅱb/Ⅲa 受体拮抗剂	0
	单用比伐卢定	−5

死亡风险。其缺点是缺乏大样本的外部验证，没有专门的计算器，并且其风险预测能力也较为平庸（C 统计量为 0.74）。随着介入治疗策略的变化，如桡动脉入路的增加、比伐芦定的应用以及新型 $P2Y_{12}$ 抑制剂的应用，其预测价值也会有相应改变。

总之，许多缺血事件的危险因素也是出血事件的危险因素。心血管医师应该对患者缺血与出血的风险进行个体化评估，制定合理的抗栓方案，力求以最小的出血风险获得最大的抗栓效果。

四、风险预测模型的现状与思考

现有风险预测模型尚存在诸多问题，尤其是出血风险评分。以 CRUSADE 评分为例，2011 年 ESC 指南曾将其列为 I 类推荐（证据等级 B），但 2015 年以后则已降为 IIb 推荐。事实上，现有出血风险评分的预测价值均有限（AUC 普遍低于 0.80），究其原因主要在于：①未能基于大样本前瞻性研究数据。②未能纳入全部出血预测变量。例如，消化道出血风险应纳入消化不良、胃食管反流、长期饮酒、服用非甾体抗炎药（NSAIDs）或类固醇、幽门螺杆菌（Hp）感染等。③应区分 STEMI 与 NSTE-ACS 以及早期与长期出血风险等。

第四节　抗栓治疗的进展与争议

一、抗血小板治疗

在动脉粥样硬化斑块破裂的基础上继发血栓形成是 NSTE-ACS 的病理生理基础。在血栓形成过程中，血小板激活、黏附、聚集起到了至关重要的作用，因此抗血小板治疗已经成为 NSTE-ACS 药物治疗的基石，早期启用能有效减少血栓事件，改善预后。近年来，NSTE-ACS 抗血小板治疗发展迅速，许多新药不断涌现，但总原则始终为有效降低缺血风险，并使出血风险降到最低。与此同时，对于药物种类以及给药剂量、时机和疗程的选择仍有诸多争议性话题，有待进一步研究论证。

（一）阿司匹林应用中存在的问题

1. 如何预防和处理消化道损伤？

阿司匹林（乙酰水杨酸）是经典的解热镇痛药物，早在 50 年前其抗血小板作用就已被认识，目前是有效、安全而又价格便宜的抗血小板药物。阿司匹林通过不可逆地抑制血小板内环氧化酶 1（COX-1）活性中心的丝氨酸乙酰化防止血栓烷 A2 形成，从而阻断血小板聚集。现有指南均建议，除非无法耐受或明确对阿司匹林过敏，无论采用何种治疗策略，所有患者均应口服阿司匹林首剂负荷量 150~300mg（未服用过阿司匹林的患者）并以 75~100mg/d 的剂量长期服用（I/A）。

阿司匹林在降低缺血事件的同时，也会增加出血事件风险。据估计，服用小剂量阿司匹林患者的消化道出血发生率约 2.3%。严重出血可引起低血压、容量耗竭，进一步诱发缺血；输血可引起全身血管收缩、炎症和凋亡；出血时停用抗栓药物增加支架内血栓风险，上述三方面均可增加患者死亡率。

研究显示，阿司匹林的不同剂量之间抗血小板作用无显著差异，但消化道出血的发生率随着剂量的增加而升高。无论接受血运重建或药物治疗，与单用阿司匹林相比，加用氯吡格雷的双联抗血小板治疗（dual antiplatelet therapy，DAPT）能使心源性死亡、心肌梗死与卒中的风险由 11.4% 降至 9.3%，但大出血风险由 2.7% 增高至 3.7%。此外，既往消化道出血或溃疡病史、年龄、Hp 感染、使用 NSAIDs 均与阿司匹林引起的消化道出血密切相关。

为了最大程度地减少抗血小板治疗的消化道损伤，建议采取以下综合措施进行预防和处理。首先，应严格掌握长期联合应用抗血小板药物的适应证并调整至最低有效剂量；尽早对 NSTE-ACS 患者进行出血风险评估（表 23-5），对高危因素（如糖尿病、肾功能不全）进行早期干预，根据危险分层制定个体化的抗栓治疗方案。其次，建议长期服用抗血小板药物的高危患者筛查并根除 Hp，可联合应用质子泵抑制剂（proton pump inhibitor，PPI）、H_2 受体拮抗剂或黏膜保护剂进行防治。PPI 可减轻消化道损伤并预防出血。目前欧美指南建议，以下胃肠出血风险较高者应使用 PPI：①胃肠道溃疡或出血病史；②长期使用 NSAIDs 或泼尼松；③具有下列两项或更多危险因素：年龄≥65 岁、消化不良、胃食管反流病、Hp 感染或长期饮酒。建议在 DAPT 基础上合用 PPI。研究显示，阿司匹林所致消化性溃疡患者在溃疡愈合后，联合给予阿司匹林和 PPI，溃疡复发和出血的发生率均较单用氯吡格雷替代治疗明显降低，因此对于阿司匹林所致的溃疡、出血患者，不建议氯吡格雷替代阿司匹林治疗，建议给予阿司匹林联合 PPI 治疗。

2. 阿司匹林最佳维持剂量是多少？

在一定范围内阿司匹林的抗血栓作用并不随剂量增加而增加，但消化道出血风险却随剂量加大而明显增加。一项纳入 287 项研究的荟萃分析结果显示，阿司匹林显著降低缺血事件风险，其中阿司匹林 75~100mg/d 能减少 6% 的血管事件，增加剂量并无额外获益，而评价 <75mg 的研究较少。阿司匹林剂量在 325mg/d 以内，不同剂量的出血风险相似。因此，指南建议，阿司匹林长期使用的最佳维持剂量是 75~100mg/d。

PLATO 试验证实替格瑞洛较氯吡格雷能进一步降低缺血事件，但亚组分析结果显示，不同剂量的阿司匹林联合替格瑞洛终点事件发生率并不相同。PLATO 地域研究结果显示，北美地区替格瑞洛和氯吡格雷心血管死亡、心肌梗死或卒中的联合终点事件以及全因死亡率均无明显差异，而欧洲等地结果差异显著。深入研究发现，替格瑞洛地域结果差异可能与合用阿司匹林剂量不同有关，合用小剂量（<300mg/d）阿司匹林可能减少不良事件，而大剂量阿司匹林似乎抵消了替格瑞洛的疗效。因此，美国 FDA 发出黑框警告：当阿司匹林维持剂量大于 100mg 时，会降低替格瑞洛的疗效。为避免这种情况的发生，无论给予任何初始剂量，阿司匹林维持用量应为 75~100mg/d。

（二）P2Y$_{12}$ 受体抑制剂的选择

现有指南建议，所有无禁忌证的 NSTE-ACS 患者在阿司匹林基础上联用一种 P2Y$_{12}$ 受体抑制剂并维持使用 12 个月。目前，临床上常有的 P2Y$_{12}$ 受体抑制剂有氯吡格雷、替格瑞洛和普拉格雷。

1. 氯吡格雷　自 1998 年被 FDA 批准以来，氯吡格雷已成为 ACS 最常用的药物之一。氯吡格雷为噻吩吡啶类药物，为前体药物，在口服后转化为活性成分，作用于二磷酸腺苷（ADP）P2Y$_{12}$ 受体，对 ADP 诱导的血小板聚集有较强的抑制作用，还能抑制胶原和凝血酶诱导的血小板聚集。CURE 和 PCI-CURE 研究均证实，在阿司匹林的基础上，联合应用氯吡格雷明显降低缺血事件风险，但并不增加致命性出血事件。目前指南建议，对于无法应用替格瑞洛、普拉格雷或接受口服抗凝药的患者，建议应用氯吡格雷（300~600mg 负荷量，75mg/d 维持剂量）。然而，随着对其机制研究的不断深入，氯吡格雷给药剂量、疗程、药物相互作用和个体化治疗等方面仍存在诸多争议。

2. 替格瑞洛　替格瑞洛为新型的环戊烷三唑嘧啶（CPTP）衍生物，可直接起效，无需代谢激活，较氯吡格雷更快速抑制 P2Y$_{12}$ 受体效应，而且血小板抑制作用更为强效、一致和持久。替格瑞洛可逆性结合于 P2Y$_{12}$ 受体，血浆半衰期为 12h，受其活性代谢产物的影响较小。在健康人群和稳定型心绞痛患者中的研究显示了其强效、快速的抗血小板作用，在停药 24h 后迅速下降，且耐受性较好。该药也于 2011 年 7 月获美国 FDA 批准使用。

PLATO 试验为多中心、随机、双盲研究，共入选 18 624 例 STEMI（计划急诊 PCI）和 NSTE-ACS（计划侵入或保守治疗）患者，随机分为替格瑞洛组（180mg 负荷量，90mg、2 次 /d 维持剂量）和氯吡格雷组（300 或 600mg 负荷量，75mg/d 维持剂量）。主要疗效终点是首次出现血管性死亡、心肌梗死或卒中的联合终点，主要安全终点是首次出现的任何大出血。随访 12 个月结果显示，在 NSTE-ACS 亚组，与氯吡格雷相比，替格瑞洛明显降低 NSTEMI 患者主要疗效终点事件的发生率（11.4% vs 13.9%，HR 0.83，95% 置信区间 0.73~0.94），但在 UA 患者中未发现以上获益。替格瑞洛组全因死亡率和支架血栓发生率也显著低于氯吡格雷组，两组大出血和致命性出血发生率无明显差异。目前指南建议，无论采取何种初始治疗策略，所有无禁忌证的缺血事件中 - 高危（如 cTn 升高）患者，推荐使用替格瑞洛（负荷剂量 180mg，维持剂量 90mg、2 次 /d），包括之前使用氯吡格雷预治疗的患者（当开始使用替格瑞洛时，应停用氯吡格雷）。但 PLATO 研究结果显示，与氯吡格雷组相比，替格瑞洛组总出血的发生率显著升高。对于高龄、既往脑出血病史、近1年内缺血性卒中病史、服用口服抗凝药等患者，谨慎选用替格瑞洛。

新近的研究显示，PB2452是一种重组人IgG1单克隆抗体抗原结合片段，可快速中和替格瑞洛及其活性代谢产物AR-C124910XX，中和游离的替格瑞洛并防止其与P2Y$_{12}$受体结合。PB2452作为替格瑞洛的特异性逆转剂，可以迅速持续、安全有效地逆转替格瑞洛的抗血小板作用，有可能成为治疗或预防替格瑞洛相关出血并发症的新方法。此外，替格瑞洛能升高内源性腺苷浓度。而腺苷浓度升高可能与其呼吸困难的不良反应有关，可见于12.9%的患者，其中0.5%的患者因呼吸困难而停药。

3.普拉格雷　普拉格雷是新一代的噻吩吡啶类抗血小板药物，可以直接阻断P2Y$_{12}$受体，具有较强的抗血小板活性，是氯吡格雷的10倍。已有临床研究显示，60mg负荷剂量可以产生快速、有效、不可逆的抗血小板作用，即使在对常规75mg氯吡格雷反应不佳的患者中也有明确的疗效，在Ⅱ期临床试验中其安全性已得到验证，已于2009年相继被美国FDA和欧洲CE批准用于血管成形术患者。TRITON-TIMI 38研究对比了普拉格雷和氯吡格雷在ACS患者中的有效性和安全性。所有患者随机分为普拉格雷组（60mg负荷量，10mg/d维持剂量）和氯吡格雷组（300mg负荷量，75mg/d的维持剂量），随访6~15个月。NSTE-ACS亚组结果显示，普拉格雷组主要终点事件（心血管死亡、非致死性心肌梗死或卒中）发生率显著低于氯吡格雷组（9.3% vs 11.2%，HR 0.82，95%置信区间0.73~0.93，p=0.002），心肌梗死和支架内血栓发生率也显著低于氯吡格雷组，但其非CABG相关大出血的发生率较高（2.4% vs 1.8%，HR 1.32，95%置信区间1.03~1.68，p=0.03），且增加致命性出血风险。对于老年（≥75岁）、低体重（<60kg）、既往颅内出血、缺血性卒中或短暂性脑缺血发作（TIA）的患者，普拉格雷无净获益甚至有害。普拉格雷目前未在国内上市。

（三）P2Y$_{12}$受体抑制剂的给药时机

对于接受早期侵入治疗的患者，一旦诊断NSTE-ACS，应尽快给予P2Y$_{12}$受体抑制剂。尚缺乏对计划给予介入治疗的NSTE-ACS患者应用替格瑞洛或氯吡格雷的最佳术前给药时机的相关研究。对计划接受保守治疗的NSTE-ACS患者，如无禁忌证，确诊后应尽早给予P2Y$_{12}$受体抑制剂。

（四）P2Y$_{12}$受体抑制剂的转换与升阶和降阶治疗

与氯吡格雷相比，普拉格雷及替格瑞洛的抗血小板作用更加迅速、有效，且具有可预测性，当然后两种药物对应的出血风险也有所增加。目前，临床医生依然在广泛应用氯吡格雷，所以也出现了一系列P2Y$_{12}$受体抑制剂转换应用的问题。在转换用药时，P2Y$_{12}$受体抑制剂的结合位点（竞争性或非竞争性）、半衰期、起效速度及失效等药理学差异均可影响药物间的相互作用。

1.氯吡格雷转换为新型P2Y$_{12}$受体抑制剂　目前指南建议，NSTE-ACS患者优先选择新型P2Y$_{12}$受体抑制剂。然而，氯吡格雷在过去的几十年中已经成为很多中心的标准治疗药物之一，患者在发病初期往往已经给予氯吡格雷处理。因此，如何由氯吡格雷向新型P2Y$_{12}$受体抑制剂转换是很多医生面临的难题。注册研究数据显示，氯吡格雷向新型P2Y$_{12}$受体抑制剂的转换治疗比率为5%~50%。血管造影高危（血栓、长病变或分支病变）、STEMI、院内再梗死、体重高、男性及个人医疗保险等临床与社会经济因素与转换治疗相关。多数受试者在PCI时或术后立即开始转换治疗。在负荷剂量给药中，替格瑞洛应用多于普拉格雷。在PLATO研究中，约50%随机分配到替格瑞洛组的患者曾接受氯吡格雷治疗，这些患者给予负荷剂量的替格瑞洛并获得显著的临床获益。2017年ESC《双联抗血小板治疗指南》推荐的2项临床试验均证实，由氯吡格雷换为替格瑞洛的转换策略多给予负荷剂量，安全性终点提示与氯吡格雷相比差异无统计学意义。SHIFT-OVER研究却不支持升阶梯转换需给予负荷剂量的结论。基于目前的证据建议，早期（尤其是急性期）从氯吡格雷转换为替格瑞洛或普拉格雷时，无论最后氯吡格雷的给药时间及剂量如何，均建议给予负荷剂量（替格瑞洛180mg或普拉格雷60mg），后以常规剂量维持（替格瑞洛90mg、2次/d或普拉格雷10mg、1次/d）。晚期/极晚期时，建议直接给予常规剂量,不需负荷剂量,转换时机为末次服用氯吡格雷的24h后。

2. 新型P2Y₁₂受体抑制剂转换为氯吡格雷 新型P2Y₁₂受体抑制剂的出血风险常常限制其在临床中的应用,特别是对于高危出血风险的患者。此外,替格瑞洛导致的呼吸困难、高尿酸、心动过缓等不良反应,迫使替格瑞洛转换为氯吡格雷(降阶治疗)成为可能。有研究证实,缺血性卒中或脑出血病史、口服抗凝血药、高龄、低体重、住院行冠状动脉旁路移植术、无个人保险、依从性差等均为替格瑞洛转换为氯吡格雷的主要影响因素,且转换时间多发生于出院后。SCOPE研究对早期从替格瑞洛转换为氯吡格雷的安全性做了研究,结果显示,早期转换显著增加缺血事件的发生率。国内最新研究显示,ACS患者PCI后早期(30天内)由替格瑞洛转换为氯吡格雷较晚期转换(30天~1年)显著增加缺血事件,但出血发生率无显著差异。TOPIC研究入选1个月前未发生缺血事件的ACS患者,探讨慢性期降阶治疗和维持治疗两种策略的疗效及安全性,结果显示,降阶治疗并未增加缺血事件。目前尚无足够证据等级的随机临床试验能够评价替格瑞洛转换为氯吡格雷的有效性和安全性,仅有少数的药效学试验表明这种转换会增加血小板反应性,少数报道出血事件减少。

基于现有的证据建议,除非患者出现无法耐受的呼吸困难、不能耐受或危及生命的出血事件、危及生命的缓慢心律失常、必须联合应用抗凝血药,否则不建议患者从替格瑞洛转换为氯吡格雷。降阶治疗可能带来血小板抑制率降低,所以转换时间点及药物剂量成为关键。由于早期停用替格瑞洛后,高度活跃的血小板易在抗血小板强度不足的情况下形成血栓,所以给予氯吡格雷的负荷剂量是必要的。目前的指南建议,替格瑞洛给药后24h给予氯吡格雷的负荷量(600mg),然后以常规剂量维持(75mg,1次/d)。

(五)双联抗血小板治疗的时程

NSTE-ACS患者应用DAPT的有效性和安全性已达共识,但有关DAPT的最佳时程一直存在争议。随着新型药物洗脱支架(drug eluting stent, DES)的研发、新型抗血小板药物的应用,以及介入医生技术水平的提高,DAPT时程是否能缩短(<12个月)成为研究的热点。2012年的EXCELLENT试验采用2×2析因设计,入选1 443例接受DES植入的患者,随机接受6个月(Xience V/Promus依维莫司洗脱支架)和12个月DAPT(Cypher Select西罗莫司洗脱支架)。结果显示,两组12个月靶血管失败率无明显差异。PRODIGY研究入选2 013例支架术后患者(74%为ACS),随机分为6个月和24个月DAPT组。结果显示,两组全因死亡、非致死性心肌梗死或卒中发生率无明显差异。RESET研究进一步缩短了DAPT时长,结果发现植入Endeavor佐他莫司洗脱支架(E-ZES)后接受3个月DAPT并未增加主要不良心脏事件和支架血栓风险。另外,在ACS、糖尿病、短病变(支架长度≤24mm)和长病变(支架长度≥28mm)亚组,两组主要终点事件发生率差异亦无统计学意义。上述临床研究结果尽管各不相同,且存在一定局限性,但仍然为缩短DAPT时程提供了必要依据,尤其对不能耐受长期DAPT的患者以及特定低危人群更具指导意义。

然而,2014年发布的纳入11 648例患者的DAPT研究得到了不同的结论。研究显示,与12个月(其后单用阿司匹林)相比,DAPT 30个月能够使支架内血栓发生率降低71%(0.4% vs 1.4%,p<0.001),严重不良心脑血管事件发生率降低29%(4.3% vs 5.9%,p<0.001),心肌梗死发生率降低53%(2.1% vs 4.1%,p<0.001),但两组全因死亡率差异无统计学意义(2.0% vs 1.5%,p=0.052)。延长DAPT时间明显增加出血发生率(2.5% vs 1.6%,p=0.001)。与DAPT研究结果相一致,TL-PAS研究共入选2 191例植入紫杉醇药物洗脱支架的患者,随机接受阿司匹林+普拉格雷12个月和阿司匹林+普拉格雷30个月治疗。结果显示,严重不良心脑血管事件(全因死亡、心肌梗死、卒中)发生率在30个月治疗组明显低于12个月治疗组(3.7% vs 8.8%,p<0.001),支架血栓也明显降低(0.2% vs 2.9%,p<0.001),两组严重出血无显著差异(2.4% vs 1.7%,p>0.05)。2017年发布了NIPPON研究3年的随访结果,缩短DAPT(DAPT时长6个月)与延长DAPT(DAPT时长18个月)两组间3年主要不良心脑血管事件的发生率无明显差异。延长DAPT治疗未显著增加出血事件的发生率。缩短 DAPT 治疗在绝对数值上增加缺血事件发生，但未达统计学差异。延长 DAPT 治疗在年龄 70~77 岁的糖尿病患者及大于 70 岁且 SYNTAX 评分 >23.3 的患者中能够更显著的降低缺血事件。

尽管目前已完成 30 多项大型的 DAPT 相关临床试验，但 DAPT 的最佳时程仍没有明确的答案。近年来，DAPT 时程越来越强调个体化。医生需根据临床判断、患者出血/缺血风险等因素，适当延长或缩短治疗时程。近期发表的一项纳入 14 963 例行 PCI 治疗患者的研究分析了缺血风险（PCI 复杂程度判断缺血风险）和出血风险[PRECISE-DAPT 评分 ≥25 的患者为高出血风险（high bleeding risk，HBR）患者]对于临床结局和 DAPT 时程的影响。研究结果显示，与非复杂 PCI 的患者相比，接受复杂 PCI 的患者发生缺血性事件的风险更高；但只有未合并 HBR（PRECISE-DAPT 评分 <25）的复杂 PCI 患者才受益于延长 DAPT 时程（12~24 个月）。该研究的结果也强调了 HBR 对 DAPT 时程的重要性。2019 年学术研究联盟（ARC）首次推出了 PCI 术后 HBR 的标准定义，给出了 14 项主要标准以及 6 项次要标准（表 23-7）。患者满足至少 1 项主要标准或者 2 项次要标准，即可认为该患者属于 HBR。HBR 标准定义的推出对于 PCI 术后 DAPT 策略的制定具有重要的指导意义。另外，目前已有数个可以预测抗血小板治疗患者的长期出血风险的评分（表 23-8），目前相关的指南共识建议使用评分指导 DAPT 时程。

表 23-7 ARC 高出血风险（HBR）定义

主要标准

1. 应用口服抗凝血药
2. 严重或终末期慢性肾脏病[eGFR<30ml/(min·1.73m^2)]
3. 中度或重度贫血（Hb<110g/L）
4. 6 个月内发生需要住院和/或输血的自发性出血或在任何时间内的再发出血
5. 中度或重度血小板减少症（PLT<100×10^9/L）
6. 慢性出血性体质
7. 肝硬化伴门静脉高压
8. 过去 12 个月内存在活动性恶性肿瘤
9. 颅内自发性出血史（既往任何时间）
10. 12 个月内存在创伤性颅内出血
11. 已知的脑动静脉畸形
12. 6 个月内有中度或重度缺血性卒中
13. 计划 DAPT 期间进行大手术
14. PCI 前 30 天内的大手术或严重创伤

次要标准

1. 年龄 ≥75 岁
2. 中度慢性肾脏病[eGFR 30~59ml/(min·1.73m^2)]
3. 轻度贫血（男性 Hb 110~129g/L，女性 Hb 110~119g/L）
4. 12 个月内发生需要住院和/或输血的自发性出血（未满足主要标准）
5. 长期应用 NSAID 与类固醇类药物
6. 任何时间的缺血性卒中（未满足主要标准）

注：ARC.学术研究联盟；HBR.高出血风险；eGFR.估算的肾小球滤过率；Hb.血红蛋白；PLT.血小板计数；DAPT.双联抗血小板治疗；PCI.经皮冠状动脉介入治疗；NSAID.非甾体抗炎药。

表 23-8 抗血小板治疗出血风险评分

	REACH	Dutch ASA	DAPT	PARIS	PRECISE-DAPT	BleeMACS
发布时间/年	2010	2014	2016	2016	2017	2018
数据来源	RECH 注册研究	Dutch ASA 注册研究	DAPT 随机对照试验	PARIS 注册研究	8 项随机试验的汇总分析	BleeMACS 注册研究
患者例数	56 616	235 531	11 648	4 190	14 963	15 401
入选人群	动脉粥样硬化血栓形成风险人群*	新的服用低剂量阿司匹林的患者	PCI 术后 12 个月内无事件发生的稳定患者	接受 PCI 的稳定和不稳定患者	接受 PCI 的稳定和不稳定患者	接受 PCI 的 ACS 患者

续表

	REACH	Dutch ASA	DAPT	PARIS	PRECISE-DAPT	BleeMACS
出血结局	随访 2 年的严重出血	平均随访 530 天内的上消化道出血	PCI 术后 12~30 个月的大出血	随访 2 年的大出血	平均随访 552 天的院外大出血	随访 1 年的严重自发性出血
出血定义	自行定义的出血	第一次上消化道出血发作	中-重度 GUSTO 出血	BARC3 型或 5 型出血	TIMI 出血	自行定义的出血
评估缺血风险	否	否	是	是	否	否
分值范围	0~23	0~15	−2~10	0~14	0~100	0~80
预测效能	AUC 0.68	AUC 0.64	AUC 0.68	AUC 0.72	AUC 0.73	AUC 0.71（0.72 内部验证）
验证数据	CHARISMA	荷兰健康保险数据库	PROTECT	ADAPT-DES	PLATO 和 Bern PCI 注册研究	SWEDEHEART
验证数据的患者例数	15 603	32 613	8 136	8 130	8 595 和 6 172	96 239（ACS+PCI）；93 150（ACS）
验证数据的预测效能	AUC 0.64	AUC 0.63	AUC 0.64	AUC 0.64	AUC 0.70 和 0.66	AUC 0.65（ACS+PCI）；AUC 0.63（ACS）

注：*REACH 注册研究定义的动脉粥样硬化血栓形成风险人群为心血管疾病、冠状动脉疾病、外周动脉疾病或≥3 个心血管危险因素。PCI. 经皮冠状动脉介入治疗；ACS. 急性冠脉综合征；AUC. 曲线下面积；BARC. 出血学术研究联合会。

2017 ESC《双联抗血小板治疗指南》推荐使用 PRECISE-DAPT 评分或 DAPT 评分评估 DAPT 时程（图 23-4）。PRECISE-DAPT 评分纳入 5 项临床指标，预测 DAPT 期间 TIMI 大出血／小出血的风险，评分≥25 分高风险患者建议短期 DAPT（3~6 个月），延长 DAPT 时间增加出血风险但不增加缺血获益。评分 <25 分的患者标准／长期 DAPT（12~24 个月）可显著降低缺血风险但不增加出血风险。对于 PCI 后 1 年内未发生主要缺血／出血事件的患者，DAPT 评分可指导后续抗血小板治疗策略。DAPT 评分≥2 的患者，继续 DAPT 可使缺血风险显著降低，且不增加出血风险；DAPT 评分 <2 的患者，继续 DAPT 的出血风险显著增加，且缺血风险并未显著降低。

与阿司匹林单药治疗相比，DAPT 可降低 PCI 患者的缺血风险，但同时可能增加出血风险。近期的研究结果提示，植入新一代 DES 的 PCI 术后患者应用 P2Y$_{12}$ 受体抑制剂单药抗血小板治疗非劣于经典 DAPT 治疗方案，且安全性相当或更优。PCI 术后抗血小板治疗或迎来 P2Y$_{12}$ 受体抑制剂单药治疗时代。

GLOBAL LEADERS 研究为多中心、跨国、开放标签的随机对照临床试验，纳入 15 991 名拟接受 PCI 的 ACS 或稳定性冠状动脉疾病患者，旨在评估与传统的 DAPT 相比，替格瑞洛与阿司匹林联合治疗 1 个月后替格瑞洛单药治疗 23 个月的获益与风险。研究的主要终点为全因死亡或新发 Q 波心肌梗死，关键次要安全终点是 BARC 定义的 3 型或 5 型出血事件。结果显示，与对照组相比，虽然试验组 2 年主要终点事件发生率有降低趋势（3.81% vs 4.37%），绝对风险降低 0.56%，相对风险降低 13%（RR 0.87，95% 置信区间 0.75~1.01），但未得出优效性结论（p=0.073）。同时，在安全性方面，两种治疗策略也没有显著差别，试验

	PRECISE-DAPT评分		DAPT评分	
应用时机	冠状动脉支架置入时		DAPT治疗12个月后且无事件发生	
DAPT使用时长策略	短期DAPT（3~6个月） vs 标准或延长DAPT（12~24个月）		标准DAPT（12个月） vs 延长DAPT（30个月）	
分值计算	血红蛋白浓度 >12 11.5 11 10.5 ≤10 白细胞计数 ≤6 8 10 12 14 16 18 ≥20 年龄 ≤50 60 70 80 ≥90 肌酐清除率 >100 80 60 40 20 0 既往出血史 无 有 对应分值 0 2 4 6 8 10 12 14 16 18 20 22 24 26 28 30		年龄 　≥75岁 　65~75岁 　<65岁 当前吸烟 糖尿病 就诊时MI PCI或MI病史 紫杉醇洗脱支架 支架直径<3mm CHF或LVEF<30% 移植静脉支架	−2分 −1分 0分 +1分 +1分 +1分 +1分 +1分 +1分 +2分 +2分
分值范围	0~100分		−2~10分	
推荐的策略转换切点	≥25分：短期DAPT <25分：标准或延长DAPT		≥2分：延长DAPT <2分：标准DAPT	

图 23-4　PRECISE-DAPT 评分和 DAPT 评分

对于 PRECISE-DAPT 评分，使用评分列线图（nomogram）：标记患者评分的五个临床变量中的每一个值，并绘制到"对应分值"轴的垂直线以确定每个临床变量的得分。然后每个临床变量获得积分的和就是总得分。对于 DAPT 评分，各变量得分的和就是总得分。DAPT，双联抗血小板治疗

组与对照组 BARC 3 型或 5 型出血发生率分别为 2.04%、2.12%（RR 0.97，95% 置信区间 0.78~1.20，p=0.77）。尽管 GLOBAL LEADERS 未得到预期的优效性结论，但创新性地提出了 P2Y$_{12}$ 受体抑制剂单药治疗的新方案，为 PCI 术后抗血小板治疗策略的制定开辟了新思路。

在 2019 年美国心脏病学会（ACC）大会上，又先后公布了 3 项相似的重要研究——GLASSY、SMART-CHOICE 和 STOP DAPT-2 研究。GLASSY 研究作为 GLOBAL LEADERS 研究的事件重新判定的子研究，在研究设计上更严谨、合理。GLASSY 研究 24 个月结果显示，替格瑞洛单药组主要疗效结果非劣效于标准治疗组，且有降低的趋势。两组 BARC 3 级或 5 级出血事件发生率均较低，且无显著差异。SMART-CHOICE 是一项开放标签的前瞻性、多中心、随机的非劣效性试验。研究共纳入 2 993 例植入 DES 患者，并随机分为 P2Y$_{12}$ 受体抑制剂单药治疗组（n=1 495）和 DAPT 组（n=1 498）。其中，P2Y$_{12}$ 受体抑制剂单药治疗组患者前 3 个月进行阿司匹林和 P2Y$_{12}$ 受体抑制剂联合治疗，随后进行 P2Y$_{12}$ 单药治疗（76.9% 的患者使用氯吡格雷）；DAPT 组则进行阿司匹林与 P2Y$_{12}$ 受体抑制剂（77.6% 的患者使用氯吡格雷）联合治疗至少 12 个月。研究的主要终点为术后 12 个月的主要不良心脑血管事件（MACCEs），包括全因死亡、心肌梗死或卒中。出血事件包括 BARC 出血分型 2~5 型。净不良临床事件为全因死亡、心肌梗死、卒中及出血的复合终点。随访 12 个月后的研究结果显示，单药治疗组有 42 例患者发生主要终点事件，DAPT 治疗组有 36 例患者发生主要终点事件（HR 1.19，95% 置信区间 0.76~1.85，p=0.46，非劣效性 p=0.007）。单药治疗组的出血事件发生率低于 DAPT 治疗组（2.0% vs 3.4%，p=0.02）；两组患者的净不良临床事件无显著差异（4.5% vs 5.6%，p=0.20），STOP DAPT-2 研究也是一项评估 P2Y$_{12}$ 受体抑制剂单药治疗效果和安全性的研究。该研究纳入 3 000 例患者，评估植入 DES 后 DAPT1 个月 + 氯吡格雷单药与标准 12 个月阿司匹林 + 氯吡格雷的抗血小板疗效。结果显示，与标准 DAPT 治疗相比，氯吡格雷单药治疗可降低出血事件，且未增加缺血事件。笔者认为，PCI 患者在短期 DAPT 后接受 P2Y$_{12}$ 抑制剂单药治疗可作为一种平衡缺血 - 出血风险的新策略。然而，现有的循证医学证据仍不充分，不足以改变目前的临床实践。未来需要设计样本量更大、入选标准和观察终点更合理的临床研究，以明确 P2Y$_{12}$ 抑制剂单药治疗的疗效。

（六）血小板功能和基因检测与个体化治疗

不同人群氯吡格雷反应性存在差异,可能与多种因素有关,包括基因多态性。氯吡格雷需要通过肝脏细胞色素酶(CYP)450代谢成活性产物,CYP2C19同工酶在其中起关键作用。CYP2C19*2和*3是CYP2C19功能丧失等位基因中的主要类型。多项研究显示,CYP2C19等位基因功能丧失可导致氯吡格雷低反应或抵抗,高达1/3的患者因不完全的血小板抑制,而升高支架血栓等心血管不良事件风险。普拉格雷反应性受CYP抑制剂的影响似乎并不显著,至少1个CYP2C19等位基因功能丧失并不影响其血浆浓度和血小板抑制活性;而替格瑞洛直接与$P2Y_{12}$受体结合,并不转化成活性代谢产物。

由于氯吡格雷低反应增加缺血事件风险,是否需要常规检测CYP2C19等位基因变异和/或血小板抑制效应指导抗血小板治疗? 部分学者认为,对于高危PCI患者,应考虑常规检测血小板功能,并采用个体化抗血小板治疗策略,保证疗效和安全性。但TRILOGY ACS血小板功能子研究发现,接受保守治疗的ACS患者的血小板活性与缺血事件之间无相关性。GRAVITAS研究是第一项评价血小板功能检测指导抗血小板药物治疗的随机对照临床试验,将PCI后血小板高反应性患者随机分为高剂量氯吡格雷组(600mg初始剂量,150mg/d维持6个月)和标准剂量氯吡格雷组(无额外负荷量,75mg/d维持6个月)。结果显示,高剂量氯吡格雷使血小板反应性下降22%,但并未降低心血管死亡、非致死性心肌梗死或支架血栓事件风险。RAPID GENE研究采用快速床旁CYP2C19*2基因型测定,以血小板治疗高反应性[high platelet reactivity,HPR,定义为$P2Y_{12}$反应单位(PRU)>234]为指标,指导PCI患者(包括ACS和稳定型心绞痛)的个体化抗血小板治疗,发现快速床旁基因检测组23例CYP2C19*2携带者(以下简称携带者)给予普拉格雷治疗1周无1例出现HPR,而标准治疗组23例携带者给予氯吡格雷治疗7例(30%)出现HPR(p=0.009 2)。突出的亮点是使基因型-指导抗血小板个体化治疗成为可能。但该研究并未评价死亡、心肌梗死等硬终点,使其证据强度受到限制。

2012年发表在 New England Journal of Medicine 上的ARCTIC研究,又给了我们当头一棒,该研究是GRAVITAS研究的后续研究,在2 440例接受DES治疗的患者(70%为择期手术患者,30%为ACS患者)中,通过VerifyNow试验进行血小板功能监测,分别于冠状动脉造影前及植入支架后2~4周进行。对抗血小板治疗低反应的受试者允许进行更大范围的选择,包括增加氯吡格雷的剂量、换为普拉格雷以及增加GPI,试验主要终点为支架植入术后1年内死亡、心肌梗死、术后支架血栓形成、卒中或急性血运重建的复合终点。结果显示,与标准的未监测抗血小板治疗相比,对冠状动脉支架植入术进行血小板功能监测和治疗校正并未显著改善患者的临床转归。而2018年发表的PHARMCLO研究为基因指导抗血小板药物个体化治疗的临床应用带来了转机。PHARMCLO研究为多中心、随机、前瞻性研究,共纳入888名STEMI和NSTEMI患者,随机分配到药物基因组学治疗组(n=448)和标准治疗组(n=440)。标准治疗组根据临床特征指导$P2Y_{12}$受体抑制剂治疗,药物基因组学治疗组根据ABCB1、2C19*2或2C19*17基因型指导治疗。主要终点是12个月时心血管死亡、首次非致死性心肌梗死、非致死性卒中和BARC 3~5型大出血的复合终点。研究结果显示,药物基因组学治疗组主要终点发生率为15.9%,标准治疗组为25.9%(HR 0.58,95%置信区间0.43~0.78,p<0.001)。此外,与标准治疗组相比,药物基因组学治疗组的缺血性终点事件的发生率更低(13% vs 21.4%,HR 0.57,95%置信区间0.41~0.8,p<0.001),出血事件发生率也下降趋势(4.2% vs 6.8%,HR 0.62,95%置信区间,0.35~1.1,p=0.1)。值得注意的是,PHARMCLO研究使用了缺乏临床资质的体外基因诊断仪器,导致试验提前终止。由于研究者仅仅募集了实际所需的病例数(n=3 600)的1/4(n=888),因此对该研究结果的解释需要慎重,目前尚不能以该研究结果作为改写临床指南的证据。

综上,从目前证据来看,常规血小板功能检测指导抗血小板治疗价值有限。目前血小板功能检测的问题在于,血小板受体的多样性,不同的检测方法内容和意义不尽相同,缺乏一致性和代表性,对个体患者的预测价值较差。基因型测定技术条件高、费时、昂贵等缺陷也限制了其临床应用。目前欧美指南不推荐常规检测血小板功能和 CYP2C19 基因型。血小板功能或基因型检测指导抗血小板个体化治疗的确切价值究竟如何，未来需要更多的高质量研究进一步证实。

（七）血小板糖蛋白 IIb/IIIa 受体拮抗剂

1. 作用机制　血小板表面有大量的糖蛋白（GP）IIb/IIIa 受体，当血小板激活时，GP IIb/IIIa 受体与纤维蛋白原及 vW 因子亲和力增加，使相邻的血小板之间形成联结，从而引起血小板聚集。GP IIb/IIIa 受体与纤维蛋白原的结合是血小板聚集的最后通路。GP IIb/IIIa 受体拮抗剂通过阻断纤维蛋白原与受体结合，最快速、最完全地抑制血小板聚集。目前应用于临床的 GPI 主要有 3 种，即阿昔单抗、依替巴肽和替罗非班。

阿昔单抗是人类重组鼠科动物抗体的 Fab 片段，其血浆半衰期短，但对该受体有很强的亲合力，因而可占据受体达数周。停药后 24~48h，血小板聚集逐渐恢复到正常水平。依替巴肽是一种环状七肽，含有 KGD（赖氨酸 - 甘氨酸 - 天冬氨酸）序列。替罗非班是纤维蛋白原 RGD（精氨酸 - 甘氨酸 - 天冬氨酸）序列的非肽类类似物。这两种人工合成拮抗剂的受体结合率，大体上与血浆的浓度相当。其半衰期为 2~3h，对 GP IIb/IIIa 受体具有高度特异性。停药后 4~8h，血小板聚集恢复正常，这与该药物的半衰期短相一致。

2. 如何把握 GPI 的适应证和给药时机？

早期大量研究表明，GPI 联合阿司匹林、低分子肝素治疗高危 ACS 的患者可明显降低住院和随访期间心血管事件发生率。荟萃分析显示，初始采用药物治疗并计划行择期 PCI 的患者，GPI 可使死亡或非致死性心肌梗死的风险降低 9%；仅接受药物治疗的患者，GPI 并不降低死亡或心肌梗死的风险，且只有在 PCI 围手术期维持使用 GPI 才显著获益。然而，在现今氯吡格雷和新型抗血小板治疗时代，常规上游应用 GPI 以及与 DAPT 联合能否进一步获益还存在争论。

（1）常规上游应用还是选择性应用 GPI？

ACUITY 研究纳入了 9 207 例 NSTE-ACS 患者，随机分为延迟选择性（仅在 PCI 时）应用和常规上游应用任意种类的 GPI。结果显示，延迟选择性应用组显著降低 30d 非 CABG 相关的严重出血发生率，两组缺血事件发生率无明显差别。两组净临床事件发生率相似。EARLY-ACS 研究将 9 492 例接受有创策略的 NSTE-ACS 患者随机分为早期应用或冠脉造影后需行 PCI 时临时应用依替巴肽。与延迟临时应用组相比，早期应用组主要终点事件发生率没有显著性降低，即使是在 cTn 升高或糖尿病等高危患者。各种定义的严重出血发生率，早期组比延迟临时组更高。本研究表明，在目前强化抗栓治疗时代，常规上游应用依替巴肽并无优势。

目前，指南不推荐常规上游使用 GPI，当出现慢血流、无复流、血栓并发症、血管闭塞等情况时可考虑静脉使用 GPI。造影前应用依替巴肽或替罗非班治疗的患者，PCI 术中和术后应当继续应用同种药物。

（2）GPI 是否应与 DAPT 联合应用？

对于 NSTE-ACS 患者，在应用 DAPT 的基础上，加用 GPI 是否有额外获益的研究较少。ISAR-REACT-2 研究中，2 022 例高危 NSTE-ACS 患者在接受 DAPT 后，PCI 治疗时随机接受阿昔单抗和安慰剂。结果显示，阿昔单抗组 30d 死亡率和非致死性心肌梗死发生率显著低于安慰剂组。在 cTn 阳性的患者，阿昔单抗的获益更显著。对于行 PCI 的 NSTE-ACS 患者，如果围手术期心肌梗死的风险高而出血风险低，可以考虑在 DAPT 的基础上联合应用 GPI。

二、抗凝治疗

NSTE-ACS 患者使用抗凝血药可以抑制凝血酶的生成和 / 或活性，减少血栓性事件发生。抗凝血药与抗血小板药物联用比单用任何一种药物更有效。拟诊 NSTE-ACS 患者，应尽早应用抗凝血药。目前应用于临床的 ACS 抗凝血药包括普通肝素（unfractionated heparin, UHF）和低分子量肝素（low molecular weight heparin）、磺达肝癸钠和比伐芦定等，分别作用于凝血瀑布的不同部位，通过抑制一个或多个凝血因子发挥抗凝作用。随着对凝血机制研究的深入，许多针对凝血过程中特定凝血因子的新型抗凝血药相继出现，为 ACS 的抗凝治疗提供新的选择。

（一）急性期抗凝血药的选择

1. UFH　UFH 是最早用于冠心病的抗凝血药。尽管研究证实，与 LMWH 相比，UFH 具有个体间变异性大、治疗窗口窄、作用时间短、出血风险高等缺点，但 UFH 目前仍在 NSTE-ACS 患者中被广泛使用。PCI 治疗的患者，根据是否联用 GPI 调整 UFH 剂量，如不计划应用 GPI，则术中 UFH 70~100U/kg 弹丸式注射，ACT 维持在 250~350s；如计划应用 GPI，UFH 剂量下调至 50~70U/kg 弹丸式注射，ACT 维持在 200~250s。除非明确的术中操作需要或者患者病情需要，否则在 PCI 后应停用 UFH。

2. LMWH　LMWH 因为作用时间持久、生物利用度高、肝素诱导的血小板降低发生率低，较 UFH 具有更加可预测的量效关系，应用过程中不需严密监测凝血指标，在很多领域已逐渐取代 UFH。不同 LMWH 和 UFH 的特点见表 23-9。

表 23-9　不同 LMWH 和 UFH 的特点

通用名	平均分子量 /Da	抗 Xa 因子 /（IU/mg）	抗 IIa 因子 /（IU/mg）	抗 Xa/ 抗 IIa
依诺肝素钠	3 500~5 000	103	25	4.1
那曲肝素钙	3 600~5 000	104	30	3.5
达肝素钠	5 600~6 400	167	64	2.6
亭扎肝素钠	5 500~7 500	100	54	1.9
普通肝素	3 000~30 000（平均 15 000）	193	193	1.0

多项研究显示，与单用阿司匹林比较，阿司匹林联合 LMWH 可明显降低总的缺血事件的发生率。FRISC-II 研究显示，接受早期保守策略的 NSTE-ACS 患者应用达肝素钠显著降低死亡或心肌梗死的发生率。更多的研究比较了依诺肝素与 UFH 的疗效和安全性，ESSENCE 研究结果表明，依诺肝素在减少 ACS 急性期死亡、心肌梗死和再发心绞痛等复合终点事件发生率方面明显优于 UFH。应用 LMWH 与 UFH 30 天大出血风险发生率相似；LMWH 轻微出血（主要是注射部位瘀斑）发生率高于 UFH。INTERACT 研究入选 746 例高危 ACS 患者，所有患者均接受阿司匹林和静脉依替巴肽治疗，随机分为 UFH 和依诺肝素治疗组，结果显示，依诺肝素组不仅 2~4d 心肌缺血减少，2~3d 非 CABG 大出血也明显减少，30d 无事件生存率更高。一项 meta 分析结果表明，对于 NSTE-ACS，应用依诺肝素与 UFH 相比较，死亡和出血风险均明显降低。

荟萃分析显示，急性期使用依诺肝素可能优于 UFH，但那曲肝素或达肝素钠可能与 UFH 相当。EVET 研究入选了 438 例 NSTE-ACS 患者，随机接受皮下依诺肝素 100U/kg、2 次 /d 或亭扎肝素 175U/kg、1 次 /d 各 7d，结果发现，依诺肝素组 7d 和 30d 再发心绞痛、心肌梗死和死亡的联合终点事件发生率明显降低，而两组出血发生率无显著差异。现有证据并不能说明依诺肝素优于其他 LMWH，但依诺肝素在 NSTE-ACS 应用中的循证医学证据最为充分。需根据肾功能情况（eGFR）调整依诺肝素用量，对于 eGFR≥30ml/（min·1.73m²）的患者，给予 1mg/kg 皮下注射，每天两次；eGFR 15~29ml/（min·1.73m²）者 1mg/kg 皮下注射，每天一次；eGFR<15ml/（min·1.73m²）者不建议使用。除非患者 eGFR 15~29ml/（min·1.73m²）或者体重大于 100kg，否则不建议检测抗 Xa 因子活性。需要注意的是，在 PCI 前 8h 内皮下注射过足量 LMWH 的患者，PCI 术中不建议追加 LMWH，对于最后一次皮下应用 LMWH 在 8~12h 者，则给予 0.3mg/kg 静脉注射。不同种类的 LMWH 以及 UFH 有着不同的药代动力学特性和抗凝效果，因此临床上不宜交叉使用。

3. 磺达肝癸钠（Fondaparinux）　是第一个人工合成的 Xa 因子选择性抑制剂。磺达肝癸钠以 1:1 的比例与抗凝血酶上的戊糖结构结合而抑制 Xa 因子，但这种结合是可逆的。磺达肝癸钠与抗凝血酶结合后，使抗凝血酶抑制Xa因子的速度增加约300倍，从而影响了凝血级联反应的进程，并抑制了凝血酶的形成和血栓的增大。但是，磺达肝癸钠并不影响抗凝血酶对凝血酶的抑制。此外，磺达肝癸钠与血小板没有相互作用，也不影响出血时间。磺达肝癸钠可静脉或者皮下给药，不通过肝脏P450代谢，主要以原型由肾脏缓慢清除（65%~77%），因此当肌酐清除率<20ml/min时禁忌使用。磺达肝癸钠皮下注射后生物利用度接近100%，且半衰期长达17h，故可每天1次给药。使用磺达肝癸钠期间不需要检测抗Xa因子活性，不需要调整剂量，不会引起肝素诱导的血小板降低。

大量临床研究表明，磺达肝癸钠可显著降低ACS心脏事件和死亡率，减少出血。在ACS患者中，建议使用2.5mg/d的固定剂量。这一剂量是基于PENTUA研究的结果，并在OASIS-5中得到验证。PENTUA研究显示，2.5mg的剂量至少与更高剂量一样有效和安全。OASIS-5研究将20 078例NSTE-ACS患者随机分为磺达肝癸钠2.5mg/d皮下注射，或依诺肝素1mg/kg皮下注射每天2次，最长使用8d（平均天数分别为5.2d和5.4d）。结果显示，磺达肝癸钠9d的死亡、心肌梗死或顽固性缺血事件发生率不劣于依诺肝素。磺达肝癸钠显著降低了30d死亡率，主要是由于降低了严重出血发生率。其中，接受PCI的患者（$n=6\,239$）中，磺达肝癸钠严重出血（包括穿刺部位并发症）发生率也显著低于依诺肝素。大出血发生率与最后一次应用磺达肝癸钠的时间无明显相关性，6h以内者为1.6%，6h以上者为1.3%。磺达肝癸钠导管血栓发生率（0.9%）高于依诺肝素（0.4%），但是PCI时根据经验注射UFH可以消除这种差异。OASIS-5研究奠定了磺达肝癸钠在NSTE-ACS患者抗凝治疗中的地位。OASIS-8研究探讨了应用磺达肝癸钠的患者PCI术中最佳肝素剂量，共纳入2 026例NSTE-ACS患者，入院后即给予磺达肝癸钠2.5mg、1次/d，随机接受低剂量肝素（50U/kg）和标准剂量肝素（85U/kg或60U/kg联合GPI），结果显示，两组严重出血、轻微出血或大出血并发症发生率无显著差异，而低剂量肝素组死亡、心肌梗死或靶血管血运重建发生率有升高的趋势。该研究结果表明，标准剂量的

肝素也许是辅助磺达肝癸钠获得最大益处的最佳剂量。一项入选40 616名患者的注册研究结果表明，NSTEMI应用磺达肝癸钠与LMWH相比较时，院内死亡率和出血事件发生率均明显下降，但这种优势在出院30d和6个月时均不复存在。

有研究从机制上解释磺达肝癸钠与依诺肝素的差异。与标准剂量的依诺肝素相比，2.5mg/d的磺达肝癸钠抗Xa因子活性只有前者的50%。因此，根据凝血酶生成效力评价，抑制凝血酶活性的能力磺达肝癸钠比依诺肝素低2倍。这也提示低水平抗凝对于已经接受强化抗血小板治疗（包括阿司匹林、氯吡格雷和GPI）的NSTE-ACS急性期患者来说，已足以预防进一步缺血事件的发生，这也是OASIS-5研究中磺达肝癸钠与依诺肝素主要终点事件没有差异的原因。然而，低水平抗凝治疗不足以预防PCI时高致血栓倾向下导管血栓的形成。因此，对于使用磺达肝癸钠抗凝的患者，PCI术中需要额外注射UFH。

因此，无论是保守治疗还是侵入治疗策略（除外拟立即行冠脉造影的患者），目前指南均推荐磺达肝癸钠为NSTE-ACS的I类适应证（B级证据）。《选择性Xa因子抑制剂——磺达肝癸钠急性冠脉综合征临床应用中国专家共识》指出，对于NSTE-ACS患者，经过危险分层后：①如患者选择保守治疗，建议优选磺达肝癸钠；②如患者拟行早期介入治疗，也可以选择磺达肝癸钠；③对于出血风险高的患者，应该首选磺达肝癸钠，优于UFH和LMWH。

4. 比伐芦定 与间接凝血酶抑制剂如UFH和LMWH相比，直接凝血酶抑制剂不需要抗凝血酶的参与而直接抑制凝血酶活性。既往对多种直接凝血酶抑制剂进行了临床研究，但是只有比伐芦定（Bivalirudin）获准用于PCI和ACS患者。无论凝血酶处于血液循环中还是与血栓结合，比伐芦定均可与其催化位点和底物识别位点发生特异性结合，从而直接抑制凝血酶的活性。由于不与血浆蛋白结合，因而更容易预测其抗凝效果。比伐芦定对凝血酶的抑制作用是短暂而可逆的，在人体经蛋白酶水解后由肾脏排出。抗凝监测（APTT和ACT）和血浆药物浓度具有良好的相关性，因此可以作为比伐芦定抗凝活性的监测手段。

ACUITY研究入选了计划侵入策略的中高危

NSTE-ACS 患者,共计 13 819 例,评价了比伐芦定的临床抗凝效果。患者随机分为三组:标准剂量 UFH 或 LMWH 联合 GPI 组(对照组)、比伐芦定联合临时使用 GPI 组和单用比伐芦定组。造影前比伐芦定 1.0mg/kg 静脉注射后 0.25mg/(kg·h)持续静脉输注,PCI 前追加 0.5mg/kg 静脉注射,然后 1.75mg/(kg·h)持续静脉输注,PCI 结束后停用比伐芦定。比伐芦定联合 GPI 组 30d 联合缺血终点与对照组相比,没有显著差异;严重出血发生率相当。单用比伐芦定组与对照组联合缺血终点事件发生率也无显著性差异,但是显著降低了严重出血发生率。单用比伐芦定组 30d 净临床结果优于对照组。此外,REPLACE-2、HORIZONS-AMI 及 EUROMAX 研究均证实,比伐芦定较普通肝素(±GPI)具有更低的出血风险且不增加缺血风险。早期的欧美指南对于比伐芦定在 PCI 中的应用也多为 I 类推荐。然而,HEAT-PPCI 和 VALIDATE SWEDEHEART 研究的发布为比伐芦定在 PCI 术中的应用提出了质疑。HEAT-PPCI 研究发现,与 STEMI 直接 PCI 术中单用普通肝素相比,比伐芦定不减少主要出血风险,反而显著增加缺血事件(主要是急性支架内血栓风险显著增高)。VALIDATE SWEDEHEART 研究显示,与使用普通肝素的心肌梗死患者相比,使用比伐芦定的患者在 180 天的缺血及出血终点均无显著差异。然而,上述研究对比伐芦定术后抗凝剂量和时程均未明确推荐。由于比伐芦定的半衰期短,PCI 术后停药可能是造成急性支架内血栓的主要原因。BRIGHT 研究及近期发表的荟萃分析提示,PCI 后延时应用比伐芦定可有效减少急性支架内血栓。新近发表的 MATRIX 亚组研究结果显示,PCI 术后高剂量比伐芦定较低剂量或无比伐芦定显著降低净临床事件风险。

笔者建议,对于拟行 PCI 且出血风险为中、高危的 ACS 患者,术中选用比伐芦定抗凝更安全。对于肝素诱导的血小板减少症患者,PCI 术中亦推荐使用比伐芦定,但术后不强调高剂量维持应用。2015 年 ESC NSTE-ACS 指南建议,对于准备行紧急或者早期侵入治疗尤其是出血风险高的患者,比伐芦定[0.75mg/kg 静脉注射,然后 1.75mg/(kg·h)持续静脉输注至术后 4h]可以作为普通肝素 +GPI 的替代治疗。

(二)新型口服抗凝药(new oral anticoagulant,NOAC)在长期抗栓治疗中的价值

1. 利伐沙班 利伐沙班(Rivaroxaban)是口服的、可逆的直接 Xa 因子抑制剂,与 Xa 因子的活性部位结合从而竞争性抑制呈游离状态的 Xa 因子,具有高度选择性,此外还能抑制结合状态的 Xa 因子以及凝血酶原,对血小板聚集没有直接作用,但可抑制凝血酶介导的血小板活化。利伐沙班吸收迅速,血药浓度在 2~4 小时内达到峰值,可抑制 Xa 因子长达 24 小时,允许每天一次给药。利伐沙班抑制凝血具有剂量依赖性,通过 CYP3A4、CYP2J2 和非依赖 CYP 机制,主要通过肾脏排泄,不易受其他药物或食物的影响,不需要定期检测抗凝活性。

ATLAS ACS-TIMI51 研究采用随机、双盲、安慰剂对照方法,共入选 15 526 例新近发生 ACS 患者,随机分为 3 组:利伐沙班 2.5mg(2 次/d)、利伐沙班 5mg(2 次/d)和安慰剂组,平均随访 13 个月,主要疗效终点为心血管死亡、心肌梗死和脑卒中的联合终点。结果显示,利伐沙班显著降低了主要疗效终点的发生率,与安慰剂相比,2.5mg(2 次/d)剂量组和 5mg(2 次/d)剂量组均有显著改善。利伐沙班 2.5mg(2 次/d)剂量降低了心血管死亡率和全因死亡率,但 5mg(2 次/d)剂量没有观察到生存益处。安全性方面,利伐沙班非 CABG 相关严重出血和颅内出血发生率增高,致死性出血或其他不良事件没有显著增加。2.5mg(2 次/d)剂量导致了比 5mg(2 次/d)剂量更少的致死性出血事件。由此可见,利伐沙班 2.5mg(2 次/d)有望成为平衡获益与风险的优化选择。该研究显示,每 56 例 ACS 患者在标准治疗基础上服用利伐沙班 2 年内即可避免 1 例死亡。2018 年 ESC 血运重建指南建议,在无既往卒中/TIA 病史,存在高缺血风险以及低出血风险的 ACS 患者,可在肠外抗凝治疗停药后考虑接受阿司匹林、氯吡格雷及低剂量利伐沙班[2.5mg(2 次/d)约 1 年]治疗(IIb 类推荐,B 级证据)。GEMINI-ACS-1 研究首次尝试使用利伐沙班(替代阿司匹林)+P2Y$_{12}$ 抑制剂作为 ACS 新的双联抗栓治疗方案。但遗憾的是,该方案并未降低出血风险,也未降低缺血性复合终点事件(心血管死亡、心肌梗死、卒中或明确支架血栓)的发生

率。尽管如此，GEMINI-ACS-1研究仍为NOAC在ACS患者中的应用开辟了新的思路。

2. 达比加群　达比加群是一种前体药，口服后通过血浆和肝脏酯酶代谢迅速转化为其活性形式。其活性形式是选择性、可逆的直接凝血酶抑制剂，抑制游离和纤维蛋白结合的凝血酶。达比加群起效快速，在2h内达到峰值血药浓度。半衰期为12~17h，轻度至中度肾功能损害患者的半衰期延长至15~18h；因此，在肾功能受损的患者（例如肌酸酐清除率为15~28ml/min）中需要减少其剂量。目前尚未对严重肾功能不全或肝功能损害的患者进行研究，此类人群应避免使用。此外，达比加群提前停药会增加血栓形成事件的风险。

REDUAL-PCI研究了接受PCI的患者接受达比加群治疗的安全性问题。前瞻性入选2 725名行PCI的非瓣膜性心房颤动患者。其中大约50%为ACS。以1:1:1的比例随机分配至三联抗栓（华法林、氯吡格雷或替格瑞洛和阿司匹林）、双联抗栓治疗（达比加群110mg每日两次加氯吡格雷或替格瑞洛）或双联抗栓治疗（达比加群150mg每日两次加氯吡格雷或替格瑞洛）。主要终点为大出血或临床相关的非大出血发生率。在三联抗栓组中，阿司匹林在1~3个月后停药（如果BMS为1个月，DES为3个月），所有患者均接受$P2Y_{12}$治疗12个月。110mg双联抗栓组的主要终点发生率低于三联抗栓组（使用达比加群110mg治疗15.4%，华法林治疗26.9%），150mg双联抗栓组主要终点发生率也较低（使用150mg达比加群20.2%，使用华法林25.7%）。次要终点是血栓栓塞事件（心肌梗死、卒中或全身性栓塞）、死亡或计划外血运重建的复合终点。达比加群双联抗栓组和三联抗栓组次要终点发生率相似，血栓事件发生率差异在各组间无统计学意义。

3. 阿哌沙班　阿哌沙班是可逆、直接作用因子Xa抑制剂。口服后在3~4h内达到峰值血药浓度，半衰期为12h，每天给药两次。肌酐清除率<25ml/min的患者应避免使用。非瓣膜性心房颤动患者的推荐剂量为每天两次、5mg/次，对于符合以下至少两项标准的患者，该剂量需要减半：体重<60kg，年龄>80岁，血清肌酐>1.5mg/dl。APPRAISE-2试验比较了阿哌沙班与安慰剂联合标准DAPT，用于最近患有ACS（STEMI或NSTEMI）的高危患者。除标准抗血小板治疗外，患者每天两次服用5mg阿哌沙班或安慰剂，主要结局为MACE和TIMI主要出血的主要安全性终点。该研究由于阿哌沙班队列出血增加而过早终止，缺血事件没有显著减少。一项荟萃分析比较了DOAC加DAPT与单独使用DAPT的患者，主要疗效终点是心血管死亡、心肌梗死和卒中的复合终点，并且预先指定的主要安全性终点是TIMI大出血。与DAPT治疗相比，DAPT联合NOAC治疗主要疗效终点事件发生率显著降低；然而，NOAC加DAPT组的大出血风险也较高。

三、长期口服抗凝血药的患者PCI后如何选择抗栓方案？

需要长期口服抗凝血药（oral anticoagulants，OACs）治疗的NSTE-ACS患者如何选择抗栓方案是极具挑战性的话题。急性心肌梗死住院患者的房颤发生率为6%~21%。房颤不仅增加住院急性心肌梗死患者的卒中风险，而且在出院后亦增加卒中风险。房颤是NSTE-ACS患者OACs的常见适应证，其他原因包括心脏血栓形成、机械心脏瓣膜和静脉血栓栓塞等。虽然OACs在预防房颤相关性卒中方面优于DAPT，但DAPT比OACs能更有效地改善ACS患者的缺血性结局；与单独的OACs治疗相比，在OACs治疗中加入DAPT导致出血并发症增加2至3倍，包括维生素K拮抗剂（VKA）或非维生素K拮抗剂（NOAC）等。丹麦国家登记研究，对12 165例因心肌梗死和/或PCI住院治疗的患者进行的观察性研究中，结果发现VKA与VKA加DAPT在疗效和安全性方面均相当。WOEST研究比较了单用氯吡格雷加VKA与DAPT加VKA的安全性和有效性。结果表明与DAPT加VKA三联疗法相比，单用氯吡格雷加VKA可降低出血风险，血栓形成风险（包括卒中、心肌梗死和支架内血栓形成）相当。PIONEER AF-PCI研究为一项开放标签、随机、对照、多中心的临床研究，该研究探索了利伐沙班和剂量调整口服VKA的两种治疗策略；首次将NOACs（利伐沙班，15mg，1次/d）加$P2Y_{12}$受体抑制剂与传统的VKA加DAPT三联疗法进行比较。其中，52%是ACS，66%使用DES。

总体而言，与 VKA 加 DAPT 组相比，利伐沙班加氯吡格雷的出血风险显著降低，包括主要不良心血管事件或支架血栓形成在内的有效终点发生率相当。RE-DUAL PCI 研究评估了 NOAC［达比加群 110mg 和 150mg（2 次 /d）］加 P2Y$_{12}$ 抑制剂与传统三联 VKA 加 DAPT 治疗在接受 PCI 的房颤患者中的安全性。其中，50.5% 的患者为 ACS，超过 80% 的患者植入 DES。在 P2Y$_{12}$ 抑制剂中，大多数患者使用氯吡格雷，12% 使用替格瑞洛。达比加群加 P2Y$_{12}$ 抑制剂的出血风险低于 VKA 和 DAPT 三联疗法。有效终点（血栓栓塞事件，死亡或计划外血运重建）不劣于三联疗法。虽然这些临床试验中的病例数量不足以明确疗效，但 PIONEER AF-PCI 和 RE-DUAL PCI 研究具有重要的临床意义，即 P2Y$_{12}$ 抑制剂加 NOAC 可能足以支持需要 PCI 和 / 或支架植入的房颤患者。使用阿哌沙班或依度沙班的 NOAC 的其他临床试验仍在进行，这些研究的结果有望给出明确答案。

总之，选择联合抗栓治疗既需要兼顾疗效与安全性，又要结合危险分层制定个体化治疗方案。另外，还需要考虑血管径路、支架选择以及出血的预防等问题。目前，指南建议采用 CHA2DS2-VASc 评分评估缺血风险。2017 年 ESC《双联抗血小板治疗指南》建议，对于因 ACS 或其他解剖、手术特点而存在的高缺血风险患者，在权衡出血风险后，考虑给予 1~6 个月的三联抗栓治疗；对于出血风险高于缺血风险的患者，应考虑应用口服三联抗栓药物（OACs+ 标准 DAPT）1 个月后换用 OACs+ 阿司匹林 100mg/d 或氯吡格雷 75mg/d 治疗。2018 年 ESC/EACTS 血运重建指南建议，达比加群与阿司匹林或氯吡格雷联用时，使用 150mg、2 次 /d 优于 110mg、2 次 /d。

四、急性出血事件

抗栓治疗已成为 ACS 药物治疗的基石，对于 ACS 以及接受 PCI 的患者，DAPT 能够显著降低早期和长期不良心血管事件的发生率。同时，ACS 急性期和 PCI 术中应用抗凝血药能进一步减少血栓性事件的发生。然而，与抗栓治疗相关的各种出血并发症也日渐增加。研究显示，ACS 的院内 30 天大出血发生率为 3.0%~8.3%。NCDR

CathPCI 注册研究显示，在 PCI 术后患者中，穿刺及操作相关的出血占 42.1%，非穿刺部位出血占 57.9%。其中，消化道出血占 16.6%，腹膜后出血占 13.3%，泌尿生殖道出血占 5.0%，其他出血占 23.0%。近年来，随着经桡动脉径路的广泛应用、GPI 的限制性应用以及比伐芦定的问世，穿刺部位出血发生率逐年下降。而非穿刺部位出血发生率并无明显变化。多项研究显示，PCI 术后大出血可增加短期与长期死亡率。一项纳入 240 万例患者的荟萃分析显示，非穿刺部位和穿刺部位出血分别使围手术期死亡风险增加 4 倍和 1.7 倍。其中，胃肠道出血、腹膜后出血和颅内出血分别使死亡风险增加 3 倍、6 倍和 23 倍。因此，对于发生急性出血事件的患者及时正确处理至关重要。由于抗栓治疗合并出血涉及多个学科，建议通过多学科协作，制定针对此类患者的最佳处理策略，以指导临床实践。

（一）一般原则

对于抗栓治疗合并出血的 ACS 患者，如何做到迅速控制出血并兼顾缺血风险，是临床医生经常面临的两难境地。如前所述，ACS 合并大出血本身增加死亡风险，而发生出血后停用抗栓药物可能导致缺血事件，后者亦增加死亡风险。因此，一旦发生出血应进行综合评估并权衡利弊，制定个体化的临床方案。

1. 出血相关评估 推荐使用 BARC 分型评估出血程度（表 23-10），依据出血程度、部位、原因及止血方法对出血患者进行评估并采取不同的干预措施（表 23-11）。

2. 缺血相关评估 与缺血事件相关的因素较多，临床医生需结合临床特征、病变特征、介入操作及器械特征、术中并发症、PCI 时间以及血小板功能等综合评估（表 23-12）。

3. 临床决策路径 对于 ACS 抗栓治疗合并出血的患者应首先考虑保留抗栓药物的基础上行止血治疗（如压迫止血、药物治疗等）。对于保留抗栓药物无法止血或特殊部位、类型的出血（如 BARC≥3 型的大出血）必须调整抗栓治疗策略。在调整抗栓治疗策略时，应制定充分考虑停用抗栓药物的种类（如停用所有抗栓药物、仅停用抗凝血药等）、停用抗栓药物的时间、如何恢复抗栓药物（如单药抗血小板治疗、DAPT 等）及恢复抗

表 23-10　BARC 出血定义和分级

类型	临床指征
0 型	无出血
1 型	非活动性出血,患者无需因此就医或住院;患者在未经咨询医生的情况下,因出血而自行停药
2 型	任何明显活动性出血,尚达不到以下 3~5 型标准,但符合以下至少一项者:①需内科干预;②需住院或提升治疗级别;③需被快速评估
3 型	
3a 型	明显出血且血红蛋白下降 3~5g/dl;需输血
3b 型	明显出血且血红蛋白下降≥5g/dl;心脏压塞;需外科手术干预或控制的出血(除外牙齿、鼻部、皮肤和痔疮);需静脉应用血管活性药物
3c 型	颅内出血(除外微量脑出血、脑梗死后出血,包括椎管内出血);经尸检、影像学检查、腰椎穿刺证实的亚型;损害视力的出血
4 型	CABG 相关的出血:①围手术期 48h 内颅内出血;②胸骨切开术关胸后为了控制出血而再次手术;③48h 内输入≥5 单位全血或浓缩红细胞;④24h 内胸管引流≥2L
5 型	致死性出血
5a 型	未经尸检或影像学检查证实的临床可疑的致死性出血
5b 型	经尸检或影像学检查证实的确切的致死性出血

注:CABG.冠状动脉旁路移植术。

表 23-11　出血相关评估的主要内容与意义

要素	内容	意义
出血程度（BARC 分级）	● BARC<3 型与 BARC≥3 型 ● 尤其注意血流动力学状态、是否需要输血、血红蛋白下降程度等	小出血（如 BARC<3 型）或经局部处理能完全控制的出血,在严密监测的基础上无需中断抗血小板治疗
出血部位	● 穿刺部位、皮肤黏膜等 ● 消化道、颅内、腹膜后等	穿刺部位和皮下出血一般无需中断抗血小板治疗
出血原因	● 穿刺、插管或压迫止血相关 ● 外伤或创伤（如拔牙、内镜检查、非心脏手术等） ● 溃疡或胃黏膜损伤（如药物、幽门螺杆菌感染等）、脑血管畸形、脑淀粉样变等 ● 血液系统疾病（如凝血因子病、肝素诱发的血小板减少症或素诱发的血小板减少症伴血栓形成综合征等）	明确原因对于选择止血方法、预估止血效果具有重要意义
止血方法	● 存在有效止血方法,经局部处理能完全控制 ● 无有效止血方法或采用特定方法仍无法控制	对于无有效止血方法的大出血应早期中断抗血小板治疗

表 23-12 缺血评估的主要内容与意义

要素	内容	意义
冠心病诊断	SIHD、NSTE-ACS、STEMI	按发生血栓事件的风险依次为 SIHD<NSTE-ACS<STEMI
临床合并症	高龄、糖尿病、恶性肿瘤、高脂血症、妊娠、创伤、应激反应等	应结合临床、病变和介入情况综合评估缺血事件风险
靶血管病变	左主干病变、主动脉-冠状动脉开口病变、分叉病变、小血管病变、严重钙化病变、冠状动脉瘤样扩张等	左主干病变 PCI 后尤应警惕血栓风险；严重钙化病变预处理不充分易出现贴壁不全
PCI 复杂程度	分叉病变双支架术、弥漫长支架（full metal jacket）、重叠支架等	分叉双支架术、重叠长支架等亚急性血栓风险增高
支架性能	● 支架类型：BMS、DES、BVS 等 ● DES 分代：第一代 DES、新一代 DES ● 涂层类型：无涂层、可降解涂层、永久聚合物涂层 ● 涂层工艺：常规涂层技术、eG 技术等	采用永久聚合物涂层的第一代 DES 的晚期支架血栓风险较高；采用 eG 技术的 DES 支架血栓风险较低
术中合并症	● 高血栓负荷、无复流、夹层、急性闭塞、贴壁不全、支架脱载等	术者判断血栓闭塞等风险
距 PCI 时间	● 1 周以内、1 个月内、3~6 个月、≥12 个月	支架后 1 周内亚急性支架血栓风险较高，1 个月内停用 DAPT 的血栓风险也较高；部分新一代 DES（如 Resolute、Xience 等）必要时可早期（1~3 个月）停用

注：SIHD. 稳定性缺血性心脏病；NSTE-ACS. 非 ST 段抬高型急性冠脉综合征；STEMI. ST 段抬高型心肌梗死；PCI. 经皮冠状动脉介入治疗；BMS. 裸金属支架；DES. 药物洗脱支架；BVS. 生物可降解支架；DAPT. 双联抗血小板治疗。

栓药物后维持多长时间。另外，在调整抗栓治疗策略的基础上，选择合理的止血治疗方案（如压迫止血、药物治疗、内镜治疗、外科手术等）。

4. 输血有关问题 严重出血可导致循环衰竭乃至死亡，但输血本身也可导致或加重炎症反应，输血适应证把握不当可能增高病死率。一般建议，血红蛋白低于 70g/L 时应考虑输血，但应严格控制将血红蛋白升至 70~90g/L，有望降低死亡率，而通过输血将血红蛋白升至 90~110g/L 的患者 6 周死亡率反而升高。因而，只要患者生命体征平稳，临床上不建议过多输血。

（二）消化道出血

1. 上消化道出血

（1）风险评估：主要依据临床症状、实验室检查及内镜检查行风险评估，内容包括：

1）临床评估：结合症状与体征评估血流动力学是否稳定，是否需要给予液体复苏治疗。

2）实验室评估：红细胞压积 <25% 或者血红蛋白 <80g/L 伴心率加快、鼻胃管抽出红色血液提示为严重上消化道出血；对于血尿素氮（BUN）<18.2mg/dl，血红蛋白≥130g/L（男性）或≥120g/L（女性），收缩压≥110mmHg，脉搏 <100 次 /min，且无黑便、心功能不全、晕厥和肝脏疾病的为低危患者，可暂不进行干预。

3）危险评分：建议对所有急性上消化道出血患者进行 Blatchford 评分，指导进一步的治疗策略（如输血、内镜或手术），并预测再出血风险和死亡。内镜检查结束后还可行 Rockall 评分，评分 0~2 提示再出血和死亡风险较低。

（2）抗栓治疗策略的调整：ACS 抗栓治疗过程中一旦发生上消化道出血，应综合评估缺血与出血风险，根据风险评估调整治疗方案。对于服用 DAPT 患者，尽量避免同时停用 2 种抗血小板药物。小出血（如 BARC<3 型）患者，可在充分止血及监测下继续服用抗栓药物；严重出血（如 BARC≥3 型）患者，应考虑减少药物种类及剂量。

当出血无法控制或可能威胁生命时,应立即停药,并予新鲜血小板输注等治疗;对于血栓事件高风险的患者(如BMS植入≤1个月或DES植入≤3个月),只要有可能应尽量维持使用P2Y$_{12}$受体抑制剂。可考虑停用阿司匹林和其他抗凝血药,待出血控制后再择机加用阿司匹林;对于溃疡性出血复发危险较高的患者,不建议使用氯吡格雷替代阿司匹林,而应该给予阿司匹林联合PPI治疗。

一般情况下,满足以下条件考虑出血已得到控制,可考虑恢复使用抗血小板药物:①血流动力学稳定;②不输血情况下,血红蛋白稳定;③BUN不继续升高;④肠鸣音不活跃;⑤便潜血转阴(非必须条件)。对于新近植入药物洗脱支架的患者应尽可能在停药后2~3d恢复替格瑞洛,5d内恢复氯吡格雷。目前,仍缺乏重新启用P2Y$_{12}$受体抑制剂最佳时机的临床数据。

(3)内镜诊断与治疗:内镜既可明确出血的病因和部位,还能进行止血治疗,是抗栓治疗合并出血处理的重要环节。然而,内镜操作因停用抗栓药物可导致缺血事件,操作过程又可损伤消化道加重出血。因此,内镜检查应兼顾缺血、出血及内镜操作的风险。一般认为,诊断性的内镜检查较为安全,为出血低风险操作,而在内镜下取活检、行息肉切除术、黏膜切除术、内镜黏膜下剥离术等为出血高危操作。

利用内镜处理抗栓治疗出血的患者时,应根据患者病情合理选择内镜检查时机和治疗策略:①对于缺血风险高危者,应推迟内镜下检查或治疗,并进行相关风险评估,每24~48h重新评估一次是否行内镜检查。根据心脑血管疾病与消化道出血的危险程度,优先处理危及生命的病变。②对缺血风险低危、出血风险较高的患者,内镜操作前应至少停用抗血小板药物5天,抗凝血药可根据其半衰期进行调整。③大出血危及生命而必须进行内镜检查者,应在严密监测及生命体征平稳的条件下24~48h以内行内镜检查,以便尽早明确诊断和进行必要的干预。④对喷射状活动性出血、血管裸露、活动性渗血、血凝块附着,应予积极的内镜下止血治疗。完成内镜下止血治疗后应静脉给予PPI(如泮托拉唑首剂80mg弹丸注射,其后8mg/h静脉注射维持72h)。⑤对黑色基底、洁净基底的患者,内镜检查后给予常规口服PPI治疗即可。

(4)药物治疗:PPI是预防和治疗抗血小板药物致消化道损伤的首选药物。对于无法或需延迟进行内镜检查的患者,建议立即给予静脉PPI,必要时可联合胃黏膜保护剂治疗。禁用静脉止血剂、抗纤溶剂。

(5)其他治疗:对于药物内镜止血治疗后仍再发出血的患者,可选择动脉介入栓塞或外科手术治疗。

(6)再发出血的预防:对于长期应用NSAIDs导致的溃疡性出血,应重新评估是否应该继续服用NSAIDs。必须服用时,应尽量服用COX-2选择性的NSAIDs,尽可能使用最低有效剂量并联用PPI。需长期服用抗栓药物且有消化性溃疡病史者,应注意检测并根除Hp。定期复查便潜血及血常规,及早发现出血并发症。

2. 下消化道出血

(1)影像学检查评估:结肠镜是目前明确急性下消化道出血病因的主要方法,早期检查能提高出血部位的检出率,但应注意掌握检查时机。在常规内镜检查未明确病因时,可以采用胶囊内镜及小肠镜检查。CTA和放射性核素显像有助于明确出血原因和定位。钡剂灌肠及结肠双重对比造影应在出血停止后进行。

(2)抗栓药物的调整:下消化道出血的基础病因包括小肠血管发育异常、肠道缺血性疾病、炎症性肠病、肠道肿瘤、憩室出血和痔等。对于临床表现隐匿,无特殊不适,BARC<3级的患者,在严密监测治疗的情况下无需停用抗栓药物。对于BARC≥3型的患者,应考虑减少抗栓药物种类及剂量乃至暂时停药。对于有血栓高风险的患者,待出血停止后应尽早恢复抗栓治疗,并优先考虑恢复使用P2Y$_{12}$受体抑制剂。

(3)止血治疗方案:下消化道出血的止血治疗方法包括内镜止血治疗、介入栓塞治疗及外科手术治疗。如果无法经内镜明确出血位置并止血,可选择经导管选择性动脉栓塞治疗,在出血灶注入栓塞剂。外科手术治疗适用于内镜未发现出血部位或无法进行介入栓塞的活动性出血且血流动力学不稳定的患者。术中同时做消化内镜,能够找到小而隐蔽的出血灶,提高检出率。

（三）颅内出血

颅内出血是抗栓治疗的严重并发症之一，严重者可致残甚至致命。抗栓治疗前应充分评估颅内出血风险，对于既往曾发生脑出血或存在顽固性高血压的 ACS 患者，应在和患者及家属充分沟通的基础上，谨慎制定抗栓方案，并在治疗过程严密监测血压等。

1. 颅内出血的诊断与评估 首先对患者生命体征（如意识障碍、瞳孔改变、脑神经麻痹症状、局灶性神经功能损害症状、病理征阳性等）进行评估，并借助脑卒中量表评估病情严重程度、判断患者预后及指导选择治疗措施。常用的量表有：①格拉斯哥昏迷量表（GCS）；②美国国立卫生研究院卒中（NIHSS）量表；③脑出血评分量表。影像学检查是脑出血诊断的重要手段。主要的影像学检查包括：CT 平扫、MRI、脑血管造影检查等。其中头颅 CT 检查是诊断早期脑出血的"金标准"。脑 CT 平扫是疑似出血患者首选的影像学检查方法，可由神经科及影像科医生结合脑 CT 平扫判断出血量的大小。CT 扫描示血肿灶为高密度影，边界清楚，CT 值为 75~80Hu；可用简易公式估算血肿的大小［血肿量 =0.5 × 最大面积长轴（cm）× 最大面积短轴（cm）× 层面数，扫描层厚 1cm］，但对于不规则血肿病灶，此计算方法则欠准确。尽快请神经科（包括：神经内科、神经外科）医生会诊，评估患者病情严重程度，由心脏科与神经科医生共同确定治疗方案。

2. 抗血小板药物的管理 有关抗血小板治疗药物能否增加血肿体积、不良结局事件或影响功能恢复存在着较大争议。荟萃分析提示，颅内出血患者使用抗血小板药物可导致死亡率增高，但并不影响功能恢复，氯吡格雷与阿司匹林联用较单用阿司匹林者血肿体积增大更明显，死亡率也更增高。近期发布的一项随机对照试验证实，抗栓治疗发生颅内出血的患者，恢复抗血小板治疗（平均发生出血后 76 天）并未增加自发颅内出血的复发。输注新鲜血小板获益尚不明确，仅推荐用于血小板数量显著减少的患者。

若考虑脑出血与抗血小板治疗有关，应权衡出血与缺血风险，并对脑出血进行危险分层，再酌情处理：①脑出血量大，导致患者生命体征紊乱或经评估有极大死亡风险；②脑出血量较大，引发新的神经功能损伤，并极有可能导致患者残疾；③虽然有新发脑出血，但对患者一般情况影响较小；或仅在影像学上发现新发出血，对预后影响不大。对于前两种情况，应立即停用抗血小板药物，以稳定生命体征，降低残疾程度，改善整体预后。对于第三种情况，若为缺血事件高风险患者，可以考虑在停药 7~10 天后再考虑恢复抗血小板治疗。也可根据病情适当减少抗血小板药物的种类或剂量，并且严密监测出血。如果脑出血的同时还伴有消化道出血，建议停用阿司匹林。

3. OACs 的管理 在使用 OACs 的过程中发生脑出血，并且考虑其出血是抗凝药的副作用，理论上应该停用抗凝药。但对于房颤且卒中风险高、机械心脏瓣膜置换术后以及静脉血栓栓塞等需长期 OACs 的患者，需根据具体情况酌情处理。使用 OACs 引发颅内出血后何时可以重新启动抗凝治疗，目前缺乏相关的研究证据。目前建议对于房颤因抗凝治疗导致颅内出血的患者，如果出血原因或相关危险因素可以处理，建议 4~8 周后重启抗凝治疗；否则，考虑左心耳封堵治疗。

4. 其他治疗

（1）内科治疗：发生脑出血的 ACS 患者应在神经内科医师配合下给予针对脑出血的相关治疗（如：控制血压，降低颅内压等）。

（2）手术治疗：幕上出血≥30ml，幕下出血≥10ml 的脑出血患者具备以下条件中的任意一条，即为绝对手术指征：①脑中线结构移位≥1cm；②脑室、脑池受压变形或消失的，应特别注意环池、第四脑室；③出现双侧瞳孔不等大，瞳孔光反射迟钝，甚至瞳孔散大、反射消失的；④患者出现意识状态转差，如躁动不安、嗜睡、甚至昏迷的。

临床医生需根据患者的病情合理选择手术方式。如患者已发生脑疝，应立即急诊行血肿穿刺治疗，如临床症状不缓解，急诊行血肿清除去骨片减压术。如血肿穿刺术后患者脑疝恢复，临床症状缓解，也可单纯行血肿穿刺引流治疗。嗜睡或浅昏迷的患者，可以先给予降低颅内压的药物治疗，同时，停用抗凝血药一周后行手术治疗。神志清楚的患者，如有神经功能障碍，可于停用抗凝血药一周后行血肿穿刺治疗或立体定向颅内血肿清除术。

（四）穿刺相关出血的评估与对策

1. 穿刺部位出血和血肿　穿刺部位出血和血肿发生率为2%~6%，根据BARC出血分级评估此型出血大多数<3型，多为出血低危，经桡动脉途径可降低该风险。一旦发生桡动脉穿刺点出血或前臂肿胀，应确认穿刺点压迫位置是否准确、压力是否适当，并动态观察血肿消长，避免发生骨筋膜室综合征，不建议停用口服抗血小板药物。

2. 假性动脉瘤　假性动脉瘤在诊断性心导管术后发生率为0.1%~1.5%，介入治疗术后为2%~6%，根据BARC出血分级评估此型出血大多数<3型，为出血低危。老年、女性、肥胖、使用GPI、穿刺点偏低和术后压迫止血不当等是其主要危险因素，以股动脉途径更为多见。推荐停用抗凝血药和GPI，不建议停用口服抗血小板药物。

3. 腹膜后血肿　腹膜后血肿是较罕见的穿刺并发症，介入术后发生率为0.15%~0.74%，根据BARC出血分级评估此型出血大多数≥3型，为出血高危。一旦发生往往会引起严重的后果，部分患者尚未发现就可导致死亡，死亡率为4%。多发生于股动脉穿刺点位置偏高（腹股沟韧带以上）且未使用血管缝合装置的患者。早期症状隐袭，主要为腹股沟区、下腹部及后腰部非特异性疼痛。如患者术后出现低血压、少尿、血红蛋白下降等活动性出血征象，应尽快排查有无腹膜后血肿可能。可首选腹部CTA检查，明确有无活动性出血及出血部位。确诊后应立即行心电监护、抗休克、纠正凝血功能异常，必要时输血治疗，每4~6h检测血红蛋白直至病情稳定。如患者进行性失血、血流动力学不稳定、患侧肢体神经功能异常及严重疼痛，应考虑对穿刺点及时进行手术探查修补和局部减压。推荐停用抗凝血药和GPI，根据出血后再发缺血风险的危险分层，推荐停用或逐步停用口服抗血小板药物。

4. 骨筋膜室综合征　骨筋膜室综合征多由经桡动脉途径穿刺后局部出血和血肿控制不良所致，早期临床表现以前臂肿胀、剧烈疼痛和感觉减弱为主，随缺血加重可发展为肌挛缩和坏疽，典型表现为"5P"征〔疼痛转为无痛（painlessness）、苍白（pallor）、感觉异常（paresthesia）、麻痹（paralysis）及无脉（pulselessness）〕。如若桡动脉存在活动出血，应警惕前臂骨筋膜室综合征，应立即停用抗凝血药和GPI，患肢制动，给予20%甘露醇静脉滴注脱水和50%硫酸镁局部冷敷。若内科治疗无改善甚至加重，或筋膜间室压力>30mmHg，应考虑尽早外科手术切开减压治疗。根据BARC出血分级评估此型出血大多数<3型，为出血低危。此种情况下，推荐停用抗凝血药和GPI，不建议停用口服抗血小板药物。

（五）其他部位出血的评估与对策

1. 呼吸道出血　咯血是最常见的呼吸道出血。小量咯血患者可密切观察病情变化，根据BARC出血分级评估小量咯血<3型，此类患者可考虑停用抗凝血药和GPI（起病48h以内的STEMI患者急性期可在监测下继续使用抗凝血药），不建议停用口服抗血小板药物。每次咯血量≥100ml或24h咯血量≥600ml称为大咯血，为出血高危。发生大咯血的ACS患者需要立即请呼吸科会诊，患者绝对卧床，取患侧卧位以预防窒息发生，并行床旁胸片（病情允许可行胸部高分辨力CT）明确咯血的部位、咯血量及肺部原发病。慎用静脉止血药物，可行支气管镜检查和镜下局部止血治疗。血红蛋白显著降低者可酌情输血。以上措施均无效时考虑急诊外科手术。对于大咯血患者除停用抗凝血药和GPI外，还应根据出血后再发缺血的风险，停用或逐步停用口服抗血小板药物。

2. 泌尿系出血　以血尿最为常见，多与抗栓治疗（尤为抗凝治疗）相关。根据BARC出血分级评估此型出血大多数小于3型，建议仅有镜下血尿的患者，应维持抗血小板及抗凝血药，对于肉眼血尿患者，应停用抗凝血药和GPI（起病48h以内的STEMI患者急性期可在监测下继续使用抗凝血药），一般不必停用口服抗血小板药物。

3. 生殖道出血　女性患者抗栓治疗中出现的生殖系统异常出血，多数表现为异常子宫出血。应根据出血量大小进行BARC出血分级，以便采取针对性治疗，同时请妇科会诊以明确原发病并予以治疗。根据BARC出血分级、出血后再发缺血风险的危险分层，给予相应的抗凝和抗血小板药物使用策略。紧急情况下可行刮宫术迅速止血或子宫切除术。

4. 皮肤黏膜、口腔牙龈出血　根据BARC出血分级评估此型出血大多数<3型，为出血低危。

推荐停用抗凝血药和 GPI（除外起病 48h 以内的 STEMI 患者急性期可在监测下继续使用抗凝血药），推荐加强局部止血，若止血有效，不建议停用抗血小板药物。

5. 眼部出血　ACS 抗栓治疗过程中发生眼部出血，需根据出血面积、视力损害程度行 BARC 出血分级。损害视力的出血为 3c 型，为出血高危，推荐停用抗凝血药和 GPI，根据出血后再发缺血风险的危险分层，推荐停用或逐步停用口服抗血小板药物。未损害视力的出血小于 3 型，为出血低危，推荐停用抗凝血药和 GPI（除外起病 48h 以内的 STEMI 患者急性期监测下继续使用抗凝血药），不建议停用抗血小板药物。

6. 鼻出血　鼻出血分为前鼻孔出血和后鼻孔出血。根据 BARC 出血分级评估此类出血多小于 <3 型，为出血低危，推荐局部加压和器械治疗控制出血。前鼻孔出血推荐停用抗凝血药和 GPI（起病 48h 以内的 STEMI 患者急性期可在监测下继续使用抗凝血药），不建议停用抗血小板药物。后鼻孔出血推荐停用抗凝血药和 GPI，不建议停用抗血小板药物。

第五节　冠状动脉介入治疗的时机和原则的共识与争议

NSTE-ACS 由高度异质性的患者群所组成，在早期强化抗栓治疗的同时，应根据危险分层结果，选择合适的介入治疗策略。近年来，多项研究确立了早期侵入策略的临床得益，其中高危患者的获益更大。早期侵入策略能迅速诊断潜在的冠状动脉疾病，确定罪犯病变，指导抗栓治疗，并评估冠状动脉解剖是否适合 PCI 或 CABG。侵入策略的指征、时机以及血运重建方式的选择与临床表现、并存疾病、危险分层和其他高危特征如认知状态、预期寿命和冠状动脉功能和解剖学严重性密切相关。2014 年 AHA/ACC NSTE-ACS 管理指南首次提出"缺血指导策略"（ischemia-guided strategy）替代了以往的"早期保守管理"（initial conservative management），从而更清楚地表达了这种策略的病理生理学原理。本节将根据最新指南和临床研究结果，讨论介入治疗的时机和原则。

一、早期侵入策略与早期保守策略的比较

（一）早期侵入策略概念的演变

早期侵入策略是指对 NSTE-ACS 患者在早期进行常规的心导管检查，根据检查结果选择 PCI 或 CABG 进行冠状动脉血运重建。在过去的 20 余年中，大量对比研究评价了"早期侵入策略"的效果。遗憾的是，上述研究中"早期"的定义并不统一（表 23-13），结果也不尽相同。早期的 TIMI ⅢB 和 VANQWISH 研究随机分组到冠脉造影的时间分别为 36h 和 48h，并未得出早期侵入优于早期保守的结论。由于当时支架以及 GPI 并未常规用于临床，因而其意义有限。FRISC-Ⅱ、TACTICS-TIMI18 和 RITA-3 三项随机研究均肯定了早期侵入策略的价值，但侵入时机从 22h 到 4d 不等，尤其是 FRISC-Ⅱ研究，其"早期"定义甚至放宽到入院 7d 内。ISAR-COOL 研究比较了紧急介入策略（6h 以内，平均 2.4h）和"冷却"策略（"cooling-off" strategy）（平均 86h）的不良事件发生率，后者首先给予 3~5d 的抗栓治疗，显示了早期侵入策略的得益，但该研究并未分析 24~48h 这一时间窗，与当前临床实践有一定差距。为在不同临床研究之间进行比较，"早期"的概念也亟须得到统一。

表 23-13　有关 NSTE-ACS 研究中早期与延迟侵入时间的定义

研究	发表年度	早期侵入 /h	延迟侵入 /h
FRISC Ⅱ	1999	96	408
TRUCS	2000	48	120
TACTICS-TIMI-18	2001	22	79
VINO	2002	6	1 464
RITA 3	2002	48	1 020
ELISA	2003	6	50
ISAR-COOL	2003	3	86
ICTUS	2005	23	283
TIMACS	2008	14	50
OPTIMA	2009	0.5	25
ABOARD	2009	1.1	20.5

（二）循证医学证据

自 20 世纪 80 年代以来，对于 NSTE-ACS 患者选择早期侵入还是保守治疗策略一直存在较大争议。传统的治疗观念着重首先通过抗心绞痛药物和抗栓药物稳定病情，而不主张早期介入治疗。近年来，多项随机试验显示，早期侵入策略能减少缺血事件（主要通过降低严重反复缺血、减少再住院和血运重建），明显降低中期死亡率和心肌梗死风险，轻度降低长期死亡率，但同时也增加初次住院心肌梗死风险（早期风险）。

FRISC-Ⅱ研究入选 2 457 例不稳定型冠心病患者，经过平均 6d 的达肝素钠治疗后随机分为侵入治疗组和保守治疗组，随访 6 个月侵入治疗组初级终点事件（死亡和 / 或心肌梗死）发生率明显低于保守治疗组。随访 15 年结果显示，早期侵入治疗推迟死亡或再次心肌梗死平均 18 个月，推迟死亡或再次缺血性心脏病住院平均 37 个月。TACTICS-TIMI18 研究入选 2 220 例 NSTE-ACS 患者，随机分为早期侵入治疗组（48h 内完成冠脉造影和血运重建治疗）和早期保守治疗组（若再发缺血或压力试验阳性则接受心导管检查）。结果显示，侵入组 6 个月主要终点事件（死亡、心肌梗死或因 ACS 再入院）发生率明显降低，但这些获益仅限于中高危患者（TnT≥0.01ng/ml、TIMI 积分≥3 或 ST 段动态变化）。同样，RITA3 比较了 1 810 例中危 NSTE-ACS 患者行常规早期介入和基于缺血证据的介入治疗的效果。结果显示，早期介入组 4 个月联合终点事件（死亡、心肌梗死或难治性心绞痛）发生率明显下降；5 年期间事件发生曲线有逐渐分离的趋势，早期介入组 5 年死亡或心肌梗死事件发生率低于保守治疗组，这种长期的获益在高危患者（高龄、糖尿病、既往心肌梗死及吸烟等）中尤为明显。然而，最近 RITA3 10 年随访结果显示，两组全因死亡率和心血管死亡率均无明显差异，在不同 GRACE 积分风险亚组仍无明显差异。

Fox 等对 FRISC-Ⅱ、RITA3 和 ICTUS 研究的 5 年随访结果进行荟萃分析，结果显示，与选择性侵入策略相比，常规早期侵入策略使心血管死亡或非致死性心肌梗死发生率明显降低（14.7% vs 17.9%，$p=0.002$），产生这种差异主要原因在于心肌梗死发生率降低（10.0% vs 12.9%，$p=0.001$），而且高危患者绝对获益更大。

尽管大规模的随机试验以及荟萃分析的结果均肯定了早期侵入策略的价值，但遗憾的是，上述研究对早期的定义并不统一。因此，对 NSTE-ACS 患者早期心导管检查和血运重建的最佳时机仍不明确，尚需进一步探讨与研究。

二、早期侵入策略的时机

近年来，大量研究系统评价了不同侵入时间与预后的相关性。其中，五项前瞻性随机试验评价了极早期侵入与延迟侵入策略的差异（表 23-14）。

Montalescot 等将国际多中心注册研究 GRACE 中的 8 853 名 NSTE-ACS 患者根据介入时间分为紧急（<24h）、早期（24~48h）和延迟（>48h）三组。结果显示，紧急组院内联合终点事件（死亡、卒中或主要出血事件）发生率最高（紧急组 6.6%，早期组 3.9%，延迟组 5.1%，$p=0.000\ 5$），而且院内死亡率明显高于其他两组（紧急组 3.5%，早期组 1.4%，延迟组 2.0%，$p<0.000\ 1$）。延迟组的 6 个月随访死亡率最高（延迟组 3.8% vs 紧急 / 早期组 2.8%，$p=0.021$）。不难看出，早期（24~48h）接受导管治疗在降低死亡率方面优于其他两组，并说明最好在导管治疗前有一个药物稳定治疗期，而急诊手术仅限于血流动力学和缺血症状不稳定的患者。

Tricoci 等比较了 SYNGERY 试验中入院不同时间段行侵入治疗的临床结果。研究共入选 10 027 例患者，9 216（92%）例患者接受了冠脉造影，其中 6 352（63%）在 48h 以内，根据 6h 的间隔进行分组发现，在校正基线危险因素后，随着侵入时机的延迟，30d 死亡或心肌梗死发生率逐渐升高。在入院最初的 6h 内行导管治疗 30d 死亡或心肌梗死发生率最低，而只有在 30h 以内的各组才有明显获益。同时，不同时间组主要出血事件发生率并无显著性差异。该研究提供了 48h 内各个时间段侵入时机与预后相关性的信息，其结果显示，侵入治疗越早，其缺血事件也越少，而出血风险并未增高。

新近，Sorajja P 等对 ACUITY 研究中接受 PCI 的患者根据介入手术时间分为 <8h、8~24h 和 >24h 三组，结果发现延迟 PCI（>24h）30d 死亡、心肌梗死以及复合终点事件发生率明显升高。多因素分析显示，延迟 PCI（>24h）是 30d 和 1 年死亡的独

表 23-14 比较不同侵入策略的随机临床试验

试验	早期侵入/早期保守							早期侵入/晚期侵入			
	FRISC	TRUCS	TIMI18	VINO	RITA-3	ICTUS	ELISA	ISAR-COOL	OPTIMA	TIMACS	ABOARD
病例	2 456	148	2 220	131	1 810	1 199	220	410	142	3 031	352
入选年	1996—1998	1997—1998	1997—1999	1998—2000	1997—2002	2001—2003	2000—2001	2000—2002	2004—2007	2003—2008	2006—2008
造影时间/h	96/408	48/120	22/79	6.2/1 464	48/1 020	23/283	6/50	2.4/86	0.5/25	14/50	1.2/21
平均年龄/岁	66	62	62	66	62	62	63	70	62	65	65
女性/%	30	27	34	39	38	27	30	33	32	35	28
糖尿病/%	12	29	28	25	13	14	14	29	20	27	27
入选时 Tn 升高 %	55	NA	54	100	75	67	68	67	46	77	74
侵入治疗/%	78/45	100/61	64/45	73/39	57/28	79/54	74/77	78/72	100/99	74/69	91/81
PCI/CABG/%	30/27	43/16	36/19	50/27	26/17	51/10	54/15	68/8	99/0	57/28	63/2
主要终点指标	D/MI 6个月	D/MI/H	D/MI/A 6个月	D/MI 6个月	D/MI 12个月	D/MI/A 12个月	梗死面积 LDH	D/MI 1个月	D/MI/UR 30天	D/MI/S 6个月	Tn 释放
满足终点指标	+	-	+	+	+	-	+	+	-	-	-

注：Tn. 肌钙蛋白；PCI. 经皮冠状动脉介入治疗；CABG. 冠状动脉旁路移植术；A. 再住院；D. 死亡；H. 住院时间；MI. 心肌梗死；S. 卒中；UR. 非计划血运重建；LDH. 乳酸脱氢酶。

立预测因素。根据 TIMI 积分分层分析发现，高危患者延迟 PCI 死亡风险最高。然而，即使是低危患者（TIMI 积分 0~2），延迟 PCI 的 1 年死亡率也明显高于早期 PCI 患者。该研究表明，所有 NSTE-ACS 患者似乎都能从早期侵入策略中获益。

尽管上述研究多为大样本注册资料，但由于均为非随机、观察性研究，在入选人群和研究设计上存在一定的缺陷，其临床价值仍有限。ISAR-COOL 为第一项探讨早期侵入最佳时机的随机临床试验。该试验共入选 410 名患者，随机分为早期介入组（6h 以内，平均 2.4h）和抗栓预处理组（平均 86h），后者首先接受 3~5d 的抗栓治疗。结果显示，抗栓预处理组 30d 死亡或心肌梗死发生率显著高于对照组（RR 1.96，95% 置信区间 1.01~3.82，$p=0.04$）。该研究的缺点是样本量较小，只有德国的两个医疗中心参与。由于没有分析 6~48h 这一时间窗行介入治疗的效果，因而与目前临床实践仍有一定差距。

2009 年，Mehta 在 *New England Journal of Medicine* 上发表的 TIMACS 研究是探讨侵入治疗最佳时机的最大规模随机对照研究，因此具有里程碑意义。该研究共入选了 3 031 例 NSTE-ACS 患者，分别接受早期侵入治疗（≤24h，平均 14h）和延迟侵入治疗（≥36h，平均 50h）。随访 6 个月发现，早期侵入组和延迟侵入组初级联合终点事件（死亡、心肌梗死或卒中）发生率分别为 9.6% 和 11.3%（HR 0.85，95% 置信区间 0.68~1.06，$p=0.15$）；早期侵入组二级终点事件（死亡、心肌梗死或难治性缺血）发生率明显低于延迟侵入组（9.5% vs 12.9%，HR 0.72，95% 置信区间 0.58~0.89，$p=0.003$）；亚组分析发现，在 1/3 的高危患者（GRACE 危险积分 >140）中行早期侵入治疗初级和二级终点均有明显获益，对于基线特征高危的患者，在 24h 以内行介入治疗能显著降低 6 个月初级终点事件风险。对早期侵入组的患者按时间进行分层分析发现，6h 以内、6~12h、12~24h 三组临床结果相似，提示极早期的侵入治疗（≤6h）并无额外获益。TIMACS 试验结果显示，高危患者（GRACE 危险积分 >140）应该优先选择早期侵入治疗，而中低危患者可根据具体情况（如导管室条件、入院时间）而定，不必常规行早期侵入治疗。

由荷兰 NHS 资助的随机、前瞻性多中心临床研究 OPTIMA 试验共入选 142 名 NSTE-ACS 患者，随机分为紧急 PCI 组（平均 30 分钟）和延迟 PCI 组（24~48h，平均 25h），两组均给予阿司匹林、氯吡格雷和 GPI。随访 30d 发现，紧急 PCI 组包括死亡、非致死性心肌梗死和非计划血运重建的联合终点事件发生率显著高于延迟 PCI 组。随访 6 个月两组差异仍然存在。该研究显示，对于非难治性高危 NSTE-ACS 患者，PCI 应该至少在入院 24h 以后进行，紧急 PCI 组过高的心肌梗死风险可能与急性期血栓的不稳定性有关。

法国学者 Gilles Montalescot 报告的 ABOARD 试验为多中心随机研究，旨在评价中高危 NSTE-ACS 患者（TIMI 积分 ≥3）立即侵入（"直接 PCI 策略"）与延迟侵入（"次日策略"）的效果。两组入院至导管术时间分别为 1.1h 和 20.5h。所有接受 PCI 的患者均常规使用阿昔单抗。结果发现，两组 1 个月复合缺血事件（死亡、心肌梗死、急诊血运重建）和出血发生率均无显著差异。立即侵入组住院时间更短（$p<0.001$）。该研究显示，在中高危 NSTE-ACS 患者采取"直接 PCI 策略"安全可行，且能缩短住院时间但并不减少心肌梗死，也无任何亚组受益增加的证据。需要注意的是，ABOARD 研究中立即侵入组心肌梗死发生率有升高的趋势（9.1% vs 4.5%，$p=0.09$），这与 OPTIMA 研究结果一致。尽管 OPTIMA 研究中心肌梗死定义的切点较低（CK-MB 高于正常上限），但不可否认，NSTE-ACS 患者接受直接 PCI 存在围手术期心肌梗死风险。

RIDDLE-NSTEMI 研究入选 323 例 NSTEMI 患者，随机分为紧急介入组和延迟介入组。两组随机到造影时间分别为 1.4h 和 61.0h。结果显示，紧急介入组 30 天死亡或新发心肌梗死风险显著低于延迟介入组（4.3% vs 13%，HR 0.32，95% 置信区间 0.13~0.74，$p=0.008$）。1 年时两组差异仍显著存在。尽管如此，目前尚无足够证据支持直接 PCI 策略在 NSTE-ACS 患者中的应用，临床处理中应根据患者疾病的风险和病情进展，选择最佳的个体化治疗方案。

此外，Jobs 等将上述评价不同侵入时机的研究进行荟萃分析，共 8 项试验 5 324 例患者，评价随访 180 天。结果显示，早期侵入策略并未降低全因死亡率。但在高危人群（基线心脏生物标志物升高、糖尿病、GRACE>140 分和年龄 >75 岁）可能降低死亡风险。

总之，大量资料显示，早期侵入优于早期保守策略。目前还没有证据显示，先采用药物治疗（包括强化抗凝）经过特定的时间延搁后再行介入治疗优于充分药物治疗后尽早行冠脉造影。与晚期侵入相比，早期侵入策略的缺血事件和出血并发症较低，住院时间也更短。在 GRACE 风险积分 >140 分的高危患者，应尽可能在 24h 以内行紧急造影。尽管现有随机临床试验均未入选极高危患者，但因血流动力学不稳定、高缺血风险等原因，导致这类患者预后差，因此处理策略类似 STEMI。不论 ECG 以及心脏生物标志物的结果如何，应立即行冠状动脉造影并完成血运重建。

目前指南建议，根据不同危险分层标准（表 23-15）进行早期评估，指导早期侵入策略的时机。极高危缺血风险患者（至少一项极高危标准）建议在 2h 内行紧急冠状动脉造影，至少一项高危标准患者建议早期侵入策略（<24h），至少一项中危标准或再发症状的患者建议行侵入策略（<72h）。对于无上述风险、无再发症状的患者，在侵入评估前建议行非侵入缺血检查（最好是影像学检查）。

随着 NSTE-ACS 患者比率的不断升高，明确不同介入时间对高危患者预后的影响就显得尤为重要。现有资料显示，NSTE-ACS 患者采取早期（24h 以内）侵入策略安全有效。在 24h 以内是否存在更为理想的时间窗还不确定。尽管直接 PCI 策略在 NSTE-ACS 患者中并未显示出优势，但能明显缩短住院时间，展现出广阔的前景。因此，仍需要更大规模、规范的随机临床试验，为 NSTE-ACS 患者介入治疗时机的选择提供更为充足的证据。

表 23-15 危险分层指导侵入策略

极高危标准
● 血流动力学不稳定或心源性休克
● 反复发作的或药物治疗无效的持续性胸痛
● 危及生命的心律失常或心搏骤停
● 心肌梗死机械并发症
● 急性心力衰竭
● 反复发作的心电图 ST-T 动态改变，特别是一过性 ST 段抬高
高危标准
● 肌钙蛋白水平升高或者降低，且与心肌梗死表现相符合
● 动态 ST-T 改变（有或无症状）
● GRACE 评分 >140
中危标准
● 糖尿病
● 肾功能不全[eGFR<60ml/（min·1.73m²）]
● LVEF<40% 或者充血性心力衰竭
● 早期梗死后心绞痛
● 既往 PCI
● 既往 CABG
● GRACE 评分 >109 且 <140
低危标准
● 无上述表现

注：eGFR. 估算的肾小球滤过率；LVEF. 左室射血分数；PCI. 经皮冠状动脉介入治疗；CABG. 冠状动脉旁路移植术。

三、血运重建方式的选择

对 NSTE-ACS 患者在早期进行冠状动脉造影，根据造影结果选择 PCI 或 CABG 完成冠状动脉血运重建。

（一）PCI

经桡动脉径路、植入新一代 DES 是当前标准的 PCI 策略。无论支架类型如何，建议 DAPT 治疗 12 个月，在缺血风险高而出血风险较低的患者中，DAPT 时程可酌情延长。没有证据表明 PCI 术中血栓切除对 NSTE-ACS 患者有额外获益。PCI 术中，血流储备分数（FFR）是通过功能学评价稳定型冠心病患者病变严重程度的"金标准"，在 NSTE-ACS 合并多支病变的患者中，FFR 同样被证实是切实可行、安全有效的，但其预后价值尚不清楚。

研究显示，对于 NSTE-ACS 合并多支病变患者，一站式完全血运重建优于仅罪犯病变血运重建。然而，CULPRIT-SHOCK 研究显示，对于急性心肌梗死（提高或非抬高）患者，急诊介入中常规治疗非罪犯病变可能有害。因此，目前，急诊 PCI 中并不建议常规完全血运重建。

（二）CABG

5%~10% 的 NSTE-ACS 患者需要行 CABG，与择期 CABG 患者相比，由于这类患者具有更高的风险，因此其治疗也更具有挑战性。因缺乏随机对照研究数据,NSTE-ACS 患者非急诊 CABG 的最佳时机需结合个体的临床综合情况考虑。围手术期与抗血小板药物相关的出血并发症发生率 >10%。存在持续性缺血或血流动力学不稳定且有 CABG 指征的患者中,不论是否已经应用抗血小板药物,应尽快行急诊外科手术。

(三)PCI 与 CABG 的比较

当前并没有针对 NSTE-ACS 患者 PCI 与 CABG 的随机对照研究。根据目前已有的证据,稳定的 NSTE-ACS 患者血运重建策略的选择可以参考稳定型冠心病患者的标准。通过对 BEST、PRECOMBAT 和 SYNTAX 研究数据进行分析,研究者比较了 1 246 例稳定的 NSTE-ACS 合并多支血管病变或左主干病变患者 CABG 与 PCI 的结局。结果发现,CABG 的 5 年联合终点事件(包括死亡、心肌梗死和卒中)发生率明显低于 PCI (13.4 vs 18%,p=0.036)。在糖尿病合并多支病变患者中,最近的证据表明,CABG 较 PCI 具有更大的获益。

综上所述,对于多支病变患者,建议根据当地心脏团队方案,基于临床情况、合并疾病和病变严重程度(包括分布、病变特点和 SYNTAX 评分)选择血运重建策略。仍需更大规模、规范的随机临床试验,为 NSTE-ACS 合并多支病变血运重建策略的选择提供更为充足的证据。

(聂绍平)

参 考 文 献

[1] Roffi M, Patrono C, Collet J P, et al. 2015 ESC Guidelines for the management of acute coronary syndromes in patients presenting without persistent ST-segment elevation: Task Force for the Management of Acute Coronary Syndromes in Patients Presenting without Persistent ST-Segment Elevation of the European Society of Cardiology (ESC) [J]. Eur Heart J, 2016, 37: 267-315.

[2] Amsterdam E A, Wenger N K, Brindis R G, et al. 2014 AHA/ACC Guideline for the Management of Patients with Non-ST-Elevation Acute Coronary Syndromes: a report of the American College of Cardiology/American Heart Association Task Force on Practice Guidelines [J]. J Am Coll Cardiol, 2014, 64: e139-e228.

[3] Elliott A, Jean-Pierre B, Werner K, et al. Myocardial infarction redefined--a consensus document of The Joint European Society of Cardiology/American College of Cardiology Committee for the redefinition of myocardial infarction [J]. Eur Heart J, 2000, 21: 1502-1513.

[4] Thygesen K, Alpert J S, Jaffe A S, et al. Fourth Universal Definition of Myocardial Infarction (2018)[J]. J Am Coll Cardiol, 2018, 72: 2231-2264.

[5] 中华医学会心血管病学分会. 非 ST 段抬高型急性冠状动脉综合征诊断和治疗指南(2016)[J]. 中华心血管病杂志, 2017, 45: 359.

[6] Keller T, Zeller T, Ojeda F, et al. Serial changes in highly sensitive troponin I assay and early diagnosis of myocardial infarction [J]. JAMA, 2011, 306: 2684-2693.

[7] Irfan A, Reichlin T, Twerenbold R, et al. Early diagnosis of myocardial infarction using absolute and relative changes in cardiac troponin concentrations [J]. Am J Med, 2013, 126: 781-788.

[8] Anderson J L, Adams C D, Antman E M, et al. 2012 ACCF/AHA focused update incorporated into the ACCF/AHA 2007 guidelines for the management of patients with unstable angina/non-ST-elevation myocardial infarction: a report of the American College of Cardiology Foundation/American Heart Association Task Force on Practice Guidelines [J]. Circulation, 2013, 127: e663-828.

[9] 中华医学会心血管病学分会, 中华心血管病杂志编辑委员会. 非 ST 段抬高急性冠状动脉综合征诊断和治疗指南 [J]. 中华心血管病杂志, 2012, 40: 353-367.

[10] Fan J, Wang X, Ma X, et al. Association of Obstructive Sleep Apnea With Cardiovascular Outcomes in Patients With Acute Coronary Syndrome [J]. J Am Heart Assoc, 2019, 8: e010826.

[11] Fox K A, FitzGerald G, Puymirat E, et al. Should patients with acute coronary disease be stratified for management according to their risk? Derivation, external validation and outcomes using the updated GRACE risk score [J]. BMJ Open, 2014, 4: e004425.

[12] Fu R, Song C, Yang J, et al. CAMI-NSTEMI Score-China Acute Myocardial Infarction Registry-Derived Novel Tool to Predict In-Hospital Death in Non-ST Segment Elevation Myocardial Infarction Patients [J]. Circ J, 2018, 82: 1884-1891.

[13] Liu R, Zheng W, Zhao G, et al. Predictive Validity

of CRUSADE，ACTION and ACUITY-HORIZONS Bleeding Risk Scores in Chinese Patients With ST-Segment Elevation Myocardial Infarction［J］. Circ J, 2018，82：791-797.

［14］Mehran R, Pocock S J, Nikolsky E, et al. A risk score to predict bleeding in patients with acute coronary syndromes［J］. J Am Coll Cardiol, 2010，55：2556-2566.

［15］Yan Y, Wang X, Fan JY, et al. Impact of concomitant use of proton pump inhibitors and clopidogrel orticagrelor on clinical outcomes in patients with acute coronary syndrome［J］. J Geriatr Cardiol, 2016，13：209-217.

［16］抗血小板药物消化道损伤的预防和治疗中国专家共识组. 抗血小板药物消化道损伤的预防和治疗中国专家共识（2012更新版）［J］. 中华内科杂志, 2013，52：264-270.

［17］Bhatt D L, Pollack C V, Weitz J I, et al. Antibody-Based Ticagrelor Reversal Agent in Healthy Volunteers［J］. N Engl J Med, 2019，380：1825-1833.

［18］Valgimigli M, Bueno H, Byrne R A, et al. 2017 ESC focused update on dual antiplatelet therapy in coronary artery disease developed in collaboration with EACTS：The Task Force for dual antiplatelet therapy in coronary artery disease of the European Society of Cardiology（ESC）and of the European Association for Cardio-Thoracic Surgery（EACTS）［J］. Eur Heart J, 2018，39：213-260.

［19］Angiolillo D J, Rollini F, Storey R F, et al. International Expert Consensus on Switching Platelet P2Y12 Receptor-Inhibiting Therapies［J］. Circulation, 2017，136：1955-1975.

［20］刘然，师树田，索旻，等. 对氯吡格雷低反应患者换用替格瑞洛后的有效性与安全性评价［J］. 中国介入心脏病学杂志，2014，22：12-17.

［21］Urban P, Mehran R, Colleran R, et al. Defining High Bleeding Risk in Patients Undergoing Percutaneous Coronary Intervention：A Consensus Document From the Academic Research Consortium for High Bleeding Risk［J］. Circulation, 2019，140（3）：240-261.

［22］Neumann F J, Sousa-Uva M, Ahlsson A, et al. 2018 ESC/EACTS Guidelines on myocardial revascularization［J］. Eur Heart J, 2019，40：87-165.

［23］中国医师协会心血管内科医师分会，中国医师协会心血管内科医师分会血栓防治专业委员会，中华医学会消化内镜学分会等. 急性冠状动脉综合征抗栓治疗合并出血防治多学科专家共识［J］. 中华内科杂志，2016，55：813-824.

［24］Collaboration R. Effects of antiplatelet therapy after stroke due to intracerebral haemorrhage（RESTART）：a randomised, open-label trial［J］. Lancet, 2019，393（10191）：2613-2623.

第二十四章　ST 段抬高心肌梗死

ST 段 抬 高 心 肌 梗 死（ST-segment elevation myocardial infarction, STEMI）是指由于冠状动脉（简称冠脉）急性狭窄或闭塞导致供血急性持续减少或终止，所产生的心肌透壁缺血和坏死，心电图（ECG）显现相邻两个以上导联 ST 段抬高 >0.1mV（mm）。STEMI 具有临床急性发病特点，是"急性 STEMI"，也是传统诊断上的急性心肌梗死（acute myocardial infarction, AMI），并被西方社会称为心脏病突发（heart attack）。STEMI 一直是欧美发达国家的常见病，在我国，由于人民生活水平的不断提高和满足，冠心病危险因素与不良生活方式的叠加和老龄化社会的加深，也已成为危害我国人民健康和生命安全的常见病。发病以男性为主，约占 75%，女性少见约占 25%；中老年常见，但各年龄组均有，并呈现年轻化、老龄化和农村化趋势。

STEMI 是冠心病（coronary heart disease, CHD）急危重症的临床类型。患者从心肌缺血发作那一刻起，无论是在院外还是已达院内均有致死包括猝死（sudden cardiac death, SCD）的风险，需给予及时诊断和紧急救治，以挽救患者的生命。STEMI 住院病死率高，在最初"临床观察时代"高达约 30%；在"冠心病重症监护病房（coronary care unit, CCU）时代"，因为心电监护、除颤器和血流动力学监测的使用降低至 15%；到 20 世纪 80 年代进入"心肌再灌注治疗时代"，包括溶栓和经皮冠状动脉介入治疗（percutaneous coronary intervention, PCI），又降低至 <10%。此后，随着国际国内基于循证医学而又不断更新的临床指南的指导，尤其是对 STEMI 心肌缺血总时间 <120 分钟总目标的措施不断完善，目前 STEMI 的住院病死率已进一步降低至 5% 左右。根据中国 AMI（CAMI）注册研究资料，我国再灌注治疗时代 STEMI 患者的住院病死率为 5.4%，其中省级医院

低至 3.1%，县级医院仍高达 10.2%，市级医院居中 5.3%，这与国际报道相符。

第一节　急性心肌梗死的新定义

一、病理生理机制

AMI 的病理生理机制是临床分型和定义的基础。ST 段抬高心肌梗死主要是由于冠脉粥样硬化易损性斑块（vulnerable plaque）破裂或侵蚀（erosion）诱发血栓性急性堵塞，致供血严重减少或完全中断，而产生的心肌严重缺血和坏死。少部分是因为冠脉栓塞（如 PCI 挤压脱落的栓子）、夹层（包括升主动脉夹层累及冠脉开口和冠脉自发夹层伴内膜下血肿）和持续痉挛致冠脉血管完全堵塞的结果。冠脉堵塞可发生在大中小血管甚至微血管水平，均可导致 AMI。心肌透壁性缺血和坏死的 STEMI，根本原因是冠脉急性持续堵塞而无侧支循环代偿；心肌缺血坏死局限于心内膜下的非 ST 段抬高心肌梗死（NSTEMI），是由于冠脉急性堵塞后又迅速再通或有侧支循环部分代偿，甚至并未完全堵塞；二者的病理生理机制有明显区别。

在当下心肌再灌注治疗时代，"冠脉急性持续堵塞"可通过血流流速指标：心肌梗死溶栓（thrombolysis in myocardial infarction, TIMI）血流即 TIMI 血流分级得以定义和诊断。在冠脉造影下，冠脉 TIMI 血流从正常到完全停止分为Ⅲ、Ⅱ、Ⅰ和 0 级，分别指：冠脉堵塞病变以远血流正常（流速正常，达到远端，排空正常）、减慢（流速减慢，可达远端，排空很慢）、极慢（流速极慢，不达远端，无排空）和无血流（无供血）；不仅与冠脉堵

塞≤90%、95%、96%~99% 和 100% 相对应；还反映心肌灌注的正常、减少、几乎无和完全无；起初溶栓治疗成功的定义为 TIMI 血流恢复 II 和 III 级，而 0 和 I 级则不成功。可见，"冠脉急性持续堵塞"可定量为：程度 ≥95%，TIMI 血流 ≤ II 级，心肌供血严重减少到完全停止，心肌灌注几乎无和完全无。

因此，在任何状态下，只要冠脉急性持续堵塞 ≥95%，TIMI 血流 ≤ II 级，而又无足够侧支循环代偿时，STEMI 即会发生：患者多有心肌梗死性胸痛症状，伴 ECG 相邻导联 ST 段抬高，是 STEMI 早期诊断的基础并应立即启动再灌注治疗，以尽早开通堵塞的梗死相关冠脉（infarct related artery，IRA），缩小心肌梗死（MI）范围，保护缺血心肌和心脏功能，降低病死率并改善患者近远期预后。另外，ST 段抬高的幅度能直接反映心肌缺血的透壁程度，而抬高的 ST 段回落幅度和速度也能反映冠脉治疗或自发再通后心肌再灌注完全与否及疗效优劣，与预后相关。

STEMI 临床突发时的轻重缓急主要取决于冠脉堵塞部位、供血范围大小和有无侧支循环代偿。冠脉三大血管近端或开口部位堵塞、供血范围大、又无侧支循环代偿时，患者发病急而危重；冠脉分支血管堵塞、供血范围小且有侧支循环代偿者，则起病缓且症状轻。特别是第一大冠脉血管左前降支（left anterior descending，LAD）开口堵塞，西方有教科书称之为"寡妇病变"，影响左心室高达 50% 的供血范围，发病紧急而危重，多伴血流动力学不稳定，致死风险高；而左主干（left main，LM）堵塞，影响左心室供血范围达 70%，发病则最为紧急危重，若无侧支循环代偿，往往是致命性的，死亡率极高。

二、临床诊断分型

早年 AMI 的临床诊断，一直沿用世界卫生组织（WHO）和美国心脏病协会（AHA）流行病学报告的，基于 ECG 表现的定义作出诊断和分型。根据 ECG 出现病理性 Q 波（心肌坏死）与否，将 AMI 分为 Q 波和非 Q 波型，分别对应病理上透壁和心内膜下（又称非透壁）AMI。诊断也多年依据 AMI 的典型临床症状、ECG 动态演变和心肌酶学或损伤标志物的异常升高"三组合条件"中

任何两条（2/3 条件）即可确诊的标准。但不足是对发病后不同时间的 AMI 诊断敏感性和特异性差异较大，对临床症状不典型、发病初期和小面积 AMI 也易漏诊，Q 波出现已错过了 AMI 早期最佳干预时机。

AMI 再灌注治疗时代，将均因冠脉病变急性狭窄或堵塞而产生的 AMI 或心肌缺血发作，统一定义为急性冠脉综合征（acute coronary syndrome，ACS），临床上包括 SCD、AMI 和不稳定型心绞痛（unstable angina，UA）。其中，AMI 仍依据 ECG 相邻导联 ST 段有无抬高，分为 STEMI 和 NSTEMI。STEMI 明确提示冠脉急性持续堵塞同前述，需及时诊断和给予再灌注治疗包括溶栓和急诊 PCI。而 AMI 的部位：左心室前壁（前间壁、前壁、广泛前壁和高侧壁），以及下后壁（下壁、正后壁、侧壁和右室），范围和发病后的不同时间或阶段，则可通过 ECG 动态演变（T 波高尖、ST 段抬高或回落、异常 Q 波以及"冠状 T 波"）所累及导联的位置、数量和前后变化得以明确诊断。AMI 部位又与梗死相关冠脉（IRA）及其主要分支基本对应为：前壁和高侧壁对应冠脉 LAD 及其对角支堵塞；下后壁、右室对应右冠脉（right coronary artery，RCA）堵塞；下后壁、侧壁对应左回旋支（left circumflex，LCX）堵塞；而正后和侧壁，则取决于 RCA 和 LCX 各自分布优势而重叠。

三、AMI 新定义

心肌坏死是 AMI 定义的科学依据。基于更敏感和特异的心肌坏死和损伤生物标志物的临床应用，欧洲心脏协会（ESC）和美国心脏病学院（ACC）于 2000 年首先对 AMI 重新定义，将心肌坏死和损伤生物标志物的异常升高和 / 或降低的动态变化定义为 AMI。也将 AMI 诊断标准，相应从上述基于 ECG 变化的符合"2/3 条件"，修订为基于心肌坏死和损伤生物标志物异常升高和 / 或降低演变这一先决条件，另加心肌缺血临床症状、ECG 异常 Q 波、ST 段抬高或降低和影像学有心肌失活或新发室壁节段运动异常（RWMA）特定条件中任何一条的"先决和特定 1+1 条件"的诊断标准。将心脏特异性肌钙蛋白（cardiac troponin，cTn）定为诊断 AMI 的首选心肌

损伤标志物,以其"上限参考值(upper reference limit, URL)"即正常组 99% 上限值取代原来的"正常范围"作为 AMI 诊断的新切点值(cutoff value)。AMI 重新定义同时都满足了临床应用、流行病学调查、公共卫生政策和临床研究的统一性要求。

对上述 AMI 定义的完善补充,又修订成 AMI 全球通用定义,由欧美心脏病四大协会联合发表。同时,首次根据不同病理生理机制和 / 或发病原因,将 AMI 分为 5 型:1 型——冠脉原发血栓堵塞型;2 型——冠脉非血栓堵塞型,包括栓塞、痉挛和夹层等堵塞原因;3 型——SCD 型;4 型——PCI 相关型;5 型——冠状动脉旁路移植术(CABG)相关型;其中 4 型又分为 4a——PCI 后(如冠脉栓塞、分支闭塞所致)和 4b——支架内血栓两亚型。对 cTnI 和 cTnT 测定更敏感,也解决了 PCI 和 CABG 患者术后的 AMI 诊断问题,再修订发表了第三版 AMI 全球通用定义。

然而,鉴于 cTnI/cTnT 检出的心肌损伤临床较常见,既可是 AMI 患者,也可在心肌炎和肾衰竭等非 AMI 患者中存在。为解决临床鉴别诊断的难题,2018 年更新发表了第四版全球 AMI 定义即新定义。核心内容是将心肌损伤和 MI 分开,急性和慢性分开,心脏病和非心脏病因分开,操作和手术分开,以及将特殊类型的心脏病分开,明确了定义和临床诊断标准。

(一)心肌损伤

定义为:仅有 cTn 的异常升高(>99% 正常值 URL),为慢性心肌损伤;而有升高和 / 或下降变化则为急性心肌损伤,则是 AMI 诊断和鉴别诊断的核心基础。只要有心肌细胞坏死的疾病就有可能检出慢性心肌损伤,疾病谱广。

(二)心肌梗死(MI)

1. **定义**　以急性心肌损伤:cTn 测值 >99% 正常值 URL 并呈现升高和 / 或下降变化为先决条件,加上 AMI 下列四项特定条件:包括典型临床症状、新发 ECG 变化、新出现病理性 Q 波形成和影像学新发心肌失活和室壁 RWMA 之一,即"先决和特定的 1+1 条件"为临床诊断标准。强调了急性心肌损伤在 AMI 诊断中的"决定作用"和临床、ECG 和影像表现的"特定

作用"。

2. **分型**　在定义基础上,依据病理生理和病因特点又将 AMI 分为五个临床类型:

1 型:即冠脉血栓性病变堵塞型 MI,包括传统 STEMI 和 NSTEMI。诊断需符合上述"1+1 先决和特定条件"标准,另外又增加了冠脉造影及其腔内影像或尸检发现冠脉血栓这一特定条件;还增加了单一诊断标准:即尸检发现冠脉内血栓性病变,或大体上可见大面积心肌坏死伴或不伴心肌内出血,就符合 1 型 MI 诊断标准,无需考虑 cTn 测值。

2 型:即冠脉非血栓性病变堵塞型 MI,临床诊断标准同上。虽发病原因复杂,然而冠脉栓塞、夹层伴或不伴血肿、痉挛以及心肌肥厚和低血压休克等心肌氧供 / 需失衡是其主要发病机制。

3 型:即 SCD 型 MI,就是发病症状提示有急性心肌缺血并推测伴有 ECG 变化或心室颤动的 SCD。无机会获得血样本测定 cTn,或尸检发现有 MI。

4 型:即 PCI 相关型 MI,临床很常见,虽在不同历史时期使用了不同的生物标志物和诊断标准,发生率相差很大,但新定义实现了统一;还明确 4a、4b 和 4c 亚型 MI,分别为 PCI 冠脉并发症、支架内血栓和再狭窄所致。以术后 48 小时内 cTn>5 倍 99% 正常基础值的 URL 或 / 和 >20% 异常基础值为先决条件;需附加下列特定条件之一(1+1 条件):ECG 新发缺血性 ST 段移位、新发异常 Q 波形成、新发心肌失活或室壁 RWMA 影像,以及造影发现有冠脉血流减慢的并发症包括冠脉主、分支夹层、急性闭塞、血栓、无再流、栓塞和侧支循环丢失等,是 4a 型 MI 诊断标准。此外,还增加了单一诊断条件两项:ECG 新发异常 Q 波(即使 cTn<5 倍于 URL);和尸检发现罪犯血管内介入相关血栓或心肌发现大面积坏死(无论有无心肌内出血),均符合 4a 型 MI 诊断标准。4b 型 MI 为冠脉支架内血栓所致:从时间上有急性(<24h)、亚急性(1~30 天)、晚期(1~12 月)和晚期(>1 年)之分,由冠脉造影或尸检能明确;使用 1 型 MI 诊断标准。4c 型 MI 为冠脉支架内(或球囊扩张后)再狭窄所致,经冠脉造影明确,也应用 1 型 MI 诊断标准。

5 型:即 CABG 相关型 MI,以术后 48 小时内

cTn>10 倍 99% 正常基础值的 URL 或 / 和 >20% 异常基础值为先决条件，联合下列心肌缺血特定条件之一（1+1 条件）：新发 ECG 异常 Q 波、冠脉造影发现冠脉桥或自身血管堵塞和新发心肌失活或室壁 RWMA 的影像，就符合 5 型 MI 诊断标准。此外，ECG 新发病理性 Q 波可作为单一条件，cTn 可以 <10 倍也能诊断。

3. PCI 和 CABG 相关 MI 其他定义　学术研究联盟 -2（academic research consortium, ARC-2）则将两者统一定义为，术后 48 小时内 cTn>35 倍 99% 正常值的 URL 先决条件，附加任何 ECG 新发明显 Q 波、致冠脉血管及 >1.5mm 的分支血流减慢的并发症和超声心动图发现 PCI 相关的新发心肌失活特定条件之一；或单一条件：cTn>70 倍 99% 正常基础值的 URL 就可确诊。如果 cTnI 正常值约为 0.05ng/ml，>35 和 >70 倍分别为 >1.75ng/ml 和 >3.5ng/ml。

4. 冠脉非堵塞性 MI（MINOCA）　冠脉非堵塞性 MI（myocardial infarction with non-obstructive coronary arteries, MINOCA）专指 AMI 诊断明确，但 IRA 无明确狭窄性（>50%）病变的特殊类型 AMI，占 AMI 的 6%~8%，女性多于男性，临床 NSTEMI 多于 STEMI，可以由 IRA 血栓早期自溶再通（1 型 MI）或由于 IRA 痉挛或自发夹层（2 型 MI）所致。

（三）章鱼篓综合征

章鱼篓综合征（Takotsubo syndrome, TTS）临床过程与 STEMI 相似，占其 1%~2%，但又是独立的疾病。显著的特点有：以绝经后女性为主（占 90% 以上），由悲伤或 / 和激动情绪诱发；cTn 升高峰值小，与"大面积 AMI"不一致；IRA 多正常，与心室前壁 - 心尖部呈室壁瘤样扩张酷似章鱼篓外形的反差大；严重室壁 RWMA 多在 2~4 周内恢复与 STEMI 的规律不符；早期 QTc 延长（>500ms）和可逆性室壁瘤的特点可与 STEMI 相鉴别；急性期心肌水肿是特点，心脏核磁共振（cardiac magnetic resonance, CMR）影像可诊断，晚期钆增强（late gadolinium enhancement, LGE）- CMR 可除外 AMI，也可与 STEMI 早期自发再通相鉴别。发病机制与高儿茶酚胺冲击有关；住院期间病死率 4%~5%。

AMI 新定义依据"心肌坏死"为基础，"先决和特定的 1+1 条件"为临床诊断标准。将 cTn 包括 cTnI 和 cTnT（变异系数需在 10% 以内）为先决条件，如无测定条件，则肌酸磷酸激酶的同工酶 MB（CK-MB）可替代，>99% 正常值的 URL，就是诊断 AMI 的切点。而将"心肌坏死"的典型临床表现、ECG 动态演变、心脏影像学改变包括超声心动图、CT 造影、核素心肌显像和 CMR，以及冠脉造影及其腔内影像发现均作为特定条件。坚持 cTn 在"1+1 条件"中的决定地位，也肯定了心肌缺血的临床、ECG 和心血管影像学的特定地位，还否定了"2/3 条件"中不含 cTn 的确诊标准，能几乎杜绝诊断 AMI 的假阳性，将准确性提高到接近 100% 水平。还增加了 ECG 新发 Q 波和尸检两项单一确诊标准，解决了 PCI 和 CABG 术后 4 型和 5 型 AMI 的诊断难题。在心肌缺血的特定条件中：临床表现和 ECG 变化是 AMI 最早的"吹哨人"，新发异常 Q 波有与 cTn 一样的确诊价值，解决了无症状及晚期 AMI 的诊断问题；影像学则在 AMI 并发症和无症状、漏诊和晚期 MI 诊断和鉴别诊断中作用独到；冠脉造影可发现 AMI 所需证据。基于 AMI 新定义，虽将 MINOCA 和 TTS 两类特殊 MI 单列，诊断也未跳出 AMI "1+1 条件"的诊断标准。

AMI 新定义首次统一完善了全球 AMI 诊断标准，能全球通用并供各学科借鉴。对非冠脉介入操作如经导管主动脉瓣置换术（transcatheter aortic valve replacement, TAVR）和心律失常的热射频或冷冻消融后 MI，非心脏手术后 MI，心衰患者 MI，慢性肾脏病（CKD）和危重症患者 MI 均提供了统一的跨学科诊断标准。不仅在临床诊治、预后评价和改善医疗质量控制、流行病学随访、评价药物和器械临床试验以及跨学科合作研究中具有里程碑意义；而且基于统一定义和诊断标准的数据集成，为医保计划、政策制定和医疗资源配置提供重要科学依据。

尽管 AMI 新定义赋予心肌损伤标志物 cTn 的优先确诊地位，然而临床上需遵循国际国内指南始终一贯的推荐，即只要心肌缺血症状典型和 ECG 相邻两个以上导联 ST 段抬高的"吹哨"，则 STEMI 就可确诊，应立即启动再灌注治疗，绝不可因等待 cTn 心肌损伤或坏死酶学结果而耽误急救时间。只有在临床症状不典型，

ECG 无 ST-T 改变或呈非特异性改变时,才需依据 cTn 结果,最终明确和排除诊断,这往往多见于 NSTEMI 和非 ACS 的患者。同样,临床上也只有在高度怀疑主动脉夹层和急性肺栓塞时,才需做急诊主动脉或肺动脉 CT 等影像学检查进行鉴别,以免耽误 STEMI 急救时间。另外,对 4 和 5 型 MI 的 cTn 分别 >5 和 >10 倍 99% 正常值 URL 的定义,临床可能会因检出敏感性过高,而未必有影响患者预后的临床意义,值得进一步研究。

第二节　院前急救与急诊溶栓及溶栓后 PCI 的使用

STEMI 起病急、发病凶险、死亡率高,多数死亡发生于起病后 1 小时内,心室颤动是其主要死因。无论患者在哪儿,一旦发病,均需紧急呼叫医疗救护系统(EMS),由救护车和专业人员到现场施救和送达医院急救。从医务人员首次接触患者(first medical contact, FMC)时算起,无论是在院前急救还是院内急救,在有条件或无条件行急诊 PCI 医院急救;共同目的就是尽快将 STEMI 送达有条件医院行直接 PCI(primary PCI, PPCI),即急诊 PCI,尽早开通 IRA,恢复心肌再灌注。院前急救还需与有条件急诊 PCI 医院的急诊室胸痛中心"绿色通道"有机衔接,尽快甚至直达介入导管室,尽早实施直接 PCI。

一、院前急救和转运

通过紧急呼叫急救电话,派出救护车以及专业医护人员到现场完成急救。目的是现场救护、快速转运,缩短 FMC 到急诊 PCI 治疗时间;主要任务有:初步诊断、现场救护、快速运送和急诊溶栓。因此,关乎每一位 STEMI 患者的生命安全。

(一)初步诊断

是 STEMI 急救和再灌注治疗的前提和基础,也是现场急救的首要任务。救护车作为一座流动医院的急诊室,按指南要求 <10min 需明确诊断,主要依据其临床特征性表现和 ECG 相邻两个导联的 ST 段抬高或新发完全左束支传导阻滞(complete left bundle branch block, CLBBB)即可确诊。

1. 临床特征性表现　即持续剧烈胸痛 >20 分钟,硝酸甘油舌下含服 1~2 片不能缓解,伴有出汗、面色苍白和恶心呕吐者,均提示已发生了 STEMI。"剧烈胸痛"通常包括胸腔内心脏周围的前胸、后背、食管、咽颈颌部、剑突下或上腹部位难忍的疼痛,胸痛往往可放射到左上肢尺侧,也可向颈、颏部或两肩胛间区放射。而临床表现不典型时,仅有周身不适、疲乏、心悸等非特异性症状,个别甚至无胸痛症状;但多伴有恶心、呕吐、出冷汗、面色苍白等"更特异"体征,多见于老年或糖尿病患者;部分患者则以急性左心衰竭、高度房室传导阻滞、反复晕厥、甚至心源性休克等致命并发症为首发表现,往往都伴有恶心呕吐、面色苍白和大汗淋漓等特异性危重体征。

2. ECG 特征性改变　须尽快记录 12 导联或 18 导联(加做 V_{7-9} 和 V_{3R}~V_{5R})ECG,若 ≥2 个相邻导联 ST 段抬高 ≥0.1mV(mm)或 CLBBB,则 STEMI 即可确诊。应立即现场监护和急救、快速联络和转运患者到有条件急诊 PCI 医院;若时间受限应尽早启动溶栓治疗,力争实现从心肌缺血发作到 IRA 开通 ≤120 分钟的总目标。

(二)现场救护

重点是监测生命体征,救治紧急病情。

1. 持续心电监测和给氧　及时发现和处理异常缓慢和快速的心律失常,一旦因心室扑动和/或颤动出现心搏骤停,立即给予电除颤和心肺复苏,恢复循环系统功能。常规给予吸氧,维持指氧饱和度(SpO_2)>98%,以免长时间全身缺氧的灾难。

2. 建立静脉通道　以备急救给药之需,决不可忽略。

3. 持续血压监测　及时发现和处理低血压(<90/60mmHg)和异常高血压。因为血压是生命体征,低血压标志循环系统或血流动力学不稳定,直接导致心、脑、肾生命器官组织灌注不足,缺氧和酸中毒,可同时出现心脏高度房室传导阻滞(atrioventricular block, AVB)甚至心脏停搏、意识障碍和肾损伤;持续低血压状态会发生心脏停搏(cardiac arrest),或迅速滑入循环衰竭即休克状态的恶性循环之中。对 STEMI 并发低血压者须

立即给予儿茶酚胺类药升压，首选多巴胺 3~5mg 静脉注射，1~2min 可重复使用，直到血压升至 >90/60mmHg 后，继续给予 100~500μg/min 持续输注，以防血压再次降低甚至反复波动引起循环不稳定和休克状态。

4. 抗心肌缺血 立即给予硝酸甘油（NTG）1 片（0.5~0.6mg）舌下含服，3~5min 可重复，接着小剂量（10~20μg/min）静脉持续输注，能扩张冠脉增加供血，并扩张静脉降低回心血量和心肌耗氧量；有抗心肌缺血、降左室舒张末压（LVEDP）达 30%~40% 而改善心功能的效用。副作用有头痛、心率增快和低血压，故需持续监测血压变化；血压偏低和伴右室 MI 患者慎用或减半量使用。NTG 致低血压者，需立即停药、抬高患者双下肢，增加回心血量，紧急时应立即给予多巴胺（用法同上）以升压。

5. 镇痛抗焦虑 STEMI 早期胸痛剧烈难忍，需要镇痛，首选吗啡 3~5mg/ 次静脉注射，5~10 分钟可重复给予，总量 ≤15mg。吗啡除有强镇痛兼镇静作用外，还有静脉扩张、降低左室前负荷和心肌耗氧量以及抗缺血效用，自然也镇静抗焦虑；副作用有恶心呕吐、呼吸抑制和轻度降血压，合并慢性阻塞性肺疾病（COPD）者慎用或减量使用。

6. 心肺复苏 STEMI 早期心搏骤停随时可能发生，是心室颤动或严重低血压所致。一旦发现需立即给予电除颤，并实施心肺复苏术，包括给予有效胸外按压和肾上腺素 0.5~1mg 静脉注射，然后 3~5μg/min 维持输注，保持血压 >110/70mmHg，并持续监测。心肺复苏成功可见肤色由苍白转红润、大动脉搏动恢复、脉搏由细弱转强和血压恢复；在心脏复苏同时患者呼吸多能自主恢复，如果呼吸不能恢复就需要人工呼吸或气管插管辅助呼吸。当然在心搏骤停前，如果患者有严重低血压，应及时给予多巴胺升压进行预防；紧急时也可引导患者有规律地用力咳嗽，利用胸腔内的瞬间高压（>100mmHg）传导到主动脉内，而维持大脑供血。

（三）快速转运

将 STEMI 患者快速转运到有条件医院行急诊 PCI 是主要任务。应联络有条件急诊 PCI 医院的急诊室胸痛中心，启动 PCI 准备迎接转运患者，使进门到球囊扩张（door to balloon time, D2B）时间控制在 90min（理想 60min）内。但依赖于区域急救网络的构建和高效规范统一调度和运转。如果预计运送时间过长，诊断到导丝通过时间需 >120 分钟，亦即 D2B 时间 >90 分钟，则应启动院前溶栓治疗。

（四）院前溶栓

溶栓治疗（thrombolysis）是通过静脉注入纤溶酶原激活剂，使冠脉血栓内纤维蛋白溶解（fibrinolysis）再通 IRA，恢复血流的治疗方法。也是临床最早用于治疗 STEMI 的再灌注疗法，冠脉再通率可达 60%~80%。临床给药方便是优势，发病 6 小时内疗效明确，可减少 3% 患者死亡；发病 3 小时内溶栓疗效最佳，此后疗效递减。院前溶栓可以大幅缩短发病到溶栓的时间，比送达医院再开始溶栓死亡率降低 17%；而且发病 3 小时内开始溶栓联合补救性或立即 PCI，疗效与急诊 PCI 一样。

1. 实施方案

（1）明确无溶栓禁忌证。

（2）依据方案给予溶栓药物。

（3）首选静脉弹丸式给药溶栓剂。

（4）全程持续心电和血压监测，以及时发现再灌注心律失常和低血压。

（5）溶栓开始后将患者直接转运到有条件急诊 PCI 医院，行补救性 PCI（rescue PCI）或急诊 PCI 对接"早期（2~24 小时）PCI"的药物介入治疗（pharmacoinvasive therapy）策略。

2. 溶栓禁忌证 是容易并发严重出血的疾病和状态，必须排除。包括：

（1）出血素质及凝血功能障碍者。

（2）胃肠道、呼吸道和泌尿生殖系统有活动性出血者。

（3）不能控制的高血压（>160/110mmHg）。

（4）脑出血或不明原因脑卒中史。

（5）半年内有缺血性脑卒中或 TIA 发作史。

（6）中枢神经系统损伤、肿瘤和脑血管动静脉畸形。

（7）近 1 个月内有外伤、手术和头部损伤。

（8）24 小时内做过无法压迫止血的穿刺，如肝穿和腰穿。

（9）长时间的心肺复苏者。

（10）严重疾病如肿瘤、严重肝肾功能损害者。

（11）主动脉夹层者。

（12）口服抗凝治疗中。

（13）怀孕或产后 1 周内。

（14）活动性胃溃疡。

（15）感染性心内膜炎。

3. **溶栓剂选择** 溶栓剂分为纤维蛋白非特异性和特异性纤溶酶原激活剂两类，前者有尿激酶（UK），后者有链激酶（SK）、阿替普酶（Alteplase，t-PA）、瑞替普酶（Reteplase，rPA）、替奈普酶（Tenecteplase，TNK-tPA）和尿激酶原（Prourokinase，PUK）。虽国际指南推荐首选特异性纤溶酶原激活剂和静脉弹丸式注射的 rPA（1 000 万 U，2 次，间隔 30 分钟）和替奈普酶（16mg，1 次，需根据体重调整）；但我国及其不同地区应选择可及溶栓剂并按我国指南推荐方案给药。高龄老年（>75 岁）患者溶栓时，应使用剂量减半方案。

4. **合用抗栓药** 负荷量的双抗血小板药物，只用阿司匹林 300mg+ 氯吡格雷 300mg（>75 岁高龄患者 75mg），接着分别每日 100mg+75mg 维持 1 年。还需事先肝素抗凝，临床上为方便急诊 PCI，多使用普通肝素（UFH）60IU/kg（最大剂量 <4 000IU）静脉注射负荷量，然后 12IU/kg（最大量 <1 000IU）维持 24~48 小时，监测活化凝血酶原时间（aPTT）维持在 50~70s 或基础值的 1.5~2.0 倍。国际指南推荐首选依诺肝素：先 30mg 静脉弹丸式注射，15min 后皮下注射 1mg/kg，每 12 小时 1 次，但皮下注射首两次最大量应 <100mg；>75 岁患者：直接皮下注射 0.75mg/kg，每 12 小时 1 次，但皮下注射前两次最大剂量应 <75mg；肾功能降低：eGFR<30ml/（min·1.73m^2）者，1mg/kg 皮下注射，每日 1 次；急诊 PCI 后再用到 48 小时或 8 天出院前。如使用 SK 溶栓，也可使用戊糖肝素 2.5mg 弹丸式静脉注射，然后每日 1 次 2.5mg 皮下注射直到出院或 8 天。国际上静脉注射替奈普酶、阿司匹林、氯吡格雷和依诺肝素静脉注射接着皮下注射直到急诊 PCI 后抗栓组合，是药物介入治疗策略的标配。国内溶栓抗凝仍以 UFH 为主。

5. **并发症** 如此强抗栓和溶栓治疗，需密切防范、观察和处理出血并发症。主要是脑出血，多发生在溶栓后第 1 天，发生率国际报道 1%，中国为 1%~2%。通常是致命性的。颅内出血的危险因素有高龄、低体重、女性、既往脑血管病和未控制的高血压。>75 岁高龄患者将替奈普酶或瑞替普酶减半量有可能降低颅内出血风险。主要非脑出血发生率为 4%~13%，常见有牙龈、口腔黏膜和皮肤穿刺部位出血及尿中大量红细胞，可密切观察，不必处理；若出现消化道大出血或腹膜后出血则应给予止血和输血治疗。另外，SK 有低血压的副作用，可以是再灌注的表现（下后壁 STEMI），也可能是过敏反应所致；一旦发生，应立即给予静脉注射多巴胺升压；若多巴胺无效应考虑过敏休克，立即给予静脉注射肾上腺素 0.5~1mg。SK 不可再次使用，因产生的抗体会影响疗效，并增加过敏风险。

6. **冠脉再通判断** 尽管院前溶栓的成功与否并不重要，但冠脉一旦再通成功，可能会出现心肌再灌注损伤特有的临床表现，需密切监护和紧急处理。依据溶栓开始后 1~1.5 小时出现的以下临床特点，可考虑冠脉再通成功。①胸痛症状突然减轻或消失，或突然加剧后再明显减轻；②上抬的 ST 段迅速回落 >50%，甚至回到等电位线；③出现再灌注心律失常。前壁 MI 常出现快速心律失常，主要是室性期前收缩、加速性室性自主心律，个别心室颤动需紧急电除颤；下壁 MI 常出现缓慢心律失常包括窦性心动过缓、窦房传导阻滞或窦性停搏，特别是高度房室传导阻滞伴 R-R 长间歇和严重低血压，需立即给予静脉注射多巴胺升压和提高心率。多数再灌注心律失常虽为一过性，但都需要严密监测和紧急处理，否则也有致死风险。

二、院内急救和转运

（一）院内急救

院内急救是院前急救的延续，从接收医院的急诊室或介入导管室切入，均应尽快实施急诊 PCI。到急诊室患者需对接院内胸痛中心绿色通道，按程序快速完成 ECG 确诊、导管室准备、急救处理、知情同意、术前准备和安全运送至导管室。对院前运送对接介入导管室的患者，须严格交接手续确保患者安全。急诊 PCI 具体实施方案和操作技术参见第三节。急诊室的诊断和急救处理与院前相同。

（二）院内转运

应在给氧、持续心电血压监测、有除颤器保驾和维持血流动力学稳定状态下由医护人员护送，以确保患者安全。如果患者来急诊室已并发心源性休克、严重低血压和急性左心衰肺水肿，则需给予升压药（多巴胺或去甲肾上腺素等）维持血压、插入 IABP 循环支持和控制好心衰（具体见下述），使患者血流动力学相对稳定后，在院内安全转运。对自行就诊或院前急救送来无条件急诊 PCI 医院的 STEMI 患者，急诊室诊断、监护和急救措施，溶栓治疗的指征条件均同院前急救，只是需在 <30min 由 EMS 救护车再转出，运送到有条件医院行急诊 PCI，不得滞留和耽误。

第三节　急诊冠状动脉介入的应用

急诊 PCI 是使用 PCI 技术机械开通闭塞的 IRA，恢复冠脉血流而治疗 STEMI 的方法。急诊 PCI 兴起于溶栓时代，又随着 PCI 器械、技术、相关抗栓药物和腔内影像的进步、发展和完善而不断完善，在当下再灌注治疗时代已成为 STEMI 首选和最终治疗方法。急诊 PCI 包括冠脉球囊扩张术（PTCA）和支架植入术，成功率 >95%，约 90% 冠脉 TIMI 血流可达Ⅲ级，住院病死率可降至约 5% 甚至更低。但由于所需设备和人员技术的要求均很高，需在有急诊 PCI 条件并获准开展的医疗中心进行。

一、诊断、急救与准备

（一）诊断与急救

STEMI 患者一旦来医院急诊室，应尽快按院内胸痛中心的绿色通道程序，立即明确诊断、给予急救和鉴别诊断。为急诊 PCI 充分做好术前准备，以确保患者的院内安全。即使从院前和外院直接转运到院内介入导管室，也不可以患者的安全为代价。对所有来急诊室的 STEMI，诊断、急救程序包括：

1. **明确诊断**　应在 10min 内完成病史采集和记录，以及 18 导联 ECG 描记和判读，明确 STEMI 的诊断。诊断标准同院前急救。

2. **持续心电血压监测**　及时发现和救治恶性心律失常、低血压和高血压，急救措施同院前急救；维持血流动力学和生命体征稳定。

3. **给氧**　应常规给予低、中流量吸氧，保持经皮血氧饱和度（SpO_2）>98%。尽管最新国际指南认为只有动脉血氧饱和度（SaO_2）<90% 和血氧分压（PaO_2）<60mmHg 时才给予吸氧，理由是可能由于加重心肌损伤；这在临床上并不科学，因为此时全身急性严重低氧血症，将对循环系统和心脑肾生命器官造成严重甚至不可逆的损伤，危害极大，可能是致命性的。

4. **抗心肌缺血**　首选硝酸酯类，用法同院前急救。

5. **镇痛抗焦虑**　首选吗啡，用法同院前急救。

6. **心源性休克和急性心力衰竭等并发症的急救**　参见第五节和第七节。

7. **鉴别诊断**　STEMI 还需与如下疾病相鉴别：

（1）主动脉夹层：有剧烈胸痛，ECG 无心肌梗死改变，X 线胸片有升和降主动脉增宽，超声多普勒心动图、CT 和 MRI 有确定或排除诊断价值。

（2）急性肺栓塞：临床发病、ECG 改变和心肌损伤标志物和酶学虽与 NSTEMI 均有重叠，但肺血管 CT 有确定或除外诊断价值；此外，D- 二聚体和纤维蛋白降解产物（FDP）、血气分析、超声多普勒心动图也有重要的参考价值。

（3）气胸：临床表现和 ECG 记录多酷似前间壁 AMI，但以胸部刺痛和呼吸困难为主则应疑诊此病，胸片有确定或除外诊断价值。

（4）心肌心包炎：ECG 可酷似 STEMI，超声心动图和冠脉造影有鉴别诊断价值；在 PCI 术后尤其需警惕急性和亚急性心包积血和心脏压塞。

（5）胃痛和急腹症：以剑突下和胃痛伴恶心呕吐为表现的下后壁 AMI 常易误诊为胃病或急腹症；但立即描记 ECG 有确诊价值。

（6）心绞痛或心肌缺血：症状轻，舌下含服硝酸甘油有效，持续数分钟能缓解，症状和 ECG

呈一过性(非持续)缺血改变可鉴别。

(7)应激性心肌病:又称章鱼篓综合征,临床特点和鉴别要点见第一节。

(8)消化道大出血:胃部不适、血压偏低和出冷汗可疑 STEMI;但 ECG 非特异性改变,有急性贫血貌和血红蛋白降低可以确诊。

(二)术前准备

1. **适应证** 所有早期 STEMI 患者,只要无禁忌证,均有急诊 PCI 指征。包括:

(1)发病 <12 小时的所有 STEMI 患者,特别有溶栓禁忌证患者,和伴有心电和血流动力学不稳定、心衰和心源性休克,甚至心搏骤停心肺复苏的危重患者。

(2)发病 >12 小时 STEMI,还有心肌缺血症状、血流动力学不稳定和威胁生命的心律失常发作的患者。

(3)就诊晚(12~48 小时)仍有缺血症状的 STEMI 患者。

(4)已给予溶栓治疗的患者。

(5)即使疑是 AMI 的心肌缺血症状,伴以下任何危重情况,包括:血流动力学不稳定或心源性休克,药物不能控制的心肌缺血持续或反复发作,威胁患者生命的心律失常或心搏骤停,并发了机械并发症、急性左心衰和再发 ST-T 变化尤其是反复 ST 段抬高者。

2. **禁忌证** 主要与急诊 PCI 的药物过敏和高出血风险有关:

(1)对急诊 PCI 使用药物过敏。

(2)脑出血史。

(3)近期脑外伤史。

(4)近期消化道出血史。

(5)消化道、呼吸道和泌尿生殖道活动性出血。因为急诊 PCI 需要双抗血小板治疗(DAPT)至少 1 年和介入术中的肝素化抗凝以及必要时使用血小板糖蛋白 2b/3a(GP2b/3a)受体拮抗剂共四联抗栓治疗,出血风险不言而喻,必须规避。

3. **术前准备**

(1)常规准备:完成血液化验,签署知情同意书和给予负荷量的双抗血小板药物阿司匹林 300mg+ 氯吡格雷 300~600mg 或替格瑞洛 180mg。

(2)安全运送:按前述要求确保患者院内运送安全,包括从急诊室运送到导管室和从导管室再转送至重症监护 CCU 病房;均应严格交接手续并记录。

二、方案与策略

(一)传统方案和当代策略

1. **传统方案** STEMI 急诊 PCI 的传统方案如下:

(1)直接 PCI(primary PCI, PPCI):直接对患者(不给予溶栓治疗)行急诊 PCI(emergency PCI)。

(2)补救性 PCI(rescue PCI):对溶栓治疗失败者的急诊 PCI。

(3)立即 PCI(immediate PCI):对溶栓治疗成功者行急诊 PCI。

(4)易化 PCI(facilitated PCI):与减量溶栓和抗栓剂联合的急诊 PCI。

(5)延迟 PCI(delayed PCI):对于错过了发病早期 PPCI 和溶栓治疗机会,于发病 48 小时后常规开通 IRA 的 PCI。

(6)晚期 PCI(late PCI):在 STEMI 恢复期常规开通 IRA 的 PCI。

在前 5 个急诊 PCI 方案中,均只开通 IRA,而非 IRA 只有在并发心源性休克和重度狭窄且有缺血发作者,方可同时 PCI;而且立即 PCI 和易化 PCI 因不获益又出血并发症高而被否定。

2. **当代策略** 21 世纪以来,随着急诊 PCI 器械不断更新完善、技术进步成熟、抗栓新药应用、临床循证的丰富以及国际指南的不断更新,最新 ESC 和中华医学会心血管病学分会(CSC)指南将 STEMI 急诊 PCI 的上述方案整合为三大策略:

(1)PPCI 策略:指急诊冠脉造影和 PCI 策略。

(2)溶栓后早期 PCI 策略:即溶栓治疗成功后 2~24 小时内对 IRA 行 PCI 的策略。

(3)药物介入治疗策略(pharmacoinvasive strategy):即溶栓治疗联合对未成功或成功者行补救性或早期 PCI 的策略。

(二)时限目标

急诊 PCI 是为 STEMI 患者尽早开通 IRA 而与时间赛跑。以缩短心肌缺血时间,挽救缺血心肌,缩小梗死面积,保护心脏功能,降低病死

率,改善 STEMI 的近远期预后。对院外和院内急救的每个关键环节均有时限目标,最新要求如下:

1. ≤120min 是 STEMI 从发病到 IRA 开通的总缺血时限。

2. <10min 是 STEMI 确诊时限,在院前急救现场或院内急诊室,都必须完成病史记录和 ECG 描记;也是溶栓必须开始给药(door to needle time,D2N)时间,原要求 <30min 时限。

3. <30min 是患者从无条件急诊 PCI 医院转出时限。

4. <60min 是直接就诊于有条件急诊 PCI 医院患者,需完成急诊 PCI(PCI 导丝通过闭塞病变)即 D2B 或门 - 器械(door-to-device time,D2D)时间的时限(转入患者或原要求 <90min)。

5. ≤90min 是 EMS 或其他交通工具转入患者急诊 PCI 的 D2B 或 D2D 时限;也是判断溶栓治疗成功与否,以及时实施补救性 PCI 的时限。

彰显急诊 PCI 在 STEMI 救治中的首选和终极地位,和为此争分夺秒的时间要求。

(三)操作技术与策略

在"有条件医院"急诊 PCI 实施,不是单纯的技术问题,还取决于"医院内相关科室和 PCI 团队"间的协调管理和综合实力。需要在协调急诊室、介入导管室和器材管理科室,优化院内急诊 PCI 流程基础上,由心内科专家和 PCI 技术团队中,有一定经验的技术骨干实施完成,这也是国内外指南推荐的基础和要求。因为临床上急诊 PCI 所面对的 STEMI 患者,发病轻重缓急、危重程度、心功能状态、生理基础(如年龄和性别等)、合并病轻重和冠脉条件好坏均千差万别,需要急诊处理、稳定病情和准确评估;急诊 PCI 中还需面对病情本身和 PCI 治疗突发病情变化或 PCI 并发症,也均需紧急处理;急诊 PCI 后还需严密监测、防范和及时救治 STEMI 本身和 PCI 后的可能并发症。

1. 操作步骤

(1)穿刺外周动脉:插入鞘管,建立体外进入血管的切入点。

(2)前送 PCI 导管到位:经鞘管,沿造影导丝送入导管致左、右冠脉口内,建立起体外至冠脉口内 PCI 操作的直接通道,可完成多体位冠脉造影。

(3)前送 PCI 导丝到位:经 PCI 导管通道前送 PCI 导丝进入冠脉内通过堵塞病变的远端。

(4)PCI 球囊预扩张病变:沿 PCI 导丝前送 PCI 球囊致堵塞病变处预扩张,开通冠脉血流和心肌再灌注。

(5)冠脉支架置入:再沿导丝送入由球囊装载的冠脉支架致冠脉病变处,加压扩张支架置入。

(6)支架后冠脉造影:确认冠脉血流(正常 TIMI 血流Ⅲ级)、支架充分扩张贴壁、无血栓及两端无夹层即成功。

(7)撤出 PCI 器械:包括缓慢撤出 PCI 导丝和导管。

(8)穿刺动脉止血处理:立即(桡动脉)或 4~5 小时后(股动脉和肱动脉)拔出鞘管,压迫器或纱布绷带加压包扎止血;或行股动脉穿刺口封堵或缝合,再适度纱布绷带加压包扎止血。

(9)动脉穿刺口观察与处理:制动患肢 12~24 小时,密切观察穿刺部位出血和血肿、患肢动脉搏动、肤色和温度情况。即使撤除压迫器或加压绷带,也决不可麻痹。因为穿刺动脉的出血和血肿均可致命,故须严加防范、观察和及时处理。

2. 重要策略 是指急诊 PCI 技术实施的策略,包括:

(1)基本策略:与常规 PCI 一样,先球囊预扩张(PTCA)开通 IRA,再植入冠脉支架。以预防 PTCA 后冠脉急性闭塞致死风险和再狭窄。金属裸支架(BMS)和第一代药物洗脱支架(DES)均已被淘汰;目前临床使用的新一代 DES,都是更新换代且经过临床循证研究而定型的产品。大量研究表明 BMS 比单纯 PTCA 能降低心肌梗死(MI)和靶血管重建风险;而第一代 DES 比 BMS 仅降低再次靶血管重建的风险;新一代 DES 比第一代 DES 更安全,主要是降低了晚期支架血栓、再 MI 的风险和靶病变和任何血管的再次血运重建率,甚至全因死亡率。

(2)只开通 IRA:只有非 IRA 严重狭窄缺血发作中或 TIMI 血流 <Ⅲ级是例外,心源性休克患者已不再是例外。尽管系列研究结果支持且最新指南也推荐,冠脉多支病变患者,急诊 PCI 同时

处理非 IRA 比只处理 IRA 的远期预后更好；但这只是因为完全血运重建的优势，并不能证明急诊 PCI 同期处理非 IRA 是最佳策略；因为既无指征，又有冠脉栓塞和无复流等并发症风险，对患者并不安全。

（3）循环支持：包括主动脉内气囊反搏（IABP）、左心泵血导管 Impella 和 ECMO。这是抢救 STEMI 并发心源性休克等危重患者所必需，临床较常见。IABP 通过收缩期抽瘪主动脉内的气囊减轻心室射血负荷而增加每搏量，舒张期气囊再充气增加心脑血管灌注，因而对循环有间接支持作用；Impella 左心泵血导管，是将 Impella 导管送至左心室，可将左心室的血液直接泵入升主动脉，对循环有主动支持作用；ECMO 是能够将股静脉血直接在体外膜肺内氧合成动脉血，再回输到股动脉内的装置，也是主动循环支持，同时让肺和心脏"休息"。首选 IABP，因普及率高、使用方便和费用低；主要用于反复发作的心肌缺血、血流动力学不稳定、心衰和心源性休克的 STEMI 危重患者急诊 PCI 中的循环支持，保驾围手术期安全；也可用于高危患者如心功能低下、高龄和女性，高危病变如 LM、为侧支循环供血的 IRA、LAD 开口和多支冠脉严重堵塞等急诊 PCI 的循环保驾支持。尽管休克相关研究发现 IABP 支持并不能降低休克患者 30 天的病死率，因而也被国际指南推荐降级，但临床上发现 IABP 对稳定 STEMI 急诊 PCI 后血流动力学效用肯定；有危重患者因下肢缺血拔除 IABP 后，立即病情恶化、心衰加重和循环衰竭而导致死亡的教训。可见，STEMI 并发心源性休克时，仍需 IABP 循环支持。IABP 的副作用有下肢缺血、穿刺部位出血、血小板减少甚至血行感染的风险，需做好防范、监测和及时处理。当然，对特别危重的患者有条件时也可使用 ECMO 和 Impella 泵血导管给予主动循环支持；只是前者技术和护理要求更高且工作量大，后者维持时间较短，因为高速旋转的涡轮泵血时会对血细胞的破坏产生溶血性贫血，患者难以耐受。临床上也有 IABP+ECMO 联合循环支持，前者有增加心脑供血的独特优势。

（4）血栓抽吸：根据 IRA 血栓性堵塞的病理生理机制，STEMI 急诊 PCI 前使用抽吸导管进行血栓抽吸是合理的，临床也有能抽吸出血栓或粥样斑块碎屑的病例。只是大规模临床研究并未显出血栓抽吸的临床获益，反而增加了脑卒中的风险，似与血栓抽吸的策略无关，有可能是操作不顺所致。具体详见第五节。

（5）非 IRA 处理策略：急诊 PCI 只开通 IRA 的堵塞病变，以往一直是国际指南推荐和临床常规。而对非 IRA 严重狭窄则分次 PCI，只有心源性休克患者和严重狭窄（如血流 <TIMI 血流 III 级）而缺血发作中是例外，需同时 PCI。然而，心肌梗死预防性介入（preventive angioplasty in myocardial infarction，PRAMI）研究等几项临床随机对照研究却显示对非 IRA 严重狭窄病变在急诊 PCI 同时梗死相关动脉能显著降低 1 年或以上再次血运重建率。但是罪犯血管 - 休克（CULPRIT-SHOCK）研究却发现，即使 AMI 并发休克患者同时对非 IRA 急诊 PCI 比仅开通 IRA 也反而显著增加 30 天死亡率，而且非 IRA 是慢性完全堵塞（CTO）病变也是如此，直接颠覆了并发休克的 AMI 可以同时处理非 IRA 的传统理念、策略及最新的指南推荐。鉴于 STEMI 早期病情本身危重，非 IRA 只要无急诊 PCI 指征（如严重狭窄、血流 <TIMI 血流 III 级和心肌缺血中），而且还有一定比例的慢血流和无再流风险，结合我国 STEMI 患者住院时间较长的实际，应该在出院前患者病情稳定时择期完成，能确保患者安全。

3. 个体化原则 急诊 PCI 在术前、术中和术后均存在一定风险，为了规避风险和保障患者安全，需采取的个体化原则如下：

（1）IRA 恢复血流原则：即急诊 PCI 时，对少数 IRA 的血栓、斑块负荷重且不稳定高危病变，只 PTCA 恢复 TIMI 血流 III 级，择期再植入支架或外科搭桥的原则。以避免支架植入后并发冠脉慢血流和无再流、大分支（直径 ≥2.5mm）闭塞、消化道大出血的致命风险。是真实世界中 STEMI 急诊 PCI 时，能规避风险的明智之举。

（2）溶栓非早期 PCI 原则：即对于溶栓成功，IRA 已恢复 TIMI 血流 III 级的病情危重和病变高危患者，不行立即 PCI 的原则。特别是 IRA 已恢复 TIMI 血流 III 级，胸痛已基本消失，上抬的 ST 段也已明显回落或已接近等电位线的 STEMI 患者，急诊 PCI 指征并不强，在 STEMI 恢复期行晚期 PCI 应是最佳时机。尽管这与国际最新指南推荐早期 PCI 策略不一致,但能规避急诊 PCI 栓塞和无复流风险。在临床真实世界中,对部分很高危患者和高风险病变,可在恢复期行晚期 PCI,规避致命风险。

（3）循环支持和急救准备:是极高危 STEMI 患者行急诊 PCI 时所必备。如 STEMI 并发心源性休克、心衰、血流动力学不稳定和恶性心律失常患者,急诊 PCI 虽为 I 类强指征,但风险极大,必须术前先给予循环支持如插入 IABP 等,并在术前、术中和术后均需做好包括心肺复苏的各种急救准备,以防范急诊 PCI 极高的死亡风险。如对左主干闭塞或相当病变的病情极危重 STEMI 患者,IABP 或有条件时的 ECMO 或 Impella 导管泵的循环支持是基础,急诊 PCI 操作应快速,并做好各种急救包括心肺复苏的准备。对部分 LAD 开口或为侧支循环供血的冠脉病变,发病 ≥12h 的 STEMI 患者特别是老年(≥75 岁)、女性和伴有心功能低下等高危患者急诊 PCI,也需要循环支持和风险防范和急救准备。以确保患者术中和围手术期的病情稳定和安全。

（4）延迟 PCI 时机:不是早好而是迟些好。延迟 PCI 是指对错过早期再灌注治疗机会或仅溶栓而未急诊 PCI 的 STEMI 患者,在其恢复期(1~ 7天)对闭塞或严重狭窄的 IRA 实施的 PCI。国际指南一直推荐,但最新指南则禁止了,依据是堵塞动脉研究(occluded artery trial,OAT,$n=2\ 166$)结果,在 AMI 后 3~28 天(平均 5 天)给 IRA 100% 闭塞患者行 PCI,随访 5 年的结果显示患者未能获益,再梗死反而显著增加。由于晚期 PCI 时间过早,72% 使用了 GPⅡb/Ⅲa 受体拮抗剂基础上,慢血流或无再流高达 18%(TIMI 血流Ⅲ级率仅 82%),再梗死率反而增加。因为冠脉病变、梗死心肌和心功能均不稳定,并发冠脉栓塞、无再流、心肌再灌注损伤风险高;临床上 5 天左右 PCI 开通 IRA 还有心脏破裂的风险。最佳时机应是冠脉病变、梗死心肌和心功能状态稳定,上述并发症风险低,特别应回避心脏破裂的风险期。所以,最佳时机应该迟些好:在 AMI 后 >1 周,对伴有心衰和心功能低下者需要 >2 周甚至更长。

（5）IRA 和非 IRA 顺序:冠脉多支病变晚期 PCI 时,原则应先处理 IRA,顺利基础上再同次或分次处理非 IRA。尤其对左室收缩功能低下(如广泛前壁 AMI,LVEF≤40%)的高危患者,非 IRA 的 PCI 需谨慎:应首选外科 CABG 术,或推迟到 3 个月后心功能恢复和稳定时行择期 PCI。因为一旦出现冠脉血栓栓塞、无再流等严重并发症,有可能诱发整体收缩功能的严重下降致心衰、休克甚至心血管崩溃(cadiovascular collapse)的致死风险。

4. 风险与并发症 急诊 PCI 除 STEMI 本身风险外,也有并发症的风险,包括用药相关和 PCI 技术操作相关并发症。前者是指用双联抗血小板至少 4 周(BMS)或 1 年(DES)+ 术中、术后抗凝或必要时还需加用血小板 GPⅡb/Ⅲa 受体拮抗剂,所产生的大、小出血并发症,如消化道大出血甚至脑出血。PCI 操作相关并发症包括穿刺血管并发症,如出血、血肿、动静脉瘘和假性动脉瘤;冠脉血管并发症,如冠脉损伤夹层、急性闭塞、栓塞、无再流、慢血流,以及冠脉破裂穿孔、心脏压塞和其他心血管损伤等;对比剂引起的急性肾损伤,以及早期支架内血栓(stent thrombosis)等。上述并发症一旦发生均可致命,应做好风险评估、预警、防范和急救工作。

5. 急诊 CABG 虽然外科 CABG 可治疗 AMI 是国际公认,然而就 STEMI 早期再灌注治疗而言,因术前准备时间长,以及术后监护救治的特殊性,不可能成为首选。只是为冠脉多支或左主干闭塞病变急诊 PCI 禁忌或极高危者提供了选择,这往往更适合于 NSTEMI 患者。只有 STEMI 并发了机械并发症如室间隔穿孔、乳头肌断裂和亚急性心脏破裂,才是外科修补和 CABG 的绝对适应证,然手术风险和时机需考量,必要时需要一搏。因为即使手术成功,患者的病死率也高。

三、药物治疗

STEMI 急诊 PCI 相关的药物治疗包括抗血小板、抗凝、抗心肌缺血和抗微血管堵塞药物,以进一步缩小 MI 面积。

（一）抗栓治疗

1. 抗血小板 就是抗血小板聚集的"白血栓",是 STEMI 抗栓治疗的基础。目前抗血小板药物有血栓烷A2（TX A2）抑制剂阿司匹林（ASA）、二磷酸腺苷（ADP）$P2Y_{12}$受体拮抗剂氯吡格雷（Clopidogrel）和更强效的替格瑞洛（Ticagrelor）及普拉格雷（Prasugrel，国内无货），以及血小板糖蛋白2b/3a（GP2b/3a）受体（即纤维蛋白原受体）拮抗剂三类。血小板糖蛋白2b/3a（GP2b/3a）受体包括单克隆抗体阿昔单抗（Abciximab）、非肽类类似物替罗非班（Tirofiban）和肽类依替巴肽（Eptifibatide）三种，是血小板聚集最终环节的强效抑制剂。目前对所有STEMI急诊PCI患者，均应在急诊PCI前给予负荷剂量的双联抗血小板治疗（DAPT）：ASA 300mg+氯吡格雷300~600mg或替格瑞洛180mg顿服，然后以维持量：ASA 75~100mg（1次/d）+氯吡格雷75mg（1次/d）或替格瑞洛90mg（2次/d）至少1年，以防止冠脉早期、晚期和晚晚期支架内血栓以及心肌缺血事件。GP2b/3a拮抗剂在急诊PCI中因出血风险高只限于有大血栓、慢血流或无复流及其他血栓并发症时使用，而不再常规使用。

2. 抗凝　是STEMI急诊PCI术中肝素化抗凝的主体。抗凝血药主要是间接凝血酶抑制剂肝素（heparin）类包括普通肝素（UFH）、低分子量肝素（LMWH）如依诺肝素（Enoxaparin）和戊糖肝素（Fondaparinux），以及直接凝血酶抑制剂比伐卢啶（Bivalirudin）和阿加曲班（Argatroban）。戊糖肝素因有导管接触性血栓风险不可用于急诊PCI的肝素化抗凝。普通肝素仍是急诊PCI中最简单和常用的抗凝剂，70~100IU/kg弹丸式静脉注入，1小时后每小时追加10~12IU/kg同常规PCI。急诊PCI术中也可以使用依诺肝素：0.5mg/kg静脉弹丸式注入即可；一项荟萃分析显示依诺肝素比普通肝素能降低死亡率和主要出血发生率。比伐卢定对有肝素诱导的血小板减少症（HIT）和高危出血如高龄、低体重、女性等患者有优势，但需在术后继续给药3~4小时，以预防急性支架内血栓。阿加曲班传统用于HIT的抗凝治疗；在无比伐卢定时，也用于有HIT病史患者的急诊PCI术中肝素化抗凝。

（二）缩小MI面积

1. 抗心肌缺血　是STEMI的基础用药，再灌注治疗时代依然需要。首选硝酸甘油，也可使用亚硝酸异山梨酯，以急诊PCI前的剂量持续静脉输注，急诊PCI术中和术后均有用药指征。副作用和过量的紧急处理同前述。β受体阻滞剂，因能降低心肌耗氧量而抗心肌缺血、止痛和缩小MI面积，一直是再灌注治疗前时代的明星用药，国际常规给药方案为：美托洛尔静脉注射5mg×3次（15min内），然后100mg，2次/d维持，尤其适用于伴窦性心动过速、室性心律失常和高血压的STEMI患者。但中国心脏研究（China cardiac study，CCS）发现中国STEMI患者按此方案给药耐受性差，还有增加低血压和心源性休克的风险。在当下再灌注治疗时代，β受体阻滞剂常规口服给药，小剂量开始，待急诊PCI完成后根据患者病情和耐受性可逐渐加量。对伴有心力衰竭、低血压、心源性休克、心动过缓（HR<60次/min）和房室传导阻滞（P-R间期>0.24秒）者禁用。

2. 保护心肌微血管　急诊PCI成功开通IRA就可挽救缺血心肌，自然缩小MI面积。然而可并发心肌缺血/再灌注损伤和冠脉慢血流（TIMI血流<Ⅲ级）或无复流（TIMI血流0~Ⅰ级），因微血管堵塞（MVO），都会引起心肌坏死（2型MI），抵消PCI效果，增加心衰风险，影响患者长期预后。MVO显然影响心肌灌注，致心肌显影（myocardial blush）0~1级（对比剂无充盈和排空，充盈淡且排空慢）；急诊PCI后1.5小时内，ECG抬高的ST段回落<70%可作为即刻诊断标准。心肌声学造影（contrast echocardiography）、同位素单光子发射计算机断层（SPECT）和正电子发射断层（PET）心肌显像和心脏磁共振（CMR）心肌晚期钆增强显像也可诊断。MVO产生机制主要是冠脉微血管血栓形成、栓塞（血栓或斑块）、受压、痉挛、损伤甚至结构破坏。目前对MVO治疗的临床前和小规模的临床研究显示有益，包括心肌缺血后适应、远隔缺血适应、早期静脉注射美托洛尔、血小板GP2b/3a受体拮抗剂、激活NO信号通路和线粒体膜转换孔开放抑制剂、低温治疗、腺苷、他汀、尼可地尔和中药通心络等，但迄今国际指南对临床治疗MVO，仍未明确推荐的药物。尽管如此，后四种药物可能是有潜力和值得临床试用的药物。

第四节 STEMI 的机械
并发症救治

所有 STEMI 患者，急诊 PCI 后，均应安全运送至 CCU 病房继续救护 3~7 天，有并发症患者时间更长。重点是：强化监护、规范治疗、病情评估和并发症防治；及时评估心电稳定性、MI 范围、心功能和循环状态、抗栓疗效及其出血并发症风险。待患者度过危险期，病情稳定（能下地活动，生活自理）后再转至普通病房进一步恢复、检查、治疗（包括晚期 PCI）、评估和康复指导后出院。而及时防治 STEMI 患者并发症，降低病死率则是 CCU 监护治疗的重中之重。

尽管再灌注治疗时代，STEMI 并发症的风险已明显降低，但在高龄、女性和发病后未能或未及时（>6 小时）接受再灌注治疗的高危患者中依然很高。包括恶性心律失常如高度房室传导阻滞、室性心动过速、心室颤动伴电交感风暴和心搏骤停；心脏泵衰竭包括左心衰、肺水肿和心源性休克；机械并发症包括心室游离壁破裂、室间隔穿孔和乳头肌断裂，和其他并发症包括感染、血栓、栓塞、出血以及 PCI 相关并发症；是患者住院致死的主要原因。其中，机械并发症虽发生率不高，但往往是致命性的。虽有急救方法，又往往依赖紧急外科手术修补或介入封堵，但因时间紧迫又往往非最佳时机，故死亡风险很高。若在循环支持下血流动力学能稳定者，可选择时机行外科修补术，抢救成功希望才较大。

一、病理生理机制

机械并发症，顾名思义是指心脏的"机械部件"结构损坏所产生的一组并发症。主要是由于坏死心肌撕裂、断裂和破裂所产生的心脏结构破坏并发症，临床上包括左室游离壁破裂、室间隔穿孔和乳头肌断裂等。北京注册资料显示，机械并发症已成为再灌注治疗时代 STEMI 急诊 PCI 死亡患者的三大主要死因之一，占 28.1%。

大范围、透壁性 MI 是产生机械并发症的病理基础。透壁性 MI 是指心肌坏死从心内膜下向心外膜扩展已 >1/2 心室壁厚度，甚至累及心室壁全层。通常 MI 范围大小取决于冠脉供血范围大小，透壁程度则取决于冠脉完全闭塞的持续时间、有无侧支循环代偿和急诊 PCI 开通 IRA 的迟早。大范围、透壁性 MI 多由冠脉急性持续长时间（>6h）完全闭塞、又无侧支循环代偿和未行或太晚再灌治疗或再灌注治疗未成功所致，也是机械并发症的高危因素。

1. 心肌细胞坏死与修复 STEMI 心肌细胞坏死和修复有其规律。光镜下，心肌细胞持续缺血 >30 分钟即开始失活，至 6~12 小时完全坏死；为凝固性坏死于舒张状态，并在心室压力下被动拉长变细，伴细胞间质水肿和微血管出血；核固缩、线粒体损伤，致密变形、无钙沉积。1 天时开始中性粒细胞浸润、单核细胞吞噬坏死心肌的修复过程，3~4 天中性粒细胞浸润和单核细胞吞噬达高峰，7~10 天坏死心肌继续被巨噬细胞清除；同时，开始形成肉芽组织伴血管新生和细胞外基质沉积，10~14 天肉芽组织和新生血管完整伴胶原沉积；3~4 周时 MI 区进一步胶原沉积和血管新生，纤维化瘢痕替代，完成修复。其中，单核巨噬细胞在 MI 早期起促炎吞噬坏死心肌作用，1 周后则起促胶原沉积和血管新生的修复作用。

再灌注治疗后有其特征性病理改变。再灌注 MI 区心肌出血和心肌细胞再灌注损伤坏死伴收缩带形成，又称"收缩带坏死"或"凝固性心肌细胞溶解"，是由于线粒体钙内流增加导致肌纤维过度收缩形成，使心肌细胞坏死于收缩状态。另外，还可出现微血管堵塞，产生心肌"无复流（no-reflow）"现象。其中，心肌出血可能为机械并发症埋下了"蚁穴样"隐患。

2. 室壁功能丧失与重塑 STEMI 的直接结果是 MI 区失去收缩功能，产生左室节段和整体收缩功能急性降低。由此机体迅速激活交感神经系统、肾素 - 血管紧张素 - 醛固酮系统（RAS）和 Frank-starling 定律等代偿机制，增强非梗死节段的收缩功能、增快心率，伴室壁张力和左室舒张末容积（LVEDV）增加，迅速代偿降低的心搏出量（SV）和每分钟心输出量（CO）；也同时启动了左心室重塑过程，即恢复心功能的适应和调整过程。

AMI 左室重塑（LV remodelling）是指 AMI 后左室大小、形状和组织结构变化的过程，包括梗死区室壁心肌变薄、拉长、膨出即扩展（infarct expansion）和非梗死区室壁心肌的反应性肥厚、伸长，致左室进行性扩张和球形变伴心功能进行性降低的过程。AMI 左室重塑与临床心脏扩大和心力衰竭有关；在过度情况下，也是真、假室壁瘤形成和心脏破裂等严重并发症发生的机制。

3. 机械并发症产生机制　在左室壁收缩泵血的高压下，透壁 MI 区过度重塑、被反向牵拉和外拽的"物理学"机制是机械并发症产生的核心机制。透壁 MI 区心肌的薄弱、脆弱及其过度重塑、变薄，在左心室收缩高压（>90mmHg）以及受反向牵拉剪切力作用下，在点、线和面上可产生撕裂、破裂和断裂而导致机械并发症。

二、机械并发症种类

（一）左室游离壁破裂

左室游离壁破裂是机械并发症最凶险和致命的类型。根据报道，发生率在再灌注治疗前时代为 0.8%~6.2%，约占 STEMI 住院死亡患者 10%。急诊 PCI 可能降低其风险；溶栓治疗并未降低其风险。根据北京注册资料，左室游离壁破裂占 STEMI 急诊 PCI 死亡患者的 21.8%，是再灌注治疗时代仅次于心源性休克（39.1%）的第二位死亡原因。左室游离壁破裂病理上可分为三型：1 型，是 STEMI 急性期（<24 小时）突发的裂缝样破裂；2 型，是由于 MI 区心肌亚急性坏死过程，通常发生在与正常交界区的缓慢撕裂性破裂；3 型，是晚期（>7 天）发生在大面积 MI 中心区最薄处的破裂。尸检下心肌内出血常见，并可能与再灌注治疗相关。

临床上心脏破裂的高危因素有：首次大面积透壁 STEMI、老年、女性、未行或晚期（发病 >12 小时）行再灌注治疗（溶栓或急诊 PCI），或再灌注治疗未成功或并发了冠脉或心肌无复流（ST 段回落不良）的患者；超声心动图发现早期明显心室重塑，前壁、心尖部室壁瘤样膨出、变薄者；其他危险因素还包括无心绞痛或陈旧心肌梗死病史，无侧支循环代偿，使用皮质类固醇或非类固醇类抗炎药，未控制的高血压和晚期溶栓治疗者。另

外，即使较小 LCX 堵塞引起小范围侧壁 MI，也可由于与正常心肌交界区剪切力较大而发生心脏破裂。

左室游离壁破裂的时间主要发生在 AMI 后 3~5 天，但 1~14 天内都可能发生。这一规律在再灌注治疗时代未行再灌注治疗者是如此，即使溶栓成功后也是如此，晚期 PCI 过早（5 天左右）依然如此。破裂部位多位于前、侧壁 MI 冠脉 LAD 供血的末梢处。

左室游离壁破裂的临床表现往往是突发和灾难性的，为心搏骤停伴 ECG 电 - 机械分离。需立即行胸外按压心肺复苏，以免误诊误救和循环停止；并试行心包穿刺引流出不凝血或床旁超声心动图检查，发现大量心包积液压塞心脏则可确诊。心包穿刺引流能快速缓解心脏压塞，为外科急诊开胸手术修补提供利了机会和可能。心脏破裂的急诊外科修补术虽缝合困难，但是治疗的唯一机会。临床上偶有心脏破裂者心脏压塞时，通过心包穿刺限量引流（保持心脏轻度压塞而又维持 BP>90/60mmHg）就能稳定病情甚至恢复的病例报道。内科处理若能稳定住病情，就有机会行急诊外科室壁修补和 CABG 手术。

对左室游离壁在破裂中但未完全破裂前的早期诊断意义重大。临床上，对心脏破裂危险因素的高危患者，若出现不伴有 ECG 缺血性 ST 段变化的持续性或发作性胸痛，伴或不伴有血流动力学不稳定、心律失常、恶心呕吐、烦躁不安等表现时，应高度怀疑是心室壁破裂过程中的撕裂痛。应尽早反复行床旁超声心动图检查，以可能发现已经发生但未完全破裂的心室壁破裂病例，及时给予外科急诊手术修补；若发现有心包中量以上（≥10mm）积血伴或不伴有心脏压塞者，应立即给予心包穿刺和限量引流：以维持血压 ≥90/60mmHg 的低水平即可，必要时行紧急外科手术修补；若发现假性室壁瘤，应及时行急诊外科修补术；均可能挽救患者的生命。超声心动图检查若发现早期室壁瘤形成伴少量心包积液者，也应立即停用肝素抗凝，给予镇静治疗，有望避免发生心脏破裂。左室游离壁破裂患者预后很差，除心包穿刺引流能稳定和 / 或有机会外科急诊手术修补者外，几乎无例外的死亡。

左室游离壁破裂的预防,目前国际和国内指南均无推荐用药。阜外医院近年来对上述心脏破裂高危患者,常规试用中药通心络胶囊 4 片 3 次 /d、大剂量阿托伐他汀 40~80mg 1 次 /d 和尼可地尔 5~10mg 3 次 /d 组成的"心三联",从保护 MI 区心肌微血管完整性而防治心肌出血角度试图预防心脏破裂,可能有效,但尚需临床循证支持。

(二)假性室壁瘤

属于左心室游离壁破裂的幸存者,本质上是亚急性心脏破裂。只是破裂过程较缓慢,能在破口处快速形成血栓,并机化与心包粘连一起堵住破裂口,避免了大量心包积血和心脏压塞,但在左室腔高压下渐渐向外膨出,形成假性室壁瘤。可以发生在前壁心尖部,也可发生在下壁基底部,理论上只要有左室游离壁破裂的部位均有可能发生。

与真性室壁瘤的鉴别要点在于病理解剖上瘤体室壁有无坏死心肌或 / 和纤维化瘢痕层。假性室壁瘤实际上是心脏未压塞的室壁破裂,故瘤壁由内向外只有机化血栓和心包两层,无心室壁心肌或 / 和纤维化瘢痕层存在;而真性室壁瘤则是 MI 区膨出、重塑的结果,瘤壁有与正常心肌连续的心肌或 / 和瘢痕组织层。另外,前者瘤体大,但瘤颈小,而后者瘤体大,但瘤颈几乎等大。这些诊断要点,均可通过超声心动图、CT 和 MRI 心室成像而得以明确;但禁用左室造影诊断。假性室壁瘤一旦确诊,则应尽快行手术切除和修补,以免再破裂而死亡。

(三)室间隔穿孔

室间隔穿孔是由于室间隔破裂,发生率在未行再灌注治疗者为 1%~3%,在溶栓治疗者为 0.2%~0.34%,在心源性休克者高达 3.9%,在再灌注治疗时代,中国 CAMI 登记中为 0.7%;北京登记资料中,占 STEMI 急诊 PCI 死亡病例的 3.6%。产生的病理生理机制同上述,与透壁 MI 区过度重塑似关系更大;危险因素或高危患者也与左室游离壁破裂一样,只是发生在室间隔,往往有大面积或透壁心肌梗死基础,在前壁 AMI 多位于室间隔心尖部薄弱处,在下后壁 AMI 则位于基部室间隔;穿孔直径 10mm 左右不等;可以是简单贯通型穿孔,也可以是复杂匍行性不规则穿孔。病理生理特点为室水平左向右分流,依据分流量大

小可产生或加重左心衰或心源性休克。与室间隔穿孔相关的临床特点包括:透壁 STEMI 无侧支循环、老年、女性、无高血压病史、血压升高、前壁 AMI 和还可能溶栓治疗后。

室间隔穿孔的临床表现依据 MI 范围、心功能状态和室间隔穿孔及分流量大小有所不同。多表现为突发急性左心衰竭、肺水肿、低血压甚至心源性休克,或心力衰竭突然加重并很快出现心源性休克;伴有心前区新的、粗糙的全收缩期杂音和震颤。也有个别患者穿孔小没有出现明显血流动力学恶化的"稳定"患者。彩色多普勒超声心动图检查能检出左向右分流、室间隔穿孔部位和大小,有确诊和鉴别诊断价值。右心导管检查虽在过去可通过检出左向右分流而确诊,然现已非必须。室间隔穿孔一旦确诊,应立即请心外科专家会诊,一般根据 AMI 发病的时间、药物治疗效果和病情稳定情况,决定急诊还是择期行外科修补和 CABG 术。其中 AMI 的时间最关键,已 >2 周甚至 3~4 周是手术最佳时机,因为 MI 区心肌已有瘢痕形成,室间隔补片能缝得住;若 <1 周,则 MI 区心肌尚无瘢痕形成,室间隔补片缝不住,再穿孔、残余分流和死亡风险很大。因此,所有患者均应晚些行外科修补术,但对多数穿孔直径大(>10mm)、药物抗心衰或抗休克治疗 +IABP 循环支持下血流动力学仍不稳定,特别可能迅速恶化而失去手术机会者,均须争取急诊外科手术修补机会。外科手术前,需常规行急诊左心室和冠脉造影。如果病情危重,外科手术风险太大,对室间隔穿孔 <15mm 者,也可先用介入方法行室间隔封堵术,介入成功率达 74%~91%,然而最终病死率也高达 18%~65%,并发症发生率高达 41%。虽然风险很大,但值得一搏,30 天存活率在介入前休克患者高达 88%,而无休克者仅 38%。显然,介入封堵预后差与病情危重相关,而与介入封堵技术本身无关。阜外医院资料显示室间隔穿孔保守治疗的 30 天和 1 年的病死率分别高达 77.6% 和 87.8%;而外科择期修补术的 30 天和 1 年的死亡率仅有 4.8% 和 9.5%,存活率分别高达 95.2% 和 90.5%。其预后取决于梗死范围、穿孔大小、血流动力学状态和外科手术时机。

室间隔穿孔的预防,与左室游离壁破裂相同。

（四）乳头肌断裂

左室乳头肌的部分或完全断裂是透壁性 STEMI 少见而致命性的并发症,发生率约 1%,北京登记资料中,占 STEMI 急诊 PCI 死亡患者的 2.7%。下、后壁 STEMI 可致后内侧乳头肌断裂,比前侧壁产生的前侧乳头肌更多见。左室乳头肌完全横断断裂由于突发大量二尖瓣反流令患者无法耐受,结果往往是致死性的;而乳头肌的部分断裂通常是尖部或头部断裂也会产生严重的二尖瓣反流,但往往不会立即致命。RV 乳头肌断裂并不常见,但可产生大量三尖瓣反流和右心衰竭。与室间隔穿孔并发于大面积 AMI 不同,乳头肌断裂一半患者可并发于相对小面积的心肌梗死,冠脉病变有时并不一定严重。临床一些下后壁 STEMI 患者,超声检查发现了中重度二尖瓣反流,但并未发现乳头肌破裂,可能是由于乳头肌收缩功能不全,也可能是乳头肌及其腱索裂而未断的结果。在再灌注治疗前时代,偶尔临床上或尸检下可见到超过一种,甚至有三种机械并发症组合发生的病例。

和室间隔穿孔一样,左室乳头肌断裂的临床表现为心衰进行性加重、低血压甚至心源性休克伴有心前区全收缩期杂音,但杂音会随血压下降而减轻变柔和甚至消失。彩色多普勒超声心动图能够正确诊断出乳头肌断裂和大量二尖瓣反流,并与室间隔穿孔相鉴别。因此,临床上对任何怀疑有乳头肌断裂的 AMI 患者就应立即做多普勒超声心动图检查,以尽快确诊;一旦确诊,就应立即着手行急诊外科修补手术。由于乳头肌断裂一旦发生,随后血流动力学会很快恶化,因此,应尽快插入 IABP,并给予纠正低血压、抗心衰,甚至抗休克治疗;必要时插入漂浮导管行血流动力学监测指导用药治疗,以尽快稳定血流动力学,行外科修补术。乳头肌断裂的手术包括二尖瓣置换和冠脉搭桥术,预后取决于早期手术、休克的时间和左心功能损害的程度。

三、综合预防

（一）源头综合预防

对机械并发症的预防,虽然国内外指南没有明确方案推荐,但针对机械并发症产生机制和高危患者,重点从源头采取缩小 MI 面积,避免 MI

透壁性,防治心室重塑,保护 MI 区微血管完整性,防治心肌出血,并控制过高血压诱发因素等综合措施,在有效预防泵衰竭等严重并发症的同时,也有可能防范机械并发症,进一步降低 STEMI 患者的住院病死率。这也是 STEMI 急诊 PCI 术后收住 CCU 救治的重中之重,具体措施如下:

1. **持续心电、血压和指氧 SpO₂ 监测**　及时发现和处理心律失常、低血压和低氧血症等并发症,措施同前。

2. **给氧、镇静和镇痛**　需常规给氧保持指氧 $SpO_2>98\%$。对情绪焦虑特别烦躁的患者,应警惕脑灌注压不足并给予处理,必要时使用地西泮类镇静剂,以缓解患者的紧张和焦虑不安情绪,避免血压波动诱发机械并发症。急诊 PCI 并发心肌无再流或分支闭塞仍有胸痛者,需首选吗啡镇痛,用法和注意事项如前述。

3. **缩小 MI 面积**　STEMI 即使再灌注治疗成功,仍需抗心肌缺血治疗以进一步缩小 MI 面积。

（1）首选硝酸酯类:继续静脉输注 12~24 小时改口服给药,可选择亚硝酸异山梨酯和单硝酸异山梨酯及其缓释片,既能扩张冠脉又可降低左室舒张末压和室壁张力,以防治心室重塑。副作用及其监测和处理同前。

（2）β 受体阻滞剂:通过负性心率和负性肌力作用能降低心肌耗氧量,防治心肌缺血,缩小 MI 面积;通过拮抗神经内分泌过度激活,而维护心电稳定性和防治心衰;以合并血压高、心率快（早期前壁 MI 很常见）特别是有心室颤动和 / 或电交感风暴患者为最佳适应证。可选用美托洛尔、阿替洛尔、卡维地洛和比索洛尔,口服给药从小剂量开始,再根据心率和血压调整剂量并长期维持。对并发心衰者能降低死亡率 35%;对合并电交感风暴者,需首先静脉注射给药,再口服维持,剂量调整同前。

（3）钙通道阻滞剂:是传统抗心肌缺血类药,然而二氢吡啶类硝苯地平普通片剂,因反射性增加心率而增加心肌耗氧量已不再用于治疗 STEMI;只是在伴有高血压、冠脉痉挛者和心动过缓者,氨氯地平、地尔硫草和硝苯地平缓释片仍有一席之地。

4. **抗心室重塑**　依据全身和心肌内 RAS 系统激活在 STEMI 心室重塑发生和发展中的核

心作用,真正属于抗心室重塑的药是血管紧张素转换酶抑制剂(ACEI,普利类)和血管紧张素受体拮抗剂(ARB,沙坦类)。其中,治疗高血压的卡托普利,通过心室扩张与生存(survival and ventricular enlargement,SAVE)研究,是第一个证明能够减低 AMI 死亡率 19% 的 ACEI,奠定了该类药防治大面积心肌梗死心室重塑的基础地位,荟萃分析发现能减低死亡率 26%。ARB 和 ACEI 同样有效,但无叠加作用,关键需从小剂量开始,逐渐加量至最大耐受剂量。两类药物共同副作用有低血压、高血钾和血肌酐(Cr)升高;另外前者还有咳嗽(约 30%)和偶发血管神经性水肿的副作用,应及时换成 ARB。禁用抑制心肌瘢痕修复、促进心室重塑的糖皮质激素和非甾醇类抗炎药。若伴有心衰,还应加用醛固酮拮抗剂螺内酯,再降低死亡率 30%。

5. **微血管和心肌保护药** 包括他汀类、腺苷、尼可地尔和中药通心络等。虽然除他汀类调脂外,这类药在国内外指南均因缺乏临床循证而未获明确推荐使用,但均有共同的药理作用:保护内皮和心肌微血管结构和功能完整性,扩张心肌微血管,促进心肌组织再灌注,防治心肌无复流和再灌注损伤,对 MI 区心肌还有抗炎、抗氧化、抗凋亡和抗出血的独到作用。他汀类作用机制是其降脂外效用;腺苷有很强的扩张心肌微血管作用;尼可地尔是 ATP 敏感性钾通道开放促进剂(有间接钙通道阻滞作用),通过促线粒体的 ATP 敏感性钾通道开放则有心肌缺血预适应和心肌保护作用;通心络基础药理作用是保护内皮功能,并有保护心肌微血管结构、功能和屏障,抗心肌出血的作用。对机械并发症高危的 STEMI 患者,联合试用"微血管保护剂"药物有可能能够预防机械并发症。副作用在腺苷和尼可地尔有降压作用,在与其他血管扩张剂合用时应减量和监测血压。

(二)控制诱发因素

这在预防机械并发症中绝不可忽视。应严格控制高血压和心室率到合理偏低水平,因为血压过高甚至波动幅度过大和心室率过快,致使 MI 区与正常室壁剪切力(撕扯力)陡增,均可诱发机械并发症。可用静脉注射硝酸酯、硝普钠、ACEI 或 ARB 和 / 或钙通道阻滞剂氨氯地平和 β 受体阻滞剂,将血压控制在 110/70mmHg 左右,心率控制在 65 次 /min 左右。情绪的稳定和镇静剂使用也是稳定血压和心率的重要措施,CCU 时代的"冬眠治疗"在机械并发症防范中的意义尤为突出。

第五节 心源性休克的救治

心源性休克是指由于大面积 MI 或 / 和缺血及其机械并发症,引起心功能严重降低和心脏排(泵)血量严重减少,导致循环供血不足的临床综合征;临床表现为:低血压、低组织灌注、缺氧、酸中毒,以及肺静脉淤血和肺水肿。本质上是"循环衰竭",如不能及时纠正,则随时可导致患者死亡。

心源性休克又是 AMI 后泵衰竭(包括心衰)最严重的并发症。发生率占 AMI 患者的 5%~7%,根据中国 CAMI 登记试验,总发生率占 STEMI 患者的 6.1%,不过在县级医院高达 12.1%。80% 是由大面积 MI 和 / 或缺血所致,其余是由于室间隔穿孔或乳头肌断裂机械并发症和右室 MI 的结果。可以在入院时发生,也可在住院治疗过程中并发;可以是 AMI 时的首发表现,也可以是心力衰竭恶化的结果。心源性休克患者的预后很差,早年住院病死率高达 80%,即使在当下再灌注治疗时代,其住院病死率仍高达 50% 左右;而且占 AMI 死亡患者的 40%~60%;北京登记资料发现,占 STEMI 急诊 PCI 患者住院死亡的 39.1%。

一、病理生理机制

(一)原因和病理生理机制

主要是大面积心肌坏死和 / 或缺血及其机械并发症,引起心脏泵血功能和心排(泵)血量急性严重降低所致,表现低血压、低灌注、低氧血症和缺氧酸中毒。虽因果关系明确,但其病理生理机制复杂,各关键环节阶段动态变化,又因干预相互转换;涉及心脏和循环系统功能调整、代偿和失代偿机制的综合影响。深刻理解是临床及时诊断、干预和救治的重要基础。

(二)代偿和恶性循环

1. **心功能严重降低启动** 因为大面积 STEMI

（包括NSTEMI）或缺血及其机械并发症，使左室泵血功能和心排血量严重减低即"低心排"而启动。

2. 低心排的严重后果 直接导致低血压（<90/60mmHg）、低组织灌注、缺氧酸中毒；同时左室舒张末压（LVEDP）升高产生肺（静脉）淤血、水肿和低氧血症。

3. 代偿机制双刃剑 低血压立即激活交感神经系统，释放大量儿茶酚胺，强力收缩动脉血管，增加心肌收缩力、心率和CO，代偿提升血压；同时也因微循环前动脉过度收缩，加重心脑肾生命器官的组织低灌注、缺氧酸中毒，以进一步损伤心功能为代价。

4. 恶性循环形成 代偿机制加重心肌组织低灌注、缺血缺氧酸中毒，恶化心脏收缩功能、低心排以及肺水肿、低氧血症；形成"低心排—低血压、低组织灌注和缺氧酸中毒—代偿机制—加重心肌低灌注、缺血和低心排"的恶性循环，是多器官功能受损和衰竭的元凶。

5. 全身炎症反应综合征（systemic inflammatory response syndrome，SIRS） 由低血压、低灌注和升压药促发；又促进低血压、低组织灌注、酸中毒、肺水肿和低氧血症的恶性循环；并通过激活内皮和诱导一氧化氮合成酶（eNOS和iNOS）分泌大量一氧化氮（NO）和多种炎症因子；降低血管对儿茶酚胺的敏感性、外周血管阻力和心肌收缩力；促进恶性循环、心脑肾生命器官持续低灌注、顽固酸中毒和持续低心排；是晚期多器官功能衰竭全面恶化的帮凶和加速患者死亡的推手。

二、诊断和鉴别诊断

（一）诊断

诊断要点包括：

1. 大面积STEMI及其机械并发症 有大面积STEMI（尤其前壁）或并发了机械并发症或急性失代偿性心力衰竭基础。

2. 低心排表现 持续（>30分钟）低血压（收缩压<80mmHg）、低组织灌注（即"冷"）和缺氧酸中毒，即面色苍白冷汗、四肢湿冷发绀、神志淡漠和尿少。

3. 肺淤血、肺水肿（即"湿"）和低氧血症表现 包括呼吸困难、肺部湿啰音伴或不伴新发心脏杂音和X线胸片肺水肿，以及指氧SpO_2<90%。

根据上述表现，则心源性休克即循环衰竭可确诊。

（二）鉴别诊断

心源性休克需与以下类型休克相鉴别：

1. 低容量性休克 特点是虽有低血压和组织低灌注"冷"的表现，但无肺水肿即不"湿"，还往往是"干"的即X线胸片往往无肺淤血，可见于STEMI发病时的大汗、呕吐大量失水时；急诊PCI或溶栓过程中消化道大出血；PCI过程中穿刺部位和腹膜后大血肿；和/或对比剂渗透性利尿失水等。

2. 右心室（RV）心源性休克 特点是下后壁STEMI伴RV MI，仅有低血压和低组织灌注即"冷"，而无肺水肿"湿"，X线胸片多正常，且超声心动图显示左心室收缩功能仅轻度降低，可见RV扩大和严重室壁RWMA。本质上属低容量休克。

3. 过敏性休克 对急诊冠脉造影或PCI术中或术后对对比剂过敏产生的休克。对多巴胺静脉注射和输注升压无效是其特点，只对肾上腺素0.5mg或1mg静脉注射和输注有特效则可确诊。机制与血管床异常扩张有关，而与左室收缩功能严重降低无关。

4. 血液分布异常性休克（distributive shock） 如感染性休克，虽有低血压，但四肢不"冷"反而是"温暖"的；左心室收缩功能不一定降低甚至高动力状态。

5. 单纯低血压 呈一过性，无低灌注。如下壁STEMI早期、股动脉鞘管拔管后的压迫或封堵器止血出现的低血压，对多巴胺升压效果好，与心功能无关，因Bezold-jarisch反射即迷走反射引起。

6. 混合性休克 即心源性休克伴低容量休克或过敏性休克等，临床少见，需要加以甄别。主要依据低血压和低灌注的"冷"时，有无肺水肿的"湿"及其程度判断各自的侧重，也需考虑救治干预后的不同变化和状态。

7. 病因鉴别 心源性休克需进行病因鉴别如下：

（1）大面积STEMI有无RV MI及并发的机

械并发症。

（2）应激性心肌病（stress induced cardiomyopathy）即章鱼篓综合征（TTS）同前述。

（3）暴发性心肌炎。

（4）心脏压塞，因亚急性心脏破裂机械并发症，或急诊 PCI 冠脉穿孔并发症致心包积血限制所致。

（5）循环梗阻性疾病，如大面积肺栓塞或人工瓣膜血栓或瓣环脱位并发症。

（6）快速心律失常致血流动力学不稳定影响心脏排血等。

上述病因鉴别均可通过病史、体检、实验室检查、ECG、心血管影像学包括超声心动图、CT、MRI，以及冠脉造影检查而明确。

（三）血流动力学障碍类型

是对 STEMI 并发心源性休克患者的救治和疗效评估依据。STEMI 因 MI 区心肌收缩舒张功能和心排量 CO（L/min）降低，同时左室舒张末压（LVEDP）升高产生了血流动力学障碍：低心排直接影响心脏前向供血可致低血压和低组织灌注，并导致后向瘀血而产生肺水肿；临床上表现出不同程度的泵衰竭，包括心力衰竭和心源性休克（即循环衰竭）及其交叉重叠状态。血流动力学障碍的评价方法包括：

1. **临床 Killip 心功能分级** 重点评价 STEMI 的急性心功能。1967 年，由 Killip 等依据临床肺部湿啰音范围和组织灌注状态提出。Killip 心功能 I、II、III 和 IV 级的临床表现，分别为：无、<50% 肺野湿啰音、>50% 肺野湿啰音和低血压和组织低灌注；心功能分别代表无、轻中度和重度心衰，以及心源性休克。中国 CAMI 登记研究（$n=25\ 044$）资料显示，在分别占 75.2% 和 24.8% 的 STEMI 和 NSTEMI 患者中，KillipI~IV 分别占 76.0%~68.8%、16.1%~19.2%、3.9%~7.9% 及 4.1%~4.1%，分布合理；住院病死率分别为 4.0%、9.2%、17.6% 和 35.1%，充分反映出病情严重程度。

2. **血流动力学障碍分型** 即 Forrester 分型，是用右心导管检查技术对上述不同程度泵衰竭状态或血流动力学障碍的定量分型。1976 年 Forrester 等利用 Swan-Ganz 右心漂浮导管，根据所测肺毛细血管楔嵌压（pulmonary capillary wedge pressure，PCWP，正常值：8~12mmHg）和

心排量 CO，以体表面积相除得出心指数〔cardiac index，CI；正常值：>2.5L/（min·m²）〕，首先将 AMI 的血流动力学障碍分为四型：I 型，非明显障碍型；II 型，单纯心衰型；III 型，单纯低心排型；IV 型，心源性休克型。因此，心源性休克是血流动力学障碍 Forrester IV 型：既有低心排〔CI≤2.2L/（min·m²）〕；低血压和低灌注，又有肺水肿（PCWP>18mmHg）。

3. **血流动力学障碍 Forrester 分型与 Killip 分级的相关性** 前者是对后者的定量分型，而后者则是前者的临床表现；两者总体一致，又相互重叠。Forrester I 型相当于 Killip 心功能 I 级；II 型包含了 Killip 心功能 II~III 级即中重度心衰；IV 型相当于 Killip 心功能 IV 级即心源性休克。只有 III 型虽重叠在 Killip 心功能 IV 级的心源性休克内，但属"假心源性休克"；因为 PCWP 未升高，也无肺水肿。实际上是由于大面积 RV MI 所产生的"RV 性心源性休克"，病理生理机制上相当于低容量性休克，只要治疗及时，预后较好。血流动力学障碍 Forrester 分型，在再灌注治疗的当代对 STEMI 患者特别是并发心源性休克者的泵功能状态判断、救治和疗效评价仍有临床指导意义。

4. **客观评价证据** 在循证医学的当代，对心源性休克及其程度和疗效的判断，还需要客观证据支持。X 线胸片可显示肺淤血和肺水肿的证据；低心排的证据是低血压和低灌注即血气分析有代谢性酸中毒和血乳酸异常升高。其他评价方法还包括 ECG 评价 MI 部位、范围和心肌再灌注（抬高的 ST 段的回落）完全程度；多普勒超声心动图可以明确左心室大小和整体收缩功能射血分数（LVEF）、室壁 RWMA 范围和严重程度、心脏瓣膜结构和功能以及心包积液和机械并发症有无等；冠脉造影可明确冠脉堵塞病变的部位、狭窄程度和累及支数等解剖信息；特别是有左主干（LM）或 LAD 开口堵塞伴冠脉多支病变的心源性休克，预后差。

三、急救原则和措施

（一）急救原则

STEMI 并发心源性休克预后差，一旦确诊需立即救治。急救原则为监护给氧、升血压、增加

CO、确保组织灌注、降低 PCWP 减轻肺水肿、逆转血流动力学障碍、保持内环境稳定,以及保护生命器官功能。

（二）救治措施

1. **监护和给氧** 持续心电、血压监测及相关并发症救治同前述。患者需面罩、高流量甚至加压给氧,并及时调整吸入氧浓度和流量,务必使指氧 SpO_2>95%。尽快纠正严重缺氧是心源性休克救治成功的前提。

2. **纠正低血压** 须立即提升血压至≥90/60mmHg 是心源性休克急救的首要措施和维持生命的前提。首选内源性儿茶酚胺多巴胺,α、β 受体激动通过缩血管和增强心肌收缩力增加 CO 而升血压;在严重低血压紧急情况下,可先弹丸式静脉注射多巴胺 2.5~5mg,间隔 3~5 分钟可重复应用,使血压恢复至 90/60mmHg 以上,再给予中剂量 5~10μg/（kg·min）（还可扩张肾血管）,甚至大剂量 10~20μg/（kg·min）维持静脉输注,以确保血压达到 90/60mmHg 以上。若血压仍不能维持,则需要加用更强的去甲肾上腺素或肾上腺素 3~5μg/min 或更大剂量持续静脉输注,再根据血压调整剂量。若血压过高如 >150/90mmHg,可以缓慢减少儿茶酚胺用量,以维持血压 >120/80mmHg 为宜,应防血压再下降使血流动力学不稳定和病情恶化致死。如果恢复期出现"儿茶酚胺依赖"则是血管调节功能障碍恢复中,只要组织灌注正常,也不可强行停用升压药,以免引起血流动力学不稳定和病情反复致死。若不能尽快将血压提升≥90/60mmHg,维持心、脑、肾等生命器官组织灌注压,或一直处于低血压状态,则患者随时可能死亡。

3. **循环机械支持** 能直接或间接增加 SV、CO 而支持循环,间接降低 LVEDP 而减轻肺水肿,是心源性休克急救循环支撑的根本。包括 IABP 球囊反搏导管、Impella 左心室导管泵和体外膜肺,循环支持原理、适应证和副作用请参见第三节。IABP 能增加心、脑组织灌注;间接增加 SV 和 CO;Impella 直接增加 CO 2.5~3.5L/min;ECMO 直接补充 CO。尽管临床研究显示 IABP 不能降低心源性休克住院病死率,但临床普及率高仍为首选,决不可故意不用。有条件也可选用 Impella 导管泵或 ECMO 及其与 IABP 联用。循环支持禁用于 Forrester Ⅲ型 RV MI 心源性"假"休克以及低容量性和血液分布异常性休克,既无指征,疗效还会适得其反。另外,循环支持一旦使用,决不可过早撤机,即使急诊 PCI 成功,过早撤机也可能会引起再次血流动力学不稳定和病情反复甚至恶化致命,因为顿抑心肌（stunned myocardium）的功能恢复还需要一段时间。最佳撤机时机应该是升压药完全停用或仅留很小剂量,暂停循环支持时血压仍能维持完全正常水平。

4. **急诊血运重建** 包括溶栓、急诊 PCI 和紧急 CABG,是心源性休克源头救治的治本之策。首选急诊 PCI,可使住院病死率降至 35%~50%;溶栓治疗和急诊 CABG 原则同前。冠脉多支病变者,也只需开通 IRA 即可。

5. **确保组织灌注** 在维持血压≥90/60mmHg 基础上,确保心脑肾生命器官组织灌注,是心源性休克救治的根本目的和成功关键。必需使用微动脉扩张剂,确保微循环的供血和心脑肾生命器官的组织灌注,阻断后续恶性循环。首选小剂量硝普钠,5~20μg/min 维持静脉输注,对扩张小动脉（阻力血管）和微动脉而增加 CO 和组织灌注有特效;同时,还能降低 PCWP 而减轻肺淤血或肺水肿,抵消 α 受体过度激活和大剂量儿茶酚胺的缩血管副作用,明显改善血流动力学状态。临床上通常能观察到,硝普钠不但不使血压降低,甚至会略升高和组织灌注明显改善的表现:皮肤由苍白转红润,四肢末梢变暖和发绀好转或消失,甲床下淤血减轻和压甲试验充盈迅速,以及指氧 SpO_2 的搏动曲线波幅明显增大。也可静脉注射合用很小剂量硝酸酯以增加冠脉供血和扩张静脉容量血管减轻肺水肿。

6. **抗心衰治疗** 是心源性休克救治中降 PCWP、消除肺水肿的重要部分;也是恢复肺功能、纠正低氧血症的根本。以给氧、利尿、扩血管和强心为治疗原则。以无呼吸困难、呼吸次数（R）<18 次/min、两肺湿啰音消失和能平卧为临床有效标准,最终须以 X 线胸片肺水肿完全吸收、肺野清亮为有效证据。具体措施见第七节。

7. **维护内环境稳定** 即及时纠正水、电解质和酸碱平衡紊乱,维护内环境稳定才能有效保护生命器官心脑肾组织细胞的功能。首先纠正代谢性酸中毒,只要血气 pH<7.35,应立即给予快速静脉输注 5% 碳酸氢钠注射液 100~200ml,以维持 pH 在 7.35~7.45 偏酸的区间就可。代谢性酸中毒严重程度反映低血压、低组织灌注的时间和程度,如果不易纠正,则提示组织低灌注持续存在和休克恶性循环,预后差。另外,尿量多者,应及时预防和纠正低钾、低钠和低氯以及个别在严格控制入量时高钠和高氯血症。

8. 保护生命器官功能 主要指保护心脑肾生命器官的功能,维持正常血压和组织灌注是关键,能避免陷入恶性循环致多脏器功能衰竭的终末阶段。

9. 及时救治并发症 包括抗感染、心肺复苏、气管插管和呼吸机辅助呼吸、血液超滤、昏迷时的脑保护等。至于对 SIRS 治疗,从心源性休克启动的源头早期有效干预是唯一办法;因为能控制 SIRS 的大剂量皮质激素,会干扰 STEMI 患者梗死心肌的修复和瘢痕形成过程,促进不良心室重塑,甚至有增加心脏破裂的风险。

STEMI 并发心源性休克患者的急救关键是针对其病理生理机制的各关键环节,尽早确诊、有效干预,尽快稳定和逆转血流动力学障碍并避免波动和反复,及时阻断恶性循环,则救治成功希望较大;反之,若干预太迟、不力,越拖越被动,会陷入恶性循环深渊中,救治成功率越低。

第六节 血栓抽吸治疗的共识与争议

血栓抽吸是 STEMI 急诊 PCI 治疗的辅助技术之一,即在机械开通 IRA 之前,用导管抽吸出堵塞的血栓或不稳定粥样斑块;以减少冠脉远端栓塞和无再流并发症风险,确保冠脉大血管开通后,心肌完全再灌注。血栓抽吸导管实际上是操作简便的远端保护装置(distal protective device,DPD)。

一、冠脉远端保护装置

是随着 PCI 技术应用的拓展,针对大隐静脉

(SVG)桥这一特殊病变 PCI,尤其在冠脉支架置入后并发远端栓塞和无再流发生率高达 50% 左右,而且冠脉内硝酸甘油、硝普钠、地尔硫䓬和腺苷等微血管扩张剂治疗效果有限,即使再次 CABG 也解决不了微血管水平堵塞的问题,才借鉴颈动脉 DPD 的原理,开发了用于预防冠脉远端栓塞和无再流并发症的 DPD。

(一)远端保护装置

1. 球囊保护导丝 即远端预装球囊的保护导丝。在 PCI 导丝远端预装可堵塞球囊,在前送保护导丝至冠脉狭窄病变远端到位后,先充盈球囊阻塞血管,再完成病变预扩张和支架置入;然后将堵塞球囊近端的血栓和斑块碎屑血液抽出,预防冠脉远端栓塞和无再流并发症。

2. 滤网保护导丝 即远端预装滤网的保护导丝。在 PCI 导丝远端预装可自动张开的滤网,在前送保护导丝至冠脉狭窄病变远端到位后,滤网自动张开紧贴血管壁;病变预扩张和支架置入后撤出导丝滤网中的血栓或斑块碎片,以预防冠脉远端栓塞和无再流严重并发症。

(二)临床研究结果

临床研究已发现急诊 PCI 有 15.2% 的患者发生了冠脉远端栓塞,冠脉血流 TIMI 分级和心肌灌注显影(myocardial blush)分值显著降低,梗死范围扩大、LVEF 降低和 5 年病死率增高(44% vs 9%,$p<0.000\ 1$)。而这两种冠脉保护导丝对 SVG 血管 PCI 预防远端栓塞和无再流的并发症均有特效。单中心临床研究也显示,冠脉保护导丝对预防急诊 PCI 并发远端栓塞、无再流,促进心肌灌注也有效。

然而多中心随机对照研究(n=501)则显示远端球囊保护导丝(n=252)虽有 75% 患者能吸出血栓及粥样斑块碎片,也能降低无再流发生率(1.2% vs 4.4%,$p=0.03$),然而未能促进心肌再灌注、降低梗死面积和降低主要不良心血管事件(MACE)发生率;还明显延长 D2B 时间。同期,另一项随机临床研究(n=200)也显示滤网保护导丝(n=100)与单纯 PCI 相比,并无促进心肌再灌注、降低远端栓塞率和梗死面积的疗效。可能原因包括操作本身致远端栓塞、时间延长、分支未保住、整体斑块负荷轻、远端栓塞的不

全保护,以及主导微循环血管损伤的非栓塞性机制。

二、血栓抽吸导管

在 DPD 保护导丝临床研究结果阴性的基础上,血栓抽吸导管应运而生。

(一)抽吸导管

抽吸导管包括仪器抽吸和手动抽吸两类。前者又被称为血栓切除(thrombectomy)技术,有通过螺旋刀片绞碎血栓和斑块(X-Sizer 血栓切除导管)或高压喷水破碎血栓(AngioJet 流变性血栓抽吸导管)而同时抽吸出来的两种导管,均需专用仪器控制。后者则是快速交换系统的单腔导管,通过手动操作前送至冠脉血栓病变远端,并在持续负压下缓慢后撤以及来回反复抽吸吸出血栓;由于临床操作简便,又不影响 D2B 时间,最适合急诊 PCI 时血栓抽吸,而得以临床广泛应用。

(二)临床研究结果

使用去血栓装置 AngioJet 导管进行的血流变溶栓(rheolytic thrombolysis)治疗 STEMI 的临床研究(n=480),不仅未证实有效,反而使梗死范围扩大(12.5% vs 9.8%,p<0.02)和 6 个月时病死率增加(5% vs 2.1%,p=0.06)而被否定。

多个临床研究均显示,血栓抽吸导管能降低冠脉远端栓塞率,增加冠脉 TIMI 血流Ⅲ级率,并促进心肌灌注,但并不能降低 MACE 事件率。而且荟萃分析也显示血栓抽吸在急诊 PCI 中能使 STEMI 患者明显获益。然而,两项大规模国际多中心(n=7 244)和(n=10 372)随机对照临床研究均显示 STEMI 急诊 PCI 常规血栓抽吸导管不仅未有临床终点的更优获益,而且还发现有增加卒中的风险。尤其对高血栓负荷亚组分析发现,虽然血栓抽吸能降低心血管死亡率(2.5% vs 3.1%;风险比 0.80,95% 置信区间 0.65~0.98;p=0.03),但同样增加卒中或短暂脑缺血发作发生率(0.9% vs 0.5%;优势比 1.56,95% 置信区间 1.02~2.42;p=0.04)。基于这两项研究结果,最新 ESC 和 CSC 指南将 STEMI 急诊 PCI 时,血栓抽吸策略推荐下调为不主张常规使用的Ⅱb 类。

血栓抽吸增加卒中风险,可能是由于抽吸导管上的残留血栓或 / 和粥样板块碎屑脱落到冠脉或引导导管外,随血流进入颅内;亦与操作相关。

三、临床应用建议

血栓抽吸技术,尽管不被国际指南推荐常规使用,而且临床真实世界中,也并非所有 STEMI 患者都有指征,但为防止冠脉远端栓塞和无再流并发症,建议对所有血栓性病变,不论其负荷轻重(TIMI 血流 Ⅰ ~ Ⅴ级),不稳定软斑块病变、粗血管斑块负荷重的长病变以及其他术者判断需要预防远端栓塞和无再流的高危病变和高危患者,均应使用,以确保患者的生命安全。只是血栓抽吸操作时,需要防范脑卒中风险,尤其在撤出抽吸导管过程中不应同时将引导导管后撤出冠脉口外,以免残留血栓或 / 和斑块碎屑脱落入血而产生栓塞性脑卒中。另外,滤网保护导丝在临床需要时,仍可用于对高危病变和高危患者的远端保护,以降低冠脉栓塞和无再流发生的风险。

第七节　急性心肌梗死合并血流动力学障碍的当代诊疗

一、血流动力学基本概念

血流动力学(hemodynamics)是指血液在密闭的循环系统中,按物理和生理学规律单向流动往复循环,而维持不同生理状态下循环系统功能的基本规律。血液在循环系统内的全流程中,心脏是动力:通过收缩和舒张泵(排)出足量血液(CO>5L/min),并吸回等量血液;动、静脉血管则是可调节的血液运输通道,前者维持并调节血压,后者维持和调节血容量;微循环血管则是细胞气体和物质交换场所;而左、右心室分别驱动的体、肺循环,虽功能和做功不同,但是串联而封闭。在这一充盈血液而又密闭的"循环管道"内,任何一点的血流量理论上相等,但由于动力大小和"管腔截面积"不同,产生的流速和压力则不等;在特定生理状态下(动力、流量 CO、管腔大小和流速固定),"循环管道"内每一点的压力则与流量 CO

成正比,主要反映心脏收缩功能,还受射血和血液回流阻力影响。

二、STEMI 血流动力学障碍分型

(一)右心导管监测的局限性

STEMI 导致血流动力学障碍,就是因左心室收缩、舒张功能降低引起前向 CO 减少,后向肺静脉淤血和水肿。临床表现为不同程度的心衰,最严重可致心源性休克(详见本章第五节)。在 CCU 时代,临床只能以 Killip 心功能分级反映(参见本章第五节),对不典型非重症心衰及其程度则难以评价。

能定量评价血流动力学障碍的方法是右心导管检查。主要测量心腔和血管内的压力,记录压力曲线,必要时氧饱和度计算分流。起初,将慢性左心衰因钠水潴留和瘀阻传导产生的中心静脉压(CVP,正常值:5mmHg 左右)升高,用于监测 STEMI 血流动力学障碍指标。但是,发现典型左心衰患者的 CVP 是正常或接近正常;相反,因 RVMI 或肺栓塞致 CVP 明显升高时,并无左心衰;因为 CVP 只是反映右心衰,而非左心衰的指标。低 CVP 通常提示低容量状态;而高 CVP 则是由于继发于左心衰的右心衰、肺动脉高压、RVMI、不常见的三尖瓣反流或心脏压塞所致。

(二)漂浮导管监测指标与分型

1. **监测方法和指标**　是使用气囊漂浮右心导管对 AMI 血流动力学监测并分型的方法,兴起和临床广泛应用于 CCU 时代。1976 年,Swan 团队使用 Swan-Ganz 右心导管即气囊漂浮导管,在肺动脉末梢气囊堵塞时所测 PCWP(正常值:8~12mmHg),相当于肺静脉、左心房和左室舒张末压(LVEDP),能定量反映左心室收缩功能状态;同时从导管近端孔记录右心房压,反映右心室收缩功能;并利用热稀释法直接测定心排量 CO,以 CI 反映循环功能状态。以监测心脏收缩和循环功能,还可将左、右侧功能分开评价。并由 Forrester 提出了 AMI 血流动力学障碍分型。

2. **血流动力学障碍 Forrester 分型**　以敏感的 PCWP>18mmHg 为左心衰(肺淤血和肺水肿)指标,同时以 CI<2.2L/(min·m^2)为低心排(低血压和低组织灌注)或循环失代偿衰竭指标,

将 AMI 的血流动力学障碍分为 Forrester 四型,包括 I 型:无明显障碍型,既无左心衰——肺淤血和肺水肿(PCWP<18mmHg),又无低心排——低血压和低组织灌注[CI>2.2L/(min·m^2)];II 型:单纯左心衰型,仅有左心衰——肺淤血和肺水肿(PCWP>18mmHg 升高),而无低心排——低血压和低组织灌注[CI>2.2L/(min·m^2)];III 型:单纯低心排型,仅有低心排——低血压和低组织灌注[CI<2.2L/(min·m^2)降低],并无左心衰——肺淤血和肺水肿(PCWP<18mmHg);IV 型:心源性休克型,既有低心排——低血压和低组织灌注[CI<2.2L/(min·m^2)],又有左心衰——肺淤血和肺水肿(PCWP>18mmHg)。较全面反映 STEMI 左心收缩功能和循环功能状态。

血流动力学障碍 Forrester I~IV 分型与临床 Killip 心功能 I~IV 分级相关一致、有互补重叠,请见本章第五节。均取决于梗死面积大小、心脏收缩功能降低严重程度和堵塞冠脉供血范围大小及其开通的早晚;但可随药物治疗而稳定、改善和逆转,还随病情变化或治疗效果好坏相互转换。通常大面积心肌梗死,左室收缩功能严重降低者,心衰重甚至出现心源性休克;而小面积心肌梗死,左室收缩功能轻度降低者,基本无或仅轻度心衰,而不会产生心源性休克。目前,虽然 STEMI 的临床表现通常能反映出血流动力学障碍的四种类型,然而,约 25% 的 CI<2.2L/(min·m^2)和 15% 的 PCWP>18mmHg 患者临床并未表现出相应的低心排和左心衰,与患者表现欠敏感、合并症如 COPD 存在、机体代偿和药物及时治疗干预有关。

三、STEMI 血流动力学障碍的当代诊疗

传统 Forrester 血流动力学障碍分型,在再灌注治疗的当代,对临床药物治疗正确选择和精确使用仍具有重要指导意义;特别对 STEMI 并发泵衰竭包括心衰和心源性休克患者,针对性指导血管活性药、强心剂和利尿剂的准确应用,以稳定、改善和逆转血流动力学障碍和临床病情,有永恒的指导价值。

(一)血流动力学障碍 Forrester I 型的诊治原则

1. **临床特点**　是无明显障碍型:即无心衰和

低心排；Killip 心功能Ⅰ级。临床特点包括：

（1）MI 面积小：多见于小面积、非前壁、早期再灌注治疗成功或自溶再通成功的 STEMI 患者，或Ⅱ、Ⅲ和Ⅳ型患者成功救治后的目标恢复状态。

（2）无低心排：血压和组织灌注正常，四肢温暖、肤（黏膜）色红润、神志清楚和尿量正常。

（3）无心衰：能平卧、无呼吸困难；心前区未闻及（基础心脏瓣膜病杂音以外）相关杂音，两肺呼吸音清晰、底部无湿性啰音；呼吸次数（R）<18 次 /min，指氧 SpO_2>98%。

（4）ECG：MI 范围小。

（5）床旁 X 线胸片：肺野无肺淤血，或清晰。

（6）超声心动图：左室无或轻度增大，小范围轻度室壁 RWMA，LVEF>50%。

（7）冠脉造影：IRA 多为 RCA 或 LCX 中、远端狭窄或分支堵塞病变。

2. 治疗原则和用药　均遵前述常规，包括急诊 PCI、抗心肌缺血、稳定血流动力学和不额外增加容量；除病情变化外，一般无抗心衰治疗和使用升压药指征。

（二）血流动力学障碍 ForresterⅡ型的诊断和急救

1. 临床特点　是心衰型。仅有左心衰：肺淤血和肺水肿，不同程度；而无低心排：低血压和低灌注。Killip 心功能Ⅱ和Ⅲ级均归此型。临床特点包括：

（1）MI 面积中到大：多见于中大面积、前壁或下后侧壁、晚期（>6 小时）再灌注治疗成功或并发了无再流，或失去了再灌注治疗机会的 STEMI 及其机械并发症患者；或陈旧 MI（OMI）基础上再发不同部位 STEMI 患者；或Ⅰ、Ⅲ型患者过度补液后加重或Ⅳ型救治好转而利尿不足的过渡状态。

（2）不同程度左心衰：由轻到重为不能平卧或平卧后咳嗽伴白色泡沫痰（R>20 次 /min）、有夜间憋醒或阵发性夜间呼吸困难、端坐呼吸伴或不伴心源性哮喘和肺泡性肺水肿伴咳粉红色泡沫痰（R>30 次 /min）、大汗和面色苍白；两肺呼吸音粗、底部细湿性啰音、湿啰音 <50% 肺野和满肺偶伴哮鸣音；或伴心前区新发收缩性杂音（机械并发症）。

（3）无低心排：血压升高、脉搏快；四肢温暖（严重时偏凉）、肤（黏膜）色红润（严重时苍白）和组织灌注正常或基本正常，血气分析无代谢性酸中毒。

（4）ECG：中到大范围，透壁性 MI。

（5）床旁 X 线胸片：明显肺淤血、间质性、肺泡性肺水肿、甚至大白肺。

（6）超声心动图：显示左室轻、中度增大，可见大范围重度室壁 RWMA、甚至室壁瘤样膨出或室壁瘤形成，LVEF<40%。

（7）冠脉造影：IRA 多为 LAD 近端或开口处、优势性大 RCA 或 LCX 近、中端或开口处或提供了侧支循环血管的堵塞病变。

2. 急救原则和措施　临床心衰一旦确诊，特别是重度而表现为急性左心衰肺水肿时，均需立即紧急救治，急救原则为给氧、吗啡、利尿、扩血管和强心，措施如下：

（1）给氧：是急性左心衰肺水肿急救之首要。必须以高流量面罩加压、无创呼吸机及其呼气末正压（PEEP）给氧，以迅速纠正低氧血症，将指氧 SpO_2 或血气分析的 SO_2 保持 >98%。因为肺水肿（PCWP 已 >25mmHg）时，多因严重呼吸困难呈端坐位；影响换气功能必然导致严重低氧血症和呼吸衰竭。

（2）吗啡：是救治左心衰肺水肿之必需。能直接抑制呼吸，减少因胸腔大幅度运动抽吸过多静脉血涌入肺循环，对缓解肺水肿、减轻呼吸困难有特效；还有静脉扩张和抗心肌缺血的有益作用。通常 3mg 静脉注射，3~5min 可反复使用，总量不 >15mg。副作用有呼吸抑制、呕心呕吐和轻度降压作用，故在 COPD 和低血压患者慎用或减半量使用。

（3）利尿：是救治左心衰肺水肿之亟须。能快速去容量，降低 PCWP，缓解肺水肿。首选袢利尿剂呋塞米 20mg 静脉注射，必要时可以重复给药，个别利尿效果差时也可以静脉持续输注。通常在用药后 10~20min 即开始利尿，1~2 小时后可排尿 300~500ml 或更多，不仅能明显缓解呼吸困难症状，还能通过降低心室前负荷而改善收缩功能。

（4）扩血管：是救治左心衰肺水肿，逆转血流动力学障碍之主体。静脉扩张剂硝酸酯类，能明显减少静脉血回流量,显著降低 PCWP,缓解肺水肿;同时能减轻心室前负荷和扩张冠状动脉抗心肌缺血而增加 CO;动脉扩张剂如硝普钠则能明显降低外周阻力和心室后负荷,直接增加 CO 同时降低 PCWP;均能迅速稳定并纠正血流动力学障碍,缓解肺水肿并增强左心室收缩功能。首选硝酸甘油(NTG)舌下含服 1~2 片,接着 10~50μg/min 小剂量静脉持续输注,也可使用亚硝酸异山梨酯 50~100μg/min 小剂量静脉持续输注;必须同时加用硝普钠(NP)以达到最佳疗效,从 10~50μg/min 小剂量开始,起效快降压作用强,需要根据血压下降水平随时调整剂量,将 BP 维持在 120/70mmHg 左右或平时正常水平。也可使用重组人脑利钠肽(rh-BNP)这一"神经内分泌拮抗剂"替代 NP,通过拮抗交感神经系统(SNS)和肾素-血管紧张素系统(RAS)过度激活而扩张动脉,静脉持续输注也是从小剂量开始,剂量调整原则同 NP。血管扩张剂唯一副作用就是快速降低血压,尤其在静脉和动脉扩张剂合用时有低血压的风险。因此,用药过程中需严密监测 BP,随时调整剂量,若 BP 下降太快时,随时暂停或减量维持。若急性左心衰肺水肿时血压未升反而偏低时,需停用血管扩张剂除外药物过量作用;如停药后血压仍不回升,则应警惕已经滑入血流动力学障碍 Forrester IV 型,应按心源性休克救治,具体参见第五节。

(5)强心:是救治左心衰肺水肿之补充。是使用正性肌力药,提高心室射血分数(LVEF)、CO 并降低 PCWP。在急性左心衰肺水肿患者并无使用指征,因 SNS 过度激活使儿茶酚胺血浓度已足够高;只在顽固性晚期心衰时才需使用。

(6)检查和评估:及时拍摄床旁 X 线胸片,是肺水肿及其严重程度和疗效评价的客观检查依据。也应及时检查床旁超声心动图,评价心脏左心室大小、结构以及节段和整体收缩功能,评估 MI 范围、瓣膜功能和心包积液情况。还需及时检查血气、血常规、肝肾功能和钾钠氯等电解质,根据结果及时纠正水、电解质和酸碱平衡紊乱,始终保持机体内环境的稳定,是确保用药有效性的前提。

(7)临床好转:经过上述快速急救,STEMI 并发急性左心衰肺水肿的血流动力学障碍会迅速得到纠正和逆转:PCWP 会显著下降,CO 也会增加;临床急性肺水肿表现也随之得以控制而迅速缓解,表现为:呼吸困难减轻,端坐位平静到能高枕卧位,大汗消失伴面色苍白转红润;R 逐渐减慢从 30~25 次/min 到接近 20 次/min 左右,HR 也逐渐减慢从 >100~90 次/min 到接近 80 次/min 左右;BP 也逐渐从 >160/95mmHg 降至 120/70mmHg 左右,肺部湿性啰音明显减少;指氧 SpO_2>98%,其曲线幅度正常(提示组织灌注正常),血气分析 pH 正常范围,PO_2>100mmHg;尿量 >500ml。

(8)急诊 PCI:如果急性左心衰肺水肿的原因是大面积 MI 或缺血,则有急诊 PCI 的强指征,但风险也很大,需在循环支持下实施,请参见本章第三节。

(9)巩固疗效:对于经急救已好转的患者,应及时采取有效措施稳定和巩固疗效。避免病情反复和再加重而陷入心源性休克或多器官功能衰竭的绝境,必须持续给氧,及时检查血气分析,调整给氧模式和浓度,务必保持指氧 SpO_2>98mmHg,PO_2>100mmHg。利尿剂加用口服制剂包括螺内酯,与静脉注射交替,不仅要保持出入量负平衡 500~1 000ml/24h,而且还需数天内严格限制 24 小时总入量不得 >2 000ml,以床旁 X 线胸片肺水肿逐渐吸收、肺淤血减轻、肺野完全清亮为标准。血管扩张剂加用口服制剂以逐渐减量、替代静脉用药,硝酸酯类可用直接长效口服制剂替代;动脉扩张剂应以 ACEI/ARB 替代,以确保 BP 稳定在 110/70mmHg 左右或平时的低水平为目标。随着临床心衰好转和肺水肿吸收,HR 会增快引起心肌缺血,再影响心功能,必须加用 β 受体阻滞剂;美托洛尔、阿替洛尔和比索洛尔任选,以很小剂量(如正常量的 1/6~1/4)试口服 1~2 次,无心衰加重则可规范给药并渐渐加量,将心室率控制在 <70 次/min 为准;既控制心肌缺血,又治疗心衰,还能改善预后。当 STEMI 并发左心衰肺水肿救治成功,心衰好转、病情稳定后,仍应严格按慢性心衰治疗方案继续治疗一年;再重新评价心功能状态,调整用药,长期维持;以保护心功能,改善长期预后。

(10)病情恶化:与好转一起,是急性左心衰肺水肿急救的必然结局之一。

1）呼吸衰竭：当高流量高浓度和加压给氧情况下，$PO_2<60mmHg$ 伴或不伴 $PCO_2>50mmHg$ 时，呼吸衰竭即可确诊，应紧急气管插管，给予呼吸机辅助呼吸并清理气道，使指氧 SpO_2 达标如上。

2）少尿或无尿：对利尿药物效果不好甚至有抵抗，多余水排不出时，急性左心衰肺水肿很难缓解；若出现少尿（<400ml/24h）或无尿（<100ml/24h）和肾功能不全时，须及时给予血滤治疗，滤出体内过多的水和代谢产物，并调整电解质。

3）心源性休克：当左心衰肺水肿患者出现非药物性低血压（<90/60mmHg）时，往往提示血流动力学障碍进展恶化为 Forrester Ⅳ 型即心源性休克，应立即给予升压药，纠正低心排、低血压和低灌注；按心源性休克评价和急救，措施参见本章第五节。

4）难治性心力衰竭：因利尿困难、电解质紊乱如低钾、低钠和低氯，入量限制不严或过多而反复发生的左心衰肺水肿伴或不伴多器官衰竭状态。

5）心搏骤停：是 STEMI 并发左心衰肺水肿随时可能发生的结局，一旦发生，无论是心脏停搏、心室颤动还是电 - 机械分离，均应立即给予心肺复苏急救并明确有无心脏破裂。

6）其他：如感染、出血、血栓和栓塞以及急诊 PCI 等并发症，均应给予及时对症和对因救治。

（三）血流动力学障碍 Forrester Ⅲ 型的诊断和急救

1. **临床特点** 是单纯低心排型。仅有低血压和低组织灌注，而无左心衰。Killip 心功能虽混合在Ⅳ级患者中，但病理生理机制和预后则完全不同。临床特点包括：

（1）小到中面积 MI 伴大面积 RVMI：下、后壁 STEMI 合并 RV MI 晚期（>6h）再灌注治疗成功或并发了无再流，或失去了再灌注治疗机会；或长时间低血压未及时纠正的患者。

（2）低心排：低血压（<90/60mmHg）和组织低灌注，面色苍白、皮肤冷汗、四肢冰凉、神志淡漠、少尿和酸中毒等。

（3）无心衰：能平卧、无呼吸困难；两肺呼吸音清晰、双肺底无湿性啰音；R<18 次 /min，指氧

$SpO_2>98\%$。

（4）ECG：中小范围下、后侧壁 MI 伴 RVMI。

（5）床旁 X 线胸片：无明显肺淤血，甚至正常。

（6）超声心动图：左室腔轻中度增大，可见中小范围不同程度室壁 RWMA，LVEF 多 >50% 或接近正常、少数 <50%；冠脉造影：IRA 为 RCA 近端或开口处堵塞病变，远段有粗大或多支 RV 支。

（7）病理生理学机制：可以理解为 RV 性心源性休克或肺循环衰竭，或相当于"低容量性休克"。

（8）无低血压的 RVMI：血流动力学障碍不属Ⅲ型而是Ⅰ型，因为并非所有 RVMI 患者的面积都大到引起休克的程度。

2. **急救原则和措施** 临床一旦确诊，需立即救治。救治原则为升血压、扩容和保证组织灌注，措施为：

（1）升血压：使用儿茶酚胺类升压药，首选多巴胺，紧急时可以先静脉注射，然后持续输注维持，必要时加用肾上腺素或去甲肾上腺素，维持血压 >100/60mmHg 或平时正常水平，具体参见本章第五节。

（2）扩容：首选 0.9% 生理盐水或 5% 的葡萄糖盐水，可先进行快速补液试验：第 1 小时 200~300ml，密切观察有无出现左心衰的临床表现（见上述），如果无左心衰表现，仍不能稳住血压 >100/60mmHg，提示扩容速度不够，需加量或改用 706 代血浆扩容；如果能稳住血压 >100/60mmHg，则可继续按此速度扩容；扩容原则以无心衰、血压能维持和有尿量（肾灌注好）为恰当。扩容时必须密切监测患者有无心衰表现，一旦出现平卧不住或咳嗽咳白色泡沫痰、呼吸困难症状，双肺低啰音、R>20 次 /min 等早期心衰表现，应给祥利尿剂呋塞米半量（10mg）静脉注射，同时减慢补液速度和扩容量。虽有个别病例扩容时伴尿量多，首个 24 小时内需要扩容 >5 000ml，随后可能会进入多尿期，还需要继续扩容并注意补钾，但同时还需维持升压药用量，等待血管调节功能恢复，血压正常和升高时方可开始缓慢减量。另外，也有患者扩容速度偏快就出现心衰需及时利尿，而一利尿或扩容偏慢时则 BP 又难以维持 >100/60mmHg，

即容量耐受窗很窄,提示 RV 和左心收缩功能均较差。需要密切观察和精心调整扩容量在可耐受的窗内。最后,需特别注意 0.9% 生理盐水或 5% 葡萄糖盐水和单纯 5% 葡萄糖液功能不同,需有一定比例;单纯生理盐水仅有扩容作用,但会导致细胞脱水;单纯葡萄糖溶液仅有补充细胞外液量作用,但会导致细胞水肿;扩容量大时两者比例约 1/3 为宜,以符合内环境生理要求为宜。

(3)保证组织灌注:此型患者,只要维持动脉压的基础上,迅速有效补充容量,自然能保证组织灌注。个别患者因低血压时间过长,组织低灌注需用药时,首选 NP,以 3~5μg/min 的很小量开始,且须床旁密切观察 BP 变化,以及时发现和处理可能发生的低血压。一般禁用或必要时慎用小剂量硝酸酯类静脉扩张剂,以免扩张容量血管引起血压下降。

虽然血流动力学障碍Ⅲ型因左心收缩功能较好,预后也较好。但个别患者因为 RVMI 导致的低血压时间长,或左心收缩功能差,已恶化成心源性休克,则治疗原则和措施参见第五节。

(四)血流动力学障碍 Forrester Ⅳ型的诊断和急救

Forrester Ⅳ型是心源性休克型,与 Killip 心功能Ⅳ级一致,因大血管堵塞引起大面积心肌 MI 和 / 或缺血。临床诊断和急救同本章第五节。

总之,STEMI 的及时诊断和急救,既需要院前、院内和院间高效的急救网络体系支撑,更需要临床医生的智慧和经验。这在临床上对心血管病内科每一位医师均极具挑战性,不仅需要熟练掌握基础理论和基本技术,还需要了解国内外最新诊治指南推荐和研究进展,更需要在大量临床实践中积累丰富的临床诊治经验。

(杨跃进)

参 考 文 献

[1] The Joint European Society of Cardiology/American College of Cardiology Committee. Myocardial infarction redefined—a consensus document of the Joint European Society of Cardiology/American College of Cardiology Committee for the Redefinition of Myocardial Infarction [J]. J Am Coll Cardiol, 2000, 36: 959-969.

[2] Thygesen K, Alpert J S, White H D. Joint ESC/ACC/AHA/WHF Task Force for the Redefinition of Myocardial Infarction. Universal definition of myocardial infarction [J]. J Am Coll Cardiol, 2007, 50: 2173-2195.

[3] Thygesen K, Alpert J S, Jaffe A S, et al. Third universal definition of myocardial infarction [J]. J Am Coll Cardiol, 2012, 60: 1581-1598.

[4] Thygesen K, Alpert J S, Jaffe A S, et al. Fourth Universal Definition of Myocardial Infarction: perioperative anesthetic considerations [J]. J Am Coll Cardiol, 2018, 72 (18): 2231-2264.

[5] Ibanez B, James S, Agewall S, et al. 2017 ESC Guidelines for the management of acute myocardial infarction in patients presenting with ST-segment elevation: the task force for the management of acute myocardial infarction in patients presenting with ST-segment elevation of the European Society of Cardiology (ESC) [J]. Eur Heart J,

2018, 39: 119-177.

[6] 中华医学会心血管病学分会,中华心血管病杂志编辑委员会. 急性 ST 段抬高型心肌梗死诊断和治疗指南 [J]. 中华心血管病杂志, 2019, 47: 766-782.

[7] Morrison L J, Verbeck P R, McDonald A C, et al. Mortality and prehospital thrombolysis for acute myocardial infarction: a meta-analysis [J]. JAMA, 2000, 283 (20): 2686-2692.

[8] Sinnaeve P R, Armstrong P W, Gershlick A H, et al. ST-segment-elevation myocardial infarction patients randomized to a pharmaco-invasive strategy or primary percutaneous coronary intervention: Strategic Reperfusion Early After Myocardial Infarction (STREAM) 1-year mortality follow-up [J]. Circulation, 2014, 130 (14): 1139-1145.

[9] 中国老年医学学会心血管病分会. 高龄老年 (≥75 岁) 急性冠脉综合征患者规范化诊疗中国专家共识 [J]. 中国循环杂志, 2018, 33 (8): 732-750.

[10] Bonaa K H, Mannsverk J, Wiseth R, et al. Drug-eluting or bare-metal stents for coronary artery disease [J]. N Engl J Med, 2016, 375 (13): 1242-1252.

[11] Sabate M, Brugaletta S, Cequier A, et al. Clinical outcomes in patients with STsegment elevation

myocardial infarction treated with everolimus-eluting stents versus bare-metal stents（EXAMINATION）：5-year results of a randomised trial［J］. Lancet, 2016, 387（10016）: 357-366.

［12］Thiele H, Akin I, Sandri M, et al. PCI strategies in patients with acute myocardial infarction and cardiogenic shock［J］. N Engl J Med, 2017, 377（25）: 2419-2432.

［13］Wald D S, Morris J K, Wald N J, et al. Randomized trial of preventive angioplasty in myocardial infarction［J］. N Engl J Med, 2013, 369（12）: 1115-1123.

［14］Thiele H, Zeymer U, Neumann F J, et al. Intraaortic balloon support for myocardial infarction with cardiogenic shock［J］. N Engl J Med, 2012, 367（14）: 1287-1296.

［15］Jolly S S, Cairns J A, Yusuf S, et al. Randomized trial of primary PCI with or without routine manual thrombectomy［J］. N Engl J Med, 2015, 372（15）: 1389-1398.

［16］Jolly S S, Cairns J A, Yusuf S, et al. Stroke in the TOTAL trial: a randomized trial of routine thrombectomy vs. percutaneous coronary intervention alone in ST elevation myocardial infarction［J］. Eur Heart J, 2015, 36（35）: 2364-2372.

［17］Thiele H, Desch S, Piek J J, et al. Multivessel versus culprit lesion only percutaneous revascularization plus potential staged revascularization in patients with acute myocardial infarction complicated by cardiogenic shock: design and rationale of CULPRIT-SHOCK trial［J］. Am Heart J, 2016, 172: 160-169.

［18］Hochman J S, Lamas G A, Buller C E, et al. Coronary intervention for persistent occlusion after myocardial infarction［J］. N Engl J Med, 2006, 355（23）: 2395-2407.

［19］Menon V, Pearte C A, Buller C E, et al. Lack of benefit from percutaneous intervention of persistently occluded infarct arteries after the acute phase of myocardial infarction is time independent: insights from Occluded Artery Trial［J］. Eur Heart J, 2009, 30（2）: 183-191.

［20］Silvain J, Beygui F, Barthelemy O, et al. Efficacy and safety of enoxaparin versus unfractionated heparin during percutaneous coronary intervention: systematic review and meta-analysis［J］. BMJ, 2012, 344: e553.

［21］Ibanez B, Heusch G, Ovize M, et al. Evolving therapies for myocardial ischemia/reperfusion injury［J］. J Am Coll Cardiol, 2015, 65（14）: 1454-1471.

［22］Niccoli G, Scalone G, Lerman A, et al. Coronary microvascular obstruction in acute myocardial infarction

［J］. Eur Heart J, 2016, 37（13）: 1024-1033.

［23］Hausenloy D J, Botker H E, Engstrom T, et al. Targeting reperfusion injury in patients with ST-segment elevation myocardial infarction: trials and tribulations［J］. Eur Heart J, 2017, 38（13）: 935-941.

［24］中华医学会心血管病分会基础研究学组,介入心脏病学组,女性心脏健康学组,等.冠状动脉微血管疾病诊断和治疗的中国专家共识［J］.中国循环杂志, 2017, 32（5）: 421-430.

［25］宋雷,杨跃进,吕树铮,等.北京地区急性心肌梗死直接经皮冠状动脉介入治疗患者住院原因分析［J］.中华心血管病杂志, 2012, 40（7）: 554-559.

［26］Morrow D A. Myocardial Infarction, A Companion to Braunwald's Heart Disease［M］. St. Louis, Missouri: Elsevier, 2017.

［27］朱鲜阳,韩秀敏,韩雅玲,等.心肌梗死后室间隔穿孔介入治疗成功一例［J］.中国介入心脏病杂志, 2004, 12（2）: 125.

［28］胡小莹,邱红,乔树宾,等.70例急性心肌梗死合并室间隔穿孔患者的临床分析［J］.中国循环杂志, 2013, 28（2）: 107-110.

［29］中国急性心肌梗死注册（CAMI）研究组.中国急性心肌梗死不同Killip分级患者的临床特征、治疗和预后情况分析［J］.中国循环杂志, 2016, 31（9）: 849-853.

［30］Morrow D A. Myocardial Infarction, A Companion to Braunwald's Heart Disease［M］. St. Louis, Missouri: Elsevier, 2017.

［31］Henriques J P, Zijlstra F, Otterwanger J P, et al. Incidence and clinical significance of distal embolization during primary angioplasty for acute myocardial infarction［J］. Eur Heart J, 2002, 23: 1112-1117.

［32］Stone G W, Webb J, Cox D A, et al. Distal microcirculatory protection during percutaneous coronary angioplasty in acute ST-segment elevation myocardial infarction: A randomized controlled trial［J］. JAMA, 2005, 293（9）: 1063-1072.

［33］Gick M, Jander N, Bestehorn H P, et al. Randomized evaluation of the effects of filter-based distal protection on myocardial perfusion and infarct size after primary percutaneous catheter intervention in myocardial infarction with and without ST-segmnet elevation［J］. Circulation, 2005, 112（10）: 1462-1469.

［34］Ali A, Cox D, Dib N, et al. Rheolytic thrombectomy wihtpercutanneous coronary intervention for infarct size reduction in acute myocardial infarction: 30-day results from a multicenter randomized study［J］. J Am Coll

Cardiol, 2006, 48 (2): 244-252.

[35] Burzotta F, De Vita M, Gu Y L, et al. Clinical impact of thrombectomy in acute ST-elevation myocardial infarction: an individual patient-data pooled analysis of 11 trials [J]. Eur Heart J, 2009, 30 (18): 2193-2203.

[36] Frobert O, Lagerqvist B, Olivecrona G K, et al. Thrombus aspiration during STsegment elevation myocardial infarction [J]. N Engl J Med, 2013, 369 (17): 1587-1597.

[37] Jolly S S, James S, Dzavik V, et al. Thrombus aspiration in ST-segment-elevation myocardial infarction. An individual patient meta-analysis: Thrombectomy Trialists Collaboration [J]. Circulation, 2017, 135 (2): 143-152.

[38] Bonow R O, Mann D L, Zipes D P, et al. Braunwald's Heart Disease A Text Book of Cardiovascular Medicine. 9th ed [M]. Philadelphia: Elsevier, 2012.

[39] Libby P, Bonow R O, Mann D L, et al. Braunwald's Heart Disease A Text Book of Cardiovascular Medicine. 8th ed [M]. Philadelphia: Elsevier, 2008.

第二十五章　冠状动脉介入治疗

第一节　冠状动脉支架类型的选择与进展

一、冠心病介入治疗概述

1977年，世界上第一例单纯球囊血管成形术（plain old balloon angioplasty, POBA）的成功革命性地开创了一个新的学科——介入心脏病学。然而，急性冠脉闭塞和再狭窄这两个难题无疑制约了其发展。1986年第一个金属裸支架（bare-metal stents, BMS）的植入，标志着支架介入治疗成功地解决了单纯球囊扩张时代的难题并最终取代POBA成为经皮冠状动脉介入治疗（percutaneous coronary intervention, PCI）的首选方法。目前临床上可供选择的支架包括BMS和药物洗脱支架（drug-eluting stents, DES），DES又包含不可降解涂层DES、可降解涂层DES、无涂层DES以及完全可降解支架（biodegradable stents, BDS）。

二、冠状动脉支架的现状和进展

目前美国每年行PCI的患者达到上百万例，中国2018年达到91万余例，且每年仍以20%的速度快速增长。据统计，由于心血管病死亡率下降，近30年美国人群平均寿命延长了5年。近30年随着生物材料技术的进步，在临床医学界对冠心病治疗效果孜孜不倦、近乎完美的不懈追求下，心脏支架材料的应用取得了快速发展。

（一）BMS的发展历程

1986年，Sigwart等首次在人体植入了BMS，尽管BMS的植入有效地防止了急性冠脉闭塞和再狭窄的问题并降低了冠状动脉搭桥术（coronary artery bypass surgery, CABG）的比例，但是BMS植入两周后高达18%的亚急性血栓以及复杂的抗血小板治疗方案可能导致的出血增加和住院时间的延长，使得BMS在早期临床实践中并不具备与常规POBA竞争的实力。直到BENESTENT和STRESS这两个里程碑式的研究结果的公布，证实了即使不行双联抗血小板治疗，BMS的植入也是安全可行的，BMS才真正被广泛接受。

世界上第一个成功的BMS是美国强生公司于1994年推出的Palmaz-Schatz（PS）支架。PS支架采用不锈钢管经激光雕刻成丝网，具有弹性回缩小、病变覆盖率高的优点。虽然很多医生和公司尝试使用其他金属丝网支撑（percutaneous transluminal coronary angioplasty, PTCA）术后的血管，例如，自膨胀式的Wallstent支架（不锈钢丝）、Radius支架（镍钛合金丝）、球囊膨胀式GR支架（不锈钢丝）和Wiktor U型支架，但是只有强生公司的PS支架被临床医学证明可以明显降低再狭窄率。PS支架是世界上第一种被广泛使用的冠脉支架，使用量达上百万例。随后，GFX系列、S系列、NIR系列、Multi-Link支架和改进型BX-velocity支架相继上市，这些支架在PS支架基础上对适应复杂病变的通过性能上大大改善，使冠脉支架植入术的适应证范围扩大，安全性大大提高，使PCI在全世界范围内得到普遍推广。

BMS植入后还有一定的再狭窄率，一般为20%~30%。临床研究表明，支架再狭窄与血管壁损伤和支架对血管的接触刺激有关，血管在介入治疗过程中或先前的损伤都会引发新生内膜增生，这种增生过度就会造成血管管腔的再狭窄。所以很多公司在支架材料方面进行改进，力图比不锈钢支架具有更好的输送性能和更低的血管再狭窄率。在 BMS 时代，支架做得越光滑、越细致，金属覆盖越均匀，支架平均金属覆盖率越小，新生内膜增生就越小，支架再狭窄率也越小。Driver 支架采用钴镍合金材料，Vision 支架采用钴铬合金材料，钴基合金具有更加优异的强度和 X 射线显影性，在支架丝网的厚度方面做到比不锈钢支架薄 20%~30%，支架再狭窄率在 BMS 中最低，达到 15% 左右，支架的输送能力也比不锈钢支架好。近几年推出的铂铬合金材料的支架，在血管支撑强度和 X 射线显影性方面效果更好，但是都避免不了一定程度的再狭窄。

为了减少新生内膜增生引起的再狭窄所导致的血运重建，促生了另一种革命性的支架——DES 的发展。

（二）DES 的发展历程

DES 主要由三部分组成：①支架平台；②涂层；③药物制剂。DES 与 BMS 相比，最大的改进就是在原有裸支架平台的基础上增加了药物制剂及其载体，使支架成为一个局部药物释放系统，既可以增加治疗药物的局部浓度及作用时间，又可以避免全身用药带来的毒副作用。DES 的核心技术是金属支架扩张狭窄或闭塞的靶血管，同时能从覆盖在支架上的聚合物上释放出药物，释放出的药物能防止血管平滑肌细胞增生，抑制血管平滑肌增生，减轻血管闭塞。

随着对涂层等技术的不断改进，DES 依次经历了不可降解涂层 DES、生物可降解 DES、无涂层 DES 和 BDS。

1. 不可降解涂层 DES（第一代 DES）

（1）代表支架：Cypher 和 TAXUS

1）Cypher 西罗莫司（雷帕霉素）DES：强生公司生产的 Cypher 支架作为首个 DES 采用了西罗莫司（雷帕霉素）作为药物制剂。RAVEL 研究随机入选了 238 例分别接受 Cypher 支架和 BMS，再狭窄率分别为 0 和 26.6%，证实了 Cypher 支架在防止再狭窄方面的卓越成就。而随后的 SIRIUS 研究进一步证实了 Cypher 支架的有效性，5 年的临床随访结果显示 Cypher 支架的主要不良心血管事件（major adverse cardiovascular event，MACE）明显低于 BMS。

2）TAXUS 紫杉醇 DES：波士顿科技公司生产的 TAXUS 支架采用了紫杉醇作为药物制剂。TAXUS 系列研究证实了在"真实世界"的各种患者中应用 TAXUS 支架，在防止再狭窄、降低晚期管腔丢失、减少重复再血管化和 MACE 方面都显著优于 BMS。

（2）第一代 DES 的问题及对策：在 2006 年的欧洲心脏病年会上，两项独立的荟萃分析表明第一代 DES 可能会增加死亡和心肌梗死风险，引发了一场"支架内血栓风波"，这两项荟萃分析均显示 DES 组的死亡率高于 BMS 组，而支架内血栓成为了其罪魁祸首。导致支架内血栓的原因主要是不可降解聚合物涂层长期暴露在冠状动脉血管环境中引起的血管内膜炎症和过敏反应。为了解决这一问题，一种新的涂层——生物可降解涂层被开发了出来。

2. 生物可降解涂层 DES（第二代 DES）

（1）代表支架：EXCEL 和 BioMatrax

1）EXCEL 西罗莫司（雷帕霉素）DES：Excel 支架是全球第一个政府批准上市的以西罗莫司（雷帕霉素）作为药物制剂的 DES，其聚合物涂层可在 6~9 个月内完全降解成为 H_2O 和 CO_2。其代表研究 CREATE 研究是全世界第一个关于第二代 DES 的临床研究，是一项入选了"真实世界"中来自 4 个国家、59 家中心、2 077 例患者的多中心注册研究，其 5 年的随访结果显示其 MACE 率仅为 7.4%。该研究中 80.5% 的患者在 6 个月时即停用氯吡格雷，但是其 5 年的肯定及很可能的血栓发生率仅为 1.11%。

2）BioMatrax DES：BioMatrax 支架采用了一种 Biolimus A9 高脂溶性的西罗莫司（雷帕霉素）类似物与 abluminal 聚乳酸生物可降解聚合物联合应用。这种聚合物可在 6~9 个月内降解，而 abluminal 确保了药物更有针对性地对组织释放，并且减少了血栓危险。其代表研究 LEADERS 研究是全世界第一个将一、二两代 DES 随机对照的临床研究，其结果显示 BioMatrax 支架的远期 MACE 和支架内血栓发生率均低于 Cypher 支架。

（2）第二代 DES 的问题及对策：由于仍然存在聚合物涂层，无论是在其降解过程中还是降解完全后残留的底物都不可避免会因为刺激血管内皮而产生一系列并发症。长期的双联抗血小板治疗既增加了出血的风险也加重了患者的经济负担。为了解决这一问题，无聚合物涂层 DES 应声问世。这种 DES 可以避免聚合物长期存在的并发症并改善愈合，从而提供了缩短的双联抗血小板疗程的可能性。因为没有聚合物涂层的存在，所以可以保持支架表面的完整性。

3. 无聚合物涂层 DES

（1）代表支架：Yukon 支架。Yukon 支架使医生可以在导管室中选择西罗莫司（雷帕霉素）的剂量。该支架使用"支架涂层机"技术进行药物喷涂，利用支架的微孔表面，吸收不同的有机物质，从而调控药物的剂量甚至可以在同一支架上结合不同的药物。"晚期追赶现象"在不可降解聚合物 DES 中较常见，并且似乎在使用"莫司"药物的支架中更为严重，但是关于 Yukon 支架的研究发现这种无聚合物支架不存在"晚期追赶"现象。

（2）无聚合物涂层 DES 的问题及对策：无聚合物涂层 DES 的工艺是放弃药物涂层直接对金属支架进行加工，避免了涂层对血管内膜的刺激，虽然提高了其安全性，但是由于这些微孔的尺寸较大无法控制药物的早期流失，其临床研究结果并不乐观。尽管 Yukon 支架经过特殊处理形成了微米孔洞，但是仍然不能对药物释放更精确地控制。在经历了无聚合物涂层 DES 的大起大落之后，又一种更为革命性的支架——BDS 成为了焦点。

4. BDS

（1）代表支架：ABBOTT VASCULAR BDS。雅培公司生产的依维莫司聚乳酸支架是目前唯一用于临床研究的 BDS。其释放方式与 Cypher 支架相似，30d 的药物释放率为 80%，18 个月时支架几乎完全降解。ABSORB 研究结果显示与金属支架相比，BDS 具有如下优点：可避免金属支架长期存留所带来的晚期支架内血栓风险；支架被吸收后可恢复血管正常收缩性，有利于血管的正性重构；可降解支架既可承载抗增殖药物，又可携带比金属支架涂层更多的药物；可在同一病变处进行多次介入干预，不会产生支架重叠带来的问题；消除了过多支架植入导致的冠状动脉"金属化"；避免了长期服用双联抗血小板药引发的出血风险；具有磁共振（MRI）相容

性；可用于患病的儿童。第一代 BDS 即雅培公司生产的 Absorb GT1（BVS）分别于 2010 年 10 月和 2016 年 7 月获得 CE MARK 和美国食品药品管理局（FDA）认证在欧洲和美国上市。但是，FDA 在 2017 年 ACC 会议同一天发出警告，指出 BVS 植入有增加心脏不良事件的风险，该风险主要体现于小血管（直径 <2.25mm）。2017 年 9 月 8 日（当地时间），美国雅培公司宣布了一个让人震惊的消息：停止第一代 BVS 的销售。其发言人给出的原因是 BVS 占雅培公司全球支架销售不足 1%，BVS 销量少，制造成本高，入不敷出。与此同时，波士顿科学公司宣布放弃 BVS 的研发项目。在这种大背景下，来自中国的乐普医疗公司和医疗专家仍坚持研发中国自己的 BVS，韩雅玲院士为主要研究者发起了应用乐普公司生产的完全可降解支架（NeoVas）进行的临床研究，随机对照研究结果显示，560 名受试者 3 年随访，NeoVas 的各项临床指标与美国雅培公司生产的 Xience DES 对比无明显差异，拥有与其相当的安全性和有效性。2019 年 2 月 26 日，中国国家药监局宣布 NeoVas 获批上市。对 NeoVas 批准的适应证如下：NeoVas 生物可吸收冠状动脉雷帕霉素洗脱支架系统用于冠心病患者，参考血管直径在 2.75~3.75mm 之间、病变长度 ≤20mm 的局限性狭窄，经过预扩张处理后残余狭窄 <40% 的原发冠状动脉病变以降低再狭窄为目的的支架置入。

（2）BDS 的问题及对策：虽然上述研究显示了多聚物可降解支架的安全性和有效性，并具有一定的临床应用前景，但仍存在某些局限性：局部炎症反应较强；生物降解速度较慢，仍然可以造成再狭窄；支架的透光性造成操作时定位困难；多聚物支架要求特殊的保存条件，保质期较短；某些聚合物支架要求特殊的输送系统。由于 BDS 刚刚起步，还需要进一步的研究来不断完善这一产品，从而开创介入心脏病学的新纪元。

三、冠状动脉支架的选择

如何为患者选择适宜的支架，以取得最佳的治疗效果，是目前医学界研究的热点问题。与 BMS 相比，DES 可以明显降低再狭窄率，减少再

次血运重建,因此使用越来越广泛。但是,DES 涂层上的药物可以抑制血管内皮细胞的增生导致一些患者在植入 DES 后数月甚至数年后还会发生支架内血栓。针对这一问题《中国经皮冠状动脉介入治疗指南(2021)》明确了支架的选择标准。

对于以下临床情况推荐植入新一代 DES:NSTE-ACS 患者(Ⅰ类,A 级)、STEMI 直接 PCI 患者(Ⅰ类,A 级)、冠心病合并糖尿病患者(Ⅰ类,A 级)及冠心病合并慢性肾脏疾病(chronic kidney disease,CKD)患者(Ⅰ类,B 级)。

对于以下冠状动脉病变推荐植入新一代 DES:开口处病变(Ⅱa 类,B 级)、静脉桥血管病变(Ⅰ类,A 级)及支架包括 BMS 或 DES 内再狭窄病变(Ⅰ类,A 级)。对于左主干合并分叉病变和慢性闭塞病变,优先考虑应用新一代 DES,以降低再狭窄率。

对 3 个月内计划接受择期非心脏外科手术的患者行 PCI 时,可考虑植入 BMS 或 PTCA(Ⅱa 类,B 级);对高出血风险、不能耐受 12 个月双联抗血小板治疗(dual antiplatelet therapy,DAPT)或因 12 个月内可能接受侵入性或外科手术必须中断 DAPT 的患者,建议植入 BMS 或 PTCA(Ⅰ类,B 级)。

关于可吸收支架的应用,由于目前仅有中国的 NeoVas 上市,其应用标准参照中国国家药品监督管理局批注的适应证。

在某些情况下,由于药物洗脱球囊的问世,可以不使用支架而采用药物洗脱球囊治疗。《中国经皮冠状动脉介入治疗指南(2021)》推荐应用药物洗脱球囊治疗 BMS 或 DES 支架内再狭窄病变(Ⅰ类,A 级)。虽然目前药物洗脱球囊还有很多问题需要进一步研究明确,如远期疗效,是否联合应用切割球囊以及哪种药物效果更好,但是对于 BMS 和 DES 相关的再狭窄病变、多层支架的病变、大的分支病变、不能耐受 DAPT 的患者,药物洗脱球囊可以考虑作为优先选择的治疗方案。也有研究显示药物洗脱球囊治疗小血管病变有一定的疗效,但不优于新一代 DES。

第二节　支架内血栓防治进展

支架内血栓是经皮冠状动脉介入治疗罕见但极其严重的并发症,其发病因素复杂,一切可导致血小板激活的因素都可能促使它的发生,如支架因素、临床因素、病变因素、介入操作因素和药物因素等。支架内血栓并非新概念,早在裸金属支架(bare metal stent,BMS)时代即有资料报道血栓形成,在充分抗血小板治疗的基础上,BMS 植入后支架血栓的发生率较低,<1%,且多数发生在支架植入后 1 个月内,1 年以后的支架血栓在 BMS 时代很少见。真正重视支架内血栓的危害是在药物洗脱支架(drug eluting stent,DES)进入临床后。如何正确看待 DES 在冠状动脉介入治疗中的地位,是所有心脏病医生所面临的重要问题。

一、支架血栓的定义及分类

美国学术研究协会(ARC)为规范冠脉支架血栓的定义标准,提出了支架血栓事件的新定义。根据支架血栓形成的时间不同,支架血栓可以分为①急性支架血栓:指支架植入后 24 小时内发生的血栓;②亚急性支架血栓:指支架植入后 24 小时至 30 天内发生的血栓;③晚期支架血栓:指支架植入后 30 天至 1 年内发生的血栓;④迟发晚期血栓:指在支架植入 1 年后发生的血栓。

另外,ARC 建议将支架血栓分为确定的、可能的、不能排除的 3 种类型。确定的支架血栓包括①造影证实的支架血栓:支架内或支架近端或远端 5mm 内有血栓存在,且 48 小时内符合至少下列 1 条标准:静息时急性发作的缺血症状;新出现的表明急性缺血的心电图改变;典型的心脏生化标志物的升高和下降。②病理证实的支架血栓:尸检或血栓切除术后获取的组织经检查证实为支架内近期发生的血栓。

可能的支架血栓指支架植入后发生下列情况:30 天内不能解释的死亡;支架植入的血管区域发生心肌梗死,未经造影证实有血栓,同时也没有发现其他原因。

不能排除的支架血栓:支架植入 30 天后不能解释的死亡。

支架内血栓的新定义为正确评价 DES 的血栓问题提供了有力武器,ARC 支架血栓的定义是用来统一 DES 试验中各种不同的支架血栓的定义的,是目前最权威的定义,会更好地指导对 DES 风险的认识。FDA 在召开的支架安全会议上要求采用 ARC 新的定义来定义支架血栓。

二、DES 血栓的发生机制

1. 早期(急性和亚急性)支架内血栓形成的机制 急性支架内血栓可能与支架未完全覆盖冠状动脉夹层、病变、支架膨胀不良或者冠状动脉壁形成血肿有关。而亚急性支架内血栓形成的机制较为复杂,上述各种影响因素均有可能参与该过程。目前已知,亚急性支架内血栓的预测因素包括过早停用双重抗血小板药物治疗、肾功能不全、分叉病变、糖尿病、左心室射血分数降低。另外在一些研究中发现支架长度也是急性、亚急性支架内血栓的预测因子之一,支架长度每增加 1mm,支架内血栓的危险性增加 1.03 倍。

2. 晚期 DES 支架内血栓形成的机制 对植入 DES 之后死亡的患者尸检发现,晚期支架血栓形成是以冠状动脉愈合延迟为中心的,可能是以下多因素相互作用的结果:药物局部作用所致血管内皮化延迟和持续的纤维蛋白沉积、血管壁局部高敏反应或者局部炎症反应、支架贴壁不良、再狭窄、支架小梁挤入坏死脂质核心以及过早停用抗血小板药物。

另外,在 DES 支架内血栓形成的机制中还存在一个不容忽视的问题:阿司匹林和 / 或氯吡格雷抵抗。Wenaweser 等对 23 例支架内血栓形成患者的分析显示,与志愿者和对照组患者相比,支架内血栓形成患者阿司匹林抵抗发生率明显增高(48%);氯吡格雷抵抗的发生率(52%)也明显增高。因此,对于植入 DES 的患者,临床医生必须解决的另外一个问题是如何及早、可靠、简便地识别这些患者,以及如何对这类患者进行个体优化的抗血小板治疗。

三、支架血栓形成的危险因素

支架血栓形成的危险因素可从患者临床特点、病变特点、介入操作因素和支架本身及聚合物涂层的影响等多方面进行分析。

1. 患者及病变因素 与支架内血栓发生有关的患者因素包括左心室射血分数减低、糖尿病、高龄、肾功能不全、在急性冠状动脉综合征发生情况下植入支架。在急性冠状动脉综合征时植入支架易发生血栓,可能与愈合延迟、炎症的存在、坏死的脂质核心暴露于血液中造成易栓环境及血

小板活性增强有关。分叉病变、支架内再狭窄等病变特点可能与支架内血栓的增加有关。目前支架覆盖从“正常到正常”的介入治疗策略和复杂病变的血运重建,也使发生支架血栓的危险性增加。“标签”(on-lable)适应证的使用并没有增加死亡及急性心肌梗死的发生,但现在约 60% 以上的 DES 使用为“非标签”适应证,包括非常小的血管、慢性完全闭塞病变、分叉病变、左主干病变、支架内再狭窄、多支血管病变、大隐静脉桥病变和 AMI 等,上述特征均可能会增加支架内血栓的发生。

2. 操作因素 支架贴壁不良、支架长度、残余狭窄、持续的慢血流、植入多个支架、正性重构、夹层等都是增加支架血栓形成的危险因素。根据既往的研究显示,BMS 植入后迟发性支架贴壁不良的发生率为 4%~5%,DES 后迟发性支架贴壁不良的发生率可达 12%,其机制主要是血管外弹力膜增长与斑块的增长不成比例。冠状动脉造影和血管内超声(IVUS)可以观察到新的、不常见的、对 DES 的一些血管反应,比如血管扩张即正性重塑,导致明显的晚期支架贴壁不良,最终引起支架血栓形成和发生急性心肌梗死。腔内影像技术包括 IVUS 和光学相干断层成像(OCT)对支架术后支架边缘的夹层诊断敏感,欧洲腔内影像专家共识建议,若支架边缘夹层局限于内膜,长度 <2mm,角度 <60° 可不进一步干预。

3. 过早停用抗血小板药物治疗 支架在血管内可诱导血小板黏附和聚集,支架置入过程中的高压扩张使内膜损伤,易致内膜下血栓的分子及斑块成分暴露于血液中,因此,只有采用充分的抗血小板治疗才能保证手术操作的可行性和安全性,过早停用双重抗血小板治疗是导致支架内血栓发生的首要因素。但是,遗憾的是 DES 后双联抗血小板药物的使用情况不令人满意。在美国 1/7 的急性心肌梗死患者在 DES 后不到 30 天就已停用噻吩吡啶类药物。在 30 天内停药者随后 11 个月内病死率和再入院率均增高。BASKET-LATE 研究显示,植入 DES 后 12 个月的随访期间可发生支架血栓,平均发生在停用氯吡格雷 116 天以后。

4. 支架的因素 植入 DES 后,支架小梁表面的药物可以诱导冠状动脉血管的延期愈合,阻

止平滑肌细胞的生长,同时阻止了内皮化。药物发挥作用的时间越长,对组织的渗透作用越强,内皮化作用越差。在动脉粥样硬化的血管植入DES,到完全的血管内皮化修复至少需要2年时间,延迟愈合不仅延缓了血管反应过程导致的再狭窄,也有助于血栓的形成。内皮化延迟使DES对抗血小板药物的依赖性更强。以血管镜为手段的临床研究也证实即使在双重抗血小板治疗的前提下,也存在支架部位内皮化不全和支架部位的血栓。

支架、聚合物及所携带的药物与血管壁之间的相容性至关重要。2004年初,著名心血管病理学家Virmani等报道了雷帕霉素洗脱支架术后18个月发生支架内血栓的死亡病例,病理研究显示局部存在过敏和炎症反应。Virmani认为,尽管雷帕霉素洗脱支架术后血栓发生率极低,但确实存在。这是首次通过尸检证实了植入DES后导致局部血管炎,最终发生了晚期支架血栓(支架术后18个月),同时观察到血管正性重构现象和晚期支架贴壁不良,研究者认为这是血管壁和支架聚合物载体相互作用的结果。病变血管局部慢性炎症的发生,也是造成内皮化延迟的可能因素之一。

四、支架血栓形成的防治措施

1. 术后坚持长期使用双重抗血小板药物治疗 过早停用双重抗血小板治疗是导致支架内血栓发生的首要因素。在DES时代,我们无论怎样强调双重抗血小板治疗的重要性都不为过,尽管我们并不清楚双重抗血小板治疗的最佳使用时限。指南建议,鉴于DES术后停用双联抗血小板药物可能导致支架血栓、急性心肌梗死甚至死亡,植入DES后应至少使用双联抗血小板药物12个月。植入DES前要进行细致评估,患者是否愿意或能够耐受12个月的双联抗血小板治疗,否则不应考虑使用DES;经皮冠状动脉介入治疗(PCI)术后12个月内需要接受侵入性或手术治疗的患者,应考虑球囊扩张和/或植入BMS,不应考虑植入DES。新近,美国SCAI也发表了有关支架内血栓的共识与建议,除强调病例选择、病变准备、植入技术等外,也建议出血风险不高的患者服用氯吡格雷12个月。高危患者是否需要

服用更长时间,其风险与获益比还需进一步研究证实。

然而,坚持双联抗血小板治疗的患者中仍有发生支架内血栓的现象,提示某些患者对氯吡格雷抵抗。因此,要确保双联抗血小板治疗的有效性,对血小板功能的监测必不可少。根据血小板功能抑制情况给予个体化的强化抗血小板治疗,如增加氯吡格雷剂量或再联用其他抗血小板药物以达到有效的抗血小板治疗,是预防支架内血栓的关键措施。基因型检测和血小板功能监测的联合使用可能是识别和预测氯吡格雷抵抗的较可靠的方法,国内韩雅玲等对1 016例急性冠状动脉综合征植入DES患者的 *CYP2C19* 等3个基因的19个位点进行了检测,同时测定了其血小板功能,发现 *2 或 *3 双突变(即 *2/*2, *2/*3, *3/*3)同时存在血小板高反应性的患者,PCI术后1年缺血事件(包括心性死亡、非致死性心肌梗死、支架内血栓和缺血性卒中的复合终点)发生率高达29.49%,存在血小板高反应性而无基因多态的患者为16.67%,存在基因多态而无血小板高反应性的患者为9.68%,未携带或仅携带1个多态、同时无血小板高反应性的患者为2.1%。目前临床并未将血小板功能监测及基因检测列为常规,其准确性和实用性尚存在很大不足。相信未来会有一些新方法,如通过检测患者基因多态性来判断其是否对氯吡格雷敏感等,以更好地指导实践。PLATO研究显示,替格瑞洛与氯吡格雷相比,能明显降低ACS患者植入支架后支架内血栓的发生率。对于怀疑有氯吡格雷抵抗的患者,应选用替格瑞洛治疗。

2. 在支架置入过程中要注意操作技术 支架型号要选择恰当,贴壁尽可能好,必要时应进行后扩张保证支架充分贴壁,支架膨胀良好,并且要尽量减少支架两端的损伤。对于支架血栓发生风险较高的病例,如分叉病变、左主干病变、糖尿病、血栓性病变,以及肾功能不全、左心室射血分数降低的患者,可使用IVUS或OCT指导进行DES植入术,以降低操作因素(如并发夹层、支架贴壁不良等)导致血栓发生的风险。由于多层DES的重叠会进一步加重内皮化延迟,所以如果能够使用单支架处理病变,则尽量避免多枚支架的重叠。

3. 对已经发生支架内血栓患者第二次血栓的预防　对于反复支架内血栓患者的处理措施，在第一次发生支架内血栓时进行急诊 PCI、球囊扩张，必要时植入支架，使用 2b3a 受体拮抗剂，评估血小板功能。第二次发生支架内血栓时使用更强的抗血小板治疗方案，可以考虑增加氯吡格雷的剂量。韩雅玲等发现在双联抗血小板药物基础上加用西洛他唑，优于氯吡格雷增加剂量的双联抗血小板治疗。可使用替格瑞洛替代氯吡格雷。也可考虑加用口服抗凝剂华法林。尽管一直在强调支架内血栓的问题，对很多问题已加以关注，但目前反复支架内血栓形成的原因及危险因素尚未完全明确，如何平衡血栓和出血的关系，是以后需要更多循证医学证据的核心问题。

4. DES 材料和工艺的改进　DES 是由支架平台、携带药物的聚合物及药物 3 个部分组成的。它还有很多可以改进的方面，如选择更有效和安全的药物，采用生物可降解的聚合物涂层，或者在支架平台上采用激光等技术打孔并携带药物，或者采用新型的材料来制造支架平台，以改进输送性能和具有更好的生物相容性。新一代 DES 制作工艺较以往有明显改善，因此，在有条件的情况下，应尽可能应用新一代 DES。

近年完全可吸收和降解的药物洗脱支架已研制成功，将带来介入心脏病学领域新的革命，完全可降解支架既可暂时支撑管壁，又可作为药物载体，有效降低支架植入后再狭窄发生率，完成使命后可部分甚至完全降解，克服了传统金属支架残留的问题；加上目前已研制成功具有良好生物相容性、药物释放速度可控性的支架材料，故在抗狭窄和促进内皮化预防血栓形成方面更易找到一个平衡点，有望达到快速完全内皮化目的。全降解金属支架主要是镁支架及铁支架，但镁在人体中耐蚀性较差、降解速率快、脆性大、塑性变形能力差，在应用上受到极大限制；而铁支架目前研究较少，其性能还缺乏足够的实验研究支持和证实。故目前完全可降解支架研究集中在聚合物支架方面。BVS 应用于治疗小血管病变时有增加支架内血栓的风险。随着美国雅培公司生产的 BVS 退市，目前市面上仅存乐普医疗公司生产的 NeoVas，应按照国家药监局批注的适应证，尽可能不用于治疗小血管病变。

5. 合理的临床决策　减少或避免支架内血栓的发生，合理的临床决策至关重要。在支架植入术前要充分评估患者长期口服双联抗血小板药物的依从性、出血风险、服药期间外科手术的可能性；权衡预防再狭窄获益与血栓风险。在再狭窄风险低的情况下，如血管直径≥2.8mm，病变局限、不合并糖尿病时较适合选择支架植入术治疗；而在再狭窄及血栓风险高的情况下，如糖尿病、小血管、弥散性病变、累及分叉、慢性完全闭塞、多支病变等因素同时存在时，让患者选择外科搭桥手术治疗要比支架植入治疗方案更加明智。

鉴于支架血栓的病死率可高达 45% 甚至更高，因此必须引起足够重视。必须指出的是，目前研究入选的病例并不包括临床上常见的复杂病变，如分叉病变、开口病变、无保护左主干病变、严重钙化病变等，因此目前对 DES 支架内血栓在日常临床实践中真实的发生率尚缺乏令人信服的循证医学证据，需要更大规模的临床研究来评价治疗的危险和获益。应加强相关临床研究，进一步获取当代有关 DES（尤其是新一代 DES）植入术后支架内血栓的更大样本、更长时间的随访数据，了解其发生率、发病规律和原因、危害性等；加强和深化支架内血栓的基础研究，阐明其发生机制，为进一步改进 DES 工艺及植入策略指明方向；此外，应当规范介入治疗操作和术后管理，根据患者的具体情况，研究最佳抗栓治疗策略以及合理的器械，改进支架植入技术，术后规范化使用抗栓药物来避免支架血栓的发生。深入研究血栓高危患者的分层和识别，对高危患者采取强化治疗；同时加强对抗栓治疗导致出血的研究，以便使 PCI 术后患者得到最好的抗栓治疗净效益。

第三节　左冠状动脉主干病变的介入治疗

左冠状动脉主干（LMCA）病变是指病变累及左主干开口，左主干体部及主干部同时累及左前降支（LAD）或左回旋支（LCX），或同时累及 LAD 及 LCX 开口部位，即"前三叉"的病变。由于药物保守治疗一年生存率仅为79%,3年生存率仅为60%左右,预后极差。所以,早在1968年AHA/ACC的冠心病治疗指南中就将LMCA病变列入了冠状动脉旁路搭桥术(CABG)的适应证之中。由于CABG能明显提高LMCA病变者的近、远期生存率,能显著改善患者的临床症状及预后,使2年生存率提高至90%,5年生存率提高至87%。因此直至目前为止,LMCA病变的首选治疗仍是CABG(Ⅰ类适应证)。虽然LMCA病变在冠心病患者中占2.5%~10%,但因其闭塞将阻断左心室的75%左右的血液供应,是发生大面积心肌梗死、心源性休克、泵衰竭和恶性心律失常的罪魁祸首,猝死的发生率高达50%~90%。急性LMCA闭塞在AMI仅占0.37%~5%。由于急性LMCA闭塞的患者大部分在抵达医院途中已死亡,因此准确的发生率仍不清楚。一直以来,临床上都将LMCA的患者列入高危患者。

1978年Gruntzig首次报道使用单纯球囊扩张术治疗LCMA病变。但因术后急性闭塞极易导致患者发生猝死,故欧美经皮冠状动脉成形术(PCI)指南中LMCA病变是PCI禁忌证(Ⅲ类适应证)。近年来导管介入技术的快速发展和进步使得LMCA病变的PCI治疗不再是禁忌,特别是SYNTAX研究结果显示PCI治疗中危(Syntax评分23~32)、低危(Syntax评分0~22)LMCA病变的患者(即Syntax评分≤32)与CABG疗效相当,仅高危患者(Syntax评分>33)再次血运重建率较CABG增加;且PCI患者脑卒中发生率还明显低于CABG。基于此,《中国经皮冠状动脉介入治疗指南(2021)》将LMCA病变(SYNTAX评分≤22分)的择期PCI治疗适应证修订为Ⅰ类适应证,LMCA病变(SYNTAX评分23~32分)的择期PCI治疗适应证仍保留为Ⅱ类适应证。而对于急性LMCA闭塞所致ST段抬高型心肌梗死(STEMI)患者,相关大规模临床研究证据较少,指南并未单列出LMCA为罪犯血管的直接PCI建议等级,考虑到直接PCI较CABG更能快速实施,故对有适应证的患者推荐行直接PCI(Ⅰ类适应证),只有当解剖不适合PCI,或需行机械性并发症修补术时,指南推荐急诊CABG(Ⅰ类适应证)。由于左主干介入治疗的高风险性,其治疗策略和介入技术尤为重要。

一、LMCA 病变 PCI 的治疗策略

LMCA病变PCI或支架策略涉及两个层面:①PCI或CABG选择;②PCI策略的制定,核心问题是确保患者安全。

1. PCI 或 CABG 选择 由于西方发达国家的CABG外科手术在PCI治疗方法问世前就已成熟,所以冠心病治疗和冠心病介入治疗指南中LMCA病变的治疗一直是首选CABG,PCI则列为禁忌。即使进入裸金属支架(BMS)时代取得循证医学证据支持LMCA病变BMS植入的有效和安全性后,指南仍推荐首选CABG,PCI仅为Ⅱb级适应证。我国指南因无更多循证医学结果也都习用西方指南对LMCA病变患者治疗的推荐。但中国国情则明显有别于西方:CABG起步晚、发展普及慢、技术水平在全国极不平衡;而PCI相对起步早、普及快,特别是近10年药物洗脱支架(DES)问世和PCI技术的完善和成熟,技术水平在全国相对较为均衡。因此,就LMCA病变患者而言,首选CABG还是PCI均必须以技术成熟为前提,并以患者的安全为首要考虑因素。所以应首先对患者病情及其冠状动脉病变进行分层,可采用SYNTAX或结合EuroScore评分、SYNTAXⅡ评分,或者NERSⅡ评分将患者及病变危险程度进行分层,掌握分层后有利于为患者选择适当的治疗策略。临床目前常用SYNTAX(病变风险积分)与EuroScore(临床风险积分)结合的评分系统进行危险分层,但因是两个独立评分系统,缺乏"一体化"评判,临床使用有较大局限性。SYNTAXⅡ评分系统是SYNTAX评分最近演变发展而来的,加入了临床指标的风险分层,可用来评估左主干病变或三支血管疾病采取PCI术或是CABG的患者的长期的死亡率。因此SYNTAXⅡ比SYNTAX评分系统有着更好的预测能力。值得提及的是中国医生在这方面也做了大量工作,新近陈绍良医生牵头的国内多中心注册研究提出了NERSⅡ评分系统,此评分系统是专为评估左主干病变患者量身定制的NERS评分系统的升级版,可在线进行使用,此系统整合了7个临床风险变量及9个冠脉病变变量。结果显示与SYNTAX积分相比,NERSⅡ积分具有更高的预测价值,其中NERSⅡ积分≥19是随访期间主要

不良心血管事件（MACE）和支架内血栓的独立预测因子。

2. LMCA 病变 PCI 的策略 LMCA 病变 PCI 策略的核心是单支架技术或双支架技术。一般来说，对于左主干口、体部狭窄可用单个支架治疗。开环支架较闭环支架更适合应用于左主干口部病变，因为其更容易在口部形成放射状，最贴近其"喇叭口"形状。LMCA 支架大小的选择原则是"支架选大不选小"，至于长度不宜太短，支架太短一是不易定位，二是容易脱落。

左主干分叉病变应依据具体情况，选择采用单支架（crossover），或双支架技术如 crush（包括改良 mini-crush、DK-crush 等）、Culotte、T 型（包括 TAP 技术、必要时 T 支架）、V 型或 kissing 等支架术式治疗。目前经桡动脉使用 6F 指引导管介入治疗可采用分步 crush（step crush），甚至分步 kissing（step kissing）技术完成双支架置入（分叉病变分型及分叉支架技术细节参见相关章节）。虽然 crush 技术在分叉支架技术中应用较为普遍，但存在一定不足：一方面支架虽可完全覆盖分支开口，但实际手术操作过程中，植入支架后边支成角变大、口部斑块发生移位及边支口部两层支架网，导致球囊最后对吻扩张成功率下降。为了克服经典 crush 支架技术这一缺点，陈绍良首次提出 DK-crush 分叉支架技术，DK-crush 技术主要特点是进行两次对吻扩张，即在边支支架释放后增加一次对吻扩张，这样有利于扩开边支支架的网眼，因此在很大程度上降低了主支支架释放后导丝再次进入边支的难度，提高了主、边支支架释放后最后的对吻扩张成功率，降低患者 MACE 的发生率；另一方面与其他分叉支架技术相比，接受经典 crush 支架术治疗患者的支架内血栓发生率有增加趋势。经典 crush 支架技术主支血管的支架金属丝重叠较多，局部过多支架金属负荷可损害血管内皮化，较多的支架金属丝重叠常影响后扩张效果，造成支架贴壁不良，这些均增加支架内血栓的风险。因此，韩雅玲首次报道，采用改良 mini-crush（modified mini-crush，MMC）分叉支架技术治疗冠状动脉左主干真性分叉病变是安全有效的，其优点在能完全覆盖分支口部病变前提下，边支支架仅突入到主支血管内 1~2mm，主支预置预扩张球囊并以 10~12atm（1atm=101.325kPa）扩张以保证分支支架不过多突入主支，从而使局部支架金属丝重叠减少，分支口部通常也为一层支架金属网，指引导丝及球囊只通过一层支架网眼，增加了最后的球囊对吻扩张成功率，从而改善患者长期预后。

二、LMCA 病变 PCI 的操作技术要点

细节决定成败。LMCA 的 PCI 高危、复杂和多变，要求必须由经验丰富的介入术者操作，有保驾措施如主动脉内球囊反搏（IABP）、体外膜肺（ECMO）支持，事先制定好周密的操作方案，应准备好急救设备和药物，应常规使用血管内超声（IVUS）评价支架效果。术后要将患者送至合格的 CCU 监护和治疗，出院后应告知患者遵嘱服药，密切随访，一有症状立即急诊复查。核心依然是确保患者术中和术后、住院期间和出院后的安全，从而确保近期和远期疗效。重点应把握好如下几个方面（图 25-1）：

（1）严格安全适应证：对于左主干+三支冠脉病变和高危病变者，如严重狭窄的分叉病变、不稳定病变及左室功能严重低下者，严重钙化或短于 8mm 的左主干，应首选 CABG 术。对 PCI 高危而又不能保证其安全者应慎重决策。

（2）严格外科会诊或内外科联合会诊程序，充分评价和对比 CABG 与 PCI 风险，以提供或推荐给患者及家属选择。

（3）高危患者应在 IABP 或 ECMO 或二者联用支持下进行，避免术中左主干及其两主要分支的急性闭塞、濒临闭塞甚至狭窄加重，影响到血流所产生的突然严重并发症，以确保患者安全。

（4）充分暴露狭窄病变（见后）。

（5）操作轻巧而细腻，以减少对左主干及其两主要大分支开口处的损伤，甚至急性闭塞的概率。

（6）确保在无严重夹层影响血流的前提下充分预扩张狭窄病变，确保支架易送入到位、准确定位，并一次准确植入成功，又好又快地完成介入操作。

（7）在选择支架时尤应考虑左主干和分支口径，了解支架技术参数，如支架直径、最大网孔直径、最大可扩张直径等。

（8）确保支架充分扩张、贴壁好，消除急性、

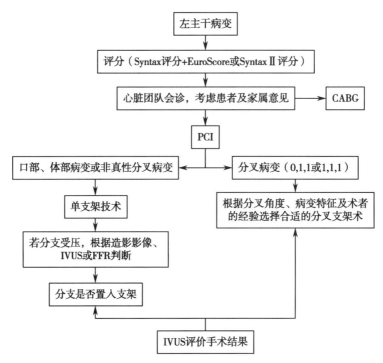

图 25-1 LMCA 病变 PCI 的流程图

亚急性甚至晚期血栓的隐患。为此,选择支架及植入压力均应足够大(≥16atm),术毕常规 IVUS 检查支架贴壁情况,特别是双支架应确认支架贴壁良好,术后尽可能护送并密切监护。

三、LMCA 口部病变支架的定位要点

左主干口部支架植入因为扩张释放时易滑入或滑出左主干,支架的准确定位非常重要。关键是支架宜长不宜短,这样加压释放时,可造成人为"狗骨头"现象而固定住支架,准确加压植入。为确保植入支架准确定位,选择最佳投照体位定位最为关键。一般来说,左前斜头位、足位、右前斜头位定位最好,宜将支架近端边缘伸出左主干口部 1~2mm 以便完全覆盖病变。支架植入后应将球囊回撤 2~3mm 再高压扩张,以确保支架充分膨胀紧贴升主动脉壁。特别注意球囊扩张时间要短(<10 秒),球囊内的对比剂应稀释比例为 1:2~1:3,以便球囊迅速回抱,扩张压力应高(≥16atm),以确保支架充分扩张和贴壁良好。

四、LMCA 病变的最佳投照体位推荐

根据解剖部位,LMCA 病变可分为开口部病变、体部病变和远段分叉部(包括 LAD、LCX 开口)病变。LMCA 开口和体部病变介入治疗常用

的投照角度有:右前斜+头位或足位,左前斜+头位或足位;远段分叉病变常采用左前斜足位,支架术后评价应选择暴露前降支及回旋支开口较好的体位。左主干合并多支病变情况下,一般常用正位+头位、正位+足位两个体位即可暴露绝大部分病变。特别应当注意的是,LMCA 尤其是严重狭窄者,反复多体位投照或一次推入对比剂的时间过长、量过大,均是非常危险的,可致心衰、心源性休克,甚至心血管崩溃而死亡。因此,为了避免冠脉造影过程中的严重并发症,规范的做法是:①造影导管或引导导管不能一次到位,以避免左主干损伤;②导管进入左主干全程应密切观察压力曲线变化,以避免压力嵌顿,致严重心肌缺血;③选择 1~2 个关键体位,注射小剂量对比剂完成造影,充分暴露病变即可;④根据病情选择急诊或择期 CABG 或 PCI。

五、IVUS 及血流储备分数(FFR)在左主干 PCI 中的应用价值

IVUS 能够提供冠脉病变定量和定性的解剖信息。特别是对中等程度的左主干狭窄,造影经常很难判定其严重性。IVUS 可为这些病变提供准确的定量信息,帮助确定 PCI 适应证、最佳策略和技术,以及选择合适的球囊、支架。目前,IVUS

测量指标管腔内径狭窄 >50%,面积狭窄 >60%,患者有心肌缺血症状且左主干绝对面积 <7mm²,或患者无症状且左主干绝对面积 <6mm²,都被认为有 PCI 的适应证。此外,在支架植入后进行 IVUS 检查,有助于评价植入支架膨胀贴壁是否良好,有无夹层、血栓形成及残余狭窄等。Park 等报道了在 IVUS 指导下的左主干介入治疗,1 年死亡率较单纯造影指导的左主干介入治疗显著降低(4.4% vs 16.0%,p=0.048)。Stone 和 Mintz 指出,已有的随机和注册研究数据以及临床经验,均支持使用 IVUS 指导无保护左主干的介入治疗中 DES 的植入,这种方法能够确保支架最大程度地膨胀,并充分覆盖病变。因此,强烈推荐左主干介入治疗中常规使用 IVUS,不仅可以提供需要 PCI 的指征证据,还可获取满意的近期和远期临床效果。不过,特别应注意的是对于左主干严重狭窄病变,在 PCI 前的 IVUS 检查宜慎用,因可能完全堵塞左主干而引起大面积心肌缺血,而引发严重后果。

众多的临床研究也表明:冠脉造影所显示的病变直径狭窄程度与病变处 FFR 值并不存在相关性,所以单纯依靠冠脉造影所显示的病变狭窄程度来指导左主干病变患者的治疗方案可能会出现一定的偏差。测量 FFR 时,需考虑血管直径的因素。有时分支开口造影结果显示非常严重的狭窄,而 FFR 测量的结果可能提示不需进行介入治疗,FAME 研究显示 FFR 指导的介入治疗明显减少了支架置入的数量,并且带来了更好的临床预后。因此,对 LMCA 和分叉病变的介入治疗,整合 IVUS 和 FFR 技术尤为重要。其根本理念是采用 IVUS 评价斑块分布和特点,应用 FFR 确定功能性缺血的存在。这样能减少分支支架的置入,对简化术式、改善患者预后等有重要价值。虽即刻医疗费用支出增加,但可能因减少支架置入的数量及再次血运重建,而获得远期更好的卫生经济学获益。

尽管介入技术及临床证据不断更新,但针对 LMCA 的介入治疗依然存在众多问题等待解决:如分叉病变是选择单支架还是双支架治疗、分叉术式标准如何选择、最后对吻扩张是否必要、是否有必要推广 LMCA 介入治疗的标准操作方法,等等。但对于 LMCA 病变的血运重建,PCI 打破

了 CABG 的垄断地位,介入治疗指南的更新可能促进介入医生选择 DES 治疗作为 LMCA 病变的较好选择;对于临界 LMCA,单纯冠脉造影不足以做出恰当诊断,应结合形态学及功能学检测指标;需要进行术前风险评估(SYNTAX 评分≤32,或 NERSⅡ 评分 <19),高危患者预防性 IABP、ECMO、IVUS/FFR 辅助等来确保手术安全,以提高严重 LMCA 病变 PCI 治疗的成功率和远期预后。

第四节　冠状动脉分叉病变的介入治疗

血管分叉处由于湍流和剪切应力的增高,容易发生动脉粥样硬化性病变。冠状动脉分叉病变是指冠状动脉病变邻近或累及较大分支口部(狭窄通常 >50%),分支血管对于该患者有明显功能价值(与症状有关、存在大量存活心肌、提供侧支循环以及对左心功能意义重大等),在介入治疗过程中不可以丢失。

冠状动脉分叉病变一直被认为是经皮冠状动脉介入治疗(percutaneous coronary intervention,PCI)最具挑战性的病变类型之一,占所有 PCI 的 15%~20%。其手术过程相对比较复杂,导丝、球囊等不易进入分支血管,手术成功率较低,在处理主支血管病变时,由于斑块再分布、支架嵴移行等原因导致邻近分支血管受累,使分支开口狭窄加重或急性闭塞而发生急性心肌梗死的概率较高,因此,保证 PCI 术后边支生理性血流十分重要。PCI 术后支架内再狭窄和血栓发生率也较高,早期曾被认为是经皮经腔冠状动脉血管成形术 PTCA 的禁忌证,需要接受冠状动脉旁路移植术(coronary artery bypass grafting,CABG)。随着边支保护、双支架术、对吻球囊后扩张、DES 等技术和器械的应用,分叉病变 PCI 的成功率提高,术后再狭窄率有所降低。

一、分叉病变的分型

分叉病变分型的目的主要是指导 PCI 策略,而影响分叉病变 PCI 的主要因素是分叉角度和斑块位置。目前分叉病变有多种分类方法,但对病变的囊括多不全面,也不易记忆,本文主要介绍两

种简单易记的分型方法。

（一）根据分支间的角度分型（图25-2、图25-3）

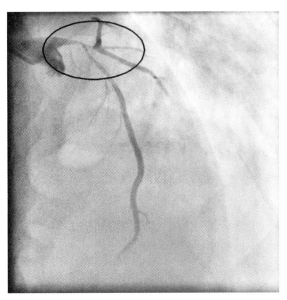

图25-2　前降支与对角支为 Y 型病变

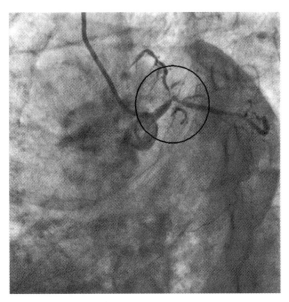

图25-3　左主干、前降支、回旋支为 T 型病变

1. **Y 型分叉病变**　指分叉远端成角呈 Y 型（≤70°），进行 PCI 时导丝或支架进入分支较为容易，但容易发生斑块移位［雪橇效应（snow plough effect）］，边支更易发生闭塞。T 型支架技术很难完全覆盖分支开口。

2. **T 型分叉病变**　指分叉远端成角呈 T 型（>70°），对此种病变进行 PCI 时导丝或支架进入分支有一定困难，但斑块移动少，边支闭塞可能性相对较小。T 型支架技术容易完全覆盖分支开口。

（二）根据斑块的位置分型

此种分型方法共有 6 种，包括 Lefevre、Duke、Safian、Sanborn、Movahed 和 Medina 分型方法，前5种分型方法难以记忆，在临床上应用并不广泛。Medina 分型法比较简便，便于记忆，对分叉病变的描述由三个数字组成：主支近段、主支远段和分支开口，其中若有病变则记为 1，无病变则记为 0，如病变"1，1，1"为真分叉病变，病变"1，1，0"为分支正常。（图 25-4、图 25-5）

二、分叉病变处理原则

在 PCI 前应确定哪支血管为主支，哪支血管为边支（按血管大小、重要性、有无侧支或桥血管保护），以处理好主支为主要原则。不同的血管、近端的分叉病变和远端的分叉病变是不同的，应更加关注对心肌供血范围的影响，如左主干 - 前降支 - 回旋支（LM-LAD-LCX）与右冠脉远端 - 后侧支 - 后降支（dRCA-PL-PD），同为分叉病变，但对心肌供血的影响是显著不同的。分叉病变的特殊之处在于，当主支病变被处理时，斑块可能发生移位，被挤入分支，或分支开口痉挛、夹层等受损，支架金属丝封闭，导致分支开口的狭窄或者闭塞，当分支开口存在严重病变时，上述可能更易发生。而分支闭塞可导致人为心肌梗死的发生，影响患者预后。应在处理主支血管的基础上，需尽量减少对分支血管的影响，并且在达到即时造影满意结果的同时需考虑到远期的疗效，如再狭窄、血栓、主要不良心血管事件（MACE）的发生等。

（一）分支保护

PCI 术前应考虑是否对分支应用导丝保护或球囊保护，以便分支受压时，有利于对分支进行处理。

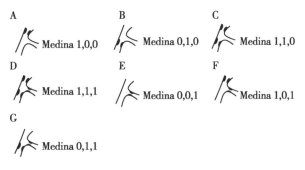

图 25-4　分叉病变 Medina 分型法

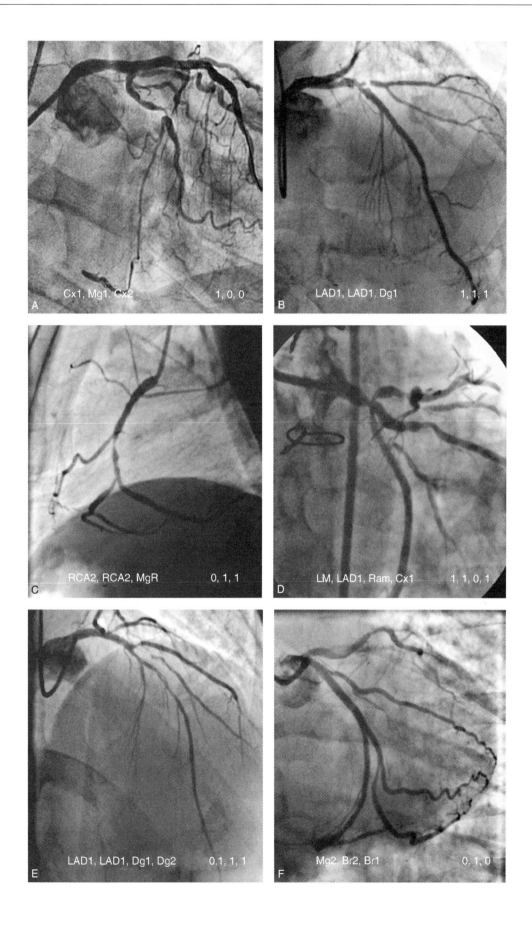

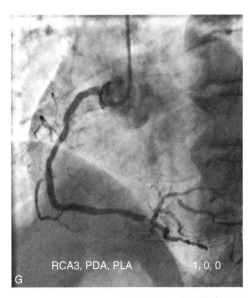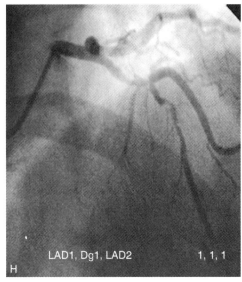

图 25-5 分叉病变 Medina 分型法冠脉造影影像

以下情况应考虑保护分支：

1. 真性分叉病变,边支血管直径 >2.0mm,且分支开口直径狭窄程度 >50%。

2. 分支较大,供血范围很广泛。

3. 如分支血管直径 >2.5mm,应考虑于分支中植入支架可能。

以下情况对分支可以不保护：

1. 分支血管正常,且开口不在主支病变部。

2. 分支直径 <1.5mm。

3. 分支供血心肌范围很小。

4. 单纯的小分支病变可不进行常规保护。

保护分支时于主支和分支分别植入一条导丝,保护导丝位于分支内。由于主支支架释放后分支导丝暂时位于支架金属丝壁外,故形象地称之为禁锢导丝(jailed wire)。禁锢导丝的用途在于：分支内的导丝改变了主干和分支血管之间的角度,有利于主支支架释放后分支导丝的重入,同时确保主干支架释放后分支血管仍然通畅,患者不会发生严重的缺血症状；即使分支闭塞,根据原来分支血管内导丝的走行方向,也可容易确认分支的开口位置。但植入禁锢导丝时主支支架释放压力最好不要太高,且应避免使用亲水涂层尼龙材料导丝,以防导丝断裂不能撤出体外。

另一种保护分支的方法是球囊保护,即在分支导丝上承载球囊,送至分支口部。这种保护方法的优点有以下两点：第一,保护分支口部效果更加确切,由于球囊的存在,可以为分支口部获得更多的缝隙,有利于再次经主支支架网眼进入分支；第二,有利于分支导丝的拔出,避免主支支架释放后分支导丝撤出困难,造成导丝断裂、主支支架脱出或主支支架变形、毁损等并发症。

（二）分支预处理

对分叉开口处或分支斑块负荷较重者需行预处理,常用方法为球囊预扩张、切割球囊和斑块移除(如定向旋切、旋磨)技术。球囊预扩张的压力不宜过高,以免造成分支血管夹层,增加不必要的支架植入。对斑块负荷较重者行切割球囊或斑块移除技术预处理的效果优于普通球囊扩张,可减少斑块移位现象,有利于支架植入。对急性冠脉综合征患者,由于靶病变多为软斑块,为减少发生远端栓塞或慢血流的风险,对病变解剖合适者可采用主支直接支架植入的方法,分支不进行预扩张。

（三）对吻球囊后扩张

分叉病变支架植入术后行球囊对吻扩张能纠正支架网眼扩张后引起的支架变形、促进支架更好地贴壁、减轻斑块移位现象、改善分支血流,是取得良好即刻造影结果的关键。同时,一系列临床研究表明,无论是单支架或双支架技术,对吻球囊扩张不但能减少再狭窄的发生,亦可降低长期心血管事件发生率。对吻球囊时主支应选择同样直径的球囊,保证主支血管安全。对于现有的DES,合理的压力选择亦很重要,研究显示,分支球囊压力过高,可导致分叉处支架药物涂层的破碎、脱落,为日后的血栓发生带来隐患。

三、分叉病变支架植入技术

目前分叉病变支架植入技术繁多,常用类型包括必要时支架术、T型支架术、裙裤型支架术、V型支架术和挤压支架术以及在上述各种类型支架植入方式的基础上的多种改良方式,本文只介绍几种经典的方法。

(一)必要时支架术

又称跨越性支架术,也是目前最常用的分叉病变支架植入方法。即首先在主干植入支架,再根据情况决定是否在分支内植入第二枚支架。当主干植入支架后,分支出现急性闭塞或濒临闭塞时,则分支植入支架。分支支架植入前先行把主支支架网眼打开,以便让分支支架通过。该类型支架术的优点是相对简单、避免不必要的分支支架、有较好的远期疗效和较低廉的费用,缺点为需要再通过。个别患者主干支架后分支闭塞,导引钢丝再通过失败,导致心肌梗死或将来有心绞痛发作。少数患者会出现球囊导管或支架再通过失败。该类型支架术主要用于分支开口未受累的非真分叉病变。

(二)T型支架技术

首先植入分支内支架,再植入主支内支架,最后进行对吻扩张。这种处理方式主要用于真分叉病变(主支和分支均受累),主支与分支成角较大(T型分叉),且分支血管极其重要时。其优点为很适合分支开口和主干血管呈90°的情况,可以很好覆盖主血管。缺点为定位较困难,有可能不能充分覆盖分支开口,故认为T型支架技术可能与分支再狭窄率增高有关,其技术要点是要进行分支支架精确定位,力求完全覆盖分支开口(图25-6)。

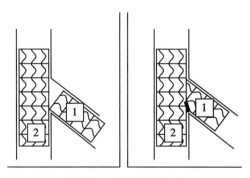

图25-6 T支架示意图
1.分支支架;2.主支架

(三)裙裤型支架术

又称Culottes支架技术。在主干和分支血管内分别植入支架,两支架近端相互重叠。具体操作为:导引钢丝送进主干血管,先植入主干支架,第二根引导钢丝通过支架网孔,球囊导管把网孔打开,送进第二枚支架从主干跨到分支。抽出主干导引钢丝,释放第二枚支架,导引钢丝通过第二枚支架网孔到主干血管远端。球囊导管把网孔打开,最后进行高压后扩张和对吻球囊扩张。其优点是完全覆盖病变,缺点是操作复杂,技术要求较高,个别患者会出现再通过困难。裙裤型支架技术适用于主干与分支夹角小于70°的分叉病变(图25-7)。

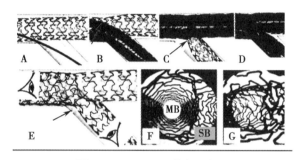

图25-7 Culottes技术示意图

(四)V型支架技术

又称对吻支架技术,技术操作为:分叉的主支远端和分支开口分别或同时植入两个支架。主要用于主、分支开口病变,而分叉前血管正常且内径是两支血管内径之和的2/3以上。病例选择严格,仅极少数病例适合,且适用于分支夹角较大病变。需要7F以上指引导管。该技术的优点是技术操作较简单、病变完全覆盖;其缺点包括重造开口、再次介入有困难和远期疗效不明确等缺点。

四、分叉病变支架植入策略

对于分叉病变处理策略的正确制定比手术技巧更为重要。因此,应根据患者的实际情况制定出正确的介入治疗策略。在制定策略之前要充分了解患者的病史,详细阅读冠脉造影片,了解病变的类型、分叉角度的大小、斑块容积大小、是否有严重钙化等,了解患者的心功能症状、患者是否伴随其他疾病(如糖尿病、肾功能不全)等,选择合适的工作体位。在充分掌握上述资料的基础上,制定出合理的介入治疗策略。

（一）植入一个支架还是两个支架更好

分叉病变多年来比较令术者纠结的问题是：选择简单的单纯主干支架，分支球囊扩张，还是复杂的主干和分支支架？目前更倾向于简单的单支架效果更好。在金属裸支架（BMS）时代，分叉病变双支架较之单支架术无论在住院期间的MACE发生还是随访期间的结果均无优势；DES降低了支架内再狭窄，但DES时代的Nordic分叉病变研究比较了单支架与双支架的结果，两者MACE发生率和再狭窄率没有差别，单支架在手术时间、手术成功率、曝光时间、对比剂剂量等方面具有优势。但该技术缺点也很明显，单支架术可能使边支残留狭窄甚至闭塞。如果主支、边支都有病变，单支架技术在手术时边支闭塞的风险较高。

综上所述，一个支架的优点包括：效果可能更好（分支再狭窄率更低，血栓及靶病变血运重建可能更低），适合于多数的患者；操作简单；更经济。其缺点包括：分支血管闭塞；导引钢丝再通过困难；球囊、支架再通过困难。所以适合计划一个支架的情况包括：分支开口无病变；分支血管细小、不重要；梗死相关血管；预扩张后残余狭窄轻；分支夹角小。

两个支架的优点包括：更完全的分支开口覆盖；分支血管闭塞率极低；再通过大多不难。但其缺点包括：血栓和靶病变血运重建可能性更高；操作更复杂、费用更高。

（二）术前确定一个支架或两个支架的一般原则

1. 如为非真分叉病变，一般考虑采取一个支架策略。

2. 对分支血管重要（如左主干前三叉病变）的真分叉病变，原则上采取两个支架策略。

3. 对暂时未能确定者，先进行预扩张，根据预扩张的效果决定支架策略，如预扩张后分支受累，没有明显加重者采取一个支架的策略，如预扩张后分支血管急性闭塞或濒临闭塞者采取两个支架的策略。

4. 分叉病变术前行腔内影像学检查，对于制定支架策略有重要意义。若发现分支口部斑块负荷不重（<50%）、口部面积不小（>4mm²），或口部狭窄主要由负性重构引起，宜选用一个支架策略。若发现分支口部也存在严重狭窄，一个支架策略可能引起分支闭塞，尤其是分支供血面积较大时，宜选用两个支架策略。

计划采用主干支架、分支必要时支架的策略时，必须考虑到分支血管支架进入是否会有困难，如属于下列情况，应先预先计划主支和分支血管均植入支架：

1. 分支血管夹角大（T型分叉病变）。

2. 分支血管较重要且开口有病变。

3. 估计通过进入分支血管困难。

4. 预扩张后残余狭窄率高。

5. 在预扩张过程中分支血管撕裂出现濒临闭塞时。如果最终两个支架难以避免，则一开始计划好的两个支架策略会带来减少并发症和减少手术时间的好处。总之，应根据病变类型、分支夹角大小、分支开口是否有病变和分支的重要性决定治疗方式。

第五节 慢性完全闭塞性病变介入治疗的争议

慢性完全闭塞性病变（chronic total occlusion，CTO）是指正向TIMI血流0级且闭塞时间≥3个月的冠状动脉阻塞病变，如果存在同侧桥侧支或同侧侧支血管，尽管闭塞远端血管TIMI血流>0级，仍视为完全闭塞病变。在冠状动脉造影检查确诊冠心病的患者中，有20%~40%的患者存在CTO病变，因此CTO在冠心病患者中占较大比例。但与非闭塞病变相比，CTO的介入治疗成功率低，器械花费多，并发症发生率高，医生和患者接受放射量大，再狭窄率高，所以早期对是否需要开通CTO存在争议。临床证据表明，成功的CTO病变血运重建可有效地改善心肌缺血和缓解心绞痛症状，改善左心室功能，减少冠状动脉旁路移植术的需要，并可改善临床预后。根据现有临床研究结果，建议当患者出现与闭塞血管相关的心肌缺血等症状时，应考虑再血管化治疗。如患者无相应症状，建议进行无创伤性检查（如心电图运动试验、静息/负荷超声心动图、静息/负荷心脏核素检查等）。对于无存活心肌证据或支配心肌范围较小的 CTO 病变，可进行药物治疗。近年随着新器械和新技术在 CTO 介入治疗中的应用，CTO 开通的成功率明显提高，全球很多中心 CTO-PCI 的成功率已经超过 80%，部分中心可达到 90% 左右，但 CTO 病变的介入治疗仍然是目前冠状动脉介入治疗的最大难点和"最后的堡垒"。尝试对 CTO 病变进行介入治疗时，需要综合临床、血管造影和技术等情况进行个体化的风险获益评估。

一、慢性完全闭塞病变的病理生理特点

CTO 病变的产生过程完全不同于非闭塞的粥样硬化病变。多数的 CTO 病变是在斑块破裂后产生的，CTO 病变病理生理基础是在血栓形成后，其两端最先开始向 CTO 病变演变，胶原及钙化组织逐渐取代血栓及富含脂质的胆固醇成分，在病变的近端及远端形成大量的纤维组织，从而使 CTO 病变具有四个主要组织病理学特征：近端高密度的纤维帽、闭塞管腔内纤维机化和钙化伴负性重构、大量的新生通道、较为疏松的远端纤维帽。

研究表明冠状动脉之间有交通支彼此连接，当主要冠状动脉发生严重性狭窄（>90%）或完全闭塞时，先天具有的生物应激性、防御性反应功能就会发挥作用。这些交通支由于正常与病变冠状动脉间存在的压力阶差而逐渐开放，其他分支可通过交通支供血给闭塞冠脉血管远端的心肌，形成影像学可视的血管，称为侧支循环。在 CTO 病变时侧支循环对改善心肌缺血和保护左室功能具有重要作用。多数报告指出，CTO 患者侧支循环血流量是正常冠脉血流量的 50%~85%，即相当于正向流经 90% 狭窄的冠状动脉能够提供的血流量。冠状动脉侧支循环血管的形成具有保护冠状动脉狭窄后缺血心肌的作用，侧支循环血管的及时显现和开放，可以代偿性地提供血流，从而减轻心肌缺血、防止心肌细胞坏死、预防和延缓缺血性心脏病和室壁瘤的形成、减轻冠状动脉再通后的反应性充血，对顿抑和冬眠心肌有支持作用，且增加侧支循环血管能减少冠状动脉闭塞后坏死心肌的数量。

二、慢性完全闭塞病变开通的意义

研究表明，CTO 的开通有如下优点：①开通 CTO 可以改善患者早期和晚期的左室收缩功能，改善其体力活动，明显提高患者的生活质量；②显著地提高患者 10 年生存率，改善其长期预后；③开通 CTO 可改善患者的心绞痛症状；④改善心肌电活动的稳定性，减少心律失常的发生；⑤当其他血管闭塞时，为其提供侧支循环。

（一）CTO 对患者心功能的影响

对于急性心肌梗死（AMI）相关冠状动脉进行早期再通，能够改善左室射血分数（LVEF），降低左心室容量及减少室壁瘤形成。而开通 CTO 病变对心功能的影响也已成为关注的问题。CTO 病变是冠状动脉在产生斑块后，不断地发生血栓形成，不同时期的血栓散在或层叠在一起，使管腔逐渐狭窄，最后由于纤维内皮的增生，斑块和血栓的不断增长出现管腔完全闭塞。由于这一过程发生缓慢，且伴有不同程度的侧支循环的建立，因此临床表现为心绞痛、慢性心功能不全，但不一定有 AMI 病史。这些侧支循环维持着心肌存活，因此在这些患者心脏坏死的纤维瘢痕组织之间，仍有大量的存活心肌，通常呈冬眠状态，即冬眠心肌。

冬眠心肌是指心肌在长期血流灌注减少的状态下自动下调其细胞代谢水平，运动功能减低，进入"冬眠"状态，以达到功能与血流相适应，维持氧的供需平衡。心肌冬眠被认为是一种心肌自我保护的反应（低血流、低运动量）。冬眠心肌具备以下特点：心肌血流灌注减少，心肌收缩功能障碍，但细胞膜完整性存在，细胞代谢存在。冬眠心肌的结果是左心室运动功能减低，但不产生心肌坏死，也不产生心肌缺血的临床症状。大量冬眠心肌可以引起左心室功能受损。缺血相关性心力衰竭就是由于冠状动脉狭窄或闭塞后心肌严重长期缺血、心肌冬眠、纤维化或这些因素共同作用导致严重心肌功能障碍。此类患者经药物治疗效果较差，患者在休息或轻微活动中出现症状进行性加重。PCI 可以使完全闭塞的冠脉再通，使存活心肌的血流灌注恢复，改善心肌细胞的收缩功能。

多个临床研究证实，成功开通 CTO 后，患者

的心功能可得到改善。Danchin N 对 55 例连续的前降支（LAD）或优势右冠状动脉（RCA）CTO 患者成功进行了 PCI 并进行随访。随访结束后，38 例血管仍然通畅的患者左室射血分数（LVEF）由 55%±14% 增至 62%±13%（p<0.001）。Chadid 等应用心肌磁共振成像对 43 名 CTO 患者成功血运重建前后的 LVEF 及室壁运动进行评估，发现 LVEF 及室壁运动均较前改善，且具有统计学意义。Hoebers 等的一项纳入上万例 CTO 成功 PCI 患者的荟萃分析，结果显示 CTO 成功 PCI 后可使 LVEF 总体提高 4.44%，减少不利的重构和改善生存（OR=0.52）。所以保持已开通闭塞血管的通畅可改善左室整体和局部收缩功能。

目前发表的多数研究均证实，CTO 病变成功行 PCI 治疗后，可显著改善左室泵血功能，但 CTO 病变种类亦影响着 CTO 病变 PCI 治疗的预后。有临床研究表明，在 STEMI 患者中，非梗死相关血管的 CTO 病变与其临床获益相关。Claessen 等对 3 277 例急性心肌梗死（AMI）患者随访的过程中，对 30 天病死率及 1 年内 LVEF 的变化进行分析，发现非梗死相关的 CTO 病变 30 天病死率的一个独立预测因子（HR=1.6, 95% 置信区间 2.6~4.7, p<0.01），与 1 年内 LVEF 下降密切相关（OR=3.5, 95% 置信区间 1.6~7.8, p<0.01）。Yang 等对 136 例 AMI 患者的非心肌梗死相关血管的 CTO 病变行 PCI 后的 2 年随访中发现，CTO 成功血运重建是该类患者心源性死亡（HR=0.145, 95% 置信区间 0.047~0.466, p=0.001）和 MACE 发生率（HR=0.430, 95% 置信区间 0.220~0.838, p=0.013）的独立预测因子，PCI 成功者有更好的临床获益。

针对上述观点，Chung CM 等对既往曾患 MI 的患者开通 CTO 后心功能的变化进行了研究。该研究入选 75 例成功开通 CTO 病变的患者，分别于术前和术后 6 个月行左室造影。根据开通 CTO 病变血管所支配区域是否曾发生 MI，将患者分为两组。6 个月随访时，全部患者 LVEF 由术前的 53.2%±16.3% 显著增至 57.3%±20.1%（p=0.001）。无 MI 病史患者 LVEF 由术前的 59.5%±13.7% 显著增至 67.3%±14.6%（p<0.001），CTO 血管支配区域心肌活动显著提高（p<0.05）；

而有 MI 病史患者 LVEF 虽由术前的 48.9%±16.2% 增至 50.5%±16.9%（p=NS），但无显著差异，CTO 血管支配区域心肌活动无明显变化（p=NS）。在后者亚组分析中发现，在术前梗死相关动脉有丰富侧支循环供血且 6 个月随访时保持血管通畅的患者，其 LVEF 由术前的 47.6%±17.4% 显著增至 50.8%±17.5%（p<0.05）。所以，开通 CTO 病变对心功能的有益作用与既往是否曾患 MI 有关。

另外，不同血管的慢性闭塞病变开通前后的 LVEF 变化不同，通常认为对于较大的血管因供应的心肌面积较大，若开通后患者的 LVEF 提高更多，临床获益更大。Szwoch 等对 23 名 CTO 患者血运重建前、24h 后及 3 个月后的 LVEF 进行统计分析，发现 LAD-CTO 患者血运重建前 LVEF 明显低于 RCA-CTO 患者[（44±11）% vs（52±4）%, p=0.005]，而随访时 LAD-CTO 患者 LVEF 较 RCA-CTO 提高更多，指出 LAD-CTO 患者血运重建后的临床获益可能比 RCA-CTO 患者更大。

（二）CTO 对患者预后的影响

研究显示，常规药物治疗不能降低由 CTO 所带来的危险因素，临床上其心脏事件发生率显著高于无 CTO 患者。单纯球囊扩张并不能使 CTO 即刻开通患者长期获益，冠状动脉支架的应用才使 CTO 病变 PCI 治疗的远期效果达到与非闭塞性病变相似的程度。

Suero JA 等人对 20 年间（1980—1999 年）单中心 PCI 治疗 CTO 病变的疗效进行了回顾性分析。CTO 和非 CTO 患者各 2 007 例，CTO 病变操作成功率为 74.4%（1 491/2 007），手术成功率 69.9%（1 403/2 007）。CTO 组院内 MACE 发生率为 3.8%，非 CTO 组为 3.7%，差异无统计学意义（p=0.9）。而 CTO 组中，PCI 治疗成功者比失败者院内 MACE 发生率低（3.8% vs 5.4%, p=0.023）。术后 10 年随访显示，CTO 和非 CTO 患者介入治疗 10 年生存率相似（71.2% vs 71.4%, p=0.9），PCI 治疗 CTO 病变成功者其 10 年生存率显著高于 PCI 治疗 CTO 病变失败者（73.5% vs 65.1%, p=0.001），合并糖尿病的 CTO 患者 10 年生存率显著低于非糖尿病患者（58.3% vs 74.3%, p<0.000 1）。多因素分析显示不能成功开通 CTO 病变是生存率降低

的独立危险因素（危险比 1.4, *p*<0.000 3）。随着 PCI 技术和介入器材的不断改善，手术成功率逐年提高，而患者的生存率也逐年增加。

同样，Hoye A 等人的研究也证明了 PCI 治疗 CTO 病变的长期益处。其资料来自 Thoraxcenter 1992—2002 年间 874 例患者 885 处理 CTO 病变的 PCI 治疗效果，平均随访时间 4.1 年，MACE 包括死亡、MI、需要再次血运重建（CABG 或再次 PCI）。结果显示，567 处理病变成功行血运重建，PCI 成功率为 65.1%，其中植入支架比例为 81%，对 CTO 病变成功进行血运重建可以使 87.4% 的患者 5 年内免于 CABG。与 PCI 失败者相比，PCI 成功者 30 天的 MACE 发生率降低（5.5% vs 14.8%, *p*<0.000 01），5 年生存率显著提高（93.5% vs 88.0%, *p*=0.02），无 MACE 生存率提高（63.7% vs 41.7%, *p*<0.000 1），大多数的临床事件需要再次血运重建术。在多支血管 CTO 病变的患者中，这种获益更大。研究认为 CTO 病变的成功 PCI 能明显改善 5 年生存率和 MACE 发生。

PRISON Ⅱ 是第一个比较雷帕霉素 DES 和金属裸支架（BMS）在 CTO 病变中长期疗效的前瞻性随机研究。该研究入选了 200 例患者，随机分组分别接受上述两种支架治疗，6 个月进行冠状动脉造影和临床随访。结果显示，DES 组比 BMS 组显著降低支架内再狭窄率（7% vs 36%, *p*<0.001）和节段内再狭窄率（11% vs 41%, *p*<0.000 1），从而减少靶病变重建率（4% vs 19%, *p*<0.001）和 MACE 发生率（4% vs 20%, *p*<0.001）。说明在 CTO 的 PCI 治疗中，DES 可明显降低再狭窄率，提高血管的长期通畅率，降低再次血运重建的需要。

近年来，心血管内科临床医师逐渐深入了对 CTO 病变的探索，关于 CTO 介入干预与药物治疗能否进一步改善患者预后成为领域热门话题。DECISION-CTO 研究 3 年结果表明：口服药物保守治疗（OMT）作为初始治疗方案与 PCI 相比，3 年复合终点（全因死亡、MI、脑卒中或任何再次血运重建）、生活质量评价在两组间相当，提示 CTO 病变经 PCI 治疗后，并未得到优于药物保守治疗的三年临床事件结果。但是，同期公布的 EURO-CTO 研究的 1 年结果表明：与 OMT 相比，

PCI 能显著改善患者术后 12 个月生活质量，及心绞痛症状明显改善。

比较 CTO 治疗策略，PCI 和 OMT 孰优孰劣尚不明确。需要更大样本、多中心、随机对照、更长期的新一代支架的研究证实。DECISION-CTO 研究主要应用的是第一代支架，而且未对患者的左心功能进行评估，而 EURO-CTO 研究在应用了新支架的同时进行了左心功能的评估，且为主要终点。在这一方面，EURO-CTO 研究更能全面反映 CTO 患者介入治疗后的生活质量。CTO 治疗研究的主要难点在于，入选艰难、周期长，且易受技术水平、介入材料更新、腔内影像技术发展等多种因素影响。希望在不远的将来，积累更丰富的 CTO 介入循证医学证据，用以指导 CTO 的治疗。

三、慢性完全闭塞性病变处理策略

（一）CTO 介入治疗指征

不管用什么方法去判断，存活心肌的存在是 CTO 开通的基石。CTO 的 PCI 指征主要包括：① 药物难治性心绞痛；② 无创性检查提示，有大面积的缺血心肌；③ 冠状动脉造影显示，血管和病变的解剖形态适于介入治疗。从冠状动脉造影结果看，估测的 CTO 远端血管直径应当 >2.5mm，因为直径较小的血管供血范围相对小，即使能够开通血管，置入支架的可能性也小。而闭塞血管的单纯 PTCA 治疗后，极易发生再闭塞。对闭塞血管直径 <2.0mm，长闭塞段合并重度钙化，闭塞远端血管无侧支循环以及估测 CTO 开通的可能性较低则不适合行 PCI 治疗。值得一提的是，开通 CTO 前，远端血管直径的估测往往偏小，因此，应该充分评估 CTO 远端血管的长度及其可能的供血范围。

（二）CTO 介入治疗的策略

1. CTO 介入治疗初始策略制定

（1）对于有锥形残端的 CTO 病变，初始策略推荐正向介入治疗。对于无锥形残端或解剖结构不明确的 CTO 病变，如有可能，可在血管内超声（intravascular ultrasound, IVUS）指引下进行正向介入治疗。

（2）直接正向夹层再进入技术（antegrade-dissection re-entry, ADR）策略：用于既往正向

介入治疗尝试失败、侧支血管条件不佳或既往逆向介入治疗失败，且闭塞段以远血管无严重弥漫性病变、着陆区（landing zone）不累及较大分支血管、闭塞段长度大于20mm的情况。

（3）对于不适合正向介入治疗的CTO病变，如果存在可利用的侧支血管，可采用直接逆向介入治疗策略。

2. CTO介入治疗进程中的策略调整

（1）CTO-PCI进程中策略调整的关键在于及时的策略转换。

（2）如果正向导引钢丝未能成功通过闭塞段，可考虑ADR技术或平行导引钢丝技术。为提高平行导引钢丝技术的成功率，可考虑使用双腔微导管，例如KDLC（Kaneka Corporation）或SASUKE（ASAHI INTECC CO, LTD）双腔微导管介导的平行导引钢丝技术。

（3）但如果闭塞段以远血管存在严重弥漫性病变，平行导引钢丝技术、ADR技术成功率往往都不高，如存在可利用的侧支血管，建议早期启动逆向介入治疗。

（4）正逆向结合技术（双向准备）：对于复杂CTO病变，单纯正向、单纯逆向策略有时很难成功，提倡正向尝试失败后早期启动逆向技术，或直接进行逆向介入治疗部分病例可联合使用ADR技术。

（三）多支血管病变处理策略

PCI顺序应根据每支血管供血范围及侧支循环确定，原则如下：先处理供血范围大，接受侧支循环的闭塞支，后处理提供侧支循环支。如果先处理提供侧支循环支，当发生闭塞时可能会导致严重后果。如果为LAD合并LCX病变，一般首先开通LAD病变，以便尽快改善患者心功能。如果为左主干合并LAD或LCX的CTO病变，应根据左主干病变性质，分次及同台达到完全性血运重建，应根据患者耐受情况、心肾功能、心肌缺血严重程度以及术者的态度而决定。

综上所述，开通CTO可以改善患者长期生存率，提高患者的生存质量，减少MACE发生。但应注意对这类高危患者实施PCI手术风险高、难度大、对比剂用量及放射线剂量大，导致其成功率相对较低且易出现一些相应的并发症，要求术者

掌握手术时机，并具备熟练的PCI操作技巧，应在有条件的医院进行。

第六节 药物涂层球囊的临床应用

DES减少了支架内再狭窄的发生，是PCI史上的一个里程碑。目前DES被广泛地应用于PCI治疗领域，但其降低再狭窄的能力并不像想象中那么乐观。药物涂层球囊（drug-coated balloon, DCB）最初是1991年Harvey Wolinsky提出，用来预防血管球囊扩张术后的再狭窄，最初的动物及人体研究发现动脉血管壁对药物的摄取特异点变化性很大，且球囊携带的药物很快被洗脱，因此引起了很多临床争议。直至近几年，随着介入技术的不断进展和完善，人们发现基于药物涂层球囊（drug-coated balloon, DCB）的新技术可治疗支架内再狭窄（ISR），还可能在小血管及分叉病变的治疗中获益，因此逐渐成为冠脉介入治疗领域一个研究热点。在冠状动脉介入治疗过程中，DCB扩张病变血管的同时释放涂在其表面的抗内皮细胞增殖的药物，从而达到抑制内皮细胞增生的目的。与药物涂层支架（DES）相比，DCB无体内异物残留、无支架内血栓形成、双重抗血小板时间短、出血风险小等优点。

一、作用机制及其特点

DCB是携带有抗增殖药物的半顺应性球囊。目前DCB表面涂层抗增殖药物大多为紫杉醇，该药通过与细胞微管蛋白的β亚基相结合后阻断微管蛋白功效，从而阻断细胞有丝分裂，这也为紫杉醇抑制血管内膜增生提供了基础依据。紫杉醇一方面抑制血管平滑肌细胞、成纤维细胞的增殖和迁移，另一方面抑制基质金属酶的分泌，从而发挥其强大的抗血管内膜增生的功效。除此之外，表面涂有西罗莫斯（雷帕霉素）等抗内膜增殖药物的DCB还在试验当中，目前还未用于临床。在介入治疗中，DCB扩张的同时，血管壁细胞组织迅速摄取药物，从而达到抗血管内膜增殖的目的。

预扩张使靶病变产生微损伤后，药物球囊

送至靶病变处，球囊扩张时，其表层抗增殖药物可快速、均一且足量渗入血管壁而发挥长时间抑制血管内膜增生的作用。与DES不同，DCB表面无任何合成聚合物，无金属网格残留，降低炎症反应及其影响内皮愈合风险，其药物非缓释技术可加速靶病变愈合和内皮化，从而降低晚期血栓风险并缩短DAPT时间。同时DCB治疗避免了异物置入，为患者保留了必要时的后续治疗机会。

二、临床应用及循证研究

（一）支架内再狭窄

ISR是DCB的优选适应证。目前国内外指南共识均认为，无论初始支架是BMS还是DES，建议DCB用于ISR治疗。现有研究认为，DCB治疗ISR优于单纯球囊扩张、植入BMS以及冠脉内放射治疗。对于BMS或DES治疗后的ISR，DCB优于单纯球囊扩张，与第一代DES的疗效至少是相当的；但是否优于目前临床上主要应用的新一代DES，各大试验得出的结论尚不尽相同。

针对BMS-ISR病变，PACCOCATH ISR I研究通过对56例支架内再狭窄的患者分别给予普通球囊和DCB进行治疗，结果显示，6个月随访时PCB组的晚期管腔丢失为（0.03±0.48）mm，显著低于普通球囊（0.74±0.86）mm（$p=0.002$）；普通球囊组有10例发生支架内再狭窄（43%），而PCB组仅有1例发生（5%）；12个月的MACE在普通球囊组为31%，而DCB组为4%（$p=0.01$），这种差别的主要原因在于普通球囊组中有6例需要再次靶血管血运重建。PACCOCATH ISR II入选的再狭窄病变血管直径在2.5~3.5mm，长度<30mm，管腔直径狭窄>70%，对PACCOCATH ISR I和II随访2年的混合分析显示：6个月随访时DCB组和普通球囊组的晚期管腔丢失分别为（0.1±0.5）mm和（0.8±0.8）mm（$p<0.01$）；再狭窄率分别为6%和49%；MACE在普通球囊组为46%，而PCB组为11%，并且在2年随访期间未发生支架内血栓事件，DCB显示出了良好的安全性和有效性。针对DES-ISR病变，PEPCAD II研究显示，DCB的疗效至少与第一代DES相当，耐受性良好，且不需要再次植入支架。ISARDESIRE-3研究显示，

DCB的疗效与第一代DES相当，且DCB更具安全性。PEPCAD China ISR研究证实了DCB的安全性和有效性与第一代DES相当，DCB可以避免再次植入支架，是治疗DES-ISR的更优选择。在Almalla等关于第二代DES-ISR的研究中，将86例DES-ISR患者随机给予DCB和DES治疗，1年MACE发生率分别为8.6%（DCB）和27.5%（DES），提示对于DES-ISR的治疗，DCB方案优于DES方案。目前，关于ISR的最佳治疗策略体系还未建立，Siontis等在一项大型Meta分析中对治疗ISR的不同策略进行比较和排名，研究对27个中心5 932例ISR患者随访6~60个月的研究数据进行分析，以血管狭窄百分比作为主要研究结果，结果发现治疗ISR的DES方案和DCB方案均优于BMS、单纯球囊扩张等其他介入治疗方案，其中依维莫司药物涂层支架管腔狭窄为−9.0%、DCB为−9.4%、雷帕霉素药物涂层支架为−10.2%、紫杉醇洗脱支架为−19.2%。提示DCB治疗ISR效果排名第二，仅次于依维莫司药物涂层支架，但是优于雷帕霉素、紫杉醇等药物支架。基于以上多项研究，我们不难看出DCB治疗ISR效果肯定，不劣于DES，并且具有不植入新支架、双重抗血小板时间短、出血风险小等优点。

（二）小血管病变

尽管支架技术平台不断进步，冠状动脉小血管（内径2.25~2.80mm）植入支架后的再狭窄发生率依然很高。DCB在治疗小血管病变等冠状动脉原发病变时也体现出了一定的优势。小血管病变是全球注册研究中DCB的第二重要的适应证，主要循证依据来自PEPCAD I前瞻性非随机对照研究，其是DCB治疗高危小血管病变的首个临床研究，研究结果显示：6个月随访结果靶血管再狭窄的发生率为5.5%，MACE事件的发生率为6.1%，优于以往试验报道的药物支架DES在治疗小血管病变中的疗效。BELLO研究是目前规模较大的一项治疗小血管病变研究，血管直径<2.8mm，182例患者被随机分入DCB组和DES组，3年随访结果显示，DCB组较DES组的MACE事件发生率更低（14.4% vs 30.4%）。在国内开展的RESTORE SVD研究，旨在评价DCB在治疗冠状动脉小血管病变的疗效与安全性，9个

月造影结果显示：DCB 治疗组节段内直径狭窄程度不劣于 DES 治疗组，两组间 TLF、心源性死亡、MI、血运重建及血栓形成等均无差异，同时 DCB 在极小血管（2.00~2.25mm）病变治疗中同样具有良好的有效性和安全性。BASKET SMALL 2 研究是一项评价 DCB 与第二代 DES 在治疗小血管病变有效性与安全性的最新研究，12 个月结果显示，MACE 在两组全分析人群中的比例相似（DCB 为 7.5%，DES 组为 7.3%，HR 0.97，95% 置信区间 0.58~1.64，p=0.918 0）。在心源性死亡、非致死性 MI、靶血管血运重建以及大出血事件上，两组间均无统计学差异。基于上述试验结果，目前 DCB 已被欧盟批准用于治疗小血管病变。2016 年《DCB 临床应用中国专家共识》也指出，单纯 DCB 治疗可能是小血管病变（2.0~2.75mm）的优选方案。

（三）分叉病变

尽管技术策略不断改进，冠状动脉分叉病变仍是介入医师面临的严峻挑战之一。对于分叉病变，究竟是采用简单的单支架还是采用复杂的双支架策略治疗极具争议。双支架技术操作复杂，ISR 和血栓更易发生，双联抗血小板治疗的时间或许更长。DCB 的出现给予分叉病变治疗更优选择，在预处理充分的情况下，DCB 的应用保证疗效的同时，可简化手术方式和操作时间，减少不必要的支架置入。PEPCAD V 分叉病变研究结果显示，DCB 治疗分叉病变具有可行性。PEPCAD-BIF 研究提示，应用 DCB 的血管晚期管腔丢失很少甚至部分血管管腔直径在随访时都发现有增大的趋势，具有血管正性重塑作用。我国 DCB 研发领域紧跟世界前沿，BEYOND 研究是一项前瞻性、多中心、随机对照的优效设计研究，旨在评价我国首个自主研发的冠状动脉 DCB 与普通球囊扩张相比，在治疗冠状动脉分叉狭窄病变的安全性与有效性。结果显示：DCB 治疗显著减小 9 个月靶病变血管管腔直径狭窄程度（22.3% vs 34.6%，p<0.000 1）和晚期管腔丢失 [（−0.06 ± 0.32）mm vs（0.18 ± 0.34）mm，p<0.000 1]。9 个月靶病变血运重建、靶血管血运重建、靶病变失败、死亡及血栓事件，两组均为 0。主要不良心脑血管事件和非致死性 MI 发生率两者间无显著差异。目前临床上 DCB 在分叉病变中更多是仅

用于边支的处理，而在主支植入 DES。具体操作主要有两种技术方案：一种是应用 DCB 先直接处理边支，随后于主支植入 DES；另一种是先在主支置入 DES，然后经普通球囊对吻扩张或仅于分支开口扩张支架网眼等充分预处理后，再予边支开口的 DCB 与主支普通球囊行对吻扩张。两种技术方案均有一些规模较小的临床研究提供证据支持，但哪种技术方案更具有优势目前尚无定论。

（四）弥漫性病变

冠状动脉弥漫性病变的常见处理是植入多个 DES，主要有点支架、串联支架覆盖全部病变两种方法。串联支架可完全、充分地覆盖病变，但由于支架总长度更长、支架重叠段增加，增加了不良事件风险。因此，点支架相比长支架具有优势，而 DCB 预防 ISR 的效应已经过验证，DCB 与点支架结合可能更适合弥漫性病变。有回顾性研究认为，单纯 DCB 组或 DCB+DES 组在 2 年随访的主要不良事件发生率略低于单纯 DES 组，但没有统计学意义。由于现阶段缺乏充足的循证医学证据，目前国内外指南和共识均未推荐 DCB 应用于弥漫性病变。

（五）其他

除了上述人群之外，DCB 还可适用于下列人群：有高出血风险的患者，例如血友病、既往出血史、胃溃疡、严重肾衰竭的患者；正在口服抗凝血药或近期进行外科手术的患者，例如心房颤动患者、置换人工心脏瓣膜的患者等；有血管内皮功能障碍或既往有亚急性支架内血栓史的患者以及拒绝体内植入异物的患者。

三、临床使用流程和注意事项

（一）临床使用流程

1. 预扩张的一般原则　使用传统或半顺应性球囊，球囊 / 血管直径比率 0.8~1.0，使用适中的压力（8~14atm，1atm=101.325kPa），以避免夹层。如果扩张不充分，可以考虑选择非顺应性球囊或切割球囊进行充分预扩张，也可以辅助血管成像技术血管内超声（IVUS）、光学相干断层成像（OCT），进行功能性测试 [血流储备分数（FFR）]。

2. 判定预扩张的效果　充分预扩张后，依据

预扩张结果,判断是否适合进行 DCB 治疗。如果同时满足以下三种情况,可以使用药物球囊治疗:血管没有夹层,或者 A、B 型夹层;TIMI 血流Ⅲ级;残余狭窄≤30%。如果充分预扩张后,以上三项任何一项不被满足,则采用其他介入治疗术式进行治疗(DES、裸金属支架、可降解支架)。

3. **DCB 治疗药物**　球囊的直径要与血管直径匹配(参考直径比率为 0.8~1.0);建议贴壁扩张持续 30~60s;扩张药物球囊时使用命名压 7~8atm,以避免夹层。值得注意的是,DCB 是输送药物的工具,不能试图用其解除病变部位狭窄,在使用 DCB 时,为避免预处理部位或支架部位与药物球囊之间的“地理缺失”,要确保 DCB 覆盖预处理部位长度并超出边缘各 2~3mm。另外,DCB 进入人体后应于 2min 内送达病变部位。

4. **术后双联抗血小板治疗**　单纯使用药物球囊时,术后双联抗血小板治疗时间为 1~3 个月。如果联合支架治疗,按照所用支架的双联抗血小板治疗要求给予药物。

(二)DCB 使用的其他注意事项

1. 手勿触摸药物球囊部位,勿以生理盐水或其他液体浸泡,以免引起药物丢失。

2. 球囊为一次性使用装置,不能重复使用,因为球囊扩张后药物几乎全部释放至病变部位,重复使用并不能达到输送药物的效果。

3. 如果在 DCB 使用后出现严重夹层,需要补救性植入 DES,且要确保 DCB 覆盖区域长度并超出 DES 边缘各 2~3mm,避免支架部位与 DCB 之间的“地理缺失”。

DCB 作为“介入无植入”理念的代表,具有操作简单、双重抗血小板时间短、术后出血风险低等优点,并可用于治疗 ISR 病变、小血管病变、分叉病变、部分冠状动脉血管原发病变,以及不能耐受或不适合长期口服双联抗血小板药物的患者。因此,DCB 将在 21 世纪冠心病介入治疗领域占有重要的一席之地。然而,DCB 治疗冠状动脉原发病变的研究较少,还是主要用于 ISR、小血管病变及补救性 PCI。由于 DCB 研究随访时间短、试验规模相对较小,并且不能克服弹性回缩。近年来新型药物支架的出现也对药物球囊提出了挑战,具有更强抗增殖作用药物涂层的药物球囊也需要进一步研究,这些都有待于临床的进一步探索及数据积累,尤其是中国人群中的研究证据。

第七节　冠状动脉介入治疗与冠状动脉旁路移植术的选择

1960 年 5 月 2 日,在美国 Albert Einstein 医学院 -Bronx 市立中心医院由 Robert Goetz 等实施了第一例冠状动脉旁路移植术(coronary artery bypass graft, CABG),从此,冠心病的治疗进入了血运重建时代。CABG 的广泛应用,使冠心病患者得到了有效治疗,不仅改善症状,而且降低了死亡率。1977 年,德国的 Gruentzig 医生完成了世界首例 PCI,从此以后,冠心病患者可以通过微创手术的方法实现血运重建。PCI 技术迅速发展,2018 年我国接受 PCI 治疗的人数较 2012 年相比已超过 91 万例,已成为全球第一。PCI 与 CABG 相比,各有优缺点,心血管医生应为冠心病患者选择合适的血运重建策略。

一、稳定性冠心病血运重建策略

稳定性冠心病(SCAD)患者的主要表现为心绞痛,通常由冠脉粥样硬化使管腔严重狭窄、血流减少所致,进而引发患者生活质量和工作能力下降、体力活动障碍,因反复住院医疗费用增加。以往的研究发现,心肌缺血程度与心血管事件存在明显的相关性。遵循指南的内科治疗能降低死亡和心肌梗死风险、改善症状,得到广泛推荐。但是,半数以上患者在药物治疗 1 年内仍因心绞痛而需血运重建治疗。冠脉血运重建的主要目的是缓解临床症状和改善预后。因此,SCAD 血运重建的应用范围,应该用于经优化药物治疗后仍有缺血表现和存在大范围缺血(缺血面积 >10%)的患者;左主干和 / 或前降支近端病变和多支病变患者;左心功能减退(LVEF<40%)以及仅存单支冠状动脉通畅的血管伴严重狭窄者。如预判选择 PCI 或 CABG 治疗的潜在获益大于风险,可根据病变特点选择相应的治疗策略。

对有血运重建适应证的 SCAD 患者,要根据冠状动脉造影显示的冠状动脉病变狭窄程度和范围以及心功能状况等选择适宜的血运重建方法。推荐使用 STS 评分系统评估患者住院期间或 30 天死亡率以及 CABG 术后住院期间的合并症；可以考虑计算 EuroSCOREⅡ 评分用于评价 CABG 术后住院期间的死亡率；左主干病变或多支血管病变患者，推荐计算 SYNTAX 评分评估冠脉解剖的复杂性 PCI 术后长期死亡率和合并症的风险；当面临选择 CABG 还是 PCI 时，能实现完全血运重建的策略优先考虑。累及左前降支的单支以及累及或不累及左前降支的双支病变是 PCI 的 I 类推荐适应证，而对左主干和三支病变则可根据 SYNTAX 评分和 SYNTAXⅡ 评分评估其中、远期风险，选择 CABG 或 PCI，复杂病变血运重建策略的制定应由心脏团队研究决定，在医学原则允许的情况下也要考虑患者意愿。

最新国内外指南建议，对于 SCAD 患者，若其血管解剖条件既适合 CABG，又适合 PCI，并且外科手术风险较低时，根据其是否有前降支近段病变、PCI 是否能完成完全血运重建、SYNTAX 积分及左主干病变等因素，决定血运重建策略。若无前降支近段病变的单支或双支病变，PCI 推荐级别为 I C，CABG 为 Ⅱ bC；若存在前降支近段病变的单支病变，PCI 和 CABG 的推荐级别均为 I A；若存在前降支近段病变的双支病变，PCI 推荐级别为 I C，CABG 为 I B；若患者有三支病变，并且 SYNTAX 积分 ≤22 分，PCI 推荐级别为 I B，CABG 为 I A；若患者有三支病变，并且 SYNTAX 积分 >22 分，PCI 推荐级别为 Ⅲ B，CABG 为 IA；若患者为左主干病变，SYNTAX 积分 ≤22 分，PCI 推荐级别为 I B，CABG 为 I B；若患者为左主干病变，SYNTAX 积分 23~32 分，PCI 推荐级别为 Ⅱ aB，CABG 为 I B；若患者为左主干病变，SYNTAX 积分 >32 分，PCI 推荐级别为 Ⅲ B，CABG 为 I B。由此，可以看出，对存在前降支近段病变的双支病变或 SYNTAX 积分 >22 分的左主干病变或三支血管病变患者，指南推荐 CABG 的级别比 PCI 高，仅有非前降支近段的单支或双支病变，指南推荐 PCI 的级别比 CABG 高。有学者指出，EuroSCOREⅡ 用于预测心脏外科手术死亡率，SYNTAX 评分是对冠状动脉病变复杂性的评分，可预测三支或左主干病变 PCI 术后的心脏不良事件发生率。例如一位三支病变患者因合并疾病 EuroSCORE 属于高危（>6 分，预测死亡率 >10%），对于此类患者，CABG 死亡率高，若血运重建十分必需，并且病变可通过介入手段完成，应选择 PCI。反之，如果三支或左主干病变 SYNTAX 评分大于 33 分，而 EuroSCOREⅡ 属于低危，则 CABG 效果优于 PCI，对这类患者应选择 CABG；如果 EuroSCORE 也属于高危，则应与患者及家属充分讨论，权衡利弊，并尊重患者及家属意愿，做出是否血运重建及其方法的选择。

上述指南建议是基于循证医学证据给出的，其中最主要的研究是 SYNTAX 研究。SYNTAX 研究的研究对象是稳定性或不稳定性冠心病或无症状但负荷试验证实有心肌缺血的患者，共入选了 1 800 例左主干病变和 / 或三支病变的患者，随机分为 PCI 组（903 例）和 CABG 组（897 例），PCI 组患者应用紫杉醇药物洗脱支架治疗。2013 年，*Lancet* 杂志发表了 SYNTAX 研究 5 年随访结果显示：心脑血管事件发生率 CABG 组为 26.9%，低于 PCI 组（37.3%，$p<0.000\ 1$）；心肌梗死的发生率（PCI 组为 9.7% vs CABG 组为 3.8%，$p<0.000\ 1$）及再次血运重建的发生率（PCI 组 vs CABG 组为 13.7% vs 25.9%，$p<0.000\ 1$）CABG 均明显优于 PCI。全因死亡（PCI 组 vs CABG 组为 13.9% vs 11.4%，$p=0.10$）及卒中（PCI 组 vs CABG 组为 2.4% vs 3.7%，$p=0.09$）两组无明显差异。低 SYNTAX 积分（0~22 分）的患者 CABG 组心脑血管事件发生率为 28.6%，PCI 组为 32.1%（$p=0.43$）。左主干患者 CABG 组心脑血管事件发生率为 31.0%，PCI 组为 36.9%（$p=0.12$）。但 SYNTAX 积分中 - 高（23~32 分）的患者，CABG 组的心脑血管事件发生率高于 PCI 组［中 SYNTAX 积分 CABG vs PCI 为 25.8% vs 36.0%，$p=0.008$；高 SYNTAX 积分（>33 分）CABG vs PCI 为 26.8% vs 44.0%，$p<0.000\ 1$］。结论是对于冠脉病变复杂的患者（SYNTAX 积分中 - 高），CABG 应是患者的标准治疗方法。对于冠脉病变简单的患者（SYNTAX 积分低）或左主干病变（SYNTAX 积分低或中），PCI 是可以接受的血运重建替代方法。

近年 DES 的广泛应用显著降低了 PCI 术后长期不良事件发生率，PCI 在 SCAD 中的适应证逐渐拓宽。目前，冠状动脉内影像学技术例如血管内超声（IVUS）和光学相干断层显像（OCT）

主要用于评估斑块形态、指导支架置入，以优化 PCI 疗效。对有典型心绞痛症状或无创性检查有心肌缺血证据的患者，建议以冠脉造影显示心外膜下冠状动脉病变的直径狭窄程度，相当一部分 SCAD 患者存在临界病变（管腔内径狭窄 40%~70%），但后者与心肌缺血症状之间的关系以及对预后的影响尚不清楚。因此，在冠状动脉造影时需要对这些临界狭窄病变进行功能学评估，其中血流储备分数（fractional flow reserve，FFR）测定是目前最常用的方法。对 SCAD 术前未获得缺血证据的患者，术中靶血管 FFR≤0.80 可确定为有血流动力学意义的冠状动脉病变，2014 年欧洲心脏病学会（ESC）/欧洲心胸外科协会（EACTS）心肌血运重建指南作为Ⅰ类推荐，A 级证据。FFR 指导的 PCI 对多支病变患者选择干预的病变（仅处理 FFR≤0.80 的病变），ESC 指南作为Ⅱa 类推荐，B 级证据。2018 年 ESC/EACTS 心肌血运重建指南对术前无缺血证据的 SCAD 患者存在的中等狭窄程度病变，再次肯定了 FFR 评估该病变的血流动力学意义（FFR≤0.80 为有意义），为Ⅰ类推荐，A 级证据。关于 FFR 指导 PCI 对多支病变患者的干预策略，2018 年 ESC/EACTS 心肌血运重建指南与 2014 年指南相同，同为Ⅱa 类推荐，B 级证据。

FAME 和 FAME Ⅱ研究奠定了 FFR 指导 PCI 治疗的基础。FAME 研究结果显示，对多支病变的患者（两支冠状动脉存在直径大于 50% 的狭窄）随访 1 年，接受 FFR 指导下 PCI（FFR 值 <0.80）的患者主要终点（包括死亡、心肌梗死和血运重建）发生率为 13.2%，比冠状动脉造影指导下 PCI（冠状动脉直径狭窄大于 50%）的患者明显降低（18.3%，p=0.02）。FAMEⅡ研究显示，对于 FFR 值 <0.80 的 SCAD 患者，PCI 联合优化药物治疗与优化药物治疗相比，主要终点（包括死亡、心肌梗死和紧急血运重建）的发生率明显降低（4.3% vs 12.7%，p<0.001）。与内科药物治疗相比，FFR 测定的应用可改善 SCAD 患者 PCI 后生活质量。对 3 项随机对照研究（FAME Ⅱ，DANAMI-3-PRIMUL I，Compare-ACUTE）的具体患者数据进行荟萃分析，结果证明 FFR 指导的 PCI 能显著降低死亡和心肌梗死发生率。过去多年来的研究未能显示对 SCAD 患者血运重建可减

少死亡和心肌梗死发生。最近大样本荟萃分析表明，生理学引导的介入治疗与药物治疗相比，能够降低患者心绞痛事件发生率，提高患者生存质量，减少急性血运重建，降低自发心肌梗死事件发生率。随着随访时间的延长，介入治疗的获益越显著；生理学诊断的狭窄病变缺血越明显，介入治疗的获益越大。最近，计算机冠状动脉定量血流比例（quantitive flow ratio，QFR）、瞬时无波形血流比值（iwFR），由于不需要注射腺苷和应用压力导丝，因此有望在评估冠状动脉病变功能学意义和指导决策方面具有更好的应用前景。

二、急性 ST 段抬高型心肌梗死的血运重建策略

STEMI 患者的血运重建最主要的要求是尽可能快地实现血运重建、挽救濒死心肌。毫无疑问，实施 PCI 所需要的时间要远远少于 CABG。因此，对于 STEMI 的血运重建，首选的策略应该是 PCI。发病 12h 内的 STEMI 患者、院外心搏骤停复苏成功的 STEMI 患者、存在提示心肌梗死的进行性心肌缺血症状，但无 ST 段抬高，出现血流动力学不稳定或心源性休克、反复或进行性胸痛、保守治疗无效、致命性心律失常或心搏骤停、机械并发症、急性心力衰竭、ST 段或 T 波反复动态改变、尤其是间断性 ST 段抬高中一种情况的患者、STEMI 发病超过 12h，但有临床和 / 或心电图进行性缺血证据、伴持续性心肌缺血症状或致命性心律失常的患者首选急诊 PCI。对于梗死相关动脉明确但解剖结构不适合行 PCI 且存在大面积受损心肌、严重心力衰竭或心源性休克风险的 STEMI 患者，应考虑急诊 CABG。治疗时机尽可能在心肌梗死后 6h 以内，否则应尽可能推迟至心肌梗死后 3~7 天后，以降低围手术期病死率；左主干、多支病变以及血流动力学不稳定者，等待期间可根据病情置入 IABP、ECMO、左心室辅助装置等；存在心肌梗死相关机械并发症的患者需要进行血运重建时，建议行外科修补术的同时行 CABG。STEMI 后病情稳定的患者行非急诊 CABG 的最佳手术时机要依据患者个体情况而定。出现血流动力学恶化，或再发缺血事件高危的患者（如有冠状动脉严重狭窄或者再发缺血可导致大面积心肌损伤）应尽快手术，无需等待 DAPT 停用后血

小板功能完全恢复。

三、急性非 ST 段抬高 ACS 的血运重建策略

目前还没有随机对照研究在非 ST 段抬高急性冠脉综合征（NSTE-ACS）患者中比较 PCI 和 CABG 的疗效与安全性，因此，选择实施 PCI 还是 CABG 通常与 SCAD 相同。比较早期和延迟策略的研究或有创和药物治疗策略的研究中，由研究者决定进行 CABG 还是 PCI。指南推荐，左主干或三支血管病变且左心室功能减低（LVEF<50%）的患者（尤其合并糖尿病时），CABG 后生存率优于 PCI。双支血管病变且累及前降支近段伴左心室功能减低（LVEF<50%）或无创性检查提示心肌缺血患者宜 CABG 或 PCI。强化药物治疗下仍有心肌缺血而不能进行 PCI 时，可考虑 CABG。急性心肌梗死患者早期进行心肌血运重建治疗，可减少心肌坏死、心肌水肿和无复流现象。CABG 不可避免地会导致血运重建延迟，手术中体外循环和心脏停搏也有不良反应。因此，NSTE-ACS 患者需立即进行心肌血运重建时，应选择 PCI。只有 PCI 不成功或不适合时，才应进行急诊 CABG。稳定后的 NSTE-ACS 患者进行非急诊 CABG 的时机应个体化。

约三分之一的 NSTE-ACS 患者的冠脉造影结果为单支病变，大多数可即刻进行 PCI。大约 50% 的患者结果为多支病变。这种情况的治疗策略更加困难，可选择的方案包括罪犯病变 PCI、多支血管 PCI、CABG 或杂交手术。血运重建的策略应基于临床状态、冠脉病变严重程度和分布情况以及病变特征。罪犯病变 PCI 通常作为大多数多支病变患者的首选。没有随机研究证实多支病变均植入支架优于罪犯病变支架术。一项包括 105 866 例多支病变患者的非 ST 段抬高急性冠脉综合征的数据库比较了多支血管 PCI 和单支血管 PCI。结果显示，多支血管 PCI 的手术成功率更低，但是住院死亡率和再发病率相似。

ACUITY 研究采用倾向匹配分析比较了多支病变患者的 CABG 与 PCI。接受 PCI 的患者卒中、心肌梗死、出血和肾功能损害发生更低，1 个月和 1 年死亡率相似，但是 1 个月和 1 年计划外的血运重建治疗显著增多。然而，只有 43% 的

CABG 患者是匹配的，PCI 相比 CABG，1 年时严重不良心脏事件有增加趋势（25.0% vs 19.5%，$p<0.05$）。这些结果与 SYNTAX 研究一致，后者研究中近期 ACS 患者 PCI 和 CABG 占 28.5%，但是没有进行亚组分析。

四、特殊患者的血运重建策略

（一）糖尿病

1. 合并糖尿病的 STEMI 患者，推荐在时间窗内直接行 PCI，优于溶栓治疗。

2. 合并糖尿病的 NSTE-ACS 患者，推荐早期有创性治疗，优于药物保守治疗。

3. 合并糖尿病的 SCAD 患者，若存在多支冠状动脉血管病变和 / 或证据显示的缺血，则推荐进行血运重建治疗，优于药物保守治疗。

4. 合并糖尿病的 SCAD 患者，若存在多支血管病变且预估外科手术风险可接受，推荐 CABG，优于 PCI。

5. 合并糖尿病的 SCAD 患者，若存在多支血管病且 SYNTAX 评分≤22 分或 SYNTAXII 评分 CABG 风险高于 PCI，推荐 PCI。

6. 糖尿病患者的 PCI，推荐使用新一代 DES，优于 BMS。

7. 糖尿病年轻患者的 CABG，若考虑双侧乳内动脉为移植血管，推荐采用骨骼化游离技术，降低胸骨愈合不良并发症。

（二）中度或重度慢性肾脏病（CKD）

1. 多支血管病变以及有症状和 / 或缺血，外科手术风险可接受且预期寿命 >1 年者，推荐 CABG，优于 PCI。

2. 多支血管病变以及有症状和 / 或缺血，外科手术风险高或预期寿命不足 1 年，推荐 PCI，优于 CABG。

3. 冠状动脉造影后 CABG 时间的选择，应延迟至对比剂对肾功能影响消失后进行。

4. 推荐心脏不停跳 CABG（OPCABG），而非经典的停跳 CABG。

5. 推荐新一代 DES，优于 BMS。

（三）慢性心力衰竭

1. 临床有心绞痛症状，冠状动脉病变为显著的左主干、类左主干或累及左前降支近端的三支病变，远端靶血管条件许可，推荐 CABG。

2. 临床无心绞痛症状，但有慢性心力衰竭表现，冠状动脉病变为显著的左主干、类左主干或累及左前降支近端的三支病变，远端靶血管条件许可，若有存活心肌存在，推荐 CABG。

3. 以上两种条件下，若患者存在外科手术禁忌或 STS 等评分为外科手术高危，或患者拒绝外科手术，且冠状动脉解剖适合，可考虑 PCI。

4. 缺血性心力衰竭合并左心室扩张的患者（LVESVI>60ml/m²），如存在破裂风险、左心室血栓或恶性室性心律失常等情况，推荐 CABG 同期行左心室成形。

5. 临床有心绞痛或心力衰竭症状，但冠状动脉解剖无法行 CABG 或 PCI 治疗，无论是否存在存活心肌，推荐最佳内科药物治。

6. 终末期缺血性心力衰竭患者（心衰临床分期为 D 段，LVEF≤30%），冠状动脉解剖无法行血运重建，全身状况无法耐受最佳药物治疗，推荐心脏移植治疗。

（四）脑血管病

1. 8 周内脑血管意外患者，无外科手术支持情况下，不适合行 PCI。

2. 脑血管意外患者，CABG 应推迟 6~8 周后进行，推荐 OPCABG。

3. 既往发生卒中短暂性脑缺血发作或存在颈动脉杂音的患者，建议 CABG 前行多普勒超声筛查；多支血管病变的冠状动脉疾病、周围血管疾病或年龄 >70 岁的患者应考虑行多普勒超声检查；超声显示颈动脉狭窄 >70%，且拟行心肌血运重建治疗的患者，应考虑 MRI/MRS（磁敏感成像）、CT 或数字减影血管造影；近期无卒中 / 短暂性脑缺血发作需行紧急 CABG 的不稳定冠状动脉疾病的患者，不建议筛查颈动脉狭窄。

4. 拟行 CABG 患者的颈动脉血运重建（颈动脉内膜剥脱术或颈动脉支架术）需由有经验的团队施行：该团队手术 30 天病死 / 卒中发生率在既往无神经系统症状患者中 <3%，在既往有神经系统症状患者中 <6%，推荐多学科团队（包括神经病学专家）进行个体化讨论，手术时机由当地专家结合患者临床表现决定，首要解决最重要症状。

5. 6 个月内有卒中 / 短暂性脑缺血发作病史的患者，颈动脉狭窄 79%~99% 建议行颈动脉血运重建，颈动脉狭窄 50%~69% 需根据个体因素

及临床表现综合考虑；6 个月内无卒中 / 短暂性脑缺血发作病史的患者，双侧或单侧颈动脉狭窄 70%~99% 且对侧颈动脉闭塞，以及颈动脉狭窄 70%~99% 且既往有同侧无症状性脑梗死的男性患者，可考虑行颈动脉血运重建。

6. 拟行 CABG 患者颈动脉血运重建方式应根据患者并发症、大动脉解剖情况、CABG 紧急性及当地专家意见综合决定，术前、术后均需服用阿司匹林，颈动脉支架术后的患者服用阿司匹林和氯吡格雷至少 1 个月。以下情况应考虑颈动脉支架术：放疗后或手术后狭窄，肥胖、近端瘤颈解剖不良、气管切开术、喉头麻痹，颈动脉多层面狭窄或颈内动脉上游狭窄，合并颈动脉内膜剥脱术严重禁忌。

7. CABG 与颈动脉血运重建的先后顺序及技术应由心脏团队和神经科团队根据患者冠状动脉和颈动脉的狭窄程度、发生心肌梗死和卒中的风险以及相应治疗技术的风险等因素讨论决定，CABG 同期行颈动脉内膜剥脱并不增加手术死亡和脑卒中发生比例。

（五）瓣膜性心脏病

1. 缺血性二尖瓣关闭不全（IMI），若中度以下且左心室内径在正常范围，推荐单纯行血运重建（根据指南行 PCI 或 CABG）。中 - 重度或有瓣叶及瓣下结构病理性改变者（如瓣叶脱垂或腱索、乳头断裂等），推荐 CABG+ 二尖瓣成形术（MVP）或二尖瓣置换术（MVR）。严重左心功能不全（LVEF≤0.35）或合并其他器官严重损害、手术风险极高的患者，可考虑杂交手术；先行 PCI 对主要病变血管重建血运，部分改善左心功能及乳头肌功能，之后若 IMI 持续存在并损害心功能，则分期行二尖瓣手术。

2. 合并主动脉瓣狭窄或关闭不全的患者，中度以上首选 CABG，同时行主动脉瓣置换。左心功能严重损害同时合并轻 - 中度关闭不全，血运重建（PCI 或 CABG）围手术期需 IABP 的可能性大，建议 CABG+ 主动脉瓣成形术（AVP）。

第八节　无复流现象分析和处理

无复流现象是指闭塞的心外膜冠状动脉再通后，心肌组织无灌注的现象。无复流现象是 PCI

的并发症,可以出现在不同的情况下。无复流主要出现在急性心肌梗死后急诊 PCI 中,但是稳定型心绞痛 PCI 术中也可以发生无复流,特别是冠状动脉旋磨术、旋切术及静脉桥血管介入治疗过程中。

研究表明无复流可以造成心肌梗死面积扩大、负性左室重构、心力衰竭及死亡率增高等一系列恶性临床事件,降低 PCI 带来的获益。无复流的发生机制并未完全阐明,目前认为可能涉及多种因素,主要包括内皮缺血损伤、微血管栓塞、机械性压迫、白细胞趋化、氧自由基、钙超载、微血管痉挛、中性粒细胞和血小板及内皮细胞的相互作用等。理解无复流的发病机制对于其防治具有重要意义。

一、定义及分类

无复流的患者行 PCI 后,心外膜冠状动脉闭塞减轻或去除后,心肌灌注不良。根据形态学及功能学的特点,无复流分为解剖型和功能型。解剖型无复流由微循环解剖结构的不可逆损伤所致,为持续性无复流;功能型无复流的微循环解剖结构完整,而是由于微循环的功能性的改变所致,具有可逆性,及时处理可以改善。

二、发病机制

无复流的发生并非在再灌注的同时,而是一个复杂的病理生理过程,大量研究显示,多种因素的相互作用致使微循环的结构损伤或功能障碍,从而可以导致无复流的发生。

(一)血管内皮损伤

发现实验动物的无复流区毛细血管内皮损伤严重,内皮细胞肿胀、突出,周围心肌细胞水肿,压迫毛细血管,使管腔狭窄,甚至闭塞,严重影响冠状动脉血流量。

(二)微栓塞

急性心肌梗死是由于冠状动脉内不稳定斑块破裂,导致血栓形成,进而堵塞血管。炎性刺激或医源性操作,可使纤维帽破裂,内膜下基质直接暴露,导致脂质、基质、内皮细胞或血小板栓子在血管远端发生栓塞。行再灌注治疗时,冠状动脉血管开通后,不稳定斑块破裂及碎片脱落可导致远端血管栓塞,微循环阻塞,导致无复流的发生。

(三)白细胞聚集

再灌注后无复流区微血管内有大量中性粒细胞聚集,不仅造成机械性阻塞,还释放多种炎性因子,募集更多的炎症细胞,刺激中性粒细胞与血管内皮细胞的黏附,导致血管收缩。

(四)氧自由基

梗死相关血管再灌注后,组织间隙氧自由基增加,进而改变钙离子的浓度和分布,破坏细胞膜的通透性和功能,影响微循环的完整性。联合应用超氧化物歧化酶和过氧化氢酶可显著降低无复流的发生,提示氧自由基在无复流的发生中起重要作用。

(五)凝血级联反应的激活

组织因子有启动凝血和调控细胞内信号转导的作用,凝血系统活化可促进炎性反应发展,二者相互作用,共同促进无复流发生及进行性发展。有研究发现冠状动脉斑块内富含组织因子,当斑块破裂时组织因子暴露于血液中,通过激活凝血因子Ⅶ启动内源性凝血途径,影响无复流的程度。

(六)血小板的激活

急诊 PCI 再灌注初期,内皮损伤、组织因子释放等均能激活血小板,激活的血小板聚集于毛细血管和小动脉入口,直接阻塞血管,导致微血栓形成,同时脱颗粒释放血栓素 A（TXA）和 5- 羟色胺等缩血管因子,引起微血管痉挛,产生无复流。

三、预测因素

(一)血栓负荷

对于以下情形考虑为血栓负荷较大,其发生无复流的风险显著升高:冠状动脉造影显示的血栓长度 >3 倍参考血管直径;截断型闭塞;闭塞近端血栓漂移;闭塞远端对比剂滞留;梗死相关血管的参考直径 >4mm。

(二)缺血时间和程度

再灌注时间越长,心肌水肿引起的心肌厚度越大,无复流的发生率越高。缺血区域面积也是无复流的重要预测因素,梗死相关血管为前降支时易发生无复流。

(三)再灌注损伤的预测因素

中性粒细胞计数、血小板数量和功能、血管活性物质的量可用于评估再灌注损伤的严重性。中性粒细胞计数是临床预测无复流的一项简便可行的指标。血小板导致无复流的发生与心肌重构相关。此外，住院患者的血小板平均容积是再灌注损伤的重要预测因子。早期数据表明 TXA 的血浆水平可预测无复流的发生。最近的一项回顾性研究表明，血浆中的高谷氨酰转移酶水平提示心肌灌注不良。ET-1 被证明是无复流的独立预测因子。

（四）冠状动脉微循环损伤的易感性预测因素

糖尿病、高脂血症患者发生无复流的可能性较大。SYNTAX 评分可以有效预测急性心肌梗死急诊 PCI 患者无复流的发生。目前，临床对无复流的预测并未达成共识，因此，建立基于各种临床基本指标及冠状动脉造影资料的无复流风险预测模型，势在必行。

四、诊断

（一）冠状动脉造影

PCI 治疗后原病变部位无夹层、痉挛或阻塞而冠状动脉血流小于心肌梗死溶栓治疗临床试验（TIMI）Ⅲ级可判定为无复流。鉴于 TIMI 血流分级仅能评价心外膜的再灌注情况，无法判断远端微血管和心肌组织水平的再灌注，故在冠状动脉造影基础上发展了 TIMI 血流计帧法。在 TIMI 血流计帧法中，校正后的帧数（CTFC）定义为对比剂达到冠状动脉远端标志终点所需记录胶片的数目，较长的左冠状动脉 TIMI 帧数除以 1.7 即获得 CTFC，此是客观、定量分析心外膜血流的连续性指标，CTFC 40 为 TIMI 血流Ⅲ级与 TIMI 血流Ⅱ级的分界点，其能在一定程度上反映无复流的存在。

（二）心肌呈色分级

心肌呈色分级（MBG）的理论依据为对比剂从动脉回流入静脉时，无复流患者不经无复流区进入心肌微循环，而经无复流周围区侧支回流。因此，通过对比剂回流时的分布和密度可了解心肌再灌注情况，MBG 是对经典 TIMI 分级的细化分类及补充。PCI 术后 TIMI 血流Ⅲ级的患者，18%~37% 的 MBG<3 级。

（三）心肌声学造影

心肌声学造影（MCE）指直接经冠状动脉或外周静脉注射含微气泡的声学对比剂注入后进行心肌超声检查，以危险区面积比率（介入后无复流区面积/介入前危险区面积）<50% 作为无复流的判断标准。研究显示 PCI 术后 TIMI 血流 ≤Ⅱ级的患者采用 MCE 检查时均表现为无复流，TIMI 血流Ⅲ级的患者中有 16% 表现为无复流。

（四）增强延迟磁共振成像

增强 MRI 在评定微循环阻塞的同时可直接反映梗死范围，并准确反映左心室功能，对无复流现象的判定准确而敏感。其诊断标准为：首过时钆增强延迟，坏死区域钆增强缺失，且表现为延迟的钆过度增强。

（五）心电图

心电图是临床常用的一项检查手段。测量 PCI 术后 1h 的 ST 段回落 <50%~70% 考虑为确定的无复流。值得注意的是，大约有 1/3 的 TIMI 血流Ⅲ级和 MBG 2~3 分的患者无 ST 段回落。有研究表明，联合应用 MBG 和 ST 段回落有助于无复流风险的预测，MBG 2~3 分及 ST 段回落 >70% 的患者预后好，MBG 0~1 分及 ST 段回落 <70% 的患者预后差，MBG 与 ST 段回落预测结果不一致者的预后居中。

目前对于无复流的诊断标准并无统一认识，不同研究采用的标准也不尽相同，因此不同研究得出的结论也难以统一，开发一种标准的无复流诊断方法势在必行。

五、防治

（一）早期冠状动脉重建

冠状动脉闭塞的时间越长，心肌微血管结构和功能损害越重，越易发生无复流，因而尽快接受冠状动脉重建，可降低无复流的发生率。

（二）器械治疗

1. **减少球囊扩张次数**　反复的球囊扩张可以造成血管内皮损伤，引起血管内皮功能受损，因此应尽量减少球囊扩张次数，或直接置入支架，以避免血管内皮的损伤。但是这种结论需要大规模临床研究证实。

2. **血栓抽吸装置**　该装置利用负压将血栓和血管远端的栓子抽吸出来，从而减少远端血管的栓塞。但是早期吸栓导管治疗急性 ST 段抬高心肌梗死的随机对比研究得出的结果让人失望，吸栓没有挽救更多的心肌，反而增加梗死面积，故不建议急诊 PCI 中常规应用吸栓导管。其后虽然有些随机对比研究得出不同的结果,但都无法改变对血栓切除装置的消极认识,直到 TAPAS 研究结果的发布。TAPAS 研究发现血栓抽吸后心肌血流灌注更好,ST 段下降更明显,30 天 MACE 发生率更低。此后一系列荟萃研究表明手动抽吸导管手动吸栓可增加组织水平心肌灌注,有减小梗死面积的趋势,恢复左室功能、减少左室重构。这些研究结果奠定了抽吸导管在急性 ST 段抬高型心肌梗死中的地位,也改变了临床实践,目前 AHA 发表的急性心肌梗死介入治疗指南中将手动吸栓治疗适应证升级为Ⅱa,证据级别 B 级。ESC 治疗 STEMI 指南中建议治疗血栓病变时用手动吸栓导管吸栓联合应用Ⅱb/Ⅲa 受体拮抗剂预防无复流现象。吸栓装置常规应用于临床还有很多问题需要研究,并非所有急诊 PCI 病例都能够完成血栓抽吸并从中获益。TAPAS 研究中血栓抽吸组有 10.1% 的患者未能完成血栓抽吸。梗死相关动脉(IRA)近端弥漫高度狭窄、钙化病变及分叉病变是血栓抽吸失败的独立预测因素。患者年龄、收缩压、血栓的可视程度也是影响血栓抽吸成功率的重要因素。如何提高抽吸导管成功率以及进一步研究哪类患者及病变可以获益需要进一步研究来证实。

3. 药物治疗

(1)腺苷:腺苷具有超越单纯血管扩张以外的益处,使之在预防无复流方面拥有良好的前景。基础研究证实腺苷能抑制血小板的激活和聚集,降低梗死区域内中性粒细胞计数,保持内皮完整性,并产生类似于缺血预适应的心肌保护作用。由于腺苷半衰期极短,因此术中需要冠脉内重复注射。在急性心肌梗死患者冠脉内注射腺苷耐受性好,提高梗死区域微血管和心室功能,改善 PCI 后的临床预后。观察急性冠状动脉综合征行 PCI 术冠脉内注射腺苷、维拉帕米或安慰剂的疗效,结果腺苷治疗组 CTFC 评价的冠脉血流和室壁运动指数显著改善,甚至在那些视觉上血流正常或接近正常的患者中也是如此。经指引导管多次快速弹丸注射高剂量腺苷可以安全地使超过 90% 的无复流患者恢复 TIMI 血流Ⅲ级。然而也有临床研究得出不同结论,AMISTADⅡ研究显示,尽管高剂量腺苷注射[70μg/(kg·min)]梗死面积缩小,

但临床预后并未因此而明显改善。当前研究腺苷预防无复流的临床研究规模均偏小,而且不同研究中腺苷的剂量不尽相同,从 90μg 到 4mg,甚至 60mg 不等。因此,目前期待大规模临床试验来确定腺苷预防无复流的最佳剂量和最合适时机。

(2)硝普钠:硝普钠具有强大的血管扩张活性,作为一氧化氮的供体,理论上可以预防和治疗无复流。早年的研究已在静脉桥血管或者自身血管球囊成形、支架置入或斑块旋切术中证明其的确可以快速有效地改善无复流,而且无严重低血压或其他临床不良事件的报道。急诊 PCI 术中辅以冠脉内注射硝普钠会使患者 TIMI 血流评级至少升高 1 级,同样具有良好的安全性。但是目前有限的硝普钠预防无复流的结论来源于小规模临床研究,其确切疗效仍有待更大规模临床研究证实。

(3)尼可地尔:尼可地尔是一种新型的 ATP 敏感钾通道开放剂。动物模型研究发现可以通过开放钾离子通道减轻内皮损伤,缩小梗死面积。急性心肌梗死患者 PCI 中静脉给予尼可地尔,发现在减少无复流发生率方面与安慰剂相比存在获益。尼可地尔静脉和冠脉内联合用药可以减少 PCI 期间再灌注损伤,提高 TIMI 帧数计数和促进 ST 段回落,并且优于冠脉内单独用药。研究证实,冠脉内给予尼可地尔能比维拉帕米更有效地预防经皮腔内斑块旋切术导致的无复流或慢血流的发生。也有研究发现冠脉内联合应用尼可地尔能比单用腺苷更有效改善 TIMI 血流评级和用药前后的 CTFC。然而,目前有基础研究发现:钾通道的保护作用可被同时存在的高胆固醇血症和糖尿病的磺脲类治疗所降低,因此如何提高这类患者疗效的问题仍有待解决。

(4)维拉帕米:钙通道阻滞剂能降低微血管阻力,改善冠脉前向血流,同时抑制钙内流,减轻再灌注损伤。冠脉内注射维拉帕米能改善 89% 无复流患者的 TIMI 血流,并显著提高 CTFC 帧数。而维拉帕米可以提高经 CTFC 评价的静脉桥血管血流速度,提示心肌灌注增加,远端阻力减少。在一项前瞻性研究中,无论在斑块旋切、球囊成形还是支架植入后发生的无复流,经移植血管内注射维拉帕米均能显著改善前向血流,并使 88% 的患者恢复 TIMI 血流Ⅲ级,相反移植血管内

注射硝酸甘油却无法逆转无复流。对接受直接或补救性 PCI 患者，维拉帕米使 65% 的无复流患者恢复 TIMI 血流Ⅲ级，CTFC 帧数下降，维拉帕米组中有使患者发生一过性房室传导阻滞的可能。因此维拉帕米的安全性如何以及其他钙通道阻滞剂是否有类似作用仍有待观察。

（5）血小板糖蛋白（GP）Ⅱb/Ⅲa 受体拮抗剂（GPI）：GPI 通过与血小板膜上 GPⅡb/Ⅲa 受体结合，使其不能与纤维蛋白原结合，从而抑制血小板聚集。GPI 的作用靶位是血小板聚集的最后阶段，可显著减少血小板表面的具有功能的 GPⅡb/Ⅲa 受体，阻断其与凝血因子 I 的结合，从而抑制血小板聚集。目前通过美国 FDA 批准的 GPI 有 3 种，分别为 Abciximab（阿昔单抗）、Eptifibatide（依替非特）和 Tirofiban（替罗非班），都是静脉制剂。不同的 GPI 的药代学和药动学特点不尽相同。由于其独特的作用机制，GPI 是目前所认识的最有效的抗血小板药物。它通过阻断血小板聚集的最终共同通路，彻底抑制血小板聚集，而发挥降低无复流的作用。目前，已有部分小规模临床研究提示，通过增加合适的应用剂量，提前应用和增加冠脉内给药可能会有助于进一步改善 GPI 疗效。但是，由于缺少大规模的临床试验，对其应用时间、给药方式、剂量及远期预后等有待进一步研究。

（6）他汀类药物：他汀类药物是临床应用的一线调脂药，除了调脂作用外，还具有抗炎、稳定斑块、抗氧化应激、减少氧自由基的产生等作用。研究显示，他汀能显著降低急性心肌梗死再灌注后血浆及心肌组织中内皮素 -1 的水平，考虑他汀可能是通过保护内皮细胞、改善微循环，减少无复流的发生。

（7）内皮素受体拮抗剂：ET 是一种内皮产生的血管收缩性肽类物质，其中 ET-l 最具生理学活性。静脉内注射后先有短暂的血管扩张继之以持续性的血压升高。这种升压反应是继发于外周阻力增加而不伴有心率和心输出量上升，这一效应可以被内皮素受体拮抗剂所阻断。在其直接缩血管作用以外，ET-1 还可以放大其他缩血管活性物质（诸如去甲肾上腺素和五羟色胺）的作用。因此 ET-1 在调节血管反应性方面扮演了重要的角色，研究发现血浆 ET-1 水平能预测直接 PCI 后血管造影无复流的发生，提示 ET-1 受体拮抗剂在冠脉无复流治疗中可能有益，但仍需要进一步研究。

随着对无复流现象的深入研究，临床上可进一步有效预防和治疗无复流的发生，从而实现心肌水平的再灌注，对提高 PCI 疗效及改善患者预后具有重要意义。

第九节　对比剂诱发的急性肾损伤

自 Alwall 等首次报道了对比剂肾病（contrast-induced nephropathy，CIN），人们对其发病机制、预防措施、治疗手段等方面的研究，至今已有 60 余年的历史。随着对该病发病机制的深入研究，目前专家学者建议采用对比剂诱发的急性肾损伤（contrast-induced acute kidney injury，CIAKI）代替以往的对比剂肾病。CIAKI 已成为医院获得性肾衰竭的一个重要的可逆性和暂时性原因，根据患者的危险因素、使用对比剂类型和剂量以及放射性治疗的类型，其发生率为 0~24%。目前，CIAKI 已位列医源性急性肾损伤的第 3 位，占全部医院获得性肾衰竭的 11%，仅次于肾毒性药物应用及肾脏灌注不足所致肾功能损伤，同时也已成为 PCI 术后第三大并发症。研究显示 CIAKI 可能延长住院时间，增加治疗费用，且增加 PCI 术后患者 1 年的总死亡率。大多数情况下 CIAKI 表现为非少尿性和 / 或无症状性的肾功能恶化，容易被忽略。目前除血液透析外 CIAKI 尚无确切有效的疗法，因此，早期评估和防治尤为重要。

一、定义

国际上对于 CIAKI 的诊断目前尚无统一标准。由欧洲泌尿生殖放射协会（European Society of Urogenital Radiology，ESUR）提出的诊断标准为：排除其他影响肾功能的原因的情况下，使用对比剂后 3 天内，血清肌酐水平（serum creatinine，Scr）绝对值升高≥0.5mg/dl（44.2μmol/L）或较基础值升高≥25%。随后，《改善全球肾脏病预后指南》（Kidney Disease：Improving Global Outcomes，KDIGO）又提出了更为严格的标准：48h 内 Scr 较基础值增加 0.3mg/dl（26.5μmol/L）或升高至基线值的 1.5 倍以上（当基线已知或推测该项改变发生在过去 1 周以内）或尿量 <0.5ml/（kg·h）持续6h 以上。目前临床应用最广泛的定义为：在排除其他原因的情况下，使用对比剂后 3 天，Scr 升高超过原有基础值的 25% 或绝对值升高 0.5mg/dl（44.2μmol/L）以上，这个定义对 CIAKI 患者的主要不良事件和死亡率具有良好的预测性。虽然Scr 是临床上诊断 CIAKI 最常用的指标，但易受性别、年龄、体重、营养情况、运动状态等诸多非肾性因素影响，且 Scr 只有在肾单位大量损伤时才出现一定程度的升高，变化比较滞后，因此有学者建议把估算的肾小球滤过率值（eGFR）作为 CIAKI 的诊断指标。一般而言，eGFR<60ml/（min·1.73m²）的糖尿病患者，其 CIAKI 风险增加近 5%~10%。因此，对于此类患者应采取合适的措施以减轻血管造影可能带来的不良影响。

由于 CIAKI 的定义及诊断标准、使用的对比剂种类及剂量、研究对象是否合并危险因素、研究类型是前瞻性还是回顾性、研究对象是否采取预防措施等各不相同，各中心对 CIAKI 发病率报道差异较大。一项回顾性研究发现，由于 CIAKI 的定义及诊断标准不一致，CIAKI 的发生率有所不同（8%~23%）。国外一项研究报道显示，不合并危险因素的患者 PCI 术后 CIAKI 发病率为0.6%~6%，但在合并高龄、既往有慢性心衰、慢性肾脏疾病、糖尿病、AMI 病情较危重的患者，发病率高达 20%，在同时合并多个危险因素的极高危人群中，发病率甚至高达 40%~90%。国内一项纳入 2 500 例 PCI 患者的回顾性研究结果显示，CIAKI 的发病率为 6.69%。

二、发病机制

CIAKI 的发病机制复杂，目前尚未完全阐明，多种机制共同诱导 CIAKI。肾内血管痉挛、活性氧产生和肾小管直接损伤是导致 CIAKI 的主要因素。以下是目前国内外普遍认可的机制：

（一）肾脏血流动力学变化导致肾髓质缺血缺氧

对比剂初入人体后血浆渗透压升高，血容量快速增加，肾血管出现暂时性扩张，时间约20min，随后因为渗透性利尿，血容量快速减少，反射性刺激肾素、血管紧张素等缩血管物质的释放，开始长达 4h 以上的痉挛性肾血管收缩，导致肾血流量及肾小球滤过率降低；加之对比剂高渗作用，致使肾髓质的钠水转运负荷增加，加重了髓质的能量代谢以及耗氧，从而引发了 CIAKI。

（二）对比剂对肾小管上皮细胞的直接损伤

对比剂对肾小管上皮细胞有直接的毒副作用。虽然新型非离子型对比剂渗透压明显降低，但仍高于血浆渗透压，再加上其高黏滞的特点，共同导致肾小管上皮细胞线粒体的完整性被破坏，细胞缺乏足够能量供应，细胞膜内外钙离子失衡，细胞正常代谢受到干扰，最终肾小管上皮细胞出现空泡变性、凋亡、肾间质炎症进而引发 CIAKI。另外，对比剂进入人体后，肾血流动力学立即发生变化，肾实质缺血缺氧，反射性激活黄嘌呤氧化酶，进而分解腺苷，活性氧产生，细胞膜在活性氧作用下完整性被破坏，脂质过氧化物明显增加，最终细胞微环境稳态被打破，进一步诱导细胞凋亡，肾小管上皮细胞直接损伤。

（三）肾小管阻塞

对比剂的高渗性特征浓缩尿液，尿液浓缩后尿酸盐和草酸盐浓度短期内快速升高后结晶析出堵塞肾小管，最终肾小管损伤。对比剂直接作用于肾小管上皮细胞使得尿调节素［又称塔-霍二氏蛋白（Tamm-Horsfall protein）］分泌增加，与在活性氧作用下坏死、脱落的上皮细胞结合成胶状物，堵塞肾小管造成肾功能损伤。

（四）其他

内皮祖细胞数量减少与 CIAKI 有关。作为内皮细胞的前体细胞，内皮祖细胞通常存在于骨髓中，多在病理因素刺激下从骨髓动员到外周血参与修复损伤血管。

三、危险因素及其评估

（一）相关危险因素

CIAKI 是对比剂的严重不良反应，一旦发生，患者住院时间明显延长且预后差，所以明确其发生、发展的危险因素，采取相应措施阻止它的发生及发展有着重要意义。目前，国内外较公认的 CIAKI 危险因素包括糖尿病合并慢性肾病（CKD≥3 期）、高龄、有效血管容积减少（慢性心力衰竭、肝硬化或异液体丢失等导致）、低血压、大剂量对比剂和高渗性物质应用、联合使用常用药物（利尿剂、血管紧张素转换酶抑制剂、非甾体抗炎药、氨基糖苷类抗生素、钙调神经磷酸酶抑制剂等）、肾移植、多发性骨髓瘤、贫血、低蛋白血症、高敏 C 反应蛋白等。有报道急性冠脉综合征的患者接受紧急 PCI 后，CIAKI 的发生率高达 28%。Lindsay 等分析了 5 967 例无肾功能不全病史和基础 Scr 值≤1.2mg/dl 的患者，观察接受 PCI 治疗后，CIAKI（SCr 值上升≥50%）的发生情况以及对患者终点事件的影响。结果发现，CIN 是 PCI 术后 1 年死亡、MI 和靶血管血运重建风险的独立预测因子，其中死亡 OR 值为 2.7（95% 置信区间为 1.5~4.9，$p<0.001$），MI OR 值为 2.0（95% 置信区间为 1.3~3.2，$p=0.001$），靶血管血运重建 OR 值为 1.6（95% 置信区间为 1.1~2.3，$p=0.01$）。

由于对比剂的应用是 CIAKI 发生的诱因，人们一直希望找到能使 CIAKI 发生可能性尽量小的对比剂。目前应用的对比剂按照渗透压分类，分为等渗对比剂和低渗对比剂（实际上是目前常用的相对高渗对比剂）。NEPHRIC 研究入选了 129 例糖尿病合并中重度肾功能不全（SCr 值 1.5~3.5mg/dl）患者，所有患者均接受冠脉或外周血管介入治疗。随机分为 2 组，其中碘克沙醇组 64 例，碘海醇组 65 例。结果显示，碘克沙醇组 CIAKI 的发生率为 3%，而碘海醇组 CIN 的发生率为 26%，两者有显著差异（$p=0.002$）。RECOVER 研究比较了有肾功能不全（Scr 清除率≤60ml/min）的患者接受等渗对比剂（碘克沙醇）和低渗对比剂（碘克酸）后 CIN 发生情况。结果显示，应用碘克沙醇的患者 CIN 的发生率为 7.9%，显著低于应用碘克酸的发生率（17.0%，$p=0.021$）。严重肾功能不全、伴有糖尿病或应用对比剂剂量≥140ml 者碘克沙醇组 CIAKI 的发生率均显著低于碘克酸组，分别为 12.5% vs 53.3%（$p=0.023$）、10.4% vs 26.5%（$p=0.041$）和 9.8% vs 21.3%（$p=0.038$）。多因素分析显示应用碘克酸是发生 CIN 的独立危险因素（OR 值为 2.65，95% 置信区间为 1.11~6.33，$p=0.028$）。McCullough 等对等渗对比剂和低渗对比剂的临床研究进行了荟萃分析，共纳入了 2 727 例患者，结果显示，应用等渗对比剂后 3 天内 Scr 增加值为 0.06mg/dl，低渗对比剂为 0.10mg/dl（$p<0.001$）。在有慢性肾功能不全的患者中，应用等渗对比剂和低渗对比剂 Scr 增加值分别为 0.07mg/dl 和 0.16mg/dl（$p=0.004$）。在

慢性肾功能不全合并糖尿病的患者中，分别为 0.10mg/dl 和 0.33mg/dl（$p=0.003$）。CIAKI 的发生率两组人群对比为 1.4% vs 3.5%（$p<0.001$），其中慢性肾功能不全合并糖尿病患者为 2.8% vs 8.4%（$p=0.003$）。应用低渗对比剂是 CIN 发生独立的预测因素。综合以上等各项研究，指南建议，有慢性肾功能不全的患者接受介入治疗时，应优先选择等渗对比剂。

但是，对这一问题的争论并没有因为结论已经写入指南而停止。2006 年以后，又公布了多个比较等渗对比剂和低渗对比剂的研究。2009 年，Reed 等发表了另一个荟萃分析。该荟萃分析检索了自 1980 年至 2008 年的所有相关研究，最后纳入 16 项（共 2 763 例患者）关于等渗对比剂和低渗对比剂的随机对照研究。结果发现，等渗对比剂组 CIN 的发生率与低渗对比剂无显著差别（RR 值 0.79，95% 置信区间 0.56~1.12，$p=0.189$）。若碘克沙醇与碘克酸、碘海醇比较，应用碘克沙醇能显著降低 CIN 的发生率，统计结果分别为 RR 值 0.58、95% 置信区间为 0.37~0.92（$p=0.022$）和 RR 值 0.19、95% 置信区间为 0.07~0.56（$p=0.002$）。若碘克沙醇与碘帕醇、碘普罗胺和碘氟醇对比，则无显著差异，统计结果分别为 RR 值 1.2、95% 置信区间为 0.66~2.18（$p=0.55$）、RR 值 0.93、95% 置信区间为 0.47~1.85（$p=0.84$）和 RR 值 0.92、95% 置信区间为 0.60~1.39（$p=0.68$）。由此作者得出结论，等渗对比剂与低渗对比剂比较，并不能减少 CIN 的发生。若对低渗对比剂进行进一步分析，则显示不同低渗对比剂与等渗对比剂比较的结果是不同的。作者认为，以往荟萃分析数据分析有偏倚且没有纳入最新的随机对照研究是导致得出等渗对比剂优于低渗对比剂的原因。2009 年美国 ACC/AHA/SCAI PCI 指南更新对以往的建议进行了修改。对慢性肾功能不全的患者，不再直接推荐优先选择等渗对比剂，而是建议可应用等渗对比剂或应用低渗对比剂。中国《含碘对比剂在心血管疾病中临床应用的专家共识（2012）》中指出，对于合并慢性肾脏疾病患者接受冠状动脉造影或 PCI 时，对优先选择何种含碘对比剂不作明确推荐。

临床上一些常用的药物具有肾毒性，可能导

致急性肾损伤,如非甾体类抗炎药(NSAIDs)、选择性 Cox-2 抑制剂、抗生素和化疗药物等。静脉使用对比剂的患者,如果同时使用 4 种或以上肾毒性药物时发生 CIAKI 的风险增加。增强 CT 扫描的患者如果同时使用 NSAIDs,发生 CIAKI 的危险增加。建议 CKD 患者在接受碘对比剂检查期间,应尽量减少肾毒性药物的使用。是否需要停用血管紧张素转换酶抑制剂和血管紧张素 Ⅱ 受体拮抗剂也是被关注的问题,目前的多个研究结果存在矛盾。《2018 年欧洲泌尿生殖放射学会造影后急性肾损伤防治指南》认为,对比剂检查期间不需要停用此类药物。美国食品药品管理局建议,eGFR 在 $30{\sim}60ml/(min \cdot 1.73m^2)$ 之间的患者,接受碘对比剂检查前需要停用二甲双胍。但也有其他学术组织认为,eGFR $\geq 30ml/(min \cdot 1.73m^2)$ 以及没有急性肾损伤的患者,碘对比剂静脉给药或动脉给药,可以继续照常使用二甲双胍。

(二)风险评估

目前,共有 4 种 CIAKI 风险评估模型,分别是 Mehran CIAKI 风险评估系统、Maioli CIAKI 风险评估模型、Chen CIAKI 风险评估模型和 Duan CIAKI 风险评估模型。这 4 个模型涉及的预测因子包括低血压、主动脉内球囊反搏术、充血性心力衰竭、高龄、贫血、糖尿病、对比剂剂量、肾功能、心肌梗死、左心室射血分数、高密度脂蛋白、急诊 PCI、72h 内进行过 1 次 PCI 或 CAG、直接 PCI、N-末端脑钠肽前体和超敏 C 反应蛋白。除 Mehran CIAKI 风险评估系统为术后风险评估外,其他 3 个模型均为术前 CIAKI 风险评估。Mehran CIAKI 风险评估系统是目前较有影响力的 CIAKI 风险评估模型,已有对其进行外部验证和推广的报道;Maioli CIAKI 风险评估模型对肾损伤患者也具有预测价值;Chen CIAKI 风险评估模型的评估对象为亚洲人群;Duan CIAKI 风险评估模型纳入了 CIAKI 高敏感生物标志物 N-末端脑钠肽前体和超敏 C 反应蛋白。上述模型均存在一定的局限性,均无临床应用证据。

四、防治措施

迄今为止,还没有明确的 CIAKI 管理指南和治疗措施。所以,预防仍然是这些患者的基石,因此需要仔细分析存在的危险因素并简化预防策略。

(一)水化方案

水化疗法是预防 CIAKI 的有效措施。生理盐水和 1.4% 的碳酸氢钠溶液是临床上最常用的晶体溶液。水化治疗的原理是通过增加血容量,使肾脏血流量增加,同时稀释肾小管及血液中的对比剂,使其浓度降低、停留时间缩短、防止肾小管内结晶形成及对比剂直接毒性作用,而且扩容还可减轻对比剂渗透性利尿的作用。针对应用对比剂的住院患者,在术前 6~12h 制定新的液体治疗方案,即术前根据患者体重按照 $1ml/(kg \cdot h)$ 的标准静脉滴注 0.9% 生理盐水 6~12h,并且术后继续静脉滴注 6~12h。慢性心力衰竭患者液体量应根据医师对于病情的具体评估以及心肺检查结果来调整。补液过程中监测患者尿量变化,并保持尿量在 75~125ml/h。临床研究显示,生理盐水能够产生更好的扩容效果,优于 0.45% 盐水低渗溶液。针对碳酸氢钠溶液的应用争论问题,目前,最大的随机化临床研究并没有显示出碳酸氢钠溶液较生理盐水在降低 CIAKI 发病率方面的任何益处。

(二)抗氧化剂

N-乙酰半胱氨酸(NAC)是 L-半胱氨酸乙酰化物,其富含硫基,代谢产物可作为自由原子团净化剂,体外实验证实其具有直接和间接的抗氧化作用,并且能扩张肾血管;理论上可用于预防 CIAKI。Briguori 等对 183 例患者采用 0.45% 低渗生理盐水行静脉水化,此外治疗组口服 NAC,结果两组的 CIAKI 的发病率没有统计学差异。Marenzi 等将 354 例 AMI 行冠脉造影患者随机接受标准剂量,大剂量 NAC 以及安慰剂治疗,结果显示 NAC 对造影后肾损伤有保护作用,并呈剂量依赖性。关于 NAC 的预防研究并未获得一致的结论,部分原因是研究人群的异质性、对比剂的选择、给药方式等各方面因素的差异,其预防效果有待进一步验证。

(三)他汀类药物

肾髓质缺血过程中,血管紧张素、血管升压素与内皮素均起到一定的作用,他汀类药物可以下调血管紧张素受体的表达并减少内皮素的合成;对比剂通过自由基、补体活化与细胞因子对肾小管直接形成损伤,而他汀类药物也可通过抑制 NF-κB 的活性而起到保护作用。样本量最大的回顾性研究入选了 29 409 例接受 PCI 术的患者,分为他汀组和非他汀组,结果表明,他汀组的 CIAKI 发病率降低(4.37% vs 5.93%,$p<0.001$),需进行透析治疗的比例也下降,术前服用他汀类药物可使 CIAKI 的发生风险显著下降(OR=0.87,95% 置信区间 0.77~0.99)。前瞻性研究也证实了这一观点。TRACK-D 研究纳入了行外周或冠脉介入诊疗的糖尿病合并慢性肾脏病患者 2 998 例,分为瑞舒伐他汀组和对照组。结果表明,瑞舒伐他汀类药物可使 CIAKI 发病率有所下降(2.3% vs 3.9%,$p=0.01$),是 CIAKI 获益的独立保护因素(OR=1.663,95% 置信区间 1.066~2.596,$p=0.03$)。该研究较好地反映了他汀类药物对糖尿病合并

CKD 患者 CIAKI 预防作用的有效性。

(四)透析疗法

所有碘对比剂都可以被血液透析或腹膜透析清除。对于维持性血液透析患者,没有证据表明需要造影后马上透析。不过,为了避免容量超负荷,造影可以选择和透析安排同步进行。不需要为了清除对比剂而进行额外的透析。对于腹膜透析患者,不需要为了清除对比剂而进行血液透析。

总之,对比剂的应用和 CIAKI 的发生是介入医生始终需关注的重要问题。寻找最适合中国患者的对比剂和 CIAKI 的预防、治疗措施,仍是漫长而艰苦的过程,需获得中国患者的数据以指导临床实践。

(韩雅玲　王　斌)

参 考 文 献

[1] Moliterno D J. Healing Achilles—sirolimus versus paclitaxel [J]. N Engl J Med, 2005, 353 (7): 724-727.

[2] Morice M C, Serruys P W, Sousa J E, et al. A randomized comparison of a sirolimus-eluting stent with a standard stent for coronaryrevascularization [J]. N Engl J Med, 2002, 346 (23): 1773-1780.

[3] Moses J W, Leon M B, Popma J J, et al. Sirolimus-eluting stents versus standard stents in patients with stenosis in a native coronary artery [J]. N Engl J Med, 2003; 349 (14): 1315-1323.

[4] Weisz G, Leon M B, Holmes D R Jr, et al. Two-year outcomes aftersirolimus-eluting stent implantation: results from the Sirolimus-Eluting Stent in de Novo Native Coronary Lesions (SIRIUS) trial [J]. J Am Coll Cardiol, 2006, 47 (7): 1350-1355.

[5] Weisz G, Leon M B, Holmes D R Jr, et al. Five-year follow-up aftersirolimus-eluting stent implantation: results of the SIRIUS (Sirolimus-Eluting Stent in De-Novo Native Coronary Lesions) trial [J]. J Am Coll Cardiol, 2009, 53 (17): 1488-1497.

[6] Grube E, Silber S, Hauptmann K E, et al. TAXUS I: six-and twelve-month results from a randomized, double-blind trial on a slow-release paclitaxel-eluting stent for de novo coronary lesions [J]. Circulation, 2003, 107 (1): 38-42.

[7] Colombo A, Drzewiecki J, Banning A, et al. Randomized study to assess the effectiveness of slow-and moderate-release polymer-basedpaclitaxel-eluting stents for coronary artery lesions [J]. Circulation, 2003 (108): 788-794.

[8] Silber S, Colombo A, Banning A P, et al. Final 5-year results of the TAXUS II trial: a randomized study to assess the effectiveness of slow-and moderate-release polymer-based paclitaxel-eluting stents for de novo coronary artery lesions [J]. Circulation, 2009, 120: 1498-1504.

[9] Stone G W, Ellis S G, Cox D A, et al. A polymer-based, paclitaxel eluting stent in patients with coronary artery disease [J]. N Engl J Med, 2004, 350 (3): 221-231.

[10] Ellis S G, Stone G W, Cox D A, et al. Long-term safety and efficacy with paclitaxel-eluting stents: 5-year final results of the TAXUS IV clinical trial (TAXUS IV-SR: Treatment of de novo coronary diseaseusing a single paclitaxel-eluting stent)[J]. J Am Coll Cardiol Intv, 2009, 2 (12): 1248-1259.

[11] Stone G W, Ellis S G, Cannon L, et al. Comparison of a polymerbasedpaclitaxel-eluting stent with a bare metal stent in patients with complex coronary artery disease: a randomized controlled trial [J]. JAMA, 2005, 294 (10): 1215-1223.

[12] Ellis S G, Cannon L, Mann T, et al. Final 5-year outcomes from the TAXUS V de novo trial: long-term safety and effectiveness of thepaclitaxel-eluting TAXUS

stent in complex lesions[J]. Am J Cardiol, 2009, 104 (6): 135D.

[13] Dawkins K D, Grube E, Guagliumi G, et al. Clinical efficacy of polymer-based paclitaxel-eluting stents in the treatment of complex, long coronary artery lesions from a multicenter, randomized trial: support for the use of drug-eluting stents in contemporary clinical practice [J]. Circulation, 2005, 112(21): 3306-3313.

[14] Grube E, Dawkins K, Guagliumi G, et al. TAXUS VI final 5-year results: a multicentre, randomised trial comparing polymer-basedmoderate-release paclitaxel-eluting stent with a bare metal stent for treatment of long, complex coronary artery lesions[J]. Euro Intervention, 2009, 4(5): 572-577.

[15] Stone G W, Lansky A J, Pocock S J, et al. Paclitaxel-eluting stent sversus bare-metal stents in acute myocardial infarction[J]. N Engl J Med, 2009, 360: 1946-1959.

[16] Laarman G J, Suttorp M J, Dirksen M T, et al. Paclitaxel-elutingversus uncoated stents in primary percutaneous coronary intervention[J]. N Engl J Med, 2006, 355(11): 1105-1113.

[17] Dirksen M T, Vink M A, Suttorp M J, et al. Two years follow-up after primary PCI with a paclitaxel-eluting stent versus a bare-metal stent for acute ST-elevation myocardial infarction(the PASSION trial): a follow-up study[J]. Euro Intervention, 2008, 4(1): 64-70.

[18] Erglis A, Narbute I, Kumsars I, et al. A randomized comparison of paclitaxel-eluting stents versus bare-metal stents for treatment of unprotected left main coronary artery stenosis[J]. J Am Coll Cardiol, 2007, 50(6): 491-497.

[19] Ong A T, Serruys P W, Aoki J, et al. The unrestricted use of paclitaxel-versus sirolimus-eluting stents for coronary artery diseasein an unselected population: one-year results of the Taxus-Stent Evaluated at Rotterdam Cardiology Hospital(T-SEARCH) registry [J]. J Am Coll Cardiol, 2005, 14(7): 1135-1141.

[20] Daemen J, Keiichi T, Kristensen S D, et al. Two-year clinical follow-up of the unrestricted use of the paclitaxel-eluting stent compared with the sirolimus-eluting stent as part of the Taxus-Stent Evaluated at Rotterdam Cardiology Hospital(T-SEARCH) registry [J]. Euro Intervention, 2006, 2(3): 330-337.

[21] Turco M A, Ormiston J A, Popma J J, et al. Polymer-based, paclitaxeleluting TAXUS Liberte stent in de novo lesions: the pivotal TAXUSATLAS trial. J Am Coll Cardiol, 2007, 49(16): 1676-1683.

[22] Turco M A, Ormiston J A, Popma J J, et al. Reduced risk of restenosisin small vessels and reduced risk of

myocardial infarction in longlesions with the new thin-strut TAXUS Liberte stent: 1-year results from the TAXUS ATLAS program[J]. J Am Coll Cardiol Intv, 2008, 1(6): 699-709.

[23] Turco M A. TCT-380: TAXUS ATLAS Small Vessel and TAXUSATLAS Long Lesion trials. Long-term benefit of TAXUS Libertéversus TAXUS Express in small vessels and long lesions[J]. Am Jcardiol, 2009, 104(6): 141D.

[24] Nordmann A J, Briel M, Bucher H C. Mortality in randomized control ledtrials comparing drug-eluting vs. bare metal stents in coronary artery disease: a meta-analysis[J]. Eur Heart J, 2006, 27(23): 2784-2814.

[25] Garg S, Serruys P W. Benefits of and safety concerns associated with drug-eluting coronary stents[J]. Expert Rev Cardiovasc Ther, 2010, 8(3): 449-470.

[26] Han Y L, Zhang L, Yang L X, et al. A new generation of biodegradable polymer-coated sirolimus-eluting stents for the treatment of coronary artery disease: final 5-year clinical outcomes from the CREATE study[J]. Euro Intervention, 2012, 8(7): 815-822.

[27] Han Y, Jing Q, Li Y, et al. Sustained clinical safety and efficacy of a biodegradable-polymer coated sirolimus-eluting stent in "real-world" practice: three-year outcomes of the CREATE(Multi-Center Registry of EXCEL Biodegradable Polymer Drug Eluting Stents) study[J]. Catheter Cardiovasc Interv, 2012, 79: 211-216.

[28] Han Y, Jing Q, Xu B, et al. Safety and efficacy of biodegradable polymer-coated sirolimus-eluting stents in "real-world" practice: 18-month clinical and 9-month angiographic outcomes[J]. JACC Cardiovasc Interv, 2009, 2(4): 303-309.

[29] Li Y, Han Y, Zhang L, et al. Clinical efficacy and safety of biodegradable polymer-based sirolimus-eluting stents in patients with diabetes mellitus: Insight from the 4-year results of the CREATE study[J]. Catheter Cardiovasc Interv, 2013, 81(7): 1127-1133.

[30] Zhang L, Qiao B, Han Y L, et al. Gender difference on five-year outcomes of EXCEL biodegradable polymer-coated sirolimus-eluting stents implantation: results from the CREATE study[J]. Chin Med J(Engl), 2013, 126(6): 1039-1045.

[31] Windecker S, Serruys P W, Wandel S, et al. Biolimus-eluting stent with biodegradable polymer versus sirolimus-eluting stent with durable polymer for coronary revascularisation (LEADERS): a randomized non-inferiority trial[J]. Lancet, 2008, 372(9644): 1163-1173.

[32] Barlis P, Regar E, Serruys P W, et al. An optical

coherence tomography study of a biodegradable vs. durable polymer-coated limuseluting stent: a LEADERS trial sub-study[J]. Eur Heart J, 2010, 31(2): 165-176.

[33] Basalus M W, Ankone M J, van Houwelingen G K, et al. Coating irregularities of durable polymer-based drug-eluting stents as assessed by scanning electron microscopy[J]. Euro Intervention, 2009, 5(1): 157-165.

[34] Otsuka Y, Chronos N A, Apkarian R P, et al. Scanning electron microscopic analysis of defects in polymer coatings of three commercially available stents: comparison of Biodiv Ysio, Taxus and Cypher stents[J]. J Invasive Cardiol, 2007, 19(2): 71-76.

[35] Wessely R, Hausleiter J, Michaelis C, et al. Inhibition of neointima formation by a novel drug-eluting stent system that allows for dose-adjustable, multiple, and on-site stent coating[J]. Arterioscler Thromb Vasc Biol, 2005, 25(4): 748-753.

[36] Claessen B E, Beijk M A, Legrand V, et al. Two-year clinical, angiographic, and intravascular ultrasound follow-up of the XIENCE V Everolimus-Eluting Stent in the Treatment of Patients With De Novo Native Coronary Artery Lesions: the SPIRIT Ⅱ trial[J]. CircCardiovascInterv, 2009, 2(4): 339-347.

[37] Aoki J, Abizaid A C, Ong A T, et al. Serial assessment of tissue growth inside and outside the stent after implantation of drug-eluting stent in clinical trials. Does delayed neointimal growth exist? [J]. Euro Intervention, 2005, 1(13): 235-255.

[38] Ormiston J A, Serruys P W, Regar E, et al. A bioabsorbable everolimus-eluting coronary stent system for patients with single de-novo coronary artery lesions (ABSORB): a prospective open-label trial[J]. Lancet, 2008, 371(9616): 899-907.

[39] Serruys P W, Ormiston J A, Onuma Y, et al. A bioabsorbableeverolimus-eluting coronary stent system (ABSORB): 2-year outcomes and results from multipleimaging methods[J]. Lancet, 2009, 373: 897-910.

[40] Serruys P W, Onuma Y, Ormiston J A, et al. Evaluation of the second generation of a bioresorbableeverolimus drug-eluting vascular scaffold for treatment of de novo coronary artery stenosis six-month clinical and imaging outcomes[J]. Circulation, 2010(122): 2301-2312.

[41] Liang Z Y, Han Y L, Zhang X L, et al. The impact of gene polymorphism and high on-treatment platelet reactivity on clinical follow-up: outcomes in patients with acute coronary syndrome after drug-eluting stent implantation[J]. Euro Intervention, 2013, 9(3): 316-327.

[42] Killu A M, Wright R S, Kopecky S L. Questions and answers on proper peri-operative management of antiplatelet therapy after coronary stent implantation to prevent stent thrombosis[J]. Am J Cardiol, 2013, 112(7): 1046-1050.

[43] Yang D C, Swaminathan R V, Kim L K, et al. Pharmaco-therapy for the reduction of stent thrombosis[J]. Expert Rev Cardiovasc Ther, 2013, 11(5): 567-576.

[44] Gogas BD, Garcia-Garcia HM, Onuma Y, et al. Edge vascular response after percutaneous coronary intervention: an intracoronary ultrasound and optical coherence tomography appraisal: from radioactive platforms to first-and second-generation drug-eluting stents and bioresorbable scaffolds[J]. JACC Cardiovasc Interv, 2013, 6(3): 211-221.

[45] Athappan G, Ponniah T, Jeyaseelan L, et al. True coronary bifurcation lesions: meta-analysis and review of literature[J]. J Cardiovasc Med(Hagerstown), 2010, 11(2): 103-110.

[46] Louvard Y, Thomas M, Dzavik V, et al. Classification of coronary artery bifurcation lesions and treatments: time for a consensus! [J]. Catheter Cardiovasc Interv, 2008, 71(2): 175-183.

[47] Steigen T K, Maeng M, Wisteh R, et al. Randomized study on simple versus complex stenting of coronary artery bifurcation lesions: the Nordic bifurcation study [J]. Circulation, 2006, 114(18): 1955-1961.

第二十六章 冠心病抗栓治疗的现状与展望

冠心病（CAD）是全身动脉粥样硬化疾病的一部分,其血栓形成多与粥样硬化斑块表面损伤、糜烂、破裂有关,故又称动脉粥样硬化血栓形成。抗血栓治疗是 CAD 患者血栓并发症临床防治的重点,根据血栓形成机制的不同,CAD 的抗血栓治疗又分为抗血小板治疗和抗凝治疗两部分,本章分别进行阐述。

第一节 冠心病抗血小板
治疗的现状与展望

一、常用抗血小板治疗药物

1. 环氧酶（COX）-1 抑制剂

（1）阿司匹林:阿司匹林不可逆抑制 COX-1,从而干扰花生四烯酸生成血栓素 2,发挥抑制血小板的作用。大量研究结果表明长期服用阿司匹林可显著降低冠心病患者的血栓事件（包括心肌梗死、卒中及心血管死亡）发生率,尽管近年对阿司匹林在冠心病一级预防中的地位颇多质疑,但其在冠心病二级预防中仍是抗血小板治疗的基石。阿司匹林最主要的临床副作用为胃肠道症状和出血,与 P2Y$_{12}$ 抑制剂联用时,出血风险呈剂量依赖性。所有无禁忌证的冠心病患者,均应长期口服阿司匹林 75~100mg、1 次 /d。

（2）吲哚布芬:通过可逆性抑制 COX-1 发挥作用,还兼有抑制凝血因子Ⅱ和Ⅹ的作用。与阿司匹林相比,吲哚布芬对前列腺素抑制率较低,胃肠道反应小、出血风险较低,可作为阿司匹林过敏、不耐受或胃肠道反应较大患者的替代治疗。负荷剂量 200mg,维持剂量 100mg,2 次 /d。

2. P2Y$_{12}$ 受体抑制剂

（1）氯吡格雷:属噻吩吡啶类衍生物,为前

体药物,本身不具有抗血小板活性,需经肝脏酶系统细胞色素 P450 氧化,其活性代谢产物与血小板表面二磷酸腺苷（ADP）受体 P2Y$_{12}$ 不可逆结合,阻断 ADP 对腺苷环化酶的抑制作用,进而影响和阻碍 ADP 介导的糖蛋白（GP）Ⅱb/Ⅲa 复合物的活化,产生较强的抗血小板聚集作用。氯吡格雷的安全性显著优于前一代 P2Y$_{12}$ 抑制剂噻氯匹啶,临床上多在阿司匹林基础上服用,用以预防 ACS 和 / 或经皮冠状动脉介入（PCI）术后患者的血栓（含支架内血栓）事件。负荷剂量 300~600mg,维持剂量 75mg,1 次 /d。

（2）替格瑞洛:属环戊烷三唑嘧啶类药物,为非前体类药物,本身及其主要代谢产物均具抗血小板活性。替格瑞洛与 P2Y$_{12}$ 受体可逆性结合,具有作用强、起效快、变异率低的优点,在降低 ACS 患者血栓事件风险方面优于氯吡格雷,但出血风险亦增高。替格瑞洛的主要副作用包括呼吸困难、心动过缓、血清肌酐和尿酸水平升高等,可能与其抑制红细胞对腺苷的摄取有关。上述副作用不致引起严重的临床后果,但对治疗依从性有一定影响。目前替格瑞洛主要用于血栓风险较高而出血风险较低的 ACS 患者,负荷剂量 180mg,维持剂量 90mg,2 次 /d。另有 60mg 剂型、2 次 /d,用于心肌梗死后 1~3 年且合并缺血高危因素的患者。

（3）坎格瑞洛:为静脉用 P2Y$_{12}$ 抑制剂,注射后 1 分钟即起效,仅在静脉滴注期间起效,停药 1 小时后血小板恢复正常。坎格瑞洛多用于未经口服 P2Y$_{12}$ 抑制剂或血小板糖蛋白（GP）Ⅱb/Ⅲa 受体拮抗剂治疗的 PCI 患者,以预防急性血栓形成。副作用包括呼吸困难、潜在的肾损害及过敏。负荷量 30μg/kg 静脉注射,维持剂量 4μg/（kg·min）静脉滴注至少 2 小时或至 PCI 结束。

3. GP Ⅱb/Ⅲa 受体拮抗剂（GPI） 通过阻

止纤维蛋白原与血小板 GP Ⅱb/Ⅲa 受体结合，从而阻断血小板的交联和聚集。此类药物包括阿昔单抗、替罗非班和依替巴肽等，均为注射制剂，目前国内主要应用替罗非班。由于纤维蛋白原与血小板 GP Ⅱb/Ⅲa 受体结合是血小板血栓形成的最后共同通路，故 GPI 的抗血小板作用较当前其他抗血小板药物更强，但出血风险亦高。目前推荐替罗非班用于常规治疗后缺血症状仍难以控制的高危 ACS 患者，尤其伴肌钙蛋白升高或糖尿病者，或于 PCI 围手术期临时用于血栓负荷较重者，不推荐 PCI 术前常规应用。负荷剂量于静脉弹丸注射 25μg/kg，维持量 0.15μg/（kg·min），不超过 36h。用药期间实时监测血红蛋白及血小板计数，密切观察临床出血情况。

4. 磷酸二酯酶抑制剂　代表性药物为西洛他唑，通过抑制磷酸二酯酶Ⅲ的活性及腺苷的再摄取、增加胞内环磷酸腺苷浓度发挥抗血小板聚集、扩张血管、抑制血管内膜病理性增殖等作用，目前主要用于外周动脉闭塞性疾病的治疗，临床上也用作二线抗血小板治疗，高危 ACS 患者（如糖尿病、复杂病变 PCI、氯吡格雷治疗后血小板高反应性）可在双联抗血小板治疗（DAPT）基础上联用西洛他唑，也可用于阿司匹林过敏、不耐受时的替代治疗。其扩血管作用可导致心悸、头晕、头痛等常见副作用，可作为合并心动过缓患者的治疗选择。维持剂量 200mg、2 次/d，副作用明显时可暂时减量至 100mg、2 次/d。

二、缺血和出血风险评估

充分评估缺血和出血风险是冠心病抗血小板治疗临床决策的前提和基础。既往有大量研究探讨冠心病患者缺血和出血的危险因素和量化评分工具，但迄今为止，仍缺乏成熟、准确的手段。

1. 与缺血或出血风险相关的临床特征　既往文献报道临床常见的高缺血风险因素包括：ACS 急性期、既往心肌梗死或卒中史、高龄、肾功能不全、糖尿病、贫血、左室功能障碍、冠脉多支病变、复杂冠状动脉 PCI（如左主干、分叉、弥漫长病变）等；高出血风险因素包括：高龄、女性、肾功能不全、慢性心力衰竭、血小板减少或抗血小板治疗后抑制过度、贫血、低体重指数、合用新型口服抗凝药（new oral anticoagulant，NOAC）等，可供临床

初步判断缺血和出血风险。

由于抗血小板药物的特殊性，在确保抗栓疗效的前提下，出血风险的识别和处理是最棘手的临床问题。近年高出血风险学术研究联合会（ARC-HBR）通过回顾文献，提出判断 PCI 后高出血风险的 14 条主要标准和 6 条次要标准（表 26-1），其中符合 1 条主要标准或至少 2 条次要标准者定义为高出血风险 PCI 患者（1 年 BARC 3~5 型大出血风险 >4% 或颅内出血风险 >1%），可供临床决策参考。

2. 风险评分工具　除临床因素外，近年从临床研究中衍生出多个用于评估接受抗血小板治疗患者长期缺血和出血风险的评分工具（表 26-2），但迄今为止，各评分工具均存在人群普适性不佳、预测效率不高的缺陷，在抗血小板治疗决策中的作用还有待验证，目前仅 ESC《双联抗血小板治疗指南》建议可考虑使用 DAPT 评分和 PRECISE-DAPT 评分辅助 DAPT 时长的决策（Ⅱb 类推荐）。其他经典的缺血和出血评分工具如 GRACE 评分、TIMI 评分、CRUSADE 评分等，由于推导人群并不是全部接受抗血小板治疗的人群，其用于抗血小板治疗决策的可靠性更不理想。

3. 血小板功能检测　随着 PCI 的普及和 DAPT 的大规模应用，很多临床研究报道不同个体对抗血小板药物治疗（尤其是氯吡格雷）的反应差异很大，其中血小板低反应者（血小板聚集抑制率下降）血栓性事件发生风险可能较高，而高反应者（血小板聚集抑制率升高）则可能引发高出血风险。因此，有学者提出可将血小板功能检测作为评价血栓和出血事件风险的方法，进而用来指导个体化抗血小板治疗。

POPULAR 等研究表明，接受氯吡格雷治疗时的血小板反应性对缺血和出血事件有中等程度的预测价值。早期 ARCTIC、GRAVITAS 等大样本、多中心随机对照研究表明，血小板功能指导的 DAPT 升阶方案与标准氯吡格雷 DAPT 方案相比，对减少缺血事件并无助益。由于上述研究入选的多为低危 CAD 患者，因此其结果受到很大挑战。其后 ANTARCTIC 研究入选 75 岁以上高龄患者、TROPICAL-ACS 纳入高危 ACS 患者，但在这两项研究中，血小板功能指导的个体优化抗血小板治疗仍不能带来获益。在其他一些注册研究

表 26-1　高出血风险学术研究联合会定义的 PCI 高出血风险标准

主要标准	次要标准
长期使用口服抗凝药	年龄≥75 岁
严重或终末期慢性肾病［eGFR<30ml/（min·1.73m²）］	中度慢性肾病［eGFR 30~59ml/（min·1.73m²）］
血红蛋白 <110g/L	男性血红蛋白 110~129g/L，女性血红蛋白 110~119g/L
6 个月内发生过需要住院或输血治疗的自发性出血，或任意时间的复发出血	过去 12 个月内需要住院或输血的自发性出血，但未达到主要标准
中重度基线血小板减少（血小板计数 <100×10⁹/L）	长期使用非甾体抗炎药或类固醇
慢性出血倾向	
肝硬化伴门静脉高压	
12 个月内诊断及 / 或需要治疗的恶性肿瘤（除外非黑色素瘤皮肤癌）	
既往自发性颅内出血（任何时间） 12 个月内的创伤性颅内出血 脑血管畸形 6 个月内的中重度缺血性卒中	任何时间发生的缺血性卒中，未达到主要标准
接受 DAPT 期间不能延期的大手术	
PCI 术前 30 天内进行过大手术或遭受大的创伤	

注：eGFR. 估算的肾小球滤过率，DAPT. 双联抗血小板治疗，PCI. 经皮冠状动脉介入治疗。

表 26-2　接受抗血小板治疗患者的长期缺血和出血风险评分工具

	DAPT 评分	PARIS 评分	PRECISE-DAPT 评分	BleeMACS 评分	OPT-CAD 评分
推导数据来源	DAPT 随机对照研究	PARIS 注册研究	8 项随机对照研究	BleeMACS 注册研究	OPT-CAD 注册研究
推导样本例数	11 648	4 190	14 963	15 401	14 032
研究人群	PCI 后 12 个月稳定或无事件的患者	稳定或不稳定的 PCI 患者	稳定或不稳定的 PCI 患者	接受 PCI 的 ACS 患者	任何类型冠心病且接受至少一种抗血小板药物治疗的患者
预测出血风险	是	是	是	是	否
预测缺血风险	是	是	否	否	是
评估时间窗	PCI 后 1 年	PCI 时	PCI 时	PCI 时	出院前或门诊
抗血小板治疗决策切点值	≥2 分提示缺血高危，长期 DAPT	无	≥25 分提示出血高危，短期 DAPT	无	无

注：DAPT. 双联抗血小板治疗，PCI. 经皮冠状动脉介入治疗，ACS. 急性冠状动脉综合征。

或小样本 / 单中心的随机对照研究中,血小板功能指导的个体化抗血小板治疗在减少缺血事件方面表现出一定程度的获益,但由于其研究设计的固有缺陷,证据水平相对较低。

综上,目前对于血小板功能检测指导的个体化抗血小板治疗仍存在争议,主流的意见并不支持常规进行血小板功能检测以决定治疗策略,但在特定的情况下,具备高缺血风险因素的患者[如 ACS,多支弥漫病变合并糖尿病,≥3 个支架植入,分叉病变植入 2 个支架(尤其是左主干病变),支架总长度 >60mm,CTO 病变 PCI,既往足量抗血小板治疗下出现支架内血栓]可以进行血小板功能指导的 DAPT 升阶治疗;而高出血风险患者(如:既往大出血 / 既往出血性卒中,贫血,双通路抗栓治疗过程中出现临床有意义的出血)在考虑降阶治疗(从强效 $P2Y_{12}$ 抑制剂转换为氯吡格雷)之前可以进行血小板功能以评估治疗的可行性和风险。

4. 细胞色素 P450(CYP)2C19 基因分型检测　CYP 2C19 是很多药物在肝脏代谢的共同通路。氯吡格雷为前体药,需经肝脏 CYP 酶(以 CYP 2C19 为主)代谢为活化产物而发挥作用,因此,其抗血小板作用受 CYP 2C19 基因多态性影响较大。目前已知 CYP 2C19 基因存在至少 14 种突变基因、18 种等位基因,其中 *1 为野生型等位基因,*1 等位基因纯合子(*1/*1)对氯吡格雷代谢无影响,称为快速代谢型;*2、*3 为最常见的功能缺失型(LOF)等位基因,显著减慢氯吡格雷的代谢,其中一个 *1 等位基因与一个 LOF 等位基因(*2 或 *3)构成的杂合子称为中间代谢型,两个 LOF 等位组成的纯合子或杂合子(*2/*2,*3/*3 或 *2/*3)称为慢代谢型;*17 为唯一的功能获得型(GOF)等位基因,加速氯吡格雷的代谢,*17 杂合子或纯合子(*1/*17,*17/*17)称为超快代谢型。研究表明,在东亚人群中,CYP 2C19 中间代谢型和慢代谢型的总体比例为 52%~57% 之间,远高于高加索人群的 27%~33%。

既往研究表明,CYP 2C19 中间代谢型和慢代谢型与长期缺血事件风险增加显著相关,加上床旁快速基因诊断设备的普及,使得 CYP2C19 基因分型指导的个体化抗血小板治疗成为相关领域的一个研究热点。TAILOR-PCI 研究入选择期

或 ACS 后行 PCI 的患者,常规治疗组接受氯吡格雷治疗并在术后 12 个月时进行 CYP2C19 基因检测,基因指导治疗组则先进行基因检测后根据结果接受 DAPT,即 CYP2C19 LOF 等位基因携带患者接受替格瑞洛治疗,否则接受氯吡格雷;初步结果分析表明相较于 PCI 后传统的氯吡格雷治疗,基因指导下个体化 $P2Y_{12}$ 受体抑制剂治疗方案并不能显著降低 CAD 患者 PCI 后 1 年的缺血风险。POPULAR Genetics 研究入选接受直接 PCI 的 ST 段抬高型心肌梗死(STEMI)患者,随机接受基于强效 $P2Y_{12}$ 受体抑制剂的 DAPT 或 CYP 2C19 基因分型检测指导的降级 DAPT(快代谢者强效 $P2Y_{12}$ 受体抑制剂降级为氯吡格雷),结果表明,两组主要终点(12 个月全因死亡、MI、肯定的支架内血栓、卒中及 PLATO 定义主要出血的复合事件)发生率无差别(5.1% vs 5.9%,p=0.40),但基因指导治疗组患者主要出血发生率显著低于对照组(9.8% vs 12.5%,p=0.04)。此外,还有一些小样本随机对照研究或观察研究发现 CYP 2C19 基因分型指导的抗血小板治疗与常规氯吡格雷治疗相比可改善血小板反应性或减少缺血事件风险。

由于迄今为止临床研究的结果并不一致,目前并不推荐常规进行 CYP 2C19 基因分型检测用以指导抗血小板治疗。由于替格瑞洛等强效 $P2Y_{12}$ 抑制剂不受或极少受 CYP 2C19 代谢影响,因此,考虑 $P2Y_{12}$ 抑制剂升阶时无需检测 CYP 2C19 基因型,而考虑 $P2Y_{12}$ 抑制剂降阶治疗时,可根据 CYP 2C19 基因分型检测结果来进行治疗决策。

三、冠心病抗血小板治疗的常见临床问题及研究进展

1. $P2Y_{12}$ 受体抑制剂的选择　大样本随机对照 PLATO 研究的结果表明,ACS 患者在阿司匹林基础上接受替格瑞洛(90mg,2 次 /d)治疗与氯吡格雷(75mg,1 次 /d)相比,可使心性死亡、心肌梗死或卒中的缺血复合终点风险降低 16%,但非 CABG 相关大出血风险明显增高。PEGASUS-TIMI 54 研究纳入 21 162 例既往 1~3 年有心肌梗死病史且存在高危缺血因素的冠心病患者,发现替格瑞洛(90mg,2 次 /d 或 60mg,2 次 /d)联合阿司匹林双抗治疗较阿司匹林单药(中位随访 33 个月)相比降低了 3 年内 MACE,且致命性

出血和非致命性颅内出血发生率没有显著差异。ALPHEUS 研究比较在稳定性冠心病行择期 PCI 患者中使用替格瑞洛或氯吡格雷的疗效和安全性。研究共入选 1 910 例行择期 PCI 的患者，所有患者均有至少一个高危病变特征，48h 时两组主要终点［PCI 相关心肌梗死（4 型）或严重心肌损伤］及大出血发生率无显著差异，但替格瑞洛组小出血发生率显著增高。

基于上述结果，目前普遍的共识是对于非出血高危的 ACS 患者应首选替格瑞洛，而相对稳定的慢性冠状动脉综合征（CCS）患者，建议首先氯吡格雷，仅当缺血风险远高于出血风险（如 1~3 年内发生过心肌梗死且合并其他高危因素，左主干、分叉、血栓性病变等复杂高危病变 PCI 或既往有支架内血栓病史等），可考虑选择替格瑞洛。

在当前国内临床实践中，氯吡格雷的使用比例仍高于替格瑞洛，其主要原因包括：①与高加索人群相比，尽管东亚人群的 CYP2C19 中间代谢型 / 慢代谢型的比例更高，但在接受抗血小板治疗后的临床缺血事件发生率却较低，而出血风险更高，即所谓的"东亚悖论"现象。来自东亚的一些真实世界注册研究并未观察到替格瑞洛相较于氯吡格雷的明显优势。②由于 PCI 器械和技术不断提高，腔内影像学应用日益普遍，二级预防治疗的规范性大幅提高，冠心病血栓事件的总体发生率较前已有明显下降，而出血作为强化抗栓治疗的不良作用，其危害性日渐凸显，受到临床更多的重视。③替格瑞洛的呼吸困难副作用及滋扰性出血的发生率在临床较为常见，对患者的治疗意愿造成一定程度的影响。

近年来国内的真实世界临床研究表明，采用风险评分对 ACS 患者进行分层，可能有助于指导 P2Y$_{12}$ 受体抑制剂的选择。一项单中心大样本注册研究入选 20 816 例 ACS 患者，按照基线出血风险将患者分为高出血风险和低出血风险两个分层，倾向性匹配后的结果表明，在低出血风险患者中，替格瑞洛治疗组的临床净不良事件明显低于氯吡格雷治疗组，而在高出血风险患者中，替格瑞洛的优势不复存在，反而增加出血风险。另一项研究入选 16 343 例 ACS 接受 PCI 治疗的患者，并采用 OPT-CAD 评分对患者的缺血风险进行分层，结果表明，在缺血中高危患者中，替格瑞洛与氯吡格雷相比可显著降低心脑血管缺血事件风险，而在缺血低危患者中，替格瑞洛改善缺血风险的优势并不明显，且出血明显高于氯吡格雷治疗者。

2. P2Y$_{12}$ 受体抑制剂的剂量

（1）双倍氯吡格雷维持量治疗：早年进行的临床研究证实了双倍氯吡格雷剂量在改善特殊高危患者缺血风险方面的获益。CURRENT OASIS-7 研究表明，ACS 患者 PCI 术后早期给予双倍剂量氯吡格雷（150mg/d）治疗（2~7 天），与标准剂量氯吡格雷（75mg/d）相比，可显著减少 30 天缺血事件及支架内血栓风险。国内 PILOT 研究及 CREATIVE 研究表明，对于接受常规剂量氯吡格雷治疗后血小板反应性增高（HPR，即"氯吡格雷抵抗"）的患者，给予双倍剂量氯吡格雷治疗有助于改善血小板反应性。ELEVATE TIMI 56 研究表明，糖尿病患者常需双倍氯吡格雷维持剂量才能达到有效的血小板抑制，可能与其血小板 P2Y$_{12}$ 受体表达增多有关。

近年来，由于强效 P2Y$_{12}$ 受体抑制剂的广泛应用，双倍氯吡格雷维持剂量治疗的策略常被替格瑞洛所替代。此外，对于 HPR 患者，无论是改用强效 P2Y$_{12}$ 受体抑制剂还是合用不同作用机制的抗血小板药（如西洛他唑），其效果均优于双倍剂量氯吡格雷。因此，双倍剂量氯吡格雷剂量治疗在目前更多作为一种备选策略，在强效 P2Y$_{12}$ 受体抑制剂不可获得或不能耐受时，可考虑使用。

（2）强效 P2Y$_{12}$ 受体抑制剂的剂量：由于强效 P2Y$_{12}$ 受体抑制剂的使用常伴有出血风险增高，因此对其剂量的考量多以减少剂量为主。PEGASUS TIMI 54 研究入选心肌梗死后 1~3 年且合并至少一个高危因素的患者，随机接受阿司匹林 + 安慰剂、阿司匹林 + 替格瑞洛（60mg，2 次 /d）或阿司匹林 + 替格瑞洛（90mg，2 次 /d）治疗，结果表明替格瑞洛 60mg 剂量组与 90mg 剂量组相比有一致的缺血获益，主要出血风险略低。THEMIS 研究入选 50 岁及以上 CCS 合并糖尿病的患者，比较阿司匹林 + 替格瑞洛与阿司匹林长期治疗的疗效和安全性。该研究最初采用替格瑞洛 90mg、2 次 /d 的方案，研究中期在审视了 PEGASUS TIMI 54 研究的结果后，将替格瑞洛剂量改为 60mg、2 次 /d。最终结果表明，替格瑞洛在降低血栓事件风险的同时，显著增加了主要出血和颅内出血发生率。上述两项研究表明,在非ACS的缺血高危人群中,低剂量替格瑞洛(60mg、2次/d)可取代常规剂量替格瑞洛(90mg、2次/d)而获得相同的抗缺血效果。

尽管目前指南仍推荐ACS患者使用标准剂量的替格瑞洛,但基于"东亚悖论"现象,国内外学者也在探索低剂量替格瑞洛用于ACS的可行性。PRASFIT-ACS是普拉格雷在日本的上市前研究,该研究发现在日本ACS人群中,使用低剂量普拉格雷(20mg负荷量,3.75mg/d维持量)与氯吡格雷相比可显著降低缺血事件风险,其获益程度与TRITON-TIMI 38研究中常规剂量普拉格雷(60mg负荷量,10mg/d维持量)一致。该研究为低剂量替格瑞洛的探索提供了理论依据。来自国内的一项研究表明,在ACS患者中,替格瑞洛45mg/d与90mg/d相比可获得相同的血小板抑制。国内多中心回顾性SUPERIOR研究表明,两种替格瑞洛低剂量方案(45mg,2次/d和90mg,1次/d)与常规方案相比,均可获得有效的血小板抑制和相同的临床有效性,且出血风险更低,提示在中国冠心病(包括ACS)人群中应用低剂量替格瑞洛的可行性,但还需大样本临床研究进一步证实。

3. P2Y$_{12}$受体抑制剂的转换

(1)氯吡格雷转换为替格瑞洛:由于血栓形成风险在ACS或PCI术后的最初数周内最高,因此P2Y$_{12}$受体抑制剂转换的时机具有重要意义。2017年ESC发布的DAPT指南将住院期间的P2Y$_{12}$受体抑制剂转换定义为ACS急性期内的转换。PLATO研究中,约50%被随机分配到替格瑞洛组的患者曾接受过氯吡格雷的治疗,但替格瑞洛的疗效和安全性不受氯吡格雷服用史的影响;因此对于需要转换为替格瑞洛的ACS急性期患者,无需考虑原有抗血小板治疗方案,可即刻给予负荷剂量180mg,继以维持剂量90mg、2次/d治疗。

PEGASUS-TIMI 54研究中约1/3患者在随机化时正在服用P2Y$_{12}$受体抑制剂(大多为氯吡格雷),且治疗直接从维持剂量开始,未启用负荷剂量,提示在稳定型CAD或慢性期ACS患者中由氯吡格雷75mg、1次/d转换为替格瑞洛90mg、2次/d或60mg、2次/d时,无需给予替格瑞洛负荷剂量。

(2)替格瑞洛转换为氯吡格雷:在充分权衡患者的出血和缺血风险后,将替格瑞洛降级为氯吡格雷可能是合理的策略,尤其对于急性期后稳定的患者。TOPIC研究入选646例行PCI治疗的ACS患者,经替格瑞洛或普拉格雷联合阿司匹林治疗1个月后随机转换为氯吡格雷联合阿司匹林(转换后未予氯吡格雷负荷量),与维持原治疗方案相比,可显著减少患者的出血并发症且两组的缺血事件发生风险差异无统计学意义。SWAP-4研究数据提示从替格瑞洛转换为氯吡格雷之后会出现血小板高反应性,在替换时先使用氯吡格雷负荷剂量(600mg)可以减轻血小板高反应性。考虑到替格瑞洛的半衰期及新的血小板释放入血所需时间,建议在替格瑞洛末次给药24h后给予氯吡格雷负荷剂量300~600mg。

TALOS-AMI研究评估了急性心肌梗死(AMI)患者PCI术后稳定期从替格瑞洛降阶至氯吡格雷降阶的有效性和安全性。该研究共纳入2 697名PCI术后接受阿司匹林和替格瑞洛双抗治疗1个月且内未出现不良事件的AMI患者,1∶1随机接受分为降阶组(阿司匹林100mg、1次/d+氯吡格雷75mg、1次/d)或维持组治疗(阿司匹林100mg、1次/d+替格瑞洛90mg、2次/d)至术后12个月。降阶治疗未经血小板功能检测或CYP 2C19基因分型指导,降阶组换药时也未应用氯吡格雷的负荷剂量。研究发现,降阶组的复合终点事件(心血管死亡+MI+卒中+出血)的发生率显著低于对照组(降阶组4.6% vs 对照组8.2%,HR=0.55;95%置信区间0.40~0.76),主要获益来自出血终点事件风险降低(3.0% vs 5.6%,p=0.001)。TALOS-AMI研究提示,病情稳定的PCI术后患者,仅根据临床风险(无需血小板功能和基因分型检测指导)调整P2Y$_{12}$抑制剂是安全的。

4. DAPT的疗程

基于早期随机对照临床研究的结果,目前国内外指南均推荐ACS患者无论是否接受PCI治疗,应常规接受至少12月的DAPT,而稳定性冠心病患者PCI术后,无论何种支架类型,推荐常规接受6个月的DAPT。临床医生可根据患者的缺血和出血风险,酌情增减DAPT疗程。因此,近年来关于DAPT疗程的研究多集中在两个方向,一是高出血风险(HBR)患者缩短DAPT疗程;二是高缺血风险患者延长DAPT疗程,但总体而言,随着P2Y$_{12}$受体抑制剂单药降阶方案的出现,短DAPT疗程更受关注。

（1）缩短 DAPT 疗程的研究：随着冠脉内支架平台设计和药物涂层技术的不断改进，新型 DES 的致支架内血栓明显已明显低于第一代 DES，因此，短 DAPT 疗程越来越具有可行性和重要性，针对 HBR-PCI 患者的短 DAPT 临床研究应运而生。

1）LEADERS-FREE 研究：入选 2 466 例 HBR 或具有裸金属支架（BMS）植入指征（需在 1 个月内停用 DAPT）的患者，随机接受药物涂层支架（DCS，无聚合物 Biolimus A9 涂层）或 BMS 治疗，术后 30 天停用 DAPT，保留一种抗血小板药物（首选阿司匹林）。390 天结果表明，DCS 组主要终点事件（心性死亡、心肌梗死或支架内血栓的复合终点）发生率显著低于 BMS 组（9.4% vs 12.9%，$p=0.005$），主要获益来自于临床驱动的靶病变血运重建（TLR）风险明显降低（5.1% vs 9.8%，$p<0.001$），而两组 BARC 3~5 型出血事件发生率无差异（7.2% vs 7.3%，$p=0.96$）。LEADERS-FREE 研究的意义在于，首次证实 HBR-PCI 患者在接受新一代 DCS 治疗后将 DAPT 疗程缩短至 1 个月是安全可行的，为今后更多的短 DAPT 临床研究打下了基础。

2）SENIOR 研究：入选 1 200 例 75 岁以上高龄患者，随机接受 DES（Synergy 支架）或 BMS 治疗，稳定和不稳定性冠心病患者分别接受 1 个月和 6 个月 DAPT。12 个月结果表明，DES 组患者主要终点事件（全因死亡、MI、卒中及缺血驱动的 TLR）发生率显著低于 BMS 组（12% vs 16%，$p=0.02$），接受 1 个月 DAPT 的患者亚组结果与总体结果一致（主要终点 10.5% vs 15.9%，$p=0.036$）。

3）MASTER DAPT 研究：入选 4 434 例接受涂层可降解西罗莫司洗脱支架植入的 HBR 患者，随机接受 1 个月短 DAPT 或常规 DAPT（至少 3 个月）治疗，结果表明短 DAPT 的净临床获益不劣于常规 DAPT（7.5% vs 7.7%，非劣 $p<0.001$），但其大出血或有临床意义的小出血风险显著降低（6.5% vs 9.4%，$p<0.001$），提示将 HBR 患者的 DAPT 疗程缩短到 1 个月可能是比常规 DAPT 更好的方案。

（2）延长 DAPT 疗程的研究：DAPT 研究纳入 11 648 例 PCI 术后接受 12 个月 DAPT 且无缺血、出血事件的 CAD 患者，随机接受阿司匹林联合安慰剂治疗或继续噻吩并吡啶类 DAPT 18 个月，结果显示 30 个月 DAPT 较 12 个月 DAPT 显著降低支架血栓形成（0.4% vs 1.4%，$p<0.001$）和主要心脑血管不良事件（MACCE）（4.3% vs 5.9%，$p<0.001$），但其代价是出血风险增加（2.5% vs 1.6%，$p<0.001$），延长 DAPT 方案使总体死亡率呈边缘性增加（2.0% vs 1.5%，HR 1.36，$p=0.05$），使无 MI 病史患者的总死亡率增加（2.1% vs 1.5%，$HR=1.43$，$p=0.04$）。PEGASUS-TIMI 54 研究纳入 21 162 例既往 1~3 年 MI 病史且存在 ≥1 项高危缺血因素的 CAD 患者，发现替格瑞洛（90mg、2 次 /d 或 60mg、2 次 /d）联合阿司匹林双抗治疗较阿司匹林单药（中位随访 33 个月）相比降低了 3 年内 MACE，且致命性出血和非致命性颅内出血发生率没有显著差异，提示对于缺血风险高且出血风险低的患者，应考虑延长 DAPT。

延长 DAPT 疗程的策略有一个比较特殊的领域，即生物可吸收支架（BRS）术后的抗血小板治疗。早期 RCT 及最新荟萃分析显示，与 DES 相比，随访 1~3 年内 BRS 的器械相关不良事件发生率及支架血栓形成率显著增加，可能与其支架梁崩解和 / 或溶解过程持续 1~3 年有关。目前指南推荐无论何种冠心病类型的患者，BRS 术后 DAPT 均应持续至少 1 年，最好能持续至 BRS 完全溶解，但迄今为止相关的临床证据并不多。

5. P2Y$_{12}$ 受体抑制剂单药长期治疗策略 P2Y$_{12}$ 抑制剂单药治疗是近年冠心病抗栓治疗研究领域最活跃的话题之一。以往的常规多推荐冠心病 /PCI 患者在结束 DAPT 后给予阿司匹林长期治疗，但近年研究发现，短期 DAPT 后转换至 P2Y$_{12}$ 抑制剂单药治疗与常规疗程的 DAPT 相比，可使患者的临床净获益增加。GLOBAL LEADERS、TWILIGHT、STOPDAPT-2、SMART-CHOICE、TICO 等一系列高质量、大样本随机对照研究奠定了 P2Y$_{12}$ 抑制剂单药治疗的基础（表 26-3）。基于上述高质量研究证据，2020 年以来发布的《ESC 非 ST 段抬高型急性冠脉综合征指南》及《冠心病双联抗血小板治疗中国专家共识》等均推荐对于高风险（主要为出血风险）患者，可在短期 DAPT 后，在充分权衡缺血和出血风险的基础上停用阿司匹林，仅保留 P2Y$_{12}$ 抑制剂单药治疗。与标准的 DAPT 方案相比，短期 DAPT 后转换至 P2Y$_{12}$ 抑制剂单药治疗的策略可

表 26-3 P2Y$_{12}$抑制剂单药治疗相关大型随机对照研究

研究名称 （发表年份）	纳入人群	治疗方案（试验组比对照组）	主要结果（试验组比对照组）
GLOBAL LEADERS （2018）	15 968 例年龄≥18 岁且有 PCI 指征的冠心病患者	阿司匹林 75~100mg/d 联合替格瑞洛 90mg、2 次/d 治疗 1 个月后，随机接受替格瑞洛 90mg、2 次/d 单药治疗 23 个月；DAPT 联合阿司匹林单药治疗 12 个月	主要终点事件（2 年内全因死亡或新发 Q 波心肌梗死）：3.81% vs 4.37%，RR=0.87，95% 置信区间 0.75~1.01，p=0.073；明确的支架血栓形成率和 BARC 3、5 级出血事件发生率差异均无统计学意义
TWILIGHT（2019）	9 006 例伴高危（缺血或出血风险）并接受 DES-PCI 的冠心病患者	PCI 术后阿司匹林联合替格瑞洛 DAPT 3 个月，如无大出血或缺血事件发生则在替格瑞洛继续治疗基础上随机接受安慰剂；阿司匹林治疗 12 个月	主要终点事件（BARC 2、3、5 级出血）：4.0% vs 7.1%，HR=0.56，95% 置信区间 0.45~0.68，p<0.001；全因死亡、非致死性心肌梗死及卒中的发生率差异无统计学意义（均为 3.9%）
SMART-CHOICE （2019）	2 993 例年龄≥20 岁且接受 PCI 的 ACS 患者（韩国）	PCI 术后阿司匹林 100mg/d 联合一种 P2Y$_{12}$ 受体抑制剂治疗（氯吡格雷/替格瑞洛/普拉格雷）3 个月后，随机停用阿司匹林；继续 DAPT	12 个月后主要终点事件（MACCE，即全因死亡、心肌梗死或卒中）：2.9% vs 2.5%，非劣效 p=0.007；BARC 2~5 级出血发生率：2.0% vs 3.4%，HR=0.58，p=0.02
STOPDAPT-2 （2019）	3 045 例接受 PCI 的低危冠心病患者（日本）	PCI 术后随机接受阿司匹林联合氯吡格雷治疗 1 个月联合氯吡格雷单药治疗；DAPT 12 个月	12 个月后主要终点（心血管事件 + 出血事件）：2.36% vs 3.70%，HR=0.64，非劣效 p<0.001
TICO（2020）	3 056 例年龄≥20 岁并接受 PCI 的冠心病患者（韩国）	PCI 术后随机接受 3 个月 DAPT 联合替格瑞洛单药治疗；12 个月 DAPT（替格瑞洛联合阿司匹林）	主要终点［1 年净不良临床事件，即 TIMI 大出血联合 MACCE 事件（包括全因死亡、心肌梗死、支架血栓形成、卒中或靶血管血运重建）］：3.9% vs 5.9%，HR=0.66，p=0.01；大出血率：1.7% vs 3.0%，HR=0.56，p=0.02

注：PCI. 经皮冠状动脉介入治疗，DES. 药物洗脱支架，DAPT. 双联抗血小板治疗，BARC. 出血学术研究联合会，MACCE. 主要不良心脑血管事件，TIMI. 心肌梗死溶栓治疗。

在保留抗缺血效果的基础上，显著减少出血风险，是一项具有很大应用前景，并能给患者带来临床获益的策略。

对于 P2Y$_{12}$ 受体抑制剂单药治疗，目前尚待解决的问题如下：

（1）多长时间的 DAPT 后切换成 P2Y$_{12}$ 受体抑制剂单药治疗为宜？ Meta 分析结果表明，基于目前的研究，无论是 1 个月还是 3 个月 DAPT 后切换至 P2Y$_{12}$ 受体抑制剂单药治疗，与长期 DAPT 方案相比，均可显著减少大出血的风险，但 1 个月 DAPT 后转换至 P2Y$_{12}$ 受体抑制剂单药的方案可能与血栓性事件风险增高相关，尤其是 ACS 和/或血栓风险高危的患者。以 STOPDAPT-2 和

STOPDAPT-2 ACS 研究为例，两项研究的降阶治疗方案均为 1 个月 DAPT 后切换至氯吡格雷单药治疗，对照组均为 12 个月 DAPT，前者入选的多为低危患者（其中稳定性冠心病患者比例达 62%），降阶治疗显著降低出血风险且不增加缺血事件风险；后者入选的均 ACS 病例，同样的方案对比，降阶治疗虽然仍可在减少出血方面获益，但 MI 风险显著增高（HR=1.91，95% 置信区间：1.06~3.44）。因此，目前国内 DAPT 共识推荐稳定性冠心病患者 PCI 术后接受 DAPT 治疗至少 1 个月，ACS 患者 PCI 术后接受 DAPT 治疗至少 3 个月，权衡出血和缺血风险后，考虑转换至 P2Y$_{12}$ 受体抑制剂单药治疗。

ASET Pilot 研究探索了一种更为激进的 P2Y$_{12}$ 抑制剂单药治疗方案。该研究入选 SYNTAX 评分 <23 分的稳定性冠心病患者共 201 例,PCI 后当日停用阿司匹林,采用普拉格雷单药治疗 3 个月,4 个月随访结果表明,1 例患者(0.5%)发生颅内出血并于术后 3 天心源性死亡,其余患者均无缺血或出血事件。该研究表明,对于病变解剖非复杂的稳定性冠心病患者,PCI 术后给予强效 P2Y$_{12}$ 抑制剂单药治疗的策略具有较好的可行性,其疗效和安全性还需大样本随机对照研究证实。

(2) P2Y$_{12}$ 受体抑制剂单药治疗可以长期持续吗?

表 26-3 所示研究中,P2Y$_{12}$ 抑制剂单药治疗最长持续时间为至 PCI 术后 2 年,而 P2Y$_{12}$ 抑制剂是否可取代阿司匹林长期服用,还是一个值得探讨的问题。HOST-EXAM 研究为一项开放标签、多中心、随机对照研究,共纳入来自韩国 37 个研究中心的 5 530 例植入 DES 的 PCI 术后患者,所有纳入的患者术后接受(12±6)个月维持 DAPT(阿司匹林 +P2Y$_{12}$ 抑制剂)治疗且无临床事件,随机分组为阿司匹林组和氯吡格雷组,随访 2 年。研究发现,氯吡格雷组的主要终点事件(24 个月全因死亡 + 非致死性 MI+ 卒中 +ACS 再次入院 +BARC≥3 型出血)发生率显著低于阿司匹林组(5.7% vs 7.7%,HR=0.73;95% 置信区间 0.59~0.90,p=0.003 5);缺血复合终点事件发生率显著低于阿司匹林组(3.7% vs 5.5%,HR=0.68;95% 置信区间 0.52~0.87,p=0.002 8),BARC≥2 型出血事件发生率也显著低于阿司匹林组(2.3% vs 3.3%,HR=0.70;95% 置信区间 0.51~0.98,p=0.036)。而对于安全性的分析发现,阿司匹林主要增加了 BARC 3 型的严重出血(尤其是颅内出血),BARC 3 型出血事件风险是氯吡格雷组的 1.6 倍;而且氯吡格雷显著降低包括消化道出血在内的轻度胃肠道并发症。HOST-EXAM 研究结果表明,对于 DES 术后接受 DAPT 治疗 6~18 个月无事件的稳定期患者,转换至氯吡格雷单药治疗 2 年,其疗效及安全性优于阿司匹林单药,为 P2Y$_{12}$ 受体抑制剂单药长期治疗研究打下了基础。

四、冠心病抗血小板治疗研究展望

1. 新型抗血小板药物研发 近年来,对原有抗血小板药物的改进及基于新靶点的新型抗血小板药物研发一直没有停滞,目的在于寻找更高效、出血风险更小的药物。

(1)新型 P2Y$_{12}$ 受体抑制剂

1)维卡格雷:是由国内自主研发的新型口服 P2Y$_{12}$ 受体抑制剂,其活性代谢产物与氯吡格雷完全一致。由于维卡格雷主要通过肠道脂酶催化水解成活性代谢产物,不受 CYP 酶系功能影响,故其抗血小板作用强于氯吡格雷,且起效快,尤其对于 CYP 2C19 弱代谢型患者,维卡格雷的抗血小板效果更加稳定。目前已完成维卡格雷的 I 期和 II 期临床研究。

2)Selatogrel:一种新型的 2- 苯基嘧啶衍生物,结构与替格瑞洛及坎格瑞洛相似,可直接、可逆性抑制血小板 P2Y$_{12}$ 受体。Selatogrel 为皮下注射剂型,可由患者自行注射,抗血小板作用 0.5h 即达到峰值,半衰期 4~7h。Selatogrel 的药动学和药效学特征使其主要用于院前急救,作为发病至首次医疗接触之间抗栓治疗的桥梁,目前正在全球开展上市前临床研究。

(2)GPIb-vWF 轴抑制剂:GPIb-IX-V 复合物通过 GPIb 与血管损伤部位的 vWF 结合而激活血小板。临床前研究表明,抑制 GPIb-vWF 轴可显著抑制动脉血栓形成。但前期开发的 GPIb-vWF 轴抑制剂(ARC1779 及 Caplacizumab)在临床研究中虽可减少心脑血管血栓风险,但代价是出血风险显著增加,目前进一步开发已停止。

(3)磷脂酰肌醇 3 激酶 β(PI3Kβ)抑制剂:PI3Kβ 在剪切力介导和血小板黏附中发挥重要作用。近年开发的 AZD6482 是 PI3Kβ 异构体特异性抑制剂,静脉注射剂型,半衰期短。I 期临床研究表明,AZD6482 具有轻度的抗血小板作用,可同时抑制血小板黏附和聚集,AZD6482 与阿司匹林联用的抗血小板作用强于氯吡格雷 + 阿司匹林,但是否较强效 P2Y$_{12}$ 抑制剂具有更强的抗血小板作用还有待研究。另外,AZD6482 减少血栓部位血小板的募集,有可能导致远端血栓栓塞风险增高,还需临床进一步验证。

(4)新型 GP IIb/IIIa 受体抑制剂(GPI):GPI 是目前已知最强的抗血小板药物,但因其出血风险过高而被诟病。RUC-4 是近年开发的一种小分子 GPI,通过与整合素 β 亚单位上的金属离子结合位点结合,抑制配体结合。与其他 GPI 不同,RUC-4 不诱导 GP Ⅱb/Ⅲa 的构象改变及反常血小板活化,临床研究表明其具有很高的抗栓作用。RUC-4 适合肌内注射,相比静脉注射制剂,更适合用于院前急救。值得重视的是,RUC-4 抑制未活化的 GP Ⅱb/Ⅲa 受体,因此可抑制所有循环血小板,其出血风险还需进一步评估。另一类新型 GPI 仅抑制构象改变(活化)的 GP Ⅱb/Ⅲa,因此其可抑制正在增长或已形成的稳定血栓,而不影响正常止血过程中的血小板聚集。临床前研究表明,一种 GP Ⅱb/Ⅲa 构象特异性单链可变片段(scFv)可显著抑制血栓且不增加出血时间,但其作用还需临床研究证实。正在研发的中还包括 GP Ⅱb/Ⅲa β3 亚单位和 Gα₁₃ 选择性抑制剂 - 肉豆蔻酰化肽 ExE 肽基序(mP6),其可特异性抑制 GP Ⅱb/Ⅲa 的外向内信号转导,对血栓形成初期的血小板黏附或聚集无抑制作用,但可防止体内形成闭塞性血栓,且不影响止血,有望实现 GPI 抗栓和出血作用的分离。

（5）蛋白质二硫键异构酶(PDI)抑制剂:血管损伤后激活血管内皮及血小板分泌 PDI,PDI 催化组织因子暴露的二硫键转变为疏基,从而触发凝血反应。人工合成的 PDI 抑制剂 ML359 比天然存在的 PDI 抑制剂(如槲皮素)具有更高的选择性和亲合力,目前正在进行Ⅱ和Ⅲ期临床研究。

（6）GP Ⅵ 抑制剂:GP Ⅵ 与暴露的胶原结合导致 GP Ⅵ 交联,通过促进可溶性激动剂(如 TXA 2 和 ADP)的释放以及 GP Ⅱb/Ⅲa 的激活,导致血小板活化。目前已开发鼠源化 GP Ⅵ 胶原结合位点抗体和重组 GP Ⅵ 外结构域二聚体片段(Revacept),后者通过与胶原蛋白竞争结合 GP Ⅵ,从而降低血栓风险,且不影响出血时间,目前正在进行Ⅱ期临床研究。

2. **抗血小板治疗新策略研究**　随着冠心病临床诊疗手段的不断丰富和改进,抗栓治疗的临床环境也发生了巨大变化,如复杂高危 PCI 的比例明显增加、PCI 器械不断改进、腔内影像和功能学检查日益普及、二级预防用药日渐规范,因此,CAD 患者的血栓和出血总体风险也随之发生了较大的变化。在此前提下,基于以往经典随机对照临床研究得出的循证证据不足以对特殊人群

形成有力的治疗推荐,如 BVS 术后 DAPT 疗程、血栓高危患者长期 P2Y₁₂ 受体抑制剂单药治疗的可行性和安全性、出血高危患者的最佳 DAPT 疗程、药物球囊后的最佳 DAPT 方案、出血和缺血双高危患者的优化抗血小板治疗方案、复杂高危有适应证患者(CHIP)PCI 后的抗栓治疗策略等,都是亟待回答的问题。针对这些问题开展随机对照临床研究将会积累更多的个体化抗血小板治疗证据,从而使患者得到更大的临床净获益。

3. **基于大数据分析的抗血小板治疗决策辅助系统**　动脉血栓发生是一个多因素的疾病,受到人口学、合并疾病史、实验室指标、手术相关因素、抗栓治疗方案、合并用药等诸多因素的影响,因此,精准判断每个患者的血栓和出血风险非常困难。尽管已有大量的风险评分系统帮助医生进行治疗决策,但受推导人群不具备普适性、样本量(尤其是事件数)不足、评价指标维度较小等局限性的影响,迄今为止并没有一项风险评分具备很高的准确性和普适性,且风险评分指导的个体化抗血小板治疗迄今仍缺乏证据。近年来,随着医疗健康大数据的应用不断兴起,依托海量数据和机器学习算法,通过大量复杂的相关性分析和人工智能训练迭代,有望开发出具有较高临床实用性的抗血小板治疗决策辅助系统,实现真正意义上的"量体裁衣"式的个体化抗血小板治疗。此外,值得重视的是,针对特殊人群的抗血小板治疗策略随机对照研究虽然较之前"一刀切"式的方案更为合理,但过于迷信这些方案就等于在更小的范围内又形成了新的"一刀切"式治疗的局面,这与个体化抗血小板治疗的理念是相悖的,但是,如果将这些宝贵的循证证据和数据作为知识库纳入大数据模型之中,则有助于进一步提高决策辅助系统的效能。

第二节　冠心病抗凝治疗的现状与展望

1. **胃肠外抗凝血药**　目前国内可应用的胃肠外非口服抗凝血药包括普通肝素(UFH)、低分子肝素(LMWH)、磺达肝癸钠和比伐芦定,多用于 PCI 围手术期或 ACS 急性的抗凝治疗,下面分

述其特点。

（1）UFH：被广泛应用于 PCI 围手术期抗凝治疗已有 30 余年，迄今仍是我国 PCI 术中应用最多的、高效、可靠的一线抗凝血药，具有即刻起效、抗凝效果确切、廉价等优点。尤其是对于 STEMI 患者，由于凝血酶（Ⅱa 因子）在 STEMI 血栓形成过程中起到了核心作用，而 UFH 对凝血酶具有很强的抑制作用，能够快速、有效地阻断凝血瀑布，抑制体内外（血管内、导管内）血栓的发生发展，防止梗死面积扩大，因此 UFH 是 STEMI 溶栓或 PCI 前最关键的基础性治疗。在一定范围内，UFH 的药物半衰期与其一次性静脉注射的剂量呈正相关：一次性静脉注射 25U/kg 其半衰期为 30min，一次性静脉注射 100U/kg 其半衰期增加至 60min，一次性静脉注射 400U/kg 其半衰期则可达 150min。但 UFH 存在一定局限性，如个体间对凝血酶的抑制作用存在差异、需要频繁的实验室监测、存在发生肝素诱导的血小板减少症（HIT）的风险、对血栓内已和纤维蛋白结合的凝血酶无效等。对于未接受 PCI 的 ACS 患者，UFH 在急性期抗凝治疗中的应用已被更安全、使用更方便的 LMWH 或磺达肝癸钠所取代。

（2）LMWH：是通过化学或酶学解聚的方法从 UFH 中衍生出来的片段，其长度约为 UFH 的 1/3，国内通常把分子量低于 8kD 的统称为 LWMH。LMWH 的类型很多，但在冠心病抗凝治疗领域，依诺肝素的证据最为充分。依诺肝素是目前国内外指南唯一推荐的用于 ACS 患者 PCI 围手术期的 LMWH，广泛适用于 STEMI 和非 ST 段抬高 ACS（NSTE-ACS）患者。依诺肝素的分子量是 3.5~5.5kD，具有较高的抗 Xa 活性和较低的抗 Ⅱa 活性。在推荐的剂量范围内，依诺肝素的药代动力学是线性的，一次性静脉注射 0.5mg/kg，数分钟即可达到有效治疗浓度，可维持 2h；皮下注射 1mg/kg、2 次 /d，3~4h 后可达有效治疗浓度并维持 5~7h；重度肾功能不全患者 [估算的肾小球滤过率（eGFR）<30ml/（min·1.73m^2）] 需减少剂量。

（3）磺达肝癸钠：是一种纯化学合成的戊聚糖钠甲基衍生物，是高选择性的游离 Xa 因子抑制剂，对 Ⅱa 因子无作用，因此对接触性血栓作用不佳，导管内血栓风险较高。磺达肝癸钠不能抑制血小板的聚集，也不与血小板因子 4 相互作用，临

床罕有 HIT 发生。半衰期为 17h，有效作用时间可维持 24h。

（4）水蛭素及其衍生物：临床最常用的是比伐芦定，为水蛭素衍生物，直接凝血酶抑制剂，与凝血酶可逆性结合、对游离型及结合型凝血酶均有抑制作用，具有不激活血小板、不与血浆蛋白结合、不引起 HIT、药代动力学呈线性的优势。一次性静脉注射 5min 内即可达到峰浓度，肾功能正常者半衰期为 25min，治疗结束后 1~2h 内凝血参数恢复正常。比伐芦定的清除与 eGFR 密切相关，轻微肾功能损伤不影响其清除，肾功能中重度损伤 [eGFR<60ml/（min·1.73m^2）] 的患者其清除率下降约 20%，血液透析患者的清除率约为 25%。比伐芦定出血副作用明显低于 UHF 和 LMWH，因此多用于出血高危者 PCI 围手术期抗凝治疗。

2. 口服抗凝血药　目前临床常用的口服抗凝血药包括维生素 K 拮抗剂（VKA）及非维生素 K 拮抗剂口服抗凝药（NOAC）两大类，前者通过抑制维生素 K 环氧化物还原酶的活性干扰肝脏合成维生素 K 信赖凝血因子（包括因子Ⅱ、Ⅶ、Ⅸ、X 及蛋白 C 和蛋白 S 等）而发挥作用，最常用的药物为华法林；后者通过直接抑制凝血酶（如达比加群酯）或因子 Xa（如利伐沙班、阿哌沙班和艾多沙班）发挥抗凝作用，故又称直接口服抗凝药（DOAC）。下面分别简述其特性：

（1）VKA：华法林是临床应用最广泛的 VKA，它是两种不同活性的消旋异构体——R 和 S 型异构体的混合物。华法林经胃肠道迅速吸收，生物利用度高，口服 50mg 后达血药浓度峰值，半衰期为 36~42h，在血液循环中与血浆蛋白结合（主要是白蛋白），储积于肝内的 2 种异构体通过不同途径代谢。中等强度的华法林抗凝治疗 [国际标准化比值（INR），2.0~3.0] 可以满足大部分适应证。通常华法林治疗 2~3d 后凝血酶原时间（PT）出现变化，以 5mg 为华法林初始剂量，通常 4~5d 内达到 INR≥2.0，而 10mg 的初始剂量并不能使抗凝效果进一步增加。使用华法林治疗应监测 INR，住院期患者服药 2~3 次后开始每日监测 PT，直至 INR 达到治疗目标并维持至少 2d，此后根据 INR 结果的稳定性 1~2 周内监测 2~3 次。门诊患者在达到稳定量效反应前应几天监测 1 次，当 INR 稳定后，可每 4 周监测 1 次，如需调整

剂量,应重复前述监测流程直至再次达到稳定量效反应。尽管华法林已在临床广泛应用数十年,但其局限性非常明显,如治疗窗窄,剂量反应变异性大,与其他药物或食物相互作用,需要监测 INR 而致依从性差,出血(尤其是颅内出血)风险高等,因此其临床应用逐渐被 NOAC 所取代。

(2) NOAC:目前国内常用的 NOAC 包括达比加群酯、利伐沙班、阿哌沙班和艾多沙班,其药理学特征见表 26-4。上述 NOAC 均已获批用于非瓣膜房颤(NVAF)患者脑卒中和系统血栓栓塞的预防,以及深静脉血栓栓塞(包括肺栓塞)的治疗。小剂量利伐沙班还获批可用于主要心血管不良事件的预防。与华法林相比,NOAC 具有起效快、半衰期短、食物和药物相互作用少、使用剂量相对固定、无需实验室监测 INR 等优势。在近年大量的 NVAF 相关研究中,NOAC 显示出了比华法林更好的安全性,已逐渐成为主流的口服抗凝血药。

3. ACS 患者 PCI 围手术期胃肠外抗凝治疗

(1) UFH:UFH 迄今仍是 PCI 术中一线的抗凝治疗药物。FUTURA-8 研究发现,在应用磺达肝癸钠的基础上,50U/kg UFH ± GPI 较 85U/kg 或 60U/kg UFH ± GPI 没有降低主要出血发生风险,却增加缺血事件发生率,提示 NSTE-ACS 患者围手术期抗凝应选择常规剂量 UFH。另一项回顾性分析发现,未应用 GPI 的 NSTE-ACS 患者若围手术期应用 UFH 抗凝,其 ACT 应大于 300s,否则缺血事件发生风险增加。虽然目前并没有评估 UFH 用于 STEMI 直接 PCI 围手术期抗凝的安慰剂对照临床研究,但 UFH 仍是 STEMI 患者中常用的抗凝药,并在长期临床实践中积累了大量使用经验。

VALIDATE-SWEDEHEART 的一项子研究入选了接受强效 $P2Y_{12}$ 抑制剂治疗且非常规进行 GPI 治疗的 STEMI 患者 1 971 例,探讨直接 PCI 围手术期给予不同强度肝素治疗对 30 天预后的影响。按照初始肝素弹丸注射剂量分为 <70U/kg,70~100U/kg 及 >100U/kg;或按照术中 ACT 值分

表 26-4　NOAC 的药理学特征

	达比加群酯	利伐沙班	阿哌沙班	艾多沙班
口服生物利用度	3%~7%	80%~100%	50%	62%
血浆浓度达峰时间 /h	0.5~2.0	2~4	3~4	1~2
分布容积 /L	50~70	50	21	107
代谢 / 清除途径	肾	肾(~65%),肝胆(~35%)	肠道(~70%),肾(~30%)	肾(~35%),肝胆(~65%)
作用机制	直接、竞争,可逆性抑制凝血酶(FⅡa),包括游离和血栓中的凝血酶	高选择性、可逆和竞争性抑制 FXa	选择性、可逆和竞争性抑制 FXa	选择性、竞争性抑制 FXa 及凝血酶原
获批适应证	预防非瓣膜房颤卒中及系统血栓栓塞;治疗和预防深静脉血栓或肺栓塞(包括减少再发栓塞风险和减少关节置换术后静脉血栓栓塞风险)	预防非瓣膜房颤卒中及系统血栓栓塞;治疗和预防深静脉血栓或肺栓塞(包括减少再发栓塞风险和减少关节置换术后静脉血栓栓塞风险);在冠心病和外周动脉疾病中,与阿司匹林合用以降低主要心血管事件(死亡、MI、卒中)	预防非瓣膜房颤卒中及系统血栓栓塞;治疗和预防深静脉血栓或肺栓塞(包括减少再发栓塞风险和减少关节置换术后静脉血栓栓塞风险)	预防非瓣膜房颤卒中及系统血栓栓塞;治疗和预防深静脉血栓或肺栓塞
临床剂量	150mg,110mg	20mg,15mg,10mg 5mg,2.5mg	5mg,2.5mg	60mg,30mg

为 ACT<250s、250~350s 和 >350s 等不同分层，此外也将肝素剂量和 ACT 值作为连续变量纳入回归模型进行分析。主要终点为 30 天时死亡、心肌梗死或出血的复合终点。结果表明无论是肝素剂量或是 ACT 值，均与主要终点及各组分事件发生率无明显相关。该研究提示，对于接受强效 $P2Y_{12}$ 抑制剂治疗的 STEMI 患者，直接 PCI 术中并无必要规定肝素弹丸注射剂量，也无必要进行 ACT 监测。但由于该研究并非随机对照研究，可能存在较大偏倚，其观点还需进一步验证。

（2）LMWH：多个随机对照研究表明，ACS 患者早期应用 LMWH 较 UFH 可显著降低 30 天死亡和非致命性 MI 的风险，且出血风险更低。SYNEGY 研究表明，使用 LMWH 作为 PCI 术中抗凝血药亦是可行的方案，但 UFH 交叉应用时会增加出血风险。关于 NSTE-ACS 成功 PCI 后是否有必要继续 LWMH 治疗目前还有争议。来自国内的一项大样本队列研究入选了 6 804 例 NSTE-ACS 接受 PCI 治疗的患者，31% 接受了住院期抗凝治疗（其中 LMWH 占 79.1%），与未使用抗凝治疗的患者相比，抗凝治疗未减少住院期死亡、MI 风险，反而增加了大出血的风险（2.5% vs 1.0%，$p<0.001$）。但对于 STEMI 患者，目前主流指南仍推荐 PCI 围手术期常规应用 LMWH。

（3）磺达肝癸钠：PENTUA 研究确立了磺达肝癸钠 2.5mg/d 作为 ACS 患者 PCI 围手术期抗凝治疗的标准剂量。OASIS-5 研究显示，虽然磺达肝癸钠与依诺肝素相比，能使 NSTE-ACS 患者出血风险下降 48%，却使导管内血栓风险增加 1.25 倍。SWEDEHEART 注册数据显示，真实世界中应用磺达肝癸钠与 LMWH 相比，显著降低院内出血和死亡发生率，且结果不受肾功能的影响。OASIS-6 研究结果显示，与 UFH 相比，磺达肝癸钠组 STEMI 患者 9 天、30 天和 3~6 个月死亡和再梗联合终点事件发生率无显著差异。但 OASIS-5 和 OASIS-6 研究的汇总分析发现，磺达肝癸钠组患者导管内血栓风险较 UFH/ 依诺肝素组增加 3.98 倍。因此，目前指南推荐 NSTE-ACS 患者 PCI 术前预先应用磺达肝癸钠抗凝的患者，术中需额外应用 UFH 或比伐芦定；而对于 STEMI 患者，不推荐磺达肝癸钠作为直接 PCI 或溶栓后 PCI 的抗凝选择。

（4）比伐芦定：ACUITY、ISAR-REACT 4 和 PROTECT-TIMI-30 研究比较了比伐芦定与 UFH 联合 GPI 在 NSTE-ACS 患者 PCI 围手术期中的疗效和安全性，结果显示：比伐芦定单药抗凝与 UFH/ 依诺肝素 +GPI 或比伐芦定 +GPI 相比不增加缺血事件风险，但显著降低出血发生率，提示比伐芦定单药治疗可使患者临床净获益更多。因此，进行早期 PCI 的中高危 NSTE-ACS 患者，比伐芦定是 UFH 或依诺肝素的合适替代药物。

HORIZONS-AMI 和 EUROMAX 研究显示，STEMI 患者行直接 PCI 期间使用比伐芦定与 UFH（常规或临时合用 GPI）相比，前者可显著减少死亡和主要出血事件，但均伴有急性支架血栓（AST）风险增高。两项研究的汇总分析发现，比伐芦定组患者 AST 主要发生在 PCI 后 4h 内。但发生早期支架内血栓（<30 天）的患者中，30 天内死亡率比伐芦定组为 6.7%（4/60），UFH ± GPI 组为 40%（16/40）。而 HEAT-PPCI 研究发现与单用 UFH 相比，比伐芦定不减少主要出血风险，反而显著增加缺血事件（主要是 AST 风险显著增高）。但由于该研究单中心、不良事件未经过独立第三方判定、术中 ACT 显著低于其他相关研究等缺陷引发了很大争议。我国的 BRIGHT 研究采用 PCI 后高剂量延时注射比伐芦定的方式［PCI 后持续静脉滴注术中剂量（1.75mg/kg/h）比伐芦定 3~4h］，发现急性心肌梗死（AMI）患者直接 PCI 期间，使用比伐芦定相比 UFH 或 UFH+GPI 可减少总不良事件和出血风险，且不增加 AST 风险。BRIGHT 研究女性和桡动脉亚组结果同样显示，与 UFH 相比，直接 PCI 后持续高剂量注射比伐芦定可显著减少女性和经桡动脉路径患者出血风险，且 AST 风险无增高。MATRIX 研究发现比伐芦定组患者死亡和出血发生率显著低于 UFH 组，且 PCI 术后延长应用高剂量比伐芦定组患者不良事件发生率显著低于低剂量和未延长应用组。近期的网状荟萃分析及国内外注册研究均发现，PCI 后持续高剂量应用比伐芦定可降低 AST 风险，而 PCI 后低剂量应用比伐芦定或停用比伐芦定患者 AST 发生风险增加。

目前国内外指南推荐比伐芦定用于出血高风险患者或肝素诱导的血小板减少（HIT）的 PCI 围手术期抗凝，对于 STEMI 患者，由于其支架血栓风险增高且 P2Y$_{12}$ 受体抑制剂起效延迟,选用比伐芦定时应常规在 PCI 术后予 1.75mg/(kg·h) 剂量静脉滴注,持续 3~4h。

4. NOAC 作为 ACS 二级用药 ATLAS ACS 2-TIMI 51 研究是全球 44 个国家 766 中心参与的大型随机双盲安慰剂对照试验,将 15 526 例 ACS 发作 7 天内病情已稳定的患者平均随机分成 3 组,在 DAPT 的基础上随机加用小剂量利伐沙班(2.5mg 或 5mg,2 次/d,共两个剂量组)或安慰剂。主要疗效终点为心血管死亡、心肌梗死和卒中(包括缺血性、出血性和性质不明);次要疗效终点为全因死亡、心肌梗死和卒中;主要安全性终点为与冠状动脉搭桥无关的 TIMI 大出血。平均随访 13 个月,结果显示:利伐沙班减少心血管死亡、MI 和卒中复合缺血终点事件风险(8.9% vs 10.7%,$p=0.008$);但其增加临床大出血的风险(2.6% vs 0.6%,$p<0.001$),且口服剂量为 2.5mg 组的出血事件风险低于口服剂量 5mg 组。

COMPASS 研究入选 27 395 例稳性动脉粥样硬化血管疾病患者,随机接受利伐沙班(2.5mg,2 次/d)联合阿司匹林(100mg/d)、利伐沙班(5mg,2 次/d)或阿司匹林(100mg)长期治疗,中位随访时间 23 个月,结果表明,利伐沙班联合阿司匹林组主要终点(心血管死亡、MI 或卒中)风险显著低于阿司匹林单药治疗组(4.1% vs 5.4%,$p<0.001$),但主要出血事件风险显著增加(3.1% vs 1.9%,$p<0.001$),但两组颅内或致命性出血风险无显著差异。

APPRAISE-2 研究入选合并至少两个额外风险因素的近期 ACS 患者,评价在标准抗血小板治疗基础上加用阿哌沙班(5mg,2 次/d)是否可降低此类高危患者的长期缺血风险。研究共入选了 7 392 例患者,因阿哌沙班组的大出血风险过高而提前终止。最终结果显示,中位数随访 241 天,阿哌沙班组的主要终点(心血管死亡、MI 或缺血性卒中)发生率与安慰剂组无差异(7.5% vs 7.9%,$p=0.51$),但其大出血发生率显著增高(1.3% vs 0.5%,$p=0.001$),且其颅内或致死性出血风险亦高于安慰剂组。

基于以上证据,目前利伐沙班是唯一获批 ACS 二级预防适应证的 NOAC。对于 ACS 合并中高危血栓风险,且无高出血风险者,可考虑在阿司匹林基础上合用小剂量利伐沙班(2.5mg,2 次/d)

以降低长期缺血风险。

5. 冠心病合并 NVAF 患者的抗栓治疗 冠心病与 NVAF 共享多种危险因素,两种疾病常合并存在。冠心病患者合并 NVAF 的比例为 6%~21%,NVAF 患者合并冠心病的比例为 20%~30%。冠心病患者需抗血小板治疗以减少缺血事件,而血栓栓塞高风险的 NVAF 患者则需口服抗凝血药治疗以减少卒中等血栓栓塞事件。冠心病与 NVAF 合并存在时,联合抗血小板与抗凝治疗可有效减少缺血及血栓栓塞事件,但增加出血风险。针对冠心病合并 NVAF 人群,如何选择最佳的抗栓方案一直是临床研究的热点。目前已发表多项随机对照研究评价不同抗栓治疗方案在 ACS 和/或 PCI 合并 NVAF 患者中的疗效和安全性。

(1)WOEST 研究:入选 573 例接受口服抗凝药及 PCI 治疗的患者(69% 合并 NVAF),双联抗栓治疗(华法林+氯吡格雷)与传统三联抗栓治疗(华法林、阿司匹林和氯吡格雷)相比,出血事件明显减少,且不增加缺血事件风险。但该研究存在一些局限性,例如样本量小、事件数少、大部分为股动脉径路、ACS 比例低、冠脉病变相对简单等。

(2)ISAR-TRIPLE 研究:入选 614 例接受口服抗凝药且植入 DES 的患者,三联抗栓治疗(华法林、阿司匹林和氯吡格雷)6 周与 6 个月临床净获益终点(死亡、心肌梗死、支架血栓或大出血复合终点)相似,两组间缺血终点或出血终点均无显著性差异。

(3)PIONEER AF-PCI 研究:入选 2 124 例 ACS 和/或 PCI 合并 NVAF 的患者,随机接受利伐沙班 15mg 每日 1 次+P2Y$_{12}$ 受体拮抗剂、利伐沙班 2.5mg 每日 2 次+DAPT 及华法林+DAPT 治疗,结果显示两种方案的利伐沙班组出血风险均显著低于传统三联抗栓治疗组,而三组间主要不良心血管事件发生率无显著性差异。

(4)RE-DUAL PCI 研究:入选 2 725 例 ACS 和/或 PCI 合并 NVAF 的患者,随机接受达比加群(110mg 每日 2 次、150mg 每日 2 次,两个剂量组)+P2Y$_{12}$ 受体拮抗剂或华法林+DAPT 治疗,结果表明,两个达比加群双联抗栓治疗组均较三联抗栓治疗组显著降低出血风险,而三组间复合疗效终点(血栓栓塞事件、死亡或非计划内的血运重建）无显著性差异。

（5）AUGUSTUS 研究：是一项 2×2 析因设计研究，共入选 4 614 例 ACS 和 / 或 PCI 合并 NVAF 的患者，所有患者均以 P2Y$_{12}$ 受体拮抗剂治疗为基础，进行两次随机分组，分别为阿哌沙班 5mg 每日两次对比 VKA 和阿司匹林对比安慰剂。结果显示，阿哌沙班 5mg 每日 2 次组出血事件发生率、死亡或住院发生率均显著低于 VKA 组，两组间缺血事件相似；阿司匹林组出血事件发生率显著高于安慰剂组，而死亡或住院及缺血事件发生率均与安慰剂相似。

（6）ENTRUST-AF PCI 研究：入选 1 506 例 ACS 和 / 或 PCI 合并 NVAF 的患者，随机接受艾多沙班 60mg 每日 1 次 +P2Y$_{12}$ 受体拮抗剂或 VKA+DAPT 治疗。结果显示，大出血或临床相关非大出血复合终点非劣效于三联抗栓治疗组，但未显著降低出血风险，两组间缺血及血栓栓塞事件风险无显著性差异。

（7）AFIRE 研究：是一项针对稳定性冠心病合并 NVAF 患者的随机对照研究，所有患者均为 PCI 或 CABG 超过 1 年或无需接受血运重建稳定患者，随机接受利伐沙班（肌酐清除率≥50ml/min：15mg/d；肌酐清除率 15~49ml/min：10mg/d）或利伐沙班 + 一种抗血小板药物治疗。最终入选 2 215 例患者，因利伐沙班联合抗血小板治疗组死亡率显著高于利伐沙班单药治疗组而提前终止。结果显示，利伐沙班单药治疗组心血管事件或全因死亡复合终点不劣于联合治疗组（4.14% vs 5.75%，非劣效 p 值 <0.001），而大出血发生率显著低于联合治疗组（1.62% vs 2.76%，p=0.01）。

基于以上研究结果，近年发表的国内外指南均对冠心病合并 NVAF 的抗栓治疗推荐进行了调整，主要体现在：①口服抗凝药 + 氯吡格雷的两联治疗方案优于口服抗凝药 +DAPT 的三联治疗方案；口服抗凝药中，NOAC 优于 VKA；②PCI 后需要接受 DAPT 的患者，口服抗凝药 +DAPT 的三联治疗不宜超过住院期或 7 天，缺血风险较高而出血风险较低者也不宜超过 1 个月；③PCI 术后 1 年以上的患者，NOAC 单药治疗优于 NOAC+1 种抗血小板药的双联治疗方案。

6. 冠心病抗凝治疗新药研发进展 近年针对凝血通路上的多个因子（包括 FⅧ、FⅨ、FⅪ、FⅫ等）为靶点进行新型抗凝血药的研发，多数新药研发因效果不明显、过敏反应严重或出血副作用而终止，仅 FⅪ 抑制剂是抗凝治疗新药研发领域最具前景的方向。生理研究显示，Ⅺ因子放大路径对正常止血必要性不大，但对血栓形成有更重要的作用，因此Ⅺ因子成为新型抗凝血药的重要靶点。目前研发的新型包括多种形式，如反义寡核苷酸、单克隆抗体、核酸适配体及小分子，前三者需经非胃肠途径使用（静脉、肌内或皮下注射等），而小分子可通过口服方式摄入。反义寡核苷酸 FⅪ 抑制剂（IONIS-416858）通过与 mRNA 结合抑制 FⅪ 合成，起效较慢，3~4 周后方能将 FⅪ 浓度降至目标水平，已有Ⅱ期临床研究表明，IONIS-416858 用于关节置换术后预防深静脉血栓的效果优于依诺肝素，且未增加出血风险。多项临床研究表明，Ⅺ因子抑制剂可明显降低血栓风险，且出血风险较小。小分子口服 FⅪa 抑制剂（BMS-986177）在Ⅰ期临床研究中显示了很好的耐受性，目前正在进行关节置换术后静脉血栓预防及脑卒中 /TIA 二级预防的Ⅱ期临床研究。FⅪa 抗体（Osocimab）及 FⅪ/FⅪa 抗体（MAA868），是目前进展较快的 FⅪ 抑制剂，除在骨科关节置换、终末期肾病中的应用研究外，目前正在进行房颤抗凝、冠心病二级预防领域的临床试验，此外，近期即将开展数个全球多中心大规模临床研究，探索在 DAPT 基础上加上 FⅪ 抑制剂长期应用可否进一步降低 ACS 患者的血栓事件风险，将为抗凝领域带来新的曙光。

第三节 冠心病特殊人群抗栓治疗的共识与争议

抗栓治疗是冠心病二级预防的基础，但在临床实践中，抗栓治疗的疗效和安全性呈现较大的个体差异，一些血栓和 / 或出血高风险的特殊患者，在接受常规抗栓治疗时常发生血栓和出血事件，导致临床决策困难。本节结合近年的临床研究证据简述冠心病特殊人群抗栓治疗的共识与争议。

1. 高龄患者 高龄（≥75 岁）冠心病患者临床表现常不典型，且冠脉多支病变及复杂病变常见，缺血事件发生率常高于非高龄患者。随着年龄的增长，多种凝血因子血浆水平发生变化导致出凝血功能紊乱,加之常合并多种疾病如心力衰竭、高血压、糖尿病、卒中及肾功能不全等,多种药物联合使用较为常见,所以高龄也是冠心病患者诊疗过程中出血的主要危险因素之一。此外,高龄患者常被排除在随机对照研究之外,因此高龄患者的抗栓治疗缺乏循证医学证据,更应谨慎用药。

COMMIT 研究是一项多中心、随机对照研究,纳入 45 852 例中国 ST 段抬高急性心肌梗死(STEMI)患者,比较氯吡格雷 + 阿司匹林和安慰剂 + 阿司匹林的有效性及安全性。结果显示氯吡格雷 + 阿司匹林组显著降低心血管事件(死亡、再梗死及卒中)($p=0.002$)。这一获益在 <60 岁、60~69 岁、>70 岁各年龄段中均存在,且总出血发生率没有明显差异。基于东亚人群的 KAMIR-NIH 的研究显示,替格瑞洛在 ≥75 岁的患者中的 TIMI 大出血风险显著高于氯吡格雷(HR 5.352;95% 置信区间 1.412~20.288)。因此,目前共识认为,对于年龄 ≥75 岁的 ACS 患者,建议在阿司匹林基础上选择氯吡格雷作为首选的 $P2Y_{12}$ 受体抑制剂,缺血风险较高者也可使用替格瑞洛,但应密切关注出血风险。

高龄患者肝、肾功能减退,使用依诺肝素时易致药物蓄积,Extract-TIMI25 研究发现应用依诺肝素组 30 天轻度出血和大出血主要见于高龄和 / 或严重肾功能不全的患者,因此,对于年龄 ≥75 岁的患者,建议调整依诺肝素剂量,可予 3/4 正常剂量(0.75mg/kg,2 次 /d)皮下注射。

75 岁以上高龄是服用 NOAC 的一个重要的出血危险因素,基于大量临床研究证据,建议高龄患者接受减低剂量 NOAC 治疗,如达比加群酯 110mg 每日 2 次,利伐沙班 10mg 每日 1 次,阿哌沙班 2.5mg 每日 2 次,艾多沙班 30mg 每日 1 次。

2. 溶栓治疗患者　虽然经皮冠状动脉介入治疗(PCI)的应用越来越广泛,但在我国目前经济和医疗资源分布尚不均衡的条件下,静脉溶栓仍然是减少 STEMI 患者病死率和改善预后的重要方法。溶栓药物可使不稳定的粥样硬化斑块破裂处及受损内膜裸露更多,促进血小板活化、聚集,短期内更易形成血栓,而溶栓药物本身具有促血凝作用,可能导致凝血酶从血栓内释放,再次形成血栓。据文献报道,溶栓治疗后仍有 15%~20% 的患者复发心肌缺血或冠状动脉再闭塞。因此,抗栓治疗对增强溶栓药物的作用及预防早期再闭塞有着十分重要的作用。此外,溶栓治疗合并严重出血并发症的发生率为 1%~5%,所以在选择溶栓辅助抗栓药物时应充分权衡出血和缺血风险。

CLARITY-TIMI28 研究纳入已接受溶栓治疗的 STEMI 患者 3 491 例,分别给予氯吡格雷(300mg 负荷量,75mg/d 维持)联合阿司匹林或阿司匹林单药治疗,研究结果显示,氯吡格雷联合治疗组的主要疗效终点(血管造影时动脉闭塞、死亡及造影前复发性 MI 的复合终点)显著低于单药组(15% vs 21.7%,$p<0.001$),两组大出血及颅内出血率相似。TREAT 研究纳入 3 799 例年龄 <75 岁的接受溶栓治疗的 STEMI 患者,在静脉溶栓后 24h 内随机接受替格瑞洛 180mg 或氯吡格雷 300mg 负荷剂量后分别以常规维持剂量继续治疗,结果表明 30 天内替格瑞洛组患者大出血发生风险非劣于氯吡格雷组;12 个月结果表明,替格瑞洛与氯吡格雷相比并未显著减少心血管缺血事件,两组 TIMI 主要出血事件发生率也无显著差异。因此,对于接溶栓治疗的 STEMI 患者,阿司匹林 + 氯吡格雷(300mg 负荷量,75mg/d 维持)的 DAPT 是标准的辅助抗血小板治疗方案,高龄患者考虑到出血风险,可不予氯吡格雷负荷量治疗。替格瑞洛与氯吡格雷相比并无明显获益,但对于后续拟行 PCI 的血栓高危患者,参考 PLATO 研究的结果,可考虑在溶栓 48h 后采用阿司匹林 + 替格瑞洛的 DAPT。

溶栓辅助抗凝治疗的药物推荐 UFH 和 LMWH,比伐芦定和磺达肝癸钠的证据不足。高龄溶栓患者如使用依诺肝素作为辅助抗凝治疗药物,应注意调整剂量,不使用 30mg 静脉弹丸注射,且维持量调整至正常剂量的 3/4(0.75mg/kg,2 次 /d,皮下注射)。对于有 HIT 病史的患者,可考虑使用比伐芦定作为辅助抗凝血药,其用法同 PCI 围手术期。

3. 需长期口服抗凝血药的患者　具有长期口服抗凝血药指征的患者临床常见的有两大类:一是卒中风险较高的 NVAF 患者,另一类是需要进行深静脉血栓栓塞治疗与预防的患者(如手术后需长期卧床、肺梗死等)。此类患者如合并 ACS 和 / 或 PCI,因需同时服用抗血小板药物和抗凝血药,往往使病情更加复杂,临床决策较为困难。

冠心病合并 NVAF 需长期口服抗凝血药的患

者,其抗栓治疗策略见本章第二节相关内容。对于合并冠心病和深静脉血栓的患者如何进行合理的抗栓治疗,目前尚无相关证据,其抗凝治疗疗程可参照相关疾病指南,在口服抗凝治疗疗程内的抗栓方案,可参考冠心病合并 NVAF 患者的抗栓方案。

4. 脑卒中 /TIA 患者 卒中目前已经成为全球第二大致死病因,我国第一大死因。12.3%~16.6% 的 ACS 患者有卒中 /TIA 病史。既往卒中或 TIA 病史显著增加卒中风险(OR 2.74;95% 置信区间 2.19~3.42),1 年内发生非致命性颅内出血的风险是无卒中和 TIA 病史患者的 3.03 倍。因此,ACS 合并卒中的患者缺血和出血风险均显著增高,抗栓治疗更应该兼顾出血和缺血的平衡。

CHANCE 研究显示对于轻型缺血性卒中及高危 TIA 患者,给予 DAPT(氯吡格雷与阿司匹林)90 天,卒中发生率较单用阿司匹林显著降低(HR 0.68;95% 置信区间 0.57~0.81,$p<0.001$),中、重度出血率组间比较无显著性差异。PLATO 亚组分析纳入卒中或 TIA 病史的 ACS 患者 1 152 例,分别给予替格瑞洛(180mg 负荷剂量;90mg,2 次 /d,维持剂量)或氯吡格雷(300mg 负荷剂量;75mg/d,维持剂量)治疗,结果显示经治疗后患者主要复合终点(心血管死亡、MI 及卒中)及出血率均较低,但 PLATO 主研究显示,替格瑞洛组非 CABG 大出血及致命性颅内出血发生率均显著高于氯吡格雷组。SOCRATES 研究纳入轻型缺血性卒中及高危 TIA 患者 13 199 例,分别给予替格瑞洛或阿司匹林治疗 90 天,结果显示与阿司匹林比较,替格瑞洛并未显著降低缺血性卒中及 90 天主要终点事件发生率(卒中、MI 或死亡的复合终点),两组间大出血、颅内出血及致命性出血发生率相似。

基于上述证据,对于既往有缺血卒中或 TIA 病史的 ACS 患者,推荐阿司匹林(100mg/d)+ 氯吡格雷(75mg/d)持续至少 12 个月。应用 DAPT 期间发生颅内出血,应停用 DAPT,权衡出血和再发缺血事件的风险,于病情稳定 2~8 周后,适时恢复适度的抗栓治疗,可先启用氯吡格雷治疗,随后继续应用 DAPT。

具有长期口服抗凝药指征的患者,推荐采用 NOAC,其颅内出血风险显著低于 VKA。

5. 合并肾功能不全的患者 慢性肾病(CKD)是严重危害人类健康的慢性疾病之一,一项全美范围的急性冠脉治疗干预注册研究表明,30.5% 的 STEMI 以及 42.9% 的 NSTEMI 患者合并 CKD。合并 CKD 的 ACS 患者因肾功能不全,可能存在血小板功能障碍及异常的凝血级联,同时具有出血及血栓形成倾向。TRILOGY ACS 研究表明,合并 CKD 的 ACS 患者其出血、缺血发生率会随着肾脏疾病的恶化而升高,而且受损的肾脏还可能导致抗栓药物的药动学和药效学发生改变。因此对合并 CKD 的患者应充分考虑血栓 / 出血风险及肾功能水平对抗栓药物效果的影响。

PLATO 研究共入选 1 538 例 ACS 合并 CKD 的患者,此部分患者接受替格瑞洛治疗后,血肌酐水平显著升高的比例(0 vs 6.4%,$p=0.022 5$)高于接受氯吡格雷治疗者。根据美国 FDA 披露的数据,替格瑞洛与血管紧张素 II 受体拮抗剂(ARB)合用后,肾性不良事件发生率明显增高,在重度肾功能不全[eGFR<30ml/(min·1.73m^2)]患者,替格瑞洛与氯吡格雷相比增加大出血(11.3% vs 19%)和肾功衰竭(5.4% vs 13.6%)风险,且 ARB 和替格瑞洛合用呼吸困难的比例发生率高达 21.4%。OPT-CKD 研究入选 60 例 NSTE-ACS 合并中重度肾功能不全患者,在阿司匹林基础上随机接受替格瑞洛或氯吡格雷治疗,药效学和药动学结果表明,替格瑞洛较氯吡格雷起效更快,对血小板的抑制作用更强,但是否可转化为临床获益还有待进一步验证。临床上,随着肾功能水平的恶化,药物蓄积毒性的影响更加明显,出血风险多高于缺血风险。因此,对于对重度肾功能不全[eGFR<30ml/(min·1.73m^2)]患者,应首选阿司匹林 100mg/d 联合氯吡格雷 75mg/d 的 DAPT 方案,而对轻中度肾功能不全[30ml/(min·1.73m^2)<eGFR<90ml/(min·1.73m^2)]患者,抗血小板治疗推荐阿司匹林(100mg/d)+ 氯吡格雷(负荷剂量 300mg,维持剂量 75mg/d)或阿司匹林(100mg/d)+ 替格瑞洛(负荷剂量 180mg,维持剂量 90mg,2 次 /d),P2Y$_{12}$ 受体抑制剂的选择取决于对出血和缺血风险的权衡。

Extract-TIMI25 研究显示 eGFR<30ml/(min·1.73m^2)、30~60ml/(min·1.73m^2)、60~90ml/(min·1.73m^2)和 >90ml/(min·1.73m^2)患者大出血发生率分别为 5.7%、3.5%、2.3% 和 1.2%,中度肾功能不全患者发生临床事件和出血事件的危险性即有增加,eGFR<30ml/(min·1.73m^2)大出血

发生率增加最明显。OASIS-5研究中，磺达肝癸钠组中eGFR≥20ml/（min·1.73m²）的肾功能受损患者未调整剂量，其出血风险仍显著低于调整剂量的依诺肝素。根据目前研究证据，对胃肠外抗凝治疗的推荐如下：①依诺肝素。eGFR 30~89ml/（min·1.73m²）的患者无需调整剂量，用药期间应严密监测出血风险；eGFR<30ml/（min·1.73m²）的患者不用负荷量，应用1mg/kg、1次/d皮下注射。②磺达肝癸钠。禁用于eGFR<20ml/（min·1.73m²）的患者；eGFR 20~30ml/（min·1.73m²）的患者，推荐剂量为1.5mg、1次/d皮下注射；eGFR 30~50ml/（min·1.73m²）的患者，根据药代动力学模拟结果可考虑使用1.5mg、1次/d皮下注射。③比伐芦定。eGFR 30~89ml/（min·1.73m²）的患者无需调整剂量，一次性静脉注射0.75mg/kg，随后1.75mg/（kg·h）；eGFR<30ml/（min·1.73m²）的患者应减少给药剂量，一次性静脉注射0.75mg/kg，随后1.0mg/（kg·h）；血液透析的患者，一次性静脉注射0.75mg/kg，随后0.25mg/（kg·h）。

目前关于冠心病合并NVAF的所有临床研究中，均未纳入肌酐清除率<15ml/min或透析的患者，因此，不支持在此类患者中使用NOAC。达比加群酯主要经肾脏代谢，肌酐清除率<30ml/min者禁用，肌酐清除率30~49ml/min之间，如存在其他高出血风险因素，应采用减低剂量（110mg，2次/d），轻度肾功能减退者（肌酐清除率≥50ml/min），无需考虑调整剂量。利伐沙班在肌酐清除率≥50ml/min时采用20mg每日1次，肌酐清除率30~49ml/min时采用15mg每日1次，肌酐清除率15~29ml/min时可慎用10mg每日1次。阿哌沙班在肌酐清除率≥30ml/min时采用5mg每日2次，合并高出血风险（满足以下3项中的任意两项：年龄≥80岁，体重≤60kg，肌酐≥1.5mg/dl）时应减半剂量（2.5mg，2次/d），肌酐清除率15~29ml/min时可慎用2.5mg每日2次。艾多沙班在肌酐清除率≥50ml/min时采用60mg每日1次，肌酐清除率30~49ml/min时采用30mg每日1次，肌酐清除率15~29ml/min时可慎用30mg每日1次。

6. **胃肠道出血高危患者**　抗栓药物在减少心血管事件的同时，可增加消化道出血的风险，尤其对于消化道出血风险较高者（具有胃肠道溃疡或出血病史者；或长期使用非甾体类消炎药（NSAID）或糖皮质激素；或具有下列两项或更多危险因素：年龄≥65岁、消化不良、胃食管反流病、幽门螺杆菌感染或长期饮酒）。真实世界中，行PCI出院后自发性出血人群中，消化道出血约占77.2%。

OPT-PEACE研究观察了接受DAPT患者长期胃肠道黏膜损伤的风险，即使在入选时和6个月随机分组前排除了内镜检查有消化道溃疡或出血的患者，12个月时无论患者接受何种抗血小板治疗（6个月DAPT为基础，随机接受阿司匹林、氯吡格雷或阿司匹林+氯吡格雷继续治疗6个月），其胃肠道黏膜损伤发生率均高达90%以上，其中两个单药抗血小板治疗组的胃肠道损伤发生率低于双联治疗组，但氯吡格雷与阿司匹林相比，两者致胃肠道黏膜损伤的效应并无明显区别。替格瑞洛对胃肠道黏膜损伤的效应目前尚缺少证据，但对PLATO研究的出血事件分析发现，与氯吡格雷相比，替格瑞洛显著增加ACS患者DAPT期间的自发性消化道出血发生率（$p=0.048$）。既往研究表明质子泵抑制剂（PPI）奥美拉唑可影响氯吡格雷的抗血小板功能，但其与临床预后是否有关还有争议。泮托拉唑、埃司奥美拉唑对氯吡格雷抗血小板功能影响较小，临床亦无发现其增加氯吡格雷治疗后的缺血风险。另外，基于上述证据，目前推荐消化道出血高危患者在服用抗血小板治疗药物同时应加用PPI。此外，鉴于OPT-PEACE的结果，结合P2Y$_{12}$受体抑制剂单药降阶治疗与常规DAPT相比降低出血风险的大量临床研究证据，对于消化道出血高危患者可考虑缩短DAPT疗程。

在NVAF相关研究中，NOAC与VKA相比虽可明显降低总体出血（尤其是颅内出血）风险，但达比加群酯和利伐沙班与VKA相比反而增加消化道出血风险。近期发表的ENVISAGE-TAVI研究比较了经皮主动脉瓣置换术后采用艾多沙班和VKA抗凝治疗的安全性和有效性，发现艾多沙班组消化道大出血的风险明显高于VKA组。因此，对于胃肠道出血高危的患者，应谨慎选择NOAC，必要时应加用PPI以减少胃肠道出血风险。

7. **抗栓治疗过程中发生出血的患者**　对于抗血小板药物治疗过程中的出血，应在充分评估出血和缺血风险的基础上进行治疗决策，详见图26-1（引用自《冠心病双联抗血小板治疗中国专家共识》）。

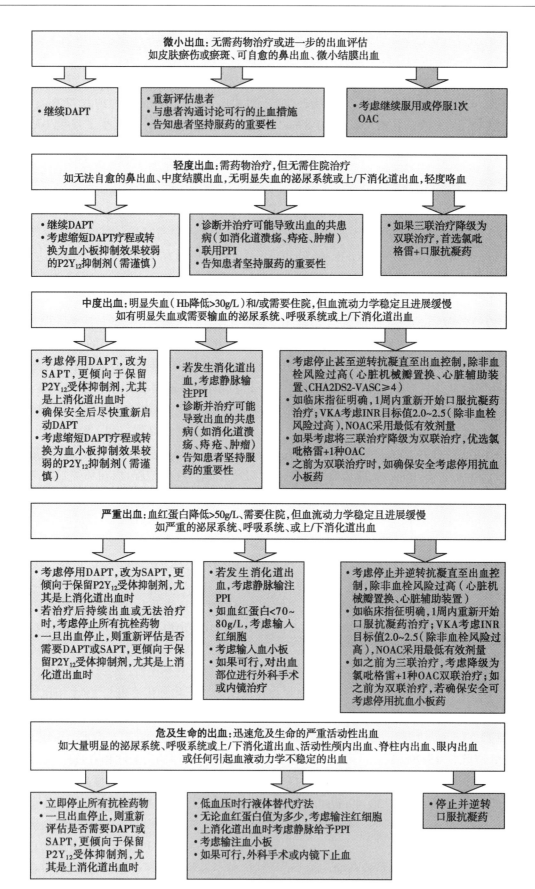

图 26-1 抗血小板药物治疗过程中出血的治疗决策

（李 毅）

参 考 文 献

［1］Urban P, Mehran R, Colleran R, et al. Defining high bleeding risk in patients undergoing percutaneous coronary intervention: a consensus document from the Academic Research Consortium for High Bleeding Risk ［J］. Eur Heart J, 2019, 40（31）: 2632-2653.

［2］Collet J P, Thiele H, Barbato E, et al. 2020 ESC Guidelines for the management of acute coronary syndromes in patients presenting without persistent ST-segment elevation［J］. Eur Heart J, 2021, 42（14）: 1289-1367.

［3］Han Y, Chen J, Qiu M, et al. Predicting long-term ischemic events using routine clinical parameters in patients with coronary artery disease: The OPT-CAD risk score［J］. Cardiovasc Ther, 2018, 36（5）: e12441.

［4］Valgimigli M, Bueno H, Byrne R A, et al. 2017 ESC focused update on dual antiplatelet therapy in coronary artery disease developed in collaboration with EACTS: The Task Force for dual antiplatelet therapy in coronary artery disease of the European Society of Cardiology（ESC）and of the European Association for Cardio-Thoracic Surgery（EACTS）［J］. Eur Heart J, 2018, 39（3）: 213-260.

［5］Wallentin L, Becker R C, Budaj A, et al. Ticagrelor versus clopidogrel in patients with acute coronary syndromes［J］. N Engl J Med, 2009, 361（11）: 1045-1057.

［6］Bonaca M P, Bhatt D L, Cohen M, et al. Long-term use of ticagrelor in patients with prior myocardial infarction［J］. N Engl J Med, 2015, 372（19）: 1791-1800.

［7］Pereira N L, Farkouh M E, So D, et al. Effect of Genotype-Guided Oral P2Y$_{12}$ Inhibitor Selection vs Conventional Clopidogrel Therapy on Ischemic Outcomes After Percutaneous Coronary Intervention: The TAILOR-PCI Randomized Clinical Trial［J］. JAMA, 2020, 324（8）: 761-771.

［8］Claassens D M F, Vos G J A, Bergmeijer T O, et al. A Genotype-Guided Strategy for Oral P2Y$_{12}$ Inhibitors in Primary PCI［J］. N Engl J Med, 2019, 381（17）: 1621-1631.

［9］Silvain J, Lattuca B, Beygui F, et al. Ticagrelor versus clopidogrel in elective percutaneous coronary intervention（ALPHEUS）: a randomised, open-label, phase 3b trial［J］. Lancet, 2020, 396（10264）: 1737-1744.

［10］Li X, Qiu M, Na K, et al. Comparison of the efficacy and safety of ticagrelor and clopidogrel in patients with acute coronary syndrome after risk stratification［J］. Catheter Cardiovasc Interv, 2021, 97 Suppl 2: 1032-1039.

［11］Tang Y D, Wang W, Yang M, et al. Randomized Comparisons of Double-Dose Clopidogrel or Adjunctive Cilostazol Versus Standard Dual Antiplatelet in Patients With High Posttreatment Platelet Reactivity: Results of the CREATIVE Trial［J］. Circulation, 2018, 137（21）: 2231-2245.

［12］Saito S, Isshiki T, Kimura T, et al. Efficacy and safety of adjusted-dose prasugrel compared with clopidogrel in Japanese patients with acute coronary syndrome: the PRASFIT-ACS study［J］. Circ J, 2014, 78（7）: 1684-1692.

［13］Kim C J, Park M W, Kim M C, et al. Unguided de-escalation from ticagrelor to clopidogrel in stabilised patients with acute myocardial infarction undergoing percutaneous coronary intervention（TALOS-AMI）: an investigator-initiated, open-label, multicentre, non-inferiority, randomised trial［J］. Lancet, 2021, 398（10308）: 1305-1316.

［14］Valgimigli M, Frigoli E, Heg D, et al. MASTER DAPT Investigators. Dual Antiplatelet Therapy after PCI in Patients at High Bleeding Risk［J］. N Engl J Med, 2021, 385（18）: 1643-1655.

［15］中华医学会心血管病学分会. 冠状动脉生物可吸收支架临床应用中国专家共识［J］. 中华心血管病杂志, 2020, 48（05）: 350-358.

［16］Mauri L, Kereiakes D J, Yeh R W, et al. Twelve or 30 months of dual antiplatelet therapy after drug-eluting stents［J］. N Engl J Med, 2014, 371（23）: 2155-2166.

［17］Vranckx P, Valgimigli M, Jüni P, et al. Ticagrelor plus aspirin for 1 month, followed by ticagrelor monotherapy for 23 months vs aspirin plus clopidogrel or ticagrelor for 12 months, followed by aspirin monotherapy for 12 months after implantation of a drug-eluting stent: a multicentre, open-label, randomised superiority trial［J］. Lancet, 2018, 392（10151）: 940-949.

［18］Hahn J Y, Song Y B, Oh J H, et al. Effect of P2Y$_{12}$ inhibitor monotherapy vs dual antiplatelet therapy on cardiovascular events in patients undergoing percutaneous coronary intervention: The SMART-CHOICE randomized clinical trial［J］. JAMA, 2019, 321（24）: 2428-2437.

［19］Watanabe H，Domei T，Morimoto T，et al. Effect of 1-Month Dual Antiplatelet Therapy Followed by Clopidogrel vs 12-Month Dual Antiplatelet Therapy on Cardiovascular and Bleeding Events in Patients Receiving PCI：The STOPDAPT-2 Randomized Clinical Trial［J］. JAMA，2019，321（24）：2414-2427.

［20］Mehran R，Baber U，Sharma S K，et al. Ticagrelor with or without Aspirin in High-Risk Patients after PCI［J］. N Engl J Med，2019，381（21）：2032-2042.

［21］Kim B K，Hong S J，Cho Y H，et al. Effect of Ticagrelor Monotherapy vs Ticagrelor With Aspirin on Major Bleeding and Cardiovascular Events in Patients With Acute Coronary Syndrome：The TICO Randomized Clinical Trial［J］. JAMA，2020，323（23）：2407-2416.

［22］Kogame N，Guimarães P O，Modolo R，et al. Aspirin-Free Prasugrel Monotherapy Following Coronary Artery Stenting in Patients With Stable CAD：The ASET Pilot Study［J］. JACC Cardiovasc Interv，2020，13（19）：2251-2262.

［23］Koo B K，Kang J，Park K W，et al. Aspirin versus clopidogrel for chronic maintenance monotherapy after percutaneous coronary intervention（HOST-EXAM）：an investigator-initiated，prospective，randomised，open-label，multicentre trial［J］. Lancet，2021，397（10293）：2487-2496.

［24］McFadyen J D，Schaff M，Peter K. Current and future antiplatelet therapies：emphasis on preserving haemostasis［J］. Nat Rev Cardiol，2018，15（3）：181-191.

［25］Li Y，Jing Q，Wang B，et al. Extended antiplatelet therapy with clopidogrel alone versus clopidogrel plus aspirin after completion of 9-to 12-month dual antiplatelet therapy for acute coronary syndrome patients with both high bleeding and ischemic risk. Rationale and design of the OPT-BIRISK double-blinded，placebo-controlled randomized trial［J］. Am Heart J，2020，228：1-7.

［26］中华医学会心血管病学分会介入心脏病学组，中国医师协会心血管内科医师分会血栓防治专业委员会. 经皮冠状动脉介入治疗围术期非口服抗凝药物临床应用中国专家共识［J］. 中华心血管病杂志，2018，46（6）：428-437.

［27］Steg P G，van't Hof A，Hamm C W，et al. Bivalirudin started during emergency transport for primary PCI［J］. N Engl J Med，2013，369（23）：2207-2217.

［28］Valgimigli M，Frigoli E，Leonardi S，et al. Bivalirudin or Unfractionated Heparin in Acute Coronary Syndromes［J］. N Engl J Med，2015，373（11）：997-1009.

［29］Han Y，Guo J，Zheng Y，et al. Bivalirudin vs heparin with or without tirofiban during primary percutaneous coronary intervention in acute myocardial infarction：the BRIGHT randomized clinical trial［J］. JAMA，2015，313（13）：1336-1346.

［30］Mega J L，Braunwald E，Wiviott S D，et al. Rivaroxaban in patients with a recent acute coronary syndrome［J］. N Engl J Med，2012，366（1）：9-19.

［31］Eikelboom J W，Connolly S J，Bosch J，et al. Rivaroxaban with or without Aspirin in Stable Cardiovascular Disease［J］. N Engl J Med，2017，377（14）：1319-1330.

［32］Alexander J H，Lopes R D，James S，et al. Apixaban with antiplatelet therapy after acute coronary syndrome［J］. N Engl J Med，2011，365（8）：699-708.

［33］Dewilde W J，Oirbans T，Verheugt F W，et al. Use of clopidogrel with or without aspirin in patients taking oral anticoagulant therapy and undergoing percutaneous coronary intervention：an open-label，randomised，controlled trial［J］. Lancet，2013，381（9872）：1107-1115.

［34］Fiedler K A，Maeng M，Mehilli J，et al. Duration of triple therapy in patients requiring oral anticoagulation after drug-eluting stent implantation：the ISAR-TRIPLE trial［J］. J Am Coll Cardiol，2015，65（16）：1619-1629.

［35］Cannon C P，Bhatt D L，Oldgren J，et al. Dual antithrombotic therapy with dabigatran after PCI in atrial fibrillation［J］. N Engl J Med，2017，377（16）：1513-1524.

［36］Gibson C M，Mehran R，Bode C，et al. Prevention of bleeding in patients with atrial fibrillation undergoing PCI［J］. N Engl J Med，2016，375（25）：2423-2434.

［37］Lopes R D，Heizer G，Aronson R，et al. Antithrombotic therapy after acute coronary syndrome or PCI in atrial fibrillation［J］. N Engl J Med，2019，380（16）：1509-1524.

［38］Vranckx P，Valgimigli M，Eckardt L，et al. Edoxaban-based versus vitamin K antagonist-based antithrombotic regimen after successful coronary stenting in patients with atrial fibrillation（ENTRUST-AF PCI）：a randomised，open-label，phase 3b trial［J］. Lancet，2019，394（10206）：1335-1343.

［39］Yasuda S，Kaikita K，Akao M，et al. Antithrombotic therapy for atrial fibrillation with stable coronary disease［J］. N Engl J Med，2019，381（12）：1103-1113.

［40］Al-Horani R A，Afosah D K. Recent advances in the discovery and development of factor XI/XIa inhibitors［J］. Med Res Rev，2018，38（6）：1974-2023.

［41］中华医学会心血管病学分会动脉粥样硬化与冠心病学组,中华医学会心血管病学分会介入心脏病学组,中国医师协会心血管内科医师分会血栓防治专业委员会,等.冠心病双联抗血小板治疗中国专家共识［J］.中华心血管病杂志,2021,49（5）:432-454.

［42］中华医学会心血管病学分会,中华心血管病杂志编辑委员会.冠心病合并心房颤动患者抗栓管理中国专家共识［J］.中华心血管病杂志,2020,48（07）:552-564.

［43］中国医师协会心血管内科医师分会血栓防治专业委员会,中华医学会心血管病学分会介入心脏病学组,中华心血管病杂志编辑委员会.急性冠状

动脉综合征特殊人群抗血小板治疗中国专家建议［J］.中华心血管病杂志,2018,46（4）:255-266.

［44］Wang Y, Wang Y, Zhao X, et al. Clopidogrel with aspirin in acute minor stroke or transient ischemic attack［J］. N Engl J Med, 2013, 369（1）: 11-19.

［45］Han Y, Liao Z, Li Y, et al. Magnetically controlled capsule endoscopy for assessment of antiplatelet therapy-induced gastrointestinal injury［J］. J Am Coll Cardiol, 2022, 79（2）: 116-128.

［46］Van Mieghem N M, Unverdorben M, Hengstenberg, et al. Edoxaban versus vitamin K antagonist for atrial fibrillation after TAVR［J］. N Engl J Med, 2021, 385（23）: 2150-2160.

第二十七章 自发性冠状动脉夹层

自发性冠状动脉夹层（spontaneous coronary artery dissection，SCAD）是导致心肌梗死的重要原因之一，在青年女性中尤为明显。近年来，随着冠状动脉造影以及冠脉腔内影像学的广泛应用，SCAD 的诊断数量急剧上升，引起了大家对于该疾病的广泛关注，近期许多文献报告也进一步阐明了该疾病的病因、临床表现、诊疗等各个方面，帮助临床医生对 SCAD 有了更进一步的认识。本文将从 SCAD 定义、病理生理机制、临床表现、诊治及预后等方面加以总结和阐述，以帮助专科医师在临床中更好地对此类患者进行诊治。

一、定义

SCAD 的定义为冠状动脉壁的自发性撕裂，区别于医源性或创伤导致的撕裂。因此，由于钝器伤、手术器械或导管导致的夹层不能算是 SCAD。此外，现代使用 SCAD 一词通常专指非动脉粥样硬化病变；因而本文中"SCAD"均指"非动脉粥样硬化性的自发性冠状动脉夹层"。

二、流行病学

由于早期对该疾病的诊断不足，SCAD 在一般人群中的真实患病率尚不明确。既往的 SCAD 冠状动脉造影患病率报告为 0.2%~1.1%。然而一方面，疑似急性冠脉综合征（acute coronary syndrome）而未行冠状动脉造影的年轻女性患者中，SCAD 的漏诊可能较多；另一方面，目前 SCAD 诊断的"金标准"（即冠状动脉血管造影）并不能显示动脉壁结构，以及许多临床医生对 SCAD 的冠脉造影表现不太熟悉，而冠状动脉腔内影像学尚未常规用于辅助诊断，因此，上述数据可能低估了 SCAD 的真正患病率。综合近期多项研究，SCAD 的实际患病率估计应在 1.7%~4%。许多研究进一步探索了青年女性中 SCAD 的患病率，发现在患 ACS 的年轻女性中，SCAD 并不罕见，其患病率可高达 22%~43%，尤其是与妊娠相关的心肌梗死（myocardial infarction，MI）患者。

三、病理生理学机制

SCAD 可发生在冠脉壁三层结构（内膜、中膜或外膜）中的任何一层。其可能的发病机制有以下两种假说：一是内膜撕裂假说，即内膜表面破裂形成破口，并在假腔内产生壁内血肿（intramural hematoma，IMH），导致动脉壁分离；二是中膜出血假说，即滋养血管破裂出血进入动脉壁，可能是由于冠脉滋养血管密度增加导致的自发性破裂。第二种假说也包括自发出血后 IMH 压力增加，导致其破裂进入真腔，产生"反向"的内膜破裂。造影可见多个管腔代表冠状动脉内膜破裂的存在。然而，内膜破裂的存在并不代表撕裂发生的特定某一机制。

IMH 可以压迫真腔，进而导致心肌缺血和梗死，也可能在内膜破裂处形成血栓，阻塞管腔。两项大型冠脉造影研究和一项 OCT 研究显示 SCAD 动脉腔内并无血栓。因此，与 IMH 相比，在 SCAD 发生 ACS 的机制中，血栓形成似乎只起了次要的病理生理作用。

四、病因

导致 SCAD 的病因是多方面的。潜在的冠脉病变在一些诱发因素的作用下可最终导致 SCAD。已知有许多非动脉粥样硬化因素与 SCAD 发生相关，其中最主要的是纤维肌发育不良（fibromuscular dysplasia，FMD）。

（一）FMD

在几项队列研究中，常规筛查发现有 72%~86% 的 SCAD 患者存在 FMD。许多研究也通过冠脉造影、CTA 及 MRA 观察到 SCAD 与 FMD 有关。从病理学的角度，FMD 表现为平滑肌细胞、成纤维细胞和结缔组织基质的发育不良及破坏，进而影响冠状动脉壁三层结构。因此，受 FMD 影响的动脉易形成夹层及动脉瘤。而冠状动脉造影和腔内影像学的应用也有助于进一步理清 FMD 和 SCAD 之间的联系。

（二）妊娠

妊娠相关的 SCAD 约占总体 SCAD 病例的 5%，怀孕相关的 SCAD 可发生在产前至产后 24 个月。怀孕期间高孕激素水平通过改变弹性纤维和黏多糖含量，引起胶原蛋白合成障碍，从而损害动脉中膜，同时，雌激素引起的高凝状态进而增加 SCAD 和血栓形成的风险。妊娠晚期血流动力学变化也可能导致 SCAD，怀孕期间心输出量和循环血量增加可加大血流剪切力，导致主动脉、甚至冠状动脉的微结构变化。分娩期间腹内压的增加也可增大动脉剪切力。

（三）反复妊娠

每次怀孕均会发生激素改变，多次妊娠可能造成动脉壁的反复损害。因此，多次妊娠的女性也被认为是 SCAD 的高风险人群。

（四）激素治疗

雌激素或孕激素水平长期异常可导致冠状动脉结构变化，是 SCAD 的重要危险因素之一。在一个纳入 215 例 SCAD 患者的研究中，12.4% 的患者接受激素替代治疗，与没有使用激素替代治疗的患者相比，其再发心肌梗死事件率增加（29.2% vs 6.5%，$p \leq 0.03$）。

（五）系统性炎症

据报道，几种慢性系统性炎症可能与 SCAD 相关，但大部分仅为病例报告，且病理生理学关系尚未确定。在一个包含 168 名患者的研究当中，伴发系统性炎症疾病的 SCAD 患者比例为 8.9%。但在另一项较小的研究中，应用炎症及免疫标志物对 27 例 SCAD 患者进行实验室筛查，没有患者被诊断为全身性疾病；而和急性炎症有关联的 SCAD 的发病率也非常低（<1%），炎症导致 SCAD 的发病机制可能是血管炎的慢性发作。

（六）结缔组织病

某些结缔组织病也与 SCAD 发病相关，最显著的是 Marfan 综合征和 Ehler-Danlos 4 型综合征。然而，这些 SCAD 相关结缔组织病的比例数量很少（1%~2%），因此，虽然这些疾病可以在遗传筛选中诊断，但是除非患者具有明确临床特征，否则能筛查出此类疾病的患者数不会太多。

（七）诱发因素

诱发 SCAD 的因素包括情绪激动、体力活动、激素、交感活性药物和剧烈的 Valsalva 样运动（如分娩、咳嗽、呕吐、排便）。剧烈的 Valsalva 样活动可使胸腹内压力瞬间增加，其剪切力可进一步传导至冠状动脉。而情绪激动诱发 SCAD 的机制则可能与儿茶酚胺有关，短时间内大量分泌儿茶酚胺可能增加心肌收缩力，诱发血管痉挛，进一步增加动脉内的剪切力导致血管内膜受损。大剂量的激素治疗（β 人绒毛膜促性腺激素、糖皮质激素等）也被认为是 SCAD 的诱发因素，其机制可能与动脉壁结构的受损或血流动力学改变（如急性高血压）有关。在一个前瞻性队列研究中，多达 57% 的患者在 SCAD 事件发生之前曾出现各种不同的诱发因素；约 40% 患者有情绪激动，24% 则是在从事剧烈运动。而不同的诱发因素也存在性别差异，男性患者发生 SCAD 发生前多在从事劳力活动，而出现情绪激动的比例低于女性。这些研究结果提示生活形态的改变对 SCAD 发生可能有潜在的影响。另外，病例报道也提示自发性夹层可能与严重肌桥导致的血流动力学及剪切力改变相关。

五、临床表现

SCAD 的临床表现和严重程度相当多样，几乎所有 SCAD 患者皆有 ACS 的表现及心肌酶升高。约 96% 的患者有胸部不适的表现，其次为手臂或肩颈部放射痛、恶心呕吐、出汗、呼吸困难和背部疼痛。总体来说，约有 34% 的 SCAD 患者具有不稳定心绞痛的症状（需要药物缓解的进行性胸痛 / 缺血 / 不典型胸痛 / 复发性胸痛）。不同研究报道出现 STEMI 的比例差异较大，在 24%~87% 之间。少部分患者可能出现室性心律失常（3%~10%）、心源性休克（<3%）或心源性猝死（<1%）。

SCAD 在心肌酶水平升高程度方面也有较大差异。在温哥华队列研究中，肌钙蛋白 I 升高的中位数为 6mg/L（正常 <0.05mg/L），四分位间距 0.7~200mg/L。而日本一项研究发现，患 SCAD 的

年轻女性平均肌酸激酶峰值水平反而较非 SCAD 者低（1 689IU/L vs 2 874IU/，p=0.025）（正常水平为 25~250IU/L）。这表明 SCAD 所造成的心肌危害可能小于冠状动脉粥样硬化相关的心肌损害。研究也观察到 SCAD 患者住院期间左室射血分数相对正常，为 51%~56%。而在急性期过后，射血分数也能进一步改善，一项纳入 131 例 SCAD 患者的研究显示急性期患者平均射血分数从 55.7% 提高到 60.4%（p<0.001），而射血分数 <50% 的患者比例则从 19.1% 降低至 6.9%（p<0.001）。左室功能的改善可能与 SCAD 自发性愈合后冬眠心肌的正常化相关。

六、诊断

由于 SCAD 的后续治疗和冠心病不同，因此早期准确诊断相当重要。目前 ACS 患者的首选检查为冠状动脉造影，但冠状动脉造影诊断 SCAD 的局限性较大，因为其无法显示动脉壁的情况。腔内影像学［光学相干断层成像（optical coherence tomography，OCT）和血管内超声（intravascular ultrasound，IVUS）］可以帮助诊断 SCAD，但目前临床尚未广泛应用，并且可能带来额外的花费及风险。SCAD 的造影表现通常为对比剂腔外显影、血管内可见多条管腔、螺旋状夹层以及腔内充盈缺损。

（一）造影分型

1 型 SCAD 的特征性外观为动脉壁显影并可见多个管腔。2 型 SCAD 则是包括不同狭窄程度和长度（通常 >20mm）的弥漫性病变，并且在正常管腔及病变交界处管腔直径突然减小，这种弥漫性病变可以在正常血管远端及近端的中间处（2A 型），病变也可以一直延伸到动脉的末端（2B 型）。3 型 SCAD 表现为与动脉粥样硬化相似的局灶性或管状狭窄（通常 <20mm），并且需要腔内影像学进一步证实。

最常见的 SCAD 类型为 2 型，约占 67.5%，其次为 1 型 29.1%，3 型为 3.4%。其他研究也报道了弥漫性狭窄是 SCAD 最常见的血管造影表现。2B 型常被误认为是"正常血管锥形化"，但通常可见正常血管与病变处的分界，并且左室造影常伴有相应区域的节段性室壁运动异常。3 型病变常被误诊（平均长度 22mm），如未行腔内影像学

检查，很有可能被误认为是动脉粥样硬化性病变。如无法明确诊断，可考虑在 4~6 周后复查冠脉造影或行腔内影像学检查。

（二）SCAD 病变部位分布

SCAD 可发生在所有的冠状动脉中，其中最为常见的是左前降支（34%~42%）。总体而言，45%~61% 累及左前降支及其分支（对角支或间隔支），15%~45% 累及回旋支及其分支（中间支、钝缘支），右冠状动脉和其分支（锐缘支、后降支、左室后支）占 10%~39%，左主干受累占 0~4%。大多数病变位于中远段，只有 <10% 病变累及近段血管或左主干。9%~19% 的病例存在多支血管病变，5%~10% 存在至少 1 个不相邻血管的冠脉夹层。病变的平均狭窄程度为 79%，平均长度 46mm。24%~44% 的病例 TIMI 血流为 0 级，5%~13% 的病例 TIMI 血流为 Ⅰ 级，TIMI 血流 Ⅱ 级占 15%~26%，TIMI 血流 Ⅲ 级占 19%~55%。

（三）冠脉内影像

OCT 和 IVUS 可诊断 IMH 或是存在假腔的 SCAD。OCT 可以清楚地显示内膜撕裂、腔内血栓、假腔以及 IMH，但由于穿透性较弱，OCT 不能清楚地显示 IMH 全层。而 IVUS 具有足够的穿透力来显示 IMH 及假腔，但对假腔及内膜交界处的显像不如 OCT 清晰。另外对于吸收期的 IMH，OCT 有更好的识别能力，虚拟组织学超声易误认为纤维斑块增生。总体而言，由于 OCT 更易显示 IMH、内膜破裂及真假腔，并且临床上对于 SCAD 的评估不涉及 IMH 的深度和程度，因此目前 OCT 在 SCAD 的诊断方面有较好的应用价值。然而，对 SCAD 患者行腔内影像学检查同时存在风险，包括导丝、导管的使用引起夹层扩大等，因此，在行腔内影像学检查时应格外小心。

（四）冠脉 CTA

与冠脉造影相比，冠脉 CTA 的空间分辨力较低，并且评估较小的冠状动脉（特别是直径 <2.5mm）管腔和血管壁较为困难。而大多数 SCAD 发生于非近端冠脉，并且不会造成腔外显影，因此不推荐冠脉 CTA 作为 SCAD 的一线检查。

七、SCAD 治疗管理

SCAD 的最佳治疗策略尚不明确，也尚未有

随机对照试验对药物治疗与血运重建策略治疗进行比较,ACS治疗策略是否能使SCAD患者受益仍属未知。因此,目前SCAD的治疗证据主要来自一些观察性研究及专家意见。

(一)药物治疗

1. β受体阻滞剂 目前认为β受体阻滞剂在SCAD的治疗中起重要作用。β受体阻滞剂可减少血管剪切力,因此可通过减小冠状动脉血管壁应力治疗SCAD。β受体阻滞剂通常在SCAD的急性期和远期使用。尽管目前倾向于在SCAD后常规给予β受体阻滞剂,但尚缺乏其有效性的相关研究。

2. 抗血小板药 抗血小板治疗对于SCAD的作用尚不清楚,阿司匹林属于ACS二级预防用药,且副作用较小,因此将阿司匹林用于SCAD急性期及远期治疗可能是合理的。而氯吡格雷对未行支架治疗的SCAD患者的作用尚未明确,但考虑到SCAD中存在内膜撕裂及血栓形成的可能,双联抗血小板治疗可能有益,双抗治疗减小假腔内的血栓在理论上也能减少真腔所受的压迫。因此,目前通常在SCAD后1~12个月应用氯吡格雷,此后,若不存在缺血性疼痛或若造影证实病变愈合,则通常停药,但目前该方法尚无证据支持。新型P2Y$_{12}$受体拮抗剂(Ticagrelor和Prasugrel)及糖蛋白Ⅱb/Ⅲa抑制剂在SCAD治疗中的作用则尚未证实,但由于出血风险更高,且有使夹层进一步发展的潜在风险,因此目前不推荐使用糖蛋白Ⅱb/Ⅲa抑制剂。

3. 抗凝治疗 有报道指出,溶栓可以使IMH和夹层进一步发展,导致临床病情恶化,故目前应该避免对SCAD患者进行溶栓治疗。

4. ACEI/ARB 指南推荐心肌梗死患者应用ACEI/ARB类药物,尤其是对于左心功能障碍的患者(推荐等级Ⅱa级),但尚缺乏其用于SCAD治疗的研究,故目前往往只用于左心功能显著障碍的患者。

5. 降脂治疗 不常规推荐他汀类药物治疗,由于SCAD的机制和动脉粥样硬化不同,他汀类药物往往只适用于血脂代谢异常的患者。

6. 长效硝酸盐和钙通道阻滞剂 可用于缓解复发胸痛症状;胸痛有时发生与月经周期相关,可能为内皮和微血管功能障碍导致。

(二)筛查检查

由于SCAD与FMD密切相关,一些中心已将筛选SCAD相关动脉炎作为常规,并在进行冠脉造影同时对腹主动脉及髂动脉行非选择性造影,CTA也可以对FMD进行筛查,但其敏感性远低于血管造影,也有些中心常规行颅脑及头颈部CTA以评估脑血管FMD和颅内动脉瘤(后者发生在14%~25%的SCAD患者当中)。病史采集也应该尽量详细,以评估潜在的结缔组织病、全身性疾病、妊娠史,激素治疗史等病因及诱因。基因筛查方面,由于目前筛查出的结缔组织病患者较少(59例患者中的5%),因此并不推荐常规行该项筛查,也不推荐常规进行炎性疾病的血清学检查。

(三)血运重建

1. 保守治疗 一些观察性研究倾向于采用保守治疗。原因主要基于SCAD病变在大多数情况下可自发性愈合,并且血运重建存在一定的失败比例。一些复查冠状动脉造影的前瞻性研究也发现73%~97%的保守治疗患者造影可见血管自发性愈合,其完全愈合大约需要一个月的时间。OCT检查也提示在夹层发生后的几天内IMH会被逐渐吸收。

2. 血运重建指征 对于临床情况稳定、无高危解剖结构的患者推荐保守治疗,住院3~5天进行个体化监测,仍有少部分患者(如持续性或再发缺血、血流动力学不稳定、室性心律失常或夹层累及左主干等)需要考虑行血运重建治疗。对于临床情况稳定、无高危解剖结构的患者可以考虑保守治疗,推荐患者住院3~5天进行个体化监测。如病变条件允许,应行PCI手术,否则应考虑CABG。

(1)PCI疗效:SCAD患者中行PCI的成功率不尽理想,在包括168例患者的Vancouver队列研究中,PCI成功或部分成功的比例仅为64%(57%的患者PCI术中夹层进一步进展,12%需要行紧急CABG,6%形成支架内血栓),而患者术后长期可耐受的比例只有30%。

(2)PCI路径及操作注意事项:若必须行PCI手术,建议经股动脉路径进行,因经桡动脉路径有可能会使SCAD发生夹层的风险增加3倍,同时应在OCT/IVUS的指导下明确真腔,建议选用长支架覆盖至 IMH 两端外 5~10mm，对于需要多个支架串联的长病变，建议先置入远段支架，其次近段，最后是中间部位的支架，以避免 IMH 进展。生物可吸收支架理论上可以避免 IMH 吸收后支架血栓形成从而获益。也有报道利用切割球囊将真假腔打通以达到减压效果的成功案例，这种做法可以防止 PCI 中 IMH 进一步发展，然而，在 SCAD 病变中行 PCI 理论上存在冠状动脉破裂的风险，因此应用较小尺寸的球囊小心地进行扩张。

（3）CABG：对于左主干夹层、冠脉近段血管弥漫夹层病变，以及其他病变解剖不适于 PCI 治疗的患者应考虑紧急搭桥手术。目前仅有少数小样本量的观察性研究评价 CABG 效果，其短期疗效尚可，但是长期临床获益并不显著。有报道提示远期桥血管通畅率仅为 27%，这可能与夹层自愈后原位血管血流恢复，导致桥血管血栓形成相关。

八、出院后管理

1. 目前对 SCAD 的远期管理包括应用阿司匹林和 β 受体阻滞剂，必要时可加用 ACEI 和他汀类药物。

2. 心脏康复及心理社会相关的治疗也有所帮助。

3. 患者应避免高强度的体力活动，适度运动则可降低远期不良心血管事件的发生风险。

4. 应尽量避免激素治疗以降低再发 MI 风险，女性患者也应避免怀孕。

5. 鉴于 SCAD 患者肌纤维发育不良的发生率较高，有必要对冠脉外血管进行血管成像检查。

九、预后

前瞻性研究提示，SCAD 患者的院内结局较好，其在院期间死亡率 <5%，保守治疗患者的再发 MI、紧急血运重建及主要不良心血管事件（major adverse cardiac event，MACE）的发生比例为 5%~10%。在 2 年随访期间，有 10%~20% 患者发生亚急性 MACE 事件，再发 SCAD 的发生率为 15%，4~5 年时的远期 SCAD 复发率则约为 27%。虽然该队列的总体远期生存率较高（>95%），但其远期 MACE 的比例也较高，在 5~7 年时为 15%~37%，在 10 年时预估上升至 50%。产后 SCAD 患者预后可能较其他患者更差。一个回顾性研究发现，产后患者的心肌梗死面积更大，平均左心室射血分数更低，近段血管发生夹层的比例更高。

（周玉杰）

参 考 文 献

［1］Saw J, Poulter R, Fung A. Intracoronary imaging of coronary fibromuscular dysplasia with OCT and IVUS［J］. Catheterization & Cardiovascular Interventions, 2013, 82（7）: E879-E883.

［2］Saw J, Bezerra H, Gornik H L, et al. Angiographic and Intracoronary Manifestations of Coronary Fibromuscular Dysplasia［J］. Circulation, 2016, 133（16）: 020282.

［3］Alfonso F, Paulo M, Lennie V, et al. Spontaneous coronary artery dissection: long-term follow-up of a large series of patients prospectively managed with a "conservative" therapeutic strategy［J］. JACC Cardiovascular Interventions, 2012, 5（10）: 1062-1070.

［4］Rogowski S, Maeder M T, Weilenmann D, et al. Spontaneous Coronary Artery Dissection: Angiographic Follow-Up and Long-Term Clinical Outcome in a Predominantly Medically Treated Population［J］.

Catheterization & Cardiovascular Interventions Official Journal of the Society for Cardiac Angiography & Interventions, 2015, 89（1）: 59.

［5］Vijayaraghavan R, Verma S, Gupta N, et al. Pregnancy-related spontaneous coronary artery dissection［J］. Circulation, 2014, 130（21）: 1915-1920.

［6］Manalo-Estrella P, Barker A E. Histopathologic findings in human aortic media associated with pregnancy［J］. Archives of Pathology, 1967, 83（4）: 336.

［7］Saw J, Aymong E, Sedlak T, et al. Spontaneous Coronary Artery Dissection: Association with Predisposing Arteriopathies and Precipitating Stressors, and Cardiovascular Outcomes［J］. Circ Cardiovasc Interv. 2014, 7（5）: 645-655.

［8］Hayes S N, Kim E S H, Saw J, et al. Spontaneous Coronary Artery Dissection: Current State of the Science: A Scientific Statement From the American

Heart Association[J]. Circulation, 2018, 137 (19): 0000000000000564.

[9] Nishiguchi T, Tanaka A, Ozaki Y, et al. Prevalence of spontaneous coronary artery dissection in patients with acute coronary syndrome[J]. Eur Heart J Acute Cardiovasc Care, 2016, 5 (3): 263-270.

[10] Keir M L, Dehghani P. Corticosteroids and Spontaneous Coronary Artery Dissection: A New Predisposing Factor? [J]. Canadian Journal of Cardiology, 2016, 32 (3): 395. e7.

[11] Lettieri C, Zavalloni D, Rossini R, et al. Management and Long-Term Prognosis of Spontaneous Coronary Artery Dissection[J]. American Journal of Cardiology, 2015, 116 (1): 66-73.

[12] Maehara A, Mintz G S, Castagna M T, et al. Intravascular ultrasound assessment of spontaneous coronary artery dissection[J]. American Journal of Cardiology, 2002, 89 (4): 466-468.

[13] Roura G, Ariza-Solé A, Rodriguez-Caballero I F, et al. Noninvasive Follow-Up of Patients With Spontaneous Coronary Artery Dissection With CT Angiography[J]. JACC Cardiovascular Imaging, 2016, 9 (7): 896-897.

[14] Hill S F, Sheppard M N. Non-atherosclerotic coronary artery disease associated with sudden cardiac death [J]. Heart, 2010, 96 (14): 1119.

[15] Elkayam U, Jalnapurkar S, Barakkat M N, et al. Pregnancy-associated acute myocardial infarction: a review of contemporary experience in 150 cases between 2006 and 2011[J]. Circulation, 2014, 129 (16): 1695.

[16] Alfonso F, Bastante T, Rivero F, et al. Spontaneous coronary artery dissection[J]. Circulation Journal Official Journal of the Japanese Circulation Society, 2014, 78 (9): 2099-2110.

[17] Wu S, Liu W, Zhou Y. Spontaneous coronary artery dissection in the presence of myocardial bridge causing myocardial infarction: an insight into mechanism[J]. International Journal of Cardiology, 2016, 206: 77-78.

[18] Saw J, Mancini G B, Humphries K, et al. Angiographic appearance of spontaneous coronary artery dissection with intramural hematoma proven on intracoronary imaging[J]. Catheter Cardiovasc Interv, 2016, 87 (2): E54-E61.

[19] Mather P J, HansenC L, Goldman B, et al. Postpartum multivessel coronary dissection[J]. Journal of Heart & Lung Transplantation the Official Publication of the International Society for Heart Transplantation, 1994, 13 (3): 533.

[20] Nishiguchi T, Tanaka A, Ozaki Y, et al. Prevalence of spontaneous coronary artery dissection in patients with acute coronary syndrome[J]. European Heart Journal Acute Cardiovascular Care, 2013. 61 (3): p. E74.

[21] Lempereur M, Fung A, Saw J, et al. Stent mal-apposition with resorption of intramural hematoma with spontaneous coronary artery dissection[J]. Cardiovasc Diagn Ther, 2015, 5 (4): 323-329.

[22] Tweet M S, Hayes S N, Pitta S R, et al. Clinical features, management, and prognosis of spontaneous coronary artery dissection[J]. Circulation, 2012, 126 (5): 579.

[23] Liu W, Zhou Y J, Liu Y Y, et al. Is This Spontaneous Coronary Intramural Hematoma or Fibrotic Plaque? An Inconsistent Finding Between Optical Coherent Tomography and Intravascular Ultrasound[J]. JACC Cardiovascular Interventions, 2013, 6 (9): 983-984.

[24] Vanzetto G, Berger-Coz E, Barone-Rochette G, et al. Prevalence, therapeutic management and medium-term prognosis of spontaneous coronary artery dissection: results from a database of 11 605 patients[J]. Eur J Cardiothorac Surg, 2009, 35 (2): 250-254.

[25] Ito H, Taylor L, Bowman M, et al. Presentation and Therapy of Spontaneous Coronary Artery Dissection and Comparisons of Postpartum VersusNonpostpartum Cases[J]. American Journal of Cardiology, 2011, 107 (11): 1590-1596.

第二十八章　主动脉夹层

第一节　概　述

主动脉夹层（aortic dissection，AD）指主动脉腔内血液从主动脉内膜撕裂处进入主动脉中膜，使中膜分离，沿主动脉长轴方向扩展形成主动脉壁的真假两腔分离状态。未经治疗的 AD 患者，发病 24 小时内死亡率 33%，48 小时内死亡率 50%，7 天内死亡率高达 75%。50~70 岁为高发人群，其中升主动脉夹层多见于 50~55 岁，降主动脉夹层多见于 60~70 岁。急性主动脉夹层国际注册研究显示，AD 的平均年龄 63 岁，其中 A 型夹层 60%~70%，男性 65%。中国主动脉夹层注册研究显示，中国 AD 的平均年龄 51 岁，其中 A 型夹层约 40%，男性 76%。从发生部位上看，约 70% 内膜撕裂口位于升主动脉，20% 在降主动脉，10% 发生于主动脉弓部三大血管分支处。临床特点为急性起病，突发剧烈疼痛、休克和血肿压迫相应主动脉分支血管时出现的相应缺血症状。

第二节　主动脉解剖学
结构与功能

以横膈膜为界，主动脉分为胸主动脉与腹主动脉。主动脉壁分 3 层，分别是由内皮细胞覆盖的血管内膜组织，富含血管平滑肌、层状弹性纤维及胶原纤维的血管中膜以及由胶原、血管滋养血管、淋巴管组成的血管外膜。作为血管，主动脉具有循环通路的作用。同时，通过位于主动脉弓与升主动脉处的压力感受器，主动脉可以起到调节体循环血管阻力与心率的作用，主动脉压力升高引起体循环血管阻力与心率的降低，降低则体循环血管阻力与心率升高。正常成年人的主动脉直径不超过 40mm，且随着下行逐渐细小。包括年龄、性别、体型及血压在内的多种因素都可以影响主动脉直径。一般来说，男性每 10 年主动脉直径扩张 0.9mm，女性为 0.7mm，这种生理性扩张可造成脉压升高。

第三节　主动脉夹层的危险
因素和发病机制

正常成人主动脉壁具有很强的耐受压力，使内壁破裂需要 66.7kPa（500mmHg）以上的压力。而 AD 的发生主要原因为主动脉壁缺陷，尤其是中膜缺陷，其病理基础是遗传或代谢性异常导致主动脉中膜囊性退行性改变，部分患者伴有结缔组织异常的遗传性心血管疾病，但具体病因并不清楚，发病与多种因素有关。研究认为主动脉夹层发生的机制之一为结缔组织的遗传性缺损导致囊性中膜退行性改变，致使弹性硬蛋白在主动脉壁沉积进而使主动脉僵硬扩张，导致中膜弹力纤维断裂、平滑肌局灶性丧失及中膜空泡变性并充满黏液样物质；基质金属蛋白酶活性升高，进而降解动脉壁的结构蛋白。在组织学层面这种机制可以得以验证，可见主动脉中膜退行性改变，弹性纤维减少、断裂和平滑肌细胞减少等改变。而 AD 形成的驱动力主要源于两方面，血流经过内膜撕裂口进入中膜或中膜滋养动脉破裂产生血肿后压力升高导致内膜撕裂。

一、危险因素

1. 糖尿病　在糖尿病（diabetes mellitus，DM）

患者和非糖尿病患者中均发现主动脉瘤的生长速度与HbA$_{1c}$水平呈负相关，提示长期升高的血糖水平与主动脉瘤进展之间存在关系。DM患者血管平滑肌细胞（vascular smooth muscle cell，VSMC）的炎症变化可能有助于动脉瘤的发展和进展。相反，VSMC的迁移和增殖特性的获得可能具有保护愈合和稳定作用。VSMC的表型转换受转录因子KLF4的控制，是动脉瘤的一个重要特征。在VSMC中选择性地敲除KLF4，在夹层和非夹层小鼠模型中均可降低动脉瘤的发展和严重程度。

2. **高血压** AD的发生与血压关系密切，超过80%的国内AD患者有高血压病史。在主动脉重塑过程中如基质金属蛋白酶9（matrix metalloproteinase 9，MMP-9）基因的含量或活性上的改变发挥着重要作用。胸主动脉瘤/夹层（thoracic aorticaneurysm/dissection，TAAD）病理上与主动脉中层变性有关，其特征是平滑肌细胞（smooth muscle cell，SMC）丢失、炎症、断裂和弹性纤维耗竭。SMC除了具有收缩功能外，还能持续合成和降解细胞外基质（extra cellular matrix，ECM），维持其体内平衡。血管壁SMC感知血流动力学压力，使细胞骨架和ECM发生重构。内质网（endoplasmic reticulum，ER）应激在血管病理重构中发挥重要作用。ER应激是由未折叠蛋白反应（unfolded protein response，UPR）触发的信号介导。三个上游信号通路组成，ER特有的UPR包括IRE1α-XBP1、ATF6和PERK-eIF2-ATF4通路，但所有这三个可以转录调节C/EBP同源蛋白（C/EBP homologous protein，CHOP）。转录因子CHOP（又称GADD153和DDIT3）作为UPR中的一个特异调控因子，在延长ER应激时启动细胞凋亡。CHOP也被称为生长阻滞和DNA损伤诱导基因153，通常表达为不可检测的水平，但对各种细胞应激有明显的诱导作用。CHOP一直被认为是内质网应激的促凋亡因子，它能感知多种刺激，包括机械拉伸。更高强度的机械拉伸会导致SMC的ER应激和炎症，炎症反应反过来作用于ER，从而促进TAAD进展。

3. **动脉粥样硬化** 动脉粥样硬化病理类型中动脉粥样硬化溃疡（atherosclerotic ulcer，

AU）和壁内血肿（intramural hematoma，IMH）与AD形成相关；并发症的发生与程度溃疡相关，溃疡累及中膜时IMH和AD形成；一些IMH可逐渐退化甚至消失，部分病例进展成AD或动脉瘤；有些IMH完全吸收后还可再发展为AD。病理性细胞增生、胶原纤维、弹力纤维和蛋白多糖等结缔组织基质大量形成以及细胞内外脂质积聚，动脉壁能量和氧供缺乏时中层细胞出现退行性变，中膜SMC变性、坏死，进而出现纤维化；动脉管壁弹性下降逐渐僵硬进而顺应性下降。

二、发病机制

1. **免疫机制** 免疫机制参与AD的发生已被众多研究证实，AD发病时，主动脉壁病灶有大量巨噬细胞浸润，巨噬细胞在介导炎症反应的同时，又能释放MMP，使弹性纤维降解，导致动脉壁中层结构破坏，形成AD。在主动脉中层变性时，病灶内常有大量T淋巴细胞浸润，且有Fas、Fas配体（FasL）的高表达。FasL在T淋巴细胞活化时介导其由于细胞毒性引起的凋亡。T淋巴细胞可能通过Fas-FasL通路使SMC凋亡，使管壁变得脆弱，导致AD发生。调节性T细胞的表达对AD有保护作用，它可以减少免疫细胞活化，上调白介素（interleukin，IL）-10的表达，增强其抗炎作用，从而减轻血管的炎症反应，预防AD的发生及动脉瘤的形成。主动脉壁淋巴细胞的浸润及炎性趋化因子的表达可随辅助性T细胞（helper T cell，Th）17的表达下调而减少，Th17缺乏可保护血管壁中层免受破坏，延缓AD的发展。细胞毒性T细胞可直接杀死靶细胞，CD8$^+$T细胞也可能参与AD的发病，直接通过细胞毒作用使血管的结构破坏。中性粒细胞有着很强的吞噬和趋化作用，且是分泌MMP-2/9的主要细胞。部分研究人员发现急性AD病灶内有趋化因子和粒细胞集落刺激因子的高表达，引起大量中性粒细胞浸润，分泌IL-6及MMP-9，促进炎症反应进程和弹性纤维降解，加快夹层的扩展和破裂，免疫因子通过多种通路参与AD的发生。IL-6可诱导单核细胞向巨噬细胞分化，还可通过IL-6-STAT3通路介导Th17的生成，IL-6缺乏可使弹性纤维降解及Th17的表达减少，延缓AD的发生。IL-17A可介导炎症反应,促进单核细胞的趋化、黏附和迁移。由 IL-6-STAT3 信号通路调节的 Th17/IL-17 途径,可促进主动脉的炎症反应,与人主动脉瘤和 AD 有着直接关系。IL-1β 可能通过磷酸化 p38 信号途径,促进巨噬细胞和 SMC 分泌 MMP,或诱导中层细胞凋亡,破坏主动脉壁正常结构,导致 AD。γ 干扰素可能通过磷酸化的 C-Jun 氨基末端激酶信号转导通路诱导 T 淋巴细胞产生 MMP-9,MMP-9 可降解弹力蛋白,破坏主动脉壁的正常结构,使主动脉扩张及破裂。此外,MMP-9 的体内抑制物主要为组织金属蛋白酶抑制因子 -1(tissue inhibitor of metalloproteinases-1,TIMP-1),MMP-9 与 TIMP-1 间存在着功能平衡,当 MMP-9 含量增多时,平衡紊乱会导致细胞外基质代谢紊乱,促进 AD 的形成。骨桥蛋白是一种新型细胞因子,它可通过抑制 IL-1β 的作用降低 MMP 的表达,防止弹力蛋白被降解,促进 SMC 的增殖与迁移,减缓 AD 的形成。

2. 分子机制 从分子水平了解 AD 发病机制对于其诊治提供新的依据和方向。AD 发生可能与烟酰胺腺嘌呤二核苷酸磷酸氧化酶[nicotinamide adenine dinucleotide phosphate(NADPH)oxidase family of enzymes,Nox]与氧化应激、糖尿病交感神经系统等有关。

(1)Nox 与氧化应激:Nox 是决定血管壁上氧化还原状态的关键决定因素,在生理条件下,Nox 活性较低,而各种 Nox 亚型的上调与动脉硬化、糖尿病、肥胖、高血压和缺氧有关。血管平滑肌细胞(vascular smooth muscle cell,VSMC)通过肌动蛋白,包括丝切蛋白(cofilin)精细调控发生迁移,cofilin 主要效应是由 Nox1 介导的 VSMC 迁移,并在敲除 Nox1 基因时显著减少血小板源性生长因子(platelet-derived growth factor,PDGF)的激活。在 VSMC 中通过 Nox1 介导的表皮生长因子受体(epidermal growth factor receptor,EGFR)活化产生活性氧簇(reactive oxygen species,ROS);EGFR 激活后使细胞外信号调节激酶(extracellular signal-regulated kinase,ERK1/2)磷酸化;ERK1/2 磷酸化后,EGFR 通过 Nox1 转活化介导 MMP-9 激活,ECM 及 Nox1/EGFR/MMP-9 介导的神经性钙黏着蛋白(N-cadherin)脱落。在高血压模型中,外源性 Nox2 被激活,而活性氧簇信号也通过水通道

蛋白 1 和 Nox1 促进 VSMC 肥大。机体抗氧化防御机制未能清除过度产生的 ROS,导致氧化应激产生;ROS 在一定程度可促进动脉瘤的发展;氧离子和过氧化氢(H₂O)直接促进 VSMC 肥大,在高浓度时激活 MMPs,通过氧化还原激活酪氨酸激酶 Pyk2 使酪氨酸 -657 磷酸化后抑制内皮一氧化氮合成酶(nitric oxide synthase,NOS)。在心血管系统中,NO 调节血液流动,防止血小板和白细胞黏附和聚集。血液在层流状态下时,有一个均匀薄层在动脉壁附近;在非层流状态下时,NO 会被消耗尽;非层流下内皮细胞 NO 生成量明显高于层流状态下;过度产生的 NO 使 NOS 解耦联导致内皮细胞功能紊乱进而使促炎症介质和凝血酶激活。

(2)糖尿病中交感神经系统:研究发现 AD 患者出现交感神经亢进,交感神经末梢释放去甲肾上腺素(noradrenaline,NE)上调胸主动脉 MMP-2 表达,MMP-2 和 MMP-9 是重要的金属蛋白酶,并受肾素 - 血管紧张素 - 醛固酮系统(renin-angiotensin system,RAS)和交感肾上腺素能系统(sympathetic adrenergic system,SAS)的调控。MMP-2 和 MMP-9 被认为与主动脉疾病的发病密切相关。血管紧张素Ⅱ(angiotensinogen,Ang Ⅱ)和 NE 在诱导模型 AD 中的不同结果可以归因于它们在调节 MMP 方面的差异。Ang Ⅱ 通过血管紧张素Ⅱ型 1 受体增强交感神经的兴奋作用,促进肾上腺素表达。Ang Ⅱ 的升高增强交感神经末梢的 NA 释放,促进 MMP-2 的表达,MMP-2 降解 ECM,促进 AD 进展。糖尿病相关高血糖介导主动脉壁间质胶原蛋白交联从而使胶原网络稳固,这种交联可以抵抗蛋白质水解,抑制 MMP 的分泌,被认为具有调节动脉瘤形成的作用,促进动脉粥样硬化斑块破裂的作用。这些效应可以直接减少主动脉壁的降解,也可以解释在糖尿病中观察到较厚的腹主动脉壁以及糖尿病对 AD 的潜在保护作用。此外,高血糖与减少外膜新生血管形成和进入主动脉中膜炎症细胞有关,因此可能通过减少 VSMC 死亡和 ECM 降解来抑制 AD 的进展。

3. 遗传机制 目前研究发现,Marfan 综合征(MFS)、Ehlers-Danlos 综合征(EDS)、Loeys-Dietz 综合征(LDS)及主动脉瓣二叶式畸形(bicuspid

aortic valve，BAV）等先天遗传病可影响结缔组织的生长，进而使主动脉结构异常，成为 AD 易患因素。

（1）MFS：MFS 是一种常染色体显性遗传的结缔组织病，主要由原纤维蛋白基因家族和 / 或转化生长因子 -β 受体（transforming growth factor beta receptor，TGF-βR）基因家族突变所致，其病变主要累及骨骼、眼和心血管等组织器官系统，75% 的 MFS 患者可发生 AD。该病临床表现多样且个体差异性大，当其累及心血管系统时，危险性最高，约 80% 的 MFS 患者可有主动脉壁中层坏死、动脉中层囊性纤维局部断裂或坏死等先天性畸形，主动脉内膜因缺乏中膜支撑而易破裂。

（2）EDS：EDS 是一种少见的常染色体显性遗传病，人群发病率约 0.2‰，主要累及结缔组织，Villefranche 分型将其分为 6 个亚型，即：经典型、脊柱侧后凸型、血管型、活动异常增高型、关节松弛型及皮肤脆弱型，其中血管型是由编码Ⅲ型胶原的 COL3A1 基因杂合突变引起，而Ⅲ型胶原是血管中膜的弹力层和外膜胶原层的主要成分，因此，血管型 EDS 患者主动脉壁会变得脆弱，从而易患 AD。

（3）LDS：LDS 是一种以血管和骨骼病变为特征的常染色体显性遗传结缔组织病，是由 TGF-βR1 或 TGF-βR2 基因突变所致，TGF-βR1 和 TGF-βR2 基因分别定位于第 9 号染色体（9q22）和第 3 号染色体（3p22），这两个基因的突变可增强 TGF-β 信号。TGF-β 过度活跃虽可使弹力蛋白的生成增多，但增生的蛋白往往结构异常且功能不全，导致主动脉中层易产生黏液样坏死等病理改变，而这些病理改变使 LDS 患者更易发生 AD。

（4）BAV：BAV 是先天性心脏病中常见的类型之一，属常染色体显性遗传病，它的发生与 NOTCH1 及 GATA 基因的突变有一定关联。正常主动脉瓣由右冠状动脉瓣、左冠状动脉瓣及无冠状动脉瓣组成，而 BAV 患者的左右冠状动脉瓣常发生融合。此外，约有 80% 的 BAV 患者升主动脉发生扩张，这种扩张可使 AD 的风险增加 9 倍。BAV 促进 AD 的发生与主动脉原纤维蛋白的获得性缺陷、血管 SMC 的凋亡以及 MMP 的上调有关。

第四节　主动脉夹层病因、病理分型、分期

一、病因

AD 发病主要和以下危险因素有关：①增加主动脉壁张力的各种因素，如高血压、主动脉缩窄、外伤等；②导致主动脉壁结构异常的因素，如动脉粥样硬化、遗传性结缔组织疾病（如 MFS、LDS、EDS 等）、家族性遗传性 AD 或主动脉瘤、大动脉炎等；③其他因素，如妊娠、医源性 AD 等。国内多中心研究表明高血压、MFS、动脉粥样硬化、吸烟、饮酒、BAV 等是国人 AD 发病的主要独立危险因素。

1. 高血压　高血压是 AD 发生原始的驱动因素，AD 患者中 50%~75% 合并高血压病。有研究证实血压搏动的幅度与 AD 的形成密切相关，如剧烈的体力劳动、举重等。在非搏动性高血压，即使血压在 400mmHg 也不发生夹层，而在搏动性高血压时血压在 120mmHg 时即可发生夹层。因此，高血压中的搏动成分是引起主动脉夹层的主要因素。高血压与 AD 发生主要有以下相关性：①主动脉壁 ECM 中弹力纤维和胶原纤维在长期高血压所致血流动力学的改变情况下，形态和比例发生改变，血管壁的应力增加，僵硬度增加；②VSMC 可通过自身重建来适应血压的变化，表现为 SMC 的增生或者增殖；③外界因素通过改变主动脉 ECM 中胶原蛋白和弹力蛋白的结构、功能最终导致 AD 的形成。

2. 遗传结缔组织性疾病　<40 岁的 AD 患者最常见于遗传病，如 MFS、LDS、EDS、家族性胸主动脉瘤和夹层、Turner 综合征。其中 MFS 最常见，MFS 是原纤维蛋白 -1 突变、TGF-β 信号转导异常所致的常染色体显性遗传病。由于内膜胶原蛋白和弹性纤维的变性、坏死，脆弱的内膜容易破裂，进而 AD 形成。

3. 主动脉粥样硬化 主动脉粥样硬化可引起滋养血管闭塞、狭窄,从而引起中膜营养不良、出现退行性改变,致使主动脉夹层发生。动脉粥样硬化是 AD 的重要诱发因素,多见于远端主动脉夹层。

二、病理分型、分期

(一) AD 的分型

包括国际分型和国内分型,均依据夹层内膜裂口的解剖位置和夹层累及的范围而定。其中使用最广泛和最著名的国际分型是 1965 年 DeBakey 等人提出的三型分类法:①Ⅰ型,主动脉夹层累及范围自升主动脉到降主动脉甚至腹主动脉;②Ⅱ型,主动脉夹层累及范围仅限于升主动脉;③Ⅲ型,主动脉夹层累及降主动脉,如向下未累及腹主动脉者为ⅢA 型;向下累及腹主动脉者为ⅢB 型。1970 年,Stanford 大学的 Daily 等人提出了一种更为简捷的分型方法,Stanford A 型相当于 DeBakeyⅠ型和Ⅱ型,Stanford B 型相当于 DeBakeyⅢ型(图 28-1)。近年来,随着腔内血管外科技术的发展,使得 Stanford 分型与临床手术方法关系越来越密切。国内分型是北京安贞医院孙立忠教授团队根据我国 AD 的发病特征,在 Stanford 分型的基础上提出了 AD 细化分型(亦称孙氏分型):

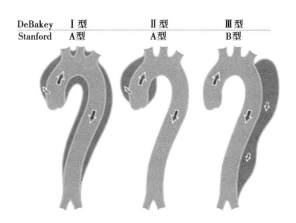

图 28-1　Stanford 分型和 DeBakey 分型

1. Stanford A 型主动脉夹层的孙氏细化分型(图 28-2、图 28-3) 根据主动脉根部受累情况细分为 3 个亚型:

(1)A1 型,窦管交界及其近端正常,无主动脉瓣关闭不全。

(2)A2 型,主动脉窦部直径小于 3.5cm,夹层累及右冠状动脉,致其开口处内膜部分剥离或全部撕脱,轻至中度主动脉瓣关闭不全。

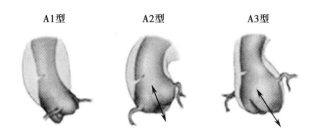

图 28-2　Stanford A 型细化分型

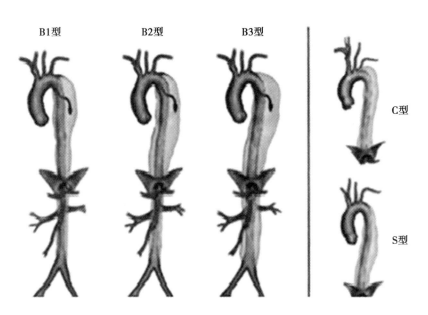

图 28-3　Stanford B 型细化分型

（3）A3型,根部重度受累型,窦部直径大于5.0cm,或直径为3.5~5.0cm但窦管交界结构破坏,及严重主动脉瓣关闭不全。

根据病因及弓部病变情况分为C型（复杂型）和S型（简单型）:

符合以下任意一项者为C型:①原发内膜破口在弓部或其远端,夹层逆行剥离至升主动脉或近端主动脉弓;②弓部或其远端有动脉瘤形成（直径大于5.0cm）;③头臂动脉有夹层或动脉瘤形成;④TEVAR术后逆撕A型AD;⑤套筒样内膜剥脱和广泛壁内血肿;⑥主动脉根部或升主动脉术后残余夹层或新发夹层;⑦病因为遗传性结缔组织病,如MFS。

S型:原发内膜破口位于升主动脉且不合并上述任何一种C型病变。临床诊断时根据实际情况组合分型。

2. Stanford B型AD的孙氏细化分型（图28-3）根据降主动脉的扩张部位分为3个亚型:

（1）B1型:降主动脉无扩张或仅近端扩张,中、远端直径接近正常。

（2）B2型:全胸降主动脉扩张,腹主动脉直径接近正常。

（3）B3型:全胸降主动脉、腹主动脉均扩张。

根据病因及弓部有无夹层累及亦分为C型和S型:

符合以下任意一项者为C型:①夹层累及左锁骨下动脉开口或远端主动脉弓;②合并心脏疾病,如瓣膜病、冠心病等;③合并近端主动脉病变,如主动脉根部瘤、升主动脉或主动脉弓部瘤等;④病因为遗传性结缔组织疾病,如MFS。

S型:不合并上述任何一种情况者。

（二）AD分期

传统的AD分期,以14天为界,发生夹层14天以内为急性期,超过14天为慢性期。2014欧洲心脏病学会主动脉疾病指南指出,14天以内为急性期,15~90天为亚急性期,大于90天为慢性期。

第五节 临床表现

AD的临床表现取决于夹层的部位、范围、程度和主动脉分支受累情况、有无主动脉瓣关闭不全以及向外破溃等并发症（表28-1）。

表 28-1 主动脉夹层主要临床表现

临床表现	A型	B型
胸部疼痛	80%	70%
背部疼痛	40%	70%
突发疼痛	85%	85%
转移性疼痛	<15%	20%
主动脉瓣关闭不全	40%~75%	N/A
心脏压塞	<20%	N/A
心肌缺血或梗死	10%~15%	10%
心衰	<10%	<5%
胸腔积液	15%	20%
晕厥	15%	<5%
主要神经功能缺损（昏迷/卒中）	<10%	<5%
脊髓损伤	<1%	—
肠系膜缺血	<5%	—
急性肾衰	<20%	10%
下肢缺血	<10%	<10%

注:N/A.不适用。

一、疼痛

疼痛为本病最主要的表现,以突发前胸或后背持续性、撕裂样刀割样疼痛为主。可放射到肩背部、胸腹部和下肢。疼痛的部位和性质可提示AD破口的部位及进展情况。Stanford A型夹层常表现为前胸痛或背痛,Stanford B型夹层常表现为背痛或腹痛,但两者疼痛部位可存在交叉。需强调的是部分患者可无疼痛症状,如MFS、激素治疗患者。

二、心血管系统表现

升主动脉夹层导致主动脉根部扩张、主动脉瓣对合不良等可引起主动脉瓣关闭不全,轻者无明显临床表现,重者可出现心力衰竭甚至心源性休克。夹层累及冠状动脉开口可导致急性心肌梗死、心功能衰竭或恶性心律失常,患者常表现为典型的冠状动脉综合征,如胸痛、胸闷和呼吸困难,心电图ST段抬高和T波改变。夹层假腔渗漏或夹层破入心包可引起心包积液或心脏压塞,发生率约为17.7%。

三、脏器或肢体缺血表现

夹层累及颈动脉、无名动脉可表现为头晕、一过性晕厥、精神失常或缺血性脑卒中，压迫颈胸神经节出现霍纳（Horner）综合征，压迫喉返神经出现声音嘶哑，夹层压迫上腔静脉出现上腔静脉综合征，压迫气管表现为呼吸困难，压迫肺动脉出现肺栓塞症状，累及椎体前动脉出现截瘫或大小便失禁；累及腹主动脉或髂动脉出现下肢缺血症状；累及肾动脉出现少尿、血尿等急性肾衰表现；累及肠系膜上动脉出现肠坏死等。

四、夹层破裂

夹层破裂可出现胸腔积液，以左侧胸腔多见，破入气管、食管出现咯血、呕血等症状。

五、AD 的体征

疑似 AD 的患者出现以下体征有助于临床诊断：

（1）血压异常：AD 常可引起远端肢体血流减少，导致四肢血压差别较大。因此对于 AD 患者，应常规测量四肢血压。50.1%~75.9% 的 AD 患者合并高血压，部分患者就诊时表现为低血压，此时应考虑心脏压塞的可能。20% 的患者出现周围动脉搏动消失。

（2）主动脉瓣区舒张期杂音且患者既往无心脏病史，则提示夹层所致急性主动脉瓣反流可能。

（3）胸部体征：AD 大量渗出或破裂出血时，可出现气管右侧偏移，左胸叩诊呈浊音，左侧胸部听诊呼吸音减弱；双肺湿啰音提示急性左心衰。

（4）腹部体征：AD 导致腹腔脏器供血障碍时，可造成肠麻痹甚至坏死，表现为腹部膨隆、叩诊呈鼓音、广泛压痛、反跳痛及肌紧张。

（5）神经系统体征：脑供血障碍时出现淡漠嗜睡、昏迷或偏瘫；脊髓供血障碍时，可有下肢肌力减弱甚至截瘫。

第六节　辅 助 检 查

一、实验室检查

基础实验室检查包括患者心血管疾病风险因素。虽然实验室检查在确诊急性主动脉夹层方面

贡献不大，但我们仍然可以通过生物标志物检查辅助影像学检查（表 28-2）。

表 28-2　主动脉夹层实验室检查要点

实验室检查项目	检测目的及目标征象
红细胞计数	失血、出血、贫血
白细胞计数	感染、炎症（SIRS）
C 反应蛋白	炎症反应
原降钙素	鉴别诊断 SIRS 与败血症
肌酸激酶	再灌注损伤、横纹肌溶解
肌钙蛋白 T 或 I	心肌缺血、心肌梗死
D- 二聚体	主动脉夹层、肺栓塞、肺部血栓
肌酸酐	肾衰
天冬氨酸转氨酶 / 丙氨酸转氨酶	肝缺血、肝脏疾病
乳酸盐	小肠缺血、代谢紊乱
葡萄糖	糖尿病
血气	代谢紊乱、氧气供给情况

二、影像学检查方法的选择和应用

AD 的影像学检查目的是对全主动脉进行综合评价，包括 AD 受累的范围、形态、不同部位主动脉的直径、主动脉瓣及各分支受累情况、与周围组织的关系，以及 AD 的其他相关表现如心包积液、胸腔积液及脏器缺血情况等。

1. 胸部 X 线片和心电图　一般无特异性改变。胸部 X 线片可在 60% 以上的 AD 患者中发现主动脉影增宽，少数患者因急性心包积液出现急性心包炎影像改变，累及冠脉出现急性（下壁）心肌梗死的心电图改变或心律失常。

2. 超声心动图　包括经胸主动脉彩超和经食管主动脉彩超。其优点是无创，无需造影剂，可定位内膜裂口，显示真、假腔的状态及血流情况，及显示并发的主动脉瓣关闭不全、心包积液及主动脉弓分支动脉的阻塞。对于 A 型主动脉夹层，胸主动脉彩超的敏感性为 70%~100%，特异性可达 80%~90%，而经食管主动脉彩超的敏感性和特异性均可达到 95% 以上。对 B 型主动脉夹层，超声诊断的准确性只有 70% 左右，尤其在合并慢性

阻塞性肺疾病、肥胖等情况下,其诊断的准确性更低。经食管主动脉彩超的缺点是可能引起干呕、心动过速、高血压等,有时需要麻醉。

3. 主动脉CT血管造影 主动脉CT血管造影(CT angiography, CTA)常作为疑似AD诊断首选的检查手段,CTA断层扫描可观察到夹层隔膜将主动脉分割为真、假两腔,SSD、MIP、MVR等重建图像可提供主动脉全程的二维和三维图像,其敏感性达90%以上,其特异性接近100%。其主要缺点是对比剂的副作用和主动脉搏动引起的伪影干扰。

4. 磁共振血管成像 磁共振血管成像(magnetic resonance angiography, MRA)为无创性检查,可从任意角度显示AD真、假腔和累及范围,其诊断主动脉夹层的准确性和特异性均接近100%。其缺点是扫描时间较长,对于循环状态不稳定的急诊患者有一定限制;另外,磁场周围有磁性金属时干扰成像,因而不适用于体内有金属植入物的患者。

5. 主动脉造影 主动脉造影常在腔内隔绝术中应用。可全面评估主动脉夹层裂口的数量、分布、大小及与重要分支动脉的关系,可结合术前MRA和/或CTA精确评估锚定区直径、长度及扭曲度等,以最终选定腔内移植物和确定隔绝术方案。主动脉造影的缺点是有创操作及对比剂均有导致并发症的可能。

6. 血管腔内超声 血管腔内超声可清楚显示主动脉腔内的三维结构,对主动脉夹层诊断的准确性高于经胸主动脉彩超和经食管主动脉彩超。目前腔内超声探头的口径已可减小至8.2F,可通过0.035in(1in=2.54cm)的导丝经穿刺导入。常在腔内隔绝术中应用,对评判夹层裂口和内瘘具有较高使用价值。

7. 基因诊断 基因诊断是主动脉夹层诊断前移的新方式。近年来随着基因测序技术的不断发展,下一代测序(next generation sequencing, NGS)技术由于具有能够一次性检测多个基因从而快速高效地发现致病突变的优势进入人们视线。其中全外显子组测序(whole exome sequencing, WES)和靶向目标基因测序(targeted panel sequencing, TPS)是NGS的两种形式,WES能够对基因组所有蛋白编码基因进行检测,不仅能发现已知致病基因的突变,而且能发现新的致病基因。而TPS只针对感兴趣的基因进行检测,较WES花费低、耗时少,在临床诊断运用上更具前景。针对遗传性主动脉疾病的基因检测,现在临床上通常采用基因组合(gene panel)的方法,即用二代测序的方法对疾病相关的若干基因的外显子及其侧翼序列进行检测,查找致病性点突变或较小的插入/缺失。

1)MFS:是最常见的一种结缔组织病,为常染色体显性遗传,在人群中发病率1:5 000~1:3 000,MFS是编码细胞外基质蛋白 *FBN1* 基因突变引起的,病变累及多个系统,而心血管系统异常出现的主动脉瘤和主动脉夹层是导致MFS患者死亡的最主要原因。

2)LDS:是另一种常染色体显性遗传病,与MFS有相似特征,除主动脉根部外,LDS患者其他动脉也比较容易发生动脉瘤、动脉扭曲,且动脉瘤进展较快,患者平均发病/死亡年龄(26岁)。LDS综合征根据基因突变分为5型——*TGFBR1*、*TGFBR2*、*SMAD3*、*TGFB2*、*TGFB3*,分别对应LDS 1型到5型。对确认有包括 *TGFBR1*、*TGFBR2* 突变的LDS患者,2010年美国胸主动脉疾病诊疗指南建议应在初次诊断时及6个月后进行完整的主动脉成像,以确定主动脉直径扩张。

3)EDS:是一类较为罕见的常染色体显性遗传结缔组织病,据估计EDS患病率为1:250 000~1:5 000,2017年最新的分型将EDS分为十三种类型,血管型是其中一种,临床上表现为皮肤、血管以及其他器官脆弱容易破裂,血管型与 *COL3A1* 的突变相关,血管型EDS占EDS的5%以下。

4)家族性胸主动脉瘤/夹层:是另一种常见的非综合征遗传性主动脉疾病,*MYH11*、*ACTA2*、*MYLK*、*PRKG1*、*MFAP5* 基因突变是常见病因,这些基因主要都与平滑肌细胞骨架结构功能相关。

5)BAV:是另一个临床上常见的基因相关的疾病,与 *MAT2A*、*NOTCH1* 突变相关。BAV不仅仅只影响主动脉瓣,BAV患者具有高风险胸主动脉瘤的可能性,比正常人高9倍。

第七节 诊断与鉴别诊断

一、诊断

主动脉夹层的确定性诊断流程如下：

1. **确定是否有主动脉夹层** 典型的主动脉夹层容易明确诊断，但应注意和动脉粥样硬化性主动脉瘤鉴别。

2. **确定主动脉夹层的病因、分型、分类和分期** 主动脉夹层的病因、分型、分类和分期是决定其治疗策略的重要依据，获得完整的病史和CTA或MRA等影像学资料后应尽快作出综合判断。其中确定主动脉夹层裂口的位置和数量是其手术治疗的主要基础。

3. **鉴别夹层的真假腔** 夹层真假腔的鉴别是腔内隔绝术治疗成功的关键，但有时鉴别比较困难，应结合多种影像学检查的结果综合判断。

4. **确定有无主动脉夹层外渗和破裂预兆** 夹层外渗导致的心包腔积液是急性主动脉夹层死亡的主要原因之一。MRA和CTA检查中常能发现纵隔和胸膜腔积液。夹层进行性外渗常是其破裂的预兆，也是急诊行手术或腔内隔绝术的主要指征。

5. **确定有无主动脉瓣反流及心肌缺血** 脉压差增大和心脏舒张期杂音常提示主动脉瓣反流，彩超可明确诊断。如彩超发现主动脉反流应同时测量反流量和主动脉瓣环直径，作为判断有无手术指征的依据。主动脉夹层累及冠状动脉开口时可导致心肌缺血，但需要排除并存的冠脉疾病，TEE可发现冠状动脉的开口是否被夹层遮蔽，但DSA冠脉造影仍然是"金标准"。

6. **确定有无主动脉分支动脉受累** 主动脉分支动脉受累可导致相关靶器官缺血的各种临床症状，同时主动脉的重要分支动脉受累导致的脏器急性缺血也是主动脉夹层急诊手术的指征之一。无名干或颈总动脉受累可导致脑梗死，肾动脉受累致肾梗死或肾缺血性高血压，髂动脉受累致急性下肢缺血，肋间动脉受累致截瘫。

此外，基于AD的高危易感因素、胸痛特征和体征的前设风险而进行的验前概率（IRAD），对于指导疑似AD患者的诊断具有重要参考意义（表28-3）。

表 28-3 影响 AD 验前概率因素的高危表现

高危病情	MFS（或其他结缔组织疾病）、主动脉疾病家族史、确诊主动脉瓣疾病、确诊胸主动脉瘤、既往主动脉手术史
高危疼痛特征	胸、背或腹部疼痛有如下特点：突发性、重度疼痛、撕裂性疼痛
高危检测特征	灌注不良证据：脉搏短绌、收缩压差、局限性神经功能缺损，主动脉舒张期杂音，低血压或休克

IRAD研究基于上述高危因素提出AD危险评分，根据患者符合危险因素分类（高危易感因素、高危疼痛特征及高危体征）的类别数计0~3分（0分为低危，1分为中危，≥2分为高危）；该评分≥1分诊断AD的敏感度达95.7%。

二、鉴别诊断

AD由于基础病变、夹层位置、累及范围不同，临床表现为多样性。需与以下疾病鉴别：

1. **急性心肌梗死** 急性心肌梗死时出现剧烈持续性心前区疼痛、憋闷，伴大汗、面色苍白，舌下含服硝酸甘油缓解不明显，疼痛很少向胸部以下放射。患者可出现脉搏减弱、血压下降、呼吸困难等。若出现休克，也不引起双侧脉搏不等。心电图呈动态改变，心肌酶升高。但需鉴别AD累及冠脉情况。对急性胸痛的患者，如怀疑有主动脉夹层的可能，不要急于溶栓和抗凝治疗，否则后果不堪设想。溶栓治疗可促使主动脉夹层患者的主动脉破裂出血。抗凝治疗不利于夹层假腔内血栓形成，而假腔内血栓形成对阻止血肿扩大、防止主动脉破裂具有重要意义。因此，溶栓制剂、抗凝血药禁用于AD患者。

2. **急腹症** AD累及腹主动脉容易误诊为急腹症。急腹症主要是腹痛，胃肠道及感染症状，可伴有不同程度的发热。引起急腹症的疾病主要有急性炎症性腹痛（急性阑尾炎、急性胆囊炎、急性胰腺炎、急性腹膜炎等）、急性胃肠穿孔、肝脾破裂出血、急性肠扭转等。

3. 急性肺栓塞　出现不明原因的呼吸困难、胸痛、晕厥和休克等症状，该类患者常具有急性肺栓塞的高危因素，如下肢深静脉血栓、骨折、肥胖等。血气分析示低氧、低碳酸血症、肺泡 - 动脉血氧分压差大，D- 二聚体大于 $500\mu g/L$ 等。

4. 其他疾病　AD 需与神经系统、感染性心内膜炎等鉴别。

第八节　治　疗

一、内科治疗

一旦怀疑或确诊本病，应立即住院监护、建立动静脉通路，给予镇定、吸氧、降压、通便等治疗。患者绝对卧床休息，严密监测生命体征和相关系统征象。

（一）监护

所有被高度怀疑有 AD 的患者必须严格卧床休息，予以重症监护，监测血压、心率、尿量、意识状态及神经系统的体征，稳定血流动力学，维护重要脏器的功能。血流动力学稳定的患者，自动充气的无创袖带式血压监护即可，如患者有低血压和心力衰竭，应考虑放置中心静脉或肺动脉导管以监测中心静脉压或肺动脉楔压及心排量。血流动力学不稳定的患者应气管插管，迅速送入手术室，术中经食管心动超声明确诊断。监测人员必须密切观察心率、节律和血压，心率维持在 60~70 次 /min，做好病情记录；血压不稳定期间 5~10min 测量 1 次，避免血压过低或过高，使血压控制在理想水平。

（二）建立静脉和动脉通道

动脉通道最好建立在右上肢，这样术中主动脉被钳夹时，它还能发挥作用。但当左上肢血压明显高于右侧时，则应建立在左侧。应尽量避免股动脉穿刺或抽血，在可能的动脉修补术中可将其留作旁路插管部位。如不得已，急诊建立了股动脉通道，应避免对侧动脉穿刺。一般需建立两路静脉通道，一组输入抢救用药，另一组为支持用药，输液泵严格控制输液速度，根据血压调整输液速度，注意用药后的反应；严密监测心率和节律，预防心率过慢和出现房室传导阻滞。

（三）镇痛

AD 的进展与主动脉内压力变化的速率有关（dP/dt），疼痛本身可以加重高血压和心动过速，对 AD 患者极为不利，因此须及时应用吗啡或哌替啶止痛，也可选择心血管副作用较少的镇静药，如地西泮、氟哌啶醇等。所用药物均应静脉或肌内注射，以便尽快发挥药效。严密观察疼痛变化、定时进行疼痛评估、掌握疼痛规律和疼痛缓解方法。注射时速度要慢，注意观察呼吸、神志，尽量避免呼吸抑制发生。有疼痛剧烈，难以缓解，尚需使用其他的麻醉药物。降低血压是缓解疼痛的有效方法，血压下降后，疼痛减轻或消失是夹层分离停止扩展的临床指征之一。

（四）降压

1. 降压治疗的意义及目标值　药物治疗的原则是降低左室射血速度（dp/dt max）和降低收缩压。充分控制血压是 AD 抢救的关键，降低血压能减少血流对主动脉壁的应切力、减低心肌收缩力，特别是降低 dp/dt，减少左室搏动性张力，能有效稳定和中止夹层的继续分离。因对患者产生致命影响的不是夹层本身，而是血肿进展引起的一系列变化，如严重的高血压、心脏压塞、主动脉破裂大出血、严重的主动脉瓣反流及心脑肾等重要脏器的缺血。因此，主动脉夹层患者应严格控制血压和心率，降低 dp/dt，治疗目标值是将收缩压降至 100~120mmHg、心率 60~80 次 /min，血压应降至能保持重要脏器（心、脑、肾）灌注的最低水平，避免出现少尿（<25ml/h）、心肌缺血及精神症状等重要脏器灌注不良的症状。

2. 选择降压药物的原则　药物治疗的关键是降低心室 dp/dt 和收缩压降低，因此要求扩张阻力血管和抑制心脏收缩的药物配伍使用。选择降压药物最好使用能同时降低血管阻力和抑制心脏收缩的药物，静脉应用 β 受体阻滞剂（如美托洛尔、艾司洛尔等）是最基础的药物治疗方法，但应保证维持最低的有效终末器官灌注。对于降压效果不佳者，可在 β 受体阻滞剂的基础上联用一种或多种降压药物，如 α 受体阻滞剂、血管紧张素转换酶抑制剂、利尿剂等药物。需注意的是，若患者心率未得到良好控制，不要首选硝普钠降压。因硝普钠可引起反射性儿茶酚胺释放，使左心室收缩力和主动脉壁切应力增加，加重夹层病情。

（五）饮食

AD 应清淡饮食，以纤维食物为主，促进胃肠消化，内科治疗的第一日最好给予静脉营养。治疗 2~3 日，病情稳定后可开始进食。3 日后开始逐渐将静脉应用的抗高血压药改为口服，没有并发症者可以转出重症监护室并开始活动。内科治疗对于没有并发症的 B 型夹层患者，85%~90% 两周左右可以出院。有复杂并发症者，如不进行外科或介入治疗，死亡率极高。

（六）加强心理护理

AD 起病急、凶险、预后差，患者和家属都有不同程度的恐惧和忧虑，给患者和家属讲解疾病康复过程，认真分析患者心理状态，注意患者情绪变化，稳定心态，让患者有安全感。同时给予患者安慰、同情、鼓励，避免消极的暗示，讲解密切配合、保持平静心态的重要性，增强患者战胜疾病的信心。

二、外科手术治疗

（一）外科手术原则

A 型主动脉夹层、已破裂或濒临破裂的主动脉夹层，伴主动脉瓣关闭不全的患者宜行急诊手术。年龄不是 A 型夹层外科手术的禁忌证，但需要全面评估其全身脏器状况。虽休克、昏迷、卒中、冠脉及周围脏器灌注不足为 A 型夹层预后的危险因素，但不作为外科手术禁忌证。对于 AD 合并肠道缺血患者，目前不建议手术治疗。

（二）外科手术策略

1. **Stanford A 型主动脉夹层的治疗** 手术主要针对升主动脉撕裂口，并根据夹层病变累及和扩展的范围而采用不同的方法。手术的常规步骤：全麻成功后，患者仰卧，取胸骨正中劈开切口，切开心包，检查病变的范围和程度，全身肝素化（2~3mg/kg 体重）后，在右股动脉插入供血管，右心房插入引血导管，分别连接人工心肺机，并将体温降至 25℃，心包腔内注入冰生理盐水作心脏局部深降温，左心房放入减压导管，开始体外循环。在靠近无名动脉起点阻断升主动脉，沿升主动脉做纵切口，切开主动脉，经左右冠状动脉开口灌注冷心停搏液，探查内膜撕裂部位和夹层动脉瘤是否累及主动脉瓣窦。

（1）Bentall 手术适合于 MFS 合并 Stanford A 型夹层，并有主动脉瓣病变者。手术时找到内裂口，切除病变部分，用 Teflon 垫片以"三明治"法关闭假腔，再用带瓣涤纶血管行主动脉瓣替换、升主动脉移植及左右冠状动脉移植。

（2）Wheat 手术适合于高血压或动脉硬化所致的 Stanford A 型主动脉夹层，并有主动脉瓣病变者。方法与 Bentall 手术类似，但手术时仅需切除病变主动脉瓣，行常规主动脉瓣替换，然后于左右冠状动脉开口上方，用涤纶血管在升主动脉做间置移植。

（3）Cabrol 手术适合整个主动脉根部受累，或存在主动脉瓣环扩大，或夹层累及室间隔，需行带瓣人工血管置换术者。于主动脉瓣环上方环状切除升主动脉，切除受累的主动脉瓣，升主动脉远切端位于无名动脉起点前，选择合适人工血管与主动脉远切端吻合，将 10mm 涤纶人工血管吻合在左主动脉窦周围，选择合适的带瓣人工血管缝合固定于主动脉瓣环上。将 10mm 人工血管轻绕于带瓣人工血管周围，然后与人工血管之间行侧侧吻合。

（4）升主动脉移植术适合于 Stanford A 型主动脉夹层主动脉瓣正常者。将升主动脉游离后于主动脉瓣膜接处及右主动脉窦上方 1cm 处切断升主动脉，远切端位于无名动脉起点前。将升主动脉远切端间断或连续缝合以闭锁假腔，注意结扎时不要撕裂脆弱的内膜。选用合适口径的涤纶人工血管与升主动脉远切端连续端端吻合，同样方法处理人工血管与升主动脉的近切端，术中注意在吻合右冠状动脉附近时，勿缝到其起始部。

（5）主动脉弓移植术适合于 Stanford A 型主动脉夹层合并主动脉弓分支狭窄者。手术时切开主动脉弓，保留弓部三分支"瘤壁岛"，用 Teflon 垫片以"三明治"法分别关闭近、远端主动脉和主动脉弓三分支假腔，再以涤纶血管作主动脉弓移植。

2. **Stanford B 型主动脉夹层的治疗** Stanford B 型主动脉夹层的手术方法很多，一些是主动脉病变修复技术，另一些则为解决主动脉夹层所致的缺血并发症，这些方法可以单独应用，也可合并使用。

（1）人造血管置换术：主动脉置换术适用于急性 B 型夹层，目标包括：切除病变最严重，风险最大的主动脉段；关闭夹层远端出口；重建远端主动脉和分支血流。B 型夹层中降主动脉上段是最常见的置换部位，术中维持主动脉远端的血供是减少脊髓缺血发生的重要原因。对于降主动脉下端伴有扩张性动脉瘤的患者，需要置换降主动脉全程。如果夹层远端吻合口的重建位于膈肌水平，就需要行胸腹联合切口。急性期夹层不适合行全胸腹主动脉置换，对于慢性期夹层可采用 Crawford 技术置换胸腹主动脉，以预防 Crawford Ⅰ型和Ⅱ型胸腹主动脉瘤的形成。如夹层累及主动脉分支血管，可以行局部主动脉置换术，不但可以预防主动脉的扩张、破裂，且可以重建受累主动脉分支的动脉血供。

（2）胸主动脉夹闭术：胸主动脉夹闭术由 Carpentier 提出，适用于 B 型夹层，主要包括两个阶段：第一阶段将人造血管移植物通过胸腹正中切口行升主动脉和腹主动脉旁路术，第二个阶段是自左侧锁骨下动脉远端阻断主动脉。由于腹主动脉反流血促使夹层的真腔和假腔的贴合，降主动脉近端，包括入口和夹层主动脉的近端，被形成的血栓所隔绝，理论上对脊髓血供的影响很小。

（3）"象鼻"技术：1983 年 Borst 等提出了"象鼻"技术，由于其避免了技术上的困难和降主动脉置换术中移植物近端吻合的风险，因此被广泛用于慢性胸主动脉瘤和 A 型主动脉夹层的治疗。近来逐渐拓展到Ⅲ型主动脉夹层的治疗中。该方法采用胸骨正中切口，心脏停搏深低温麻醉，将人造血管插入降主动脉并将其近端锚定于相对正常的主动脉壁组织上，主动脉切口可以取纵行或者横行，将 10~15cm 长的人造血管插入降主动脉。对大多急性夹层，真腔一般可以容纳移植物并恢复远端正常的血流，夹层隔膜往往完整，假腔不再由远端再入口供血。

（4）夹层开窗术：开窗术的原理在于使假腔获得一个足够大的流出道进入真腔。一般的方法是夹层累及主动脉显露、控制、切开，主动脉夹层的隔膜被切除，主动脉重新关闭缝合。以往观点通过分析主动脉夹层自然发生过程，认为当真假腔的血流达到了平衡，就能够避免主动脉的破裂。

现在这种观点被证明是错误的，只有通过主动脉置换才能解决主动脉破裂问题。但是开窗术的价值在于通过重建侧支和主动脉远端分支血流，达到解决缺血并发症的作用。因此开窗术仍属于处理主动脉夹层的一种方法。

（5）主动脉分支重建术：如果主动脉夹层开窗术失败，可以选择特殊主动脉分支重建术。理想的供血动脉应该开口于夹层的近端，甚至可以来自锁骨下动脉、腋动脉或升主动脉。这类手术比较复杂，远期通畅率不高。某些情况，可以选择供血动脉来自无夹层的髂动脉（股股旁路、髂 - 肾动脉）。

（6）杂交手术：作为治疗累及主动脉弓部急性 A 型主动脉夹层重要策略，主要术式为主动脉弓部去分支手术。结合了开放手术和腔内修复术的优势，可同期处理根部和弓部病变，避免深低温停循环、减少手术创伤，但其远期效果尚需进一步探究。

（三）外科手术相关并发症

国内 A 型主动脉夹层手术死亡率 3.1%~15.5%，术后早期并发症包括急性呼吸功能不全、神经系统并发症、肾衰竭、感染和出血，以呼吸系统并发症最为常见。

三、主动脉腔内隔绝术治疗

（一）适应证

主动脉腔内隔绝术要求主动脉夹层有适当长度和强度的瘤颈以固定移植物，隔绝的动脉段无重要的分支。因此，根据 AD 的 Stanford 分型，慢性期 B 型主动脉夹层只要瘤颈长度大于 1.5cm，即完全适合腔内隔绝术治疗，均能获得较好的临床治疗效果。急性期及亚急性期 B 型夹层患者既往不建议行腔内隔绝术治疗，但近年来相关研究显示腔内隔绝术治疗急性主动脉夹层近远期疗效良好。国内已有 A 型夹层腔内隔绝术的成功病例，但病例数尚少，并发症发生率较高，还不宜作为常规应用方法。有许多问题如导入动脉的选择、输送器弯曲后移植物的释放、心脏和脑缺血的保护以及该段高速高压血流对移植物的影响，都还有待深入研究。

（二）禁忌证

腔内隔绝术技术及器械器具的进步使曾被作

为禁忌的导入动脉问题、瘤颈长度、呼吸功能不全及肾功能不全问题不再是现在的手术禁忌证。瘤颈长度的问题可通过弓上血管重建或分支移植物来解决,腹主动脉或髂动脉的重建可解决导入动脉的问题,呼吸功能不全的患者可采用局麻或硬膜外麻醉,肾功能不全的患者可以手术前后的血透或 CRRT 辅助。因此技术的进步在只有那些连微创手术也不能耐受的患者、并存恶性肿瘤或其他疾病预期寿命不长的患者才不适宜行腔内隔绝术。

(三)术前影像学评估

术前可选用 MRA 或 CTA,并结合术中 DSA 进行全面精确评估测量。需要测评的参数主要有:近端瘤颈(左锁骨下动脉开口与夹层裂口之间的胸主动脉)的长度、内径;主动脉扭曲度;分支动脉的通畅度;最重要的是精确定位裂口和判别夹层真、假腔。需要封闭左锁骨下动脉时,还应认真评估双侧椎动脉,以便于决定是否需要在隔绝主动脉夹层之前或同时重建左侧椎动脉。另外,应常规行彩超评估双侧股总动脉和髂动脉直径,以便根据导入系统的口径选择导入动脉。近来,随着 MRA 和 CTA 的旋转显示、腔内仿真技术的采用,能够更加精确分析夹层裂口,提供腔内隔绝术重要的信息。

(四)腔内移植物的选择

目前用于治疗 AD 的腔内移植物主要由直管型不锈钢或记忆合金支架与人工血管共同组成。所选移植物需满足两个要求:①有足够的周向支撑力保证移植物与主动脉之间紧密贴合,这主要靠选择移植物直径大于瘤颈直径 10%~15% 来实现;②为使移植物释放后能适应主动脉弓的弯曲度而不至于损伤主动脉内膜,移植物必须能维持良好的轴向柔顺性。这主要靠节段支架设计加置于主动脉弓大弯侧的纵向固定钢丝来实现。

(五)B 型主动脉夹层腔内隔绝术的常规方法

气管插管建议选择弹簧管。手术时患者取平卧位,经右侧桡动脉穿刺监测有创血压,因为术中需要经左侧锁骨下动脉造影并且腔内支架移植物可能会覆盖左锁骨下动脉开口;而移植物释放过程中和球囊扩张时的主动脉阻断干扰及夹层真

假腔血流的不定型分布使下肢的动脉血压不够准确。经右侧颈内静脉或锁骨下静脉穿刺放置中心静脉导管,估计手术比较复杂时可放置双腔静脉导管,这样不仅便于给药和补液,且术中漂浮在上腔静脉内的中心静脉导管有时也可为主动脉弓上血管的定位提供参考。

B 型夹层近端裂口距离左锁骨下动脉 4cm 之内建议选用左桡/肱动脉穿刺插管造影,超过 4cm 的可以采用股动脉入路造影而减少一个伤口。左侧上肢动脉穿刺成功后放置 5F 或 6F 动脉鞘。采用"三次造影":第一次造影应获得主动脉弓三支分支血管的清晰影像,双侧颈动脉分叉部及双侧椎动脉的近端清晰影像。第二次造影获得腹主动脉主要分支血管,包括腹腔干、肠系膜上动脉及双肾动脉的影像,判断出这些主要分支的血供来源于真腔或假腔并观察远端裂口的位置和大小。大部分的夹层患者在这一平面可见到一个或多个远端裂口,而且远端裂口常位于主动脉的主动脉分支开口处。第三次造影需明确夹层远端累及的范围,观察髂动脉受累及情况,测量双侧髂外动脉和股总动脉的直径。根据全主动脉造影的结果来选择移植物的口径、长度及导入动脉。

导入动脉的选择原则:口径够大以避免导入动脉损伤导致下肢并发症、易于进入夹层真腔避免误入夹层假腔、易于控制便于输送器的交换。

股动脉是首选的导入动脉。如果患者双侧的股总动脉口径均小于输送器的口径,利用输送器头端的扩张器仍有可能导入输送器,但需注意,如果估计夹层处理非常容易,不需要交换输送器可以尝试利用股动脉导入;如果估计需要球囊扩张或增加移植物建议选择更粗的动脉。

股动脉之后的候选导入动脉是髂总动脉,因为髂外动脉与股总动脉的口径相差无几。髂总动脉的显露可经腹腔径路或腹膜外径路,行所谓的"腹膜外肾后径路手法",只是显露的范围不需要高到肾脏平面。在游离髂总动脉时要小心髂静脉的损伤。这时还需注意如果估计夹层处理非常容易,不需要交换输送器可以尝试直接经髂总动脉导入。

有极少数患者髂总动脉的直径仍不足以导

入输送器,这时可选用肾下腹主动脉导入。需选用肾下腹主动脉作为导入动脉的情况有两种,一种是血管发育畸形,腹主动脉及髂动脉纤细,此种患者可选用经腹路径显露肾下腹主动脉,环周解剖出腹主动脉约3cm即可;第二种情况是腹主动脉段真腔完全闭塞,双侧髂动脉完全由假腔供血,此类患者经股动脉切口进入导丝后如果能在腹主动脉段夹层隔膜成功开窗,可经部分髂动脉及腹主动脉假腔将输送器导入夹层真腔完成腔内隔绝术,同时需要远端隔膜裂口,维持下肢血供;如果导丝无法进入夹层真腔则需要改用腹主动脉作为导入动脉,方法是开腹行腹主动脉及髂动脉分叉型人工血管置换,术中将夹层真腔远端与人工血管吻合,假腔远端缝闭,人工血管远端一侧先与髂动脉吻合,另一侧作为导入动脉完成主动脉夹层腔内隔绝术。

术中准确判断夹层的真假腔是手术成功的基本条件之一。对于小部分无远端夹层裂口的患者,腔内隔绝术中夹层真假腔的判断并不困难,只要导丝从股动脉插入能顺利导入升主动脉就可保证导丝位于夹层真腔内。对于有多个夹层裂口的患者,术前精确的影像学检查是正确判断夹层真假腔的基础,从术前准确的影像学检查获得夹层立体构形后可减少术中导丝操作的盲目性。经左侧桡/肱动脉穿刺插管至升主动脉造影,有效地避免了造影前相对盲目的从股动脉穿刺逆行上导丝对夹层假腔可能的干扰,多数夹层患者在造影时根据血流速度及管腔形态可以粗略判断夹层的真假腔,但由于角度的关系,夹层真假腔常会重叠,三维数字减影技术可解决这个问题。夹层累及髂股动脉时,从髂或股动脉穿刺有时导丝会直接进入假腔,此时不必从远端反复尝试,可用一260cm的泥鳅导丝从左上肢动脉插管内进入主动脉,沿夹层真腔向远端漂下,再从股动脉切口引出,沿此导丝导入端侧孔导管至夹层近端,再交换超硬导丝。该方法的成功也建立在造影能够区分出夹层真假腔的基础上,操控导丝沿真腔血流下降。在夹层裂口距左锁骨下动脉开口较近时(瘤颈比移植物引导头短)选用右肱动脉穿刺,可扩大肱股导丝技术的适应证,但使用右侧肱股导丝技术时牵拉更需谨慎,以免无名干动脉的斑块脱落引起脑梗死。

经左桡/肱动脉预置猪尾造影导管再次行主动脉造影,注意观察左锁骨下动脉是否通畅、移植物是否通畅、有无扭曲、移位,移植物近端或远端是否存在内瘘。如造影证实主动脉夹层已被完全隔绝,假腔不再显影,则退出导管,缝合导入动脉及切口。

近端锚定区的拓展基本克服了原来瘤颈长度必须大于1.5cm的手术禁忌。近端锚定区的拓展方法有两类,一类是杂交技术,外科手术重建弓上血管保护大脑血供;一类是以开窗或分支型移植物增加大脑血供,后者虽然理论上更为合理、微创,但移植物需个体化定做,目前尚无法得到已经商品化的移植物。

瘤颈长度小于1.5cm的B型AD可将腔内移植物近端放置于左颈总动脉开口与左锁骨下动脉开口之间。左椎动脉为优势椎动脉且Willis环不完整的患者在全麻后先行左椎动脉或左锁骨下动脉与左颈总动脉旁路术并结扎左锁骨下动脉近心端,然后行主动脉夹层腔内隔绝术。右侧椎动脉为优势动脉且Willis环完整的患者不重建左锁骨下动脉或左椎动脉。对于左颈总动脉与左锁骨下动脉之间的主动脉弓仍不足以锚定移植物的患者,可进一步向前拓展锚定区至无名干与左颈总动脉之间,但在行腔内隔绝术前需先行右颈总动脉-左颈总动脉-左锁骨下动脉旁路术,可保证大脑的血供,并结扎左颈总动脉和左锁骨下动脉的近心端防止内瘘。目前可以应用分支型覆膜支架,覆膜支架体内或外开窗技术及烟囱技术等。

多数AD患者不止一个夹层裂口,在腔内隔绝术中,远端夹层裂口是否处理、如何处理取决于其与近端裂口的距离和血流量大小;对于远端裂口位于肾动脉以上且裂口较大者,应与近端裂口同期处理。累及重要分支血管的远端夹层裂口可经腔内放置一裸支架于裂口周围,使夹层隔膜与假腔外膜贴合是一种较为常用的处理方法。夹层远端裂口位于内脏动脉,可使用Wallgraft等移植物对远端裂口行腔内隔绝术可封闭远端裂口又可改善内脏的血供;与近端裂口距离较远,反流量不大的远端裂口可暂不处理。

AD的影像学上表现为假腔供血的内脏或下肢动脉可能有以下几种机制:①内脏动脉仍由真

腔供血,但真腔被压瘪;在夹层形成过程中由于夹层远端是盲腔或有小的出口,假腔内压力常高于真腔,影像上表现为假腔大而真腔细小,夹层隔膜分离到内脏动脉开口时,内脏动脉的内膜并未随之撕裂;②内脏动脉由假腔和真腔同时供血,夹层假腔发展至内脏动脉开口时,内脏动脉的内膜被部分撕裂,形成一个远端裂口(夹层的出口),假腔血流由此进入下肢或内脏动脉真腔,但内脏动脉内膜并未完全断裂,由于假腔压力高,可能主要由假腔供血,在夹层近端裂口封闭后,真腔压力增高,内脏动脉可恢复真腔供血;③内脏动脉完全由假腔供血,在夹层发展过程中,内脏动脉的内膜随夹层隔膜从其开口处完全撕裂,夹层近端裂口被封闭后,真腔血流可经夹层远端裂口进入夹层假腔远端,仍可保持内脏动脉的血供。

在 AD 的术前评估中常会发现有内脏或下肢的血供主要来源于假腔,而在 AD 腔内治疗中恢复了真腔供血,重新构建恢复主动脉血供,不必担心假腔供血的脏器供血问题。当真腔被假腔压迫影响内脏供血,随着腔内隔绝治疗恢复真腔血供,从而改善脏器供血。

（六）夹层腔内隔绝术后并发症的预防及处理

内瘘是指腔内隔绝术后从各种途径继续有血液反流入瘤腔的现象。内瘘分为四型:Ⅰ型内瘘是指血液经腔内移植物近心端与自体动脉之间的裂隙流入瘤腔的现象;Ⅱ型内瘘是指腔内隔绝术后血液经腔内移植物远端与自体动脉之间的裂隙反流入瘤腔的现象;Ⅲ型内瘘是指血液从肋间动脉反流入夹层假腔的现象;Ⅳ型内瘘是指从腔内移植物破损处血液流入夹层假腔的现象。内瘘高低处理是衡量腔内隔绝术技术水平最重要的标志。因此,应高度重视内瘘的处理,应根据内瘘具体情况,积极稳妥地处理好各种内瘘及其引起的各种并发症。

脊髓血供成节段性,胸腰段脊髓的血供主要来源于相应肋间动脉及腰动脉后分支所形成的脊髓前动脉,腔内隔绝术可能影响脊髓动脉血供,其中根最大动脉是脊髓前动脉的主要滋养血管,保留它可避免截瘫。但该动脉的起源位置不固定,75% 发自左侧第六肋间动脉至第十二肋间动脉,

15% 发自上三个腰动脉之一,起源于胸六以上肋间动脉的概率较小。因此行腔内隔绝术时,移植物选择最好选用能完全隔绝夹层裂口的最短长度,必要时还应行脊髓液测压和减压处理,以降低截瘫发生率。临床实践表明 B 型夹层行腔内隔绝术截瘫发生率极低,小于 0.5%。

腔内隔绝术后短期内患者会出现一过性 C 反应蛋白升高,发热(常见于术后第二天起,午后发热,体温常不超过 38.5℃),红细胞、白细胞、血小板三系轻度下降等表现。体检时无感染症状,因原因不明故暂称之为腔内隔绝术后综合征。可能的原因为移植物的异物反应、瘤腔内血栓形成后的吸收、移植物对血细胞的机械破坏及对比剂和 X 线辐射的影响等。可小剂量使用肾上腺糖皮质激素及消炎镇痛类药物对症处理。

腔内隔绝术后继发 A 型夹层主要多见于遗传性结缔组织源性主动脉疾病,如 MFS,因为 MFS 患者往往全主动脉均有扩张性病变,而且最终导致患者死亡的主要还是心包腔内的升主动脉病变,因此对 MFS 患者单纯以腔内技术治疗降主动脉病变可能难以达到预期疗效。

第九节　预　　后

AD 死亡率极高,尽管近年来随着诊疗技术逐渐提高,但其 5 年生存率仍为 50%。因此,AD 长期随访对于患者的预后至关重要。

慢性主动脉夹层随访,推荐使用 CTA 或 MRI 确诊慢性主动脉夹层进展;为了尽快探明患者并发症征象,应密切影像学监测;无症状型慢性升主动脉夹层患者,可考虑择期手术;复杂 B 型 AD,推荐使用手术治疗或腔内隔绝术。患者接受腔内隔绝术后,监测时间宜选择术后 1 个月、6 个月、12 个月,然后每年进行 1 次随访。若出现异常状况,应缩短复查间隔;腔内隔绝术术后首选 CTA 作为影像学检查手段,患者第一年未出现内瘘或主动脉扩张,可考虑彩色多普勒超声每年复查,每 3~5 年行 CTA 复查 1 次。开放性主动脉术后患者的长期随访,可考虑每 3~5 年行多普勒超声或 CTA 复查。

（王效增）

参 考 文 献

[1] SHEIKH A S, ALI K, MAZHAR S. Acute aortic syndrome [J]. Circulation, 2013, 128 (10): 1122-1127.

[2] SIDRA A, WILLIAM L B, WILLIAM B W. Evaluating cardiovascular safety of novel therapeutic agents for the treatment of type 2 diabetesmellitus [J]. Curr Cardiol Rep, 2014, 16 (11): 541.

[3] XIA L, LI J H, ZHAO K, et al. Incidence and in-hospital mortality of acute aortic dissection in China: analysis of China Health Insurance Research (CHIRA) Data 2011 [J]. J Geriatr Cardiol, 2015, 12 (5): 502-506.

[4] PRAKASH S K, PEDROZA C, KHALIL Y A, et al. Diabetes and reduced risk for thoracic aortic aneurysms and dissections: a nationwide case-control study [J]. J Am Heart Assoc, 2012, 1 (2): jah3-e000323.

[5] AVDIC T, FRANZEN S, ZARROUK M, et al. Reduced long-termrisk of aortic aneurysm and aortic dissection among individuals withtype 2 diabetes mellitus: a Nationwide Observational Study [J]. J AmHeart Assoc, 2018, 7 (3): e007618.

[6] XU K, XU C, ZHANG Y, et al. Identification of type IV collagen exposure as a molecular imaging target for early detection of thoracicaortic dissection [J]. Theranostics, 2018, 8 (2): 437-449.

[7] BHOGAL S, KHALID M, MURTAZA G, et al. Nearly missed: painless aortic dissection masquerading as infective endocarditis [J]. Cureus, 2018, 10 (5): e2587.

[8] YU H C, WANG Z Q, HAO Y Y, et al. An extensive DeBakey type IIIbaortic dissection with massive right pleural effusion presenting as abdominal pain and acute anemia: particular case report [J]. J Geriatr Cardiol, 2015, 12 (3): 319-322.

[9] BERGMARK B A, SOBIESZCZYK P, GRAVEREAUX EC, et al. Acute dissection of the descending aorta: a case report and review of the literature [J]. Cardiol Ther, 2013, 2 (2): 199-213.

[10] PAPE L A, AWAIS M, WOZNICKI E M, et al. Presentation, diagnosis, and outcomes of acute aortic dissection [J]. J Am Coll Cardiol, 2015, 66 (4): 350-358.

[11] MANEA S A, CONSTANTIN A, MANDA G, et al. Regulation of Nox enzymes expression in vascular pathophysiology: Focusing on transcription factors and epigenetic mechanisms [J]. Redox Biol, 2015, 5: 358-

[12] JAGADEESHA D K, TAKAPOO M, BANFI B, et al. Nox1 transactivation of epidermal growth factor receptor promotes N-cadherin shedding and smooth muscle cell migration [J]. Cardiovasc Res, 2012, 93 (3): 406-413.

[13] AL GHOULEH I, FRAZZIANO G, RODRIGUEZ AI, et al. Aquaporin 1, Nox1, and Ask1 mediate oxidant-induced smooth muscle cell hypertrophy [J]. Cardiovasc Res, 2013, 97 (1): 134-142.

[14] ALEKSANDRA P P, ALICJA J, WITOLD N, et al. The abdominal aortic aneurysm and intraluminal thrombus: current concepts of development and treatment [J]. Frontiers in Cardiovascular Medicine, 2015, 2 (19): 1-14.

[15] LOOT A E, SCHREIBER J G, FISSLTHALER B, et al. Angiotensin II impairs endothelial function via tyrosine phosphorylation of the endothelial nitric oxide synthase [J]. J Exp Med, 2009, 206 (13): 2889-2896.

[16] RAFFORT J, LAREYRE F, CLEMENT M, et al. Diabetes and aortic aneurysm: current state of the art [J]. Cardiovasc Res, 2018, 114 (13): 1702-1713.

[17] KUBOTA Y, FOLSOM A R, PANKOW J S, et al. Diabetes-related factors and abdominal aortic aneurysm events: the Atherosclerotic Risk in Communities Study [J]. Ann Epidemiol, 2018, 28 (2): 102-106.

[18] HIEN T T, GARCIA-VAZ E, STENKULA K G, et al. MicroRNA-dependent regulation of KLF4 by glucose in vascular smooth muscle [J]. Cell Physiol, 2018, 233 (9): 7195-7205.

[19] ASGHAR O, AL-SUNNI A, KHAVANDI K. Diabetic cardiomyopathy [J]. Clin Sci (Lond), 2009, 10 (116): 741-760.

[20] ZHIPENG H, ZHIWEI W, HONGBING W, et al. Ang II enhances noradrenaline release from sympathetic nerve endings thus contributing to the up-regulation of metalloprotease-2 in aortic dissection patients' aorta wall [J]. PLoS One, 2013, 8 (10): e76922.

[21] WU Z, RUAN Y, CHANG J, et al. Angiotensin II is related to the acute aortic dissection complicated with lung injury through mediating the release of MMP9 from macrophages [J]. Am J Transl Res, 2016, 8 (3): 1426-1436.

[22] PATEL K P, MAYHAN W G, BIDASEE K R, et al.

Enhanced angiotensin Ⅱ-mediated central sympathoexcitation in streptozotocin-induced diabetes: role of superoxide anion[J]. Am J Physiol Regul Integr Comp Physiol, 2011, 300(2): R311-R320.

[23] THEIVACUMAR N S, STEPHENSON M A, MISTRY H, et al. Diabetes mellitus and aortic aneurysm rupture a favorable association?[J]. Vasc Endovascular Surg, 2014, 48(1): 45-50.

[24] XINGWEI H, XINTIAN L, WANJUN L, et al. Association between diabetes and risk of aortic dissection: a case-control study in a Chinese Population[J]. PLoS One, 2015, 10(11): e0142697.

[25] ASTRAND H, A RYDEN A, SUNDKVIST G, et al. Reduced aortic wall stress in diabetes mellitus[J]. Eur J Vasc Endovasc Surg, 2007, 33(5): 592-598.

[26] FUJIMURA N, XIONG J, KETTLER E B, et al. Metformin treatment status and abdominal aortic aneurysm disease progression[J]. VascSurg, 2016, 64(1): 46-54.

[27] GOLLEDGE J, MOXON J, PINCHBECK J, et al. Association between metformin prescription and growth rates of abdominal aortic aneurysms[J]. Br J Surg, 2017, 104(11): 1486-1493.

[28] WEISS S, SEN I, HUANG Y et al. Cardiovascular morbidity and mortality after aortic dissection, intramural hematoma, and penetrating aortic ulcer[J]. J Vasc Surg, 2019, 70(3): 724-731e1.

[29] LIU F, HUANG L. Usefulness of ultrasound in the management of aortic dissection. Rev Cardiovasc Med[J]. 2018, 19(3): 103-109.

[30] BREDAHL K, MESTRE X M, COLL R V, et al. Contrast-enhanced ultrasound in vascular surgery: review and update[J]. Ann Vasc Surg, 2017, 45: 287-293.

第七篇 结构性心脏病的治疗

第二十九章 心脏瓣膜疾病的介入治疗进展和未来趋势

第一节 概　　述

对需要干预的心脏瓣膜疾病的主要治疗方法包括内科保守、介入治疗和外科手术。长期以来，外科瓣膜置换或修复术是各种心脏瓣膜疾病的标准治疗方法之一，但仍有大量患者因存在外科手术禁忌、高龄、心脏功能差、合并其他疾病等因素，无法接受外科开胸治疗，生活质量每况愈下，生存时间明显缩短。在此背景下，心脏瓣膜疾病新的介入治疗技术应运而生，为这类患者带来了福音。

2002 年，法国的 Cribier 医生及其同事成功地进行了全球首例临床经导管主动脉瓣置换术（transcatheter aortic valve replacement, TAVR），开创了经导管介入治疗主动脉瓣疾病的先河。近年来，随着器械的改进、影像技术的进步、临床经验和研究证据的积累，手术相关并发症（如脑卒中、血管并发症、瓣周漏等）的发生率不断降低，TAVR 在全球范围内得到了迅速发展和广泛应用。截至 2018 年底，全球已有超过 65 个国家成功开展了 TAVR 技术，接受治疗的患者超过 30 万例。同时，TAVR 适应人群也逐步扩展至外科手术中低危患者，已成为重度主动脉瓣狭窄（aortic stenosis, AS）的重要治疗方案。

二尖瓣的治疗与主动脉瓣治疗差异甚大，例如二尖瓣疾病主要是反流而非狭窄、介入治疗首要目标是修复而非置换、二尖瓣毗邻结构较为复杂等。经导管治疗二尖瓣反流（mitral regurgitation, MR）是心脏瓣膜病介入治疗的新兴方向，也是目前全球介入心脏病学领域最热门、最蓬勃发展的方向。目前已有 MitraClip 等数款经导管二尖瓣修复器械获得欧洲 CE 和美国 FDA 认证，同时亦有多种经导管二尖瓣修复和置换器械正在进行临床试验，研究结果值得期待。而经

导管三尖瓣介入治疗技术也取得了一定的进展。

经导管肺动脉瓣植入术是最早应用于临床的经导管瓣膜置换技术，主要被用于法洛四联症等复杂先天性心脏病外科矫正术后并发肺动脉瓣反流（pulmonary regurgitation, PR）患者的治疗。近年来，经导管肺动脉瓣植入相关器械也得到了更新，为有需求的患者提供了更多的治疗选择。

本章节将分别从主动脉瓣、二尖瓣、三尖瓣及肺动脉瓣的角度，对心脏瓣膜病介入治疗的现状、进展和发展趋势进行简要介绍。

第二节 经导管主动脉瓣介入治疗

一、主动脉瓣狭窄患者治疗方式的选择

按照 2012 年欧洲心脏病学会（European Society of Cardiology, ESC）/ 欧洲心胸外科学会（EACTS）心脏瓣膜病管理指南和 2014 年美国心脏病学会（American College of Cardiology, ACC）/ 美国心脏协会（American Heart Association, AHA）心脏瓣膜病管理指南，TAVR 是无法进行外科换瓣手术的重度 AS 患者的标准治疗方案，以及外科手术风险高的重度 AS 患者可以选择的、有效的替代治疗方案。ACC/AHA 和 ESC/EACTS 分别于 2017 年 3 月和 8 月对其心脏瓣膜病指南进行了更新（以下分别简称为"2017 年美国指南"和"2017 年欧洲指南"），其中均提高了在外科手术高危患者中对于 TAVR 的推荐级别，并首次将中危患者列为 TAVR 适用人群。2017 年美国指南沿用了 2014 年指南的危险分层方式，将 AS 患者分为无法进行外科手术、外科手术高危、外科手术中危和外科手术低危患者，根据危险分层推荐适宜的干预措施。而 2017 年欧洲指南中的相关表述为不适合进行外科手术、外科手术低风险和外科手

术风险较高的患者,后者定义为美国胸外科医师学会(Society of Thoracic Surgeons,STS)手术风险评分≥4%或欧洲心脏手术风险评分Ⅱ(European System for Cardiac Operation Risk Evaluation Ⅱ,EuroSCORE Ⅱ)≥4%或EuroSCORE Ⅰ≥10%或存在虚弱、瓷化主动脉、胸部放疗史等未纳入上述手术风险评分系统的危险因素。可见,2017年欧洲指南已不再简单地通过手术风险评分对患者进行分层,而是强调综合评估,其所指的外科手术风险较高包括了美国指南中提及的外科手术高危和中危的范畴。

2015年公布的PARTNER试验A队列5年随访结果证明,TAVR在长期效果和耐久性方面不劣于外科主动脉瓣置换术(surgical aortic valve replacement,SAVR)。此外,美国CoreValve高风险研究首次证明了TAVR优于SAVR,该研究共纳入795例外科手术高风险患者,1年随访结果显示TAVR组全因死亡率明显较低(14.2% vs 19.1%,p=0.04),随访至3年,TAVR组全因死亡和卒中复合终点发生风险仍明显低于SAVR组(37.3% vs 46.7%,p=0.006)。此外,多个大样本的国际注册研究显示,TAVR在真实世界中的表现同样良好。因此,在2017年美国指南中,TAVR在外科手术高危患者中的推荐级别由Ⅱa类提高到Ⅰ类,证据水平由B级提升至A级,即TAVR和SAVR的推荐级别及证据水平相同。

TAVR适应证向中低危患者中的扩展一直是近年来介入心脏病学领域的焦点话题。PARTNER Ⅱ研究显示,采用SAPIEN XT进行TAVR的患者与接受SAVR的患者相比,2年全因死亡和致残性卒中复合终点发生风险相当(HR 0.89,95%置信区间0.73~1.09,p=0.25)。基于此,2017年美国指南认为对于外科手术中危AS患者,TAVR是SAVR的合理替代治疗方案(Ⅱa类推荐,BR级证据)。这是TAVR作为外科中危AS患者的可选治疗方式首次被写入ACC/AHA指南中。如前所述,2017年欧洲指南未特别区分高危及中危患者,而是推荐对于所有STS评分或EuroSCORE Ⅱ≥4%或EuroSCORE Ⅰ≥10%等手术风险较高的患者,由心脏团队根据患者的年龄、合并症、解剖条件、是否存在其他需要同期进行外科干预的心脏疾病等具体情况,权衡利弊,在TAVR和SAVR之间作出选择;对于年龄在75岁及以上、经股动脉TAVR可行的患者推荐进行TAVR(Ⅰ类推荐,B级证据)。同样,这也是TAVR作为外科中危AS患者的可选治疗方式首次被写入ESC/EACTS指南中。

对于外科手术风险低的重度AS患者,SAVR仍然是美国和欧洲指南唯一推荐的治疗手段(均为Ⅰ类推荐)。在美国心脏病学会第68届年度科学会议(ACC 2019)上,Evolut低风险研究及PARTNER Ⅲ研究均发表了结果,前者显示,对手术风险低危的严重AS患者中应用Evolut R进行TAVR,任何原因造成的2年死亡或致残性卒中发生率不高于SAVR;后者则显示,这一患者人群中应用SAPIEN 3进行TAVR的1年死亡、卒中或再住院的复合终点发生率明显低于SAVR。2019年8月美国FDA批准将TAVR用于治疗外科低危AS患者(Edwards S3、Medtronic Elolut R和Pro)。因此可以预期的是,在新版欧洲及美国指南中,AS患者的治疗方式有可能发生进一步的转变,随着TAVR技术应用潜力不断被开发,未来AS治疗领域的格局将焕然一新。

二、TAVR在相对年轻的主动脉瓣狭窄患者中的应用

低危患者往往年纪更轻,预期寿命更长,同时中国TAVR患者的平均年龄约为75岁(西方国家TAVR患者平均年龄超过80岁),这可能与整体人群预期寿命、经济水平、医疗观念、健康意识等方面的差异相关。而且随着未来TAVR在更加年轻患者群体中应用愈发广泛,瓣膜的耐久性就尤为重要。PARTNER研究5年随访结果显示,外科手术风险高的患者(A队列)和无法进行外科手术的患者(B队列)中均未观察到TAVR瓣膜显著的临床退化现象,提示TAVR瓣膜良好的中期耐久性。但加拿大Dvir教授在2016年欧洲血运重建大会(EuroPCR 2016)上公布的一项研究结果却再次引起了人们对于TAVR瓣膜长期耐久性的担忧。该研究对378名TAVR术后患者进行了长达10年的超声心动图检测,结果显示,术后存活至少5年的100例患者中,共35例到随访结束时存在TAVR瓣膜退化迹象,其中2/3表现为瓣膜反流(中度及以上),1/3为瓣

膜狭窄（定义为平均跨瓣压差≥20mmHg）或同时存在反流和狭窄，且绝大多数瓣膜退化发生在TAVR术后5~7年。该研究采用的瓣膜退化的定义与以往SAVR生物瓣退化研究所采用的定义完全不同，尤其是前者未考虑患者是否再次出现明显临床症状并需要再次干预，因此两者的结果不具有可比性。实际上，在Dvir教授的研究中，尽管相当比例的患者出现了所谓瓣膜退化的迹象，但这些患者大多在发现退化迹象2~5年后才需要再次介入，从TAVR至再次介入的中位时间为10~15年。而同为Dvir教授牵头的"瓣中瓣"国际多中心注册登记研究显示，大多数外科生物瓣出现退化并需要再次干预的时间为术后7~11年，提示若采用相同的瓣膜退化的定义，TAVR和SAVR生物瓣的长期耐久性可能是相当的。为了比较TAVR和SAVR的长期安全性、有效性和瓣膜耐久性，PARTNER研究已将观察周期延长至10年，我们将拭目以待。不过由于PARTNER研究纳入的为高龄、高危患者，术后生存期能够达到10年的是极少数，而且所采用的为第一代TAVR瓣膜，因此无论其结果如何，可能都难以对TAVR实践产生大的影响。而NOTION Ⅱ随机对照试验计划纳入约1000例年龄≤75岁、STS评分≤4%的重度AS患者，并随机分配至TAVR组或SAVR组，比较两组患者术后1年全因死亡、脑卒中和心肌梗死的发生率，并进行5~10年的中长期随访。该研究有望为TAVR在外科低危、相对年轻的AS患者中的应用提供更多依据。

三、特殊主动脉瓣疾病患者人群的治疗进展

TAVR适应证扩展已成为大势所趋，二叶式主动脉瓣、单纯主动脉瓣反流、外科生物瓣退化等既往被排除于临床试验之外的患者，都是TAVR的潜在适用人群。同时，TAVR的微创性可能为既往尚无主动脉瓣置换指征的人群，如左室功能受损的症状性中度AS患者及无症状的重度AS患者提供早期干预的可能，目前也有临床研究关注TAVR在上述群体中的应用。

1. 二叶式主动脉瓣　四川大学华西医院、中国医学科学院阜外医院、复旦大学附属中山医院、浙江大学医学院附属第二医院等国内大型中心在对AS患者进行TAVR术前影像学评估时发现，二叶式主动脉瓣的比例高达40%，明显高于欧美国家，这可能与国内寻求TAVR治疗的患者平均年龄相对较轻有关。二叶式主动脉瓣具有瓣环形态非圆形、瓣叶钙化重且分布不均、瓣环过大、合并升主动脉扩张等不利的解剖特征，既往认为该类患者TAVR术后瓣周漏、瓣膜移位、生物瓣叶早期退化等风险较高，因此被视为TAVR的相对禁忌证，包括PARTNER研究在内的早期TAVR临床试验也将其列为排除标准。不过随着TAVR技术逐渐成熟，已有较多将TAVR成功用于治疗二叶式主动脉瓣患者的临床系列观察研究报道，提示对于经过选择的二叶式主动脉瓣合并重度狭窄患者，TAVR是可行、安全的，手术成功率、血流动力学改善及术后生存率等与三叶瓣患者相似，但瓣周漏、主动脉夹层等并发症的潜在风险可能较高。一项纳入301例二叶式主动脉瓣狭窄患者的TAVR注册研究显示，新一代TAVR瓣膜术后中重度瓣周漏发生率低于第一代瓣膜（0 vs 8.5%，$p=0.002$）。因此，随着对二叶式主动脉瓣解剖认识的深入、瓣膜选择策略的优化、TAVR瓣膜设计的改进等，TAVR治疗二叶式主动脉瓣畸形合并重度狭窄的效果有望进一步改善。

2. 单纯主动脉瓣反流　SAVR是主动脉瓣反流（aortic regurgitation, AR）的标准治疗方案，但部分患者由于存在外科禁忌或手术风险过高，无法接受外科手术，这些患者有可能从TAVR中获益。然而，AR的解剖学和病理生理学特征对经导管介入治疗提出了独特的挑战，AR患者的主动脉根部或升主动脉常常同时存在扩张，过大的瓣环及毗邻结构径线超过了目前TAVR瓣膜的尺寸，且扩张的主动脉可能需要特殊治疗。此外，单纯反流的主动脉瓣往往缺乏钙化组织，可能使TAVR瓣膜难以稳定锚定，导致术后瓣膜移位或瓣周漏的风险增高。因此，与AS患者相比，理论上单纯AR患者的TAVR手术难度更大，术后中重度反流发生率更高。

但是对于部分解剖条件适合的单纯AR患者，随着手术经验的积累以及器械的不断更新，TAVR的临床应用效果得到了显著提升。Yoon等开展了一项多中心、国际性的观察性注册研究，纳入了来自40个中心的331例患者，其中119例植

入第一代瓣膜（如 CoreValve），212 例植入新一代瓣膜装置（如 Symetis ACURATE 等）。对比结果显示，植入新一代瓣膜的患者植入第二个瓣膜的比例更低（12.7% vs 24.4%，p=0.007），术后残留中度及以上瓣周漏更少（4.2% vs 18.8%，p<0.001），因而器械成功率明显更高（81.1% vs 61.3%，p<0.001），两组 30 天主要临床终点事件差异无统计学意义。另外，JenaValve 和国产的 J-Valve 这类分体式瓣膜，拥有特殊的三个"U"型夹持件，借助该结构人工瓣膜可以夹持自身瓣膜的瓣叶以达到更加稳固的效果，从而减少瓣膜移位，可能更加适合治疗无钙化的单纯 AR，但这两款瓣膜系统均需经心尖入路，临床应用受到限制，它们的经股动脉系统正在早期临床研究之中。因此，随着经股动脉 TAVR 瓣膜的不断改进（如可回收、增加外裙边、支架设计更新等），瓣膜尺寸选择策略的深入探索，以及操作经验的积累，TAVR 有希望在未来提供更优的手术及临床结果，成为单纯 AR 患者可选择的治疗方案。

3. 外科生物瓣退化　根据北美 STS 数据库的统计，在 2006 年进行单纯 SAVR 的 15 397 例患者中，65 岁以上患者占 64.9%，按照生物瓣 15 年的使用年限计算，这些患者出现生物瓣衰退时年龄已超过 80 岁，再次外科手术风险高。2017 年欧洲指南提出，对于外科生物瓣衰败的患者，经导管"瓣中瓣"植入已经是再次开胸手术的合理替代疗法，具体手术策略选择应基于外科手术风险、外科生物瓣类型及大小（ⅡA 类推荐，C 级证据）。Dvir 等牵头的一项国际多中心注册登记研究纳入了 2007 年至 2013 年 5 月期间 55 个中心因生物瓣退化而进行经导管主动脉"瓣中瓣"植入的 459 例患者，平均年龄（77.6±9.8）岁，男性患者占 56%，中位 STS 评分为 9.8%（四分位间距 7.7%~16%）。生物瓣膜退化表现为狭窄（n=181，39.4%）、反流（n=139，30.3%）或狭窄合并反流（n=139，30.3%）。采用的经导管瓣膜包括 CoreValve 和 SAPIEN 两种。术后 30 天，35 例（7.6%）患者死亡，8 例（1.7%）患者出现严重脑卒中，25 例（5.4%）中度及以上残余反流，38 例（8.3%）因出现传导阻滞植入了永久起搏器。随访 1 年，患者总体生存率为 83.2%（95% 置信区间 80.8%~84.7%）。外科置换的生物瓣径线

≤21mm 以及退化类型为狭窄是 1 年死亡的独立预测因子，HR 分别为 2.04（95% 置信区间 1.14~3.67，p=0.02）和 3.07（95% 置信区间 1.33~7.08，p=0.008）。

上述结果说明，对于 SAVR 术后生物瓣退化的患者，经导管"瓣中瓣"植入是安全可行的，且残余反流、传导阻滞等并发症的发生率还低于常规 TAVR 中的水平，患者近、中期临床结局较满意。鉴于此，预计在未来接受 SAVR 的患者中，生物瓣的使用比例有可能会进一步增加，包括既往主张置换金属瓣膜的相对年轻的患者。而考虑到置换小尺寸生物瓣及退化类型为狭窄的患者进行经导管"瓣中瓣"植入后预后相对较差，提示外科医生手术时应审慎权衡利弊，尽可能争取选择更大尺寸的外科生物瓣膜。

四、TAVR 器械的改进与创新

随着 TAVR 技术的不断推广、成熟与进步，新一代 TAVR 瓣膜如 SAPIEN3、Evolut-PRO 等的设计得到了升级与改进，瓣膜输送系统尺寸进一步减小，由此更大程度地降低了瓣周漏及其他 TAVR 并发症的发生风险，提高了手术效果的满意度。同时，近几年我国多家器械公司也积极投身于 TAVR 相关产品研发与技术国产化，旨在根据中国主动脉瓣疾病患者的解剖特点，设计出更加适配我国患者的 TAVR 瓣膜，目前已取得了较为显著的成绩。如杭州启明医疗器械有限公司研发生产的 Venus A-Valve 经股动脉 TAVR 瓣膜，其径向支撑力强，在重度钙化 AS 或二叶式 AS 中能够充分展开，达到较好的瓣膜形态及瓣口面积。已有多项研究证明，Venus A-Valve 在二叶式及三叶式主动脉瓣狭窄中均表现良好，1 年及 5 年血流动力学及临床结果良好。四川大学华西医院 TAVR 经验亦显示，Venus A-Valve 的临床应用结果不劣于 CoreValve、SAPIEN XT/3 及 Lotus 等多款进口 TAVR 瓣膜。另外一款国产瓣膜上海微创心通医疗科技有限公司研发生产的 VitaFlow 也已获批上市，该瓣膜支架流入端被 PET 材料外裙边包裹，可减少瓣周漏的发生；输送系统采用电动手柄，更加易于操控。沛嘉医疗科技有限公司的 TaurusOne 已完成上市前临床研究，该瓣膜自展镍钛合金支架长度较短，且可提供强支撑力；流

入端亦有外裙边包裹,以减少术后瓣周漏。随着更多进口和国产瓣膜的上市,它们各不相同的产品特性将在今后为我国患者提供更为丰富的治疗选择。

第三节　经导管二尖瓣介入治疗

一、经导管二尖瓣修复术

二尖瓣反流(mitral regurgitation,MR)是欧美最常见的心脏瓣膜疾病。MR分为功能性MR和退行性MR,其中功能性MR更为多见。最新研究显示,即便是左室射血分数正常的MR患者,MR也与其增高的死亡率和频繁的心力衰竭发作相关。然而,目前临床实际中,只有少数患者接受了二尖瓣外科手术,这提示MR可能还有相当大的治疗需求。

经导管二尖瓣修复术是目前心脏瓣膜病介入治疗领域的热门话题,现有技术主要分为缘对缘修复术(如MitraClip、PASCAL)、间接瓣环成形术(如Carillon)、直接瓣环成形术(如Cardioband)和人工腱索植入术(如NeoChord系统)等。2013年,MitraClip获得美国FDA批准用于治疗外科高危的原发性MR患者,其安全性、有效性及持久性已得到系列研究证实。对于功能性(或称继发性)MR,两项重要研究的结果存在一定的差异。MITRA-FR研究在欧洲心脏病学会(ESC)2018年会公布,结果显示MitraClip在药物治疗基础上未能减少MR患者死亡或心衰再住院风险。不过,紧接在美国经导管治疗大会(TCT)2018年会上公布的COAPT研究显示,相比于单纯优化药物治疗,在药物治疗基础上联合Mitraclip可显著降低此类患者心衰再住院率(HR 0.53;95%置信区间0.40~0.70)或全因死亡率(HR 0.62;95%置信区间0.46~0.82)。相较而言,COAPT研究设计更严谨且执行更规范,而且纳入患者MR本身对病情影响的归因度更大,MitralClip治疗预期获益更加明确。基于COAPT研究的结果,2019年3月美国FDA批准了MitraClip用于治疗功能性MR。2019年9月,MITRA-FR研究2年随访结果和COAPT研究3年随访结果分别在ESC 2019和TCT 2019上公布,两项研究的结论仍截然不同。

MITRA-FR研究纳入了304例重度MR,随机分配至药物治疗组及MitraClip联合药物治疗组,2年随访的意向性分析表明,两组主要复合终点(全因死亡或首次非计划心衰再入院)无显著差异(HR1.01;95%置信区间0.77~1.34),次要终点包括全因死亡(HR1.02;95%置信区间0.70~1.50)和首次非计划心衰再入院(HR0.97;95%置信区间0.72~1.30)两组之间也无差异。COAPT研究纳入了614例中重度或重度MR,随机分配至优化药物治疗组及MitraClip联合药物治疗组。3年随访的意向性分析显示,MitraClip减少心衰再入院(HR 0.49;95%置信区间0.37~0.63)和全因死亡(HR 0.67;95%置信区间0.52~0.85)的获益持续存在。同时,在完成2年随访后,药物治疗组部分治疗效果不满意的患者也接受了MitraClip治疗,3年随访时这部分患者心衰再入院或全因死亡风险也有所降低,且达到了原联合治疗组相似的效果,这说明补救性MitraClip治疗仍然可以带来获益。MITRA-FR与COAPT研究后期随访结果仍保持着完全不同的结论,这使得MitraClip用于治疗功能性MR的争议仍无定论。正在进行中的RESHAPE-HF2与EVOLVE-HF等研究将给予我们更多的证据。

瓣环成形术中的器械——Cardioband初步临床研究共入选了31例功能性MR患者,操作成功率100%,1个月随访时MR≥3级比例由术前的77.4%降至10.7%,而术后7个月时维持在13.6%。此外,NeoChord系统原理是将人工腱索经心尖途径送入左室,一端连接二尖瓣瓣叶,另一端锚定在心尖外表面,增强二尖瓣闭合能力,适用于二尖瓣脱垂/连枷的患者。NeoChord注册研究纳入247例重度MR(≥3级)患者,操作成功率97.6%,出院前手术有效率(MR≤2级)87%,6个月随访时有效率为75%。联合不同的经导管技术进行二尖瓣修复(如Cardioband联合MitraClip)的临床研究也正在进行中。

二、经导管二尖瓣置换术

由于二尖瓣解剖复杂,MR可由多种病因通过不同的机制导致,具有较大的异质性。研制一种适合所有病变类型的经导管二尖瓣修复器械难以实现,而经导管二尖瓣置换(transcatheter mitral valve replacement，TMVR）则具有这样的潜能。自2012年第一例人体TMVR成功实施以来，TMVR虽然进展相对缓慢，但新器械仍然如雨后春笋一般不断涌现。

Tendyne是目前临床应用较多的TMVR器械，已累计植入超过260例。2019年，Tendyne可行性研究前100例患者中期随访数据正式发表。数据显示，纳入人群平均年龄（75.4±8.1）岁，术前NYHA心功能分级Ⅲ/Ⅳ级比例为66%，平均STS评分（7.8±5.7）%，病变类型89%是功能性MR，TMVR技术成功率96%；30天死亡及卒中事件率分别是6%和2%，1年全因死亡率是27.6%，主要是心源性死亡（占84.6%）；同时，1年随访时生存者NYHA心功能分级Ⅲ/Ⅳ级比例仅11.5%，且6分钟步行试验距离和生活质量显著改善。目前，正在进行中的全球多中心SUMMIT研究将纳入近700例严重MR以进一步验证Tendyne瓣膜的安全性和有效性，其最新研究设计包括针对外科高危、严重二尖瓣瓣环钙化患者的单臂研究和以MitraClip为对照的随机对照研究，研究结果值得期待。

Intrepid是另一种应用较多的TMVR瓣膜，已植入量超过200例。2018年发表的早期探索性研究表明，在高危或极高危手术风险的患者中植入Intrepid瓣膜可行性良好，操作时间短，植入成功率96%，成功TMVR患者随访时均无残余反流或仅有轻度反流，30天死亡率14%，1年生存率76.5%。目前正在进行中的APOLLO随机对照研究拟纳入超过1 300例严重MR患者，以外科手术或MitraClip为对照，验证Intrepid瓣膜安全性及有效性，研究者在美国经导管瓣膜病治疗大会（TVT）2019年会公布的51例初步纳入的患者数据显示，30天死亡率仅2%，临床结局远优于探索性研究中的数据。同时，2019年Intrepid TMVR系统的优化与更新使得经外周静脉途径植入Intrepid瓣膜成为可能，有助于减少心肌损伤，避免在高危虚弱患者通过胸部切口建立输送途径，真正实现经皮瓣膜治疗。国产的TMVR系统Mi-thos也完成了数例人体植入，初步显示了一定的有效性和完全性。

尽管当前TMVR循证医学证据仍然比较欠缺，但由于其设计理念的天然优势，随着理论认识加深、持续器械创新及更多研究数据的公布，相信在不久的将来，TMVR可能成为MR治疗的新范式。

第四节　经导管三尖瓣介入治疗

三尖瓣反流是一种常见的心脏瓣膜疾病，尤其在老年人群中，患者常合并左心系统疾病或房颤，多为继发性，其出现提示预后不佳。然而，针对三尖瓣反流当前的治疗方法比较局限，研究提示外科手术修复或置换并未提供明显获益，药物治疗的效果亦较差。随着主动脉瓣及二尖瓣经导管介入治疗技术的发展，经导管三尖瓣介入治疗亦开始破冰，初步的研究结果让介入医师对该领域充满希望。

当前尚无随机对照试验评价经导管三尖瓣介入治疗的疗效，Trivalve研究是迄今为止最大的、多中心、多器械、针对严重三尖瓣反流介入治疗的注册研究，其中超过60%的患者使用的是MitraClip器械，初步研究结果在TCT 2018上公布，较高的手术成功率、效果的耐久性及临床获益让三尖瓣介入治疗看到了新曙光。近期，研究者利用Trivalve前瞻性注册研究及另外两项三尖瓣反流药物保守治疗回顾性研究的数据，进行了倾向性评分匹配分析，结果在TCT 2019公布并发表于 Journal of the American College of Cardiology（《美国心脏病学会杂志》）。该研究初步入选了472名接受介入治疗和1 179名接受药物治疗的严重三尖瓣反流患者，两组人群通过年龄、EuroSCORE Ⅱ风险评分及肺动脉收缩压进行倾向性评分匹配，最终纳入536名严重三尖瓣反流患者（256∶256匹配）。主要终点是全因死亡或心衰再入院。介入治疗组1年全因死亡率（23%±3% vs 36%±3%，$p=0.001$）和心衰再入院率均显著低于药物治疗组（26%±3% vs 47%±3%，$p<0.000\ 1$）。多因素COX回归分析显示，在校正性别、NYHA心功能分级、右心功能不全、心房颤动、二尖瓣反流及起搏器植入等因素以后，介入治疗显著降低1年的全因死亡或心衰再入院风险（HR 0.35；95%置信区间0.23~0.54）。该研究首次比较了介入治疗与药物管理对于严重三尖瓣反流临床结局的影响，初步证实了介入治疗可通

过减少三尖瓣反流改善此类患者预后,为经导管三尖瓣介入治疗增添了有力的证据。另外,有关Mitralign、Cardioband 等经导管修复系统在三尖瓣关闭不全患者中的临床应用研究正在开展,经导管的原位和异位三尖瓣植入器械也在开发和研究中,其中包括我国的 LuX-Valve 瓣膜系统。

第五节　经导管肺动脉瓣介入治疗

经导管肺动脉瓣植入术是最早应用于临床的经导管瓣膜置换技术,主要被用于治疗法洛四联症等复杂先心外科矫正术后并发肺动脉瓣反流的患者。该技术主要适用于满足下列条件的患者:中重度肺动脉瓣反流患者,运动耐力降低、右心衰或存在相关的心律失常;右心室舒张末期容积指数 >150ml/m²;年龄≥10 岁,体重≥30kg 等。

对于经导管肺动脉瓣植入,欧美国家主要应用的是美国美敦力公司的 Melody 或美国爱德华公司的 SAPIEN 瓣膜系统,然而这两种瓣膜植入前均需要预放支架,同时尺寸相对有限(Melody≤24mm,SAPIEN≤29mm),而国内 85%以上的法洛四联症患者接受的是跨瓣补片,肺动脉瓣环内径往往大于 30mm,因此上述两种瓣膜并不适用。国产的 VENUS P-Valve 系统是国际上首款用于临床的自膨胀介入性肺动脉瓣膜,全球首例于 2013 年 5 月 25 日在上海复旦大学附属中山医院完成。我国完成的 Venus P-Valve 早期临床试验显示,手术成功率 98.2%,血流动力学参数改善明显,随访一年全因死亡率 3.6%,但12 个月感染性心内膜炎发生率 7.3%,而 Melody和 SAPIEN 瓣膜也有类似的感染性心内膜炎发生率。因此,为进一步提升经导管肺动脉瓣植入的临床效益,需要降低术后感染性心内膜炎发生率,以及改善瓣膜的耐久性。

总　　结

经导管瓣膜疾病介入治疗技术的发展给心脏瓣膜疾病患者的管理带来了巨大的变革。作为主动脉瓣狭窄和外科生物瓣衰败的有效治疗手段,TAVR 的地位仍在不断提升。在具有干预指征的MR 患者中,尽管外科手术仍然是标准治疗方案,但对于外科手术禁忌或高危患者,经导管二尖瓣介入治疗已经成为一种不可或缺的治疗选择。可以预见的是,目前心脏瓣膜病治疗领域正在进行的多项重要临床试验还将进一步转变我们的观念,深入影响我们的临床实践。

(陈　茂)

参 考 文 献

[1] Cribier A, Eltchaninoff H, Bash A, et al. Percutaneous transcatheter implantation of an aortic valve prosthesis for calcific aortic stenosis: first human case description [J]. Circulation, 2002, 106: 3006-3008.

[2] Cahill T J, Chen M, Hayashida K, et al. Transcatheter aortic valve implantation: current status and future perspectives [J]. Eur Heart J, 2018, 39 (28): 2625-2634.

[3] Wojakowski W, Baumgartner H.The Year in Cardiology 2018: valvular heart disease [J]. Eur Heart J, 2019, 40: 414-421.

[4] Joint Task Force on the Management of Valvular Heart Disease of the European Society of C, European Association for Cardio-Thoracic S, Vahanian A, et al. Guidelines on the management of valvular heart disease (version 2012) [J]. Eur Heart J, 2012, 33 (19): 2451-2496.

[5] Nishimura R A, Otto C M, Bonow R O, et al. 2014 AHA/ACC guideline for the management of patients with valvular heart disease: a report of the American College of Cardiology/American Heart Association Task Force on Practice Guidelines [J]. J Am Coll Cardiol, 2014, 63 (22): e57-e185.

[6] Nishimura R A, Otto C M, Bonow R O, et al. 2017 AHA/ACC Focused Update of the 2014 AHA/ACC Guideline for the Management of Patients With Valvular Heart Disease: A Report of the American College of Cardiology/American Heart Association Task Force on Clinical Practice Guidelines [J]. J Am Coll Cardiol, 2017, 70 (2): 252-289.

[7] Baumgartner H, Falk V, Bax J J, et al. 2017 ESC/EACTS Guidelines for the management of valvular heart disease [J]. Eur Heart J, 2017, 38 (36): 2739-2791.

［ 8 ］ Mack M J, Leon M B, Smith C R, et al. 5-year outcomes of transcatheter aortic valve replacement or surgical aortic valve replacement for high surgical risk patients with aortic stenosis(PARTNER 1): a randomised controlled trial［ J ］. Lancet, 2015, 385(9986): 2477-2484.

［ 9 ］ Deeb G M, Reardon M J, Chetcuti S, et al. 3-Year Outcomes in High-Risk Patients Who Underwent Surgical or Transcatheter Aortic Valve Replacement［ J ］. J Am Coll Cardiol, 2016, 67(22): 2565-2574.

［ 10 ］ Leon M B, Smith C R, Mack M J, et al. Transcatheter or Surgical Aortic-Valve Replacement in Intermediate-Risk Patients［ J ］. N Engl J Med, 2016, 374(17): 1609-1620.

［ 11 ］ Popma J J, Deeb G M, Yakubov S J, et al. Transcatheter Aortic-Valve Replacement with a Self-Expanding Valve in Low-Risk Patients［ J ］. N Engl J Med, 2019, 380(18): 1706-1715.

［ 12 ］ Mack M J, Leon M B, Thourani V H, et al. Transcatheter Aortic-Valve Replacement with a Balloon-Expandable Valve in Low-Risk Patients［ J ］. N Engl J Med, 2019, 380(18): 1695-1705.

［ 13 ］ Kapadia S R, Leon M B, Makkar R R, et al. 5-year outcomes of transcatheter aortic valve replacement compared with standard treatment for patients with inoperable aortic stenosis(PARTNER 1): a randomised controlled trial［ J ］. Lancet, 2015, 385: 2485-2491.

［ 14 ］ Jilaihawi H, Wu Y, Yang Y, et al. Morphological characteristics of severe aortic stenosis in China: imaging corelab observations from the first Chinese transcatheter aortic valve trial［ J ］. Catheter Cardiovasc Interv, 2015, 85 Suppl 1: 752-761.

［ 15 ］ Smith C R, Leon M B, Mack M J, et al. Transcatheter versus surgical aortic-valve replacement in high-risk patients［ J ］. N Engl J Med, 2011, 364: 2187-2198.

［ 16 ］ Hayashida K, Bouvier E, Lefevre T, et al. Transcatheter aortic valve implantation for patients with severe bicuspid aortic valve stenosis［ J ］. Circ Cardiovasc Interv, 2013, 6: 284-291.

［ 17 ］ Bauer T, Linke A, Sievert H, et al. Comparison of the effectiveness of transcatheter aortic valve implantation in patients with stenotic bicuspid versus tricuspid aortic valves(from the German TAVR Registry)［ J ］. Am J Cardiol, 2014, 113: 518-521.

［ 18 ］ Yoon S H, Lefèvre T, Ahn J M, et al. Transcatheter aortic valve replacement with early-and new-generation devices in bicuspid aortic valve stenosis［ J ］. J Am Coll Cardiol, 2016, 68: 1195-1205.

［ 19 ］ Yoon S H, Schmidt T, Bleiziffer S, et al. Transcatheter Aortic Valve Replacement in Pure Native Aortic Valve Regurgitation［ J ］. J Am Coll Cardiol, 2017, 70(22): 2752-2763.

［ 20 ］ Brown J M, O'Brien S M, Wu C, et al. Isolated aortic valve replacement in North America comprising 108, 687 patients in 10 years: changes in risks, valve types, and outcomes in the Society of Thoracic Surgeons National Database［ J ］. J Thorac Cardiovasc Surg, 2009, 137: 82-90.

［ 21 ］ Dvir D, Webb J G, Bleiziffer S, et al. Transcatheter aortic valve implantation in failed bioprosthetic surgical valves［ J ］. JAMA, 2014, 312: 162-170.

［ 22 ］ Chamandi C, Puri R, Rodriguez-Gabella T, et al. Latest-generation transcatheter aortic valve replacement devices and procedures［ J ］. Can J Cardiol, 2017, 33: 1082-1090.

［ 23 ］ Wang X, Li Y J, Ou Y W X, et al. Transcatheter aortic valve replacement with Venus A-Valve and other overseas devices［ J ］. West China Medical Journal, 2019, 34: 379-384.

［ 24 ］ Maisano F, Taramasso M, Nickenig G, et al. Cardioband, a transcatheter surgical-like direct mitral valve annuloplasty system: early results of the feasibility trial［ J ］. Eur Heart J, 2016, 37(10): 817-825.

［ 25 ］ Colli A, Manzan E, Aidietis A, et al. An early European experience with transapical off-pump mitral valve repair with Neo Chord implantation［ J ］. Eur J Cardiothorac Surg, 2018, 54(3): 460-466.

［ 26 ］ Zhou D, Pan W, Jilaihawi H, et al. A self-expanding percutaneous valve for patients with pulmonary regurgitation and an enlarged native right ventricular outflow tract: one-year results［ J ］. Euro Intervention, 2019, 14(13): 1371-1377.

第三十章　先天性心脏病介入治疗进展

第一节　动脉导管未闭

一、概述及定义

动脉导管是胎儿时期肺动脉与主动脉之间的正常交通,是胎儿循环的重要途径。胎儿出生后,肺膨胀并承担气体交换功能,肺循环和体循环各司其职,多数动脉导管将在出生后数月内因"废用"而自行关闭。由于某些促使动脉导管关闭的因素存在缺陷,动脉导管在出生后持续开放,即形成先天性心脏病——动脉导管未闭(patent ductus arteriosus,PDA)。

二、流行病学

动脉导管未闭占足月婴儿的 0.3%~0.8%,女性约为男性的 2 倍,早产儿发病率明显增加,体重小于 1kg 的发病率高达 80%。许多心血管畸形也可合并动脉导管未闭,在一些先天性心脏病中,未闭的动脉导管是患儿存活的必需条件,自然关闭或盲目手术/介入堵闭可导致患儿死亡。PDA 的介入治疗始于 1967 年,世界首例 PDA 介入封堵术由 Porstmann 等应用聚乙烯醇栓子(Ivaion)成功封堵。1977 年 Rashkind 等经静脉途径送入伞形补片闭合 PDA 成功,1992 年 Cambier 采用弹簧钢圈堵闭 PDA,1997 年 Masura 等开始采用 Amplatzer 封堵器治疗 PDA。我国于 1983 年开展 PDA 介入治疗,1998 年引进 Amplatzer 封堵器。目前 PDA 介入封堵术因创伤小、疗效好、恢复快,对于需要关闭的 PDA,已逐渐成为治疗的首选方案。

三、病理解剖及病理分型

动脉导管是由胚胎第 6 对动脉弓演变而来。左位主动脉弓者,动脉导管几乎都位于主动脉峡部和左肺动脉起始部之间;而对于右位主动脉弓者,动脉导管绝大多数位于降主动脉起始部与左肺动脉起始部之间。右侧动脉导管少见,双侧动脉导管更罕见。根据血管造影的图像对未闭的动脉导管分型,可分为以下 5 型:①a 型——漏斗形;②b 型——短管形;③c 型——长管形;④d 型——狭窄形;⑤e 型——怪异形。

四、病理生理过程

1. **主动脉持续向肺动脉分流期**　通常情况下,主动脉压力在收缩期、舒张期均高于肺动脉压力,因此通过未闭的动脉导管的主动脉向肺动脉分流是持续的。分流大小主要取决以下几个因素:①主 - 肺动脉之间的压力阶差;②导管长度及直径大小;③体 - 肺循环之间的阻力。左向右分流量一般明显高于同等大小的房间隔缺损和室间隔缺损。

2. **左心负荷增大期**　主动脉向肺动脉的持续分流导致肺循环血量增加,回流到左心系统的血流量增加,使左心系统前负荷增加,导致左心房、左心室扩大。

3. **肺动脉高压及右心系统负荷增加期**　左向右分流较大的动脉导管未闭,可逐渐造成肺动脉压力升高,肺阻力增加,左向右分流量下降,并导致右心系统后负荷增加,常伴随右心室肥厚,部分患者出现右心功能衰竭。对于严重肺动脉高压的患者,应该做心导管进一步评估肺血管阻力;必要时,暂时关闭动脉导管评估血流动力学参数,确定是否还有关闭指征。

4. **双向或右向左分流期(艾森曼格综合征期)**　肺动脉压力进一步增高,最终接近或高于主动脉压力,左向右分流明显减少或停止,并产生双向或右向左分流,患者出现差异性发绀,发展到艾森曼格综合征期,失去手术机会。

五、诊断

动脉导管未闭的临床症状主要取决于分流量的大小、疾病进展程度及患者耐受的程度。

1. **体格检查** 动脉导管未闭的分流量达到一定程度,即可出现杂音,多数患者以第 2~3 肋间典型的渐强 - 减弱杂音为主,分流量较大的会出现连续性机器样杂音。

2. **X 线胸片** PDA 患者 X 线胸片可正常,或表现为心脏中度扩大和肺血增多表现。艾森曼格综合征期的患者往往心影变小,肺动脉段明显突出,出现肺血减少表现。

3. **超声心动图** 经验丰富的心脏超声医生可对绝大多数的患者做出正确诊断,发现开放的动脉导管,同时可对心腔扩大、心室肥厚、肺动脉压力等做出评估。值得注意的是艾森曼格综合征期的患者,常双向低速分流,容易漏诊。

4. **CT** 对于合并有其他畸形的复杂先天性心脏病,可通过使用对比剂进行增强 CT 扫描,结合图像重建及后期图像处理,可对动脉导管未闭的解剖位置、形态、粗细等进行评估的同时,明确合并的先天畸形,为进一步治疗策略提供较好的解剖形态学参考依据。

5. **心导管检查及造影** 对于重度肺动脉高压、合并其他畸形以及需要进行动脉导管未闭介入治疗的患者,心导管检查和造影仍然是必需的。常规需要进行左、右心导管检查,通过心导管检查测量血流动力学指标,评估体 - 肺循环分流量、肺循环血管阻力(PVR)、体循环血管阻力(SVR)、肺小动脉阻力及肺动脉压力(PAP)等,通过造影可进一步明确动脉导管未闭的形态特点,明确分型,测量直径、长度等参数以便选择合适的介入器材。

六、介入治疗

1. **适应证及推荐** 根据《中国动脉导管未闭介入治疗指南 2017》的建议,可按以下条件筛选适宜封堵及排除不适宜介入治疗的患者。

(1)I 类适应证(证据充分,推荐封堵):①体重≥4kg;②PDA 合并左心房和 / 或左心室扩大;③存在肺动脉高压,PAP< 体循环压力的 2/3 或

PVR<SVR 的 2/3。

(2)IIa 类适应证(证据倾向于有效,合理封堵):①存在肺动脉高压,PAP> 体循环压力的 2/3 或 PVR>SVR 的 2/3,但表现为单纯左向右分流;②合并感染性心内膜炎,但已控制 3 个月;③有连续性杂音的小直径 PDA。

(3)IIb 类适应证(证据无倾向性,可考虑封堵 / 观察):无杂音的小直径 PDA。

(4)III 类适应证(证实或公认无效,甚至有害,不推荐封堵):①肺动脉高压,出现右向左分流;②合并需外科手术矫正的心脏畸形;③依赖 PDA 生存的心脏畸形。

2. **术前准备** ①需要完善术前检查,包括心电图、X 线胸片、超声心动图及实验室检查;②必要时备血;③做好术中应急预案,准备必要的抢救药物及设备;④做好医患沟通,签署知情同意书。

3. **心导管检查** PDA 在评估介入治疗前,需要先进行心导管检查,一般可配合的成人、青少年及儿童可以局部麻醉,不能配合手术者采用全身麻醉。介入路径常选择股动、静脉,常规全身肝素化。

(1)心导管检查:测量血流动力学指标、计算肺循环血流量、肺循环血管阻力、体循环血管阻力、肺动脉压力、肺小动脉阻力。

(2)PDA 血管造影术:经股动脉应用猪尾导管,选择左侧位(LAO 90° 或更大角度)和右前斜位(RAO 30°)进行主动脉弓降部造影,以清楚显示 PDA 及其形态,同时可对其直径、长度等进行测量,并注意评估双侧肺动脉及主动脉情况,避免漏诊一侧肺动脉狭窄 / 缺如,主动脉缩窄等合并疾病。

4. **封堵器的选择** 常用 PDA 封堵器包括 Amplatzer 封堵器及国产蘑菇型封堵器,另外还有 Amplatzer ADO II 封堵器、弹簧圈、成角型封堵器及血管塞封堵器等多种介入器材。严格把握介入指征的前提下,可参考以下封堵器选择建议:

(1)直径≤2mm:可控弹簧圈,弹簧圈直径至少是 PDA 最窄处的 2 倍;也可以使用小型记忆合金封堵器等材料。

(2)直径≤4mm,一般选择记忆合金封堵器。

(3)年龄较小的患儿:PDA 管壁弹性较好,

可选择偏大的封堵器,一般比 PDA 最窄处直径大 4~6mm。

（4）外科术后或中老年患者:PDA 管壁弹性差,应选择相对小的封堵器,一般比 PDA 最窄处直径大 2~3mm。

（5）大直径 PDA（未成年人≥6mm,成年人 ≥10mm）:封堵器选择应比 PDA 最窄处直径大 1 倍或以上。

（6）使用记忆合金封堵器,尤其小儿,要避免封堵后主动脉或肺动脉侧狭窄。

5. PDA 介入治疗操作

（1）Amplatzer 及国产蘑菇型封堵器

1）轨道建立:经股静脉送入端孔导管至肺动脉（需要注意导管通过是否顺畅,如有明显阻力,考虑穿过了三尖瓣腱索,需重新建轨）,通过 PDA 将导丝/导管送至降主动脉,交换加硬导丝至降主动脉,保留导丝,撤出端孔导管。若静脉侧导丝通过 PDA 困难,可经股动脉侧使用导管/导丝通过 PDA 至肺动脉或腔静脉,再经股静脉侧送入抓捕器抓取导丝头端,并从股静脉穿刺鞘拉出体外。以上两种方式均可建立股动脉 - 降主动脉 -PDA-肺动脉 - 右心室 - 右心房 - 下腔静脉 - 股静脉的轨道。

2）封堵器输送:X 线透视下沿建立好的导丝轨道,输送与所选封堵器匹配直径的鞘管至降主动脉,撤出导丝及鞘管内芯。将封堵器安装于输送钢缆顶端,沿输送鞘管将封堵器送至降主动脉。

3）封堵器释放:首先释放封堵器主动脉侧伞盘,再将整个输送系统回撤至 PDA 的肺动脉侧,固定钢缆的同时后退输送鞘管直至封堵器全部展开,可见封堵器腰部嵌于 PDA 内,此时可进行封堵后肺动脉压测定等,观察封堵即刻肺动脉压是否有异常升高,主动脉是否阻挡及出现压差。观察 5~10 分钟后,可再次用猪尾导管在主动脉弓降部造影,观察即刻封堵的效果及证实封堵器的位置是否合适。若证实封堵器位置合适,无残余分流或仅存穿过封堵器分流时,可逆时针旋转钢缆,将封堵器完全释放,并撤出导管进行穿刺点的压迫止血、包扎。

（2）可控弹簧圈

1）经股静脉顺行法:轨道建立及鞘管输送

与前述经股静脉途径建轨相同,鞘管输送至降主动脉后,选择适当直径的可控型弹簧圈经输送鞘管送入降主动脉,将 2~3 圈置于 PDA 主动脉侧,1~2 圈置于 PDA 肺动脉侧,观察 5~10 分钟后进行主动脉弓降部造影,如弹簧圈位置合适、成形满意、无或微量残余分流,可操作旋转柄释放弹簧圈,撤出鞘管,压迫穿刺点止血。

2）经股动脉逆行法:穿刺股动脉,经主动脉 -PDA- 肺动脉建立轨道,选择适当直径的可控型弹簧圈经输送鞘管送入肺动脉,将 1~2 圈置于 PDA 肺动脉侧,2~3 圈置于 PDA 主动脉侧,后续操作与前述经股静脉顺行法相同。

6. 术后观察及并发症处理

（1）穿刺点止血包扎:穿刺点加压包扎 6 小时,患者平卧 24 小时。

（2）重点观察内容:心脏杂音、心率、血压、穿刺点局部情况、足背动脉搏动、尿液颜色等。

（3）术后复查内容:超声心动图、X 线胸片、心电图、血常规、肝肾功能、电解质、尿常规等。

（4）常见并发症及处理:并发症重在预防,许多并发症的预防在介入操作过程中有多个可以避免和验证的时机,不应遗漏;同时注意严格把握介入适应证、规范手术操作、严格进行围手术期监护及观察,可将并发症发生率降至最低。

1）残余分流:根据残余分流直径大小可分为三类:①烟雾状、无喷射分流;②直径 <2mm 的小分流;③直径≥2mm 的大分流。多数残余分流可在随访 1~3 个月内自行闭合;若残余分流较大的,可考虑外科手术或再次介入治疗。

2）溶血:主要与残余分流及封堵器突入主动脉过多造成的主动脉缩窄,从而造成红细胞的机械性破坏相关,通常发生于术后 24 小时内。患者出现洗肉水样或酱油色尿液,可伴发热、黄疸、血红蛋白降低等症状。应根据严重程度给予止血、控制血压、补液等治疗,可应用激素、碳酸氢钠、利尿剂等药物保护肾功能,必要时需要输血治疗。

3）封堵器移位、脱落:多为封堵器选择不当、偏小造成,另外需在术中输送封堵器过程中避免旋转钢缆。发现封堵器脱落,可使用抓捕器或异物钳取出,介入途径取出困难需行急诊外科手术取出。

4）三尖瓣腱索断裂：需要在建立轨道的时候进行预防,避免建轨时强行通过损伤三尖瓣腱索。

5）降主动脉缩窄或左肺动脉狭窄：主要是因为封堵器突入降主动脉或肺动脉过多引起,轻度狭窄可密切观察,发现狭窄严重,应及时收回封堵器,必要时外科手术取出。

6）一过性高血压：常见于较大的 PDA 患者介入封堵后,多为一过性,可密切观察,若血压明显较高,可监护下给予短效的静脉降压药物适当控制血压。

7）血小板减少：主要见于大直径 PDA 封堵术后,由血小板的消耗及破坏所致。若血小板明显降低,可考虑糖皮质激素冲击治疗,也可考虑使用重组人白介素 -Ⅱ。有出血倾向可输注血小板。

8）导丝嵌顿：经静脉顺向建立轨道时,需注意加硬导丝不宜送入过深,避免进入胸腹主动脉分支,导丝不能回撤,切忌强行撤出,否则容易导致导丝断裂,甚至造成血管夹层 / 破裂,必要时,可使用扩张血管药物尝试撤出导丝。

9）其他并发症：常见的包括穿刺相关血管损伤、假性动脉瘤、动静脉瘘等。其他罕见的并发症包括感染性心内膜炎、心律失常、主动脉瓣反流、主动脉 / 肺动脉夹层、颅内出血等。

七、特殊情况下的 PDA 介入治疗

1. 婴幼儿患者　婴幼儿患者体重低、手术耐受力差、情况复杂、需要全身麻醉支持等,介入治疗对操作技术要求高,因此对婴幼儿患者是否应该进行 PDA 的介入治疗需要严格进行术前评估,目前对于接受介入治疗的婴幼儿的安全体重普遍认为应该在 4kg 以上,4kg 以下的患婴发生动脉损伤、血栓形成的风险较大,但对于必须尽早治疗的患婴,也可以评估能否介入治疗。一些新型的介入器械可能有助于在婴幼儿患者中开展 PDA 介入治疗,如 ADOⅡ等,其要求的输送鞘只需 4~5F,可减少血管损伤概率,提高介入封堵成功率。

2. 继发重度肺动脉高压患者　重度肺动脉高压患者并非 PDA 介入封堵的绝对禁忌,但封堵之前确定肺动脉高压是否可逆及测定肺血管阻力至关重要。在进行介入封堵前需要完整的右心导管检查评估,必要时还需要结合试封堵术等。试封堵可以使用封堵器或球囊暂时关闭动脉导管,并评估,比较方便、简易且安全、有效,若试封堵后患者出现肺动脉压力、阻力升高,或主动脉压力下降,患者出现心悸、气促、心前区不适、烦躁等全身症状,应立即收回封堵器 / 球囊。阻力型肺动脉高压患者中,无发绀表现的可使用靶向治疗药物后尝试评估介入治疗,部分这类患者有重获介入封堵手术的机会；而存在发绀表现（尤其差异性发绀）的艾森曼格综合征患者,肺动脉高压几乎不可逆转,介入治疗成功率极低。

3. 巨大 PDA 患者　巨大 PDA 的定义是 PDA 直径 / 主动脉直径（PDA/AO）>0.5,通常都合并重度肺动脉高压。对这类 PDA,在充分评估前提下,通常可以顺利实施介入治疗,必要时可以术前 CT 检查,或在术中使用球囊测量 PDA 直径,而非仅凭借造影判断选择封堵器大小。

4. 中老年 PDA 患者　60 岁以上的中老年 PDA 患者由于病程长,一般有不同程度的左心功能受损、肺小动脉内膜增生和血管壁增厚等病理生理改变,出现心功能不全和肺动脉压增高。同时年龄较大的患者其 PDA 管壁弹性差,合并疾病多,全身一般情况较差,介入风险大大增加。术前充分准备,充分评估患者的肺动脉压力尤为重要,操作过程应轻柔并避免反复多次释放和回收封堵器,避免动脉夹层和破裂。

5. 外科术后的 PDA 再通患者　PDA 外科结扎术后,残余分流发生率可达 6%~23%,介入封堵是理想的补救治疗措施。多数 PDA 外科术后残余分流经造影证实为 a 型（漏斗形）,封堵器的选择可参考前述。

总之,PDA 的介入治疗目的在于安全、有效地关闭 PDA,避免外科开胸手术,随着介入治疗技术的成熟、介入器材的优化和丰富,成人 PDA 的介入治疗成功率越来越高,并发症少,已成为 PDA 患者的标准和首选治疗。儿童及婴幼儿患者经过充分的评估,在经验丰富的医疗中心进行介入封堵术的成功率也较高,并发症较少。综上所述,经皮导管介入治疗 PDA 安全、可靠,术前充分评估、选择合适的介入材料、术中规范操作是保障手术成功率,减少并发症发生的核心。

第二节　卵圆孔未闭

一、概述及定义

卵圆孔是胚胎时期心脏房间隔的一个必备的生理性通道,出生后大多数人原发隔和继发隔相互靠近、粘连、融合,逐渐形成永久性房间隔,若未融合,则形成卵圆孔未闭(patent foramen ovale, PFO)。

二、流行病学与解剖特征

从主流观点来讲,卵圆孔未闭并非先天性心脏病。在尸检中发现卵圆孔的比例在20.2%~30%,因此目前认为成人的PFO发生率高达15%~25%。房间隔原发隔和继发隔重叠的程度即PFO的长度,不融合的距离为PFO的宽度或大小。一般PFO的长度在3~18mm,平均为8mm;PFO的大小范围从1~19mm不等,平均大小为4.9mm。PFO的大小可随年龄增加而变化。

PFO在功能上与瓣膜相类似,正常人左心房压力高于右心房,通常情况下PFO处于关闭状态,一般无血液分流(或很小的左向右分流)。当慢性或短暂性右心房压力升高,超过左心房压力时,位于左侧的较薄弱的原发隔(纤维样组织)可被推开,出现右向左分流(right-to-left shunt, RLS)。

三、诊断

PFO一般无临床症状,因此多数PFO是通过超声心动图检查时发现和诊断。

1. **经胸超声心动图**　受肥胖、肺气过多等影响,经胸超声心动图对PFO的检出率较低,即使检出,也难以准确测量PFO的大小。

2. **经食管超声心动图**　可以清楚地观察房间隔和PFO的解剖结构,并且更容易明确有无房间隔膨胀瘤,有无主动脉弓动脉粥样硬化、左心耳血栓的征象。诊断PFO敏感性大约为90%,特异性大于95%。

3. **右心声学造影**　右心声学造影可在经胸和经食管超声心动图时完成,但经胸右心声学造影简便,能较好地评估RLS,受检者做Valsalva动作配合度更好,痛苦少,因此作为首选。进行右心声学造影时一般选择心尖四腔心切面,分别在静息及Valsalva动作后注射激活生理盐水,通过观察左心腔微泡显影的多少,来判断RLS及其程度:

0级(无RLS):左心腔内没有微泡。

Ⅰ级(少量RLS):左心腔内1~10个微泡/帧。

Ⅱ级(中量RLS):左心腔内10~30个微泡/帧。

Ⅲ级(大量RLS):左心腔内可见>30个微泡/帧,或左心腔几乎充满微泡。

右心声学造影配合经颅多普勒(transcranial Doppler, TCD)确诊PFO的比率更高,特别是容易被经食管超声心电图漏诊的小PFO,可以被较强Valsalva动作引出。

四、PFO与不明原因脑卒中

不明原因脑卒中(cryptogenic stroke, CS)是指经现阶段的各种检查手段广泛评估,仍找不到病因的脑卒中,是一项排除性诊断,根据RESPECT研究采用的ASCOD分型,诊断CS需要除外动脉粥样硬化(atherothrombosis)、小血管病(small vessel disease)、心源性疾病(cardiac causes)、其他少见原因(other uncommon causes)、夹层(dissection)。虽然1877年德国病理学家Cohnheim就提出PFO与脑卒中的相关性,理论上PFO可增加血凝块(例如来源于肢体的深静脉血栓栓子)从右心系统进入左心系统,从而造成体循环栓塞的风险,随着影像学的进展,也证实了PFO可与部分脑卒中和系统栓塞相关联,但长期以来大部分人的PFO为"良性",无明显临床不良后果。

五、PFO与不明原因脑卒中相关联的临床评估

1. **充分搜寻相关联的临床线索**　一些临床线索及评分有助于临床评估PFO是否与不明原因的脑卒中相关,包括:①年龄<55岁;②CT/MRI显示多发缺血性病灶;③临床栓塞事件复发患者;④深静脉血栓/肺栓塞病史或易栓症者;⑤Valsalva动作相关的血栓栓塞事件;⑥呼吸睡眠暂停;⑦长途旅行/静止状态下相关临床事件;

⑧同时发生体循环/肺循环栓塞;⑨RoPE评分≥7分。其中RoPE评分是根据RoPE研究制定,其评分标准为见表30-1。

表30-1 RoPE评分标准

预测因素	得分
糖尿病	否1是0
高血压	否1是0
吸烟者	否1是0
脑卒中/TIA病史	否1是0
影像学提示皮质梗死	是1否0
年龄（分层得分）	
18~29岁	5
30~39岁	4
40~49岁	3
50~59岁	2
60~69岁	1
≥70岁	0

注:RoPE评分越高,脑卒中与PFO相关可能性越高。0~3分:几乎不考虑PFO为病因;4~6分:可能相关(38%~62%);≥7分:考虑PFO相关(72%~88%)。

2. 卵圆孔未闭的解剖学危险因素 PFO本身的解剖学特征可能成为相关脑卒中的高危因素,包括:①PFO合并房间隔膨胀瘤;②PFO较大;③PFO有静息状态下的RLS或大量RLS;④长隧道PFO;⑤PFO合并下腔静脉瓣>10mm或希阿里氏网。

六、卵圆孔未闭合并反复不明原因脑栓塞事件的治疗

1. 药物治疗预防 预防用药主要包括阿司匹林[3~5mg/(kg·d)]、氯吡格雷(75mg/d)等抗血小板治疗,或华法林抗凝治疗。选择抗血小板治疗还是抗凝治疗预防PFO合并不明原因脑栓塞事件的研究目前较少,因此两种药物治疗方式孰优孰劣尚无定论。以下情况可做参考:①对于抗凝存在禁忌,或不愿意使用抗凝血药的患者,推荐使用抗血小板治疗。②合并静脉血栓的患者,推荐抗凝治疗。③对于没有合并其他确切抗凝指征情况的患者,可推荐使用抗血小板治

疗。④正在使用抗血小板药物治疗期间仍发生复发性卒中的患者,可推荐改用抗凝治疗。目前尚缺乏使用新型口服抗凝血药的相关数据或经验。

2. 卵圆孔未闭介入封堵治疗的进展 2012—2013年发布的三项随机对照研究并未显示封堵PFO在预防不明原因脑卒中复发方面的有效作用,不优于药物治疗。2017年发表了三项关于PFO封堵的重要研究结果,其中Gore REDUCE研究结果显示,对于既往隐源性卒中伴有PFO的患者,PFO封堵联合抗血小板治疗相比单用抗血小板治疗,降低了其随后缺血性卒中发生率;但PFO封堵术增加了封堵器相关并发症及房颤发生率。RESPECT延长随访研究显示,对伴有PFO的隐源性卒中患者,PFO封堵治疗较单纯的药物治疗能够降低缺血性卒中的复发率。CLOSE研究结果表明对于PFO伴房间隔动脉瘤或大的房间隔分流的隐源性卒中患者,接受PFO封堵术联合抗血小板治疗的患者卒中复发率低于仅接受抗血小板药物治疗的患者。抗凝治疗与抗血小板治疗相比没有统计学差异,同时PFO封堵术增加了房颤风险。2018—2019年发表的系统性评价结论显示卵圆孔未闭介入封堵治疗虽能减少缺血性卒中及相关事件的发生,但与药物治疗相比,增加了房颤/心房扑动的发生风险及肺栓塞的发生风险。因此卵圆孔未闭的介入封堵治疗仍存在争议,需要严格把握适应证,目前在其应用上仍应遵循现有指南的推荐意见,把握以下几个原则:①2016年AAN指南指出除规范的临床研究性目的,不常规将经皮卵圆孔未闭封堵介入治疗推荐给不明原因缺血性脑卒中患者;即使对于考虑需要行PFO封堵治疗的患者,仍应充分告知患者,卵圆孔未闭为常见现象,约4个人就有一例合并卵圆孔未闭,且不能确定卵圆孔未闭是否与其缺血性脑卒中确切相关,即使进行封堵治疗,预防复发性脑栓塞的效果仍存在不确定性,且该治疗为有创治疗,可能存在不可预计的严重风险和并发症。②必须充分评估PFO与不明原因脑卒中的临床关联性,对于RoPE评分≤6分的患者选择PFO封堵应该十分慎重。③2014年AHA/ASA指南建议对于PFO合并不明原因脑卒中与深静脉血栓的患者,尤其是深静脉血栓复发高危的患者,可考

虑行经皮 PFO 介入封堵术治疗（Ⅱb 类推荐）；而对于无深静脉血栓证据的患者，进行 PFO 封堵尚无足够证据支持能使患者获益（从Ⅱb 降为Ⅲ类推荐）。④对于确有必要进行经皮 PFO 介入封堵的患者，可以考虑使用 Amplatzer PFO 封堵器或国产类似封堵器，也可以采用其他批准使用的 PFO 关闭装置。

存在以下情况应视为 PFO 介入治疗的禁忌：①可以找到任何其他原因的脑栓塞；②抗血小板或抗凝治疗禁忌，如 3 个月内有严重出血情况，明显的视网膜病，有其他颅内出血病史，明显的不适合介入治疗的颅内疾病；③下腔静脉或盆腔静脉血栓形成导致完全梗阻；④全身或局部感染、败血症；⑤心腔内血栓形成；⑥合并肺动脉高压或 PFO 为特殊通道；⑦4 周内发生的大面积脑梗死。

3. 卵圆孔未闭介入封堵治疗的围手术期管理

（1）术前准备：详细履行临床检查、评估及告知义务后，签署知情同意书，术前 48 小时给予口服阿司匹林及氯吡格雷；术前 1 小时可给予预防性抗生素。

（2）介入操作：采用记忆合金封堵器介入关闭 PFO 与房间隔缺损封堵过程基本相似，但难点之一是如何通过 PFO 通道。使用 Amplatzer PFO 或国产类似封堵器一般可选择中等大小封堵器。存在巨大房间隔瘤、长管形 PFO、继发隔特别厚或粗大的主动脉根部凸出并紧贴卵圆窝的患者，可选择更大的 PFO 封堵器。不主张房间隔穿刺通过卵圆孔。

（3）术后用药及随访：术后常规抗凝 48 小时，继续口服阿司匹林 6 个月及氯吡格雷 3 个月；若患者有长期使用抗凝血药的必要，应选择抗凝血药治疗。

术后 3 个月、6 个月和 12 个月常规随访，应复查经胸超声心动图及右心声学造影、胸部 X 线片等。

4. 卵圆孔未闭介入治疗的并发症 卵圆孔未闭介入治疗的总体并发症较少，包括心包积液、心脏压塞；封堵器栓塞；封堵器移位；新发心房颤动/扑动；主动脉侵蚀及封堵器过敏等。

第三节 主动脉缩窄

一、概述及定义

主动脉缩窄（coarctation of the aorta）是相对较常见的先天性血管畸形，占所有先天性心血管缺陷的 4%~6%，是指主动脉发生局部狭窄（缩窄），缩窄部位通常位于左锁骨下动脉起始处远端近动脉韧带与主动脉连接处，在缩窄段上下动脉分支之间可发展出广泛的侧支循环。主动脉缩窄的具体发病机制尚不清楚，患者主动脉血管壁常存在异常，如僵硬度增加、扩张性减弱及中膜囊性坏死等，这些异常可能与遗传缺陷和/或宫内损伤相关。主动脉缩窄常伴随其他先天性心血管缺陷，如主动脉瓣二叶式畸形、主动脉弓发育不良、室间隔缺损、动脉导管未闭、房间隔缺损、Willis 环动脉瘤等。主动脉缩窄的主要病理生理改变是前向血流通过缩窄段时受阻，导致缩窄近端压力升高，缩窄远端血流减少及压力降低，临床表现为上肢血压升高而下肢血压较低的血压不对称现象。根据缩窄严重程度及是否存在其他相关病变，其血流动力学后果可从轻微的高血压到严重的心力衰竭不等；同时，主动脉壁的内在缺陷使升主动脉或缩窄区域主动脉易发生动脉瘤，甚至夹层或破裂。若主动脉缩窄不解除，预期生存寿命很少超过 60 周岁，平均生存寿命大约 35 周岁，难治性高血压、脑出血、快速进展的冠状动脉性心脏病、主动脉夹层及心力衰竭等是其常见的并发症。

二、临床干预

主动脉缩窄的治疗策略需综合考虑年龄、临床表现、病变严重程度及解剖特点等因素。新生儿期重症主动脉缩窄，当动脉导管关闭时可出现心力衰竭和/或休克，在介入或外科治疗前应使用前列腺素 E_1 维持动脉导管开放，可使用多巴胺/多巴酚丁胺增加心肌收缩力，同时应尽早考虑行外科修复或姑息性介入治疗。对于较大婴儿及儿童，2011 年 AHA 儿童心脏疾病介入治疗科学声明建议，若经导管测定收缩期跨缩窄段压差大于 20mmHg，或小于 20mmHg 但存在显著侧支循环或可解释循环高血压的缩窄时,推荐介入治疗,该干预指征可能亦适用于何时该考虑外科修复手术。对于成人而言,典型起病特征常为高血压,可使用 β 受体阻滞剂、血管紧张素转换酶抑制剂/血管紧张素受体阻滞剂等作为一线药物控制血压,主动脉根部直径与是否存在主动脉瓣反流等可能影响最适宜药物种类的选择;同时,依据 2018 年 ACC/AHA 成人先天性心脏病管理相关指南,经心血管 MRI 或 CTA 所证实的主动脉缩窄,存在高血压及以下情况之一:①静息上下肢收缩压差值大于 20mmHg 或经多普勒超声所测定的跨缩窄段平均压差大于 20mmHg;②存在显著左室收缩功能降低、主动脉瓣反流或侧支血流,静息上下肢收缩压差值大于 10mmHg 或经多普勒超声所测定的跨缩窄段平均压差大于 10mmHg,则应推荐进行介入或外科治疗。值得注意的是,即使成功的介入或外科治疗后,相比于年龄性别配比的表面健康人群,主动脉缩窄患者的长期生存仍然降低,心血管事件发生增加,干预时的年龄是影响长期生存的重要因素,因此,有干预指征的主动脉缩窄,应早期进行介入或外科治疗,同时,所有患者均应进行长期随访监测。

三、治疗进展

早期,主动脉缩窄外科修复手术是标准治疗方案,近年来随着介入技术和介入医生专业知识的提升,介入治疗从替代选择逐渐成为应用得更多的治疗方式。同时,越来越多的证据支持在介入治疗时选择支架植入术。在当前,介入治疗与外科修复手术均是可接受的主动脉缩窄治疗方案,选择何种干预方式应由具备治疗先天性心脏病丰富经验的多学科团队(即心脏内科医生、介入医生和心脏外科医生)所决定,并且该选择取决于年龄、病变解剖学特点以及是否存在其他心脏缺陷等多种因素。

外科主动脉缩窄修复术包括缩窄段切除端端吻合术、锁骨下动脉翻转成形术及跨缩窄区域旁路移植术等。研究显示在新生儿及年龄较小的婴儿中外科修复手术亦是安全有效的方法,围手术期死亡率低(通常低于 1%)。Sandoval 等纳入了于 1996—2006 年间接受手术修复的 167 名主动脉缩窄婴儿,在中位随访 4.8 年时,生存率达到 98%。早期并发症包括术后反常性高血压、左侧喉返神经麻痹、膈神经损伤以及锁骨下动脉盗血等。主动脉再缩窄是一种重要的远期并发症,尤其是在新生儿和年龄较小的婴儿中,需要再次干预的风险为 5%~10%,可能是由于在主动脉未达到成人尺寸前进行外科手术时,修复处的主动脉壁生长不足所致。研究显示,再次外科手术处理再缩窄亦是有效的解决方案,但再次外科手术的风险及难度有所增加。目前,对于婴幼儿和小儿童外科修复术仍是主要的标准治疗方案,尤其是对于解剖不适合介入治疗的患者。

介入治疗主动脉缩窄术式包括球囊血管成形术及支架植入术,相比于外科修复手术,介入治疗创伤小,恢复快。研究显示,相比于外科修复手术,单纯球囊血管成形术在改善血流动力学方面的有效性相似,但再缩窄与动脉瘤形成风险较高。CCISC 多中心观察性研究纳入了 2002—2009 年期间接受介入治疗或外科修复手术 350 名主动脉缩窄患者,显示支架植入术相比于球囊血管成形术或外科修复手术,术后急性并发症(主动脉损伤等)的发生率更低(2.3% vs 9.8% vs 8.1%);同时,短期与中期随访数据显示,支架植入术相比于单纯球囊血管成形术,能达到更优异的血流动力学效果,但更可能需要有计划的再次干预。对于介入治疗或外科修复手术后的主动脉再缩窄,支架植入能取得相似的效果。因此,目前的指南共识建议对于有干预指征的儿童主动脉缩窄,若能植入可扩张至足够直径的支架,应当考虑支架植入作为初始治疗方式,球囊血管成形术在心功能衰竭、低心排综合征等情况时应当考虑作为姑息治疗方式以稳定病情;有干预指征的儿童主动脉再缩窄,推荐选择介入治疗;有干预指征的成人主动脉缩窄或再缩窄患者,推荐支架植入术作为首选方式,而球囊扩张术仅在支架植入术不可行且外科修复术困难时选择。

基于支架植入术治疗主动脉缩窄或再缩窄的优势,如微创、急性并发症更少及血流动力学改善效果优异等,相比于外科修复手术,其可能具有更广阔的应用前景。优化支架器械设计,可能具有重要意义,例如现阶段开始广泛应用的覆膜支架可能有助于降低主动脉损伤风险且可作为动脉瘤或支架断裂的补救措施,处于研究阶段的生物可吸收支架与生长支架可能有助于推进介入治疗在婴幼儿中的应用。此外,对于合并主动脉缩窄及其他需要进一步处理的心血管缺陷患者,联合支架植入解除缩窄与外科手术修复其他缺陷的"杂交"治疗,为复杂主动脉缩窄的治疗提供了新的解决方法。

第四节 右室流出道支架植入在法洛四联症分期矫治中的应用进展

法洛四联症(tetralogy of Fallot, ToF)在复杂先天性心脏病中是常见的先天性缺陷,占所有先天性心脏病的7%~10%。ToF及其变异型由于胎儿时期右室流出道(right ventricular outflow tract, RVOT)梗阻致肺血流减少,可以引起肺血管不同程度发育不良。研究显示,未经矫治的ToF生存率低,半数患者在几岁以内死亡。因此,临床实践中通常在1周岁以内,大多数在3~6月龄时择期行心内修补术,但在3月龄之前,尤其在新生儿期,行一期矫治手术则风险显著增加,这可能主要是由于低体重及肺血管发育不良。然而,部分重症患儿早期即表现为严重低氧血症、缺氧发作、需静脉使用前列腺素保持动脉导管开放以维持肺血流,此时,使用姑息治疗方法以提供存活及发育所需的稳定肺血流量、促进发育不良的肺血管继续生长以为择期矫治手术创造条件至关重要。早期,姑息治疗一般是使用外科改良BT分流术使体循环血流分流至肺循环,或者采用右室流出道疏通术来增加肺血供应,但对于早产儿、低体重、肺血管发育不良、复杂解剖及合并症较多的情况,外科姑息手术风险仍然较大。

Gibbs等于1997年首次报告RVOT支架植入用于ToF姑息治疗。近年来,数项研究论证了该术式用于ToF姑息治疗的安全性与有效性,结果显示,在因低体重、肺血管发育不良或其他危险因素不能早期进行一期矫治手术的重症ToF新生儿中,RVOT支架植入能显著改善氧合状态,促进肺血管发育,为后期成功的外科矫治手术创造有利条件,同时介入相关并发症发生率低。其中,Sandoval等比较了RVOT支架植入姑息治疗序贯外科矫治手术与早期(小于3月龄)外科矫治手术的效果,虽然序贯治疗组肺血管发育更差且低体重更显著,但两组临床结果可相媲美。同时,近期一些研究也比较了RVOT支架植入与外科改良BT分流术用于ToF姑息治疗的优劣。一项研究回顾性地纳入了使用改良BT分流术(41例)或RVOT支架植入术(60例)进行姑息治疗的重症TOF,结果显示RVOT支架植入组ICU入住率更低,住院时长更短,肺血管发育至可进行外科矫治手术所需的时长更短(中位时长232天 vs 428天)。另一项研究连续纳入了使用改良BT分流术(28例)或RVOT支架植入(39例)进行姑息治疗,且已使用超声心动图序贯评估肺动脉发育情况的重症ToF,混合模型分析方法用于得出更可靠的统计结果,结果显示相比于改良BT分流术,RVOT支架植入更有利于促进肺血管发育及氧合状态改善。

RVOT支架植入术优于改良BT分流术的原因除了其创伤更小、恢复更快以外,可能也在于它是将回流至右心的静脉血液更多地导向肺循环,而非人为制造左向右分流通道将体循环动脉血液分流至肺循环,因此更有效地增加了氧摄取,同时并未增加左心前负荷及影响舒张期冠脉灌注,对血流动力学的影响更小。

综上,现有的证据提示,微创RVOT支架植入可安全有效地用于重症ToF早期姑息治疗,显著改善肺血流量、提高氧合情况、促进肺血管发育,为后期外科矫治手术创造条件。同时,相比于外科改良BT分流术,效果更佳,适用范围可能更广。

参 考 文 献

[1] 中华医学会心血管病学分会结构性心脏病学组,中国医师协会心血管内科医师分会结构性心脏病专业委员会. 中国动脉导管未闭介入治疗指南2017. 中国介入心脏病学杂志, 2017, 25(05): 241-248.

［2］Masura J. Long-term outcome of transcatheter patent ductus arteriosus closure using Amplatzer duct occluders. Am Heart J, 2006, 151（3）: 755.e7-755.e10.

［3］Pass R H. Multicenter USA Amplatzer patent ductus arteriosus occlusion device trial: initial and one-year results. J Am Coll Cardiol, 2004, 44（3）: 513-519.

［4］Brotschi B. Incidence and predictors of cardiac catheterisation-related arterial thrombosis in children. Heart, 2015, 101（12）: 948-953.

［5］Kenny D, Gareth J M, James R B, et al. Early clinical experience with a modified amplatzer ductal occluder for transcatheter arterial duct occlusion in infants and small children. Catheter Cardiovasc Interv, 2013, 82（4）: 534-540.

［6］Demir T. Patency or recanalization of the arterial duct after surgical double ligation and transfixion. Cardiol Young, 2007, 17（1）: 48-50.

［7］中国医师学会心血管内科医师分会. 2015 年先天性心脏病相关性肺动脉高压诊治中国专家共识. 中国介入心脏病学杂志, 2015, 23（02）: 61-69.

［8］中华医学会心血管内科分会, 中国医师协会心血管内科分会. 卵圆孔未闭预防性封堵术中国专家共识. 中国循环杂志, 2017, 32（03）: 209-214.

［9］Kernan W N. Guidelines for the prevention of stroke in patients with stroke and transient ischemic attack: a guideline for healthcare professionals from the American Heart Association/American Stroke Association. Stroke, 2014, 45（7）: 2160-2236.

［10］Carroll J D. Closure of patent foramen ovale versus medical therapy after cryptogenic stroke. N Engl J Med, 2013, 368（12）: 1092-1100.

［11］Collado F. Patent Foramen Ovale Closure for Stroke Prevention and Other Disorders. J Am Heart Assoc, 2018, 7（12）: e007146.

［12］Messe S R. Practice advisory: Recurrent stroke with patent foramen ovale（update of practice parameter）: Report of the Guideline Development, Dissemination, and Implementation Subcommittee of the American Academy of Neurology. Neurology, 2016, 87（8）: 815-821.

［13］Furlan A J. Closure or medical therapy for cryptogenic stroke with patent foramen ovale. N Engl J Med, 2012, 366（11）: 991-999.

［14］Meier B. Percutaneous closure of patent foramen ovale in cryptogenic embolism. N Engl J Med, 2013, 368（12）: 1083-1091.

［15］Sondergaard L. Patent Foramen Ovale Closure or Antiplatelet Therapy for Cryptogenic Stroke. N Engl J Med, 2017, 377（11）: 1033-1042.

［16］Saver J L. Long-Term Outcomes of Patent Foramen Ovale Closure or Medical Therapy after Stroke. N Engl J Med, 2017, 377（11）: 1022-1032.

［17］Mas J L. Patent Foramen Ovale Closure or Anticoagulation vs. Antiplatelets after Stroke. N Engl J Med, 2017, 377（11）: 1011-1021.

［18］Feltes T F, Bacha E, Beekman R H, 3rd, et al. American Heart Association Congenital Cardiac Defects Committee of the Council on Cardiovascular Disease in the Y, Council on Clinical C, Council on Cardiovascular R, Intervention, American Heart A（2011）Indications for cardiac catheterization and intervention in pediatric cardiac disease: a scientific statement from the American Heart Association. Circulation, 2011, 123（22）: 2607-2652.

［19］Stout K K, Daniels C J, Aboulhosn J A, et al. 2018 AHA/ACC Guideline for the Management of Adults With Congenital Heart Disease: Executive Summary: A Report of the American College of Cardiology/American Heart Association Task Force on Clinical Practice Guidelines. J Am Coll Cardiol, 2019, 73（12）: 1494-1563.

［20］Meadows J, Minahan M, McElhinney D B, et al. Intermediate Outcomes in the Prospective, Multicenter Coarctation of the Aorta Stent Trial（COAST）. Circulation, 2015, 131（19）: 1656-1664.

［21］Li Q, Lin K, Gan C P, et al. One-Stage Hybrid Procedure to Treat Aortic Coarctation Complicated by Intracardiac Anomalies in Two Adults. Ann Thorac Surg, 2015, 100（6）: 2364-2367.

［22］Pu X B, Chen S J, Chen M, et al. Two-stage hybrid treatment strategy for an adult patient with aortic arch coarctation, poststenotic aneurysm, and hypoplastic left subclavian artery: A case report. Medicine（Baltimore）, 2017, 96（48）: e8618.

［23］Al Habib H F, Jacobs J P, Mavroudis C, et al. Contemporary patterns of management of tetralogy of Fallot: data from the Society of Thoracic Surgeons Database. Ann Thorac Surg, 2010, 90（3）: 813-819; discussion 819-820.

［24］Petrucci O, O'Brien S M, Jacobs M L, et al. Risk factors for mortality and morbidity after the neonatal Blalock-Taussig shunt procedure. Ann Thorac Surg, 2017, 92（2）: 642-651; discussion 651-652.

［25］Quandt D, Ramchandani B, Stickley J, et al. Stenting of the Right Ventricular Outflow Tract Promotes Better Pulmonary Arterial Growth Compared With Modified Blalock-Taussig Shunt Palliation in Tetralogy of Fallot-Type Lesions. JACC Cardiovasc Interv, 2017, 10（17）: 1774-1784.

［26］Sandoval J P, Chaturvedi R R, Benson L, et al. Right

Ventricular Outflow Tract Stenting in Tetralogy of Fallot Infants With Risk Factors for Early Primary Repair. Circ Cardiovasc Interv, 2016, 9 (12): e003979.

[27] Stumper O, Ramchandani B, Noonan P, et al. Stenting of the right ventricular outflow tract. Heart, 2013, 99 (21): 1603-1608.

[28] Barron D J, Ramchandani B, Murala J, et al. Surgery following primary right ventricular outflow tract stenting for Fallot's tetralogy and variants: rehabilitation of small pulmonary arteries. Eur J Cardiothorac Surg, 2013, 44 (4): 656-662.

[29] Quandt D, Ramchandani B, Penford G, et al. Right ventricular outflow tract stent versus BT shunt palliation in Tetralogy of Fallot. Heart, 2017, 103 (24): 1985-1991.

第三十一章 结构性心脏病的药物治疗

第一节 先天性心脏病的药物治疗

先天性心脏病（congenital heart disease，CHD）的治疗主要为结构矫治，药物治疗为重要辅助。因先天性结构的异常，常会出现一系列的合并症及并发症，部分在结构矫治后可以明显改善。但先天性心脏病患者整个生存期的病情常呈现出明显的个体差异，包括经历手术治疗而残留解剖学及血流动力学异常，错过矫治手术最佳时期及诊断延误等，可使病情复杂化、严重化，因此药物治疗成为必不可少的措施。

一、先天性心脏病合并心力衰竭的治疗

心力衰竭是先天性心脏病患者的一个重要问题，其主要表现为：心脏结构异常、活动耐力降低以及神经内分泌系统的激活。其发生机制是多种多样的，包括心脏的异常压力和容量负荷、冠脉血供异常、心肌肥大等情况。然而，尽管心力衰竭在先天性心脏病患者中的临床重要性，目前也在努力研究药物和器械治疗在这些患者中的影响，但数据尚比较有限。标准心衰治疗的益处可能低于获得性心脏病合并心功能障碍患者的疗效。因此，尽管药物治疗先天性心脏病引起的心力衰竭可有较好的疗效，但主要目的还是改善患者状态，为进一步治疗创造条件，其主要方案仍以纠正解剖畸形为主。对于无法解剖矫治的，药物治疗可作为重要的姑息方案。

1. 利尿剂 先天性心脏病患者因解剖学和血流动力学的异常，导致患者出现心室的异常压力和容量负荷，从而导致患者出现体循环、肺循环淤血的情况，使用利尿剂可减轻肝淤血、外周性水肿和胸腔积液。在先天性心脏病合并肺动脉高压而产生的右心室压力升高引起室间隔凸向左侧而损害左心室输出量的患者，可能尤其有益。但是，使用利尿剂时需注意：

（1）过度利尿可能造成右心室充盈不足以及右心室每搏输出量下降，从而减少左心室每搏输出量导致体循环低血压，甚至出现休克。

（2）利尿剂可导致低钾血症，从而引起心律失常。

（3）过度利尿可导致代谢性碱中毒，出现氧利用障碍，使得症状加重。

2. 血管紧张素转换酶抑制剂（ACEI）和血管紧张素受体拮抗剂（ARB） 先天性心脏病患者与其他获得性心脏病患者相类似，也普遍存在着神经内分泌系统紊乱，出现心肌纤维化甚至是心肌重塑。通过 ACEI 与 ARB 类药物可改善患者的左心室收缩功能。

3. β受体阻滞剂 先天性心脏病患者因为早期出现心脏结构改变，其心律失常发生概率更高、出现时间更早。适当使用β受体阻滞剂可对快速性心律失常有一定的预防作用。

虽然上述治疗心衰的药物可能对先天性心脏病心衰有一定的临床疗效，但先天性心脏病心衰的机制特别复杂，因此用药过程中常存在一些问题。例如：一些先天性的窦房结功能障碍和房室传导阻滞的患者，使用β受体阻滞剂可能加剧缓慢性心律失常。对于患有右室功能不全的患者，应用已经提示对获得性左心室功能障碍有效的药物时应全面评估用药可能对患者带来的影响，始终保持谨慎的态度。

二、先天性心脏病合并心律失常的治疗

先天性心脏病患者出现心律失常的原因，其中很大一部分是由于未矫治/残余的先天性心脏

缺陷,或因为介入或外科手术治疗而产生的后遗症。其机制为心房或心室电活动在心肌传导阻滞部位周围折返,从而造成快速性心律失常。所以,应根据个体化的心脏病理学,特定的电解剖和心动过速的电生理特征来指导药物治疗。

1. 腺苷　腺苷是内源性嘌呤核苷,能使房室结传导减慢,阻断房室结折返途径。在2018年《先天性心脏病心律失常诊疗指南》中指出,房室结内折返性心动过速的患者,腺苷为I类推荐的急诊用药。

2. β受体阻滞剂　β受体阻滞剂是II类抗心律失常药物。先天性心脏病室性心动过速的患者,β受体阻滞剂推荐级别II类,该药可通过延缓房室结传导,防止房室快传,也可减少室性心动过速发作及发作频率;而对于先天性心脏病室上性心动过速的患者,β受体阻滞剂也是II类推荐,它可以起到控制心室率的作用,从而减轻患者的心脏负担。

3. 胺碘酮　胺碘酮属III类抗心律失常药,且具轻度I及IV类抗心律失常药性质。在先天性心脏病合并快速性心律失常的患者中,如导管消融失败、存在心力衰竭和心脏扩大,可考虑使用胺碘酮来治疗和预防房颤、房速等房性心律失常的复发,为II类推荐。同时对于室速的患者,胺碘酮为I类推荐。但是胺碘酮也存在着比较大的副作用,因此在年轻患者使用需要十分谨慎。在发绀性先天性心脏病,低体重患儿、肝、甲状腺、肺部疾病或QT间期延长的患者中,使用胺碘酮应更加谨慎。

4. 多非利特　多非利特是一种比较特异的III类抗心律失常药,能延长心室肌细胞动作电位时程和有效不应期,而对心率、血压、PR间期或QRS波时间均无明显影响,对传导和窦房结功能影响小。因此,多非利特作为先天性心脏病患者预防房颤、房速等房性心律失常复发的药物,为II类推荐。但该药也有明显的副作用,需要密切监测肝肾功能、QT间期等。

5. 决奈达隆　决奈达隆也是III类抗心律失常药物,与胺碘酮有许多相同的电生理特性。因此,在先天性心脏病心律失常患者中,决奈达隆和胺碘酮一样,可以用于预防房颤、房速等房性心律失常的复发,在心功能正常的心房颤动及心房扑动患者中,可以替代胺碘酮,作为二线治疗药物,为II类推荐。决奈达隆也可能出现明显的副作用,使用时必须密切监测肝功能。对于卒中和心血管死亡风险高的患者,特别是合并心力衰竭或心肌梗死的患者,用药期间应密切随访。

6. 普鲁卡因胺　普鲁卡因胺为Ia类抗心律失常药物,在2018年《先天性心脏病心律失常诊疗指南》中指出,对于先天性心脏病的室速患者,该药作为急诊处理的I类推荐,特别是对于复律失败的室速患者。

虽然先天性心脏病出现心律失常的患者有多种抗心律失常药物可供选择,但考虑到潜在的副作用、心律失常复发率较高等情况,消融、器械植入等有创治疗对适合患者可作为一线治疗。

三、先天性心脏病合并肺高血压的治疗

肺高血压是先天性心脏病患者最常见的合并症,肺高血压定义为心导管检查评估的静息时平均肺动脉压≥25mmHg。先天性心脏病导致肺高血压的原因很多,未行结构矫治或矫治较晚的肺高血压患者随年龄增加,可逐渐进展为艾森曼格综合征。晚期肺高血压的治疗效果较差,需要早期发现和治疗。治疗开始时要评估基线病情严重程度,然后给予基础治疗(包括氧疗、强心、利尿、抗凝以及运动训练,手术或介入矫治等),主要针对肺高血压的基础原因。部分肺高压患者需要针对肺高血压本身的靶向治疗(前列环素通路激动剂、内皮素受体拮抗剂、一氧化氮-环磷酸鸟苷(NO-cGMP)增强剂进行治疗,或罕见情况下使用某些钙通道阻滞剂),靶向药物可能在一定程度上缓解先天性心脏病肺高血压患者的症状及进展速度,同时为一些处于临界状态的先天性心脏病患者争取介入或手术治疗机会。除波生坦为I类推荐外,其他种类的前列环素通路激动剂、内皮素受体拮抗剂、一氧化氮-环磷酸鸟苷(NO-cGMP)增强剂等药物,在艾森曼格综合征者中均为IIa类推荐。

1. 前列环素类似物及前列环素激动剂　前列腺素主要由内皮细胞产生,并诱导所有血管床的有效血管舒张。在肺高血压患者中既有细胞保护作用,也有抗增殖活性。肺高血压患者中存在前列腺素代谢途径失调的情况,主要表现为减少肺

动脉中的前列腺素合酶表达,从而导致肺高血压。

贝前列腺素:贝前列腺素是第一个化学性质稳定且能够口服的前列腺素类似物。贝前列腺素可改善患者运动能力及心肺运动耐量。但无法明显改善血流动力学,其长期效果也不佳。其最常见的不良反应为头痛、脸红、下颌疼痛和腹泻。

依前列醇:依前列醇(前列环素,PGI_2)是目前研究较深入的治疗药物。该药能改善肺高血压患者的血流动力学、运动能力和远期生存情况,是重症肺高血压患者的一线用药。依前列醇的半衰期短(3~5分钟),在室温下仅稳定8小时,因此需要冷冻保存,以及需要输液泵和永久性中心静脉导管持续泵入。其主要不良反应为下颌疼痛、腹泻、潮红和关节痛等。因其复杂的给药流程,血栓形成、泵故障、输注中断、中心静脉导管感染也是其并发症和导致死亡的原因。

伊洛前列素:伊洛前列素是一种化学性质稳定的前列腺素类似物,吸入性伊洛前列素需要频繁给药(6~9次/d)。该药可明显改善患者的活动耐量、临床症状,且患者耐受性良好,最常见的不良反应包括面部潮红和下颌疼痛。

曲前列尼尔:曲前列尼尔是一种前列环素类似物,化学性质稳定,可改善肺高血压患者的运动能力、血流动力学和临床症状。和依前列醇相比,曲前列尼尔的优势包括可选择持续皮下给药、半衰期更长(因此中断输注时立即危及生命的风险较小),并且无需冷藏,目前逐渐代替依前列醇作为一线用药。其最主要的不良反应为局部疼痛、面色潮红以及头痛等。

赛乐西帕:赛乐西帕是口服选择性非类前列腺素前列环素受体(IP受体)激动剂,可使肺血管床血管扩张。赛乐西帕对IP受体的选择性均高于其他类前列腺素受体,可降低肺高血压患者住院率、死亡率,并延缓疾病进展,其主要的不良反应为头痛、腹泻、恶心、潮红、肌痛和颌部疼痛。

2. 内皮素受体拮抗剂(ERA) 内皮素-1(endothelin-1,ET-1)是强效的血管收缩因子和促平滑肌有丝分裂原。已在先天性心脏病肺高血压患者的肺内发现有高浓度ET-1,与两个受体相结合产生效应,即内皮素受体A和B。因此,目前临床ERA有两种,分别是非选择性双重作用受体拮抗剂与选择性内皮素受体A拮抗剂。ERA主要

的不良反应是肝毒性和外周性水肿。同时,ERA也是强致畸物,因此用于有生育可能的女性时需要采用严格的双重避孕措施。

波生坦:波生坦是口服非选择性内皮素受体A和B的拮抗剂,在先天性心脏病肺高血压患者的治疗中,该药能延缓临床恶化、改善肺血管血流动力学和提高运动能力。波生坦在WHO FC-Ⅲ类患者中为Ⅰ-B类推荐。在使用波生坦的患者中,出现转氨酶水平轻度升高者低于6%。但是,波生坦的肝毒性仍然比安立生坦、马西腾坦大,在使用波生坦的患者应每月监测肝功能。

安立生坦:安立生坦是口服选择性A型ET-1受体拮抗剂,能改善肺高血压患者的运动耐量、临床症状、血流动力学指标(肺动脉压、肺血管阻力和心指数)生活质量等。安立生坦在ERA中为肝毒性相对较小的药物,更需要关注的副作用是外周性水肿,轻度外周性水肿可用利尿剂治疗,严重的外周性水肿则需停药。

马西腾坦:马西腾坦也是口服的双受体作用ERA,治疗上可以改善患者的运动能力和临床表现,也可以降低肺高血压患者的远期死亡率。且肝功能损害及外周水肿的发生率也较低,使用马西腾坦的患者也需要注意监测肝功能。马西腾坦同时还具有其他副作用,包括鼻咽炎和贫血(血红蛋白≤80g/L)。

3. 磷酸二酯酶5抑制剂(PDE-5i) 环磷鸟苷(cGMP)是介导平滑肌舒张、松弛重要的第二信使,人体肺血管可通过NO/cGMP途径使肺血管扩张。而肺血管中含有大量的PDE-5,可以特异性裂解cGMP,使得血管平滑肌收缩,引起肺动脉高血压。该药则可通过抑制PDE-5减缓cGMP降解,引起肺血管舒张,达到降肺动脉压的作用。所以,三个被批准用于治疗勃起功能障碍的PDE-5i类药物(西地那非、他达拉非和瓦地那非)都会引起明显的肺血管扩张。

西地那非:西地那非是一种口服活性、强效和选择性的PDE-5i,可改善肺高血压患者的肺血流动力学和运动耐量,但目前尚无研究对服用该药患者的远期预后进行充分的评估。西地那非的副作用主要是血管扩张引起的头痛、面色潮红、鼻出血等症状。

他达拉非:他达拉非是一种选择性的PDE-

5i,可改善肺高血压患者的远期预后。目前 PHIRST 试验已证实,他达拉非(40mg)显著改善了患者的运动能力、临床症状、血流动力学参数。

在肺高血压的治疗过程中,有人提出,通过联合应用不同作用机制的药物来增加疗效,或在每种药物剂量都较低时达到同等疗效。联合治疗可一开始即联用两种药物,也可采用"添加治疗"的方式(即先用一种、再加另一种)。在艾森曼格综合征患者中,联合用药为Ⅱb 类推荐。联合用药(RA 和/或 PDE-5 抑制剂 + 曲前列尼尔)可能出现明显的副作用,甚至出现严重低血压导致患者死亡。因此尽管联合用药可能带来更好的疗效,但必须密切监测不良反应的发生。

四、其他药物的使用

1. 前列腺素　动脉导管在胎儿时期的作用是为下半身供血,可以看作肺动脉干的延续形式。在血管壁内持续产生的前列腺素 E_2 有助于动脉导管维持开放。在导管依赖性的复杂先天性心脏病患儿中,需要使用前列腺素维持动脉导管的开放。前列腺素通过直接作用于肺循环、体循环和动脉导管的平滑肌细胞,使平滑肌细胞松弛,从而产生血管扩张作用来维持动脉导管开放。其起始剂量为 0.05~0.1μg/(kg·min),维持剂量为 0.01~0.04μg/(kg·min)。不良反应包括呼吸暂停、低血压、心动过缓、心动过速和发热等。

2. 布洛芬与吲哚美辛　对于一些动脉导管未闭的早产患儿,可尝试使用药物关闭动脉导管,从而减轻患儿的循环负荷,阻止肺高血压的发展。关闭动脉导管的常用药物有两种,即布洛芬和吲哚美辛,两种药物有相似的疗效。

(1)布洛芬:布洛芬是一种前列腺素合成酶抑制剂,通过阻止前列腺素的合成,使动脉导管平滑肌细胞对 Ca^{2+} 的敏感性上调,促进血管收缩而达到闭合动脉导管的作用。但布洛芬对肠系膜、肾脏和脑血管的血管收缩作用较小,因此这些器官出现并发症可能性相对较小。布洛芬用于关闭 PDA 的初始剂量为 10mg/kg,之后再给予 2 次 5mg/kg 的用量,每剂使用时间间隔 24 小时,其主要不良反应包括胃肠道不适,肾功能不全的婴儿(尿素氮 >14.3mmol/L)禁用。

(2)吲哚美辛:吲哚美辛与布洛芬相似,也

是一种前列腺素合成酶抑制剂,目前该药已成为关闭早产婴儿 PDA 的标准用药,剂量通常为每次 0.1~0.2mg/kg,共用 3 次,每次间隔 24 小时。其主要不良反应包括胃肠道出血,肾功能损害和肝炎。因此,存在肾功能损害(尿素氮 >14.3mmol/L;肌酐 >141μmol/L)、血小板减少、坏死性小肠结肠炎或活动性出血的婴儿禁用吲哚美辛。

第二节　心脏瓣膜疾病的药物治疗

心脏瓣膜疾病大多只能通过手术处理真正得到解决。在达到手术指征之前,或术后仍有症状时,药物治疗能够缓解患者症状。

对于主动脉瓣狭窄患者,适当的利尿剂可以减轻循环负荷,β 受体阻滞剂可降低心脏氧耗,从而在一定程度上缓解临床症状。若患者合并房颤,还应控制其心室率并尽量转窦律,避免心脏功能失代偿。对主动脉瓣狭窄患者禁用降低后负荷的药物,如硝酸酯类,以防止低血压发生。至于他汀类药物,多项大型前瞻性随机对照试验表明积极的调脂治疗并不能延缓主动脉瓣狭窄的进展。

主动脉瓣反流患者同样很难从药物治疗中获益,但可一定程度上缓解症状。如患者合并左室扩张或主动脉根部扩张,可考虑使用 β 受体阻滞剂及 ACEI/ARB 类药物,收缩功能保留时还可考虑使用扩血管药物。对于心功能失代偿的患者,较快的心室率可以减少反流时间,由此减缓病情发展,故心动过速时应用 β 受体阻滞剂应谨慎。

发生急性原发性二尖瓣反流时,硝酸酯类及利尿剂可用于降低充盈压,同时应用硝普钠可减轻后负荷与反流量。对于慢性继发性二尖瓣反流和已经出现心衰的原发性二尖瓣反流,药物治疗应针对左室功能不全,采用指南推荐的 β 受体阻滞剂、ACEI/ARB/ 血管紧张素受体和脑啡肽酶抑制剂(ARNI)和醛固酮受体拮抗剂等药物。

目前尚无研究证明药物治疗可改善二尖瓣狭窄患者的预后。利尿剂、β 受体阻滞剂、洋地黄类或钙通道阻滞剂可暂时缓解患者症状。2017 年 ESC 指南指出,若患者合并新发或阵发性房颤,应进行抗凝治疗。对于窦性节律的患者,如有体

循环栓塞史或左房血栓,也应开始口服抗凝(Ⅰ类推荐,C级证据);此外,如经食管超声提示左房增大或自发显影(M型直径>50mm或左房容积>60ml/m²)也应考虑抗凝(Ⅱa类推荐,C级证据)。中重度二尖瓣狭窄合并持续性房颤(瓣膜性房颤)的患者应该使用维生素K拮抗剂,目前尚缺乏新型口服抗凝药在该类患者中安全性和有效性的临床证据。

对于三尖瓣疾病的患者来说,利尿剂可减轻容量负荷,是较好的对症治疗药物,但仍需考虑适时手术干预。

(陈 茂)

参 考 文 献

[1] Stout K K. 2018 AHA/ACC Guideline for the Management of Adults With Congenital Heart Disease: Executive Summary: A Report of the American College of Cardiology/American Heart Association Task Force on Clinical Practice Guidelines. Circulation, 2019, 139(14): e637-e697.

[2] Stout K K. Chronic Heart Failure in Congenital Heart Disease: A Scientific Statement From the American Heart Association. Circulation, 2016, 133(8): 770-801.

[3] Zomer A C. Circumstances of death in adult congenital heart disease. Int J Cardiol, 2012, 154(2): 168-172.

[4] Zomer A C. Heart failure admissions in adults with congenital heart disease; risk factors and prognosis. Int J Cardiol, 2013, 168(3): 2487-2493.

[5] Stout K. Task Force 6: Pediatric Cardiology Fellowship Training in Adult Congenital Heart Disease. J Am Coll Cardiol, 2015, 66(6): 723-731.

[6] Galie N. 2015 ESC/ERS Guidelines for the diagnosis and treatment of pulmonary hypertension: The Joint Task Force for the Diagnosis and Treatment of Pulmonary Hypertension of the European Society of Cardiology (ESC) and the European Respiratory Society (ERS): Endorsed by: Association for European Paediatric and Congenital Cardiology (AEPC), International Society for Heart and Lung Transplantation (ISHLT). Eur Respir J, 2015, 46(4): 903-975.

[7] Bolger A P. Neurohormonal activation and the chronic heart failure syndrome in adults with congenital heart disease. Circulation, 2002, 106(1): 92-99.

[8] Dore A, Christine H, Kwan-Leung Ch, et al. Angiotensin receptor blockade andexercise capacity in adults with systemic right ventricles: a multicenter, randomized, placebo-controlled clinical trial. Circulation, 2005. 112(16): 2411-2416.

[9] Khairy P. Sudden death and defibrillators in transposition of the great arteries with intra-atrial baffles: a multicenter study. Circ Arrhythm Electrophysiol, 2008, 1(4): 250-257.

[10] Giardini A. A pilot study on the effects of carvedilol on right ventricular remodelling and exercise tolerance in patients with systemic right ventricle. Int J Cardiol, 2007, 114(2): 241-246.

[11] Hernandez M A. Arrhythmias in congenital heart disease: a position paper of the European Heart Rhythm Association (EHRA), Association for European Paediatric and Congenital Cardiology (AEPC), and the European Society of Cardiology (ESC) Working Group on Grown-up Congenital heart disease, endorsed by HRS, PACES, APHRS, and SOLAECE. Europace, 2018, 20(11): 1719-1753.

[12] Koyak Z. Efficacy of antiarrhythmic drugs in adults with congenital heart disease and supraventricular tachycardias. Am J Cardiol, 2013, 112(9): 1461-1467.

[13] Thorne S A. Amiodarone-associated thyroid dysfunction: risk factors in adults with congenital heart disease. Circulation, 1999, 100(2): 149-154.

[14] Stan M N. A risk prediction index for amiodarone-induced thyrotoxicosis in adults with congenital heart disease. J Thyroid Res, 2012, 2012: 210529.

[15] Taichman D B. Pharmacologic therapy for pulmonary arterial hypertension in adults: CHEST guideline and expert panel report. Chest, 2014, 146(2): 449-475.

[16] Galie N. Updated treatment algorithm of pulmonary arterial hypertension. J Am Coll Cardiol, 2013, 62(25 Suppl): D60-72.

[17] Barst R J. A comparison of continuous intravenous epoprostenol (prostacyclin) with conventional therapy for primary pulmonary hypertension. N Engl J Med, 1996, 334(5): 296-301.

[18] Galie N. Effects of beraprost sodium, an oral prostacyclin analogue, in patients with pulmonary arterial hypertension: a randomized, double-blind, placebo-controlled trial. J Am Coll Cardiol, 2002, 39(9): 1496-1502.

[19] Kitterman N. Bloodstream infections in patients with

pulmonary arterial hypertension treated with intravenous prostanoids: insights from the REVEAL REGISTRY (R). Mayo Clin Proc, 2012, 87(9): 825-834.

[20] Oudiz R J. Micrococcus-associated central venous catheter infection in patients with pulmonary arterial hypertension. Chest, 2004, 126(1): 90-94.

[21] Olschewski H. Inhaled iloprost for severe pulmonary hypertension. N Engl J Med, 2002, 347(5): 322-329.

[22] Tapson V F. Safety and efficacy of IV treprostinil for pulmonary arterial hypertension: a prospective, multicenter, open-label, 12-week trial. Chest, 2006, 129(3): 683-688.

[23] Sitbon O. Selexipag for the Treatment of Pulmonary Arterial Hypertension. N Engl J Med, 2015, 373(26): 2522-2533.

[24] Channick R N. Endothelin receptor antagonists in pulmonary arterial hypertension. J Am Coll Cardiol, 2004, 43(12 Suppl S): 62S-67S.

[25] Galiè N, Rubin L J, Hoeper M, et al. Treatment of patients with mildly symptomatic pulmonary arterial hypertension with bosentan(EARLY study): a double-blind, randomised controlled trial. Lancet, 2008, 371(9630): 2093-2100.

[26] Nazzareno G, David B, Ronald O, et al. Ambrisentan therapy for pulmonary arterial hypertension. J Am Coll Cardiol, 2005, 46(3): 529-535.

[27] Tomás P, Igor A, Richard N, et al. Macitentan and morbidity and mortality in pulmonary arterial hypertension. N Engl J Med, 2013, 369(9): 809-818.

[28] Benedetta T, Alessandra M, Emanuela F, et al. Antiproliferative effect of sildenafil on human pulmonary artery smooth muscle cells. Basic Res Cardiol, 2005, 100(2): 131-138.

[29] Joanna P-Z, Claire G, Lorraine C, et al. Sildenafil improves health-related quality of life in patients with pulmonary arterial hypertension. Chest, 2008, 133(1): 183-189.

[30] Nazzareno G, Bruce H B, Hossein A G, et al. Tadalafil therapy for pulmonary arterial hypertension. Circulation, 2009, 119(22): 2894-2903.

[31] Olivier S, Caroline S, Laurent B, et al. Initial dual oral combination therapy in pulmonary arterial hypertension. Eur Respir J, 2016, 47(6): 1727-1736.

[32] Kwan L C, Koon T, Jean G D, et al ASTRONOMER Investigators. Effect of Lipid lowering with rosuvastatin on progression of aortic stenosis: results of the aortic stenosis progression observation: measuring effects of rosuvastatin(ASTRONOMER)trial. Circulation, 2010, 121: 306-314.

[33] Rossebø A B. Intensive lipid lowering with simvastatin and ezetimibe in aortic stenosis. N Engl J Med, 2008, 359: 1343-1356.

[34] Cowell S J. A Randomized Trial of Intensive Lipid-Lowering Therapy in Calcific Aortic Stenosis. N Engl J Med, 2005, 352: 2389-2297.

[35] Evangelista A. Long-term vasodilator therapy in patients with severe aortic regurgitation. N Engl J Med, 2005, 353: 1342-1349.

[36] Baumgartner H. 2017 ESC/EACTS Guidelines for the management of valvular heart disease: The Task Force for the Management of Valvular Heart Disease of the European Society of Cardiology(ESC)and the European Association for Cardio-Thoracic Surgery(EACTS). Eur Heart J, 2017, 38: 2739-2791.

第三十二章 结构性心脏病的手术治疗时机

第一节 先天性心脏病的手术治疗时机

一、房间隔缺损

房间隔缺损（atrial septal defect, ASD）是先天性心脏病中较为常见的一种,据统计,孤立性ASD发病率约每1 000名活产婴儿中有1例,占先天性心脏畸形的7%~10%,在女性更多见。ASD根据其在房间隔的位置进行分型,其中继发孔型ASD最常见,约占ASD病例75%,原发孔型ASD占15%~20%,静脉窦型ASD占5%~10%,冠状静脉窦型ASD罕见,占1%~2%。

ASD引起的左向右分流会导致右心容量超负荷,右心房及右心室会出现进行性扩张,但是因右心室顺应性大,患者常可以耐受这些血流动力学变化,因此右心扩张导致的心功能不全症状往往在成年期才会出现。

婴幼儿:婴幼儿期的ASD大多数没有症状,因此极少患儿会在婴幼儿期需要进行相关治疗。而缺损小于8mm的ASD,高达80%有自发性闭合倾向,但是在4岁以后开始降低。有一些出现右心容量超负荷的ASD婴幼儿需要进行关闭ASD治疗,但多数情况下仍然推荐2.5~4岁时予以择期关闭ASD。

儿童:ASD的干预指征包括①出现心力衰竭、生长发育迟缓、反复呼吸道感染等临床症状;②无明显临床症状但伴有右心扩大。对ASD进行治疗的最佳年龄尚无定论,但大多数情况下应在2.5~4岁进行治疗。目前经皮行ASD封堵术已成为治疗儿童ASD的一线治疗,仅在封堵失败或者ASD没有足够的边缘放置封堵器时,才考虑通过外科手术修补房间隔。

青少年及成年人:因为婴幼儿及儿童时期对右心负荷的耐受性,ASD患者大多成年后才出现症状。但在此年龄段的患者是否进行干预,则需要仔细评估,其中心导管检查与心脏彩超起了重要作用。对于小于5mm的ASD成人ASD,以及没有右心扩大的小缺损一般不需要进行矫治,但如果这些患者出现反常性栓塞等相关事件,仍然需要考虑关闭小缺损。

青少年或成人ASD患者,出现运动耐量下降症状、右房或右室扩大、有血流动力学意义的左向右分流引起生理学改变（Qp:Qs≥1.5）,且在运动时或休息时没有明显发绀,如果其肺动脉收缩压低于体循环收缩压的50%、肺血管阻力小于体循环阻力的三分之一,通过心导管介入或外科手术关闭继发孔型ASD,以及通过外科手术关闭原发孔及静脉窦型ASD,为Ⅰ类适应证。而对于无症状的有上述类似情况的继发孔ASD患者,关闭缺损为Ⅱa类适应证。

对于ASD合并严重肺高血压患者,其肺动脉收缩压大于体循环的三分之二、肺血管阻力大于全身三分之二、出现右向左分流时,则不应关闭缺损。

对于ASD合并肺高血压患者,《2018ACC/AHA指南——成人先天性心脏病的管理》指出:如果患者肺动脉收缩压及肺血管阻力介于以上两种情况之间,通过介入或手术关闭ASD为Ⅱb类适应证。这种情况在关闭ASD前需要全面地评估,部分患者要考虑使用肺高血压靶向药物（内皮素受体拮抗剂、磷酸二酯酶5抑制剂、前列环素）等进行治疗,如肺动脉阻力降低率大于20%,则预示着关闭ASD后患者预后较好。

二、室间隔缺损

室间隔缺损（ventricular septal defect, VSD）是

先天性心脏病中最为常见的一种类型,在已确诊的先天性心脏病中,VSD占所有先天性心脏病患者的20%以上。VSD根据其大小与位置的不同有多种分类。

VSD根据其大小划分为限制性VSD(小于正常发育的主动脉瓣瓣环径的1/2,左向右分流速度高)和非限制性VSD(大于或等于正常发育的主动脉瓣瓣环径的,对于左向右分流无限制作用的室间隔缺损)。伴随着左向右分流,不合并右室流出道梗阻的非限制性VSD,体循环压力会转移到右心室和肺动脉。巨大的肺循环压力及容量负荷以及左心室-右心室-肺循环的无效循环常导致患者左心负荷过重,从而导致左心功能衰竭。如果在合适的时机内患者的室间隔缺损得到修复,其肺动脉高压是可逆的,临床症状也会得到明显改善。

同时,VSD位置不同,其临床特征也不同。膜周型VSD缺损大小变化大,很多患儿可随着时间推移变小,甚至完全闭合;流出道型VSD因其位置高,往往同时靠近肺动脉瓣及主动脉瓣,更容易出现主动脉瓣脱垂,且自闭可能性低;肌部VSD可大可小,可以多发。

因此,VSD的大小、位置和患者年龄是判断其治疗方法的重要因素。

婴幼儿:限制性VSD在婴幼儿期一般没有明显的临床症状,由于室缺分流量小,肺动脉压力不高,一般在婴幼儿期无需手术处理,可密切随访。非限制性VSD的患儿,往往会出现呼吸急促、生长发育迟滞,甚至出现左心功能衰竭等情况。此时,适当的内科治疗(如低盐饮食、洋地黄、利尿剂),并及时外科手术干预,可阻止病情进一步进展。通过药物治疗后病情稳定,但VSD无明显变小趋势的,可以择期外科手术治疗。而对于那些药物治疗疗效差,反复呼吸道感染、左心衰、生长发育停滞的患儿,需尽早行外科手术治疗。

儿童:儿童期限制性VSD,因缺损较小,往往对患儿的生长发育没有明显的影响,同时也常没有显著的症状。部分情况下,一些非限制性VSD合并肺高血压患儿未手术治疗而度过了婴幼儿期,部分患儿在儿童期仍有心力衰竭、反复肺部感染、发绀等表现,部分患儿由于肺阻力升高,左向右分流及肺血减少,症状较婴幼儿期减轻,但实际

上肺血管病变加重。

对于小型限制性VSD的患儿,如果分流量小,一般并不需要很积极地行介入或手术治疗。虽然目前的介入或手术治疗围手术期死亡率和并发症不高,关闭VSD也可能降低心内膜炎的发病率,但是中远期出现房室传导阻滞或其他结构损伤的情况仍不能忽视。而对于分流量相对较大的限制性室缺,Qp:Qs>1.5:1和/或主动脉瓣有脱垂伴反流的VSD患儿需要行外科手术或介入治疗。而非限制性室缺的VSD儿童患者,应外科手术治疗,如果怀疑有肺阻力升高,需要心导管检查等一系列评估,以确定患儿是否可进行外科手术治疗,有些患儿术前及术后还需要肺高血压靶向药物治疗。

青少年及成人:青少年及成人的VSD主要是以下几种情况:①缺损较小的限制性VSD;一般无明显肺高血压;②中型限制VSD(1.5:1≤Qp:Qs<2:1),这些患者往往有轻度到中度的肺高血压;③未经手术治疗的非限制性VSD,一般均合并严重肺高血压,部分患者进展为艾森曼格综合征的患者(此阶段左心室往往并不增大,心室水平常以右向左分流为主);④儿童时期已经完成VSD修补手术,但出现残余分流,分流量大小的不同,决定了不同的临床情况。

分流量大的VSD患者出现肺动脉高压、心功能不全等临床症状的概率更高,时间更早,失去手术机会的概率更大。因此,此类VSD患者需要在婴幼儿时期完成手术。青少年及成人期是否仍有机会关闭缺损,术前评估(尤其是心脏超声和心导管检查)至关重要。

当VSD患者出现左心室容量超负荷,左向右分流有血流动力学意义(Qp:Qs≥1.5:1)时,如果肺动脉收缩压小于体循环收缩压的50%,肺血管阻力小于体循环阻力的三分之一,通过外科手术或经心导管介入关闭VSD为I类适应证。

一般肌部、膜周部的小型限制性VSD可以予以观察,不需手术治疗。但是仍有6%的这类干下型VSD和膜周型VSD患者出现主动脉瓣脱垂,导致主动脉瓣反流,如果确定主动脉瓣反流是渐进性的则需要手术修复缺损,并将主动脉瓣成形,防止反流进一步恶化。当干下型及膜周型VSD引起进行性加重的主动脉瓣反流,通过外科

手术关闭缺损为Ⅱa类适应证。

VSD 合并感染性心内膜炎时，在控制好感染的情况下仍可手术修复。在没有其他禁忌证的情况，既往有感染性心内膜炎的 VSD 患者，通过外科手术关闭缺损为Ⅱb类适应证。

《2018ACC/AHA 指南——成人先天性心脏病的管理》指出：VSD 患者合并严重肺高血压时，如果患者肺动脉收缩压大于体循环收缩压的三分之二，肺血管阻力大于体循环阻力的三分之二和/或出现右到左分流，则不应关闭 VSD。

非限制性 VSD 合并肺动脉高压的患者，行手术治疗风险大。当其肺动脉收缩压及肺血管阻力介于上述情况之间时，关闭 VSD 为Ⅱb类适应证。但术前需仔细评估手术指征，必要时可进行肺高血压靶向治疗。此时，如果条件允许关闭 VSD，可提高患者的生活质量，术中允许留下小的残余分流，帮助患者右心进行减压。

三、动脉导管未闭

动脉导管为连接主动脉与肺动脉的血管，在胎儿时期为必需结构，一般出生后不久自行关闭，未能关闭即为动脉导管未闭（patent ductus ateriosus，PDA）。早产儿的发病率为 0.3%~0.8%，且女性的发病率是男性的两倍。多数情况下动脉导管主动脉端直径大于肺动脉端直径，可以根据解剖形态分为五个类型：圆锥形、窗型、管型、复杂型以及细长型。PDA 的临床表现及病理生理情况取决于导管的大小以及肺、体循环阻力的差异。PDA 的变化范围很大，小的 PDA 分流量小，没有明显的临床症状，听不到杂音；大的 PDA 可以有很明显的临床症状，甚至可导致充血性心力衰竭以及肺高血压。许多分流量大的 PDA 需要在婴儿期或儿童期介入封堵或外科结扎治疗。对于青少年或成年 PDA 患者，是否手术治疗取决于患者的症状和病理生理情况。

婴幼儿（足月儿）：PDA 的存在导致血液出现主动脉-肺循环-左心室的无效循环，导致更多的血液回流至左心室，引起左心容量超负荷，导致左心功能不全。同时 PDA 是双期分流性先天性心脏病，分流量常明显高于同等大小的 VSD 或 ASD，肺动脉压上升快，有些大 PDA 导致患儿在婴幼儿时期出现严重肺高血压。因此如果 PDA 患儿在婴幼儿期就出现左心衰、肺高血压情况，应尽早关闭 PDA。目前可以通过介入方式完成 PDA 封堵，而粗大的 PDA（大于 5.5mm）则外科手术结扎是首选。

早产儿：在体重小于 1 750g 的早产儿中，约 50% 会出现 PDA，且早产儿对氧张力反应低下，脱离胎盘后的前列素浓度低，对 PDA 退化作用小。早产儿 PDA 变化大，随着肺血管阻力的变化，其 PDA 的分流量也会发生改变。PDA 大量左向右分流可导致左心负荷加重、舒张压降低等情况，导致体循环灌注不足的表现（心内膜下缺血、肾损害、坏死性肠炎等）。因此早产儿 PDA 需要早期关闭 PDA，可以通过液体限制、药物治疗和外科手术进行干预。但也有一些 PDA 合并其他复杂畸形，特别是导管依赖型先天性心脏病，维持 PDA 开放很重要（前列腺素 E$_1$、支架植入等方式维持开放）。

儿童：儿童 PDA 的临床特征与足月儿相似，其治疗策略与足月儿相仿，听诊可闻及明显杂音，出现充血性心衰，或者存在肺高血压及左心扩大的患儿需要介入封堵或外科结扎关闭 PDA。

青少年与成人：青少年与成人的 PDA 大多情况下是及婴幼儿时期未能发现或未及时关闭治疗，因为 PDA 长时间的双期分流，如果左向右分流量大的会引起肺动脉高压，因此关闭 PDA 前需要完善心导管评估。

PDA 患者的左向右分流导致左心房或左心室增大，如果肺动脉收缩压小于体循环收缩压的 50%，肺血管阻力小于体循环阻力的三分之一，关闭 PDA 为Ⅰ类适应证。

如果 PDA 患者出现右到左分流，肺动脉收缩压大于体循环收缩压的三分之二，肺血管阻力大于体循环阻力的三分之二，则不建议关闭 PDA。

《2018ACC/AHA 指南——成人先天性心脏病的管理》指出：在肺动脉压力升高和肺血管阻力介于上述两种情况之间时，关闭 PDA 为Ⅱb类适应证，术前需仔细慎重评估。部分患者关闭 PDA 后可能改善临床状态，且阻止肺动脉高压的进一步进展；但也有一些患者即使关闭 PDA，肺动脉高压仍然继续进展，预后差。

四、肺动脉瓣狭窄

肺动脉瓣狭窄（pulmonary stenosis，PS）也是一种十分常见的先天性心脏病，约占先天性心脏病中的10%。女性患者稍多于男性。三叶式肺动脉瓣狭窄为最典型的形态学之一，肺动脉瓣呈三叶式，并伴有不同程度的纤维增厚和瓣体的融合。受限制的瓣叶通常在心脏收缩期时形成一个穹窿状的瓣膜结构，其孔口形状类似于"鱼嘴"，使得整体瓣叶开放受限。也有呈二叶式肺动脉瓣，占约20%。肺动脉瓣狭窄的婴幼儿及儿童患者瓣膜钙化少见，成人患者有时可见瓣叶及周围结构钙化。根据心脏彩超测得肺动脉瓣前向血流速度与峰值跨瓣压力阶差的不同，将肺动脉瓣狭窄的程度分为轻度（Vmax<3m/s，PG<36mmHg），中度（Vmax介于3~4m/s，PG介于36~64mmHg），重度（Vmax>4m/s，PG>64mmHg，PGmean>35mmHg）。

婴幼儿：从宫内到婴儿期，PS有着很大的变化，且症状与其严重程度呈正相关。严重的PS会导致右室高压、右心室肥厚、右室心腔变小以及心输出量降低的表现。轻中度PS患儿常无明显症状。PS患儿治疗策略的选择需根据PS狭窄程度和临床症状。重症PS患儿右室压力高，右室肥厚，心腔有逐渐减小的趋势，当卵圆孔及PDA处于开放状态，患儿多无严重症状。但随着PDA的关闭，肺血量明显减少，患儿可因严重缺氧而危及生命，所以常需使用药物（前列腺素E_1等）维持PDA开放。

纵观PS治疗历史，经导管球囊扩张已成为PS的一线治疗，如果严重的PS导致出生发绀和PDA依赖，超声或导管评估跨瓣压差达到重度狭窄，或临床有右心功能不全的证据，球囊扩张为I类适应证，但除了重症PS，很少有患儿需要急诊治疗。

儿童：轻中度PS儿童通常无明显的临床症状，多于体检时闻及心脏杂音而发现。对于轻到中度PS患儿，规律随访是必要的。重度PS患儿多有活动耐量下降的表现，若不及时解除梗阻，患儿可能出现右心衰，甚至是胸痛、晕厥以及猝死，治疗后成年预后良好。因此如果超声评估为重度PS或有相关的临床表现通常需要尽早行经皮球囊扩张术。

青少年与成人：PS在成人先天性心脏病患者中占7%~10%，PS患者需要持续随访和监测，观察患者是否存在进行性瓣膜狭窄或反流、右室肥大、心力衰竭和心律失常的表现。轻度PS患者没有明显症状，不需要积极干预。中度PS患者病史变化比较大，有的在童年或成年时已接受过治疗。中度PS患者，无论是否进行过治疗，远期效果都比较好。有些患者会因为瓣膜狭窄程度进行性加重，在成年后需要再次治疗。重度PS患者通常在儿童时期已经处理，并在成年后有良好的预后。

中度或重度PS患者出现不能解释的心衰症状、出现右向左分流导致发绀或运动耐量降低的情况，经皮肺动脉瓣球囊扩张术为I类适应证；经皮肺动脉瓣球囊扩张术失败的情况下，外科手术修复为I类适应证；对无症状的重度PS患者进行干预治疗为IIa类适应证。PS患者没有明确的治疗禁忌。

五、其他先天性心脏病

先天性心脏病种类繁多，除了上述四种常见的简单先天性心脏病，还有各种类型简单先天性心脏病，以及多种复杂的先天性心脏病。这些不同类型的先天性心脏病，需要各种方法评估及药物和手术治疗，不在本节讨论。

第二节 心脏瓣膜疾病的手术治疗时机

当心脏瓣膜疾病患者出现症状，通常意味着病情将迅速恶化以及预后不良，此时患者应当及时接受手术治疗。然而，不可逆的心肌损伤有时先于症状产生，故无症状的心脏瓣膜疾病患者也可能从早期手术中获益。此类患者更应该进行定期临床与心脏彩超复查，以便及时识别手术时机。值得强调的是，心脏团队必须结合多重影像学分析全面评估患者的手术指征和手术策略。

本节主要讨论外科瓣膜手术的指征和时机，关于经导管瓣膜病介入治疗指征和时机的探讨详见本章第一节。

一、主动脉瓣狭窄

重度主动脉瓣狭窄（aortic stenosis，AS）患者可长期没有症状，直至过度的前负荷和后负荷导致左心功能失代偿。一旦出现症状，未经有效干预的 AS 患者预后极差，2 年内死亡率高达 50%。因此，在欧洲心脏病学会（European Society of Cardiology，ESC）/欧洲心胸外科学会（EACTS）心脏瓣膜病管理指南和美国心脏病学会（American College of Cardiology，ACC）/美国心脏协会（American Heart Association，AHA）心脏瓣膜病管理指南中，症状的出现均是 AS 手术治疗（经导管或外科主动脉瓣置换）的 I 类指征。

无症状重度 AS 患者的评估和处理存在较大的困难和争议。30% 的无症状患者可以通过负荷试验诱发出症状，即假性无症状患者，剩下 70% 患者则为真性无症状患者。在欧洲指南中，以下几项特征的出现提示无症状患者需要接受手术处理：①左室射血分数小于 50%（I 类适应证）；②极重度 AS，即峰值流速 >5.5m/s（IIa 类适应证）；③重度主动脉瓣钙化，且峰值流速每年进展 ≥0.3m/s（IIa 类适应证）；④负荷试验中血压下降至基线以下（IIa 类适应证）；⑤通过心导管检查测得静息肺动脉收缩压 >60mmHg（IIa 类适应证）；⑥BNP 升高且高于正常值 3 倍（IIa 类适应证）。

AS 的治疗方式包括传统的外科主动脉瓣置换和经导管主动脉瓣置换术（transcatheter aortic valve replacement，TAVR）。根据目前指南，对于手术风险低或年轻的患者，传统外科主动脉瓣置换仍是 AS 的首选治疗方案。近年来，随着器械的改进、影像技术的进步、临床经验和研究证据的积累，TAVR 在全球范围内得到了迅速发展，目前已被广泛用于治疗存在外科手术禁忌、或外科手术中高危者，并逐渐扩展至外科手术低危患者及相对年轻的患者，成为 AS 的重要治疗手段。

二、主动脉瓣反流

慢性主动脉瓣反流（aortic regurgitation，AR）最佳手术时机的选择比 AS 更加困难，患者出现症状之前往往已经有左心室功能不全。因此，尽管出现症状是进行外科手术的强烈指征（I 类适应证），密切监测左室径线及功能至关重要。无症状的重度 AR 患者保守治疗长期结果良好，年死亡率小于 0.2%，左室射血分数（left ventricular ejection fraction，LVEF）下降及左室舒张末/收缩末直径（left ventricular end diastolic diameter，LVEDD/left ventricular end systolic diameter，LVESD）扩大的患者则预后较差，故通常仅在发生明确失代偿时才采取手术处理。根据现行指南，无症状患者如 LVEF 小于等于 50%（I 类适应证），LVESD>50mm 或 LVESD 指数 >25mm/m² （IIa 类适应证），或 LVEDD>70mm（IIa 类适应证），推荐行外科主动脉瓣置换术。

一项长期随访研究结果表示，中度左室功能不全（LVEF 45%~50% 和/或 LVESD 50~55mm）的无症状 AR 患者及有轻微症状的患者外科术后效果明显优于症状严重（NYHA 心功能分级 III~IV 级）或重度左室功能不全（LVEF<45% 或 LVESD>55mm）的患者，这提示早期手术干预的必要性。另一项研究表明，舒张功能正常且左室未扩张（LVESD<50mm，LVESD<25mm/m²，LVEDD<65mm）的患者术后长期预后明显优于左室功能或大小异常的患者。因此，对于 AR 患者，在症状出现和左心室出现失代偿前进行早期干预可能带来更多获益。未来还需更多大型前瞻性研究佐证，以继续调整指南中推荐的最佳手术时机，并进一步探究能够早期识别和量化左室功能不全的影像学参数和生物标志物。

三、二尖瓣狭窄

绝大多数二尖瓣狭窄（mitral stenosis，MS）由风湿性病变所致。经皮二尖瓣球囊成形术（percutaneous balloon mitral valvuloplasty，PBMV）具有微创、无需开胸和体外循环的巨大优势，是风湿性 MS 患者首选的治疗措施。根据目前指南，对于解剖结构合适、有症状的重度风湿性 MS（二尖瓣口面积 ≤1.5cm²），或者外科风险高的患者，PBMV 为 I 类适应证。PBMV 同样适用于以下几类解剖合适且无禁忌证的无症状患者：①高血栓风险（体循环栓塞史，新发或阵发性房颤）；②明显肺动脉高压（静息收缩压 >50mmHg）；③需要接受大型非心脏外科手术；④备孕妇女。

一项纳入 244 名解剖合适的无症状中度 MS

患者的研究结果显示,早期 PMC 可显著减少心血管死亡、脑梗死、体循环栓塞及 PBMV 相关并发症的发生。因此,解剖合适的 MS 患者在出现现行指南推荐的干预指征前早期行 PBMV 治疗可能获益更多。

二尖瓣外科手术主要适用于解剖不适合行 PBMV,且症状严重（NYHA 心功能分级Ⅲ/Ⅳ级）、外科风险较低的 MS 患者。

四、二尖瓣反流

二尖瓣反流（mitral regurgitation, MR）分为原发性（器质性）MR 和继发性（功能性）MR。原发性 MR 主要是由二尖瓣本身病变所致,而继发性 MR 主要是由左心室/房或者二尖瓣瓣环扩大所致。由于病因的不同,原发性和继发性 MR 对于手术治疗的反应也存在明显的差异。

重度原发性 MR 患者,如存在下列情况应及时进行手术干预（均为Ⅰ类适应证）:有症状;无症状但左室功能异常（LVESD≥45mm 和/或 LVEF≤60%）。左室大小及功能正常的无症状重度原发性 MR 患者出现新发房颤或肺动脉高压（静息收缩压 >50mmHg）时,亦应进行手术干预（Ⅱa 类适应证）。此外,根据 2017 年 ACC/AHA 指南,在达到 LVEF<60% 或 LVESD≥40mm 这两个既往采用的干预指征之前,如果连续超声随访显示上述指标出现恶化趋势,则早期手术干预是合理的（Ⅱa 类适应证）。关于无症状原发性 MR 患者的最佳手术时机目前仍然存在一些争议。但考虑到二尖瓣修复术优异的临床效果,以及早期识别左室功能不全的影像手段和生物标志物的出现,可以预见原发性 MR 的干预进一步前移将是大势所趋。

继发性 MR 的预后很大程度上取决于潜在的心肌病和左心室功能状态,这类患者是否能够从外科手术中获益仍然存在疑问。指南推荐的最佳药物治疗是继发性 MR 治疗的基石,在此基础上对于有指征的患者通过外科或经导管二尖瓣修复纠正 MR 可能会带来获益。根据目前指南,继发性重度 MR 患者如计划接受冠脉搭桥（Ⅰ类适应证）或进行其他瓣膜手术（Ⅱa 类适应证）,推荐同期进行二尖瓣手术;如没有上述手术计划,经过最佳非手术治疗（包括心脏再同步化治疗）仍有明显临床症状时也可考虑通过二尖瓣手术纠正 MR,但为Ⅱb 类适应证。COAPT（cardiovascular outcomes assessment of the MitraClip percutaneous therapy for heart failure patients with functional mitral regurgitation）研究显示,经导管二尖瓣缘对缘修复（使用 MitraClip）在药物治疗基础上显著减少了继发性 MR 患者的心衰再住院和全因死亡风险。随着经导管二尖瓣介入治疗技术的发展,继发性 MR 患者的治疗可能发生巨大转变。

五、三尖瓣疾病

单纯三尖瓣狭窄（tricuspid stenosis, TS）少见,大多合并其他瓣膜疾病。对于有症状的单纯重度 TS,若药物治疗无法缓解症状,建议行三尖瓣手术或经皮球囊三尖瓣成形术。如果重度 TS 患者因左心瓣膜疾病需行手术治疗,推荐同期行三尖瓣手术。

三尖瓣反流（tricuspid regurgitation, TR）是一种常见的心脏瓣膜病,尤其在老年人群中,大多为继发性（功能性）。部分患者继发于左心瓣膜疾病,然而临床发现仅处理左心瓣膜疾病后重度 TR 不一定会得到改善,因此指南推荐接受左心瓣膜手术同时伴有重度 TR 的患者应行三尖瓣手术。对于拟行左心瓣膜手术同时伴有轻度、中度或更严重的功能性 TR 患者,如果有以下任一情况,建议同期行三尖瓣修复:①三尖瓣环扩张［经胸超声心动图显示直径 >40mm（或瓣环直径与体表面积之比 >21mm/m^2）或者术中测定直径 >70mm］;②既往有右心衰竭的证据。对于前期进行过二尖瓣手术的患者,如后期出现重度 TR 应早期手术,即使患者没有症状,若出现进行性右室扩张或右室功能下降也应考虑积极手术治疗,以改善预后。单纯三尖瓣手术的最佳手术时机尚不明确,对于内科治疗无效、有症状的重度原发性 TR 患者,指南建议最好在出现明显的右心室功能障碍前行三尖瓣手术。对于无症状或症状轻微的重度原发性 TR,如合并进行性中度或以上右心室扩张和/或收缩功能障碍的患者,可考虑行三尖瓣手术。

（陈 茂）

参 考 文 献

[1] Botto L D, Correa A, Erickson J D, et al. Racial and temporal variations in the prevalence of heart defects. Pediatrics, 2001, 107（3）: E32.

[2] Helgason H, Jonsdottir G. Spontaneous closure of atrial septal defects. Pediatr Cardiol, 1999, 20（3）: 195-199.

[3] Radzik D. Predictive factors for spontaneous closure of atrial septal defects diagnosed in the first 3 months of life. J Am Coll Cardiol, 1993, 22（3）: 851-853.

[4] Ghisla R P, Hannon D W, Meyer R A, et al. Spontaneous closure of isolated secundum atrial septal defects in infants: an echocardiographic study. Am Heart J, 1985, 109（6）: 1327-1333.

[5] Timothy F F, Emile B, Robert H B, et al. Indications for cardiac catheterization and intervention in pediatric cardiac disease: a scientific statement from the American Heart Association. Circulation, 2011, 123（22）: 2607-2652.

[6] Bialkowski J. Closure of atrial septal defects in children: surgery versus Amplatzer device implantation. Tex Heart Inst J, 2004, 31（3）: 220-223.

[7] Stout K K, Daniels C J, Aboulhosn J A, et al.2018 AHA/ACC Guideline for the Management of Adults With Congenital Heart Disease: Executive Summary: A Report of the American College of Cardiology/American Heart Association Task Force on Clinical Practice Guidelines. Circulation, 2019, 139（14）: e637-e697.

[8] Michele D'A, Emanuele R, Paola A, et al. Hemodynamics of patients developing pulmonary arterial hypertension after shunt closure. Int J Cardiol, 2013, 168（4）: 3797-3801.

[9] Frontera-Izquierdo P, Cabezuelo-Huerta G. Natural and modified history of complete atrioventricular septal defect--a 17 year study. Arch Dis Child, 1990, 65（9）: 964-966; discussion 966-967.

[10] Gersony W M, Hayes C J. Bacterial endocarditis in patients with aortic stenosis, pulmonary stenosis, or ventricular septal defect. Circulation, 1993, 87（2 Suppl）: I121-126.

[11] Beekman R H, 3rd.Closing the ventricular septal defect because you can: evidence-averse care?. J Pediatr, 2007, 150（6）: 569-570.

[12] Lin A. Early and delayed atrioventricular conduction block after routine surgery for congenital heart disease. JThorac Cardiovasc Surg, 2010, 140（1）: 158-160.

[13] Yoshimura N. Comparison of magnetic resonance imaging with transthoracic echocardiography in the diagnosis of ventricular septal defect-associated coronary cusp prolapse. JMagn Reson Imaging, 2010, 32（5）: 1099-1103.

[14] Wu M H. Ventricular septal defect with secondary left ventricular-to-right atrial shunt is associated with a higher risk for infective endocarditis and a lower late chance of closure. Pediatrics, 2006. 117（2）: e262-267.

[15] Asif M J, Kamal S, Inamullah K, et al. Double flap patch closure of VSD with elevated pulmonary vascular resistance: an experience at AFIC/NIHD. J Coll Physicians Surg Pak, 2011, 21（4）: 197-201.

[16] Talwar S. Unidirectional valved patch closure of ventricular septal defects with severe pulmonary arterial hypertension: hemodynamic outcomes. J Thorac Cardiovasc Surg, 2014, 148（6）: 2570-2575.

[17] Kharouf R, Heitschmidt M, Hijazi Z M, et al. Pulmonary perfusion scans following transcatheter patent ductus arteriosus closure using the Amplatzer devices. Catheter Cardiovasc Interv, 2011, 77（5）: 664-670.

[18] Heymann M A, Hoffman J I.Problem of patent ductus arteriosus in premature infants. Paediatrician, 1978, 7（1-3）: 3-17.

[19] Jeong Y H. Left ventricular remodeling and change of systolic function after closure of patent ductus arteriosus in adults: device and surgical closure. Am Heart J, 2007, 154（3）: 436-440.

[20] Zabal C. Percutaneous closure of hypertensive ductus arteriosus. Heart, 2010, 96（8）: 625-629.

[21] Abrahams D G, Wood P.Pulmonary stenosis with normal aortic root. Br Heart J, 1951, 13（4）: 519-548.

[22] Hayes C J. Second natural history study of congenital heart defects. Results of treatment of patients with pulmonary valvar stenosis. Circulation, 1993, 87（2 Suppl）: 128-137.

[23] Freed M D. Critical pulmonary stenosis with a diminutive right ventricle in neonates. Circulation, 1973, 48（4）: 875-881.

[24] Coles J G. Surgical management of critical pulmonary stenosis in the neonate. Ann Thorac Surg, 1984, 38（5）: 458-465.

[25] Kan J S. Percutaneous balloon valvuloplasty: a new method for treating congenital pulmonary-valve stenosis.

N Engl J Med, 1982, 307 (9): 540-542.

[26] Stephensen S S. Congenital cardiac malformations in Iceland from 1990 through 1999. Cardiol Young, 2004, 14 (4): 396-401.

[27] Carabello B A, Paulus W J. Aortic stenosis. Lancet, 2009, 373: 956-966.

[28] Nishimura R A. 2017 AHA/ACC Focused Update of the 2014 AHA/ACC Guideline for the Management of Patients With Valvular Heart Disease: A Report of the American College of Cardiology/American Heart Association Task Force on Clinical Practice Guidelines. J Am Coll Cardiol, 2017, 70: 252-289.

[29] Maréchaux S. Usefulness of exercise-stress echocardiography for risk stratification of true asymptomatic patients with aortic valve stenosis. Eur Heart J, 2010, 31: 1390-1397.

[30] Bonow R O. Serial long-term assessment of the natural history of asymptomatic patients with chronic aortic regurgitation and normal left ventricular systolic function. Circulation, 1991, 84: 1625-1635.

[31] Tornos P. Long-term outcome of surgically treated aortic regurgitation: influence of guideline adherence toward early surgery. J Am Coll Cardiol, 2006, 47: 1012-1017.

[32] Mentias A. Long-Term Outcomes in Patients With Aortic Regurgitation and Preserved Left Ventricular Ejection Fraction. J Am Coll Cardiol, 2016, 68: 2144-2153.

[33] Kang D H. Early percutaneous mitral commissurotomy vs. conventional management in asymptomatic moderate mitral stenosis. Eur Heart J, 2012, 33: 1511-1517.

第八篇 心血管疾病危险因素管理

第三十三章 高血压防治

第一节 高血压的诊断及靶器官损害

一、高血压的诊断与危险分层

根据《中国高血压防治指南（2018 年修订版）》目前我国采用正常血压（SBP<120mmHg 和 DBP<80mmHg）（1mmHg=0.133kPa）、正常高值（SBP 120~139mmHg 和 / 或 DBP 80~89mmHg）和高血压（SBP≥140mmHg 和 / 或 DBP≥90mmHg）进行血压水平分类（表 33-1）。以上分类适用于 18 岁以上成年人。

高血压定义为：在未使用降压药物的情况下，非同日 3 次测量诊室血压，SBP≥140mmHg 和 / 或 DBP≥90mmHg。SBP≥140mmHg 和 DBP≥90mmHg 为单纯收缩期高血压。患者既往有高血压史，目前正在使用降压药物，血压虽然低于 140/90mmHg，仍应诊断为高血压。根据血压升高水平，又进一步将高血压分为 1 级、2 级和 3 级（表 33-1）。24 小时动态血压监测（ABPM）的高血压诊断标准为：平均 SBP/DBP 24h≥130/80mmHg；白天≥135/85mmHg；夜间≥120/70mmHg。家庭血压监测（HBPM）的高血压诊断标准为≥135/85mmHg，与诊室血压的 140/90mmHg 相对应。由于诊室血压测量的次数较少，血压又具有明显波动性，需要数周内多次测量来判断血压升高情况，尤其对于 1 级、2 级高血压。如有条件，应进行 24 小时动态血压监测或家庭血压监测。

表 33-1 血压水平分类和定义

分类	SBP/mmHg	DBP/mmHg
正常血压	<120 和	<80
正常高值	120~139 和 / 或	80~89
高血压	≥140 和 / 或	≥90
1 级高血压（轻度）	140~159 和 / 或	90~99
2 级高血压（中度）	160~179 和 / 或	100~109
3 级高血压（重度）	≥180 和 / 或	≥110
单纯收缩期高血压	≥140 和	<90

注：SBP. 收缩压，DBP. 舒张压；当 SBP 和 DBP 分属于不同级别时，以较高的分级为准。

根据血压水平、心血管危险因素、靶器官损害、临床并发症和糖尿病进行心血管风险分层，分为低危、中危、高危和很高危 4 个层次（表 33-2、表 33-3）。

二、高血压的靶器官损害评估

在高血压患者中，评估是否有靶器官损害是高血压诊断评估的重要内容，特别是检出无症状性亚临床靶器官损害。亚临床靶器官损伤（心、脑、肾或血管等）是心血管疾病的早期阶段，提示未来心血管事件风险增加。高血压患者无症状靶器官损害的识别，对于评估患者总体心血管风险，早期积极治疗具有重要意义。在高血压到最终发生心血管事件的整个疾病过程中，亚临床靶器官

表 33-2 血压升高患者心血管风险水平分层

其他心血管危险因素和疾病史	血压 /mmHg			
	SBP 130~139 和 / 或 DBP 85~89	SBP 140~159 和 / 或 DBP 90~99	SBP 160~179 和 / 或 DBP 100~109	SBP≥180 和 / 或 DBP≥110
无		低危	中危	高危
1~2 个其他危险因素	低危	中危	中 / 高危	很高危
≥3 个其他危险因素，靶器官损害，或 CKD3 期，无并发症的糖尿病	中 / 高危	高危	高危	很高危
临床并发症，或 CKD≥4 期，有并发症的糖尿病	高 / 很高危	很高危	很高危	很高危

注：CKD. 慢性肾脏疾病。

表 33-3 影响高血压患者心血管预后的重要因素

心血管危险因素	靶器官损害	伴发临床疾病
● 高血压（1~3 级） ● 男性 >55 岁；女性 >65 岁 ● 吸烟或被动吸烟 ● 糖耐量受损（2 小时血糖 7.8~11.0mmol/L）和 / 或空腹血糖异常（6.1~6.9mmol/L） ● 血脂异常：TC≥6.2mmol/L(240mg/dl) 或 LDL-C≥4.1mmol/L（160mg/dl）或 HDL-C<1.0mmol/L（40mg/dl） ● 早发心血管病家族史（一级亲属发病年龄 <50 岁） ● 腹型肥胖（腰围：男性≥90cm，女性≥85cm）或肥胖（BMI≥28kg/m²） ● 高同型半胱氨酸血症（≥15mol/L）	● 左心室肥厚 心电图：Sokolow-Lyon 电压 >3.8mV 或 Cornell 乘积 >244mV·ms 超声心动图 LVMI：男≥115g/m²，女≥95g/m² ● 颈动脉超声 IMT≥0.9mm 或动脉粥样斑块 ● 颈 - 股动脉脉搏波速度 *≥12m/s ● 踝 / 臂血压指数 *<0.9 ● 估算的肾小球滤过率降低 [30~59ml/（min·1.73m²）] 或血清肌酐轻度升高：男性 115~133mol/L(1.3~1.5mg/dl) 女性 107~124mol/L(1.2~1.4mg/dl) ● 微量白蛋白尿：30~300mg/24h 或白蛋白 / 肌酐比：≥30mg/g（3.5mg/mmol）	● 脑血管病 脑出血 缺血性脑卒中 短暂性脑缺血发作 ● 心脏疾病 心肌梗死史 心绞痛 冠状动脉血运重建 慢性心力衰竭 心房颤动 ● 肾脏疾病 糖尿病肾病 肾功能受损 eGFR<30ml/（min·1.73m²） 血肌酐升高：男性≥133mol/L（1.5mg/dl）、女性≥124mol/L（1.4mg/dl） 蛋白尿（≥300mg/24h） ● 外周血管疾病 ● 视网膜病变 出血或渗出 视盘水肿 ● 糖尿病 新诊断： 空腹血糖：≥7.0mol/L（126mg/dl） 餐后血糖：≥11.1mol/L（200mg/dl） 已治疗但未控制： 糖化血红蛋白：（HbA_{1c}）≥6.5%

注：TC. 总胆固醇；LDL-C. 低密度脂蛋白胆固醇；HDL-C. 高密度脂蛋白胆固醇；LVMI. 左心室重量指数；IMT. 颈动脉内膜中层厚度；BMI. 体重指数。

*：选择使用。

损害是极其重要的中间环节。采用相对简便、花费较少、易于推广的检查手段,在高血压患者中检出无症状性亚临床靶器官损害是高血压诊断评估的重要内容。大量证据证明,微量白蛋白尿、脉搏波传导速度增快、左心室肥厚和颈动脉斑块形成是心血管死亡的重要和独立的危险因素(表33-3)。

(一)心脏

心电图检查可以发现左心室肥厚(LVH)、心肌缺血或心律失常等。LVH是心血管事件独立的危险因素,心电图可作为LVH的筛查方法,常用指标有:Sokolow-Lyon指数(SV_1+RV_5)和Cornell电压-时间乘积。心电图还是发现和诊断房颤最简单敏感的检查,而房颤是高血压患者卒中最主要的危险因素。超声心动图在诊断左心室肥厚和舒张期心力衰竭方面优于心电图,左心室质量指数、相对室壁厚度等指标均与心血管总风险相关。其他评估高血压心脏损害的方法有:胸部X线检查、心脏磁共振成像(MRI)和磁共振血管造影(MRA),计算机断层扫描冠状动脉造影(CTA),心脏同位素显像,运动试验和/或冠状动脉造影等。

(二)血管

颈动脉内膜中层厚度(IMT)和粥样斑块可独立于其他传统危险因素预测卒中和心肌梗死等心血管事件,通过超声检查容易广泛开展。目前普遍将0.9mm作为IMT增加的阈值,IMT>1.5mm或是局部增厚超过周围血管0.5mm(或50%)可以诊断颈动脉粥样硬化斑块形成。也有研究将老年人和中年人心血管风险升高的阈值分别定为1.06mm和1.16mm。大动脉硬度和脉搏波反射增加是单纯收缩期高血压、老年人脉压增加的重要病理生理表现;颈-股动脉脉搏波传导速度(PWV)是测量主动脉僵硬度的"金标准"。近年大动脉硬度增加预测和评估心血管风险的证据日益增多,PWV增快是心血管事件的独立预测因素。踝/臂血压指数(ABI)能有效筛查外周动脉疾病,评估心血管风险。ABI<0.9时可以考虑外周动脉疾病的诊断,研究证实ABI<0.9的高血压患者10年心血管死亡率和冠脉事件发生率翻倍。

近年还有一些新的检测手段有助于评价无症状血管病变,但由于多种因素限制还不能在临床中实际使用。对于糖尿病和高血压患者,臀部皮下组织活检计算小动脉壁/腔比值可以提示小动脉早期病变,与心血管事件发生率和死亡率相关。

(三)肾脏

肾脏损害主要表现为血清肌酐升高,估算的肾小球滤过率(eGFR)降低或尿白蛋白排出量增加。eGFR是一项判断肾脏功能简便而敏感的指标,可采用慢性肾脏病流行病学协作组(CKD-EPI)"肾脏病膳食改善试验(MDRD)"公式或者我国学者提出的MDRD改良公式来计算。2012年的JAMA杂志上发表了约翰霍普金斯大学布隆博格公共卫生学院的研究人员的研究结果,使用新的CKD-EPI方程估算eGFR,能更好地评估肾脏疾病和死亡风险。eGFR降低与心血管事件发生之间存在着强相关性。微量白蛋白尿已被证实是心血管事件的独立预测因素。高血压患者,尤其合并糖尿病时,应定期检查尿白蛋白排泄量,监测24小时尿白蛋白排泄量或尿白蛋白/肌酐比值。未治疗的高血压患者常见血清尿酸水平增高,高尿酸血症与肾血流减少和肾硬化相关,对心血管风险可能也有一定预测价值。血清半胱氨酸蛋白酶抑制剂C(cystatin C)已被视为检测肾功能的良好标志物,由于其不受许多生理病理因素的影响,同eGFR的其他标志物相比具有众多优越性。建议对所有诊断高血压患者,均需计算eGFR并检测一次尿微量白蛋白定量。

(四)眼底

视网膜动脉病变可反映小血管病变情况。常规眼底镜检查的高血压眼底改变,按Keith-Wagener和Backer四级分类法,3级(视网膜出血、微动脉瘤、硬性渗出和棉絮状渗出斑)或4级(视盘水肿、黄斑水肿)高血压眼底对判断预后有价值。高分辨力眼底成像系统较普通眼底镜检查更敏感,有望成为检查眼底小血管病变的工具。

(五)脑

头颅MRA或CTA有助于发现腔隙性病灶或脑血管狭窄、钙化和斑块病变、脑血管瘤。脑白质变性在老年高血压患者普遍存在,另一种常见脑病变是微出血,这些损害常常在显性脑疾病前出现,甚至早于心脏和肾脏的亚临床损害,且与未来卒中、认知功能下降及痴呆明显相关。经颅多普勒超声（TCD）对诊断脑血管痉挛、狭窄或闭塞有一定帮助。目前认知功能的筛查评估主要采用《简易精神状态量表》（MMSE）。

近年来，高血压靶器官亚临床病变检测技术发展迅速，以中间心血管检测指标为主要研究目标的临床试验广泛开展，针对中间检测指标的亚组分析、事后分析逐年增多。此类研究需要的样本量通常较小，可以在 1 年内观察到明显变化，对于探讨高血压损伤机制或降压治疗的保护机制具有重要意义，但其检测技术往往较复杂，影响因素比较多，其与心脑血管并发症之间的关系有时不确定，研究结果有时不一致，因此，能否以中间检测指标临床试验替代以心脑血管并发症为研究目标的大样本长期降压治疗临床试验仍值得进一步探讨。

第二节　高血压的分类及特殊人群高血压

一、高血压的分类

（一）按病因分类

1. 原发性高血压　绝大多数高血压患者的病因不明，称之为原发性高血压，占总高血压患者的 90% 以上。原发性高血压，又称高血压病，除了高血压本身有关的症状外，长期高血压还可能成为多种心脑血管疾病的重要危险因素，并影响重要脏器如心、脑、肾的功能，最终还可导致这些器官的功能衰竭。

2. 继发性高血压　5%~10% 高血压患者可找出明确的病因，血压升高是这些疾病的临床表现之一，称为继发性高血压。当查出病因并有效去除或控制病因后，作为继发症状的高血压可被治愈或明显缓解。继发性高血压患者发生心血管病、脑卒中、蛋白尿及肾功能不全的危险性往往更高，而病因又常被忽略以致延误诊断。以下线索提示有继发性高血压可能：①严重或难治性高血压；②年轻时发病；③原来控制良好的高血压突然恶化；④突然发病；⑤合并周围血管病的高血压。较为常见的继发性高血压有：肾实质性高血压、肾血管性高血压、睡眠呼吸暂停综合征、原发

性醛固酮增多症、大动脉炎、皮质醇增多症、主动脉缩窄、多囊卵巢综合征、嗜铬细胞瘤、药物诱发的高血压。由于精神心理问题而引发的高血压也时常可以见到。新诊断高血压患者应该进行常见的继发性高血压筛查，早期识别、早期治疗尤为重要。

（二）按血压升高类型分类

1. 单纯收缩期高血压（ISH）　收缩压 ≥140mg 和舒张压 <90mmHg。

2. 单纯舒张期高血压（IDH）　收缩压 <140mmHg 和舒张压 ≥90mmHg。

3. 收缩舒张期高血压（SDH）　收缩压 ≥140mmHg 和舒张压 ≥90mmHg，也称混合型高血压。

二、特殊人群高血压

（一）老年高血压

《中国高血压防治指南（2018 年修订版）》将老年界定为 ≥65 岁。老年高血压收缩压高，脉压差大，血压波动大，合并体位性低血压和餐后低血压者增多，血压昼夜节律异常的发生率高，夜间低血压或夜间高血压多见，清晨高血压也增多，且常与多种疾病如冠心病、心力衰竭、脑血管疾病、肾功能不全、糖尿病等并存，使治疗难度增加。单纯收缩期高血压（ISH）是老年高血压最常见的类型。收缩压增高明显增加卒中、冠心病和终末肾病的风险。血压波动大，影响治疗效果，可显著增加发生心血管事件的危险。大量临床试验均证实，无论是收缩/舒张期高血压，还是单纯收缩期高血压，降压治疗均可降低老年患者卒中、冠心病和全因死亡。老年高血压治疗药物推荐利尿剂、钙通道阻滞剂、ACEI 或 ARB，均可作为初始或联合药物治疗。

（二）儿童和青少年高血压

儿童和青少年高血压诊断时应选择合适尺寸袖带，三次非同日测量血压，调整年龄、身高和性别后血压均高于该人群 95% 上限，可诊断高血压。

儿童中重度高血压患者中，继发高血压较常见。因此临床医生应警惕儿童和青少年血压升高的病因。青少年中慢性高血压越来越多，通常伴随肥胖，久坐型生活方式以及高血压和其他心血

管疾病的家族史。儿童和青少年高血压同样可伴有左室肥厚（LVH）等靶器官损害,应注意排查。提倡生活方式干预,并积极干预以减少现有的可逆性危险因素（如肥胖、活动缺乏、抽烟等）,若反应不明显或血压较高可给予药物治疗。目前我国经国家药品监督管理部门批准的儿童降压药品种有限,儿童用药主要参考药品说明书,有儿童用药说明的可以采用,没有的则不推荐使用。锻炼可以降低血压,无并发症的血压升高不应作为限制儿童体育活动的理由。

（三）妊娠高血压

妊娠高血压仍然是孕产妇和胎儿死亡的重要原因之一。生理状况下,妊娠中期（怀孕 4~6个月）血压通常下降,比妊娠前平均低 15mmHg。在妊娠末期（怀孕 7~9 个月）,血压又回升甚至超过怀孕前水平。这种波动在正常血压、既往有高血压史以及即将出现妊娠期高血压的妇女中都存在。

妊娠高血压并不是一个单一概念,它包括:

1. **妊娠合并慢性高血压**　指妊娠前即存在或妊娠前 20 周出现的高血压（血压 ≥140/90mmHg）或妊娠 20 周后出现高血压而分娩 12 周后仍持续血压升高。

2. **妊娠期高血压**　指妊娠 20 周后发生的高血压,不伴明显蛋白尿,分娩后 12 周内血压恢复正常。

3. **先兆子痫 / 子痫前期**　妊娠 20 周后的血压升高伴临床蛋白尿（24h 尿蛋白 ≥300mg/d）或无蛋白尿伴有器官和系统受累,如:心、肺、肝、肾、血液系统、消化系统及神经系统等。水肿的发生率在正常妇女中高达 60%,因而不再用于先兆子痫的诊断。怀孕 20 周后,先前存在的高血压进一步恶化,并伴有蛋白尿,称为"慢性高血压先兆子痫"。

4. **重度先兆子痫 / 重度子痫前期**　定义为血压 ≥160/110mmHg,伴临床蛋白尿,和 / 或出现脑功能异常、视力模糊、肺水肿、肾功能不全、血小板计数 <100×10⁹/L,肝酶升高等,常合并胎盘功能异常。

5. **分娩前未分类的高血压**　高血压有或不伴有全身表现（怀孕 20 周后首次测量血压）。应在产后第 42 天或 42 天后再次测量血压,如果高血压已经消失,则归为妊娠高血压;如果高血压还持续存在,则归为孕前高血压。

绝大多数孕前高血压且肾功能正常的妇女,母子预后都较好,不建议患者在血压 ≥160/110mmHg 的情况下受孕。妊娠高血压推荐血压 ≥150/100mmHg 启动药物治疗,治疗目标为 150/100mmHg 以下。如无蛋白尿及其他靶器官损伤存在,也可考虑 ≥160/110mmHg 启动药物治疗。应避免将血压降至低于 130/80mmHg,以避免影响胎盘血流灌注。非药物治疗包括控制体重、情绪放松、床上休息时采取左侧卧位等。建议正常饮食,不用过度限盐。拉贝洛尔、甲基多巴、β 受体阻滞剂、血管扩张剂（钙通道阻滞剂）对胎儿相对安全。ACEI、ARB 对胎儿有致畸作用,应禁止用于孕妇或准备怀孕的妇女。有先兆子痫早期发作（<28 周）史的妇女可预防性应用小剂量阿司匹林,先兆子痫可发展为高血压亚急症或急症,需住院治疗,并加强监测,提前分娩,使用胃肠外降压药或抗惊厥药治疗。

（四）难治性高血压

在改善生活方式基础上应用了可耐受的足够剂量且合理的 3 种降压药物（包括一种噻嗪类利尿剂）至少治疗 4 周后,诊室和诊室外（包括家庭血压或动态血压监测）血压值仍在目标水平之上,或至少需要 4 种药物才能使血压达标时,称为难治性高血压。

要寻找影响血压控制不良的原因和并存的疾病因素包括:未查出的继发原因;降压治疗依从性差;仍在应用升压药（口服避孕药、环孢素、促红细胞生成素、糖皮质激素、非甾体抗炎药、抗抑郁药、可卡因、甘草、麻黄等）;改善生活方式失败（体重增加、重度饮酒）;容量负荷过重（利尿剂治疗不充分、进展性肾功能不全、高盐摄入等）。

确定患者是否属于难治性高血压常需配合采用诊室外血压测量（家庭血压测量及动态血压监测）,以排除白大衣血压效应以及假性高血压。

一些患者的诊所血压始终较高,而日间或 24 小时血压正常,这种情况通常称为"白大衣高血压"或"单纯性诊所高血压"。若患多次诊所血压均 >140/90mmHg 且 24 小时动态压 <125/80mmHg,即可诊断为单纯性诊所高血压,单纯性诊所高血压并非少见（在一般人群中为

10%），在诊断为高血压的人群中占有不可忽视的比例，应检查患者有无代谢危险因素和靶器官损害，若有器官损害或心血管高危证据存在，应给予药物治疗。对不需要药物治疗的单纯性诊所高血压患者，应建议其改善生活方式并须密切随诊。

老年人由于动脉硬化，使用血压计测出的血压值，常常高于实际的动脉内血压，称"假性高血压"，下列情况应当高度怀疑假性高血压：①显著的高血压而无靶器官损害；②抗高血压治疗在没有血压过低时产生低血压样的症状（头晕、疲倦）；③X 线显示肱动脉钙化征；④上肢动脉血压比下血压更高；⑤严重的和单纯收缩期高血压。临上可以将气囊施加压力超过所测得的收缩压值，仍可触摸到桡动脉者为假性高血压。测量方法不当（患者上臂较粗时未使用较大的袖带）也可造成假性难治性高血压。由于动脉中层钙化性硬化及袖带充气后神经介导的血压反应导致假性高血压，一方面可能掩盖重症患者的低血压状态，另一方面会导致不需要的、甚至过度的降压治疗，甚至导致部分患者出现严重的并发症。对于长期高血压、严重高血压而缺乏靶器官损害时，要高度怀疑假性高血压可能，明确诊断假性高血压并且临床情况良好者，无需降压治疗。

（五）高血压危象

高血压危象包括高血压急症和高血压亚急症。高血压急症（hypertensive emergencies）的特点是血压严重升高（BP>180/120mmHg）并伴发进行性靶器官功能不全的表现。包括高血压脑病、颅内出血（脑出血和蛛网膜下腔出血）、脑梗死、急性心力衰竭、肺水肿、急性冠状动脉综合征（不稳定型心绞痛、急性非 ST 段抬高和 ST 段抬高心肌梗死）、主动脉夹层动脉瘤、肾上腺素能危象（嗜铬细胞瘤高血压危象）、子痫等。高血压急症需立即进行降压治疗以阻止靶器官进一步损害。高血压亚急症（hypertensive urgencies）是高血压严重升高但不伴靶器官损害，可在 24~48 小时内使血压逐渐下降。高血压急症患者应进入重症监护室，持续监测血压和尽快应用合适的降压药。首选静脉降压药，降压目标是 1 小时使平均动脉血压迅速下降但不超过 25%，在以后的 2~6 小时内血压降至约 160/100mmHg。血压过度降低可引起肾、脑或冠状动脉缺血。如果这样的血压水平可耐受且临床情况稳定，在以后 24~48 小时逐步降低血压达到正常水平。对于急性缺血性卒中无证据要求立即抗高血压治疗，除非收缩压≥200mmHg 或舒张压≥110mmHg，或伴有严重心功能不全、主动脉夹层、高血压脑病者；主动脉夹层应将收缩压迅速降至 100~120mmHg（如能耐受）。

（六）单纯动态高血压

与单纯性诊所高血压相反，还有一种比较少见的现象，即诊所血压正常（<140/90mHg）而动态血压升高，称为"单纯性动态高血压"或隐匿性高血压。这种患者的高血压容易被漏诊，延误治疗可以造成严重的靶器官损害以及不良的心血管事件。

第三节 继发性高血压的筛查和诊断

继发性高血压是病因明确的高血压，当查出病因并有效去除或控制病因后，作为继发症状的高血压可被治愈或明显缓解，继发性高血压占高血压患者的 5%~10%。继发性高血压较常见的病因、临床特征和筛查试验见表 33-4。继发性高血压患者发生心血管病、脑卒中、蛋白尿及肾功能不全的危险性往往更高，而病因又常被忽略以致延误诊断。提高对继发性高血压的认识，及时明确病因并积极针对病因治疗将会大大降低因高血压及并发症造成的高致死及致残率。近年来对继发性高血压的鉴别已成为高血压诊断治疗的重要方面。

一、肾实质性高血压

病因为原发或继发性肾脏实质病变，是最常见的继发性高血压之一，其血压升高常为难治性，是青少年患高血压急症的主要病因。常见的肾脏实质性疾病包括急 / 慢性肾小球肾炎、多囊肾、慢性肾小管 - 间质病变（慢性肾盂肾炎、梗阻性肾病）、代性疾病肾损害（痛风性肾病、糖尿病肾病）、系统性或结缔组织疾病肾损害（狼疮性肾炎、硬皮病）等。

表 33-4 继发性高血压的常见病因

病因	提示的症状和体征	筛查方法
睡眠呼吸暂停综合征	打鼾；肥胖；睡眠时呼吸暂停；白天嗜睡；夜间血压高	睡眠量表评分和多导睡眠监测
肾实质病变	多数无症状；DM；尿路感染；血尿；蛋白尿；夜尿；贫血；多囊肾	血肌酐、电解质、eGFR；尿常规、尿白蛋白/肌酐比值；肾超声；肾穿刺活检
肾血管性疾病	动脉粥样硬化性肾血管病变；老年；广泛动脉粥样硬化（尤其是 PAD）；DM；吸烟；发作性血压升高或加重或日益难以控制；复发性肺水肿；腹部杂音；大动脉炎或纤维肌性发育不良所致肾血管病变；年轻人；女性更多见；腹部杂音；伴发其他血管疾病	双侧肾动脉的超声、CTA、MRA、血管造影
原发性醛固酮增多症	可无症状；高血压合并低钾血症；肌肉无力（罕见）；高血压合并睡眠呼吸暂停综合征；肾上腺意外瘤	血浆醛固酮和肾素、醛固酮/肾素比值（纠正低钾血症及停用相关药物）；24小时尿醛固酮；低钾血症（部分）；口服钠负荷试验、盐水负荷试验、氟氢可的松抑制试验、卡托普利抑制试验；肾上腺 CT；双侧肾上腺静脉取血
嗜铬细胞瘤/副神经节瘤	发作性症状（5"P"）：发作性高血压/低血压、剧烈头痛、出汗、心悸和苍白；难治性高血压；药物诱发血压飙升（如 DA D_2 受体拮抗剂、拟交感神经类、阿片类、5-羟色胺再摄取抑制剂、单胺氧化酶抑制剂等）；嗜铬细胞瘤/副神经节瘤家族史；肾上腺意外瘤；皮肤咖啡牛奶斑或神经纤维瘤	血浆或尿的儿茶酚胺及苄肾上腺素；腹部或盆腔 CT 或 MRI
库欣综合征	满月脸、向心性肥胖、多血质、皮肤痤疮、紫纹和瘀斑；糖耐量受损；体重快速增加；生长停滞的肥胖儿童；肾上腺意外瘤	24小时尿游离皮质醇；血清皮质醇节律；唾液皮质醇昼夜节律；1mg 过夜或经典小剂量地塞米松抑制试验；血浆促肾上腺皮质激素；大剂量地塞米松抑制试验；促肾上腺皮质激素释放激素兴奋试验；去氨加压素兴奋试验；鞍区 MRI；肾上腺影像学检查
甲状腺疾病（甲亢或甲减）	甲状腺功能亢进或甲状腺功能减退的体征和症状	甲状腺功能检查
甲状旁腺功能亢进	高钙血症、低磷血症	甲状旁腺激素、血清钙
主动脉缩窄	通常在儿童和青少年中检出；上肢血压高于下肢；股动脉搏动减弱；ABI 降低；肩胛间喷射性杂音；X 线胸片上见肋骨切迹	超声心动图；胸腹部 CTA 或 MRA
多卵巢综合征	育龄女性；闭经或月经稀少；不孕；多毛；痤疮；肥胖；雄激素性脱发；黑棘皮病	性激素；卵巢超声

注：ABI. 踝-臂指数；DM. 糖尿病；CT. 计算机断层扫描；CTA. 计算机断层扫描血管造影；eGFR. 估算的肾小球滤过率；MRI. 磁共振成像；MRA. 磁共振血管造影；PAD. 外周动脉疾病；DA. 多巴胺。

肾实质性高血压的诊断依赖于：①肾脏实质性疾病病史，蛋白尿、血尿及肾功能异常多发生在高血压之前或同时出现；②体格检查往往有贫血貌、肾区肿块等。常用的实验室检查包括：血常规、尿常规、血电解质（钠、钾、氯）、肌酐、尿酸、血糖、血脂的测定、24h尿蛋白定量或尿白蛋白/肌酐比值、尿沉渣检查，如发现蛋白尿、血尿及尿白细胞增加，则需进一步行中段尿细菌培养、尿蛋白电泳、尿相差显微镜检查，明确尿蛋白、红细胞来源及排除感染；肾脏B超了解肾脏大小、形态及有无肿瘤，如发现肾脏体积及形态异常，或发现肿物，则需进一步做肾脏CT/MRI以确诊；眼底检查；必要时应在有条件的医院行肾脏穿刺及病理学检查，这是诊断肾实质性疾病的"金标准"。

肾实质性高血压需与高血压引起的肾脏损害和妊娠高血压相鉴别。前者肾脏病变的发生常先于高血压或与其同时出现，血压水平较高且较难控制、易进展为恶性高血压，蛋白尿/血尿发生早、程度重、肾脏功能受损明显。妊娠20周内出现高血压伴蛋白尿或血尿、易发生先兆子痫或子痫、分娩后仍有高血压则多为肾实质性的高血压。

肾实质性高血压应低盐饮食（每日<6g）。大量蛋白尿及肾功能不全者，宜选择摄入高生物价蛋白，并限制在0.3~0.6g/（kg·d）。在针对原发病进行有效治疗的同时，积极控制血压在<130/80mmHg。有蛋白尿的患者应首选ACEI或ARB作为降压药物，长效钙通道阻滞剂、利尿剂、β受体阻滞剂、α受体阻滞剂均可作为联合治疗的药物，如肾小球滤过率<30ml/min或有大量蛋白尿，噻嗪类利尿剂无效，应选用袢利尿剂治疗。

二、肾动脉狭窄

肾动脉狭窄的根本特征是肾动脉主干或分支狭窄，导致患肾缺血，肾素血管紧张素系统活性明显增高，引起高血压及患肾功能减退。肾动脉狭窄是引起高血压和/或肾功能不全的重要原因之一，患病率约占高血压人群的5%。欧美国家肾动脉狭窄患者中约90%是由动脉粥样硬化所致（尤其在老年人），而目前动脉粥样硬化也是引起我国肾动脉狭窄的最常见病因，据估计约为75%，其次为大动脉炎（约20%）及纤维肌性发育不良（约5%）。鉴于我国成人高血压患病率约达

18%，推测肾动脉狭窄的患病总数相当大。因此，安全准确地鉴别出肾动脉狭窄患者，并予以恰当的治疗具有十分重要的意义。

肾动脉狭窄诊断目的包括：①明确病因；②明确病变部位及程度；③血流动力学意义；④血运重建是否能获益。由于肾动脉狭窄的临床表现多无特异性，常依赖辅助检查做出诊断。虽可供选择的检查很多，但为了优化诊断流程，降低费用，仍需结合临床线索做进一步诊断性检查。其临床线索包括①恶性或顽固性高血压；②原来控制良好的高血压失去控制；③高血压并有腹部血管杂音；④高血压合并血管病变证据（冠心病、颈部血管杂音、周围血管病变）；⑤无法用其他原因解释的血清肌酐升高；⑥血管紧张素转换酶抑制剂或紧张素Ⅱ受体拮抗剂降压幅度非常大或诱发急性肾功能不全；⑦与左心功能不匹配的发作性肺水肿；⑧高血压并有两肾大小不对称。线索越多，肾动脉狭窄的可能性越大，但单凭临床线索做出正确诊断的可能性不到一半。目前有许多无创诊断方法，主要包括两方面：肾动脉狭窄的解剖诊断（多普勒超声、磁共振血管造影、计算机断层血管造影）和功能诊断（卡托普利肾图、分肾肾小球滤过率、分肾静脉肾素活性），可根据临床需要和实际能获得的检查项目及医院的技术实力予以选择。血管造影目前仍是诊断肾动脉狭窄的"金标准"，用于确定诊断及提供解剖细节。如肾动脉主干或分支直径狭窄≥50%，病变两端收缩压差≥20mmHg或平均压差≥10mmHg，则有血流动力学的功能意义。

三、睡眠呼吸暂停综合征

睡眠呼吸暂停综合征（SAS）是指睡眠过程中由于各种原因引起的反复出现呼吸暂停或口鼻气流量明显降低，导致夜间反复发生低氧血症、高碳酸血症、睡眠结构紊乱、白天嗜睡、心脑肺血管并发症乃至多脏器损害，严重影响患者的生活质量和寿命。可分为阻塞性、中枢性和混合性三型，以阻塞性睡眠呼吸暂停综合征（OSAS）最为常见，占SAS的80%~90%，是顽固性高血压的重要原因之一；至少30%的高血压患者合并OSAS，而OSAS患者中高血压发生率高达50%~80%，远远高于普通人群的11%~12%。其临床表现为：

①夜间打鼾,往往是鼾声-气流停止-喘气-鼾声交替出现,严重者可以憋醒;②睡眠行为异常,可表现为夜间惊叫恐惧、呓语、夜游;③白天嗜睡、头痛、头晕、乏力,严重者可随时入睡,部分患者精神行为异常、注意力不集中、记忆力和判断力下降、痴呆等;④个性变化,烦躁、激动、焦虑,部分患者可出现性欲减退、阳痿。患者多有肥胖、短颈、鼻息肉,鼻甲、扁桃体及悬雍垂肥大,软腭低垂,咽腔狭窄,舌体肥大,下颌后缩及小颌畸形。OSAS常可引起高血压、心律失常、急性心肌梗死等多种心血管疾病。

多导睡眠监测是诊断OSAS的"金标准",呼吸暂停低通气指数(AHI)是指平均每小时呼吸暂停低通气次数,依据AHI和夜间最低SaO_2值,分为轻、中、重度,轻度:AHI 5~15,最低$SaO_2 \geq 85\%$且<90%;中度:AHI 15~30,最低$SaO_2 \geq 80\%$且<85%;重度:AHI>30,最低$SaO_2<80\%$。

减轻体重和生活方式改善对OSAS很重要,慎用镇静催眠药及其他可引起或加重OSAS的药物,建议侧卧睡眠。口腔矫正器对轻、中度OSAS有效,而中、重度OSAS往往需用无创气道正压通气(NPPV)。注意选择合适的降压药物,对有鼻、咽、腭、颌解剖异常的患者可考虑相应的外科手术治疗。若经持续气道正压通气(CAP)治疗后,血压恢复正常者,反映高血压由于OSAS所致;若治疗后有所改善,但血压仍较高,则说明原发性高血压与继发性高血压合并存在。

四、原发性醛固酮增多症

原发性醛固酮增多症(PA)是由于肾上腺自主分泌过多醛固酮,而导致水钠潴留、高血压、低血钾和血浆肾素活性受抑制的临床综合征,常见原因是肾上腺腺瘤、单侧或双侧肾上腺增生,少见原因为腺癌、糖皮质激素依赖性醛固酮增多症(GRA)和异位醛固酮分泌。PA在高血压中占5%~15%,在难治性高血压中接近20%,仅部分患者有低血钾。建议对以下人群进行PA的筛查:①2级及以上高血压;②难治性高血压;③高血压伴有自发或利尿剂引起的低钾血症;④高血压伴有肾上腺意外瘤;⑤40岁以前出现高血压或发生脑血管意外家族史的高血压患者;⑥PA患者一级亲属的所有高血压患者。

建议上述患者到有条件的医院做血浆醛固酮和肾素、醛固酮/肾素比值进行初步筛查,试验前应纠正低钾血症及停用相关药物,阳性者进一步进行确诊试验。确诊试验包括口服钠负荷试验、盐水负荷试验、氟氢可的松抑制试验、卡托普利抑制试验。低血钾、心功能不全和严重高血压的患者禁做口服钠负荷和盐水负荷试验,如上述1~2个试验证实醛固酮不被抑制则可确诊。可进一步行肾上腺薄层CT(1mm)扫描来进行亚型分类及定位,鉴别腺瘤与增生,除外肾上腺皮质癌。MRI对PA亚型的诊断并不优于CT,分辨力较差,不推荐使用。确诊后如选择手术治疗患者,需进一步行选择性肾上腺静脉取血(AVS)来测定醛固酮水平,以确定优势分泌侧。如确诊PA患者年龄<20岁,且有PA或有年轻人卒中的家族史,则应做基因检测以确诊或排除GRA。

确诊为单侧醛固酮分泌瘤或肾上腺癌患者,首选手术切除,部分患者不耐受或不适合手术也可考虑导管消融术治疗。如患者不能手术,推荐用盐皮质激素受体拮抗剂进行长期治疗,螺内酯(安体舒通)为一线用药,依普利酮为选择用药。推荐用小剂量肾上腺糖皮质激素治疗GRA患者,以纠正高血压和低血钾。成人地塞米松开始剂量为0.125~0.25mg/d,泼尼松开始剂量为2.5~5mg/d。注意使用可维持血压和正常血钾水平的最低剂量。必要时可合用醛固酮拮抗剂。

五、嗜铬细胞瘤/副神经节瘤

嗜铬细胞瘤/副神经节瘤(PPGL)是分别起源于肾上腺髓质或肾上腺外交感神经链的肿瘤。肿瘤位于肾上腺称为嗜铬细胞瘤(PCC),位于肾上腺外则称为副神经节瘤(PGL)。PCC占80%~85%,PGL占15%~20%。当在非嗜铬组织的区域出现嗜铬细胞(转移灶)如骨、淋巴结、肝、肺等定义为恶性PPGL,占10%~17%。局部浸润和肿瘤细胞分化程度均不能用于区分嗜铬细胞瘤的良恶性。PPGL持续或间断的释放儿茶酚胺激素作用于肾上腺素能受体后,可引起持续性或阵发性高血压。典型的嗜铬细胞瘤表现为"5P征":发作性高血压、剧烈头痛、出汗、心悸和苍白。PPGL同样可造成严重的心、脑、肾、血管损害,肿瘤释放的大量儿茶酚胺入血可导致剧烈的临床症状如高血压危象、低血压休克及严重心律失常等,称为嗜铬细胞瘤危象。但是如果能早期、正确诊断并行手术切除肿瘤,它又是临床可治愈的一种继发性高血压。所以建议如下患者应进行 PPGL 的临床评估及确诊检查:①高血压为阵发性、持续性或持续性高血压伴阵发性加重,血压易变不稳定者;②压迫腹部、活动、情绪变化或排大、小便可诱发高血压发作;③难治性高血压;④高血压发作时伴头痛、心悸、多汗、面色苍白表现;⑤高血压患者同时有不能解释的低血压;⑥高血压患者伴肾上腺意外瘤或腹部肿物;⑦PPGL 家族遗传背景者;⑧使用 DA D_2 受体拮抗剂、拟交感神经类、阿片类、NE 或 5- 羟色胺再摄取抑制剂、单胺氧化酶抑制剂等药物可诱发 PPGL 症状发作的患者;⑨伴有心血管、消化、泌尿、呼吸、神经系统等相关体征,但不能用该系统疾病解释的高血压患者。

约 50% 的 PPGL 存在基因突变,其中 35%~40% 为胚系突变,表现为家族遗传性并作为某些遗传性综合征的表现之一,起病较年轻并呈多发病灶;15%~25% 的患者存在肿瘤组织的体系突变。超过 40% 的恶性 PPGL 的发病与 *SDHB* 的基因突变有关。推荐对所有 PPGL 患者均应进行基因检测,建议应到有条件的正规实验室进行基因检测。建议对所有恶性 PPGL 患者检测 *SDHB* 基因,对有 PPGL 阳性家族史和遗传综合征表现的患者可以直接检测相应的致病基因突变。

PPGL 的诊断依赖于肿瘤的准确定位和功能诊断。CT、MRI 可以发现肾上腺或腹主动脉旁交感神经节的肿瘤,对肾上腺外嗜铬细胞瘤诊断的敏感性较低,而 MIBG 扫描弥补了 CT、MRI 的缺点,尤其是对肾上腺外、复发或转移肿瘤的定位具有一定的优势,对于 PPGL 的定位诊断具有重要的价值。PPGL 的功能诊断主要依赖于生化检测体液中的儿茶酚胺含量,其中包括肾上腺素、去甲肾上腺素和多巴胺及其代谢产物。苷肾上腺素(MNs)是儿茶酚胺的代谢产物,具有半衰期较长,不易产生波动,受药物影响小的优点,被认为其诊断价值优于儿茶酚胺的测定。多数 PPGL 为良性,手术切除是最有效的治疗方法,但手术有一

定的危险性,术前需做好充分的准备。^{131}I-MIBG 治疗是手术切除肿瘤以外最有价值的治疗方法,主要用于恶性及手术不能切除的 PPGL 的治疗。α 肾上腺素能受体阻滞剂和 / 或 β 肾上素能受体阻滞剂可用于控制嗜铬细胞瘤的血压、心动过速、心律失常和改善临床症状。

六、库欣综合征

库欣综合征(CS)即皮质醇增多症,其主要病因分为 ACTH 依赖性或非依赖性库欣综合征两大类,前者包括垂体 ACTH 瘤或 ACTH 细胞增生(即库欣病)、分泌 ACTH 的垂体外肿瘤(即异位 ACTH 综合征),后者包括自主分泌皮质醇的肾上腺腺瘤、腺癌或大结节样增生。

建议伴有下述临床症状与体征的高血压患者进行库欣综合征临床评估及确诊检查:①年轻患者出现骨质疏松、高血压等与年龄不相称的临床表现;②具有 CS 的临床表现,且进行性加重,特别是有典型症状如肌病、多血质、紫纹、瘀斑和皮肤变薄的患者;③体重增加而身高百分位下降,生长停滞的肥胖儿童;④肾上腺意外瘤;⑤功能性减退,男性阳痿,女性月经不调、多毛、痤疮、不孕等;⑥体重增长迅速;⑦糖耐量受损或糖尿病;⑧易感染、机体抵抗力下降。对疑诊 CS 的患者,应仔细询问近期内有无使用肾上腺皮质激素病史,包括口服、直肠用、吸入、外用或注射剂,尤其是含有糖皮质激素的外用软膏、中药甘草和关节腔或神经髓鞘内注射剂等,以除外药源性 CS 的可能。

CS 的诊断包括定性诊断和定位诊断。筛查试验包括:①24 小时尿游离皮质醇(24hUFC);②午夜唾液皮质醇测定;③血清皮质醇昼夜节律。因 CS 患者体内皮质醇浓度有波动,推荐至少测定 2 次;如筛查试验结果异常时,行 1mg 过夜或经典小剂量地塞米松抑制试验进行确诊。确诊后根据血浆促肾上腺皮质激素浓度(ACTH)鉴别 ACTH 依赖性和非依赖性 CS;大剂量地塞米松抑制试验鉴别库欣病和异位 ACTH 综合征;促肾上腺皮质激素释放激素(CRH)兴奋试验鉴别库欣病和异位 ACTH 综合征。对所有 ACTH 依赖性 CS 患者进行垂体增强 MRI。对临床表现典型及各项功能试验均支持库欣病诊断的患者,如检出

垂体病灶（>6mm）则可确诊，不需再做进一步检查。对诊断 ACTH 非依赖性 CS 患者行肾上腺影像学检查，包括 B 超、CT、MRI 检查。90% 异位 ACTH 在肺或纵隔内，可选择胸部 X 线、CT 检查，也可行生长抑素受体显像。ACTH 依赖性库欣综合征患者如临床、生化、影像学检查结果不一致或难以鉴别库欣病或异位 ACTH 综合征时，建议行双侧岩下窦插管取血以鉴别 ACTH 来源。

库欣病首选选择性垂体腺瘤切除术，也可选择垂体放疗。异位 ACTH 综合征首选手术，手术失败、隐匿性异位 ACTH 综合征、恶性肿瘤转移或症状十分严重者采用双侧肾上腺切除术或以药物阻断皮质醇合成，并同时对症治疗。肾上腺皮质癌尽早手术，已有远处转移者，术后根据肿瘤分期联合放疗和 / 或化疗。肾上腺腺瘤首选手术切除肿瘤，术后需用肾上腺糖皮质激素短期替代补充治疗，但应逐渐减量，最多服药半年。药物治疗适用于轻症不愿手术者或作为手术、放疗后的辅助治疗。类固醇合成抑制剂美替拉酮和酮康唑的疗效和耐受性好，故较常用。糖皮质激素受体拮抗剂米非司酮适用于无法手术的患者以缓解精神神经症状。

七、多囊卵巢综合征

多囊卵巢综合征（PCOS）是育龄女性最常见的内分泌紊乱性疾病，发病率达 5%。典型的临床表现为卵巢多囊性增大，长期无排卵，闭经或月经稀少、不孕、多毛、痤疮、肥胖等。

根据 2018 年《多囊卵巢综合征中国诊疗指南》，采用以下诊断名称：

1. 疑似 PCOS　月经稀发或闭经或不规则子宫出血是诊断的必需条件。另外再符合下列 2 项中的 1 项：①高雄激素临床表现或高雄激素血症；②超声下表现为 PCOM。

2. 确诊 PCOS　具备上述疑似 PCOS 诊断条件后还必须逐一排除其他可能引起高雄激素的疾病和引起排卵异常的疾病才能确定 PCOS 的诊断。对于青春期 PCOS 的诊断必须同时符合以下 3 个指标，包括：①初潮后月经稀发持续至少 2 年或闭经；②高雄激素临床表现或高雄激素血症；③超声下卵巢 PCOM 表现。PCOS 为排除诊断，必须排除其他有类似症状的疾病，包括先天性肾

上腺皮质增生（CAH）、库欣综合征、卵巢或肾上腺分泌雄激素肿瘤、高泌乳素血症及其他原因的月经异常（下丘脑性闭经）、甲状腺疾病等。

PCOS 患者发生高血压、缺血性心脏病、高脂血症、2 型糖尿病以及妊娠高血压综合征和妊娠糖尿病的风险明显增加。这些代谢异常的聚集可增加 PCOS 患者冠心病的发病风险。一些研究表明 PCOS 患者中动脉粥样硬化的发生率增加，但仍需进一步验证。

PCOS 很难根治，临床表现多样化，应采取规范化和个体化长期治疗。根据临床上 PCOS 的疾病特点，对 PCOS 的管理主要关注五方面内容，即：生活方式管理、高雄激素血症管理、不孕的管理、胰岛素抵抗管理和月经周期的管理。

八、大动脉炎

大动脉炎（TA）指主动脉及其主要分支的慢性进行性非特异性疾病，病变多见于主动脉弓及其分支，其次为降主动脉、腹主动脉和肾动脉，主动脉二级分支如肺动脉、冠状动脉亦可受累。可导致血管节段性狭窄、闭塞、动脉扩张、动脉瘤形成或夹层动脉瘤。发病机制尚不清楚，遗传（*HLA-B*52：01*、*HLA-B67*）、性激素、感染、机体免疫功能紊乱以及细胞因子的炎症反应均可能相关。多见于青年女性，40 岁以前发病约占 90%，男、女发病比例约为 1：3.9。目前尚无关于 PA 的全球范围患病率的研究，根据已有各地区的研究，大动脉的患病率为 0.3/100 万人年 ~2.6/100 万人年。PA 无典型症状，常隐匿起病。全身症状包括全身不适、易疲劳、发热、食欲不振、恶心、出汗、体重下降、肌痛、关节炎和结节红斑等症状。局部症状体征包括受累血管管腔狭窄或闭塞，可表现为相应部位的缺血症状，常见的表现有：头痛、头晕、晕厥、卒中、视力减退、四肢间歇性活动疲劳、动脉搏动减弱或消失、血管杂音、两上肢收缩压差 >10mmHg。大动脉炎引起高血压的原因有①肾动脉狭窄：最多见的原因，表现为上下肢血压均较高；②降主动脉缩窄：主要为机械性梗阻造成局域性高血压，表现为上肢血压高、下肢血压不高甚至较低；③腹主动脉缩窄：累及肾动脉开口或肾水平以上腹主动脉受累会致血压升高，若腹主动脉缩窄局限于肾动脉开口水平以下，则主要表

现为双下肢缺血症状,而对血压影响较小;④主动脉瓣反流:主要表现为收缩压升高,舒张压不高,脉压较大;⑤其他原因:如大动脉炎引起血管僵硬度增加、颈动脉狭窄致压力感受器敏感性下降等。

1990年美国风湿病学协会(ACR)诊断标准为①发病年龄≤40岁:出现症状或体征时年龄≤40岁;②肢体间歇性运动障碍:活动时一个或更多肢体出现乏力、不适或症状加重,尤以上肢明显;③肱动脉搏动减弱:一侧或双侧肱动脉搏动减弱;④血压差>10mmHg:双侧上肢收缩压差>10mmHg;⑤锁骨下动脉或主动脉杂音:一侧或双侧锁骨下动脉或腹主动脉闻及杂音;⑥动脉造影异常发现:主动脉一级分支或上下肢近端的大动脉狭窄或闭塞,病变常为局灶或节段性,且不是由动脉粥样硬化、纤维肌性发育不良或其他原因引起。同时具备上述3条或3条以上标准诊断为PA。此诊断标准的敏感性和特异性分别是90.5%和97.8%。1995年发布的Ishikawa标准修订版诊断标准更为复杂、全面,特异性和敏感性均为96%,可供参考。PA的诊断需与先天性主动脉缩窄、动脉粥样硬化、纤维肌性发育不良、血管栓塞性脉管炎、白塞病、结节性多动脉炎等相鉴别。

PA可分为活动期和稳定期。红细胞沉降率和C反应蛋白判断PA活动性的特异性和敏感性均较差,基质金属蛋白酶9、穿透素3是近年来发现的活性指标。影像学检查中MRA、血管超声、CTA和^{18}F-FDG-PET/CT可用于疾病的早期诊断,^{18}F-FDG-PET/CT对管壁炎症活动性判断较敏感,而MRA对管壁水肿较敏感,血管造影能较好地显示管腔病变特点,但不适用于病变的活动期。

本病约20%为自限性,稳定期如无症状可随访观察。发病时合并上呼吸道、肺部或其他脏器感染者,应积极控制感染;高度怀疑结核菌素感染者,应同时抗结核治疗。活动期尽早适量进行抗炎,疗程要足,停药要慢,为手术禁忌,即使解剖上非常适合经皮介入或外科手术治疗,也必须在炎症控制2个月以上方可考虑手术治疗。抗炎药物主要为糖皮质激素,免疫抑制剂适用于激素抵抗、激素减量过程中的复发、激素严重副作用的患者。生物制剂如肿瘤坏死因子α(TNF-α)拮抗剂、白介素-6拮抗剂适用于对常规治疗(激素及免疫抑制剂)抵抗者及难治性大动脉炎。必要时加用降压、扩血管、抗血小板药物及调脂药物。

九、主动脉缩窄

主动脉缩窄系少见病,包括先天性主动脉缩窄及获得性主动脉缩窄。先天性主动脉缩窄表现为主动脉的局限性狭窄或闭锁,发病部位常在主动脉峡部原动脉导管开口处附近,个别可发生于主动脉的其他位置。获得性主动脉缩窄主要包括大动脉炎、动脉粥样硬化及主动脉夹层剥离等所致的主动脉缩窄。主动脉缩窄只有位于主动脉弓、降主动脉和腹主动脉上段才会引发临床上的显性高血压,升主动脉缩窄引发的高血压临床上常规的血压测量难以发现,而肾动脉开口水平远端的腹主动脉缩窄一般不会导致高血压。本病的基本病理生理改变为狭窄所致血流再分布和肾组织缺血引发的水钠潴留和RAS激活,结果引起左心室肥厚、心力衰竭、脑出血及其他重要脏器损害。由于主动脉缩窄远端血压明显下降和血液供应减少,可导致肾动脉灌注不足。因此,这类高血压的发生虽然主要因机械阻力增加所致,但与肾脏缺血后释放肾素增多也有关。

主动脉缩窄主要表现上肢高血压,而下肢脉弱或无脉,双下肢血压明显低于上肢(ABI<0.9),听诊狭窄血管周围有明显血管杂音。无创检查如多普勒超声、磁共振血管造影、计算机断层血管造影可明确狭窄的部位和程度。一般认为如果病变的直径狭窄大于50%,且病变远近端收缩压差大于20mmHg,则有血流动力学的功能意义。成人主动脉缩窄通常的治疗方法包括手术治疗及主动脉腔内介入治疗。

十、药物性高血压

药物性高血压是常规剂量的药物本身或该药物与其他药物之间发生相互作用而引起血压升高,当血压>140/90mmHg时即考虑药物性高血压。可能升高血压的药物见表33-5。原则上,一旦确诊高血压与用药有关,应该停用这类药物,换用其他药物或者采取降压药物治疗。

表 33-5　可能升高血压的药物

口服避孕药	特别是含雌激素的药物：引起 5% 的女性发生高血压，通常为轻度但可能很严重
减肥药	如苯丙醇胺和西布曲明
鼻充血减轻剂	如盐酸苯肾上腺素和盐酸萘甲唑林
刺激药物	安非他明、可卡因和摇头丸；这些药物通常引起急性而不是慢性高血压
甘草	长期过量使用甘草，通过刺激盐皮质激素受体并抑制皮质醇代谢，可模拟高醛固酮血症
免疫抑制药物	例如环孢素 A（他克莫司对血压影响较小，而雷帕霉素对血压无影响）和皮质醇（皮质类固醇和氢化可的松）
抗血管新生性癌症治疗	据报道抗血管新生药物如血管内皮生长因子抑制剂（如贝伐单抗）、酪氨酸激酶抑制剂（如舒尼替尼）和索拉非尼可升高血压
其他药物和物质	合成代谢类固醇、促红细胞生成素、非甾体抗炎药和草药（如麻黄和马黄）

十一、单基因致病性高血压病

单基因致病性高血压是指单个基因突变引起的高血压，一般符合孟德尔遗传规律，多在青少年时期就发病，往往表现为恶性或难治性高血压，心脏、脑、肾脏等重要脏器的损伤常常严重。传统诊断方法无法确诊，必须要依靠基因测序技术才能完成诊断。针对性的特异治疗往往效果较好，并且能够通过筛查直系亲属，发现携带基因突变的家庭成员，实现早期诊断、针对性治疗和改善预后。因致病基因明确，故可通过生殖技术，阻断家族遗传。常见单基因致病性高血压见表 33-6。

表 33-6　常见单基因致病性高血压

	发病年龄	肾素活性	醛固酮	K⁺	遗传方式	致病基因,病因治疗
糖皮质激素可以抑制的醛固酮增多症（GRA）	20~30	↓	↑	↓	常染色体显性	CYP11B2 嵌合 CYP11B1 基因；治疗：地塞米松
Liddle 综合征	<30	↓	↓	↓	常染色体显性	SCNN1B，SCNN1G；治疗：阿米洛利、氨苯蝶啶
拟盐皮质激素增多症（AME）	儿童或成人	↓	↓	↓	常染色体阴性	11βHSD-2，甘草；治疗：螺内酯，补钾、限钠，激素纠正低钾血症
妊娠加重型高血压	<20 或 30	↓	↓	↓	常染色体显性	MR，6% 妊娠高血压，螺内酯加重高血压，终止妊娠
Gordon 综合征,家族性高钾性高血压或Ⅱ型假性低醛固酮	<20 或 30,高血钾、高血氯、低肾素性高血压	↓	↓ /–	↑	常染色体显性	WNK1、WNK4；噻嗪类利尿剂非常有效
先天性肾上腺皮质增生	儿童或青春期	↓	↓ /–	↓ /–	常染色体阴性	CYP11B1，CYP17、21

（一）基因突变直接影响肾小管的远曲小管和 / 或集合管细胞的离子通道转运系统相关蛋白功能

1. Liddle 综合征 又称为假性醛固酮增多症。常染色体显性遗传病。肾脏远曲小管和集合管上皮细胞膜上含有上皮钠通道（ENaC）功能亢进型基因突变，使钠重吸收活性增加引起高血压。临床症状类似原发性醛固酮增多症，以早发高血压、低钾血症（部分血钾正常）、代谢性碱中毒、血浆素活性抑制为临床特征，但醛固酮水平不高、甚至低下。钠通道基因 SCNN1B 或 SCNN1G 发现致病突变即可确诊。ENaC 阻断剂如阿米洛利或氨苯蝶啶能够有效控制 Liddle 综合征患者血压，纠正电解质紊乱和碱中毒，改善患者预后。常规抗高血压药物治疗无效。

2. Gordon 综合征 又称假性醛固酮减少症 II 型（PHA II）。常染色体显性遗传病。该病是由于肾小管上皮细胞钾通道相关调控基因如 WNK1 等的突变，导致肾小管钠氯重吸收增加，同时影响了内流钾离子通道蛋白（ROMK）的功能使排钾减少。从而出现高血压、高血钾等临床症状。患者还可出现轻度高氯血症、代谢性酸中毒和肾素水平降低等。高钾血症是其特点。发现 WNK1、WNK4、KLHL3、CUL3 等基因致病突变可确诊。一般儿童发病，可见智力发育障碍、身材矮小，多伴严重高血钾、代谢性酸的中毒，齿发育异常（侧门齿缺失、发育不良、双尖牙缺如）。临床检查肾功能指标如血肌酐、内生肌酐清除率正常。注意实验室检查必须在治疗前进行，用药患者停药 3~4 周。治疗方面，噻嗪类利尿剂优于呋塞米，一般由小剂量开始，效果好，血压、肾素、醛固酮水平可恢复正常，停药后容易反复，再用药后仍有效果。并且限钠饮食有疗效，一般预后好。对不同的基因突变有不同的治疗反应性，WNK4 基因突变者对小剂量噻嗪类利尿剂的敏感有效性超过原发性高血压的 6 倍；WNK1 基因突变者则对噻嗪类利尿剂并不特别敏感。

3. 拟盐皮质激素增多症（AME） 常染色体隐性遗传病。正常情况下，11β- 羟化类固醇脱氢酶 II（11β-HSD II）对皮质醇起灭活作用，减少皮质醇对盐皮质激素受体的激活作用。11β-HSD II 广泛分布于盐皮质激素靶组织，如肾皮质尤其是远曲小管和集合管、直肠和乙状结肠、唾液腺和汗腺，在胎盘、肾上腺亦存在。正常情况下，体内循环中皮质醇水平较醛固酮高 1 000 倍，但几乎全部被 11β-HSD II 转化为皮质酮，后者与盐皮质激素受体无亲和力，不能激活盐皮质激素受体，体内盐皮质激素受体几乎全部由醛固酮占据。当该酶的基因 HSD11B2 发生突变时，导致 11β-HSD II 活性显著降低或稳定性降低，皮质醇不能有效转化为皮质酮，人体内盐皮质激素受体和糖皮质激素受体同源性达 94%，糖皮质激素（皮质醇）和醛固酮对盐皮质激素受体具有同样的亲和性，因而大量蓄积的皮质醇占据远端肾小管的盐皮质激素受体，激活转录因子及血清糖皮质激素激酶，导致 ENaC 钠通道灭活受阻，活性升高，钠重吸收增加，出现类似醛固酮水平升高的临床表现。临床以低肾素型高血压、低醛固酮、代谢性碱中毒、高钠血症、低钾血症为特征。

迄今发现 30 多种 HSD11B2 基因突变，其对 11β-HSD II 酶活性的影响程度与临床表现轻重程度密切相关。多数 HSD11B2 基因纯合突变导致先天性 11β-HSD II 酶无活性，儿童时期即表现为重度盐敏感性高血压、烦渴多尿、低血钾性碱中毒和肌无力，此类称为 AME I 型（儿童型），出生时可表现为体重低、发育迟缓，严重患者在幼年或青春期即死亡。当 HSD11B2 基因突变导致 11β-HSD II 酶活性降低时，多于青年晚期或成年期发病，表现为轻、中度高血压，血钾多正常，此类称为 AME II 型（成人型）。确诊主要依据 HSD11B2 基因诊断。用螺内酯、利尿剂及地塞米松（抑制皮质醇）治疗有效，注意补钾和限盐饮食。钙通道阻滞剂、血管紧张素转换酶抑制剂有助于控制高血压。

应注意鉴别获得性 AME，甘草酸和水果中的类黄酮均可抑制 11β-HSD II 酶的活性，导致皮质醇蓄积，出现类似醛固酮增高的临床表现，但尿中无皮质醇代谢产物，通过询问病史可明确诊断。

4. 妊娠加重型高血压 常染色体显性遗传病。由于醛固酮受体 NR3C2 基因突变导致该受体的特异性被改变，可被其他物质尤其是孕酮异常激活，使肾水钠重吸收增加而出现高血压。由于女性在孕期时孕酮显著升高（约为正常的 100 倍），这类患者在妊娠期的血压陡然增高，并且出现低钾血症、尿钙过多，严重者还可出现先兆子痫，如水肿、蛋白尿、神经系统症状等。此类突变携带者在妊娠期以外也会发生高血压，但妊娠期会显著加重。该病患者多于 20 岁前发病，血浆肾素活性和醛固酮水平低，血钾水平降低或正常。盐皮质激素受体拮抗剂不但无治疗作用反而可加重高血压和低血钾。孕妇终止妊娠可缓解高血压。

（二）基因突变导致肾上腺类固醇合成异常

1. 家族性醛固酮增多症

（1）家族性醛固酮增多症 I 型（FH-1）：亦称为糖皮质激素可抑制性醛固酮增多症（GRA），常染色体显性遗传病。正常情况下，在肾上腺皮质球状带，醛固酮合成酶受血管紧张素 II 调控作用合成醛固酮；在束状带，11β 羟化酶受促肾上腺皮质激素（ACTH）调控合成糖皮质激素。而GRA 是由于在减数分裂期间，两条 8 号染色单体联会时配对不精确和不等交叉，造成 8 号染色体在醛固酮合成酶基因（*CYP11B2*）和 11β 羟化酶基因（*CYP11B1*）间相互嵌合，形成一个新的"融合基因"，由 *CYP11B1* 的启动子区（调控区）和 *CYP11B2* 的编码区嵌合而成，该嵌合基因不受血管紧张素 II 和血钾调控，而受 ACTH 调控，在束状带合成具有醛固酮作用的蛋白而致病。该病临床特征为早发（患者确诊年龄多≤20 岁）、家族性盐敏感性中 / 重度高血压，血浆醛固酮水平可明显升高或正常，而血浆肾素活性受抑制，临床上常被疑诊为原发性醛固酮增多症。GRA 的另一特征为早发脑血管意外，多为颅内血管瘤破裂的出血性脑卒中，死亡率较高。Southern 印迹法或长距离聚合酶链反应（PCR）法检测 *CYP11B1/CYP11B2* 的嵌合基因可明确诊断。在治疗方面，可应用小剂量糖皮质激素联合醛固酮受体拮抗剂（螺内酯、依普利酮）控制血压。

因此，在确诊时年龄 <20 岁、家族性、年龄 <40 岁合并脑血管意外者建议筛查 *CYP11B1/CYP11B2* 嵌合基因。

（2）家族性醛固酮增多症 II 型（FH-2）：常染色体显性遗传病。其致病基因已经被定位于染色体 7p22，但是尚未被发现。其激素及生化改变与FH-1 十分相似，但血压不能被地塞米松抑制。多数患者出现肾上腺皮质增生或肾上腺瘤。除了

FH-2 具有家族史外，目前还没有方法将其与非遗传的原发性醛固酮增多症区分。

（3）家族性醛固酮增多症 III 型（FH-3）：由编码内向整流钾离子通道 Kir3.4 的基因 *KCNJ5* 突变导致。该基因突变导致 Kir3.4 的选择性丧失，肾上腺皮质球状带细胞去极化，钙离子内流增加，导致醛固酮持续高合成以及肾上腺增生。该基因的临床表现与上述 I 和 II 型相似，遗传模式为常染色体显性遗传。

（4）家族性醛固酮增多症 IV 型（FH-4）：由编码位于肾上腺球状带的电压门控钙离子通道的 *CACNA1H* 基因突变导致。只是细胞内钙离子浓度增高，醛固酮合成增加。

2. 先天性肾上腺皮质增生症（CAH） 该病是一组由于肾上腺皮质激素合成过程中限速酶缺陷造成的常染色体隐性遗传病，包括 11β- 羟化酶缺乏症、17α- 羟化酶缺乏症、21- 羟化酶缺乏症等。以低肾素性高血压伴第一、第二性征发育异常为临床特点。基因检测发现纯合致病突变或复合杂合突变确诊。糖皮质激素是治疗的主要药物，剂量应维持在能充分抑制症状、保持正常生长的最小剂量。

3. 家族性糖皮质激素抵抗（FGR） 呈常染色体显性遗传，由 *NR3C1* 基因突变导致，以全身性、局部或靶器官特异性的糖皮质激素抵抗为特征。临床表现具有很大差异性，可从严重到无临床症状，仅出现生化指标改变。临床表现主要为盐皮质激素和雄激素过多所致的相关症状。患者可出现高血压、低钾血症、碱中毒等，儿童患者可表现为外生殖器不易辨认、性早熟等，成年患者可表现为痤疮、多毛症、不孕。对 *NR3C1* 基因进行测序可确诊。治疗药物主要是糖皮质激素，可抑制内源性 ACTH 的分泌。

（三）以嗜铬细胞瘤等为代表的各种神经内分泌肿瘤

以嗜铬细胞瘤等为代表的各种神经内分泌肿瘤在肿瘤综合征基础上合并了高血压表现，包括多发性内分泌腺瘤、VHL 综合征和神经纤维瘤病等。

1. Von Hippel-Lindau（VHL）综合征 常染色体显性遗传。病因：肿瘤抑制位点 3p25-p26 突变，10%~20% 携带者表现为嗜铬细胞瘤。另外常

伴视网膜血管瘤、小脑成血管细胞瘤、肾囊肿、胰腺囊肿、附睾囊腺瘤,为避免漏诊,所有嗜铬细胞瘤都应检查眼底。

2. 多发性内分泌腺瘤病(MEN)　病因为位于染色体 10q11.2 的 RET 原癌基因区域酪氨酸受体激酶基因突变。MEN-2A:表现为甲状腺髓癌,甲状旁腺功能亢进,50% 发生嗜铬细胞瘤。为避免漏诊,所有嗜铬细胞瘤患者都要测血清甲状旁腺激素。MEN-2B:临床表现为嗜铬细胞瘤,甲状腺髓癌,多发黏膜神经瘤(唇、舌、颊膜、眼睑、结膜、角膜、胃肠道),马方综合征样体型,但无晶体及主动脉病变。

3. 遗传性神经纤维瘤病(Von Recklinghansen 氏病)　常染色体显性遗传,NFI 突变位点(17q11.2 neurofirbromin 突变)。临床表现为神经纤维瘤、多发性咖啡牛奶斑、腋窝和腹股沟的斑点、虹膜错构瘤(Lisch 结节)、骨异常、中枢神经系统神经胶质瘤、巨头畸形和认知障碍等,5% 的人有嗜铬细胞瘤表现。

第四节　高血压诊治中存在的争议

一、高血压诊断标准之争

高血压诊断标准是高血压诊断及治疗中的最重要指标,也一直是学术界争议不断的话题。到目前为止,高血压诊断标准经历了由模糊到清晰,由粗略到精细的变化过程。从意识到血压(1773 年)到能方便地测量血压(1896 年),耗时 123 年。从意识到血压升高可能有害(1827 年)到提出正常血压诊断标准(1920 年),耗时 93 年。从降压治疗改善症状(1904 年)到确定现行高血压诊断标准(1997 年),耗时 93 年。高血压作为一个疾病被大家所认知,经历了漫长的过程。早年人们认为血压升高是随着年龄增长的一种代偿。而最早关注到高血压危害的是美国的保险公司,他们对人群寿命值的评估做了统计:血压值 140/90mmHg 的人在 20 年后比血压值 120/80mmHg 的人死亡率高 1 倍,而血压值 160/95mmHg 的人比血压值 120/80mmHg 的

人死亡率高 2.5 倍。医学界根据保险公司的观察结果,人为地将血压分成了 120/80mmHg 的"正常血压"、140/90mmHg 的"临界高血压"和 160/95mmHg 的"高血压"三种情况。此时所谓"血压标准"是用统计学方法确定的。1959 年 WHO 建议将 <140/90mmHg 定义为正常血压,≥160/95mmHg 为高血压,并在全球推广。美国第一版高血压诊治指南(JNC1)于 1977 年问世,是最早的国际高血压指南,在指南中,将血压高于 160/95mmHg 的标准用来评估高血压,并推荐对该部分人群严格监测和管理。而随后 1980 年 JNC2 高血压指南则考虑平均舒张压高于 90mmHg 为血压升高。在 JNC3 中,沿用舒张压大于 90mmHg 作为诊断高血压的标准,并提出单纯收缩期高血压的概念。当舒张压 <90mmHg 时,收缩压在 140~159mmHg 诊断为临界收缩期高血压,收缩压 ≥160mmHg 时,才可诊断为单纯收缩期高血压。早期 JNC 系列指南对高血压的诊断标准和治疗相对模糊,且诊断中更重视舒张压指标。直到 1997 年的 JNC6 指南公布,首次明确提出血压高于 140/90mmHg 则定义为高血压并依据血压水平进行分级,这一标准一直被广泛应用。1999 年世界卫生组织/国际高血压联盟(WHO/ISH)的高血压防治指南同样将血压高于 140/90mmHg 定义为高血压。2003 年欧洲首版高血压防治指南也将 140/90mmHg 作为高血压诊断标准。随着对血压升高危害的进一步认识,2003 年 JNC7 中首次将收缩压 120~139mmHg 和/或舒张压 80~89mmHg 定义为高血压前期。在 2017 年 11 月 13 日美国心脏病年会上,美国心脏病学会(ACC)、美国心脏病协会(AHA)等多家组织联合发布了美国成人高血压最新指南,新指南首次将高血压定义由原来的血压 ≥140/90mmHg 改为血压 ≥130/80mmHg。这次改变在国际、国内引起了广泛关注和争议。

与 2017 ACC/AHA 修订高血压诊断标准的情形相同,1997 年的高血压大会确定现行高血压诊断标准之时,也是争议不断。140/90mmHg 成为高血压的诊断标准以后,在全球范围内开展了若干比较不同降压药物治疗方案的较大样本的随机对照临床试验。尽管这些试验并未观察到不同降压药物治疗方案之间存在非常大的差别,但却

与此前进行的安慰剂对照的临床试验一起进一步证明了降低血压本身的巨大心血管获益。这些重要的研究结果激励学术界开展了一系列强化降压治疗临床试验，探讨相较于140/90mmHg，更加强化的降压治疗，是否能够实现更大的心血管获益。其中最重要的是在美国进行的两项较大样本的临床试验，在糖尿病患者中进行的ACCORD研究和在非糖尿病患者中进行的SPRINT研究。两个试验均探讨相较于目标收缩压<140mmg，强化降压治疗（目标收缩压<120mmHg）的心血管获益。在ACCORD研究中，在强化降压治疗组，次要观测终点脑卒中发生率显著下降41%，但主要复合终点（心肌梗死、脑卒中以及心血管死亡）风险仅下降11%，组间差异不显著。SPRINT研究因强化降压组获益显著而提早结束，其主要复合终点（急性冠脉综合征、脑卒中、急性失代偿性心衰以及心血管死亡）在强化降压组中显著下降25%。如果主要终点不包括心力衰竭，风险下降的幅度与ACORD试验相似。SPS3研究比较了中等强化降压（收缩压<130mmHg）与标准降压，中等强化降压治疗组患者（平均收缩压为127mmHg）卒中年发生率为2.3%，标准降压治疗组患者（平均收缩压为138mmHg）卒中年发生率为2.8%（p=0.08），虽然结果未能达到统计学差异，但低于130mmHg的目标值已出现可降低缺血性卒中风险的趋势，特别是发现出血性卒中风险可降低约60%（p=0.03）。一项纳入61项前瞻性研究的荟萃分析表明血压≥115/75mmHg的人群心脑血管疾病风险随着血压的升高而增加。该研究提示，收缩压每增加20mmHg，或舒张压每增加10mmHg，其脑卒中、缺血性心脏病、血管性疾病相关死亡风险增加1倍。一项包括19项RCT（44 989例患者，并未包括SPRINT研究）的荟萃分析，结果发现强化降压组患者（平均血压为133/76mmHg）较标准降压组（平均血压为140/81mmHg）主要心血管事件发生率下降14%、心肌梗死发生率下降13%，卒中发生率下降22%，且具有统计学差异。另一项包括了42项RCT（144 220例患者）的荟萃分析发现，收缩压水平与心血管疾病罹患风险及死亡呈线性相关，在收缩压为120~124mmHg时，心血管疾病和死亡的风险最低。以上研究结提示：血压

≥140/90mmHg的高血压人群发生CVD风险显著增加，而血压130~139/80~89mmHg的人群发生CVD风险也升高。基于上述研究结果的影响，2017年美国高血压指南重新定义了高血压，从收缩压/舒张压140/90mmHg下降到130/80mmHg。

新版美国高血压指南虽然根据130~139/80~89mmHg定义新的1级高血压，但是否启动降压药物治疗，还要看其心血管风险。因此引入了10年动脉粥样硬化性心血管疾病危险评分（10-year ASCVD risk）。如果血压在130~139/80~89mmHg范围内，10年ASCVD危险≥10%的患者才需要进行降压药物治疗，低于这一风险水平的患者仅建议生活方式干预等非药物治疗。因此，与140/90mmHg这一治疗阈值相比，新版美国指南推荐的需要药物治疗的人数增加并不显著。也就是说，美国高血压新指南提出高血压诊断标准窗口前移的新观点，给很多美国人贴上了高血压的标签，并不是为了盲目地鼓励药物治疗，而是为了号召大家重视血压变化，优先通过改变不良生活方式来达到控制血压，其目的是加强早期管理、进一步降低CVD发病风险，这一意义无疑是巨大而深远的。与美国指南相比较，欧洲的新版指南和中国指南在高血压诊断标准方面相对折中，仍然采用原来的140/90mmHg以及高血压分级标准。然而，虽然欧洲等尚未接受美国指南对高血压诊断标准的更改，但是，对美国指南在治疗和预防窗口前移的观点上持普遍接受态度。

中国高血压指南必须认真考虑中国高血压管理的现状，因此对于中国高血压指南是否会跟随美国指南更新高血压的诊断标准这个问题，目前的最简洁回答是：不；而更为完整的答案是：不是现在。逐年增高的高血压患病率及较低的高血压控制率，反映出我国高血压防控形势的严峻性。考虑到我国目前高血压防治具体状况，我国当前的主要问题是需加快提高以血压<140/90mmHg为降压标准的高血压控制率，以减少我国高血压并发症的数量。在结合我国实际情况并充分分析国内外相关证据的基础上，我国高血压诊断标准仍采用收缩压≥140mmHg和/或舒张压≥90mmHg的标准。其中，对美国高血压新指南的争议在于对血压值为130~139/80~89mmHg的

人群该如何界定和处理。虽然中国专家对血压诊断标准并未发生改变,但是这部分人的 CVD 风险不可忽视,应采取新的划分。中国医师协会关于我国高血压诊断标准及降压目标值的科学声明对这部分人按照风险给出如下建议:

(1)对该人群中无临床 CVD 及 10 年动脉粥样硬化性疾病(ASCVD)风险 <10% 者,推荐积极改变生活方式,不建议应用降压药物治疗。ASCVD 风险评估采用我国的标准。

(2)该人群中无临床 CVD 且 10 年 ASCVD 风险 ≥10% 者,推荐改变生活方式,不建议应用降压药物治疗。医生可根据患者具体情况将降压药物干预启动阈值和降压目标值下调至 130/80mmHg。

(3)年龄 ≥65 岁老年人,推荐改变生活方式,不建议应用降压药物治疗。医生可根据患者具体情况,将降压目标值下调至 130/80mmHg。对不能耐受降压治疗者,也可根据临床情况上调目标值。

(4)合并其他疾病的患者,临床 CVD(不包括近期发生的脑血管疾病)、糖尿病、慢性肾脏病、肾移植后慢性肾脏病、心力衰竭、稳定性缺血性心脏病、外周动脉疾病。本类患者推荐启动药物降压阈值为 130/80mmHg,降压目标为 130/80mmHg。

综上,诊断高血压的界值是人为规定的,随着人们对高血压认识的逐渐加深,这一临界值的确定也会更加具有科学性、实用性,它对临床上高血压的治疗将更具有指导性。美国高血压新指南将高血压的诊断标准更改为 130/80mmHg,虽然未得到其他国家指南的认同,但其对高血压防治战线要前移的理念得到了广泛的接受。另外,应在我国开展对高血压降压阈值的临床多中心研究及社区防控研究,进一步获得我国高血压管理的相关临床证据,为我国高血压防治指南制定提供依据。

二、高血压降压靶目标之争

(一)老年高血压降压靶目标

目前全球面临着日益严重的老龄化问题,中国也正在步入老龄化社会。第七次全国人口普查显示,我国 65 岁以上人群占人口总数的 13.5%,

预计这一数字于 2040 年将被改写为 19.7%。社会老龄化带来一系列问题,其中包括高血压的患病率随着年龄的增长而显著增加。Framingham 研究显示,在 <60 岁的人群中高血压的患病率为 27%,而在 80 岁左右的人群中患病率达到 75%。但老年高血压的降压靶目标一直存在争议,特别是虚弱、痴呆、心力衰竭等老年患者及对于生活不能自理的老年人的降压目标值缺乏相应的 RCT 研究支持。

SHEP 研究入选年龄 ≥60 岁(平均 72 岁)的患者 4 736 例,基线血压均值为 170/77mmHg,氯噻酮或阿替洛尔治疗,随访第 5 年时,治疗组与安慰剂组平均血压分别为 143/68mmHg 和 155/72mmHg;脑卒中发病率分别为 5.2% 和 8.2%,相对危险度为 0.64($p=0.000\ 3$);二级终点非致死性心肌梗死与心源性死亡的相对危险度为 0.73;主要心血管事件相对危险度减少为 0.68;全因死亡的相对危险度下降为 0.87。Syst-Eur 研究的结果也显示,在年龄 ≥60 岁的老年 ISH 患者中,积极治疗使收缩压 <150mmHg,可使整体脑卒中的发病率降低 42%,非致死性脑卒中降低 44%,所有致死性和非致死性心源性终点(包括猝死)降低 26%。中国老年人群降压治疗的循证证据显示了相似的结果。Syst-China 研究入选 2 394 例平均年龄 66.5 岁的 ISH 患者,分别服用尼群地平和安慰剂治疗,降压的目标值为 <150mmHg。随访第 2 年时,治疗组血压下降较安慰剂组多了 9/3mmHg;同时治疗组脑卒中发病率降低 38%,脑卒中死亡率降低 58%,全因死亡率下降 39%,心血管死亡率下降 39%,各种致死性和非致死性心血管终点减少 37%。上述年龄 ≥60 岁(多数为 60~79 岁)的老年高血压患者随机试验表明,降压治疗可明显降低心血管发病率和死亡率。

而对于 80 岁以上老年人群的降压治疗曾存在较多争议。SHEP 研究中 80 岁以上亚组分析显示,卒中事件减少 45%,但全因死亡并未减少。Syst-Eur 研究中 80 岁以上亚组中,降压治疗使致死性和非致死性事件联合终点显著减少,但同样全因死亡和心血管死亡并未减少。INDANA 小组荟萃分析了 7 个随机对照临床试验中年龄 ≥80 岁的高血压患者 1 670 例,结果显示,80 岁以上高血压患者降压治疗可使致死性和非致死性卒中减少 36%,心血管事件减少 23%,心力衰竭减少 42%;但心源性死亡并未减少,更重要的是全因死亡增加 14%。面对这些研究结果,对于年龄≥80 岁的人群降压治疗是否获益令人顾虑。与此相反,2008 年 HYVET 研究的公布让人们看到了老年患者降压治疗的曙光,研究入选≥80 岁的老年高血压患者 3 845 例,使用吲达帕胺缓释片与培哚普利联合治疗,降压治疗目标值是 150/80mmHg。结果显示降压治疗使致死性卒中下降 39%,心力衰竭下降 64%,全因死亡下降 21%。2007 年 10 月因治疗组明显受益提前终止试验。该研究结果证实,对于≥80 岁的老年高血压患者降压治疗也能明显获益。但该研究入组人群中合并心肌梗死、脑卒中和糖尿病的比例较低,各为 4.2%、8.9%、6.9%。

除此之外,2014 年欧洲高血压协会(ESH)与国际高血压协会(ISH)联合会议上所公布的一项研究显示,在确定老年人降压治疗策略时,不仅要考虑到日历年龄,还要考虑到生物学年龄或功能年龄。阿姆斯特丹增龄纵向研究(LASA)以患者 6 分钟步行试验与简易精神状态检查(MMSE)评分等参数作为判断生物学年龄的依据,平均年龄为 76 岁的入组患者中,69% 为衰弱,41% 为健康。其结果提示健康老年人,舒张压 >90mmHg 者死亡风险增高 50%,舒张压≤70mmHg 者死亡风险无明显增高;但在衰弱老年组却相反,舒张压较低组死亡风险增高 50%,但舒张压 >90mmHg 者死亡风险却无增高。这一研究提示生物学年龄(衰弱与否)是影响降压治疗获益的重要因素,衰弱患者应避免激进的血压控制,衰弱评估对老年人降压治疗有重要意义,尤其对于≥80 岁的高龄患者。

各指南中老年高血压治疗目标值也并不一致。2017 美国高血压指南推荐,对于 65 岁以上的老年人,收缩压应 <130mmHg,对于合并多种疾病的老年患者或预期生命有限的老年患者,则可以根据临床情况制订合理的降压目标值。2018 年欧洲高血压指南推荐,对于老年(>65 岁)患者,SBP 应当以 130~140mmHg 之间、DBP<80mmHg 为目标,应避免治疗的 SBP <130mmHg。

鉴于上述临床试验结果,《中国高血压防治指南(2018 年修订版)》推荐,老年高血压治疗的主要目标是 SBP 达标,共病和衰弱症患者应综合评估后,个体化确定血压起始治疗水平和治疗目标值。65~79 岁的老年人,第一步应降至 <150/90mmHg;如能耐受,目标血压 <140/90mmHg。≥80 岁应降至 <150/90mmHg;患者如 SBP<130mmHg 且耐受良好,可继续治疗而不必回调血压水平。双侧颈动脉狭窄程度 >75% 时,中枢血流灌注压下降,降压过度可能增加脑缺血风险,降压治疗应以避免脑缺血症状为原则,宜适当放宽血压目标值。衰弱的高龄老年人降压注意监测血压,降压速度不宜过快,降压水平不宜过低。

尽管对于老年高血压降压目标值的争论一直存在,但更应该认识到,我国老年高血压的整体治疗现状是知晓率、控制率非常低,不是"过犹不及"的问题,而是远远没有得到满意控制。

(二)糖尿病合并高血压降压靶目标

糖尿病与高血压互为危险因素、常常相互伴发,约 75% 的 2 型糖尿病患者同时伴有高血压,我国门诊高血压患者中 24.3% 合并糖尿病。高血压患者一旦合并糖尿病,将增加卒中、心血管事件、心血管死亡与全因死亡率的风险。对糖尿病合并高血压患者进行合理的血压控制非常必要。

UKPDS 研究是早期证明降低 2 型糖尿病伴高血压患者的血压水平可以获益的研究之一。入选 1 148 例 2 型糖尿病合并高血压的患者,基线血压平均为 160/94mmHg,随机分为 2 组:一组为严格血压控制组(目标血压 <150/85mmHg,随访治疗后平均血压为 144/82mmHg);另一组为非严格血压控制组(目标血压 <180/105mmHg,随访治疗后平均血压为 154/87mmHg),随访时间 9 年。结果显示严格血压控制组较非严格血压控制组,其糖尿病相关终点事件风险减少 24%,糖尿病相关死亡减少 32%,卒中减少 44%,微血管终点事件减少 37%。结果分析显示平均收缩压与大血管及微血管并发症的风险呈线性相关,平均收缩压每降低 10mmHg 可降低糖尿病相关终点事件风险 12%,降低糖尿病相关死亡风险 15%。

HOT 研究探讨了舒张压控制水平与减少高

血压患者心血管并发症的关系。入选 18 790 例高血压患者,基线舒张压为 100~115mmHg(平均为 105mmHg),随机分为 3 组,舒张压控制目标分别为 90mmHg、85mmHg、80mmHg。其中 1 501 例糖尿病亚组患者的 3 组舒张压平均控制水平分别为 85mmHg、83mmHg、81mmHg;与舒张压 ≤90mmHg 组相比,舒张压 ≤80mmHg 组的主要心血管事件降低 51%。HOT 研究提示糖尿病合并高血压患者中降低舒张压 ≤80mmHg 具有显著心血管获益。

基于流行病学资料和 UKPDS 及 HOT 研究结果,诸多学术组织,包括世界卫生组织(WHO 2003 年)、美国糖尿病学会(ADA 2008 年)、美国心脏协会(AHA 2007 年)、欧洲高血压协会(ESH)/欧洲心脏病学会(ESC 2007 年)、英国高血压协会(BHS 2004 年)、中华医学会糖尿病学分会和高血压分会所发表的相关指南均建议糖尿病患者的血压控制目标为 <130/80mmHg。但后来发表的一些临床研究结果和荟萃分析并没有进一步支持此建议。

ACCORD 研究是探讨 2 型糖尿病患者降压目标的重要研究。入选 4 733 例具有心血管事件高危风险的 2 型糖尿病患者(其中 34% 已有 CVD)。随机分为 2 组:一组为强化治疗组(目标收缩压 <120mmHg),另一组为标准治疗组(目标收缩压为 <140mmHg)。随访治疗 1 年后平均收缩压分别为 119.3mmHg 与 134.5mmHg。平均随访时间为 4.7 年,主要复合终点为非致死性心肌梗死、非致死性卒中或心血管原因的死亡。结果显示强化治疗组主要复合终点有下降趋势但没有统计学意义,但强化治疗组的卒中风险降低 41%(HR:0.59,p=0.01)。强化治疗组的严重不良事件较标准治疗组增多(3.3% vs 1.3%,p<0.001)。在具有心血管高危风险的 2 型糖尿病患者中,ACCORD 研究结果说明收缩压 <120mmHg 与 <140mmHg 相比,并未降低致死性复合终点事件与非致死性主要心血管事件的发生率。本研究结果并不支持各学术组织推荐的糖尿病患者血压控制目标为收缩压 ≤130mmHg。但是,也应注意到 ACCORD 研究的入选人群虽然包括美国不同种族的患者,对于卒中风险相对较高的东亚人群而言,对其结果合理性的解释可能有所不同;并且

其主要复合终点虽然没有显著性差异,但强化治疗组已有下降趋势,若样本量进一步扩大是否结果会有所改善,需进一步研究评价。

INVEST 研究探讨在高血压合并冠状动脉疾病(CAD)患者中,控制血压对 CVD 风险的影响,主要终点事件是首发的全因死亡率与非致死性心肌梗死或卒中。后续观察的亚组随访分析了 6 400 例高血压伴糖尿病和 CAD 患者,按血压控制水平分为严格控制组(收缩压 <130mmHg)、普通控制组(130≤ 收缩压 <140mmHg)、非控制组(收缩压 ≥140mmHg)。普通控制组对比非控制组,心血管事件发生率分别为 12.6% 与 19.8%,调整后的 HR 为 1.46,具有统计学意义;但普通控制组与严格控制组则没有显著差别,而且在延长随访时发现,严格控制组比普通控制组的全因死亡率更高,差异有显著性。本研究结果表明,在糖尿病合并 CAD 患者中严格控制血压(收缩压 <130mmHg),并未明显减少心血管终点事件,而收缩压 <110mmHg 的全因死亡风险反而增加,即过于严格控制 CAD 合并糖尿病患者的血压是不合适的。

ONTARGET 研究分析了在心血管事件高危人群(已经存在动脉粥样硬化疾病或伴有器官损伤的糖尿病患者)中,控制血压对心血管事件的影响,其中 37.5% 的患者同时伴有糖尿病与高血压。其最终研究结果得出一条“J”型曲线,即心血管死亡率最低点的收缩压为 130mmHg,而心肌梗死最低点收缩压为 126mmHg。该研究与 ACCORD 研究类似的是,卒中的风险随着血压下降而持续下降。

ACCORD、INVEST 和 ONTARGET 三大临床研究提示在收缩压 <130mmHg 时,并未进一步降低心血管事件与死亡风险,甚至增加了严重不良事件的发生。但需注意的是糖尿病合并明确诊断的冠状动脉疾病患者,与单纯糖尿病合并高血压患者不同。对此各学术组织发表了各自的看法,并对各自指南进行相应的变化,有的甚至一度上调了降压目标值。

而 2017 年美国高血压指南依然将糖尿病患者高血压目标值定为 <130/80mmHg。指南认为 ACCORD 研究是析因分析研究,同时研究强化降压与强化降糖,这样结果会受到干扰。研究显示,

如果将强化降压独立分析,心血管事件、心血管死亡、心肌梗死及卒中的风险均显著下降。同样是ACCORD研究的亚组分析显示,强化降压(收缩压<120mmHg)较标准降压(收缩压<140mmHg)患者发生左心室肥厚的风险减少39%(p=0.008)。而一项包括了31项RCT总计73 913例糖尿病合并高血压患者的荟萃分析显示,强化降压患者(收缩压<130mmHg)卒中风险下降31%,心肌梗死风险下降13%;收缩压/舒张压每下降5/2mmHg,卒中风险分别下降13%和11.5%。SPRINT研究虽未纳入糖尿病患者,但一项SPRINT事后分析研究显示,以空腹血糖>100mg/dl将患者分为糖尿病前期组和正常血糖组,强化降压可使两组患者均获益。2017美国高血压指南同时指出,关于糖尿病合并高血压患者舒张压目标值的RCT很少或几乎没有。虽然HOT研究、UKPDS研究及ABCD研究显示将舒张压降至85mmHg或80mmHg有心血管获益,但当时诊断糖尿病的标准为2次空腹血糖水平>140mg/dl,而非目前的>126mg/dl。但基于上述研究的证据,指南还是将降压目标值定为<130/80mmHg。

令人意外的是,同样是美国指南,美国糖尿病学会(ADA)却没有跟随AHA/ACC的步调。ADA 2017指南,仍将≥140/90mmHg作为糖尿病高血压的诊断界值。ADA指南认为目前尚缺乏充分证据支持将<130/80mmHg作为多数糖尿病患者的血压控制目标。

回过头来看,在高血压合并糖尿病患者的血压控制方面,中国指南没有太多改变,一直将130/80mmHg作为多数糖尿病患者的降压目标值。总之,现阶段要对2型糖尿病合并高血压患者提出明确的最佳血压控制目标尚需要更多大型临床研究结果。临床实践要充分考虑各种控制目标的个体化原则。病程较短的年轻糖尿病患者,为降低心脑血管事件的发生率,其血压应当得到严格控制;而对病程较长、伴有心血管疾病的老年糖尿病患者,则应谨慎达标。对有家族卒中倾向的糖尿病患者,其血压控制目标也应较为严格。

三、一线降压药物之争

(一)单药治疗的一线降压药物之争

单药治疗的一线药物之争主要集中在β受体阻滞剂和利尿剂上。

1. β受体阻滞剂　长期以来学术界认为5类降压药物均可以作为初始降压药物。2006年英国NICE《成人高血压管理指南》进行修改的主要内容之一是将β受体阻滞剂从降压一线药物中撤出,其主要依据是ASCOT研究及2005年Lindholm对β受体阻滞剂阿替洛尔的荟萃分析结果。自此β受体阻滞剂在高血压的治疗地位备受关注,对β受体阻滞剂的不利论述集中在对糖代谢的影响以及降低脑卒中方面。2014年JNC8中在初始降压药物的选择上也不再将β受体阻滞剂作为一线降压药物。欧洲ESH的指南虽然认为β受体阻滞剂作为降压药物使用时,特别是与其他种类降压药物联合治疗时在获益方面有一定局限性,但是β受体阻滞剂在冠心病、慢性充血性心衰以及心律失常的治疗中仍具有优势,所以仍然应该将β受体阻滞剂作为高血压的重要治疗药物。

高血压治疗中提示β受体阻滞剂的不利证据主要来源于LIFE研究以及ASCOT研究,这两个研究使用β受体阻滞剂的特点为:β受体阻滞剂采用是阿替格尔(非其他β受体阻滞剂),剂量为100mg/d,治疗时间为5年余;两个试验采用的是β受体阻滞剂及利尿剂的联合治疗方案(而非单一使用β受体阻滞剂,且利尿剂的使用也是大剂量)。以上这两个试验作为使用β受体阻滞剂的阴性结果显然是不恰当的。然而在高血压的治疗中确实不建议β受体阻滞剂联合利尿剂,特别在有代谢综合征以及糖尿病患者中。

美托洛尔高血压一级预防试验(MAPHY)是采用新型β受体阻滞剂的RCT临床试验,研究为多中心随机、开放、对照、平行组研究,共11国66家医院3 234例40~64岁舒张压100~120mmHg门诊高血压患者参加研究;随机分为美托洛尔组(平均剂量174mg/d)和利尿剂组(氢氯噻嗪46mg/d或者苄氟噻嗪4.4mg/d),治疗目标为DBP<95mmHg(可加其他降压药),平均随访4.16年(至少842天或随访至死亡)。结果:美托洛尔组总病死率下降22%,心血管猝死风险下降30%,冠心病事件发生率下降24%。由此证明了新型β受体阻滞剂美托洛尔在高血压患者的治疗中还是有地位的。

交感神经激活可以通过血管紧张素系统继发性激活肾上腺素能系统,或通过环境、紧张性等过度刺激增强下丘脑对血压的控制,并引起多脏器功能损害,高血压、糖尿病早期即有交感激活。因此高血压治疗将不仅仅是降压治疗,更需进一步考虑抑制交感神经的激活。交感兴奋人群包括:高血压、肥胖、糖尿病、代谢综合征、心率过快、心衰等,这些患者使用β受体阻滞剂可能有利。仅降低心率而不降低交感活性获益是有限的,在降低交感活性的基础上使心率变慢对高血压患者具有较好的作用。β受体阻滞剂具备了这样的双重治疗特征,而且高选择性β受体阻滞剂对血糖、血脂无明显影响,在 MERIT-HF 研究中显示美托洛尔对新发糖尿病、高血糖和低血糖等发病率无显著影响。尽管β受体阻滞剂的试验有阴性结果的,如 LIFE 和 ASCOT,但是也有阳性结果的,如 HAPPHY、IPPPSH、STOP、INVEST 和 UKPDS。全部证据表明不同患者结果不同,预防卒中β受体阻滞剂劣于钙通道阻滞剂,但是预防充血性心力衰竭,β受体阻滞剂则优于钙通道阻滞剂,且与其他药物作用相当。β受体阻滞剂在心血管疾病的二级预防方面的作用是一级推荐用药,特别在冠心病、心力衰竭患者β受体阻滞剂是优先选择的药物,这些患者伴有糖尿病时,同样适用β受体阻滞剂的治疗。

不同β受体阻滞剂存在着药代、药效学上的差异,临床证据也有所不同,以往的荟萃研究大多数都局限于水溶性β受体阻滞剂阿替洛尔上,对β受体阻滞剂的争议也始于阿替洛尔,而目前常用的美托洛尔等新型的脂溶性β受体阻滞剂在中国高血压治疗已积累了大量应用经验,为中国高血压的防治也做出了巨大的贡献。鉴于我国大量的应用经验和循证证据(HOT-CHINA),《中国高血压防治指南(2018年修订版)》仍将β受体阻滞剂列为一线降压药物,中国《β受体阻滞剂在心血管疾病中应用的专家共识》也强调了β受体阻滞剂在高血压的治疗地位。β受体阻滞剂在高血压患者中的合理应用主要包括①伴有心率快、压力大的中青年高血压患者;②伴有心律失常(房性、室性)的高血压患者;③各种年龄伴有冠心病、心力衰竭的高血压患者(包括有糖尿病);④在高血压肾功能受损的患者常规药物治疗血压仍控制不良者可选择;⑤在采用钙通道阻滞剂血压控制不良的高血压患者中,β受体阻滞剂可联合 CCB 治疗。

2. 利尿剂 自 20 世纪 50 年代以来,利尿剂直是常用的降压药之一。美国预防、检测、评估与治疗高血压全国联合委员会从第 1 次报告(JNC1)起就推荐利尿剂作为一线降压治疗药物,至 JNC8 仍然认为利尿剂的一线地位是不可替代的。随着血管紧张素转换酶抑制剂(ACEI)、钙通道阻滞剂(CCB)、血管紧张素受体拮抗剂(ARB)及肾素抑制剂等新型降压药物的迅速发展和应用,利尿剂长期应用对糖脂代谢、尿酸代谢及电解质所产生的副作用,使人们开始质疑其治疗地位。长期大剂量使用利尿剂可引起胰岛素抵抗、糖脂代谢异常、低血钾及尿酸升高。荟萃分析结果表明,噻嗪类利尿剂降压治疗可显著增加患者新发糖尿病风险 34%,提示这种危险的增加与利尿剂的使用有关。另有研究显示利尿剂对糖代谢的影响与其降低血钾的效应有关,利尿剂对血钾的影响具有剂量依赖性,剂量越大,血钾水平则降低越明显。小剂量噻嗪类利尿剂引起低血钾发生率较低,因而对糖代谢影响相对较小。

ASCOT 研究与 ACCOMPLISH 研究显示,利尿剂联合β受体阻滞剂治疗、利尿剂联合 ACEI 治疗与 CCB 联合 ACEI 治疗比较,联合利尿剂的复方制剂在减少心血管终点事件方面未有明显优势。尤其是利尿剂联合β受体阻滞剂治疗,长期应用会对糖脂代谢产生不利的影响,因此需避免长期使用这种联合治疗方案。在 2009 年的欧洲高血压年会上,Messerli 教授明确指出,对于氢氯噻嗪降压疗效并不优于其他降压药物,如果加量还会带来严重的不良反应,所以不应该再推荐为一线的降压药物。而且指南再评价的文章中在肯定利尿剂降压疗效的同时也指出,利尿剂与β受体阻滞剂联合应用耐受性最差。

同属于噻嗪类利尿剂的还有吲达帕胺和氯噻酮。抗高血压和降脂治疗预防心肌梗死试验(ALLHAT)入选 4 万多例高血压患者,比较利尿剂(如氯噻酮)、ACEI(如赖诺普利)、CCB(如氨氯地平)及仅 α 受体阻滞剂(如多沙唑嗪)的降压作用及预后终点。结果表明利尿剂与 CCB 和 ACEI 等高血压药物有相似的降压作用;氯噻酮与氨氯地平在致死性冠心病和非致死性心肌梗死的发生上没有显著性差异,而氨氯地平组心力衰竭的危险比氯噻酮组高38%。同样,氯噻酮组与赖诺普利组在致死性冠心病、非致死性心肌梗死、全因死亡率、联合冠心病事件、外周动脉疾病、癌症或终末期肾脏疾病等方面的差异也无显著性。但是赖诺普利组卒中危险高15%,联合心血管疾病危险高10%。HYVET研究纳入3 845例80岁以上高龄高血压患者,研究结果显示与安慰剂相比,吲达帕胺缓释片和培哚普利降压治疗使高龄高血压患者血压降至<150/80mmHg,总死亡率降低21%,脑卒中减少30%,致死性脑卒中减少39%,心力衰竭减少64%。该研究首次证实80岁以上高龄高血压患者以小剂量利尿剂为基础的降压治疗能显著减少脑卒中的发生,降低总死亡率。培哚普利预防脑卒中再发研究(PROGRESS)显示吲达帕胺缓释片与培普利合用使脑卒中危险性降低43%,而单用培哚普利仅降低5%。此外,对脑血管病患者痴呆发生及认知功能障碍的危险性降低34%。吲达帕胺缓释片与依那普利对伴有微量蛋白尿的2型糖尿病高血压患者研究(NESTOR)显示,吲达帕胺缓释片可有效地降低2型糖尿病患者的尿微量白蛋白,其效果与依那普利相当。

在2009年 *N Engl J Med* 发表的有关利尿剂的综述中全面阐述了利尿剂争论的问题,提出:大剂量噻嗪类利尿剂在长期治疗中可以导致3%~4%新发糖尿病,5%~7%的胆固醇水平的增高。但氢氯噻嗪与氯噻酮以及吲达帕胺之间存在明显的不同,HYVET研究应用吲达帕胺获得较好的临床预后。在结论中指出:利尿剂是一种复杂降压药物,在降压和降低心血管风险方面具有长期获益的结果,在恰当的注意、合理的选择、进行不良反应监测的情况下,以利尿剂为基础的治疗方案可以极大地提高血压的达标率。基于大量的研究证据,除注意应用利尿剂降压治疗要选择合适患者、尽量小剂量使用外,部分学者强调不同种噻嗪类利尿剂的异质性,同为"噻嗪类"或是"噻嗪样"利尿剂的吲达帕胺可能更优。

(二)联合治疗的一线方案选择

要达到高危人群的降压目标一般都要联合治疗,且近期各大指南更加重视并推荐早期启动联合治疗,因此联合治疗是高血压治疗的基本方法。联合降压治疗应用不同作用机制的降压药物以合适的剂量进行合理组合,其优势在于降压疗效叠加使作用增强,而不良反应减少。优化的联合治疗方案则应当增加降压疗效、减少不良反应,并能更加全面地保护血管和靶器官、减少心脑血管事件。联合治疗的方案有多种,哪种联合治疗方案最好,既可以降压达标,又可以保护靶器官,改善高血压患者的预后,一直是临床关注的话题。

β受体阻滞剂+利尿剂是传统的联合降压方案,该联合方案在降压机制上是合理的,利尿剂降低容量负荷,同时可以激活交感和肾素,而β受体阻滞剂在降低交感活性同时降低肾素的活性。然而不论是利尿剂还是β受体阻滞剂都会导致糖代谢、脂代谢的异常从而对心脑血管产生不利的影响,与β受体阻滞剂+利尿剂方案对比的方案有ASCOT-BPLA研究、INSIGHT研究和LIFE研究,在这3个试验中均显示了β受体阻滞剂阿替洛尔联合利尿剂治疗的弱势,β受体阻滞剂联合利尿剂与ACEI+CCB、CCB+β受体阻滞剂以及与ARB+利尿剂比较不仅新发糖尿病增加,而且脑卒中的发生也多于对照组。因此ESC/ESH高血压指南以及英国NCE指南,不推荐β受体阻滞剂联合利尿剂在高血压中的治疗,特别是有糖尿病和代谢综合征的患者。

CCB在我国应用广泛,利尿剂价格低廉,CCB联合利尿剂目前在我国临床常见联用。在VALUE研究中,CCB联合利尿剂组不论是收缩压还是舒张压的降低均优于ARB+利尿剂,收缩压平均降低2.2mmHg,一级终点事件两组无显著差别,二级终点CCB+利尿剂组降低所有心肌梗死发生的风险19%,所有脑卒中的发生降低了15%,提示这种联合方案有利于心脑血管的保护。但在新发糖尿病方面弱于ARB+利尿剂,可能CCB本身改善代谢方面优势弱于ARB,而利尿剂的长期大剂量治疗有糖代谢受损的风险,因此两者的叠加治疗未看到改善糖代谢的益处。FEVER研究在中国高血压人群进行,该试验中CCB联合利尿剂在降低血压方面比对照组多降低4/2mmHg,致死及非致死性脑卒中降低29%。我国的老年人及北方人群有高盐饮食的不良习惯,而采用 CCB 联合利尿剂可以直接降低容量负荷,这些高血压的个体采用这种治疗方案对血压降低及改善敏感有益,长期采用这种方案有利于提高患者的依从性和时效性。这对高卒中发生率的我国高血压病的防治是十分重要的。

ACEI 与 ARB 均为 RAS 系统阻断剂,均可以抑制肾素和血管紧张素 II,适合于高肾素性及高交感活性的患者。二者分别在合并心力衰竭和慢性肾脏疾病的高血压患者临床获益证据确凿。在一般人群的高血压患者中有不少患者属于低肾素性高血压,因此是不适合两者联合的。在高危的患者两者联合可能获益。其中肾脏疾病有大量蛋白尿的高危高血压患者以及心力衰竭的高危患者有部分证据证实。COOPERATE 研究将 336 例非糖尿病肾病同时具备符合 GFR 降低和尿蛋白 >0.3g/24h 条件的高危高血压患者随机分入氯沙坦 100mg、群多普利 3mg 与氯沙坦联合群多普利方案组。结果显示,ACEI 联合 ARB 治疗组在降低终点事件方面明显优于 ACEI 或 ARB 的任何一种药物。美国 ADA 提出,大量蛋白尿的患者 ACEI 联合 ARB 的治疗要优于单独使用 ACEI 或 ARB。对于心力衰竭患者,尽管 CHARM 试验发现 ACEI 联合 ARB 治疗组心血管死亡和心衰再住院的风险降低了 15%,但在 Val-HeFT 研究和 VALIANT 研究均未看到联合治疗的益处。在 ONTARGET 研究中,ACEI 联合 ARB 治疗与 ACEI 单药相比较,在心血管复合终点两者没有差别,但联合治疗组低血压、晕厥以及肾功能障碍的患者明显增多,提示 ACEI 联合 ARB 的方案不适用于以冠心病为主的心血管高危的高血压患者。

ACEI/ARB 联合二氢吡啶类长效 CCB 的方案目前被认为是比较优化的方案,ASCOT 研究、ACCOMPLISH 研究以及 NICE 研究中均证实了这种联合的益处。在 ASCOT-BPLA 研究中,与 β 受体阻滞剂 + 利尿剂相比,二氢吡啶类长效 CCB 氨氯地平加 ACEI 培哚普利联合治疗在主要终点和次要终点中的 18 个终点中的 15 个终点都有优势,提示二氢吡啶类长效 CCB 联合 ACEI 的方案具有降低血压及减少心脑血管事件的优势。ACCOMPLISH 研究针对高危的单纯收缩期高血压的患者,以 ACEI+CCB 的固定复方制剂与

ACEI 利尿剂的固定复方制剂进行比较,两组之间 ACEI+CCB 的固定复方制剂组血压仅比对照组多降低 0.7mmHg,然而心脑血管的主要终点降低 20%。此研究同样证明 ACEI 联合 CCB 的固定复方制剂在 ISH 患者初始联合治疗会获得较好研究结果。NICE 研究是以高血压微量白蛋白尿的患者为主要研究对象,结果显示,CCB+ARB 联合治疗组不论是血压达标还是微量白蛋白的减少均优于单药 ARB 增加剂量组,从而提示 CCB 联合 ARB 是一种优化联合。CCB 联合 ACEI 或 ARB 的方案在高血压治疗中的获益,是两种药物中的某种药物的优势还是两药联合后的优势?从目前的数据以及药物的机制研究中看出二氢吡啶类长效 CCB(特别是氨氯地平等长效 CCB)和 RAS 系统拮抗剂(ACEI 或 ARB)均具有改善内皮功能、减少胶原基质的形成、稳定斑块、减少氧化应激、改善动脉顺应性的作用,两者的联合治疗可以强化降压以及优化抗动脉硬化。

我国 2018 年指南主要推荐应用优化联合治疗方案是:二氢吡啶类 CCB+ARB;二氢吡啶类 CCB+ACEI;ARB+ 噻嗪类利尿剂;ACEI+ 噻嗪类利尿剂;二氢吡啶类 CCB+ 噻嗪类利尿剂;二氢吡啶类 CCB+β 受体阻滞剂。可以考虑使用的联合治疗方案是:利尿剂 +β 受体阻滞剂;α 受体阻滞剂 +β 受体阻滞剂;二氢吡啶类 CCB+ 保钾利尿剂;噻嗪类利尿剂 + 保钾利尿剂。不常规推荐但必要时可慎用的联合治疗方案是:ACEI+β 受体阻滞剂;ARB+β 受体阻滞剂;ACEI+ARB;中枢作用药 +β 受体阻滞剂。三药联合的方案:在上述各种两药联合方式中加上另一种降压药物便构成三药联合方案,其中二氢吡啶类 CCB+ACEI(或 ARB)+ 噻嗪类利尿剂组成的联合方案最为常用。四种药联合的方案:主要适用于难治性高血压患者,可以在上述三药联合基础上加用第 4 种药物如 β 受体阻滞剂、醛固酮受体拮抗剂、氨苯蝶啶、可乐定或 α 受体阻滞剂等。

单片复方制剂(SPC)是常用的一组高血压联合治疗药物。通常由不同作用机制的两种或两种以上的降压药组成。与随机组方的降压联合治疗相比,其优点是使用方便,可改善治疗的依从性及疗效,是联合治疗的新趋势。

第五节　高血压防治的进展

目前对高血压的诊治强调病因诊断与个体化治疗。病因诊断方面需加强对继发性高血压的认识和筛查。治疗上强调对多重危险因素的干预，推荐早期干预、联合治疗的理念。在高血压的药物治疗、非药物治疗方面及高血压的慢病管理模式上，近几年都有一些新的探索。

一、高血压药物治疗进展

1. **醛固酮受体拮抗剂**　醛固酮作为一种人体内最重要、作用最强的盐皮质激素，研究证实除了与盐皮质激素受体结合调控机体水盐代谢，还通过非基因途径促进了炎症和氧化应激等的发生，这种非基因效应在高血压的发病机制中起着重要作用。顽固性高血压在联合使用一线降压药的基础上，加用醛固酮拮抗剂可取得较好的降压效果及保护靶器官的作用。研究表明难治性高血压中原发性醛固酮增多症的患病率较高，这为已联用多种降压药物后血压仍控制不良者加用盐皮质激素受体拮抗剂提供了临床参考。盐皮质激素受体拮抗剂较噻嗪类降压效果好主要是利尿效果更优于噻嗪类，但对于非容量负荷的高血压患者此药的降压疗效还未明确。

2. **内皮素受体拮抗剂（ETRA）**　内皮素（ET）是一类具有强力血管收缩作用的肽类物质，具有强大的血管收缩功能，同时可刺激多种细胞有丝分裂，增强血管紧张素和醛固分泌，降低抗利尿激素分泌。此外，ET 也可加强中枢及外周交感神经活性，能刺激肾素、醛固酮等的分泌。因此，内皮素受体拮抗剂作为血管舒张药能降低高血压患者的血压。最先用于临床研究治疗高血压的ETRA 是波生坦，研究结果显示，原发性高血压患者单用波生坦 4 周后降压效果与依那普利相当。基于 ETRA 治疗高血压的阳性结果，研究人员又选择了更具有靶向性的 $ET_A RA$ 达卢生坦进行单药治疗高血压的临床研究，结果亦为阳性，且降压作用与用药剂量正相关。药物不良反应主要为水肿、皮肤潮红及头痛，其中水肿、皮肤潮红发生率高于安慰剂组（$p<0.05$），头痛差异则无统计学意义。另外，少数病例出现了严重肝损害、肺动脉扩张等不良反应，所以目前没有在单药治疗原发性高血压研究方面进一步推广。有报道在动物实验中，新药马西替坦比波生坦有更强的降压效果，也可进行临床研究。Black 等首先将达卢生坦纳入难治性高血压的合并用药研究中，降压效果明显。最常见的不良反应仍为轻至中度的水肿及头痛，但患者的耐受性良好，这提示难治性高血压患者能在以 ETR 为靶点的降压药中获益。而 Bakris 等的研究中，达卢生坦组降低收缩压的作用与对照组比较，差异无统计学意义，这个阴性结果导致达卢生坦治疗难治性高血压方面的临床试验没能进入下一临床研究阶段。

3. **直接肾素抑制剂**　肾素-血管紧张素系统（RAS）是一种参与调节血压和体液电解质平衡的内分泌系统，ARB 类及 ACEI 类作为 RAS 系统的阶段阻滞剂已成功并广泛用于临床上高血压的治疗。但是，由于 AngⅡ 的激活尚还有其他如糜蛋白酶、组织蛋白酶等途径，因此，长期使用 ACEI 类可致 AngⅠ 堆积，该途径激活。此外，长期使用 ARB 类及 ACEI 类还反馈性使肾素分泌增加，继而发挥其不利作用。而直接肾素抑制剂从源头上阻断了 RAS，避免了 ARB 类及 ACEI 类的副作用。80 年代以来，开发了一些包括依那吉伦等的肾素抑制剂，但其口服剂型生物利用度低，半衰期短，合成费用高，限制了临床的使用。而 2006 年美国食品药品管理局批准上市的新型肾素抑制剂阿利吉仑则克服了上述缺点，近年来多个临床试验已经结束。

阿利吉仑是一种新型的直接肾素抑制剂，它具有口服吸收好、选择性高、半衰期长等特点，治疗高血压的疗效并不逊于 ARB 类及 ACEI 类，联用可增加疗效，单用直接肾素抑制剂可显著抑制动脉粥样硬化的进展，且与其他药物相比有一定优越性，而联用则会使其抗动脉粥样作用进一步增强。不仅如此，新近研究还发现阿利吉仑在降低心功能不全、减轻蛋白尿、降低糖尿病患者的病死率及改善心室肥厚等方面发挥重要作用。

尽管有研究证实阿利吉仑联合 ACEI/ARB 在某些方面更有优势，但应注意 RAS 抑制剂的联合使用可能增加心血管风险。ALTITUDE 是一项国际合作的随机、双盲、平行研究，旨在评价 2 型糖尿病肾病伴心血管高危风险患者在接受最佳治疗的基础上加用阿利吉仑是否可改善其心肾终点事件。该研究纳入 8 600 名患者，主要随访治疗组（包含 ARB/ACEI 的标准治疗方案 + 阿利吉仑 300mg）与对照组（包含 ARB/ACEI 的标准治疗方案 + 安慰剂）的心血管、肾脏并发症的发病率、病死率有无差异。ALTITUDE 研究提前结束，数据监测协会对平均随访 32 个月的数据初步分析显示，阿利吉仑组有 767 名患者达到复合终点，安慰剂组有 721 名患者达到复合终点，表明阿利吉仑组有更高的心血管、肾脏并发症。本研究继 ONTARGET 后再次警示 RAS 抑制剂的联合使用须十分慎重。

4. 多巴胺 1 型受体激动剂——菲诺多泮 多巴胺受体作为一种 G 蛋白耦联受体，属视紫红质家族，分为 D_1 和 D_2 受体两个亚群。D_1 类多巴胺受体由 D_1 和 D_5 组成，与 G_{as} 和 G_{olf} 耦联可激活腺苷酸环化酶。D_2 类多巴胺受体由 D_2、D_3 和 D_4 亚型组成，与抑制性 G 蛋白 G_{ai} 和 G_o 耦联，可抑制腺嘌呤环化酶的活性和钙通道活性，并对钾通道有调节作用。D_1 类多巴胺受体在血管平滑肌细胞、近曲小管细胞上均有分布。刺激 D_1 类多巴胺受体可舒张阻力血管、减少后负荷，同时增加相应器官血流量。菲诺多泮作为 D_1 受体激动剂，小剂量可扩张外周血管，增加肾脏血流；大剂量可显著降低血压。菲诺多泮与多巴胺相比有以下几个特点：半衰期较短（约 9.8 分钟）；对光不敏感，不会引起氰化物中毒；停药后亦无血压反跳现象，耐受性和硝普钠类似，对肾脏有保护作用，现已被美国 FDA 批准用于高血压急症及恶性高血压治疗。

5. T- 型钙通道阻滞剂——米贝地尔 心血管系统平滑肌细胞膜上的钙通道以 L- 型钙通道和 T- 型钙通道为主。通常临床使用的均为主要作用于 L- 型钙通道的阻滞剂。T- 型钙通道存在于心脏起搏细胞，与心脏及血管的生长和重塑密切相关。胚胎期，T- 型钙通道有显著表达。成年后，T- 型钙通道主要见于肥厚的心肌和血管壁。选择性 T- 通道阻滞剂米贝地尔，对 T- 通道的作用是对 L- 通道作用的 30~100 倍，可以扩张冠状动脉缓解心绞痛、无负性肌力作用，无反射性心动过速，并能减慢心率，副作用小，尤其适用于高血压合并冠心病患者。

总之，人们需要一直探索新的药物来治疗高血压，而这些新的药物的有效性和安全性将在临床试验进一步被探索，并指导临床实践。

二、高血压非药物治疗进展

（一）基因治疗

原发性高血压作为一种多基因疾病，是基因结构表达异常的结果。因此高血压的基因治疗也逐渐成为目前高血压治疗研究的热点。基因疗法包括正义基因治疗（基因转移）和反义基因治疗（基因抑制）。正义基因治疗是指以脂质体、腺病毒或逆转录病毒为载体，通过静脉注射或靶组织局部注射将目的基因转染到体内，使之表达相应蛋白以达到治疗高血压的目的。反义基因治疗是用相应反义寡脱氧核苷酸或重组于表达载体上的反义核苷酸片段对引起血管收缩和高血压的过分表达的基因采取反义抑制或封闭，抑制复制、转录、转录后 mRNA 加工运输和翻译过程，从而抑制引起高血压的活性蛋白质的产生，降低血压并逆转与高血压有关的病理生理和形态学改变（如血运重建、心肌重构）。实验证实基因治疗不但可以持续稳定降低血压，而且还能从根本上控制高血压发生，同时可能有效控制高血压的家族遗传倾向，这种理想效果暗示高血压基因治疗不再是空想。当然，高血压基因治疗也面临着一些亟待解决的问题，如怎样选择理想靶基因，高血压是一种多基因调控性疾病，而目前资料多以单基因作为靶点治疗研究，包括血管紧张素 II 受体基因、酪氨酸羟基酶基因、血管紧张素原基因、β_1 肾上腺素受体基因、血管紧张素转换酶基因等。选择多靶点基因进行综合治疗将是高血压基因治疗研究的重要方向，但对人体的长期影响仍需要进一步明确。

（二）难治性高血压器械治疗

难治性高血压（RH）的治疗对于临床医生是个棘手的问题，近年来开始研发针对 RH 的器械治疗，并进行了一些相关的临床研究，发现有些器械可能有潜在临床应用价值。

1. 去肾交感神经术 去肾交感神经术（RDN）是目前研究最多的高血压器械治疗。包括射频消融方法（多电极、单电极）、超声消融方法（血管内超声消融、体外超声消融）、药物灌注性消融方法（血管外穿刺消融、血管内穿刺消融）、冷冻消融方法。该疗法多应用血管内导管系统经股动脉进入肾动脉，应用射频或超声能量使动脉壁局部发热，或应用神经毒性药物如乙醇或胍乙啶，破坏动脉外膜的肾脏传入和传出神经，从而达到降低肾交感神经活性的目的。交感神经传出信号的缺失可能会引起球旁器分泌的肾素减少、肾血管扩张及钠排泄的增多；阻断肾脏传入神经可减少中枢神经系统交感信号的传入，进而发挥降低血压的作用。

有关 RDN 的临床对照研究中，2011 年公布的 SYMPLICITY HTN-1 和 2012 年公布的 SYMPLICITY HTN-2 均取得了较好的降压结果。然而 2014 年初公布的 SYMPLICITY HTN-3 研究结果却令人失望。该研究为前瞻性、双盲、随机、假手术对照试验，治疗 6 个月时，RDN 组和对照组（仅进行肾血管造影）的血压降低变化不存在显著性差异。有学者认为阴性结果可能与两组均有 40% 受试者调整了药物治疗，且 RDN 组只有 5% 的受试者按照研究方案行双侧肾神经消融有关。2015 年公布 DENERHTN 试验重燃了 RDN 希望。这项随机对照的开放性试验研究显示，相比对照组，RDN 联合标准化阶梯降压药物治疗可更好地降低血压。

在 RDN 备受质疑之际，注册试验数据的结果却令人鼓舞。前瞻性的全球 SYMPLICITY 注册研究、ALSTER 注册研究及海德堡注册研究结果均发现，RDN 可以有效降低 RH 患者的血压水平。

RDN 可能引起弥漫性动脉收缩、水肿、夹层和血栓，有可能增加远期肾血管病变的风险。目前 RDN 的大部分研究均存在诸多局限性，尚处于临床研究阶段，全盘接受或全盘否定 RDN 为时尚早，在取得充足循证医学证据之前，应慎重选择适宜人群，不宜盲目推广使用。不断进展的技术（如多电极射频消融、超声消融、冷冻消融、药物灌注性消融）很可能影响 RDN 手术成功率和并发症发生率。

2. 压力感受性反射激活疗法　压力感受性反射激活疗法（BAT）通过刺激颈动脉窦压力感受器激活压力感受性反射，抑制交感神经和兴奋迷走神经来治疗 RH。

第一代 BAT 采用 Rheos 系统，由 1 个脉冲产生器、2 个电极和 2 根导线、1 个体外遥控器组成。

DEBUT-HT 研究旨在评估 Rheos 系统治疗 RH 可行性与安全性。试验纳入 45 例 RH 患者行 BAT 治疗，3 个月后患者平均血压降低 21/12mmHg，2 年后平均血压降低 33/22mmHg。Rheos Pivotal 试验是一项随机、双盲、安慰剂对照大规模研究，用来检测压力反射激活治疗 RH 的安全性和有效性。研究显示压力反射激活治疗法使 54% 受试者在接受 12 个月 BAT 治疗后血压成功达标（收缩压 <140mmHg）。该研究造成了 4.4% 的暂时性面部神经损伤，4.8% 的永久性面部神经损伤。

第二代 Barostim neo 系统采用单侧电极，脉冲发生器体积更小且电池容量更大，置入步骤简化，安全性高。与第一代治疗方法相比，这种方法的手术时间和住院时间更短，手术相关并发症也更少。Barostim neo trial 试验入组 30 例高血压患者，6 个月后患者收缩压下降（22.3 ± 9.8）mmHg，术后 30 天内有 3 例并发症。采用 Barostim neo 系统的降压效果与 Rheos 系统相当，同时安全性优于 Rheos 系统。

3. 髂中央动静脉吻合术　髂中央动静脉吻合术通过在相邻的动脉和静脉间建立一个直径 4mm 的管道，从而减少有效动脉血量、降低全身血管阻力来降低血压。目前典型的方式是将一种类似于镍钛合金支架的设备（ROX AV coupler）置于髂外动静脉之间。这种方法将动脉血（0.8~1.0L/min）转移至相邻大容量静脉循环中，可能使动脉硬化致使血管顺应性严重下降的患者获益。

最初关于髂中央动静脉吻合术的研究旨在提高 COPD 患者的运动耐量。ROX CONTROL HTN 研究验证了髂中央动静脉吻合术的降压作用。该研究将 83 例患者随机分入标准药物治疗组和标准药物治疗联合动静脉吻合术组。6 个月时试验组患者的诊室血压和动态血压分别降低 27/20mmHg 和 14/14mmHg，而对照组的血压没有明显变化，最终 25% 的试验组患者降压药物减少，而 30% 的对照组患者降压药物增加。该研究结论认为，髂中央动静脉吻合术具有显著的降压作用，可能成为 RH 患者的联合治疗手段。

该疗法破坏了正常血管系统的生理结构，植入 Coupler 装置可能会引起患者交感神经兴奋、左心室肥厚与心功能障碍、肺循环压力增高、下肢缺血,静脉压升高可能导致远端静脉曲张、下肢水肿以及血栓等一系列潜在风险。目前,髂动静脉吻合术仍需进一步研究来评价其安全性及有效性。

4. 颈动脉体消除术 颈动脉体(CB)是一种外周化学感受器,在受到低氧、高碳酸、低血糖、酸中毒等刺激时会调节交感神经紧张性和每分通气量。消除 CB 的目的在于调节循环血量而控制血压,CB 传出信号增加会引起血压升高,反之会引起血压降低。

有研究显示高血压合并慢性阻塞性肺疾病(COPD)的患者切除双侧 CB 后,尽管远期通气参数没有改善,但术后 6 个月收缩压降低 40mmHg。一项小型研究显示,15 例 CB 活性较高的 RH 患者去除单侧 CB,随访 6 个月时 8 例患者的诊室血压降低 23/12mmHg,且无严重不良事件发生。

5. 脑深部电刺激 动物实验已经证实,大脑某些特定的结构可以调节心血管反射的自主神经活动。迄今为止,关于脑深部电刺激(DBS)降压方面的证据很少。最初有报道发现在应用 DBS 靶向刺激因卒中引起半身中枢性疼痛综合征患者的中脑导水管周围灰质区或脑室周围灰质区,可以使 RH 患者血压下降,即使数月后疼痛恢复至术前水平,降压效果仍持续存在。人们推测这种降压效果可能是由扩张血管及降低总外周阻力引起的。在一项大型队列研究中,为慢性神经性疼痛或帕金森病患者施行 DBS,结果显示受试者血管舒缩反应的敏感性增加,肌肉的交感神经活性及血压均降低。此种疗法个体化差异很大,仅对部分患者有效。目前该技术的有创性、损伤邻近重要部位脑组织的高风险及高昂的费用限制其临床应用。

6. 正中神经刺激术 将直径约为 2cm 的小型神经刺激器置入到皮下正中神经的上方,对于 RH 可能具有一定治疗效果。动物实验发现,将电针置于麻醉雄性大鼠正中神经的上方,可降低因胃扩张引起的交感兴奋性血压增高。有研究显示电针刺激正中和腓深神经组较对照组有降压作用。这项技术仍处于初步探索阶段。

适宜人群的选择与器械治疗的疗效相关。如 RDN 可能对交感神经紧张性高的年轻患者和血

管顺应性保留的患者更有效;通过 CB 活性评估、选择适合 CB 消除疗法的患者也是提高该治疗方法疗效的重要措施;动静脉吻合术更适合于血管顺应性差的高血压患者而非交感神经紧张性高的患者。关于脑深部电刺激和正中神经刺激术的数据很有限,尚无法识别适宜人群。随着科技的进步和研究的深入,高血压器械治疗适应证、禁忌证以及获益风险比将会更加明确,并可能为 RH 的治疗提供新思路与新方法。然而,在取得充足临床研究证据之前,应慎重选择适宜人群,不宜盲目推广使用。

三、"互联网 +"时代的高血压管理

伴随着我国经济社会快速发展和社会转型,社会老龄化不断加剧,人们的生活节奏加快,工作及生活压力增加,高血压患病率逐年上升,但控制率并不乐观。根据《中国居民营养与慢性病状况报告(2015 年)》中报道,2012 年全国 18 岁及以上成人高血压患病率为 25.2%,与 2002 年的数据相比,呈上升趋势。2017 年发表在 *Lancet* 上的 China PEACE 百万人群计划研究报道显示,对全国 170 万年龄分布在 35~75 岁的人群进行调查发现,高血压患病率为 37.2%,然而控制率仅为 5.7%。另一项 2018 年发表在 *Circulation* 上的 China Hypertension Survey 研究对 451 755 名 18 岁以上的人群进行了调查,研究表明我国成年人高血压患病率为 23.2%,然而控制率仅为 15.3%。

面对目前我国高血压患病率不断上升但是高血压控制率并不乐观的现状,找到合适的高血压管理模式,提高高血压控制率是当前刻不容缓的任务。研究显示,基于大数据的疾病管理模式,可以更好地对慢病患者进行有效管理,提高管理质量。通过对数据的收集和分析,可实现临床指标的远程监测,对病情变化进行预判,提醒医师及时采取治疗措施,防止病情恶化,使患者个体化治疗落到实处,从而减少急诊量、降低医疗负担。"互联网 +"和人工智能、可穿戴设备和其他技术手段的快速发展,都为我国高血压防控和日常监测管理提供了良好的技术支持,对患者的管理能够实现互动、实时、紧密,"互联网 +"已经在重塑中国的血压管理模式。目前,国内外高血压指南都强调血压管理和控制,强调靶器官保护,并且提倡

在互联网模式下进行血压管理。随着互联网技术的应用,高血压的诊疗模式也发生着变化。传统经典的诊疗模式是医生与患者面对面测量血压,这种方式的优势是可以及时做出准确诊断;但也有其局限性,如白大衣效应等。智能血压计是可穿戴的血压计设备,其对血压的测量模式发生了很大改变。患者在测量血压的同时,可以通过WiFi、蓝牙等技术自动传输血压数据到互联网云端,反馈给医生和患者本人,进行数据分析和数据储存。这种模式可以大大提升高血压诊断水平。

在大数据时代,大力发展远程会诊、教育体系。随着我国"互联网＋"行动计划的落实,远程诊疗和在线医疗模式将改变传统的医疗服务习惯。远程医疗教育的发展,将完善基层医生的再教育培训体制、建立远程健康教育体系,实现群众与远端专家的实时互交式学习,增强其对基层医疗机构的信任度。

2017年11月国家心血管病中心高血压专病医联体成立,宗旨是希望集全国高血压研究领域同仁之力,深入基层、深入农村,切实加强基层社区医生的培训和高血压患者的健康宣教,推动高血压防控事业更好地发展。医联体是为实现区域医疗资源共享、提升基层医疗业务能力、成立的跨区域利益共同体、责任共同体、服务共同体,在联盟内部开展双向转诊、技术指导、人员培训、资源共享等合作,完善双向转诊、疑难会诊、住院和门诊化验检查绿色通道制度,以高血压为切入点,推进专全结合的慢病管理模式,开发医联体内预约挂号和双向转诊平台,创新远程会诊模式。希望通过医联体的形式动员各级医生,尤其要团结相关领域的优质资源,提高基层的诊疗水平,提高整体管理防控能力,使更多的患者从中获益,使高血压的管控能力迈上一个新台阶。

（蔡　军）

参 考 文 献

［1］中国高血压防治指南修订委员会.中国高血压防治指南2018年修订版［J］.心脑血管病防治,2019,19（1）:1-44.

［2］Whelton P K, Carey R M, Aronow W S, et al. 2017 ACC/AHA/AAPA/ABC/ACPM/AGS/APhA/ASH/ASPC/NMA/PCNA Guideline for the Prevention, Detection, Evaluation, and Management of High Blood Pressure in Adults: A Report of the American College of Cardiology/American Heart Association Task Force on Clinical Practice Guidelines［J］. Hypertension, 2018, 71（6）: 1269-1324.

［3］Williams B, Mancia G, Spiering W, et al. 2018 ESC/ESH Guidelines for the management of arterial hypertension［J］. Eur Heart J, 2018, 39（33）: 3021-3104.

［4］中国医师协会高血压专业委员会,中国医师协会心血管内科医师分会.中国医师协会关于我国高血压诊断标准及降压目标科学声明［J］.中华高血压杂志,2018,26（2）:107-109.

［5］Thomopoulos C, Parati G, Zanchetti A. Effects of blood pressure lowering on outcome incidence in hypertension: 7. Effects of more vs. less intensive blood pressure lowering and different achieved blood pressure levels -updated overview and meta-analyses of randomized trials［J］. J Hypertens, 2016, 34: 613-622.

［6］SPRINT Research Group, Wright J T Jr, Williamson J D, et al. A Randomized Trial of Intensive versus Standard Blood-Pressure Control［J］. N Engl J Med, 2015, 373（22）: 2103-2116.

［7］ACCORD Study Group, Cushman W C, Evans G W, et al. Effects of intensive blood-pressure control in type 2 diabetes mellitus［J］. N Engl J Med, 2010, 362（17）: 1575-1585.

［8］SPS3 Study Group, Benavente O R, Coffey C S, et al. Blood pressure targets in patients with recent lacunar stroke: the SPS3 randomised trial［J］. Lancet, 2013, 382（9891）: 507-515.

［9］Perkovic V, Rodgers A. Redefining Blood-Pressure Targets--SPRINT Starts the Marathon［J］. N Engl J Med, 2015, 373（22）: 2175-2178.

［10］Egan B M, Li J, Wagner C S. Systolic Blood Pressure Intervention Trial（SPRINT）and Target Systolic Blood Pressure in Future Hypertension Guidelines［J］. Hypertension, 2016, 68（2）: 318-323.

［11］Wang Z, Chen Z, Zhang L, et al. Status of Hypertension in China: Results From the China Hypertension Survey, 2012-2015［J］. Circulation, 2018, 137（22）: 2344-2356.

［12］Muntner P, Carey R M, Gidding S, et al. Potential U.

S. population impact of the 2017 ACC/AHA high blood pressure guideline [J]. Circulation, 2018, 71 (2): 109-118.

[13] Lu J, Lu Y, Wang X, et al. Prevalence, awareness, treatment, and control of hypertension in China: data from 1.7 million adults in a population-based screening study (China PEACE million persons project)[J]. Lancet, 2017, 390 (10112): 2549-2558.

[14] Bundy J D, Li C, Stuchlik P, et al. Systolic Blood Pressure Reduction and Risk of Cardiovascular Disease and Mortality: A Systematic Review and Network Meta-analysis [J]. JAMA Cardiol, 2017, 2 (7): 775-781.

[15] Williamson J D, Supiano M A, Applegate W B, et al. Intensive vs Standard Blood Pressure Control and Cardiovascular Disease Outcomes in Adults Aged ≥ 75 Years: A Randomized Clinical Trial [J]. JAMA, 2016, 315 (24): 2673-2682.

[16] Bavishi C, Bangalore S, Messerli F H. Outcomes of Intensive Blood Pressure Lowering in Older Hypertensive Patients [J]. J Am Coll Cardiol, 2017, 69 (5): 486-493.

[17] Margolis K L, O'Connor P J, Morgan T M, et al. Outcomes of combined cardiovascular risk factor management strategies in type 2 diabetes: the ACCORD randomized trial [J]. Diabetes Care, 2014, 37 (6): 1721-1728.

[18] Soliman E Z, Byington R P, Bigger J T, et al. Effect of Intensive Blood Pressure Lowering on Left Ventricular Hypertrophy in Patients With Diabetes Mellitus: Action to Control Cardiovascular Risk in Diabetes Blood Pressure Trial [J]. Hypertension, 2015, 66 (6): 1123-1129.

[19] Ettehad D, Emdin C A, Kiran A, et al. Blood pressure lowering for prevention of cardiovascular disease and death: a systematic review and meta-analysis [J]. Lancet, 2016, 387 (10022): 957-967.

[20] Lewington S, Lacey B, Clarke R, et al. The Burden of Hypertension and Associated Risk for Cardiovascular Mortality in China [J]. JAMA Intern Med, 2016, 176 (4): 524-532.

[21] Emdin C A, Rahimi K, Neal B, et al. Blood pressure lowering in type 2 diabetes: a systematic review and meta-analysis [J]. JAMA, 2015, 313: 603-615.

[22] Forouzanfar M H, Liu P, Roth G A, et al. Global burden of hypertension and systolic blood pressure of at least 110 to 115 mmHg, 1990-2015 [J]. JAMA, 2017, 317: 165-182.

[23] Mancia G, Bombelli M, Cuspidi C, et al. Cardiovascular risk associated with white-coat hypertension: pro side of the argument [J]. Hypertension, 2017, 70: 668-675.

[24] Dominiczak A, Delles C, Padmanabhan S. Genomics and precision medicine for clinicians and scientists in hypertension [J]. Hypertension, 2017, 69: 10-13.

[25] Zennaro M C, Boulkroun S, Fernandes-Rosa F. An update on novel mechanisms of primary aldosteronism [J]. J Endocrinol, 2015, 224: 63-77.

[26] Eva M Lonn, Jackie B, Patricio López-J, et al. Blood-pressure lowering in intermediate-risk persons without cardiovascular disease [J]. N Engl J Med, 2016, 374: 2009-2020.

[27] Benetos A, Bulpitt C J, Petrovic M, et al. An expert opinion from the European Society of Hypertension-European Union Geriatric Medicine Society Working Group on the management of hypertension in very old, frail subjects [J]. Hypertension, 2016, 67: 820-825.

[28] Thomopoulos C, Parati G, Zanchetti A. Effects of blood-pressure-lowering treatment on outcome incidence. 12. Effects in individuals with high-normal and normal blood pressure: overview and meta-analyses of randomized trials [J]. J Hypertens, 2017, 35: 2150-2160.

[29] Bohm M, Schumacher H, Teo K K, et al. Achieved blood pressure and cardiovascular outcomes in high-risk patients: results from ONTARGET and TRANSCEND trials [J]. Lancet, 2017, 389: 2226-2237.

[30] Kjeldsen S E, Berge E, Bangalore S, et al. No evidence for a J-shaped curve in treated hypertensive patients with increased cardiovascular risk: The VALUE trial [J]. Blood Press, 2016, 25: 83-92.

[31] Mancia G, Kjeldsen S E, Zappe D H, et al. Cardiovascular outcomes at different on-treatment blood pressures in the hypertensive patients of the VALUE trial [J]. Eur Heart J, 2016, 37: 955-964.

[32] Kjeldsen S E, Lund-Johansen P, Nilsson P M, et al. Unattended blood pressure measurements in the systolic blood pressure intervention trial: implications for entry and achieved blood pressure values compared with other trials [J]. Hypertension, 2016, 67: 808-812.

第三十四章　血脂异常及治疗管理

第一节　中国血脂异常患者的特点

一、中国成年人群血脂异常的流行病学特点

近 30 年由于经历向城市化、经济增长及人口老龄化的快速转型,我国疾病谱也发生变化,我国人群心血管病患病率呈持续上升趋势,且发病年龄提前。据统计至 2015 年,全球约有 4.227 亿心血管病患者,而我国心血管患者人数超过 2.9 亿。心血管疾病(cardiovascular disease,CVD)已成为发达国家和包括中国在内的大部分发展中国家主要的死亡原因。2019 年《中国心血管病风险评估和管理指南》数据显示,我国心血管病死亡 434.4 万例,其中脑卒中死亡 209.8 万例,位列死因谱的第 1 位,冠心病死亡 173.6 万例,高于肿瘤及其他疾病。而血脂异常是动脉粥样硬化的主要原因,也是心血管疾病如冠心病、缺血性脑卒中进展的独立危险因素。

以低密度脂蛋白胆固醇(low-density lipoprotein cholesterol,LDL-C)或血清总胆固醇(total cholesterol,TC)升高为特点的血脂异常是动脉粥样硬化性心血管疾病(atherosclerotic cardiovascular disease,ASCVD)的重要危险因素;降低 LDL-C 水平,可显著减少 ASCVD 发病及死亡危险。其他类型的血脂异常,如甘油三酯(triglyceride,TG)增高或高密度脂蛋白胆固醇(high-density lipoprotein cholesterol,HDL-C)降低与 ASCVD 发病危险的升高也存在一定的关联。根据 2013—2014 年中国慢性病和风险因素监测(CCDRFS)的数据,18 岁以上的成人 TC、HDL-C 和 LDL-C 的平均值分别为 4.70mmol/L、1.35mmol/L 和 2.88mmol/L,TG 的中位值为 1.14mmol/L,显著高于 2002 年中国国家营养与健康调查

(CNHS)研究及 20 世纪 80 年代、90 年代研究所报告的水平,但是与 2007 年全国 46 239 名具代表性成年人的结果相当;对比 2012 年全国调查结果,TC、HDL-C 和 TG 的平均值分别为 4.50mmol/L、1.19mmol/L 和 1.38mmol/L。从我国 20 世纪 80 年代到 21 世纪以来观察到的血脂异常的加剧与经济快速增长和工业化导致的生活方式改变相关。与其他发达国家相比,中国成年人的 TC 和 LDL-C 低于美国(TC 和 LDL-C 分别为 5.08mmol/L 和 3.00mmol/L),还略低于韩国(TC 和 LDL-C 分别为 4.84mmol/L 和 2.92mmol/L)和日本(TC 和 LDL-C 分别为 5.18mmol/L 和 2.99mmol/L)报道的水平,这种差异可能与中国居民膳食脂肪和胆固醇摄入量相对较低有关。

2002 年中国全国营养与健康调查报告中国成年人血脂异常患病率为 18.6%,高胆固醇血症、高 LDL-C 血症、低 HDL-C 血症和高甘油三酯血症的患病率分别为 2.9%、2.5%、7.4% 和 11.9%。2010 年中国慢性病监测调查报告中国成年人血脂异常的总体患病率为 33.97%,高 TC 血症、高 LDL-C 血症、低 HDL-C 血症和高 TG 血症的患病率分别为 3.3%、2.1%、46.9% 和 11.3%。2012 年全国调查统计中国成人血脂异常总体患病率高达 40.40%,高 TC 血症、低 HDL-C 血症和高 TG 血症的患病率分别为 4.9%、33.9% 和 13.1%。2013—2014 年中国慢性病和风险因素监测报告我国成年人高 TC 血症、高 LDL-C 血症、低 HDL-C 血症和高 TG 血症的患病率分别为 6.9%、8.1%、20.4% 和 13.8%。虽然随着时间推移血脂指标的临界标准有所更新,但是以上数据表明,在过去的 20 年中,中国血脂异常的患病率逐年上升,高胆固醇血症、高 LDL-C 血症及高甘油三酯血症的患病率也呈上升趋势,而低 HDL-C 血症患病率则有所降低。同时,2010 年中国人群血脂异常患病者中

高 TC 比例为 7.5%，HDL-C 降低的比例 15.31%，LDL-C 升高的比例 7.96%，高 TG 比例为 12.17%，虽然高 LDL-C 血症比例在上升，但我国主要的血脂异常类型是低 HDL-C 和高 TG。目前中国人群的血脂异常患病率均低于 2006 年美国国家健康和营养调查报告的结果，且美国血脂异常最常见的形式是高 TC 和高 LDL-C。不同国家血脂异常类型的差异可能与膳食结构和遗传易感性的差异有关。然而，近年来中国居民的膳食结构、生活方式和疾病谱发生了很大变化，造成高 TC 和高 TG 的患病率逐年增加，平均 TC 水平从 2002 年 3.81mmol/L 升至 2013 年 4.7mmol/L，高 TC 患病率从 2.9% 升至 6.9%，平均 LDL-C 水平从 1.91mmol/L 升至 2.88mmol/L，高 LDL-C 患病率较 2002 年上升 51%，均值得关注。

根据我国 2013—2014 年 CCDRFS 和 2007—2010 年慢性肾脏疾病调查的数据，我国城市和农村地区血脂异常的患病率分别为 35.08% 和 26.33%，相比 10 年前数据均明显增加，与我国的城乡地区社会经济形态和生活方式发生巨大改变有关。其中，城市高收入人群和农村中等收入人群是高发病风险群体，应该成为监测和控制血脂异常的重点人群。男性血脂异常的发生率高于女性（41.92% vs 32.47%），相比 10 年前数据，差异逐渐增长，这可能与男性不良的饮食习惯和生活方式相关。随着年龄的增长，血脂异常的发病率逐渐升高，但超过 70 岁，血脂异常的发病率有所降低。研究数据表明，中心型肥胖、BMI 增加和腰围增加、吸烟、饮酒、过量摄入红肉等高胆固醇饮食、运动不足、工作强度增加、北方地区人群都是血脂异常的相关危险因素，诱发不同类型不同程度的血脂异常，需要进行良好的生活方式管理、健康饮食及运动以控制血脂异常的发生。此外，高血压、高血糖、尿毒症和慢性肾脏疾病等慢性非传染性疾病是血脂异常的危险因素。患有潜在慢性疾病者血脂异常的患病率较高，应该仔细监测。

二、中国特殊人群血脂异常的流行病学特点

（一）老年人群

ASCVD 是影响老年人生活质量、导致老年人死亡的主要疾病。老年人代谢情况发生改变，血脂水平也随年龄增加而变化，TC、LDL-C 的平均水平和 TG 中位值随着年龄增加而升高，≥70 岁的老年人这三个指标水平开始下降，HDL-C 平均水平随着年龄增加趋于稳步升高。其中男性随年龄增长 TC 和 LDL-C 水平逐渐升高，60~65 岁以后开始下降，<60 岁女性 TC、LDL-C 水平随着年龄增加而升高且 55 岁左右与男性相近，60~70 岁达峰值。男性 HDL-C 在不同年龄组保持恒定，女性 HDL-C 随年龄缓慢上升，且平均水平高于同龄男性。男性 TG 水平 50~60 岁开始下降，女性于 70 岁以后开始下降。因此，老年人的血脂异常多表现为 TC 和 LDL-C 水平轻中度升高。

老年人群血脂异常随年龄变化的机制尚不清楚，可能与增龄造成胆固醇排泄受损、脂蛋白脂酶（LPL）活性下降致 TG 分解降低、LDL 受体活性下调致 LDL 清除能力下降相关。而 60~70 岁后 LDL-C 和 TC 水平下降可能由于老年人对胆固醇吸收减少或肝脏合成胆固醇能力下降所致。因此，国内外指南针对老年人群制定的降脂策略强调个体化治疗，注意起始用药时机、剂量、控制程度和药物间相互作用等问题。

（二）绝经后女性

绝经后女性 ASCVD 的多种危险因素增加，是 ASCVD 的高风险人群。Framingham 心脏研究显示，虽然年轻女性 ASCVD 风险低于男性，但女性绝经后 ASCVD 的发病率迅速增加，与同龄非绝经女性相比，冠心病发生率增加 2~3 倍。女性绝经后，血脂异常的发生率明显上升，我国 50~55 岁以上女性 TC 和 LDL-C 水平显著高于同龄男性。国内外血脂异常管理指南均将绝经后女性列为重点管理人群。

绝经可影响血脂水平和脂蛋白异常类型。绝经前女性的 LDL-C、极低密度脂蛋白胆固醇（VLDL-C）、载脂蛋白 B（ApoB）和 TG 水平低于男性，但绝经后增高。2002 年中国居民营养和健康状况调查及 2010 年中国慢性病监测调查结果显示，TC 平均水平和高 TC 血症（TC≥6.22mmol/L）患病率在 45 岁前男性高于女性，45 岁以后女性高于男性，女性绝经后高 TC 血症患病率明显增加。各年龄段女性的 HDL-C 水平均高于男性。绝经后 HDL-C 水平比绝经前轻度降低。

LDL-C 水平升高和 HDL-C 水平降低与女性在绝经后 ASCVD 风险增加密切相关。绝经后女性血脂异常表现为 TC、LDL-C、VLDL-C、ApoB（非HDL-C）、TG 升高，HDL-C 轻度降低。TC/HDL-C 较评估单一血脂成分更有意义，健康人群 TC/HDL-C 应≤3.50。对 40~59 岁的健康体检人群的观察显示，未绝经女性 TC/HDL-C 为 3.13±0.72，绝经后女性 TC/HDL-C 达 4.15±1.04，提示绝经后女性的心血管疾病风险增加，其血脂谱的改变与雌激素水平降低有关。研究显示，卵巢功能早衰者（中位年龄 31 岁）TC 和 LDL-C 水平显著增高，HDL-C 水平则显著降低，与自然绝经者（中位年龄 52 岁）的 TC、LDL-C 和 HDL-C 水平相似。

女性绝经后的血脂异常与雌激素水平降低、现代生活方式和缺乏运动相关。绝经后雌激素的缺乏可引起血脂异常、糖代谢异常、血压升高、交感紧张、内皮功能受损及血管炎症反应等变化，加速动脉粥样硬化的进展，心血管疾病的发病迅速增加。

（三）儿童及青少年

动脉粥样硬化的发病有明显的低龄化趋势，且其损害始于婴儿期，因此儿童和青少年血脂水平的检测及对血脂异常的早期防控非常重要。1974—2014 年中国 2~20 岁儿童青少年高 TC、高 TG、高 LDL-C、低 HDL-C 血症和血脂异常的患病率分别为 4.1%、8.5%、5.3%、6.8% 和 25.3%。2012 年我国 7 个省份 6~17 岁儿童青少年高 TC、高 TG、高 LDL-C、低 HDL-C 血症和血脂异常的患病率分别为 5.4%、15.7%、3%、13.5% 和 28.5%。由于年龄和调查年份不同导致以上差异，但是可见我国儿童青少年血脂异常的患病率有增加的趋势。其中，女性儿童青少年的高 TC、高 TG、高 LDL-C 血症的患病率均高于男性，在不同的年龄组的患病率存在性别差异。与成年人群有所不同，这种性别差异可能与男女生在不同时期的饮食、运动、行为等因素存在差异相关。此外，我国研究发现超重、肥胖、过多摄入含糖饮料、久坐可能是儿童青少年血脂异常的重要危险因素。

三、中国血脂异常的治疗现状

血脂异常是 ASCVD 发病的重要危险因素，且降低 LDL-C 水平可显著减少 ASCVD 发病及死亡风险，其他类型的血脂异常如高 TG 或低HDL-C 与 ASCVD 发病危险的升高也存在一定的关联，因此，有效控制血脂异常，对我国 ASCVD 防控具有重要意义，但流行病学研究显示，目前我国血脂异常的知晓率、治疗率、控制率仍较低。

InterASIA 研究显示，对于 TC≥5.18mmol/L 的人群，男性和女性的知晓率、治疗率、控制率分别为 8.8%、3.5%、1.9% 和 7.5%、3.4%、1.5%，明显低于美国人群（男性 34.8%、14.0%、7.5%，女性 35.4%、10.2%、3.7%）。LDL-C≥3.37mmol/L 的人群，男性和女性的知晓率、治疗率和控制率分别为 10.2%、4.7%、3.0% 和 8.9%、4.6%、2.5%。相比国际不同人群，我国人群对血脂异常的重视程度、医生对血脂指南的认识及调脂力度仍存在严重不足。

2010 年我国 31 个省（区、市）97 409 名成年人多阶段分层整群抽样调查更全面反映了我国成年人血脂异常治疗现状，血脂异常知晓率为 10.93%，18~44 岁、45~59 岁和≥60 岁居民的知晓率分别为 6.00%、16.75% 和 18.74%；男、女分别为 10.32% 和 11.71%；城市和农村分别为 16.59% 和 8.17%；东、中和西部分别为 12.22%、11.75% 和 8.26%。血脂异常治疗率为 6.84%，18~44 岁、45~59 岁和≥60 岁居民的治疗率分别为 3.55%、10.73% 和 12.05%；男、女分别为 6.37% 和 7.43%；城市和农村分别为 10.17% 和 5.21%；东、中和西部分别为 7.33%、7.52% 和 5.41%。血脂异常控制率为 3.53%，18~44 岁、45~59 岁和≥60 岁居民的控制率分别为 1.64%、5.49% 和 6.94%；男、女分别为 2.57% 和 4.75%；城市和农村分别为 5.23% 和 2.70%；东、中和西部分别为 4.21%、3.89% 和 2.17%。相比 10 年前的 InterASIA 研究，我国成人血脂异常知晓率、治疗率和控制率虽有所增加，但仍处于较低水平，尤其是低龄、农村和西部地区人群在"三率"方面尤为欠缺。

国内外血脂指南均将 LDL-C 作为干预血脂异常的首要治疗目标，我国人群 LDL-C 水平达标率特别值得关注。2002 年全国 31 个省（区、市）调查显示，我国成年人 LDL-C 的总达标率为 26.5%，其中合并动脉粥样硬化性疾病的患者仅为 16.6%。2006 年第 2 次中国临床血脂控制状况多中心协作研究显示,已服用他汀类药物的患者,总达标率仅为 50%,随危险度分层的增加,LDL-C 达标率降低,其中高危和极高危组仅为 39% 和 23%。2011 年基于中国 12 040 名患有血脂异常的多中心门诊现状调查显示,仅有不到 40% 的患者接受了他汀类药物治疗,LDL-C 的达标率仅为 25.8%,特别在高危和极高危组,他汀的使用率 <50%,LDL-C 达标率则分别为 19.9% 和 21.1%。

2012 年开展的 DYSIS 研究(DYSIS-China)涵盖了 122 家不同等级医院的 25 000 余名门诊患者(年龄≥45 岁),均已接受了至少 3 个月的降脂药物治疗。研究结果显示,近十年来,我国整体 LDL-C 达标率有所提高,与第 2 次全国血脂异常调查相比,LDL-C 的总体达标率由 50% 提高到 61.5%,其中高危和极高危组分别由 49% 和 38% 提高到 54.8% 和 39.7%,可见近十年来尽管不断加强血脂异常的防治教育宣传工作,并取得一些成绩,但血脂异常的治疗和控制状况仍亟待加强,特别是需要加强对 ASCVD 的高危和极高危患者血脂异常防治的认识和治疗力度。

第二节　血脂异常的检测、诊断及危险分层

一、检测

(一)检测人群

早期检出血脂异常个体,监测其血脂水平变化,是有效实施 ASCVD 防治措施的重要基础。我国绝大部分医疗机构均具有血脂检测条件,所以血脂异常患者的检出和监测工作,主要通过对医疗机构就诊人群进行常规血脂检测来开展。这些人群既包括已经患有 ASCVD 的人群,也包括尚未患有 ASCVD 的人群。健康体检也是检出血脂异常患者的重要途径。为了及时发现血脂异常,建议 20~40 岁成年人至少每 5 年测量 1 次血脂(包括 TC、LDL-C、HDL-C 和 TG);40 岁以上男性和绝经期后女性每年检测血脂;ASCVD 患者及其高危人群,应每 3~6 个月测定 1 次血脂。因 ASCVD 住院患者,应在入院时或入院 24h 内检测血脂。

血脂检查的重点对象为:①有 ASCVD 病史者;②存在多项 ASCVD 危险因素(如高血压、糖尿病、肥胖、吸烟)的人群;③有早发性心血管病家族史者(指男性一级直系亲属在 55 岁前或女性一级直系亲属在 65 岁前患缺血性心血管病,或有家族性高脂血症患者);④皮肤或肌腱黄色瘤及跟腱增厚者。血脂检测结果受多种因素影响,建议按临床血脂测定建议的要求开展血脂检测工作,包括:①采集标本前受试者处于稳定的代谢状态,至少 2 周内保持一般饮食习惯和稳定体重。②采集标本前受试者 24h 内不进行剧烈身体活动。③采集标本前受试者禁食约 12h。④用静脉血作血脂测定标本,抽血前受试者坐位休息至少 5min,除特殊情况外,受试者取坐位接受抽血。静脉穿刺时止血带使用不超过 1min。妥善保管、处理血液标本并及时分析。

(二)检测项目

临床上血脂检测的基本项目为 TC、TG、LDL-C 和 HDL-C。其他血脂项目如 ApoA1、ApoB、Lp(a)和非 HDL-C 的临床应用价值也日益受到关注。

1. TC　TC 是指血液中各种脂蛋白所含胆固醇之总和。影响 TC 水平的主要因素有:

(1)年龄与性别:TC 水平常随年龄而上升,但 70 岁后不再上升甚或有所下降,中青年女性低于男性,女性绝经后 TC 水平较同年龄男性高。

(2)饮食习惯:长期高胆固醇、高饱和脂肪酸摄入可使 TC 升高。

(3)遗传因素:与胆固醇代谢相关酶或受体基因发生变异,是引起 TC 显著升高的主要原因。

TC 对 ASCVD 的危险评估和预测价值不及 LDL-C 精准。利用公式计算非 HDL-C 时必须检测 TC。

2. TG　TG 水平受遗传和环境因素的双重影响,与种族、年龄、性别以及生活习惯(如饮食、运动等)有关。与 TC 不同,TG 水平个体内及个体间变异大,同一个体 TG 水平受饮食和不同时间等因素的影响,所以同一个体在多次测定时,TG 值可能有较大差异。人群中血清 TG 水平呈明显正偏态分布。

TG 轻至中度升高常反映极低密度脂蛋白(VLDL)及其残粒(颗粒更小的 VLDL)增多,这

些残粒脂蛋白由于颗粒变小,但胆固醇含量增多,可能具有直接致动脉粥样硬化作用。调查资料表明,血清 TG 水平轻至中度升高者患冠心病危险性增加。当 TG 重度升高时,发生急性胰腺炎风险增加。

3. LDL-C　LDL 中胆固醇占总胆固醇的 60% 左右,LDL-C 浓度基本能反映血液 LDL 总量。影响 TC 的因素均可同样影响 LDL-C 水平。LDL-C 增高是动脉粥样硬化发生、发展的主要危险因素。LDL 通过血管内皮进入血管壁内,在内皮下层滞留的 LDL 被修饰成氧化型 LDL(oxidized low-density lipoprotein, ox-LDL),巨噬细胞吞噬 ox-LDL 后形成泡沫细胞,后者不断增多、融合,构成动脉粥样硬化斑块的脂质核心。动脉粥样硬化病理虽然也可表现为慢性炎症性反应特征,但 LDL 是这种慢性炎症始动和维持的基本要素。一般情况下,LDL-C 与 TC 相平行,但 TC 水平也受 HDL-C 水平影响,故最好采用 LDL-C 作为对 ASCVD 危险性的评估指标。

临床研究中可以通过 Friedewald 公式计算或直接法得到 LDL-C。公式法在 TG>4.5mmol/L(400mg/dl)和非空腹状态下时,以及 TC、TG 和 HDL-C 不准确时可靠性较差,需要采用直接法检测 LDL-C 并检测获得非 HDL-C 或 ApoB。

4. HDL-C　HDL 能将外周组织如血管壁内胆固醇转运至肝脏进行分解代谢,即胆固醇逆转运,可减少胆固醇在血管壁的沉积,起到抗动脉粥样硬化作用。因 HDL 中胆固醇含量比较稳定,故目前多通过检测其所含胆固醇的量,间接了解血中 HDL 水平。

HDL-C 高低也明显受遗传因素影响。严重营养不良者伴随血清 TC 明显降低,HDL-C 也低下。肥胖者 HDL-C 也多偏低。吸烟可使 HDL-C 下降。糖尿病、肝炎和肝硬化等疾病可伴有低 HDL-C。高 TG 血症患者往往伴有低 HDL-C。而运动和少量饮酒会升高 HDL-C。大量流行病学资料表明,血清 HDL-C 水平与 ASCVD 发病危险呈负相关,当 HDL-C 水平(男性)<1.0mmol/L(40mg/dl),(女性)<1.2mmol/L(48mg/dl),患 ASCVD 风险增加。

5. 载脂蛋白 A_1(ApoA₁)　正常人群血清 ApoA₁ 水平多在 1.2~1.6g/L 范围内,女性略高于男性。HDL 颗粒的蛋白质成分即载脂蛋白约占 50%,蛋白质中 ApoA₁ 占 65%~75%,而其他脂蛋白中 ApoA₁ 极少,所以血清 ApoA₁ 可以反映 HDL 水平,与 HDL-C 水平呈明显正相关,其临床意义也大体相似,血浆 ApoA₁ 水平(男性 <120mg/dl,女性 <140mg/dl),大致相当于 HDL-C 的低水平。ApoA₁ 可通过免疫化学法测得,不需严格的空腹条件,且对 TG 的升高不敏感。

6. 载脂蛋白 B(ApoB)　正常人群中血清 ApoB 多在 0.8~1.1g/L 范围内。正常情况下,每一个 LDL、IDL、VLDL 和 Lp(a)颗粒中均含有 1 分子 ApoB,因 LDL 颗粒占绝大多数,大约 90% 的 ApoB 分布在 LDL 中。ApoB 有 ApoB₄₈ 和 ApoB₁₀₀ 两种,前者主要存在于乳糜微粒中,后者主要存在于 LDL 中。除特殊说明外,临床常规测定的 ApoB 通常指的是 ApoB₁₀₀。免疫化学法可以测得 ApoB,也不需严格的空腹条件,对 TG 的显著升高不敏感。

血清 ApoB 主要反映 LDL 水平,与血清 LDL-C 水平呈明显正相关,两者的临床意义相似,其在风险预测中等同于 LDL-C 和非 HDL-C,可作为心血管风险评估的次要指标,特别是在高 TG 血症的患者中。在少数情况下,可出现高 ApoB 血症而 LDL-C 浓度正常的情况,提示血液中存在较多小而密的 LDL(small dense low-density lipoprotein, sLDL)。当高 TG 血症时(VLDL 高),sLDL(B 型 LDL)增高。与大而轻 LDL(A 型 LDL)相比,sLDL 颗粒中 ApoB 含量较多而胆固醇较少,故可出现 LDL-C 虽然不高,但血清 ApoB 增高的所谓"高 ApoB 血症",它反映 B 型 LDL 增多。所以,ApoB 与 LDL-C 同时测定有利于临床判断。

7. 脂蛋白(a)[lipoprotein(a), Lp(a)]　血清 Lp(a)浓度主要与遗传有关,基本不受性别、年龄、体重和大多数降胆固醇药物的影响。正常人群中 Lp(a)水平呈明显偏态分布,虽然个别人可高达 100mg/dl 以上,但 80% 正常人在 20mg/dl 以下。通常以 30mg/dl 为切点,高于此水平者患冠心病的危险性明显增高,提示 Lp(a)可能具有致动脉粥样硬化作用,但尚缺乏临床研究证据,对于女性患者,只有存在高 TC 血症的情况下 Lp(a)水平的升高才被认为是可能的增加风险因素。此外,Lp(a)增高还可见于各种急性时相反应、肾病综合征、糖尿病肾病、妊娠和服用生长激素等。在排除各种应激性升高的情况下,Lp(a)被认为是 ASCVD 的独立危险因素。

可以考虑筛查 Lp(a)的患者:①早发 CVD;②家族性高胆固醇血症;③早发 CVD 和/或升高的 Lp(a)家族史;④尽管已经进行最优的降脂治疗仍再发 CVD;⑤10 年致死性 CVD 风险 SCORE≥5%。

目前几种新型降脂药可以减少 Lp(a),如前蛋白转化酶枯草杆菌蛋白酶/kexin9 型(PCSK9)抑制剂和烟酸可以使 Lp(a)降低约 30%,但未显示出针对 Lp(a)的 CVD 事件的影响。靶向 *Lp(a)* 基因的反义寡核苷酸可使血液中该脂蛋白的水平降低多达 80%。对于高 Lp(a)风险的患者,加强对可改变的危险因素如 LDL-C 的治疗是合理的。

8. 非 HDL-C　非 HDL-C 用于估计血浆中致动脉粥样化脂蛋白的胆固醇总量[VLDL,VLDL 残粒,中密度脂蛋白,LDL,Lp(a)],并且与 ApoB 水平相关。非 HDL-C 很容易从 TC-HDL-C 计算得出。最近的一些指南建议将非 HDL-C 作为比 LDL-C 更好的风险指标,但尚缺乏随机试验证据支持。由于所有试验都使用 LDL-C,我们仍然建议将 LDL-C 作为主要治疗目标。但是,当达到 LDL-C 目标时,非 HDL-C 应该用作次要目标。非 HDL-C 的目标很容易计算,为 LDL-C 目标 +0.8mmol/L(30mg/dl)。

（三）其他血脂指标

除了经典的血脂检测项目,尚存在几种新型反映血脂异常的指标,如血脂比值(ApoB/ApoA₁、TC/HDL-C、非 HDL-C/HDL-C)、ApoC_Ⅲ、脂蛋白微粒大小、基因分型。

1. ApoB/ApoA₁、TC/HDL-C、非 HDL-C/HDL-C 这三个比值为致动脉粥样硬化脂蛋白和 HDL-C 或 ApoA₁ 之间的比值,可用于风险评估,但不用于诊断或作为治疗目标。该比值的组成部分必须单独考虑。

2. ApoC_Ⅲ　ApoC_Ⅲ 已被确定为潜在重要的新危险因素。ApoC_Ⅲ 是 TG 代谢的关键调节因子,ApoC_Ⅲ 血浆高水平与血浆 VLDL 高水平和 TG 水平相关。此外,ApoC_Ⅲ 功能突变的缺失与低 TG 水平和降低 CVD 风险相关。ApoC_Ⅲ 已被确定为

目前正在研究的新的潜在治疗靶点,但其是否在临床实践中发挥作用尚不清楚,不推荐作为常规测量。

3. 脂蛋白微粒大小　脂蛋白是异质的,有证据表明 LDL 和 HDL 的亚类可能对 CVD 的风险估计有不同的意义。但是,亚类与动脉粥样硬化的因果关系尚不清楚。小密度 LDL 的确定可能被视为一个新兴的风险因素,可能会在将来使用,但目前不推荐用于风险评估。

4. 基因分型　几种基因与 CVD 有关,现已发表用于冠心病(CHD)以及相关生物标志物和风险因素的大型全基因组关联研究(genome-wide association study,GWAS)。目前,不建议使用基因分型进行风险评估,因为已知的风险位点仅占风险的一小部分。

对于特定遗传性高脂血症的诊断,应考虑载脂蛋白 E(ApoE)和与家族性高胆固醇血症(familial hypercholesterolemia,FH)相关基因的基因分型[低密度脂蛋白受体(LDLRs),ApoB 和前蛋白转化酶枯草杆菌蛋白酶/kexin9(PCSK9)]。ApoE 以三种形式(ApoE₂,ApoE₃ 和 ApoE₄)存在。在 FH 中,基因诊断在用于家庭筛查、临界 LDL-C 患者中建立诊断以及提高患者对治疗的依从性方面非常重要。另外,*ApoE* 基因分型主要用于诊断异常 β 脂蛋白血症(ApoE₂ 纯合子)。随着对影响脂蛋白代谢的受体或酶类基因多态性的了解越来越多,强调多基因背景对家族性高脂血症的重要性。

综上,结合多项临床试验证实,TC 或 LDL-C 的降低与心血管事件和死亡率显著降低相关,尤其是在高危受试者中。因此,LDL-C 仍然是大多数指南中建议的主要干预靶标。但是,随着更多临床研究发现,非 HDL-C 和 ApoB 与单独的 LDL-C 相比,有可能成为更强的致动脉粥样硬化的指标,因此建议作为次要干预靶标。各血脂项目测定数值的表达单位按国家标准为 mmol/L,国际上有些国家用 mg/dl,其转换系数如下,TC、HDL-C 和 LDL-C:1mg/dl=0.025 9mmol/L,TG:1mg/dl=0.011 3mmol/L。

二、诊断

血脂异常的主要危害是增加 ASCVD 的发病

危险,基于大规模临床试验的结果提示,血脂异常的调脂治疗能够降低心血管疾病的发病率和死亡率,但是由于脂蛋白水平与心血管风险增加的关系是连续性的,且没有明显的转折点,因此诊断血脂的合适水平和异常切点来源于不同血脂水平在中国人群 ASCVD 发病危险的长期观察性研究结果,包括不同血脂水平对研究人群 10 年和 20 年 ASCVD 累计发病危险的独立影响,并结合国外指南与共识制定的。此外,强调血脂合适水平和异常切点主要适用于 ASCVD 一级预防的目标人群。目前,《中国成人血脂异常防治指南(2016 年修订版)》基本沿用 2007 年指南,同时调整并新增血脂理想水平的分层和非 HDL-C 的分层标准(表 34-1)。

此外,单纯根据血脂异常的严重程度提出治疗决策也并不科学,因为血脂异常的严重程度并不是决定 ASCVD 发病风险的唯一危险因素,同时与年龄、吸烟、肥胖、糖尿病和家族史等其他多个危险因素密切相关。因此,目前国际指南强调对于血脂异常的诊治应按总体心血管危险评估进行。2016 年欧洲心脏病学会(European Society of Cardiology, ESC)/欧洲动脉粥样硬化学会(European Atherosclerosis Society, EAS)血脂异常管理指南未提及"合适的血脂范围和异常切点",2018 年 AHA/ACC 胆固醇管理指南也只提到根据动物及流行病学研究和美国人口随机对照试验研究最佳的 TC 水平约为 3.8mmol/L(150mg/dl),其中对应于 LDL-C 水平约为 2.6mmol/L(100mg/dl)。2018 年美国心脏协会(American Heart Association, AHA)/美国心脏学院(American College of Cardiology, ACC)胆固醇管理指南公布了儿童和青少年的正常和异常血脂指标(表 34-2)。但是所有指南均强调根据心血管危险分层指导血脂干预,从而使临床血脂管理更加合理。

表 34-1　中国 ASCVD 一级预防人群血脂合适水平和异常分层标准

单位:mmol/L(mg/dl)

分层	TC	LDL-C	HDL-C	非 HDL-C	TG
理想水平		<2.6(100)		<3.4(130)	
合适水平	<5.2(200)	<3.4(130)		<4.1(160)	<1.7(150)
边缘升高	≥5.2(200)且<6.2(240)	≥3.4(130)且<4.1(160)		≥4.1(160)且<4.9(190)	≥1.7(150)且<2.3(200)
升高	≥6.2(240)	≥4.1(160)		≥4.9(190)	≥2.3(200)
降低			<1.0(40)		

表 34-2　儿童和青少年时期正常和异常血脂指标

单位:mg/dl(mmol/L)

	可接受的	临界	异常
TC	<170(<4.3)	170~199(4.3~5.1)	≥200(≥5.1)
TG(0~9 岁)	<75(<0.8)	75~99(0.8~1.1)	≥100(≥1.1)
TG(10~19 岁)	<90(<1.0)	90~129(1.0~1.5)	≥130(≥1.4)
HDL-C	>45(>1.2)	40~45(1.0~1.2)	<40(<1.0)
LDL-C	<110(<2.8)	110~129(2.8~3.3)	≥130(≥3.4)
非 HDL-C	<120(<3.1)	120~144(3.1~3.7)	≥145(≥3.7)

对于 TG,我国 2017 年《高甘油三酯血症及其心血管风险管理专家共识》指出在对心血管疾病传统危险因素综合控制和标准治疗后,患者仍存在心血管残余风险即发生大血管和微血管

事件的风险,其与包括高甘油三酯血症在内的诸多因素相关。因此,在 2016 年《ESC 血脂异常管理指南》的分层标准基础上,进一步对高甘油三酯血症进行严重程度分层(表 34-3)。其中,血清 TG>2.3mmol/L(200mg/dl)者患 ASCVD 风险增加;当 TG>5.6mmol/L(500mg/dl)时,除 ASCVD 风险外,急性胰腺炎风险明显增高。但不同于2012 年美国内分泌学会发布的高甘油三酯血症的评估和治疗临床实践指南的分层标准(表 34-3),美国内分泌学会发布的高甘油三酯血症诊断标准

旨在提高评估早发心血管疾病风险及胰腺炎风险的能力。甘油三酯轻度 - 中度升高的范围与早发心血管病风险关系更为密切,而且绝大多数高甘油三酯血症患者的 TG 升高与胰腺炎风险增高关系密切,其中极重度 TG 升高预示着急性胰腺炎风险极高,而重度 TG 升高患者具有潜在的短时间内达到极重度升高的可能,易于诱发胰腺炎。此外不同的 TG 升高水平也提示潜在的病因不同,重度 - 极重度 TG 升高通常提示多因素所致。

表 34-3　甘油三酯的正常和异常分层标准

《中国成人血脂异常防治指南（2016 年修订版）》		2012 年美国内分泌学会《高甘油三酯血症评估与治疗临床实践指南》	
分层	甘油三酯 / mmol/L（mg/dl）	分层	甘油三酯 / mmol/L（mg/dl）
合适水平	<1.7（150）	正常	<1.7（150）
边缘升高	≥1.7（150）且 <2.3（200）	轻度升高	1.7~2.3（150~199）
升高	≥2.3（200）且 <5.6（500）	中度升高	2.3~11.2（200~999）
重度升高	≥5.6（500）	重度升高	11.2~22.4（1 000~1 999）
		极重度升高	≥22.4（2 000）

三、危险分层

动脉粥样硬化性心血管病(ASCVD)的总体风险评估,是指根据心血管疾病多种危险因素的水平高低和组合来判断或预测个体或群体未来(10 年或余生)发生以动脉粥样硬化为主要病理基础的急性缺血性心血管病事件(急性心肌梗死、冠心病猝死和其他冠心病死亡、急性缺血性卒中)的风险。LDL-C 或 TC 水平对个体或群体ASCVD 发病危险具有独立的预测作用。但个体发生 ASCVD 危险的高低,不仅取决于胆固醇水平高低,还取决于同时存在的 ASCVD 其他危险因素的数目和水平。相同 LDL-C 水平个体,其他危险因素数目和水平不同,ASCVD 总体发病风险可存在明显差异。更重要的是,ASCVD 总体危险并不是胆固醇水平和其他危险因素独立作用的简单叠加,而是胆固醇水平与多个危险因素复杂交互作用的共同结果。这导致同样的胆固醇水平可因其他危险因素的存在而具有更大的危

害。全面评价 ASCVD 总体危险是防治血脂异常的必要前提。评价 ASCVD 总体危险,不仅有助于确定血脂异常患者调脂治疗的决策,也有助于临床医生针对多重危险因素,制定出个体化的综合治疗决策,从而最大程度降低患者 ASCVD 总体危险。目前,国内外发布的血脂异常防治指南的核心内容均包括 ASCVD 发病总体危险的评估方法和危险分层的标准,如 2016 年 ESC/EAS 血脂异常管理指南中的 SCORE 系统量表进行的血脂异常危险分层,2018 年 AHA/ACC 胆固醇管理指南采用的汇总队列风险评估公式以评估 10 年心血管风险,《中国成人血脂异常防治指南(2016年修订版)》提出的血脂异常患者的 ASCVD 危险分层。

2016 年 ESC/EAS 血脂异常管理指南推荐采用 SCORE 系统量表(表 34-4),其数据来源基于欧洲大规模具有代表性的队列数据集,评估首次发生致死性动脉粥样硬化事件的 10 年累积风险。SCORE 系统基于年龄、性别、吸烟、收

表 34-4　2016 年 ESC/EAS 指南总体心血管危险分层标准

极高危	具有以下任一项：
	● 心血管疾病
	● 2 型糖尿病或 1 型糖尿病伴靶器官损害，如蛋白尿，或伴有一个主要危险因素，如吸烟、高血压、血脂异常
	● 中重度慢性肾脏疾病［eGFR<60ml/（min·1.73m²）］
	● SCORE≥10%
高危	具有：
	● 单个危险因素明显升高，如家族性血脂异常［特别是胆固醇 >8mmol/L（>310mg/dl）］、严重高血压（BP≥180/110mmHg）
	● 某些年轻 1 型糖尿病患者可能处于低、中危
	● 中度慢性肾脏疾病［eGFR30~59ml/（min·1.73m²）］
	● 5%≤SCORE<10%
中危	10 年 1%≤SCORE<5%，远期需要根据以下情况调整：
	● 早发 CAD 家族史
	● HDL-C
	● TG
	● hsCRP
	● 腹型肥胖
	● 运动模式
	● 社会等级
低危	SCORE<1% 和无评级资格者

注：心血管疾病指临床或影像明确诊断的心血管疾病，包括既往心肌梗死（MI）、急性冠状动脉综合征（ACS）、冠状动脉血运重建术［经皮冠状动脉介入治疗（PCI），冠状动脉旁路移植术（CABG）］和其他动脉血运重建术，卒中和短暂性脑缺血发作（TIA）和外周动脉疾病（PAD）。

缩压、总胆固醇水平和 HDL-C 水平几个指标，通过各指标的综合评估将患者分为极高危、高危、中危和低危。此外，SCORE 图表适用于没有明显 CVD、糖尿病、慢性肾脏疾病、家族性高胆固醇血症或非常高水平的个体危险因素的患者，因为这些人已经处于高风险并需要积极管理风险因素。

但是 SCORE 系统存在一些问题，对于年轻人不只需要进行 10 年风险评估，余生风险评估可能更恰当；对于老年人，SCORE 可能高估了老年人的风险，这对指导临床治疗决策和用药有一定的影响。

2018 年 AHA/ACC 胆固醇管理指南的汇总队列风险评估公式（PCE）是对 Framingham 心脏研究的危险预测方程的进一步改进，基于 2013 年胆固醇管理指南的五个具有代表性美国人群的社区队列，并在大规模美国社区人群

中得到验证。PCE 评估硬性 ASCVD 事件（致死性、非致死性急性心肌梗死和卒中）的风险，危险因素包括年龄、吸烟、高血压、血清 TC、HDL-C 和是否患有糖尿病。ASCVD10 年风险分为低危（<5%）、临界风险（5%~<7.5%）、中危（7.5%~<20%）和高危（≥20%）。指南列举了不需要进行 PCE 风险评估的极高危和高危情况，在中危和临界风险情况需要结合风险增强因素、冠状动脉钙化积分（CAC）进行临床医生与患者间的风险讨论以明确、精准评估患者的 ASCVD 风险。

《中国成人血脂异常防治指南（2016 年修订版）》（图 34-1）结合我国流行病学大规模长期队列随访数据，按照 LDL-C 或 TC 水平、有无高血压及其他 ASCVD 危险因素个数对危险进行分层。ASCVD10 年风险分为低危（<5%）、中危（5%~9%）和高危（≥10%）。将已诊断的 ASCVD

符合下列任意条件者，可直接列为高危或极高危人群
极高危：ASCVD患者
高危：（1）LDL-C≥4.9mmol/L或TC≥7.2mmol/L
　　　（2）糖尿病患者[LDL-C在1.8~4.9mmol/L（或TC在3.1~7.2）
　　　　　且年龄≥40岁]

不符合者，评估ASCVD 10年发病危险

危险因素ᵃ（个）		血清胆固醇水平分层（mmol/L）		
		3.1≤TC<4.1 或1.8≤LDL-C<2.6	4.1≤TC<5.2 或2.6≤LDL-C<3.4	5.2≤TC<7.2 或3.4≤LDL-C<4.9
无高血压	0~1	低危（<5%）	低危（<5%）	低危（<5%）
	2	低危（<5%）	低危（<5%）	中危（5%~9%）
	3	低危（<5%）	中危（5%~9%）	中危（5%~9%）
有高血压	0	低危（<5%）	低危（<5%）	低危（<5%）
	1	低危（<5%）	中危（5%~9%）	中危（5%~9%）
	2	中危（5%~9%）	高危（≥10%）	高危（≥10%）
	3	高危（≥10%）	高危（≥10%）	高危（≥10%）

ASCVD 10年发病危险为中危且年龄<55岁者，评估余生危险

具有以下任意2项及以上危险因素者，定义为ASCVD高危人群
• 收缩压≥160mmHg或舒张压≥100mmHg
• 非HDL-C≥5.2mmol/L（200mg/dl）
• HDL-C<1.0mmol/L（40mg/dl）
• BMI≥28kg/m²
• 吸烟

ᵃ 危险因素包括吸烟、低 HDL-C 及男性≥45 岁或女性≥55 岁

图 34-1 《中国成人血脂异常防治指南（2016 年修订版）》ASCVD 总体发病危险评估流程图

患者列为极高危，LDL-C≥4.9mmol/L（190mg/dl）、LDL-C≥1.8mmol/L（70mg/dl）且年龄在 40 岁以上的糖尿病患者为高危，以上三类不需要根据危险因素个数进行 ASCVD 危险分层。对 10 年 ASCVD 发病危险为中危且年龄 <55 岁的人群，建议进行 ASCVD 余生危险评估，以利于早期识别 ASCVD 余生危险为高危的个体，并进行积极干预。

世界各国血脂异常管理指南均根据本地长期大规模流行病学数据分析，制定的不同危险分层标准和评估结果可能存在差异，但都强调不同分层的患者需要定期进行检测和重新评估，且对年轻成年患者要进行远期甚至余生风险评估。2018 年 AHA/ACC 胆固醇管理指南提到在风险评估后结合多种因素进行及时校正和临床医生与患者间的风险讨论，以确定临床决策。因此，随着临床研究和机制研究的深入，流行病学数据的更新，未来会不断更新颁布更符合临床血脂异常现况的指南。

第三节　血脂管理指南演进、革命与争议

一、中国血脂指南的演进和更新

历经 10 年，《中国成人血脂异常防治指南（2016 年修订版）》于 2016 年 10 月正式发布。2007 年以来，我国逐渐积累了基于中国人群的血脂异常流行病学新的数据和临床干预研究，更多的临床研究证据进一步验证了降胆固醇治疗对动脉粥样硬化性心血管疾病（ASCVD）一级预防和二级预防的有效性和安全性。同时参考国际上重要的血脂大规模随机对照研究、血脂指南与共识，对我国血脂指南进行了更新。

《中国成人血脂异常防治指南（2016 年修订版）》在 2007 年版建议基础上进行了全面更新、扩增与完善。2016 中国成人血脂指南的最主要演进

之处在于：治疗更加积极，LDL-C目标值更低，更为关注非HDL-C的地位，且从对冠心病（coronary heart disease，CHD）防治变为对ASCVD防治。

证据显示，无论采取何种药物或措施，只要能使血清LDL-C水平下降，就可稳定、延缓或消退动脉粥样硬化病变，并能显著减少ASCVD的发生率、致残率和死亡率，他汀降低LDL-C与ASCVD风险线性相关。2016中国指南充分肯定LDL-C为首要靶点（Ⅰ类推荐，A级证据）。由于非HDL-C具有致动脉粥样硬化作用，新指南将非HDL-C作为次要干预目标（Ⅱa类推荐，B级证据），对于合并TG水平升高人群（如代谢综合征、糖尿病等），该次要靶点的设立尤为重要。

1. 提出国人血脂的"理想水平"　2016中国指南首次提出了"血脂理想水平"这一概念。指南基于多项不同血脂水平的中国人群ASCVD发病危险的长期观察性研究，包括不同血脂水平对研究人群10年和20年ASCVD累积发病危险的独立影响，同时参考了国际多部血脂指南的建议及其依据。定义血脂"理想水平"为LDL-C<2.6mmol/L（100mg/dl）、非HDL-C<3.4mmol/L（130mg/dl）。这一理念的提出与最新欧美指南均不再强调血脂合适水平的理念达成一致，即使不能诊断为"高脂血症"的个体也有其血脂"目标值"，即理想的LDL-C和非HDL-C水平，若能维持"理想水平"则能有效控制自身的心血管危险。需要强调的是，这些血脂合适水平和异常切点主要适用于ASCVD一级预防的目标人群。

2. 基于ASCVD危险分层的目标值更低　部分国外新发表的血脂异常诊疗指南不推荐设定调脂目标值。然而，若取消调脂目标值则会严重影响患者服用调脂药的依从性。从调脂治疗获益的角度来说，长期坚持治疗最为重要。只有在设定调脂目标值后，医生才能更加准确地评价治疗方法的有效性，并能与患者有效交流，提高患者服用调脂药的依从性。我国取消调脂目标值更没有证据和理由。

《中国成人血脂异常防治指南（2016年修订版）》对需要设定目标值予以充分肯定（Ⅰ类推荐，C级证据），并对不同危险分层的人群分别设定首要靶点和次要靶点的目标值，其中，极高危人群目标值设定为LDL-C<1.8mmol/L、非HDL-C<2.6mmol/L。在极高危患者LDL-C目标值方面特别强调两点：①LDL-C基线值较高不能达到目标值者，LDL-C至少降低50%（Ⅱa类推荐，B级证据）；②若LDL-C基线在目标值以下者，LDL-C仍应降低30%左右（Ⅰ类推荐，A级证据）。此外，低危人群LDL-C目标值与中危人群等同，均为<3.4mmol/L，这体现了我国指南更强调早期一级预防。（表34-5）

表34-5　不同ASCVD危险人群降LDL-C/非HDL-C治疗达标值

危险等级	LDL-C	非HDL-C
低危、中危	<3.4mmol/L（130mg/dl）	<4.1mmol/L（160mg/dl）
高危	<2.6mmol/L（100mg/dl）	<3.4mmol/L（130mg/dl）
极高危	<1.8mmol/L（70mg/dl）	<2.6mmol/L（100mg/dl）

注：非HDL-C是指除HDL-C以外其他脂蛋白中含有的胆固醇总和。

2019年ESC/EAS《血脂异常管理指南》全面更新了降脂治疗LDL-C的目标值，与2016年指南相比，各类心血管风险人群的LDL-C目标值均有大幅下调（表34-6）。

3. 长期生活方式改变和药物治疗

（1）生活方式干预：指南认为，血脂异常与饮食和生活方式有密切关系，饮食治疗和改善生活方式是血脂异常治疗的基础措施，无论是否选择药物治疗，都必须坚持控制饮食和改善生活方式（Ⅰ类推荐，A级证据）。改善生活方式包括限制饱和脂肪酸（<总能量7%）和胆固醇（<300mg/d）摄入，增加膳食纤维；控制体重（BMI 20.0~23.9kg/m²）；身体活动每周5~7天，每次30min中等强度运动；戒烟、限酒。生活方式干预开始3~6个月应复查血脂；达标后继续非药物治疗，但仍需6个月至1年复查一次；长期达标者每年复查一次。

表 34-6 ESC/EAS《血脂异常管理指南》对 LDL-C 目标值的更新

危险分层	LDL-C 目标	
	2016 指南	2019 指南
极高危	<1.8mmol/L（70mg/dl）或 >50% 降幅［1.8~3.5mmol/L（70~135mg/dl）］	≥50% 降幅且 <1.4mmol/L（55mg/dl）
高危	<2.6mmol/L（100mg/dl）或 >50% 降幅［2.6~5.2mmol/L（100~200mg/dl）］	≥50% 降幅且 <1.8mmol/L（70mg/dl）
中危	<3.0mmol/L（115mg/dl）	<2.6mmol/L（100mg/dl）
低危	<3.0mmol/L（115mg/dl）	<3.0mmol/L（115mg/dl）

（2）药物治疗：他汀类已成为防治 ASCVD 这类疾病最为重要的药物。为调脂达标，临床上应首选他汀类调脂药物（Ⅰ类推荐，A 级证据）。2016 中国指南指出，中国人群的平均 LDL-C 基线水平低于欧美人群，而目前尚无关于中国人群高强度他汀治疗的安全性数据，因此，他汀类药物应用时宜采用中等强度剂量（LDL-C 降幅 25%~50%）为起始剂量（表 34-7）。中国临床研究不支持 ACS 患者在 PCI 术前短期强化他汀治疗。《中国成人血脂异常防治指南（2016 年修订版）》强调他汀的获益来自其降 LDL-C 作用。

表 34-7 《中国成人血脂异常防治指南（2016 年修订版）》对他汀治疗强度的定义

高强度	中等强度
每日剂量可降低 LDL-C≥50%	每日剂量可降低 LDL-C 25%~50%
阿托伐他汀 40~80mg	阿托伐他汀 10~20mg
瑞舒伐他汀 20mg	瑞舒伐他汀 5~10mg
	辛伐他汀 20~40mg
	普伐他汀 40mg
	洛伐他汀 40mg
	氟伐他汀 80mg
	匹伐他汀 2~4mg
	血脂康 1.2g

相对于 2007 年血脂指南，我国 2016 年版指南的演进之处在于明确推荐降脂药物的联合应用。这是血脂异常干预措施的趋势，优势在于提高血脂控制达标率，同时降低不良反应发生率。由于他汀类药物作用肯定、不良反应少、可降低总死亡率，联合调脂方案多由他汀类与另一种作用机制不同的降脂药组成。在中等强度他汀治疗 LDL-C 未能达标患者，可根据个体调脂疗效和耐受情况，适当调整剂量或应联合使用胆固醇吸收抑制剂——依折麦布，以获得安全有效的调脂效果。中等强度他汀与依折麦布的联合治疗策略是《中国成人血脂异常防治指南（2016 年修订版）》基于循证医学证据的一大创新推荐。

PCSK9 抑制剂以 PCSK9 单克隆抗体发展最为迅速，是近年来血脂领域降低 LDL-C 的重大进展，其中阿利西尤单抗（Alirocumab）和依洛尤单抗（Evolocumab）研究较多。PCSK9 抑制剂无论单独应用或与他汀类药物联合应用均明显降低血清 LDL-C 水平，同时可改善其他血脂指标，包括 HDL-C、Lp（a）等。PCSK9 单抗可使 LDL-C 降低 40%~70%，并可减少心血管事件。至今尚无严重或危及生命的不良反应报道。欧盟医管局和美国 FDA 已批准依洛尤和阿利西尤两种注射型 PCSK9 单克隆抗体上市。

依洛尤单抗在中国获批用于纯合子家族性高胆固醇血症（homozygote familial hypercholesterolemia,

HoFH）和极高危 ASCVD 患者的二级预防。《中国成人血脂异常防治指南（2016 年修订版）》指出，FH 尤其是 HoFH 患者，经生活方式加最大剂量调脂药物（如他汀 + 依折麦布）治疗，LDL-C 水平仍 >2.6mmol/L 的 ASCVD 患者，加用 PCSK9 抑制剂，组成不同作用机制调脂药物的三联合用。

二、中国血脂指南与欧美指南的差异之处

1. 对于降脂治疗目标值的确认　《中国成人血脂异常防治指南（2016 年修订版）》仍然坚持靶目标导向的治疗策略。建议对于不同危险分层人群应达到不同的 LDL-C 和非 HDL-C 目标值；对于不能达到此目标者，LDL-C 应较基线降低 50% 以上；LDL-C 数值在目标值以内者，应进一步下降 30%。这样一个目标的设定具有比较强的临床可操作性，同时可能具有较低的经济成本，实现医生在选择治疗策略时有据可循，并可提高患者治疗的依从性。在此点上，《中国成人血脂异常防治指南（2016 年修订版）》与 2019 年 ESC/EAS 联合发布的血脂异常管理指南的指导思想比较接近，但细微不同的是欧洲指南将不同心血管风险人群的 LDL-C 目标值均进一步下调，并强调 LDL-C 降幅应达到 50% 以上。目前中国和欧洲的血脂防治指南均是靶目标导向的治疗策略，而 2018 年美国 AHA/ACC 血脂防治指南仍未设定降脂治疗的 LDL-C 目标值，而基本沿用 2013 年指南的基调，在四类他汀获益人群首选高强度他汀剂量模式，使 LDL-C 降幅至少达到 50%。仅极高危人群未能达到 <1.8mmol/L（70mg/dl）时推荐加用非他汀类降脂药（依折麦布、PCSK9 抑制剂）。这种治疗策略看似操作简单，但对个体化的治疗策略操作较为困难。

每一个体对他汀治疗的反应有较大差别，采用统一高强度他汀剂量可能会使某些极高危患者获益降低，而对某些他汀类药物反应好的患者可能过多服用了过高剂量他汀类药物。新近的荟萃分析表明，他汀类药物的剂量强度并不能准确预测用药后胆固醇下降程度。对 TNT 试验的后续分析表明，即使采用高强度他汀，随访期间个体间和个体内 LDL-C 的变异程度是心血管事件的独立危险因素。LDL-C 变异度每增加 1 个标准差，心肌梗死风险、冠状动脉事件及死亡风险均显著增加，提示临床实践中以 LDL-C 靶目标导向的降脂策略较单纯剂量（强度）导向的策略更易于临床医师操作。

2. 降脂药物剂量的选择　他汀类药物作为治疗血脂异常，降低 LDL-C 减少心血管事件的首选药物是中外指南的共识。但是，对于推荐的他汀剂量存在明显差异。欧洲和美国血脂指南推荐高强度他汀或最大耐受量的他汀作为起始治疗，而中国血脂指南基于安全性和有效性考虑，推荐中等强度他汀作为大多数血脂异常患者的剂量选择，即使是极高危患者，也不推荐起始就服用高强度大剂量他汀。

不同种类他汀降胆固醇强弱虽有差别，但任何一种他汀所推荐的起始用量，都能发挥良好的降低胆固醇效应（自身对照而言），而当其剂量倍增时，LDL-C 进一步降低幅度仅约 6%，剂量增加 8 倍时，LDL-C 仅多降低 18%，即所谓他汀"小剂量大作用，增倍剂量附加作用小"。

他汀类药物的安全性和耐受性是各类指南的关注点之一。HPS2-THRIVE 研究作为 ASCVD 二级预防研究，有 10 932 例中国患者参与，与欧美人群比较，发现服用辛伐他汀 40mg/d，中国患者肝酶升高和肌肉不良反应的发生率增加，达到欧美人群的 10 倍之多。即使在美国 2018 年最新指南也指出，亚洲人群进行的 REAL-CAD 研究使用中等强度的匹伐他汀也同样获得心血管事件减少的益处，因此特别强调亚裔人群对高强度他汀的耐受性弱于白种人，推荐从中等剂量他汀作为起始治疗。对于欧美最新血脂指南应借鉴其最新理念和最新治疗策略，但在操作层面仍应遵循中国血脂指南的治疗策略，按照不同的 ASCVD 风险分层选择中等强度他汀作为起始治疗，或者作用机制不同的降脂药物联合使用，提高 LDL-C 的达标率和患者治疗的依从性。

3. 对 PCSK9 抑制剂的推荐　PCSK9 抑制剂作为一类新型的强效降低胆固醇药物，近年来不断公布的大规模临床研究为指南推荐其临床应用增加了证据和推荐力度。

2011 年 ESC/EAS 血脂指南认为极高危心血管风险患者使用最大耐受量的强效他汀后，

LDL-C 水平仍不达标时加用依折麦布,当时 PCSK9 抑制剂尚未上市。2016 年 ESC/EAS 血脂指南调整建议,认为相同情况下可加用依折麦布,若联合依折麦布仍不达标,LDL-C>3.6mmol/L（140mg/dl）,或其他危险情况（FH、糖尿病合并靶器官损害或其他多项心血管危险因素、严重而广泛的 ASCVD、广泛的冠脉病变、ASCVD 进展迅速）,LDL-C>2.6mmol/L（100mg/dl）,加用 PCSK9 抑制剂。对于不合并 ASCVD 的 FH 患者,2016 年 ESC/EAS 指南认为用最大剂量的强效他汀后,如 LDL-C 仍不达标,则需加用依折麦布,若 LDL-C 达标则继续原方案;若 LDL-C 仍不达标,LDL-C>4.5mmol/L（180mg/dl）,需加用 PCSK9 抑制剂。糖尿病合并其他危险因素（靶器官损害 / 主要心血管危险因素）,Lp（a）>50mg/dl、早发 ASCVD 家族史、高危的影像学指标等时,LDL-C>3.6mmol/L（140mg/dl）,也可考虑加用 PCSK9 抑制剂。开始治疗 2 周后,需要评价疗效。因此,随着临床研究的进展,使用 PCSK9 抑制剂降胆固醇治疗的理念也在不断更新。2019 年 ESC/EAS 血脂异常管理指南认为,二级预防中极高危患者（包括 ASCVD、糖尿病合并靶器官损害或多个危险因素）,在高强度他汀联合依折麦布治疗后 LDL-C 未达标时,可以联合 PCSK9 抑制剂。一级预防中 FH 合并多个危险因素,且他汀联合依折麦布 LDL-C 不达标者,联合 PCSK9 抑制剂。因此,最新指南对 PCSK9 抑制剂的推荐力度日趋积极,对极高危患者降低 LDL-C 的治疗也日趋积极,LDL-C 低些更好已成为大趋势。

2013 年 ACC/AHA 美国胆固醇指南认为,由于缺乏循证医学证据,对非他汀类药物未作推荐。2018AHA/ACC 胆固醇管理指南明确了非他汀药物（依折麦布和 PCSK9 抑制剂）的临床地位。在极高危 ASCVD 患者中,若 LDL-C≥1.8mmol/L 考虑在他汀类药物治疗中加用非他汀类药物。极高风险包括既往有多次重大 ASCVD 事件或有过一次重大 ASCVD 事件,或多支冠脉血管病变等,同时合并多个高危因素。在极高危 ASCVD 患者中,若 LDL-C≥1.8mmol/L,在最大耐受量的他汀类药物治疗的基础上加用依折麦布是合理的。对于接受最大耐受量的他汀 + 依折麦布药物治疗时 LDL-C 水平仍然≥1.8mmol/L 的 ASCVD 患者,

加用 PCSK9 抑制剂是合理的,虽然其长期安全性（>3 年）尚不确定,以及根据 2018 年年中的药物价格得出的成本获益比值较低。近年来,已有多项研究证实了 PCSK9 抑制剂在 ASCVD 风险管理中的作用,但新指南对于 PCSK9 抑制剂的推荐仍然较慎重,主要是由于 PCSK9 抑制剂应用时间短,长期安全性问题仍需进一步观察;其次,指南首次引用成本效益比（ICER）来判断成本效益。由于各国 PCSK9 抑制剂上市后有较大幅度降价,但按照目前 PCSK9 抑制剂的价格,其治疗成本仍属较高,需要选择合适的治疗人群。

《中国成人血脂异常防治指南（2016 年修订版）》公布时 PCSK9 抑制剂尚未在我国上市,因此主要推荐用于 FH 患者。其后的 FH 专家共识（如前所述）则推荐 PCSK9 抑制剂在此类患者治疗中的重要作用。

三、关于家族性高胆固醇血症

家族性高胆固醇血症（familial hypercholes-terolemia, FH）是一种常染色体（共）显性遗传病,其主要临床表现为血清 LDL-C 水平明显升高、皮肤 / 腱黄色瘤及早发 ASCVD。近年来的国际上不同种族的人群调查发现 FH 并非属于罕见病,特别是杂合子型 FH（heterozygote familial hypercholesterolemia, HeFH）患病率在 1/500~1/200。为引起国人对 FH 的关注,尽早发现并及时干预高胆固醇血症,减少其后致命性心血管事件的发生,2018 年中华医学会心血管病学分会根据我国 FH 患者血脂异常特点,参考国内外研究和指南共识,制定了《家族性高胆固醇血症筛查与诊治中国专家共识》。

（一）基因类型及发病率

FH 是由于低密度脂蛋白受体（low-density lipoprotein receptor, LDLR）介导的 LDL 在肝脏代谢有关的基因发生致病性突变所致,最主要是以下基因突变：*LDLR*、*Apo B*、*PCSK9* 及 LDL 受体衔接蛋白 1（LDL receptor adaptor protein 1, *LDLRAP1*）基因,其中以 *LDLR* 基因突变最为常见。

FH 可分为 4 种类型：HeFH、纯合子（HoFH）、复合杂合子和双重杂合子,前两类多见。HoFH 较为罕见,患病率为 1/100 万 ~3/100 万。HeFH

患病率为0.20%~0.48%，但最近的研究提示，采用荷兰临床脂质网络（Dutch Lipid Clinic Network，DLCN）标准在总人群中HeFH的患病率高达2%。我国学者研究发现，在冠心病患者（n=8 050）中采用基因诊断确诊的FH检出率为3.5%。而单纯采用临床指标（DLCN标准），早发心肌梗死患者中FH患病率为7.1%。基因检测是FH诊断的"金标准"，但与临床诊断之间可能存在不一致的情况，所以专家建议更准确的FH诊断需要结合临床指标和基因检测。最近我国学者同时采用基因测序和改良的DLCN标准，发现我国早发心肌梗死人群中FH的患病率可高达23.6%。诊断标准的不同是造成FH患病率差异较大的原因之一。FH的知晓率和诊断率均非常低，大多数国家的诊断率<1%，治疗状况更差。

（二）临床表现

FH主要临床表现是血LDL-C水平明显增高和早发ASCVD，早期可无症状。

1. **血清LDL-C水平明显升高**　HeFH患者或HoFH患者的血清LDL-C水平分别为同一家系内未患病者的2倍和4倍。国外研究显示未治疗的HeFH患者血清LDL-C大多在5.0mmol/L（191mg/dl）以上，HoFH患者血清LDL-C水平更高，常>13.0mmol/L（500mg/dl）。

2. **早发ASCVD**　早发ASCVD是FH的主要临床表现之一，其中早发冠心病是常见的临床表型。HeFH男性患者多于50岁之前发生冠心病，女性发病年龄略晚于男性。HoFH患者大多在青少年期就发生广泛的动脉粥样硬化，并可见急性心肌梗死、猝死等心血管事件。在丹麦普通人群研究中，确定或很可能的FH患者冠心病发病率为33%，未接受降脂治疗的FH患者冠心病发病风险是非FH患者的13倍。我国研究显示44.2%的FH患者罹患心血管疾病，FH患者冠心病风险较非FH患者增加15倍。FH患者早发ASCVD除累及冠状动脉外，也可累及主动脉、颈动脉和肾动脉，出现相应的临床表现。

3. **黄色瘤**　皮肤／腱黄色瘤是FH临床诊断的重要标志，多出现在肘关节、膝关节伸侧，或臀部及手部等部位。FH的黄色瘤可以分为疹样黄素瘤、块状黄素瘤、睑黄素瘤和腱黄素瘤，早期可仅表现为跟腱增厚。腱黄素瘤对FH诊断价值最大，HoFH患者黄色瘤比HeFH患者出现得更早更明显。

4. **脂性角膜弓**　脂性角膜弓是角膜周边部基质内的类脂质沉积，约30%的FH患者有脂性角膜弓。<45岁的患者出现脂性角膜弓是提示FH的重要临床指标。

5. **其他**　HoFH患者可出现主动脉瓣叶和主动脉根部以及其他动脉钙化，部分患者还可出现主动脉瓣狭窄等。

（三）筛查人群及诊断标准

共识建议对某些重点人群进行选择性筛查，根据我国人群血清胆固醇水平的特点以及FH的临床表现，为确定FH可疑人群，促进FH患者早期诊断和早期治疗，建议符合下列任意1项者要进入FH的筛查流程：

1. 早发ASCVD（男性<55岁或女性<65岁即发生ASCVD）。

2. 成人血清LDL-C≥3.8mmol/L（146.7mg/dl），儿童血清LDL-C≥2.9mmol/L（112.7mg/dl）且能除外继发性高脂血症者。

3. 有皮肤／腱黄素瘤或脂性角膜弓（<45岁）。

4. 一级亲属中有上述3种情况。

筛查需要完成以下内容：

1. **家族史**　询问早发ASCVD及FH家族史，家族成员（特别是一级亲属）的血清LDL-C水平，以及是否存在黄素瘤和脂性角膜弓等FH特征性的临床表现。

2. **临床病史**　是否为早发ASCVD患者，除关注冠心病的发病外，不要忽略卒中和外周动脉粥样硬化病史；同时要询问是否存在可使LDL-C水平继发增高的疾病，例如甲状腺功能减低、肾病综合征以及某些药物等，特别要注意除外和FH临床表型相似性较大的胆固醇血症。

3. **体格检查**　除规范的全身查体外，要特别关注有无黄色瘤和脂性角膜弓。对存在跟腱黄素瘤，或脂性角膜弓（<45岁）的患者要高度怀疑FH。

4. **检测血清LDL-C水平**　是筛查的必检项目。虽然基因检测是FH诊断的"金标准"，但无论基因突变检查有无异常发现，对可疑人群均需进行血LDL-C水平检测。共识建议一旦发现FH

患者,应尽可能开展针对 FH 患者一级亲属的级联式筛查(cascade screening)。

早期 FH 的诊断主要根据皮肤/腱黄素瘤,但随着对疾病认识的不断深入,血 LDL-C 水平和早发 ASCVD 也成为 FH 重要的临床诊断依据。目前国际上尚无统一的 FH 诊断标准,常用的有 Simon Broome 标准、DLCN 标准、日本标准和美国早期诊断早期预防组织标准。其中以 DLCN 标准应用最为广泛。在 FH 的临床诊断标准中,确定血 LDL-C 诊断水平是最关键的工作之一。日本是较早开展 FH 研究的国家之一,日本学者通过对 419 例 FH 和 937 例非 FH 患者研究发现,当血 LDL-C 水平≥4.7mmol/L(180mg/dl)时,诊断 FH 的敏感性和特异性分别为 94.3% 和 99.1%;而血 LDL-C 水平≥4.9mmol/L(190mg/dl)时,诊断 FH 的敏感度和特异度分别为 92.1% 和 99.1%;因此,2012 年日本的《家族性高胆固醇血症处置指南》将诊断 FH 的血 LDL-C 界值定为 4.7mmol/L(180mg/dl)。我国对 FH 的研究起步较晚,没有统一的 FH 诊断标准。根据中国人群血 LDL-C 水平和 FH 的特点,并借鉴国外的经验,共识建议成人符合下列标准中的 2 项即可诊断为 FH:①未接受调脂药物治疗的患者血清 LDL-C 水平≥4.7mmol/L(180mg/dl)。②有皮肤/腱黄色瘤或 <45 岁的人存在脂性角膜弓;③一级亲属中有 FH 或早发 ASCVD,特别是冠心病患者。

儿童 FH 的诊断标准:未治疗的血 LDL-C 水平≥3.6mmol/L(140mg/dl)且一级亲属中有 FH 患者或早发冠心病患者。

(四)关于 FH 治疗

我国在 FH 治疗经验相对较少,但是所有 FH 患者一经确诊,应该尽早治疗。治疗目标:合并与不合并 ASCVD 的成人 FH 患者血 LDL-C 的目标值分别为 <1.8mmol/L(70mg/dl)和 <2.6mmol/L(100mg/dl);儿童 FH 患者血 LDL-C 的目标值 <3.4mmol/L(130mg/dl)。若难以达到上述目标值,建议至少将血清 LDL-C 水平降低 50%。

1. 治疗性生活方式改善 健康科学的生活方式是 FH 治疗的基础措施,要鼓励患者戒烟,进食低饱和脂肪酸、低胆固醇饮食。控制体重,建议患者积极参加体育锻炼。但由于严重的动脉粥样硬化和主动脉瓣狭窄等可能会导致心绞痛、晕厥、乃至猝死,所以建议 FH 患者在体育活动开始之前仔细评估心血管风险,特别是冠状动脉、主动脉和颅内动脉受累情况。

2. 药物治疗 FH 诊断后应立即启动降胆固醇药物治疗。如临床诊断的 FH 未发现已知基因的致病突变仍建议给予积极的降低胆固醇治疗。建议成人 FH 的治疗方案如下:

(1)他汀类药物:为首选药物,不仅可降低血 LDL-C 水平,还可改善 FH 患者的预后。建议使用最大耐受剂量的强效他汀。

(2)联合治疗:FH 患者常需联合调脂治疗。对他汀类药物单药治疗效果不好或因药物不良反应不能耐受大剂量他汀类药物的患者,可联合使用不同类别调脂药物。他汀类药物联合胆固醇吸收抑制剂依折麦布是联合治疗的首选推荐。

(3)PCSK9 抑制剂:在上述治疗基础上可进一步降低 LDL-C。临床研究显示,依洛尤单抗和阿利西尤单抗在 HeFH 患者中均具有强效降 LDL-C 的效果,已获得欧洲药物管理局(EMA)和美国食品药品监督管理局(FDA)批准用于 HeFH 患者。依洛尤单抗在我国批准用于 HoFH 患者。

3. 其他治疗 FH 的其他治疗方法包括:

(1)脂蛋白血浆置换:若药物联合治疗效果欠佳,可考虑血浆置换。血浆置换主要用于 HoFH 患者,对伴有冠心病的高危 HeFH 患者或对他汀类药物不耐受或药物治疗下血 LDL-C 水平仍较高的 HeFH 患者也可以采用。

(2)肝移植和外科手术:肝脏是清除血胆固醇的主要器官,通过肝移植纠正肝细胞上 *LDLR*、*PCSK9*、*ApoB* 等基因的分子缺陷,虽然可以降低 LDL-C 水平,但由于移植后手术并发症和死亡率高,以及供体匮乏等因素难以作为主要的 FH 治疗手段。部分回肠旁路或血管腔分流术曾是 FH 的治疗方法之一,但目前已不建议使用。

(3)基因治疗:由于 FH 遗传的复杂性和目前基因治疗本身的局限性,该方法尚处于实验探索阶段。

我国对 FH 的研究尽管取得了可喜的成绩,但尚处于起步阶段,FH 的知晓率、诊断率和治疗率均处在较低水平。所以在现有条件下对 FH 的筛查、诊断和防治达成共识,必将有助于推动我国

FH 研究和 FH 患者的早期诊治,改善患者预后,造福社会。

第四节　血脂研究领域趋势和未来发展方向

在 ASCVD 的极高危人群尽管接受了理想或最大耐受量的他汀治疗,仍有很高的心血管事件再发风险,称其为血管剩留风险。影响血管剩留风险的因素较多,包括心血管其他危险因素的控制不佳、血脂异常控制不理想等。他汀治疗后血脂相关的血管剩留风险与 LDL-C 未能达标,高甘油三酯血症或高 Lp(a)血症有关。近年来血脂研究领域一直注重药物干预的多靶点综合防治,并取得令人瞩目的研究进展,对未来进一步强化 ASCVD 的防治将产生重要影响。

一、PCSK9 抑制剂进一步降低 LDL-C 水平带来更多心血管获益

他汀干预治疗随机对照试验(randomized controlled trial,RCT)的荟萃分析中,对 LDL-C 水平进行分层发现,LDL-C<50mg/dl(最低分层水平)时,主要心血管事件、主要冠脉事件、主要脑血管事件风险均为最低。但是他汀类药物降低 LDL-C 的作用受限于"6"原则,过度依赖于他汀剂量倍增来达到降低 LDL-C 的目的,疗效有限而不良反应必然大幅度增加。因此对 LDL-C 高水平的患者,或 ASCVD 风险极高的患者强化降脂有必要联合其他作用靶点的降 LDL-C 药物。PCSK9 可导致肝细胞表面 LDL 受体减少,进而使肝细胞对 LDL-C 清除能力下降,使 LDL-C 水平升高。从 2003 年首次发现 *PCSK9* 基因突变,到 2011 年首例患者接受 PCSK9 单克隆抗体,不到 10 年 PCSK9 抑制剂即从实验室转化到临床,且 2015 年就获得美国 FDA 批准上市。目前 PCSK9 抑制剂已于中国上市。

2017 年 ACC 大会公布的 FOURIER 研究证实,纳入近 28 000 例 ASCVD 极高危患者,在优化他汀治疗基础上加用依洛尤单抗治疗使 LDL-C 水平 92mg/dl 降至 30mg/dl,降幅达 59%;与安慰剂相比,主要终点事件显著降低了 15%。研究证实首个 PCSK9 抑制剂在降低心血管主要终点事件方面具有良好的临床获益,同时安全性良好。2018 年 ACC 大会上,FOURIER 研究事后分析显示,对于近期 ACS、发生过两次以上心肌梗死、多支血管病变合并外周动脉疾病(PAD)的患者,其冠状动脉病变严重、未来心血管事件再发风险更高,这些患者给予依洛尤单抗后心血管事件较未合并这些风险因素的患者,心血管事件风险降低更多,反映心血管绝对获益的需治疗人数(number needed to treat,NNT)显著减少。基线 C 反应蛋白(CRP)水平高者使用 PCSK9 单抗同样显著减少主要不良心血管事件(MACE),再次验证了降低胆固醇是硬道理。对于 ASCVD 合并代谢综合征的患者,与无代谢综合征患者相比,心血管终点事件风险增加,给予依洛尤单抗治疗后,主要终点事件和次要终点事件都显著降低;同时依洛尤单抗不增加新发糖尿病风险,不改变空腹血糖和糖化血红蛋白(HbA_{1c})水平,安全性和耐受性良好。

2018 年 ACC 年会公布了 ODYSSEY OUTCOME 研究,纳入 18 000 多例高强度他汀治疗后 LDL-C 仍不能低于 70mg/dl 的急性冠脉综合征患者加用阿利西尤单抗,与安慰剂组相比 LDL-C 进一步降低 54%,主要终点事件减少 15%,关键的次要终点事件减少 20%,且与总死亡减少有关,同样显示安全性良好。亚组分析显示基线 LDL-C≥ 100mg/dl 的患者主要终点获益更为明显,提示 PCSK9 单抗用于基线 LDL-C 水平较高、他汀治疗不能达标的患者获益更多,安全性方面与 FOURIER 研究相似。近期发表的荟萃分析显示,PCSK9 单抗对心血管的有益作用与他汀 CTT 荟萃结果一致,无论 PCSK9 单抗或他汀治疗,心血管获益取决于 LDL-C 的降低和治疗持续时间,而并非药物的"多效性"。

关于 PCSK9 单抗的长期安全性是在此类药物使用过程中关注的焦点。2018 年 AHA 年会公布的 OSLER 开放标签延展研究:5 年观察结果显示,在一直使用依洛尤单抗治疗的患者中,依洛尤单抗的 LDL-C 降幅一直维持在接近 60%,整个观察期中认知功能异常的发生率非常低,同时未增加新发糖尿病风险,证实药物长期使用的疗效和安全性。另外,EBBINGHAUS 研究作

为 FOURIER 研究的并行研究，3 000 多例高危 ASCVD 患者使用依洛尤单抗联用他汀治疗，虽然 LDL-C 水平明显降低，并未导致受试者出现记忆丧失或其他认知问题。目前，在降脂治疗防治 ASCVD 中，他汀仍是目前最重要的抗动脉粥样硬化基石药物，在他汀治疗基础上，对于极高危的 ASCVD 患者，或者最大耐受量他汀治疗后 LDL-C 不达标的 ASCVD 患者，可以联合非他汀类药物包括胆固醇吸收抑制剂依折麦布和 PCSK9 抑制剂，促使 LDL-C 达标或降至更低水平已成为大趋势。

除单克隆抗体外，更多作用机制不同的 PCSK 抑制剂也相继从动物实验进入 I~III 期临床研究。PCSK9 的小干扰 RNA（siRNA，inclisiran）在 I~II 期临床研究中显示降低 LDL-C 达 50%，并且安全性良好，目前已进入临床心血管终点的 III 期临床研究（ORION-4 研究），预计入选 14 000 例 ASCVD 极高危患者，在他汀治疗基础上联合 inclisiran，与安慰剂比较心血管终点事件以及药物安全性值得期待。另外 PCSK9 疫苗和第二代模拟抗体蛋白药（adnectins）也分别进入 I 期和 II 期临床试验。因此，将 PCSK9 作为干预靶点研发出经济、安全、有效的抑制剂是目前多个药物研发团队的关注焦点，也值得期待未来有更多有效降低 LDL-C 的药物造福于人类。

二、HPS3-REVEAL 研究结束了对升高 HDL-C 的获益期待

HDL 促进胆固醇逆向转运，并有抗炎抗氧化作用，所以具有抗动脉粥样硬化作用。因此早期提出这样的假设，即升高 HDL-C 水平可以降低心血管风险，此后升高 HDL-C 的药物研发开展得如火如荼。胆固醇酯转运蛋白（cholesteryl ester transfer protein，CETP）抑制剂可以大幅升高 HDL-C，因此对于可否带来更多心血管获益寄予厚望。然而在他汀治疗基础上加用 CETP 抑制剂的 ILLMINATE、dal-OUTCOMES 和 ACCELERATE 研究均未获得减少心血管事件的阳性结果。HPS3-REVEAL 研究是英国牛津大学牵头的一项国际多中心、随机、双盲、安慰剂对照 3 期试验，共入选 30 449 例动脉粥样硬化性疾病高危患者，平均随访 4 年，其中来自中国大陆的合格

受试患者接近 9 000 例。结果发现他汀基础上加 CETP 抑制剂（Anacetrapib）可以使 HDL-C 升高 104%，LDL-C 降低 41%，非 HDL-C 降低 18%，主要终点相对风险仅降低 9%，至 2.2 年时两组主要终点的曲线才开始分离。且事后分析发现，CETP 抑制剂获益主要基于降低非 HDL-C，提示升高 HDL-C 并未带来心血管获益。但新型 CETP 抑制剂的研究并未终止，基于对第 5 个 CETP 抑制剂 Obicetrapib 的 II 期临床试验发现可以显著降低 LDL-C 和 ApoB 水平，单用较联合他汀治疗疗效更为明显，正在进行的 III 期临床试验（OASIS 研究），旨在探讨对他汀不耐受患者（真实世界发生率约 10%）单用 Obicetrapib 或联合依折麦布，通过降低 LDL-C 和 ApoB 水平对心血管事件的影响，结果值得期待。

三、高甘油三酯血症可能成为重要干预靶点

多项流行病学调查研究显示，高甘油三酯血症（hypertriglyceridemia，HTG）患病率较高不容忽视。众所周知，血浆 TG 主要存在于富含 TG 的脂蛋白中，包括乳糜微粒（chylomicron，CM）、极低密度脂蛋白（very low density lipoprotein，VLDL）及其残粒。分析 HTG 产生的病理生理机制可见，内源性及外源性因素均可导致 HTG 的发生。其中，胰岛素抵抗、肥胖、糖尿病及代谢综合征相关的高 TG 则与肝脏过多合成富含 TG 的脂蛋白有关。

HTG 的危害在于其与 ASCVD 和急性胰腺炎密切相关。具体而言，轻中度高 TG 主要与 ASCVD 相关，而重度高 TG 则导致急性胰腺炎风险明显升高。孟德尔遗传学研究表明，基因突变（包括 *ApoCIII*、*ApoAV*、脂蛋白脂酶等）引起的甘油三酯水平升高或降低，与之相应的是冠心病风险升高或降低，TG 与心血管疾病存在因果关系。

高 TG 可通过直接及间接途径对 ACSVD 产生影响。直接作用：富含 TG 脂蛋白和 LDL 一样可以进入内皮下，其中胆固醇酯被吞噬细胞吞噬在内皮下沉积，促进了动脉粥样硬化的发生和发展。残粒脂蛋白中 TG 被脂蛋白脂酶（lipoprotein lipase，LPL）降解之后形成游离脂肪酸（free fatty acids，FFA），引起局部炎症反应。间接作用：高

TG 状态下,通过 CETP 的作用,引起小而密 LDL 颗粒增加,后者更容易进入内皮下,且容易被氧化,致动脉粥样硬化性更强;高 TG 使 HDL 颗粒减小,更容易被肾脏清除,胆固醇逆转运能力下降,也加速动脉粥样硬化的发生。

遗传学和流行病学研究均显示,影响 LDL-C 代谢的酶类和受体基因变异致 LDL-C 水平增高,而影响 TG 代谢的酶类和载脂蛋白基因变异导致富含 TG 脂蛋白胆固醇水平增高,两者均同样增加 ASCVD 风险。在他汀治疗基础上关注轻、中度 HTG,即关注富含 TG 脂蛋白中的胆固醇,旨在进一步减少 ASCVD 风险。

如何治疗是目前干预的难点。截至目前,TG 治疗的获益证据均来源于贝特类药物干预研究的亚组分析,例如 FIELD 研究和 ACCORD 研究等。在这些研究中并非所有受试者的 TG 水平都增高,采用非诺贝特治疗未带来主要终点事件的显著降低;而在 TG 升高 >2.3mmol/L(200mg/dl)亚组使用非诺贝特可以显著减少心血管终点事件。新型过氧化物酶体增殖物激活受体 α(PPAR α)调节剂 Pemafibate 是一类新型的贝特类药物,与 PPARα 具有高选择性和高亲和力。正在进行的 PROMINENT 研究,入选他汀治疗基础上仍有 HTG 的心血管高危和极高危患者,联合 Pemafibrate 治疗,研究终点为主要心血管不良事件和安全性,将为我们认识他汀基础上降低 HTG 水平是否可进一步降低心血管事件风险提供新的证据。

高纯度鱼油(n-3 脂肪酸),包括 EAP(二十碳五烯酸乙酯)或 EPA+DHA(二十二碳六烯酸),可降低甘油三酯水平,还具有抗氧化、抗炎和其他潜在的抗动脉粥样硬化特性。2018 年公布的 REDUCE-IT 研究是一项多中心、随机、双盲、安慰剂对照试验,纳入已确诊心血管疾病或有糖尿病和其他危险因素的患者,这些患者已经接受了他汀治疗,LDL-C 水平达标,空腹甘油三酯水平为 135~499mg/dl(1.52~5.63mmol/L)。患者被随机分配接受 2g EPA(icosapent ethyl,2g,2 次 /d)或安慰剂。主要终点是心血管死亡、非致死性心肌梗死、非致死性卒中、冠脉血运重建或不稳定型心绞痛的复合终点。关键次要终点是心血管死亡、非致死性心肌梗死或非致死性卒中的复合终点。

REDUCE-IT 研究显示,在高甘油三酯水平的患者中,尽管已经使用了他汀类药物,每天接受 EPA 治疗的患者发生缺血事件(包括心血管死亡)的风险显著较服用安慰剂的患者显著降低 25%。REDUCE-IT 研究为我们开启了对于心血管病高危和极高危患者在他汀治疗基础上将 HTG 作为新的干预靶点的重要证据。

此外,目前对于轻中度 HTG 的心血管病高危或极高危患者,首选他汀使 LDL-C 达标,如 TG>2.3mmol/L(200mg/dl),应首先纠正导致 HTG 的因素,注意强化生活方式干预,如仍显示 HTG,可选择他汀 + 贝特或他汀 + 高剂量鱼油进行治疗,使非 HDL-C 水平达标。

对于重度 HTG,临床医生应聚焦预防急性胰腺炎,积极使用现有的降 TG 药物,强化生活方式干预。国际上积极进行新型降 TG 药物研发,针对载脂蛋白 C-Ⅲ 的反义寡核苷酸 Volanesorsen 可大幅度降低 TG。APPROCH 研究显示,与安慰剂组相比,干预 3 个月可使空腹 TG 降低 94%,并显著减少急性胰腺炎复发。这无疑为急性胰腺炎反复发作、TG 极高的家族性或非家族性高乳糜微粒血症患者带来福音。

此外,Ⅰ期临床研究发现,血脂正常受试者中抗血管生成素样蛋白 3(ANGPTL3)单克隆抗体同样显著降低 TG 水平。从这个意义上来说,抗 ANGPTL3 单克隆抗体未来也有望成为降低 TG 的新药物。

四、脂蛋白(a)备受关注

脂蛋白(a)[Lp(a)]是一类血浆脂蛋白,因含有载脂蛋白 B-100 与载脂蛋白(a)而具有独特的结构和功能。血清 Lp(a)浓度主要与遗传有关,基本不受性别、年龄、体重和大多数降胆固醇药物的影响,一生中 Lp(a)波动很小。正常人群中 Lp(a)水平呈明显偏态分布,虽然个别人可高达 100mg/dl 以上,但 80% 的正常人在 20mg/dl 以下,通常以 30mg/dl 为切点。Lp(a)增高还可见于各种急性时相反应、肾病综合征、糖尿病肾病、妊娠和服用生长激素等。在排除各种应激性升高的情况下,Lp(a)被认为是 ASCVD 的危险因素。大量的流行病学研究显示了血浆 Lp(a)水平和 CVD 风险之间的独立关联,最新遗传学研究也发现 Apo（a）基因变异导致高 Lp（a）水平者，发生未来心血管事件风险明显高于 Lp（a）正常者。他汀治疗对 Lp（a）无影响，在他汀治疗 LDL-C<1.8mmol/L 的心血管病患者中也同样观察到 Lp（a）升高对心血管事件风险的独立影响，由此 Lp（a）成为 LDL-C 达标患者减少心血管剩留风险的关注焦点。其致病机制可能与 Lp（a）所含有的胆固醇的致动脉粥样硬化作用，以及 ApoA 的促进血栓形成和促炎作用有关。心血管疾病高风险人群应检测血浆 Lp（a）水平，Lp（a）靶目标水平为 <50mg/dl。

《中国成人血脂异常防治指南（2016 年修订版）》对于 Lp（a）的筛查人群未进行推荐。2016 年 ESC/EAS 血脂指南建议，针对性地筛查血浆 Lp（a）水平：①早发 CVD 患者；②家族性高胆固醇血症（FH）患者；③有高 Lp（a）或早发 CVD 家族史的患者；④他汀类药物治疗下仍有反复 CVD 发作病史的患者；⑤高风险评分人群（根据欧洲指南 10 年致命性 CVD 风险≥3%）。2019 年 ESC/EAS 血脂指南特别强调需要关注 Lp（a），提出人一生中至少需要检测一次 Lp（a）作为心血管风险评估的增强因素。

尽管我们对 Lp（a）致心血管风险效应的理解不断深入，但目前尚未建立对 Lp（a）具有特异性抑制效应的药物，他汀类药物对 Lp（a）无影响。研究显示依洛尤单抗和阿利西尤单抗降低 Lp（a）的幅度达 26%~30%，PCSK9 抑制剂降低 Lp（a）的机制可能通过其上调肝脏 LDLR 表达以增加 Lp（a）清除率，但确切机制仍在探索中。目前值得关注的是 Apo（a）反义寡核苷酸（ASO）。肝细胞是循环 Lp（a）的主要合成来源。AKCEA-Apo（a）-LRx 是一种 ASO，其含有 20 个核酸序列，以及与肝细胞唾液酸糖蛋白受体结合的 GalNac 配体，从而增强肝细胞对其的摄取，抑制肝细胞合成 Apo（a），降低循环 Lp（a）水平。I 期临床试验显示，在 Lp（a）升高的健康志愿者中，AKCEA-Apo（a）-LRx 与 Lp（a）具有剂量依赖性，可使血浆 Lp（a）水平平均降低 68%~92%。2018AHA 年会上，公布了 AKCEA-Apo（a）-LRx 降低 Lp（a）的 II 期临床试验结果，结果显示 AKCEA-Apo（a）-LRx 可有效降低脂蛋白（a）水平 80%，可使 98% 的患者达到 <50mg/dl 的特定目标，为 III 期试验奠定了基础。安全性方面，各活性药治疗组和安慰剂组的治疗突发不良事件（TEAE）率、因不良反应停药率均无显著性差异；活性药治疗未导致肝功能、血小板计数和肾功能检测指标出现显著变化。脂蛋白血浆置换（lipoprotein apheresis，LA）是目前安全有效降低 Lp（a）的方法。LA 可以去除含有 ApoB 的脂蛋白以及相关氧化磷脂组分，但由于 LA 同时可以降低 LDL-C 水平，故 LA 降低主要不良冠脉事件是否归因于 Lp（a）水平的降低仍不明确。

（叶 平）

参 考 文 献

［1］陈伟伟，高润霖，刘力生，等.《中国心血管病报告 2017》概要［J］.中国循环杂志，2018，33（1）：1~8.

［2］中国心血管病风险评估和管理指南编写联合委员会.中国心血管病风险评估和管理和指南［J］.中华预防医学杂志，2019，53（1）：13-35.

［3］Zhang M，Deng Q，Wang L R，et al. Prevalence of dyslipidemia and achievement of low-density lipoprotein cholesterol targets in Chinese adults：A nationally representative survey of 163 641 adults［J］. Int J Cardiol，2018，260：196-203.

［4］中国成人血脂异常防治指南修订联合委员会.中国成人血脂异常防治指南（2016 年修订版）［J］.中华心血管病杂志，2016，44（10）：833-853.

［5］Pan L，Yang Z H，Wu Y，et al. The prevalence，awareness，treatment and control of dyslipidemia among adults in China［J］. Atherosclerosis，2016，248：2-9.

［6］李剑虹，王丽敏，李镒冲，等.2010 年我国成年人血脂异常流行特点［J］.中国预防医学杂志，2012，46（5）：414-418.

［7］血脂异常老年人使用他汀类药物中国专家共识组.血脂异常老年人使用他汀类药物中国专家共识［J］.中华内科杂志，2015，54（5）：467-477.

［8］中华医学会心血管病学分会女性心脏健康学组.绝经后女性血脂异常管理的中国专家共识［J］.中华心

血管病杂志, 2014, 42（4）: 279-283.

[9] 王宁, 秦明照, 崔晶. 绝经前后女性血脂特征的比较 [J]. 中华心血管病杂志, 2016, 44（9）: 799-804.

[10] 王政和, 邹志勇, 阳益德, 等. 2012 年中国 7 省份 6~17 岁儿童青少年血脂异常流行情况及相关因素分析 [J]. 中华预防医学杂志, 2018, 52（8）: 798-801.

[11] 丁文清, 董虹孛, 米杰. 中国儿童青少年血脂异常流行现状 Meta 分析 [J]. 中华流行病学杂志, 2015, 36（1）: 71-77.

[12] 张云鹤, 何青. 中国血脂异常流行病学特点 [J]. 中华保健医学杂志, 2015, 17（3）: 254-256.

[13] 李剑虹, 王丽敏, 米生权. 2010 年我国成年人血脂异常知晓率和治疗率及控制率调查 [J]. 中华预防医学杂志, 2012, 46（8）: 687-691.

[14] Gao F, Zhou Y F, Hu D Y, et al. Contemporary Management and Attainment of Cholesterol Targets for Patients with Dyslipidemia in China [J]. Plos One, 2013, 8（4）: e47681.

[15] Zhao S P, Wang Y J, Mu Y M, et al. Prevalence of dyslipidaemia in patients treated with lipid-lowering agents in China: Results of the DYSlipidemia International Study（DYSIS）[J]. Atherosclerosis, 2014, 235（4）: 463-469.

[16] Catapano A L, Graham I, De Backer G, et al. 2016 ESC/EAS Guidelines for the Management of Dyslipidaemias [J]. Eur Heart J, 2016, 37（39）: 2999-3058.

[17] Grundy S M, Stone N J, Bailey A L, et al. 2018 AHA/ACC/AACVPR/AAPA/ABC/ACPM/ADA/AGS/APhA/ASPC/NLA/PCNA Guideline on the Management of Blood Cholesterol [J]. Circulation, 2019, 139（25）: e1082-e1143.

[18] 中国成人血脂异常防治指南制定联合委员会. 中国成人血脂异常治疗建议 [J]. 中华心血管病杂志, 2007, 35（3）: 390-419.

[19] Stein E A, Mellis S, Yancopoulos G D, et al. Effect of a monoclonal antibody to PCSK9 on LDL cholesterol [J]. N Engl J Med, 2012, 366: 1108-1118.

[20] Sabatine M S, Giugliano R P, Wiviott S D, et al. Efficacy and safety of evolocumab in reducing lipids and cardiovascular events [J]. N Engl J Med, 2015, 372: 1500-1509.

[21] Group HTC. HPS2-THRIVE randomized placebo-controlled trial in 25 673 high-risk patients of ER niacin/laropiprant: trial design, pre-specified muscle and liver outcomes, and reasons for stopping study treatment l [J]. Eur Heart J, 2013, 34（171）: 1279.

[22] Mach F, Baigent C, Catapano A L, et al. 2019 ESC/EAS Guidelines for themanagement of dyslipidaemias: lipid modification to reduce cardiovascular risk [J]. Eur Heart J, 2019, 1-78.

[23] Reiner Z, Catapano A L, De Backer G, et al.ESC/EAS Guidelines for the management of dyslipidaemias: the Task Force for the management of dyslipidaemias of the European Society of Cardiology（ESC）and the European Atherosclerosis Society（EAS）[J]. Eur Heart J, 2011, 32（14）: 1769-1818.

[24] 中华医学会心血管病学分会动脉粥样硬化及冠心病学组, 中华心血管病杂志编辑委员会. 家族性高胆固醇血症筛查与诊治中国专家共识 [J]. 中华心血管病杂志, 2018, 46（2）: 99-103.

[25] Sabatine M S, Giugliano R P, Keech A C, et al. Evolocumab and clinical outcomes in patients with cardiovascular disease [J]. N Engl J Med, 2017, 376（181）: 1713.

[26] Schwartz G G, Steg P G, Szarek M, et al. Alirocumab and Cardiovascular Outcomes after Acute Coronary Syndromel [J]. N Engl J Med, 2018, 379（221）: 2097.

[27] Giugliano R P, Mach F, Zavitz K, et al. Cognitive Function in a Randomized Trial of Evolocumabl [J]. N Engl J Med, 2017, 377（71）: 633.

[28] Bowman L, Hopewel J C, Chen F, et al. Effects of Anacetrapib in Patients with Atherosclerotic Vascular Disease.HPS3/TIMI55-REVEAL Collaborative Group [J].N Engl J Med. 2017, 377（13）: 1217-1227.

[29] Yamamoto Y, Takei K, Arulmozhiraja S, et al. Molecular association model of PPARα and its new specific and efficient ligand, pemafibrate: Structural basis for SPPARMα [J].BiochemBiophys Res Commun, 2018, 499（2）: 239-245.

[30] Bhatt D L, Steg P G, Miller M, et al. Cardiovascular Risk Reduction with Icosapent Ethyl for Hypertrigiceridemia [J].N Engl J Med, 2019, 380（1）: 11-22.

[31] Kamstrup P R, Tybjærg-Hansen A, Nordestgaard B G. Extreme lipoprotein（a）levels and improved cardiovascular risk prediction [J]. J Am Coll Cardiol, 2013, 61（11）: 1146-1156.

[32] Mitsuda T, Uemura Y, Ishii H, et al. Prognostic impact of lipoprotein（a）levels during lipid management with statins after ST-elevation acute myocardial infarction [J]. Coron Artery Dis, 2019, 30（8）: 600-607.

[33] Coassin S, Erhart G, Weissensteiner H, et al. A novel but frequent variant in LPA KIV-2 is associated with a pronounced Lp（a）and cardiovascular risk reduction [J].Eur Heart J, 2017, 38（23）: 1823-1831.

[34] Ye X, Cao H H, Liu S A, et al. Meta-Analysis of the Effect of PCSK9-Monoclonal Antibodies on Circulating Lipoprotein（a）Levels [J].American Journal of

Cardiovascular Drugs, 2019, 19 (1): 87-97.

[35] Viney N J, van Capelleveen J C, Geary R S, et al. Antisense oligonucleotides targeting apolipoprotein (a) in people with raised lipoprotein (a): two randomised, double-blind, placebo-controlled, dose-ranging trials [J].Lancet, 2016, 388 (10057): 2239-2253.

[36] Leebmann J, Roeseler E, Julius U, et al. Lipoprotein apheresis in patients with maximally tolerated lipid-lowering therapy, lipoprotein (a)-hyperlipoproteinemia, and progressive cardiovascular disease: prospective observational multicenter study [J]. Circulation, 2013, 128 (24): 2567-2576.

第三十五章　血糖代谢异常与心血管疾病

第一节　糖尿病相关性高血压

20世纪初,陆续有研究者发现高血压与糖尿病关系密切。中国2型糖尿病患者心血管疾病危险因素——血压、血脂、血糖的全国性评估研究(3B研究)显示59.8%糖尿病患者合并高血压,开滦研究则提示每年30%糖尿病患者进展为高血压。糖尿病患者合并高血压将显著增加其心脑血管疾病风险,而降压治疗可显著降低其风险。因此,在糖尿病患者降低心脑血管疾病风险的综合干预策略中,血压管理已成为一个关键的环节。

一、流行病学

（一）糖尿病患者合并高血压的流行病学现状

中国国家糖尿病与代谢紊乱研究、中国慢性非传染性疾病监测系统、中国慢性病及其危险因素调查等大样本人群数据显示我国糖尿病患病率分别为9.7%、11.6%、10.9%。新近发布的国际糖尿病联盟(IDF)《2019全球糖尿病地图》(第9版)显示:全球约4.63亿成人(20~79岁)罹患糖尿病,中国位居全球首位,患者数量达1.164亿。2015年中国居民营养与慢性病状况报告、中国慢性病前瞻性研究、中国心血管病高危人群早期筛查与综合干预项目等几项大型人群研究也显示,我国18岁以上成人高血压患病率为25.2%,35岁以上成年人高血压患病率已超过三分之一。以上数据显示,近年来我国糖尿病和高血压患病率均有逐渐上升的趋势,但上述研究数据大多集中于糖尿病或高血压分别的患病率,较少专门关注二者合并存在的检出率。目前国内关于糖尿病合并高血压的流行病学报告数据主要来源于医院的患者数据或部分地域的人群数据。

横断面研究显示糖尿病患者合并高血压的风险显著高于非糖尿病患者。中国2型糖尿病患者心血管疾病危险因素——血压、血脂、血糖的全国性评估研究(3B研究)是2010—2012年在国内6个地区、104家医院开展的一项针对中国2型糖尿病现患者横断面的调查研究,共计纳入25 817例2型糖尿病患者。研究结果发现,单纯2型糖尿病患者仅为27.9%,而糖尿病合并高血压的患者占59.8%。开滦研究纳入体检职工101 509人,糖尿病合并高血压检出率为63.3%,显著高于无糖尿病组(42.0%)。国内另一项观察性研究入选856例2型糖尿病住院或门诊患者,7.36%合并白大衣高血压。有报道糖尿病患者行24小时动态血压监测显示,26.5%为隐匿性高血压。

前瞻性研究证实糖代谢异常增加高血压发病风险。中国农村人群研究纳入9 583例无高血压及糖尿病病史的成年人,随访6年发现,空腹血糖受损比正常空腹血糖的人群高血压累计发病率显著升高(男性23.9% vs 18.4%;女性23.8% vs 16.4%);女性空腹血糖受损者高血压发病风险升高23%。开滦研究选择基线血压正常的糖尿病患者2 367例,平均随访25.6个月后,进展为单纯收缩期高血压、单纯舒张期高血压及收缩期-舒张期双期高血压的标化发病率(/1 000人年)分别为80.2、89.2、130.8。该研究的另一项前瞻性观察以2 468例糖尿病人群作为队列,平均随访时间(47.2±5.1)个月,发现高血压发病率为39.5%。

（二）高血压患者合并糖代谢异常的流行病学现状

高血压患者合并糖代谢异常的检出率也显著升高。原卫生部"医疗质量万里行"活动"降压在行动"项目纳入全国127家医院高血压专病门诊32 004例高血压患者,19 534例接受糖尿病检查,其中70.3%合并糖尿病;无糖尿病史患者中,分别有9.9%、5.5%依据空腹血糖(≥7.0mmol/L)

或糖负荷后 2 小时血糖（≥11.0mmol/L）诊断为糖尿病。北京安贞医院牵头的一项横断面研究纳入 22 个省（区、市）、46 所医院 4 942 例高血压患者，检出 1 202 例（24.3%）糖尿病患者，其中 34.7% 是初诊糖尿病，在新诊断糖尿病患者中，54.9% 通过空腹血糖（≥7.0mmol/L）、45.1% 通过负荷后 2 小时血糖（≥11.1mmol/L）确诊，提示高血压患者有较高的糖代谢异常罹患率，对其中的高危人群进行口服糖耐量试验（OGTT）有助于降低合并糖代谢的漏诊率。

英国的人群前瞻性研究显示，收缩压和舒张压每升高 20/10mmHg 相应增加新发糖尿病风险 58%、52%；国外荟萃分析也显示，收缩压每升高 20mmHg，糖尿病患病风险增加 77%。国内研究也显示高血压患病及血压控制情况与新发糖尿病风险相关。国内荟萃分析显示，超重、中心性肥胖、糖尿病家族史、吸烟、饮酒、高血压、收缩压、高脂血症、总胆固醇水平、甘油三酯水平、冠心病史、脑血管意外史、食用油类型是影响糖尿病发病率的主要因素，其中糖尿病家族史、高血压是最显著的两个危险因素（OR：3.13、2.64）。江苏省多代谢异常和代谢综合征综合防治研究队列研究的随访结果显示，3 146 名研究对象中，有 102 例新发糖尿病患者；基线血压正常组和高血压组糖尿病累积发病率分别为 2.74% 和 4.76%；基线血压正常组与高血压组糖尿病发病率均随着血压增加而上升；两组人群中，随访转为或仍然为高血压的人群糖尿病发病率均大于随访血压保持或控制为正常的人群（基线血压正常组 5.6% vs 1.9%，基线高血压组 7.1% vs 2.2%）；调整基线年龄、性别和糖尿病一般危险因素后，基线血压正常组中随访转为高血压的人群相比血压保持正常的人群发生糖尿病的相对危险度为 1.84；基线高血压组中随访血压未得到控制相比血压得到控制的人群发生糖尿病的相对危险度为 1.90，该研究提示若有效控制其血压均能降低糖尿病发病的风险。

（三）糖尿病相关性高血压的心血管病风险的流行病学现状

中国前瞻性城乡流行病学研究对我国 12 省市 42 959 例受试者［其中 3 984 名（9.3%）糖尿病患者］进行随访显示，与血压正常者相比，合并高血压显著增加糖尿病患者卒中风险（OR 3.03）

和冠心病风险（OR 2.21）。上海市的一项纵向随访 10.9 年的研究结果显示，糖尿病前期增加糖尿病风险，而单纯糖尿病前期和心血管疾病发病并无关联；然而，当高血压与糖尿病前期一起作为分层因素时，糖尿病前期合并高血压组的校正后心血管疾病风险显著增加（OR 2.41），且相比对照组，糖尿病和高血压的同时存在使心血管疾病风险增加高达 3.34 倍；此外，糖尿病前期范围内的血糖水平也与糖尿病风险显著相关，但仅同时合并高血压等其他疾病时才会显著增加心血管疾病风险。开滦研究采用前瞻性队列研究设计，入选糖尿病患者 8 187 例作为观察队列，平均随访 4.4 年，发现糖尿病伴高血压组脑梗死和总心脑血管事件的风险为单纯糖尿病患者的 1.55 倍；高血压对糖尿病人群全因死亡和总心脑血管事件的人群归因危险度分别为 9.9% 和 29.6%。

中国香港一项回顾性研究纳入 124 105 例无心脑血管病史的 2 型糖尿病患者、平均随访 39.5 个月，研究显示收缩压诊间血压变异（visit-to-visit variability）标准差 >10mmHg 与心脑血管病风险增加有关（每增加 1 个标准差，心脑血管病风险增加 2.9%）。中国台湾一项前瞻性研究纳入 21 612 例 2 型糖尿病患者、平均随访（66.7±7.5）个月，结果显示诊间血压变异增加 2 型糖尿病患者全因死亡风险（收缩压：HR 1.048，舒张压：HR 1.090）。台湾地区另一项纳入 789 例初诊糖尿病患者的随访研究显示，收缩压及舒张压诊间血压变异性增加可增加肾功能不全风险 2.44 倍，而收缩压或舒张压诊间血压变异单项升高可增加肾功能不全风险 1.43 倍。以上流行病学研究提示，糖尿病与高血压合并存在是常见临床情况，显著增加患者心、脑、肾等靶器官损害风险。

二、治疗现状

（一）糖尿病相关性高血压患者的血压控制目标

糖尿病患者的降压目标值一直是国内外争议的热点。美国糖尿病学会（ADA）于 2017 年发布了新的糖尿病与高血压的立场声明建议，推荐大部分糖尿病患者的血压控制目标为 <140/90mmHg；对于心血管高危人群，这一立场声明也认可血压控制目标 <130/80mmHg。2021 年

ADA 糖尿病指南建议心血管病风险较低（10 年 ASCVD 风险 <15%）的糖尿病合并高血压患者的血压控制目标为 <140/90mmHg，较高心血管病风险（确诊 ASCVD 或 10 年 ASCVD 风险≥15%）的糖尿病合并高血压患者，在保证安全的前提下，可以设定较低的血压目标（<130/80mmHg）。

《中国 2 型糖尿病防治指南（2020 年版）》中高血压诊断标准与 2017 年 ADA 有关糖尿病与高血压的专家共识中的标准一致，但中华医学会糖尿病学分会将糖尿病合并高血压的血压达标值修订为 <130/80mmHg，同时也建议老年或伴严重冠心病的糖尿病患者，可采取相对宽松的降压目标值。国内外主要学术组织指南 / 共识关于糖尿病合并高血压患者的推荐血压目标值详见表 35-1。

表 35-1　国内外主要学术组织指南 / 共识关于糖尿病合并高血压患者的推荐血压目标值及首选降压药物

发布时间	学术组织	指南 / 共识名称	推荐血压目标值	首选降压药物
2012	中华医学会内分泌学分会	中国糖尿病患者血压管理的专家共识	<130/80mmHg；根据患者临床特点、合并症调整	ACEI/ARB
2013	中国医师协会心血管内科医师分会；中国医师协会高血压专业委员会	高血压合并 2 型糖尿病患者的血压控制专家指导意见（2013 版）	≤140/80mmHg；根据患者临床特点及合并症调整	ACEI/ARB
2018	中国高血压防治指南修订委员会	中国高血压防治指南（2018 年修订版）	<130/80mmHg；如病程长、病情重，则 <140/90mmHg	ACEI/ARB
2021	中华医学会糖尿病学分会	中国 2 型糖尿病防治指南（2020 版）	<130/80mmHg；老年或伴严重冠心病患者可相对宽松	利尿剂、ACEI、ARB、钙通道阻滞剂、选择性 β 受体阻滞剂均可使用；合并白蛋白尿或慢性肾脏病时，可首选 ACEI/ARB
2014	美国预防、检测、评估和治疗高血压委员会（JNC）	JNC8 美国成人高血压管理指南	<140/90mmHg	ACEI/ARB、噻嗪类利尿剂和钙通道阻滞剂均可选用，仅于合并慢性肾脏病时首选 ACEI/ARB
2017	英国国家卫生与临床技术优化研究所（NICE）	成人 2 型糖尿病管理指南更新	<140/90mmHg；合并肾病、眼病或脑血管病者 <130/80mmHg	ACEI/ARB
2017	美国心脏病学院（ACC）美国心脏协会（AHA）	2017 ACC/AHA 高血压指南	<130/80mmHg	利尿剂、ACEI、ARB 和钙通道阻滞剂均可使用；存在蛋白尿时，可考虑 ACEI/ARB
2017	美国糖尿病学会（ADA）	ADA 关于糖尿病与高血压的声明	<140/90mmHg；如果不增加治疗负担，<130/80mmHg 可能适合心血管疾病高危的患者	ACEI/ARB、噻嗪类利尿剂和钙通道阻滞剂均可选用，仅于合并微量白蛋白尿时首选 ACEI/ARB

续表

发布时间	学术组织	指南/共识名称	推荐血压目标值	首选降压药物
2018	美国临床内分泌医师协会（AACE）和美国内分泌学会（ACE）	AACE/ACE 2型糖尿病综合管理指南	<130/80mmHg；对于有合并症或有药物不良反应的体弱患者，血压控制目标可适当放宽；对于没有药物不良反应且较易达标的某些患者，血压可控制在<120/80mmHg，因较低的血压控制目标对卒中高危患者有益	ACEI/ARB
2018	欧洲高血压学会（ESH）欧洲心脏病学会（ESC）	ESH/ESC 欧洲动脉高血压管理指南	<140/80mmHg；如能耐受，SBP<130mmHg，但避免<120/70mmHg	ACEI/ARB
2020	美国糖尿病学会（ADA）	ADA 糖尿病诊疗标准2021	心血管病风险较低者，<140/90mmHg；较高心血管病风险者，保证安全的前提下，如果不增加治疗负担，<130/80mmHg	ACEI/ARB、噻嗪类利尿剂和钙通道阻滞剂均可选用，仅于合并白蛋白尿或冠心病时首选ACEI/ARB

注：ACEI. 血管紧张素转换酶抑制剂；ARB. 血管紧张素Ⅱ受体拮抗剂。

近期在 JAMA 发表的一项基于全球疾病、损伤和危险因素负担2015数据库（GBD 2015）来自154个国家的研究中869万名患者数据的分析发现：从1990年到2015年，收缩压大于110~115mmHg相关的死亡人数上升了49%，相关的死亡和劳力丧失修正寿命年（DALYs）损失从1亿4700万增加到2亿1200万；其中有超过一半的来自中国、印度、俄罗斯、印度尼西亚和美国这五个国家。美国收缩压干预试验（SPRINT）在非糖尿病患者中发现强化降压（收缩压降至120mmHg）与传统降压目标（140mmHg）相比可使患者的死亡及心血管事件风险分别降低30%与25%，但卒中终点事件无显著降低（HR 0.89，95% 置信区间0.63~1.25）。"控制糖尿病患者心血管疾病风险性行动"（ACCORD研究）则在糖尿病患者中发现强化降压组主要终点（非致死性心肌梗死、非致死性卒中或心血管病死亡）无显著降低，而卒中发生率显著降低41%。一项综合国外28项随机对照研究的荟萃分析也显示，收缩压<130mmHg可降低糖尿病患者卒中风险39%。中国卒中一级预防研究（CSPPT）在非糖尿病患者亚组发现收缩压120~130mmHg降低卒中风险最显著。开滦研究对101 510名成人受试者随访四年的数据则显示，与收缩压130~140mmHg患者相比，收缩压<130mmHg的糖尿病患者心血管事件风险增高，存活时间缩短。然而，来自香港医院管理局数据库的一项回顾性研究，纳入95 086例糖尿病合并高血压患者随访5.9年，收缩压降至130~134mmHg的患者全因死亡率及心血管病、冠心病、卒中、心衰风险均为最低，而收缩压125~129mmHg组除全因死亡率略高外，心血管病、冠心病、卒中、心衰风险均与130~134mmHg组无显著差异，提示中国糖尿病患者收缩压降至130mmHg以下可能是合理的。我国为脑卒中高发区，治疗高血压主要目标是预防脑卒中。国内外研究表明，更低的血压目标值可能对防控脑卒中更为有利，但如何制定适合中国国情的高血压和糖尿病患者血压控制目标，亟须高质量的循证

医学证据为指南提供依据,而这正是国内糖尿病临床研究亟待加强的。

(二)糖尿病相关性高血压的药物治疗现状

我国糖尿病患者的高血压罹患率较高,但血压控制率则较低。原卫生部"降压在行动"项目中糖尿病患者血压达标率为30.0%。中国门诊高血压患者治疗现状登记研究共纳入全国22个城市,100家三甲医院,涉及心血管科、肾内科、内分泌科5 086例高血压患者,高血压伴糖尿病患者血压达标率仅14.9%。针对门诊患者的3B研究,也仅有28.4%糖尿病患者血压达标。2014—2017年开展的中国心血管病高危人群早期筛查与综合干预项目,纳入全国31省(区、市)1 738 886社区居民,高血压达标率粗率为7.2%,年龄和性别标化的达标率仅为5.7%。

由于血管紧张素转换酶抑制剂(ACEI)和血管紧张素Ⅱ受体拮抗剂(ARB)类药物在降低血压的同时,还有改善胰岛素抵抗、减轻内脏脂肪堆积、延缓肾病进展等作用,国内外指南大多推荐其作为糖尿病患者降压药物首选。包括中国49家医院的3 293位患者的降压降糖治疗2型糖尿病预防血管事件研究(ADVANCE)结果显示,在糖尿病患者中采用ACEI联合利尿剂进行降压治疗,与常规降压治疗相比,可降低大血管和微血管联合终点事件9%。PRIME-CHINA研究、ONTARGET/TRANSCEND研究等纳入中国患者的国际多中心临床研究也证实ACEI/ARB可降低糖尿病合并高血压患者的心血管病风险和肾脏损害风险。来自中国台湾地区全民健康保险研究资料库5 445例高血压合并糖尿病患者随访数据显示,使用ARB降压治疗能显著降低卒中风险,高剂量ARB治疗可降低卒中风险58%。而中国台湾学者纳入国外63项随机试验、36 917例糖尿病的数据荟萃分析则显示,ACEI联合钙通道阻滞剂可显著降低全因死亡率,ACEI与ARB的结果无显著差异。虽然有国内外指南的推荐,国内对14个城市的51家医院进行横断面调查显示,对于合并糖尿病、高血压的高危冠心病患者,仅有43.7%的高血压患者使用了ACEI或ARB。3B研究中也仅有35.9%的糖尿病合并高血压患者使用了ACEI或ARB。原卫生部"降压在行动"项目中糖尿病患者使用ACEI或ARB的比例则有明显提高(81.08%)。

近年来,更多循证证据对ACEI、ARB在糖尿病治疗中作为首选降压药物提出了质疑。国内研究者的一项纳入48项随机对照试验、56 694例糖尿病患者的荟萃分析结果显示,ACEI类药物减少糖尿病患者全因死亡率、心血管死亡率和严重心血管事件发生,而ARB类药物则无上述获益。国外荟萃分析纳入19项随机对照研究、25 414例糖尿病患者,结果显示ACEI和ARB与其他降压药物相比,在降低心脑肾硬终点方面无显著差异。因此,JNC 8高血压指南、ACC/AHA 2017高血压指南和ADA2021年糖尿病指南均将糖尿病的降压药物推荐改为ACEI、ARB、噻嗪类利尿剂和钙通道阻滞剂均可选用,仅于合并慢性肾脏病、白蛋白尿或冠心病时首选ACEI/ARB(表35-1)。

早在20世纪90年代港台地区的研究者就开始了降压药物对糖尿病患者的干预研究,但这些研究大多样本量较小,观察的也主要是蛋白尿、血脂谱等次级指标。目前中国对于糖尿病合并高血压的干预研究主要集中在对治疗现状的横断面调查和荟萃分析,高质量的随机对照研究(RCT)还较为缺乏。在临床试验国际注册网站检索中国地区开展的以糖尿病合并高血压患者为研究对象的注册随机对照研究,仅有17项研究,其中多数研究规模较小,随访时间短,被关注度不高。由于缺乏高质量的循证证据,中国糖尿病指南和高血压指南在糖尿病合并高血压的降压药物推荐仍主要参考国外指南(表35-1)。

除上述降压药物之外,二甲双胍、阿卡波糖以及近年来的一些新型降糖药物[胰高血糖素样肽1(GLP-1)激动剂、二肽基肽酶-4(DPP-4)抑制剂、钠糖共转运体-2(SGLT-2)抑制剂]均显示一定程度的降压作用。国内两项随机对照试验显示,二甲双胍联合降压药治疗高血压伴高胰岛素血症患者与福辛普利有类似降压效应和良好协同作用;而二甲双胍联合降压药治疗肥胖型高血压显示出减肥、改善代谢、调脂、减轻炎症作用。荟萃分析进一步显示,二甲双胍在糖尿病、非糖尿病患者可分别降低血压1.09/0.97mmHg、1.98/0.67mmHg。阿卡波糖在国内一项多中心临床试验显示出对糖耐量异常患者有轻度降低血压效应(1.29/1.34mmHg),另一项随机对照研究则显示阿卡波糖可显著降低糖尿病患者舒张压2.43mmHg。中国、韩国、印度的多中心临床研究表明,利拉鲁肽可降低收缩压3mmHg以上。国内研究者进行的荟萃分析显示,艾塞那肽、利拉鲁肽1.2mg和利拉鲁肽1.8mg可分别降低收缩压5.24mmHg、5.60mmHg、4.49mmHg。国内一项随机对照研究报道,利格列汀轻微降低新诊断糖尿病患者血压1.03/1.43mmHg,国内研究者进行的荟萃分析则显示DPP-4抑制剂有更明显的降低血压效应(3.04/1.47mmHg)。国内研究提示SGLT-2是糖尿病患者血压升高的重要机制,荟萃分析显示SGLT-2抑制剂可降低糖尿病患者血压4.44/2.15mmHg。这些具有轻度降压效应的降糖药物也同时有一定程度的减重作用,可作为糖尿病合并高血压治疗时药物合理组合的选择。

(三)糖尿病相关性高血压的非药物治疗现状

生活方式干预是糖尿病和高血压非药物治疗的基础。中国台湾较早的一项小样本干预试验显示,低脂 - 高碳水化合物膳食可改善糖尿病合并高血压患者的血脂谱。简化心血管管理研究(SimCard)是一项在中国和印度实施的跨国、多中心集群随机对照研究,纳入2 086例心血管病高危患者,社区卫生工作者通过手机程序进行干预管理后,受试者收缩压下降2.7mmHg。国内一项基于社区的生活方式干预研究纳入474例中老年患者,随访12个月后,血压下降7.3/3.8mmHg。天津市进行的另一项研究纳入273例患者,生活方式干预可降低血压10.9/4.0mmHg。国内研究者完成的两项荟萃分析显示,生活方式干预可使糖尿病患者的血压标准化平均差分别降低0.19/0.08、0.16/0.27。另外两项荟萃分析则分别发现小檗碱可降低血压5.97/2.69mmHg、每周进食2次以上坚果可降低高血压风险8%。高盐摄入是高血压的主要危险因素,糖尿病合并高血压存在盐敏感性增加,实验研究显示肥胖合并糖尿病的db/db小鼠予高盐后,明显升高血压,其PPARδ/脂联素/SGLT2介导的肾脏排钠机制障碍。国外研究显示限盐可改善糖尿病患者胰岛素抵抗、血压水平和肾功能,但国内缺乏对糖尿病合并高血压人群进行限盐干预的研究。

2016年,全球多个糖尿病组织联合制定的关于代谢手术治疗2型糖尿病的指南正式颁布,首次推荐代谢手术作为糖尿病治疗手段之一。近年来多项研究显示,代谢手术可能通过减重、改善胰岛素敏感性、胃肠激素改变、胃肠菌群改变、降低交感张力等机制,发挥不同程度的降压效应。

据中国医师协会外科医师分会肥胖和2型糖尿病外科医师委员会不完全统计,手术总例数由2011年1 250例增至2015年6 862例,开展减重代谢外科的医院由2013年的21所增加至2015年的168所。国内多家单位采取了内科主导和/或内外科联合的多学科代谢手术团队模式,积极探索代谢手术的临床应用。

中国台湾的研究者对52例代谢手术(21.2%合并高血压)及299例药物治疗(24.8%合并高血压)的体重指数(BMI)<35kg/m²的糖尿病患者随访5年显示,代谢手术组血压下降9.2/5.1mmHg,高血压检出率降至10.0%,药物治疗组收缩压增加5.1mmHg,舒张压降低2.6mmHg,高血压检出率升至38.8%。有报道20例完成Roux-en-Y转流术的糖尿病患者,随访18个月发现,高血压缓解率接近70%,预计10年心血管病风险下降70.8%、卒中风险降低27.7%。国内研究者对2型糖尿病患者内科评估后行腹腔镜胃旁路手术(RYGB),术后患者早期即可观察到动态血压、诊室血压显著下降,且与手术前后体质量、体重指数、腰围均无显著相关,进一步机制研究揭示代谢手术可拮抗外周和中枢的交感神经激活。国内研究者发表的荟萃分析表明,BMI<35kg/m²和<30kg/m²的患者进行代谢手术仍然能够获益。目前大部分指南对代谢手术的指征主要基于体重指数,亚裔人群BMI≥27.5kg/m²才考虑手术治疗。然而,近年来的大样本人群研究已经发现,当亚洲人群在与欧美人群BMI水平相似时,具有更多的内脏脂肪堆积和糖尿病,另外代谢手术的快速降糖效果与BMI关系并不密切。因此,有必要进一步探索适合本国的代谢手术指征。相较药物而言,代谢手术在全面控制肥胖、血压和血糖等疗效方面更显著,对一些难治性的糖尿病合并高血压患者的治疗不失为一种新的选择。

总之,我国糖尿病合并高血压发病率高,危害性大,血压控制要求更高,需综合治疗。近年的一些指南对糖尿病合并高血压提供了指导,但尚缺乏我国自己的循证医学证据,进一步加强这方面的临床与基础研究对糖尿病合并高血压的防控有现实意义。

第二节　糖尿病合并外周动脉疾病

外周动脉疾病(peripheral artery disease,PAD)通常是指除冠状动脉以及颅内动脉以外的主动脉及其分支动脉的狭窄、闭塞或瘤样扩张等病变,广义的PAD还包括退行性变、肌纤维结构不良、先天性动脉畸形、动脉炎,以及各种药物、肿瘤、免疫因素所致或全身疾病合并的动脉血管病变。动脉粥样硬化是外周动脉疾病的最常见病理改变,也是糖尿病所致外周动脉病的主要病理基础。临床最为常见的PAD类型是累及肾动脉及下肢动脉的动脉粥样硬化病变。

1990—2010年,美国糖尿病患者心肌梗死、卒中患病率明显下降,但截肢率仅从58.4/万降至51.4/万,45~64岁人群截肢事件构成比甚至还有所上升。下肢动脉病变(lower extremity arterial disease,LEAD)是全身动脉粥样硬化的一部分,也是糖尿病PAD的常见表现形式。下肢动脉病变是中国糖尿病患者截肢的主要病因。糖化血红蛋白水平、糖尿病病程都是直接影响外周动脉疾病和间歇性跛行的主要危险因素。糖尿病患者下肢动脉病变发生率高、出现早、累及血管范围广,是导致急慢性肢体缺血和非外伤性截肢的主要原因。但与心、脑血管病变不同,糖尿病下肢动脉病变起病隐匿、早期无特殊不适,患者因下肢缺血症状、甚至糖尿病足溃疡就诊时,往往已出现严重弥漫性病变,甚至是广泛、长段闭塞性病变。患者的临床结局常常是截肢,其1年病死率甚至可达50%。因此,糖尿病外周动脉病变、尤其是下肢动脉病变的早期筛查、早期干预尤为重要。

一、流行病学

一项纳入全球34项研究、112 027例受试者(9 347例PAD)的分析显示,45~49岁女性和男性PAD患病率分别为5.28%、5.41%,85~89岁则

分别为18.38%、18.83%。一项中国6省市21 152例自然人群的调查显示,PAD患病率3.08%,标化患病率3.04%;男性PAD患病率2.52%,标化患病率1.84%;女性PAD患病率3.66%,标化患病率4.31%。而另一项中国人群研究的综合分析(132 368例,6 888例PAD)则显示,到2020年,PAD患病人群将从2000年的2 744万人增加至4 113万人;增龄同样是PAD患病率的重要影响因素,但女性患病率高于男性,PAD患病率在60~70岁中段开始明显上升。

依据调查方法和调查对象的不同,糖尿病患者PAD患病率报道不一。DISCOVER研究汇总全球38个国家、15 992例平均年龄(57.2±12.0)岁的受试者的数据显示,糖尿病患者PAD患病率为1.2%,西太平洋地区略高于全球水平(1.4%)。Belch等报道,通过检查踝肱指数(ankle-brachial index,ABI),40岁以上的糖尿病患者下肢动脉疾病的发生率为20%。我国多项大样本调查研究显示,以踝肱指数作为筛查标准,50岁以上合并至少一种心血管危险因素的糖尿病患者中,20%左右的患者合并下肢动脉病变;2012年全国11省市15家三甲医院住院糖尿病足病患者中,PAD检出率则高达59.0%。与国外糖尿病足溃疡以神经病变和血管病变为主要病因不同,我国糖尿病足患者血管病变是主要危险因素,国内一项纳入15家三甲医院、669例糖尿病足溃疡患者的研究显示:糖尿病足溃疡患者总体截肢率为19.03%,缺血性及神经缺血性溃疡占77%;单纯神经性溃疡仅占21%。

与传统认知认为急性心肌梗死和急性卒中是2型糖尿病的主要疾病负担不同,英国一项纳入190万多人、利用电子病历数据收集临床真实世界队列研究显示,中位随访5.5年期间,2型糖尿病最常见的首发心脑血管疾病是外周动脉疾病(992例,16.2%)和心衰(866例,14.1%)。这一研究结论提示,未来2型糖尿病的防治研究将不能仅仅以传统的主要不良心血管病事件(major adverse cardiovascular event,MACE)作为研究终点,还应将心衰、外周动脉疾病等并发症纳入考虑,因为这些并发症在2型糖尿病患者中更常见,疾病负担也更高。

二、心血管病风险

动脉粥样硬化是一种全身性疾病：60% 外周动脉疾病患者同时合并缺血性心脏病，30% 合并脑血管疾病。糖尿病合并 PAD 患者更容易出现严重下肢缺血和截肢，心脑血管病风险也更高。美国 2000—2008 年一项纳入 2 730 742 例老年 PAD 患者的研究显示，糖尿病患者截肢率为 60.3%，非糖尿病患者为 35.7%。国内一项纳入 10 篇文献、累计大截肢组 659 例、对照组 4 905 例患者的荟萃分析显示，溃疡累及骨（OR 11.80，95% 置信区间 6.90~20.15）、透析（OR 5.19，95% 置信区间 2.69~10.04）、外周动脉疾病（OR 4.80，95% 置信区间 2.22~10.36）是前三位的危险因素。而 PAD 患者不管是截肢还是出现严重下肢缺血，均显著增加心血管病风险和死亡风险。中国一项纳入 1 178 例住院 2 型糖尿病患者的研究显示，合并 PAD 患者的冠心病风险、致死性冠心病风险、卒中风险和致死性卒中风险均显著高于不合并 PAD 组；PAD 显著增加冠心病风险（OR 3.6，95% 置信区间 2.2~6.0）和卒中风险（OR 6.9，95% 置信区间 4.0~11.8）。研究表明，在 PAD 诊断 5 年之内，出现间歇性跛行的患者将有 10%~15% 出现死亡。EUCLID 研究纳入 13 885 例 PAD 患者，严重肢体缺血（643 例，4.6%）显著增加主要研究终点（心血管死亡、心肌梗死、缺血性卒中）风险（HR 1.43，95% 置信区间 1.16~1.76），1 年死亡率为 8.9%。COPASS 研究（186 338 例老年患者，包含 6 391 例下肢 PAD 患者）显示，发生主要肢体不良事件（MALE，严重肢体缺血需要介入治疗或截肢）的 128 例患者在 1 年后，再入院率为 61.5%，因为血管原因截肢率为 20.5%，死亡率为 8.3%，主要不良心血管事件（MACE）发生率为 3.7%；而接受了下肢大截肢的患者，30 天、1 年、3 年死亡率分别为 13.5%、48.3%、70.9%，增龄 5 岁（HR 1.29，95% 置信区间 1.29~1.29）和心衰病史（HR 1.71，95% 置信区间 1.71~1.72）、肾脏疾病史（HR 1.84，95% 置信区间 1.83~1.85）、癌症病史（HR 1.71，95% 置信区间 1.70~1.72）、慢性阻塞性肺疾病史（HR 1.33，95% 置信区间 1.32~1.33）是影响死亡率的独立危险因素，膝关节以上截肢相比膝下截肢进一步

增加了患者的死亡风险（HR 1.31，95% 置信区间 1.25~1.36）。一项纳入 421 篇文献、15 857 例 PAD 患者的荟萃分析显示，糖尿病增加全因死亡率接近 1 倍（OR 1.89，95% 置信区间 1.51~2.35），其中，最强的危险预测因子是 PAD 所致严重肢体缺血（OR 2.38，95% 置信区间 1.22~4.63）。因此，对所有合并 PAD 的糖尿病患者，均应视为心脑血管疾病高危患者；即使患者没有明显心肌缺血症状（糖尿病患者更容易出现无症状性心肌缺血和急性心力衰竭），也应进行全面的心脑血管风险评估和综合干预。

三、评估

糖尿病患者外周动脉病变更常累及股深动脉及胫前动脉等中小动脉。其主要病因是动脉粥样硬化，但动脉炎和栓塞等也可导致下肢动脉病变，因此糖尿病患者下肢动脉病变通常是指下肢动脉粥样硬化性病变（LEAD）。与非糖尿病患者相比，糖尿病合并下肢动脉病变的患者具有以下特点：发病年龄更小、性别差异不明显、更容易多个节段发生病变、更多混合斑块和高度狭窄性病变、病变发生在更远端（主动脉-髂动脉较少累及）、严重动脉钙化病变更为常见，持续时间更长。因此，糖尿病合并 PAD 的患者既需要对其动脉粥样硬化危险因素和心脑血管疾病风险进行评估，还需要对其外周动脉功能进行全面评估。《中国 2 型糖尿病防治指南（2020 版）》推荐：对于 50 岁以上的糖尿病患者，应该常规进行下肢动脉病变（LEAD）的筛查。伴有下肢动脉病变发病危险因素（如合并心脑血管病变、血脂异常、高血压、吸烟或糖尿病病程 5 年以上）的糖尿病患者应该每年至少筛查一次。对于有足溃疡、坏疽的糖尿病患者，不论其年龄，均应进行全面的动脉病变检查及评估。

（一）危险因素评估

外周动脉疾病的发生与多种危险因素有关，95% 的 PAD 患者合并多重危险因素。中国 6 个地区自然人群患病率及相关危险因素调查显示，年龄、性别（女性）、民族（汉族）、腹围、吸烟、血脂异常、糖尿病、冠心病、缺血性脑卒中史等因素或共患疾病均与中国人群 PAD 患病有关。美国一项纳入 44 985 例男性、中位随访时间 24 年的

研究表明,合并四种传统心血管病危险因素(吸烟、高血压、血脂异常、糖尿病)者 PAD 发病率达 3.5/1000 人年;而 NHANES 对 7 058 例 40 岁以上人群调查研究显示,合并≥3 种以上危险因素将增加 PAD 患病率 10 倍以上(OR 10.2,95% 置信区间 6.4~16.3)。

PAD 的主要危险因素与冠心病和脑血管疾病相似,但各因素的相对重要性存在一定差异。一项全球 34 个国家、112 027 例患者的分析显示,吸烟是 PAD 最强危险因素,其次是糖尿病、高血压、血脂异常。而中国人群研究表明,吸烟同样是 PAD 最强危险因素(OR 2.62,95% 置信区间 1.44~4.76),其次为高血压(OR 1.94,95% 置信区间 1.48~2.53)和糖尿病(OR 1.71,95% 置信区间 1.45~2.01)。C 反应蛋白(CRP)、高尿酸血症等一些新的风险指标也已经显示出与 PAD 的独立关联。

(二)体格检查和功能评估

间歇性跛行、静息痛、溃疡及坏疽是糖尿病 PAD 患者下肢缺血的典型临床症状,可根据临床症状、体征参考 Fontaine's 分期或 Rutherford 分级进行缺血程度分级。但大部分 PAD 患者早期无上述典型症状,因此,PAD 的早期筛查和诊断还是需要进行细致的体格检查和恰当的功能检查,包括动脉触诊、肢体节段测压、踝臂指数(ABI)、平板运动试验(检出早期病变并测量无痛行走距离、最大行走距离)、趾肱指数(TBI,适用于下肢血管中膜钙化严重的患者)、经皮氧分压测定(适用于严重下肢缺血患者的组织氧合状况评估)、脉冲容积记录仪(PVRs)等。

动脉触诊是下肢动脉病变最基本的检查手段,在无需特殊检查器械的情况下可以对糖尿病外周血管病疾病进行有效筛查。2018 年 Peter Gogalniceanu 等在新英格兰医学杂志发表论文,对下肢外周动脉病的临床评价进行了总结,可作为临床医生参考:在脐偏左侧双手触诊主动脉搏动;在腹股沟皱褶中点触诊股总动脉;检查者拇指放在胫骨隆凸,嘱患者膝部略屈曲并放松,双手的示指和中指深按腘窝触诊腘动脉;嘱患者踇趾背屈,检查者示指和中指于踇长伸肌腱外侧触诊足背动脉;于内踝后部触诊胫后动脉。搏动强度分级:无搏动 0,减弱 1+,正常 2+,反跳(bounding)。

踝肱指数(ABI)是 PAD 患者下肢动脉病变的主要评估指标,也被国内外多项研究证实是糖尿病患者截肢风险和心脑血管病风险的重要预测因素。因此,各国指南均将其作为Ⅰ级推荐的 PAD 筛查方法。

ABI 的测定方法是同步测量并计算踝部动脉(胫后动脉或足背动脉)收缩压与上臂收缩压的比值。ABI 正常参考值定义为 1.00~1.30,0.91~0.99 为临界状态,ABI>1.40 通常提示动脉钙化,ABI≤0.90 可诊断下肢动脉病变。ABI>0.70~0.90,为轻度动脉病变,>0.40~0.70 为中度动脉病变,ABI≤0.40 为重度动脉病变。当 ABI<0.9,诊断下肢动脉病变的敏感度为 75%,特异度为 86%。但糖尿病 PAD 患者、尤其合并终末期慢性肾脏疾病(CKD)时动脉中层钙化严重,ABI 诊断敏感性降低。当 ABI 处于临界值(0.9~1.0)时,需要进一步的检查来明确下肢动脉病变诊断。即使 ABI 正常(>0.9),如果临床高度怀疑下肢动脉病变,可行运动后 ABI 或超声进一步明确诊断。当踝关节处动脉硬化或 ABI>1.4 时,应采用趾肱指数(TBI)、多普勒波形分析、脉搏容积测定进行诊断。

对于股腘动脉狭窄性病变,超声测定的 ABI 有较好的诊断价值:多普勒超声法测定的 ABI 诊断 PAD 的敏感性为 95%(95% 置信区间 89%~97%),特异性为 56%(95% 置信区间 33%~70%);示波法测定 ABI 的敏感性为 97%(95% 置信区间 93%~99%),特异性为 89%(95% 置信区间 67%~95%)。部分主 - 髂动脉病变患者可能通过活动后 ABI(exercise-ABI)降低得以确诊;在经验不够丰富的检查者使用多普勒探头的情况下,示波(自动)法获得 ABI 读数的可能比手动方法更为优越。此外,行走受损问卷(Walking Impairment Questionnaire,WIQ)、简明健康调查问卷(SF-36)及 6 分钟步行试验(six-minute walk test,6MWT)等量表也在临床用于 PAD 患者下肢功能的评估。表 35-2 总结了常用检查方法用于评估外周动脉疾病的敏感度和特异度。

表 35-2 外周动脉疾病常用检查方法的诊断评价

检查方法	总体敏感性（95% 置信区间）	总体特异性（95% 置信区间）
足背动脉触诊	53.3（52.1~54.6）	82.6（82.2~83.1）
踝肱指数（ABI）	82.6（82.2~83.1）	89.1（88.6~89.6）
经皮氧分压（TcPO$_2$）	83.0（81.8~84.3）	62.8（61.2~64.4）
趾肱指数（TBI）	84.0（82.8~85.0）	77.8（76.1~79.5）

（三）影像学评估

临床用于诊断 PAD 的常用影像学方法与其他部位动脉粥样硬化性病变的评估手段相似，包括彩色多普勒超声（CDFI）、CT 血管成像（CTA）、对比增强磁共振血管成像（CEMRA）及数字减影血管造影（DSA）等。

2017 年 ESC/ESVS 指南推荐彩色多普勒超声作为 PAD 影像学检查的首选手段。彩色多普勒超声对于动脉狭窄小于 50% 的患者敏感度相对降低，同时彩色多普勒超声受限于操作者的熟练程度，且不能完整显示血管路径，因此术前评估还需要进行其他的影像学检查。CT 血管成像和对比增强磁共振血管成像虽然能较好地显示下肢动脉狭窄的部位、程度以及钙化、支架、旁路血管和伴随的动脉瘤。但 CT 血管成像使用碘对比剂可能增加对比剂肾病发生的风险；对严重钙化或远端小血管可能显示不清。而对比增强磁共振血管成像使用钆对比剂在肾功能不全的患者中可能引起肾源性系统纤维化（NSF），尤其对于肾功能严重受损的患者（肾小球滤过率 <30ml/min）禁用钆对比剂，也不宜用于携带某些金属及电子植入物的患者；在远端动脉，如小腿、手和足动脉成像时，也常常会出现明显的静脉干扰而影响诊断的准确性。非对比增强 MRA（NCE-MRA）可用于肾功能不全或对比剂禁忌证患者，作为其他血管成像技术的补充手段有一定的临床意义。数字减影血管造影（DSA）是血管疾病诊断的"金标准"，因其他影像学检查均无法探查踝关节或足背动脉节段的旁路血管情况，故 DSA 是评估膝下血管病变的重要手段。在上述影像学检查对下肢血管进行解剖学检查的基础上，泛大西洋协作组（TASC）更新的 TASC Ⅱ 和 2019 年全球血管指南提出的 GLASS 分级（Global Anatomic Staging System, GLASS）有助于提供 PAD 诊断及治疗选择的重要参考。国内研究者还发现，下肢肌肉 ^{99m}Tc-MIBI 显像与 CTA、ABI 相关性良好，可早期发现糖尿病 PAD 患者，也可用于血管成形术后评估下肢供血情况。

四、综合干预

糖尿病合并 PAD 患者的治疗目标是缓解缺血症状、减少外周动脉事件（如截肢）以及降低动脉粥样硬化相关的心脑血管事件（如心肌梗死、心力衰竭、脑卒中）风险。由于糖尿病合并 PAD 患者常常合并多重心血管病危险因素和多个靶器官损害，其干预也必然是多重危险因素的综合干预。糖尿病合并 PAD 的综合治疗应综合考虑患者的危险因素、共存疾病、合并药物、依从性及患者预期目标；而已经有缺血性疼痛或肢体溃疡的患者可能必须接受早期干预以降低截肢率或至少降低截肢平面。糖尿病合并 PAD 的综合治疗包括生活方式调整、药物治疗、介入治疗和外科治疗，也包括对并存疾病和并发症的全面治疗；一些新兴的治疗手段也在不断探索中。

（一）生活方式干预

如同其他动脉粥样硬化性疾病一样，生活方式干预是综合干预的基础。但即使是在欧美发达国家，也仅有 50% 的全科医师和 20% 的外科医师会给 PAD 患者营养及生活方式方面的建议。目前对于 PAD 患者，主要的生活方式建议包括：

1. 戒烟，坚持运动（每周至少 5 天，每天至少 30 分钟中等量运动）。

2. 限制饱和脂肪摄入（占总热量摄入 <7%），可代之以不饱和脂肪酸（如 omega-3 脂肪酸），每周摄入两次鱼类食物，使用橄榄油进行烹饪，食用低脂乳品，食用豆类或豆科植物。

3. 限制糖类食物及饮料，避免摄入热量超标。

4. 限制钠盐摄入。

5. 每天摄入 5 份蔬菜、2 份水果、4 份全谷类食物；摄入充足的膳食纤维、维生素和矿物。

6. 每天可饮用 1~2 杯绿茶。

吸烟作为影响糖尿病患者 PAD 患病率和心血管事件发生的主要危险因素，戒烟也对糖尿病合并 PAD 患者的近期疗效和远期预后具有至关重要的影响。Armstrong EJ 等报道 739 例 PAD 患者在 5 年随访期间，戒烟者显著降低全因死亡率（HR 0.40；95% 置信区间 0.18~0.90）和截肢率（HR 0.43，95% 置信区间 0.22~0.86）。但最大的阻碍来自持续戒烟的困难，往往需要临床医师更积极地协助患者方能达到更好的戒烟持续性。临床医师应对患者的戒烟意愿进行评估，并协助患者找到医疗资源（如行为调整、尼古丁替代治疗）来协助戒烟。

在糖尿病患者的 PAD 一级预防和下肢动脉事件（如截肢）预防策略中，坚持运动（如步行）具有特别重要的意义。18 项研究（152 188 例受试者，包括 3 971 例 PAD 患者）的荟萃分析显示，运动锻炼较少的患者 PAD 患病率更高，积极运动锻炼可降低 PAD 风险。Lane R 等纳入 32 项研究、1 835 名间歇性跛行患者有稳定腿痛的参与者，随访时间从两周到两年，运动锻炼可显著延长无痛行走距离和最大行走距离。另外两项研究［Finnish Public Sector 研究（n=63 924）和 Whitehall II 研究（n=10 200）］显示，积极运动者踝肱指数和行走障碍问卷得分（Walking Impairment Questionnaire scores，WIQ）显著增高，PAD 风险明显降低（OR 0.58；95% 置信区间 0.39~0.86），全因死亡率也显著降低（HR 0.48；95% 置信区间 0.31~0.74）。有指导或监督的运动锻炼（supervised exercise）与患者自行在家锻炼相比，可进一步改善无痛行走距离和最大行走距离。因此，鼓励患者进行包括步行在内的锻炼，对于糖尿病合并 PAD 患者具有非常重要的意义。

（二）药物治疗

糖尿病合并 PAD 的药物治疗主要包括抗血小板聚集药物、调脂药物、降糖药物和降压药物（合并高血压时）治疗，对于间歇性跛行患者还包括西洛他唑、己酮可可碱、前列腺素类药物等血管扩张药物。

抗血小板聚集药物是糖尿病合并 PAD 的重要治疗基础。目前主要心血管疾病指南均推荐有临床症状糖尿病合并 PAD 患者接受长期抗血小板治疗（阿司匹林或氯吡格雷）。对于无症状的 PAD 患者，可以单用阿司匹林。虽然阿司匹林对糖尿病患者心血管疾病一级预防中的获益和风险在 ASCEND 等研究及近期的一系列荟萃分析中尚存争议，但大量研究已证实抗血小板治疗用于心血管事件（如心肌梗死、脑卒中和血管性死亡）二级预防的效果。Berger JS 等研究者纳入了 18 项试验、5 269 例 PAD 患者的荟萃分析显示，阿司匹林单独治疗或与双嘧达莫联合治疗使主要终点（非致死性 MI、非致死性脑卒中和心血管死亡组成的复合终点）有所下降，但无统计学显著意义；次要终点（非致死性脑卒中）则出现有统计学意义的下降（RR 0.66，95% 置信区间 0.47~0.94）。

COMPASS 研究纳入 6 391 例下肢 PAD 患者，随访 21 个月的研究结果显示，阿司匹林联合利伐沙班显著降低 PAD 患者主要肢体血管事件（MALE）43%，截肢率降低 58%，介入手术率降低 24%；单用利伐沙班与单用阿司匹林相比，并未显著降低复合终点的发生率，但主要肢体血管事件（MALE）有减少趋势。另一项纳入 13 885 例 PAD 患者、随访约 30 个月的 EUCLID 研究则显示，替格瑞洛与氯吡格雷相比，其主要研究终点、全因死亡率、急性肢体缺血均无显著差异。沃拉帕沙［一种新型蛋白酶激活受体 1（PAR-1）拮抗剂］在 TRA2°P-TIMI50 研究中显示，沃拉帕沙降低了有症状的下肢 PAD 患者首次急性肢体缺血事件的发生率，也降低了血运重建患者的旁路血栓形成和原位血栓形成风险。这一类新型抗血小板药物单用或者联用可能为糖尿病合并 PAD 提供额外获益，但由于价格昂贵或其他副作用风险，目前仍建议选择阿司匹林作为一线药物。

调脂药物也是糖尿病合并 PAD 的重要治疗基础。对糖尿病合并 PAD 患者，一般建议采用至少中等剂量的他汀类药物进行降脂治疗。有研究表明，高强度他汀治疗（阿托伐他汀 40~80mg/d，瑞舒伐他汀 20~40mg/d）可降低死亡率 48% 和主要心血管事件 42%。另外两项分别在下肢大截肢术患者和接受首次腔内/手术血运重建的患者进行的研究显示，他汀类药物治疗可以降低死亡率和主要肢体血管事件（MALE）发生率。

FOURIER 研究则显示 PCSK9 抑制剂（伏洛单抗）可降低 PAD 患者主要复合终点（心血管死亡、心肌梗死、脑卒中、因不稳定型心绞痛入院和冠状动脉血运重建）和降低了所有患者主要肢体血管事件（MALE）的风险（HR 0.58，95% 置信区间 0.38~0.88）。虽然调脂药物治疗获益的循证证据明确，但最大的障碍仍然是依从性不佳。研究显示即使出院时给予强化他汀治疗的医嘱，随访过程中仅有 35% 的患者能维持出院时的调脂治疗方案；75 岁以下患者则仅有 20% 坚持原有治疗方案。

降糖治疗对于降低糖尿病患者微血管病变（尤其是肾脏病变）的循证证据较为充分，但对于大血管事件的临床研究证据则结论不一。目前尚不明确严格的血糖控制是否能减少下肢 PAD 患者心血管不良事件，但合理控制血糖可有效减少其并发症。因此，指南推荐糖化血红蛋白（HbA_{1C}）控制目标小于 7.0%，但不同降糖药物对 PAD 的影响结论也不统一。在一项纳入 1 204 例患者的回顾性研究中，二甲双胍与 PAD 患者生存率改善和心脏不良事件发生率降低有关，但对血运重建患者的对通畅率或截肢率没有影响。美国一项纳入 132 737 名糖尿病患者的回顾性队列研究显示，除去作为一线治疗的二甲双胍，其余二线治疗药物中，GLP-1 受体激动剂、SGLT-2 抑制剂、噻唑烷二酮类与 DPP-4 抑制剂对 PAD 的影响无显著差异，但基础胰岛素（HR 2.92，95% 置信区间 1.96~4.35）和磺脲类（HR 1.65，95% 置信区间 1.16~2.36）增加了 PAD 的风险。但另一项纳入 953 906 例糖尿病患者的回顾性队列分析则显示，与二甲双胍、磺脲类药物或噻唑烷二酮类药物相比，新使用 SLGT-2 抑制剂具有更高的血管性溃疡风险［校正风险比（aHR）1.34，95% 置信区间 1.10~1.61］和 PAD 风险（aHR 1.11，95% 置信区间 1.02~1.22）；而与新使用 DPP-4 抑制剂相比，SGLT-2 抑制剂则有降低的 PAD 风险（aHR 0.88，95% 置信区间 0.79~0.96）和严重肢体缺血风险（aHR 0.76，95% 置信区间 0.64~0.89）；与 GLP-1 受体激动剂相比，SGLT-2 抑制剂则有较低的严重肢体缺血风险（aHR 0.79，95% 置信区间 0.65~0.79）。总体而言，不同降糖药物对 PAD 患者的影响目前研究较少，回顾性研究结论令人困惑，还有待严格设计的随机对照研究进一步明确。

糖尿病合并 PAD 患者常常合并高血压，高血压也是影响 PAD 发生及其预后的主要危险因素。较早前有报道雷米普利显著降低 PAD 患者的死亡率、心肌梗死和脑卒中发生率。进一步研究报告了间歇性跛行患者接受雷米普利治疗 24 周后，最大无痛行走距离显著增加，这一项研究曾被一些荟萃分析研究和指南引用，但该论文因内部审查发现数据失实已被研究者主动撤稿。Lane DA 等发表一项荟萃分析，纳入 8 项随机对照研究、3 610 例 PAD 患者，涉及雷米普利、培哚普利、替米沙坦、维拉帕米、氢氯噻嗪、多沙唑嗪、奈比洛尔、美托洛尔等多种降压药物；最终得出结论：在 PAD 患者中使用各种抗高血压药物的证据很少，因此不知道是否会产生重大的益处或风险。而最近另一篇荟萃分析纳入 5 项随机对照研究分析降压药物对周围动脉疾病患者下肢缺血的影响，显示抗高血压药物与安慰剂相比，最大行走距离、无痛行走距离和踝肱指数无显著改善；但抗高血压药物导致的平均动脉压减少与随访期间最大行走距离增加呈正相关（β=8.371，p=0.035）；这一研究表明，抗高血压治疗药物有可能会改善 PAD 患者的下肢缺血，但还需要更长治疗周期的更多多中心试验，以阐明抗高血压药对 PAD 患者的下肢缺血的影响。

目前临床常用的血管扩张药包括西洛他唑、前列腺素类、盐酸沙格雷酯、萘呋胺、丁咯地尔和己酮可可碱等。西洛他唑通过抑制细胞的磷酸二酯酶活性实现其扩血管作用。一项纳入 15 项研究、3 718 例患者的荟萃分析显示，西洛他唑可改善跛行距离，改善踝肱指数（与安慰剂相比），但对全因死亡率无显著影响。也有研究显示西洛他唑可降低外周血管介入术后目标病变血管再狭窄和血管重建风险，因此可作为外周血管介入治疗后的辅助治疗。前列腺素类是另一类常用的血管扩张药物。一项荟萃分析纳入 33 项随机对照试验、4 477 例患者，其中 21 项研究比较了不同的前列腺素和安慰剂，7 项研究比较了前列腺素和其他药物，5 项研究使用两种不同的前列腺素进行了头对头的比较，显示前列腺素类药物与安慰剂相比，无明确的降低截肢风险获益（RR 0.97，95% 置信区间 0.86~1.09），但可能改善静息痛（RR

1.30，95% 置信区间 1.06~1.59）和促进溃疡愈合（RR 1.24，95% 置信区间 1.04~1.48）。己酮可可碱为二甲基黄嘌呤类衍生物，也具有扩张外周血管的作用。但一项纳入 24 项研究、有 3 377 名参与者的荟萃分析中，其中 17 项研究比较了己酮可可碱与安慰剂，未显示明显获益。

（三）血运重建治疗

对于有严重或致残性症状的患者，若调整生活方式和药物治疗疗效不佳，手术干预（经皮介入、外科手术）重建血运可能是合理的。在没有危及肢体的缺血的情况下，药物治疗往往可使 PAD 症状保持稳定。对于轻微跛行的患者，无论采取经皮方式还是手术方式进行预防性干预，带来的益处均很小，反而可能产生伤害，所以无需采取此类干预。而对于有危及下肢的缺血（如静息痛、溃疡）的患者，优先考虑血运重建来建立动脉血流。外科旁路手术作为治疗糖尿病性下肢缺血的传统方法，目前主要有 2 种术式，一种是股动脉 - 膝上或膝下腘动脉旁路移植；另外一种是下肢远端小动脉旁路移植。两种手术方式主要根据膝下流出道血管状况进行选择。在进行血运重建治疗之前，尚需排除缺血以外其他导致肢体疼痛、溃疡形成或不愈合的因素，如糖尿病神经病变性、腰椎管狭窄等。此外，某些慢性动脉狭窄或闭塞上基础上合并急性血栓形成的患者可能从溶栓治疗中获益。

血管腔内血运重建治疗是指经皮穿刺动脉腔内血管成形术（主要指普通 / 药涂球囊扩张术）、在球囊扩张基础上的支架成形术以及目前常用的各种基于导管的腔内减容手术（斑块旋切、血栓清除、激光消融等），是伴严重肢体缺血的糖尿病足溃疡患者的首选治疗方案。在高手术风险的糖尿病患者，即使影像学检查显示没有良好流出道的股腘动脉 D 级病变和 / 或膝下长段闭塞，血管腔内治疗也有很好的可行性。对于 80 岁以上的高龄患者，血管腔内治疗后亦可取得良好的保肢效果，而开放手术组在高龄组中有较高的围手术期死亡率，应尽量避免。

与普通球囊血管腔内治疗相比，在治疗糖尿病严重肢体缺血患者的膝下动脉病变时，药物涂层球囊可显著降低 1 年再狭窄率、靶病变再干预率和目标血管闭塞率。金属裸支架植入治疗糖尿

病合并膝下闭塞病变的结果也可能有益。国外纳入 11 项随机对照试验、1 838 名 PAD 患者的荟萃分析显示，紫杉醇药物涂层球囊和未涂层血管成形术相比，原发性血管通畅率、再狭窄率和靶病变血运重建率有显著改善，但在截肢、死亡、ABI 变化、Rutherford 分级和生活质量（QoL）评分变化或功能性步行能力方面没有显著差异。近期一篇荟萃分析进一步纳入 13 项随机对照试验和 9 项观察性研究，在 2 年的时间里，紫杉醇药物涂层球囊显著改善目标病变血运重建、一期通畅率、晚期管腔丢失和 Rutherford 分级；但在截肢率或 ABI 改善方面无显著差异；亚组分析显示，药物涂层球囊治疗在男性和糖尿病患者中获益更明显。此外，准分子激光辅助血管成形术能有效地提供糖尿病患者无症状生存，可减少下肢动脉支架的使用；而冷冻球囊成形术一期通畅率低、再干预率高，不推荐为常规治疗方案。

慢性严重肢体缺血的糖尿病 PAD 患者可在早期血管重建中获益。为达到这一目的，可能需要采用多种血管重建手术相结合，且必须进行严密的术后随访监测和综合干预。一项纳入 10 项随机对照试验、1 087 名参与者的荟萃分析显示，与单纯保守治疗相比，血管内血运重建与保守治疗中的两项措施（受指导或监督的运动锻炼，西洛他唑药物治疗）相结合时，可能会出现协同效应。国内研究也表明，患者血糖、血压、血脂等多重代谢的综合控制是降低再狭窄率的重要影响因素。两项分别纳入 2 983 例和 725 例间歇性跛行患者的荟萃分析显示，在理想药物治疗基础上，血运重建治疗联合有指导或监督下的运动锻炼（supervised exercise）是改善 PAD 患者症状和降低心血管病风险的最佳方案。

对于不具有血运重建条件的 PAD 患者，干细胞治疗有可能作为"无治疗选择"患者的一种有希望的治疗手段。一项入选 27 项随机对照研究、纳入 1 186 例患者（1 280 条肢体）的荟萃分析显示，自体干细胞治疗有助于改善溃疡愈合（OR=4.31，95% 置信区间 2.94~6.30）、改善 ABI（MD=0.13，95% 置信区间 0.10~0.17）、经皮氧分压（TcO_2，MD=0.13，95% 置信区间 0.10~0.17）、无痛行走距离（PFWD，MD=178.25，95% 置信区间 128.18~228.31）、降低截肢率（OR=0.50，

95% 置信区间 0.36~0.69）和静息疼痛评分（MD=
−1.61，95% 置信区间 −2.01~−1.21）；糖尿病亚组
的截肢率（OR=0.50，95% 置信区间 0.06~0.45）
和溃疡愈合率（OR=4.34，95% 置信区间 2.96~
6.38）也有显著改善；而大截肢率未显示显著改
善（0.66，95% 置信区间 0.42~1.03）。另一项荟萃
分析则纳入 7 项随机对照试验，共有 359 名参与
者，比较了骨髓 - 单核细胞（BM-MNCs）与动员外
周血干细胞（mPBSCs）、骨髓 -mncs 与骨髓间充质
干细胞（BM-MSCs）、高细胞剂量与低细胞剂量、
肌肉内（IM）与动脉内（IA）细胞植入途径等各
种治疗方式，未发现显著差异。但这些荟萃分析
纳入的研究偏倚风险较大，证据质量有限，更多严
格设计、长期随访的临床研究将有助于明确这一
治疗方式的疗效和安全性。

此外，脊髓刺激（spinal cord stimulation，SCS）、
内皮素 -1 受体拮抗剂（波生坦）、雷诺嗪以及罗
红霉素、热疗、针灸结合水疗等正在探索中的治疗
方式也可能对糖尿病合并 PAD 有一定疗效，但同
样需要更多临床研究进行验证。

总体而言，对于糖尿病合并 PAD 的患者，早
期识别、早期筛查、全面评估和早期、综合干预是
其一级预防和二级预防的关键环节。建立一个内
外科联合、多学科成员组成的治疗团队，对于糖尿
病合并 PAD 患者减少不良血管事件（如截肢）、
改善患者生活质量、最终降低心脑血管疾病风险
至关重要。

（祝之明）

第三节　糖尿病与冠心病

糖尿病（以下主要讨论 2 型糖尿病）是心血
管疾病的独立危险因素。与非糖尿病人群相比，
糖尿病患者发生心血管疾病的风险增加 2~4 倍。
空腹血糖和餐后血糖升高，即使未达到糖尿病诊
断标准，心血管疾病发生风险也显著增加。在 2
型糖尿病中，大约三分之二的死亡是由动脉粥样
硬化心血管疾病导致，其中 40% 为冠心病。因
此，深入理解糖尿病与冠心病的内在联系，有助于
帮助临床医生对糖尿病合并冠心病患者制定正确
的临床决策，具有重要意义。

一、流行病学特点

冠状动脉粥样硬化性心脏病（coronary heart
disease，CHD），简称冠心病，是糖尿病患者最主要
的大血管并发症之一。早在 20 世纪 90 年代，弗
雷明翰心脏研究报道糖尿病显著增加冠心病的
发生。其后，大量研究相继证实这一发现。一项
纳入 37 个队列研究、包括近 45 万人的荟萃分析
显示，糖尿病患者冠心病发病率是非糖尿病患者
的 3.4 倍（5.4% vs 1.6%），女性糖尿病患者风险更
高；同样，在我国大城市中，四分之一的 2 型糖尿
病住院患者被证实合并有冠心病。Selvin E 对 13
项有关糖化血红蛋白与新发心血管疾病队列研究
（n=9 123）的荟萃分析结果显示，糖尿病患者中糖
化血红蛋白浓度每升高 1%，冠心病的发生风险
会增加 11%~16%。这些研究表明，糖尿病和冠心
病的发病密切相关，是其独立危险因素。冠心病
患者血糖的筛查以及糖尿病患者血管并发症的预
防与控制需要引起临床医生的高度重视。

二、发病机制

糖尿病促进冠心病发生发展的具体病理生理
学机制非常复杂，尚未完全阐明。目前的研究揭
示主要与高血糖和胰岛素抵抗引起的内皮功能紊
乱、炎症水平上升、脂代谢异常、氧化应激、高凝状
态等因素相关。

（一）内皮功能紊乱

内皮功能紊乱是糖尿病血管疾病的特征性表
现，与心血管终点事件发生密切相关。高血糖可
直接抑制内皮细胞 NO 合成以及内皮依赖的血管
舒张。同样，受损的胰岛素信号也显著抑制内皮
细胞 NO 产生，导致内皮功能不良。高胰岛素血
症通过促进内皮素 I 和血管紧张素 II 产生，加重内
皮功能不良。此外，2 型糖尿病患者异常血管平
滑肌和 ROS 激活，均加重功能内皮功能不良。目
前已知，功能不良的内皮细胞除了在动脉粥样硬
化的发生中起重要作用外，还促进白细胞和血小
板黏附、血栓发生以及炎症发生。

（二）炎症水平上升

糖尿病常常伴随着糖基化代谢产物堆积，增
加了病变部位炎症细胞浸润、炎性因子和组织因
子表达，导致全身炎症水平上升，而炎症细胞浸润

到血管内皮则是导致动脉粥样硬化的必要条件。除了单核巨噬细胞，T细胞在动脉粥样硬化的发展中也起着重要作用。

（三）脂代谢异常

糖尿病与脂代谢异常常伴发，后者影响多达60%~70%的2型糖尿病患者。高血糖加重了脂代谢异常的糖尿病患者动脉粥样硬化形成。而且，LDL-C颗粒在糖尿病患者中更具促动脉粥样硬化性，使得许多LDL-C没有明显增高的人群也发生动脉粥样硬化。糖尿病引起的脂代谢异常多表现为高甘油三酯、低水平HDL-C和高水平富含ApoB微粒的脂蛋白。目前已知，高水平游离脂肪酸通过损害胰岛素信号，促进炎症反应、加重促栓状态，加速动脉粥样硬化的进展。

（四）氧化应激

糖尿病患者线粒体功能障碍会导致过量的ROS产生增加，而高血糖本身也会通过形成糖基化终末产物（AGE）激活其受体（RAGE），刺激NADPH氧化酶1增加ROS产生。过多的ROS促进了细胞增殖、迁徙、内质网应激、自噬、衰老和死亡，在动脉粥样硬化形成和发展中起重要作用。

（五）高凝状态

糖尿病患者常发生反复出现的动脉粥样斑块栓塞。高胰岛素血症和高血糖均可升高循环组织因子的促凝活性以及促栓塞蛋白的表达。在血糖未控制好的糖尿病患者血液中，PAI-1抗原、vWF抗原和纤维蛋白原显著增高；同时，凝血因子Ⅱ、Ⅴ、Ⅶ、Ⅷ、Ⅹ升高、抗凝蛋白C水平降低。这些因素均导致糖尿病患者出现高凝状态。

此外，糖尿病患者可溶性P选择素和CD40配体的水平较高，导致血小板的过度激活、聚集、形态学改变以及半衰期的延长，从而促进了血栓形成，加速了动脉粥样硬化和血管狭窄、甚至堵塞。

三、临床特点

（一）临床表现特点

糖尿病合并冠心病的患者常常具有以下临床特点：

1. **无症状性心肌缺血**　无症状性心肌缺血通常用来描述有心肌缺血的证据但是没有胸闷、胸痛的临床表现。其在糖尿病患者中的发生率明显高于非糖尿病患者，前者为6.4%~22%，而后者为2.5%~11%。无症状性心肌缺血与糖尿病病程、糖化血红蛋白水平无明显相关性。其发生的主要原因不明，目前认为与糖尿病患者痛觉敏感性阈值升高、自主神经功能受损等有关。糖尿病无症状性心肌缺血患者常无胸闷、胸痛等症状，或者症状不典型，如易疲劳、劳力性呼吸困难或消化不良等，易导致冠心病的漏诊。

2. **弥漫性血管病变及钙化**　病例对照研究显示，与非糖尿病患者相比，糖尿病患者冠状动脉直径通常偏小。当合并冠心病时，糖尿病患者常表现为弥漫的动脉粥样硬化病变，显著的血管钙化，较少的侧支循环，以及较高的左主干病变发生率。这些表现在尸检时也被证实。

3. **微血管病变**　一部分糖尿病患者在症状上可以出现典型的心绞痛表现，但是冠状动脉造影提示轻度的动脉粥样硬化表现。这类患者心肌缺血的原因通常考虑为微血管病变。心肌灌注显像可以帮助诊断。

（二）高危人群疾病的筛查

1. **冠心病患者的糖尿病筛查以及血糖控制情况评估**　对于无糖尿病病史的冠心病患者，需要常规进行糖尿病的筛查。常用的筛查方法主要包括空腹静脉血浆血糖测定和口服葡萄糖耐量试验（oral glucose tolerance test，OGTT）。根据1999年WHO制定的糖代谢状态分类标准，空腹血糖受损指空腹血糖6.1~6.9mmol/L，OGTT 2小时血糖<7.8mmol/L；糖耐量异常指空腹血糖<7.0mmol/L，OGTT 2小时血糖7.8~11.1mmol/L。空腹血糖≥7.0mmol/L或者OGTT 2小时血糖≥11.1mmol/L被认为是糖尿病。需要注意的是，应激状态（如创伤、急性感染等）下可以出现暂时性的血糖升高，不能依据此时的血糖水平诊断糖尿病。建议在应激因素消失后再复查血糖代谢水平，以明确诊断。2011年WHO建议增加糖化血红蛋白≥6.5%作为糖尿病的诊断标准，但是由于我国地域性差异较大，尚缺少大规模的流行病学调查资料以确定普适的最佳诊断切点。因此，《中国2型糖尿病防治指南（2020版）》中并未将糖化血红蛋白作为糖尿病的诊断指标。

2. **糖尿病患者的冠心病筛查**　对于无症状的糖尿病患者，不建议常规进行冠心病的筛查，只要冠心病的危险因素得到了控制,早期筛查冠心病并不能带来远期获益。如果糖尿病患者出现不典型心脏症状(如无法解释的乏力、心前区不适)、血管疾病的症状体征(如颈动脉杂音、一过性脑缺血发作、脑卒中、跛行等),需要进一步明确是否合并冠心病。常用的检查方法有:

(1)体表心电图:体表心电图是最快捷、最简便、最常用的记录心脏电活动的检查。对于怀疑冠心病的患者,体表心电图的典型心肌缺血表现及动态改变对于诊断具有重要意义。对于体表心电图无明显异常,但是高度怀疑冠心病的患者,可以考虑运动负荷试验。

(2)运动负荷试验:运动平板试验是最常用的运动负荷试验。对于早期冠心病患者,尽管冠状动脉扩张的最大储备能力已经下降,但是静息时冠状动脉血流量尚可维持正常,无心肌缺血表现,故静息心电图可完全正常。运动负荷能够增加心肌耗氧量、诱发心肌缺血,在心电图上出现相应改变,可以辅助诊断。运动平板试验在糖尿病患者中阳性预测值较高。对于无禁忌的怀疑冠心病的患者建议进行该试验。

(3)药物负荷试验:当患者存在运动禁忌证或者静息心电图妨碍了缺血表现的判读时,可以考虑进行药物负荷试验并选择心脏彩超及心脏核素灌注显像以评估心脏的结构功能以及心肌灌注的情况。

四、治疗策略更新及存在的问题

(一)治疗策略

1. 生活方式干预 生活方式的干预是冠心病合并糖尿病患者综合管理的基础性措施,应贯穿于综合治疗的全过程。具体干预内容包括:低盐低脂及糖尿病膳食、戒烟限酒、规律运动(若可耐受,建议每周150分钟中等强度锻炼或者75分钟高强度体育锻炼)、保持心情舒畅等。对于超重和肥胖人群,通过严格的热量摄入限制和规律锻炼以减轻体重,有益于减少心血管事件的发生。

2. 降糖药物的应用 糖尿病被认为是冠心病的"等危症"。无论是空腹血糖、餐后血糖还是糖化血红蛋白升高,都是冠心病的危险因素。因此,血糖管理是糖尿病合并冠心病患者治疗方案中的重要环节。

(1)降糖目标:根据《2型糖尿病合并动脉粥样硬化性心血管疾病患者降糖药物应用专家共识》,糖尿病合并冠心病患者的血糖控制目标应当遵循个体化原则,综合考虑患者的年龄、糖尿病病程、冠心病病史、其他并发症或合并症、低血糖风险等因素,充分平衡严格血糖控制的利弊得失。该指南推荐糖尿病合并冠心病患者的血糖控制目标为:

1)对于大多数患者,糖化血红蛋白目标应控制在 <7.0%。

2)对于年龄较大、糖尿病病程较长、存在低血糖高危因素的患者,糖化血红蛋白目标应控制在 <7.5% 或 <8.0%。

3)对于慢性疾病终末期患者,如心功能Ⅲ~Ⅳ级、终末期肾病、恶性肿瘤伴有转移、中重度认知功能障碍等,糖化血红蛋白控制目标可适当放宽至 <8.5%。

(2)降糖药物分类及其心血管保护作用

1)二甲双胍:二甲双胍是2型糖尿病降糖治疗的一线用药。UKPDS研究及10年的随访数据表明,与饮食控制治疗组相比,二甲双胍治疗组的心肌梗死风险下降39%,心血管事件复合终点风险下降30%。与其他药物相比,二甲双胍显著降低糖尿病相关终点事件发生率、全因死亡率和脑卒中发生率。

2)磺脲类药物:磺脲类药物的心血管安全性存在争议。虽然小样本研究显示与对照组相比磺脲类药物增加心肌梗死后心血管事件发生率和住院死亡率,但是UKPDS研究显示磺脲类药物对心血管终点事件无明显影响。对47项RCT研究的荟萃分析也显示磺脲类药物不增加糖尿病患者全因死亡、心血管死亡、心肌梗死及卒中的风险。

3)格列奈类:评估格列奈类药物心血管安全性的证据非常有限。NAVIGATOR研究显示,在有心血管事件病史或心血管危险因素的糖耐量异常患者中,那格列奈治疗组与安慰剂组首要心血管事件复合终点风险差异无统计学意义。

4)α-葡萄糖苷酶抑制剂:ACE研究显示,阿卡波糖治疗组与安慰剂组在主要心血管事件的发生率上无显著差异,提示阿卡波糖对于心血管事件的影响是中性的。

5）噻唑烷二酮：RECORD 研究显示罗格列酮联合二甲双胍或者磺脲类药物组的首要心血管终点事件风险达到非劣效性标准，但是显著增加心力衰竭住院或死亡的相对风险。PROactive 结果显示吡格列酮治疗组的首要复合终点事件风险与对照组相比有降低趋势，但是差异无统计学意义；次要复合终点事件较对照组降低。

6）SGLT-2（sodium-glucose cotransporter 2）抑制剂：SGLT-2 抑制剂作用于肾脏近曲小管，促进葡萄糖和钠离子从肾脏排出，是一类具有明确心血管获益的新型降糖药物。其代表药物为恩格列净、卡格列净和达格列净。EMPA-REG OUTCOME 研究显示恩格列净可以使心血管死亡风险降低 38%，主要心血管不良事件风险下降 14%，心衰住院风险下降 35%。CANVAS 和 CANVAS-R 临床试验发现，与安慰剂相比，卡格列净显著降低心血管死亡、心肌梗死、脑卒中的发生率（26.9% vs 31.5%），但是卡格列净会增加糖尿病患者截肢风险（6.3‰ vs 3.4‰）。DECLARE-TIMI58 研究显示达格列净较安慰剂没有改变主要心血管事件的发生率，但是降低了 27% 心衰再住院率风险。

7）GLP-1（glucagon-like peptide 1）受体激动剂：GLP-1 受体激动剂可增加肝脏中胰岛素和胰高血糖素的产生，增加肌肉和脂肪组织对葡萄糖的摄取，减少肝脏葡萄糖的产生。其代表药物有利拉鲁肽、索马鲁肽、利西那肽和艾塞那肽。LEADER 研究发现利拉鲁肽可使心血管死亡风险降低 22%，心血管事件复合终点的风险降低 12%。SUSTAIN-6 研究发现索马鲁肽可以将一级终点事件的发生率由 8.9% 降至 6.6%。同样，Harmony Outcomes 研究也证实了与安慰剂相比，阿必鲁肽有效降低心血管一级复合终点事件发生率（4.6% vs 5.9%），然而，ELIXA 试验显示利西那肽并不能降低一级终点事件发生率。而 EXSCEL 试验结果也表明主要心血管不良事件的发生率在艾塞那肽和安慰剂组之间没有统计学差异。以上结果表明，一部分 GLP-1 受体激动剂对糖尿病患者具有明确的心血管保护作用，应当作为优先推荐。

8）DDP-4（dipeptidyl peptidase 4）抑制剂：DDP-4 抑制剂可以刺激胰岛素分泌，改善 NO 依赖性血管舒张，促进心肌对葡萄糖的利用，改善胰岛素抵抗。然而，此类药物是否能够产生心血管获益仍然不明确。SAVOR-TIMI 53、EXAMINE 和 TECOS 研究均显示沙格列汀、阿格列汀和西格列汀组首要心血管事件的复合终点风险与安慰剂组相比无显著差异性，提示其对心血管系统的影响是中性的。

9）胰岛素：观察胰岛素对糖尿病患者心血管事件影响的临床研究较少。ORIGIN 研究分析了甘精胰岛素对心血管主要复合终点事件发生率的影响，结果表明与对照组相比差异无统计学意义。DEVOTE 研究比较了德谷胰岛素和甘精胰岛素的心血管安全性，发现虽然德谷胰岛素处理组的严重低血糖事件发生率较甘精胰岛素低，但是首要复合终点事件风险差异无统计学意义。

（3）降糖药物的选择：二甲双胍是糖尿病患者单药治疗的一线首选药物。若单药治疗 3 个月不能使血糖控制达标，需考虑二甲双胍联合其他降糖药。对于合并冠心病的糖尿病患者，优先考虑二甲双胍联合利拉鲁肽或 SGLT-2 抑制剂等具有明确心血管获益证据的降糖药物，确保既能安全降血糖，又能最大限度降低患者心血管事件和死亡的风险。若两种降糖药物联合治疗 3 个月不能使患者血糖控制达标，可考虑联合第 3 种降糖药物或者联合胰岛素治疗。

3. 冠心病的药物治疗　冠心病的药物治疗详见本书"第六篇动脉粥样硬化性心血管疾病"，本节着重探讨这几类药物对冠心病合并糖尿病患者的治疗效果及其对血糖的影响。

（1）抗血小板聚集药物：抗血小板药物对于冠心病的疗效在糖尿病与非糖尿病的人群中是否存在差异尚不明确。对于急性冠脉综合征并行 PCI 治疗的糖尿病患者，普拉格雷比氯吡格雷降低 30% 首要心血管事件发生率。最新的 PEGASUS-TIMI 54 研究结果表明，尽管糖尿病患者长期口服替格瑞洛后心血管死亡和冠脉死亡发生率的降幅高于非糖尿病患者，但该药对于降低主要心血管事件发生率的作用在糖尿病和非糖尿病冠心病患者中无显著差别。因此，替格瑞洛等抗血小板药对于糖尿病患者的心血管保护作用是否优于非糖尿病患者需要更进一步的研究。此外，TRA 2°P-TIMI 50 研究显示与安慰剂相比，蛋白酶激活受体 1 拮抗剂沃拉帕沙可以显著降低糖尿病患者心绞痛、反复心绞痛导致紧急血运重建的发生率，而这种保护作用在非糖尿病冠心病人群中没有观察到。这提示沃拉帕沙对糖尿病患者心血管事件的保护作用强于非糖尿病患者。

（2）调脂药物：糖尿病患者通常合并血脂水平异常，与糖尿病患者冠心病发生风险增高相关。对于冠心病合并糖尿病这类极高危人群，调脂治疗的目标值为 LDL-C 降至 <1.8mmol/L。降脂药中，他汀类药物为首选。尽管他汀类药物治疗可能有促进糖尿病发生的风险，但是总体而言仍有明确心血管获益。如 LDL-C 仍不能达标，可加用贝特类药物或者抑制胆固醇吸收的药物。对于严重高甘油三酯血症患者，应首选贝特类药物进行降脂治疗。

（3）抗心室重塑和减慢心率药物

1）RAAS 阻滞剂：HOPE 和 EUROPA 研究均显示，糖尿病患者使用血管紧张素转换酶抑制剂（ACEI）较安慰剂组进一步减少心肌梗死（20%）、卒中（32%）或心血管死亡风险（26%）。ONTARGET 研究选取与 HOPE 研究相似的心血管高危患者，显示 AT1 受体拮抗剂（ARB）替米沙坦组与 ACEI 雷米普利组在主要终点（心血管死亡、卒中、MI 和心衰住院）发生率相当（16.7% vs 16.5%），两药联用可引起不良事件且无进一步获益。因此，对于合并冠心病的糖尿病患者建议使用 ACEI 或 ARB 降低各种心血管事件风险。

2）β 受体阻滞剂：β 受体阻滞剂可缓解稳定性冠心病患者心肌缺血的症状，同时通过降低再梗死、猝死和室性心律失常，可有效改善糖尿病患者心肌梗死后的预后；对合并急性冠脉综合征的糖尿病患者，应当考虑用 β 受体阻滞剂治疗以降低发病率和死亡率。β 受体阻滞剂由于可增加胰岛素抵抗和掩盖低血糖症状，可能对代谢产生负面影响，但获益远大于对糖代谢的不良影响，且不影响低血糖的恢复。因此仍推荐在合并糖尿病的患者中使用 β 受体阻滞剂。

（二）存在的问题

1. 阿司匹林是否应该用于糖尿病患者的一级预防　对既往无心血管疾病的糖尿病或非糖尿病患者使用阿司匹林进行一级预防是否获益存在争议。最新的荟萃分析纳入了 13 个大型随机对照临床研究共 164 225 例患者使用阿司匹林作为心血管一级预防的数据进行分析。结果发现，阿司匹林虽然有效降低了心血管事件的发生率，但是显著提高了大出血事件的发生率，在糖尿病人群中更加明显。因此，阿司匹林用于一级预防建议遵循个体化原则，均衡考虑出血风险和获益。

2. 糖尿病合并冠心病患者的血运重建治疗　血运重建术（PCI 或 CABG）是糖尿病患者重要的治疗手段。但 PCI 术后再狭窄、CABG 术后桥血管闭塞，动脉粥样硬化进展所致新的狭窄等，使血运重建术受到挑战。近年来，关于单纯药物治疗、PCI 和 CABG 术三者孰优孰劣一直存在着争议。

五、未来展望

尽管目前糖尿病的治疗方法有很多，但是目前中国 2 型糖尿病及其心血管并发症的控制仍是一项临床挑战。未来将侧重于糖尿病的个体化治疗，比如分析糖尿病患者降糖药物基因组学、研发自动实时监测血糖和控制降糖药物释放的智能化设备、研制增加心血管系统获益同时降低出血风险的新型抗血小板药物等。

第四节　糖尿病与心力衰竭

糖尿病（以下主要探讨 2 型糖尿病）与心力衰竭（heart failure，简称"心衰"）的发病具有高度相关性。无论是射血分数保留的心力衰竭（HFpEF）还是射血分数降低的心力衰竭（HFrEF）患者，糖尿病都增加了患者的心血管全因死亡率。糖尿病患者发生心衰是多种因素共同作用的结果，包括冠状动脉性心脏病和高血压，以及长期高血糖引起的心肌损害（糖尿病性心肌病）等。本节将以糖尿病性心肌病引起的心力衰竭为重点，探讨其流行病学特点、发病机制、临床特点以及治疗方法。

一、流行病学特点

糖尿病是心衰的独立危险因素。弗雷明翰研究显示，2 型糖尿病患者年龄调整的心衰相对风险为 2.2（男性）和 5.3（女性）。在早期胰岛素抵抗的人群（包括肥胖和糖尿病前期）中，心衰发生的危险性提高了 20%~70%。同时，心衰患者的糖尿病检出率也很高。据统计，25%~40% 因心衰就诊的患者合并有糖尿病。对于无糖尿病病史的心衰患者，约三分之一被诊断为新发糖尿病或者糖耐量异常。

糖尿病患者不仅心衰发生率升高，预后也较非糖尿病患者差。一项发生在 20 世纪 90 年代中期的前瞻性研究发现，糖尿病患者一年内心衰死亡率为 30%，是非糖尿病患者心衰死亡率的 1.5 倍。CHARM 研究显示，糖尿病合并射血分数降低的心力衰竭（HFrEF）患者死亡率为 119 每千人每年，合并 HFpEF 的患者死亡率为 59 每千人每年，比非糖尿病心衰患者的心血管死亡率增加了 2 倍。DIG 研究纳入了 987 例 HFpEF 患者并平均随访了 37 个月，结果发现合并糖尿病的心衰患者伴随有较高的 BMI，较高的充血性心衰和外周水肿表现。这个发现也在 I-PRESERVE 研究中得到了证实。同样，RELAX 研究也显示与非糖尿病患者相比，糖尿病合并 HFpEF 患者具有低龄、肥胖的特点，男性多见，合并症（高血压、心肌缺血、梗阻性肺病，肾病等）的发生率显著升高，运动耐量显著下降，6 个月后因心肾原因的再住院率明显增加。Held 等临床观察结果也表明糖代谢异常患者心衰住院率显著增高。糖化血红蛋白每增加 1%，心衰危险性升高 8%。血糖每增加 1mmol/L，心衰住院和心血管死亡的复合终点相对危险性增加 9%。

二、发病机制

糖尿病患者心衰发生率高是多因素导致的，致病因素包括糖尿病合并症如冠心病、高血压等，及糖尿病本身导致的心肌病变。关于糖尿病与冠心病、高血压的关系，以及冠心病和高血压如何导致心衰已在相关章节详细阐述，在此不展开论述。本章节将重点围绕糖尿病心肌病及其引起的心衰进行讨论。

Knud Lundbæk 在 1954 年首次提出糖尿病心肌病作为一种独立疾病的可能性。1972 年，Rubler 等人通过对糖尿病合并心力衰竭患者的尸检首次证实了糖尿病心肌病的存在。糖尿病心肌病被定义为在糖尿病患者中，不能用高血压、冠心病、心脏瓣膜病及其他心脏病来解释的心肌疾病。该病首先出现亚临床的心功能异常，继而进展为射血分数保留的心力衰竭（HFpEF），或者射血分数降低的心力衰竭（HFrEF）、心律失常、心源性休克甚至猝死。

糖尿病心肌病的发生是多因素导致的，目前尚未完全阐明。已有的研究显示心肌细胞代谢紊乱、钙离子调节功能障碍、线粒体功能紊乱、氧化应激损伤以及神经体液过度激活等在糖尿病心肌病的发生发展中具有重要作用。

（一）细胞代谢紊乱

心肌细胞代谢的主要能量来源是葡萄糖和游离脂肪酸。饥饿状态下，心肌细胞优先利用游离脂肪酸供能；餐后、应激或者缺血情况下才利用葡萄糖。正常情况下，心肌细胞能够根据生理状态的不同，在两种能量来源中任意转换。而在糖尿病患者中，高血糖及胰岛素抵抗能下调心肌细胞表面葡萄糖转运体（成人中主要是 GLUT4）的表达，使得葡萄糖代谢减少，游离脂肪酸代谢增加。与葡萄糖相比，游离脂肪酸氧化过程需要消耗更多的氧，使得心肌细胞相对缺氧。游离脂肪酸水平的升高还可导致脂质在心肌细胞蓄积，产生脂毒性。这些改变都加重了心肌收缩和舒张功能障碍，甚至引起心肌细胞凋亡。

（二）线粒体功能紊乱和氧化应激损伤

线粒体功能的紊乱和氧化应激水平上升也促使了糖尿病心肌病的发生。目前认为糖尿病导致线粒体损伤的原因有：脂肪酸介导的线粒体解耦联导致心肌氧耗量增加，线粒体的钙离子调节功能受损、线粒体蛋白转录后修饰导致的蛋白质功能障碍等。线粒体功能受损导致超氧化物的产生，在组织中蓄积，形成氧化应激损伤，导致心肌细胞的功能障碍。

（三）钙离子调节功能障碍

在正常状态下，心肌电 - 收缩耦联是由许多细胞内钙离子转运体介导的；而心肌舒张是依赖于肌浆网钙泵 2a（SERCA2a）、钠钙交换体和细胞膜钙 ATPase 将细胞质中的钙转运到肌浆网或者细胞外而实现的。糖尿病患者心肌组织的代谢紊乱及氧化应激损伤等因素可以损害钙通道及其相关调节蛋白的功能，导致细胞质内钙超载，导致心肌收缩力和舒张功能的下降。

（四）糖基化终末产物的沉积

糖基化终末产物（AGE）的沉积是发生糖尿病并发症的重要原因之一。心肌纤维化与 AGE 的形成密切相关。AGE 可以沉积在血管壁、心肌和内皮细胞中，促进纤维化的发生。AGE 水平越高，心室等容舒张时间越长（反映了舒张功能受损）、血管的僵硬度越高。AGE 在小动脉的沉积也可以导致微血管的重构以及血管病，表现为毛细血管基底膜增厚和微动脉瘤形成。同时伴随有 NO 合成减少，进一步导致冠脉血流储备的降低，从而加重了心肌损害。

（五）神经体液激活

无论糖尿病还是心衰患者都伴随着神经体液水平的异常。糖尿病患者体内肾素 - 血管紧张素 - 醛固酮（RAAS）系统过早激活，导致过量血管紧张素Ⅱ和醛固酮的产生，促进心肌细胞肥厚、胶原沉积、成纤维细胞增殖、氧化损伤以及细胞凋亡。此外，血管紧张素Ⅱ还可以通过促进心肌细胞钙超载，导致心肌缺血。这些变化都导致了心肌收缩和舒张功能障碍，促使了心衰的发生。

三、临床表现特点

（一）临床特点

糖尿病心肌病的自然演变过程目前仍不十分清楚。模式动物和临床患者的心脏影像学检查都表明其可以同时出现舒张和收缩功能不全。传统的观点认为糖尿病心肌病起病隐匿，出现进行性舒张功能不全，继而发展成舒张性心力衰竭，可伴有或者不伴有心肌肥厚。因此，舒张性心功能不全是糖尿病心肌病的特征性表现，患者早期多出现类似"限制型"心肌病的改变，表现为射血分数保留的心力衰竭（HFpEF）。

然而，糖尿病心肌病也可出现类似"扩张型"心肌病的改变，出现收缩功能障碍和射血分数降低的心力衰竭（HFrEF）。动物实验表明，随着糖尿病病程的延长可出现心脏收缩功能障碍。同样，临床观察也发现糖尿病显著增加扩张型心肌病的风险。在静息射血分数正常的无症状性糖尿病患者中，运动可以诱发左室收缩功能障碍，提示其可能已经出现心脏储备功能的减低以及早期收缩功能受损。

近来，有学者提出"限制型"和"扩张型"改变是糖尿病心肌病的两种不同类型，而不是一种疾病在不同阶段的表现。这种概念的转换得到多种证据的支持。首先，衰老引起的心室重构表现为左室内径减少以及缩短分数的增加，而糖尿病只能减轻但并不能逆转这种变化。其次，高血压合并 HFpEF 的患者多因左心室容积变小（而不是扩张）而出现临床症状。在各种因素导致的 HFpEF 患者中，进展为心脏扩大并不常见；即使出现，也多因合并心肌梗死或者超高龄，而不是糖尿病。再次，也有学者提出了 HFpEF 与 HFrEF 的形成是由不同的心室重塑机制所致。因此，舒张性心功能障碍可能不是收缩性心功能障碍的前期阶段。

（二）辅助检查

1. **糖代谢异常的依据** 包括空腹血糖测定、口服葡萄糖耐量试验（OGTT），胰岛素分泌曲线以及糖化血红蛋白（HbA_{1c}）的测定等。

2. **心功能的评估** 心脏收缩和舒张功能的评估在糖尿病心肌病及 HFpEF 的诊断中具有重要意义。临床上常用的无创心功能评估方法主要有超声心动图、心脏磁共振和心肌灌注显像。

（1）超声心动图：超声心动图是评估心脏结构和功能最常用、最便捷的方法，也是唯一可判断舒张功能不全的成像技术。一般认为射血分数 >50%，同时左心室舒张末期容积指数 <97ml/m² 可以被认为是收缩功能正常。对于心脏舒张功能的评价主要依赖于血流频谱多普勒和组织学多普勒检查。《中国心力衰竭诊断和治疗指南 2018》明确提出 HFpEF 主要的心脏结构异常包括：左心房容积指数 >34ml/m²、左心室质量指数 ≥115g/m²（男性）或 95g/m²（女性）；主要的心脏舒张功能异常指标包括 E/e′≥13、e′ 平均值（室间隔和游离壁）<9cm/s；其他间接指标包括纵向应变或三尖瓣反流速度。

糖尿病合并 HFpEF 患者的心脏结构改变仍存在争议。I-PRESERVE 研究分析了 745 例患者的心脏彩超数据，结果发现糖尿病患者舒张末期和收缩末期的左室内径增加，左房增大，左室质量增加。RELAX 研究结果表明与非糖尿病 HFpEF 患者相比，糖尿病患者左室质量增加，但是左室容积和室壁厚度并无明显变化。

（2）心脏磁共振：心脏磁共振也是非常好的

辅助诊断方法。与超声心动图不同的是,心脏磁共振有更高的时间和空间分辨力,在检测心腔容积、射血分数、心肌质量、室壁运动等方面的准确性和可重复性较好。它同时还可以提供间质纤维化和亚临床心肌缺血的信息,提示可能的早期心功能受损。

（3）心肌灌注显像:心肌灌注显像包括单光子发射体(SPECT)及正电子发射体(PET)心肌灌注显像,可用于显示心脏微循环及心肌灌注情况。糖尿病心肌病患者可因胰岛素抵抗而出现显著的微循环障碍并被 PET 检测到。PET 同时可以用标记的心肌代谢底物分子(如葡萄糖、脂肪酸)对心肌功能状态和心肌细胞存活率进行评估。在肥胖合并糖耐量异常的人群中,PET 扫描结果显示心肌对脂肪酸摄取明显增多,同时合并左室每搏输出量和射血分数的降低以及舒张功能的异常。因此,检测心肌代谢底物的摄取情况对诊断糖尿病心肌病具有一定的提示作用。

3. 心肌活检 心内膜心肌活检可以用于观察心肌组织的病理改变。糖尿病心肌病可出现包括间质纤维化、毛细血管基底膜增厚、血管内膜增厚以及内膜下成纤维细胞的增殖等病理改变。同时也可以观察到心肌细胞的 DNA 断裂以及心肌细胞凋亡。由于本项目属于有创伤性检查,临床开展较少。

（三）临床诊断

糖尿病性心肌病目前尚无统一的诊断标准。无症状期糖尿病心肌病较难诊断,当合并心衰时,可以结合以下几点进行诊断:患者有明确的糖尿病史(可合并其他危险因素或者糖尿病微血管损害的依据),出现心衰的临床症状和体征,辅助检查提示心脏收缩或者舒张功能受损,同时需排除其他原因引起的心肌损害和心力衰竭,包括冠状动脉粥样硬化性心脏病、瓣膜性心脏病、高血压性心脏病、先天性心脏病、病毒感染、中毒、家族性心脏病、浸润性心肌病。

四、治疗策略更新及存在的问题

（一）糖尿病患者心衰的管理

大型临床试验证实了药物和器械治疗对慢性心衰的益处,其中有 30% 的患者合并有糖尿病。亚组分析结果并没有提示这些治疗措施在糖尿病

和非糖尿病患者中的疗效有任何不同。常用的抗心衰治疗药物主要包括 β 受体阻滞剂、ACEI/ARB/ARNI、醛固酮受体拮抗剂以及利尿剂。虽然 β 受体阻滞剂可能掩盖低血糖的临床症状并一定程度加重胰岛素抵抗,但是现有的观点依然推荐用于合并糖尿病的心衰患者。同样,ACEI、ARB、醛固酮受体拮抗剂在糖尿病亚组患者中也有心血管获益,获益程度与非糖尿病患者无显著差别。利尿剂的使用虽然使糖耐量受损,并可能导致低钾血症及内脏脂肪沉积,但是这类药物对治疗慢性和急性失代偿性心衰患者依然非常必要,其在糖尿病亚组人群中的疗效与非糖尿病患者相当。因此,现有的临床证据表明,糖尿病合并心衰的治疗策略与非糖尿病心衰患者无异。

（二）心衰患者糖尿病的管理

虽然是否合并糖尿病不会影响其心衰治疗方案的制定,但是心衰患者中糖尿病的管理仍然十分重要。其主要措施包括改善生活方式和控制血糖。

1. 改善生活方式 研究表明,长期低热量饮食可以降低肥胖的糖尿病患者血中甘油三酯的含量,体育锻炼也可以降低心脏的脂质沉积,一定程度提高心脏射血分数。因此,饮食控制和适度的体育锻炼有益于糖尿病心肌病患者心功能的改善。

2. 控制血糖

（1）血糖控制目标:并不是每个患者都能从严格血糖管理中获益,因此制定 2 型糖尿病患者综合调控目标的首要原则是个体化,应根据患者的年龄、病程、预期寿命、并发症或合并症病情严重程度等进行综合考虑。《中国心力衰竭诊断和治疗指南 2018》建议糖尿病合并心衰患者的糖化血红蛋白应 <8%。若有严重低血糖发作史,预期寿命较短,有晚期微血管或大血管并发症,尽管进行糖尿病自我管理教育、适当的血糖监测以及使用包括胰岛素在内的多种有效剂量的降糖药物但血糖仍难达标者,应适度提高糖化血红蛋白控制水平。

（2）降糖药物对心血管系统的影响

1）二甲双胍:二甲双胍可以增加组织对胰岛素敏感性,刺激心肌细胞的葡萄糖摄取,不增加心衰患者乳酸酸中毒的发生,可显著降低死亡率

和心衰住院率。因此,国内外指南均推荐二甲双胍作为糖尿病降血糖治疗的一线用药。

2)磺脲类药物:UKPDS 研究显示磺脲类药物不增加糖尿病患者的心衰风险。ADVANCE 研究显示与其他降糖药相比,格列齐特对心衰发生率的影响是中性的。但是一些队列研究显示,与二甲双胍相比,磺脲类药物会增加心衰风险。因此,磺脲类药物的心血管安全性需要更多的临床试验来进一步评估。

3)格列奈类:小样本的 DYDA 研究显示,瑞格列奈增加 2 倍全因死亡和住院率风险。在中国台湾的 NHIRD 回顾性研究中,与阿卡波糖相比,格列奈类药物增加心衰住院率。NAVIGATOR 研究显示,在有心血管事件病史或心血管危险因素的糖耐量异常患者中,那格列奈治疗组与安慰剂组心衰住院率差异无统计学意义,但是糖尿病合并重度心衰(心功能Ⅲ~Ⅳ级)的患者并没有纳入这项研究。因此,格列奈类药物是否增加心衰合并糖尿病患者的进一步心血管事件风险仍不明确。

4)α- 葡萄糖苷酶抑制剂:ACE 研究显示,阿卡波糖治疗组与安慰剂组在心衰发生率上无显著差异,提示阿卡波糖对于心血管事件的影响是中性的。

5)噻唑烷二酮:噻唑烷二酮虽然可改善心肌对葡萄糖的摄取和心脏收缩功能,然而引起水钠潴留,增加心衰风险。这个现象已被多项临床研究(如 PROactive,DREAM,RECORD)证实。因此出现临床症状的心衰患者不建议用此类药物降血糖。

6)DDP-4 抑制剂:DDP-4 抑制剂可刺激胰岛素分泌,改善 NO 依赖性血管舒张,促进心肌对葡萄糖的利用,改善胰岛素抵抗,抑制氧化应激所致的心肌肥大和舒张功能不全。然而,此类药物是否能够产生心血管获益仍然不明确。SAVOR-TIMI 53 临床试验结果显示沙格列汀治疗组心衰住院率比安慰剂组高(3.5% vs 2.8%)。而 EXAMINE 试验显示阿格列汀增加无心衰糖尿病患者的心衰发生率。因此,心衰合并糖尿病患者不建议使用沙格列汀与阿格列汀。TECOS 研究显示西格列汀与心衰发生无明显关联性,提示西格列汀用于糖尿病合并心衰患者应该是安全的。

7)GLP-1 受体激动剂:通过促进葡萄糖依赖的胰岛素分泌,降低糖原水平、抑制糖异生、增加胰岛素敏感性,从而控制血糖。代表药物有利西那肽、索马鲁肽、利拉鲁肽和艾塞那肽。ELIXA 研究观察了利西那肽对于冠心病合并糖尿病患者心血管系统的影响,发现利西那肽不影响一级终点事件的风险和心衰住院率。SUSTAIN-6 试验比较了索马鲁肽对于糖尿病患者心血管事件的影响,发现索马鲁肽降低 26% 首要复合终点事件的风险,但是不影响心衰住院率。LEADER 研究同样证明了利拉鲁肽有效降低 13% 首要复合终点事件风险,但心衰住院风险差异无统计学意义。EXSCEL 研究表明艾塞那肽不影响首要负荷终点事件发生率及心血管住院率。综合上述结果,我们认为,目前没有证据显示 GLP-1 激动剂会增加心衰风险性,对于心衰住院率的影响结果也是中性的。

8)SGLT-2 抑制剂:通过抑制钠糖交换蛋白 2 从而减少肾脏葡萄糖的重吸收。代表药物有恩格列净、卡格列净和达格列净。EMPA-REG OUTCOME 研究结果显示恩格列净治疗组可以降低 35% 心衰住院率,无论患者入组时是否有心衰病史。同样,在 CANVAS 研究中人们也发现与安慰剂相比,卡格列净降低了 33% 心衰住院风险。DECLARE-TIMI58 研究也发现达格列净虽然不能改变主要心血管事件的发生率,但是可以降低 27% 心衰住院风险。基于以上结果,目前认为 SGLT-2 抑制剂可以降低心衰风险。

9)胰岛素:胰岛素具有抗利钠肽作用,可增加水钠潴留风险。但是多项随机对照试验(UKPDS,BARI-2D,ORIGIN)结果表明胰岛素不会增加糖尿病患者的心衰发生率,也不改变死亡率。然而,对于合并心衰的糖尿病患者,胰岛素可能增加心血管事件风险。CHARM 研究显示,胰岛素治疗增加心血管死亡和心衰住院风险。荟萃分析结果也显示,胰岛素治疗增加全因死亡率风险。因此,对于合并心衰的糖尿病患者使用胰岛素治疗应十分谨慎。

(3)降糖药物的选择:对于糖尿病合并心衰患者,二甲双胍和 SGLT-2 抑制剂是降糖的一线首选药物。若单药治疗 3 个月不能使血糖控制达标,需考虑二者联合降糖。若两种降糖药物联合治疗3个月不能使患者血糖控制达标,可考虑联合第三种降糖药物,首选对心血管事件影响为中性的药物。

（三）存在的问题

目前临床上尚缺乏治疗HFpEF的特效药物,新药的研发依然是个挑战。临床观察发现沙库巴曲/缬沙坦可以有效纠正HErEF心衰表现,一定程度逆转心室重塑,但是是否对HFpEF患者具有治疗作用未可知。动物实验表明脑啡肽酶抑制剂可以恢复细胞内cGMP水平,使得PKG进一步激活,从而改善内皮细胞功能并降低心肌细胞的

僵硬度。进行中的PARAGON-HF临床随机对照试验将明确沙库巴曲/缬沙坦对HFpEF患者的疗效。

五、未来展望

对糖尿病心肌病以及HFpEF的研究起步较晚,目前的认识还远不及HFrEF那么深入、广泛。未来的研究可以着眼于寻找特异性的生物标志物,进一步阐明发病机制,为药物研发提供依据。

（黄 恺）

参 考 文 献

［1］Zhou J, Liu C, Shan P, et al. Characteristics of white coat hypertension in Chinese Han patients with type 2 diabetes mellitus. Clin Exp Hypertens, 2014, 36（5）: 321-325.

［2］Zhao H, Zeng F, Wang X, et al. Prevalence, risk factors, and prognostic significance of masked hypertension in diabetic patients. Medicine（Baltimore）, 2017, 96（43）: e8363.

［3］Emdin C A, Anderson S G, Woodward M, et al. Usual Blood Pressure and Risk of New-Onset Diabetes: Evidence From 4.1 Million Adults and a Meta-Analysis of Prospective Studies. J Am Coll Cardiol, 2015, 66（14）: 1552-1562.

［4］周婷,刘祥,李晓松,等.中国人群2型糖尿病影响因素的Meta分析.中华流行病学杂志,2016,37（5）: 730-736.

［5］Qiu M, Shen W, Song X, et al. Effects of prediabetes mellitus alone or plus hypertension on subsequent occurrence of cardiovascular disease and diabetes mellitus: longitudinal study. Hypertension, 2015, 65（3）: 525-530.

［6］Wan E Y, Fung C S, Yu E Y, et al. Association of Visit-to-Visit Variability of Systolic Blood Pressure With Cardiovascular Disease and Mortality in Primary Care Chinese Patients With Type 2 Diabetes-A Retrospective Population-Based Cohort Study. Diabetes Care, 2017, 40（2）: 270-279.

［7］Yeh C H, Yu H C, Huang T Y, et al. The risk of diabetic renal function impairment in the first decade after diagnosed of diabetes mellitus is correlated with high variability of visit-to-visit systolic and diastolic blood pressure: a case control study. BMC Nephrol, 2017, 18（1）: 99.

［8］Xie X X, Liu P, Wan F Y, et al. Blood pressure lowering and stroke events in type 2 diabetes: A network meta-analysis of randomized controlled trials. Int J Cardiol, 2016, 208141-208146.

［9］Wan E Y F, Yu E Y T, Fung C S C, et al. Do We Need a Patient-Centered Target for Systolic Blood Pressure in Hypertensive Patients With Type 2 Diabetes Mellitus?. Hypertension, 2017, 70（6）: 1273-1282.

［10］Cheng J, Zhang W, Zhang X, et al. Effect of angiotensin-converting enzyme inhibitors and angiotensin Ⅱ receptor blockers on all-cause mortality, cardiovascular deaths, and cardiovascular events in patients with diabetes mellitus: a meta-analysis. JAMA Intern Med, 2014, 174（5）: 773-785.

［11］Bangalore S, Fakheri R, Toklu B, et al. Diabetes mellitus as a compelling indication for use of renin angiotensin system blockers: systematic review and meta-analysis of randomized trials. BMJ, 2016, 352i438.

［12］邢小燕,李玉凤,付佐娣,等.二甲双胍在伴高胰岛素血症原发性高血压人群中降血压作用探讨.中华内科杂志,2010,49（1）: 14-18.

［13］He H, Zhao Z, Chen J, et al. Metformin-based treatment for obesity-related hypertension: a randomized, double-blind, placebo-controlled trial. J Hypertens, 2012, 30

（7）：1430-1439.

［14］ Zhou L, Liu H, Wen X, et al. Effects of metformin on blood pressure in nondiabetic patients：a meta-analysis of randomized controlled trials. J Hypertens, 2017, 35（1）：18-26.

［15］ Pan C Y, Gao Y, Chen J W, et al. Efficacy of acarbose in Chinese subjects with impaired glucose tolerance. Diabetes Res Clin Pract, 2003, 61（3）：183-190.

［16］ Wang B, Zhong J, Lin H, et al. Blood pressure-lowering effects of GLP-1 receptor agonists exenatide and liraglutide：a meta-analysis of clinical trials. Diabetes Obes Metab, 2013, 15（8）：737-749.

［17］ Wu W, Li Y, Chen X, et al. Effect of Linagliptin on Glycemic Control in Chinese Patients with Newly-Diagnosed, Drug-Naive Type 2 Diabetes Mellitus：A Randomized Controlled Trial. Med Sci Monit, 2015, 212678-212684.

［18］ Zhao Y, Gao P, Sun F, et al. Sodium Intake Regulates Glucose Homeostasis through the PPARdelta/Adiponectin-Mediated SGLT2 Pathway. Cell Metab, 2016, 23（4）：699-711.

［19］ Fuh M M, Lee M M, Jeng C Y, et al. Effect of low fat-high carbohydrate diets in hypertensive patients with non-insulin-dependent diabetes mellitus. Am J Hypertens, 1990, 3（7）：527-532.

［20］ Lin A, Zhang G, Liu Z, et al. Community-based lifestyle intervention for reducing blood pressure and glucose among middle-aged and older adults in China：a pilot study. Int J Environ Res Public Health, 2014, 11（11）：11645-11663.

［21］ Huang X L, Pan J H, Chen D, et al. Efficacy of lifestyle interventions in patients with type 2 diabetes：A systematic review and meta-analysis. Eur J Intern Med, 2016, 2737-2747.

［22］ Chen L, Pei J H, Kuang J, et al. Effect of lifestyle intervention in patients with type 2 diabetes：a meta-analysis. Metabolism, 2015, 64（2）：338-347.

［23］ Lan J, Zhao Y, Dong F, et al. Meta-analysis of the effect and safety of berberine in the treatment of type 2 diabetes mellitus, hyperlipemia and hypertension. J Ethnopharmacol, 2015, 16169-16181.

［24］ Guo K, Zhou Z, Jiang Y, et al. Meta-analysis of prospective studies on the effects of nut consumption on hypertension and type 2 diabetes mellitus. J Diabetes, 2015, 7（2）：202-212.

［25］ Xiong S, Li Q, Liu D, et al. Gastrointestinal Tract：a Promising Target for the Management of Hypertension. Curr Hypertens Rep, 2017, 19（4）：31.

［26］ Zhang H, Pu Y, Chen J, et al. Gastrointestinal intervention ameliorates high blood pressure through antagonizing overdrive of the sympathetic nerve in hypertensive patients and rats. J Am Heart Assoc, 2014, 3（5）：e000929.

［27］ Guo Y, Huang Z P, Liu C Q, et al. Modulation of the gut microbiome：a systematic review of the effect of bariatric surgery. Eur J Endocrinol, 2018, 178（1）：43-56.

［28］ Owen J G, Yazdi F, Reisin E. Bariatric Surgery and Hypertension. Am J Hypertens, 2017, 31（1）：11-17.

［29］ 陈静, 祝之明. 内科主导的代谢手术治疗糖尿病的初步实践. 中华糖尿病杂志, 2014, 6（3）：148-151.

［30］ 刘金钢. 内科与外科的交锋：代谢手术的未来. 中国实用内科杂志, 2017, 37（1）：1-4.

［31］ 杨建江, 倪银星, 何洪波, 等. 腹腔镜 Roux-en-Y 胃转流术对 2 型糖尿病患者术后近期血压的影响. 第三军医大学学报, 2013, 35（9）：828-831.

［32］ 祝之明, 孙芳. 体质指数与胰岛功能是糖尿病代谢手术治疗的强适应证吗？. 中华糖尿病杂志, 2017, 9（2）：69-72.

［33］ Pang X H, Han J, Ye W L, et al. Lower Extremity Peripheral Arterial Disease Is an Independent Predictor of Coronary Heart Disease and Stroke Risks in Patients with Type 2 Diabetes Mellitus in China. Int J Endocrinol, 2017, 20179620513.

［34］ Norgren L, Patel M R, Hiatt W R, et al. Outcomes of Patients with Critical Limb Ischaemia in the EUCLID Trial. Eur J Vasc Endovasc Surg, 2018, 55（1）：109-117.

［35］ Vrsalovic M, Vucur K, Vrsalovic Presecki A, et al. Impact of diabetes on mortality in peripheral artery disease：a meta-analysis. Clin Cardiol, 2017, 40（5）：287-291.

［36］ Gogalniceanu P, Lancaster R T, Patel V I. Clinical Assessment of Peripheral Arterial Disease of the Lower Limbs. N Engl J Med, 2018, 378（18）：e24.

［37］ 王玉珍, 王爱红, 赵湜, 等. 中国南方与北方地区糖尿病足病危险因素分析. 中华医学杂志, 2007, 87（26）：1817-1820.

［38］ Guirguis-Blake J M, Evans C V, Redmond N, et al.

Screening for Peripheral Artery Disease Using the Ankle-Brachial Index: Updated Evidence Report and Systematic Review for the US Preventive Services Task Force. JAMA, 2018, 320（2）: 184-196.

[39] Crawford F, Welch K, Andras A, et al. Ankle brachial index for the diagnosis of lower limb peripheral arterial disease. Cochrane Database Syst Rev, 2016, 9（9）: CD010680.

[40] Lane R, Harwood A, Watson L, et al. Exercise for intermittent claudication. Cochrane Database Syst Rev, 2017, 66（5）: 1612-1620.

[41] Hageman D, Fokkenrood H J, Gommans L N, et al. Supervised exercise therapy versus home-based exercise therapy versus walking advice for intermittent claudication. Cochrane Database Syst Rev, 2018, 4（4）: 4Cd005263.

[42] Khan S Z, Rivero M, Nader N D, et al. Metformin Is Associated with Improved Survival and Decreased Cardiac Events with No Impact on Patency and Limb Salvage after Revascularization for Peripheral Arterial Disease. Journal of Vascular Surgery, 2017, 66（4）: e92-e93.

[43] 闫振成, 赵志钢, 何洪波, 等. 糖尿病下肢血管病的介入治疗及危险因素的综合控制. 中华内分泌代谢杂志, 2010, 26（7）: 577-578.

[44] Gao W, Chen D, Liu G, et al. Autologous stem cell therapy for peripheral arterial disease: a systematic review and meta-analysis of randomized controlled trials. Stem Cell Res Ther, 2019, 10（1）: 140.

[45] 中华医学会糖尿病学分会. 中国 2 型糖尿病防治指南（2017 年版）. 中国实用内科杂志, 2018, 38（4）: 292-344.

[46] 洪天配, 母义明, 纪立农, 等. 2 型糖尿病合并动脉粥样硬化性心血管疾病患者降糖药物应用专家共识. 中国糖尿病杂志, 2017, 25（6）: 481-492.

[47] Liu Z, Fu C, Wang W, et al.（2010）Prevalence of chronic complications of type 2 diabetes mellitus in outpatients—a cross-sectional hospital based survey in urban China. Health Qual Life Outcomes, 2010, 8: 62.

[48] 中华医学会糖尿病学分会糖尿病慢性并发症调查组. 全国住院糖尿病患者慢性并发症及其相关危险因素 10 年回顾性调查分析. 中国糖尿病杂志, 2003, 11（4）: 232-237.

[49] Selvin E, Marinopoulos S, Berkenblit G, et al. Meta-analysis: glycosylated hemoglobin and cardiovascular disease in diabetes mellitus. Ann Intern Med, 2004, 141（6）: 421-431.

[50] UK Prospective Diabetes Study（UKPDS）Group. Effect of intensive blood-glucose control with metformin on complications in overweight patients with type 2 diabetes（UKPDS 34）. Lancet, 1998, 352: 854-865.

[51] Fitchett D, Butler J, van de Borne P, et al. Effects of empagliflozin on risk for cardiovascular death and heart failure hospitalization across the spectrum of heart failure risk in the EMPA-REG OUTCOME trial. Eur Heart J, 2017, 39: 363-370.

[52] Neal B, Perkovic V, Matthews D R, et al. CANVAS-R Trial Collaborative Group. Rationale, design and baseline characteristics of the CANagliflozincardioVascular Assessment Study-Renal（CANVAS-R）: a randomized, placebocontrolled trial. Diabetes Obes Metab, 2017, 19: 387-393.

[53] Marso S P, Daniels G H, Brown-Frandsen K, et al. LEADER Steering Committee; LEADER Trial Investigators. Liraglutide and cardiovascular outcomes in type 2 diabetes. N Engl J Med, 2016, 375: 311-322.

[54] Marso S P, Bain S C, Consoli A, et al. SUSTAIN-6 Investigators. Semaglutide and cardiovascular outcomes in patients with type 2 diabetes. N Engl J Med, 2016, 375: 1834-1844.

[55] Pfeffer M A, Claggett B, Diaz R, et al. ELIXA Investigators. Lixisenatide in patients with type 2 diabetes and acute coronary syndrome. N Engl J Med, 2015, 373: 2247-2257.

[56] Holman R R, Bethel M A, Mentz R J, et al. EXSCEL Study Group. Effects of once-weekly exenatide on cardiovascular outcomes in type 2 diabetes. N Engl J Med, 2017, 377: 1228-1239.

[57] Bhatt D L, Bonaca M P, Bansilal S, et al. Reduction in Ischemic Events With Ticagrelor in Diabetic Patients With Prior Myocardial Infarction in PEGASUS-TIMI 54. J Am Coll Cardiol, 2016, 67（23）: 2732-2740.

[58] Sean L, Zheng B M, Alistair J, et al. Association of Aspirin Use for Primary Prevention With Cardiovascular Events and Bleeding Events A Systematic Review and Meta-analysis. JAMA, 2019, 321（3）: 277-287.

[59] Hernandez A F, Green J B, Janmohamed S, et al. Harmony Outcomes committees and investigators. Albiglutide and cardiovascular outcomes in patients with type 2 diabetes and cardiovascular disease

（Harmony Outcomes）：a double-blind，randomised placebo-controlled trial. Lancet，2018，392（10157）：1519-1529.

［60］ Holman R R，Coleman R L，Chan J C N，et al. Effects of acarbose on cardiovascular and diabetes outcomes in patients with coronary heart disease and impaired glucose tolerance（ACE）：a randomised，double-blind，placebo-controlled trial. Lancet Diabetes Endocrinol，2017，5：877e86.

［61］ MacDonald M R，Petrie M C，Varyani F，et al. Impact of diabetes on outcomes in patients with low and preserved ejection fraction heart failure：an analysis of the Candesartan in Heart failure：Assessment of Reduction in Mortality and morbidity（CHARM）programme. Eur Heart J，2008，29：1377-1385.

［62］ Aguilar D，Deswal A，Ramasubbu K，et al. Comparison of patients with heart failure and preserved left ventricular ejection fraction among those with versus without diabetes mellitus. Am J Cardiol，2010，105：373-377.

第九篇　预防心脏病学

第三十六章　心血管病预防

心血管病是威胁人类生命和健康的重大公共卫生问题。据世界卫生组织报道，2016年全球十大死亡原因中缺血性心脏病仍然位居首位，其次是脑卒中。2016年我国死于动脉粥样硬化性心血管疾病（atherosclerotic cardiovascular disease，ASCVD）的人数约240万，较1990年增加了100万，占死亡原因的首位。实践证明，心血管病是可以预防的。弗莱明翰心脏研究前负责人Kannel教授曾指出："心血管病事件的发生，与其说是治疗的开始，不如说是医疗的失败"。自20世纪60年代以来，西方发达国家心血管病的死亡率呈明显下降趋势，这主要归因于对心血管病事件预防的成功。心血管病的预防涉及范围非常广泛，本章我们首先将讨论心血管病预防的三个主要级别：零级预防（primordial prevention）、一级预防（primary prevention）和二级预防（secondary prevention）。其次，我们将分析心血管病预防的策略，强调人群策略（population-based strategy）与高危策略（high-risk strategy）的结合。最后，我们将展望未来心血管疾病风险预测的发展趋势。

第一节　心血管病的三级预防——强调预防关口前移

最新的理念将心血管疾病的一级预防分为零级、一级和二级预防三个级别。零级预防是指在人群中为预防心血管病危险因素（risk factor，RF）的出现而采取的预防措施；一级预防是指针对已经具有心血管病RF的个体，为了预防不良心血管病事件的发生所采取的措施；二级预防是指针对已经发生了心血管病事件的患者，为了预防心血管病的复发和降低死亡率所采取的措施。2017年 *JACC* 杂志发文再次全面阐述了心血管病的三级预防策略，并汇总多个临床研究，强调了预防战线前移的重要性（图36-1）。

上述心血管病的三级预防策略与目前临床上常用的二级预防策略的概念有所不同。目前临床上的"一级预防"是在疾病尚未发生时针对病因（或危险因素）所采取的措施；"二级预防"是指疾病发生后防止疾病恶化和复发的措施。相比之下三级预防策略凸显了"上医治未病"的理念，强调心血管病预防关口前移。

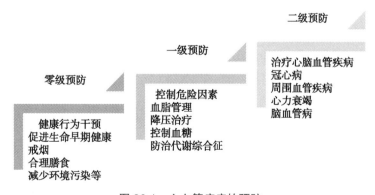

图 36-1　心血管疾病的预防

一、零级预防

（一）概念

零级预防的概念由世界卫生组织的 Strasser 教授于 1978 年首次提出,指在人群中为预防心血管病危险因素的出现而采取的预防措施,其主要目的是减少或消除有害于健康的不良环境,包括物理环境(如大气污染)和社会环境(如吸烟、过度饮酒、高脂高盐饮食、缺少运动和精神压力过大等)。与传统疾病预防中针对已经出现的危险因素的一级预防相比,零级预防强调在危险因素出现之前就采取措施,预防危险因素的发生,维持理想的健康状态。值得注意的是,除了对成年人需要强调零级预防的重要性以外,对生命早期(胎儿期、婴儿期、儿童期)的零级预防也应引起足够重视。零级预防通常在全社会或社区的水平上开展宏观干预,通过政府机构、学术组织、医疗卫生机构、相关企业和个人之间的合作,从整体水平上改善人群的健康水平。

（二）心血管病领域的零级预防

政府部门制定的公共卫生政策、法规和防治规划面向整个社会,在零级预防中起着至关重要的作用。芬兰的"北卡莱利亚计划"就是一个以政策为主导的零级预防的成功典范。20 世纪 60 年代,芬兰人群冠心病死亡率居世界首位。为了遏制过高的死亡率,1972 年芬兰启动了一项由政策主导的、以社区为基础的心血管病综合防治项目。该项目通过增加低脂食品的可及性和禁止在公共场所吸烟等政策措施,使当地居民的生活方式和膳食结构发生了明显变化,血胆固醇和吸烟等危险因素明显改善,冠心病死亡率下降了80%。北卡计划的成功实施为世界各国的心血管病防治提供了重要的经验。

为遏制心血管病等慢性病发病率持续上升的趋势,2012 年我国制定了《中国慢性病防治工作规划(2012—2015 年)》,这也是我国第一部国家级慢性病综合性防治规划,《规划》构建了政府主导、部门合作的跨部门协调机制,明确了各级政府和各相关部门在慢性病防治工作中的职责,提出将健康融入各项公共政策的发展战略。《规划》按照三级预防策略,针对全人群、高风险人群和慢性病患者分别提出有效的防治措施,体现了预防为主、防治结合、关口前移、重心下沉的基本原则,积极推进全民健康生活方式。由于《规划》的初见成效,2016 年 10 月 25 日国务院发布了《"健康中国 2030"规划纲要》,《纲要》指出,要坚持预防为主,减少疾病发生,传递了目前我国慢病防控战略的发展方向,即重视零级预防及一级预防。《纲要》倡导合理膳食,开展控烟限酒,促进心理健康,减少不安全性行为和毒品危害,并完善全民健身公共服务体系,广泛开展全民健身运动,加强体医融合和非医疗健康干预,促进重点人群体育活动。继上述大政方针之后,2017 年 2 月 14 日国务院又下发了《中国防治慢性病中长期规划(2017—2025 年)》,再次强调了疾病预防的主导地位。

随着临床医师们对心血管病预防的重视程度逐步提高,防治指南对临床医师的指导作用在零级预防领域也变得越来越重要。虽然现已颁布的绝大多数国内外心血管病防治指南都是以个体水平的一级和二级预防为重点,但近十几年来也有一些指南和专家共识开始从零级预防的角度倡导在社区水平上降低心血管病的危险。美国心脏协会(American Heart Association, AHA)于 2003 年发布的《关于在社区水平改善心血管健康的指南》是迄今第一部专门面向公共卫生人员、医疗服务人员和健康政策制订者的、以零级预防为主要推荐内容的心血管病指南。指南包括三部分内容:确认哪些行为需要改变,确认哪些社区可以执行干预措施,确认需要提供哪些专项公共卫生服务。2013 年 AHA 对该指南进行了更新。指南强调了心血管疾病零级预防需要全社会(包括个人、政府等)共同参与合作。

AHA 于 2004 年发布的《空气污染和心血管疾病的专家共识》是另一部有关心血管病零级预防的重要指导性文件。共识阐述了空气污染与心血管疾病相关的机制,并提出了尽量控制空气污染对心血管病影响的具体措施。空气污染包括环境中的有害气体如氮氧化物、二手烟草的烟雾,以及能够渗入肺部的细小可吸入颗粒物等。这些污染物可能通过诱发急性血栓和心律失常、加剧血管收缩和系统性炎症反应、促进动脉粥样硬化的进展等机制而增加心血管疾病死亡的危险。2010 年 AHA 对该共识进行了更新,特别强调了颗粒污染物（particulate matter，PM）与心血管病的关系。AHA认为应该严格实行空气质量标准，并建议当污染严重时启动健康预警，心血管病患者应该尽量减少活动。2016年全球疾病负担数据显示，大气污染已是造成我国心血管疾病负担的第4位危险因素。2019年我国颁布的《中国心血管病风险评估和管理指南》特别强调了大气污染与心血管病之间的关系，指南中提出如果PM2.5年均浓度能够降到国家空气质量二级标准（35μg/m³），预测2017—2030年我国城市地区将减少266.5万例心血管病死亡；PM2.5浓度控制得越低，心血管健康获益越大。

除了空气污染外，生活方式干预应作为心血管疾病预防的基础贯穿始终。国内外研究均显示，健康的生活方式可以有效预防心血管疾病的发生。我国队列研究表明，通过戒烟、控制体重、适量运动、合理膳食可以减少17%的心血管疾病发生。因此我国2019年颁布的《中国心血管病风险评估和管理指南》中提出生活方式干预应从膳食营养、控制体重、增加身体活动、控制吸烟、限制饮酒和多种生活方式综合干预六个方面进行。生活方式的干预需要政府、企业、个人共同参与配合。以膳食干预为例，从政府、企业的层面上来说可以发挥宏观调控的作用，限制加盐食品的食盐添加量，例如英国是最早实施减盐措施的国家之一，英国要求食品生产者对超市中的加盐食品中的食盐添加量每年减少10%~20%。2008年这一措施成功地使大多数超市中的加工食品含盐量减少了20%~30%。从个人层面来说日常生活中应注意烹饪时少放盐，逐渐降到世界卫生组织和中国营养学会的推荐量（钠盐5g/d）。对于膳食干预我国营养协会也提出了适合我国人群的"膳食宝塔"（图36-2，见文末彩图），旨在促进全民的膳食营养平衡，达到预防疾病的目的。

1998年第3届国际心脏健康大会进一步强调了零级预防应贯穿于整个生命里程，将"预防心脏健康风险，从子宫到坟墓（from womb to tomb）"定为大会主题。除了遗传以及生活方式

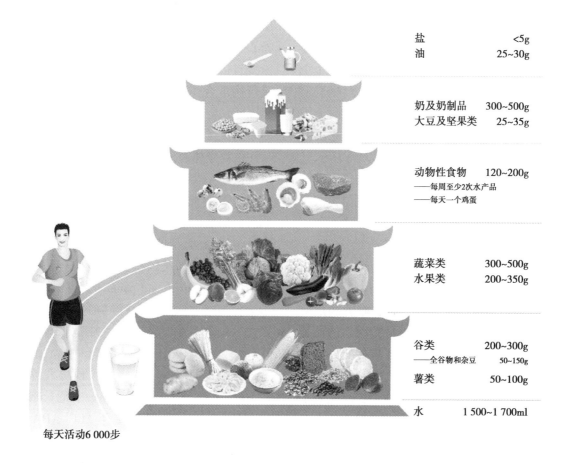

盐　　　　　　　　　　　<5g
油　　　　　　　　　　　25~30g

奶及奶制品　　　　　　　300~500g
大豆及坚果类　　　　　　25~35g

动物性食物　　　　　　　120~200g
——每周至少2次水产品
——每天一个鸡蛋

蔬菜类　　　　　　　　　300~500g
水果类　　　　　　　　　200~350g

谷类　　　　　　　　　　200~300g
——全谷物和杂豆　　　　50~150g
薯类　　　　　　　　　　50~100g

水　　　　　　　　　　　1 500~1 700ml

每天活动6 000步

图36-2　中国居民平衡膳食宝塔（2022）

外,人类在生命早期(胎儿期、婴儿期、儿童期)暴露于不良因素(主要包括妊娠期高血压、代谢性疾病、肥胖或超重、出生时低体重以及剖宫产等)会对组织和器官发生永久性或程序性改变,为成年后的发病埋下"种子",致使成年后发生糖尿病、心血管疾病(cardiovascular disease,CVD)、精神疾病等相关疾病的风险增加。该理论强调了疾病预防应从胎儿开始,强调了孕妇在孕期保健的重要性。因此,对于"孕期风险暴露"的管理可以在"源头"阻断疾病的发生,是预防医学中重要的一个环节,具有重要的战略意义。

(三)零级预防的优势和实施中的困难

与其他级别的预防相比,零级预防的优点是在心血管病危险因素及其不良后果出现之前施加干预,有助于从根本上预防动脉粥样硬化的发生发展和心血管病事件的发生。零级预防可能从整体上提高人群的健康水平,从而明显减少动脉粥样硬化终末期急性心血管病事件的负担。零级预防的另一个优越性是普遍适用于全体人群,因而在实施预防措施时不需要进行筛查来发现高危个体。虽然零级预防存在上述优越性,但在实施过程中仍面临着一定的困难。由于零级预防策略主要是针对大规模人群的早期预防,因此它对于单个个体危险因素水平改善的作用通常甚小。鼓励看上去很健康的人改变行为生活方式是十分困难的,因为在较短时间内很难看到行为的改变所带来的效果。而且零级预防需要调动社会的多方面力量,其中政府应发挥主导作用,企业、医疗机构等应积极配合才能达到理想的零级预防效果,这通常需要花费大量的人力、物力,短期来看收效并不显著。

二、一级预防

(一)概念

一级预防是指针对已经具有心血管病危险因素的个体,通过采取各种降低危险因素的措施降低心肌梗死和脑卒中等 ASCVD 事件的发生风险。心血管病危险因素的概念最早由 Kannel 教授在 1961 年发表的首篇弗莱明翰心脏研究关于冠心病发病危险的文章中提出。目前认为心血管病的主要危险因素包括吸烟、高血压、高胆固醇、糖尿病和肥胖,这些因素在动脉粥样硬化发生发展过程中的一个或多个环节发挥作用,并促进终

末事件的发生。随着研究的深入,一些"新"的危险因素不断出现,包括增高的 C 反应蛋白、脂蛋白(a)、ApoB 水平,以及代谢综合征、冠状动脉钙化积分等。由于尚缺乏干预这些"新"危险因素可以降低心血管病危险的直接证据,因此目前心血管病的一级预防仍着重于针对主要危险因素的干预。研究证实,20 世纪 60 年代以来美国、芬兰、新西兰等西方发达国家冠心病死亡的下降 44%~76% 是由于对主要危险因素的控制所起的作用。

(二)心血管病领域的一级预防

心血管疾病是环境、遗传和多个心血管危险因素共同作用的结果,因此,个体心血管疾病风险的评估不仅需考虑单个危险因素的水平,更需要综合考虑心血管病的总体危险。心血管疾病总体风险评估和危险分层是心血管疾病一级预防的必要前提。

总体危险评估已经越来越广泛地被国内外心血管病防治指南所采用。早期的总体危险评估主要是根据个体是否有并存的临床情况、靶器官损害和危险因素的个数对个体进行半定量的危险分层。此后,一些前瞻性队列研究,如美国的弗莱明翰心脏研究、欧洲的 SCORE 研究以及我国的"中国多省市心血管病队列研究"和"中美心肺疾病流行病学合作研究"都根据年龄、性别、血压、总胆固醇(或 LDL-C)、HDL-C 和糖尿病等主要危险因素建立了各自的心血管病总体危险预测模型,从而估算个体未来一段时间内(通常为 10 年)发生或死于一类心血管事件的概率,并在此基础上开发了积分或彩图等评估工具。虽然不同指南危险分层的方法和终点不尽相同,但大多数评估未来 10 年心血管疾病风险,将其划分为低危、中危和高危。例如美国在 2001 年颁布了成人治疗小组Ⅲ(adult treatment panel Ⅲ,ATPⅢ)指南,该指南将 10 年冠心病硬终点(心肌梗死和冠心病死亡)风险分为低危(<5%)、中危(5%~10%)和高危(>20%)。2019 年颁布的《中国心血管病风险评估和管理指南》亦将一级预防人群心血管病 10 年风险分为低危(<5%)、中危(5%~9.9%)和高危(≥10%)。但 2018 年 ACC、AHA 等颁布的《血胆固醇处置指南》中又细化了危险分层,将 10 年 ASCVD 风险划分为低危(<5%)、临界风险(≥5%~<7.5%)、中危(≥7.5%~<20%)、高

危（≥20%），该指南还建议采用冠状动脉钙化（coronary artery calcification, CAC）评分细化中危患者的风险评估。2019 颁布的《ACC/AHA 心血管疾病一级预防指南》也沿用了该评估方法。虽然 10 年的总体危险评估是近年来应用最为广泛的一种评估方法，但该方法也有一些局限性：首先，由于这些 10 年危险计算公式受到实际年龄的影响很大，导致年轻人的预测危险偏低，故而容易忽略对心血管病预防的重视；其次，在一般人群中预测为高危者所占的比例很低，低危者占大多数，不利于人群预防策略的实施；此外，这些危险预测模型的建立未考虑其他疾病（如癌症）的竞争性影响，可能高估事件的心血管病风险；最后，一级预防的目的是降低患者的终生风险，因而不应仅关注 10 年风险。为解决上述问题，终生风险评估被逐渐应用于心血管病领域。终生风险是指被观察个体在其死亡之前发生某类事件的绝对累积风险。1999 年 Loyd-Jones 等人首先采用修正的生存分析方法预测了美国人群冠心病的终生风险。之后，终生风险的评估受到越来越多的关注。《中国成人血脂异常防治指南（2016 年修订版）》也建议对 10 年 ASCVD 风险为中危且年龄 <55 岁的人群要进行 ASCVD 终生（余生）风险的评估。《中国心血管病一级预防指南（2020）》将心血管病总体风险可分短期风险和长期风险，前者即传统的心血管 10 年风险，而后者指 15~30 年或终生风险。旨在早期识别高危个体，ASCVD 的早期预防和早期干预（图 36-3）。

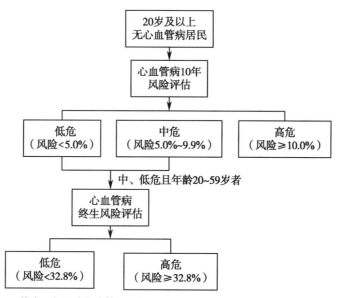

心血管病10年风险指个体在10年内首次发生心血管病的风险；
心血管病终生风险指个体终生（至85岁）首次发生心血管病的风险

图 36-3 20 岁以上居民心血管病风险评估流程图

一级预防措施包括科学健康的生活方式和危险因素控制。2019 年《ACC/AHA 心血管疾病一级预防指南》中建议所有成年人都应摄入健康的饮食，增加蔬菜、水果、坚果、全谷物、鱼类的摄入，并尽量减少反式脂肪、加工肉类、精制碳水化合物和含糖饮料的摄入；戒烟，并建议成人每周至少进行 150 分钟的中等强度或每周 75 分钟的剧烈强度有氧运动，避免长时间久坐，维持正常的体重。科学的生活方式是一级预防的重要措施虽然获公认，但在具体措施和细节上仍有许多争议和未知。

防治高血压、糖尿病、高胆固醇、高血脂等心血管危险因素的发生发展也是一级预防的重要任务，具体措施在本书的相应章节里将详细介绍。来自流行病学的数据提示我国心血管危险因素的防控仍有较大差距。我国 18 岁以上的高血压患病率达 25.2%，但控制率仅 13.8%。我国高胆固醇血症的控制情况也不容乐观，最近中国 CDC 以 16.3 万人群为对象的横断面研究显示我国 74.5%ASCVD 高危人群血 LDL-C 水平未达标（大于 2.6mmol/L），治疗率仅 5.5%。因此我国的心血管病一级预防的任务仍然较为艰巨。

服用阿司匹林曾是一级预防的重要措施之

一。但近来的多项临床研究并未证实阿司匹林在心血管疾病一级预防中的有效性。2018 年公布的三项大型临床研究——ARRIVE 研究、ASCEND 研究和 ASPREE 研究均未发现阿司匹林在心血管疾病一级预防中具有心血管保护作用，相反由其引起的出血风险有所增加，因此在 2019 年《ACC/AHA 心血管疾病一级预防指南》以及《中国心血管病风险评估和管理指南》已不建议阿司匹林作为心血管疾病的一级预防用药。另外，上述指南也不推荐额外补充 ω-3 脂肪酸和维生素 D 作为 CVD 的一级预防手段。

（三）一级预防的优势和实施中的困难

一级预防的主要优势是在个体发展为心血管病事件之前实施干预措施。因为使用了个体化的干预方案，一级预防与零级预防相比，能够使个体的危险得到更大程度的降低，患者也更易于接受对危险因素的控制，特别是当他们对自己的心血管病风险有充分的认识时。

尽管如此，一级预防在实施中也存在一些困难。主要问题是一级预防需要识别哪些个体值得干预，即筛查高危个体。而目前的风险预测模型在识别高危个体方面还尚有不足，且筛查高危个体本身也是一个花费昂贵的过程。而且对于个体来说，很多患者难以接受在没有发病前就开始启动药物或者膳食干预，患者较差的依从性也为一级预防带来了诸多障碍。

三、二级预防

（一）概念

二级预防是指对已经发生过临床动脉粥样硬化性心血管事件的患者，采取措施预防心血管病不良事件的复发并降低死亡率。二级预防通常包括个体化的生活方式干预、药物治疗以及身心康复。

（二）心血管病领域的二级预防

有效的二级预防是减少心血管病复发与死亡、提高心血管病患者生存质量的重要手段。二级预防通常以来自随机临床试验的证据为指导。随着大规模临床试验证据的积累，国内外多个学术组织都制定了以循证医学证据为基础的心血管病二级预防指南。具体的二级预防措施将在本书的专门章节详细介绍。既往研究显示不同人群中冠心病死亡率下降的 23%~47% 可以归因于对冠心病的治疗。以对 1980—2000 年美国冠心病死亡率下降原因的分析为例，其中心肌梗死后的二级预防可解释 11%，急性冠脉综合征的初始治疗可解释 10%，对心衰的治疗可解释 9%，慢性稳定型心绞痛的血运重建可解释 5%，其他措施可解释 12%。

虽然循证医学证据显示二级预防的措施是有效的，但无论在发达国家还是发展中国家，二级预防有效措施在实践中的应用与指南推荐相比都存在巨大差距。发达国家 ASCVD 患者抗血小板药物、β 受体阻滞剂、ACEI/ARB 和他汀类药物的使用率分别为 60%、50%、40% 和 70%。但前瞻性城乡流行病学研究（The Prospective Urban Rural Epidemiology，PURE）提示我国心血管患者二级预防相比发达国家有较大差距，中国心脑血管病患者抗血小板药物、ACEI/ARB 类药物和他汀类药物的使用率分别为 18.6%、8.6% 和 1.7%。

心血管患者的身心康复作为二级预防的手段日益受到重视。20 世纪 80 年代的随机对照试验证明，心脏康复能降低心肌梗死后患者全因死亡率（8%~37%）和心血管病死率（7%~38%）。我国结合国外指南以及我国临床经验，于 2015 年颁布了《中国心血管疾病康复 / 二级预防指南》，随后在 2018 年又颁布了《中国心脏康复与二级预防指南 2018 精要》，指南的编写及修订旨在提高医务工作者对心血管患者身心康复重要性的认识并促进心血管患者康复事业的发展。

（三）二级预防的优势和实施中的问题

二级预防的主要优势是能够在较短的时间内使相对危险获得较大幅度的降低。总体来说，治疗风险越高的患者避免一例事件所需的"需治疗人数（number needed to treat，NNT）"越少。对于适当的患者，这种治疗可以产生更高的费用效益。那些曾得过心血管病的人，特别是症状还在持续的患者，对生活方式改变和药物治疗的依从性也是最好的。

然而，把主要关注点放在二级预防上也存在一些不足。尽管治疗方法很多，心血管病的复发率仍然很高。而且，单纯的二级预防花费巨大。如果没有零级预防和一级预防来减少危险因素的负担，二级预防在一个危险因素日益增加、人口老龄化的人群中所需的巨额花费可能是难以承受的。当首发心血管病事件导致患者出现不可逆的残疾,二级预防的经济负担将会进一步加重。我国患者能够接受到正规的二级预防治疗的患者仍然较少,这与患者对疾病的重视程度、医务工作者的预防意识和社会媒体的宣传密不可分,合理的二级预防不但可以提升患者的生活质量,更能减轻社会负担,因此,改善目前二级预防现状仍任重而道远。

四、心血管病预防级别的交叉

上述心血管病预防的三个级别是依据危险因素和疾病的状态人为划分的。虽然看起来区别明显,但是在实践中不同级别之间可能存在着交叉和互换的情况,特别是在临床指南更新了诊断切点的情况下。例如,根据1997年颁布的我国《血脂异常防治建议》,血清总胆固醇>220mg/dl定义为高胆固醇血症。2007年颁布的《中国成人血脂异常防治指南》上调了此标准,即总胆固醇>240mg/dl才定义为高胆固醇血症。这就可能使一个血清总胆固醇为230mg/dl左右的个体在2006年还被认为患有高胆固醇血症,属于一级预防的对象,而在第二年新指南颁布后就被认为是胆固醇"边缘升高",属于零级预防的对象。同理,1997年美国糖尿病协会将糖尿病的定义从空腹血糖>140mg/dl下调到>126mg/dl。这就可能使一个空腹血糖为130mg/dl的个体在1996年还被告知没有糖尿病,然而,即使血糖水平不变,到第二年就会被诊断为糖尿病,从而被重新划分到需要一级预防的范畴,治疗措施也会随之改变。

这种预防级别的交叉现象可能会造成临床医生和患者的混淆。临床医生不应简单地根据某个特定的切点来判定正常或异常,而应该认识到危险因素水平是连续性变量,与之相关的心血管病风险也通常是连续性的,而不是一个简单的"是"或"否"的问题。随着人们对疾病认识的不断深入,诊断的切点有可能还会改变。一般来说,某个危险因素的切点下调将减少零级预防的人数,同时增加一级预防的人数;而切点上调将增加零级预防的人数,同时减少一级预防的人数。类似地,通过辅助检查而被发现有亚临床动脉粥样硬化的患者会被从原来的一级预防范畴重新划分为二级预防的范畴。这种预防级别的重新划分从人群的角度看会减少一级预防的人数,同时增加二级预防的人数;从个体的角度看会带来干预强度和干预目标的改变,相应的是干预的费用也会明显增加。

第二节 预防的策略——人群策略和高危策略的结合

要成功实现对心血管病的预防,首先应该明确要采取什么样的预防策略来实现预防的目标。所谓策略,就是为了实现某一特定目标而制定的引领全局的指导思想和行动方针。对于心血管病的预防而言,预防策略首先需要明确哪些人是预防的目标人群。最理的策略是以最少的资源使最多的人获益。遗憾的是所需资源的多少和目标人群的大小很难实现两全。

国内外许多临床试验和社区综合防治研究证明,针对可以改变的心血管病主要危险因素采取干预措施,能降低社区人群心血管病危险因素水平和心血管病发病率,同时具有良好的成本效益。20世纪80年代,世界卫生组织(World Health Organization, WHO)等机构已经提出心血管病一级预防策略,包括:①面向人群,控制和降低人群整体心血管病发病危险因素的人群策略;②针对高危患者的筛查和干预,即高危策略。

一、人群策略

心血管病预防策略的选择取决于心血管病危险因素在人群中的分布特征及其与心血管病风险和死亡的关系。心血管病主要危险因素在人群中通常呈正态分布或右偏态分布(图36-4A)。虽然心血管病的相对风险随着危险因素水平的升高而升高(图36-4B中粗虚曲线),但危险极高的人在总人群中所占的比例毕竟较小,大多数的死亡其实来自危险因素处于中低水平的人群(图36-4C中细虚曲线)。这就是所谓的"风险悖论",即大部分的心血管病事件或死亡来自低或中等危险因素水平的人群,仅小部分病例来自高暴露、高风险人群。分布曲线中段的大部分人仅暴露于小幅增加的风险,但是相比那些位于分布尾端、风险很高的小部分人,前者贡献的病例更多。这也是基于人群的预防策略提出的基础。

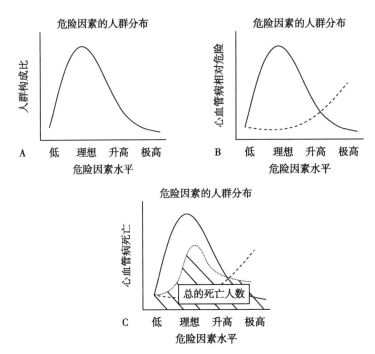

图 36-4　危险因素的人群分布与心血管病风险和死亡人数的关系
A. 危险因素的人群分布；B. 危险因素与心血管病风险；C. 危险因素与死亡人数

人群策略是以公共卫生思维为导向的预防策略，旨在通过降低整个人群有害暴露的水平，尤其是那些个体难以觉察或控制的暴露因素，进而降低总人群的心血管病负担。例如，在人群中广泛推广减盐策略，有望能把人群血压的分布曲线左移。这种全人群中血压水平的微小变化将导致心血管病负担的巨大变化。

人群策略的优点首先体现在不需要在大规模人群中筛查高危个体。其次，全人群策略是在动脉粥样硬化自然病程发展的早期即开始干预，可能从源头预防危险因素的出现及其导致的心血管病不良事件。此外，这种以人群为基础的干预措施有望实现社会文化和行为方式的变革，从而带来巨大的长期效益。全人群的策略也存在几个重要的缺陷。其中最重要的是，这种策略通常需要政府的支持，具体措施的制定需要大量的前期工作，且推广实施也是一个漫长的过程。倡导"表面健康"的人改变生活方式很难得到该人群的广泛支持。事实上，广泛的人群干预在总体水平上的收益较大，但是在个体水平却收效较小，这就是所谓的"预防悖论"。

二、高危策略

高危策略也被称为以个体为基础的策略。该策略提出的依据是干预发病风险最高的个体能够使相对危险降低的程度最大（图 36-4B）。为了有效地实施该策略，首先需要通过总体危险评估来识别需要干预的目标人群，也就是筛查高危个体。如前所述，10 年的心血管病发病／死亡总体危险评估是近年来应用最为广泛的评估方法。然而，近年来终生风险的评估也日益受到关注，逐渐被临床防治指南所采用。

高危预防策略最突出的优点是针对性强，可以为那些危险极高的人提供相对个体化的医疗服务，而且这些高危个体的依从性一般较好。其次，高危策略优先考虑那些最有可能受益或可能受益最多的群体，更符合成本效益原则。最后，高危策略具体措施的提出通常有临床试验结果为依据，因此比较容易量化其获益。

该策略在实际应用中存在的最大的问题是临床试验中观察到的获益很少能在真实世界中被重现，其原因一部分可能是由于以循证医学为基础的措施在实践中并未被充分应用，一部分可能是由于在真实世界中患者往往不会像临床试验的研究对象那样具有高度选择性。此外，筛选高危个体的危险评估工具尚需进一步改进，使之能够更加准确地预测个体的心血管病风险，同时能够容易被医生和患者理解，便于临床应用。最后需要强调的是高危策略针对的少数风险极高的个体通常已处于动脉粥样硬化病变发展的晚期，干预措施只能在一定程度上延缓病变的进展，预防并发症和死亡，但无法从根本上预防心血管病。

第三节　心血管疾病预防的未来及风险预测的发展趋势

2000多年前，《黄帝内经》之《素问·四气调神大论》曾记载"……是故圣人不治已病治未病，不治已乱治未乱，此之谓也。夫病已成而后药之，乱已成而后治之，譬犹渴而穿井，斗而铸锥，不亦晚乎"。这段论述体现了最早的预防医学思想。唐代孙思邈的《千金要方》论及"古之医者，上医医国，中医医人，下医医病；上医听声，中医察色，下医诊脉；上医医未病，中医医欲病，下医医已病"。该论述不仅阐述了"上医医未病"的预防思想，还体现了"上医医国"，即对国家政策层面的重视，这实际上就是我们现代零级预防领域所强调的政府决策作用。2000多年来，医学的巨大进步使人类寿命不断延长。预防医学未来发展的目标不仅是要使人类活得更长久，而且应该活得更健康。AHA在关于心血管病零级预防和一级预防的专家共识中提出了心血管病预防的系统策略，倡导以构建有利于健康的社会环境为源头的心血管病预防未来发展方向，致力于通过促进健康的行为模式降低全人群的风险，减少心血管事件和死亡，保持机体功能完好，维持良好的生活质量直至死亡，最终实现不仅活得长久而且活得健康的目标。具体的干预措施则包括了建立健康场所、促进行为改变等零级预防措施，检出和控制危险因素的一级预防措施，以及急性期治疗、康复和临终关怀等二级预防的措施。

从治疗走向预防，是医学发展的一大趋势。近年来，"4P"医学模式受到了很多学者的关注。"4P"即预防性（preventive）、预测性（predictive）、个体化（personalized）和参与性（participatory）。预防性是指在疾病尚未发生前采取措施，预防疾病的发生；预测性是指提前预测疾病的发病风险和变化趋势；个体化即个体化医学，包括个体化诊断和个体化治疗；参与性是指每个个体均应对自身健康负责，积极采取干预措施进行疾病的防控。由此可见"4P"医学模式突出体现了预防的理念，强调通过对个体生活行为的干预以达到预防疾病、控制疾病发展的目标。有学者在此基础上提出"5P"医学模式，即又增加了"健康促进（promotion）"。

更加精准的心血管疾病防治体系将是一个互联互通、动态的体系，在该体系中患者不再是被测量的被动个体，而是主动参与、共同决策，积极提供数据的利益相关者。对心血管风险精确地预测和危险分层是疾病预防的关键。现有的心血管风险评估模式存在局限性，例如采用不具代表性或陈旧的历史人群数据；种族多样性有限；采用的终点易受医护人员喜好的影响（例如血管重建），以及客观性差（如心绞痛）等。系统生物学概念的引入、运动的自我量化、移动医疗设备的发展、智能手机的广泛应用和人类对大数据的采集处理能力的提高，为寻找新的标志物，提高心血管风险评估能力，以及更精准地治疗心血管疾病带来了机遇。

（陈　红）

参 考 文 献

[1] Zhao D, Liu J, Wang M, et al. Epidemiology of cardiovascular disease in China: current features and implications [J]. Nature Reviews Cardiology, 2019, 16 (4): 203-212.

[2] Blumenthal S, Foody M, Wong D. Preventive Cardiology: A companion to Braunwald's Heart Disease [M]. Philadelphia: Elsevier Inc, 2011.

[3] Hong K N, Fuster V, Rosenson R S, et al. How Low to Go With Glucose, Cholesterol and Blood Pressure in Primary Prevention of CVD [J]. Journal of the American College of Cardiology, 2017, 70 (17): 2171-2185.

[4] Pearson A, Bazzarre L, Daniels R, et al. American Heart Association guide for improving cardiovascular health at the community level: a statement for public

health practitioners, healthcare providers, and health policy makers from the American Heart Association Expert Panel on Population and Prevention Science[J]. Circulation, 2003, 107 (4): 645-651.

[5] Brook R D, Franklin B, Cascio W, et al. Air pollution and cardiovascular disease: a statement for healthcare professionals from the Expert Panel on Population and Prevention Science of the American Heart Association [J]. Circulation, 2004, 109 (21): 2655-2671.

[6] Brook D, Rajagopalan S, Pope A, et al. Particulate matter air pollution and cardiovascular disease: An update to the scientilic statement from the American Heart Association [J]. Circulation, 2010, 121 (21): 2331- 2378.

[7] 中国心血管病风险评估和管理指南编写联合委员会. 中国心血管病风险评估和管理指南[J]. 中华预防医学杂志, 2019, 53 (1): 13-35.

[8] Han C, Liu F, Yang X, et al. Ideal cardiovascular health and incidence of atherosclerotic cardiovascular disease among Chinese adults: the China-PAR project[J]. Science China Life Sciences, 2018, 61 (5): 504-514.

[9] Ford S, Ajani A, Croft B, et al. Explaining the decrease in U.S. deaths from coronary disease, 1980-2000[J]. N Engl J Med, 2007, 356 (23): 2388-2398.

[10] Kuhar M B . Executive Summary of The Third Report of The National Cholesterol Education Program (NCEP) Expert Panel on Detection, Evaluation, And Treatment of High Blood Cholesterol In Adults (Adult Treatment Panel Ⅲ)[J]. Circulation, 2001, 106 (25): 3143-3421.

[11] WRITING COMMITTEE MEMBERS, Arnett D K, Blumenthal R S, et al. 2019 ACC/AHA Guideline on the Primary Prevention of Cardiovascular Disease: Executive Summary[J]. Journal of the American College of Cardiology, 2019, 74 (10): 1376-1414.

[12] Lloyd-Jones M, Larson G, Beiser A, et al. Lifetime risk of developing coronary heart disease[J]. Lancets, 1999, 353 (9147): 89-92.

[13] Zhang M, Deng Q, Wang L, et al. Prevalence of dyslipidemia and achievement of low-density lipoprotein cholesterol targets in Chinese adults: A nationally representative survey of 163,641 adults[J]. International Journal of Cardiology, 2018, 260 (1): 196.

[14] Gaziano J M. Use of aspirin to reduce risk of initial vascular events in patients at moderate risk of cardiovascular disease (ARRIVE): a randomised, double-blind, placebo-controlled trial[J]. Lancet, 2018, 392 (10152): 1036-1046.

[15] The ASCEND Study Collaborative Group. Effects of Aspirin for Primary Prevention in Persons with Diabetes Mellitus[J]. N Engl J Med, 2018, 379 (16): 1529-1539.

[16] John J M, Robyn L W, Mark R N, et al. Effect of Aspirin on Disability-free Survival in the Healthy Elderly[J]. N Eng J Med, 2018, 379 (16): 1499-1508.

[17] Yusuf S, Islam S, Chow C K, et al. Use of secondary prevention drugs for cardiovascular disease in the community in high-income, middle-income, and low-income countries (the PURE Study): a prospective epidemiological survey[J]. Lancet, 2011, 378 (9798): 231-1243.

[18] 胡大一. 中国心血管疾病康复/二级预防指南[M]. 北京: 北京科学技术出版社, 2015.

[19] 中国康复医学会心血管病专业委员会. 中国心脏康复与二级预防指南2018精要[J]. 中华内科杂志, 2018, 57 (11): 802.

[20] 王建华. 流行病学[M]. 第7版. 北京: 人民卫生出版社, 2008.

第三十七章　心脏康复与二级预防

随着心脏急救和治疗的改进，人们对心脏康复的需求日益增加且变得重要。心脏康复在西方国家积累了大量的经验和数据，建立了很多康复模式。大量临床研究证据显示，心脏康复能够延缓动脉粥样硬化进程，降低再发冠状动脉事件风险和反复住院率，降低医疗费用，延长健康寿命。欧洲心脏病学学会、美国心脏协会和美国心脏病学会，均将心脏康复列为心血管疾病治疗中最高级别I级推荐。

我国心脏康复起步于20世纪80年代，早期发展缓慢，专业化程度不高。心脏康复的发展明显滞后于肢体康复。2012年以来心脏康复得到快速发展，但全国90%的医院仍未开展心脏康复。本章将从心脏康复发展历史及演变、心脏康复的内涵和模式以及我国心脏康复发展面临的挑战等进行讨论。

第一节　心脏康复发展历史及模式演变

一、心脏康复发展历史

早年的心脏康复主要针对急性心肌梗死后患者。1912年，美国Herrick医生描述了急性心肌梗死的临床特征，要求心肌梗死患者绝对卧床2个月，理由是避免体力活动导致心肌梗死后室壁瘤、心力衰竭、心脏破裂和心源性猝死。30年代后期，Mallory医生等根据心肌梗死的病理学演变，指出冠状动脉发生闭塞后心肌从最初缺血坏死到形成稳定的瘢痕需6周时间，强化了当时对心肌梗死患者严格卧床6~8周的要求。这一规定被大多数专科医生谨小慎微遵守长达半世纪。

20世纪30年代Redwood、Rosing和Epstein发现，延长卧床时间会导致体力减退、步行时心动过速、直立性低血压、血栓栓塞、肺活量下降、负氮平衡和治愈时间延迟。而体力活动可使心率减慢、收缩压下降，并增加氧利用和身体耐力。

20世纪40年代后期大量研究质疑了延长卧床的效果。Levin和Lown建议急性心肌梗死患者采用"椅子疗法"，即在心肌梗死后第1天让患者坐在椅子上1~2小时，他们认为下肢下垂使静脉回流减少，从而减少每搏输出量及心脏做功。今天看来这一解释并不准确，因为坐位并不能减轻心脏做功量，坐位的耗氧量甚至比卧位稍大，但这种耗氧量增加可被早期活动的益处所抵消。Levin和Lown做法的意义在于，他们所倡导的缩短心肌梗死患者绝对卧床时间启动了心脏康复的新纪元。

1944年Dock证实，坐位使心脏获益来自避免长期卧床导致血栓栓塞、肌肉萎缩、骨密度降低、胃肠功能紊乱、泌尿道并发症和血管舒缩功能不稳定。20世纪50年代，以急性心肌梗死患者早期活动为基础的心脏康复概念雏形初现。Newman及其同事将早期活动定义为急性心肌梗死后第4周，每天2次，每次2~5分钟散步活动。1956年，Brunmer等让患者在急性心肌梗死后2周内开始早期活动。1961年，Cain报告了心肌梗死早期实施活动计划的安全性和有效性。此时心脏专科医生逐渐认识到，没有并发症的急性心肌梗死患者早期活动不仅无害，而且在预防卧床并发症方面有益。Boyle、Hutter和Bloch等的临床对照试验也证实，心肌梗死早期康复计划对心绞痛、再梗死、心力衰竭或死亡事件无明显负面影响。鉴于心肌梗死后康复治疗取得的进展，1964年世界卫生组织（WHO）成立了心血管病康复专家委员会,肯定了心脏康复疗法。

1973 年,Wenger 研究小组总结了住院期间心脏康复方案,首次发表了以运动为主的急性心肌梗死康复 14 步疗程,即 I 期心脏康复(住院期康复)。患者的住院时间为 10~14 天,有较充足的时间按照 I 期康复程序,逐渐增加体力活动量,以达到能适应出院后的体力活动的需求。1982 年该方案经美国心脏协会审定,成为急性心肌梗死患者住院标准化治疗的一部分。

现代关于心肌梗死后心肌重构的概念符合当年 Mallory 医生描述的心肌梗死病理学演变。由于心肌梗死和非梗死组织的重构,不适当的体力活动可能加剧室壁瘤形成。Jugdutt 等的回顾分析发现,广泛前壁心肌梗死患者高强度训练确实容易出现室壁瘤形成,而适度体力活动则能使心肌梗死患者获益。1993 年 Gianuzzi 等报道一项多中心临床研究,结果证实前壁心肌梗死后 1~2 个月内出现左心衰竭的患者左室容易发展成为局限性或全心扩大,而运动训练对这种左心功能损害没有影响。随后有系列研究证实急性心肌梗死患者接受适当强度的运动训练可以临床获益且安全。因此,对于没有急性并发症的心肌梗死患者,即使是广泛前壁心肌梗死,也可从体力训练受益,而对左室大小和形态没有额外不良影响。

二、心脏康复模式演变

随时间推移,急性心肌梗死救治技术不断提高,心肌梗死住院时间逐渐缩短,从 20 世纪 70 年代中期平均住院 14 天到 80 年代的 10 天,21 世纪初无并发症的心肌梗死患者住院时间缩短为 4~5 天。住院时间缩短使急性心肌梗死住院期间 14 步疗程不能逐步按计划完成,这就需临床医生适应目前心肌梗死治疗需要,重新设计住院期间和出院后患者的心脏康复计划,建立完善的出院患者家庭、医院或社区规范的康复计划。

出院后的多种康复计划始于 20 世纪 60 年代中期,实际是 I 期康复的直接延续。Hellerstein 等开创了院外心脏康复的先河,提出心肌梗死患者出院后在严格的医疗监测下运动训练,通过连续心电监测和运动监管保证运动康复安全和有效,此即目前的 II 期康复。随后以健身房和以社区为基础的康复计划开始流行,接受过 II 期康复的患者可在健身房或社区康复,最初医生志愿为患者监护,并证明这种方式安全有效,成为目前 III 期康复的雏形。20 世纪 80 年代危险分层概念得到广泛应用,家庭康复计划得以推广,使低危患者可直接参与社区或家庭康复,即 III 期康复。

目前心脏康复的标准模式包括:院内康复期(第 I 期)、院外早期康复或门诊康复期(第 II 期)和院外长期康复(第 III 期)。

1. **第 I 期(院内康复期)**　为住院期的冠心病患者提供康复和预防服务。本期康复目标是:缩短住院时间,促进日常生活能力及运动能力的恢复,增加患者自信心,减少心理痛苦,减少再住院;避免卧床带来的不利影响(如运动耐量减退、低血容量、血栓栓塞性并发症),提醒戒烟并为 II 期康复提供全面完整的病情信息和准备。

2. **第 II 期(院外早期康复或门诊康复期)**　一般在出院后 1 周~6 个月进行,12 个月内都可以接受。主要适应证包括心肌梗死、稳定型心绞痛、不稳定型心绞痛、慢性收缩性心力衰竭、下肢动脉血管狭窄、经皮冠状动脉介入术(PCI)和冠状动脉旁路移植术(CABG)。与第 I 期康复不同,除患者评估、患者教育、日常活动指导和心理支持外,II 期康复计划增加了每周 3~5 次心电、血压监护下的中等强度运动,包括有氧代谢运动、抗阻运动及柔韧性训练。每次持续 30~90min,共 3 个月左右。推荐运动康复次数为 36 次,不低于 25 次。I 期康复时间有限,II 期康复为冠心病康复的核心阶段,既是 I 期康复的延续,也是 III 期康复的基础。

3. **第 III 期(院外长期康复)**　也称社区或家庭康复期,为心血管事件 1 年后的院外患者提供预防和康复服务,是第 II 期康复的延续。这个时期,部分患者已恢复到可重新工作和恢复日常活动。为减少心肌梗死或其他心血管疾病风险,强化生活方式改变,进一步的运动康复是必要的。此期的关键是维持已形成的健康生活方式和运动习惯。运动的指导应因人而异,低危患者的运动康复无需医学监护,中危或高危患者的运动康复中仍需医学监护。对患者的评估十分重要,低危患者及部分中危患者可进入 III 期康复,高危患者及部分中危患者应转上级医院继续康复。纠正危险因素和继续心理社会支持。

目前临床上仍在沿用标准的心脏康复程序，心脏疾病的社区和家庭康复已引起国际上的重视。一些学者认为多数心脏病患者可在社区水平得到良好康复。目前已积累的丰富资料证实，低危患者在社区和家庭康复运动安全有效。家庭康复的优点是易操作，节省患者费用和时间，依从性好，缺点是对安全性有一定顾虑。目前研究显示，只要认真选择好有适应证人群，安全性可得到保证。鉴于我国心脏康复发展处于起步阶段，很多医院没有心脏康复运动和监护设备，为促进我国心脏康复的发展，家庭心脏康复不失为一种值得借鉴的模式。目前，社区主导的家庭心脏康复在我国仍是一个新生事物，许多问题还没有得到根本的解决，包括如何高效培训和组建社区心脏康复团队，如何保证患者在社区和社区主导的家庭心脏康复中的安全性，如何最大化社区和社区主导的家庭心脏康复的有效性。但是，社区主导的家庭心脏康复治疗体系的建设和发展是一个大趋势，具有很大的社会和经济效益，是减轻国家、社会和个人医疗负担的重要途径。

国内胡大一、丁荣晶项目组以国家"十二五"科技支撑计划为依托，探讨三级医院指导社区主导的家庭心脏康复模式的可行性，通过制定社区主导的家庭心脏康复标准化流程，开发社区主导的家庭心脏康复培训教材，以及社区主导的家庭心脏康复手册和光盘，经过在2家医院的试点，证实采用三级医院指导下社区主导的社区主导的家庭心脏康复模式，不仅有效改善患者的治疗依从性、运动能力和危险因素达标率，而且安全。随着我国社区家庭医生签约制度的推广和普及，社区主导的家庭心脏康复模式有助于提高家庭医生的签约服务能力和慢病管理质量。

第二节　现代心脏康复内涵及演变

20世纪80年代以前，心脏康复的核心以运动训练为主，其目的主要在于恢复及提高患者的体能，减少卧床并发症和长期体力活动不足导致的体能下降，减少残疾，促使患者重返工作和社会角色。20世纪70年代世界卫生组织（WHO）多

次召开心血管病专家会议，讨论心脏康复发展，提出以下观点：①体力活动仅是心脏康复的一部分；②心脏康复是二级预防的一部分；③非心血管因素如心理、社会和职业因素，在康复的获益中占重要地位。80年代以后，随着流行病学、病理学和病理生理学的研究进展，冠心病的发病机制逐渐清晰，其发生和发展取决于多种危险因素，包括高/低密度脂蛋白胆固醇血症、年龄、男性、吸烟、高血压、糖尿病、肥胖、体力活动缺乏等。1981年，WHO发表预防冠心病复发和进展的声明：采取措施预防冠心病病理过程的进展有助于显著减少总体相关死亡率。一次心脏事件后，患者的远期预后受到各种危险因素的影响，而这些危险因素持续存在将促进动脉粥样硬化持续发展，采取预防措施非常必要，二级预防的概念获得重视。

运动康复可改善心血管病患者预后已得到研究证实，纠正其他心血管危险因素（即二级预防）是否可进一步改善预后不明确。1979年Kallio等研究证实心肌梗死患者接受综合康复可减少冠状动脉危险因素，降低心源性猝死风险。20世纪80年代末O'Connor和Oldridge等分别发表文章，4 000余例心肌梗死患者接受心脏康复治疗随访3年，总的心源性死亡率下降约25%，并减少因心脏病再次入院风险。接受综合心脏康复的患者死亡率低于接受单纯运动康复的患者。1990年Hedback等报道综合心脏康复在降低CABG术后多种危险因素有效。随后，1994年，Haskell等报道斯坦福冠心病风险干预项目（the Stanford coronary risk intervention project，SCRIP）研究结果，采用综合心脏康复方案，包括调整营养、减轻体重、降脂、戒烟、运动指导，明显降低康复组患者再发心血管事件发生率。上述研究结论支持WHO提出的观点，即心脏康复不仅仅是运动康复，同时应该包括减少危险因素、改变不健康饮食习惯、改善心理适应性以及戒烟，改善患者生活质量，至此综合心脏康复理念获得认可。如今，早期心脏康复已逐渐演变为既包含康复（恢复和提高患者的功能），又包含预防（预防疾病再发和死亡）的现代心脏康复。2004年美国心肺康复协会推出《心脏康复与二级预防指南（第四版）》，为前三版《心脏康复指南》（分别出版于1991年、1995

年和 1999 年）的更新，反映出心脏康复由单纯康复演变为康复与预防结合的过程。

中国康复学会心血管病康复委员会于 2015 年制定《中国心脏康复/二级预防指南》，并于 2018 年进行了更新，明确心脏康复的具体内容有 5 项，包括①生活方式的改变：主要包括指导患者戒烟、合理饮食、科学地运动以及睡眠管理；②双心健康：注重患者心脏功能康复和心理健康的恢复；③循证用药：冠心病的康复必须建立在药物治疗的基础上，根据指南循证规范用药是心脏康复的重要组成部分；④生活质量的评估：生活质量的评估也是心脏康复的组成部分，冠心病康复的目的是提高患者生活质量，使患者尽可能恢复到正常或者接近正常的生活质量水平；⑤职业康复：冠心病康复的最终目标是使患者回归家庭、回归社会。患者病后能不能回归社会，继续从事他以前的工作或病后力所能及的工作是我们必须解决的问题。应指导和帮助患者回归家庭，重返社会。

体力活动减少，出现高脂血症、肥胖、糖尿病等心血管疾病的危险因素，促使心血管疾病发病率增加。心脏康复是防治心血管疾病发生发展的重要措施之一，心脏康复不应仅局限于心血管疾病二级预防，应该逐渐扩大至心血管疾病一级预防，制定针对高危患者的危险因素，如高血压病、肥胖、高脂血症和糖尿病的综合管理。近年研究显示，以运动疗法为基础的心脏康复在心血管疾病的一级预防中发挥着越来越重要的作用。随着社会老龄化现象加剧，老年人常合并多系统功能障碍如心、肺、脑、骨骼和肌肉病变，要求心脏康复医生有能力处理多系统疾病，帮助他们回归社会。

第三节　心脏康复适应证的拓宽

由于急性心肌梗死患者 I 期康复训练有医师的监督、在心电图监护下完成，运动的安全性得到系统保证。随着医疗器械的进步，运动监护设备更加完善，使得中、高危的患者同样可在监测下接受运动训练，甚至不需住院康复治疗。1983 年，Aleshin 首先开展心肌梗死合并心功能不全患者的康复。1984 年，Hellerstein 报告接受冠状动脉旁路移植术（CABG）的冠心病患者接受心脏康复训练。

虽然心脏康复最初为急性心肌梗死患者设计，但随着医疗技术进步，急性心肌梗死患者存活率明显增加，带病生存人数增多，心力衰竭发病率逐年增加，而血管紧张素转换酶抑制剂和 β 受体阻滞剂的应用，心力衰竭患者的死亡率持续下降，等待心脏移植的患者以及使用左室辅助装置的患者增加，这些患者均可从心脏康复中获益。大量研究还显示心脏康复能够延缓动脉粥样硬化发展进程，降低急性缺血性冠状动脉事件的发生率和住院率，接受心脏康复的急性心肌梗死（AMI）患者 1 年内猝死风险降低 45%。

埋藏式心脏起搏除颤器（ICD）的研制及成功用于临床，使一些致命的或潜在致命性心律失常得到控制，减少了心源性猝死的发生。这些患者在植入 ICD 前后均存在生活质量下降及躯体功能下降问题，均在心脏康复中从运动和心理社会学的支持中受益。

在我国，虽然风湿性心脏病的发病率下降，但随着人口老龄化进展，老年退行性心脏瓣膜病患者群不断扩大，这部分患者同时可以合并冠心病，虽然瓣膜病手术与 CABG 手术患者相比仅是小部分，但冠状动脉与瓣膜联合手术的数量在增加。

心脏康复的益处有大量临床研究证据支持。20 世纪 80 年代的随机对照试验证明，心脏康复能够降低心肌梗死后 8%~37% 患者的全因死亡率和 7%~38% 患者的心血管死亡率；另有大量研究证实稳定型心绞痛、CABG、PCI、各种原因导致的慢性心力衰竭、心脏瓣膜置换或修复术后以及心脏移植术后患者可从心脏康复项目中获益。

因此，心脏康复的适应证逐步拓宽，除心肌梗死以外，稳定型心绞痛、CABG/PCI、心源性猝死存活者、各种原因导致的慢性心力衰竭、先天性心脏病术后、瓣膜心脏病术后及心脏移植术后的患者，均可从心脏康复程序中获益。

为了确保心脏康复训练过程的安全，以下情况应列为禁忌证：不稳定型心绞痛，心功能 IV 级，未控制的持续心动过速，严重有症状的主动脉瓣或二尖瓣狭窄，肥厚梗阻型心肌病，严重肺动脉高压，静息收缩压 >200mmHg 或静息舒张压>110mmHg,急性心肌炎或心包炎,血栓性静脉炎,体循环或肺循环栓塞。目前有学者质疑上述列出的心脏康复禁忌临床情况是否真成为禁忌证,如心功能IV级的患者,有学者进行了极低强度运动康复训练,包括低强度肌肉主动运动和被动运动,发现仍然可临床获益,且有很好的安全性。因此,对上述规定为心脏康复禁忌证的人群,很有必要进一步探索心脏康复模式。

第四节　心脏康复的危险分层

急性心肌梗死早期活动的益处和安全性得到肯定后,减轻了临床医生和患者对冠心病患者运动的顾虑。患者住院时间逐渐缩短,出院后的康复方案也逐渐形成(即第II期和第III期心脏康复)。此时的心脏康复,仍以运动训练为核心,对运动安全性考虑仍处于重要位置。1975年Abraham等报道,心肌梗死早期有心绞痛或充血性心力衰竭的患者可从心脏康复中获益,但再发心脏事件和死亡率明显高于无并发症患者,因此,建议推迟这部分患者的活动时间,待病情稳定后在密切监护下逐渐进行适宜活动。70年代后期,提出运动的危险分层概念。

进行危险评估使用哪些因素,哪种评估模式可有效区分不同危险度患者,危险分层对临床有何指导意义,20世纪80年代进行了大量研究。1985年,Krone等报道出院前心电图运动试验有助于识别可能发生缺血性事件患者。出院前低水平的运动试验对于预测再发事件风险比梗死后6周进行的亚极量运动试验更准确。能顺利完成低水平运动试验的患者再发心肌缺血或梗死的风险明显低,死亡率在10%以下。Starling等研究显示,不能完成早期低水平运动评估的心肌梗死患者再发心肌缺血或梗死的风险非常高,近期死亡率20%以上。Dwyer E等根据不同亚组患者特点设计康复程序训练,结果显示改善了急性心肌梗死患者的生存率。基于上述研究结果,1983年DeBusk等提出根据心脏病患者发病后的临床表现、动态心电图、心脏超声、心室晚电位、运动试验及放射性核素心肌断层显像等对心肌损害范围、左室功能、残存心肌缺血以及严重室性心律失常程度评价,将患者分成低、中、高危险人群。根据不同的危险程度制定运动处方及决定是否需心电监护,临床研究证实这些方法安全有效,既节省医疗费用,又提高患者的依从性。

随着医学的发展,心肌梗死溶栓治疗以及直接冠状动脉介入治疗的技术成熟,心肌损伤标志物肌钙蛋白用于临床,心理社会因素对心血管系统的危害获得重视,心肺运动评估用于临床,上述危险分层的评估内容逐渐发生变化,评估的内容和方法更加简单可量化,目前使用的危险分层为美国医师学会卫生及公共政策专业委员会于1988年颁布的,根据病情、心肌梗死、CABG后1年心血管事件及死亡率,提出心血管病患者危险分层方法。随后,美国心脏协会、美国运动医学会、美国心肺康复学会都采用这种方法制定运动处方,我国2013年初发布了《冠心病心脏康复/二级预防中国专家共识》(表37-1)。

表37-1　冠心病患者心脏康复的危险分层

低危:以下每一项都符合时为低危
- 运动或恢复期无症状,包括无心绞痛症状或征象(ST下移)
- 无休息或运动导致的复杂性心律失常
- MI、CABG、PCI,术后无合并症,MI溶栓血管再通
- 运动或恢复期血流动力学正常
- 无心理障碍(抑郁、焦虑等)
- 左室射血分数(LVEF)>50%
- 心功能储备≥7代谢当量(METs)
- 血肌钙蛋白正常

续表

高危：有以下任何一项为高危

- 低强度运动（<5METs）或恢复期出现包括心绞痛症状/征象
- 休息或运动时出现复杂性心律失常
- MI 或心脏手术等合并心源性休克或心力衰竭
- 猝死或心脏停搏的幸存者
- 运动时血流动力学异常（特别是运动负荷增加时收缩压不升或下降，或出现心率不升）
- 心理障碍严重
- LVEF<40%
- 心功能储备 <5METs
- 血肌钙蛋白浓度升高

中危：不符合典型高危或低危标准，中等强度运动（5~6.9METs）或恢复期出现包括心绞痛的症状/征象
- LVEF 40%~49%

注：低危患者与大多数成年人一样，可在无监护条件下锻炼；中、高危患者应在医生/康复治疗师监护下锻炼。但危险分层的制定已有二十余年，随着医学的不断进步，危险分层需不断更新，如近几年新发现的预后指标 B 型利钠肽已在临床用于评价心功能和预后，炎症因子高敏 C 反应蛋白（hSCRP）也被发现与心血管疾病患者预后相关，这些是否需纳入危险分层有待研究。

第五节　运动处方的制定

一、运动能力评估

运动能力评估的方法多采用运动负荷试验，运动康复前必须对患者的临床情况进行评估，用于诊断、预后判断、日常生活指导和运动处方制定，并对运动疗效进行评定。常用的运动负荷试验方法有心电图运动负荷试验和心肺运动负荷试验，后者更准确，但设备昂贵且对操作要求较高。两种测试方法均有一定风险，须严格掌握适应证和禁忌证以及终止试验的指征，保证测试安全。

1. 绝对禁忌证
（1）AMI（2 天以内）
（2）不稳定型心绞痛
（3）未控制的心律失常，且引发症状或血流动力学障碍。
（4）心力衰竭失代偿
（5）Ⅲ度房室传导阻滞
（6）急性非心源性疾病，如感染、肾衰竭、甲状腺功能亢进。
（7）运动系统功能障碍，影响测试进行

（8）患者不能配合
2. 相对禁忌证
（1）左主干狭窄或类似情况
（2）重度狭窄性瓣膜病
（3）电解质异常
（4）心动过速或过缓
（5）心房颤动且心室率未控制
（6）未控制的高血压（收缩压 >160mmHg 和/或舒张压 >100mmHg）
3. 运动负荷试验终止的指征
（1）达到目标心率
（2）出现典型心绞痛
（3）出现明显症状和体征：呼吸困难、面色苍白、发绀、头晕、眼花、步态不稳、运动失调、缺血性跛行。
（4）随运动而增加的下肢不适感或疼痛
（5）出现 ST 段水平型或下斜型下降≥0.15mV 或损伤型 ST 段抬高≥2.0mV。
（6）出现恶性或严重心律失常，如室性心动过速、心室颤动、Ron T 室性期前收缩、室上性心动过速、频发多源室性期前收缩、心房颤动等。
（7）运动中收缩压不升或降低 >10mmHg
（8）血压过高，收缩压 >220mmHg

（9）运动引起室内阻滞

（10）患者要求结束运动

临床上,运动负荷试验应根据患者的能力进行低水平、次极量、症状限制性运动负荷运动试验。①低水平运动试验:适用于急性心肌梗死后1周以上患者,运动最高心率<100~120次/min,血压增加不超过20~40mmHg;②次极量运动试验:适用于无症状性心肌缺血、健康人及心功能评定,运动中最高心率=(195-年龄)次/min;③症状限制运动试验:症状限制性运动试验设计为直到患者出现运动试验必须终止的症状和体征,或心电图ST段下降>1mV(或在运动前ST段的原有基础上下降>1mm),或血压出现异常反应。通常用于AMI后14d以上的患者。

如无设备条件完成运动负荷试验,可酌情使用6分钟步行试验、400m步行试验等替代方法。

二、常规运动康复程序

根据患者的评估及危险分层,给予有指导的运动。运动处方制定是关键。每位冠心病患者的运动康复方案必须根据患者的实际情况量身定制,即个体化原则,不存在对所有人都适用的运动方案,但应遵循普遍性的指导原则。运动处方指根据患者的健康、体力和心血管功能状态,结合学习、工作、生活环境和运动喜好等个体化特点,每一运动处方包括:运动形式、运动时间、运动强度、运动频率及运动过程中的注意事项。

1. **运动形式**　主要包括有氧运动和无氧运动。有氧运动包括行走、慢跑、游泳、骑自行车等,无氧运动包括静力训练、负重等运动。心脏康复中的运动形式以有氧运动为主,无氧运动作为补充。

2. **运动时间**　心脏病患者的运动时间通常为10~60分钟,最佳运动时间为30~60分钟。对于刚发生心血管事件的患者,从每天10分钟开始,逐渐增加运动时间,最终达到每天30~60分钟的运动时间。

3. **运动强度**　运动强度的评估有两种方法:最大氧耗量、最大心率以及症状分级法。建议患者开始运动从50%的最大氧耗量或最大心率运动强度开始,运动强度逐渐达到80%的最大摄氧量或最大心率。BORG劳累程度分级法达到10~14级。最大氧耗量通过心肺运动试验测得,最大心率=(220-年龄)次/min。每3~6个月评价一次患者的运动强度是否需调整。

4. **运动频率**　每周至少3天,最好7天。

5. **运动过程中的注意事项**　运动过程中,要对患者进行监测,并给予必要的指导。运动时或运动后出现以下情况,暂时停止运动:①运动时感觉胸痛、呼吸困难、头晕;②运动时心率波动范围超过30次/min;③运动时血压升高>200/100mmHg,收缩压升高>30mmHg或下降10mmHg以上;④运动时心电图监测ST段下移≥0.1mV或上升≥0.2mV;⑤运动时或运动后出现严重心律失常。

经典的运动康复程序包括以下3个步骤:

第一步:准备活动,即热身运动,多采用低水平有氧运动,持续5~10min。目的是放松和伸展肌肉、提高关节活动度和心血管的适应性,预防运动诱发的心脏不良事件及预防运动性损伤。

第二步:训练阶段,包含有氧运动、抗阻运动、柔韧性运动等,总时间30~90min。其中,有氧运动是基础,抗阻运动和柔韧性运动是补充。

（1）有氧运动:有氧运动所致的心血管反应主要是心脏的容量负荷增加,改善心脏功能。其对冠心病的治疗作用有:使冠状动脉管径增大、弹性增加;改善血管内皮功能,从而改善冠状动脉的结构和功能;促进冠状动脉侧支循环建立,代偿性地改善冠状动脉供血供氧能力;稳定冠状动脉的斑块;增加血液流动性,减少新发病变;有益于防控冠心病的危险因素,如高血压、血脂异常、糖尿病及肥胖等。

常用有氧运动方式有行走、慢跑、骑自行车、游泳、爬楼梯,以及在器械上完成的行走、踏车、划船等,每次运动时间为20~40min。建议初始从20min开始,根据患者运动能力逐步增加运动时间。运动频率3~5次/周;运动强度为最大运动强度的50%~80%。体能差的患者,运动强度水平设定为50%,随着体能改善,逐步增加运动强度。对于体能好的患者,运动强度应设为80%。通常采用心率评估运动强度。

常用的确定运动强度的方法有:心率储备法、

无氧阈法、目标心率法、自我感知劳累程度分级法。其中,前三种方法需心电图负荷试验或心肺运动负荷试验获得相关参数。推荐联合应用上述方法,尤其是应结合自我感知劳累程度分级法。①心率储备法:此法不受药物(β受体阻滞剂等)的影响,临床上最常用,方法如下:目标心率=(最大心率 − 静息心率)× 运动强度 %+静息心率。例如,患者最大心率 160 次/min,静息心率 70 次/min,选择的运动强度为 60%,目标心率=(160–70)× 60%+70=124 次/min。②无氧阈法:无氧阈水平相当于最大摄氧量的 60% 左右,此水平的运动是冠心病患者最佳运动强度,此参数需通过运动心肺试验或血乳酸阈值获得,需一定设备和熟练的技术人员。③目标心率法:在静息心率的基础上增加 20~30 次/min,体能差的增加 20 次/min,体能好的增加 30 次/min。此方法简单方便,但欠精确。④自我感知劳累程度分级法:多采用 Borg 评分(6~20 分),通常建议患者在 12~16 分范围内运动:

Borg 计分	自我理解的用力程度
6, 7, 8	非常非常轻
9, 10	很轻
11, 12	轻
13, 14	有点用力
15, 16	用力
17, 18	很用力
19, 20	非常非常用力

(2)抗阻运动:与有氧运动比较,抗阻运动引起的心率反应性较低,主要增加心脏的压力负荷,从而增加心内膜下血流灌注,获得较好的心肌氧供需平衡。其他益处包括增加骨骼肌质量,提高基础代谢率;增强骨骼肌力量和耐力,改善运动耐力,帮助患者重返日常生活和回归工作;其他慢性病包括腰痛、骨质疏松、肥胖、糖尿病等也能从抗阻运动中获益。证据表明,抗阻运动对于血压已控制的高血压患者是安全的,对心力衰竭患者亦主张进行抗阻运动。

冠心病的抗阻运动形式多为循环阻抗力量训练,即一系列中等负荷、持续、缓慢、大肌群、多次重复的阻抗力量训练,常用的方法有利用自身体质量(如俯卧撑)、哑铃或杠铃、运动器械以及弹力带。其中弹力带具有易于携带、不受场地及天气影响、能模仿日常动作等优点,特别适合基层应用。每次训练 8~10 组肌群,躯体上部和下部肌群可交替训练,每周 2~3 次或隔天 1 次,初始推荐强度为:上肢为一次最大负荷量(one repetition maximum, 1-RM,即在保持正确的方法且没有疲劳感的情况下,一个人仅一次重复能举起的最大重量)的 30%~40%,下肢为 50%~60%,Borg 评分 11~13 分。应注意训练前必须有 5~10min 的有氧运动热身,最大运动强度不超过 50%~80%,切记运动过程中用力时呼气、放松时吸气、不要憋气、避免 Valsalva 动作。

抗阻运动的时期选择:PCI 后至少 3 周,且应在连续 2 周有医学监护的有氧训练之后进行;心肌梗死或 CABG 后至少 5 周,且应在连续 4 周有医学监护的有氧训练之后进行;CABG 后 3 个月内不应进行中到高强度上肢力量训练,以免影响胸骨的稳定性和胸骨伤口的愈合。

(3)柔韧性运动:骨骼肌最佳功能需患者的关节活动维持在应有范围内,保持躯干上部和下部、颈部和臀部的灵活性和柔韧性尤其重要,如果这些区域缺乏柔韧性,会增加慢性颈肩腰背痛的危险。老年人普遍柔韧性差,使日常生活活动能力降低。柔韧性训练运动对老年人也很重要。训练原则应以缓慢、可控制方式进行,逐渐加大活动范围。训练方法:每一部位拉伸时间 6~15s,逐渐增加到 30s,如可耐受可增加到 90s,期间正常呼吸,强度为有牵拉感觉同时不感觉疼痛,每个动作重复 3~5 次,总时间 10min 左右,每周 3~5 次。

第三步:放松运动,有利于运动系统的血液缓慢回到心脏,避免心脏负荷突然增加诱发心脏事件。放松运动是运动训练必不可少的一部分。放松方式可是慢节奏有氧运动的延续或是柔韧性训练,根据患者病情轻重可持续 5~10min,病情越重放松运动的持续时间宜越长。

安全的运动康复除制定正确的运动处方和医务人员指导外,还需运动中的心电图及血压等医学监护。一般而言,低危患者运动康复时无需医学监护,中危患者可间断医学监护,高危患者需严格连续医学监护。对于部分低、中危患者,可酌情使用心率表监护心率。同时应密切观察患者运动中的表现,在患者出现不适反应时能正确判断并及时处理,并教会患者识别可能的危险信号。运动中有如下症状时,胸痛,有放射至臂部、耳部、颌部、背部的疼痛,头昏目眩,过度劳累,气短,出汗过多,恶心呕吐,脉搏不规则,应马上停止运动,停止运动后上述症状仍持续,特别是停止运动 5~6min 后,心率仍增加,应进一步观察和处理。如果感觉到有任何关节或肌肉不寻常疼痛,可能存在骨骼、肌肉的损伤,也应立即停止运动。

三、运动处方中有待解决的问题

运动处方中提到的运动强度、运动频率、运动时间都是根据既往的研究证据获得,是否已经是最佳推荐? 从目前研究看,仍有改进的空间。大量研究显示,低体能和不适当体力活动是心血管疾病发病和死亡的预测因子,低体能是较体力活动更强的心血管预后不良指标。有些学者质疑体能是否优于体力活动作为预测心血管预后的指标,原因是两个运动指标的评价方法不同,既往研究对体力活动强度的评估都是根据患者自己的描述,没有定量分析手段,而体能是根据患者的摄氧能力或心率变化来获得,更量化,因此目前临床研究均尽可能使用量化指标来表示运动强度。目前运动强度使用摄氧量或心率来表示。研究显示,中等强度的有氧运动可显著降低心血管疾病发病率、心血管死亡和全因死亡,各国心脏康复指南也都建议心血管病患者进行中等强度的有氧运动。很多研究显示,运动获益随着运动强度的增加而增加,高强度的有氧运动比中等强度的有氧运动显著增加摄氧量,可提供更好的心血管保护作用。研究发现运动促进侧支生成的作用与运动强度有关,运动强度越大,侧支生成就越明显。缺血阈强度是最大的合理运动强度,理论上促进缺血区冠脉侧支生成的作用最强。国外 Watanabe、Roth 等教授以及国内励建安教授均在该领域进行了有益探索,发现短暂适宜缺血阈强度的训练可安全有效促进冠状动脉侧支循环。目前临床推荐心肌缺血患者的运动靶心率为导致心肌缺血发作时的心率减 10 次 /min,上述研究提示对于慢性稳定型冠心病患者可考虑给予缺血阈强度的运动训练,但上述研究结论均来自动物实验,缺血阈强度训练是否可使患者获益,如何确定

适宜的缺血阈强度、如何保证运动的安全、如何给患者制定运动频率和运动时间均需要进一步研究。

既往认为抗阻运动对心血管疾病患者有害,不建议用于心血管病患者。近年来,许多研究证实,抗阻运动对心血管获益,已有研究显示:抗阻运动可增加心脏压力负荷,继而增加心内膜下血流灌注,从而获得较好的心肌氧供需平衡,增加骨骼肌质量,提高基础代谢率;增强骨骼肌力量和耐力,改善运动耐力。目前心脏康复指南将抗阻训练作为有氧运动的补充推荐。但抗阻运动的强度和心血管获益之间的关系,抗阻运动同有氧运动比较对心血管危险因素改善、对心肌梗死、动脉粥样硬化、动脉血栓、室性心律失常的病理生理改善的机制有何差异,仍需进一步研究。

四、运动安全性

尽管心脏康复运动带来的风险很低,但运动期间同样会有不良事件发生。2007 年,美国心脏协会(AHA)估算康复运动期间不良心脏事件的发生率是 60 000~80 000 个监护运动小时发生 1 起不良事件,最常见的不良事件是心律失常,男性和女性心律失常的发生率大致相同。其他还有心肌梗死、心脏停搏和死亡。易于发生不良反应的高危患者包括:6 周以内的心肌梗死、运动可诱发的心肌缺血、左室射血分数 <30%、持续性室性心律失常的病史、持续性威胁生命的室上性心律失常的病史、突发心脏停搏病史治疗尚未稳定、新近植入自动复律除颤器和 / 或频率应答心脏起搏器等。因此,制定运动康复处方时,要对患者进行风险评估,低危患者不需监护下运动,中危和高危患者均需监护下运动。并在制定运动处方时对患者进行运动常识教育,避免过度运动以及识别不适症状。同时,在运动场所,配备相应抢救仪器及药品,康复医师和护士要接受心脏急救培训。

第六节 心脏康复展望

现代心脏康复是融合心血管医学、运动医学、康复学、营养学、心理学、行为医学和预防医学,形

成可量化、可执行的无创心脏病学临床实践体系。心脏康复的目的是使患者躯体、心理、社会、职业和情感尽快恢复到健康状态，降低再次发病率，降低早死风险。

心脏康复治疗在许多国家已经是心血管病治疗的重要组成部分。在美国，心脏康复纳入临床医疗质量评估体系，心脏康复的缺失意味着医疗质量评估不合格；在德国，医生如果不推荐自己的患者进行心脏康复，会被医疗委员会调查，对职业生涯将有很大影响。对患者来说，德国的医疗保险强制要求患者做心脏康复，如果患者没做心脏康复，再次发生心脏事件时，保险的赔付率就必须下降。目前全球有1/3的国家开展心脏康复，主要集中在高收入国家和中等收入国家。

我国心脏康复发展很快，全国开展心脏康复的医院数量从2012年的30余家发展到目前400家，5年时间增长10倍多，提示我国心血管专家充分意识到心脏康复对患者的价值。但，即使如此，我国开展心脏康复医院的密度仅为百万人口13.2家，远低于发达国家水平。我国开展心脏康复的医院多数集中在东南沿海经济发展较好地区，西北西南地区基本空白。2012年调查显示，50%的心血管专科医务人员不知道心脏康复，58%的医务人员对心脏康复不感兴趣。对我国医院人员的调查显示，促进我国心脏康复发展，需要培训专业心脏康复人员，获得政府和医院的支持，组建多学科合作团队，建立心脏康复转诊系统。

对于目前已经开展心脏康复的专科，存在的问题包括人才缺乏专业化、医务人员的工作职责混淆、医生做运动治疗师的工作、护士身兼数职、没有运动治疗师参与心脏康复。心脏康复临床操作中忽视心脏康复综合评估，缺乏全面个体化心脏康复处方，即使经过评估，处方仍然为普适性处方，没有针对不同患者的具体问题、治疗目的进行处方制定，同时也缺乏对处方的执行监管。缺乏设计对心脏康复流程中的质量控制数据评价。心脏康复没有形成真正的专业学科。

我国心脏康复发展，需要首先加强心脏康复专科建设，建立以心血管医生为主体的包括护士和运动治疗师为主要成员的心脏康复团队，营养师、心理师和药师可以兼职。不仅要加强新康复中心的硬件建设，更要重视心脏康复中心软实力提升，包括心脏康复中心人员专业能力、科学个体化心脏康复评估和处方制定、临床效果、行为效果、健康效果、服务效果的评估方案以及质量改进工作流程。临床除开展标准化心脏康复工作，加强心脏康复质量控制外，需加强中国本土心脏康复研究，用研究数据推动政府、保险和患者的支持。

心脏康复模式正在从传统的医院心脏康复中心模式，逐渐发展为三种心脏康复模式的转换，高危患者接受心脏康复中心监护下心脏康复，中危患者可以在接受2~6周心脏康复中心监护下治疗之后，转换为家庭康复，低危患者可以直接接受家庭康复指导。三种模式的不同主要表现在执行地点不同，但具体执行方案完全相同，患者都需要在医院内接受系统全面的风险评估，接受个体化心脏康复处方，接受至少30分钟的1对1指导，接受至少3次再评估和处方更新，接受心脏康复结局评估。不同心脏康复模式的出现，促进了家庭心脏康复工具和监护工具的发展，促进心血管功能评估医学的发展。对心血管功能评估医学的未来发展方向，要求科学、量化、实时、动态、易操作，表现为医院场景和实时远程评估相结合，医院场景评估包括风险筛查评估、疾病状态评估、猝死风险评估，实时远程评估包括远程心电、血压、脉氧、体重、血脂、血糖、饮食、运动行为、睡眠、压力状态，甚至包括无创血流动力学、脑电活动的评估。从而让心血管疾病的治疗，跨越空间轴和时间轴，实现多角度、实时、精准个体化治疗。

心脏康复治疗手段如前所述，但并不限于此。在临床实践中，有许多心脏康复技术已经在特定疾病中展现效果，包括心脏重症和I期心脏康复中实施物理疗法、中医药针灸导引治疗、针对心脏病患者的呼吸肌训练技术以及床上肌力训练技术等。针对难治性心肌缺血或无法接受有创治疗的心肌缺血患者，采用精准运动治疗、体外反搏治疗以及正在验证中的体外震波技术，已经证实通过促进侧支循环开放、改善内皮功能和斑块负荷，实现改善心肌缺血的目的。针对心肌细胞坏死再生的难题，通过精准运动治疗、结合中医药技术和基因疗法，基础研究已经发现可以促进心肌细胞增殖和心脏病理重构的改善。针对神经-内分泌-免疫功能的调节,已经有基础研究和临床研究证实通过运动疗法、肠道菌群营养调整等技术,改善神经、内分泌、免疫功能。结合通信、网络技术和智能家居技术的心脏康复机器人已经在研究中。

这些不断发展的心脏康复技术,将不断促进心脏康复学科的发展,心脏康复不仅仅是病后康复,而是贯穿于整个心血管疾病的预防和治疗,在心血管疾病预防阶段,心脏康复五大处方发挥重要作用,在疾病发生之后,多种物理技术、特殊运动治疗、特殊营养治疗结合五大康复处方实现对疾病发展的控制和逆转。可以说,心脏康复治疗技术是无创心脏病学治疗的核心,是对生命健康的重新规划。

（方 全）

参 考 文 献

［1］Piepoli M F, Corra U, Benzer U, et al. Secondary prevention through cardiac rehabilitation：from knowledge to implementation. A position paper from the Cardiac Rehabilitation Section of the European Association of Cardiovascular Prevention and Rehabilitation. European Journal of Cardiovascular Prevention and Rehabilitation, 2010, 17：1-17.

［2］Pollock M L. Exercise prescription for cardiac rehabilitation//Michael L P, Donald H, Schimidt. Heart disease and rehabilitation. 3rd ed. Champaign：Human Kinetics, 1996, 243-277.

［3］Piepoli M F, Corra U, Benzer W, et al. Secondary prevention through cardiac rehabilitation：physical activity counselling and exercise training. European Heart Journal, 2010, 31, 1967-1976.

［4］Leon A S, Franklin B A, Costa F, et al. Cardiac Rehabilitation and Secondary Prevention of Coronary Heart Disease. Ciruculation, 2005, 111：369-376.

［5］中国康复医学会心血管病专业委员会.中国心脏康复与二级预防指南.北京：北京大学医学出版社, 2018.

［6］Balady G J, Williams M A, Ades P A, et al. Core Components of Cardiac Rehabilitation/Secondary Prevention Programs：2007 Update：A Scientific Statement From the American Heart Association Exercise, Cardiac Rehabilitation, and Prevention Committee, the Council on Clinical Cardiology；the Councils on Cardiovascular Nursing, Epidemiology and Prevention, and Nutrition, Physical Activity, and Metabolism；and the American Association of Cardiovascular and Pulmonary Rehabilitation. Circulation, 2007, 115：2675-2682.

［7］King M L, Williams M A, Fletcher G F, et al. Medical Director Responsibilities for Outpatient Cardiac Rehabilitation/Secondary Prevention Programs：A Scientific Statement From the American Heart Association/American Association for Cardiovascular and Pulmonary Rehabilitation. Circulation, 2005, 112：3354-3360.

［8］陆晓,吴涛,黄澎,等.短暂缺血阈强度运动对冠脉侧支循环生成的作用.中国康复医学杂志, 2008, 23（11）：967-970.

［9］Watanabe T, Harumi I, Akutsu Y, et al. Significance of downsloping ST-segment depression induced by low_level exercise in severe coronary artery disease. Assessment with myocardial isehemia and collateral perfusion. Jpn Heart J, 1997, 38（2）：207-218.

［10］Soderman E, Lisspers J, Sundin O. Depression as a predictor of return to work in patients with coronary artery disease. Soc Sci Med, 2003, 56：193-202.

［11］Ockene I S, Hayman L L, Pasternak R C, et al. Task force #4：adherence issues and behavior changes：achieving a long-term solution：33rd Bethesda Conference. J Am Coll Cardiol, 2002, 40：630-640.

［12］Soderman E, Lisspers J, Sundin O. Depression as a predictor of return to work in patients with coronary artery disease. Soc Sci Med, 2003, 56：193-202.

［13］Ockene I S, Hayman L L, Pasternak R C, et al. Task force #4：adherence issues and behavior changes：achieving a long-term solution：33rd Bethesda Conference. J Am Coll Cardiol, 2002, 40：630-640.

［14］丁荣晶,傅媛媛,王桂莲,等.急性冠脉综合征患者吸烟现状及简短干预效果评价.中华内科杂志, 2010, 1（49）：32-34.

［15］Rozanski A, Blumenthal J A, Davidson K W, et al. The epidemiology, pathophysiology, and management of psychosocial risk factors in cardiac practice：the emerging field of behavioral cardiology. J Am Coll

Cardiol, 2005, 45: 637-651.

［16］Schwartz S, McDowell Anderson W, Cole S R, et al. Insomnia and heart disease: a review of epidemiologic studies. J Psychosom Res, 1999, 47(4): 313-333.

［17］Chien K, Chen P, Hsu H, et al. Habitual sleep duration and insomnia and the risk of cardiovascular events and all-cause death: report from a community-based cohort. SLEEP, 2010, 33(2): 177-184.

［18］周明成, 主译. 美国心脏康复和二级预防项目指南. 上海: 上海科学技术出版社, 2017.

第十篇　心肌、心内膜、心包、肺血管疾病

第三十八章 心肌病防治

第一节 心肌病的认识过程及分类演变

一、心肌病的认识过程

心肌病是指除高血压性心脏病、冠状动脉粥样硬化性心脏病、心脏瓣膜病、先天性心血管疾病和肺源性心脏病等以外的以心肌结构和功能异常为主要表现的一组疾病，分为原发性心肌病和继发性心肌病。

人们对心肌病的认识，经历了一个漫长的过程。早在 1891 年，德国病理学家 Krehl 在对 9 例因心功能不全而死亡的患者进行尸检时，发现原因不明的心脏扩大或心脏肥厚，将其称为"特发性心肌疾病"。

1901 年，法国的 Jossesand 和 Gallavasdin 再次描述了该病，并以"cardiopathy"或"cardiomyopathy"来表示任何累及心肌的疾病。

1957 年，美国的 Brigden 发表"非常见心肌病：非冠脉性心肌病"一文，首次提出了"心肌病（cardiomyopathy）"一词。

1959 年 Mathinly 提出"原发性心肌病（primary myocardial disease）"的命名，是指该病主要侵犯心肌，"原发性"则指特发于心肌的疾病，以区别因各种全身性疾病所继发的心肌病变。

1964 年 Fowler 提出"原发性心肌病"与"继发性心肌病"，并认为 Primary 与 Idiopathic 同义。

1965 年，Hudson 提出诊断原发性心肌病的四个阴性标准和四个阳性标准。四个阴性标准包括：①无冠状动脉疾病或畸形；②无心脏瓣膜病或畸形；③无高血压及肺动脉高压；④无心内或心外大血管间的血液分流的通道或重大畸形。而四个阳性标准是：①一侧或双侧心肌肥厚或心腔扩大，或两者兼有；②心内膜增厚、纤维化；③心腔内有附壁血栓形成，最常见于左心室；④心肌有变性、坏死及纤维化。

二、心肌病的分类演变

1968 年，世界卫生组织（World Health Organization，WHO）采纳了 Goodwin（1961—1964 年）根据临床及心血管造影等提出的功能分类，即充血型、肥厚型及限制型，肥厚型包括特发性肥厚型主动脉瓣下狭窄（idiopathic hypertrophic subaortic stenosis，IHSS）。这也是世界上首次对心肌病进行规范化分类，使心肌病的研究由临床转向病因学。

1980 年，世界卫生组织（WHO）及国际心脏病学会（international society and federation of cardiology，ISFC）工作组于 1980 年对心肌病分类进行修改（表 38-1），将充血型改变为扩张型，因在充血出现前，已存在心室扩张。1984 年该工作组公布了 1983 年 4 月日内瓦会议报告，将特异性心肌疾病定义为"原因明确或合并其他系统疾病的心肌病变"。

表 38-1　1980 年 WHO/ISFC 心肌病分类

I 不明原因的心肌病	II 特异性心肌疾病
扩张型心肌病	感染性
肥厚型心肌病	代谢性
限制型心肌病	全身系统性疾病
未分类心肌病	家族遗传性
	敏感性及毒性反应

1995 年，WHO/ISFC 工作组以病理生理学、病因学为基础，更新了心肌病的定义和分类，定义为伴心功能障碍的心肌疾病，并将本病在原来分为扩张型、肥厚型、限制型心肌病的基础

上,增加了致心律失常性右室心肌病,仍然保留"未分类心肌病",将特异性心肌疾病(specific heart muscle disease)改为特异性心肌病(specific cardiomyopathy),并作了相关解释。过去心肌病定义为原因不明的心肌疾病,以区别于特异性心肌疾病(已知病因者),随着对其病因及发病机制的逐渐了解,心肌病及特异性心肌疾病之间的区别日渐缩小。该报告认为心肌病主要根据病理生理进行分类,如有可能则应以病原学和/或发病因素为基础进行分类(表38-2)。

表 38-2 心肌病的分类(1995 年 WHO/ISFC)

扩张型心肌病	左心室或双心室扩张,有收缩功能障碍
肥厚型心肌病	左心室或双心室肥厚,通常为非对称性室间隔肥厚
限制型心肌病	单或双心室舒张功能低下及舒张容积减小,室壁不厚,收缩正常
致心律失常性右室心肌病	右心室进行性纤维脂肪变性
未分类心肌病	不适合归类于上述类型的心肌病(如弹性纤维增生症、非致密性心肌病、线粒体受累、心室扩张较轻而收缩功能减弱)
特异性心肌病	病因明确或与系统疾病相关的心肌疾病(如克山病、酒精性心肌病和围生期心肌病等)

该定义和分类对心肌病学的发展起到了一定的推动作用,但因当时的认识水平有限,该分类也存在一定的缺陷。而随着后来分子生物学及分子遗传学领域的进展,部分心肌病的病因已经明确,并发现了新的心肌病类型。比如1/3左右的扩张型心肌病为家族遗传病,肥厚型心肌病为一种常染色体显性遗传病,而长QT间期综合征和Brugada综合征为离子通道疾病。因此,之前的分类已无法满足临床的需求。2006年,美国心脏协会在世界卫生组织心肌病分类的基础上,更新了心肌病的定义和分类(图38-1),将心肌病定义为由各种原因通常是遗传所致,临床表现多样,具有心脏结构和/或电活动异常的心肌疾病。该分类沿用了世界卫生组织心肌病分类中原发性心肌病和继发性心肌病的分类,但将原发性心肌病定义为"仅限于心肌或主要累及心肌的疾病",而继发性心肌病定义为"心肌病是全身性疾病的一部分"。并将原发性心肌病分为遗传性、获得性和混合性3种亚型,把心脏结构正常的原发性电紊乱(离子通道病)和Lenegre病也归入心肌病,并摒弃了未分类的心肌病。继发性心肌病特指心肌病是全身系统性疾病的一部分。包括嗜酸性粒细胞增多性心内膜炎(Loffler心内膜炎)、淀粉样变性心肌病、甲亢性心脏病、脚气性心脏病等。

2006年美国心脏协会心肌病分类方法比较侧重遗传学病因分类,并将离子通道病归到心肌病分类中。对于此种观点,欧洲心脏病学会则有不同意见,认为完全按照遗传学来分类尚为时过早,并于2008年公布了自己的心肌病定义和分类(图38-2),将心肌病定义为非冠状动脉疾病、高血压、心脏瓣膜病和先天性心脏病导致的心肌结构和功能异常的心肌疾病。该分类摈弃了原发性心肌病和继发性心肌病的概念,因为这种分类可能造成一些误解,错误地认为原发性就是自发性、继发性就是已知病因的心肌病。而且,否认单纯电紊乱为心肌病,因此,将离子通道病和传导系统疾病排除在心肌病范畴之外,这与AHA的分类大相径庭。按形态功能将心肌病分为扩张型、肥厚型、限制型、致心律失常性和未分类心肌病五种类型,各种类型再分为家族性/遗传性、非家族性/非遗传性两个亚组,以有利于筛查和分析基因突变,同时将心肌致密化不全、Tako-tsubo心肌病归入未分类的心肌病中。

2006年美国心脏协会及2008年欧洲心脏病学会是心肌病的两个纲领性文件,尽管两者对心肌病的定义及分类不同,但两者都强调了遗传因素,并从基因和遗传学的角度来阐述心肌病的发病机制及分类,从分子水平揭示心肌病的发病机制,标志着心肌病学已进入了"后基因组时代"。

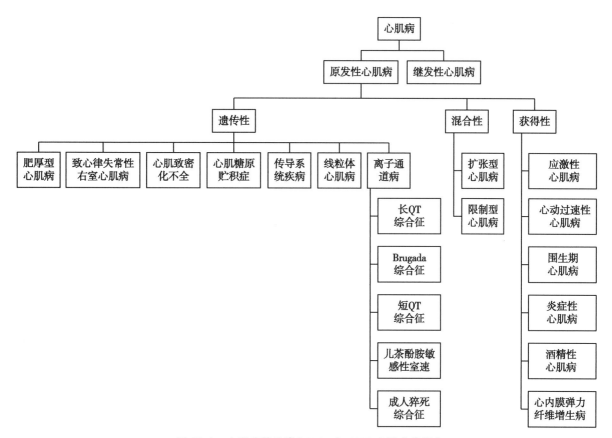

图 38-1 心肌病的分类（2006 年 AHA 心肌病分类）

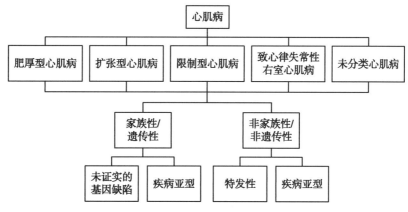

图 38-2 心肌病的分类（2008 年 ESC 心肌病分类）

第二节 各类心肌病的诊治原则

一、扩张型心肌病

扩张型心肌病（dilated cardiomyopathy，DCM）是一类既有遗传因素又有非遗传因素造成的复合型心肌病，以心室扩大和心肌收缩功能降低为特征，诊断时需除外高血压、心脏瓣膜病、先天性心脏病或缺血性心脏病等，通常经超声心动图明确诊断。该病临床表现形式多样，可从无症状到逐渐出现左心功能不全、进行性心力衰竭、各种类型心律失常、血栓栓塞和猝死。

DCM 是心力衰竭的三大主要病因之一，也是心脏移植的最常见原因。在我国，扩张型心肌病患者约为 19/10 万，可见于各年龄段，20~50 岁高发，男性患病率高于女性（2.5∶1），近年发病率呈上升趋势。本病起病隐匿，进展迅速，病死率高,一项针对我国扩张型心肌病的前瞻性研究显示,扩张型心肌病随访 52 个月病死率可高达42.24%。随着临床诊治技术的不断提高,以及一些左室辅助装置、心脏再同步治疗、埋藏式心律转复除颤器(ICD)的应用,DCM 的预后有较大改观。

(一)病因与发病机制

DCM 的病因是多因素、综合性的,具体发病机制仍不十分清楚。该病具有家族聚集倾向,但多数情况下为散发。遗传因素或各种继发因素如感染、中毒、药物、代谢内分泌性、营养性疾病和自身免疫异常等都有可能参与 DCM 的发病过程(表 38-3)。

表 38-3 扩张型心肌病的发病因素

特发性	原因不明,需要排除全身疾病和有原发病的 DCM,文献报道约占 50%
家族遗传性	20%~35% 的 DCM 患者具有基因突变和家庭遗传背景,主要遗传方式为常染色体显性遗传,仅少数为 X 连锁常染色体隐性遗传和线粒体遗传
中毒性	酒精,可卡因,抗抑郁药物,抗肿瘤药物如阿霉素、柔红霉素、曲妥单抗、环磷酰胺等,吩噻嗪类,儿茶酚胺过量,一氧化碳,美西麦角,钴、铅、汞、砷中毒等
炎症性	病毒如柯萨奇病毒、流感病毒、腺病毒、巨细胞病毒、人类免疫缺陷病毒等,以及真菌、钩端螺旋体、梅毒、美洲锥虫、弓形体、旋毛虫等感染
获得性	围生期心肌病,肥胖症
代谢内分泌性	糖尿病,肢端肥大症,甲状腺毒症,尿毒症,库欣病,嗜铬细胞瘤
营养性	恶性营养不良,维生素 C 缺乏症,维生素 D 过多,维生素 B_1 缺乏,硒缺乏,肉碱缺乏
自身免疫性	系统性红斑狼疮、胶原血管病
其他	心动过速,电解质失衡

十余年来的研究证实,DCM 的主要发病机制可能包括遗传机制、抗体介导心肌免疫损伤的机制以及心肌能量代谢紊乱等。在众多的机制研究中,家族遗传缺陷在 DCM 发病过程中占有主导地位,20%~35%DCM 存在显著的遗传基础,称为"家族性扩张型心肌病"(familial dilated cardiomyopathy,FDCM)。FDCM 患者是由于特定的基因突变导致其编码的心肌细胞蛋白分子异常,早期可表现正常,20~30 岁时出现进行性的心室扩张和收缩功能障碍,遗传方式可为常染色体显性/隐性遗传、性连锁遗传或线粒体 DNA/RNA 突变。目前国内外已发现 30 多个 DCM 致病基因。近年来国际上不断有离子通道基因异常引起心肌电生理紊乱导致 DCM 的研究,2010 年我国科学家报道提出心脏钠通道基因 SCN5A 突变直接引起细胞内钠浓度改变从而间接导致钙稳态失衡,进而造成心肌损伤导致 DCM。据此推断心脏离子通道突变可直接导致 DCM,而不一定是长期心律失常致血流动力学紊乱的间接结果。这些研究将开启 DCM 离子通道和电生理机制研究的新领域。

病毒感染尤其是柯萨奇 B 病毒引发的病毒性心肌炎可最终转化为 DCM,其致病机制可能与病毒持续感染诱导的自身免疫反应介导的心肌损害有关。自身免疫异常可直接损伤心肌细胞,启动心肌重塑过程,导致心脏形态及功能的变化。抗心肌抗体如抗 ADP/ATP 载体抗体、抗 β_1 受体抗体、抗肌球蛋白重链抗体和抗 M_2 胆碱能受体抗体等被公认为是其免疫学标志物。然而,免疫反应与 DCM 二者之间是因果关系还是伴随现象,还有待阐明。另外,心肌能量代谢紊乱、交感-肾上腺素能系统以及肾素-血管紧张素系统功能紊乱等是否参与 DCM 的发病过程,今后仍然需要进一步研究。

(二)临床表现

本病为原发性心肌病中最常见的类型。一般起病隐匿,可在任何年龄发病,以 20~50 岁多见。家族性扩张型心肌病发病年龄更早。扩张型心肌病根据病程可分为 3 个阶段：①早期为无症状期，容易被忽略，诊断较困难。X 线及超声心动图示心脏轻度增大，心电图可见非特异性变化，超声心动图示收缩功能下降，无心衰临床表现，体格检查可正常，有时可闻及第四心音。②中期为有症状期，出现疲劳、乏力、气促和心悸等症状，有肝大、腹水及周围水肿等心衰表现，可闻及奔马律；超声心动图示心脏进一步扩大和左室射血分数（LVEF）明显降低。③晚期出现顽固性心衰，常合并各种心律失常，部分患者发生栓塞或猝死；超声心动图示心脏显著扩大、LVEF 严重减低；体格检查示心脏明显增大、奔马律、肺循环和体循环淤血表现。

（三）辅助检查

1. 心电图　可见各种类型的心律失常，如期前收缩、心房颤动、房室 / 束支传导阻滞及室性心动过速等；此外还可有多导联 ST 段压低，T 波低平或倒置，QRS 波群低电压，部分患者由于心肌广泛纤维化，心电图可见病理性 Q 波。

2. X 线检查　心影向左侧或双侧扩大，心胸比 >0.5，呈"普大型"心，可见肺淤血和胸腔积液，透视下心脏搏动减弱。

3. 超声心动图　是诊断评估 DCM 最简便快捷的无创方法。主要表现为：①心脏扩大，全心增大或以左房、左室增大为主。左室舒张末期和收缩末期容积均增加。由于心脏扩大，常致房室瓣被动性增大，引起相对性二、三尖瓣反流。②室壁运动普遍减弱，室壁相对变薄，部分可累及右心室。舒张期二尖瓣口血流减少，瓣膜活动幅度减低，其运动曲线呈"钻石样"改变。③左室收缩功能下降：LVEF<45%，左室短轴缩短率（LVFS）<25%；合并右室收缩功能下降时，三尖瓣环位移（TAPSE）<1.7cm，右室面积变化分数（FACS）<35%。④其他：部分患者可在左室心尖部发现附壁血栓。

4. 冠状动脉造影和心导管检查　冠状动脉造影多正常，可用于除外缺血性心肌病。心导管检查示双侧心室舒张末压、左房压及肺毛细血管楔压升高。心室造影可见心腔扩大，室壁运动普遍减弱，射血分数降低。

5. 心内膜心肌活检　DCM 心肌病变主要是心肌细胞肥大、细胞变性和间质纤维化。这些改变缺乏诊断的特异性，但有助于与特异性心肌病和急性心肌炎相鉴别。由于尚未找到可明确 DCM 诊断或病因的免疫组化和生物学指标，因此心内膜心肌活检临床应用受到限制。

6. 放射性核素检查　核素心血池扫描可见心腔容积增大、LVEF 降低。核素心肌扫描可见室壁运动弥漫性减弱，可见散在灶性放射性减低，而缺血性心肌病显像则呈现节段性减低。

7. 免疫学检查　酶联免疫吸附试验检测抗心肌线粒体 ADP/ATP 载体、抗肌球蛋白重链抗体、抗 β 受体抗体和抗 M_2 胆碱能受体抗体，有助于扩张型心肌病检出。

8. 基因诊断　目前已可对常见致病基因突变进行筛查。

（四）诊断方法

DCM 为排除性诊断，诊断标准如下：①临床表现为心脏扩大、收缩功能下降，伴或不伴慢性心衰或心律失常，可发生栓塞和猝死等并发症，诊断特发性心肌病时需除外任何继发性心肌病的原因；②超声心动图示左室舒张末径（LVEDd）女性 >5.0cm 和男性 >5.5cm（或大于年龄和体表面积预测值的 117%，即预测值的 2 倍 SD+5%）；③LVEF<45%（Simpsons 法），LVFS<25%；④发病时需除外高血压性心脏病、心脏瓣膜病、先天性心脏病和缺血性心脏病。家族性 DCM 诊断标准为一个家系中包括先证者在内有 ≥2 个成员符合扩张型心肌病诊断标准，或一级亲属中有年龄 <35 岁不明原因猝死者。家族史对 DCM 的诊断极其重要。本病需与心脏瓣膜病、心包积液、缺血性心肌病、高血压性心脏病等相鉴别。

由于 DCM 缺乏特异性症状、体征及检查方法，尤其早期 DCM 表现隐匿，症状不典型，临床诊断较为困难。而当患者出现明显症状时，病程通常已发展至中晚期，治疗难度大。随着越来越多的 DCM 致病基因被发现，基因诊断有望成为诊断 DCM 的一项重要手段。基因检测不仅有助于发现致病基因以及识别具有心脏以外表型的高危患者并指导治疗，同时由于心脏彩超和 ECG 无异常不能排除 DCM 晚发的可能，对明确致病基因突变先证者的家族成员进行筛查可预测 DCM 的发病风险，使家族中不携带此突变者恢复正常生活，这对于孩子尤为重要。因此建议 DCM 家族成员在有经验的医学中心进行遗传咨询,包括临床和/或基因检测的风险、获益和可行性。然而,由于 DCM 致病基因数量多,突变位点多,目前对 DCM 致病基因的认识不够全面,并且 DCM 遗传上存在高度异质性,即不同基因突变可引起 DCM 相同的临床表型,同一基因突变也可能导致不同的临床表型,基因检测仍未能普遍应用于临床。

(五)分类与鉴别诊断

基于 2007 年《中国心肌病诊断与治疗建议》,目前我国将扩张型心肌病分为以下三类:

1. **特发性心肌病** 原因不明,符合 DCM 的诊断标准,需排除全身疾病和有原发病的 DCM,约占 DCM 的 50%。

2. **家族遗传性扩张型心肌病** 符合 DCM 的诊断标准,家族性发病诊断依据是在一个家系中包括先证者在内有两个或两个以上 DCM 患者,或在 DCM 患者的一级亲属中有不明原因的 35 岁以下猝死者。由于 DCM 患者具有明显的遗传特征,因此应对 DCM 患者的家庭成员特别是一级亲属进行 DCM 的筛查。

3. **继发性扩张型心肌病** 由其他疾病、免疫或环境因素引起心脏扩大。常见的继发性心肌病有:

(1)感染/免疫性 DCM:符合 DCM 的诊断标准,且有心肌炎病史或心肌活检证实存在炎症浸润、检测到病毒 RNA 的持续表达、血清免疫标志物抗心肌抗体等。

(2)酒精性 DCM:符合 DCM 的诊断标准,且长期过量饮酒(WHO 标准:女性 >40g/d,男性 >80g/d,饮酒 5 年以上);既往无其他心脏病病史,戒酒 6 个月后 DCM 临床状态得到缓解。饮酒是导致心功能损害的独立原因,建议戒酒 6 个月后再作临床状态评价。

(3)围生期心肌病:符合 DCM 的诊断标准,且在妊娠最后 1 个月或产后 5 个月内发病。

(4)心动过速性 DCM:符合 DCM 的诊断标准,快速性心动过速发作时间超过每天总时间的 12%~15%,包括窦房折返性心动过速、房性心动过速、持续性交界性心动过速、心房扑动、心房颤动和持续性室性心动过速等;心室率多在 160 次 /min 以上,少数可能只有 110~120 次 /min,与个体差异有关。

(六)治疗

治疗目标是阻止基础病因介导的心肌损害,控制心衰和心律失常,预防猝死和血栓栓塞,缓解心肌免疫损伤,提高患者生存率和生存质量。

1. **药物治疗** 早期阶段即使无心力衰竭症状,也应采用 β 受体阻滞剂和 ACEI,以延缓或逆转心肌重塑,减少心肌损害,延缓病情发展。中期阶段出现心衰症状时应针对心衰进行治疗。存在液体潴留者应限制钠盐摄入(<3g/d),并合理使用利尿剂。利尿剂通常从小剂量开始,如氢氯噻嗪 25mg/d 或呋塞米 20mg/d,逐渐增加剂量至尿量增加,每天体重减轻 0.5~1kg。一旦症状缓解,病情控制,即以最小有效剂量长期维持。若利尿剂应用不足,会降低机体对 ACEI 类药物的反应,增加使用 β 受体阻滞剂的风险。对于利尿剂抵抗或顽固性心衰患者,可应用超滤治疗,以减轻容量负荷,并可减少心衰患者住院时间和再住院率。

心衰时交感神经系统、肾素 - 血管紧张素 - 醛固酮系统及利钠肽系统异常激活,ACEI 能够改善心衰时血流动力学状态和神经激素的异常激活,所有无禁忌证者应积极使用,不能耐受者可应用 ARB 替代。ARNI 有 ARB 和脑啡肽酶抑制剂的双重作用。脑啡肽酶抑制剂可升高利钠肽、缓激肽和肾上腺髓质素及其他内源性血管活性肽的水平。其代表药物为沙库巴曲缬沙坦钠。适用于 NYHA 心功能分级 Ⅱ ~ Ⅲ级、有症状的 HFrEF 患者。若心衰患者能够耐受 ACEI/ARB,推荐应用 ARNI 替代 ACEI/ARB,以进一步降低心力衰竭的发病率及死亡率。在应用 ARNI 前需停用 ACEI 类药物至少 36h,以降低血管神经性水肿的风险。

长期交感神经系统激活产生大量儿茶酚胺,加重心肌纤维化,应用 β 受体阻滞剂可延缓儿茶酚胺损害心肌,延缓心肌重塑,长期应用 β 受体阻滞剂可使心肌 β₁ 受体上调,改善心脏功能和预后。心衰患者病情稳定后,患者应从小剂量开始使用 β 受体阻滞剂,能耐受者每 2~4 周剂量加倍,直至达目标剂量或最大耐受量(清晨静息心率 55~60 次 /min),尤其适用于心率快、伴室性心律失常和抗 β₁ 受体阳性患者。在使用 ACEI/ARB 及 β 受体阻滞剂的基础上加用醛固酮受体拮抗剂,可使 NYHA 心功能分级 Ⅱ~Ⅲ级的 HFrEF

患者进一步获益,降低全因死亡、心血管死亡、猝死及心衰住院风险。本病较易发生洋地黄中毒,应用剂量宜偏小。

晚期阶段在应用利尿剂、ACEI/ARB、螺内酯和地高辛等药物基础上,可短期(3~5天)静脉应用非洋地黄类正性肌力药物,如多巴酚丁胺或米力农等,以改善症状、度过危险期。

DCM患者由于血液淤滞且高凝,易形成附壁血栓。对于有栓塞风险且无应用阿司匹林禁忌证者宜长期口服阿司匹林;已有附壁血栓形成和发生栓塞者需长期抗栓治疗。心律失常也为DCM的常见症状,可针对性应用抗心律失常药物。辅酶Q10、辅酶A、三磷酸腺苷、极化液、曲美他嗪对改善心肌能量代谢有一定帮助。

2. 非药物治疗 对于DCM伴顽固性终末期心力衰竭和/或恶性心律失常的患者,药物治疗无法改善症状时,建议考虑心脏再同步治疗(CRT)、植入心脏复律除颤器(ICD)甚至心脏移植等非药物治疗控制病情,预防猝死的发生。此类患者往往心腔扩张、心肌重构明显,易并发心脏传导异常,导致房室、室间和/或室内机械收缩不同步,从而进一步恶化已经受损的心脏功能,增加DCM患者的猝死率和总体死亡率。CRT通过同时起搏左右心室,使其收缩同步,在不增加耗氧量的情况下有效增加心输出量,改善DCM合并严重心力衰竭患者的症状。

根据《2018中国心力衰竭诊断和治疗指南》,对于非缺血性心衰患者,优化药物治疗至少3个月,预期生存期>1年:LVEF≤35%,NYHA心功能分级Ⅱ或Ⅲ级,推荐植入ICD,减少心脏性猝死和总死亡率(Ⅰ类推荐,A级证据);LVEF≤35%,NYHA心功能分级Ⅰ级,可考虑植入ICD(Ⅱb类推荐,B级证据)。而对于慢性心衰伴低LVEF,曾有心脏停搏、心室颤动(室颤)或伴血流动力学不稳定的室性心动过速的患者,应植入ICD行二级预防(Ⅰ类推荐,A级证据)。

根据《2018中国心力衰竭诊断和治疗指南》,对于中重度心力衰竭患者在最佳药物优化治疗至少3个月后仍存在以下情况,应行CRT治疗:窦性节律、QRS≥150ms、LBBB图形、EF≤35%(Ⅰ类推荐,A级证据);窦性节律、QRS≥150ms、非LBBB图形、EF≤35%的症状性心衰患者(Ⅱa类推荐,

B级证据);窦性节律、QRS时限130~149ms、LBBB、EF≤35%的症状性心衰患者(Ⅰ类推荐,B级证据)。窦性节律、QRS时限130~149ms、非LBBB、EF≤35%的症状性心衰患者(Ⅱb类推荐,B级证据)。需高比例(>40%)心室起搏的HFrEF患者(Ⅰ类推荐,A级证据);对于QRS时限≥130ms,LVEF≤35%的房颤患者,如果心室率难以控制,为确保双心室起搏可行房室结消融(Ⅱa类推荐,B级证据);已植入起搏器或ICD的HFrEF患者,心功能恶化伴高比例右心室起搏,可考虑升级到CRT(Ⅱb类推荐,B级证据)。

3. 外科治疗 长期严重心衰、内科治疗无效的终末期扩张型心肌病患者,可考虑同种原位心脏移植治疗。

4. 免疫学治疗和基因治疗 免疫调节及免疫吸附可阻止抗体介导的心肌损害,防止或逆转心脏结构改变,改善心脏功能。干细胞移植及基因治疗有望解决DCM患者基因缺陷问题。但由于这些治疗仍不确切,还需要进一步的研究和完善。

(七)预后

DCM一旦发生心力衰竭,则预后不良。5年随访死亡率为35%,10年死亡率高达70%。

二、肥厚型心肌病

肥厚型心肌病(hypertrophic cardiomyopathy,HCM)是以左心室和/或右心室肥厚(常为非对称性)、心室腔变小、左心室充盈受阻和舒张期顺应性下降为特征的心肌病,需排除负荷增加如高血压、主动脉瓣狭窄等疾病引起的左心室壁增厚。根据左室流出道有无梗阻,又可分为梗阻性肥厚型心肌病和非梗阻性肥厚型心肌病。我国患病率为180/10万,30~50岁多见,是青少年和运动员猝死的常见原因之一。

(一)病因与发病机制

HCM为遗传性心肌病,为常染色体显性遗传。约60%的成年HCM患者可检测到明确的致病基因突变,目前已发现27个与HCM相关的致病基因。这些基因在编码粗肌丝、细肌丝、Z盘结构蛋白或钙调控相关蛋白方面有重要作用。基因突变导致肌纤维收缩功能降低,从而出现心肌代偿性肥厚,或基因突变导致钙循环或钙敏感性受

到影响,影响能量代谢,导致心肌肥厚和纤维化、肌纤维排列紊乱和舒张功能障碍。但目前,基因突变导致 HCM 的确切机制仍不明确。

5%~10% 的 HCM 是由其他遗传或非遗传病引起,如先天性代谢性疾病(如糖原贮积病、肉碱代谢疾病、溶酶体贮积病)、神经肌肉疾病(如 Friedreich 共济失调)、线粒体疾病、畸形综合征、系统性淀粉样变等。另外,有 25%~30% 为不明原因的心肌肥厚。

HCM 有猝死的危险性,猝死原因主要是心室颤动。45% 的 HCM 患者存在猝死危险因素。在美国 HCM 是运动相关性猝死的最常见的原因。常发生于平素健康的年轻人(包括运动员)。

（二）病理生理

HCM 的病理生理主要表现在 3 个方面:存在跨流出道压力梯度、心肌舒张功能不全和心肌缺血。

收缩期左心室腔与左室流出道之间出现压力阶差为本病特征。HCM 患者由于肥厚心肌突出于心腔中,特别是阻塞左心室流出道。当心脏收缩时由于流出道部位梗阻形成压力阶差,左室流入道和心尖部是高压区,而流出道是低压区。当室间隔肥厚时,由于室间隔肥厚及心肌细胞内钙水平升高,心肌对儿茶酚胺反应性增高,心室收缩增强,导致左心室流出道血流加速。并在室间隔处产生负压效应,吸引二尖瓣前叶前移(systolic anterior motion,SAM),使其靠近室间隔,引起左心室流出道梗阻进一步加重和二尖瓣关闭不全,加大左心室流出道收缩期压力阶差。根据跨流出道压力不同,2003 年美国心脏病学会 / 欧洲心脏病学会(ACC/ESC)专家共识,将肥厚型心肌病分为:①梗阻性肥厚型心肌病,安静时左心室腔与主动脉瓣下压力阶差≥30mmHg;②隐匿梗阻性肥厚型心肌病,安静时压力阶差 <30mmHg,负荷运动时压力阶差≥30mmHg;③非梗阻性肥厚型心肌病,安静和负荷运动时压力阶差均 <30mmHg。这 3 型 HCM 患者比例各占 1/3。另外,约 3% 的患者表现为左心室中部梗阻,而无左心室流出道梗阻,也无收缩期二尖瓣前向运动(systolic anterior motion,SAM)征象。梗阻性 HCM 患者于胸骨左缘第 3~5 肋间出现收缩期杂音,为粗糙的收缩中晚期喷射性杂音,可伴震颤,约 50% 的患者心尖区可闻及收缩期吹风样杂音。增加心肌收缩力或减少回心血量的因素(如运动、Valsalva 动作、使用硝酸甘油或应用强心药)可使杂音增加,减弱心肌收缩力或增加回心血量的因素(如下蹲、β 受体阻滞剂或抬高下肢等)可使杂音减弱。非梗阻性肥厚型心肌病患者体征常不明显,可闻及第三心音和第四心音。

HCM 患者由于心肌肥厚、心肌纤维化及心肌纤维排列紊乱,导致心肌顺应性降低。流出道梗阻导致射血时间延长,舒张期相对缩短,这些均会导致心肌舒张功能不全。

肥厚型心肌病患者常常伴有心肌缺血,主要机制包括:①心肌壁内小冠状动脉内膜和中层增厚,导致冠状动脉管腔变小。②HCM 时主动脉舒张压降低,左室舒张压增高,影响冠状动脉灌注,使心室壁内血流减少。左心室流出道梗阻引起冠状动脉灌注不足和心肌耗氧增加。③心室充盈压力升高引起心内膜下心肌缺血。

（三）临床表现

HCM 患者临床表现差异较大,主要与左室流出道有无压力阶差及其程度有关。

1. 劳力性呼吸困难 主要与左室顺应性差、舒张末压升高及肺淤血有关,可见于 90% 以上的 HCM 患者,夜间阵发性呼吸困难较少见。

2. 心绞痛 约 1/3 有症状的 HCM 患者出现心绞痛,但冠状动脉造影可正常,对硝酸甘油反应性差。可能与心肌肥厚导致需血量增加,冠状动脉供血减少导致的心肌缺血有关。

3. 晕厥 常发生于患者久坐突然站立或运动后,表现为黑矇或一过性晕厥,可为患者的唯一症状。主要与左室舒张末容量下降、左室流出道梗阻、心排量下降或心律失常造成脑供血不足有关。

4. 猝死 HCM 是青少年和运动员猝死的主要原因,可为首发症状。心搏骤停存活者、自发性持续性室速、未成年猝死家族史、晕厥史、运动后血压不升高反下降、左心室壁或室间隔厚度≥30mm、左室流出道压力阶差 >50mmHg、非持续性室速、房颤及家族性肥厚型心肌病恶性基因型是肥厚型心肌病发生猝死的高危因素。

5. 心悸 与 HCM 时的心功能下降和心律失常有关。

约 10% 的 HCM 患者晚期发生左心室扩张、室壁变薄、类似扩张型心肌病，称为 HCM 扩张期，患者可出现左、右心功能不全的症状。

（四）辅助检查

1. 心电图　敏感度高，但特异性差。心电图改变常表现为左心室高电压、ST 段压低、T 波倒置和异常 Q 波。30%~50% 的 HCM 患者在 Ⅱ、Ⅲ、aVF、V_4~V_6 导联可见深而窄的异常 Q 波（<0.04 秒），但 T 波直立，有助于与心肌梗死相鉴别。心尖肥厚型心肌病患者心电图表现为左心室高电压伴左胸导联 ST 段压低和以 V_3、V_4 为轴心的胸前导联巨大倒置 T 波。动态心电图可见室性期前收缩、阵发性室速、阵发性室上性心动过速和房颤等心律失常。

2. X 线检查　心影正常或左心室轻度增大，可见肺淤血征象。

3. 超声心动图　是诊断肥厚型心肌病的主要方法，典型改变有：①室间隔明显增厚 ≥1.5cm，室间隔/左心室游离壁厚度 >1.3~1.5cm（图 38-3A）；②二尖瓣前叶收缩期前移贴近室间隔；③左心室流出道狭窄；④主动脉瓣收缩中期部分性关闭（主动脉切迹）。心尖肥厚型心肌病于左心室长轴切面见心尖室间隔和左心室后下壁明显肥厚，可达 20~30mm（图 38-3B）。多普勒超声可评估流出道高速血流、二尖瓣反流、左心室流出道压力阶差和左心室顺应性。

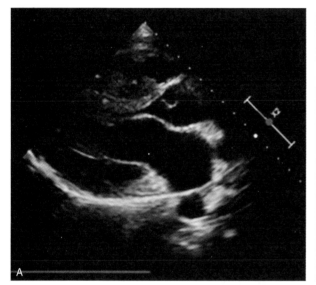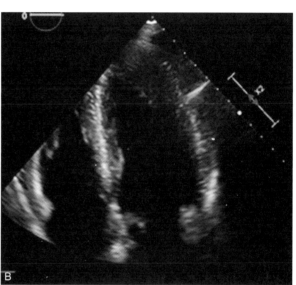

图 38-3　肥厚型心肌病彩超表现
A. 前间隔明显增厚；B. 心尖部明显增厚

4. 磁共振成像　心脏磁共振成像是目前最敏感、可靠的无创诊断方法。可评估患者心肌肥厚程度及心脏瘢痕、纤维化程度，可探查心脏超声不能发现的特殊部位，特别是对非梗阻性 HCM 患者更有诊断价值。

5. 心导管检查　心室顺应性减低，左心室舒张末期压力增高，梗阻者收缩期左心室腔与左室流出道之间压力阶差 >20mmHg 具有诊断意义。心室造影显示左心室腔变形，心尖肥厚型可呈香蕉状、犬舌样和纺锤状。冠状动脉造影多无异常。

6. 心内膜心肌活检　肥厚区域心肌细胞异常肥大，心肌纤维排列紊乱，免疫荧光检查显示儿茶酚胺含量增高。

7. 基因诊断　目前可对常见致病基因突变进行筛查，准确性达到 99.9%，敏感性为 50%~70%。

（五）诊断及鉴别诊断

根据劳累性胸痛、呼吸困难和晕厥等症状，心脏杂音特点及典型超声心动图改变，可诊断肥厚型心肌病。对患者直系亲属进行心电图和超声心动图检查，有助于肥厚型心肌病的早期发现。心尖肥厚型心肌病可根据特征性心电图表现、超声心动图和心室造影表现确诊。

2007 年《中国心肌病诊断与治疗建议》制定了 HCM 诊断标准。

临床诊断 HCM 的主要标准：①超声心动图

提示左心室壁或/和室间隔厚度超过15mm;②组织多普勒超声、磁共振发现心尖、近心尖室间隔部位肥厚,心肌致密或间质排列紊乱。

次要标准:①35岁以内患者,12导联心电图 I、aVL、V_4~V_6导联ST段下移,深对称性倒置T波;②二维超声室间隔和左室壁厚11~14mm;③基因筛查发现已知基因突变或新的突变位点,与HCM连锁。

排除标准:①系统疾病,如高血压病、风湿性心脏病二尖瓣病、先天性心脏病(房间隔、室间隔缺损)及代谢性疾病伴发心肌肥厚;②运动员心脏肥厚。

临床确诊HCM标准(符合以下任何一项):1项主要标准+排除标准;1项主要标准+次要标准③即阳性基因突变;1项主要标准+排除标准②;次要标准②和③;次要标准①和③。

家族性肥厚型心肌病诊断标准:除先证者外,三代直系亲属中有两个或两个以上成员诊断肥厚型心肌病,或存在相同DNA位点变异。

肥厚型心肌病的诊断需排除高血压和运动员心脏肥厚。超声心动图、心内膜心肌活检继而心血管造影有助于鉴别诊断。对于HCM患者,应进行危险分层,以识别猝死高危HCM患者(表38-4),预防猝死。

表38-4 猝死高危HCM患者

主要危险因素	次要危险因素
心搏骤停(心室颤动)存活者	非持续性室性心动过速
自发性持续性室性心动过速	心房颤动
未成年猝死家族史	家族性肥厚型心肌病恶性基因型,如α-MHC、cTnT和cTnI的某些突变位点
晕厥史	
运动后血压反应异常,收缩压不升高或反而降低,运动前至最大运动量负荷点血压峰值差小于20mmHg	
左室壁或室间隔厚度超过或等于30mm	
流出道压力阶差超过50mmHg	

(六)治疗

治疗目标是改善左心室舒张功能,减轻左心室流出道梗阻,缓解症状,预防猝死,提高长期生存率。

1. **药物治疗** 对于无症状的HCM患者是否需要治疗仍存在分歧,部分学者主张无症状HCM患者可不给予药物治疗。为延缓和逆转HCM患者心室重构,可给予小至中等量β受体阻滞剂和非二氢吡啶类钙通道阻滞剂。如美托洛尔25~50mg/d,地尔硫卓90mg/d,维拉帕米缓释片240mg/d。对有症状HCM患者,应进行生活指导,避免剧烈运动、持重和屏气。流出道梗阻者避免使用增强心肌收缩力和减少心脏容量负荷的药物(如洋地黄、硝酸类制剂和利尿剂等),以免加重左心室流出道梗阻。药物治疗常用β受体阻滞剂和非二氢吡啶类钙通道阻滞剂。β受体阻滞剂是梗阻性HCM患者的一线药物,机制是抑制心脏交感神经兴奋性,减慢心率并降低心肌收缩力,使舒张期充盈时间延长,室壁张力降低,降低心肌耗氧量,改善胸痛和劳力性呼吸困难,同时具有抗心律失常作用。可从小剂量开始,根据心室率和流出道压力差水平逐渐调整到最大耐受剂量,无明显不良反应者应坚持服药,避免突然停药。非二氢吡啶类钙通道阻滞剂能够选择性抑制细胞膜钙内流,降低细胞膜钙结合力和细胞内钙利用度,降低左心室收缩力,改善心室顺应性和心室流出道梗阻,同时具有负性频率作用,常用于β受体阻滞剂效果不佳或合并β受体阻滞剂禁忌证的患者。首选维拉帕米和地尔硫卓,由于CCB具血管扩张作用,严重流出道梗阻患者用药初期需严密观察。有报道,丙吡胺治疗流出道梗阻优于β受体阻滞剂,但心脏外副作用相对多见。

14%~16% 肥厚型心肌病患者随年龄增长逐渐出现扩张型心肌病症状和体征,称肥厚型心肌病的扩张型心肌病相(HCM with DCM like features),此时应按扩张型心肌病伴心衰治疗。

HCM 伴发心房颤动患者易发生栓子及脱落,建议应用华法林抗凝治疗,以降低血栓栓塞风险。由于 HCM 患者易患心内膜炎,术前应预防性应用抗生素。

当 HCM 合并急性梗阻时,应紧急卧位,抬高下肢以增加回心血量;静脉给予去氧肾上腺素升高血压,如有贫血积极纠正贫血。HCM 患者合并房颤血栓栓塞发生率高,应给予抗凝治疗。

2. 外科手术治疗 外科手术是治疗内科治疗无效的梗阻型 HCM 的"金方法",治疗效果较好,病死率较低(1%~2%)。适应证:药物治疗无效、症状明显、LVOT 压差静息时≥30mmHg 或应激时≥50mmHg,且室间隔心肌极度肥厚、能够耐受手术。手术目的是使左室流出道增宽,消除二尖瓣收缩期前移和间隔与二尖瓣的接触(SAM 征),手术有效率为 70%~80%。最常用的手术方式是经主动脉途径的室间隔心肌切开或部分切除术(Morrow 术),对于二尖瓣前叶明显冗长的患者可同时行二尖瓣前叶缝折术,以减少术后 SAM 征持续存在的可能。主要并发症包括完全性房室传导阻滞、室间隔缺损和主动脉瓣反流等。

3. 经皮腔内间隔心肌消融术(PTSMA) 经皮腔内间隔心肌消融术是通过导管将无水酒精注入前降支的一条或多条间隔支,造成相应肥厚间隔部分的心肌梗死,使室间隔基底部变薄,减轻左室流出道压差和梗阻的方法,又称酒精消融术。中短期的研究显示该方法能够有效地降低流出道压差,改善症状和增加活动耐量。

(1)适应证:①超声心动图证实符合 HCM 的诊断标准,梗阻位于主动脉瓣下而非心室中部或其他部位,室间隔厚度≥15mm。②有明显的临床症状,例如明显劳累性气短、心绞痛、晕厥等。③药物治疗效果不佳,或不能耐受药物副作用。④导管测压显示 LVOT 压力阶差静息时≥50mmHg,或 LVOTG 静息时在 30~50mmHg,应激时≥70mmHg。若有明显晕厥(需除外其他原因)等临床症状,压差可适当放宽。⑤心脏血管解剖适于行 PTSMA。

(2)非适应证:①非梗阻性肥厚型心肌病;②合并必须进行心脏外科手术的疾病,如严重二尖瓣病变、冠状动脉三支病变等;③无或仅有轻微临床症状,即使 LVOT 压差高亦不应进行 PTSMA 治疗;④不能确定靶间隔支或球囊在间隔支固定不确切。年龄虽无限制,但原则上对年幼及高龄患者应更慎重,权衡利弊后再决定是否行 PTSMA 治疗。

(3)并发症:①治疗相关死亡率在 2%~4%;②高度或Ⅲ度房室传导阻滞,需要安装起搏器治疗,占 2%~10%;③束支阻滞:发生率可达 50%,以右束支为主;④非控制性心肌梗死:与前降支撕裂、酒精泄漏、注入部位不当等有关;⑤急性二尖瓣关闭不全,需要急诊外科手术治疗。

PTSMA 虽是很有潜力的治疗方法,但有关经验和长期安全性随访资料均有限。因为毕竟是造成了局部的心肌瘢痕,所以术中、术后均会有室性心律失常发生的可能,建议最好局限于一些有经验的医院和专家,以便将治疗危险性降到最低,避免造成不必要的心肌损伤和医源性心律失常。

4. 植入 DDD 起搏器 植入双腔 DDD 起搏器对有严重症状的梗阻型 HCM 可能有用。DDD 起搏器需设置短的 AV 间期以改变左心室的激动顺序,使远离肥厚间隔部位的心肌提前收缩,而室间隔收缩相对滞后,以减轻左心室流出道梗阻。HCM 患者植入 DDD 起搏器需保证心室电极必须置于真正的右心室尖,设置的房室间期须短于窦性心律的 PR 间期,以保证远离肥厚间隔部位的心肌提前收缩,缓解流出道梗阻。但其确切的疗效仍有待证实,有研究结果显示 DDD 起搏器缓解梗阻的效果与安慰组相同。因此不鼓励植入双腔起搏器作为药物难治性 HCM 患者的首选方案。

5. 心源性猝死的预防 猝死的预防是 HCM 患者最为重要的问题。避免参加竞技性体育活动及应用胺碘酮可能有助于预防猝死,而埋藏式心脏复律除颤器(ICD)是预防 HCM 患者猝死最有效的治疗方法。一项 HCM 高危患者多中心前瞻性研究显示,3 年中 ICD 在近 25% 的患者中有效终止了致命性心律失常。若 HCM 患者具备下述情况任意一项均建议植入 ICD:①具有室颤、持续性室性心动过速或心搏骤停(SCD 未遂)的个人史；②早发 SCD 家族史，包括室性快速心律失常的 ICD 治疗史；③不明原因的晕厥；④动态心电图证实的非持续性室速；⑤左心室壁最大厚度≥30mm。

（七）预后

年病死率 2%~4%，多为猝死，儿童和有晕厥史成年人预后较差。

三、限制型心肌病

限制型心肌病（restrictive cardiomyopathy，RCM）以单侧或双侧心室充盈受限和舒张期容量减少为特征，而收缩功能和室壁厚度正常或接近正常，可见间质纤维增生。RCM 心肌僵硬度增加，导致舒张功能障碍。RCM 准确发病率未知，但远较 DCM 和 HCM 发病率低，呈世界性分布，大多零散发生。多见于热带及温带地区，我国仅有散发病例，多数年龄在 15~50 岁，男女比为 3:1。

（一）病因

病因尚不明确。可能与非化脓性感染、体液免疫异常、过敏反应和营养代谢不良等有关。RCM 可以是特发性，也可以是家族性或继发性疾病。家族性为常染色体显性遗传。已发现编码肌钙蛋白 I 的 TNNI3 基因和编码 β 肌球蛋白重链的 MYH7 基因突变与本病有关。近期研究显示，原发性 RCM 的发生可能与嗜酸性粒细胞增多有关。在 RCM 初期，常常伴有嗜酸性粒细胞增多，这些异常的嗜酸性粒细胞可释放出阳离子蛋白等细胞毒性蛋白，引起心内膜炎、心肌纤维化等。淀粉样变性是继发性 RCM 的常见原因，其他还可见于浸润性疾病如黏多糖症和肉瘤，也可见于贮积性疾病如血色病性心肌病、糖原贮积症 Fabry 病等。

（二）病理生理表现

RCM 可累及一侧心腔，也可同时累及双侧心腔。早期内镜下可见心内膜下心肌排列紊乱和间质纤维化，其后心内膜逐渐增厚变硬，外观呈珍珠样白色。病变常先累及心尖部，逐渐扩展至心室流出道，可合并附壁血栓。心室腔可无增大，心房常扩张，可伴二尖瓣、三尖瓣关闭不全，冠状动脉常无受累。病变发展到严重阶段时，心内膜增厚和间质纤维化显著，组织学变化常为非特异性。

由于 RCM 心内膜纤维组织增生，心室顺应性降低，导致心室舒张功能障碍和心室充盈下降，其病理生理学变化类似缩窄性心包炎。可伴有明显的肺淤血征象。

（三）临床表现

RCM 的临床表现无特异性。在疾病初期常表现为发热、倦怠等症状，随病情进展逐渐出现运动耐量降低、心悸、呼吸困难和胸痛等症状，主要与心率加快时心输出量不能相应增加有关。并出现水肿、颈静脉怒张、肝大和腹水等心功能不全表现，类似于缩窄性心包炎。根据受累心腔不同，RCM 的临床表现可分为左室型、右室型及混合型。左心室型出现左心功能不全表现，如易疲劳、呼吸困难、咳嗽及肺部湿性啰音等；右心室型和混合型则以右心功能不全表现为主，如颈静脉怒张、吸气时颈静脉压增高[库斯莫尔征（Kussmaul sign）]、肝大、腹水、下肢或全身水肿，可出现栓塞和猝死。血压常偏低、脉压小；可闻及第三心音奔马律，累及二尖瓣和三尖瓣时，相应听诊区可闻及反流性杂音。

（四）辅助检查

1. 心电图 非特异性 ST-T 改变，部分患者可见低电压、病理性 Q 波及束支传导阻滞，可出现各种类型心律失常，房颤多见。

2. 胸部 X 线 心影正常或轻中度增大，可见肺淤血表现，偶见心内膜钙化。

3. 超声心动图 心室腔缩小或正常，心房扩大，心室壁可增厚，心内膜增厚，回声增强，可见附壁血栓形成，房室瓣可有增厚、变形，造成瓣膜关闭不全，彩色多普勒超声可见反流信号，约 30% 患者伴心包积液。多普勒心动图的典型表现是舒张期快速充盈，随之突然终止。

4. 心导管检查 舒张期刚开始时心室压力快速下降，其后压力迅速回升至平台状态，这种骤降后又呈现高原波的压力变化称为"平方根"征，此种血流动力学表现也见于缩窄性心包炎患者。左心室充盈压常高于右心室充盈压 5mmHg 以上，肺动脉压常超过 50mmHg，右心室舒张末压<1/3 右心室收缩压。左心室造影可见心室腔缩小和心尖部钝角化，部分患者可见附壁血栓。

5. 磁共振成像 心内膜增厚、内膜面凹凸不平，可见钙化灶。RCM 患者心包一般不增厚，心包厚度≤4mm 一般可除外缩窄性心包炎，有助于与缩窄性心包炎鉴别。

6. **心内膜心肌活检** 是确诊 RCM 的重要检查。可见心内膜增厚和心内膜下心肌纤维化，对原发性限制型心肌病及与心内膜弹性纤维增生症的鉴别有重要意义。

（五）诊断和鉴别诊断

早期诊断较困难，对出现倦怠、乏力、劳力性呼吸困难、水肿等心衰症状，心室无明显扩大但心房扩大的患者应考虑本病。主要与缩窄性心包炎相鉴别。心肌活检可用于原发性和继发性限制型心肌病的鉴别。

（六）治疗

缺乏特异性治疗方法，主要是缓解症状、纠正心功能不全及针对原发病的治疗。对嗜酸性粒细胞增多症引起的心内膜病变，给予糖皮质激素和羟基脲，可有效控制原发病，延缓心内膜下心肌纤维化进程。心衰患者对常规治疗反应欠佳，常表现为难治性心衰；利尿剂可降低心脏前负荷、减轻肺循环和体循环淤血、降低心室充盈压、改善症状。伴快速房颤者可小剂量应用洋地黄，伴附壁血栓或曾发生栓塞者应尽早使用华法林等抗栓药物。合并瓣膜反流者可行瓣膜修复术或人工瓣膜置换术，严重心内膜心肌纤维化者可行心内膜剥脱术，也可考虑心脏移植。

（七）预后

本病预后不良，呈进行性加重，心衰常为主要死因。

四、致心律失常性右室心肌病

致心律失常性右室心肌病（arrhythmogenic right ventricular cardiomyopathy，ARVC）又称致心律失常性右室发育不良或右室心肌病，是一种右心室心肌被纤维脂肪组织进行性替代，以心律失常、心力衰竭和猝死为主要临床表现的非炎性非冠状动脉心肌疾病，多见于青少年时期。患者常存在右心室结构及功能异常，早期呈区域性，晚期累及整个右心室，甚至部分左心室和心房，常伴右心室起源的折返性室速，可致猝死。ARVC 患病率在 0.02%~0.1% 之间，青年常见，男女之比约为 2.7∶1。

（一）病因与发病机制

ARVC 具有明显的遗传和家族背景，家族性发病占 30%~50%，呈现 9 种不同的染色体显性遗传方式，已证实 7 种基因突变与致心律失常性有右室心肌病有关。约 2/3 患者心肌可见散在或弥漫性炎性细胞浸润，因此炎症反应也是重要的发病机制之一。纤维脂质浸润可能是慢性心肌炎症的修复现象。动物实验证实，柯萨奇 B$_3$ 病毒感染可出现选择性右室心肌细胞死亡，以及心室室壁瘤形成等右室心肌病特征性表现，但在临床研究中，对心肌细胞病毒基因片段的检测结果尚有争议。家族性病例中检测到病毒基因片段的阳性率低于散发病例，提示病毒感染在非家族性致右室心肌病的发生中具有重要作用和地位。

（二）病理

右心室局部心肌或全部心肌被脂肪组织和/或纤维脂肪组织替代，主要累及流出道、心尖和前下壁的右心室"发育不良三角区"，可有散在或弥漫性炎性细胞浸润，病变部位心肌变薄，可伴心肌膨隆或瘤样扩张。部分可累及心房或左心室。

（三）临床表现

ARVC 多见于青中年，是运动性猝死的主要原因之一。临床表现与右心室病变范围有关，主要表现为右心室扩大、室性心律失常和难治性右心衰。根据病程，ARVC 可分为 4 期：

1. **隐匿期** 右室结构仅有轻微改变，室性心律失常可存在或不存在，突发心源性猝死可能是首次表现，且多见于剧烈活动或竞争性体育比赛的年轻人群。

2. **心律失常期** 表现为症状性右室心律失常，同时伴有明显的右室结构功能异常，可发生猝死。

3. **右心功能障碍期** 由于进行性及迁延性心肌病变导致右心功能不全，左心室功能相对正常。

4. **终末期** 由于累及左室导致双室功能衰竭，易与双室扩张的 DCM 混淆。

（四）辅助检查

1. **心电图** ①完全或不完全右束支传导阻滞；②无右束支传导阻滞患者右胸导联（V$_1$~V$_3$）QRS>110ms，特异性较高；③右胸导联 QRS 波群终末部分出现 epsilon 波，提示部分右心室心肌延迟激动；④平均信号心电图示晚电位异常；⑤右胸导联出现与右束支传导阻滞无关的倒置 T

波（>12 岁者）；⑥频发室性期前收缩伴室速,室速多呈左束支传导阻滞图形；⑦多形性室速、病态窦房结综合征、房室传导阻滞及室上性心动过速也较常见。

2. **心脏影像学检查** 胸片可见右心室扩大,心胸比≥0.5,肺血减少。超声心动图示:右心室扩大、收缩功能降低和局限性反常运动；室壁变薄、局部膨隆或囊状突出,呈室壁瘤样改变,部分患者可见附壁血栓。磁共振成像提示右心室心肌变薄及心肌脂肪浸润,右心室肌小梁排列紊乱,局部可膨出,呈室壁瘤样变。右心室造影可见弥漫或局限性膨隆、室壁运动障碍和肌小梁肥大。三尖瓣下与漏斗部膨出合并肌小梁肥大对诊断右室心肌病的特异性达 96%,敏感性 87.5%,但极度扩大的右心室显影欠佳。

3. **电生理检查** 右心室传导减慢,病灶部位更慢,传导速度不均形成折返环,因而易反复发生室性心律失常,多呈左束支传导阻滞图形。电生理检查可用于标测室速部位,指导药物选择或射频消融治疗。

4. **心内膜心肌活检** 心内膜活检是确诊 ARVC 的有效手段。至少 1 份活检组织显示残余心肌细胞减少,被纤维和 / 或脂肪组织替代,并可见炎性细胞浸润。活检组织常取自最常受累的右室游离壁,由于该处心肌菲薄,有发生心肌穿孔的危险。由于取材部位的限制,活检阴性不能除外 ARVC。

（五）诊断

对反复心悸和晕厥患者,根据右心室扩大、反复发作室性心律失常和室速心电图表现为左束支传导阻滞图形,结合心脏影像学检查和电生理检查表现可确诊。不典型者可行心内膜心肌活检,但假阳性率较高。

为评估右室心肌病患者心源性猝死的危险度,将右室心肌病的危险度进行分层。以下情况属于高危患者:①既往有心源性猝死事件发生；②存在晕厥或记录到伴血流动力学障碍的室速；③QRS 波离散度增加；④超声心动图或心脏磁共振成像证实严重右心室扩张；⑤累及左心室,如局限性左心室壁运动异常或扩张伴收缩功能异常；⑥疾病早期即有明显症状,特别是有晕厥前症状者。

（六）鉴别诊断

1. **特发性右室流出道室速** 起源于右心室流出道的特发性室速,窦性心律时心电图正常,无心室晚电位,超声心动图无右室扩大,无猝死和家族遗传史,多数预后良好。

2. **Uh1 畸形** Uh1 畸形为真性先天畸形,属少见疾病。右心室极薄,心肌完全缺如,仅存心内膜和心外膜,又称"羊皮纸心"。婴幼儿多见,常早年死于充血性心衰。

3. **Brugada 综合征** 为遗传性心脏离子通道疾病,常表现为反复晕厥。心电图示≥1 个右胸导联穹窿样 ST 段抬高≥2mm,记录到室速或有猝死家族史,但心脏结构正常。

（七）治疗

由于病因不明,本病尚无根治方法。目前主要是治疗右心衰和心律失常,预防猝死。劳累是 ARVC 出现恶性心律失常及猝死的重要诱因,因此,ARVC 患者应限制运动,不宜参加竞技运动。抗心律失常药物可选用 β 受体阻滞剂和胺碘酮。室速反复发作或伴晕厥的高危患者,首选 ICD 植入。由于 ARVC 多位点导致心律失常,射频消融治疗右室心肌病室速成功率低,复发率高,且由于室壁菲薄,易发生穿孔等并发症,可用于药物治疗无效的室速及植入 ICD 后反复放电的患者。重症患者可考虑心脏移植。出现房颤、明显心室扩张或室壁瘤时应抗栓治疗预防栓塞并发症。

五、未分类心肌病

（一）心肌致密化不全

心肌致密化不全(noncompaction of the ventricular myocardium, NVM),又称海绵状心肌、蜂窝状心肌,是一种先天遗传性心脏畸形。该病是在胚胎发育过程中,由于基因突变导致心室肌致密化过程停滞,造成致密化不全的一种少见遗传病。如果不合并其他先天性心脏病,则称之为孤立性心肌致密化不全(isolated noncompaction of the myocardium, INVM)。

1. **认识过程** 1932 年,Bellet 等人对 1 例新生儿尸检时发现其心室肌呈现胚胎窦状隙残留。1969 年,对 1 例先天性心脏病患儿行心室造影时发现舒张期其左室壁为海绵状,收缩期有对比剂滞留在肌小梁内。在此之后,陆续有不同的病例报道发现该类心肌病变,但在其发病机制、疾病分类等方面一直缺少系统性的认识。直到1990年,美国的Chin在Circulation上报道了对8例孤立性心肌致密化不全患者的研究,首次将其命名为心肌致密化不全(NVM)。2006年,美国心脏病学会AHA将其归为原发性遗传性心肌病。2008年,欧洲心脏病学会ESC将其归类为未分型心肌病。

2. 遗传学特点　心肌致密化不全发病呈现散发性和家族性两大类,其中家族发病者占18%~25%。现已发现,心肌致密化不全的遗传方式可以有常染色体显性遗传、X连锁遗传、线粒体遗传等。目前已经发现有G4.5、MYBPC3、FKBP-12基因等多个位点的基因突变可能和心肌致密化不全相关。值得注意的是,这些基因突变还与多种心肌病、骨骼肌病、线粒体疾病相关。如此复杂的遗传学背景,也解释了很多心肌致密化不全往往合并多种遗传病,其确切的遗传学机制仍待进一步研究。

3. 发生机制　在人的胚胎发育过程中,初始的胚胎心肌是由心肌纤维形成的肌小梁和深陷的小梁间隙(即隐窝)交织而成的"海绵状"结构,小梁间隙与心室腔相通,因此血液可通过小梁间隙供应心肌。在胚胎发育至4~6周时,心肌开始逐渐致密化,大部分的小梁间隙压缩成毛细血管,形成冠状动脉。在此心肌致密化的过程中如果出现障碍,将会导致肌小梁与小梁间隙共存,形成心肌致密化不全。心肌致密化不全主要累及左心室,少数累及右心室。心肌致密化的过程是从心外膜向心内膜、从基底部向心尖部进行的,因此受累心肌可出现两层结构。外层由正常的致密化心肌组成,心外膜心肌与正常心肌结构相同。而内层的心内膜心肌由非致密化心肌组成,常常表现为粗大肌小梁与小梁隐窝并存,部分隐窝内可见附壁血栓。

4. 临床表现　该病的临床表现缺乏特异性,临床上出现心功能不全、心律失常、栓塞和猝死。心内膜下低灌注和微循环障碍所致的心肌收缩功能不全,以及异常粗大的肌小梁所致的舒张功能不全是造成心功能不全可能的机制。心功能不全是心肌致密化不全的常见临床表现之一,常呈进行性加重,也是心肌致密化不全患者首诊的主要原因。心肌致密化不全患者心律失常的发生率较高,有报道可高达88%~94%。可表现为窦性心动过缓、预激综合征、心房颤动、房室传导阻滞、QT间期延长、室性心动过速甚至心室颤动等,这可能与肌小梁及分支的连接不规则导致的心肌电生理不稳定有关系。此外,血液在小梁间隙瘀滞,极容易形成血栓,进而引发脑栓塞、肺栓塞、肠系膜血管栓塞等问题。

心肌致密化不全本身尚无特殊治疗措施,临床上主要针对心功能不全、心律失常和栓塞进行治疗。根据病变累及范围的不同、有无合并症等因素,心肌致密化不全患者的预后差别较大,可能长期存活,也可能因心力衰竭及严重心律失常而死亡。

5. 诊断　心肌致密化不全的诊断主要有赖于其特殊的心肌结构,最经典也是最常用的手段是超声心动图检查,近些年来,心脏MRI的应用也越来越广泛。除此之外,心脏CT、心导管检查、核素显像等也能为诊断提供帮助。

临床上应用最广泛的超声心动诊断左心室NVM的标准为Jenni标准:①不合并存在其他的心脏畸形;②心室壁呈双层结构,内层非致密层相对较厚,其间可见深陷隐窝,心室收缩末期内层非致密化心肌厚度与外层致密化心肌厚度比值>2:1;③病变区域主要位于心尖(>80%),其次是侧壁和下壁中部;④彩色多普勒可见间隙内血流与心腔相通,而不与冠脉循环相通。此外还有Chin标准、Stollberger标准等,但由于本身的局限性,应用相对有限。

超声心动图检查的不足在于视野小,对操作者的依赖性过高,而且对心外膜的探测存在局限。此外,如果患者体形肥胖,或者肺部疾病致声窗较差时,超声心动图的应用也大大受限。为弥补超声心动图诊断心肌致密化不全的不足,很多情况下需要结合心脏MRI显像。不过,目前心脏MRI对心肌致密化不全的诊断尚无统一共识,基本沿用超声心动图的诊断标准。应用心脏MRI,我们可以看到内层非致密化心肌呈"栅栏状",肌小梁增多粗乱,隐窝深陷,偶可及隐匿的附壁血栓。

心肌致密化不全目前尚无特效的治疗方法,

主要是针对临床表现进行治疗。积极纠正心衰、心律失常及预防栓塞并发症。

（二）应激性心肌病（Tako-Tsubo 心肌病）

应激性心肌病又叫 Tako-Tsubo 心肌病、左室心尖部气球样变综合征,临床表现与急性心肌梗死相似,心电图表现为 ST 段抬高、病理性 Q 波,部分患者伴有心肌酶及心肌标志物的升高,但冠脉造影无冠状动脉闭塞,左室造影显示心尖部收缩减弱呈球囊样改变,一般预后良好。

1. **认知与命名过程** 1990 年日本科学家 Detek 和 Sato 等人发现应激状态可诱发一过性的左心室功能不全,心室造影表现为左室心尖和前壁下段运动减弱或消失,而基底部心肌收缩代偿性增强,收缩末期左室造影呈底部圆隆、颈部狭小的 “短颈圆瓶” 样图形,类似日本古代抓捕章鱼的瓶子,日语中 Tako 为章鱼,Tsubo 为瓶子,因此将其命名为 “Tako-Tsubo 心肌病”。由于本病之前往往存在心理或者躯体的应激反应,血儿茶酚胺等应激性物质水平明显升高,因此也被称为应激性心肌病。随着对该病发病机制认识的不断深入,Tako-Tsubo 心肌病也被赋予了越来越多的叫法,如破碎之心综合征、应激诱发的心肌顿抑、Ampulla 综合征等。2006 年 AHA 将其归为原发性获得性心肌病,2008 年 ESC 将其归为未分类心肌病。目前,应激性心肌病的具体机制仍不清楚。虽有冠脉痉挛假说、微血管痉挛假说、心肌顿抑假说等多种假说,但仍不能解释应激性心肌病所有临床现象。

2. **临床表现** 该病好发于绝经期妇女和老龄妇女,为男性发病率的 6~7 倍。大多数患者会出现类似 AMI 的剧烈胸痛,且持续时间较长,可达数小时。在发病后的 4~24h,心电图可出现胸前导联 ST 段抬高 2~3mm,在病情恢复期（2~18天）出现 T 波倒置。并可出现病理性 Q 波,伴有心肌酶及心肌损伤标志物的升高。超声心动图会有一过性室壁运动异常和射血分数下降,易被误认为 AMI。但该病患者发病期多有强烈的心理或躯体应激状态,大多数患者冠造影无明显异常,或仅有 50% 以下的狭窄。左心室造影呈现为典型的心尖部和前壁下段运动减弱甚至消失,呈球样扩张,心底部代偿性收缩增强,收缩期呈典型的 “章鱼篓” 样改变。应激性心肌病以女性居多,临床表现酷似 AMI,但冠状造影无明显狭窄,在发病前常有强烈的心理或躯体应激状态,急性期心脏收缩功能低下,但能迅速康复。

3. **诊断** 目前,临床诊断 Tako-Tsubo 心肌病仍存在一定的困难,诊断标准尚不统一,不过不论哪种标准,诊断前都需要除外心肌病、脑出血、嗜铬细胞瘤等情况。Abe 和 Kondo 认为原发性 Tako-tsubo 心肌病的诊断应包括 2 个主要标准:左室心尖部可逆的球囊样室壁运动异常和基底段收缩功能异常;此外还有 3 个次要标准:精神和躯体诱发因素、类心肌梗死和心肌酶轻度升高。Kevin Bybee 教授推荐的标准则包括新发的心电图异常、阴性的冠脉造影结果以及一过性左室运动减弱等。Prasad 教授制定的诊断标准中除了上述排除标准外,还有以下三条:①短暂的左心室心尖部运动减弱或消失,且累及范围与单支冠状动脉的供血区域不一致;②冠状动脉造影无明显的狭窄性病变,也无斑块急性破裂的征象;③新出现的心电图异常（ST 段抬高或 T 波异常）或血肌钙蛋白水平升高。

4. **治疗及预后** 在治疗方面,本病尚无有效治疗方案,主要进行对症和支持治疗。给予心电监测、吸氧、吗啡止痛等对症治疗。如果出现血流动力学障碍,可以给予血管活性药物或主动脉内球囊反搏。如果出现房颤、心尖部血栓形成,可予控制室率、抗凝治疗。本病一般预后良好,左室收缩功能往往在数天或数周恢复正常。但亦有报道少数患者因发生心脏破裂、室速、室颤等恶性心律失常危及生命的病例。

第三节　离子通道病的研究进展

心脏离子通道病（ion channelopathy）是指编码心肌细胞各主要离子通道亚单位的基因突变导致离子通道功能异常的一组遗传病。多数心脏离子通道病具有特殊心电图表现,临床以恶性室性心律失常和猝死为特征,可表现为多种恶性快速性心律失常（如多形性室速、尖端扭转型室速、室颤等）或缓慢性心律失常（如病态窦房结综合征、房室传导阻滞等）,通常不伴有心脏结构解剖学异常,该类疾病绝大多数为单基因遗传,以常染色体显性遗传最为常见,有家族性倾向。目前将长

QT 间期综合征（LQTS）、短 QT 综合征（SQTS）、Brugada 综合征（BrS）、儿茶酚胺敏感性室速（CPVT）、独立性房颤和先天性传导系统疾病统称为遗传性离子通道疾病（inherited ion channel diseases）。

一、长 QT 间期综合征

长 QT 间期综合征（long QT syndrome，LQTS）是心电图 QT 间期延长，伴有恶性心律失常，尤其是尖端扭转型室速（TdP）、晕厥和猝死的临床综合征。长 QT 间期综合征是人类发现的第一个离子通道病，推动了离子通道病乃至整个遗传性心律失常的研究进展。

对 LQTS 最早的报道要追溯到 1957 年，Jervell A 和他的同事 Lange-Nielsen F 首次报道了 QT 间期延长、先天性耳聋、儿童期高发为特征的家族性疾病，该家系 6 个兄妹中 4 个患者 QT 间期延长、耳聋和晕厥，3 人 10 岁前发生猝死，之后该综合征被命名为 Jervell-Lange-Nielsen（JLN）综合征，又称耳聋的 QT 间期延长综合征、耳心综合征。1963—1964 年，Romano 和 Ward 等人又分别报道了不伴耳聋的 LQTS，后人称之为 Romano-Ward 综合征（RWS）。1974 年 G. Vincent 和 1975 年 P. Schwartz 也分别报道了这方面的病例，并提出这两种疾病其实只是一种疾病的两个变化类型，并首次使用 "long QT syndrome（LQTS）" 这个统一的名词，1985 年此命名被正式使用。1991 年，Vincent 研究组的 M. Keating 等人首先发现了 LQTS 相关的基因连锁位点。1996 年，又是 Vincent 研究组的学者 Wang Qing 等发现了 1 型 LQTS 的致病基因 KCNQ1，为 LQTS 分子生物学遗传机制研究及其与临床的关系奠定了基础。随后又发现了 3 型 LQTS 的致病基因 SCN5A。到目前为止，已发现的 LQTS 致病基因已有 15 个，突变点达 700 多个。

（一）临床特点及诊断标准

因 LQTS 心室复极异常，可诱发快速性心律失常尤其是尖端扭转型室速，出现晕厥和猝死。该病在婴幼儿时期即可发病，一般发病越晚，猝死风险越低。运动、紧张、焦虑等交感神经兴奋或应用类肾上腺素能药物常可诱发心律失常的发作，根据心室率的快慢和发作持续时间，临床可表现为短暂的黑矇、晕厥或猝死。LQTS 诊断标准一直以来遵循 1993 年 Schwartz 积分标准（表 38-5）。

根据临床和基础研究的进展，2013 版专家共识对其诊断标准进行了更新：

具备以下 1 种或多种情况，可确诊：

表 38-5　遗传性 LQTS 的诊断标准

诊断依据		记分
ECG 表现	QTc>480ms	3
	460~470ms	2
	>450ms（男）	1
	TdP *	2
	T 波交替	1
	T 波切迹（3 导联以上）	1
	静息心率低于正常 2 个百分位数	0.5
临床表现	晕厥：紧张引起	2
	晕厥：非紧张引起	1
	先天性耳聋	0.5
家族史	家庭成员中有肯定的 LQTS	1
	直系亲属中有 <30 岁的心脏性猝死	0.5

注：* 除外继发性 TdP；得分 >4 分为肯定的 LQTS，2~3 分为可能的 LQTS。QTc 为 QT/RR 间期的开平方根。

1. 无延长 QT 的继发原因、风险评分 ≥ 3.5。

2. 存在至少一个基因上的明确致病突。

3. 无延长 QT 的继发原因、12 导联 ECG 上 QTc ≥ 500ms。

以下情况可以诊断：

有不明原因晕厥、无延长 QT 的继发原因、无致病突变、12 导联 ECG 上 QTc 在 480~499ms。

（二）治疗

LQTS 标准治疗是抗交感神经活性治疗。β 受体阻滞剂是有症状 LQTS 患者的首选治疗。应首选普萘洛尔（2~4mg/kg 体重），对于不能耐受或不能坚持每日多次服药者，可以考虑长效制剂，如纳多洛尔、美托洛尔缓释片、卡维地洛、盐酸阿罗洛尔等，应避免使用美托洛尔普通片剂。对极少数在使用药物的基础上还有晕厥发作的患者，要考虑加上左心交感神经切除手术（left cardiac sympathetic denervation，LCSD）或起搏器、ICD 等器械治疗。

2013 年专家共识对 LQTS 的治疗提出了合理建议（表 38-6），有助于临床实践。

表 38-6　2013 版专家共识对 LQTS 治疗的建议

推荐级别	推荐内容
I 类（推荐）	生活方式改变：包括避免延长 QT 的药物；纠正腹泻、呕吐、减重时的代谢和饮食失衡
	β 受体阻滞剂：无晕厥但 QTc ≥ 470ms；有晕厥或记录到 VT/VF
	LCSD：ICD 禁忌或拒绝；β 受体阻滞剂无效或不耐受
	ICD：心搏骤停幸存者
	参加竞技性运动须经临床专家风险评估
IIa（可能有益）	无症状确诊 LQTS 患者 QTc ≤ 470ms，可以选择 β 受体阻滞剂
	确诊 LQTS 患者 β 受体阻滞剂治疗期间仍晕厥反复发作可以选择 ICD
	确诊 LQTS 患者 β 受体阻滞剂/ICD 治疗期间发生突发事件可以使用选择 LCSD
	钠通道阻滞药：对 QTc > 500ms 的 LQT3 患者如口服一次 QTc 缩短 40ms 以上者可以选择
III（不推荐）	无症状 LQTS 患者未尝试 β 受体阻滞剂者不建议使用 ICD

值得注意的是，即使是采用了手术、起搏器或 ICD 治疗后，仍应服用足够剂量的 β 受体阻滞剂，同时注意避免诱发因素如噪声（摇滚乐、突然的铃声）、强烈的情绪波动和压力过大，限制确诊患者参加竞技性体育运动，鼓励患者在体力活动或热天时饮用电解质丰富的液体，避免可能延长 QT 间期的药物等。经过这些措施后，这种疾病的猝死发生率可大大下降。

二、Brugada 综合征

Brugada 综合征（Brugada syndrome，BrS）是一类因编码心肌离子通道的基因产生突变导致心肌复极时离子流发生紊乱，从而诱发多形性室速、室颤等恶性心律失常的临床综合征。该病呈世界性分布，以亚洲特别是东南亚和日本发病率高，是日本年轻人猝死的重要原因，由于猝死多发生在夜间，无任何先兆症状，又称为夜间猝死综合征。

该病呈常染色体显性遗传，但有 2/3 的患者散在发病，目前已发现 7 个 Brugada 综合征致病相关基因，负责编码心脏钠离子通道 α、β 亚单位、钠离子通道调节因子、钙通道 α、β 亚单位，I_{to} 通道的 β 亚单位和 I_{kr} 通道，通过影响这些通道的离子流诱发心律失常的发生。

Brugada 综合征以晕厥或猝死为首发症状，心脏结构"正常"。患者平时无心绞痛、胸闷、呼吸困难等症状，发作前无先兆症状，猝死一般发生在夜间睡眠或静息状态时。根据心电图 ST-T 段和

J 波形态，Brugada 波分为 3 型：

Ⅰ型：心电图示 ST 段穹窿形抬高，J 波或 ST 段抬高≥0.2mV，逐渐下降到 T 波呈负向，极少或无等电位线。

Ⅱ型：J 波≥0.2mV，ST 段抬高≥0.1mV，T 波正向或双向，呈马鞍形抬高。

Ⅲ型：右胸导联 ST 段抬高 >0.1mV，T 波多直立，呈穹窿形和 / 或马鞍形。心电图特征性改变主要表现在右胸 V_1~V_3 导联。

心电图存在Ⅰ型 Brugada 波对诊断 Brugada 综合征具有重要意义，而存在Ⅱ型、Ⅲ型 Brugada 波不能诊断 Brugada 综合征。对心电图呈特征性Ⅰ型 Brugada 波，并合并家族成员存在Ⅰ型 Brugada 波、家族成员有 45 岁以下猝死者、曾出现多形性室速或室颤、晕厥或夜间极度呼吸困难和心脏电生理检查阳性 5 项中的任何 1 项，可诊断为 Brugada 综合征。对心电图呈Ⅱ型、Ⅲ型 Brugada 波的患者，应行药物激发试验。若药物激发试验阳性且合并上述 5 项临床特征中的任何 1 项，可诊断 Brugada 综合征。药物可选用阿义吗啉、氟卡尼、普鲁卡因胺或吡西卡尼，由于国内无上述药物，可应用普罗帕酮替代。普罗帕酮 1~1.5mg/kg 5 分钟内静脉注射，20 分钟后患者若无不适症状，则给予 0.5mg/kg 2.5 分钟内静脉注射，总量应 <2mg/kg。药物激发试验阳性标准：①基础心电图阴性，应用药物后 V_1~V_3 导联 J 波振幅绝对值 >0.2mV（无论是否出现右束支阻滞）。②应用药物后Ⅱ型、Ⅲ型 Brugada 波心电图转变成Ⅰ型心电图。③Ⅲ型 Brugada 波心电图转变成Ⅱ型 Brugada 波心电图则意义不大。

BrS 的临床风险主要是室速 / 室颤诱发的猝死。ICD 是目前能预防 Brugada 综合征患者猝死的最有效的手段，药物及射频消融治疗不宜单独使用，应作为 ICD 的辅助治疗，减少放电次数，提高患者生活质量。

三、儿茶酚胺敏感性多形性室性心动过速

儿茶酚胺敏感性多形性室性心动过速（catecholaminergic polymorphic ventricular tachycardia, CPVT）是一种少见的遗传性恶性心律失常疾病，该病为常染色体显性或隐性遗传，好发于年轻人，致死率高。临床表现为运动或情绪激动时发生双向、多形性室速为特征并导致晕厥甚至猝死。与心肌缺血、心衰等疾病诱发的恶性心律失常不同，CPVT 患者心脏结构及心电图无异常表现。

晕厥常常是 CPVT 的首发症状，典型病史为运动或情绪激动后诱发的晕厥史，但心源性猝死也有可能为首发症状。患者因反复晕厥会被误诊为神经性疾病如癫痫而接受错误治疗。CPVT 典型临床表现为：①运动或情绪激动常为诱因；②心律失常表现为典型的双向性室速或多形性室性；③静息状态下心电图无明显变化；④心脏结构正常。对运动或情绪激动时发生晕厥的儿童或年轻人，能够排除器质性心脏病，静息心电图无明显异常，应考虑 CPVT 的可能。

交感神经兴奋是 CPVT 患者发生室速或室颤的必要条件，在运动或情绪激动时，体内的儿茶酚胺水平可升高几百倍甚至上千倍，从而诱发室速的发生。β 受体阻滞剂可有效抑制交感神经兴奋，为 CPVT 急性发作以及长期预防的首选药物。对于 CPVT 患者，应给予大剂量的 β 受体阻滞剂以预防恶性心律失常的发生。但并非所有 CPVT 患者应用大剂量 β 受体阻滞剂均有效，有研究显示，有 30% 的 CPVT 患者充分应用 β 受体阻滞剂后仍有心律失常发作，在植入 ICD 并充分应用 β 受体阻滞的患者中有 50% 在之后随访中发生了 ICD 放电事件。而对于充分应用药物治疗后仍不能有效控制恶性心律失常的患者，应植入 ICD 以预防恶性心律失常的发生。

CPVT 患者预后不佳，未接受治疗的患者 30 岁之前死亡率可高达 30%~50%。目前除了 β 受体阻滞剂，其他抗心律失常药如Ⅰ类抗心律失常药和胺碘酮均缺乏证据。但即使接受 β 受体阻滞剂治疗的患者仍有较高的死亡率。ICD 能有效终止 CPVT 患者室速 / 室颤的发作，但 ICD 放电对患者造成的痛或及惊吓也严重影响患者的生活质量。

（刘 斌）

参 考 文 献

［1］Priori S G, Wilde A A, Horie M, et al. HRS/EHRA/
APHRS Expert Consensus Statement on the Diagnosis
and Management of Patients with Inherited Primary
Arrhythmia Syndromes Expert Consensus Statement on
Inherited Primary Arrhythmia Syndromes: Document
endorsed by HRS, EHRA, and APHRS in May 2013 and
by ACCF, AHA, PACES, and AEPC in June 2013［J］.
Heart Rhythm, 2013, e75-e106.

［2］Lehnart S E, Ackerman M J, Benson D W, et al.
Inherited arrhythmias. A National Heart, Lung, and
Blood Institute and Office of Rare Diseases Workshop
Consensus Report About the Diagnosis, Phenotyping,
Molecular Mechanisms, and Therapeutic Approaches for
Primary Cardiomyopathies of Gene Mutations Affecting
Ion Channel Function［J］. Circulation, 2007, 116:
2325-2345.

［3］Splawski I, Shen J, Timothy K W, et al. Spectrum of
mutations in long QT syndrome genes: KVLQT1, HERG,
SCN5A, KCNE1, and KCNE2［J］. Circulation, 2000,
102: 1178-1185.

［4］Wang Q, Curran M E, Splawski I, et al. Positional
cloning of a novel potassium channel gene: KVLQT1
mutations cause cardiac arrhythmias［J］. Nat Genet,
1996, 12(1): 17.

［5］Crotti L, Johnson C N, Graf E, et al. Calmodulin
Mutations Associated With Recurrent Cardiac Arrest in
Infants［J］. Circulation, 2013, 127: 1009-1017.

［6］Brugada R, Hong K, Dumaine R, et al. Sudden death
associated with short QT syndrome linked to mutations in
HERG［J］. Circulation, 2004, 109: 151-156.

［7］Hong K, Piper D R, Diaz-Valdecantos A, et al. De novo
KCNQ1 mutation responsible for atrial fibrillation and
short QT syndrome in utero［J］. Cardiovasc Res, 2005,
68(3): 433-440.

［8］Priori G S, Pandit S V, Rivolta I, et al. A novel form of
short QT syndrome(SQT3) is caused by amutation in the
KCNJ2 gene［J］. Circ Res, 2005, 96: 800-807.

［9］Antzelevitch C, Brugada P, Borggrefe M, et al. Brugada
Syndrome: Report of the Second Consensus Conference;
Endorsed by the Heart Rhythm Society and the European
Heart Rhythm Association［J］. Circulation, 2005, 111:
659-670.

［10］Watanabe H, Koopmann T T, Le Scouarnec S, et al.

Sodium channel beta1 subunit mutations associated
with Brugada syndrome and cardiac conduction disease
in Humans［J］. J Clin Invest, 2008, 118: 2260-
2268.

［11］Medeiros-Domingo A, Bhuiyan Z A, Tester D J, et
al. The RYR2-encoded ryanodine receptor/calcium
release channel in patients diagnosed previously with
either catecholaminergic polymorphic ventricular
tachycardia or genotype negative, exercise-induced long
QT syndrome: a comprehensive open reading frame
mutational analysis［J］. J Am Coll Cardiol, 2009,
54(22): 2065-2074.

［12］Chen Y H, Xu S J, Bendahhou S, et al. KCNQ1 gain-
of-function mutation in familial atrial fibrillation［J］.
Science, 2003, 299: 251-254.

［13］Otomo J, Kure S, Shiba T, et al. Electrophysiological
and histopathological characteristics of progressive
atrioventricular block accompanied by familial dilated
cardiomyopathy caused by a novel mutation of lamin
A/C gene［J］. J Cardiovasc Electrophysiol, 2005, 16
(2): 137-145.

［14］Probst V, Allouis M, Sacher F, et al. Progressive
cardiac conduction defect is the prevailing phenotype in
carriers of a Brugada syndrome SCN5A mutation［J］.
J Cardiovasc Electrophysiol, 2006, 17(3): 270-275.

［15］Maron B J, Towbin J A, Thiene G, et al. Contemporary
definitions and classification of the cardiomyopathies:
an American Heart Association Scientific Statement
from the Council on Clinical Cardiology, Heart Failure
and Transplantation Committee; Quality of Care
and Outcomes Research and Functional Genomics
and Translational Biology Interdisciplinary Working
Groups; and Council on Epidemiology and Prevention
［J］. Circulation, 2006, 113: 1807-1816.

［16］Kaski J P, Elliott P. The Classification Concept of the
ESC Working Group on myocardial and pericardial
Diseases for Dilated Cardiomyopathy［J］. Herz, 2007,
32: 446-451.

［17］Schwartz P J, Moss A J, Vincent G M, et al. Diagnostic
criteria for the long QT syndrome. An update［J］.
Circulation, 1993, 88: 782-784.

［18］Chockalingam P, Crotti L, Girardengo G, et al. Not all
beta-blockers are equal in the management of long qt

syndrome types 1 and 2: Higher recurrence of events under metoprolol [J]. J Am Coll Cardiol, 2012, 60: 2092-2099.

[19] 中华医学会心血管病学分会, 中国心肌炎心肌病协作组. 中国扩张型心肌病诊断和治疗指南 [J]. 临床心血管病杂志, 2018, 34(05): 421-434.

[20] 中华医学会心血管病学分会, 中华心血管病杂志编辑委员会, 中国心肌病诊断与治疗建议工作组. 心肌病诊断与治疗建议 [J]. 中华心血管病杂志, 2007, 35(1): 5-16.

第三十九章 心肌炎

心肌炎（myocarditis）是指由多种原因引起的心肌炎性损伤所导致心脏功能受损，包括收缩、舒张功能减低和心律失常。其致病原因可分为三类：感染、自身免疫疾病（如巨细胞心肌炎、结节病、Churg-Strauss 综合征、川崎病等）和毒素/药物毒性作用。其中感染的病原体以病毒为常见，包括肠道病毒（尤其是柯萨奇 B 病毒）、腺病毒、巨细胞病毒、EB 病毒和流感病毒等。临床上可以分为急性期、亚急性期和慢性期。急性期一般持续 3~5 天，主要以病毒侵袭、复制对心肌造成损害为主；亚急性期以免疫反应为主要病理生理变化，少数患者进入慢性期，表现为慢性持续性及突发加重的炎症活动，心肌收缩力减弱、心肌纤维化、心脏扩大。

第一节 暴发性心肌炎

暴发性心肌炎（fulminant myocarditis）是心肌炎的一种极其重要和特殊类型，主要特点是起病急骤，病情进展极其迅速，患者很快出现血流动力学异常（泵衰竭和循环衰竭以及严重心律失常），并可伴有呼吸衰竭和肝肾衰竭，早期病死率极高。暴发性心肌炎通常由病毒感染引起，在组织学和病理学上和普通病毒性心肌炎并没有特征性差别，更多的是一项临床诊断。一般认为，当心肌炎发生突然且进展迅速，很快出现严重心衰、低血压或心源性休克，需要应用正性肌力药物、血管活性药物或机械循环辅助治疗时，可以诊断为暴发性心肌炎。值得注意的是，本病症早期死亡率虽高，但患者一旦度过急性危险期，长期预后良好。一项长达 11 年的随访研究显示，暴发性心肌炎生存率（93%）显著高于普通急性心肌炎（45%），长期生存率与普通人群几乎没有差别。另外，患者多为平素身体健康，无基础器质性疾病的青壮年，因

此，一旦怀疑或拟诊本病，需高度重视，尽早识别、快速反应、多学科合作、全力救治，帮助患者度过危险期。由于暴发性心肌炎随机研究资料极少，目前尚无规范的救治方案，鉴于其极高的死亡率和严重的危害性，迫切需要系统分析和总结现有文献和诊治经验，为临床医师提供推荐意见，以大力提高我国暴发性心肌炎的救治水平。

暴发性心肌炎的基础病因和病理生理机制与急性、非暴发性心肌炎类似。病毒感染被认为是急性心肌炎的主要病因，但是仅在 10%~20% 的急性心肌炎患者心肌组织中检测到病毒基因，主要包括科萨奇病毒、腺病毒和流感病毒。近些年流感病毒尤其是高致病性流感病毒较常见。心肌炎导致心肌损伤的病理生理机制包括病毒直接损伤和免疫介导的组织损伤。在新生儿，病毒直接损伤多见；在成年人，免疫损伤较为严重。

导致心肌损伤的机制：

1. **直接损伤** 病毒侵蚀心肌细胞及其他组织细胞并在细胞内复制，引起心肌变性、坏死和功能失常；细胞裂解释放出的病毒继续感染其他心肌细胞及组织，同时释放出细胞因子造成损害。

2. **免疫介导的损伤** 由于病毒侵蚀组织损伤而释放的细胞因子，一方面导致炎症水肿，另一方面趋化炎症细胞包括单核巨噬细胞、淋巴细胞和中性粒细胞在间质中浸润，引起细胞毒性反应和抗原抗体反应，对心肌产生损伤作用。机体对病毒产生的细胞免疫反应和体液免疫反应，浸润的炎症细胞和组织细胞释放出的大量细胞因子和炎症介质如白介素 -1/6、内皮黏附分子、肿瘤坏死因子等可导致心肌及全身器官组织损伤；细胞因子激活白细胞和血小板形成复合物，造成微血栓以及血管内凝血，进一步损伤。

对于暴发性心肌炎，病毒对心肌的直接损伤

严重,但异常的免疫系统激活、过度的巨噬细胞极化和在组织中聚集导致的间接损伤是患者病情急剧恶化的重要病理生理机制。需要特别指出的是,暴发性心肌炎不仅仅是心肌受损,而是病毒侵蚀、免疫损伤介导的包括心肌在内的全身多组织器官的病变,因此是一个以心肌受累为主要和突出表现的全身性疾病。作为一种全身性疾病,心脏损伤最为严重,并且是引起血流动力学障碍、导致患者死亡的主要原因。心脏泵衰竭在现阶段尚缺乏简便有效的替代治疗方法,而一定程度上其他器官损伤有临床简便易行的替代方式(例如血液透析,呼吸机辅助通气等)可帮助患者渡过急性损伤期。也就是说,心脏损害导致泵功能障碍是患者病情严重程度的决定性因素,对心泵功能和循环的机械支持(如 IABP、ECMO、左室辅助装置等)是决定患者转归的决定因素。此外,绝大多数患者上述损伤在数日或数周内消失,因此暴发性的另一个重要特点是其发生发展具有一定的自限性,无论急性期病情多严重,度过急性期的患者预后良好,这也是本病与其他心脏疾病的重要区别之一。

暴发性心肌炎的病理学改变主要为心肌细胞水肿、凋亡和坏死、肌溶解,以及炎性细胞浸润。根据浸润的细胞不同,可分为淋巴细胞性、嗜酸性或巨细胞性心肌炎等类型。一般认为,暴发性心肌炎时可见大量心肌坏死和多于 $50/mm^2$ 的炎性细胞浸润,但值得注意的是病理学改变与心肌炎临床表现严重程度并不呈对应关系,少数临床呈暴发性进程的心肌炎患者心肌病理学改变并不严重,因此,暴发性心肌炎更多是一项临床诊断。

第二节 心肌炎的临床评估

病毒性心肌炎大多为人体感染嗜心性病毒,引起的心肌非特异性炎症。其主要机制为病毒直接侵犯心肌和毒素直接作用于心肌。同时感染所诱发的全身机体免疫反应,主要是 T 淋巴细胞介导的抗原 - 抗体复合物所产生的溶细胞毒性作用。心肌炎的临床表现差异很大,从轻度的胸痛、心悸、短暂心电图改变到威胁生命的心源性休克、恶性心律失常等都可见到,但是没有特异性症状。

一、症状

1. **病毒感染前驱症状** 感染的症状在早期可能出现于上呼吸道感染或肠道感染的症状期或恢复期。如果在原发病的症状期出现,其表现可被这些原发病掩盖,容易造成漏诊。多数患者在发病前以鼻塞、流涕、咽痛、咳嗽、恶心、呕吐、腹泻等为首发症状。

(1)以呼吸道症状为主要表现:70%~80%的上呼吸道感染由病毒引起,包括鼻病毒、冠状病毒、腺病毒、呼吸道合胞病毒、埃可病毒、柯萨奇病毒等。另有 20%~30% 的上呼吸道感染由细菌引起。细菌感染可直接感染或继发于病毒感染之后,以溶血性链球菌为最常见,其次为流感嗜血杆菌、肺炎球菌、葡萄球菌等,偶为革兰氏阴性菌。

各种导致全身或呼吸道局部防御功能降低的原因,如受凉、淋雨、气候突变、过度疲劳等可使原已存在于上呼吸道的或从外界侵入的病毒或细菌迅速繁殖,从而诱发本病。另外,长期使用免疫抑制剂等药物治疗的个体,同样有发生急性心肌炎的可能。老幼体弱、免疫功能低下或慢性呼吸道疾病患者易感。在一项日本人的国家研究中显示约有 61.5% 的暴发性心肌炎患者存在上呼吸道感染症状(表 39-1)。

表 39-1 心肌炎患者最早的临床表现分布表

临床症状	(n=52)
发热	32(61.5%)
疲劳	12(23.1%)
咳嗽	11(21.2%)
恶心 / 呕吐	8(15.4%)
关节痛 / 肌痛	8(15.4%)
头痛	6(11.5%)
胸痛	3(5.8%)
晕厥 / 抽搐	3(5.8%)
腹泻	3(5.8%)
食欲减退	3(5.8%)
咽痛	2(3.8%)
心悸	2(3.8%)
腹痛	1(1.9%)
胃痛	1(1.9%)
悲痛	1(1.9%)
呼吸困难	1(1.9%)
胸部不适	1(1.9%)
普通感冒	1(1.9%)

需要注意的是这些症状的表现个体差异较大,许多患者早期仅有低热、明显乏力、不思饮食或伴有轻度腹泻等,也曾有报道继发于结核的心肌炎患者,该类患者同样以低热、乏力为首诊症状。这些症状可持续 3~5 天,多由于原发病症状轻而不显著,多为患者忽视,也不是患者就诊的主要原因,但却是诊断心肌炎的重要线索,故此详细询问病史至关重要。严重的症状会出现心功能不全甚至休克的现象,症状轻的患者可能很快能治愈,但症状重者未及时治疗者会致死。根据病因和病变范围的不同,临床表现可有不同的类型:

1)普通感冒:俗称"伤风",又称急性鼻炎或上呼吸道卡他,多由鼻病毒引起,其次为冠状病毒、呼吸道合胞病毒、埃可病毒、柯萨奇病毒等。起病较急,潜伏期 1~3 天不等,随病毒而异,肠病毒较短,腺病毒、呼吸道合胞病毒等较长。主要表现为鼻部症状,如喷嚏、鼻塞、流清水样鼻涕,也可表现为咳嗽、咽干、咽痒或灼热感,甚至鼻后滴漏感。发病同时或数小时后可有喷嚏、鼻塞、流清水样鼻涕等症状。2~3 天后鼻涕变稠,常伴咽痛、流泪、味觉减退、呼吸不畅、声嘶等。一般无发热及全身症状,或仅有低热、不适、轻度畏寒、头痛。体检可见鼻腔黏膜充血、水肿、有分泌物,咽部轻度充血。并发咽鼓管炎时可有听力减退等症状。脓性痰或严重的下呼吸道症状提示合并鼻病毒以外的病毒感染或继发细菌性感染。如无并发症,5~7 天可痊愈。

2)急性病毒性咽炎或喉炎

①急性病毒性咽炎多由鼻病毒、腺病毒以及肠道病毒、呼吸道合胞病毒等引起。临床特征为咽部发痒或灼热感,咳嗽少见,咽痛不明显。当吞咽疼痛时,常提示有链球菌感染。腺病毒等感染时可有发热和乏力。腺病毒咽炎可伴有眼结合膜炎。体检咽部明显充血水肿,颌下淋巴结肿大且触痛。

②急性病毒性喉炎多由鼻病毒及腺病毒等引起。临床特征为声嘶、讲话困难、咳嗽时疼痛,常有发热、咽痛或咳嗽。体检可见喉部水肿、充血,局部淋巴结轻度肿大和触痛,可闻及喉部的喘鸣音。

3)急性疱疹性咽峡炎:常由柯萨奇病毒 A 引起,表现为明显咽痛、发热,病程约 1 周,多于夏季发作,儿童多见,偶见于成年人。体检可见咽充血,软腭、悬雍垂、咽及扁桃体表面有灰白色疱疹及浅表溃疡,周围有红晕,以后形成疱疹。

4)咽结膜热:主要由腺病毒、柯萨奇病毒等引起。临床表现有发热、咽痛、畏光、流泪,体检可见咽及结合膜明显充血。病程 4~6 天,常发生于夏季,儿童多见,游泳者易于传播。

5)细菌性咽-扁桃体炎:多由溶血性链球菌,其次为流感嗜血杆菌、肺炎球菌、葡萄球菌等引起。起病急、明显咽痛、畏寒、发热(体温可达 39℃ 以上)。体检可见咽部明显充血,扁桃体肿大、充血,表面有黄色脓性分泌物,颌下淋巴结肿大、压痛,肺部无异常体征。

(2)以消化道症状为主要表现

1)消化道感染,消化功能低下,消化不良,食欲下降,食欲不振,进食不足,进食减少,厌食,不吃不喝,少喝懒动,恶心,呕吐,胃灼热,胃痛,腹胀腹痛。

2)急慢性腹泻,流行性腹泻,病毒性腹泻,中毒性腹泻,出血性腹泻,细菌性或肠道功能紊乱性腹泻,大肠埃希菌性腹泻,便秘与腹泻交替出现,呈灰黄色或灰色,粪便恶臭,粪便呈潜血样,粪便稀薄,久泻不止。

(3)全身症状为主要表现:发热、乏力、肌痛。

对于有发热症状的上呼吸道感染者,可给予退热药物如阿司匹林或泰诺等治疗。病毒性感染热势低,一般不超过 38.5℃,故能取得暂时而明显的退热效果,全身症状亦有所改善;但细菌性感染者热势高,多高于 38.5℃,服用同样剂量的退热药,退热效果较差,全身症状亦无明显改善。

病毒性感染伴随发热时多有精神状态还不错,而细菌性感染伴随高热者往往精神状态不佳,嗜睡,疲倦,可伴有全身酸痛。发热伴四肢关节与肌肉疼痛,多见于急性传染性或感染性疾病,以及一些免疫反应等对下丘脑中的体温调节中枢产生影响,引起机体产热增加/散热减少,使机体温度升高,引起发热。其中,前列腺素的致热作用最强,在各种致热源的作用下,使体温调节中枢前列腺素的合成与释放增加,从而引起发热。同时,前列腺素炎症反应与疼痛有关,它不仅有促炎作用,还可增加机体对疼痛的敏感性,并能增强对组织胺/缓激肽等致痛物质的反应,所以引起四肢关节与肌肉的疼痛。而肌肉／关节等软组织的感受器，对物理与化学等因素的刺激很敏感，发热、缺氧等可使肌肉的乳酸与组织胺增加，缺氧、缺钙等也可引起肌肉抽搐、收缩，直接引起关节与肌肉的疼痛。人体发热是骨骼肌代谢引起的，而骨骼肌代谢的非正常产物是乳酸，大量的乳酸堆积而引起全身的肌肉酸痛。

2. 心肌受损表现 病毒感染前驱症状后的数日或 1~3 周，发生气短、呼吸困难、胸闷或胸痛、心悸、头昏、极度乏力、食欲明显下降等症状，为患者就诊的主要原因。欧洲的一项统计提示 72% 患者发生呼吸困难，32% 患者发生胸痛，18% 患者出现心律失常。我国一项三甲转诊医院内部统计表明，约 90% 暴发性心肌炎患者因呼吸困难就诊／转诊，10% 患者因晕厥或心肺复苏后就诊／转诊。

（1）胸痛：大多数的患者在发病的时候疼痛剧烈，难以忍受，有濒临死亡的感觉，这种疼痛会持续一段时间，服用一些药物及休息和都不能缓解。疼痛表现有各种各样的疼痛，让人无法忍受，疼痛常出现在心前区、胸骨后及前胸部两侧，左手腕部及手指也可产生麻木感或刺痛感。有些患者，特别是老年人，表现为胸部紧缩感、急性左心衰竭等症状。另有来自于日本的一份病历报道显示嗜酸性粒细胞心肌炎患者可以胸闷不适症状为首诊症状。

（2）无痛性心肌炎：无痛性心肌炎的患者占少数部分，特别是老年人，糖尿病患者，也可出现在手术后，大多数合并心源性休克、严重心律或常心力衰竭，可引起猝死。还有一些患者的疼痛会被充血性心力衰竭、极度虚弱、恐惧和精神紧张、急性消化不良、脑血管意外、晕厥、躁狂等症状所掩盖。

（3）心律失常：临床上诊断的心肌炎中，90% 左右以心律失常为主诉或心肌病的首见症状，其中少数患者可由此而发生晕厥或阿-斯综合征，极少数患者起病后发展迅速，会出现心力衰竭或心源性休克。因此，病毒性心肌炎有其特异性的心脏症状如心慌、胸闷、胸痛、心律失常、严重的可出现晕厥、气短和呼吸困难等。因而对于前期有感冒或肠道感染的患者，如出现上述心肌病症状应警惕是否继发病毒性心肌炎。无论是急性心肌炎还是慢性心肌炎均可累及心脏传导系统，引起传导阻滞和各种心律失常。甚至累及心包和瓣膜等，产生相应的症状和心电图表现。

3. 血流动力学障碍 为暴发性心肌炎的重要特点。部分患者迅速发生急性左心衰或心源性休克，出现肺循环淤血或休克表现。

（1）急性心力衰竭患者可出现严重的呼吸困难、端坐呼吸、咳粉红色泡沫痰，同时有呼吸急促、焦虑不安、大汗、少尿或无尿、水肿，肝脏迅速增大等。

（2）心源性休克如患者病情进展迅速可出现皮肤湿冷、苍白、发绀，可呈现皮肤花斑样改变、四肢肢端凉，脉搏细弱，血压低，甚至意识障碍等休克症状。

（3）阿-斯综合征少数发生晕厥或猝死。其中多伴有严重的心律失常发生。

值得注意的是，在心肌收缩力、前负荷、后负荷三个心输出量基本决定因素中，心脏泵功能异常导致的心源性休克是其发生低血压的主要原因，血容量和血管阻力多为参与因素。由于暴发性心肌炎患者多无器质性心脏病基础，故心脏大小正常，泵功能异常仅仅表现为弥漫性心肌收缩减弱、射血分数下降。而正由于其基础心脏大小正常，病情进展极为迅速，心肌代偿机制来不及建立，心源性休克非常容易被忽视。

4. 其他组织器官受累表现 暴发性心肌炎可引起多器官功能损害或衰竭，包括肝功能异常（转氨酶的升高可达 2 万~3 万 U/L，严重时出现胆／酶分离）、肾功能损伤（血肌酐水平升高、少尿、甚至无尿）、凝血异常（出血、DIC）以及呼吸系统受累等（肺部感染、甚至 ARDS）。这种多器官功能的异常除了继发于心脏损害外，病毒侵蚀及免疫损伤导致的损害也起着十分重要的作用。部分患者肺损害严重而表现出严重气体交换障碍导致低氧血症、呼吸困难而被诊断为重症肺炎而忽略了心肌炎的诊断。

二、体征

1. 生命体征

（1）发热：部分患者可有体温升高。原发的病毒感染一般体温不会太高，但并发肺部或其他部位的细菌感染时体温可达 39℃以上，在极少数患者还可发生体温不升的情况（低于36℃），是病情危重的表现。

（2）低血压：暴发性心肌炎患者因严重的心功能不全及全身毒性反应引起血管活性异常导致低血压，严重时血压测不出。

（3）呼吸急促（频率常大于30次/min）或呼吸抑制（严重时频率小于10次/min），以及血氧饱和度低于90%；部分表现为呼吸困难。

（4）心动过速（常大于120次/min）或心动过缓（可低于50次/min）：窦性心动过速是暴发性心肌炎患者显著的特点之一，通常在100次/min以上，甚至可达160次/min。与体温升高不相称的心动过速（>10次/℃）虽然并不特异，但为考虑急性心肌炎诊断的重要临床线索，需要高度重视。除窦性心动过速外，可以出现各种类型心律失常，包括室性或室上性期前收缩、室性和室上性心动过速、室颤等，也可由于传导系统损害而出现心动过缓和传导阻滞，其中以室性心动过速和室颤最为严重。

血压、呼吸、心率这些指标异常提示血流动力学不稳定，是暴发性心肌炎最为显著的表现，也是病情严重程度的指征。

2. 心脏相关体征

（1）心音改变：因心肌受累心肌收缩力减弱导致心尖搏动弥散、听诊心音低钝、常可闻及第3心音及第3心音奔马律；心尖区第一心音可减低或分裂。心音可呈胎心样。心包摩擦音的出现可能存在心包炎。

（2）心功能不全：左心功能不全和合并肺炎时可出现肺部啰音；右心功能不全时可出现颈静脉怒张、肝脏肿大、肝颈回流征阳性、双下肢水肿等，这些常不显著。心界通常不大。

（3）心脏扩大：有心脏扩大者，可致二尖瓣或三尖瓣关闭不全，心尖部或胸骨左下缘收缩期杂音。心肌损害严重或心力衰竭者，可闻及舒张期奔马律，第一心音减弱，合并心包炎者可闻及心包摩擦音。

（4）心脏杂音：心尖区可能有收缩期吹风样杂音或舒张期杂音，前者为发热、贫血、心脏扩大所致，后者因左室扩大造成的相对性二尖瓣狭窄。杂音响度一般都不超过三级。心肌炎好转后即消失。

3. 其他表现

（1）合并肺炎：不同类型的肺炎症状表现不同，具体如下：细菌性肺炎占成人各类病原体肺炎的80%，在儿童、老年人和免疫抑制患者中病死率极高。多有畏寒、发热、咳嗽、咳痰、胸痛等症状，少数咯血和呼吸困难，其他症状有恶心呕吐、周身不适、肌肉酸痛等。病毒性肺炎是由多种病毒感染引起的支气管肺炎，多发生于冬春季节。临床表现一般较轻，主要症状为干咳、发热、呼吸困难、发绀和食欲减退。支原体肺炎是由肺炎支原体引起的肺炎，该病起病缓慢，有发热、阵发性刺激性咳嗽，少量黏液性或脓痰，偶有血痰。衣原体肺炎为新发现的一种衣原体，主要引起呼吸道和肺部感染。肺炎衣原体常在儿童和成人中产生上呼吸道感染。真菌性肺炎由真菌及放线菌引起的肺部感染，真菌侵犯肺脏后，可引起不同程度的肺炎，严重者有肺组织坏死，甚至经血行播散到全身各部位。慢性肺炎可有周期性复发和恶化，呈波浪形经过，由于病变的时期，年龄和个体不同，症状多种多样。

（2）合并肝功能异常：由于肝脏损害可以出现黄疸、由于休克而出现全身湿冷、末梢循环差及皮肤花斑样表现等；由于灌注减低和脑损伤等可出现烦躁、意识障碍甚至昏迷；凝血功能异常可见皮肤瘀斑瘀点等。

（3）合并肾功能异常：暴发性心肌炎患者多由于严重的感染以及心输出量的不足和肾脏的灌注不足引起急性肾损伤。部分患者在全身症状得到有效控制后，肾功能逐步恢复至正常水平，但仍有部分患者肾脏功能可演变为慢性肾功能不全。其典型的临床病程可分为三期。

1）前驱期：此期患者常遭受低血压、缺血、脓毒血症和肾毒素等因素影响，但尚未发生明显的肾实质损伤，在此阶段肾功能是可以恢复的。

2）维持期：又称少尿期。该期一般持续7~14天，但也可短至数天，长至4~6周。GFR保持在低水平。许多患者也可出现少尿（<400ml/d）和无尿（<100ml/d）。但也有患者尿量在400ml/d以上，其病情大多较轻，预后较好。然而，不论尿量是否减少，随着肾功能减退，均可出现一系列临床表现：如食欲减退、恶心、呕吐、腹胀、腹泻等，部分患者可有电解质紊乱、贫血、酸中毒、意识障

碍、躁动抽搐等脑病症状。严重者可有代谢性酸中毒、高钾血症、低钠血症等严重代谢失衡的临床症状。

3）恢复期：GFR 逐渐恢复至正常或接近正常范围。少尿型患者开始出现利尿，可有多尿表现，在不使用利尿剂的情况下，每日尿量可达 3 000~5 000ml，或更多。通常持续 1~3 周，继而逐渐恢复。

（4）合并 DIC：临床表现复杂多样，但主要表现是出血、休克、器官功能障碍和贫血。

1）出血：是 DIC 最初及最常见的临床表现，患者可有多部位出血倾向，如皮肤瘀斑、紫癜、咯血、消化道出血等。轻者仅表现为局部（如注射针头处）渗血，重者可发生多部位出血。其出血机制主要涉及凝血物质被过度消耗、继发性纤溶亢进以及 FDP 的形成等。

2）休克：广泛的微血栓形成使回心血量明显减少，加上广泛出血造成的血容量减少等因素，使心输出量减少，加重微循环障碍而引起休克。DIC 形成过程中产生多种血管活性物质（激肽，补体 C3a 和 C5a），造成微血管平滑肌舒张，通透性增高，回心血量减少。

3）器官功能障碍：DIC 时广泛的微血栓形成导致器官缺血而发生功能障碍，严重者甚至发生衰竭。累及的器官有肾（临床表现为少尿、蛋白尿、血尿等）、肺（表现为呼吸困难、肺出血）、肝（黄疸、肝功能衰竭）、肾上腺皮质（出血及坏死造成急性肾上腺皮质功能衰竭）。

4）贫血：由于出血和红细胞破坏，DIC 患者可伴有微血管病性溶血性贫血。这种贫血除具备溶血性贫血一般特征外，在外周血涂片中还可见到一些形态特异的红细胞碎片，这是因为循环中的红细胞流过由纤维蛋白丝构成的网孔时，常会黏着或挂在纤维蛋白丝上，加上血流的不断冲击，引起红细胞破裂。

（5）合并甲状腺炎：合并有甲状腺炎有多种类型，且多有起病隐匿，常不被察觉，于体检时偶然发现，或出现相关临床症状时就诊发现。最常见为桥本甲状腺炎，可有甲状腺弥漫性肿大、质地硬、无痛或轻压痛、表面光滑，可有结节，局部压迫和全身症状不明显，偶有咽部不适，甲状腺功能正常或异常。合并有甲亢者会有怕热、多汗、手抖、体重下降等甲亢高代谢症状；甲状腺肿大，可有血管杂音。

三、辅助检查

1. 实验室检查

（1）心肌损伤标志物 / 心肌酶谱：包括肌钙蛋白、肌酸激酶及其 MB 同工酶、乳酸脱氢酶、天门冬氨酸氨基转移酶以及肌红蛋白等增高，其中以肌钙蛋白最为敏感和特异。心肌酶谱改变与心肌梗死差别在于：①无明显酶峰，提示病变为渐进性改变；②持续性增高说明心肌持续进行性损伤，提示预后不良。

（2）脑钠肽（BNP 或 NT-proBNP）水平：脑钠肽水平通常显著增高，提示心肌损伤严重，是本病诊断和判断心功能不全及其严重性、判断病情发展及转归的重要指标，尤其是对于合并重症肺炎者有重要鉴别诊断价值。但 BNP 的升高与心肌损伤相比有一定滞后，因此发病极早期检查正常者，短期内需要复查。

（3）血常规检查：①中性粒细胞早期常不升高，但 2~3 天可升高，另外合并细菌感染时也增高。如果中性粒细胞降低则是预后不良的表现。②单核细胞增多。③血小板：严重毒血症常消耗血小板；如果血小板持续性降低提示骨髓功能抑制，与中性粒细胞减低一样是预后不良的征象。④其他：合并感染时白细胞增高；可出现红细胞沉降率增快、C 反应蛋白升高，但是无特异性；炎症因子包括肿瘤坏死因子、白细胞介素 -10、白介素 -6、白介素 -1 和内皮黏附分子等浓度增加。部分暴发性心肌炎患者出现多器官损伤和功能衰竭，特别是肝功能和肾脏功能损伤，是病毒感染、免疫损伤和休克等综合作用的结果。

2. 心电图

对本病诊断敏感性较高，但特异性低，应多次重复检查，比较其变化。窦性心动过速最为常见；频发房性期前收缩或室性期前收缩是心肌炎患者住院的原因之一，监测时可能发现短阵室性心动过速；出现束支阻滞或房室传导阻滞提示预后不良；肢体导联特别是胸前导联低电压提示心肌受损广泛且严重；ST/T 改变非常常见，代表心肌复极异常，部分患者心电图甚至可表现类似急性心肌梗死图形，呈现导联选择性的 ST

段弓背向上抬高,单纯从心电图上两者难以鉴别。心室颤动较少见,为猝死/晕厥的原因。值得注意的是心电图变化可非常迅速,应持续心电监护,有变化时记录12导或18导心电图。所有患者应行24小时动态心电图检查。

3. 胸部X线/CT 大部分患者心影不大,部分患者心影稍增大。因左心功能不全而有肺淤血或肺水肿征象,如肺门血管影增强、上肺血管影增多、肺野模糊、KerleyB线(肺野外侧的水平线状影,提示肺小叶间隔内积液)等。急性肺泡性肺水肿时肺门呈蝴蝶状,肺野可见大片融合的阴影。合并有病毒性肺炎可出现严重弥漫性病变或整个肺部炎症浸润而表现为"白肺"。部分患者还可见胸腔积液和叶间胸膜增厚。

4. 超声心动图 心脏超声检查对于暴发性心肌炎的诊断和评估病情变化有极其重要意义。可见以下变化:

(1)弥漫性室壁运动减低:表现为蠕动样搏动,为心肌严重弥漫性炎症导致心肌收缩力显著下降所致。

(2)心肌回声异常:心肌水肿及炎性细胞浸润等可导致心肌回声降低。

(3)心脏舒张及收缩功能异常:可见射血分数显著降低、A峰大于E峰。

(4)心腔大小变化:少数患者心脏稍扩大,多数患者心腔大小正常。

(5)室间隔或心室壁轻度增厚:因心肌炎性水肿而出现。心脏超声检查的意义还在于帮助排除心脏瓣膜疾病、肥厚型或限制型心肌病等,典型的室壁节段性运动异常有助于心肌梗死诊断,心包积液提示病变累及心包。此外,心脏超声检查简单、方便,建议每天观察,甚至每天多次动态观察。

5. 冠状动脉造影 部分心肌炎患者以急性胸痛就诊,查ECG有相邻导联ST段抬高,并心肌酶谱增高等,与急性心肌梗死难以鉴别,需行冠状动脉造影鉴别诊断。冠脉造影检查建议尽早进行,因为两种疾病的治疗方案完全不同。虽然冠状动脉造影存在死亡风险,但现有资料回顾显示,急诊造影不增加死亡率。行冠脉造影时要尽可能减少对比剂用量。

6. 有创血流动力学监测 暴发性心肌炎患者血流动力学经初步治疗未能改善者,推荐行漂浮导管监测右心房、右心室、肺动脉以及肺动脉楔压,或行PICCO监测。推荐常规做有创动脉压监测,作为判断病情及治疗反应的标志。

7. 心脏磁共振 心脏磁共振作不仅能够对心脏结构进行扫描,还能对心脏功能进行判定,更为重要的是能够直接观察心肌组织的病理改变,提供包括心肌细胞水肿、充血、坏死及纤维化等在内的多种病理图像证据,为一种无创性的检查方法,近年来在心肌炎诊断中越来越受到重视。此检查方法对急性心肌炎阳性预测值达到90%以上;但阴性预测值不高。但是对于暴发性心肌炎患者,由于病情受限和检查不便,临床诊断意义有限。病情许可且在诊断上存在一定疑问时,可考虑心脏磁共振检查。

8. 经皮心内膜心肌活检 对于暴发性心肌炎来说,患者病情一般不允许做心肌活组织检查。不过,心肌活检目前仍是确诊的客观标准。

9. 病原学检测 病毒性心肌炎常由呼吸道或肠道病毒感染所致,常见的病毒为柯萨奇B组RNA病毒,其IgM抗体检测有助于早期诊断。采用宏基因组及目标基因测序技术对提高检出率和明确病原体有帮助。

综上所述,在临床疑诊心肌炎/暴发性心肌炎时,上述相关检查的使用及诊断流程的推荐见表39-2。

四、诊断

一般将暴发性心肌炎定义为急骤发作且伴有严重血流动力学障碍的心肌炎症性疾病。暴发性心肌炎更多是一个临床诊断而非是一个组织学或病理学诊断,故此诊断需要结合临床表现、实验室以及影像学检查结果,综合分析。当出现发病突然,有明显的病毒感染前驱症状、继而迅速出现严重的血流动力学障碍、实验室检测显示心肌严重受损、心脏超声见弥漫性室壁运动减弱及非扩张性的心肌稍增厚,即可临床诊断暴发性心肌炎。

表 39-2　临床疑诊心肌炎 / 暴发性心肌炎行实验室检查及特殊检查相关建议

1. 实验室检查	1. 所有疑诊患者均须检测心肌损伤标志物浓度和血常规并动态监测,是评价心脏受损和及治疗转归的重要标志
	2. 所有疑诊患者均须检测 BNP 或 NT–proBNP 水平并动态监测,是心脏受损和评价受损程度及治疗转归的重要标志
	3. 推荐检查红细胞沉降率、C 反应蛋白等炎症标志物
	4. 在有条件的医院可以检测心肌自身抗体
2. 心电图	5. 所有疑诊患者均须行常规 12 或 18 导联心电图检查并动态监测
3. 胸部 X 线 /CT	6. 所有疑诊患者均须行胸部 X 线检查;血流动力学不稳定或不宜搬动患者行床边胸片、稳定者行胸部 CT 检查
	7. 有阳性发现或危重患者应动态监测
4. 超声心动图	8. 所有疑诊患者均须行超声心动图检查
	9. 应动态监测,早期可一日多次床边复查,对于观察心脏功能变化、病情进展和预后判断有重要帮助
5. 冠脉造影	10. 对临床疑似心肌炎但心电图有缺血或梗死改变需排除急性心肌梗死患者应立即行冠脉造影以明确诊断
6. 有创血流动力学监测	11. 经初步药物治疗仍有血流动力学不稳定者应进行 PICCO 或有创监测,对于观察病情和判断疗效有重要意义
7. 心脏磁共振	12. 疑诊患者在血流动力学稳定等条件许可时检查
	13. 提供无创检查诊断依据,有代替心肌活检可能
8. 经皮心内膜心肌活检	14. 对临床疑似心肌炎的患者需考虑行心肌活检
	15. 心肌活检目前仍是心肌炎诊断的"金标准"
	16. 考虑巨细胞心肌炎等特殊类型时应行心肌活检指导治疗
9. 病原学检查	17. 病毒血清学检查有助于早期诊断
	18. 有条件下可进行病毒基因检测,有助于明确病原体

五、鉴别诊断

暴发性心肌炎由于可累及多器官系统、临床表现具有多样性、严重性,进展迅速,在病程早期常常需要使用一些检查排除其他疾病,包括心血管系统的疾病(冠心病、心肌病、心瓣膜病)以及其他可以引起相应临床表现的疾病。

1. 冠心病　急性大面积心肌梗死可出现肺淤血水肿导致循环衰竭、休克,心肌标志物可显著升高,需要与暴发性心肌炎鉴别。心脏彩超可见明显的局限性运动异常,冠脉造影可鉴别。

2. 病毒性肺炎　重症肺炎合并脓毒血症休克时也可出现心肌标志物轻度一过性增高,但随休克及血氧饱和度的纠正而显著改善。

3. 脓毒血症性心肌炎　严重细菌感染休克时毒性损害也可致心肌损伤而加重休克,并且可以出现明显心脏抑制性表现。早期出现的感染灶、血白细胞显著增高及其他全身表现可以帮助鉴别。

4. 应激性心肌病(Tako-Tsubo 综合征)　又称心尖球形综合征,好发于绝经期后女性人群,有胸痛、心电图 ST-T 改变以及心肌损伤标志物升高。常有严重精神刺激等诱因。左室造影可见节段性室壁运动异常,超过单一冠脉供血范围,最常见的是心尖部室壁运动异常,呈特征性章鱼瓶样改变。冠脉造影结果阴性或轻度冠状动脉粥样硬化。左室功能恢复快,往往仅需要支持治疗。

第三节 以生命支持为依托的综合救治方案

相关专家共识提出按照"以生命支持为依托的综合救治方案"为原则进行及时有效的救治。

一、救治原则

因暴发性心肌炎发病急骤、病情进展迅速、早期病死率高,而患者一旦度过危险期,长期预后反而较好,故此对于暴发性心肌炎的治疗,应高度重视,采用各种可能手段,尽力挽救患者生命。临床上应尽早采取积极的综合治疗方法,除一般治疗(如严格卧床休息、营养支持)和普通药物治疗(包括营养心肌、减轻心脏负荷、护胃、护肝等)外,还包括抗感染、抗病毒、大剂量糖皮质激素、丙种球蛋白、血浆和血液净化、主动脉内球囊反搏(IABP)及其他对症支持治疗(如临时起搏器植入、呼吸机辅助呼吸和体外膜肺等)。必要时可行心脏移植。

二、救治方法

1. **严密监测** 收入心脏重症监护病房,24小时特别护理,主要包括:

(1)严密监测和控制出入水量,应每小时记录和报告作为治疗补液参考。

(2)严密监护心电、血氧饱和度和血流动力学各项指标。

(3)监测血常规、心肌酶谱、血气分析、肝肾功能、血乳酸、电解质、凝血功能等各项实验室指标。

(4)一日一次或隔日一次床边胸部X线片,床边心脏B超可一日多次。

(5)进行无创或有创血流动力学监测,根据中心静脉压、肺毛细血管楔压进行血容量、心功能的监测,调整输液量及出量,并且做动脉血压监测。

2. **一般支持治疗** 支持治疗对暴发性心肌炎患者极其重要,包括:

(1)绝对卧床休息,减少探视,减少情绪刺激与波动。

(2)高流量吸氧和正压给氧。

(3)清淡、易消化而富含营养的饮食,并且少食多餐,补充各种水溶性和脂溶性维生素。

(4)改善心肌能量代谢(磷酸肌酸、辅酶Q10)。

(5)发热时可物理降温,或糖皮质激素治疗,不建议应用非甾体消炎类药物降温。

(6)由于病情危重而出现应激和使用糖皮质激素,给予质子泵抑制剂保护胃黏膜,防止出血。

与其他原因所致的休克不同,暴发性心肌炎患者心脏泵功能严重受损,所以治疗过程中应根据心肾功能计算出入量,切忌液体快进快出,尤其是没有循环支持的时候。

3. **抗病毒治疗** 理论上,病毒感染是引发病毒性心肌炎病理过程的始动因素,抗病毒治疗抑制病毒复制应该对疾病转归有所裨益,并且还有证据表明H1N1感染所致病毒性心肌炎患者早期使用抗病毒治疗较晚期使用能降低病死率和改善预后。值得注意的是,病毒侵犯、复制以及所引发的心肌直接损伤均发生在疾病早期,故抗病毒治疗应早期应用。目前对于心肌炎患者抗病毒治疗的大型临床研究尚缺乏,特别是阿昔洛韦、更昔洛韦等一线抗病毒药物在心肌炎中的疗效仍需要进一步研究。同样,对于心肌炎疫苗的研究仍有待于进一步深入。目前对于心肌炎患者可使用的抗病毒药物主要有以下几种,可根据患者不同的个体差异而作不同的选择。

(1)奥司他韦(Oseltamivir)、帕拉米韦(Peramivir)等药物抑制流感病毒的神经氨酸酶(neuraminidase),从而抑制新合成病毒颗粒从感染细胞中的释放及病毒在人体内复制播散,对A型和B型流感病毒有作用。磷酸奥司他韦胶囊(达菲胶囊)推荐在需要时使用,用法为75mg口服一日两次;帕拉米韦(Peramivir)注射液是我国首个静脉给药的神经氨酸酶抑制剂,用法为300~600mg静脉滴注,每天一次,连续使用1~5天。

(2)鸟苷酸类似物阿昔洛韦(Acyclovir)对

EB 病毒等 DNA 病毒有效,更昔洛韦（Ganciclovir, 0.5~0.6g/d 静脉滴注）则对巨细胞病毒有效。由于大部分患者并不知道病毒种类,可考虑抗病毒药物联合使用。

（3）干扰素可以试用,特别是对肠道病毒（Enterovirus）感染的患者。来自德国的一项小样本研究显示持续应用干扰素治疗（18 106IU/ 周）共 24 周后,患者心脏大小及心功能情况得到有效改善。

（4）目前对替比夫定（Telbivudine）治疗细小病毒 B19 的研究尚在进行中。

4. **免疫治疗**　暴发性心肌炎时心肌损伤的病理生理机制包括病毒直接损伤、大量细胞因子释放以及免疫介导的间接损伤等几个方面。针对免疫反应病理生理环节采用免疫抑制治疗,理论上可阻断发病环节、缓解症状、挽救心肌、改善预后。目前虽然没有大规模多中心的临床研究结果,但已有的成果提示其有效性及安全性。

（1）静脉注射免疫球蛋白（IVIg）:建议每天20~40g 共使用 2 天、此后每天 10~20g 持续应用5~7 天。

免疫球蛋白不但能中和病毒等致病原,而且还能可中和 Fc 受体,故具有抗病毒和抗炎双重作用:一方面通过提供被动免疫,帮助机体清除病毒;另一方面通过调节抗原提呈细胞以及 T 辅助细胞功能,抑制细胞免疫过度活化,降低细胞毒性 T 细胞对心肌细胞的攻击,并减少细胞因子产生,从而减轻心肌细胞损伤,改善左心室功能、减少恶性心律失常发生和死亡。

虽然尚缺乏大样本量的前瞻性随机对照临床研究,一些小样本的研究证实 IVIg 对于暴发性重症心肌炎良好的治疗效果。早期美国一项对LVEF<30% 的 6 例暴发性心肌炎患者予以大剂量 IVIg 治疗的观察性研究结果显示,左室射血分数可由治疗前的（21.7 ± 7.5）% 上升至治疗后的（50.3 ± 8.6）%（$p=0.005$）;平均随访 13.2 个月后LVEF 仍可维持在（53 ± 6）%,且随访期间无一例需再次住院治疗（图 39-1）。

而对 21 例儿童急性心肌炎患者应用大剂量 IVIg 治疗（2g/kg, 24 内小时应用）的对照性研究结果显示,与 26 例对照组比较,治疗组左室舒张末直径（LVEDD）随访期间均有显著性改善

（3~6 个月 $p=0.008$；6~12 个月 $p=0.072$）。左心室功能在 6 个月后改善效果明显（图 39-2）。

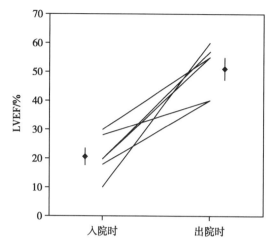

图 39-1　患者在入院时和出院时的左心室射血分数比较
（21.7 ± 7.5）% vs（50.3 ± 8.6）%
（$p=0.005$）

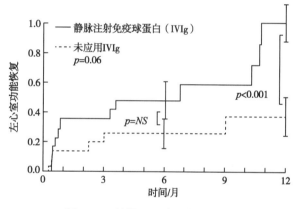

图 39-2　使用 IVIg 和不使用 IVIg治疗的患者生存分析曲线

近期日本对 41 例急性心肌炎患者的一项临床多中心对照研究显示,大剂量 IVIg（1~2g/kg体重,应用两天）可显著改善患者的生存曲线（$p<0.01$）,1 个月死亡率具有下降趋势（治疗组20.0% vs 对照组 34.6%）,外周血中的炎性因子如TNF、IL-6 等在治疗组中均有明显改善（$p<0.01$）。最近来自我国广东的一项对 58 例暴发性心肌炎的回顾性研究显示,应用 400mg/kg 体重 IVIg 治疗 5 天,和未用 IVIg 的对照组比较,4 周后患者左室射血分数以及左室舒张末期直径均显著性改善（p 值分别为 0.011 和 0.048）（图 39-3）。

室速和室颤的发生在 IVIg 治疗后显著降低（$p=0.025$）而在非治疗组无显著变化（$p=0.564$）;

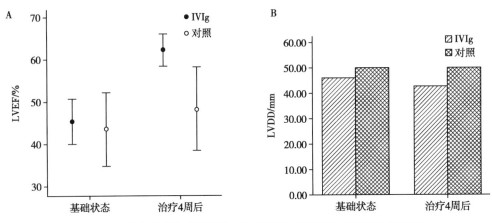

图 39-3 患者基础状态下以及 IVIg 治疗 4 周后的左心室射血分数和
左心室舒张末期内径变化趋势图

死亡率在治疗组为 6% 而非治疗组为 27%，虽因样本量偏小未呈现显著统计学差异（p=0.072）但下降趋势明显。值得注意的是在治疗组 33% 的患者因心衰/心源性休克接受 IABP 治疗，而非 IVIg 治疗组仅为 16%，提示治疗组患者可能病情更为严重一些，但亦可能因样本量小而未呈现显著的统计学差异（p=0.073）。

IVIg 治疗宜足量并尽早应用。2015 年发表的一项回顾性分析研究并未发现对暴发性心肌炎患者应用 IVIg 治疗能改善住院期间的死亡率；仔细分析发现，首先，治疗组多数患者使用 IVIg 剂量未能达到 2g/kg 体重，剂量不足可能是导致疗效不佳的一个原因；此外，该研究仅纳入了机械循环支持后才应用 IVIg 治疗的患者，而将在机械循环支持应用之前已应用 IVIg 治疗的患者排除在外。显然，当临床上需要应用机械辅助支持治疗时，患者病情已经相当严重，此时再启动 IVIg 治疗可能为时已晚而疗效不佳。故此，IVIg 应用的剂量和时机可能是目前对其疗效结论不能同一而有所争论的关键所在，需要高质量大样本的临床试验进一步证实。

（2）糖皮质激素：建议开始每天 200mg 甲基泼尼松龙静脉滴注，连续 3~5 天后依情况减量，可用 1~2 周。

糖皮质激素具有抑制免疫反应、抗炎、抗休克、抗多器官损伤等多种作用，消除变态反应，抑制炎性水肿，减轻毒素和炎症因子对心肌的不良影响。理论上，糖皮质激素应在病毒性心肌炎的第二阶段即免疫损伤阶段使用，而应避免在第一阶段即病毒复制和病毒损伤阶段使用，原因是糖皮质激素可能导致病毒复制增加。但对于暴发性心肌炎，第一阶段短而第二阶段的免疫损伤发生早而严重，故对于重症患者，推荐早期、足量使用。可以选用地塞米松 10~20mg 静脉注射后，立即给予甲强龙静脉滴注使其尽快发挥作用。

Cochrane Meta 分析总结了应用糖皮质激素治疗病毒性心肌炎 4 个有效的临床试验共计 719 例患者，统计结果显示，虽然死亡率在治疗组和对照组间没有差别，但在 1~3 个月的随访中，治疗组的左室功能（LVEF）明显高于对照组（表 39-3）。

值得注意的是，糖皮质激素治疗组并未发生病毒复制增加、病情变得更为严重的情况，因此，糖皮质激素治疗的安全性至少能得以肯定。对于糖皮质激素应用于暴发性心肌炎尚无大规模临床研究而仅有一些病例报道。新近 2016 年 Bjelakovic 等报道两例儿童暴发性心肌炎患者应用大剂量甲基泼尼松龙治疗成功的病例，两例患儿均已发生心源性休克，存在代谢性酸中毒、低氧血症和高乳酸血症，需要大剂量多巴胺和多巴酚丁胺治疗但病情仍继续恶化。在应用大剂量甲基泼尼松龙［10mg/（kg·h）］后病情显著改善，用药后 10 个小时血压和氧饱和度均恢复正常，左室功能在 2 周完全恢复正常。

5. 生命支持治疗 生命支持治疗对于暴发性心肌炎治疗极其重要，是重中之重。因为暴发性心肌炎患者心肌受到广泛弥漫性严重损伤，泵功能严重受损，加之肺淤血和肺部炎症损伤，难以支撑全身血液和氧供应。首选治疗是通过生命支持使心脏能够充分休息，在系统治疗情况下恢复

表 39-3 部分心肌炎患者应用糖皮质激素的随机对照临床研究荟萃

实验设计	主要终点	结果
102 个原发性扩张型心肌病患者的随机对照研究（泼尼松 vs 安慰剂）	3 个月 LVEF 和 LVDD 变化	泼尼松组 LVEF 值较对照组增加（4.3 ± 1.5）%（$p<0.054$）
111 个心肌炎患者随机对照研究（泼尼松 vs 传统疗法）	28 周后 LVEF 值变化	没有统计学意义
84 个炎症性扩张型心肌病患者的随机对照研究（泼尼松 vs 安慰剂）	2 年的死亡，心脏移植，再住院	两组数据均无明显统计学意义
85 个炎症但病毒阴性的扩张型心肌病患者随机对照研究（泼尼松 vs 安慰剂）	6 个月 LVEF 值变化	泼尼松组 LVEF 值较对照组显著增加

其功能,强心或儿茶酚胺类药治疗是在缺乏生命支持治疗条件、采用其他药物维持循环后脑组织等仍明显低灌注时的次选且短时间使用的治疗。因此特别提出"以生命支持为依托的综合救治方案"。生命支持治疗包括呼吸支持(呼吸机使用)和循环支持(包括主动脉内球囊反搏、ECMO)两方面。

(1)呼吸支持:呼吸机可作为急性左心衰的辅助治疗手段,能改善肺功能,降低患者劳力负荷和心脏做功。根据上述原则,并非像其他疾病那样必须在普通吸氧仍然低氧血症时才使用,建议在患者呼吸急促或呼吸频率快、心率快时即正压给氧,以减轻患者负担和心脏做功。有 2 种方式:

1)无创呼吸机辅助通气:分为持续气道正压通气和双相间歇气道正压通气 2 种模式。推荐患者呼吸困难或呼吸频率 >20 次 /min,能配合呼吸机通气的患者。

2)气道插管和人工机械通气:应用指征为心肺复苏时、呼吸衰竭,尤其是出现明显的呼吸性和代谢性酸中毒并影响到意识状态的患者必须使用。鼓励在上述呼吸急促、或呼吸频率快、心率快时积极使用。总之,呼吸机的使用应尽早给予,即使血氧饱和度正常但呼吸频率快而且费力者也应使用,以减轻患者负荷、减轻心脏负担。

(2)循环支持

1)主动脉内球囊反搏(IABP):IABP 通过由动脉系统置入一根带气囊的导管到左锁骨下动脉开口下方和肾动脉开口上方的降主动脉内,经反复节律性地在心脏舒张期球囊不断充气和放气,达到辅助心脏减轻心脏负担的作用。在心脏舒张期球囊充气时,球囊占据主动脉内空间,可升高舒张压力,增加心脑等重要脏器循环灌注;在球囊于收缩期前瞬间放气时,主动脉内压力降低,可减少心脏收缩时面临的后负荷,减少心脏做功,增加每搏量,增加前向血流,增加体循环灌注。在暴发性心肌炎血流动力学不稳定患者,可减少血管活性药物使用及使用剂量,帮助患者度过急性期。临床实践证明对暴发性心肌炎心肌严重损伤时产生明显的辅助治疗作用。

2)ECMO:通常与 IABP 结合使用,可让心肺得到休息,为其功能恢复赢得时间。暴发性心肌炎患者虽比普通心肌炎患者危重,但一旦度过急性危险期,心功能大都恢复正常,长期预后较好。故对危重患者,如出现心源性休克、心指数小于 $2.0L/(min \cdot m^2)$、血乳酸大于 2mmol/L,更能从 ECMO 治疗中获益。对于此类患者,应积极而且尽早使用 ECMO 治疗,能挽救部分危重患者生命。

ECMO 技术起始于 20 世纪 70 年代,主要设计思路是通过密闭式的膜氧合取代常规体外循环中开放式的氧合方法,克服常规开放式体外循环设备复杂、并发症高、出血多、上机循环时间有限等缺陷。经过几十年的不断提高改进,这一方法已逐渐成为一种操作简单方便、不需外科参与手术、可提供较长时间生命支持的便携式体外机械辅助装置。ECMO 主要由三大部分组成:①将血液由身体引出及回送至体内的管道系统;②保持血液快速流动的动力泵(人工心脏);③提供血液进行气体交换的密闭式膜氧合器(膜肺)。其他辅助装置包括恒温水箱、供氧管道以及各种监测系统等。

ECMO 对暴发性心肌炎的救治,已得到大量临床数据支持，报道中位 ECMO 治疗天数为 5~9 天，治愈出院率为 55%~66%。一项对 2003 年 1 月到 2013 年 12 月间共 3 846 例心源性休克患者应用静脉 - 动脉模式（VA）ECMO 的统计分析表明，慢性肾衰竭、低血压、低碳酸氢根等是高死亡率相关因子。对暴发性心肌炎患者应用 VA ECMO 治疗的回顾性研究表明，患者预后不良的预测因子有老年、出血和多器官功能衰竭。此外，在多器官功能衰竭治疗中，有 ECMO 和呼吸机支持心肺功能、血液透析维持肾功能，但肝功能衰竭在目前却无很好的处理办法，故此当出现肝功能不良，特别是总胆红素和直接胆红素增高时，往往提示多器官功能的持续恶化，预后不良。有学者提出在应用 ECMO 时当出现胆红素急剧增高或其浓度超过 3.0mg/dl 时，应考虑将 ECMO 支持转为应用心室辅助装置（VAD）支持。

6. 休克和急性左心衰的药物治疗 暴发性心肌炎合并休克非常常见，急性左心衰或全心衰竭几乎见于每一位患者。休克机制涉及泵功能衰竭、全身毒性作用和容量不足等。其中泵功能严重受损是其与其他休克的最根本的不同，这也决定了治疗方法的差异。因此，如果条件允许，依托生命支持治疗，仍不足时加用药物治疗。

（1）休克药物治疗：根据休克的原因进行治疗，暴发性心肌炎合并大量出汗、恶心呕吐腹泻等导致容量不足时，可适当补液。根据动力学监测指标决定补液速度和剂量，首先给予多巴胺和碳酸氢钠治疗，必要时加用阿拉明治疗，以维持基本生命征，为进一步治疗争取时间，除了明显失液外，补液治疗需要渐进，切忌太快。α 受体激动剂仅能够短暂使用，长期使用可导致组织缺氧加重甚至不可逆组织器官功能损害及患者死亡。使用多巴胺也容易导致心率明显增快和室性心律失常如期前收缩、室性心动过速甚至室颤，增加心脏负担，应予注意，尽量减少使用。作为抗休克治疗的一部分，糖皮质激素应尽早使用。

（2）急性左心衰的药物治疗：包括正压呼吸、血液超滤、利尿剂使用，在心率明显增快时少量使用洋地黄类药物，尽量少用单胺类强心剂，以免增加心脏耗氧和心律失常。由于血压低，所以血管扩张剂应该谨慎使用。为了减少急性左心衰发生，每天应根据液体平衡和血流动力学状况决定

液体进出量。对于心衰严重甚至心源性休克患者，需要积极使用生命支持治疗，维持血流动力学稳定，保证心脑肾等重要脏器的灌注，心脏本身得到充分的休息，以帮助患者度过急性期。

7. 心律失常的治疗 暴发性心肌炎患者往往存在低血压或休克，如发生严重心律失常将加重血流动力学障碍，以致威胁患者生命。其处理原则应遵循现有的心律失常指南，同时亦充分考虑患者的心脏功能和血压状况下选择合适的药物或处理策略。

（1）恶性心律失常的预测：窦性心动过缓、QRS 波增宽、超声心动图显示左室功能恶化、心肌肌钙蛋白水平持续升高或波动，或出现非持续性室速常常预示着恶性心律失常的发生。

（2）总体治疗原则：快速识别并纠正血流动力学障碍。因心律失常导致严重血流动力学障碍者，需立即纠正心律失常，对快速心律失常者应立即除颤（室颤时）或同步电复律，电复律不能纠正或纠正后复发，需兼用药物。如心律失常无法终止时，以稳定血流动力学、改善症状为目标。

血流动力学相对稳定者，根据临床症状、心功能状态以及心律失常性质，选用适当治疗策略及抗心律失常药物；在心律失常纠正后应采取预防措施，尽力减少复发；积极改善心脏功能、低血压情况，纠正与处理电解质紊乱、血气和酸碱平衡紊乱等内环境紊乱心肌炎患者往往合并心功能不全、心源性休克和组织器官低灌注，快速心律失常患者不宜使用 β 受体阻滞剂、非二氢吡啶类钙通道阻滞剂等负性肌力、负性频率抗心律失常药物；胺碘酮静脉泵入为首选，但亦不宜快速静脉注射；房颤患者可给予洋地黄类药物控制过快的心室率。心动过缓者首先考虑植入临时起搏器，无条件时可用提高心率的药物如异丙基肾上腺素或阿托品。

大多数心肌炎患者度过急性期后可以痊愈。发生心动过缓患者，急性期不建议植入永久起搏器。需观察 1~2 周以上，全身病情稳定后传导阻滞仍未恢复者，再考虑植入永久起搏器；急性期发生室速室颤患者，急性期及病情恢复后均不建议植入型心律复律除颤器（ICD）。

8. 超滤脱水 心衰超滤装置专门依据心力衰竭的病理生理特征而设计，血泵流量在 10~50ml/min

之间,体外循环容量为 33~65ml,这两项指标均仅为血液透析或血液滤过治疗的 1/10~1/5,故不会额外增加心脏负荷。

9. 血液净化　主要目的是持续过滤去除毒素和细胞因子。合并肾功能损伤时,应早期积极使用。血液净化治疗还可以通过超滤减轻心脏负荷,保证体内水、电解质及酸碱平衡,恢复血管对血管活性药物的反应来治疗心力衰竭,对暴发性心肌炎的患者有较大帮助。值得注意的是:①由于是为了清除有毒性物质,因此需要持续进行,每天至少 8~12h 或更长时间。②由于此时患者心脏功能极其脆弱,起始和终止时放血和血液回输必须很缓慢,以免诱发循环和心功能衰竭。因病毒感染激活细胞免疫和体液免疫,单核细胞和淋巴细胞浸润,细胞黏附分子表达增加,大量抗体形成等在疾病的发生发展过程中发挥了重要作用,而病毒持续存在状态引起的免疫反应异常是心肌炎发展成扩张型心肌病的主要原因。因此血液净化治疗对暴发性心肌炎患者具有至关重要的意义。有研究表明,早期有效的稳定暴发性心肌炎患者的血流动力学,并减轻继发免疫损伤可明显改善预后。

(1) 连续性静脉-静脉血液透析滤过(continuous veno-venous hemodiafiltration CVVHDF):肾脏替代治疗(renal replacement therapy, RRT)广泛应用于慢性心衰,其中的一种方式 CVVHDF 常用于危重患者。CVVHDF 利用血泵驱动血液从静脉端引出,流经滤器后仍由静脉回流体内,它通过可控的方式连续、缓慢、等渗地平衡体内钠和水、将炎性递质从血液中清除。其主要作用包括:①通过对流、弥散、吸附作用,清除各种小分子毒素,迅速清除各种水溶性炎性递质,下调炎症反应,降低器官损伤程度;②纠正水、电解质及酸碱平衡紊乱,降低血液温度,维持内环境的稳定;③有效清除组织水肿,改善组织供氧和器官功能;④提供足够液体量,保证其他必要药物治疗和肠外营养支持。CVVHDF 治疗过程中,因患者的容量及胶体渗透压变化程度小,可维持足够的组织灌注,因此在减少肺及外周组织水肿、改善肺功能的过程中并不影响血流动力学,但仍有少数研究表明在 RRTs 过程中出现过低血压和血流动力学不稳定的情况。

虽然肾脏替代治疗传统适应证为少尿、无尿、高血钾(>6.5mmol/L)、严重代谢性酸中毒(pH<7.1)、氮质血症(血尿素氮 >30mmol/L)等,但是对于暴发性心肌炎特别是伴有急性左心功能不全的患者,应尽早考虑使用,循环衰竭和休克不是此项治疗的禁忌证。相反提示病情严重,更需要极早使用。美国一项针对急性心衰患者使用 CVVHDF 或利尿剂治疗的对比研究显示,CVVHDF 能显著减轻体重、缩短 ICU 内治疗时间、增加心输出量及每搏量、降低肺毛细血管楔压,以及能降低 30 天内死亡率的趋势。研究还显示 CVVHDF 与利尿剂相比,对患者的心率、血压、右房压、平均肺动脉压、体循环血管阻力、肺血管阻力等血流动力学参数并无明显影响。

(2) 免疫吸附(immunoadsorption, IA):IA 疗法是近 15 年发展起来的一种血液净化技术,是将高度特异性的抗原、抗体或有特定物理化学亲和力的物质(配体)与吸附材料(载体)结合制成吸附剂(柱),选择性或特异地清除血液中的致病因子,从而达到净化血液,缓解病情的目的。暴发性心肌炎病理生理过程中均存在体液免疫和细胞免疫过程,而免疫吸附的目标就是选择性地清除血浆中的致病因子。目前虽尚无大规模临床试验的循证证据,但小样本的临床研究结果表明,IA 疗法可以改善患者的心脏功能、临床表现、血流动力学参数(心输出量、每搏量、外周血管阻力)等,并降低评判心衰严重程度指标(如运动耐力、NT-proBNP 等)。此外,IA 还可减少心肌炎症反应,心肌炎患者在运用蛋白 A 免疫吸附的治疗手段后,左室收缩功能得以改善。有条件时推荐尝试使用。

总之,暴发性心肌炎作为心肌炎中发病迅速、病情危重的一种特殊类型,其血流动力学不稳定,药物难以维持,相比于其他危重病,机械辅助治疗对于协助患者度过急性期具有极其重要的意义,临床医师应做到高度重视,尽早识别和预判,尽早实施全方位救治,严密监护,不应轻言放弃,将最新的抢救措施如 CRRT 和 ECMO 等应用到位,即"以生命支持为依托的综合救治方案"施治,争分夺秒,以期提高救治存活率,挽救患者生命。

(汪道文)

参 考 文 献

［1］Cooper L T Jr. Myocarditis. The New England journal of medicine, 2009, 360: 1526-1538.

［2］Caforio A L, Pankuweit S, Arbustini E, et al. Current state of knowledge on aetiology, diagnosis, management, and therapy of myocarditis: a position statement of the European Society of Cardiology Working Group on Myocardial and Pericardial Diseases. European heart journal, 2013, 34: 2636-2648, 2648a-2648d.

［3］Sagar S, Liu P P, Cooper LT Jr. Myocarditis. Lancet, 2012, 379: 738-747.

［4］中华医学会心血管病学分会精准医学学组, 中华心血管病杂志编辑委员会, 成人暴发性心肌炎工作组. 成人暴发性心肌炎诊断与治疗中国专家共识. 中华心血管病杂志, 2017, 45: 742-752.

［5］Kociol R D, Cooper L T, Fang J C, et al. Recognition and Initial Management of Fulminant Myocarditis: A Scientific Statement From the American Heart Association. Circulation, 2020, 141: e69-e92.

［6］McCarthy R E 3rd, Boehmer J P, Hruban R H, et al. Long-term outcome of fulminant myocarditis as compared with acute(nonfulminant)myocarditis. The New England journal of medicine, 2000, 342: 690-695.

［7］Hufnagel G, Pankuweit S, Richter A, et al. The European Study of Epidemiology and Treatment of Cardiac Inflammatory Diseases(ESETCID). First epidemiological results. Herz, 2000, 25: 279-285.

［8］Leone O, Pieroni M, Rapezzi C, et al. The spectrum of myocarditis: from pathology to the clinics. Virchows Archiv: an international journal of pathology, 2019, 475: 279-301.

［9］Aoyama N, Izumi T, Hiramori K, et al. National survey of fulminant myocarditis in Japan: therapeutic guidelines and long-term prognosis of using percutaneous cardiopulmonary support for fulminant myocarditis (special report from a scientific committee). Circulation journal: official journal of the Japanese Circulation Society, 2002, 66: 133-144.

［10］Cowley A, Dobson L, Kurian J, et al. Acute myocarditis secondary to cardiac tuberculosis: a case report. Echo research and practice, 2017, 4: K25-K29.

［11］吴秋菊, 蒋桔泉, 夏啸, 等. 暴发性心肌炎救治成功1例. 内科急危重症杂志, 2019, 25: 516-518.

［12］Mc Mullan D M. Expanding the availability of extracorporeal cardiopulmonary resuscitation. Pediatrics, 2013, 131: e934-e938.

［13］Yukiiri K, Mizushige K, Ueda T, et al. Fulminant myocarditis in polymyositis. Japanese circulation journal, 2001, 65: 991-993.

［14］谢江波, 温燕华, 刘道江, 等. 酷似急性心肌梗死的暴发性心肌炎1例. 中国动脉硬化杂志, 2020, 28: 65-66.

［15］Tagawa M, Nakamura Y, Okura Y, et al. Successful Treatment of Acute Fulminant Eosinophilic Myocarditis in a Patient with Ulcerative Colitis Using Steroid Therapy and Percutaneous Cardiopulmonary Support. Internal medicine(Tokyo, Japan), 2019, 58: 1111-1118.

［16］Yonenaga A, Hasumi E, Fujiu K, et al. Prognostic Improvement of Acute Necrotizing Eosinophilic Myocarditis(ANEM)Through a Rapid Pathological Diagnosis and Appropriate Therapy. International heart journal, 2018, 59: 641-646.

［17］龙艳红, 姚自鹏, 孙威, 等. 成人暴发性心肌炎62例临床分析. 中国实验诊断学, 2020, 24: 218-221.

［18］Friedrich M G, Sechtem U, Schulz-Menger J, et al. Cardiovascular magnetic resonance in myocarditis: A JACC White Paper. Journal of the American College of Cardiology, 2009, 53: 1475-1487.

［19］Abdel-Aty H, Boyé P, Zagrosek A, et al. Diagnostic performance of cardiovascular magnetic resonance in patients with suspected acute myocarditis: comparison of different approaches. Journal of the American College of Cardiology, 2005, 45: 1815-1822.

［20］Davidović G, Simović S, Mitrović S, et al. Fulminant myocarditis as a primary manifestation of H1N1 infection: A first reported case from Serbia. Hellenic journal of cardiology: HJC=Hellenike kardiologike epitheorese, 2016, 57: 181-184.

［21］Silva E, Montenegro J S, Estupiñán M C, et al. Fulminant myocarditis due to the influenza B virus in adults: Report of two cases and literature review. Biomedica: revista del Instituto Nacional de Salud, 2019, 39: 11-19.

［22］Blagova O V, Nedostup A V, Kogan E A, et al. Myocardial Biopsy In Idiopathic Atrial Fibrillation And Other Arrhythmias: Nosological Diagnosis, Clinical And Morphological Parallels, And Treatment. Journal of atrial fibrillation, 2016, 9: 1414.

［23］Kühl U, Pauschinger M, Schwimmbeck P L, et al. Interferon-beta treatment eliminates cardiotropic viruses and improves left ventricular function in patients with myocardial persistence of viral genomes and left ventricular dysfunction. Circulation, 2003, 107: 2793-2798.

［24］Fung G, Luo H, Qiu Y, et al. Myocarditis. Circulation research, 2016, 118: 496-514.

［25］Goland S, Czer L S, Siegel R J, et al. Intravenous immunoglobulin treatment for acute fulminant inflammatory cardiomyopathy: series of six patients and review of literature. The Canadian journal of cardiology, 2008, 24: 571-574.

［26］Drucker N A, Colan S D, Lewis A B, et al. Gamma-globulin treatment of acute myocarditis in the pediatric population. Circulation, 1994, 89: 252-257.

［27］Kishimoto C, Shioji K, Hashimoto T, et al. Therapy with immunoglobulin in patients with acute myocarditis and cardiomyopathy: analysis of leukocyte balance. Heart and vessels, 2014, 29: 336-342.

［28］Yu D Q, Wang Y, Ma G Z, et al. Intravenous immunoglobulin in the therapy of adult acute fulminant myocarditis: A retrospective study. Experimental and therapeutic medicine, 2014, 7: 97-102.

［29］Hafezi-Moghadam A, Simoncini T, Yang Z, et al. Acute cardiovascular protective effects of corticosteroids are mediated by non-transcriptional activation of endothelial nitric oxide synthase. Nature medicine, 2002, 8: 473-479.

［30］Jensen L D, Marchant D J. Emerging pharmacologic targets and treatments for myocarditis. Pharmacology & therapeutics, 2016, 161: 40-51.

［31］Isogai T, Yasunaga H, Matsui H, et al. Effect of intravenous immunoglobulin for fulminant myocarditis on in-hospital mortality: propensity score analyses. Journal of cardiac failure, 2015, 21: 391-397.

［32］Moriwaki K, Dohi K, Omori T, et al. A Survival Case of Fulminant Right-Side Dominant Eosinophilic Myocarditis. International heart journal, 2017, 58: 459-462.

［33］Bjelakovic B, Vukomanovic V, Jovic M. Fulminant Myocarditis in Children Successfully Treated with High Dose of Methyl-Prednisolone. Indian journal of pediatrics, 2016, 83: 268-269.

［34］Nakamura T, Ishida K, Taniguchi Y, et al. Prognosis of patients with fulminant myocarditis managed by peripheral venoarterial extracorporeal membranous oxygenation support: a retrospective single-center study. Journal of intensive care, 2015, 3: 5.

［35］Sawamura A, Okumura T, Ito M, et al. Prognostic Value of Electrocardiography in Patients With Fulminant Myocarditis Supported by Percutaneous Venoarterial Extracorporeal Membrane Oxygenation-Analysis From the CHANGE PUMP Study. Circulation journal: official journal of the Japanese Circulation Society, 2018, 82: 2089-2095.

［36］Schmidt M, Burrell A, Roberts L, et al. Predicting survival after ECMO for refractory cardiogenic shock: the survival after veno-arterial-ECMO (SAVE)-score. European heart journal, 2015, 36: 2246-2256.

［37］Badawy S S, Fahmy A. Efficacy and cardiovascular tolerability of continuous veno-venous hemodiafiltration in acute decompensated heart failure: a randomized comparative study. Journal of critical care, 2012, 27: 106.e7-e13.

［38］Felix S B, Beug D, Dörr M. Immunoadsorption therapy in dilated cardiomyopathy. Expert review of cardiovascular therapy, 2015, 13: 145-152.

第四十章　感染性心内膜炎

感染性心内膜炎（infective endocarditis，IE）是指由细菌、真菌和其他微生物（如病毒、立克次体、衣原体、螺旋体等）直接感染而产生心瓣膜、心室壁内膜或邻近大动脉内膜赘生物的炎症反应。感染性心内膜炎的发生是一个复杂过程，包括受损的心瓣膜内膜上可形成非细菌性血栓性心内膜炎；瓣膜内皮损伤处聚集的血小板形成赘生物；菌血症时血液中的细菌黏附于赘生物并在其中繁殖；病原菌与瓣膜基质分子蛋白及血小板相互作用等。

根据病情和病程可将感染性心内膜炎分为急性和亚急性感染性心内膜炎，前者常伴有严重全身中毒症状，后者病情较轻，病程较长。但由于两者在基础病因、致病菌、临床表现等均有相当大的重叠性，故而此分类存在一定的局限性，不能单纯依据上述的某一因素判断为急性或亚急性感染性心内膜炎。因此目前多采用感染的病原体或者感染的部位分类。根据病原学可分为细菌性、衣原体性、真菌性或其他病原体性心内膜炎等；根据累及瓣膜性质分为自体瓣膜、人工瓣膜性心内膜炎；根据发病部位分为左心或右心感染性心内膜炎。

感染性心内膜炎的发病率较低，但临床表现多样，容易造成误诊、漏诊，如果不及时治疗导致死亡率较高。近年来随着抗生素的广泛应用及风湿性瓣膜病发病率的下降，感染性心内膜炎的基础病因、致病菌谱等均有所改变，其预后也获得显著改善。

一、流行病学

随着我国人口的老龄化，老年退行性心瓣膜病患者增加，人工心瓣膜置换术、静脉药瘾、植入器械术以及各种血管内检查、介入操作的增加，使得感染性心内膜炎呈显著增长趋势。我国尚缺乏感染性心内膜炎患病率确切的流行病学数据，

各国或地区资料存在差异，亚洲人的发病率为每年1.7~6.2/10万；欧洲人的发病率为每年3~10/10万，随年龄升高，70~80岁老年人为每年14.5/10万，男女之比≥2∶1，发病主要以年轻人风湿性瓣膜病转为多种原因，最常见细菌类型由链球菌转变为葡萄球菌。美国则以葡萄球菌感染增长率最高。我国从病例报告来看，链球菌和葡萄球菌感染居最前列。本病死亡率高、预后差，2006年美国有29 000名因感染性心内膜炎就诊入院并经治疗康复出院的患者，但是仍有2 370名患者死于感染性心内膜炎。

值得注意的是，在日益增多的创伤性检查和介入性治疗使医源性获得性感染性心内膜炎发病率增加的同时，由于抗生素不合理应用也导致相关致病菌谱随之发生相应的转变。

二、病因

感染性心内膜炎的病因包括基础心血管病以及病原微生物两方面。近来大量研究表明：血流动力学因素、切变力以及其他机械因素造成的原始损伤、非细菌性血栓性心内膜炎、暂时性菌血症以及血液中致病微生物的数量、毒力、侵袭性和黏附于黏膜的能力均与感染性心内膜炎的发病有关。

1. **心脏病因学**　60%~80%感染性心内膜炎患者都有原发瓣膜病变，如二尖瓣脱垂、主动脉瓣与二尖瓣的退行性病变、先天性心脏病、风湿性心脏瓣膜病。既往常见病变主要为风湿性心脏瓣膜病，目前发达国家导致感染性心内膜炎的最常见病因是二尖瓣脱垂，我国2001年阜外医院的回顾性研究表明，215例感染性心内膜炎患者基础病因中风湿性心脏病占30.2%，先天性心脏病比例为34.9%，无基础心脏病占16.7%。

总体而言，急性感染性心内膜炎通常累及正

常心瓣膜,尤其见于长时间静脉治疗、静脉注射成瘾、免疫功能障碍及接受创伤性检查和介入性治疗的患者。亚急性感染性心内膜炎多发生于已有基础心脏疾病的患者。由于在心瓣膜病损处存在一定的血液压力阶差,容易引起局部心内膜的内皮受损,可形成非细菌性血栓性心内膜炎,涡流可使细菌沉淀于低压腔室的近端、血流异常流出处受损的心内膜上,使之转换为心内膜炎。在单个病变中,二叶式主动脉瓣狭窄最容易发生,瓣膜脱垂(主动脉瓣、二尖瓣)也是罹患本病的重要病因;各种先天性心脏病中,动脉导管未闭、室间隔缺损、法洛四联症最常发生。

2. **病原微生物** 过去认为草绿色链球菌是感染性心内膜炎,尤其是亚急性感染性心内膜炎的最主要致病菌,但是目前金黄色葡萄球菌已经取代草绿色链球菌成为感染性心内膜炎的主要致病菌,主要原因之一为静脉药瘾者相关性心内膜炎的增加。值得关注的是,院内感染所致的感染性心内膜炎与社区获得性感染性心内膜炎的致病菌明显不同,社区获得性感染性心内膜炎致病菌仍以链球菌为主,而院内感染性心内膜炎的致病菌以金黄色葡萄球菌和肠球菌为主。另外的一些研究则认为医源性感染性心内膜炎的增加,如经皮、血管内、胃肠道、泌尿生殖道的手术操作明显增多,以及需要长期透析的慢性肾衰竭患者的增多使得金黄色葡萄球菌、肠球菌、牛链球菌、革兰氏阴性杆菌感染比例升高。

目前几乎所有已知的致病微生物都可引起本病,且同种病原体既可以引起急性病程,也可产生亚急性病程。少数无心脏基础病变的可能是由于口腔、鼻咽部、牙龈的检查操作或手术等病原菌侵入伤口引起菌血症,虽然大多为暂时性,很快为机体清除,但是反复的暂时性菌血症可使得机体产生循环抗体,尤其是凝集素,它可促使少量的病原体聚集成团,易黏附在血小板纤维素血栓上面引起感染。

三、病理

赘生物的形成是本病的特征性病理改变。

1. 心脏急性感染性心内膜炎主要侵犯二尖瓣或主动脉瓣,亚急性感染性心内膜炎多侵犯已有病变的瓣膜。急性感染性心内膜炎可引起化脓性病变,导致瓣膜溃烂、穿孔或破裂,炎症累及根部的心肌时可产生环形脓肿,造成心脏瓣膜和腱索的急剧损害,产生严重的临床症状。心脏瓣膜表面形成的单个或多个较大且大小不一、愈合程度不一的菜花状或息肉状疣状赘生物。赘生物呈污秽灰黄色,质地松脆,易破碎、脱落。光镜下,疣状赘生物由纤维蛋白、血小板、中性粒细胞、坏死物组成,其根部有细菌团,溃疡底部可见肉芽组织及淋巴细胞、单核细胞浸润。

2. 血管瓣膜表面常形成巨大的、松脆的含有大量细菌的疣状赘生物,破碎后形成含菌性栓子,引起远处器官的含菌性栓塞。栓塞最多见于脑,其次为肾、脾、心脏,可引起相应部位的感染性梗死和继发性脓肿,栓塞阻碍血流,或使血管壁破坏,管壁囊性扩张形成细菌性动脉瘤,常为致命的并发症。由于毒素和/或免疫复合物的作用,微小血管壁受损,可发生露出性出血。

3. 肾脏可因微栓塞发生灶性肾小球肾炎,或因抗原抗体复合物的作用发生弥漫性肾小球肾炎。

4. 免疫系统持续性菌血症刺激细胞和体液介导的免疫系统,引起脾大、肾小球肾炎、关节炎、腱鞘炎、心包炎和微血管炎。

四、临床表现

感染性心内膜炎临床表现差异很大,最常见表现是发热,多伴寒战、食欲减退和消瘦等,其次为心脏杂音,其他表现包括血管和免疫学异常,脑、肺或脾栓塞等。老年患者及免疫抑制状态患者的临床表现常不典型,发热的发生率较低。

1. **体格检查**

(1)发热:感染性心内膜炎最常见的症状,除有些老年或心、肾衰竭重症患者外,几乎均有发热。

(2)心脏杂音:大部分患者可闻心脏杂音,可由基础心脏病和/或心内膜炎导致瓣膜损害所致。

(3)周围体征:多为非特异性,包括:①淤点,可出现于任何部位,以锁骨以上皮肤、口腔黏膜和睑结膜常见,病程长者较多见;②指/趾甲下线状出血;③罗特斑(Roth斑),为视网膜的卵圆形出血斑,其中心呈白色,多见于亚急性感染;④奥斯勒结节（Osler node），为指和趾垫出现的豌豆大的红或紫色痛性结节，较常见于亚急性者；⑤詹韦损害（Janeway lesion），为手掌和足底处直径 1~4mm 无痛性出血红斑，主要见于急性患者。引起这些周围体征的原因可能是微血管炎或微栓塞。

几乎所有患者均可闻及心脏杂音，为短期内心脏瓣膜和腱索的急性损害导致。感染可造成瓣叶溃疡或穿孔，导致瓣膜关闭不全，还可影响瓣叶的韧性，形成朝向血流方向的瘤样膨出，若瘤壁穿孔则更加重反流。感染向邻近组织蔓延，可产生瓣环脓肿。主动脉瓣根部脓肿压迫冠状动脉可导致心绞痛或心肌梗死。二尖瓣瓣环脓肿近端可蔓延至左心房壁、房间隔，或左心室，甚至更远。

2. 临床表现　①新出现的反流性心脏杂音。②不明来源的栓塞。③不明原因的脓毒症（特别是可导致感染性心内膜炎的病原体）。④发热（高龄、抗生素治疗后、免疫抑制状态、病原体毒力弱或不典型可无发热）。发热伴以下表现应考虑感染性心内膜炎：①心脏内人工材料（如人工瓣膜、起搏器、植入式除颤器、外科修补片或导管等）；②感染性心内膜炎病史；③瓣膜性或先天性心脏病史；④其他感染性心内膜炎易感因素（如免疫抑制状态或静脉药瘾者等）；⑤高危患者近期曾接受导致菌血症的操作；⑥慢性心力衰竭证据；⑦新出现的传导障碍；⑧典型感染性心内膜炎病原体血培养阳性或慢性 Q 热血清学检验阳性（微生物学表现可早于心脏表现）；⑨血管或免疫学表现：栓塞、Roth 斑、线状出血、Janeway 损害或 Osler 结节；⑩局部或非特异性神经学症状和体征；⑪肺栓塞和 / 或浸润证据（右心感染性心内膜炎）；⑫不明原因的外周脓肿（肾、脾、脑或脊柱）。

五、辅助检查

1. 血培养　是诊断感染性心内膜炎的重要方法，也是药敏试验的基础。血样本应在抗生素治疗开始前在严格无菌操作下采集。可疑患者应在入院 24 小时内分别采取三个独立血培养标本进行需氧及厌氧培养，具体流程见图 40-1。

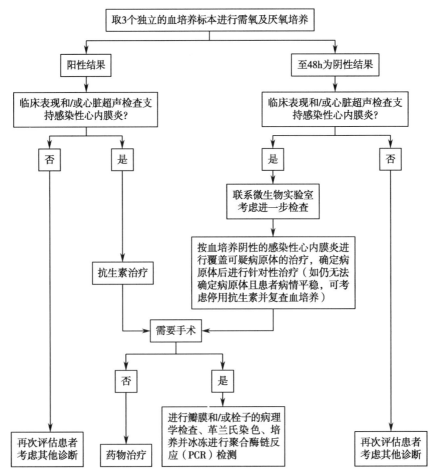

图 40-1　感染性心内膜炎血培养微生物学诊断流程

如血培养阴性,感染性心内膜炎的发生率为2.5%~31%,因此常延误诊断和治疗,并对预后造成重大影响。最常见原因是血培养前应用抗生素,建议停用抗生素并复查血培养,另一类常见的原因是病原体为非典型病原体,易见于人工瓣膜、留置静脉导管、植入起搏器、肾衰竭或免疫抑制状态的患者。

2. **超声心动图**　经胸超声心动图(transthoracic echocardiography,TTE)及经食管超声心动图(transesophageal echocardiography,TEE)对感染性心内膜炎诊断的敏感性分别为40%~63%和90%~100%,主要诊断依据为赘生物、脓肿及新出现的人工瓣瓣周漏。

3. **组织学、免疫学及分子生物学技术**　瓣膜或栓子的病理学检查是诊断感染性心内膜炎的"金标准",还可指导药物治疗。电子显微镜检查敏感性高,但耗时且昂贵。直接免疫荧光及酶联免疫吸附测定法也可检测病原体,但有待进一步试验确定其诊断意义。

六、诊断标准及其局限性

推荐使用改良的 Duke 诊断标准。

1. **主要标准**

(1)血培养阳性:①2 次独立血培养检测出感染性心内膜炎典型致病微生物:草绿色链球菌、牛链球菌、HACEK 族[包括嗜血杆菌属(Haemophilus),放线杆菌属(Actinobacillus),心杆菌属(Cardiobacterium),艾肯菌属(Eikenella),金氏菌属(Kingella)]、金黄色葡萄球菌、无原发灶的社区获得性肠球菌;②持续血培养阳性时检测出感染性心内膜炎致病微生物:间隔 12h 以上取样时,至少 2 次血培养阳性;首末次取样时间间隔至少 1h,至少 4 次独立培养中大多数为阳性或全部 3 次培养均为阳性;③单次血培养伯纳特立克次体阳性或逆相 IIgG 抗体滴度 >1:800。

(2)心内膜感染证据:①心脏超声表现——赘生物、脓肿或新出现的人工瓣膜开裂;②新出现的瓣膜反流。

2. **次要标准**

(1)易发因素:易于患病的心脏状况、静脉药瘾者。

(2)发热:体温 >38℃。

(3)血管表现:重要动脉栓塞、脓毒性肺梗死、真菌性动脉瘤、颅内出血、结膜出血或 Janeway 损害。

(4)免疫学表现:肾小球肾炎、Osler 结节、Roth 斑或类风湿因子阳性。

(5)微生物学证据:血培养阳性但不符合主要标准或缺乏感染性心内膜炎病原体感染的血清学证据。

明确诊断需满足下列 3 条之一:

(1)符合 2 条主要标准。

(2)符合 1 条主要标准和 3 条次要标准。

(3)符合 5 条次要标准。

疑似诊断需有下列 2 条之一:

(1)符合 1 条主要标准和 1 条次要标准。

(2)符合 3 条次要标准。

七、抗生素治疗

感染性心内膜炎治愈的关键在于清除赘生物中的病原微生物。抗感染治疗基本要求是:①应用杀菌剂。②联合应用 2 种具有协同作用的抗菌药物。③大剂量,需高于一般常用量,使感染部位达到有效浓度。④静脉给药。⑤长疗程,一般为4~6 周,人工瓣膜心内膜炎需 6~8 周或更长,以降低复发率。抗菌药物应根据药代动力学给药,大剂量应用青霉素等药物时,宜分次静脉滴注,避免高剂量给药后可能引起的中枢神经系统毒性反应,如青霉素脑病等。部分患者需外科手术,移除已感染材料或脓肿引流,以清除感染灶。

1. **经验治疗方案**　在血培养获得阳性结果之前采用,适用于疑似感染性心内膜炎、病情较重且不稳定的患者。经验治疗方案应根据感染严重程度,受累心瓣膜的类型、有无少见或耐药菌感染危险因素等制订,分为自体瓣膜心内膜炎(native valve endocarditis,NVE)及人工瓣膜心内膜炎(prosthetic valve endocarditis,PVE)。治疗应覆盖感染性心内膜炎最常见的病原体。经验治疗推荐的治疗方案见表 40-1。

2. **葡萄球菌心内膜炎**　推荐治疗方案见表 40-2。治疗方案宜根据病原菌是否属甲氧西林耐药株而定。由于青霉素耐药葡萄球菌已达90% 以上,故在获知细菌药敏前经验治疗宜首选耐酶青霉素类,如苯唑西林或氯唑西林等联合氨基糖苷类。

表 40-1 感染性心内膜炎的经验治疗（等待血培养结果）

抗生素	剂量及给药途径	备注
NVE,轻症患者		
阿莫西林[a] 或氨苄西林 或青霉素	2g、每 4 小时 1 次静脉滴注 3g、每 6 小时 1 次静脉滴注 1 200 万 ~1 800 万 U/d、分 4~6 次静脉滴注	如患者病情稳定,等待血培养结果 对肠球菌属和许多 HACEK[a] 微生物的抗菌活性优于青霉素 如青霉素过敏,可选用头孢曲松 2.0g/d,静脉滴注,亦可采用方案 2
联合庆大霉素[a]	1mg/kg 实际体重静脉滴注	在获知培养结果前,庆大霉素的作用存在争论
NVE,严重脓毒症（无肠杆菌科细菌、铜绿假单胞菌属感染危险因素）		
万古霉素[a]	15~20mg/kg、每 8~12 小时静脉滴注	需覆盖葡萄球菌属（包括甲氧西林耐药菌株）。如万古霉素过敏,改用达托霉素 6mg/kg,每 12 小时 1 次,静脉滴注
联合庆大霉素[a]	1mg/kg 理想体质量、每 12 小时 1 次静脉滴注	如担心肾毒性或急性肾损伤,改为环丙沙星
NVE,严重脓毒症,并有多重耐药肠杆菌科细菌、铜绿假单胞菌感染危险因素		
万古霉素[a]	15~20mg/kg、每 8~12 小时 1 次静脉滴注	需覆盖葡萄球菌属（包括甲氧西林耐药菌株）、链球菌属、肠球菌属、HACEK、肠杆菌科细菌和铜绿假单胞菌
联合美罗培南[a]	1g、每 8 小时 1 次静脉滴注	
PVE,等待血培养结果或血培养阴性		
万古霉素[b] 联合庆大霉素[b] 和利福平[b]	万古霉素 1g、每 12 小时 1 次静脉滴注,庆大霉素 1mg/kg、每 12 小时 1 次静脉滴注,利福平 300~600mg、每 12 小时 1 次口服或静脉滴注	在严重肾损伤患者中使用小剂量利福平

注:[a]HACEK,包括嗜血杆菌属（Haemophilus）,放线杆菌属（Actinobacillus）,心杆菌属（Cardiobacterium）,艾肯菌属（Eikenella）,金氏菌属（Kingella）。

[b] 根据肾功能调整剂量。

表 40-2 葡萄球菌心内膜炎的治疗

制剂	剂量及给药途径	疗程 / 周	备注
NVE,甲氧西林敏感			
氟氯西林	2g、每 4~6 小时 1 次静脉滴注	4	如体重 >85kg,采用每 4 小时 1 次方案
NVE,甲氧西林耐药,万古霉素敏感（MIC≤2mg/L）,利福平敏感或青霉素过敏			
万古霉素	1g、每 12 小时 1 次静脉滴注	4	根据肾功能调整剂量,并且维持谷浓度 15~20mg/L
联合利福平	300~600mg、每 12 小时 1 次口服	4	如肌酐清除率 <30ml/min,采用小剂量利福平

续表

制剂	剂量及给药途径	疗程/周	备注
NVE,甲氧西林、万古霉素耐药(MIC>2mg/L)、达托霉素敏感(MIC≤1mg/L)或不能耐受万古霉素者			
达托霉素	6mg/kg、每24小时1次静脉滴注	4	每周监测磷酸肌酸激酶。根据肾功能调整剂量
联合利福平或庆大霉素	利福平300~600mg、每12小时1次口服,或庆大霉素1mg/kg、每12小时1次静脉滴注	4	如肌酐清除率<30ml/min,采用小剂量利福平
PVE,甲氧西林、利福平敏感			
氟氯西林联合利福平和庆大霉素	氟氯西林2g、每4~6小时1次静脉滴注,利福平300~600mg,每12小时1次口服,庆大霉素1mg/kg、每12小时1次静脉滴注	6	如体重>85kg,采用每4小时1次方案。如肌酐清除率<30ml/min,采用小剂量利福平
PVE,甲氧西林耐药、万古霉素敏感(MIC≤2mg/L)或青霉素过敏			
万古霉素	1g、每12小时1次静脉滴注	6	根据肾功能调整剂量并且维持谷浓度15~20mg/L
联合利福平	300~600mg、每12小时1次口服	6	如肌酐清除率<30ml/min,采用小剂量利福平
联合庆大霉素	1mg/kg、每12小时1次静脉滴注	≥2	如无毒性症状或体征,继续完整疗程
PVE,甲氧西林耐药、万古霉素耐药(MIC>2mg/L)、达托霉素敏感(MIC≤1mg/L)葡萄球菌或不能耐受万古霉素者			
达托霉素	6mg/kg、每24小时1次静脉滴注	6	如肌酐清除率<30ml/min,延长达托霉素给药间隔至48h
联合利福平	300~600mg、每12小时1次口服	6	如肌酐清除率<30ml/min,采用小剂量利福平
联合庆大霉素	1mg/kg、每12小时1次静脉滴注	≥2	如无毒性的症状或体征,继续完整疗程

注:MIC.minimum inhibitory concentration,最低抑菌浓度

3. **链球菌心内膜炎**　推荐治疗方案见表40-3。按照草绿色链球菌对青霉素的敏感程度,治疗方案略有差异。青霉素对草绿色链球菌最低抑菌浓度(MIC)≤0.125mg/L者为敏感株,MIC>0.125mg/L而≤0.5mg/L者系相对耐药株,MIC>0.5mg/L为耐药株。

耐药株所致感染性心内膜炎:无论NVE或PVE均按肠球菌心内膜炎治疗方案,予以万古霉素或替考拉宁联合庆大霉素。

4. **肠球菌心内膜炎**　推荐治疗方案见表40-4。肠球菌属细菌对多种抗菌药物呈现固有耐药,一些有效药物单用仅具抑菌作用,须联合用药,达到杀菌作用并减少复发机会。粪肠球菌可对氨苄西林和青霉素呈现敏感,但其敏感性较草绿色链球菌差,屎肠球菌敏感性更低。

5. **需氧革兰氏阴性杆菌心内膜炎**　应选用具抗假单胞菌活性的青霉素类或头孢菌素类联合抗假单胞菌氨基糖苷类,如哌拉西林联合庆大霉

表 40-3 链球菌心内膜炎的治疗

方案	抗生素	剂量及给药途径	疗程/周	备注
敏感菌株				
1	青霉素单药治疗	1.2g、每 4 小时 1 次静脉滴注	4~6	首选窄谱治疗方案,尤其是有艰难梭菌感染风险或肾毒性高风险患者
2	头孢曲松单药治疗	2g、1 次/d 静脉滴注或肌内注射	4~6	有艰难梭菌感染风险的患者,不建议使用;适用于门诊治疗
3	青霉素[a]	1.2g、每 4 小时 1 次静脉滴注	2	有心外感染病灶、有手术指征、肾毒性高风险,或有艰难梭菌感染风险的患者,不建议使用
	庆大霉素	1mg/kg、每 12 小时 1 次静脉滴注	2	
4	头孢曲松联合庆大霉素	头孢曲松 2g、1 次/d 静脉滴注或肌内注射,庆大霉素 1mg/kg、每 12 小时 1 次静脉滴注	2	有心外感染病灶、有手术指征、肾毒性高风险,或有艰难梭菌感染风险的患者,不建议使用
相对敏感菌株				
5	青霉素[a]	2.4g、每 4 小时 1 次静脉滴注	4~6	首选治疗方案,尤其是有艰难梭菌感染风险的患者
	联合庆大霉素	1mg/kg,每 12 小时 1 次,静脉滴注	2	
营养不足和苛养颗粒链菌的治疗(营养变异链球菌)				
6	青霉素[a]	2.4g、每 4 小时 1 次,静脉滴注	4~6	首选治疗方案,尤其是有艰难梭菌感染风险的患者
	联合庆大霉素	1mg/kg、每 12 小时 1 次静脉滴注	4~6	
耐药菌株,青霉素过敏患者				
7	万古霉素	1g、每 12 小时 1 次静脉滴注	4~6	根据当地建议给药
	联合庆大霉素	1mg/kg、每 12 小时 1 次静脉滴注	≥2	
8	替考拉宁	10mg/kg、每 12 小时 1 次×3 剂,继以 10mg/kg、1 次/d 静脉滴注	4~6	肾毒性高危患者首选
	联合庆大霉素	1mg/kg、每 12 小时 1 次静脉滴注	≥2	

注:所有药物剂量根据肾损伤调整;应监测庆大霉素、万古霉素和替考拉宁血药浓度。

[a] 阿莫西林 2g、每 4~6 小时 1 次给药可用于替代青霉素 1.2~2.4g、每 4 小时 1 次给药。

[b] 请参见肠球菌心内膜治疗方案。

表 40-4　肠球菌心内膜炎的治疗

方案	抗生素	剂量 / 给药途径	疗程 / 周	备注
1	阿莫西林	2g、每 4 小时 1 次静脉滴注	4~6	用于阿莫西林敏感（MIC≤4mg/L），青霉素 MIC≤4mg/L 和庆大霉素敏感（MIC≤128mg/L）菌株
	或青霉素	2.4g、每 4 小时 1 次静脉滴注	4~6	PVE 疗程 6 周
	联合庆大霉素[a]	1mg/kg、每 12 小时 1 次静脉滴注	4~6	
2	万古霉素[a]	1g、每 12 小时 1 次静脉滴注	4~6	用于青霉素过敏的患者或阿莫西林或青霉素耐药菌株，保证万古霉素 MIC≤4mg/L
	庆大霉素[a]	1mg/kg 理想体重、每 12 小时 1 次静脉滴注	4~6	PVE 疗程 6 周
3	替考拉宁[a]	10mg/kg、每 24 小时 1 次静脉滴注	4~6	方案 2 的替换方案，参见方案 2 的评价
	庆大霉素[a]	1mg/kg、每 12 小时 1 次静脉滴注	4~6	保证替考拉宁 MIC≤2mg/L
4	阿莫西林[ab]	2g、每 4 小时 1 次静脉滴注	≥6	用于阿莫西林敏感（MIC≤4mg/L）和高水平庆大霉素耐药（MIC 128mg/L）菌株

注：[a] 根据肾功能调整剂量。

[b] 如菌株敏感，可增加链霉素 7.5mg/kg、每 12 小时 1 次肌内注射。

素或妥布霉素，或头孢他啶联合氨基糖苷类。革兰氏阴性杆菌对抗菌药的敏感性在菌株间差异甚大，宜根据细菌药敏结果选择用药。疗程至少 6 周，常需 6~8 周或更长。

心内膜炎也可由 HACEK 组细菌引起，早年此组细菌对氨苄西林敏感，近年来该细菌中产 β 内酰胺酶菌株渐增多，宜选用头孢曲松或头孢噻肟等第三代头孢菌素治疗。对非产酶株也可选用阿莫西林、氨苄西林联合氨基糖苷类抗生素，疗程应为 4 周，如为 PVE 者疗程至少 6 周，治疗初始联合庆大霉素 2 周。环丙沙星可考虑作为替换药物。

6. 其他病原体所致心内膜炎

（1）Q 热（query fever）：Q 热是由贝纳柯克斯体（coxiellaburnetii）感染所致的一种人兽共患的自然疫源性疾病，又称 Q 热柯克斯体。以急性发热、头痛、肌痛、间质性肺炎等为主要表现，少数呈慢性经过，感染性心内膜炎是慢性 Q 热最主要的临床表现形式。患者多存在细胞免疫缺陷或基础心瓣膜损害及人工瓣膜等。Q 热心内膜炎血培养常为阴性，可有瓣膜赘生物形成。对于治疗过程中 I 相抗体降低较缓慢的患者，建议提高药物剂量。

治疗建议：

1）抗生素应用：多西环素 100mg、每 12 小时 1 次联合氯喹 200mg、每 8 小时 1 次口服，至少 18 个月，能够有效杀菌并预防复发，有人推荐治疗 ≥3 年。或多西环素 100mg、每 12 小时 1 次和环丙沙星 200mg、每 12 小时 1 次口服至少 3 年。

2）贝纳柯克斯体抗体滴度监测：治疗期间应该每 6 个月 1 次，治疗停止后每 3 个月 1 次，至少 2 年。

3）治愈标准：贝纳柯克斯体的 I 相 IgG 抗体滴度 <1：800 和 I 相 IgM 和 IgA 抗体滴度 <1：50，提示治愈。

（2）巴尔通体心内膜炎（Bartonella endocarditis）：巴尔通体是一种兼性细胞内革兰氏阴性短小杆菌，是引起血培养阴性感染性心内膜炎的另一种常见病原体。最常见的巴尔通体心内膜炎是由 5 日热巴尔通体引起，其次是汉塞巴尔通体。前者可引起战壕热和感染性心内膜炎,通过体虱传播。感染的高危因素包括缺乏家庭关怀、免疫力低下、吸毒、嗜酒等。后者较少引起感染性心内膜炎。感染性心内膜炎是慢性巴尔通体感染的一种常见表现。

治疗建议:联合庆大霉素和一种 β 内酰胺类抗生素或多西环素治疗至少 4 周,通常 6 周以上。庆大霉素 1mg/kg、每 8 小时 1 次 ×4 周,联合阿莫西林 2g、每 4 小时 1 次或头孢曲松 2g、1 次 /d × 6 周,均静脉滴注。若青霉素过敏则可使用多西环素 100mg、每 12 小时 1 次,口服 6 周。注意监测庆大霉素浓度。

7. **真菌性心内膜炎** 相对少见(1%~6%),以念珠菌属、曲霉属多见,其他真菌包括组织胞浆菌、隐球菌、芽生菌等。真菌性心内膜炎的诊断相当困难,如临床疑为感染性心内膜炎,但连续血培养阴性,应考虑真菌性心内膜炎可能。念珠菌心内膜炎患者血培养阳性率可高达 83%~95%,其他如隐球菌、红酵母等酵母菌血培养阳性率也较高。真菌心内膜炎相对疗程长、预后差、易复发。

(1)念珠菌心内膜炎:初始治疗选用棘白菌素类药物,剂量适当增加可获得更好疗效,或选用两性霉素 B 脂质体,或两性霉素 B 去氧胆酸盐,还可联合氟胞嘧啶,每日 4 次,提高疗效。初始治疗疗程应为 6~10 周,待病情稳定、血培养阴性后,敏感菌株给予氟康唑 400~800mg/d(6~12mg/kg)降阶梯治疗,并建议尽早行瓣膜置换术,术后治疗至少 6 周,有瓣周脓肿或其他并发症者,疗程更长。

(2)曲霉菌心内膜炎:初始治疗首选伏立康唑,疗程 4 周以上。治疗中需监测血药浓度,保证达到足够血药浓度;不能耐受或伏立康唑耐药者,可选用两性霉素 B 脂质体。病情稳定后应长期口服伏立康唑维持治疗,疗程至少 2 年。瓣膜置换术对于曲霉菌心内膜炎的成功治疗至关重要。

(3)其他真菌性心内膜炎:其他真菌也可导致真菌性心内膜炎,药物选择可参照上述治疗方案及体外药物敏感试验。

八、外科手术治疗

经过积极抗生素的治疗,患者病情可稳定,但仍有约一半患者存在严重并发症需要做外科手术,外科手术主要适用于左心瓣膜感染性心内膜炎。

1. **心力衰竭** 心力衰竭是多数感染性心内膜炎患者的手术适应证,并且是亚急诊手术的首要适应证。

2. **感染无法控制** 包括持续性感染(>7天)、耐药菌株所致感染及局部感染失控是第二类常见的手术原因。

3. **体循环栓塞的预防** 抗生素治疗的第 1 周是栓塞发生风险的最高时期,行外科手术治疗来预防栓塞的发生获益最大。应权衡外科手术治疗的获益与风险,并个体化评价患者的一般状况及合并症。

术后急性并发症常见的有:需应用补充凝血因子治疗的凝血障碍、因出血或心脏压塞导致的二次开胸、需要血液透析的急性肾衰、卒中、低心排综合征、肺炎、因切除主动脉根部脓肿导致房室传导阻滞需行起搏器植入。术前心电图显示左束支传导阻滞的,术后常需要植入埋藏起搏器。

九、其他系统并发症评估

1. **神经系统并发症** 大部分由赘生物脱落所致。临床表现包括缺血性或出血性卒中,短暂性脑供血不足,无症状性脑栓塞,感染性动脉瘤,脑脓肿,脑膜炎,中毒性脑病及癫痫。

2. **急性肾衰竭** 常见原因包括有①免疫复合物及血管炎性肾小球肾炎;②肾动脉梗死;③心脏术后、心力衰竭或严重败血症所致的血流动力学障碍;④抗生素毒性:常见有氨基糖苷类、万古霉素类(尤其二者联用时毒性增强),以及高剂量青霉素类抗生素;⑤影像学检查时所用对比剂的肾毒性等。

3. **风湿性并发症** 有肌肉骨骼症状如关节痛、肌痛及后背痛,可为感染性心内膜炎的首发症状。

4. **脾脓肿** 长期持续或反复高热,菌血症提示脾脓肿,应尽早行腹部 CT、MRI 或超声检查。抗生素治疗效果不佳的巨大脾脓肿或脓肿破裂,可考虑脾切除。外科手术风险较高者,可考虑经皮脓肿引流术替代治疗。

5. 心肌心包炎
心包炎常与金黄色葡萄球菌感染所致的脓肿、心肌炎或菌血症相关。当感染累及二尖瓣及三尖瓣环并继续扩大时，可累及心包。化脓性心包炎亦可继发于主动脉近端假性动脉瘤、心肌脓肿、心肌炎或冠状动脉菌栓栓塞。化脓性心包炎少见，通常需外科手术引流。假性动脉瘤破裂或瘘管形成后可与心包相通，常导致严重并发症，死亡率高。

十、预防

预防措施主要针对菌血症和基础心脏病两个环节。菌血症是感染性心内膜炎发生的必要条件，器质性心脏病患者为感染性心内膜炎高危易感人群。

预防和减少菌血症发生：一般措施是强调口腔、牙齿和皮肤的卫生，防止皮肤黏膜损伤后的继发性感染。尽可能避免有创医疗检查和操作，如必须进行，要遵循严格的无菌操作规范。

预防性应用抗生素：对高危人群如各种心脏瓣膜病、先天性心脏病、梗阻性肥厚型心肌病，以及风湿免疫性疾病而长期服用糖皮质激素治疗，以及注射毒品的吸毒者，在做有创医疗检查和操作时需预防性应用抗生素。

（李新立）

参 考 文 献

[1] Cahill T J, Prendergast B D. Infective endocarditis. LANCET, 2016, 387(10021): 882-893.

[2] Habib G, Lancellotti P, Antunes M J, et al 2015 ESC Guidelines for the management of infective endocarditis: The Task Force for the Management of Infective Endocarditis of the European Society of Cardiology (ESC). Endorsed by: European Association for Cardio-Thoracic Surgery(EACTS), the European Association of Nuclear Medicine(EANM). EUR HEART J, 2015, 36(44): 3075-3128.

[3] 中华医学会心血管病学分会, 中华心血管病杂志编辑委员会. 成人感染性心内膜炎预防、诊断和治疗专家共识. 中华心血管病杂志, 2014, 42(10): 806-816.

[4] Baddour L M, Wilson W R, Bayer A S, et al. Infective Endocarditis in Adults: Diagnosis, Antimicrobial Therapy, and Management of Complications: A Scientific Statement for Healthcare Professionals From the American Heart Association. Circulation, 2015, 132(15): 1435-1486.

[5] Vincent L L, Otto C M. Infective Endocarditis: Update on Epidemiology, Outcomes, and Management. CURR CARDIOL REP, 2018, 20(10): 86.

[6] Iung B, Vahanian A. Epidemiology of valvular heart disease in the adult. NAT REV CARDIOL, 2011, 8(3): 162-172.

[7] 曹红, 周洪莲, 邢铭友. 感染性心内膜炎 168 例临床特点分析. 医学研究杂志, 2019, 48(6): 145-148.

[8] 感染性心内膜炎诊断标准评价协作组. 感染性心内膜炎诊断标准的评价——附病理证实 216 例分析. 中华儿科杂志, 2003, 41(10): 738-742.

[9] 刘志勇, 高长青, 李伯君, 等. 60 例感染性心内膜炎的临床诊断与外科治疗. 中国胸心血管外科临床杂志, 2007, 14(3): 181-183.

[10] Cahill T J, Baddour L M, Habib G, et al. Challenges in Infective Endocarditis. J AM COLL CARDIOL, 2017, 69(3): 325-344.

[11] 胡大一. 心血管内科学高级教程. 北京: 人民军医出版社, 2009.

[12] Thuny F, Di Salvo G, Belliard O, et al. Risk of embolism and death in infective endocarditis: prognostic value of echocardiography: a prospective multicenter study. Circulation, 2005, 112(1): 69-75.

[13] Perez D I L, Zamorano J, Lennie V, et al. Negative blood culture infective endocarditis in the elderly: long-term follow-up. Gerontology, 2007, 53(5): 245-249.

[14] Raoult D, Casalta J P, Richet H, et al. Contribution of systematic serological testing in diagnosis of infective endocarditis. J CLIN MICROBIOL, 2005, 43(10): 5238-5242.

[15] Baron E J, Scott J D, Tompkins L S. Prolonged incubation and extensive subculturing do not increase recovery of clinically significant microorganisms fromstandard automated blood cultures. CLIN INFECT DIS, 2005, 41(11): 1677-1680.

[16] Brouqui P, Raoult D. New insight into the diagnosis of fastidious bacterial endocarditis. FEMS Immunol Med Microbiol, 2006, 47(1): 1-13.

[17] Afonso L, Kottam A, Reddy V, et al. Echocardiography in Infective Endocarditis: State of the Art. CURR CARDIOL REP, 2017, 19(12): 127.

［18］ Watkin R W, Lang S, Lambert P A, et al. The serological diagnosis of staphylococcal infective endocarditis. J Infect, 2006, 53 (5): 301-307.

［19］ Li J S, Sexton D J, Mick N, et al. Proposed modifications to the Duke criteria for the diagnosis of infective endocarditis. CLIN INFECTDIS, 2000, 30 (4): 633-638.

［20］ Gould F K, Denning D W, Elliott T S, et al. Guidelines for the diagnosis and antibiotic treatment of endocarditis in adults: a report of the Working Party of the British Society for Antimicrobial Chemotherapy. J Antimicrob Chemother, 2012, 67 (2): 269-289.

［21］ Raoult D, Marrie T, Mege J. Natural history and pathophysiology of Q fever. LANCET INFECT DIS, 2005, 5 (4): 219-226.

［22］ Melenotte C, Protopopescu C, Million M, et al. Clinical Features and Complications of Coxiella burnetii Infections From the French National Reference Center for Q Fever. JAMA Netw Open, 2018, 1 (4): e181580.

［23］ Okaro U, Addisu A, Casanas B, et al. Bartonella Species, an Emerging Cause of Blood-Culture-Negative Endocarditis. CLIN MICROBIOL REV, 2017, 30 (3): 709-746.

［24］ Tacke D, Koehler P, Cornely O A. Fungal endocarditis. CURR OPIN INFECT DIS, 2013, 26 (6): 501-507.

［25］ Pettersson G B, Coselli J S, Pettersson G B, et al. 2016 The American Association for Thoracic Surgery (AATS) consensus guidelines: Surgical treatment of infective endocarditis: Executive summary. J Thorac Cardiovasc Surg, 2017, 153 (6): 1241-1258.

［26］ Thuny F, Beurtheret S, Mancini J, et al. The timing of surgery influences mortality and morbidity in adults with severe complicated infective endocarditis: a propensity analysis. EUR HEART J, 2011, 32 (16): 2027-2033.

［27］ David TE, Gavra G, Feindel CM, et al. Surgical treatment of active infective endocarditis: a continued challenge. J Thorac Cardiovasc Surg, 2007, 133 (1): 144-149.

［28］ Majumdar A, Chowdhary S, Ferreira MA, et al. Renal pathological findings in infective endocarditis. Nephrol Dial Transplant, 2000, 15 (11): 1782-1787.

［29］ Ting W, SilvermanNA, Arzouman DA, et al. Splenic septic emboli in endocarditis. Circulation, 1990, 82 (5 Suppl): V105-V109.

［30］ Wilson W, Taubert K A, Gewitz M, et al. Prevention of infective endocarditis: guidelines from the American Heart Association: a guideline from the American Heart Association Rheumatic Fever, Endocarditis, and Kawasaki Disease Committee, Council on Cardiovascular Disease in the Young, and the Council on Clinical Cardiology, Council on Cardiovascular Surgery and Anesthesia, and the Quality of Care and Outcomes Research Interdisciplinary Working Group. Circulation, 2007, 116 (15): 1736-1754.

第四十一章　心包疾病

心包（pericardium）是一个包含心脏和大血管根部的双层囊袋结构。心包从结构上，分为浆膜心包和纤维心包，即浆膜层和纤维层，浆膜层又分为两层，即脏层和壁层，这两层中间即心包腔。生理情况下，心包腔内有 10~50ml 浆膜液起润滑作用。心包对心脏解剖位置起固定作用，能防止由于心脏收缩对周围血管的冲击；心包也能防止由于运动和血容量增加而导致的心腔迅速扩张。此外，心包对肺部和胸腔感染的扩散起到阻止作用，但心包先天缺如或手术切除通常并不会产生临床严重后果。

心包疾病（pericardial disease）可以是孤立性疾病，也可以是全身性疾病的一部分。心包综合征是一系列不同临床表现、特定症状和体征的统称，包括：心包炎（急性、亚急性、慢性和复发性）、心包积液（可出现在没有心包炎的情况下）、心脏压塞和缩窄性心包炎等。目前，尚无针对特定心包疾病的注册药物。

第一节　病因及发病机制

一、病因

心包疾病最简单的病因分类分为感染性和非感染性两类（表 41-1），其病因具有多样性和人口流行病学特征。发达国家和地区感染性心包疾病以病毒感染为主，发展中国家和欠发达地区仍以结核分歧杆菌感染为主，患者大多伴有获得性免疫缺陷病毒（HIV）感染。非感染性心包疾病常见病因包括免疫性、肿瘤、创伤、主动脉夹层及心力衰竭等多种因素。近年来，研究表明免疫介导的复发机制和自身炎症性疾病与心包疾病相关，尤其是在儿科患者中。

表 41-1　心包疾病的病因分类

分类	病原	示例
感染性	病毒性（常见）	肠道病毒（柯萨奇，Echo）、疱疹病毒（Epstein-Barr 病毒，巨细胞病毒，人类疱疹病毒）、腺病毒等
	细菌性	结核分枝杆菌（常见，其他少见）、立克次体、肺炎球菌、链球菌等
	真菌（罕见）	组织胞浆菌等
	寄生虫（罕见）	棘球绦虫、弓形虫
非感染性	免疫（常见）	系统性红斑狼疮、类风湿、血管炎等
	肿瘤	原发肿瘤（少见，间皮瘤）
		转移瘤（常见，肺癌/乳腺癌/淋巴瘤）
	代谢	尿毒症，黏液性水肿，神经性厌食等
	创伤	早发性（直接或间接，少见）
		迟发性（心包损伤综合征常见，如心肌梗死后综合征、创伤后、开胸或介入术后）
	药物（少见）	狼疮样综合征（普鲁卡因胺等）、抗肿瘤药（常合并心肌病）等
	其他（常见）	淀粉样变性、主动脉夹层、肺高血压、心衰
	其他（不常见）	先天性部分或完全心包缺失

发达国家和地区的心包积液患者约 50% 为特发性,其他常见病因包括肿瘤(15%~20%)、感染(15%~30%)、医源性损伤(15%~20%)以及结缔组织病(5%~15%)。而发展中国家和欠发达地区,尤其是结核病流行地区,逾 60% 的心包积液患者病因为结核病。

缩窄性心包炎的病因,我国以结核性最常见,其次为急性非特异性心包炎、化脓性或由创伤性心包炎后演变而来。近年来放射性心包炎和心脏手术后引起者逐渐增多。其他少见的病因包括自身免疫性疾病、恶性肿瘤、尿毒症、药物等。

二、病理

根据病理变化,急性心包炎可以分为纤维蛋白性和渗出性两种。在急性期,心包壁层和脏层上有纤维蛋白、白细胞及少许内皮细胞的渗出。此时尚无明显液体积聚,为纤维蛋白性心包炎;随后如液体增加,则转变为渗出性心包炎,常为浆液纤维蛋白性,液体量可由 100ml 至 2~3L 不等,多为黄而清的液体,偶可混浊不清、化脓性或呈血性。积液一般在数周至数月内吸收,但也可伴发壁层与脏层粘连、增厚及缩窄,而进一步演变为缩窄性心包炎。液体也可在较短时间内大量积聚引起心脏压塞。急性心包炎时,心外膜下心肌可有不同程度的炎性变化,如范围较广可称为心肌心包炎。此外,炎症也可累及纵隔、横膈和胸膜。

三、病理生理

正常时心包腔平均压力接近于零或低于大气压,吸气时呈轻度负压,呼气时近于正压。心包内少量积液一般不影响血流动力学。但如果液体迅速增多即使仅达 200ml 时,也因为心包无法迅速伸展而使心包内压力急剧上升,即可引起心脏受压,导致心室舒张期充盈受阻,周围静脉压升高,最终使心排血量显著降低,血压下降,产生急性心脏压塞的临床表现。而慢性心包积液则由于心包逐渐伸展适应,积液量可达 2 000ml 而无压塞表现。

心包缩窄使心室舒张期扩张受阻、充盈减少、每搏输出量下降,为维持心排血量,心率代偿性增快;由于回流受阻,可出现静脉压升高、颈静脉怒张、肝大、腹腔积液、下肢水肿等。由于吸气时周围静脉回流增多,而已缩窄的心包使心室无法适应性扩张,致使吸气时颈静脉压进一步升高,静脉扩张更明显,称 Kussmaul 征。

第二节 诊 断

随着影像学的发展,越来越多的影像学检查手段成为临床诊治的重要辅助工具。目前心包疾病诊断和随访的影像学检查包括 X 线片、超声心动图、CT、心脏磁共振(CMR)、正电子发射型计算机断层显像(PET)心肌核素和心导管等,其中超声心动图、CT 和 CMR 是最常用的互补检查工具。2015 年 ESC 心包疾病诊疗指南提出多模态影像学检查,即根据患者的临床状况及检查条件合理选择一种或几种影像学检查方法,从而为临床诊断提供最快捷有效的帮助。由于 PET、心肌核素和心导管检查仅对部分患者的诊断具有意义,故并不推荐作为常规选择。而 CT 和 CMR 作为超声心动图最重要的补充诊断手段,推荐其为二级检查方法。

一、心包疾病一般诊断性检查

在所有疑似心包疾病的患者中,首选诊断学评估,推荐采用:听诊;ECG;经胸超声心动图;胸部 X 线;常规血液学检查,包括炎症标志物、白细胞计数和分类计数、肝肾功能以及心肌损伤标志物。明确特异性可治疗的病因(如细菌性、肿瘤性或全身炎症疾病),观察是否存在以下因素:发热,>38℃;亚急性病程(症状在数天或数周内发生);较大量的心包积液(舒张期无回声区宽度 >20mm);心脏压塞;阿司匹林或 NSAIDs 治疗无效。CT 或 CMR 作为心包炎的二级诊断性检查方法;在心脏压塞或疑似细菌性及肿瘤性心包炎的情况下可进行心包穿刺或外科引流术,在特定选择的疑似肿瘤性或结核性心包炎患者中,可考虑进行经皮或外科心包活检。根据临床情况在高危患者中进行其他检查。

二、心包炎

急性心包炎(acute pericarditis)是指伴或不伴心包积液的急性炎症性心包综合征,为心包脏层和壁层的急性炎症性疾病。可以单独存在,也可以是某种全身疾病累及心包的表现。心包炎的定义和诊断标准见表 41-2。

表 41-2　心包炎的定义和诊断标准

心包炎	定义和诊断标准
急性	炎症性心包综合征,有或无心包积液,符合 4 项中的 2 项: 1)与心包炎性质一致的胸痛(>85%~90%)(锐痛,坐位前倾减轻) 2)心包摩擦音(≤33%) 3)心电图上新出现的广泛 ST 段抬高或 PR 段压低(60%) 4)心包积液(新出现或恶化)(60%) 附加证据: 炎症标志物升高(CRP,ESR,WBC) 心包炎症的影像学证据(CT,CMR)
持续性	持续 >4~6 周但 <3 个月没有缓解
复发性	首次记录的急性心包炎复发,且无症状间隔期为 4~6 周或更长
慢性	持续 >3 个月

（一）临床表现

病毒感染者多于感染症状出现 10~12 天后有胸痛等症状,部分患者可伴有肺炎和胸膜炎的临床表现。

1. **症状**　胸骨后、心前区疼痛为急性心包炎的特征,常见于炎症变化的纤维蛋白渗出期。疼痛可放射到颈部、左肩、左臂,也可达上腹部,多为锐痛,与呼吸体位有关,常因咳嗽、深呼吸、变换体位或吞咽而加重。部分患者可因心脏压塞出现呼吸困难、水肿等症状。感染性心包炎可伴发热。

2. **体征**　急性心包炎最具诊断价值的体征为心包摩擦音,呈抓刮样粗糙的高频音。多位于心前区,以胸骨左缘第 3、4 肋间最为明显。典型的摩擦音可听到与心房收缩、心室收缩和心室舒张相一致的三个成分,称为三相摩擦音。身体前倾坐位、深吸气或将听诊器胸件加压后可听到摩擦音增强。心包摩擦音可持续数小时、数天甚至数周。当积液增多将二层心包分开时,摩擦音即消失。

（二）辅助检查

1. **血清学检查**　取决于原发病,如感染性心包炎常有白细胞计数及中性粒细胞增加、红细胞沉降率增快等炎症反应,自身免疫病可有免疫指标阳性,尿毒症患者可见肌酐明显升高等。

2. **胸部 X 线检查**　可无异常发现,如心包积液较多,则可见心影增大,通常成人液体量少于 250ml、儿童少于 150ml 时,X 线难以检出其积液。

3. **心电图**　主要表现为:①除 aVR 和 V$_1$ 导联以外的所有常规导联可能出现 ST 段呈弓背向下型抬高,aVR 及 V$_1$ 导联 ST 段压低,这些改变可于数小时至数日后恢复。②一至数日后,随着 ST 段回到基线,逐渐出现 T 波低平及倒置,此改变可于数周至数月后恢复正常,也可长期存在。③常有窦性心动过速,积液量较大的情况可以出现 QRS 电交替。(图 41-1)

4. **超声心动图**　超声心动图可确诊有无心包积液,判断积液量,协助判断临床血流动力学改变是否由心脏压塞所致。超声引导下行心包穿刺引流可以增加操作的成功率和安全性。

5. **心脏磁共振（CMR）**　CMR 能清晰显示心包积液容量和分布情况,帮助分辨积液的性质,可测量心包厚度。延迟增强扫描可见心包强化,对诊断心包炎较敏感,还有助于判断心肌受累情况。

6. **心包穿刺**　心包穿刺的主要指征是心脏压塞,对积液性质和病因诊断也有帮助,可以对心包积液进行常规、生化、病原学(细菌、真菌等)、细胞学相关检查。

（三）诊断与鉴别诊断

2015 年 ESC 指南中指出:不必对所有患者查明病因,尤其是结核病发病率低的国家,因为常见病因引起的心包炎病程相对缓和,病因检查的诊断获益较低,但对于有潜在病因或提示预后不良的,应住院治疗。除此之外,可门诊治疗(图 41-2)。所有疑似急性心包炎患者应行心电图检查、经胸超声心动图检查和胸部 X 线检查。并且评估炎症(如 CRP)和心肌损伤(如 CK,肌钙蛋白)标志物。

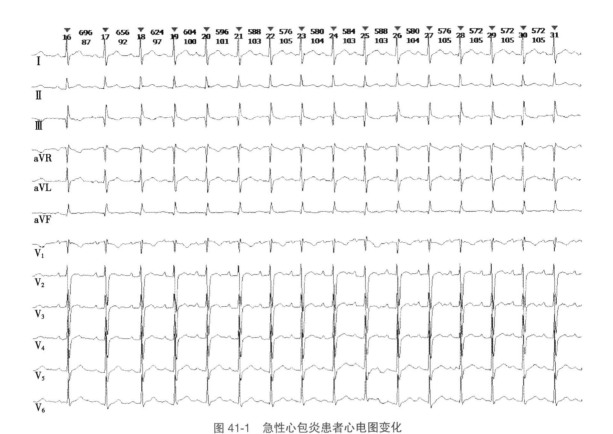

图 41-1 急性心包炎患者心电图变化

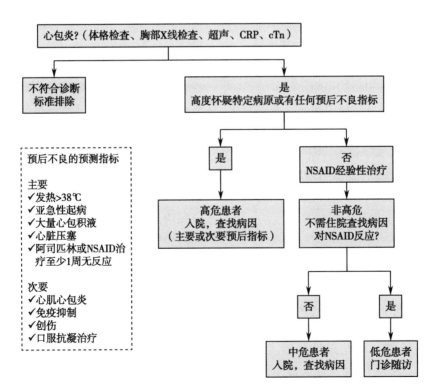

图 41-2 心包炎的诊断流程图

1. 诊断标准 诊断根据急性起病、典型胸痛、心包摩擦音、特征性的心电图表现。超声心动图检查可以确诊并判断积液量。结合相关病史、全身表现及相应的辅助检查有助于对病因作出诊断。常见不同病因引起的急性心包炎见表41-3。

表 41-3 常见不同病因引起的急性心包炎

	特发性	结核性	化脓性	肿瘤性	心脏损伤后综合征
病史	上呼吸道感染史,起病急,常反复发作	伴原发结核表现	伴原发感染病灶,或败血症表现	转移性肿瘤多见	有手术、心肌梗死等心脏损伤史,可反复发作
发热	持续发热	常无	高热	常无	常有
心包摩擦音	明显,出现早	有	常有	少有	少有
胸痛	常剧烈	常无	常有	常无	常有
白细胞计数	正常或增高	正常或轻度增高	明显增高	正常或轻度增高	正常或轻度增高
血培养	阴性	阴性	阳性	阴性	阴性
心包积液量	较少	常大量	较多	大量	一般中量
性质	草黄色或血性	多为血性	脓性	多为血性	常为浆液性
细胞分类	淋巴细胞较多	淋巴细胞较多	中性粒细胞较多	淋巴细胞较多	淋巴细胞较多
细菌	无	有时找到结核分枝杆菌	化脓性细菌	无	无
治疗	非甾体抗炎药	抗结核药	抗生素及心包切开	原发病治疗心包穿刺	糖皮质激素

2. 鉴别诊断 诊断急性心包炎应注意与其他可引起急性胸痛的某些疾病相鉴别。胸痛伴心电图 ST 段抬高的需要与急性心肌梗死鉴别,后者抬高 ST 段弓背向上,ST-T 改变的演进在数小时内发生,改变的导联与梗死血管相对应,范围通常不如心包炎时广泛。有高血压史的胸痛患者需要除外夹层动脉瘤破裂,后者疼痛为撕裂样,程度较剧烈,多位于胸骨后或背部,可向下肢放射,破口入心包腔可出现急性心包炎的心电图改变,超声心动图有助于诊断,增强 CT 有助于揭示破口所在。肺栓塞可以出现胸痛、胸闷、甚至晕厥等表现,心电图典型表现为 $S_IQ_{III}T_{III}$,也可见 ST-T 改变,D-二聚体通常升高,确诊需增强肺动脉 CTA。

三、与心包炎相关的心肌受累(心肌心包炎)

心包炎和心肌炎常有共同的病因,临床中时可见二者同时发生。心包炎明确,可疑引起心肌受累时,称为"心肌心包炎";而由心肌炎引起的心包炎受累,称为"心包心肌炎"。心包炎的典型表现为胸痛、心包摩擦音、ST-T 段抬高、心包积液及心肌损伤标志物升高(肌钙蛋白)。很多的心肌心包炎患者为亚临床表现,部分患者心脏的症状和体征被系统性感染或炎症症状所掩盖。心肌心包炎多继发于或与急性呼吸道疾病(扁桃体炎、肺炎)、胃肠道炎同时发生。高敏肌钙蛋白检测的应用,明显提高了患者的诊断率。

如果患者符合急性心包炎的诊断,心肌损伤标志物(肌钙蛋白 I 或 T,CK-MB)升高,在超声心动图上无局灶性或弥漫性左心室功能障碍,可以诊断为心肌心包炎。

有局灶性或弥漫性左心室功能障碍,心肌损伤标志物升高,临床诊断符合心包炎的患者,可能是心肌炎继发心包炎,称为心包心肌炎。根据心肌和心包疾病工作组申明,诊断心肌炎需行心内膜心肌活检。然而,以心包炎为主,继发心肌炎的患者,因预后良好,无或轻度左室功能障碍,无心力衰竭的症状,临床中并不需要进行心内膜心肌活检。心包炎患者怀疑同时有心肌炎时,推荐进行冠脉造影(根据临床表现和危险因素),排除急性冠脉综合征。没有明显冠状动脉疾病表现时,推荐使用心脏磁共振确定心肌受累,排除缺血性心肌坏死。

四、心包积液和心脏压塞

正常的心包囊内有 10~50ml 的液体,在心包膜间充当润滑剂。任何病理过程引起炎症时,都能增加心包积液的产生(渗出液);另外一种机制是充血性心力衰竭或肺动脉高压引起静脉压力升高,使心包积液吸收减少(漏出液)。心脏压塞是心包积液积聚及心包腔内压力增加导致心脏受压的失代偿状态,是一种危及生命的临床症状。

心包积液可根据发生时间分为急性、亚急性和慢性(>3 个月);根据积液分布特点分为环形或包裹性;根据血流动力学受影响程度分为正常、心脏压塞和渗出限制型;根据积液成分分为渗出液和漏出液;根据积液在超声心动中的表现分为少量(<10mm)、中等量(10~20mm)和大量(>20mm)。心包积液的症状差异较大,最重要的影响因素是积液产生的速度,如在创伤或医源性损伤情况下,即使极少量的心包积液也可在数分钟内因心包内压急剧升高导致心脏压塞。

(一)临床表现

心包积液临床表现虽缺乏特异性,部分心包积液患者无明显临床症状,仅在行 X 线检查或超声检查时才被偶然发现。大量心包积液可出现颈静脉怒张、奇脉、听诊心音遥远或消失等典型体征。当心脏压塞时可出现 Beck 三联征:低血压、心音低弱、颈静脉怒张。

1. **症状**　心包积液的临床表现与积液产生的速度有关。典型的表现为呼吸困难,继而进展为端坐呼吸、胸痛。其他的表现与局部受压有关:恶心(膈肌受压),吞咽困难(食管受压),声音嘶哑(喉返神经受压),打嗝(膈神经受压)。非特异性症状有:咳嗽,乏力,疲倦,厌食和心悸,血压下降,窦性心动过缓。发热可能与心包炎、感染及免疫反应有关。

2. **体征**　血流动力学正常的患者,体格检查常无异常表现。心包摩擦音很少闻及,合并心包

炎时可见。心尖搏动减弱,位于心浊音界左缘的内侧或不能扪及;心脏叩诊浊音界向两侧增大,皆为绝对浊音区;心音低而遥远。积液量大时可于左肩胛骨下出现叩浊音,听诊闻及支气管呼吸音,称心包积液征(Ewart 征),此乃肺组织受压所致。少数病例可于胸骨左缘第 3、4 肋间闻及心包叩击音(见缩窄性心包炎)。大量心包积液可使收缩压降低,而舒张压变化不大,故脉压变小。依心脏压塞程度,脉搏可减弱或出现奇脉。大量心包积液影响静脉回流,可出现体循环淤血表现,如颈静脉怒张、肝大、肝 - 颈静脉回流征、腹腔积液及下肢水肿等。

3. **心脏压塞**　短期内出现大量心包积液可引起急性心脏压塞,表现为窦性心动过速、血压下降、脉压变小和静脉压明显升高。如果心排血量显著下降,可造成急性循环衰竭和休克。如果液体积聚较慢,则出现亚急性或慢性心脏压塞,产生体循环静脉淤血征象,表现为颈静脉怒张,出现 Kussmaul 征,即吸气时颈静脉充盈更明显。还可出现奇脉,表现为桡动脉搏动呈吸气性显著减弱或消失、呼气时恢复。奇脉也可通过血压测量来诊断,即吸气时动脉收缩压较吸气前下降 10mmHg 或更多。

(二)辅助检查

1. **血清学检查**　所有心包积液患者推荐行炎性标志物监测(C- 反应蛋白)。

2. **X 线检查**　可见心影向两侧增大呈烧瓶状(图 41-3),心脏搏动减弱或消失。特别是肺野清晰而心影显著增大常是心包积液的有力证据,有助于鉴别心力衰竭。

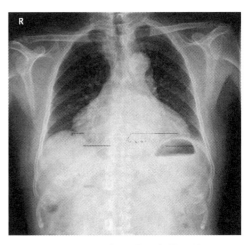

图 41-3　心包积液患者的 X 线

3. **心电图** 心包积液时可见肢体导联 QRS 低电压,大量渗液时可见 P 波、QRS 波、T 波电交替,常伴窦性心动过速。

4. **超声心动图** 心包积液的诊断主要依赖于超声心动图(图 41-4),同时可以进行积液半定量及评价血流动力学受影响程度。心脏压塞时的特征为:舒张末期右心房塌陷及舒张早期右心室游离壁塌陷。此外,还可观察到吸气时右心室内径增大,左心室内径减少,室间隔左移等。超声心动图可用于引导心包穿刺引流。

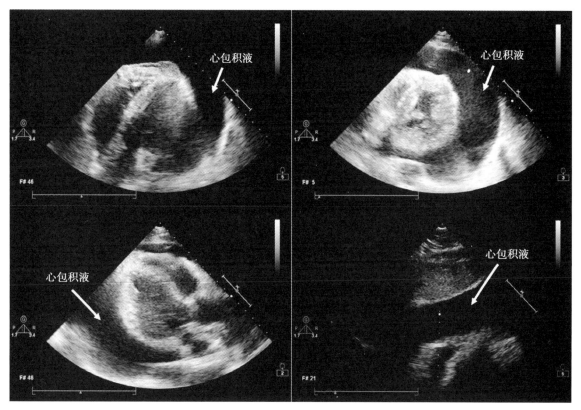

图 41-4 心包积液患者的超声心动图

5. **CT 和心脏磁共振** CT(图 41-5)和心脏磁共振对诊断包裹性心包积液、心包增厚及胸廓异常有重要意义。

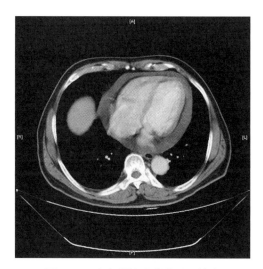

图 41-5 心包积液患者的 CT 检查

6. **心包穿刺** 主要目的为迅速缓解心脏压塞,同时可以对心包积液进行相关检查,以明确病因。

(三)诊断与鉴别诊断

1. **诊断标准** 对于呼吸困难的患者,如查体发现颈静脉怒张、奇脉(关键诊断)、心浊音界扩大、心音遥远等典型体征,应考虑此诊断,超声心动图见心包积液可确诊。心包积液诊治流程见图 41-6。心包积液病因诊断可根据临床表现、实验室检查、心包穿刺液检查以及是否存在其他疾病进一步明确。

2. **鉴别诊断** 主要鉴别引起呼吸困难的临床情况,尤其是与心力衰竭鉴别。根据心脏原有的基础疾病如冠心病、高血压、瓣膜病、先天性心脏病或心肌病等病史,查体闻及肺部湿啰音,并根据心音、心脏杂音和有无心包摩擦音进行判断,心脏超声有助于明确。

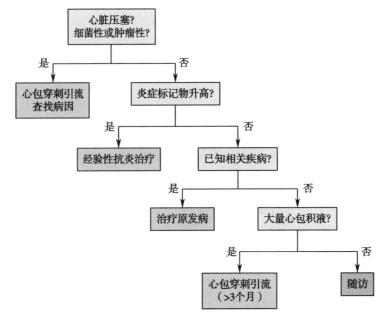

图 41-6　心包积液诊治流程

五、缩窄性心包炎

缩窄性心包炎（constrictive pericarditis）是指心脏被致密增厚的纤维化或钙化心包所包围，使心室舒张期充盈受限而产生一系列循环障碍的疾病，多为慢性。缩窄性心包炎几乎可继发于任何心包疾病，其中，急性心包炎的细菌性心包炎，特别是化脓性心包炎（20%~30%）最易进展为缩窄性心包炎，其次是免疫介导的心包炎和肿瘤相关性心包炎（2%~5%），病毒性和特发性心包炎危险较低（<1%）。发达国家结核性病因者已少见，而发展中国家结核仍是缩窄性心包炎的主要原因。

（一）临床表现

1. 症状　患者常有急性心包炎、复发性心包炎或心包积液等病史。缩窄性心包炎是由心脏舒张功能受限所致的一系列循环障碍的疾病。患者主要表现为乏力、呼吸困难、尿少、颈静脉充血/怒张、肝脏肿大、双下肢水肿、腹水等。

2. 体征　心尖搏动减弱或消失，多数患者收缩期心尖呈负性波动，心浊音界可不增大或稍增大，心音轻而遥远，通常无杂音，可闻及心包叩击音；后者系额外心音，发生在第二心音后，呈拍击样，由舒张期血流突然涌入舒张受限的心室引起心室壁振动导致。心率常较快，心律可为窦性，也可为房性、室性或有期前收缩。可有 Kussmaul 征。可见颈静脉怒张、肝大、腹腔积液、下肢水肿。缩窄性

心包炎的腹腔积液常较下肢水肿出现得早且程度重，此与一般的心力衰竭患者不同，产生机制不明。

（二）辅助检查

1. X 线检查　一旦疑诊为缩窄性心包炎，均推荐行胸部正侧位 X 线检查。可见心影偏小、正常或轻度增大，左右心缘变直，主动脉弓小或难以辨认，上腔静脉常扩张，多数患者可见心包钙化（图 41-7）。

2. 心电图　可见 QRS 低电压、T 波低平或倒置（图 41-8）。有时可见房颤等心律失常，尤其在病程长和高龄患者中。

3. 超声心动图　一旦疑诊为缩窄性心包炎，均推荐行经胸壁的超声心动图。典型的超声表现为心包增厚、室壁活动减弱、室间隔的异常运动，即室间隔抖动征，下腔静脉增宽且不随呼吸变化。

4. CT 和 CMR　CT 和 CMR 作为次选影像学检查，主要用于评估心包膜受累的程度和范围。CT 和 CMR 对慢性缩窄性心包炎的诊断价值优于超声心动图，前者可用于定位积液、定量、心包增厚程度和部位，了解是否存在心包肿瘤。

5. 右心导管检查　在其他非侵入性检查手段不能确诊时，可采用心导管检查。特征性表现为肺毛细血管压力、肺动脉舒张压力、右心室舒张末期压力、右心房压和腔静脉压均显著升高且趋于同一水平；右心房压力曲线呈 M 或 W 波形，右心室收缩压轻度升高，呈舒张早期下陷及高原形曲线。

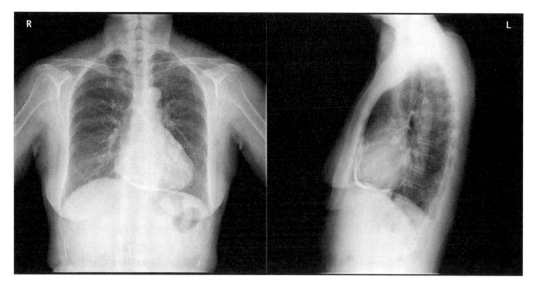

图 41-7 缩窄性心包炎患者的 X 线

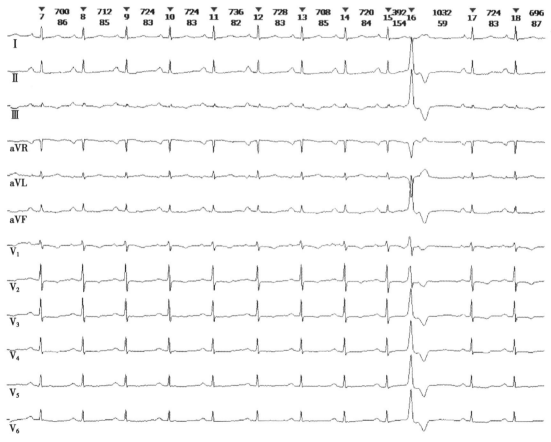

图 41-8 缩窄性心包炎患者的心电图

（三）诊断与鉴别诊断

缩窄性心包炎诊断的主要依据是临床表现（缩窄性心包炎相关的右心衰竭的症状和体征）和影像学或心导管证据（心室舒张充盈受损）。典型缩窄性心包炎多可根据典型的临床表现及实验室检查诊断。

主要与限制型心肌病相鉴别（表 41-4）。缩窄性心包炎与限制型心肌病在血流动力学方面的鉴别：缩窄性心包炎和限制型心肌病患者都存在舒张末压力的异常增高，一般而言，心脏所有腔室的舒张压处于相同水平是缩窄性心包炎的特征，如果左心室舒张末压超过右心室舒张末压 5mmHg

提示限制型心肌病；肺动脉压力超过 50mmHg 考虑限制型心肌病，而缩窄性心包炎的肺动脉压力通常 <50mmHg；右心室舒张末压力低于右心室收缩压的 0.3，限制型心肌病的可能性大（缩窄性心包炎常达 1/3 收缩压峰值以上）。超声心动图显示：缩窄性心包炎患者在呼气期间的二尖瓣流入血流速度增加 >25%，而在吸气后第一次心脏搏动中三尖瓣流入血流速度增加 >40%。其原因如下：

表 41-4 缩窄性心包炎与限制型心肌病鉴别诊断要点

诊断评估	缩窄性心包炎	限制型心肌病
体格检查	kussmaul 征，心包叩击音	反流性杂音，Kussmaul 征可能出现，第三心音
ECG	低电压，非特异性 ST/T 改变，心房颤动	低电压，假性梗死，QRS 可能增宽，电轴左偏，心房颤动
胸部 X 线	心包钙化（1/3 的患者）	无心包钙化
超声心动图	间隔反弹；心包增厚、钙化；二尖瓣 E 峰速度的呼吸变化 >25%，肺静脉 D 峰流速的变化 >20%；彩色 M 型流动传播速度（Vp）>45cm/s；组织多普勒：峰值 e'>8.0cm/s	左心室较小，心房较大，壁厚可能增加；E/A 比 >2，DT 短；没有二尖瓣流入的明显呼吸变化；彩色 M 型流动传播速度（Vp）<45cm/；组织多普勒：峰值 e'<8.0cm/s
心脏导管检查	"低谷和高峰"或"平方根"征，右心室舒张压和左心室舒张压通常相等，心室相互依赖（收缩面积指数 >1.1）[a]	静止或运动时显著的右室收缩期高血压（>50mmHg）和左室舒张压超过右室舒张压（LVEDP>RVEDP）5mmHg 或更多（RVEDP<1/3 RVSP）
CT/CMR	心包厚度 >3~4mm，心包钙化（CT），心室依赖性（实时电影 CMR）	正常的心包厚度（<3.0mm），通过形态学和功能研究（CMR）证实的心肌受累

注：CMR. 心脏磁共振；CT. 计算机断层扫描；DT. 减速时间；ECG. 心电图；LVEDP. 左心室舒张末期压力；RVEDP. 右心室舒张末期压力；RVSP. 右心室收缩压。Kussmaul 征是颈静脉在吸气时压力反常上升。

[a] 收缩期面积指数定义为：吸气与呼气时 RV 收缩面积（mmHg×s）与 LV 收缩面积（mmHg×s）之比。（吸气时，右心室收缩面积增大，左心室收缩面积减小）

1. 缩窄性心包炎患者的心包增厚、纤维化或钙化失去弹性。由于心包增厚而失去其顺应性，犹如包壳而限制心脏活动，其对心脏的血流动力学影响主要有 3 个方面：

（1）呼吸时胸腔内压力不能传递到心腔内，吸气时胸内压降低，影响肺动脉楔压，但心室的充盈压不受呼吸影响。吸气时，肺动脉楔压和左心房压下降，其与心室舒张压的压差减小；呼气时恰恰相反，肺动脉楔压和心室舒张压的压差增大。

（2）左右心室相互依赖，因为受心包的限制，缩窄性心包炎患者整个心腔内的血容量是固定的，但病变未累及室间隔，所以吸气时左心室充盈减少，而右心室充盈增加，室间隔偏向左侧，而呼气时相反，室间隔偏向右侧。

（3）因为心室舒张障碍，心房压增高，所以舒张早期心脏快速充盈，而舒张中、晚期由于受心包限制心室充盈骤然下降，舒张末期 4 个心腔压力基本相仿。

2. 限制型心肌病由于心肌病变导致其舒张功能受限，收缩功能正常或接近正常，与缩窄性心包炎不同，其在整个心脏舒张期都存在充盈障碍，4 个心腔充盈压增高，肺动脉高压也多见。由于胸内压的变化可以传递到心腔内，吸气时，肺动脉楔压和左心室充盈压同时降低，因而左心室充盈压与肺动脉楔压之间的压差没有变化。由于左、右心心内压力相当，缩窄性心包炎患者更多表现为右心功能不全，可见肝大、水肿、腹水、胸腔积液等。限制型心肌病可累及一个心腔，也可累及 2 个心腔，故可以表现为左心功能不全或右心功能不全。

缩窄性心包炎还应与心力衰竭相鉴别，心力衰竭常有心界扩大、双下肺湿啰音等体征，胸部 X 线可见心影增大、肺淤血，超声心动图可帮助明确诊断。当本病以腹腔积液为主要表现时，应注意与肝硬化、结核性腹膜炎等相鉴别。

（四）缩窄性心包炎的特殊类型

一过性缩窄性心包炎：自然痊愈或药物治疗后，可恢复正常的心包缩窄类型，需在严密的监测下，行 2~3 个月的经验性抗炎治疗。

渗出 - 缩窄性心包炎：心包穿刺后，右心房压力下降 50% 或达到 10mmHg 以下，也可通过其他非侵入性影像学检查确定，可药物治疗后行心包切除术，顽固型采用手术治疗。

慢性缩窄性心包炎：持续 3~6 个月以上的心包缩窄，急进型 / 手术高风险者和累及心肌者采用心包切除术联合药物治疗。

六、心包肿瘤

心包肿瘤罕见，原发性良性心包肿瘤有脂肪瘤、分叶状纤维性息肉、血管瘤和畸胎瘤。原发性恶性心包肿瘤为间皮细胞瘤和肉瘤，分布广泛，常浸润组织。继发性肿瘤，直接从胸腔内扩散累及心包，最常见的是支气管肺癌和乳腺癌。

（一）原发性心包肿瘤

1. **症状和体征** 很多心包肿瘤无特征性症状与体征，或早期无症状与体征，或出现很晚，或偶尔发现，或尸检才发现等等。

心包原发性肿瘤的症状与体征可大致分为两类。

（1）心包肿瘤本身引起症状与体征：①嗜铬细胞瘤本身引起的高血压症状；②间皮细胞瘤或肉瘤引起的心包腔内出血；③恶性心包肿瘤引起的发热、乏力和胸部疼痛及闷胀不适。

（2）心包肿瘤所引起的心脏压塞症状与体征：①干咳、气促、端坐呼吸；②少数病例可闻心包摩擦音，导致心脏压塞时出现类似"缩窄性心包炎"的症状与体征。如肝大、颈静脉怒张、静脉压升高、脉压小、奇脉等。

2. **特殊检查**

（1）X 线检查：心影形态变化、心影扩大、心包积液、胸膜腔少量积液，畸胎瘤可见心包钙化区。

（2）彩声多普勒超心动图检查可显示突出于心包的肿块和心包积液。

（3）CT 检查可提示部分肿瘤的部位和性质（图 41-9）。

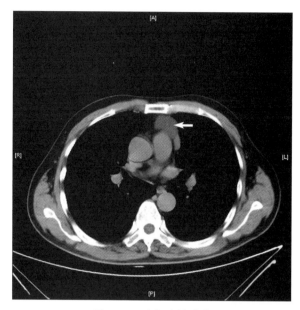

图 41-9 心包良性肿瘤
肿瘤位于肺动脉前方（箭）

如心包囊肿：①多位于心脏右缘的右前心膈角；②典型的"泪滴状"伏在心包旁，边缘光滑锐利；③囊壁薄，大部分含纯清液体。CT 值 0~20HU。

又如心包间皮瘤：①心包不规则增厚，前缘可见类结节样组织肺物；②心包内大量积液，并双侧胸腔积液，右冠状动脉钙化。

（4）心血管造影检查：在诊断十分困难时，可显示心外压迫区。

3. **诊断** 心包肿瘤的诊断有一定困难，往往在诊断其他疾病时，经仔细分析才考虑到心包肿瘤。

（1）心影轮廓异常，局部突出而不规则，或呈结节状，X 线检查发现心包上的局部钙化区。

（2）反复发作心包渗液，特别是血性渗液，但缺乏炎性病变的病史和症状（如结核等）。

（3）无明显原因、难以控制的心力衰竭，特别是有显著静脉压升高、肝大、腹水或持久性水肿者，应高度怀疑心包肿瘤。

（4）无法解释的胸痛，有脉压小、奇脉和上腔静脉阻塞现象等。

（5）CT 和 MRI 检查可明确心包肿瘤的诊断。

（二）继发性心包肿瘤

1. **症状和体征** 多为心包积液和心脏压塞症状和体征，而原发器官恶性肿瘤的症状、体征往往重于心包肿瘤的症状和体征，因此无特征性。

有时尸检才发现心包转移性肿瘤。

2. 诊断

（1）当诊断原发病性癌性病灶（如肺癌等）时，若发现心包及心脏形态异常，同时伴有心包积液和心脏压塞时，应考虑心包继发性肿瘤的可能。经心包穿刺抽出血性液体时，可进行肿瘤细胞学检查以确立诊断。

（2）如未发现原发性癌，仅发现心包肿瘤时，应与原发性心包肿瘤鉴别。

（3）采用 CT，MRI 检查等有助于继发性心包肿瘤的诊断。

心包肿瘤的临床诊断并非困难，但以心包病变之症状为首发表现的部分患者，常易延误诊断。当原发肿瘤病变已确定，而出现心包积液、心律失常等，且不能以心脏原发病变来解释时，应高度警惕转移性心包肿瘤的可能，确诊有赖于通过心包液检出恶性肿瘤细胞。但应多次细胞穿刺抽液，且应尽量抽尽，行病理检查，对于鉴别诊断具有重要意义，超声心动图及心包腔内充气造影对诊断及鉴别诊断亦有较大的帮助。

七、心肌损伤后综合征

心肌损伤后综合征（post-cardiac injury syndromes，PCIS）是一组心包炎症综合征，包括心肌梗死后心包炎、心包切开术后综合征（post-pericardiotomy syndrome，PPS）和创伤后心包炎（无论有无医源性）。这种症状通常认为是由心肌坏死组织（心肌梗死后心包炎或者德雷斯勒综合征）、手术创伤（PPS）、意外胸外伤（创伤性心包炎）、医源性创伤或无创性医源性出血（心包炎的心脏介入治疗）等原因所引发的自身免疫性疾病。

PCIS 的诊断为：近期心脏损伤病史；无其他病因导致的发热；心包炎或胸痛；心包或胸膜摩擦音；可合并心包积液；CRP 升高。以上五个标准中有两个符合，才可做出诊断。此外，患者的检查提示有炎症活动，这一条是确诊必不可少的条件。

第三节 治 疗

随着心包疾病相关研究的深入，新的治疗策略已经用于难治性复发性心包炎，包括替代性免疫抑制疗法（例如硫唑嘌呤）、静脉内免疫球蛋白和白细胞介素 -1 拮抗剂（例如阿那白滞素）。心包切除术已被证明可作为难治性复发性心包炎患者的其他医学疗法的有效替代方案。用于检测心包炎症的影像技术（如 CMR）可以识别初始可逆性的缩窄性心包炎，推进了可减少手术需要的医学抗炎治疗试验。

一、急性心包炎的治疗

高危急性心包炎患者应住院治疗，低危急性心包炎患者可门诊治疗，1 周后抗炎治疗反应评估（图 41-2）。阿司匹林或非甾体抗炎药（NSAIDs）联合胃保护药物作为治疗急性心包炎一线药物，秋水仙碱作为辅助阿司匹林 /NSAIDs 治疗急性心包炎的一线药物，血清 CRP 可指导治疗时长及评估治疗反应。阿司匹林 /NSAIDs 和秋水仙碱禁忌或治疗失败的急性心包炎病例，排除感染或存在特殊适应证如自身免疫性疾病，应考虑使用低剂量皮质类固醇。非运动员急性心包炎应限制运动，直至症状缓解，CRP、ECG 和超声心动图恢复正常；对于运动员，推荐限制运动的期限应至症状缓解，CRP、ECG 和超声心动图恢复正常至少 3 个月。皮质类固醇不推荐作为急性心包炎一线治疗。急性心包炎治疗常用药物见表 41-5。

表 41-5 急性心包炎治疗常用药物

药物	常用剂量	治疗时间	减量
阿司匹林	750~1 000mg，每 8 小时 1 次	1~2 周	每 1~2 周减量 250~500mg
布洛芬	600mg，每 8 小时 1 次	1~2 周	每 1~2 周减量 200~400mg
秋水仙碱	0.5mg，1 次 /d（<70kg） 0.5mg，2 次 /d（≥70kg）	3 个月	非必要，或者最后几周隔日减量 0.5mg（<70kg）或每次 0.5mg（≥70kg）

二、复发性心包炎的治疗

阿司匹林和 NSAID 是治疗复发性心包炎的主要药物,如果能够耐受,推荐全剂量给药,直到症状缓解。秋水仙碱(0.5mg,2 次 /d;对体重 <70kg 或不能耐受高剂量者,0.5mg,1 次 /d)与阿司匹林或 NSAID 联合使用 6 个月。根据临床情况,部分患者可以长期使用秋水仙碱(>6 个月)。治疗期间通过监测 C- 反应蛋白,指导治疗及评估治疗效果;C- 反应蛋白正常后,治疗药物逐渐减量。对秋水仙碱无效,激素依赖性复发性心包炎患者,使用静脉注射丙种球蛋白、阿那白滞素、硫唑嘌呤。复发性心包炎非运动员患者限制活动至症状缓解和 C- 反应蛋白正常;复发性心包炎运动员患者至少限制活动 3 个月,直到症状

缓解,C- 反应蛋白、心电图、超声心动图正常。如果存在缺血性心肌病或需要抗血小板治疗,可以给中等剂量的阿司匹林(1~2.4g/d)。如果在减药期间症状复发,不建议增加糖皮质激素的剂量控制症状,推荐每 8 小时给予最大剂量的阿司匹林和 NSAID,如有必要可以静脉给药联合秋水仙碱和止痛治疗。糖皮质激素不推荐作为一线治疗药物。所有接受糖皮质激素治疗的患者应每天补充钙的摄入量(口服)1.2~1.5g/d,维生素 D 为 800~1 000IU/d。此外,长期糖皮质激素治疗,≥50 岁男性或绝经女性患者,泼尼松起始剂量≥5~7.5mg/d 或与其等效药物,推荐双膦酸盐预防骨质疏松。复发性心包炎常用抗炎药物见表 41-6,糖皮质激素逐渐减量方法见表 41-7;急性和复发性心包炎的治疗策略见图 41-10。

表 41-6　复发性心包炎常用抗炎药物

药物	通常起始剂量[a]	治疗时间	减量[b]
阿司匹林	500~1 000mg,每 6~8 小时 1 次(1.5~4g/d)	数周~数月	每 1~2 周减量 250~500mg
布洛芬	600mg,每 6~8 小时 1 次(1 200~2 400mg)	数周~数月	每 1~2 周减量 200~400mg
吲哚美辛	25~50mg,每 8 小时 1 次:起始较低剂量范围并逐渐增加以免头痛和头晕	数周~数月	每 1~2 周减量 25mg
秋水仙碱	0.5mg、2 次 /d,<70kg 或不能耐受较高剂量的患者 0.5mg,1 次 /d	至少 6 个月	非必要,或者最后几周隔日减量 0.5mg(<70kg)或每次 0.5mg(≥70kg)

注:a. 阿司匹林和 NSAIDs 应逐渐减量。b. 疑难、耐药病例可以考虑减量时间延长。

表 41-7　糖皮质激素逐渐减量方法(以泼尼松剂量作为参考)

起始剂量为 0.25~0.5mg/(kg·d)[a]	减量[b]
>50mg	每 1~2 周减量 10mg/d
50~25mg	每 1~2 周减量 5~10mg/d
25~15mg	每 2~4 周减量 2.5mg/d
<15mg	每 2~6 周减量 1.25~2.5mg/d

注:a. 除特殊病例外,避免使用较高剂量,且仅限数天时间,快速减量至 25mg/d。泼尼松 25mg 相当于甲泼尼龙 20mg。b. 患者无症状且 C- 反应蛋白正常时可减量,尤其是剂量 <25mg/d 时。

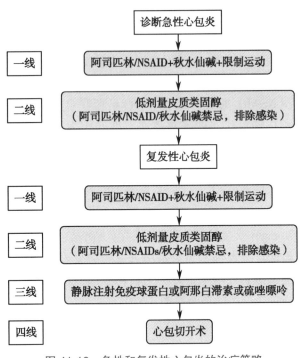

一线
阿司匹林/NSAID+秋水仙碱+限制运动

二线
低剂量皮质类固醇
（阿司匹林/NSAID/秋水仙碱禁忌，排除感染）

复发性心包炎

一线
阿司匹林/NSAID+秋水仙碱+限制运动

二线
低剂量皮质类固醇
（阿司匹林/NSAIDs/秋水仙碱禁忌，排除感染）

三线
静脉注射免疫球蛋白或阿那白滞素或硫唑嘌呤

四线
心包切开术

图 41-10 急性和复发性心包炎的治疗策略
NSAID. 非甾体类抗炎药

三、心肌心包炎的治疗

怀疑心肌受累的患者建议住院诊断和监测。需要与急性冠脉综合征相鉴别。心肌心包炎患者的治疗与心包炎治疗相似。经验性给予抗炎治疗（阿司匹林 1.5~3g/d）或 NSAID（布洛芬 1.2~2.4g/d 或吲哚美辛 75~150mg/d）控制胸痛。如果

对阿司匹林或 NSAID 禁忌、不能耐受、无效时，选择糖皮质激素治疗。

另外，尚无充足的证据支持，联合使用秋水仙碱治疗心肌心包炎。所有心肌心包炎患者均推荐休息，限制活动及久坐。对于单发心包炎，非运动人员在疾病停止活动后或运动员 3 个月后可以参加锻炼。专家建议，确定或怀疑存在心肌受累的患者，从疾病表现开始，至少限制活动 6 个月。心肌受累的心包炎患者预后良好，无心力衰竭或死亡率升高的风险。

四、心包积液和心脏压塞的治疗

心包积液的高危患者建议住院治疗，根据流程图进行分诊（图 41-6）。心包积液的治疗应尽可能针对病因，约 60% 的患者患有已知的相关疾病，基本治疗是基础疾病的治疗。心包积液与系统性炎症反应有关时，给予阿司匹林、NSAID、秋水仙碱及心包炎治疗。心脏压塞、中大量心包积液药物治疗无效及细菌性或癌性心包积液，选择心包穿刺或心脏手术，解除心脏压塞；化脓性心包炎，需要心包切开引流；不建议血管扩张剂和利尿剂。心包穿刺术的相关介绍如下：

1. 剑突下穿刺点 在剑突与左肋缘夹角处进针，穿刺针与腹壁成 30°~45° 角，向上、向后并稍向左侧进入心包腔后下部，避免损伤肝左叶及脾脏（图 41-11A）。

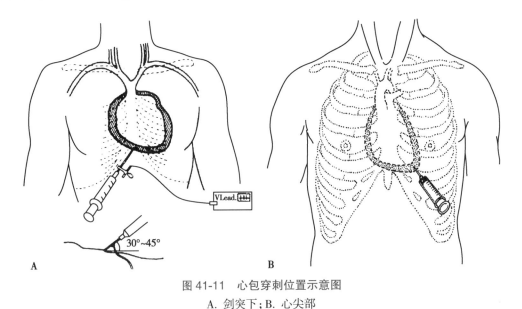

图 41-11 心包穿刺位置示意图
A. 剑突下；B. 心尖部

2. 心尖部穿刺点 在左侧第 5 肋间或第 6 肋间浊音界内 2cm 左右的部位进针,沿肋骨上缘向背部并稍向正中线进入心包腔(图 41-11B)。

3. 胸骨左缘第四肋间穿刺点 沿肋骨上缘向背部并稍向正中线进入心包腔。其他还有胸骨旁路径和右胸径路需超声心动图及 X 线引导下进针,确定进针方向有较大量心包积液且无胸膜、肺组织覆盖。

轻度特发性积液(<10mm)常无症状,通常预后良好,不需特殊监测。中度至大量积液(>10mm)可能会恶化,尤其是严重的积液,高达三分之一的病例会向心脏压塞方向发展。对于特发性中度积液,每 6 个月随访超声心动图。对于严重的积液,每 3~6 个月随访一次超声心动图。

五、缩窄性心包炎治疗

多数患者会发展为慢性缩窄性心包炎,此时唯一有效的治疗方法即早期心包切除术,但围手术期风险很高。少部分患者心包缩窄是短期的或可逆的,故对于近期诊断且病情稳定的患者,除非出现心源性恶病质、心源性肝硬化、心肌萎缩等并发症,可尝试抗炎治疗 2~3 个月。对于结核性心包炎推荐抗结核治疗延缓心包缩窄进展,术后应继续抗结核治疗 1 年。值得注意的是,高达 20% 心包膜厚度正常的患者也会出现心包缩窄,对于此类患者,心包切除术也仍然适用。

六、肿瘤性心包疾病的诊断和管理

心包穿刺术可缓解心脏压塞症状,明确恶性心包积液的诊断。延长疑似或明确的肿瘤心包积液患者的心包引流,以防止积液复发,并提供心包内治疗。心包积液的细胞学分析可建议确定恶性心包疾病,心包积液区分恶性和良性时应考虑肿瘤标志物检测,心包或心外膜活检可考虑确认恶性心包疾病。肿瘤病因确诊后建议行系统抗肿瘤的治疗。心包内灌注细胞抑制剂或硬化剂,以防止恶性心包积液复发。肺癌造成的心包疾病在心包内灌注顺铂,乳腺癌性心包转移应在心包内灌注噻替哌。对放疗敏感的肿瘤如淋巴瘤和白血病,应考虑放射治疗控制恶性心包积液。不能行心包穿刺术时应考虑心包切开术,经皮球囊心包扩张术也许能预防肿瘤心包积液复发,左侧小切口心包开窗可考虑用于恶性心脏压塞的外科治疗。综合肿瘤细胞的扩散情况、患者预后和整体生活质量决定是否使用介入手术。

七、心肌损伤后综合征治疗

PCIS 的治疗基本上是基于经验性的抗炎治疗,可以提高缓解率和降低再发的危险。不同病因导致的心肌损伤后综合征,包括心肌梗死后心包炎,对于心包炎都可采取相同的治疗方案。

(何 奔)

参 考 文 献

[1] Adler Y, Charron P, Imazio M, et al. 2015 ESC Guidelines for the diagnosis and management of pericardial diseases: The Task Force for the Diagnosis and Management of Pericardial Diseases of the European Society of Cardiology (ESC) Endorsed by: The European Association for Cardio-Thoracic Surgery (EACTS)[J]. Eur Heart J, 2015, 36: 2921-2964.

[2] Pinto Y M, Elliott P M, Arbustini E, et al. Proposal for a revised definition of dilated cardiomyopathy, hypokinetic non-dilated cardiomyopathy, and its implications for clinical practice: a position statement of the ESC working group on myocardial and pericardial diseases[J]. Eur Heart J, 2016, 37: 1850-1858.

[3] Imazio, M, Spodick D H, Brucato A, et al. Controversial issues in the management of pericardial diseases[J]. Circulation, 2010, 121: 916-928.

[4] Imazio, M, Brucato A, Derosa F G, et al. Aetiological diagnosis in acute and recurrent pericarditis: when and how[J]. J Cardiovasc Med (Hagerstown), 2009, 10: 217-230.

[5] Alajaji W, Xu B, Sripariwuth A, et al. Noninvasive Multimodality Imaging for the Diagnosis of Constrictive Pericarditis[J]. Circ Cardiovasc Imaging, 2018, 11 (11): e7878.

[6] Bayes-Genis A, Adler Y, de Luna A B, et al. Colchicine in Pericarditis[J]. Eur Heart J, 2017, 38(22): 1706-1709.

[7] Welch T D. Constrictive pericarditis: diagnosis,

management and clinical outcomes [J]. Heart, 2018, 104(9): 725-731.

[8] Wiysonge C S, Ntsekhe M, Thabane L, et al. Interventions for treating tuberculous pericarditis [J]. Cochrane Database Syst Rev, 2017, 9: D526.

[9] Cremer P C, Kumar A, Kontzias A, et al. Complicated Pericarditis: Understanding Risk Factors and Pathophysiology to Inform Imaging and Treatment [J]. J Am Coll Cardiol, 2016, 68(21): 2311-2328.

[10] Garcia M J. Constrictive Pericarditis Versus Restrictive Cardiomyopathy? [J]. J Am Coll Cardiol, 2016, 67(17): 2061-2076.

[11] Imazio M, Gaita F, Lewinter M. Evaluation and Treatment of Pericarditis: A Systematic Review [J].

JAMA, 2015, 314(14): 1498-1506.

[12] Imazio M, Lazaros G, Brucato A, et al. Recurrent pericarditis: new and emerging therapeutic options [J]. Nat Rev Cardiol, 2016, 13(2): 99-105.

[13] Sliwa K, Mocumbi A O. Forgotten cardiovascular diseases in Africa [J]. Clin Res Cardiol, 2010, 99: 65-74.

[14] Imazio, M, Brucato A, Maestroni S, et al. Risk of constrictive pericarditis after acute pericarditis [J]. Circulation, 2011, 124: 1270-1275.

[15] Pereira N L, Grogan M, Dec G W. Spectrum of Restrictive and Infiltrative Cardiomyopathies: Part 1 of a 2-Part Series [J]. J Am Coll Cardiol, 2018, 71: 1130-1148.

第四十二章 肺高血压

肺高血压（pulmonary hypertension，PH）是一个血流动力学概念，任何疾病只要肺动脉压力升高超过一定程度均属于肺高血压范畴。尽管成年普通人群中约 1% 合并肺高血压，但不同类型肺高血压的病因、流行病学特点、临床表现、诊断、治疗和预后均存在明显差异。本文将从诊断术语、临床分类、流行病学及危险因素、发病机制、遗传学、诊断、治疗和预后等方面对肺高血压进行全面系统阐述。

第一节　诊断术语及血流动力学分类

一、诊断术语

肺高血压指各种原因导致的肺动脉压力升高，包括毛细血管前性肺高血压、孤立毛细血管后性肺高血压和混合毛细血管后性肺高血压（肺动脉和肺静脉压力均升高）。

肺动脉高压（pulmonary arterial hypertension，PAH）指肺动脉压力升高，而左心房与肺静脉压力正常，主要由肺小动脉本身病变导致肺血管阻力（pulmonary vascular resistance，PVR）增加引起，且排除慢性呼吸系统疾病、慢性肺动脉阻塞性疾病及其他未知因素等导致的肺高血压。

特发性肺动脉高压（idiopathic pulmonary arterial hypertension，IPAH）指无明确已知原因、以肺血管阻力进行性升高为主要特征的恶性肺血管疾病，为 PAH 中预后恶劣的亚类之一。

关于上述术语的中英文翻译说明：肺高血压、肺动脉高压和特发性肺动脉高压特指英文专用术语"pulmonary hypertension""pulmonary arterial hypertension"和"idiopathic pulmonary arterial hypertension"的中文译称。学术界有学者倾向将"pulmonary hypertension""pulmonary arterial hypertension"翻译为"肺动脉高压"和"动脉性肺动脉高压"，但本文参考我国学术界习惯用语"pulmonary embolism"一般都译为"肺栓塞"而不是常规译为"肺动脉栓塞"，中国学术界基本公认"肺栓塞"就是肺动脉栓塞，几乎没有学者认为"肺栓塞"还包括"支气管动脉栓塞"或"支气管、肺泡内部堵塞"等引人异议的理解。

二、血流动力学分类

1973 年第一届世界肺高血压大会（World Symposium on Pulmonary Hypertension，WSPH）将 PH 定义为：静息时、仰卧位右心导管测量肺动脉平均压（mean pulmonary artery pressure，mPAP）≥25mmHg。这个标准的提出主要基于当时专家的临床经验，尽管缺乏证据且较保守，但有助于鉴别较重的原发性肺高血压与呼吸系统疾病导致的轻度肺动脉压力升高，避免过度诊断和过度治疗。因此 1998 年至 2013 年历届 WSPH 均采纳这个标准。

1. 是否应该对 PH 重新定义？

2009 年 Kovacs 等人发现健康人安静状态下 mPAP 正常值为（14.0±3.3）mmHg，并且不受性别和种族的影响，年龄和体位的影响也有限。根据均数 ±2 个标准差的原则，将正常人 mPAP 的正常上限定义为 20mmHg 比较合理。2018 年 WSPH 指南建议的 PH 诊断标准为：海平面状态下、静息时、右心导管测量 mPAP>20mmHg；建议的 PAH 诊断标准为右心导管测量 mPAP>20mmHg，同时肺小动脉楔压（pulmonary artery wedge pressure，PAWP）≤15mmHg 及 PVR≥3dynes·s/cm^5。

特别提醒：某些疾病如左心疾病、间质性疾

病或慢性阻塞性肺疾病,如果 mPAP>20mmHg,则死亡风险相应地增加,但并无研究证实降低这些患者的 mPAP 能改善患者预后,因此 mPAP 升高可能仅仅是原发疾病严重程度的一个标志物(marker),不能孤立地根据 mPAP>20mmHg 或 ≥25mmHg 来判断肺血管病变的严重程度,因为除肺小动脉阻力增加可导致肺动脉压力升高外,其他因素如心排量增加、左向右心内分流、肺小动脉楔压升高、血液黏度增加等均可影响 mPAP。

2. 为什么要对毛细血管前性 PH 重新定义?

对毛细血管前性 PH 进行重新定义十分重要,因为特异性靶向治疗可改善此类患者预后,如 PAH 可采用内皮素受体拮抗剂、前列环素类药物或一氧化氮途径药物等治疗;第四大类慢性血栓栓塞性肺高血压(chronic thromboembolic pulmonary hypertension,CTEPH)可采用利奥西呱、肺动脉内膜剥脱术或改良经皮肺动脉球囊扩张治疗。新的毛细血管前性 PH 定义(mPAP>20mmHg 及 PVR≥3dynes·s/cm⁵)有助于早期识别硬皮病相关性 PAH 和 CTEPH 等,以便早期给予相应治疗。

3. 为什么将 PVR≥3dynes·s/cm⁵ 纳入毛细血管前性 PH 定义中?

国内外最新指南均将 PVR≥3dynes·s/cm⁵ 引入毛细血管前性 PH 的诊断标准,有助于区分肺血管病变与心排量增加或肺小动脉楔压升高导致的肺动脉压力升高。由于正常人 PVR 通常低于 2dynes·s/cm⁵,因此将 PVR 界值定为 3dynes·s/cm⁵ 也缺乏客观依据且相对保守。但应根据患者具体临床情况进行判断,并且研究证实 PVR≥3dynes·s/cm⁵ 的左心疾病相关肺高血压患者肺移植术后预后较差,因此目前将 PVR≥3dynes·s/cm⁵ 作为毛细血管前性肺高血压的诊断标准之一,以判断第一、第三、第四和部分第五大类肺高血压是否合并肺血管病变。新的毛细血管前性 PH 定义要求 PH 的诊断必须依赖右心导管检查,必须测量心排量和准确测量 PAWP,避免未经右心导管检查即诊断 PH 的混乱局面。

4. 是否需要对新增加的这部分毛细血管前性 PH 进行治疗?

新的毛细血管前性 PH 定义将使肺高血压患者数量增加 2%~6%。2013 年 Valerio 等人对 24 例基线 mPAP 在 21~24mmHg 之间的硬皮病患者进行 3 年随访,结果 mPAP 由基线 22mmHg 升高到 25mmHg,PVR 则从基线 2.5dynes·s/cm⁵ 增加到 3.2dynes·s/cm⁵;2017 年 Douschan 等人对 547 例有气短和/或 PH 可能的患者进行右心导管检查,结果发现 64 例患者的 mPAP 在 21~24mmHg 之间,PVR 平均为 2.68dynes·s/cm⁵(1.89~3.33dynes·s/cm⁵),并且肺动脉压力升高与预后不良有关;2014 年 Taboada 等人对 42 例慢性血栓栓塞性肺血管病(有肺血栓栓塞征象,但 mPAP 在 16~24mmHg 之间)给予外科肺动脉内膜剥脱术治疗,结果患者的症状和生活质量显著改善。尽管是否需要对这些新纳入的患者积极治疗仍有待于研究,但密切监测病情进展,早期识别出需要治疗的患者已成为世界各国肺高血压专家的共识。肺高血压血流动力学分类见表 42-1。

表 42-1 肺高血压的血流动力学分类

定义	血流动力学特征	临床分类
毛细血管前性 PH	mPAP > 20mmHg PAWP≤15mmHg PVR≥3dynes·s/cm⁵	PAH 呼吸系统疾病和/或缺氧所致 PH 肺动脉阻塞性疾病所致 PH 未知因素所致 PH
孤立毛细血管后性 PH	mPAP > 20mmHg,PAWP > 15mmHg, PVR < 3dynes·s/cm⁵	左心疾病所致 PH 未知因素所致 PH
混合毛细血管后性 PH	mPAP > 20mmHg,PAWP > 15mmHg, PVR≥3dynes·s/cm⁵	左心疾病所致 PH 未知因素所致 PH

注:PH 为肺高血压,mPAP 为肺动脉平均压,PAWP 为肺小动脉楔压,PVR 为肺血管阻力。

第二节 临床分类

PH 的临床分类主要根据相似的病理生理机制、临床表现、血流动力学特点和治疗策略来进行,是临床诊治的重要依据。1973 年第一届 WSPH 首次制定肺高血压的诊断分类标准,1998 年第二届 WSPH 将肺高血压分为五大类,随后历届 WSPH 对分类不断更新。

一、最新临床分类

最新 PH 临床分类仍延续既往五大类分类原则,并参照 2018 年国内外最新指南进行修订,详见表 42-2。

表 42-2 肺高血压临床分类更新

1. 肺动脉高压(PAH)	3.2 限制性肺疾病
1.1 特发性 PAH	3.3 其他混合性限制 / 阻塞性肺疾病
1.2 急性肺血管扩张试验阳性 PAH	3.4 非肺部疾病所致低氧
1.3 遗传性 PAH	3.5 肺发育异常性疾病
1.4 药物和毒物相关 PAH	4. 肺动脉阻塞性疾病所致肺高血压
1.5 相关因素:	4.1 慢性血栓栓塞性肺高血压(CTEPH)
1.5.1 结缔组织病	4.2 其他肺动脉阻塞性病变
1.5.2 人类免疫缺陷病毒(HIV)感染	4.2.1 肺动脉肉瘤或血管肉瘤
1.5.3 门静脉高压	4.2.2 其他恶性肿瘤
1.5.4 先天性心脏病	4.2.3 非恶性肿瘤
1.5.5 血吸虫病	4.2.4 肺血管炎
1.6 肺静脉闭塞病(PVOD)/肺毛细血管瘤(PCH)	4.2.5 先天性肺动脉狭窄
1.7 新生儿持续性肺高血压(PPHN)	4.2.6 寄生虫阻塞
2. 左心疾病所致肺高血压	5. 未知因素所致肺高血压
2.1 射血分数保留的心力衰竭(HFpEF)	5.1 血液系统疾病
2.2 射血分数降低的心力衰竭(HFrEF)	5.2 系统性疾病
2.3 心脏瓣膜病	5.3 其他:慢性肾衰竭,纤维纵隔炎,节段性肺高血压
2.4 先天性毛细血管后阻塞性病变	5.4 复杂先天性心脏病
3. 呼吸系统疾病和 / 或缺氧所致肺高血压	
3.1 阻塞性肺疾病	

二、药物和毒物相关 PAH 更新

药物和毒物相关 PAH 更新的目的在于帮助临床医师明确服用哪些药物需要警惕 PAH 并及早筛查。尽管吸食甲基苯丙胺的人群极少,但注册登记研究中甲基苯丙胺相关 PAH 患者数量与 IPAH 相当,患病率远远高于一般人群;预后也比 IPAH 更差;病理学检查不仅发现肺动脉重构,毛细血管也出现增殖样改变。另外一个就是达沙替尼相关 PAH,酪氨酸激酶抑制剂达沙替尼是慢性粒细胞白血病的二线治疗药物,大剂量服用者中 PAH 发病率约为 0.45%,部分患者停药后 PAH 可部分甚至完全逆转,但超过 1/3 患者仍有持续性 PAH。基于以上临床发现,故对与 PAH 相关的药物和毒物进行更新(表 42-3)。

表 42-3 确定和可能导致 PAH 的药物和毒物

确定	可能
阿米雷司	可卡因
芬氟拉明	苯丙胺
右芬氟拉明	苯丙醇胺
苯氟雷司	L- 色氨酸
甲基苯丙胺	圣约翰草(贯叶连翘)
达沙替尼	干扰素 α、干扰素 β
毒性菜籽油	烷基化药物,如丝裂霉素 C、环磷酰胺等
	博舒替尼
	直接抗丙肝病毒药物
	来氟米特
	中药青黛

三、PAH 中增加急性肺血管扩张试验阳性亚类的原因

尽管 PAH 主要病理改变以肺小动脉重构为主,但肺血管收缩是部分 PAH 重要的病理生理机制,这部分患者可通过急性肺血管扩张试验筛选出来。既往研究已证实,急性肺血管扩张试验长期阳性的肺动脉高压患者对大剂量钙通道阻滞剂敏感,远期预后良好。由于可通过急性肺血管扩张试验确诊,有特异治疗方案,并且预后良好,所以将该类患者单独列为一个新的亚类。

四、肺静脉闭塞病 / 肺毛细血管瘤（PVOD/PCH）如何诊断

2008 年第四届 WSPH 根据 PVOD/PCH 与 PAH 有相似的危险因素、相似的血流动力学特点、给予 PAH 靶向药物治疗后有肺水肿风险,故将其列为一个单独的亚类 1'。此后研究发现 PVOD/PCH 主要与 *EIF2AK4* 双等位基因突变有关,并且合并肺静脉和肺毛细血管受累的征象（表 42-4）,因此本次分类将其由 1' 更新为 PAH 的一个亚类。

表 42-4　PVOD/PCH 导致肺静脉和
肺毛细血管受累的征象

肺功能检查	DLco 下降（通常 <50%）,严重的低氧血症
胸部高分辨力 CT（HRCT）	间隔线、小叶中央型毛玻璃影或结节、纵隔淋巴结肿大
PAH 靶向药物治疗后	可能发生肺水肿
遗传学检测	*EIF2AK4* 双等位基因突变
职业暴露	有机溶剂（三氯乙烯）

五、第五大类 PH: 未知因素所致肺高血压

第五大类 PH 比较复杂,最新国内外指南修订的第五大类见表 42-2。

（1）脾切除术后:目前认为脾切除术后更像 PH 的一个危险因素,而不是导致 PH 的基础疾病,因而已从诊断分类中删除。

（2）淋巴管肌瘤病（lymphangioleiomyomatosis,LAM）:合并严重 PH 不多见,PH 通常为轻度,与肺实质病变 / 呼吸功能下降有关,也可能存在毛细血管后 PH,因而建议移到第三大类。

（3）肺朗格汉斯细胞组织细胞增生症（PLCH）:合并 PH 较常见,与肺实质性疾病严重程度的关系尚未明确,肺静脉易受累,目前仍保留在第五大类。

（4）结节病:80% 患者合并肺实质疾病,病理生理机制复杂,病理学改变与单纯肺血管病变明显不同,同时合并毛细血管前性和毛细血管后性 PH,目前仍保留在第五大类。

（5）甲状腺疾病:甲状腺疾病与 PH 合并存在与自身免疫、左室功能不全、高或低心排量和血管增殖等有关,因此甲状腺疾病合并 PH 究竟是一种独立疾病、甲状腺疾病是 PH 的危险因素还是 PH 是甲状腺疾病并发症尚无定论,确诊和治疗都必须先纠正甲状腺功能至正常水平,目前将甲状腺疾病移出 PH 的临床分类。

第三节　流 行 病 学

一、国外流行病学和预后特点

普通人群中肺高血压患病率约为 1%,年龄 >65 岁人群中更是高达 10%,以左心疾病所致肺高血压和呼吸系统疾病和 / 或缺氧所致肺高血压最为常见,其次为先天性心脏病和感染性疾病等。PAH 发病率和患病率分别为 5~10/ 百万人年和 15~60/ 百万,约半数为 IPAH、遗传性 PAH 或药物相关 PAH;相关因素 PAH 则以结缔组织病最为常见,其中系统性硬化症约占结缔组织病相关 PAH 的 2/3。最近研究报道 IPAH 平均诊断年龄为 50~65 岁,较 20 世纪 80 年代平均年龄 36 岁显著增高,原因尚不明确。

在缺乏 PAH 靶向药物的传统治疗时代,美国原发性肺高血压的 1 年、3 年和 5 年生存率分别为 68%、48% 和 34%。随着 PAH 靶向药物陆续上市,2010 年法国注册登记研究结果显示,新发 IPAH、遗传性 PAH 及阿米雷司相关 PAH 患者的 1 年、2 年和 3 年生存率分别达到 89%、68% 和 55%,较传统治疗时代明显改善。

二、我国流行病学和预后特点

我国缺乏普通人群肺高血压及 PAH 的流行病学数据。PAH 病因分布也与西方国家明显不同，我国最常见的病因为先天性心脏病相关 PAH，其次为 IPAH 和结缔组织病相关 PAH。我国 IPAH 以中青年女性为主，老年患者相对少见。我国结缔组织病相关 PAH 最常见病因为系统性红斑狼疮和干燥综合征。

2006 年以前我国没有 PAH 靶向药物，IPAH 和家族性 PAH 的 1 年、3 年和 5 年生存率分别为 68.0%、38.9% 和 20.8%，2007 年以后我国逐步进入靶向药物治疗时代。2011 年我国 IPAH 的 1 年、3 年生存率分别为 92.1%、75.1%，基本达到发达国家水平。

第四节 发病机制

PAH 的发病机制与肺血管结构和／或功能异常（即肺血管重构）密切相关。肺血管床内膜损伤、中层肥厚、外膜增殖／纤维化导致肺动脉管腔进行性狭窄甚至闭塞，肺血管阻力不断升高，进而导致右心功能衰竭甚至死亡。目前认为，肺血管重构是遗传因素（基因突变）、表观遗传因素（DNA 甲基化、组蛋白乙酰化、microRNA 调控等）以及环境因素（如低氧、氧化应激、机械剪切力、炎症、药物或毒物等）共同作用的结果。多种血管活性分子［内皮素、血管紧张素 II、前列环素、一氧化氮（nitric oxide，NO）、一氧化碳、硫化氢及二氧化硫、雌激素等］，多种离子通道（钾离子通道、钙通道），多条信号通路（MAPK 通路、Rho/ROCK 通路、PI3K/AKT 通路、BMP/TGF-β 通路、NF-κB 通路和 Notch 通路）均在肺血管重构中发挥重要调节作用。

第五节 遗 传 学

IPAH 和遗传性 PAH 均为单基因常染色体显性遗传，且不完全外显。目前已知与 PAH 高度相关的致病基因有 *BMPR2*、*EIF2AK4*、*TBX4*、*ATP13A3*、*BMP9*、*SOX17*、*AQP1*、*ACVRL1*、*SMAD9*、*ENG*、*KCNK3* 和 *CAV1*，可能相关的致病基因包括 *SMAD4*、*SMAD1*、*KLF2*、*BMPR1B* 和 *KCNA5*。*BMPR2* 是最早发现也是最主要的 PAH 致病基因，西方人群中 70%~80% 的遗传性 PAH 患者和 10%~20% 的 IPAH 患者携带 *BMPR2* 基因突变。中国人群中 *BMPR2* 突变比例在遗传性 PAH 和 IPAH 分别为 53% 和 15%。*BMPR2* 基因突变的外显率（即致病基因突变携带者最终发生 PAH 的比率）约为 20%，男性携带者外显率为 14%，女性携带者外显率为 42%，且基因突变与临床表型紧密相关。与不携带突变的患者相比，携带 *BMPR2* 突变的 IPAH/ 遗传性 PAH 患者发病更早，临床表型更重，预后更差。

BMP9 是最新发现的 IPAH 致病基因。*BMP9* 基因突变使 IPAH 发病风险上升 22 倍，可解释中国 6.7% IPAH 患者的遗传病因。*BMP9* 突变的强烈致病性使其成为仅次于 *BMPR2* 的 IPAH 致病基因。

遗传性出血性毛细血管扩张症相关 PAH 为单基因常染色体显性遗传，其中 *ACVRL1* 和 *ENG* 是最主要的致病基因，可解释中国 71% 患者的病因。

PVOD 和 PCH 为常染色体隐性遗传病，主要由 *EIF2AK4* 基因突变引起。几乎全部的遗传性 PVOD/PCH 及 9%~25% 的散发患者携带 *EIF2AK4* 基因的纯合突变或复合杂合突变。对于临床疑似 PVOD/PCH，推荐进行遗传学检测，从分子水平诊断 PVOD/PCH。由于 PVOD/PCH 为常染色体隐性遗传病，须用 Sanger 一代测序在患者父母中检测致病突变，确认遗传模式。

由于基因突变在 PAH 发生发展过程中发挥着重要作用，基因诊断对患者临床诊断、治疗及患者家属的早期预警非常重要。应建立 IPAH、遗传性 PAH、遗传性出血性毛细血管扩张症相关 PAH 可疑患者的基因诊断流程，首先对家族中 PAH 先证者进行遗传检测，如发现明确的致病突变，则其直系亲属均应检测此致病突变，并对携带致病突变的亲属再次进行临床评估并长期随访。对疑诊 PVOD/PCH 的患者及其父母同时进行 *EIF2AK4* 基因检测，以便及早确诊。

第六节 病 理 学

PH 的肺血管重构可以累及各级肺血管：弹力肺动脉、叶及段一级肺动脉中膜肥厚，外膜胶原纤维增生，血管僵硬度增加；直径 70~500μm 肺小动脉的特征性病理改变包括肺动脉中膜肥厚、内膜向心性或偏心性增殖和纤维化、外膜增厚纤维化、血管周围炎症细胞浸润及管腔内原位血栓形成等；直径 20~70μm 毛细血管前肺小动脉的特征性病理改变包括肺小血管狭窄或闭塞、异常肌型化、血管周围炎症；毛细血管床亦可出现不同程度的重构；各种类型 PH 均可合并毛细血管后肺静脉（间隔肺静脉）不同程度受累。晚期 PAH 患者可见复合病变，如丛样病变、扩张型病变等。结缔组织病相关 PAH、遗传性出血性毛细血管扩张症相关 PAH、PVOD/PCH、呼吸系统疾病和 / 或缺氧所致肺高血压、CTEPH 及未知因素所致肺高血压则可能同时累及肺动脉和肺静脉，部分患者甚至合并肺毛细血管扩张或增殖性改变。CTEPH 病理改变包括栓塞肺动脉血栓机化、内膜增生导致管腔狭窄甚至闭塞，另外未发生栓塞的肺动脉亦可出现重构，部分肺毛细血管出现增殖样改变，肺静脉内膜纤维性增厚导致管腔狭窄，甚至支气管动脉迂曲扩张等。

第七节 诊 断

由于肺高血压首发症状至确诊时间在过去 20 年并未明显缩短，因此临床医师应加强肺高血压的早期诊断意识，接诊可疑肺高血压患者后及时转诊到肺血管疾病区域医疗中心明确诊断，并制定相应治疗策略。危重患者不宜转诊时，应请肺血管疾病专家指导诊治。

一、症状

肺高血压早期没有特异性临床表现，绝大多数患者就诊时间明显延迟，至少 1/5 患者从症状出现至确诊时间超过 2 年。最常见症状为活动后气促，其他症状包括乏力、头晕、胸痛、胸闷、咳嗽、黑矇甚至晕厥等。合并严重右心功能不全时可出现下肢水肿、腹胀、胃纳差和肝区疼痛等。少见症状包括咯血、声音嘶哑及心律失常等。

二、体征

右心扩大可导致心前区隆起，肺动脉压力升高可出现肺动脉瓣听诊区第二心音亢进，三尖瓣听诊区可闻及收缩期杂音。严重右心功能不全时可出现颈静脉充盈或怒张、肝 - 颈静脉回流征阳性、肝大和 / 或脾大、下肢水肿、多浆膜腔积液、黄疸和发绀等体征。右心室肥厚可导致剑突下抬举性搏动，部分患者可闻及右心室第三心音奔马律。

三、既往史及个人史

应重点询问有无先天性心脏病、结缔组织病、左心疾病、慢性肺部疾病、睡眠呼吸暂停、静脉血栓栓塞症、人类免疫缺陷病毒（HIV）感染、慢性肝病、血液系统疾病、甲状腺疾病、血吸虫感染和鼻出血病史等。儿童还需询问有无生长发育异常或代谢性疾病史。个人史需注意有无危险因素接触史、高原居住史、特殊用药史（食欲抑制剂类减肥药、达沙替尼、来氟米特和干扰素等）及吸毒史（甲基苯丙胺和可卡因）等。

四、婚育史和家族史

需询问肺高血压患者有血缘关系的亲属中有无确诊或可疑肺高血压患者，有无反复鼻出血和皮肤毛细血管扩张史，有助于判断是否为遗传性 PAH 或遗传性出血性毛细血管扩张症相关 PAH。女性 CTEPH 患者要注意有无习惯性流产史，有助于判断是否存在抗磷脂抗体综合征等结缔组织病。

五、实验室及影像学检查

（一）心电图

心电图可为肺高血压提供诊断、鉴别诊断和预后判断的重要信息，但不能作为诊断或排除肺高血压的依据。肺高血压患者典型心电图表现为电轴右偏、右心房扩大和右心室肥厚征象，合并左心疾病时表现为双心房增大征象。肺高血压患者常合并心律失常，尤其是快速型房性心律失常，如阵发性房性心动过速、心房扑动、心房颤动等。

PAH患者心房扑动和心房颤动5年累积发病率为25.4%,恢复窦性心律有助于改善病情。PAH患者发生快速型室性心动过速相对少见。

（二）血液学检查及自身免疫抗体检测

血液学检查可用于肺高血压病因鉴别及判定器官损害情况。血细胞检查异常需警惕结缔组织病、血液系统疾病（尤其各种贫血、脾功能亢进、多发性骨髓瘤和骨髓异常增生综合征等）、慢性缺氧性疾病（红细胞数量、血红蛋白和红细胞比积显著升高）和其他系统性疾病。肝功能异常需考虑肝脏疾病、门脉疾病、血液系统疾病、心力衰竭或药物不良反应等情况。甲状腺功能、风湿免疫抗体、肝炎及艾滋病毒抗体也应作为肺高血压患者常规检查项目。对于儿童肺高血压患者，推荐进行同型半胱氨酸和血、尿有机酸代谢检测，用于排除甲基丙二酸尿症。对于CTEPH患者应常规进行遗传性易栓症和获得性易栓症筛查，包括蛋白S、蛋白C和抗凝血酶Ⅲ活性检测，以及抗磷脂抗体、狼疮抗凝物、同型半胱氨酸和肿瘤标志物等检测。所有肺高血压患者均推荐在基线评估和后续随访过程中进行NT-proBNP或BNP检测，用于评估病情并指导治疗。

（三）呼吸功能检查

呼吸功能检查应同时做肺通气功能和弥散功能检查。绝大多数PAH为轻度限制性通气功能障碍。如果DLco显著降低（低于预计值60%）或严重低氧血症，应考虑PVOD/PCH可能。

（四）胸部X线片

PAH患者胸部X线片常见征象有肺动脉段凸出及右下肺动脉扩张,伴外周肺血管稀疏（肺野透过度增加）,右心房、右心室扩大。合并左心疾病的肺高血压患者可有不同程度肺淤血表现,合并严重肺部疾病（慢性阻塞性肺疾病、肺间质疾病、胸廓畸形、胸膜改变表现）的肺高血压则有相应基础疾病表现。但胸部X线片正常并不能排除肺高血压。

（五）超声心动图

超声心动图是临床上最常用的肺高血压筛查诊断及病情评价方法,主要从以下三方面进行评估：

1. 判断肺高血压　通过三尖瓣反流峰速估测右心室收缩压。其他支持征象包括右心室/左心室基部内径>1、室间隔变平或左移（左心室偏心指数>1.1）、肺动脉内径>25mm、下腔静脉内径>21mm及吸气时塌陷率<50%、收缩末期右心房面积>18cm^2、右心室流出道多普勒加速时间<105ms和/或收缩中期切迹以及舒张早期肺动脉瓣反流速度>2.2m/s等。

2. 发现心内结构、功能异常或血管畸形等　如先天性房、室水平分流或动脉导管未闭提示先天性心脏病相关PAH。左心瓣膜狭窄、左心室壁增厚、左心室收缩/舒张功能异常提示左心疾病所致肺高血压。短期内大量心包积液需考虑结缔组织病相关PAH。肺动脉管腔内占位提示第四大类肺高血压可能。

3. 右心功能评估　二维超声心动图可通过右心房大小、三尖瓣环收缩期位移（TAPSE）、Tei指数以及有无心包积液等间接评价右心功能,三维、四维超声心动图可提供更可靠的右心室容量和收缩功能测定结果。

超声心动图检查提示三尖瓣峰反流速度≤2.8m/s,无其他肺高血压征象,则肺高血压可能性低,建议定期复查超声心动图。

超声心动图检查提示三尖瓣峰反流速度≤2.8m/s,有其他肺高血压征象,或三尖瓣峰反流速度2.9~3.4m/s,无其他肺高血压征象,则肺高血压中度可能,建议进一步检查包括右心导管检查。

超声心动图检查提示三尖瓣峰反流速度2.9~3.4m/s,有其他肺高血压征象,或三尖瓣峰反流速度>3.4m/s,无论有无其他肺高血压征象,则肺高血压高度可能,建议进一步检查包括右心导管检查。

（六）胸部CT

胸部CT平扫发现以下征象提示肺高血压可能：右房室扩大、主肺动脉直径≥29mm；主肺动脉直径/升主动脉直径≥1.0。高分辨率CT可为诊断肺实质、肺间质疾病及PVOD/PCH提供重要依据。PVOD患者CT影像特征包括：肺间质水肿征象,弥漫小叶中心性磨玻璃影以及小叶间隔增厚,部分患者可合并纵隔淋巴结肿大。而PCH患者CT影像则往往仅存在弥漫小叶中心性磨玻璃影,一般不合并小叶间隔增厚和纵隔淋巴结肿大。需强调,临床上约 1/3 的 PAH 患者存在不同程度肺磨玻璃影征象,因此不能仅根据此征象进行诊断。

CT 肺动脉造影是诊断肺血管畸形(肺动静脉瘘、肺动脉瘤、肺动脉夹层)和肺动/静脉阻塞性疾病(急性肺栓塞、CTEPH、大动脉炎、肺动脉肿瘤、纤维纵隔炎、肺静脉狭窄等)的关键技术手段之一。但对于外周肺动脉狭窄病变如外周型CTEPH 或多发外周肺动脉狭窄患者,单纯进行CT 肺动脉造影检查易漏诊,须结合肺通气灌注显像或直接肺动脉造影进行诊断。此外,心脏结构CT 可准确评估患者是否合并先天性心脏病,尤其对那些易被超声心动图漏诊的先天性心脏病类型,如特殊部位房间隔缺损(上腔静脉、下腔静脉或冠状静脉窦型)、部分型肺静脉异位引流和双向分流动脉导管未闭等。

(七)肺通气灌注显像

肺通气灌注显像是筛查 CTEPH 的重要诊断手段。相比 CT 肺动脉造影,肺通气灌注显像敏感度更高。由于有假阳性可能,需结合其他临床征象和影像学检查进一步明确诊断。

(八)睡眠呼吸监测

夜间低氧血症和阻塞性睡眠呼吸暂停是导致肺高血压的重要因素。对有可疑睡眠呼吸暂停症状、存在不明原因二氧化碳潴留以及合并唐氏综合征的患者,应常规进行睡眠呼吸监测检查。

(九)右心导管检查

右心导管检查是确诊肺高血压的"金标准",也是进行鉴别诊断、评估病情和治疗效果的重要手段。有经验中心右心导管检查的安全性良好,并发症发生率仅为 1.1%,死亡率仅为 0.055%。

右心导管检查常规测定以下血流动力学参数:①心率、体循环血压(有创或无创压);②右心房压、右心室收缩压和舒张末压;③肺动脉收缩压、舒张压和平均压;④肺小动脉楔压,如无法测定可应用左心室舒张末压(left ventricular end-diastolic pressure,LVEDP)参照,房间隔缺损患者可直接测量肺静脉压;⑤心输出量。需强调所有压力测量应在正常呼气末(非屏气状态)时测定。对无心内或大动脉分流患者,建议采用热稀释法测量心输出量,因为即使在低心输出量状态和/

或严重三尖瓣反流患者中,该方法也可准确反映患者的实际心输出量。一般至少测定 3 次取均值。而对分流性先天性心脏病应采用 Fick 法测定肺循环(Qp)和体循环血流量(Qs)。

血氧指标:①腔静脉、右心房、右心室及肺动脉血氧饱和度。对于无心内或大血管分流患者,从右心房到肺动脉,各腔室血氧饱和度依次递减或改变不明显。②若以上不同部位血氧饱和度明显异常,应进一步检查明确原因。③混合静脉氧饱和度(SvO_2),对于无心内或大血管分流患者,SvO_2 指肺动脉近端血氧饱和度。④对于房间隔缺损患者应尽量测定肺静脉氧饱和度。

右心导管检查模板见表 42-5。

导管和操作路径选择:漂浮导管可测量PAWP,并配合相应功能组件进行热稀释法测定心输出量,故为肺高血压患者行右心导管检查首选。对肺高血压患者进行右心导管检查最常用径路为右颈内静脉、股静脉和左前臂静脉。如无特殊必要,漂浮导管不推荐股静脉径路。

急性肺血管扩张试验:少数 PAH 由肺动脉痉挛引起,单独应用大剂量钙通道阻滞剂可显著改善症状、血流动力学和长期预后。急性肺血管扩张试验(acute pulmonary vasoreactivity test,APVT)是筛选此类患者的有效方法,推荐 IPAH、遗传性PAH 和药物相关 PAH 初次进行右心导管检查时必须行急性肺血管扩张试验。

急性肺血管扩张试验药物与方法:用于试验的药物均为起效迅速、半衰期短的选择性肺血管扩张药物,包括吸入伊洛前列素、静脉泵入腺苷、吸入 NO 或静脉泵入依前列醇。目前国内主要应用吸入用伊洛前列素和腺苷进行检查。具体使用方法见表 42-6。

急性肺血管扩张试验阳性标准:mPAP 下降幅度超过 10mmHg 且绝对值≤40mmHg,同时心输出量增加或不变,须同时满足以上 3 项标准方为阳性。仅有不足 10% 的 IPAH 患者急性肺血管扩张试验阳性,可接受大剂量钙通道阻滞剂治疗(详见治疗中的钙通道阻滞剂部分)。服药 1年后应再次复查右心导管和急性肺血管扩张试验,仅半数阳性患者表现为长期阳性。急性肺血管扩张试验长期阳性标准:肺高血压患者 WHO

表 42-5 右心导管检查模板

_____医院心导管检查报告

一般情况		
患者姓名：	病案号：	导管号：
检查日期：	上台时间：	下台时间：
性别：	年龄 / 岁：	血红蛋白（Hb, g/L）：
身高 /cm：	体重 /kg：	体表面积 /m²：
术前诊断：		
术者：		
麻醉方法：	穿刺路径：	
主要耗材：		
导管径路：		
操作内容：		

血流动力学参数及血氧饱和度		
	基础	吸入伊洛前列素（20μg）后
血流动力学参数		
心率（HR, 次 /min）		
血压（BP, mmHg）		
上腔静脉压（SVC, mmHg）		----
右心房压（RAP, mmHg）		
右心室压（RVP, mmHg）		
肺动脉压（PAP, mmHg）		
肺小动脉楔压（PAWP, mmHg）		
心输出量（CO, L/min）		
心指数［CI, L/(min·m²)］		
肺血管阻力（PVR, dynes·s/cm⁵）		
全肺阻力（TPR, dynes·s/cm⁵）		
体循环阻力（SVR, dynes·s/cm⁵）		
血氧饱和度（SaO₂, %）		
上腔静脉		----
右心房		----
右心室		----
肺动脉		
桡动脉		----

肺动脉造影				
对比剂：_____ 对比剂总量 /ml：_____				
导管位置	造影体位	对比剂剂量 /ml	注射速度 /(ml/s)	压力上限（PSI）
左肺动脉				
右肺动脉				
操作过程及所见：				

导管诊断
报告医师：   校对医师：

表 42-6 急性肺血管扩张试验药物使用方法

药物	给药途径	半衰期	剂量范围	使用方法
伊洛前列素	雾化吸入	5~25min	10~20μg(指装入雾化吸入装置剂量)	推荐空气压缩式雾化器,保证雾化颗粒大小适合沉积于肺泡,直接应用伊洛前列素原液或进行1:1稀释后使用,吸入5~10 min,观察10~15min,测定肺动脉压力下降幅度最大值
腺苷	静脉泵入	<10s	50~200μg/(kg·min)	50μg/(kg·min)起始泵入,每隔2min上调25μg/(kg·min),直至阳性或出现不能耐受的不良反应或最大剂量[200μg/(kg·min)]
一氧化氮	吸入	15~30s	10~20ppm	吸入5 min
依前列醇	静脉泵入	3min	2~12ng/(kg·min)	2ng/(kg·min)起始泵入,每隔10min上调2ng/(kg·min)

注:ppm.parts per million,百万分比浓度。

功能分级为I/II级,钙通道阻滞剂治疗1年以上血流动力学持续改善(达到甚至优于急性肺血管扩张试验时最佳结果,通常 mPAP<30mmHg,心排量正常或增加)。此类患者可继续单用钙通道阻滞剂治疗;而转阴患者建议给予PAH靶向治疗。

（十）肺动脉造影

肺动脉造影是评价肺血管形态及血流分布的重要手段,可结合CT肺动脉造影、肺通气灌注显像等其他影像技术对肺血管畸形或肺动脉/静脉狭窄性疾病进行诊断。为清晰显示双侧肺动脉远端分支及肺动脉血流情况,对高度疑诊肺血管畸形或狭窄患者建议分别行双侧肺动脉造影,而对于段或亚段一级肺动脉病变为主的患者,则需进行超选择性肺动脉造影。

肺动脉造影潜在风险包括对比剂过敏、对比剂肾病、右心衰竭加重、肺动脉高压危象甚至猝死。因此对血流动力学不稳定的患者行肺动脉造影应谨慎。

（十一）肺动脉腔内影像技术

目前可采用的肺动脉腔内影像技术包括血管内超声(intravenous ultrasound,IVUS)和光学相干断层成像术(optical coherence tomography,OCT),主要用于肺动脉腔内和管壁形态学评估和血管功能评价。两种技术各有特点,OCT成像清晰度更高,但景深较小,适合评价5mm以下肺动脉腔内形态。IVUS清晰度虽然不足,但景深较大,更适合评价肺动脉血流功能及肺动脉机械性特征(包括血管顺应性、扩张性和弹性模量等)。

第八节 诊断流程

建议对疑诊肺高血压的患者首先考虑常见疾病如第二大类左心疾病和第三大类呼吸系统疾病导致的肺高血压,然后考虑肺动脉阻塞性因素导致的肺高血压如CTEPH、肺血管炎和纤维纵隔炎等,最后考虑PAH和未知因素所致PH。疑诊PAH的患者应考虑相关疾病和/或危险因素导致的可能,仔细查找有无家族史、先天性心脏病、结缔组织病、HIV感染、门静脉高压、与肺动脉高压有关的药物服用史和毒物接触史等。肺高血压的诊断流程见图42-1。

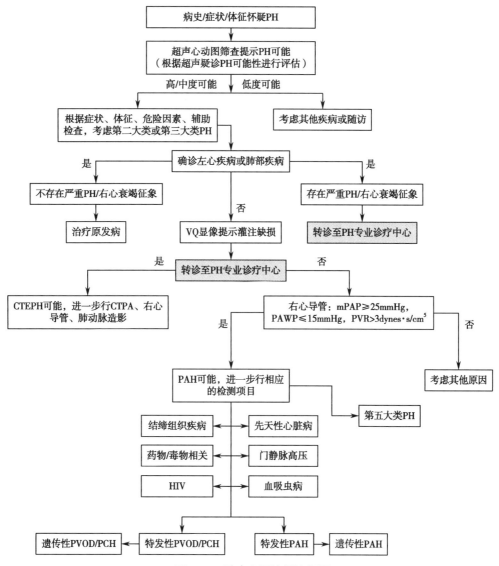

图 42-1　肺高血压诊断流程图

第九节　WHO 功能分级及运动功能评价

一、WHO 功能分级

目前推荐使用 1998 年制定的 WHO 功能分级评价肺高血压患者功能状态,与 NYHA 心功能分级相比,强调晕厥是评估病情严重程度及预后的重要指标。未治疗的 IPAH 和遗传性 PAH 平均生存时间与 WHO 功能分级密切相关,Ⅳ级者为 6 个月,Ⅲ级者为 2.5 年,Ⅰ~Ⅱ级者为 6 年。

二、6 分钟步行试验

6 分钟步行试验是一种相对客观评价患者运动耐量的方法,具有设备要求简单、经济、重复性好及便于规范化操作等优点。首次住院患者的 6 分钟步行距离与预后明显相关,而 6 分钟步行试验后 1 分钟心率恢复绝对值也是预测预后的重要指标。建议肺高血压患者首诊时均进行 6 分钟步行试验,并定期复查。Borg 呼吸困难分级指数与 6 分钟步行距离结合可评价肺高血压患者的心肺功能及尽力程度。需强调,6 分钟步行距离可能受患者身高、体重、性别、年龄、合并疾病、性格及情绪等因素影响,在临床解读时要充分考虑。6 分钟步行试验模板及 Borg 呼吸困难分级分别见表 42-7 和表 42-8。

表 42-7　　　　　　　　　　　医院　6 分钟步行试验记录单

姓名		性别		年龄		病区		住院号		
ID 号		主要诊断						心功能分级		
6 分钟步行距离 /m		试验前	试验后（即刻 ~7min）								
			即刻	1min	2min	3min	4min	5min	6min	7min
心率 /（次 /min ）										
血压 /mmHg										
氧饱和度 /%										
试验后（8~16min）		8min	9min	10min	11min	12min	13min	14min	15min	16min
心率 /（次 /min ）										
血压 /mmHg										
氧饱和度 /%										
试验前 Borg 呼吸困难分级				试验前吸氧				L/min		
试验后 Borg 呼吸困难分级				试验后吸氧				L/min		
末次月经日期										
试验过程中患者出现症状										
联系方式,请正确工整填写,如有新药上市,为我们能及时联系您提供方便,谢谢!										
家庭地址							邮编			
工作单位										
固定电话				电子邮箱						
移动电话										
备注:										
试验日期:						报告者:				

表 42-8　Borg 呼吸困难分级

0 分	一点也不觉得呼吸困难或疲劳
0.5 分	非常非常轻微的呼吸困难或疲劳,几乎难以察觉
1 分	非常轻微的呼吸困难或疲劳
2 分	轻度的呼吸困难或疲劳
3 分	中度的呼吸困难或疲劳
4 分	略严重的呼吸困难或疲劳
5 分	严重的呼吸困难或疲劳
6~8 分	非常严重的呼吸困难或疲劳
9 分	非常非常严重的呼吸困难或疲劳
10 分	极度的呼吸困难或疲劳,达到极限

第十节　早期筛查

临床医师应对肺高血压高危人群定期进行超声心动图筛查,以便早期诊断、早期治疗。尤其应定期对 PAH 相关基因突变携带者、IPAH 及遗传性 PAH 患者亲属、结缔组织病患者、先天性心脏病患者、门静脉高压患者、HIV 感染者和静脉血栓栓塞症患者等进行超声心动图检查。

第十一节　PAH 风险评估和随访

因目前尚无单独变量能准确判断患者病情严重程度和评估预后,故需综合多个临床变量进行评估。第 6 届 WSPH 推荐使用简化的危险分层量表(表 42-9),通过评估基线状态和短期治疗(3~6 个月)后的关键临床指标来预测患者的 1 年预后。需强调,目前推荐的危险分层量表仅适

表 42-9　成人 PAH 患者危险分层

	预计一年死亡风险		
	低风险 <5%	中等风险 5%~10%	高风险 >10%
WHO 功能分级	I , II	III	IV
6 分钟步行试验距离 /m	>440	165~440	<165
NT-proBNP/(pg/ml)	<300	300~1 400	>1 400
RAP/mmHg	<8	8~14	>14
CI/[L/(min · m^2)]	≥2.5	2.0~2.4	≤2.0
SvO$_2$/ %	>65	60~65	<60
	至少三种低风险指标且没有高风险指标	介于低风险和高风险之间	至少两个高风险指标,包括 CI 或 SvO$_2$

用于成人 PAH 患者。其他类型肺高血压和儿童 PAH 尚缺乏统一的危险分层量表。病情稳定的 PAH 患者建议每 3~6 个月随访 1 次。

第十二节　治　疗

特别指出的是,本节治疗建议主要适用于 PAH 和 CTEPH 患者,并不适用于左心疾病所致 PH 或呼吸系统疾病和 / 或缺氧所致 PH 患者。未知因素所致 PH 的治疗方案应由专科医师制定。

一、一般性治疗

(一)避孕

肺高血压患者妊娠期病死率显著升高,生育期女性患者应严格避孕。尽管急性肺血管扩张试验阳性 IPAH 患者的妊娠安全性已有明显改善,仍应在肺血管疾病专科和产科医师的严密随访下

进行。

(二)康复和运动训练

病情相对稳定的患者应适度运动和康复训练,建议在有经验的心血管或呼吸病中心接受康复训练,运动量以不引起明显气短、眩晕、胸痛为宜。

(三)择期手术

择期手术有导致肺高血压患者病情恶化的风险,应尽可能采用局部或区域阻滞麻醉,避免全身麻醉,尤其是需气管插管的全身麻醉手术。

(四)感染预防

感染可导致肺高血压患者病情加重,推荐在秋冬交替季节接种流感疫苗和肺炎链球菌疫苗,降低肺部感染发生风险。

(五)心理支持

肺高血压患者易产生不同程度的焦虑和 / 或抑郁状态,应充分考虑并评估患者的精神心理状态,鼓励家属给予心理支持,必要时请专科医师进

行干预和疏导。

（六）出行

约 1/4 的肺高血压患者在飞行过程中会出现低氧状态（定义为指尖血氧饱和度 <85%）。因此 WHO 功能较差（Ⅲ、Ⅳ级）或动脉血氧分压 <60mmHg 时需谨慎飞行或在飞行过程中吸氧。此外，肺高血压患者应避免前往高海拔（1 500~2 000m 以上）地区或低氧环境。

二、支持性治疗

（一）抗凝药

除 CTEPH 患者需终生抗凝外，其余类型 PAH 抗凝治疗能否获益并无定论。IPAH、遗传性 PAH 和减肥药相关 PAH 应根据患者具体情况个体化权衡抗凝治疗的获益和风险；相关因素所致 PAH 通常不建议抗凝治疗。但合并矛盾性栓塞的艾森曼格综合征以及合并肺动脉原位血栓形成的患者需酌情抗凝治疗，应密切监测出血等不良事件。

（二）利尿剂

失代偿右心衰竭往往合并水钠潴留，表现为中心静脉压升高、肝淤血、胸腹水和外周水肿。利尿剂可有效改善上述症状。常用利尿剂包括袢利尿剂、醛固酮受体拮抗剂及血管升压素 V_2 受体拮抗剂等。应用利尿剂时应避免引起肾前性肾功能不全。

（三）吸氧

当外周血氧饱和度 <91% 或动脉血氧分压 <60mmHg 时建议吸氧，使氧饱和度 >92%。

（四）地高辛和其他心血管药物

地高辛可改善 PAH 患者心输出量，但长期疗效尚不清楚。除左心疾病所致肺高血压外，不建议对其他类型肺高血压应用血管紧张素转换酶抑制剂（ACEI）/ 血管紧张素Ⅱ受体阻滞剂（ARB）、β 受体阻滞剂、硝酸酯类药物和伊伐布雷定等药物。

三、钙通道阻滞剂

只有急性肺血管扩张试验阳性的 PAH 患者可单独使用大剂量钙通道阻滞剂治疗，心率偏快首选地尔硫䓬，心率偏慢则首选硝苯地平或氨氯地平。治疗此类 PAH 患者所需靶剂量往往较大：硝苯地平 120~240mg/d，地尔硫䓬 240~720mg/d，氨氯地平 20mg/d。先给予常规起始剂量，观察患者血压、心律、心率、心电图及症状变化，逐渐增加至最大耐受剂量，并定期随访。至少每 3 个月 1 次超声心动图检查。建议服药 1 年后复查右心导管及急性肺血管扩张试验，如仍为阳性可判断该患者对钙通道阻滞剂持续敏感，可继续治疗。如不满足上述标准则转为阴性，需考虑逐渐转换为 PAH 靶向药物治疗。

四、PAH 靶向药物治疗

肺动脉高压靶向药物的类型、推荐用法和不良反应见表 42-10，治疗流程见图 42-2。

表 42-10 肺动脉高压（PAH）靶向药物的类型、推荐用法和不良反应

药物类型	药物	适应证	推荐用法	常见不良反应
内皮素受体拮抗剂	波生坦	PAH	口服：成人 62.5~125mg/ 次，每日 2 次；儿童 2mg/（kg·d），分两次口服	转氨酶增高，外周水肿
	安立生坦	PAH	口服：成人 5~10mg/ 次，每日 1 次；儿童 1.25~2.5mg/ 次，每日 1 次	头痛，外周水肿
	马昔腾坦	PAH	口服：成人 10mg/ 次，每日 1 次；儿童暂无推荐	贫血，外周水肿
5 型磷酸二酯酶抑制剂	西地那非	暂无	口服：成人 20~80mg/ 次，每日 3 次；儿童，年龄 <1 岁 0.5~1mg/（kg·d），分 3 次口服；体重 < 20kg，10mg/ 次，每日 3 次；体重 >20kg，20mg/ 次，每日 3 次	潮热、视觉障碍
	他达拉非	暂无	口服：成人 40mg/ 次，每日 1 次，推荐 10~20mg/ 次，每日 1 次起始；儿童 2.5~10mg/ 次，每日 1 次	潮热、肌痛
	伐地那非	暂无	口服：成人 5~10mg/ 次，每日 2 次；儿童 1.25~2.5mg/ 次，每日 2 次	潮热、肌痛

续表

药物类型	药物	适应证	推荐用法	常见不良反应
鸟苷酸环化酶激动剂	利奥西呱	PAH 和 CTEPH	口服：成人 1mg/ 次，每日 3 次起始，逐渐加量至 2.5mg/ 次，每日 3 次；儿童禁忌使用	消化道症状、咯血
人工合成前列环素类似物	依前列醇	PAH	静脉泵入：2~4ng/（kg·min）起始，一般推荐剂量 20~40ng/（kg·min），最大可至 100ng/（kg·min）	头痛、消化道症状、输注路径感染
	伊洛前列素	PAH	雾化吸入：成人 10~20μg/ 次，每 6 小时 1 次；儿童暂无推荐 静脉泵入：0.5~4.0ng/（kg·min）	头痛、低血压、咳嗽
	曲前列尼尔	PAH	皮下或静脉注射：1.25ng/（kg·min）起始，逐渐增加至推荐剂量 20~40ng/（kg·min）	输注部位疼痛、头痛和消化道症状
	贝前列素	暂无	口服：成人 40~120μg/ 次，每日 4 次；儿童暂无推荐	头痛、消化道症状
前列环素 IP 受体激动剂	司来帕格	PAH	口服：成人 200μg/ 次，每日 2 次，每周上调 200μg/ 次至耐受剂量，最大剂量 1 600μg/ 次，每日 2 次；儿童暂无推荐	头痛、消化道症状

注：PAH. 肺动脉高压，CTEPH. 慢性血栓栓塞性肺高血压。

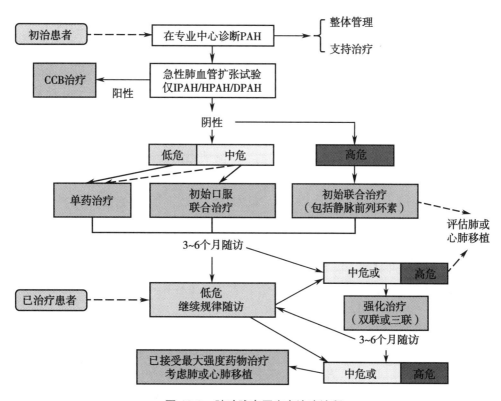

图 42-2　肺动脉高压患者治疗流程

PAH 为肺动脉高压，CCB 为钙通道阻滞剂，IPAH 为特发性肺动脉高压，HPAH 为遗传性肺动脉高压，DPAH 为药物相关肺动脉高压

（一）内皮素受体拮抗剂

1. 波生坦 波生坦是一种双重内皮素受体拮抗剂，可同时拮抗内皮素 A 和 B 受体。BREATHE 系列研究证实波生坦可改善 IPAH、结缔组织病相关 PAH 和艾森曼格综合征患者的运动耐量、心功能、血流动力学参数并延缓到达临床恶化时间。在我国，波生坦治疗 PAH 的疗效和安全性也得到Ⅳ期临床试验和其他一系列临床试验支持。此外，波生坦还有治疗儿童 PAH 的适应证。波生坦引起肝脏转氨酶升高的发生率为 6%~10%，且有导致贫血和外周水肿的风险。治疗期间应监测肝功能和血常规，尤其是治疗开始时的前 3~6 个月。

2. 安立生坦 安立生坦是一种选择性内皮素 A 受体拮抗剂，多项随机对照试验证实安立生坦单药治疗可显著改善 PAH 患者的症状、运动耐量、血流动力学指标并延缓临床恶化发生时间。AMBITION 研究显示，安立生坦与他达拉非起始联合治疗临床失败事件发生风险仅为单药治疗的 50%，且显著降低 PAH 病情加重而再次住院的风险。安立生坦治疗国人 PAH 的研究证实，其可改善患者的运动耐量和功能分级，降低肺动脉收缩压和 NT-proBNP 水平。安立生坦最常见的不良反应是外周水肿，大多数患者为轻到中度。服用安立生坦无需常规监测肝功能。

3. 马昔腾坦 马昔腾坦是一种新型组织靶向性并具有高度亲脂性的双重内皮素受体拮抗剂。SERAPHIN 研究结果显示马昔腾坦可显著延缓 PAH 患者到达临床恶化进程，并能改善患者心功能分级、运动耐量和血流动力学参数。与单药治疗相比，序贯联合马昔腾坦可显著降低 PAH 患者恶化/死亡风险。马昔腾坦严重不良反应为贫血，需严密监测血常规，无需常规监测肝功能。

（二）5 型磷酸二酯酶抑制剂

1. 西地那非 西地那非是首个批准用于 PAH 治疗的 5 型磷酸二酯酶抑制剂，多项随机对照试验证实了其治疗 PAH 的有效性和安全性。SUPER-2 研究结果显示，西地那非单药治疗 3 年后 60% 的患者病情稳定，46% 的患者 6 分钟步行试验距离改善。多项临床研究证实西地那非可改善我国 PAH 患者症状和心功能，安全性和耐受性均较好。西地那非常见不良反应主要源于其血

管舒张作用（如头痛、潮热和鼻出血）和对其他非 5 型磷酸二酯酶的抑制作用（肌肉疼痛和视觉障碍）等。上述不良反应往往是轻至中度，且具有剂量依赖性，绝大部分患者可逐渐耐受。

2. 他达拉非 他达拉非是目前上市的 5 型磷酸二酯酶抑制剂中唯一的长效制剂。多项随机对照临床试验证实其可显著改善 PAH 患者的运动耐量、症状、血流动力学参数和到达临床恶化时间。AMBITION 研究也证实了他达拉非和安立生坦两种长效 PAH 靶向药物初始联合治疗的疗效和安全性。他达拉非的不良反应与西地那非相似。

3. 伐地那非 伐地那非也是一种高选择性 5 型磷酸二酯酶抑制剂。伐地那非治疗 PAH 的循证医学证据主要源于 EVALUATION 研究。该研究是在我国 PAH 患者中开展的随机双盲、安慰剂对照临床试验，结果显示伐地那非可显著改善 PAH 患者运动耐量、功能分级和血流动力学参数，且耐受性良好。伐地那非不良反应与西地那非类似。

5 型磷酸二酯酶抑制剂疗效可靠、价格便宜，已成为我国 PAH 的一线治疗药物。使用过程中应避免与硝酸酯类和鸟苷酸环化酶激动剂等药物合用，以免引起严重低血压。

（三）鸟苷酸环化酶激动剂

利奥西呱是一种新型的可溶性鸟苷酸环化酶激动剂，可单独或与 NO 协同提高血浆中 cGMP 水平。利奥西呱是目前唯一具备 PAH 和 CTEPH 双适应证的靶向药物。PATENT-1 研究表明利奥西呱可显著改善 PAH 患者 6 分钟步行试验距离、血流动力学指标和功能分级，并延缓到达临床恶化时间。PATENT-2 是 PATENT-1 的开放期延伸研究，经过 1 年随访，服用利奥西呱患者的临床获益得以维持。利奥西呱治疗结缔组织病相关 PAH、先天性心脏病术后相关 PAH 及 CTEPH 疗效和安全性均良好，其中结缔组织病相关 PAH 患者 2 年生存率可达 93%。常见不良反应：消化道症状（恶心、呕吐、腹泻）最常见（49%），约 9% 的患者出现低血压，6% 的患者出现咯血。大多数患者不良反应为轻至中度，约 11% 的患者因无法耐受而停药。利奥西呱禁忌与 5 型磷酸二酯酶抑制剂联用，既往反复咯血的患者慎用。

（四）前列环素类药物

1. 依前列醇 依前列醇是首个人工合成的

前列环素类似物,半衰期短(3~5min),需应用专门的输注装置通过深静脉持续泵入。多项随机对照试验证实了依前列醇治疗 WHO 功能分级Ⅲ、Ⅳ级 PAH 患者的疗效和安全性。依前列醇是目前唯一经随机对照试验证实可降低 PAH 病死率的药物,可将死亡风险降低 70%。依前列醇的起始剂量一般为 2~4ng/(kg·min),目标剂量一般为 20~40ng/(kg·min),最高可达 100ng/(kg·min),应根据患者耐受性制定个体化治疗方案。依前列醇是目前 WHO 功能Ⅳ级 PAH 患者的首选治疗药物。严重不良反应主要包括输送系统异常、局部感染、导管阻塞和败血症。由于依前列醇半衰期极短,突然停药可能出现病情加重、恶化甚至死亡。

2. **伊洛前列素**　伊洛前列素是一种化学性质稳定的前列环素类似物,为可雾化吸入剂型,也可静脉泵入。吸入伊洛前列素起效迅速,肺血管选择性好,对体循环影响较小。随机对照试验显示吸入伊洛前列素可显著改善 PAH 和 CTEPH 患者的症状、运动耐量和血流动力学参数。由于吸入伊洛前列素起效快速(2~5min),不仅可作为急性肺血管扩张试验用药,也可用于肺动脉高压危象的抢救。吸入伊洛前列素需配备合适的雾化吸入装置(推荐压缩雾化器),以便雾化颗粒高效地沉积于肺泡。吸入伊洛前列素常见的不良反应包括面部潮热、下颌疼痛、低血压和咳嗽(气道高反应状态)。伊洛前列素亦可通过静脉泵入,用于治疗严重右心衰竭的 PAH 或 CTEPH。

3. **曲前列尼尔**　曲前列尼尔是一种在室温下相对稳定、半衰期较长的人工合成前列环素。曲前列尼尔有多种剂型,可通过皮下或静脉持续注射,也可通过吸入或口服给药。临床研究证实皮下注射或雾化吸入曲前列尼尔均能显著改善 PAH 患者的运动耐量、血流动力学指标和症状。皮下及静脉注射起始剂量一般为 1.25ng/(kg·min),根据患者耐受程度逐渐加量,目标剂量一般为 20~80ng/(kg·min)。皮下注射曲前列尼尔最常见的不良反应为注射部位疼痛和消化系统症状,其次为面部潮热和头痛等。其中注射部位疼痛和消化道症状是我国患者停药的最主要原因。对出现明显不良反应的患者可考虑减缓加量速度,并对症治疗。

4. **贝前列素**　贝前列素是首个化学性质稳定的口服前列环素类似物。在欧美进行的随机对照试验显示贝前列素治疗 3~6 个月可以改善 IPAH 患者的 6 分钟步行试验距离,但其长期疗效尚未确认。该药目前已在韩国和日本获得治疗 PAH 适应证。

5. **司来帕格**　司来帕格是一种口服选择性前列环素 IP 受体激动剂。GRIPHON 研究显示司来帕格可显著降低 PAH 患者的联合临床事件终点(致残率及致死率)。亚组分析显示,与 5 型磷酸二酯酶抑制剂单药相比,序贯联合司来帕格可使 PAH 患者恶化 / 死亡风险降低 42%;与内皮素受体拮抗剂单药相比,序贯联合司来帕格可使恶化 / 死亡风险降低 34%;与 5 型磷酸二酯酶抑制剂联合内皮素受体拮抗剂相比,序贯联合司来帕格可使 PAH 患者恶化 / 死亡风险降低 37%。司来帕格的不良反应和其他前列环素类药物相似,主要为头痛和消化系统症状。

（五）单药治疗

急性肺血管扩张试验长期阳性患者;长期(>5 年)单药治疗危险分层为低危的患者;年龄大于 75 岁且合并多种危险因素(高血压、糖尿病、冠心病、房颤及肥胖等)EF 保留心衰的 IPAH 患者;疑诊 PVOD/PCH 患者;HIV、门静脉高压或未手术的先天性心脏病相关 PAH 患者;病情极轻 PAH 患者;联合治疗无法获得或有禁忌证的 PAH 患者,适用于 PAH 靶向药物单药治疗。

（六）靶向药物联合治疗

尽管近年来 PAH 药物治疗取得巨大进展,但患者长期预后仍不理想。PAH 靶向药物联合应用有序贯联合治疗和起始联合治疗两种策略,均可显著减少 PAH 患者临床恶化事件发生。对于部分危险分层为低危或中危的 PAH 患者,建议给予口服起始联合治疗;对危险分层为高危的 PAH 患者,建议先给予以静脉或皮下前列环素为基础的联合治疗至少 3 个月,仍然疗效不佳时可考虑肺移植或心肺联合移植。序贯联合治疗方案应根据患者具体情况选择。根据 PAH 患者危险分层推荐的起始联合治疗方案见表 42-11,也可根据临床具体情况选择其他类型的联合治疗方案。

表 42-11 根据 PAH 患者危险分层推荐靶向药物起始联合治疗方案

起始联合治疗方案	PAH 危险分层					
	低危		中危		高危	
	推荐类别	证据水平	推荐类别	证据水平	推荐类别	证据水平
安立生坦 + 他达拉非	I	B	I	B	Ⅱb	C

第十三节　进展期右心衰竭

一、右心衰竭病理生理特点和临床表现

肺高血压患者由于各种诱因出现右心衰竭进展或接受外科手术时需转入重症监护病房治疗。

右心衰竭的临床特点是由于右室收缩和/或舒张功能下降导致心排量降低和/或右心充盈压升高;如果导致肝、肾或肠道等脏器功能紊乱,则意味着病情进入严重阶段。

右心衰竭的病理生理特点:①收缩性右心衰竭可导致左室充盈减少和心排量下降,舒张性右心衰竭则导致体循环静脉压升高,均可引起外周组织灌注和氧供应减少;重症患者往往同时合并收缩性和舒张性右心衰竭。②随着后负荷增加,右室室壁张力增加,心肌先肥厚后扩张,左右心室收缩不同步,室间隔左移,心肌收缩力下降,三尖瓣反流增加,进一步减少有效心排量。③右心衰竭导致静脉压升高时可影响几乎所有脏器功能,尤其是肝肾和消化道。消化道灌注障碍和淤血可降低胃肠道屏障功能,细菌和毒素入血可导致全身炎症反应或败血症,甚至死亡。

右心衰竭症状和体征异质性较大,心动过速较常见,低血压往往发生在晚期阶段,皮肤苍白,有时出现发绀,患者往往乏力和焦虑,体征往往有颈静脉怒张、腹腔积液或下肢水肿等。

二、右心衰竭的监测和治疗

重症右心衰竭建议转重症监护病房治疗,除监测常规生命体征外,还应监测中心静脉压、中心静脉血氧饱和度和血乳酸水平。若患者中心静脉氧饱和度 <60%、血乳酸水平上升和尿量减少,预示右心衰竭恶化。部分患者需进行床旁漂浮导管监测,以便对血流动力学进行全面评估。

肺高血压合并重症右心衰竭的治疗应首先处理诱发因素(如感染、贫血、心律失常、甲状腺功能紊乱、肺栓塞及其他合并症),如合并心房扑动或房颤等室上性心律失常应尽早转复为窦性心律;感染是导致病情恶化甚至死亡的重要诱因,即使没有明显感染征象,为避免肠道细菌迁移进入循环系统诱发全身炎症反应或败血症,也应给予广谱抗生素治疗。

持续吸氧维持患者血氧饱和度 >90%;如果不达标或合并二氧化碳潴留可给予无创通气;尽可能避免气管插管和有创呼吸机治疗,因为全麻可能因右室后负荷突然增加而发生危险;必须气管插管时也应首先维持血压稳定,将麻醉风险降到最低。

重症右心衰竭患者的容量管理十分重要,对合并低血压或休克患者适当补液是合理的。但绝大多数患者右室充盈压明显升高,心排量降低,此时补液可导致室间隔进一步左移及三尖瓣反流量增加,左心室充盈减少及心排量下降,甚至诱发严重后果。此时应维持出入量负平衡(可应用袢利尿剂甚至血液滤过)。

应及时给予肺动脉高压靶向药物以降低右室后负荷,首选静脉或皮下注射前列环素类药物,可联合其他 PAH 靶向药物治疗。

合并低心排的重症患者可给予正性肌力药物,首选多巴酚丁胺或米力农,左西孟旦也可考虑。血压明显偏低的患者可给予肾上腺素或去甲肾上腺素以维持体循环血压及保证体循环阻力大于肺循环阻力。病情危重或疗效不佳时可考虑 ECMO 或肺移植。

三、右心辅助装置

肺高血压合并严重右心衰竭且药物治疗效果不佳时可考虑使用体外膜肺(ECMO)进行救治,

但需提前明确下一步治疗方向,过渡到恢复,或过渡到肺移植或心肺联合移植。建议 ECMO 仅用于明确有恢复机会或等待移植的患者。

重症右心功能衰竭的治疗策略见图 42-3。

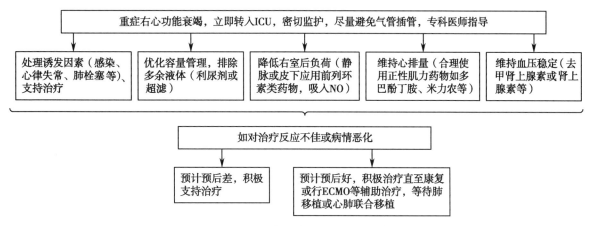

图 42-3 重症右心功能衰竭的治疗策略

第十四节 手术及介入治疗

一、球囊扩张房间隔造口术

球囊扩张房间隔造口术通过右向左分流降低右心房压力,增加左心室前负荷和心输出量。尽管球囊扩张房间隔造口术会因右向左分流增加导致动脉氧饱和度降低,但心输出量增加可改善体循环氧气运输,并降低交感神经过度兴奋。在有经验的中心,球囊扩张房间隔造口术可作为重症肺动脉高压姑息性治疗手段或肺移植术前的过渡性治疗措施。该治疗有一定风险,需谨慎选择临床适应证。禁忌证:右心房压力 >20mmHg,静息状态动脉血氧饱和度 <85% 等。球囊扩张房间隔造口术多采用球囊逐级扩张法,但瘘口再闭塞率高,因而血流动力学改善难以长期维持。瘘口闭塞的患者可以二次造口。

二、肺或心肺联合移植

经充分的内科药物治疗(至少使用过包括静脉或皮下前列环素类药物在内的联合治疗),仍合并严重血流动力学受损[心指数 $<2L/(min \cdot m^2)$]、运动耐量显著降低(6分钟步行试验距离 <350m)和明显右心衰竭征象的肺高血压患者可考虑行肺移植或心肺联合移植。对于终末期 PAH 和慢性呼吸系统疾病所致肺高血压患者,一般选择肺移植即可。对于复杂先天性心脏病和左心疾病所致肺高血压则需考虑心肺联合移植或单纯心脏移植治疗。PVOD 和 PCH 由于缺乏有效治疗药物,多数患者病情进展迅速,确诊后应及早进行肺移植评估。目前国内外针对肺高血压患者一般选择双肺移植治疗。IPAH 患者肺移植术后 3 个月的病死率(23%)显著高于因慢性阻塞性肺疾病或囊性肺纤维化(均为 9%)行肺移植治疗的患者,主要原因是约 1/3 的 PAH 患者肺移植术后左心室充盈压突然升高,诱发左心衰竭。最近有中心报道,在 ECMO 支持下,PAH 患者肺移植术后 3 个月、1 年和 5 年生存率分别为 93%、90% 和 87%。我国终末期 PAH 接受肺移植治疗的数量较少,有研究显示 18 例 IPAH 患者行双肺移植术后 1 年和 3 年生存率分别为 77.8% 和 72.2%。

第十五节 重要肺高血压亚类

一、先天性心脏病相关 PAH

(一)流行病学

先天性心脏病相关 PAH 是 PAH 的一个重要亚类,目前缺乏可靠的流行病学数据。欧洲一项注册登记研究提示,成年先天性心脏病患者中 PAH 患病率为 5%~10%。我国由于医疗水平所限,相当多的先天性心脏病未能及时诊断和治疗,部分患者甚至进展为艾森曼格综合征,因而先天性心脏病相关 PAH 已成为我国 PAH 患者中最常见的疾病亚类。

（二）分类

根据先天性心脏病相关 PAH 的解剖和病理生理学特点进行临床分类，可分为 4 类：

1. 艾森曼格综合征 初始为体循环到肺循环心内或心外分流，后因肺血管阻力升高而转为肺循环到体循环分流或双向分流的先天性心脏病，常合并发绀、继发性红细胞增多症和多器官受累。

2. 体肺分流性先天性心脏病 分为可矫治和不可矫治两个亚类，可矫治指中到大型缺损、肺血管阻力轻到中度升高、以体循环向肺循环分流为主，是否合并发绀不是主要特征；不可矫治：指目前无介入封堵或外科手术修补的适应证。

3. PAH 并发先天性心脏病小缺损 肺血管阻力显著升高，且单用缺损无法解释其升高；临床特征与 IPAH 相似。禁忌关闭此类缺损。

4. 先天性心脏病术后 PAH 缺损修补或介入封堵后 PAH 仍持续存在，或数月或数年内再发 PAH。此型病情易进行性加重。

（三）治疗

先天性心脏病相关 PAH 的治疗应根据缺损性质、大小和血流动力学特点判断。对有矫治适应证的患者应及早进行缺损的修补或介入封堵治疗，避免长期大量分流导致不可逆的肺血管重构。

手术可行性判断：左向右分流型先天性心脏病相关 PAH 手术时间窗相对较宽，需根据缺损的大小和性质综合判断。决定患者术后结局的两个关键因素为手术年龄和术前肺血管阻力。肺血管阻力和肺血管阻力/体循环阻力比值是临床常用的判断可行性指标，这两个指标越高，术后残余 PAH 的风险越高。但目前尚缺乏国际统一的判断标准。

PAH 治疗：不能修补的先天性心脏病相关 PAH 或术后残余 PAH 患者推荐使用 PAH 靶向药物治疗。治疗目标主要为缓解症状和改善预后。

（四）预后

PAH 是先天性心脏病患者预后不佳的独立危险因素，可使全因死亡、心力衰竭、猝死和心血管死亡风险增加 4 倍以上。接受 PAH 靶向药物治疗的艾森曼格综合征患者长期预后明显优于不治疗者。因此，无论艾森曼格综合征患者是否存在临床症状，均推荐给予 PAH 靶向药物治疗。

二、结缔组织病相关 PAH

中国系统性红斑狼疮协作组（CSTAR）注册研究表明，系统性红斑狼疮相关 PAH 的患病率约为 3.8%，系统性硬化症相关 PAH 患病率约为 11%，另外原发性干燥综合征、混合性结缔组织病、皮肌炎、类风湿关节炎亦可导致 PAH。我国近 30 年系统性红斑狼疮死因分析发现，PAH 是继神经精神性狼疮、狼疮性肾炎之后第 3 位常见死亡原因。

（一）早期诊断

风湿科医师定期对结缔组织病患者进行 PAH 相关筛查，心内科或呼吸科医师也应对已诊断 PAH 患者常规进行结缔组织病相关指标筛查，并在风湿科医师参与下确诊合并的结缔组织病。早期诊断意义在于：①及时给予 PAH 靶向治疗；②尽早启动结缔组织病免疫抑制治疗，对阻止乃至逆转 PAH 进展十分重要。

（二）全面评估

结缔组织病相关 PAH 确诊后不仅应评估 PAH 的严重程度，也应对结缔组织病活动性进行评估，并在治疗过程中密切随访，根据随访结果指导调整治疗方案。

（三）达标治疗

结缔组织病相关 PAH 的治疗目标是提高患者生活质量，最大程度地改善患者预后。短期目标是延缓到达临床恶化时间，推荐双重达标：

1. 结缔组织病病情缓解，以医师整体评估疾病活动评分（physician global assessment, PGA）<1 分表示结缔组织病病情处于临床缓解状态。

2. PAH 临床达标或处于低危状态。

2015 年 CSTAR 发表的《中国成人系统性红斑狼疮相关肺动脉高压诊治共识》率先提出双重达标理念，就是希望风湿免疫科医师、心内科/呼吸科医师能够同时重视结缔组织病基础疾病及 PAH 的治疗。

结缔组织病相关 PAH 基础病治疗十分重要，对改善和稳定 PAH 患者病情至关重要，应针对不同类型结缔组织病制定相应治疗策略。

结缔组织病相关 PAH 针对 PAH 的治疗亦十分重要,分为一般治疗和肺动脉高压靶向药物治疗。几乎所有 PAH 靶向药物临床试验中均纳入了相当比例的结缔组织病相关 PAH,且结缔组织病相关 PAH 亚组分析亦获得阳性结果。

三、PVOD/PCH

PVOD/PCH 是一类极为罕见的肺动脉高压亚类,其组织病理学特点除有肺小动脉重构外,肺小静脉亦发生广泛狭窄或闭塞病变,肺毛细血管往往合并扩张性改变或增殖样改变。西方国家普通人群中 PVOD/PCH 的发病率为 0.1~0.2/ 百万人年,但由于诊断困难,实际发病率可能被低估。目前推荐的临床诊断标准为:

(1)具有典型的 PAH 症状和血流动力学特点。

(2)胸部高分辨率 CT 具备以下特征:小叶中心性磨玻璃影,小叶间隔线增粗,纵隔淋巴结肿大。

(3)呼吸功能检查肺泡弥散功能显著下降。

(4)PAH 靶向药物治疗病情好转不明显甚至加重,胸部高分辨率 CT 提示肺部渗出性病变较前增多。

(5)遗传学检测明确患者携带 *EIF2AK4* 基因纯合突变或复合杂合突变,并对其父母遗传学检测验证确认隐性遗传模式。

疑诊 PVOD/PCH 患者应在严密观察下谨慎使用 PAH 靶向药物治疗,一旦肺水肿加重应立即停药。确诊患者如果药物治疗效果不佳,需尽快考虑肺移植。PVOD/PCH 预后极差,确诊后未行肺移植的 1 年死亡率高达 74%。

四、新生儿持续性肺高血压

新生儿持续性肺高血压病因复杂,常表现为出生后数小时血氧饱和度不稳定和进行性青紫。当患儿缺氧、呼吸窘迫程度与胸片不一致或出现差异性发绀时应考虑新生儿持续性肺高血压,建议行超声心动图检查观察动脉导管和卵圆孔水平是否存在右向左分流。新生儿持续性肺高血压不以肺动脉压力为诊断标准,而是以肺血管阻力升高、动脉导管及卵圆孔水平的右向左分流为判断依据。新生儿持续性肺高血压的治疗目标是维持体循环血压、降低肺血管阻力、改善组织供氧、使吸氧和机械通气的损伤最小化。除一般支持治疗及强心治疗外,特异性肺血管扩张剂包括吸入 NO、内皮素受体拮抗剂、5 型磷酸二酯酶抑制剂和前列环素类似物也可用于新生儿持续性肺高血压的治疗。必要时可以使用 ECMO 辅助治疗。

五、CTEPH

目前认为,CTEPH 是由于未溶解的血栓发生机化导致肺血管床阻塞所致。这种纤维机化血栓可造成不同级别肺动脉分支血管的完全阻塞或不同程度的狭窄,并在血管腔内形成条索和分隔。CTEPH 不仅存在肺血管腔的机械性狭窄和梗阻,在非机化血栓梗阻区还存在与 PAH 类似的肺小动脉病变,这也是部分患者栓塞面积和肺血管阻力升高不匹配的原因。

(一)诊断标准

充分抗凝治疗至少 3 个月;CT 肺动脉造影或肺通气灌注显像或直接肺动脉造影提示存在肺栓塞征象;右心导管测定肺循环血流动力学参数符合肺动脉高压诊断标准,这三个标准必须同时符合方可诊断。CTEPH 的治疗方法主要包括肺动脉内膜剥脱术、药物治疗和肺动脉球囊成形术。根据 CTEPH 患者肺动脉受累情况分级(表 42-12),Ⅰ级或Ⅱ级的患者首选肺动脉内膜剥脱术,而Ⅲ或Ⅳ级则首选改良经皮肺动脉球囊成形术,但也应根据具体临床情况选择合适的治疗策略。

表 42-12　慢性血栓栓塞性肺高血压肺动脉受累情况分级

分级	血栓栓塞位置
0 级	无明显机化血栓征象
Ⅰ级	机化血栓自主肺动脉开始或一侧肺动脉完全闭塞
Ⅱ级	机化血栓自叶一级肺动脉及以远
Ⅲ级	机化血栓仅起自段一级肺动脉及以远
Ⅳ级	机化血栓仅起自亚段一级肺动脉及以远

（二）药物治疗

CTEPH 患者的基础治疗与 PAH 相似。对无抗凝禁忌证的患者建议长期充分抗凝治疗。PAH 靶向药物治疗的适应证：无法手术治疗的患者；为适当改善血流动力学状态而行术前准备治疗；肺动脉内膜剥脱术后症状性残余/复发的肺高血压。目前，鸟苷酸环化酶激动剂利奥西呱是唯一具有 CTEPH 治疗适应证的药物。其他 PAH 靶向药物尽管已广泛用于 CTEPH 的治疗，但疗效有限。

（三）肺动脉内膜剥脱术

部分 CTEPH 患者可通过肺动脉内膜剥脱术剥离阻塞在肺动脉内的机化血栓和增生内膜，从而显著改善患者症状和血流动力学状态，甚至接近完全治愈。因此，推荐对所有确诊 CTEPH 患者首先进行肺动脉内膜剥脱术可行性评估。影响手术开展及效果的主要因素如下：

（1）肺动脉阻塞部位：越靠近近端血管越容易剥离，目前手术可以剥离到段一级甚至亚段一级肺动脉水平。

（2）肺循环血流动力学状态：术前评价需考虑肺动脉阻塞面积和肺循环血流动力学参数是否匹配，肺血管阻力显著升高患者围手术期死亡率也相应增加。

（3）合并症情况：有经验的中心肺动脉内膜剥脱围手术期死亡率可低至 2.2%~3.5%。长期随访结果显示，术后患者的长期生存率明显改善，5 年生存率为 82%，10 年生存率可达 75%。建议有条件开展肺动脉内膜剥脱术的中心积极开展此项工作。

（四）改良经皮肺动脉球囊成形术

对不适合行肺动脉内膜剥脱术的 CTEPH 患者（Ⅲ/Ⅳ级病变为主、合并手术禁忌证、拒绝手术或术后残余肺高血压）可行改良经皮肺动脉球囊扩张治疗。研究显示，逐步、多次经皮肺动脉球囊扩张治疗不但能显著改善 CTEPH 患者的血流动力学参数和症状，还能有效减少围手术期并发症。长期随访结果显示，改良经皮肺动脉球囊扩张治疗后 5 年生存率可达 95% 以上。术中最常见并发症为肺血管机械损伤所致的咯血或夹层，术后常见并发症为肺损伤、再灌注性肺水肿和对比剂肾病等。

（荆志成）

参 考 文 献

［1］中华医学会心血管病学分会肺血管病学组,中华心血管病杂志编辑委员会.中国肺高血压诊断和治疗指南 2018［J］.中华心血管病杂志,2018,46（12）:933-964.

［2］Simonneau G, Montani D, Celermajer D S, et al. Haemodynamic definitions and updated clinical classification of pulmonary hypertension［J］. Eur Respir J, 2019, 53:（1）: 1801913.

［3］Morrell N W, Aldred M A, Chung W K, et al. Genetics and genomics of pulmonary arterial hypertension［J］. Eur Respir J, 2013, 62（25 Suppl）: D13-21.

［4］Frost A, Badesch D, Gibbs J S R, et al. Diagnosis of pulmonary hypertension［J］. Eur Respir J, 2019, 53: 1801904.

［5］Kim N H, Delcroix M, Jais X, et al. Chronic thromboembolic pulmonary hypertension［J］. Eur Respir J, 1995, 16（2）: 353-374.

［6］Wang X J, Lian T Y, Jiang X, et al. Germline BMP9 mutation causes idiopathic pulmonary arterial hypertension［J］. Eur Respir J, 2019, 53（3）: 1801609.

［7］Galiè N, Humbert M, Vachiery J L, et al. 2015 ESC/ERS Guidelines for the diagnosis and treatment of pulmonary hypertension: The Joint Task Force for the Diagnosis and Treatment of Pulmonary Hypertension of the European Society of Cardiology（ESC）and the European Respiratory Society（ERS）: Endorsed by: Association for European Paediatric and Congenital Cardiology（AEPC）, International Society for Heart and Lung Transplantation（ISHLT）［J］. Eur Heart J, 2016, 37: 67-119.

［8］Mizoguchi H, Ogawa A, Munemasa M, et al. Refined balloon pulmonary angioplasty for inoperable patients with chronic thromboembolic pulmonary hypertension［J］. Circ Cardiovasc Interv, 2012, 5（6）: 748-755.

［9］Benza R L, Miller D P, Gomberg-Maitland M, et al. Predicting survival in pulmonary arterial hypertension: insights from the Registry to Evaluate Early and Long-Term Pulmonary Arterial Hypertension Disease Management（REVEAL）［J］. Circulation, 2010, 122:

164-172.

[10] Galiè N, Barberà JA, Frost A E, et al. Initial Use of Ambrisentan plus Tadalafil in Pulmonary Arterial Hypertension [J]. N Engl J Med, 2015, 373: 834-844.

[11] Jing Z C, Xu X Q, Han Z Y, et al. Registry and survival study in chinese patients with idiopathic and familial pulmonary arterial hypertension [J]. Chest, 2007, 132: 373-379.

[12] Zhang R, Dai L Z, Xie W P, et al. Survival of Chinese Patients with Pulmonary Arterial Hypertension in the Modern Management Era [J]. Chest, 2011, 140: 301-309.

[13] Girerd B, Montani D, Jaïs X, et al. Genetic counselling in a national referral centre for pulmonary hypertension [J]. Eur Respir J, 2016, 47: 541-552.

[14] Jing Z C, Jiang X, Han Z Y, et al. Iloprost for pulmonary vasodilator testing in idiopathic pulmonary arterial hypertension [J]. Eur Respir J, 2009, 33: 1354-1360.

[15] Hoeper M M, Pittrow D, Opitz C, et al. Risk assessment in pulmonary arterial hypertension [J]. Eur Respir J, 2018, 51: 1702606.

[16] Sitbon O, Gaine S. Beyond a single pathway: combination therapy in pulmonary arterial hypertension [J]. Eur Respir Rev, 2016, 25: 408-417.

[17] 荆志成. 六分钟步行距离的临床应用 [J]. 中华心血管病杂志, 2006, 34: 183-186.

[18] Jing Z C, Yu Z X, Shen J Y, et al. Vardenafil in pulmonary arterial hypertension: a randomized, double-blind, placebo-controlled study [J]. Am J Respir Crit Care Med, 2011, 183: 1723-1729.

[19] 国家风湿病数据中心, 中国系统性红斑狼疮研究协作组. 中国成人系统性红斑狼疮相关肺动脉高压诊治共识 [J]. 中国实用内科杂志, 2015, 35: 129-135.

第四十三章　肺栓塞

肺栓塞（pulmonary embolism，PE）是常见心血管系统疾病，也是常见三大致死性心血管疾病之一。PE 是由内源性或外源性栓子阻塞肺动脉引起肺循环和右心功能障碍的临床综合征，包括肺血栓栓塞、脂肪栓塞、羊水栓塞、空气栓塞、肿瘤栓塞等。其中肺血栓栓塞症（pulmonary thromboembolism，PTE）是最常见 PE 类型，由来自静脉系统或右心的血栓阻塞肺动脉或其分支所致，以肺循环和呼吸功能障碍为主要病理生理特征和临床表现，占 PE 绝大多数，通常所称 PE 即 PTE。深静脉血栓形成（deep venous thrombosis，DVT）是引起 PTE 的主要血栓来源，DVT 多发于下肢或骨盆深静脉，脱落后随血流循环进入肺动脉及其分支，PTE 常为 DVT 的合并症。由于 PTE 与 DVT 在发病机制上存在相互关联，是同一种疾病病程中两个不同阶段的临床表现，因此统称为静脉血栓栓塞症（venous thromboembolism，VTE）。血栓栓塞肺动脉后，血栓不溶、机化、肺血管重构致血管狭窄或闭塞，导致肺血管阻力增加，肺动脉压力进行性增高，最终可引起右心室肥厚和右心衰竭，称为慢性血栓栓塞性肺动脉高压（chronic thromboembolic pulmonary hypertension，CTEPH）。

第一节　流行病学特点及变化趋势

一、发病率

在全球范围内 PE 和 DVT 均有很高的发病率。在美国，VTE 的年发病率为 1.08‰，每年有 90 万例 VTE 发生。在欧盟的 6 个主要国家，症状性 VTE 的发生例数每年 >100 万，34% 的患者表现为突发致死性 PE，59% 的患者直到死亡仍未确诊，只有 7% 患者在死亡之前明确诊断。随着年龄增加，VTE 发病率增加，年龄 >40 岁的患者较年轻患者风险增高，其风险大约每 10 年增加 1 倍；总体来看，男性发病率高于女性，育龄期女性（16~44 岁）发病率高于同龄男性，而 45 岁后男性发病率明显高于同龄女性。增龄所致的 VTE 发病率增加主要源于 PE 的增加。

二、病死率、复发率和 CTEPH 发生率

PE 是一种致死率和致残率都很高的疾病。新近国际注册登记研究显示，PE 7 天全因病死率 1.9%~2.9%，PE 的 30 天全因病死率为 4.9%~6.6%。随访研究数据提示，VTE 全因病死率高峰期发生于初始治疗 6 个月内，随后呈明显下降趋势。其中 PE 患者病死率显著 > 单纯 DVT 的患者。

VTE 的复发多发生在治疗后的 6~12 个月。近期数据显示，VTE 的 6 个月复发率约 4.3%，1 年复发率约为 7.2%，10 年复发率为 35.4%。其中男性 10 年累计复发率是女性 1.3 倍；恶性肿瘤人群复发率最高。国人近期研究发现急性 PE 随访过程中 1 年累计复发率为 4.5%（95% 置信区间 2.9%~6.1%），2 年累计复发率 7.3%（95% 置信区间 5.1%~9.5%），5 年累计复发率为 13.9%（95% 置信区间 10.6%~17.2%）。

急性 PE 后的 CTEPH 的发生率为 0.1%~9%，大多数发生于 24 个月之内。最新的一项荟萃分析结果显示：CTEPH 总体发生率为 2.3%，复发性 VTE 及特发性 PE 与 CTEPH 发生明显相关。国内一项研究对 614 例急性 PE 患者进行随访，结果显示急性 PE 后 3 年 CTEPH 的累积发病率为 1.7%（95% 置信区间 0.7%~2.7%），且 3 年后无 CTEPH 病例发生；下肢静脉曲张、初始发病时肺动脉收缩压升高、随访期间残余血栓可能与 CTEPH 发生相关。

三、变化趋势

数据分析显示，VTE、DVT 及 PE 的发病率在 1980—2000 年基本维持在比较稳定的水平，仅有轻度上升趋势，而 2001—2009 年期间，VTE 发病率显著增加，主要源于 PE 发病率的增加，DVT 发病率在此期间相对恒定。

第二节　我国肺栓塞诊治的成就与挑战

国内对肺血管病领域的研究始于 20 世纪 70 年代，当时对 PE 缺乏基本认识，尚无确切的关于 DVT 和 PE 的流行病学资料，当时认为 PE 是一种少见病，欧美人群多发，而我国发病率甚低，这在很长的时期内影响着我国 PE 防治研究工作的进行。

1997 年 6 月由卫生部全国心血管病防治研究领导小组办公室和中国医学科学院中国协和医科大学阜外心血管病医院联合举办了"全国肺栓塞进展学习班"，并成立了"急性肺栓塞尿激酶溶栓、栓复欣抗凝多中心临床试验"协作组，开展此项课题研究。根据协作组 22 家医院 2 年的统计，共诊治 297 例急性 PE 患者，其中有的医院收治的患者呈十倍增长，不少单位也发现 PE 患者越来越多。这一增多趋势除可能除了与 PE 发病率增高的因素有关外，更主要的是与对 PE 的诊断意识和技术水平的提高有关，证实了 PE 在我国同样是常见病、多发病。

随着国际 VTE 领域的迅猛发展，我国在 PE 防治研究及诊断治疗方面也取得了长足进步，经过国家系列科技支撑计划关于 PE- 深静脉血栓形成研究的系统推动，加强了遍布全国省（区、市）百家医院的全国 PE-DVT 防治协作组建设，组成了全国 PE 防治网络与研究平台，以注册登记研究的方式建立了 PE 的标准病例库，实现了对 PE 患者的诊疗情况及随访情况的网络管理体系，完成了关于诊断、发病机制及抗凝、溶栓等一系列研究，取得了关于中国人 PE 临床诊治情况的宝贵资料。对国内部分单位所作 PE 发病及诊治情况的调查发现，各医院诊断病例数近年呈 10~30

倍增加，PE 住院构成比增加近 10 倍。来自国内 60 家大型医院的统计资料显示，住院患者中 PE 的比例从 1997 年的 0.26‰ 上升到 2008 年的 1.45‰。上述研究为摸清国内 PE 的诊疗现状，制定对国内 PE 的防治策略提供了依据，取得了我国 VTE 防治的基础数据，这些数据与结论不仅代表了我们国家的情况，也代表了亚裔人群的基础数据，使我国防治与研究工作跃居亚洲领先水平。

通过一系列 PE 溶栓药物剂量及溶栓指征研究，我国首创了半量溶栓方案，发现使用 50mg rt-PA 与 100mg rt-PA 组的临床疗效相似，而出血的不良反应有降低的趋势，同时可以减轻患者经济负担。在重组链激酶的溶栓治疗方案研究中，采用重组链激酶 15 万单位静脉滴注 2h 的溶栓方案，与尿激酶 2h 溶栓方案进行随机对照研究，结果发现重组链激酶 2h 治疗方案的疗效与安全性均与尿激酶 2h 治疗方案相符，患者症状改善优于尿激酶，同时发现延迟溶栓治疗能够显著影响溶栓治疗效果，为探讨合适的溶栓时机提供了重要的价值。基础研究方面发现骨髓源性的内皮祖细胞与 PE 和血栓栓塞性肺动脉高压的发生发展密切相关。内皮源性一氧化氮合酶 894G>T 基因多态性与 PE 的发生发展显著相关。蛋白 C 路径基因多态性与 VTE 发生密切相关，该途径蛋白 C、蛋白 S、血栓调节蛋白（TM）、内皮细胞蛋白 C 受体（EPCR）任何一种基因型改变，均可以导致抗凝作用减弱，导致 VTE 复发风险增加，另外蛋白 C 路径与其他遗传性危险因素（凝血 V 因子、高同型半胱氨酸等物质基因多态性）可能发挥协调作用，参与 VTE 发病。华法林代谢相关基因 *CYP2C9* 和 *VKORC1* 突变对华法林剂量调节具有重要的指导意义。以上系列研究为探讨 VTE 发生和发展机制及治疗提供了重要价值。

在 PE 规范化诊治方面，2001 年中华医学会呼吸病学分会发布了我国第一部《肺血栓栓塞症的诊断与治疗指南》，2010 年中华医学会心血管病学分会肺血管病学组和中国医师协会心血管内科医师分会共同制定了《急性肺血栓栓塞症诊断及治疗中国专家共识》，2016 年和 2018 年中华医学会心血管病学分会、中华医学会呼吸病学分会分别对上述指南共识进行了更新，期间中华医学会骨科学分会、中华医学会血液学分会、中华医学会外科学分会、中国临床肿瘤学会、中华医学会老年医学分会、中华医学会重症医学分会等学术组织也各自从不同的专业角度发布了针对围手术期、重症监护病房以及肿瘤患者 VTE 防治的指南或共识，反映出众多相关学科对 VTE 防治的日益重视。其中以中华医学会心血管病学分会和中华医学会呼吸病学分会的指南共识最具代表性，尤其是中华医学会心血管病学分会提出的 PE 诊断"三步走策略"以及中华医学会呼吸病学分会强调的求因在 PE 临床处理中的价值，对于推动 PE 诊断的规范化具有重要意义。

虽然我国在 PE 预防、诊断、治疗和研究等诸方面都取得了一定的成绩，但是仍然存在诸多不足与挑战。总体而言，与发达国家相比，仍然存在巨大差距：在肺血管疾病流行病学、发生机制、诊断学和治疗学方面的研究尚待深入；深静脉血栓形成、PE 的预防意识薄弱，未建立规范、有效的预防体系；各地尤其是偏远地区诊断与治疗的规范性有待提高；仍存在较严重的 PE 漏误诊现象，对医疗安全与质量产生直接影响。

第三节 肺栓塞漏诊和误诊的原因分析

一、临床表现不典型

PE 缺乏特异性的临床症状和体征，给诊断带来一定困难，易被漏诊。

（一）症状

PE 的症状缺乏特异性，症状表现取决于栓子的大小、数量、栓塞的部位及患者是否存在心、肺等器官的基础疾病。多数患者因呼吸困难、胸痛、先兆晕厥、晕厥和 / 或咯血而被疑诊 PE。胸痛是 PE 常见症状，多由远端 PE 引起的胸膜刺激所致。中央型 PE 胸痛可表现为典型的心绞痛性质，多由右心室缺血所致，需与急性冠脉综合征（acute coronary syndrom, ACS）或主动脉夹层相鉴别。呼吸困难在中央型 PE 急剧而严重，而在小的外周型 PE 通常轻微而短暂。既往存在心衰或肺部疾病的患者，呼吸困难加重可能是 PE 的唯

一症状。咯血，提示肺梗死，多在肺梗死后 24h 内发生，呈鲜红色，或数日内发生可为暗红色。晕厥虽不常见，但无论是否存在血流动力学障碍均可发生，有时是急性 PE 的唯一或首发症状。PE 也可以完全没有症状，只是在诊断其他疾病或者尸检时意外发现。

（二）体征

主要是呼吸系统和循环系统体征，特别是呼吸频率增加（超过 20 次 /min）、心率加快（超过 90 次 /min）、血压下降及发绀。低血压和休克罕见，但却非常重要，往往提示中央型 PE 和 / 或血流动力学储备严重降低。颈静脉充盈或异常搏动提示右心负荷增加；下肢静脉检查发现一侧大腿或小腿周径较对侧增加超过 1cm，或下肢静脉曲张，应高度怀疑 VTE。其他呼吸系统体征有肺部听诊湿啰音及哮鸣音，胸腔积液等。肺动脉瓣区可出现第二心音亢进或分裂，三尖瓣区可闻及收缩期杂音。急性 PE 致急性右心负荷加重，可出现肝脏增大、肝 - 颈静脉回流征和下肢水肿等右心衰竭的体征。

对 1 880 例 PE 患者临床表现进行分析，上述症状和体征出现的频度分别为：呼吸困难（50%）、胸膜性胸痛（39%）、咳嗽（23%）、胸骨后胸痛（15%）、发热（10%）、咯血（8%）、晕厥（6%）、单侧肢体疼痛（6%）、单侧肢体肿胀（24%）。

二、常规检查不特异

（一）动脉血气分析

血气分析的检测指标不具有特异性，可表现为低氧血症、低碳酸血症、肺泡 - 动脉血氧梯度 $[P(A\text{-}a)O_2]$ 增大及呼吸性碱中毒，但多达 40% 的患者动脉血氧饱和度正常，20% 的患者肺泡 - 动脉血氧梯度正常。检测时应以患者就诊时卧位、未吸氧、首次动脉血气分析的测量值为准。

（二）血浆 D- 二聚体

急性血栓形成时，凝血和纤溶同时激活，可引起血浆 D- 二聚体的水平升高。D- 二聚体检测的阴性预测价值很高，正常 D- 二聚体水平往往可以排除急性 PE 或 DVT。许多其他情况下也会产生纤维蛋白，如肿瘤、炎症、出血、创伤、外科手术等，所以 D- 二聚体水平升高的阳性预测价值很

低。因此血浆 D- 二聚体测定的主要价值在于能排除急性 PE，尤其是低度可疑患者，而对确诊 PE 无益。

有多种方法用于 D- 二聚体检测，定量 ELISA 或者 ELISA 衍生方法的诊断敏感度达 95% 以上，为高敏检测法；定量乳胶法检测和全血凝集法检测的诊断敏感度 <95%，为中敏检测法。推荐使用高敏检测方法对门诊 / 急诊疑诊 PE 患者进行血浆 D- 二聚体检测。

低度可疑的急性 PE 患者，高敏或中敏方法检测 D- 二聚体水平正常可除外 PE。中度可疑的急性 PE 患者，D- 二聚体阴性仍需进一步检查。高度可疑急性 PE 的患者不主张进行 D- 二聚体检测，因为此类患者，无论采取何种检测方法、血浆 D- 二聚体检测结果如何，都不能排除 PE，均需采用 CT 肺动脉造影等进行评价。

D- 二聚体的特异性随年龄增长而降低，80 岁以上患者降至约 10%。建议使用年龄校正的临界值以提高老年患者 D- 二聚体的评估价值。年龄校正的临界值（50 岁以上年龄 ×10μg/L）在保持敏感度的同时，使特异性从 34%~46% 增加到 97% 以上。使用年龄校正的 D- 二聚体临界值，代替以往的标准 500μg/L 临界值，排除 PE 的可能性由 6.4% 升至 29.7%，没有其他假阴性发现。

（三）血浆肌钙蛋白

血浆肌钙蛋白包括肌钙蛋白 I（cTNI）及肌钙蛋白 T（cTNT），是评价心肌损伤的指标。急性 PE 并发右心功能不全可引起肌钙蛋白升高，水平越高，提示心肌损伤程度越严重。目前认为肌钙蛋白升高提示急性 PE 患者预后不良。

（四）脑钠肽（BNP）和 N- 末端脑钠肽前体（NT-proBNP）

BNP 和 NT-proBNP 是心室肌细胞在心室扩张或压力负荷增加时合成和分泌的心源性激素，急性 PE 患者右心室后负荷增加，室壁张力增高，血 BNP 和 NT-proBNP 水平升高，升高水平可反映右心功能不全及血流动力学紊乱的严重程度，无明确心脏基础疾病患者如果 BNP 或 NT-proBNP 增高，需考虑 PE 的可能；同时该指标也可用于评估急性 PE 的预后。

（五）心电图

急性 PE 的心电图表现无特异性。可表现为胸前导联 V_1~V_4 及肢体导联 II、III、aVF 的 ST 段压低和 T 波倒置，V_1 呈 QR 型，SIQIIITIII（即 I 导联 S 波加深，III 导联出现 Q/q 波及 T 波倒置），不完全性或完全性右束支传导阻滞。上述改变为急性肺动脉阻塞、肺动脉高压、右心负荷增加、右心扩张引起，多出现于严重 PE 患者。轻症可以仅表现为窦性心动过速，见于约 40% 的患者。房性心律失常，尤其心房颤动也比较多见。

（六）超声心动图

在提示诊断、预后评估及除外其他心血管疾病方面有重要价值。超声心动图可提供急性 PE 的直接征象和间接征象。直接征象为发现肺动脉近端或右心腔血栓，如同时患者临床表现疑似 PE，可明确诊断，但阳性率低。间接征象多是右心负荷过重的表现，如右心室壁局部运动幅度下降、右心室和 / 或右心房扩大、三尖瓣反流速度增快以及室间隔左移运动异常、肺动脉干增宽等。

（七）胸部 X 线检查

PE 如果引起肺动脉高压或肺梗死，X 线检查可出现肺缺血征象如肺纹理稀疏、纤细，肺动脉段突出或瘤样扩张，右下肺动脉干增宽或伴截断征，右心室扩大征。也可出现肺野局部浸润阴影、尖端指向肺门的楔形阴影、盘状肺不张、患侧膈肌抬高、少量胸腔积液、胸膜增厚粘连等。胸片虽缺乏特异性，但有助于排除其他原因导致的呼吸困难和胸痛。

三、影像学检查的局限性

（一）CT 肺动脉造影

CT 具有无创、扫描速度快、图像清晰、较经济的特点，可直观判断肺动脉栓塞的程度和形态，以及累及的部位及范围。PE 的直接征象为肺动脉内低密度充盈缺损，部分或完全包围在不透光的血流之内的"轨道征"，或者呈完全充盈缺损，远端血管不显影；间接征象包括肺野楔形条带状的高密度区或盘状肺不张，中心肺动脉扩张及远端血管分布减少或消失等。CT 肺动脉造影是诊断 PE 的重要无创检查技术，敏感性为 83%，特异性为 78%~100%。其主要局限性是对亚段及以远肺动脉内血栓的敏感性较差。

在临床应用中，CT 肺动脉造影应结合患者临床可能性评分进行判断。低危患者如果 CT 结果正常,即可排除 PE;对临床评分为高危的患者,CT 肺动脉造影结果阴性并不能除外单发的亚段 PE。如 CT 显示段或段以上血栓,能确诊 PE,但对可疑亚段或以远血栓,则需进一步结合下肢静脉超声、肺通气灌注扫描或肺动脉造影等检查明确诊断。

CT 静脉造影被认为是诊断疑似 PE 患者 DVT 的简易方法,因为可与 CT 肺动脉造影同时完成,仅需注射一次对比剂。联合 CT 静脉和肺动脉造影使 PE 诊断的敏感性由 83% 增加至 90%。但 CT 静脉造影明显增加放射剂量,对于年轻女性需慎重。加压静脉超声成像(compression venous ultrasonography,CUS)与 CT 静脉造影对 DVT 患者的诊断价值相似,因此建议采用超声代替 CT 静脉造影。

(二)放射性核素肺通气灌注扫描

典型征象是与通气显像不匹配的肺段分布灌注缺损。其诊断 PE 的敏感性为 92%,特异性为 87%,且不受肺动脉直径的影响,尤其在诊断亚段以远 PE 中具有特殊意义。但任何引起肺血流或通气受损的因素如肺部炎症、肺部肿瘤、慢性阻塞性肺疾病等均可造成局部通气血流失调,因此单凭此项检查可能造成误诊,部分有基础心肺疾病的患者和老年患者由于不耐受等因素也使其临床应用受限。此检查可同时行双下肢静脉显像,与胸部 X 线片、CT 肺动脉造影相结合,可显著提高诊断的特异度和敏感度。

(三)磁共振肺动脉造影

在单次屏气 20 秒内完成磁共振肺动脉造影(MRPA)扫描,可确保肺动脉内较高信号强度,直接显示肺动脉内栓子及 PE 所致的低灌注区。既往认为该法对肺段以上肺动脉内血栓诊断的敏感度和特异度均较高,适用于碘对比剂过敏者。但近期两项大规模临床研究结果(IRM-EP、PIOPED Ⅲ)表明,其敏感度较低,尚不能作为单独的检查用于排除 PE,目前国际上正在进行多中心临床试验探讨 MRPA 联合 CUS 排除 PE 的可行性。

(四)肺动脉造影

曾作为诊断 PE 的"金标准",其敏感性为 98%,特异性为 95%~98%。PE 的直接征象有肺动脉内对比剂充盈缺损,伴或不伴"轨道征"的血流阻断;间接征象有肺动脉对比剂流动缓慢、局部低灌注、静脉回流延迟,在其他检查难以肯定诊断时,如无禁忌证,可进行造影检查。对于疑诊 ACS 直接送往导管室的血流动力学不稳定患者,在排除 ACS 后,可以考虑肺动脉造影,且可同时行经皮导管介入治疗。

第四节 急性肺栓塞诊断流程及求因

一、诊断流程

PE 不仅临床表现不特异,常规检查如胸片、心电图、血气分析、超声心动图等也缺乏特异性。多排螺旋 CT、放射性核素肺通气灌注扫描、肺动脉造影常能明确诊断,但费用高,尤其肺动脉造影具有侵入性,许多基层医院尚不具备检查条件。结合我国实际情况,参照欧洲心脏病学学会(ESC)2014 年急性 PE 诊疗指南和《急性肺栓塞诊断与治疗中国专家共识(2015)》,我们推荐对怀疑急性 PE 的患者采取"三步走"策略,首先进行临床可能性评估,再进行初始危险分层,然后逐级选择检查手段明确诊断。

(一)临床可能性评估

常用的临床评估标准有加拿大 Wells 评分和修正的 Geneva 评分。这两种评分标准简单易懂,所需临床资料易获得,适合基层医院。最近,Wells 和 Geneva 法则都进一步简化,更增加了临床实用性,有效性也得到证实(表 43-1、表 43-2)。

(二)初始危险分层

对急性 PE 的严重程度进行初始危险分层(图 43-1)评估 PE 早期死亡风险(包括住院死亡率或 30 天死亡率)。初始危险分层主要根据患者当前的临床状态,只要存在休克或持续低血压即为高危 PE。休克或持续低血压是指收缩压 <90mmHg,或收缩压下降≥40mmHg 并持续 15 分钟以上,排除新发心律失常、血容量下降、脓毒血症。如无休克或持续性低血压为非高危 PE。此分层方法对诊断和治疗策略都有非常重要意义,由此决定下一步诊疗策略。

表 43-1　Wells 评分

评价指标	原始版	简化版
既往 PE 或 DVT 病史	1.5	1
心率≥100 次 /min	1.5	1
过去 4 周内有手术或制动史	1.5	1
咯血	1	1
肿瘤活动期	1	1
DVT 临床表现	3	1
其他鉴别诊断的可能性低于 PE	3	1
临床可能性		
三分类法（简化版不推荐三分类法）		
低	0~1	
中	2~6	
高	≥7	
两分类法		
PE 可能性小	0~4	0~1
PE 可能	≥5	≥2

表 43-2　Geneva 评分

评价指标	原始版	简化版
既往 PE 或 DVT 病史	3	1
心率		
75~94 次 /min	3	1
≥95 次 /min	5	2
过去 1 个月内手术史或骨折史	2	1
咯血	2	1
肿瘤活动期	2	1
单侧下肢痛	3	1
下肢深静脉触痛和单侧肿胀	4	1
年龄 >65 岁	1	1
临床可能性		
三分类法		
低	0~3	0~1
中	4~10	2~4
高	≥11	≥5
两分类法		
PE 可能性小	0~5	0~2
PE 可能	≥6	≥3

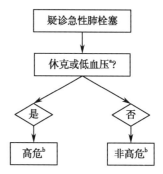

图 43-1　急性 PE 初始危险分层

a. 排除新发心律失常、血容量下降、脓毒血症后，收缩压 <90mmHg，或收缩压下降≥40mmHg 并持续 15 分钟以上；b. 基于住院或 30 天死亡率

（三）逐级选择检查手段明确诊断

1. **伴休克或低血压的可疑 PE**　该类患者临床可能性评估分值通常很高，属于随时危及生命的可疑高危 PE。诊断首选 CT 肺动脉造影，鉴别诊断包括急性血管功能障碍、心脏压塞、ACS 和主动脉夹层。如因患者和医院条件所限无法行 CT 肺动脉造影，首选床旁超声心动图检查，以发现急性肺高血压和右心室功能障碍的证据。对于病情不稳定不能行 CT 肺动脉造影者，超声心动图证实右心室功能障碍就足以立即启动再灌注治疗，无需进一步检查，如发现右心血栓更支持 PE 诊断。如果经胸超声心动图检查时声窗不理想，可选择经食管超声心动图，以查找肺动脉血栓进一步支持 PE 诊断。床旁辅助影像学还推荐 CUS 检查下肢静脉。一旦患者病情稳定应考虑 CT 肺动脉造影最终确诊。对疑诊 ACS 直接送往导管室的不稳定患者，冠脉造影排除 ACS 后，如考虑 PE 可行肺动脉造影。推荐诊断策略见图 43-2。

2. **不伴休克或低血压的可疑 PE**　首先进行临床可能性评估，在此基础上决定下一步诊断策略。对于临床概率为低、中或 PE 可能性小的患者，进行血浆 D- 二聚体检测，可减少不必要的影像学检查和辐射，建议使用高敏法检测。临床概率为低或 PE 可能性小的患者，如高敏或中敏法检测 D- 二聚体水平正常，可排除 PE；临床概率为中的患者，如中敏法检测 D- 二聚体阴性，需进一步检查；临床概率为高的患者，需行 CT 肺动脉造影明确诊断。推荐诊断策略见图 43-3。

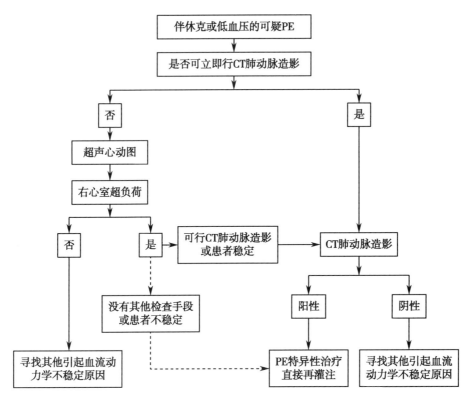

图 43-2　可疑高危 PE 患者诊断流程

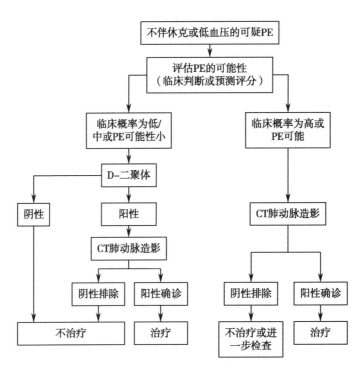

图 43-3　可疑非高危 PE 患者诊断流程

二、求因

求因对于确定 VTE 的治疗策略和疗程至关重要。在急性 PE 的求因过程中,需要探寻任何可以导致静脉血流淤滞、血管内皮损伤和血液高凝状态的因素。

即使充分评估,部分患者仍然找不到危险因素,通常称为特发性 VTE。对这部分患者,应该进行密切随访,需要注意潜在的恶性肿瘤、风湿免疫性疾病、骨髓增殖性疾病等。对儿童和青少年患者,应该注意寻找潜在的抗磷脂综合征、炎性肠病、肾病综合征等;对于育龄期女性患者,注意长期口服避孕药和雌激素药物相关病史;对于疑似遗传缺陷患者,应先做病史和家族史的初筛,家族史包括(但不限于):≥2 个父系或母系的家族成员发生有 / 无诱因的 VTE。

(一)抗凝蛋白

抗凝血酶、蛋白 C 和蛋白 S 是血浆中重要的生理性抗凝蛋白。抗凝血酶是凝血酶(FⅡa)的主要抑制物,此外还可中和其他多种活化的凝血因子(如 FⅨa、Ⅹa、Ⅺa 和Ⅻa 等);蛋白 C 系统主要灭活 FⅤa 和 FⅧa,蛋白 S 是蛋白 C 的辅因子,可加速活化的蛋白 C 对 FⅤa 和 FⅧa 的灭活作用;抗凝蛋白缺陷患者易在合并其他风险因素或无明显诱因的情况下发生 VTE。

抗凝血药可干扰抗凝蛋白的检测结果。抗凝血酶是普通肝素(UFH)、低分子量肝素(LMWH)和磺达肝癸钠等药物的作用靶点,此类药物的使用可短暂影响抗凝血酶活性水平。蛋白 C 和蛋白 S 是依赖维生素 K 合成的抗凝血蛋白,在维生素 K 拮抗剂(VKA)用药期间蛋白 C 和蛋白 S 水平降低。因此,建议在使用上述药物期间不应测定抗凝蛋白,以避免药物对测定结果的干扰,其中抗凝血酶活性检测需在停用肝素类药物至少 24h 后进行;蛋白 C 和蛋白 S 活性检测在停用 VKA 至少 2~4 周后进行,并通过检测凝血酶原时间或国际标准化比值(INR)以评估患者 VKA 停药后的残留抗凝效果。

(二)抗磷脂综合征相关检测

抗磷脂综合征实验室检查应包括狼疮抗凝物、抗心磷脂抗体和抗 β_2 糖蛋白 1 抗体。临床上需要对以下患者进行抗磷脂综合征相关检测:

<50 岁的无明显诱因的 VTE 和无法解释的动脉血栓栓塞、少见部位发生血栓形成、习惯性流产、血栓形成或病理妊娠合并自身免疫性疾病(包括系统性红斑狼疮、类风湿关节炎、免疫相关性血小板减少症和自身免疫性溶血性贫血),部分患者可见活化部分凝血活酶时间(APTT)延长。其他抗体检查包括抗核抗体、抗可溶性核抗原抗体和其他自身抗体等,主要用于排除其他结缔组织病。如果初次狼疮抗凝物、抗心磷脂抗体和抗 β_2 糖蛋白 1 抗体检测阳性,建议 3 个月之后再次复查。

(三)易栓症相关基因检测

根据 2012 年《易栓症诊断中国专家共识》,建议以下情况接受遗传性易栓症筛查:①发病年龄较轻(<50 岁);②有明确 VTE 家族史;③复发性 VTE;④少见部位(如下腔静脉、肠系膜静脉、脑、肝、肾静脉等)的 VTE;⑤无诱因 VTE;⑥女性口服避孕药或绝经后接受雌激素替代治疗的 VTE;⑦复发性不良妊娠(流产、胎儿发育停滞、死胎等);⑧口服华法林抗凝治疗中发生双香豆素性皮肤坏死;⑨新生儿暴发性紫癜。已知存在遗传性易栓症的 VTE 患者的一级亲属在发生获得性易栓疾病或存在获得性易栓因素时建议进行相应遗传性缺陷的检测。

抗凝蛋白缺陷是中国人群最常见的遗传性易栓症,建议筛查的检测项目包括抗凝血酶、蛋白 C 和蛋白 S 的活性。存在抗凝蛋白活性下降的个体,有条件时应进行相关抗原水平的测定,明确抗凝蛋白缺陷的类型。部分少数民族人群除了筛查上述抗凝蛋白,还应检测凝血因子 *V Leiden* 突变和 *PTG20210A* 突变。上述检测未发现缺陷的 VTE 患者,建议进一步检测血浆同型半胱氨酸(*MTHFR* 突变),血浆因子Ⅷ、Ⅸ、Ⅺ和纤溶蛋白缺陷等。

第五节 急性肺栓塞的治疗策略与争议

一、治疗策略

PE 的治疗方案根据病情严重程度而定,必须迅速准确对患者进行危险度分层,制定相应的治疗策略(图 43-4)。

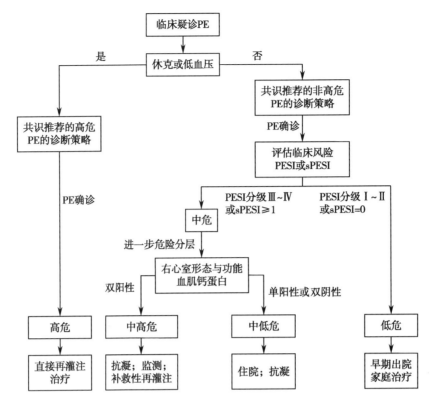

图 43-4 基于危险度分层的急性 PE 治疗策略

（一）危险度分层

首先根据是否出现休克或持续性低血压对疑诊或确诊 PE 进行初始危险度分层，识别早期死亡高危患者。出现休克或低血压的血流动力学不稳定患者为高危患者，立即进入紧急诊断流程，一旦确诊 PE，迅速启动再灌注治疗。

对不伴休克或低血压的非高危患者，需进行有效临床预后风险评分，采用肺栓塞严重指数（pulmonary embolism severity index，PESI），或其简化版本 sPESI，以区分中危和低危患者。原始版 PESI 较烦琐，建议采用简化版 sPESI（表 43-3）。对中危患者，需进一步评估风险。超声心动图或 CT 血管造影证实右心室功能障碍，同时伴有心肌损伤生物标志物肌钙蛋白升高者为中高危，对这类患者应严密监测，以早期发现血流动力学失代偿，必要时启动补救性再灌注治疗。右心室功能和 / 或血肌钙蛋白正常者为中低危。

（二）急性期治疗

1. 血流动力学和呼吸支持 急性右心衰竭导致的心排血量不足是 PE 患者死亡的首要原因。PE 合并右心衰竭患者的支持治疗极其重要。临床证据表明，积极扩容不仅无益，反而有可能因过度机械牵张或反射机制抑制心肌收缩力而恶

表 43-3 肺栓塞严重指数（PESI）及其简化版本 sPESI

指标	原始版本	简化版本
年龄	以年龄为分数	1 分（若年龄 >80 岁）
男性	+10 分	–
肿瘤	+30 分	1 分
慢性心力衰竭	+10 分	1 分
慢性肺部疾病	+10 分	
脉搏 ≥110 次 /min	+20 分	1 分
收缩压 <100mmHg	+30 分	1 分
呼吸频率 >30 次 /min	+20 分	–
体温 <36℃	+20 分	–
精神状态改变	+60 分	–
动脉血氧饱和度 <90%	+20 分	1 分

注：

（1）PESI 分级：≤65 分为 I 级，66~85 分为 II 级，86~105 分为 III 级，106~125 分为 IV 级，>125 分为 V 级。

（2）危险度分层：PESI 分级 I~II 级或 sPESI=0 为低危，PESI 分级 III~IV 级或 sPESI≥1 为中危。

化右心功能。对心指数低、血压正常的 PE 患者，给予适度的液体冲击（500ml）有助于增加心输出量。

在药物、外科或介入再灌注治疗的同时，通常需使用升压药。去甲肾上腺素通过直接正性变力性作用能改善右心室功能，同时通过刺激外周血管 α 受体升高体循环血压，也能改善右心室冠状动脉灌注，但应限于低血压患者。多巴酚丁胺和 / 或多巴胺对心指数低、血压正常的 PE 患者有益，但心指数超过生理范围可导致血流由阻塞血管向未阻塞血管的进一步重新分配，从而加重通气 / 血流比失调。肾上腺素兼具去甲肾上腺素和多巴酚丁胺的优点，而无体循环扩血管效应，可能对 PE 伴休克患者有益。

血管扩张剂降低肺动脉压力和肺血管阻力，但这些药物缺乏肺血管特异性，经体循环给药后可能导致体循环血压进一步降低。吸入一氧化氮可能改善 PE 患者的血流动力学状态和气体交换。

PE 患者常伴中等程度的低氧血症和低碳酸血症，低氧血症通常在吸氧后好转。当给予机械通气时胸腔内正压会减少静脉回流，恶化血流动力学不稳定 PE 患者的右心功能。因此，机械通气时呼气末正压要慎用，应给予较低的潮气量（约 6ml/kg 去脂体重）以保持吸气末平台压力 $<30cmH_2O$，尽量减少其不良的血流动力学效应。

2. 抗凝　急性 PE 患者接受抗凝治疗的目的在于预防早期死亡和 VTE 复发。

（1）肠外抗凝血药：对于高或中等临床可能性 PE 患者，在等待诊断结果的同时应给予肠外抗凝剂。肠外抗凝血药普通肝素、低分子量肝素或磺达肝癸钠均有即刻抗凝作用。初始抗凝治疗，低分子量肝素和磺达肝癸钠优于普通肝素，发生大出血和肝素诱导血小板减少症（heparin-induced thrombocytopenia, HIT）的风险也低。而普通肝素具有半衰期短、抗凝效应容易监测、可迅速被鱼精蛋白中和的优点，推荐用于拟直接再灌注的患者以及严重肾功能不全（肌酐清除率 <30ml/min）或重度肥胖患者。低分子量肝素和普通肝素主要依赖抗凝血酶系统发挥作用，如有条件，建议使用前和使用中检测抗凝血酶活性，如果抗凝血酶活性下降，需考虑更换抗凝血药。

1）普通肝素：首先给予负荷剂量 2 000~5 000IU 或按 80IU/kg 静脉注射，继之以 18IU/（kg·h）持续静脉滴注。抗凝必须充分，否则将严重影响疗效，导致血栓复发率明显增高。在初始 24 小时内需每 4~6 小时测定活化的部分凝血活酶时间（APTT）1 次，并根据 APTT 调整普通肝素的剂量（表 43-4），每次调整剂量后 3 小时再测定 APTT，使 APTT 尽快达到并维持于正常值的 1.5~2.5 倍。治疗达到稳定水平后，改为每日测定 APTT 1 次。应用普通肝素可能会引起 HIT，在使用普通肝素的第 3~5 日必须复查血小板计数。若需较长时间使用普通肝素，应在第 7~10 日和 14 日复查血小板计数，普通肝素使用 2 周后则较少出现 HIT。若患者出现血小板计数迅速或持续降低超过 50%，或血小板计数小于 100×10^9/L，应立即停用普通肝素，一般停用 10 日内血小板数量开始逐渐恢复。

表 43-4　根据 APTT 调整普通肝素剂量的方法

APTT	普通肝素调整剂量
<35s（<1.2 倍正常对照值）	静脉注射 80IU/kg，然后静脉滴注剂量增加 4IU/（kg·h）
35~45s（1.2~1.5 倍正常对照值）	静脉注射 40IU/kg，然后静脉滴注剂量增加 2IU/（kg·h）
46~70s（1.5~2.3 倍正常对照值）	无需调整剂量
71~90s（2.3~3.0 倍正常对照值）	静脉滴注剂量减少 2IU/（kg·h）
>90s（>3 倍正常对照值）	停药 1h，然后静脉滴注剂量减少 3IU/（kg·h）

2）低分子量肝素：所有低分子量肝素均应按照体重给药。一般不需常规监测，但在妊娠期间需定期监测抗 Xa 因子活性。抗 Xa 因子活性的峰值应在最近一次注射后 4 小时测定，谷值应在下一次注射前测定，每日给药 2 次的抗 Xa 因子活性目标范围为 0.6~1.0IU/ml，每日给药 1 次的目标范围为 1.0~2.0IU/ml。

3）磺达肝癸钠：是选择性 Xa 因子抑制剂，2.5mg 皮下注射，每天 1 次，无需监测。其清除随体重减轻而降低，对体重 <50kg 的患者慎用。在严重肾功能不全（肌酐清除率 <30ml/min）的

患者,因其在体内蓄积将增加出血风险,磺达肝癸钠禁用。对于中度肾功能不全(肌酐清除率30~50ml/min)的患者应减量50%。

(2)口服抗凝血药:尽早给予口服抗凝血药,最好与肠外抗凝血药同日给予。50多年来,维生素K拮抗剂(vitamin K antagonist,VKA)一直是口服抗凝治疗的"金标准",包括华法林、硝苄丙酮香豆素、苯丙香豆素、苯茚二酮等,其中华法林国内最常用。近年来,一些新型口服抗凝药也开始用于临床。

1)华法林:华法林是一种维生素K拮抗剂,通过抑制依赖维生素K凝血因子(Ⅱ、Ⅶ、Ⅸ、Ⅹ)合成发挥抗凝作用。通常初始与普通肝素、低分子量肝素或磺达肝癸钠联用。

亚洲人华法林肝脏代谢酶与西方人存在较大差异,中国人的平均华法林剂量低于西方人。我国心房颤动抗栓临床试验的结果表明,华法林的维持剂量大约为3mg。为减少过度抗凝的情况,根据2013年《华法林抗凝治疗的中国专家共识》,不建议给予负荷剂量,推荐初始剂量为1~3mg,某些患者如老年、肝功能受损、慢性心力衰竭和出血高风险患者,初始剂量还可适当降低。为达到快速抗凝目的,华法林应与普通肝素、低分子量肝素或磺达肝癸钠重叠应用5天以上,当INR达到目标范围(2.0~3.0)并持续2天以上,停用普通肝素、低分子量肝素或磺达肝癸钠。

国内外已将华法林量效有关的基因多态性检测商品化,主要是CYP2C9和VKORCI,通过基因多态性检测有助于初始剂量的选择。但基因多态性仅能解释30%~60%的华法林个体差异,临床仍需综合考虑患者的体表面积、肝肾功能及合并用药等因素来选择合适的剂量。目前,国内外指南不推荐对所有服用华法林的患者常规进行基因检测。如有条件,基因检测可作为华法利剂量调整的辅助手段。

2)非维生素K依赖的新型口服抗凝药:近年来大规模临床试验为新型口服抗凝药(new oral anticoagulant,NOAC)用于PE或VTE急性期治疗提供了证据,包括达比加群、利伐沙班、阿哌沙班和依度沙班。

达比加群:达比加群是直接凝血酶抑制剂。RE-COVER试验在VTE患者比较达比加群(150mg,每日2次)与华法林的疗效,主要终点事件为有症状、客观确诊的VTE患者6个月复发率,共纳入2 539例患者,21%仅有PE,9.6%同时有PE和DVT,两组均给予肠道外抗凝剂,平均10天,有效性终点达比加群不劣于华法林(HR 1.10,95%置信区间0.65~1.84),大出血事件差异无统计学意义,但达比加群的所有出血事件更少(HR 0.71,95%置信区间0.59~0.85)。RE-COVER Ⅱ研究纳入2 589例患者,进一步验证了这一结果。

利伐沙班:为直接Xa因子抑制剂。依据EINSTEIN-DVT和EINSTEIN-PE试验,以依诺肝素/华法林为对照,验证了利伐沙班单药口服(15mg,每日2次,3周;继以20mg,每日1次)在控制VTE复发方面的有效性不劣于依诺肝素/华法林的标准治疗(HR 1.12;95%置信区间0.75~1.68),两者主要安全性事件(大出血或临床相关的非大出血)发生率相当,而利伐沙班大出血发生率更低。目前我国已批准其用于VTE治疗。

阿哌沙班:是直接Xa因子抑制剂。依据AMPLIFY研究,阿哌沙班单药口服治疗(10mg,每日2次,7天;继以5mg,每天2次)在减少有症状的VTE复发或VTE相关死亡方面不劣于依诺肝素/华法林[相对风险(RR)0.84;95%置信区间0.60~1.18]。安全性方面,阿哌沙班大出血发生率及大出血合并临床相关的非大出血的复合事件发生率更低(RR 0.31;95%置信区间0.17~0.55)。

依度沙班:是直接Xa因子抑制剂。Hokusal-VTE研究显示,依度沙班在主要有效性事件(复发症状性VTE或致死性PE)方面不劣于华法林,而主要安全性事件(大出血或临床相关的非大出血)发生率更低。

上述试验结果提示NOAC治疗VTE的疗效不劣于甚或优于标准的肝素/华法林方案,且更安全。目前,NOAC可替代华法林用于初始抗凝治疗。以上4种新型口服抗凝药均不能用于严重肾功能损害患者。新型口服抗凝剂价格昂贵,且无拮抗剂,虽然利伐沙班2009年就已经批准预防关节置换后的DVT产生,但2015年才在中国批准治疗DVT预防PE的适应证,因预防和治疗剂量不同,目前仅在少数大的医学中心使用,尚需积累更多的安全性和疗效的数据。

3. 溶栓治疗 溶栓治疗可迅速溶解血栓和恢复肺组织灌注、逆转右心衰竭、增加肺毛细血管血容量及降低病死率和复发率。欧美多项随机临床试验证实，溶栓治疗能够快速改善肺血流动力学指标，提高患者早期生存率。国内一项大样本回顾性研究证实，对急性 PE 患者用尿激酶或重组组织型纤溶酶原激活剂（rt-PA）溶栓治疗联合抗凝治疗，总有效率达 96.6%，显效率为 42.7%，病死率为 3.4%，疗效显著优于对症治疗组和单纯抗凝治疗组。

（1）临床常用溶栓药物及用法：我国临床上常用的溶栓药物有尿激酶（UK）和重组组织型纤溶酶原激活剂阿替普酶（rt-PA）。

1）尿激酶：我国"急性肺栓塞尿激酶溶栓、栓复欣抗凝治疗多中心临床试验"采用 20 000IU/（kg·2h）静脉滴注，总有效率 86.1%，无大出血发生，安全、有效、简便易行。

建议我国尿激酶治疗急性 PE 的用法为：20 000IU/（kg·2h）静脉滴注。

2）目前我国大多数医院采用的方案是 rt-PA 50~100mg 持续静脉滴注，无需负荷量。我国 VTE 研究组 rt-PA 治疗急性 PE 的临床研究，入选 118 例急性 PE 患者，其中 65 例采用半量（50mg）持续静脉滴注 2h，53 例采用全量（100mg）持续静脉滴注 2h，结果显示半量 rt-PA 溶栓治疗 PE 与全量相比有效性相似且更安全，尤其体重 <65kg 的患者出血事件明显减少。

推荐用法：50~100mg 持续静脉滴注 2h，体重 <65kg 的患者给药总剂量不超过 1.5mg/kg。

（2）禁忌证

绝对禁忌证：①出血性卒中；②6 个月内缺血性卒中；③中枢神经系统损伤或肿瘤；④近 3 周内重大外伤、手术或者头部损伤；⑤1 个月内消化道出血；⑥已知的出血高风险患者。

相对禁忌证：①6 个月内短暂性脑缺血发作（transient ischemic attack，TIA）发作；②口服抗凝药应用；③妊娠，或分娩后 1 周；④不能压迫止血部位的血管穿刺；⑤近期曾行心肺复苏；⑥难于控制的高血压（收缩压 >180mmHg）；⑦严重肝功能不全；⑧感染性心内膜炎；⑨活动性溃疡。

但对于危及生命的高危 PE 患者大多数禁忌

证应视为相对禁忌证。

（3）溶栓时间窗：肺组织氧供丰富，有肺动静脉、支气管动静脉、肺泡内换气三重氧供，肺梗死的发生率低，即使发生也相对较轻。PE 溶栓治疗的目的主要是尽早溶解血栓疏通血管，减轻血管内皮损伤，减少慢性血栓栓塞性肺高血压的发生。急性 PE 起病 48 小时内开始行溶栓治疗，能够取得最大疗效；对于有症状的急性 PE 患者在 6~14 天内溶栓治疗仍有一定作用。

（4）溶栓治疗过程中注意事项

1）溶栓前应行常规检查：血常规、血型、APTT、肝肾功能、动脉血气、超声心动图、胸片、心电图等作为基线资料，用以与溶栓后资料对比判断溶栓疗效。

2）备血，并向家属交待病情，签署知情同意书。

3）使用尿激酶溶栓期间勿同时使用普通肝素，rt-PA 溶栓时是否停用普通肝素无特殊要求，输注过程中可继续应用。

4）使用 rt-PA 时，可在第一小时内泵入 50mg，如有无不良反应，则在第二小时内序贯泵入另外 50mg。溶栓开始后每 30 分钟做一次心电图，复查动脉血气，严密观察患者的生命体征。

5）溶栓治疗结束后，每 2~4 小时测定 APTT，当其水平低于基线值的 1/2（或 <80 秒）时，开始规范的肝素治疗。常规使用普通肝素或低分子量肝素。由于溶栓的出血风险，以及有时可能需立即停用并逆转肝素的抗凝效应，推荐溶栓治疗后的数小时继续给予普通肝素，然后可切换成低分子量肝素或磺达肝癸钠。如患者在溶栓开始前已接受低分子量肝素或磺达肝癸钠，普通肝素输注应推迟至最近一剂低分子量肝素注射后 12 小时（每天 2 次给药），或最近一剂低分子肝素或磺达肝癸钠注射后 24 小时（每天 1 次给药）。

4. 外科血栓清除术 1924 年成功实施第一例外科肺动脉血栓清除术。近来，包括心脏外科医生在内的多学科综合团队再次将血栓清除术引入高危 PE 和选择性的中高危 PE 的治疗，尤其对于有溶栓禁忌或失败的患者。在血流动力学失稳前，多学科迅速干预并实施个体化血栓清除术，可使围手术期的死亡率降低至 6% 或更低。术前溶栓增加出血风险,但不是外科血栓清除术的绝对禁忌证。研究表明,术后患者存活率、WHO功能分级和生活质量均获提高。

5. **经皮导管介入治疗** 经皮导管介入治疗可去除肺动脉及主要分支内的血栓,促进右心室功能恢复,改善症状和存活率,适用于溶栓绝对禁忌证的患者。介入方法包括:①猪尾导管或球囊导管进行血栓碎裂;②液压导管装置进行血栓流变溶解;③抽吸导管进行血栓抽吸;④血栓旋切。对没有溶栓禁忌证的患者,可在经导管溶栓或机械捣栓基础上药物溶栓。

汇总35项介入治疗的非随机研究资料表明,在纳入的594例患者中,介入治疗的临床成功率为87%。由于67%的患者同时接受辅助局部溶栓治疗,单纯导管机械性干预本身的作用尚难以确定。介入相关并发症发生率约2%,主要包括右心功能恶化导致的死亡、远端栓塞、肺动脉穿孔并肺出血、体循环出血、心脏压塞、心脏传导阻滞或心动过缓、溶血、对比剂肾病以及穿刺并发症。

6. **静脉滤器** 不推荐PE患者常规植入下腔静脉滤器。在有抗凝血药绝对禁忌证以及接受足够强度抗凝治疗后仍复发的PE患者,可选择静脉滤器植入。观察性研究表明,静脉滤器植入可降低PE急性期病死率,但增加VTE复发风险。尚无证据支持对近端静脉有漂浮血栓的患者常规植入静脉滤器。

永久性下腔静脉滤器的并发症很常见,但较少导致死亡,早期并发症包括植入部位血栓,发生率可达10%。上腔静脉滤器植入有导致严重心脏压塞风险。晚期并发症包括约20%的DVT复发和高达40%的血栓后综合征。无论是否应用抗凝剂及抗凝时程的长短,5年后下腔静脉堵塞的发生率约22%,9年后约33%。

非永久性下腔静脉滤器分为临时性和可回收性,临时性滤器必须在数天内取出,而可回收性滤器可放置更长时间。植入非永久性滤器后,一旦抗凝剂可安全使用,应尽早取出。长期留置滤器的晚期并发症发生率10%以上,包括滤器移位、倾斜、变形、腔静脉穿孔、滤器断裂、碎片栓塞以及装置本身血栓形成。

7. **早期出院和家庭治疗** 应筛选不良事件风险低的急性PE患者早期出院和行院外治疗。PESI是迄今最有效的多风险预测模型。低PESI分级(Ⅰ级或Ⅱ级)可作为急性PE患者接受家庭治疗的标准。简化版的PESI(sPESI)对于鉴别低危PE具有很高的敏感性,但在选择早期出院和家庭治疗患者方面的价值尚缺乏直接证据。NT-proBNP可用于选择适于家庭治疗患者,临床评估为低危PE、同时NT-proBNP水平 <500pg/ml 的152例患者中,经3个月随访,无一例发生死亡、VTE复发或大出血。

8. **治疗策略**

(1)合并休克或低血压的PE(高危PE):PE患者出现休克或低血压时住院期间死亡风险极高,尤其易出现在入院后最初数小时。应及时给予血流动力学和呼吸支持;起始抗凝首选静脉普通肝素;直接再灌注治疗是高危PE患者治疗的最佳选择;有溶栓禁忌或溶栓失败伴血流动力学不稳定的患者,可行外科血栓清除术;对全量全身溶栓有禁忌或溶栓失败者,也可行经皮导管介入治疗。

(2)不伴休克或低血压的PE(中危或低危PE):不推荐常规全身溶栓治疗。除合并严重肾功能不全患者外,皮下注射低分子量肝素或磺达肝癸钠是大多数不伴血流动力学障碍的急性PE患者治疗的最佳选择。PE确诊后,应采用有效的临床评分评估风险(推荐sPESI)和危险分层。对中危患者,应行超声心动图或CT肺动脉造影评估右心室功能,并进行血肌钙蛋白检测,以进一步危险分层。对中高危患者,应严密监测,以及早发现血流动力学失代偿,一旦出现即启动补救性再灌注治疗;对中低危患者,建议给予抗凝治疗。PESI分级为Ⅰ级或Ⅱ级以及sPESI评分为0的低危患者,可考虑早期出院和家庭治疗。

(三)抗凝治疗时程

PE患者抗凝治疗的目的在于预防VTE复发。目前证据表明PE患者应接受至少3个月的抗凝治疗;抗凝治疗6个月或12个月与3个月相比,PE复发风险相似;长期抗凝降低约90%的VTE复发风险,但这一获益被每年1%以上的大出血风险所抵消,长时程抗凝治疗应因人而异。

1. **诱发型PE** VTE可被一些暂时性或可逆性危险因素,如手术、创伤、制动、妊娠、口服避孕

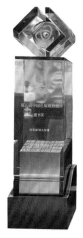
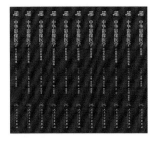
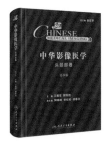
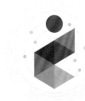
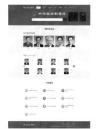

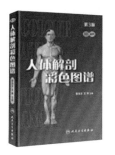
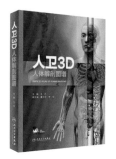
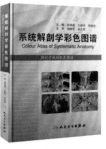
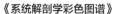
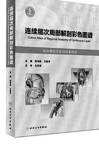
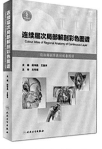
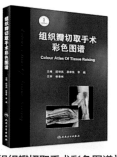
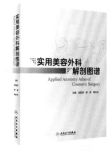
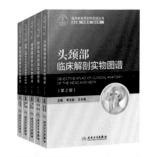

临床诊断的"金标准"

——国内病理学知名专家带你一起探寻疾病的"真相"

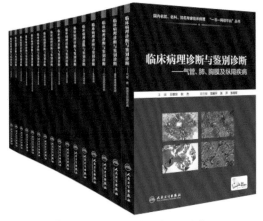

《临床病理诊断与鉴别诊断丛书》

——国内名院、名科、知名专家对临床病理诊断中能见到的几千种疾病
进行了全面、系统的总结，将给病理医师"震撼感"

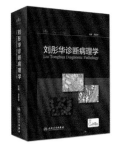

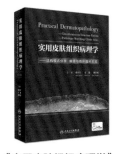

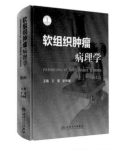

《刘彤华诊断病理学》
（第4版/配增值）

——病理科医师的案头书，二十年
打磨的经典品牌，修订后的第4版在
前一版的基础上吐陈纳新、纸数融合

《实用皮肤组织病理学》
（第2版/配增值）

——5000余幅图片，近2000个二
维码，973种皮肤病有"图"（临
床图片）有"真相"（病理图片）

《软组织肿瘤病理学》（第2版）

——经过10年精心打磨，以4000
余幅精美图片为基础，系统阐述各
种软组织肿瘤的病理学改变

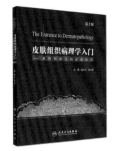

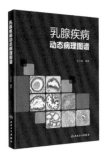

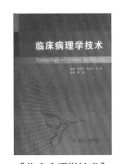

《皮肤组织病理学入门》（第2版）

——皮肤科医生的必备知识，皮肤
病理学入门之选

《乳腺疾病动态病理图谱》

——通过近千幅高清图片，系统展
现乳腺疾病病理的动态变化

《临床病理学技术》

——以临床常用病理技术为单元，
系统介绍临床病理学的相关技术

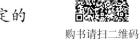

"视触叩听"飞翔的翅膀

——国家行业管理部门和权威专家为你制定的
临床检验诊断解决方案

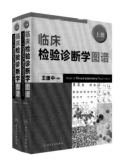

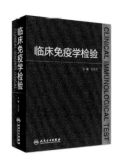

《全国临床检验操作规程》（第4版）

——原国家卫计委医政司向全国各级
医院推荐的临床检验方法

《临床检验诊断学图谱》

——一部国内外罕见的全面、系统、
完美、精致的检验诊断学图谱

《临床免疫学检验》

——以国内检验专业的著名专家为主
要编写成员，兼具权威性和实用性

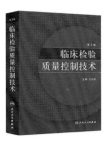

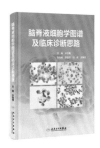

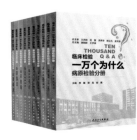

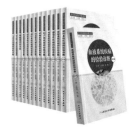

《临床检验质量控制技术》
（第3版）

——让临床检验质量控制
有章可循，有据可依

《脑脊液细胞学图谱及
临床诊断思路》

——近千张高清细胞学图
片，50余例真实临床案例，
系统阐述脑脊液细胞学

《临床检验一万个
为什么丛书》

——囊括了几乎所有临床
检验的经典问题

《常见疾病检验诊断丛书》

——临床医师与检验科医师
沟通的桥梁

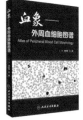

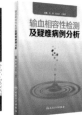

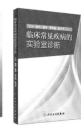

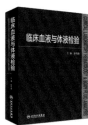

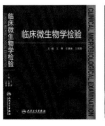

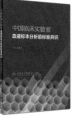

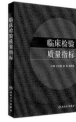

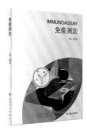

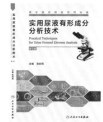

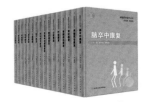
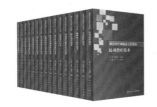
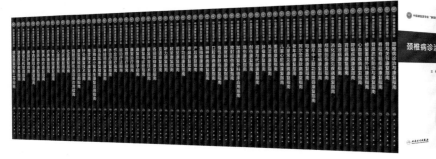
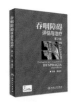

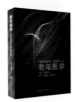

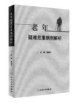

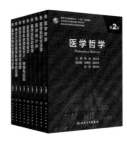
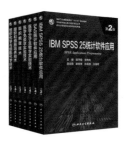
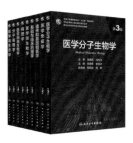
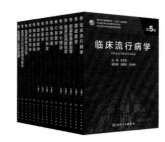
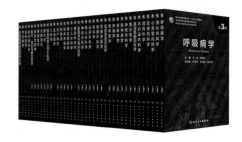
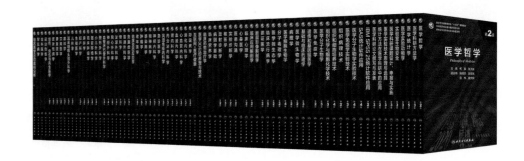

临床医生洞察人体疾病的"第三只眼"

——数百位"观千剑而识器"的影像专家帮你练就识破人体病理变化的火眼金睛

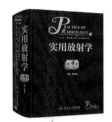

《实用放射学》第 4 版

——放射医师的案头书，内容丰富、翔实，侧重于实用，临床价值高

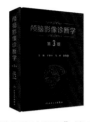

《颅脑影像诊断学》第 3 版

——续写大师经典，聚焦颅脑影像，疾病覆盖全，知识结构新

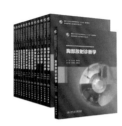

放射诊断与治疗学专业临床型研究生规划教材

专科医师核心能力提升导引丛书

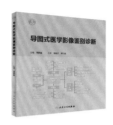

《导图式医学影像鉴别诊断》

——以常见病和多发病为主，采用导图、流程图、示意图及表格式、条目式编写，以影像征象入手，着重传授看片技巧和征象、分析思路

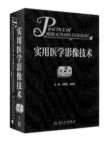

《实用医学影像技术》（第 2 版）

——影像技师临床操作的案头必备

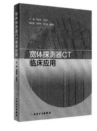

《宽体探测器 CT 临床应用》

——从讲解技术理论到展示临床病例，详细剖析宽体探测器 CT 临床应用

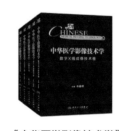

《中华医学影像技术学》

——国内该领域专家理论与实践的全面展现，为中华医学会影像技术分会的倾心之作

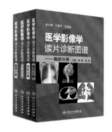

《医学影像学读片诊断图谱丛书》

——内容简洁、实用性强，影像学诊断的入门之选

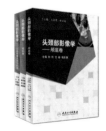

《头颈部影像学丛书》

——头颈部影像诊断的权威之作、代表之作

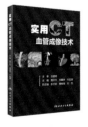

《实用 CT 血管成像技术》

——全面介绍多层螺旋 CT 血管成像技术，病例丰富，图片精美

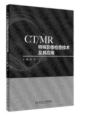

《CT/MR 特殊影像检查技术及其应用》

——图片丰富，使用方便，服务临床。

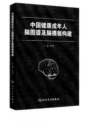

《中国健康成年人脑图谱及脑模板构建》

——建立中国人"标准脑模版"，填补"人类脑计划"空白！

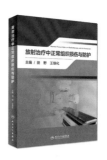

《放射治疗中正常组织损伤与防护》

——迄今为止国内正常组织放射损伤与防护方面较为全面的一本参考书

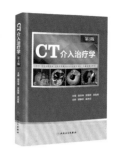

《中国医师协会肿瘤消融治疗丛书》

——规范、权威、新颖、实用，中国医师协会"肿瘤消融治疗技术专项能力培训项目"指定用书

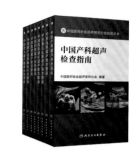

《CT 介入治疗学》（第 3 版）

——全面介绍 CT 介入治疗在临床中的应用，理论与实践相结合

《中国医师协会超声医师分会指南丛书》

——中国医师协会超声医师分会编著的用于规范临床超声实践的权威指南

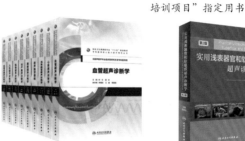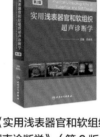

超声医学专业临床型研究生规划教材

专科医师核心能力提升导引丛书

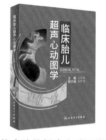

《实用浅表器官和软组织超声诊断学》（第 2 版）

——对浅表器官超声诊断的基础知识和临床应用进行了系统描述

《临床胎儿超声心动图学》

——图像精美，内容丰富；包含大量胎儿心脏及小儿心脏超声解剖示意图、二维超声心动图和彩色多普勒血流图

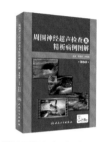

《周围神经超声检查及精析病例图解》（第 2 版）

——200 余幅经典病例图 + 实体解剖图 + 手术实景图（病灶一目了然）+100 余段视频 + 主编解说（一语道破关键）

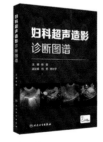

《妇科超声造影诊断图谱》

——解剖、临床与病理有机融合，典型图与超声造影动态图互补，完美呈现妇科超声造影理论与实践

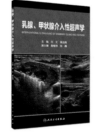

《乳腺、甲状腺介入性超声学》

——乳腺、甲状腺疾病超声引导穿刺活检、治疗的临床指导用书

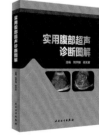

《实用腹部超声诊断图解》

——完美结合超声影像图和手绘示意图，易会、易懂、易学

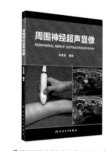

《周围神经超声显像》

——强调规范的周围神经超声探测方法，涵盖了以超声诊断为目的显像的几乎所有神经

药或激素替代治疗所诱发,称为诱发型 PE。对此类 PE 患者,如暂时性危险因素已去除,推荐口服抗凝治疗 3 个月。

2. **无诱因 PE** 无诱因 PE 患者的复发风险高于诱发型 PE,应给予口服抗凝治疗至少 3 个月。此后,根据复发和出血风险决定抗凝治疗时程。可根据以下列情况鉴别患者是否具有长期高复发风险:①既往有 1 次以上 VTE 发作;②抗磷脂抗体综合征;③遗传性血栓形成倾向;④近端静脉残余血栓;⑤出院时超声心动图检查存在持续性右心室功能障碍。此外,VKA 停用 1 个月后 D- 二聚体阴性预示 VTE 不易复发。目前,尚无评价接受抗凝治疗的 VTE 患者出血风险评分体系。基于现有证据,出血危险因素主要有:①高龄(尤其 >70 岁);②既往胃肠道出血史;③既往出血性或缺血性卒中史;④慢性肾病或肝病;⑤联用抗血小板治疗;⑥其他严重急性或慢性疾病;⑦抗凝治疗管理不善;⑧未严格监测凝血功能。

对于首次发作的无诱因 PE 且出血风险低者,可考虑长期抗凝治疗。对于复发的无诱因 DVT 或 PE 患者,建议长期抗凝治疗。血栓形成倾向分子携带者、狼疮患者、蛋白 C 或蛋白 S 缺陷者、纯合型凝血因子 *V Leiden* 突变或纯合型凝血酶原 *G20210A*(*PTG20210A*)突变者,在首次无诱因 VTE 发作后均需长期抗凝治疗。目前尚无对杂合型凝血因子 *V Leiden* 突变或杂合型 *PTG20210A* 突变者长期抗凝治疗的临床获益证据。长期抗凝并不意味终生抗凝,仅指抗凝治疗时程不限于急性发作后 3 个月,对于这些患者需定期评估,根据复发和出血风险决定是否停用抗凝治疗。

3. **肿瘤合并 PE** 活动期肿瘤是 VTE 复发的重要危险因素,最初 12 个月的复发率约 20%,肿瘤患者发生 PE 后应接受长期抗凝治疗。随机试验显示,DVT 合并肿瘤患者给予达肝素(前 4~6 周 200U/kg 每日一次,随后减量为 75% 初始剂量维持至 6 个月)比华法林更能有效预防 VTE 复发,建议给予 VTE 合并肿瘤患者至少 3~6 个月的低分子量肝素治疗。6 个月后给予何种治疗方案尚不明确,建议只要肿瘤仍处于活动期,即应长期给予低分子量肝素或华法林治疗。

4. **长期抗凝治疗** 药物选择大部分患者可长期应用华法林,肿瘤患者长期应用低分子量肝素更安全有效。RE-MEDY 研究、RE-SONATE 研究、EINSTEIN 研究和 AMPLIFY 扩展研究分别评估新型口服抗凝剂达比加群、利伐沙班和阿哌沙班用于 VTE 患者的长期抗凝效果,结果显示它们有效,且较常规华法林治疗更安全,可替代后者用于长期抗凝治疗。近期两项纳入 1 224 例患者的临床试验结果显示,标准口服抗凝治疗结束后,长期阿司匹林治疗可使无诱因 DVT 或 PE 患者复发风险降低 30%~35%。虽然降低复发风险不及口服抗凝剂效果的一半,但阿司匹林相关的出血发生率很低,对不能耐受或拒绝服用任何口服抗凝药者,可考虑口服阿司匹林。

二、中危患者治疗策略的争议

国内外指南共识均指出对于高危 PE 患者应尽早采用溶栓等再灌注治疗,而低危的 PE 患者仅行抗凝等治疗,但对中危患者,尤其是合并右心功能障碍的中高危患者,选择抗凝还是溶栓仍存在争议。

总体来看,对于中危 PE 患者溶栓治疗需谨慎。PEITHO 研究是一项多中心随机双盲研究,对比了单次按体质量静脉弹丸式注射替奈普酶溶栓联合肝素与安慰剂联合肝素的差别,将经过超声心动图或 CT 血管造影证实右心室功能障碍同时肌钙蛋白 I 或 T 阳性的急性 PE 患者纳入研究,共 1 006 例,以 7 天内全因死亡或者血流动力学失代偿为复合主要有效性事件,结果显示替奈普酶组事件明显较少,溶栓的益处主要在于减少了血流动力学失代偿的发生率。但溶栓治疗会带来大出血风险,包括颅内出血。PEITHO 试验显示中高危 PE 患者替奈普酶溶栓治疗时出血性卒中的发生率为 2%(安慰剂组为 0.2%),非颅内大出血事件替奈普酶组也明显高于安慰剂组(6.3% vs 1.5%)。这些结果提示需警惕颅内出血和其他危及生命的出血。同时溶栓并不能降低病死率和 PE 的复发风险,PEITHO 研究显示溶栓和抗凝治疗的 7 天和 30 天病死率无明显差别;同时 PEITHO 研究和 POPETT 研究均显示溶栓组和抗凝组 PE 复发率无显著差异。基于此,现有指南共识不推荐对中危 PE 患者进行溶栓治疗(ⅢB)。

溶栓治疗的益处在于可以改善中危 PE 患者的右心功能不全,而右心功能是影响 PE 患者预后的重要因素。通过对患者心脏超声随访发现溶栓治疗可以显著改善中危 PE 患者 BNP、三尖瓣反流、肺动脉压力等右心功能指标,在随访 6 个月后溶栓组患者的血流动力学改善明显优于抗凝组,肺动脉压力也明显低于抗凝组。

有研究显示减少溶栓药物的剂量可降低出血风险。有关中危 PE 患者采用半量 rtPA 溶栓治疗的一项前瞻性随机对照临床试验表明,半量 rtPA

可迅速降低肺动脉压并维持至 28 个月,而总死亡率和 PE 的复发率显著降低。国内的临床试验结果显示,与全量相比半量 rtPA 溶栓治疗 PE,在保持有效性的同时安全性较好。2014 年一项低剂量 rtPA 溶栓治疗 PE 的系统回顾和荟萃分析也支持上述观点。但是,对于中危尤其中高危 PE 患者是否进行溶栓、采用何种剂量,尚需进一步研究,对于此类患者的溶栓治疗务必高度谨慎,充分权衡利弊。

（黄 岚）

参 考 文 献

[1] 中华医学会心血管病学分会肺血管病学组. 急性肺栓塞诊断与治疗中国专家共识(2015)[J]. 中华心血管病杂志, 2016, 44(3): 197-211.

[2] 中华医学会呼吸病学分会肺栓塞与肺血管病学组, 中国医师协会呼吸医师分会肺栓塞与肺血管病工作委员会, 全国肺栓塞与肺血管病防治协作组. 肺血栓栓塞症诊治与预防指南[J]. 中华医学杂志, 2018(1): 1060-1087.

[3] Heit J A. Epidemiology of venous thromboembolism[J]. Nat Rev Cardiol, 2015, 12(8): 464-474.

[4] Søgaard K K, Schmidt M, Pedersen L, et al. 30-year mortality after venous thromboembolism: a population-based cohort study[J]. Circulation, 2014, 130(10): 829-836.

[5] Konstantinides S V, Torbicki A, Agnelli G, et al. 2014 ESC guidelines on the diagnosis and management of acute pulmonary embolism[J]. Eur Heart J, 2014, 35: 3033-3069.

[6] Righini M, Van Es J, den Exter P L, et al. Age-adjusted D-dimer cutoff levels to rule out pulmonary embolism: the ADJUST-PE study[J]. JAMA, 2014, 311: 1117-1124.

[7] Righini M, Roy P M, Meyer G, et al. The Simplified Pulmonary EmbolismSeverity Index(PESI): validation of a clinical prognostic model for pulmonary embolism[J]. J Thromb Haemost, 2011, 9: 2115-2117.

[8] 中华医学会心血管病学分会, 中国老年学学会心脑血管病专业委员会. 华法林抗凝治疗的中国专家共识[J]. 中华内科杂志, 2013, 52: 76-82.

[9] Schulman S, Kearon C, Kakkar A K, et al. Dabigatran versus warfarin in the treatment of acute venous thromboembolism[J]. N Engl J Med, 2009, 361: 2342-2352.

[10] Schulman S, Kakkar A K, Goldhaber S Z, et al. Treatment of acute venous thromboembolism with dabigatran or warfarin and pooled analysis[J]. Circulation, 2014, 129: 764-772.

[11] Bauersachs R, Berkowitz S D, Brenner B, et al. Oral rivaroxaban for symptomatic venous thromboembolism[J]. N Engl J Med, 2010, 363: 2499-2510.

[12] BüllerH R, Prins M H, Lensin A W, et al. Oral rivaroxaban for the treatment of symptomatic pulmonary embolism[J]. N Engl J Med, 2012, 366: 1287-1297.

[13] Agnelli G, BüllerH R, Cohen A, et al. Oral apixaban for the treatment of acute venous thromboembolism[J]. N Engl J Med, 2013, 369: 799-808.

[14] BüllerH R, Decousus H, Grosso M A, et al. Edoxaban versus warfarin for the treatment of symptomatic venous thromboembolism[J]. N Engl J Med, 2013, 369: 1406-1415.

[15] van der Hulle T, Kooiman J, den Exter P L, et al. Effectiveness and safety of novel oral anticoagulants as compared with vitamin K antagonists in the treatment of acute symptomatic venous thromboembolism: a systematic review and meta-analysis[J]. J Thromb Haemost, 2014, 12: 320-328.

[16] Wang C, Zhai Z, Yang Y, et al. Efficacy and safety of low dose recombinant tissue-type plasminogen activator for the treatment of acute pulmonary thromboembolism: a randomized, multicenter, controlled trial[J]. Chest, 2010, 137: 254-262.

[17] Meyer G, Vicaut E, Danays T, et al. Fibrinolysis for patients with intermediate-risk pulmonary embolism[J]. N Engl J Med, 2014, 370: 1402-1411.

[18] Sharifi M, Bay C, Skrocki L, et al. Moderate pulmonary embolism treated with thrombolysis(from the "MOPETT" Trial)[J]. Am J Cardiol, 2013, 111: 273-277.

第十一篇 其　他

第四十四章　肿瘤心脏病学

第一节　概　　述

抗肿瘤治疗的心血管并发症很早已被发现，1967 年就有报道接受柔红霉素治疗的 19 名肿瘤儿童中 37% 在死亡前出现心律失常、心力衰竭和呼吸困难等不适。但是由于以往肿瘤治疗方法有限，肿瘤患者生存期较短，因而肿瘤治疗中更多关注的仍然是抗肿瘤疗效问题。

近年来随着诊断技术的进步、新型药物的应用和治疗手段的不断增多，发达国家恶性肿瘤患者的五年、十年生存率呈逐渐上升趋势，肿瘤幸存者日益增多且生存期明显延长，"带瘤生存"成为肿瘤患者新的生存模式。在对肿瘤幸存者长期随访中发现，心血管疾病成为肿瘤进展之外的主要死亡原因，除了长期预后受影响外，短期严重不良影响同样不容忽视，如被迫暂停或终止抗肿瘤治疗，被迫更换原定一线抗肿瘤方案，甚至加速患者死亡。

在此大背景下，抗肿瘤治疗诱发的心血管疾病、肿瘤合并心血管疾病管理的特殊性日益受到肿瘤医师和心血管医师的关注，在各学科整合和临床实际需求的召唤下，肿瘤心脏病学（onco-cardiology）应运而生。

肿瘤心脏病学的研究内容主要包括抗肿瘤治疗诱发的心血管疾病、肿瘤合并心血管疾病、肿瘤和心血管疾病的共同危险因素、发病机制及干预等，以达到平衡抗肿瘤疗效与心血管安全，在治愈或大幅度延长患者生命的同时，确保癌症存活者的心血管健康达到可能最佳程度。

一、流行病学

儿童肿瘤患者 15~25 年后心脏死亡风险是正常儿童的 8.2 倍，心血管疾病发生风险增加 10 倍，充血性心力衰竭发生风险升高 15 倍。而在一项针对老年乳腺癌患者的长期随访发现，诊断 10 年以上的患者中心血管疾病超过乳腺癌本身成为首要累积死亡原因。

蒽环类药物可以引起多种心血管并发症，以心功能障碍最受重视，其发生率与具体药物、剂型、累积剂量有关，如多柔比星累积剂量 >700mg/m^2 时心功能障碍发生率最高可达 48%；5- 氟尿嘧啶引起的心血管并发症发生率为 1%~19%，致死性心血管并发症的发生率最高达 13%；血管内皮生长因子（vascular endothelial growth factor, VEGF）抑制剂常诱发或加重高血压，发生率从 14%~69.5% 不等；免疫检查点抑制剂（immune checkpoint inhibitor, ICI）诱发心肌炎的发生率为 0.09%~0.27%，其中严重心肌炎的死亡率可达 36%~67%。

二、共同的危险因素及发病机制

心血管疾病和肿瘤有许多共同的危险因素，不可控因素比如性别、年龄、种族，可控危险因素如烟草、酒精、肥胖、糖尿病、高脂血症、久坐等，因而在可控的危险因素纠正中能够降低人群的罹患肿瘤风险和心血管风险，双重获益。

CANTOS 研究中使用人源性抗 IL-1β 单克隆抗体卡纳单抗（Canakinumab）降低患者的血浆白细胞介素 -6 和 C 反应蛋白（C-reactive protein, CRP）水平而不影响低密度脂蛋白胆固醇（low-density lipoprotein cholesterol, LDL-C），结果显示卡纳单抗显著降低了致死性心肌梗死、非致死性卒中和心血管死亡风险，证实炎症参与动脉粥样硬化的发生发展，此研究还意外发现卡纳单抗使肺癌发生率显著下降，所有癌症和肺癌的死亡率显著下降，这一结果提示炎症是动脉粥样硬化和肺癌的"共同土壤"。

人体作为一个整体由各组织器官共同配合进

行日常活动,肿瘤与心血管疾病的发生与发展是否还有其他相同机制有待进一步深入研究,相信肿瘤和心血管领域的研究可以互相借鉴,促进相应领域的进一步发展。

三、分类

抗肿瘤治疗所引起的心脏毒性主要分为九个大类,具体包括:心功能障碍与心力衰竭、冠状动脉疾病、瓣膜病、心律失常、高血压、血栓栓塞疾病、周围血管病和卒中、肺动脉高压和其他心血管并发症。不同类型的抗肿瘤治疗药物所引起的心脏毒性风险不同,并且部分是剂量依赖性,甚至同种药物不同剂型心脏毒性风险也有所不同,具体见表 44-1 但并不局限于该表。

表 44-1　不同抗肿瘤治疗药物及方案可引起的心血管疾病

诱发的心血管疾病种类	常见药物及方案
心功能障碍与心力衰竭	蒽环类(如多柔比星、表柔比星、脂质体阿霉素等)、环磷酰胺、紫杉醇、曲妥珠单抗、氯法拉滨、小分子酪氨酸激酶抑制剂(如舒尼替尼、索拉非尼、拉帕替尼等)、放疗
冠状动脉疾病	氟嘧啶类(5-氟尿嘧啶、卡培他滨、吉西他滨)、铂化合物(如顺铂)、VEGF 抑制剂(贝伐珠单抗、索拉非尼、舒尼替尼)、放疗
瓣膜病	化疗药物不会直接影响心脏瓣膜,但是放疗、感染性心内膜炎和继发于左心室功能障碍可出现心脏瓣膜病
心律失常	
QT 延长	蒽环类(多柔比星)、组蛋白脱乙酰基酶抑制剂(缩氨酸肽、伏立诺他)、酪氨酸激酶抑制剂(卡巴坦尼、舒尼替尼、凡德他尼等)、三氧化二砷
心动过缓	三氧化二砷、硼替佐米、卡培他滨、顺铂、环磷酰胺、多柔比星、表柔比星、5-氟尿嘧啶、异环磷酰胺、白介素-2、甲氨蝶呤、米托蒽醌、紫杉醇、利妥昔单抗、沙利度胺
窦性心动过速	蒽环类、卡莫司汀
室上性心动过速	烷基化剂(顺铂、环磷酰胺、异环磷酰胺、美法仑)、蒽环类、抗代谢物(卡培他滨、5-氟尿嘧啶、甲氨蝶呤)、硼替佐米、多柔比星、白介素-2、干扰素、紫杉醇、波那替尼、罗美蛋白酶
房颤	烷基化剂(环磷酰胺、异环磷酰胺、美法仑)、蒽环类、抗代谢物(卡培他滨、5-氟尿嘧啶、吉西他滨)、白介素-2、干扰素、利妥昔单抗、罗美地平、小分子酪氨酸激酶抑制剂(波那替尼、索拉非尼、舒尼替尼、伊布替尼)、拓扑异构酶Ⅱ抑制剂(依托泊苷)、紫杉醇、长春花生物碱
室性心律失常	烷基化剂(环磷酰胺、异环磷酰胺)、氨基沙林、抗代谢物(卡培他滨、5-氟尿嘧啶、吉西他滨)、三氧化二砷、多柔比星、干扰素、白介素-2、甲氨蝶呤、紫杉醇、蛋白酶体抑制剂(硼替佐米、卡非佐米)、利妥昔单抗、罗美地平
传导延缓	蒽环类、顺铂、5-氟尿嘧啶、伊马替尼、紫杉醇
房室传导阻滞	蒽环类、三氧化二砷、硼替佐米、环磷酰胺、5-氟尿嘧啶、米托蒽醌、利妥昔单抗、紫杉醇、沙利度胺
心搏骤停	蒽环类(罕见)、三氧化二砷(继发于尖端扭转运动)、5-氟尿嘧啶(可能与缺血和冠状动脉痉挛有关)、干扰素、尼洛替尼、罗美地平
高血压	VEGF 抑制剂(如索拉非尼、舒尼替尼)
血栓栓塞疾病	
静脉血栓栓塞	肿瘤本身(如胰腺癌、神经肿瘤、胃癌、肾癌、肺癌、淋巴瘤、骨髓瘤)、肿瘤进展、手术、中心静脉置管、化疗
动脉血栓栓塞	紫杉醇、铂类、VEGF 抑制剂
周围血管病和卒中	放疗、尼洛替尼、波那替尼、顺铂、甲氨蝶呤、5-氟尿嘧啶、紫杉醇
肺动脉高压	达沙替尼、环磷酰胺和其他烷基化剂
其他心血管并发症	
心包疾病	蒽环类、环磷酰胺、阿糖胞苷、博来霉素、放疗
自主神经功能障碍	放疗

四、展望

作为新兴领域,肿瘤心脏病相关的临床研究数量少且研究质量较差,已有的临床研究结果不尽相同甚至相互矛盾,对于临床指导意义有限,亟须开展高质量的大型多中心临床研究,回答临床中面临的实际问题,如适当的监测手段、有效的预防措施和治疗药物等。

绝大多数抗肿瘤治疗诱导心血管并发症的机制尚不清楚,因而无法针对靶点开发相应治疗药物,进一步加强此领域的基础研究是肿瘤心脏病学前进的基础,其中易感基因检测可能是未来肿瘤心脏病领域预测心血管并发症的有效方法。

第二节　抗肿瘤药物所致心功能障碍

一、常见引起心功能障碍的抗肿瘤药物

心功能障碍是抗肿瘤药物引起最主要的心血管并发症,通常被称为抗肿瘤药物的心脏毒性,表现为左室射血分数(left ventricular ejection fraction, LVEF)下降伴或不伴有症状性心力衰竭,LVEF 是预测预后的最重要的因子之一,LVEF 显著降低的患者通常预后较差。

抗肿瘤治疗相关的心脏毒性定义为治疗开始后有心力衰竭的症状和体征,LVEF 绝对值下降≥5% 且 LVEF<55%;或 LVEF 绝对值下降≥10% 且 LVEF<55%,而不伴有心力衰竭的症状或体征。可引起心功能不全和心力衰竭的药物及发生率详见表 44-2,其中以蒽环类引起的心脏毒性最为常见和典型。

根据心脏毒性出现的早晚,分为急性、慢性和迟发性三期。急性心脏毒性出现在化疗开始到化疗结束后 2 周内,多表现为心律失常,通常是可逆的;慢性心脏毒性发生在用药 1 年内,典型的症状是收缩期和 / 或舒张期左室功能障碍,可进展为严重的充血性心肌病和死亡;迟发性心脏毒性在用药 1 年后发生,取决于化疗药物和患者存在的危险因素,慢性和迟发性心脏毒性在成年人通

表 44-2　可引起左室功能不全的抗肿瘤药物及其发生率

药物	发生率 /%
蒽环类	
多柔比星	
400mg/m²	3~5
550mg/m²	7~26
700mg/m²	18~48
伊达比星(>90mg/m²)	5~18
表柔比星(>900mg/m²)	0.9~11.4
脂质体阿霉素(>900mg/m²)	2
烷化剂	
环磷酰胺	7~28
异环磷酰胺	
<10g/m²	0.5
12.5~16g/m²	17
抗代谢药物	
克罗拉滨	27
抗微管药物	
多西他赛	2.3~13
紫杉醇	<1
单克隆抗体	
曲妥珠单抗	1.7~20.1
贝伐珠单抗	1.6~4
帕妥珠单抗	0.7~1.2
小分子酪氨酸激酶抑制剂	
舒尼替尼	2.7~19
帕唑帕尼	7~11
索拉非尼	4~8
达沙替尼	2~4
甲磺酸伊马替尼	0.2~2.7
拉帕替尼	0.2~1.5
尼洛替尼	1
蛋白酶体抑制剂	
卡非佐米	11~25
硼替佐米	2~5
大环内酯类免疫抑制剂	
依维莫司	<1
替西罗莫司	<1

常表现为扩张型心肌病,可呈进行性发展。然而,迟发性心脏毒性可能要在癌症化疗后 10~20 年才会出现明显的临床表现。

二、蒽环类药物所致心脏毒性的机制

蒽环类药物通过多种方式干扰快速增殖的癌细胞复制,DNA 裂解后,通过插入 DNA 碱基对并稳定拓扑异构酶 2α 复合物,增加 DNA 断裂并阻止 DNA 和 RNA 的合成。蒽环类药物具有亲心肌特性,在代谢过程中转化生成 ROS,同时蒽环类药物还与血红蛋白来源的铁离子结合生成 ROS,ROS 氧化损伤 DNA、蛋白和脂肪,收缩蛋白氧化导致心脏收缩功能障碍。蒽环类药物与心肌细胞拓扑异构酶 2β 结合引起 DNA 双链断裂,导致心肌细胞凋亡。

三、蒽环类药物心脏毒性的监测及其局限

由于心脏毒性的定义与 LVEF 下降密切相关,因此影像学手段评估 LVEF 是蒽环类药物心脏毒性的主要监测手段,包括超声心动图、心脏磁共振、多门控血池成像技术三种方法。

以往的研究中提示蒽环类药物引起的晚期心肌损伤是不可逆的,因此除了定期监测 LVEF 外,寻找更早期的心脏毒性预测指标显得尤为重要,整体纵向应变(global longitudinal strain,GLS)是较 LVEF 更为敏感和早期的指标,GLS 与基线相比下降幅度 >15% 提示心脏毒性的危险增加,因而有一定应用前景,但需要开展临床研究证实其是否具有预测远期心脏毒性的意义。

由于心脏超声并不是敏感的检测工具,只有当相当数量的心肌损伤,心功能失代偿才表现出来,因而肌钙蛋白和 NT-ProBNP/BNP 被用于探索是否可在 LVEF 下降前预测远期心脏毒性。多数研究认为接受蒽环类药物治疗后肌钙蛋白升高可预测远期心脏毒性,特别是 cTnI 持续升高的患者远期心血管事件发生率高达 84%,随后的研究进一步证实 cTnI 升高的患者接受依那普利治疗 1 年可预防 LVEF 的下降,因而推荐在接受蒽环类药物化疗的患者中每个化疗周期均检测 cTnI,以便发现高危人群,及时干预。接受有心脏毒性药物治疗的患者 NT-ProBNP/BNP 的升高与左室功能的损害相关,NT-ProBNP/BNP 在蒽环类药物应用史的患者中出现疑似心衰时同样有诊断价值。有些研究发现脑钠肽与预测心脏毒性之间并无联系,出现这种相互矛盾的原因有:研究为回顾性设计,样本量小,缺乏标准化的生物标志物参考范围,老年人和女性也有较高脑钠肽水平,肾功能恶化会增加脑钠肽水平,癌症本身可能通过与癌症相关的炎症增加 BNP 水平。

四、蒽环类药物心脏毒性的预防及治疗

(一)一级预防

1. 一般措施　ACC/AHA 心力衰竭分期理念同样适用于肿瘤心脏病患者,对于接受具有心脏毒性药物治疗的患者都应被视为处于心力衰竭 A 期,积极纠正患者的心血管危险因素,治疗所患心血管疾病,避免患者从心力衰竭 A 期进展为 B 期。

除此之外,蒽环类药物心脏毒性,尤其是慢性和迟发性与其累积量呈正相关,因此应限制蒽环类药物累积剂量(如多柔比星 <450mg/m²),静脉输注代替一次性注射有助于减轻心脏毒性的发生,对于拟接受大剂量蒽环药物治疗的患者或高心脏毒性风险患者还可以通过延长输注时间(>6 小时)和选择低心脏毒性药物如脂质体阿霉素等方法减轻心脏毒性。

2. 药物一级预防　包括特异性预防药物右雷佐生和传统心血管保护药物如 ACEI/ARB、β受体阻滞剂和他汀等。

(1)右雷佐生是金属螯合剂乙二胺四乙酸的一种衍生物,能与细胞内的铁结合成螯合物,阻滞需要铁参与的氧自由基生成以及抑制拓扑异构酶 2β 同工酶,这些均与蒽环类药物心脏毒性有关。右雷佐生是用于特异性预防蒽环类药物心脏毒性的药物,荟萃分析显示预防性应用右雷佐生可以显著降低临床心衰和亚临床心衰的发生。虽然多项证据支持右雷佐生作为心脏保护剂的安全性,但对肿瘤相关预后的影响仍存在争议,欧洲及美国限定右雷佐生用于成人晚期或转移性乳腺癌患者,接受累积超过 300mg/m² 多柔比星或 540mg/m² 表柔比星治疗预防心脏毒性。需要特别指出的是右雷佐生是预防用药,不能用于治疗蒽环类药物所致的心力衰竭。

（2）由于 ACEI/ARB 和 β 受体阻滞剂在预防和治疗心力衰竭中的优异效果，使得研究者们希望这两类药物同样可预防蒽环类药物所致的心脏毒性（表 44-3）。

表 44-3　ACEI/ARB 和 β 受体阻滞剂在蒽环类药物心脏毒性一级预防中的研究汇总

临床研究（年）	干预措施	研究类型	随访时间	患者数量	研究结果
Kalay（2006）	卡维地洛 vs 安慰剂	RCT	6 个月	50	卡维地洛组无明显 LVEF 下降
Elitok（2014）	卡维地洛 vs 安慰剂	RCT	6 个月	80	两组 LVEF 无差异，卡维地洛组无 SS 和 SSR 下降
Nabati（2017）	卡维地洛 vs 安慰剂	RCT	6 个月	91	卡维地洛组无 LVEF 下降，TnI 升高较少
Avila（2018）	卡维地洛 vs 安慰剂	RCT	6 个月	200	心脏毒性无显著差异，卡维地洛组 TnI 升高比例和左室舒张功能障碍发生率更低
Guglin（2018）	卡维地洛 vs 赖诺普利 vs 安慰剂	RCT	12 个月	468	卡维地洛或赖诺普利可降低曲妥珠单抗＋蒽环类药物亚组的心脏毒性发生率
Georgakopoulos（2010）	美托洛尔 vs 依那普利 vs 安慰剂	RCT	36 个月	125	美托洛尔或依那普利不能降低心脏毒性
Gulati（2016）	美托洛尔 ± 坎地沙坦 vs 安慰剂	RCT	10~61 周	130	美托洛尔组为阴性结果
Kaya（2013）	纳比洛尔 vs 安慰剂	RCT	6 个月	45	纳比洛尔可预防 LVEF 下降、NT-proBNP 升高
Seicean（2013）	β 受体阻滞剂 vs 无 β 受体阻滞剂	回顾性	3.2 年	318	心衰事件发生率减少

注：LVEF. 左室射血分数；SS. 收缩期应变峰值；SSR. 收缩期应变率。

由表 44-3 可以看出，多个 ACEI/ARB 和 β 受体阻滞剂预防蒽环类药物心脏毒性的研究并未取得一致结果，不同时期、不同人群、不同干预药物、不同随访时间、不同研究终点可能是导致研究结论矛盾的主要原因，因此目前并不建议所有患者不加选择服用 ACEI/ARB 和 β 受体阻滞剂用于预防蒽环类药物心脏毒性，当患者合并其他心血管疾病（如高血压）时可考虑将上述药物作为优先选择。未来如想进一步明确此类药物是否可获益，研究设计时应该考虑入选高风险人群、随访时间至少为 1 年、研究终点设定为 LVEF 下降 >10%，其研究结论可能对临床更有帮助。

（3）他汀类药物可能有助于减少蒽环类药物介导的心肌细胞死亡。在一项对 600 多名癌症患者进行的回顾性队列研究中，不间断使用他汀类药物可减少蒽环类药物所致心衰的发生。在 40 名拟接受蒽环类药物治疗既往无心血管异常的肿瘤患者中连续 6 个月每日服用 40mg 阿托伐他汀（n=20）或安慰剂，可明显预防蒽环类药物所致的 LVEF 降低。另一项 51 名接受蒽环类药物化疗患者中，因心血管危险因素或疾病接受他汀治疗的患者（n=14），6 个月后心脏磁共振测得 LVEF 较基线无变化，而对照组 LVEF 明显降低。

（4）一项小样本研究中显示螺内酯可减轻蒽环类药物所致 LVEF 下降幅度，且 TnI 升高的幅度也较安慰剂组小。

3. 药物一级预防的思考

（1）右雷佐生的适应证是否可以进一步扩大：在临床实践中由于担心感染风险增加、骨髓抑制和第二原发恶性肿瘤的发生，欧洲药品管理局禁止儿童应用右雷佐生。然而 2011 年后在儿童和青少年中进行的多项研究中，并没有发现有临床意义的抗肿瘤疗效下降和第二原发恶性肿瘤风险增加,因此有望改写该药在儿童和青少年中禁用的历史。在现实世界中很多患者基线时 LVEF 就处于临界值或存在左室肥大或无症状性 LVEF 降低,如此类患者蒽环类方案的肿瘤预后明显好于非蒽环方案,那么对于这部分患者是否无需等待蒽环类药物达到累积剂量,即开始时就预防性应用右雷佐生以获得肿瘤及心血管双重获益仍需进一步研究。

(2)传统心血管药物心脏保护效应的再探讨:目前的临床研究结果显示对只要接受蒽环类药物治疗的患者就应用 ACEI/ARB、β 受体阻滞剂是否能取得心脏获益还存在争议,是否应该区分高风险人群或低风险人群,而仅将高风险人群(如合并心血管疾病或多个心血管危险因素)作为一级预防的研究对象,或许能取得阳性研究结果。

(3)选择合适的干预时机:LVEF 下降时再启动药物治疗仅有部分患者可恢复 LVEF 至基线或 >50%,是否可将干预时机前移? 如通过临床研究能证实化疗后 GLS 下降具有预测心脏毒性意义,则下一步可将 GLS 下降作为启动干预的时机,探索干预时机前移和选择高风险人群是否可降低心脏毒性的发生。

(二)二级预防与观念更新

对于蒽环类药物治疗过程中进展到心力衰竭 B 期的患者,均应该接受 ACEI/ARB 和 β 受体阻滞剂治疗,以期望延缓心功能不全的进展,并在继续治疗期间密切监测心功能变化。

以往认为蒽环类药物引起的心脏毒性呈进展性和不可逆性,且呈剂量依赖性,近年来研究显示,低剂量蒽环类药物也可能引起心脏毒性,而且第 1 次使用就可能对心脏造成损伤。此外,有研究提示蒽环类药物治疗 1~2 个月后有左室功能障碍(left ventricular dysfunction,LVD)的患者给予依那普利和卡维地洛治疗,LVEF 恢复的比例最高,但如治疗延迟时,只能部分或不能恢复。在另一项研究中,有 LVD 的患者,无论有无症状,均给予依那普利(1999 年以前)或依那普利加 β 受体阻滞剂(1999 年以后卡维地洛或比索洛尔),LVEF 恢复良好,而且联合治疗的效果更好。因

此,早期和正确的心脏功能监测至关重要,及时发现无症状 LVD,合理治疗可逆转蒽环类药物心脏毒性。

(张志仁)

第三节 抗肿瘤治疗与心律失常

16%~36% 的肿瘤患者伴有心律失常,即使无心律失常的患者接受放疗、化疗、手术治疗、靶向治疗、免疫治疗等也可以诱发多种类型的心律失常,有些恶性心律失常会引起严重的临床症状甚至威胁生命(表 44-1)。

部分抗肿瘤药物可使 QT 间期延长,进而诱发尖端扭转型室性心动过速(torsade de pointes,TDP),如蒽环类药物、组蛋白去乙酰化酶抑制剂(缩酚酸肽等)、酪氨酸激酶抑制剂(索拉非尼、舒尼替尼等)、三氧化二砷等。使用上述药物化疗期间应密切随访 12 导联心电图,抗肿瘤治疗期间如 QTc>500ms、QTc 延长超过 60ms 或节律异常的患者,应终止或调整化疗方案;对药物致 QT 间期延长患者,需注意低钾血症、心动过缓的出现,避免尖端扭转型室速的情况;如需使用 QT 间期延长的化疗药物,其他可致 QT 间期延长的药物应尽量给予最小的有效剂量。

化疗期间室性心律失常的出现与 QT 间期延长、放疗、化疗所致的心肌毒性(心功能不全、心肌缺血)有密切关联。

在应用可能诱发心律失常的抗肿瘤方案前,应询问既往心血管疾病史和相关症状,常规行心电图和超声心动图检查。抗肿瘤药物诱发的心律失常处理原则与常规方案并无不同,不建议预防性应用抗心律失常药物,除非患者基线时已经存在同种心律失常或者患者多次因同种抗肿瘤方案出现同类型的心律失常。

抗肿瘤治疗过程中发生的心律失常,在积极处理心律失常的同时可以继续进行原抗肿瘤方案,绝大多数药物诱发的心律失常是能够被纠正的,如果发生严重或恶性心律失常则需要立即暂停抗肿瘤治疗,直至病情稳定后再考虑是否重启原抗肿瘤方案。

(张志仁)

第四节　分子靶向治疗导致心血管毒性

一、概述

（一）分子靶向治疗

分子靶向治疗，是在细胞分子水平上，针对已经明确的致癌位点设计相应的治疗药物，药物进入体内会特异地选择致癌位点结合而发生作用，使肿瘤细胞特异性死亡。根据药物的作用靶点和性质，可分为以下几类：

1. **小分子表皮生长因子受体（epidermal growth factor receptor，EGFR）** 酪氨酸激酶抑制剂表皮生长因子能与靶细胞膜上EGFR结合，激活受体内的酪氨酸激酶，导致受体酪氨酸激酶自身磷酸化，促进细胞增殖。酪氨酸激酶抑制剂通过阻断EGFR信号转导通路，阻碍肿瘤的增殖、转移和微血管生成，并可诱导肿瘤细胞凋亡。

（1）吉非替尼（Gefitinib）：吉非替尼通过与ATP竞争结合受体酪氨酸激酶抑制该信号通路，抑制EGFR酪氨酸激酶的自身磷酸化，从而阻断肿瘤细胞的增殖。Ⅲ期临床试验证实，吉非替尼组与顺铂联合多西紫杉醇组的中位无进展生存时间（progression free survival，PFS）分别为9.2个月与6.3个月。对于 *EGFR* 突变的肺癌患者，接受吉非替尼治疗比使用顺铂联合多西紫杉醇治疗可以获得更长的PFS。

（2）厄洛替尼（Eriotinib）：厄洛替尼的作用机制与吉非替尼基本一致，2004年FDA批准用于治疗晚期非小细胞肺癌（non-small-cell lung cancer，NSCLC）。厄洛替尼单药治疗老年NSCLC患者疗效明确且耐受性较好。Ⅲ期临床试验显示，晚期 *EGFR* 突变阳性NSCLC患者服用厄洛替尼后中位PFS为9.7个月，较标准化疗的中位PFS显著延长。

2. **靶向EGFR家族的抗体**

（1）曲妥珠单抗（Trastuzumab）：曲妥珠单抗是一种针对HER-2/neu的重组人源化IgG单克隆抗体，能与HER-2/neu受体结合，干扰其自身磷酸化，从而抑制肿瘤细胞增殖、促进肿瘤细胞凋亡。

Ⅲ期临床试验证实，曲妥珠单抗联合化疗的中位总生存期（OS）为13.8个月，而单独化疗患者的OS为11.1个月。

（2）西妥昔单抗（Cetuximab）：西妥昔单抗是一种人鼠嵌合性单克隆抗体，是EGFR拮抗药，可与肿瘤细胞表面的EGFR特异性结合，阻断酪氨酸激酶磷酸化以及细胞内信号转导途径，从而抑制肿瘤细胞的增殖，诱导肿瘤细胞的凋亡。Ⅲ期临床试验结果显示，接受化疗联合西妥昔单抗治疗的晚期NSCLC患者OS比单独化疗组患者OS更长（11.3个月 vs 10.1个月）；死亡风险比为0.871，因此，以铂类为基础的化疗联合西妥昔单抗为NSCLC患者提供了新的治疗选择。

3. **靶向淋巴抗原的抗体** 利妥昔单抗（Rituximab）是一种小鼠/人嵌合的单克隆抗体，能够与B细胞型非霍奇金淋巴瘤上的CD20抗原特异性结合，通过细胞毒作用引起B细胞溶解。临床试验证实，年轻的弥漫性大B细胞淋巴瘤患者应用利妥昔单抗联合CHOP方案（环磷酰胺，多柔比星，长春新碱和泼尼松）化疗可以达到较好的治疗效果。

4. **靶向肿瘤细胞内信号转导通路的药物** 伊马替尼（Imatinib）是一种特异性很强的酪氨酸激酶抑制剂，可阻滞酪氨酸激酶的磷酸化，抑制Bcr-Abl酪氨酸激酶，从而阻止细胞的增殖和肿瘤的形成。主要适用于费城染色体阳性（ph+）的CML加速期、急变期和慢性期干扰素耐药的患者。临床研究显示，急变期CML患者单药应用伊马替尼治疗具有较好的疗效和良好的安全性。

5. **VEGF抑制剂** 贝伐珠单抗（Bevacizumab）是全球首个批准上市的人源化抗VEGF单克隆抗体，可与VEGF结合并阻止其与内皮细胞表面的受体（Flt-Ⅰ和KDR）结合，减少肿瘤新生血管生成，达到抗肿瘤的目的。适用于联合5-氟尿嘧啶（5-FU）为基础的方案一线治疗转移性结肠癌。

（二）分子靶向治疗药物导致心血管毒性

靶向治疗药物在特异性作用于肿瘤细胞激酶、受体的同时，也作用于心血管细胞内的激酶和受体，造成靶外效应，产生心血管毒性。

目前，分子靶向治疗的心脏毒性大多沿用美

国心脏检查和评估委员会（Cardiac Review and Evaluation Committee, CREC）的定义：①表现为整体功能降低或室间隔运动明显降低的心肌病，左心室射血分数（left ventricular ejection fraction, LVEF）降低；②充血性心衰（congestive heart failure, CHF）相关症状；③第三心音奔马律、心动过速等 CHF 相关体征；④LVEF 较基线降低至少 5% 且绝对值 <55%，伴有 CHF 症状或体征；或 LVEF 降低至少 10% 且绝对值 <55%，无症状或体征；以上至少满足 1 项即可诊断。

靶向治疗导致的心血管毒性包括：①心功能障碍和心力衰竭；②心律失常；③肺动脉高压；④高血压；⑤心血管不良事件：动脉和静脉血栓；⑥出血。

二、曲妥珠单抗的心血管毒性

（一）发生率

曲妥珠单抗是全球第一个获批的人源性抗 Her-2 单克隆抗体。临床研究表明，曲妥珠单抗使 Her-2 过表达乳腺癌疾病复发风险降低 50%，5 年生存率提高 33%，与化疗联合已成为 Her-2 过表达转移性乳腺癌（metastatic breast cancer, MBC）的标准治疗。然而，心脏毒性作为最主要的不良反应也得到极大的关注。曲妥珠单抗的心脏毒性多表现为症状性 CHF 和 / 或亚临床无症状性 LVEF 下降（下降≥10% 或绝对值 <50%）。其中，显著 LVEF 下降导致的 3/4 级 CHF 可出现呼吸困难、胸痛、水肿等症状。2002 年，在《临床肿瘤学杂志》中有研究者提出，单用曲妥珠单抗时的心血管毒副作用发生率为 3%~7%；曲妥珠单抗与蒽环类药物联用时，心血管毒副作用发生率最大达到 27%，曲妥珠单抗与紫杉醇类联合使用时，心血管毒副作用发生率为 13%。因此指南建议单用曲妥珠单抗，而不能与蒽环类药物联用；曲妥珠单抗可以与紫杉醇类药物联用，但必须注意心脏毒副作用。

辅助治疗中曲妥珠单抗的心脏毒性可归纳为以下特点：①延长曲妥珠单抗和蒽环类药物的给药间隔可减少心脏毒性的出现；②曲妥珠单抗的心脏毒性多发生在治疗期间；③曲妥珠单抗的疗程越长，心脏毒性发生率越高；④曲妥珠单抗的心脏毒性无剂量依赖性，不会造成心肌结构损伤，且多为可逆性的。

在新辅助治疗的临床研究中曲妥珠单抗同步联合蒽环类化疗的心脏毒性并不显著。一项Ⅱ期研究对 65 例 Her-2 过表达乳腺癌患者给予单用蒽环类或联合曲妥珠单抗新辅助治疗，联合组 LVEF 无明显下降且无 CHF 和心源性死亡发生。NOAH 研究在 228 例患者中给予单用蒽环类或联合曲妥珠单抗新辅助治疗，联合组仅 2 例（0.8%）出现 3/4 级 LVEF 下降。然而，一项入组 3 项新辅助治疗研究的 Meta 分析显示，新辅助治疗中曲妥珠单抗增加了心脏毒性发生率。因此，曲妥珠单抗是否增加乳腺癌新辅助治疗的心脏毒性仍有待进一步观察。

（二）致病机制

曲妥珠单抗的心脏毒性可能与药物抑制心脏神经调节蛋白 1（neuregulin1, NRG1）的作用有关。当心脏出现血流动力学不稳定或受到机械应变等刺激时，心脏微血管内皮细胞可释放 NRG1（特别是 NRG1β 亚型）。NRG1 以旁分泌的方式作用于心肌细胞，引发 ErbB4/ErbB4 同源二聚化和 ErbB4/ErbB2 异源二聚化以启动应激保护机制，介导心肌细胞的再生。曲妥珠单抗可能通过干扰心肌中的 NRG1-ErbB4-ErbB2 轴，引起心肌细胞损伤并最终导致心力衰竭。

（三）监测（心肌标志物和影像学监测）

为了规范靶向药物心血管毒性的防治原则，2006 年心脏指南专家共识委员会（cardiac guidelines consensus committee, CGCC） 在《自然 - 医学》杂志（NatMed）上发布了曲妥珠单抗治疗前心功能监测流程的指南。首先准确评估 Her-2 是否为阳性，随即进行基线左心射血分数（LVEF）分析。通过红绿黄灯进行了形象的比喻。当 LVEF<40% 时，代表亮起了"红灯"，根据临床医生判断选择治疗；当 LVEF 为 40%~50% 时，代表亮起"黄灯"，考虑化疗后序贯曲妥珠单抗的单药治疗，或曲妥珠单抗联合非蒽环化疗，要求在曲妥珠单抗治疗前、每 3 个月或根据临床需要进行 LVEF 随访；当 LVEF>50% 时，代表亮起"绿灯"，从心脏安全性角度对化疗选择并无限制，但曲妥珠单抗不能和蒽环类药物同时使用，建议曲妥珠单抗治疗前、第 4~8 个月、第 12 个月或根据临床需要进行 LVEF 随访。

（四）预防及治疗

研究发现,连续使用β受体阻滞剂可降低曲妥珠单抗诱发心力衰竭事件的风险。但最近的PRADA(预防辅助性乳腺癌治疗期间的心脏功能障碍)试验显示,用美托洛尔选择性阻断β$_1$受体达不到足够的心脏保护作用,建议使用非选择性β$_1$和β$_2$阻滞剂预防曲妥珠单抗的心脏毒性。

CGCC提出了曲妥珠单抗治疗期间无症状LVEF下降的处理流程建议。当LVEF下降≥15%或LVEF下降≥10%且低于正常值下限(LLN)50%时,有两种提示灯。当LVEF为40%~50%时,代表亮起了"黄灯",应继续进行曲妥珠单抗的单药治疗,同时每3个月监测LVEF,一旦LVEF<40%,暂停曲妥珠单抗并请心脏科医生会诊,每月监测LVEF;当监测到LVEF上升,达到40%及以上时,可继续曲妥珠单抗的单药治疗,每3个月监测LVEF,同时根据心脏科医生的判断考虑给予心脏支持治疗。如果LVEF仍然<40%,可重新暂停曲妥珠单抗治疗并根据心脏科医生判断考虑心脏支持治疗。

CGCC指南还对有症状的心功能不全提出如下处理意见:NYHA建议心功能二级(NYHA Ⅱ)伴随轻度心力衰竭症状,按照无症状处理流程进行处理;NYHA Ⅲ/Ⅳ级并伴有严重心力衰竭症状(不归因于其他因素),则暂停曲妥珠单抗并请心脏科医生会诊同时对患者进行LVEF监测。

（谢晓冬）

第五节　抗肿瘤治疗与高血压

一、诱导高血压的抗肿瘤药物种类及机制

（一）血管生成抑制剂

VEGF信号通路抑制剂(vascular endothelial growth factor signal pathway inhibitor, VSPI)可分为VEGFA单克隆抗体、VEGF trap、VEGFR2单克隆抗体和酪氨酸激酶抑制剂(tyrosine kinase inhibitor, TKI)等四类(表44-4)。VSPI诱导高血压的发生率为17%~80%。VEGF通过调节内皮细胞产生一氧化氮(nitric oxide, NO)来维持血管张力平衡,通过阻止VEGF与其受体的结合(贝伐珠单抗)或干扰细胞内信号通路(TKI)来阻断肿瘤细胞血液供应。当VEGF信号通路抑制剂减少内皮NO产生,导致血管收缩、内皮素生成增加、毛细血管舒张和外周阻力增加时,就会出现高血压,通常在最初的几周内出现,在停止VSPI治疗后不久血压可恢复至基线。

表44-4　常见VSPI分类及代表药物

VSPI亚类	代表性药物
VEGFA单克隆抗体	贝伐珠单抗
VEGF trap	阿柏西普
VEGFR2单克隆抗体	雷莫芦单抗
TKI	阿帕替尼、阿西替尼、卡巴坦尼、利凡替尼、尼替达尼、培唑帕尼、雷格列尼、索拉非尼、舒尼替尼、凡德他尼

（二）烷化剂

包括环磷酰胺、异环磷酰胺等,烷化剂所致高血压发生率约36%,对于合并心绞痛和/或高血压的患者使用烷基化药物时,钙通道阻滞剂可能比其他降压药更有效地控制症状。

（三）其他药物

1. 糖皮质激素　20%的接受糖皮质激素治疗的患者血压升高,血压升高幅度具有剂量依赖性。治疗时限盐、控制液体量,可应用利尿剂,合用ACEI/ARB、CCB和中枢性降压药具有良好的效果。

2. 促红细胞生成素(erythropoietin, EPO) 20%~30%接受EPO治疗的患者在开始治疗后的2周至4个月后出现或加重高血压,EPO可引起血管平滑肌内源性压力产生改变、离子环境改变或对血管扩张剂的反应性降低,还可通过VEGF的刺激作用而引起动脉重建,对血压的影响与剂量有关。

二、抗肿瘤治疗患者血压管理

正在进行系统治疗的高血压患者,进行抗肿瘤治疗时应继续进行抗高血压药物治疗,并尽量在接受抗肿瘤药物(特别是TKI)治疗之前达到目标血压,再启动抗肿瘤治疗。通常情况下肿瘤患者的血压控制目标与非肿瘤患者相同,

仍为<140/90mmHg,如合并临床特殊情况则做出个体化决策。生活方式的调整仍然适用于肿瘤患者,与非肿瘤人群相比,考虑到抗肿瘤治疗的紧迫性,宜较早启动降压药物治疗和联合治疗方案,不必等到生活方式调整或单药充分起效后。

降压药物选择和联用的基本原则与非肿瘤患者相同,根据高血压防治指南中特殊适应证和禁忌证选择优先应用的降压药物,常需多种降压药联合甚至大剂量治疗,但亦存在一些不同之处:①TKI诱导的高血压应避免应用地尔硫草和维拉帕米,这是因为这两种非二氢吡啶类钙通道阻滞剂抑制细胞色素P450同工酶CYP3A4,而很多TKI抑制剂通过细胞色素P450同工酶CYP3A4代谢,因而在合用时VSPI血药浓度会增加。②TKI诱导的高血压慎用利尿剂,因TKI可导致腹泻脱水,合用利尿剂可能加重离子失衡,进而QT间期延长;此外凡德他尼、卡博替尼、舒尼替尼等明显延长QT间期,也应慎用利尿剂。③两项回顾性研究提示,对于接受TKI治疗诱导高血压的转移性肾癌患者,ACEI/ARB类药物,不仅可控制血压,还可延长总生存期和无进展生存期。因此针对转移性肾癌患者,如无禁忌,优先推荐应用ACEI/ARB。④病例报道提示长效硝酸酯类对于TKI诱导的顽固性高血压可能有特殊疗效,推测其降压机制与NO的产生有关,硝酸酯补充由VSPI引起的NO减少。⑤针对联用顺铂或培美曲塞的患者,建议慎用ACEI或ARB,因前者主要经肾脏排泄,后者可影响肾小球滤过率,在中度肾功能不全患者中影响前者血药浓度。

根据临床情况制定个体化降压方案,对于血压未达标者,可适当减少抗肿瘤药物剂量、强化降压方案,如发生严重高血压可短期停用抗肿瘤药物,一旦血压达标,立即重新启动抗肿瘤药物并滴定至足剂量,避免因高血压而彻底放弃抗肿瘤治疗。肿瘤患者合并的高血压病除了抗肿瘤治疗药物因素外,需要兼顾处理潜在的焦虑、睡眠障碍、疼痛等因素。对于晚期肿瘤患者需要在抗肿瘤治疗和实际可控血压间找到平衡点,可酌情考虑适当放宽降压目标以换取足量的抗肿瘤治疗方案,最大限度延长患者寿命。

(张志仁)

第六节 免疫检查点抑制剂导致心血管毒性

一、概述

(一)免疫检查点抑制剂的概述

人体免疫系统能够分辨体内正常细胞和被视为"外来"的细胞,参与抗肿瘤免疫反应的T细胞活化后,其表面多种抑制性调节受体表达上调,与肿瘤细胞表面高表达的相应配体结合,对免疫反应产生抑制作用,下调肿瘤相关免疫反应的强度。这些在免疫反应过程中具有抑制剂性免疫调节作用的位点,被称为免疫检查点(immune checkpoint)。目前研究较多的是程序性死亡受体1(programmed cell death 1, PD-1)、细胞毒性T淋巴细胞相关抗原4(cytotoxic T lymphocyte associated antigen-4, CTLA-4)等。传统意义上的免疫治疗主要通过诱导产生或强化抗肿瘤免疫反应进行治疗,但由于免疫检查点等抑制性免疫调节作用存在,往往不能产生持久有效的抗肿瘤免疫效应。如能有效阻断PD-1/PD-L1、CTLA-4等免疫检查点的抑制性免疫调节作用,即可间接强化抗肿瘤免疫反应,提高免疫治疗效果。

常见的免疫检查点抑制剂介绍如下:

1. PD-1或PD-L1抑制剂 PD-1是表达在T细胞表面的另一种重要的免疫抑制跨膜蛋白,为CD28超家族成员,其最初是从凋亡的小鼠T细胞杂交瘤2B4.11克隆出来。PD-1有两个配体,PD-L1(又叫CD274或B7-H1)和PD-L2(又叫CD273或B7-DC)。这两个配体与PD-1的结合会导致PD-1的胞内结构域的酪氨酸磷酸化,并招募酪氨酸磷酸酶SHP-2,从而减少TCR信号通路的磷酸化,降低了TCR通路下游的激活信号以及T细胞的激活和细胞因子的生成,因此PD-1通路的抑制会加速和加强自身免疫。

PD-1抑制剂及其适应证:派姆单抗(Pembrolizumab)、纳武单抗(Nivolumab),主要用于治疗皮肤黑色素瘤、非小细胞肺癌、肾癌、膀胱癌、头颈癌和霍奇金淋巴瘤。

PD-L1抑制剂及其适应证:阿特朱单抗

（Atezolizumab）、Avelumab、Durvalumab，主要用于治疗膀胱癌、非小细胞肺癌和 Merkel 细胞皮肤癌。

2. CTLA-4 抑制剂 CTLA-4，又名 CD152，由 *CTLA-4* 基因编码的一种跨膜蛋白质，表达于活化的 $CD4^+$ 和 $CD8^+$ T 细胞，与 T 细胞表面的协同刺激分子受体（CD28）具有高度的同源性。CTLA-4 和 CD28 均为免疫球蛋白超家族成员，二者与相同的配体 CD86（B7-2）和 CD80（B7-1）结合。CTLA-4 的免疫调控功能的关键体现在控制 $CD4^+FoxP3^-$、$CD8^+$ T 细胞以及调节性 T 细胞（Treg）。CTLA-4 能够终止激活的 T 细胞的反应（T cell response）以及介导 Treg 的抑制功能。目前的研究表明 CTLA-4 抑制 T 细胞的反应主要是通过两种途径：一是通过与 CD28 竞争性地结合 B7 或者招募磷酸酶到 CTLA-4 的胞内结构域部分从而降低 TCR（T cell receptor）和 CD28 的信号。另一种是降低 CD80 和 CD86 在抗原呈递细胞（APC）的表达水平或者通过转胞吞作用（transendocytosis）将它们从 APC 移除，这样就减少了 CD28 参与进行 T 细胞激活。目前获批上市的 CTLA-4 抗体只有 Ipilimumab（商品名 Yervoy，2011 年获 FDA 批准用于治疗黑色素瘤）。

3. 其他在研的免疫检查点抑制剂

（1）TIM-3（T cell immunoglobulin-3）抗体：TIM-3 是 TIM 家族的一个受体蛋白，在 T 细胞、Treg 细胞、先天免疫细胞（树突细胞、自然杀伤细胞、单核细胞）表面表达。TIM-3 有多种配体，如磷脂酰丝氨酸（phosphatidylserine）、半乳凝素 9（galectin-9）、HMGB1 和 CEACAM-1。和其他免疫检查点分子不同的是，TIM-3 并非在所有 T 细胞激活后得以上调，仅在 $CD4^+$ 辅助 T 细胞 1（Th1）和 $CD8^+$ 细胞毒性 T 细胞中上调，参与协同抑制作用。

目前在临床试验的 TIM-3 抗体有 Tesaro 的 TSR-022（用于单独或者和 PD-1 抗体联用治疗晚期或转移性实体瘤）和诺华的 MBG-453（用于单独或者和 PD-1 抗体 PDR001 联用治疗晚期恶性肿瘤）。

（2）TIGIT（T cell immunoglobulin and ITIM domain protein）抗体：TIGIT（又叫 Vsig9、Vstm3 或 WUCAM），是含 Ig 及 ITIM 结构域的 T 细胞和

NK 细胞共有的抑制性受体，是 I 型跨膜蛋白，包括 IgV 胞外段以及免疫球蛋白酪氨酸尾巴样磷酸化片段。TIGIT 和 CD226（DNAM-1）竞争结合配体 CD155（PVR，NECL5）和 CD113（PVRL3，nectin-3）。体外阻断 TIGIT 后能增强 NK 和 T 细胞的活化及脱颗粒水平，并且也能增加细胞因子如 IFN-γ 的分泌；目前在临床研究的 TIGIT 抗体主要是 Genentech 的 MTIG7192A，单独或者和 PD-L1 抗体 Atezolizumab 联用治疗晚期或者转移性肿瘤。

（3）VISTA（V-domain immunoglobulin-containing suppressor of T cell activation）抗体：又称 Dies1（differentiation of embryonic stems cells 1）、血小板受体 Gi24、PD-1 同源蛋白（PD-1H），属于免疫球蛋白家族，胞外结构域和 PD-L1 同源。人源的 VISTA 主要表达在 $CD4^+$ 细胞、$CD8^+$ T 细胞、$CD11b^+$ 亚群的单核细胞、淋巴细胞、骨髓细胞、树突细胞亚群和中性粒细胞。目前 VISTA 的细胞表面受体尚不清楚。VISTA 对于抗原呈递细胞和 T 细胞有抑制作用。目前在临床阶段的 VISTA 抗体是强生的 JNJ-61610588。

（二）免疫检查点抑制剂导致心血管毒性的概述

随着 ICI 从临床研究走向临床实践，在关注免疫治疗疗效的同时，临床医生和患者也开始更加地关注免疫治疗相关不良反应（irAE）。ICI 常见不良反应包括皮肤毒性、胃肠道毒性、内分泌毒性等。近年来，ICI 所致心血管毒性引起肿瘤科专家及心血管专家的高度重视，虽然心血管毒性罕见，但是一旦发生后果比较严重。常见心血管毒性包括①传导疾病：房室传导阻滞；②冠状动脉疾病：动脉粥样硬化斑块破裂、急性心肌梗死、冠状血管炎；③心肌炎：心力衰竭、室性心律失常；④心包炎：如心包积液、心脏压塞；⑤非炎症性左心室功能障碍：心力衰竭、Tako-tsubo 综合征。

二、免疫检查点抑制剂的心血管毒性

（一）发生率及死亡率

已有报道的免疫检查点抑制剂心血管毒性的发生率如下：

Ipilimumab：心包炎，发生率 <1%（包括死亡病例）；心肌炎，发生率为 0.2%（包括死亡病例）。

Nivolumab：心肌炎，发生率 <1%；心律不齐。

Pembrolizumab：心力衰竭，发生率 0.4%。

Atezolizumab：心肌梗死（包括死亡病例）。

Avelumab：心肌炎（包括死亡病例）。

Durvalumab：心肌炎：发生率 <1%。

美国麻省总医院发起了 8 家医学中心研究，纳入 2013 年 11 月至 2016 年 7 月 964 例接受 ICI 治疗患者，心肌炎发生率为 1.14%，接受联合 ICI 治疗的患者心肌炎的发生率更高（34% vs 2%）；2018 年 3 月 Moslehi 等人在 Lancet 发表一篇关于 ICI 治疗后发生心肌炎的报道，101 例患者中 58 例（57%）接受抗 PD-1 单药治疗，27 例（27%）接受抗 PD-1 或 PD-L1 联合抗 CTLA-4 治疗，心肌炎发病中位数 27 天，治疗前 6 周发生 25 例（76%），46 例（46%）死亡，联合治疗的死亡率高于单药治疗（67% vs 36%）。时隔 3 个月后 Moslehi 教授在 ASCO 大会上追踪报道此研究死亡人数已增加至 52 例。2018 年 12 月 JAMA Oncol 对 7 个研究中心 3 545 例 ICI 治疗患者进行荟萃分析，总死亡率为 0.6%，心脏和神经系统事件突出（43%），心肌炎死亡率最高（131 例中有 52 例，39.7%），内分泌事件和结肠炎只有 2%~5% 报告死亡。

（二）致病机制及病理生理

对应用 Ipilimumab 和 Nivolumab 后出现暴发性心肌炎的患者进行组织学分析，提示免疫检测点抑制剂导致心肌炎可能存在以下机制：

1. T 细胞激活机制　在 ICI 治疗过程中，T 细胞识别肿瘤和靶外组织中的抗原，可能有助于 irAE 的发展。

2. 新抗原机制　心肌细胞膜和心肌组织 CD8$^+$T 细胞存在 PD-L1 表达，但骨骼肌或肿瘤组织不存在 PD-L1 表达。PD-L1 的上调可能是心脏保护反应，一定程度上可以限制 ICI 治疗中 T 细胞调节的炎性反应。

3. 细胞因子机制　ICI 相关心肌炎患者肿瘤组织、心脏和骨骼肌中，编码炎性反应细胞因子的基因转录物表达上调。

4. 自生抗体机制　ICI 与 CTLA4 等结合，导致 T 细胞浸润和补体介导的组织损伤；ICI 治疗对 PD-1 或 CTLA4 的抑制作用，促进 T 细胞识别或与靶外器官表达的抗原结合；针对 ICI 的抗体增加了靶器官自身抗体水平，或促进新生自身抗体的形成。

（三）诊断和管理

ICI 导致的心脏 irAE 可能表现为非特异性症状，如疲劳和虚弱，而更典型的心脏症状可在治疗的头几个月内随时发生，比如胸痛、呼吸短促、肺部或下肢水肿、心悸、心律不齐或心电图上新发的心脏传导阻滞等。存在其他器官系统免疫毒性的患者也可能出现心血管毒性，心肌炎的症状可能与肌炎（肌痛、横纹肌溶解症）或心包炎（发热、吸气时胸痛、心电图上弥漫性 ST 抬高）相类似，做出准确诊断存在相当大的挑战。有学者认为横纹肌溶解/肌炎、血管炎和心脏毒性之间可能有关联。

此外，由于心脏毒性的定义不同，一些心脏 irAE（尤其是心肌炎）的 CTCAE 分类模糊，而且在免疫治疗试验中对心脏不良事件缺乏系统的监测或编码机制，心脏 irAE 可能漏报。心肌炎在临床上很难做出诊断，尤其是对于那些正在放化疗等积极抗癌治疗的患者。因此，专家共识建议对所有患者心脏症状的出现保持高度警惕（尤其是对那些有心肌炎、血管炎或肌炎证据的患者）。

1. 诊断评估　在不同类别的 ICI 药物中均可见到心脏 irAE，与单药治疗相比，抗 CTLA-4/抗 PD-1 联合治疗的患者发生率更高。不能单纯根据潜在可能发生心脏毒性而拒绝 ICI 治疗（包括那些已知存在心脏并存症的患者），但必须提高警惕性。心脏 irAE 的非特异性表现和引起临床快速恶化的可能，以及心脏毒性的死亡率高于可接受的范围，使得低阈值的临床疑似诊断和早期专家转诊势在必行。

在开始 ICI 治疗之前建议进行联合生物标志物的基线检查，例如对所有患者行肌钙蛋白 I 或 T、脑利钠肽（BNP）或 N 末端 B 型利钠肽（NT pro-BNP）、总 CK、空腹血脂和心电图（ECG）的评估。对于存在心脏病史、呼吸困难症状的高危患者或初始检查结果异常的高危患者，有必要行二维超声心动图检查，动态心电图和心脏生物标志物检查。在接受 ICI 治疗时出现相关症状的患者应该行胸部影像学检查以排除肺栓塞、肺炎或肺水肿以及心电图检查。

2. 治疗　对于在 ICI 治疗过程中出现异常心脏检查结果的患者，应立即转到心血管内科就诊。由于心肌炎可以迅速导致死亡,对于怀疑或证明有心肌炎的患者应该入院接受心脏监护。对于确诊为心肌炎的患者应接受高剂量类固醇激素的紧急干预,并立即停止免疫治疗。总之,肿瘤医生应与心脏病专家进行积极、持续的磋商以探讨继续 ICI 治疗的风险和获益、何时开始使用皮质类固醇治疗或进行其他心脏治疗,这对保障 ICI 治疗的临床安全至关重要。

(谢晓冬)

第七节 放射性心脏病

放射治疗(radiotherapy,RT)时部分患者因心脏邻近肿瘤组织而受到照射,从而导致心脏不同部位损伤,产生一组具有不同临床表现和病理特征的心脏疾病,称为放射性心脏病(radiation induced heart disease,RIHD)。与未经照射的患者相比,接受过胸部放疗的患者 5 年和 20 年时心脏病发病率和死亡的绝对风险分别高出 2% 和 23%。

RIHD 通常在淋巴瘤、乳腺癌、食管癌和肺癌治疗数年后出现。根据心脏损伤的不同组织,可分为:①放射诱发的心包疾病,包括早期急性心包积液、慢性延迟性心包积液、渗出性心包炎、心包纤维化和缩窄性心包炎;②放射诱发的心肌疾病,如心肌纤维化;③放射诱发的冠状动脉疾病,在接受放射治疗的患者中,缺血性心脏病是最常见的心脏死亡原因;④放射性瓣膜损伤,主动脉瓣和二尖瓣的损伤较三尖瓣和肺动脉瓣更常见,原因可能是流经左侧瓣膜的循环压力较高造成;⑤心脏传导异常,右束支阻滞常见于纵隔肿瘤放疗的患者,原因是右束支贴近右心室的心内膜,可能更易受放疗影响。

一、危险因素

RIHD 的危险因素包括:①前胸或左胸部照射病史;②放射累积总剂量 >30Gy;③年龄 <50 岁;④日辐射剂量 >2Gy;⑤肿瘤在心腔内或心脏附近;⑥放射治疗期间无防护或防护不当;⑦伴随化疗(如蒽环类药物);⑧合并心血管危险因素;⑨既往心血管病史。

二、发病机制和病理生理表现

由于心肌细胞处于有丝分裂后状态,因此相对有一定耐辐射性,但内皮细胞仍然对辐射敏感,绝大多数形式的 RIHD 的病理生理变化都与内皮细胞损伤有关。辐射导致氧化应激短暂增强、活性氧形成和随后的炎症反应,包括核因子 - κB 的激活,促炎通路的上调导致基质金属蛋白酶、黏附分子和促炎因子的表达增加以及血管保护性一氧化氮的下调。

在放射诱发的冠状动脉疾病中,病理特点是形成胶原和纤维蛋白含量较高的炎性斑块,但斑块似乎更长,脂质成分少而纤维化成分偏多,血管受累通常是弥漫性的,而且更倾向于近端。左侧乳腺癌患者受累冠状动脉常为左前降支,霍奇金淋巴瘤患者则常见右冠状动脉受累。

放射治疗引起心包微血管损伤导致毛细血管通透性增加,富含蛋白质的渗出液会迅速生成。此外,局部炎症可能导致心包炎,高达 25% 的晚期心包炎患者后期会发生缩窄性心包炎。放射治疗也可引起心脏瓣膜挛缩、纤维化、增厚和晚期钙化,导致瓣膜狭窄和关闭不全。

三、预测、诊断和辅助检查

在一项前瞻性研究中发现脑利钠肽可作为左侧乳腺癌短期放射治疗相关损害的心肌标志物。但也有一些研究报道胸部肿瘤患者接受放化疗后,肌钙蛋白、CK-MB 以及 BNP 均未见增高。因此这些标志物对 RIHD 的筛查是否能起到较敏感的指示作用还需要进一步的研究。

RIHD 的诊断主要依据心脏受累及的放射治疗史加上辅助检查确定相应结构或功能改变。一般性辅助检查的影像特点与非放射治疗所致的心血管疾病不易区分,冠状动脉 CTA 通常显示为冠状动脉开口或近端的严重而弥漫的狭窄病变,描述为长、光滑、同心和管状等特点,腔内影像如血管内超声、光学相干断层成像显示无钙化的纤维、纤维脂肪斑块。

四、预防

(一)放射技术革新减少心脏辐射

在 20 世纪 80 年代早期到中期开发了降低

心脏辐射剂量的技术如深吸气后屏气技术（deep inspiration breath hold，DIBH）、俯卧位体位、三维适形放射治疗、调强放射治疗、体积调制电弧疗法以及质子疗法等，已减少了乳腺癌、霍奇金淋巴瘤和远端食管癌在放射治疗期间心脏所受的辐射剂量。这些方法中大部分是减少心脏在辐射场中的体积，如调强放射治疗（intensity modulated radiotherapy，IMRT），使相对大的心脏体积暴露在较低的峰值辐射剂量之下。

治疗理念的更新也使心脏避免了大范围以及高剂量的照射，如霍奇金淋巴瘤的照射范围越来越小，治疗剂量也有所降低，使 RIHD 发生率明显下降。对于左侧乳腺癌的放疗，DIBH 技术可使心脏平均剂量降低 1~3.4Gy，有望显著降低左侧乳腺癌 RIHD 的发生风险。另一种降低乳腺癌患者心脏剂量的方法是治疗时采取俯卧位的体位，拉大心脏与乳腺/胸壁的距离，最终使心脏平均剂量及 LAD 的剂量降低。

（二）其他预防措施及展望

放疗前认真评估和积极控制心血管病危险因素，对于高血压、糖尿病和高脂血症予以积极的管理，良好控制血压、血糖和血脂，以上措施可能有助于延缓或减轻放射诱发的冠脉病变。

药物预防 RIHD 目前尚无确切的证据，有动物研究使用沙利度胺、五羟色胺未能证实对放射治疗诱导的心脏损伤有预防作用。由于炎症是冠脉损伤发生发展中重要机制，因此抗炎治疗可能是 RIHD 预防的一个研究方向。

五、监测

放疗前应该完成基线的超声心动图检查，放疗结束后每年随访 1 次，每次随访时详细询问病史和体格检查，如果发现心脏杂音则进一步行超声心动图检查。

建议如下：

1. 对存在危险因素的无症状患者，胸部放射暴露后 5 年时进行一次超声心动图检查；对无危险因素的无症状患者，胸部放射暴露后 10 年时进行一次超声心动图检查，以后每 5 年一次。

2. 对存在危险因素的无症状患者，胸部放射暴露后 5~10 年进行一次功能性非侵入性负荷检查，如果初次检查为阴性，应每 5 年重复一次。

六、治疗

RIHD 的治疗往往是复杂的，这与 RT 后引起的周围组织损伤相关的手术风险升高有关。对放射诱发的冠脉疾病患者进行血运重建，PCI 可能优于 CABG，这是因为放射治疗诱导周围组织纤维化，使外科手术操作难度加大，此外常合并放射所致的肺部疾病，增加了围手术期肺部并发症的风险。在 CABG 潜在益处大于风险的情况下，建议在术前对伴随的瓣膜疾病进行仔细的评估，如有必要，在 CABG 中修复或更换中重度病变的瓣膜，以避免二次手术。由于放射治疗相关瓣膜病晚期会发现瓣膜钙化，经导管主动脉瓣置换术在放射相关的主动脉瓣狭窄中使用可能会有限制。

非甾体抗炎药是放射治疗相关急性心包炎一线药物，当渗出积液在血流动力学上有重大意义时，应该与感染、甲状腺功能减退和恶性积液等相鉴别。RIHD 可表现为限制型心肌病，心脏移植是终末期心衰患者的最后措施。

（张志仁）

第八节　肿瘤幸存者心血管健康的长期监测与管理

由于肿瘤幸存者长期随访中发现心血管疾病风险明显增加，对肿瘤幸存者患者可能存在或已经确定的心血管疾病的科学监测与有效管理则显得不可或缺，同时对肿瘤患者进行肿瘤心脏病相关症状的教育有利于疾病的早诊早治。

一、成人肿瘤幸存者的长期监测

（一）高危人群

肿瘤幸存者中如果符合以下标准，则考虑为潜在发展成为心功能不全的高危人群。

1. 接受过以下治疗方案的患者：①高剂量蒽环类药物（如多柔比星 $\geq 250 mg/m^2$，表柔比星 $\geq 600 mg/m^2$）；②高剂量放疗（$\geq 30Gy$）且心脏在放射野内；③低剂量蒽环类药物（如多柔比星 $<250 mg/m^2$，表柔比星 $<600 mg/m^2$）联合低剂量放疗（$<30Gy$）且心脏在放射野内。

2. 单独使用低剂量蒽环类药物（如多柔比星 <250mg/m²，表柔比星 <600mg/m²）或曲妥珠单抗治疗，并存在以下任何一项危险因素：①在治疗期间或治疗后伴随多个心血管危险因素（≥2 个），包括吸烟、高血压、糖尿病、血脂异常和肥胖；②高龄，接受抗癌治疗时年龄≥60 岁；③在治疗前或治疗期间心功能受损［如 LVEF（50%~55%）、心肌梗死病史、中等程度以上心脏瓣膜病］。

3. 低剂量蒽环类药物（如多柔比星 <250mg/m²，表柔比星 <600mg/m²）联合曲妥珠单抗序贯治疗。

（二）治疗期间的监测

对接受潜在心脏毒性药物治疗的人群，应进行仔细的病史询问和体格检查，对日常评估考虑有心功能不全症状和体征的患者，应该完成以下检验检查：超声心动图（如图像不佳，可改为心脏磁共振或 MUGA）、血清心脏标志物或基于超声的应变成像联合常规诊断图像。

对无症状但存在心功能不全高危风险的患者在治疗期间应该定期进行超声心动图监测，监测频率由医师根据临床判断和患者情况决定。

（三）治疗结束后的监测

对有接受潜在心脏毒性药物治疗史的肿瘤幸存者，应进行仔细的病史询问和体格检查，对考虑有心功能不全症状和体征的患者，应该完成以下检验检查：超声心动图（如图像不佳，可改为心脏磁共振或 MUGA）、血清心肌标志物。

对无症状但存在心功能不全高危风险的患者，在治疗结束后 6~12 个月内应该进行超声心动图监测。

二、儿童肿瘤幸存者的长期监测

1. 病史询问　对化疗或辐射 >15Gy 的患儿每年一次随访，询问有无气短、劳力性呼吸困难、端坐呼吸、胸痛、心悸，如年龄 <25 岁有无腹部不适（恶心、呕吐）等症状。

2. 体格检查　对化疗或辐射 >15Gy 的患儿每年一次随访，关注血压和心脏。

3. 周期性筛查　定期监测超声心动图或类似评价心功能的检查（表 44-5）。

表 44-5　超声心动图监测频率推荐

蒽环类剂量	辐射剂量	推荐的频率
未化疗	<15Gy 或未放疗	不需监测
	15Gy~<35Gy	每 5 年 1 次
	≥35Gy	每 2 年 1 次
<250mg/m²	<15Gy 或未放疗	每 5 年 1 次
	≥15G	每 2 年 1 次
≥250mg/m²	任何剂量或未放疗	每 2 年 1 次

4. 心电图　接受化疗或辐射 >15Gy，随访首次需要完成基线心电图检查，以后根据临床需要进行心电图复查。

三、肿瘤幸存者的长期管理

1. 关注心血管疾病高危因素、保持心脏健康的合理膳食。

2. 适当的体育锻炼应在心脏康复医师的指导下，确定有针对性的和个体化的体育运动策略。

3. 已出现 QT 间期延长的患者，需谨慎使用下列药物：三环类抗抑郁药、抗真菌药、大环内酯类抗生素。

4. 特殊人群的管理　对于有怀孕计划或已怀孕的患者，如既往存在蒽环类剂量（相当于多柔比星）≥250mg/m²、胸部放疗剂量≥35Gy、化疗联合放疗，需进行进一步的心脏评估，其中心脏收缩功能下降的患者，妊娠期间心衰风险增加，应加强监测。

（张志仁）

参 考 文 献

[1] Rosell R, Carcereny E, Gervais R, et al. Erlotinib versus Standard chemotherapy as first-line treatment for European patients with advanced EGFR mutation-positive non-Small-cell lung cancer（EURTAC）: a multicentre, open-label, randomised phase 3 trial［J］. Lancet, 2012, 13（3）: 239-246.

［2］Dang C，Guo H，Najita J，et al. Cardiac Outcomes of Patients Receiving Adjuvant Weekly Paclitaxel and Trastuzumab for Node-Negative，ERBB2-Positive Breast Cancer［J］.JAMA Oncol，2016，2（1）：29-36.

［3］Gulati G，Heck S L，Ree A H，et al. Prevention of cardiac dysfunction during adjuvant breast cancer therapy（PRADA）：a 2×2 factorial，randomized，placebo-controlled，double-blind clinical trial of candesartan and metoprolol［J］. Eur Heart J，2016，37（21）：1671-1680.

［4］Sysa-Shah P，Tocchetti C G，Gupta M，et al. Bidirectional cross regulation between ErbB2 and β-adrenergic signalling pathways［J］. Cardiovasc Res，2016，109（3）：358-373.

［5］Patnaik J L，Byers T，DiGuiseppi C，et al. Cardiovascular disease competes with breast cancer as the leading cause of death for older females diagnosed with breast cancer：a retrospective cohort study［J］. Breast Cancer Res，2011，13（3）：R64.

［6］Zamorano J L，Lancellotti P，Rodriguez Muñoz D，et al. 2016 ESC Position Paper on cancer treatments and cardiovascular toxicity developed under the auspices of the ESC Committee for Practice Guidelines：The Task Force for cancer treatments and cardiovascular toxicity of the European Society of Cardiology（ESC）［J］. Eur Heart J，2016，37（36）：2768-2801.

［7］Scott J M，Khakoo A，Mackey J R，et al. Modulation of anthracycline-induced cardiotoxicity by aerobic exercise in breast cancer：current evidence and underlying mechanisms［J］. Circulation，2011，124（5）：642-650.

［8］Curigliano G，Cardinale D，Suter T，et al. Cardiovascular toxicity induced by chemotherapy，targeted agents and radiotherapy：ESMO Clinical Practice Guidelines［J］. Annals of Oncology，2012，23（7）：155-166.

［9］Zhang S，Liu X，Bawa-Khalfe T，et al. Identification of the molecular basis of doxorubicin-induced cardiotoxicity［J］. Nature Medicine，2012，18（11）：1639-1642.

［10］Thavendiranathan P，Poulin F，Lim K D，et al. Use of Myocardial Strain Imaging by Echocardiography for the Early Detection of Cardiotoxicity in Patients During and After Cancer Chemotherapy［J］. Journal of the American College of Cardiology，2014，63（25）：2751-2768.

［11］Tan L L，Lyon A R. Role of Biomarkers in Prediction of Cardiotoxicity During Cancer Treatment［J］. Current Treatment Options in Cardiovascular Medicine，2018，20（7）：55.

［12］Eschenhagen T，Force T，Ewer M S，et al. Cardiovascular side effects of cancer therapies：a position statement from the Heart Failure Association of the European Society of Cardiology［J］. European Journal of Heart Failure，2014，13（1）：1-10.

［13］Sinziana S，Andreea S，Juan Carlos P，et al. Effect of statin therapy on the risk for incident heart failure in patients with breast cancer receiving anthracycline chemotherapy：an observational clinical cohort study［J］. Journal of the American College of Cardiology，2012，60（23）：2384-2390.

［14］Chotenimitkhun R，D'Agostino R，Lawrence J A，et al. Chronic Statin Administration May Attenuate Early Anthracycline-Associated Declines in Left Ventricular Ejection Function［J］. Canadian Journal of Cardiology，2015，31（3）：302-307.

［15］Akpek M，Ozdogru I，Sahin O，et al. Protective effects of spironolactone against anthracycline-induced cardiomyopathy［J］. European Journal of Heart Failure，2015，17（1）：81-89.

［16］Kim H，Kang H J，Park K D，et al. Risk Factor Analysis for Secondary Malignancy in Dexrazoxane-Treated Pediatric Cancer Patients［J］. Cancer Research & Treatment Official Journal of Korean Cancer Association，2018，51（1）：357-367.

［17］Cardinale D，Colombo A，Bacchiani G，et al. Early Detection of Anthracycline Cardiotoxicity and Improvement With Heart Failure Therapy［J］. Circulation，2015，131（22）：1981-1988.

［18］Buza V，Rajagopalan B，Curtis A B. Cancer Treatment-Induced Arrhythmias［J］. Circulation：Arrhythmia and Electrophysiology，2017，10（8）：e005443.

［19］Bagnes C，Panchuk P N，Recondo G. Antineoplastic chemotherapy induced QTc prolongation［J］. Curr Drug Saf，2010，5：93-96.

［20］Shah R R，Morganroth J，Shah D R. Cardiovascular safety of tyrosine kinase inhibitors：with a special focus on cardiac repolarisation（QT interval）［J］. Drug Saf，2013，36：295-316.

［21］Morcos P N，Bogman K，Hubeaux S，et al. Effect of alectinib on cardiac electrophysiology：results from intensive electrocardiogram monitoring from the pivotal phase Ⅱ NP28761 and NP28673 studies［J］. Cancer Chemother Pharmacol，2017，79：559-568.

［22］Behling J，Kaes J，Münzel T，et al. New-onset thirddegree atrioventricular block because of autoimmune-induced myositis under treatment with anti-programmed cell death-1（nivolumab）for metastatic melanoma［J］. Melanoma Res，2017，27：155-158.

［23］Roboz G J，Ritchie E K，Carlin R F，et al. Prevalence，management，and clinical consequences of QT interval prolongation during treatment with arsenic trioxide

［J］. J Clin Oncol, 2014, 32：3723-3728.

［24］Souza V B D, Silva E N, Ribeiro M L, et al. Hypertension in Patients with Cancer［J］. ArquivosBrasileiros de Cardiologia, 2015, 104（3）：246-252.

［25］Baumeister S H, Freeman G J, Dranoff G, et al. Coinhibitory Pathways in Immunotherapy for Cancer［J］. Annu Rev Immunol, 2016, 20（34）：539-573.

［26］Anderson A C, Joller N, Kuchroo V K. Lag-3, Tim-3, and TIGIT：Co-inhibitory Receptors with Specialized Functions in Immune Regulation［J］. Immunity, 2016, 44（5）：989-1004.

［27］Khalil D N, Smith E L, Brentjens R J, et al. The future of cancer treatment：immunomodulation, CARs and combination immunotherapy［J］. Nat Rev Clin Oncol, 2016, 13（6）：394.

［28］Johnson D B, Balko J M, Compton M L, et al. Fulminant Myocarditis with Combination Immune Checkpoint Blockade［J］. N Engl J Med, 2016, 375（18）：1749-1755.

［29］Lyon A R, Yousaf N, Battisti N M L, et al. Immune checkpoint inhibitors and cardiovascular toxicity［J］. Lancet Oncol, 2018, 19（9）：447-458.

［30］Mahmood S S, Fradley M G, Cohen J V, et al. Myocarditis in Patients Treated With Immune Checkpoint Inhibitors［J］. J Am Coll Cardiol, 2018, 71（16）：1755-1764.

［31］Wang D Y, Salem J E, Cohen J V, et al. Fatal Toxic Effects Associated With Immune Checkpoint Inhibitors：A Systematic Review and Meta-analysis［J］. JAMA Oncol, 2018, 4（12）：1721-1728.

［32］Moslehi J J, Salem J E, Sosman J A, et al. Increased reporting of fatal immune checkpoint inhibitor-associated myocarditis［J］. Lancet, 2018, 391（10124）：933.

［33］Donnellan E, Phelan D, Mccarthy C P, et al. Radiation-induced heart disease：A practical guide to diagnosis and management［J］. Cleveland Clinic Journal of Medicine, 2016, 83（12）：914-922.

［34］Davis M, Witteles R M. Radiation-Induced Heart Disease：An Under-Recognized Entity［J］. Current Treatment Options in Cardiovascular Medicine, 2014, 16（6）：317-674.

［35］Taunk N K, Haffty B G, Kostis J B, et al. Radiation-induced heart disease：pathologic abnormalities and putative mechanisms［J］. Front Oncol, 2015, 5：39.

［36］Andratschke N, Maurer J, Molls M, et al. Late radiation-induced heart disease after radiotherapy. Clinical importance, radiobiological mechanisms and strategies of prevention［J］. Radiotherapy and Oncology, 2011, 100（2）：160-166.

［37］Cuomo J R, Javaheri S P, Sharma G K, et al. How to prevent and manage radiation-induced coronary artery disease［J］. Heart（British Cardiac Society）, 2018, 104（20）：1647-1653.

［38］Saro H, Christina L, Ana B, et al. Prevention and Monitoring of Cardiac Dysfunction in Survivors of Adult Cancers：American Society of Clinical Oncology Clinical Practice Guideline［J］. Journal of Clinincal Oncology, 2017, 35（8）：893-911.

［39］Juan Carlos P, Maurizio G, Ana B, et al. Expert consensus for multimodality imaging evaluation of adult patients during and after cancer therapy：a report from the American Society of Echocardiography and the European Association of Cardiovascular Imaging［J］. Europen Heart Journal Cardiovascular Imaging, 2014, 15（10）：1063-1093.

［40］Giuseppe C, Daniela C, Susan D, et al.Cardiotoxicity of anticancer treatments：Epidemiology, detection, and management［J］.CA：Cancer Journal for Clinicians, 2016, 66（4）：309-325.

第四十五章　双心医学

第一节　研究概况

一、双心医学的定义

"双心医学"是一门由心脏病学与心理医学交叉并综合形成的学科，是心身医学的重要分支，主要研究心理疾病与心脏病之间的相关性，即研究人的情绪与心血管系统之间的深层联系，以及控制这些心理问题对心血管疾病转归的影响，也称为心理心脏病学或精神心脏病学。

双心医学将"精神心理因素"作为"心脏病整体防治体系"的组成部分，研究与心脏疾病相关的情绪、社会环境及行为因素；强调在关注患者躯体疾病的同时，关注患者的精神心理状态，尊重患者的主观感受，倡导真正意义上的健康——即心身的全面和谐统一。双心医学遵循社会 - 心理 - 生物医学模式，强调躯体疾病和精神心理疾病的综合治疗，最终目标是改善患者的心血管疾病预后，实现患者躯体和心理的完全康复。

双心医学是对新医学模式很好的诠释。从医学和伦理学的角度看，双心疾病的发生不仅具有病理生理等生物学基础，而且其发病具有强烈的心理和社会原因。也就是说，双心疾病是由生物因素、心理因素和社会因素多因素决定的，具有社会性。从经济学的角度来看，双心疾病具有外部性，不仅对患者本人及其家人带来影响，还会对社会公众带来影响。

二、国内外双心医学的发展史

1818 年，德国精神病学家 Heinroth 率先提出心身疾病（mind-body disease）的概念；1884 年，法国精神病学家 Jacobi 用心身（psychosomatic）的概念强调心理因素在疾病发病过程中的重要地位。1943 年，Harold Wolff 开创性地开展了双心医学的研究工作。他通过实验室检测的方法发现，如果心理因素导致的生理学改变被延长，则可能会导致机体结构的变化。Harold Wolff 建立了心理免疫学、心理心脏病学和心理神经内分泌学领域的基本研究规范。特别是，20 世纪 70 年代 Engel 提出了生物 - 心理 - 社会医学新模式，指出社会发展、环境改变及压力增加等因素，可导致慢性非传染性疾病的出现，例如高血压、心脑血管疾病、癌症等。这些与心理社会因素相关的慢性非传染性疾病，将取代传染性疾病成为危害人类的重要疾病。1980 年，美国心身医学研究所把心身疾病定义为由环境心理应激引起的、可加重躯体病变的疾病；并明确了与精神心理因素相关联的心血管疾病包括原发性高血压、原发性低血压、冠心病、冠状动脉痉挛、神经源性心绞痛、阵发性心动过速、原发性心动过缓、功能性期前收缩和心脏神经症等，即目前双心疾病的范畴。自此以后，心理心脏病学的观察性、基础性及实验性研究课题相继出现。双心医学在学科发展、实践模式及医 - 患共识等方面都得到空前发展。

1995 年，我国杰出的心血管病学者胡大一教授提倡发展双心医学，受到国内心血管病、精神科及相关学科专家的重视，多学科多领域合作，多个大城市的综合医院陆续开设了双心门诊和双心病房。

第二节　心血管医师应了解的常见精神障碍及处理

一、焦虑障碍

正常人在应激下会产生焦虑情绪，当焦虑的程度及持续时间超过一定的范围时称为焦虑障碍。焦虑障碍是一组疾病,包括广泛性焦虑障碍(generalized anxiety disorder, GAD)、惊恐障碍(panic disorder)、恐怖障碍(phobic disorder)、强迫症(obsessive-compulsive disorder, OCD)和创伤后应激障碍(post traumatic stress disorder, PTSD)。焦虑症状的核心是紧张不安,在此基础上伴有自主神经活动增加。焦虑长期存在为广泛性焦虑障碍;焦虑急性发作且伴有明显的心血管和呼吸系统症状,为惊恐发作;焦虑伴有回避行为为恐怖症。心理治疗和药物治疗均为焦虑障碍的一线治疗,二者结合效果最佳。

（一）基本概念

焦虑是一种情感表现,当人们面对潜在的或真实的危险或威胁时,都会产生。一定程度的焦虑对生活有促进作用,能够促使人们调动个体资源,应对即将发生的危机。只有当焦虑的程度及持续时间超过一定的范围时才构成焦虑症状,这会起到相反的作用,即妨碍人应付、处理面前的危机,甚至妨碍正常生活。作为精神症状的焦虑,其病理特征表现为:

1. 一种主观体验为恐惧的情绪状态。

2. 一种可伴有濒死感的不愉快体验。

3. 焦虑指向未来,伴有某种受威胁感或危险感。

4. 实际上并无任何可辨认的威胁,或者用合理的标准来衡量,诱发焦虑的事件与其严重程度不相称。

5. 可有主观的躯体不适和 / 或可见躯体功能紊乱的客观表现。

（二）流行病学特点

美国焦虑障碍终生患病率 28.8%,欧洲 13.6%。美国每年焦虑障碍的医疗花费在 425 亿 ~466 亿美元之间,占整个精神疾病 30% 左右。中国近期研究显示焦虑障碍患者年人均疾病经济负担为 16 509 元。因此,认识焦虑障碍对我们的医疗活动非常必要。

（三）发病的社会 - 生物 - 心理机制

1. 遗传学　Kendler 等研究发现 GAD 是一种中等程度的家族性障碍,遗传因素占 30%;2001 年 Hettema 的一项双胞胎研究显示,基因可以解释 15%~20%GAD 患者的发病倾向。

2. 神经生物学神经递质　主要表现在 γ- 氨基丁酸(γ-aminobutyric acid, GABA)/ 苯二氮䓬类系统、去甲肾上腺素(noradrenaline, NA)系统以及 5- 羟色胺(5-hydroxytryptamine, 5-HT)系统;脑影像:与应激反应有关的网状激活系统以及与情绪有关的大脑额叶、边缘系统和杏仁核等特定的脑部回路有关。

3. 心理社会因素　早期的失控感是将来发展成为广泛性焦虑障碍的心理易感因素。Borkovec 认为,孩提时代的心理创伤(如丧失双亲,暴力 / 性虐待)以及与主要监护人之间不安全的依恋关系都是导致发展成为该障碍的心理易感性因素。

4. 重大生活压力事件　可能在初次发作中起到更重要的作用,Balzer 等研究支持,遭遇到负性的生活事件,个体将有 3 倍可能在未来发展为广泛性焦虑障碍。

5. 与一些具体的人格特质有关,如神经质、神经紧张、抑郁、挫折耐受力低和抑制。

（四）临床表现

焦虑的症状多种多样,包括心理和躯体症状。具体包括:

1. 唤起　提高过分的警觉;精神紧张不安;惊跳反应增强。

2. 情绪　恐惧;忧虑。

3. 思维　非现实性地评估自身或他人所遇危险,认为个人无法应付所面临的应激。

4. 行为目的　行为受限;运动性不安;回避可能增强不安全感的处境。

5. 躯体症状　胸骨压榨感。

（1）过度换气昏厥,感觉异常,手足搐搦。

（2）肌紧张疲劳、疼痛、僵硬、颤动。

（3）自主神经系统活动增强心动过速,脸上发红发白、口干,腹泻,出汗,尿频。

6. 相关症状　人格解体,继发情绪低落,易激惹等。

过度担心是焦虑症状的核心。表现为对未来可能发生的、难以预料的某种危险或不幸事件的经常担心。害怕性期待、易激惹、对噪声敏感、坐立不安、注意力下降、担心。但经常担心的也可能是某一、两件非现实的威胁,或生活中可能发生于他自身或亲友的不幸事件。这类患者常有恐慌的预感,终日心烦意乱,坐卧不宁,忧心忡忡,好像不幸即将降临在自己或亲人的头上。注意力难以集中,对其日常生活中的事物失去兴趣,以致学习和工作受到严重影响。

综合医院较为常见的是广泛性焦虑障碍、惊恐障碍、恐怖症。下面将一一阐述:

1. 广泛性焦虑障碍

（1）临床表现

情绪症状:经常或持续的、全面的、无明确对象或固定内容的紧张不安及过度焦虑感为特征。这种焦虑与周围任何特定的情境没有关系,而一般是由过度的担忧引起。典型的表现常常是对现实生活中的某些问题,过分担心或烦恼,如为担心自己或亲戚患病或发生意外,异常担心经济状况,过分担心工作或社会能力。这种紧张不安、担心或烦恼与现实很不相称,使患者感到难以忍受,但又无法摆脱。常伴有自主神经功能亢进,运动性紧张和过分警惕。

（2）诊断

根据 DSM-V 诊断标准:

A. 在大多数时间里对许多事件和活动,呈现过分的焦虑和担心,持续至少 6 个月（而 ICD-11 提出症状持续几个月）。

B. 患者发现对自己的担心难于控制。

C. 这种焦虑和担心都至少伴有下列 6 种症状之 3 项:

1）感到紧张或者坐立不安。

2）容易疲乏。

3）注意力难以集中或头脑变得空白。

4）易激惹。

5）肌肉紧张。

6）睡眠紊乱。

D. 这种焦虑和担心或者躯体症状给患者造成巨大的痛苦或者社交、职业以及其他重要社会功能的损害。

E. 此障碍并非某种物质的生理效应,或由其他躯体情况所致。

F. 过度焦虑和担心不能被另一种精神障碍更好地解释。

2. 惊恐障碍　基本特点为反复出现严重的焦虑发作,发作不限于任何特殊的处境,因此,很大程度上是不可预料的。惊恐发作常以突如其来的恐惧和担心开始,发作前无迹象也无明确的诱因。有明显的心血管和呼吸系统症状。随着强烈的恐惧和害怕,患者感到心跳加快、心悸、胸部不适、呼吸快而浅、体表发冷或发热、发抖、恶心、头昏头晕等。症状持续数分或半小时,此后逐渐缓解。患者发作时会有濒死感,认为自己即将死去,担心心脏病或卒中发作,或害怕自己会发疯。

3. 恐怖症　是一种以过分和不合理地惧怕外界客体或处境为主的神经症。患者明知没有必要,但仍不能防止恐惧发作。患者极力回避所害怕的客体或处境,或是带着畏惧去忍受。根据恐怖对象的不同,恐怖症又可分为:场所恐惧症、社交恐惧症、特定的恐惧症（如害怕动物、高处、鲜血等）。

（五）治疗

治疗策略包括心理治疗,药物治疗或二者同时进行。

1. 心理治疗　许多国家焦虑障碍防治指南将药物和心理治疗作为一线推荐治疗方案。随机对照实验（randomized controlled trial, RCT）综述发现认知行为治疗综合行为干预更有效,结局优于精神分析和焦虑处理训练。常用的有认知行为疗法、焦虑控制训练、催眠疗法、音乐治疗等。

2. 药物治疗

（1）5-羟色胺再摄取抑制剂（selective serotonin reuptake inhibitors, SSRIs）

1）帕罗西汀:可治疗焦虑障碍 5 种亚型。

2）舍曲林:除无 GAD 外,其余 4 种焦虑亚型均为适应证。

3）艾司西酞普兰:可适用于 GAD。

（2）5-羟色胺和去甲肾上腺素再摄取抑制剂（serotonin-norepinephrine reuptake inhibitors, SNRIs）

1）文拉法辛:除 OCD、PTSD 外,其余三种适用。

2）度洛西汀:GAD。

（3）抗精神病药:非经典抗精神病药作为焦虑障碍治疗增效剂,如利培酮、喹硫平、奥氮平、阿立哌唑。

（4）β 受体阻滞剂:通常用于控制严重持续的心悸。

（5）苯二氮䓬类药物:该类药物可很快地控

制焦虑症状。

（6）5-羟色胺1A受体激动剂（丁螺环酮）：是一种非苯二氮䓬类的抗焦虑药。

焦虑障碍治疗为长期治疗，一般为12~24个月，尤其GAD需终生治疗。有研究评价了帕罗西汀、艾司西酞普兰、度洛西汀以及喹硫平长期治疗GAD预防复发的效果，结果提示这些活性药物维持治疗，可以有效地预防GAD的复发。

（六）综合医院就诊特点及处理要点

1. 躯体疾病继发的焦虑具有以下特点：缺乏明显的焦虑体验或伴发焦虑同时出现的生理症状；35岁以后出现焦虑症状，无焦虑既往史或家族史；无明显诱因或无回避行为，常规抗焦虑药物治疗效果不显著；病史或相关检查发现，如饮酒、咖啡因摄入、服用镇静催眠药物，或存在心律失常、甲状腺功能异常等。

2. 处理要点

（1）患者通常首选在综合医院就诊，以躯体症状为主诉，而非情感症状，躯体症状的多样性和严重程度有时也会掩盖障碍的识别。

（2）患者因为焦虑明显，对自己疾病过于关注，常需要医生的格外关注和反复解释。加之其情绪处于唤起状态，一旦认为要求未被满足，被医生"忽略""敷衍"，则极易与医方冲突。因此，必须小心处理与焦虑患者的医患关系，做到"先倾听、后解释"。

（3）会谈时让患者感到医生在全神贯注地倾听，设身处地地理解患者的问题。解释时，语言一定要准确清晰，语气冷静客观，给予患者信心的传递。

二、抑郁障碍

抑郁障碍是常见的精神障碍。正常的抑郁情绪与病理性抑郁的区分要点在于持续时间和严重程度不同。典型的抑郁状态表现为三低，即：情绪低落、思维迟缓、言语动作减少。抑郁障碍的核心症状表现为抑郁心境、快感缺乏、疲劳/丧失精力。诊断抑郁障碍必须至少具备2个核心症状，根据附加症状的多少划分抑郁障碍的严重程度。目前抑郁障碍的治疗药物主要为SSRIs；抑郁障碍的心理治疗主要采用认知疗法，纠正患者的歪曲认知。抑郁障碍需要长程治疗。

（一）基本概念

抑郁障碍，以与处境不相称的、显著而持久的情绪低落为基本临床特征，伴有兴趣和活动减低、自我评价降低，严重时可出现自杀行为。

（二）流行病学

抑郁障碍时点患病率约4.3%，有"精神感冒"之称。80%以上的抑郁障碍患者从未寻求医疗机构的帮助。在求治者中，接受精神或临床心理专科治疗者仅约30%，70%患者选择在基层保荐机构和综合医院内科就诊。根据美国的多项研究，急性冠状动脉综合征（acute coronary syndrome, ACS）患者的临床显著性抑郁发生率高达31%~45%，而高达20%的ACS患者符合美国精神病学协会的主要抑郁症诊断和统计标准。2014年冠心病合并心理疾病的Meta分析显示冠心病和抑郁症的共病率为51%。K-DEPACS（the Korean DEpression in ACS）和EsDEPACS（the EscitalopramDEpression in ACS）研究表明，46.3%的ACS患者在12个月的随访中表现出持续抑郁。

（三）发病的社会-生物-心理机制

1. 生物化学 抑郁障碍患者存在神经递质水平或神经递质相关神经通路的功能甚至结构的异常。大脑中有三种主要的神经递质系统：去甲肾上腺素能、多巴胺能和5-HT神经递质系统，在抑郁障碍的发病中都扮演重要角色。

2. 神经内分泌 抑郁障碍患者有下丘脑-垂体-肾上腺素（hypothalamic-pituitary-epinephrine, HPA）轴、下丘脑-垂体-甲状腺素（hypothalamic-pituitary-thyroxine, HPT）轴、下丘脑-垂体-生长激素（hypothalamic-pituitary-growth hormone, HPGH）轴的功能异常。

3. 神经免疫学 人体免疫系统与中枢神经系统具有密切联系。

4. 睡眠与脑电生理异常 抑郁障碍与睡眠及睡眠脑电变化的关系很早就受到关注。有研究发现，抑郁程度越重，眼快动睡眠（rapid eye movement sleep, REM）潜伏期越短，且可预测治疗反应。

5. 脑影像学研究 关于CT、MRI、单光子发射计算机体层成像（single-photon emission computed tomography, SPECT）、磁共振波谱成像

（magnetic resonance spectroscopy，MRS）、近红外光谱法（near infrared reflectance spectroscopy，NIRS）等各方面的检查加深了对于抑郁障碍病理基础的认识，但目前结构和功能影像学的改变难以与抑郁障碍建立精确的对应关系。

6. 遗传学研究　多方面的遗传学研究显示，抑郁障碍的发生与个体的遗传素质密切相关。

7. 心理社会因素　一般认为，遗传因素在抑郁障碍的发生中可能导致了一种易感素质的产生，而具有这种易感素质的人在一定环境因素的诱发下发病。

（四）临床表现

临床表现的主要特点是情绪低落。正常人也有情绪低落的时候，与精神病理状态的抑郁鉴别要点有两个维度：一是抑郁的严重程度，精神病理状态的抑郁程度较重，使社会功能受损；二是持续时间，低落的情绪至少持续两周。

具体来说，典型的抑郁状态表现如下：

1. 情绪低落　患者感到心情沉重，生活没意思，高兴不起来，郁郁寡欢，度日如年。

2. 丧失兴趣或不能体验乐趣　患者丧失既往生活、工作的热忱和乐趣，对任何事都兴趣索然。体验不出天伦之乐，既往爱好不屑一顾，常疏远亲友，回避社交。

3. 精力丧失　无任何原因主观感到精力不足。

4. 精神运动迟滞　显著、持续、普遍的迟滞，注意力困难、记忆力减退、脑子迟钝、行动迟缓，偶有激越者。

5. 自我评价过低　患者往往过分贬低自己的能力，把自己说得一无是处。强烈的自责、内疚、无用感、无价值感、无助感。

6. 消极悲观　内心十分痛苦、悲观，感到生活是负担，以死求解脱，可产生强烈的自杀观念和行为。据估计抑郁自杀约构成所有自杀的 1/2~2/3，长期追踪抑郁患者自杀身亡者为 15%~25%。

7. 躯体或生物学症状　食欲减退、体重减轻、睡眠障碍等。

（五）治疗

1. 治疗原则　高度的安全意识（应将本病的高自杀率的特征告知患者亲友，严密看护，防止自杀）、充分的药物治疗（足剂量、足疗程）、积极的心理干预。

2. 药物治疗

（1）治疗疗程：抑郁症药物治疗可分为三个阶段（三期治疗）。

1）以控制症状为目标的急性治疗期：用足够剂量药物至症状消失。

2）以巩固疗效、避免病情反复为目标的继续治疗期：症状消失后至完全康复，需 4~9 个月。

3）防止复发为目标的预防性治疗期，后两期不易截然分开，常统称为维持治疗。通常至少维持 1~2 年。多次发作者维持时间可长达数十年甚至终生服药。

（2）常用抗抑郁剂：尽量单一用药原则。

1）SSRIs：SSRIs 的基本作用是选择性抑制五羟色胺再摄取，提高突触间隙五羟色胺浓度，活化五羟色胺通路，从而消除抑郁症状。此类药物可以治疗各种类型的抑郁症，其治疗效果无明显区别。具有疗效好、副作用小、耐受性好、服用方便的特点，适合非精神科医生掌握应用。需要注意的是，治疗双相障碍的患者时是要警惕诱发躁狂和癫痫。（表 45-1）

表 45-1　SSRIs 类药物常用剂量和用法表

药名	常用治疗量 /（mg·d）	最高剂量 /（mg·d）	用法
氟西汀	20~40	60	每天 1 次
帕罗西汀	20~40	60	每天 1 次
舍曲林	50~100	200	每天 1 次
氟伏沙明	100~200	300	每天 1 次或每天 2 次
西酞普兰	20~60	120	每天 1 次

①氟西汀（Fluoxetine）：少数患者出现口干、恶心、焦虑、烦躁、手脚颤抖、出汗等副作用，个别可出现皮疹。

②帕罗西汀（Paroxetine）：尤其适用于伴有焦虑激越的抑郁症。副作用较少，可见口干、恶心、厌食、头晕、头痛、便秘、震颤、乏力、失眠和性功能障碍。偶有神经血管性水肿，荨麻疹，直立性低血压，和极为少见的锥体外系副作用。服用赛乐特（盐酸帕罗西汀）时，不能骤然停药。

③舍曲林（Setraline）：常见的副作用有恶心，腹泻，震颤，失眠，眩晕，出汗，口干，及性功能障碍。

④氟伏沙明（Fluvoxamine）：最常见副反应为恶心，呕吐，激越，失眠和困倦。

⑤西酞普兰（Citalopram）：尤其适用于老年抑郁症患者。副作用少见，常见副作用为恶心、呕吐、出汗、口干和头痛。

2）其他新型抗抑郁剂

①文拉法新（Venlafaxine）：双重抑制 5-HT 及 NA，起效迅速，每天需要服药 2~3 次，最小有效剂量为 75mg/d，最大剂量为 375mg/d。副作用少，多在治疗开始时，主要副作用为软弱无力、出汗、恶心、厌食、嗜睡、头晕、视物模糊、阳痿。

②米氮平（Mirtazapine）：米氮平对 NE 和 5-HT 传导都有增强作用。适用于重度抑郁及明显激越，焦虑和睡眠障碍的患者。起始剂量 15mg/d，4 天后可增至 30~45mg/d，可日服一次。本药副作用较少，有镇静、头晕、疲劳以及食欲和体重增加。

3. 心理治疗　医生通过与就诊者建立一种治疗性的人际关系，以谈话为主要手段，共同努力，调整其思维、情绪和行为，达到减轻痛苦、适应社会的目的。短期目标是解决就诊者的心理问题；长期目标是促使其认识自我，发展成熟人格。

通过医生与患者交谈，发现并纠正其不良认知，来提高抑郁情绪。在此基础上，可以结合具体的行为技术，比如，帮助其有计划地安排每天或每周的活动，鼓励督促患者从孤独退缩的封闭状态中走出来，多与人交往，培养多方面的兴趣等，从而中断疾病的恶性循环。

（六）心内科抑郁障碍治疗需要考虑的问题

1. 良好的沟通是疗效的保证　在治疗前与患者详细沟通药物的疗效特点（2 周左右起效，早期会出现不良反应，多数不良反应在第二周左右开始缓解，治疗需要持续一段时间等），可能的不良反应，对不良反应的应对方法等。

2. 个体化治疗　由于心内科患者年龄较大、常合并应用多种药物，因此选择治疗药物时需考虑药物的相互作用，且从低剂量起始；对于睡眠问题严重者，早期合并镇静催眠药物；焦虑严重者早期合并劳拉西泮缓解焦虑，早期治疗对睡眠和焦虑问题的患者会增加患者对不良反应的耐受性，提高患者的依从性。

3. 治疗前需要做好系统的评估，从而达到个体化有效治疗的目标。需评估的内容包括以下几点：

1）发病年龄：不同年龄的患者有其自身的特点，如更年期的患者同时合并更年期的症状表现，躯体症状相对较多；老年患者更容易合并焦虑的问题。

2）心理社会因素：发病前的心理社会因素，尤其是一些创伤性生活事件，对治疗具有明显的影响。

3）躯体疾病：临床医生在评定患者时应注意躯体疾病与抑郁症之间的关系。

4）既往发作的表现：应了解患者以往是否有类似发作，以往发作的特点，既往治疗方法及疗效。尤其应注意以往有无轻躁狂或躁狂发作，如有轻躁狂或躁狂发作，应诊断为双相障碍，此时应转诊精神科或请精神科会诊。应询问以往发作过程中有无自杀观念及自杀企图，以作为本次诊断评估及制订治疗方案的参考。

5）个人史、家族史：尤其是家族中有其他精神障碍或有自杀企图或自杀死亡者，应对此详细了解记录。

6）体格检查：全面的体格检查，以排除躯体疾病的可能，同时也有助于发现一些作为患病诱因的躯体疾病。

7）实验室检查：除了进行全面的躯体检查及神经系统检查外，还要注意辅助检查及实验室检查，尤其注意血糖、甲状腺功能、心电图等。迄今为止，尚无针对抑郁障碍的特异性检查项目。

三、躯体形式障碍

躯体形式障碍常见于综合医院,包括疑病障碍、躯体化障碍、躯体形式的疼痛障碍等多种形式。其特征是患者反复陈述躯体症状,不断要求给予医学检查,无视反复检查的阴性结果,无视医生关于其症状并无躯体基础的再三保证。即使患者有时存在某种躯体障碍,但不能解释症状的性质和程度或患者的痛苦。虽然患者的症状有明显的心理机制作用,但患者往往不愿探讨心理病因,而在行为上寻求过度注意。躯体形式障碍的治疗药物上主要使用 SSRIs 和 SNRIs,心理治疗注重建立良好的医患关系,"接纳"但不要"附和"患者的多种不适主诉。由于目前医生对此类患者识别率较低,故常常造成对此类疾病诊断和治疗的延误,并由此造成巨大的医药费资源浪费。因此,提高医生对躯体形式障碍的识别能力具有重要的现实意义。由于各国诊断标准的不同,缺乏可比较的流行病学资料。在本篇,将介绍心血管医师临床中常会遇见的躯体形式障碍。

(一)疑病症,也称疾病焦虑障碍

1. 临床表现 患者相信自己患有一种或多种难以治愈的躯体疾病或躯体畸形,表现为对身体健康的过分担心。有时虽可有某种程度的疾病,但是其疾病的严重程度与患者的担心远不相称。患者常常将躯体出现的各种生理现象或一过性的异常感觉作为自己患了某种疾病的依据。患者担心的是自身疾病的潜在危险性,认为如不能及时检查出来,便会有生命危险。因此反复要求医学检查,对检查的阴性结果往往失望,不相信医生的合理解释。一旦医生不同意患者的观点,患者常转而求诊其他医生以期获得支持。查无实据的疼痛和各种各样的躯体不适是患者最常见的主诉。

2. 诊断标准(根据 DSM-Ⅴ)

A. 专注于患有或感染了某种严重疾病。

B. 没有躯体症状或即使有,程度也是轻微的。如果存在另外一种躯体情况或者发展为另外一种医学情况的危险高,患者的关注也是明显过分或不恰当的。

C. 存在有关健康的高水平焦虑,本人容易对个人健康状况产生恐慌。

D. 本人健康相关行为过分关注(如反复检查自己的身体是否有患病征象)或出现导致适应不良的回避(如回避就医和住院)。

E. 专注于患病已经有至少 6 个月了,但所害怕的具体疾病可能随着时期变化已经有变化了。

F. 关于患病的专注不能由另一种精神障碍来更好地解释,如 GAD、强迫障碍、躯体的妄想障碍。

3. 鉴别诊断

1)躯体疾病:有些躯体疾病在早期可能难以找到客观的医学证据,因此,各类躯体形式障碍的诊断要求病程至少要 3 个月。

2)抑郁症:鉴别时一方面要考虑症状发生的先后;另一方面,要分析症状的特性。抑郁症患者常有明显的抑郁情绪以及早醒、食欲减退、体重下降、精神运动迟滞、自罪自责、自杀言行等症状,求治心情也不如躯体形式障碍者强烈而药物治疗效果较好等可资鉴别。

3)精神分裂症:早期可有疑病症状,但其内容多离奇、不固定,有思维障碍和幻觉、妄想,患者并不积极求治,可作为鉴别依据。

4)其他神经症:各种神经症均可出现躯体不适或疑病症状,但这些症状均系继发性的,也不是主要的临床表现。

4. 治疗

1)建立医患关系:治疗开始时要重视医患关系的建立。疑病症的医患关系是最具挑战性的。疑病症患者具有敏感多疑、固执、对健康过度关心的神经质个性特征,注意力集中于自身的躯体不适及其相关事件上。作为医生,应理解患者的确是有病(精神疾病),而并非"想象的问题"或"装病",以耐心、同情、接纳的态度对待患者的痛苦和诉述,在向患者对相应医学评估和检查的解释时,语言要清楚准确、肯定,利用医学专家的权威角色正面影响患者的认知。

2)心理治疗:支持性心理治疗及认知治疗均可采用。

3)药物治疗:可用苯二氮䓬类、三环类抗抑郁药(tricyclic antidepressant, TCA)、SSRIs 以及 SNRIs 类药物等。用药时应注意从小剂量开始。

5. 心内科医生需要注意事项

1)此类患者往往不厌其烦地叙述自己的病

情,可能会准备之前若干检查材料给医生看,或者要求医生阅读其详细记录的病情日记,反复要求医生为其做各种医学检查。

2)临床上,对年龄超过 40 岁首次表现躯体不适为主要症状者,一定要谨慎,不要根据患者有心理诱因、初步检查未发现阳性体征、有一定的暗示性等就轻易做躯体形式障碍的诊断,而要仔细观察,以免误诊、误治。

3)给予适当的解释、保证:根据医学检查结果给予解释和保证本身就具有一定的治疗作用。

4)适当控制患者的要求和处理措施:医生要避免安排过多的检查,以免强化患者的疾病行为。医生可以定期约见患者,提供必要的检查但不能太频繁。要对其家庭成员进行相关疾病知识的教育,因为家庭成员也可能强化患者的疾病行为。

(二)躯体化障碍

多在 30 岁以前起病,女性多见。主要特征为多种多样、反复出现、时常变化的躯体症状。症状存在至少两年,且未发现任何恰当的躯体解释。大多数患者长期就诊综合医院,曾进行过许多没有阳性发现的检查或者不必要的手术。症状可涉及身体的任何系统或任一部位,常见症状可归纳为以下几类:

1. **疼痛** 为常见症状。可涉及头、颈、胸、腹、四肢,部位不固定,疼痛性质一般不很强烈,与情绪状况有关,情绪好时可能不痛或减轻。

2. **胃肠道症状** 为常见症状。可表现嗳气、返酸、恶心、呕吐、腹胀、腹痛、便秘等多种症状。

3. **泌尿生殖系统** 常见尿频、排尿困难;生殖器不适感;性冷淡、勃起障碍;月经紊乱等。

4. **呼吸、循环系统** 如气短、胸闷、心悸等。

5. **假性神经系统症状** 常见的有共济失调、肢体瘫痪或无力、吞咽困难或咽部梗阻感、失明、皮肤感觉缺失、抽搐等。

临床上,易于识别躯体化障碍与疑病症的不同点在于:躯体化障碍患者为消除症状,常有药物过度使用情况;而疑病症患者害怕药物及其副作用,常频繁更换医生寻求保证。

治疗参见"疑病症"。

(三)躯体形式的疼痛障碍

是一种不能用生理过程或躯体障碍予以合理解释的、持续而严重的疼痛,患者常感到痛苦,社会功能受损。情绪冲突或心理社会问题直接导致了疼痛的发生,医学检查不能发现疼痛部位有相应的器质性变化。病程常迁延,持续 6 个月以上。常见的疼痛是头痛、非典型面部痛苦、腰背痛,疼痛可位于体表、深部组织或内脏器官,性质可为钝痛、胀痛、酸痛。患者常以疼痛为主诉,反复就医,服用多种药物。

治疗上,美国 FDA 批准使用新型 SNRIs 类药物度洛西汀,对躯体形式疼痛有效。

第三节 临床常见双心疾病

一、心血管疾病与焦虑抑郁

(一)流行病学特点

我国有大量的心血管病患者合并精神心理障碍。在北京二级和三级医院心内科门诊就诊的冠心病患者中,抑郁症和焦虑症的患病率分别为 9.2% 和 45.8%。通过综合分析 298 例疑诊为冠心病的患者,其中急性冠脉综合征患者抑郁和焦虑症状发生率分别为 65.6% 和 78.9%,稳定性冠心病患者抑郁和焦虑症状发生率分别为 18.5% 和 26.9%。独立于其他的危险因素,抑郁可使心血管风险增加 1.5~2 倍;同样抑郁症也会加重心血管疾病的严重程度,心肌梗死后合并抑郁症的人群死亡率增加 2~2.5 倍。焦虑也是心血管疾病发生和死亡的独立危险因素。综合 20 个研究,将近 25 万人的分析结果表现焦虑人群的冠心病和心源性死亡的风险分别增加 26% 和 48%。

心力衰竭患者有较高焦虑和 / 或抑郁症状发病率。我国慢性心力衰竭患者中抑郁与焦虑障碍的发病率为 40.1%,且焦虑抑郁发病率与心功能级别呈正相关。美国心力衰竭患者中抑郁的发病率为 21.5%,随着 NYHA 心功能分级增加,抑郁障碍的发病率从 11%~42% 逐渐增加,而焦虑障碍的患病率为 38%~70%。焦虑抑郁障碍在充血性心力衰竭(congestive heart failure, CHF)患者中的发病率明显高于其他心脏疾病,并且是一般人群的 4~5 倍。焦虑、抑郁会显著增加心力衰竭患者的再住院率、急诊到访率、门诊随访率、病死率,是预测心力衰竭预后的独立危险因素,增加心力衰竭患者不良事件的发生,病死率为普通心力衰竭患者的4倍。

(二)可能的机制

目前认为抑郁焦虑与心血管疾病相互作用的主要机制有 HPA 轴、自主神经系统、5-HT 系统、炎症反应、血小板活性、内皮功能等,各种机制间相互联系,共同致病。

1. 抑郁焦虑导致 HPA 轴亢进,使血皮质醇增高,致中心性肥胖,与胰岛素抵抗、血脂增高等共同促进动脉粥样硬化的发生发展。

2. 抑郁焦虑患者中枢突触间隙 5-HT 浓度降低,SSRIs 通过抑制突触前膜上 5-HT 转运体(serotonin transporter,SERT)对 5-HT 的摄取,增加突触间隙的 5-HT 水平以治疗抑郁焦虑。SADHART(sertraline antidepressant heart attack randomized trial)研究显示,用 SSRIs 代表药之一舍曲林治疗的患者心血管事件有改善的趋势。ENRICHD(enhancing recovery in coronary heart disease)研究显示,SSRIs 治疗抑郁患者的 MI 发生率和病死率下降;艾司西酞普兰治疗心肌缺血疗效研究(REMIT 研究)对合并精神压力诱导的心肌缺血(mental stress induced myocardial ischemia,MSIMI)的稳定性冠心病患者进行为期 6 周的抗抑郁治疗,结果发现治疗组较对照组 MSIMI 的发生率明显下降。

3. 抑郁症患者体内存在着升高的炎症水平,主要表现为促免疫因子白介素 -6(interleukin 6,IL-6)等上升和免疫抑制因子白介素 -10(interleukin-10,IL-10)等下降。而炎症因子则会进一步降低中枢神经系统内 5-HT 水平并抑制神经营养因子分泌,导致抑郁症状加重;冠心病患者体内,存在着明显的炎症反应,主要表现为 IL-6 等细胞因子上调,长期缺血会诱发细胞坏死和凋亡,从而使之释放细胞碎片和大量氧化自由基并激活免疫细胞并启动 NF-κB 信号通路从而释放多种炎症因子导致心肌组织进一步损伤,故认为炎症反应可能是冠心病合并焦虑抑郁的重要发病机制。

4. 冠心病合并焦虑抑郁患者血浆 β 球蛋白、血小板第 4 因子等血小板活化标志物升高,动脉扩张反应明显减弱,故认为其发病机制与血小板活性增强及内皮细胞功能紊乱有关。

二、精神压力相关高血压

我国高血压患病率约为 27.9%,而知晓率、治疗率和控制率仍较低,分别为 51.6%、45.8% 和 16.8%。除遗传、高盐饮食、肥胖等传统因素外,急慢性精神压力也与之密切相关。其中急性精神压力包括生气、惊恐发作、沮丧等,慢性压力包括抑郁焦虑、性格特点、工作与家庭相关压力、低社会经济状态、睡眠障碍等。精神压力增加高血压发病风险,严重影响高血压患者预后,研究显示高血压合并抑郁的全因死亡风险增加 1.39 倍,缺血性心脏病死亡风险增加 1.59 倍。一项 meta 分析共纳入 41 个与高血压和抑郁相关的临床研究,高血压患者抑郁的发生率为 26.8%,其中我国为 28.5%。睡眠时间不足的慢性失眠患者(失眠时间 >1 年,睡眠时长 <6 小时)高血压发生风险是睡眠时间正常者(睡眠时长 ≥6 小时)的 3.8 倍。

总之,长期精神过度紧张是高血压发病的危险因素,长期从事高度精神紧张工作的人群高血压的患病率增加。在人数众多的高血压患者群体中,无论是原发性高血压还是"白大衣高血压",在确定诊断和准备进行治疗决策前,进行心理状态的评估,筛查出存在的焦虑情绪,对于确定患者的治疗干预措施尤为重要。

三、心脏相关手术后的双心疾病

心血管疾病相关的手术治疗主要包括经皮冠状动脉介入治疗(PCI)、心脏搭桥手术、植入心脏起搏器治疗、埋藏式心律转复除颤器(ICD)和心脏射频消融术等,术后患者合并心理问题由多种原因造成:①对手术的不了解,如恐惧手术、害怕麻醉、害怕开刀、担心手术效果;②经济负担,患者有较强的自尊心,家庭责任心重,经济上有一定压力;③社会功能受限,担心术后丧失劳动能力,工作或家庭中不能履行自己的角色;④对疾病今后的不确定性,不知道下一步会发生什么事;⑤围手术期并发症,如局部血肿、迷走神经反射造成患者心理负担。

目前我国心脏介入手术实施量已超过 50 万例 / 年,成功率高达 91%~97%,其适应证范围也在不断扩大。但多数患者对心脏介入手术的相关知识了解甚少，易引起心理应激反应，如焦虑、抑郁、恐惧等，尤其是急诊患者。PCI术前患者的焦虑程度明显高于正常人14%，心脏介入手术前既有焦虑，又有抑郁，存在肯定焦虑者占70%，存在肯定抑郁者占38%，说明患者受着手术和基础疾病的双重心理应激，焦虑和抑郁发生率增加，这种不良的心理反应会直接影响手术过程和术后恢复。

植入心脏起搏器治疗的临床适应证主要是"症状性心动过缓"，是指由于心率过于缓慢，导致心排血量下降，重要脏器及组织尤其大脑供血不足而产生的一系列症状，如一过性晕厥、近似晕厥、头昏、黑矇等。长期的心动过缓也可引起全身性症状，如疲乏、运动耐量下降以及充血性心力衰竭。为了避免上述情况的发生，所以部分患者需要植入永久起搏器。

近年来，植入了心脏起搏器的患者出现心理障碍已开始受到人们的关注。心脏起搏器的植入是永久性的植入，患者的日常生活、尤其是运动方面受到了一定的限制，且8~10年还面临第二次更换等。因为这些原因，许多患者出现了不同程度的焦虑甚至抑郁等表现。国外有研究显示，10%~20%安装了起搏器的患者有焦虑、抑郁，10%的患者感觉失落，10%的患者认为起搏器恶化了他们的生活质量。ICD可以对自发性室颤做出有效的反应，感知危及生命的恶性室性心律失常，并进行有效的治疗，防止心源性猝死的发生。ICD植入患者中有13%~38%的患者可以诊断焦虑。

心脏射频消融术是将电极导管经静脉或动脉血管送入心腔特定部位，释放射频电流导致局部心内膜及心内膜下心肌凝固性坏死，达到阻断快速心律失常异常传导束和起源点的介入性技术。经导管向心腔内导入的射频电流损伤范围在1~3mm，不会造成机体危害。射频消融术目前已经成为根治阵发性心动过速最有效的方法。然而，由于患者对手术的不了解及术后恢复期伴随的不适感，患者容易出现焦虑、抑郁状态。有研究显示，因阵发性室上速而行射频消融术的女性患者要比男性患者术后更容易发生抑郁焦虑。

四、精神压力导致心肌缺血

精神压力导致心肌缺血（mental stress induced myocardial ischemia, MSIMI），指患者在心理应激下诱发的心肌缺血，其不同于运动和药物负荷为诱发因素所导致的心肌缺血。这种心理应激除来源于心理、社会等因素外，同时还可通过标准刺激程序模拟，以用于诊断。标准刺激程序包括心算（mental arithmetic）、伴随愤怒回忆的公众演讲（public speaking with anger recall）、镜描（mirror trace）、干扰性色卡测试（strop color test）等能够诱发心理应激的方法。

目前，国际常用的MSIMI判断心肌缺血的方法包括心电图、超声心动图和心肌灌注显像，前二者因易于操作而更多地应用于临床与科研。诊断标准：心理应激诱导试验测试进行到满5min时停止，立即进行超声心动图和心电图检查。相对于静息状态符合下列条件可以诊断MSIMI：①出现室壁运动异常或室壁运动异常恶化；②左心室射血分数（left ventricular ejection fraction, LVEF）减少5%~8%；③心电图示2个或以上的导联发生ST段改变（压低或抬高）持续≥3个连续心跳。

国外研究显示MSIMI的发病率为20%~70%，差异较大。根据多年的随访研究表明MSIMI使冠心病患者的死亡风险增加约3倍，严重危害患者的预后，急需引起重视。我国学者对冠心病患者MSIMI的现状、影响因素、预测因素、发病机制等方面进行相关研究，结果发现：我国冠心病患者MSIMI发生率为17.24%，冠心病抑郁焦虑组MSIMI发生率为35.00%，冠心病无抑郁焦虑组MSIMI发生率为2.13%，非冠心病抑郁焦虑组MSIMI发生率为14.29%。冠状动脉的病变程度及钙化程度可能不是冠心病患者发生MSIMI的关键因素，冠心病合并抑郁焦虑患者的MSIMI发生率明显高于冠心病无焦虑抑郁患者，焦虑是冠心病患者MSIMI发生的危险因素；尚不能认为抑郁是冠心病患者MSIMI发生的危险因素。研究发现心肌肌钙蛋白I（cardiac troponin I, cTnI）、氨基末端脑钠肽前体（amino-terminal pro-brain natriuretic peptide, NT-proBNP）、收缩压可能是MSIMI发生的预测因素。且其发病机制可能与炎症反应有密切关系。

仍需更多的临床研究对我国 MSIMI 进行进一步的研究,以利于 MSIMI 患者的诊治。

五、应激性心肌病

应激性心肌病(stress-induced cardiomyopathy,SCM)又称为 Tako-Tsubo 综合征、心尖球囊样综合征、心碎综合征等,女性多发,多由精神心理应激、躯体应激诱发,临床表现与急性心肌梗死相似,伴心电图改变及可逆性室壁运动异常,及早识别治疗则预后良好,若治疗不及时则可能导致严重心血管疾病,威胁生命。

应激性心肌病患者常见的临床表现为:胸闷、胸痛,甚则伴呼吸困难、心悸、晕厥等症状。与急性心肌梗死的症状非常相似,故在临床上,应注意这两种疾病的鉴别。

关于 SCM 的发病机制尚无定论,有多种假说。最常见的假说有:儿茶酚胺过负荷、交感神经功能障碍、冠状动脉结构及功能障碍、微血管功能障碍。此外,还有雌激素缺乏、遗传、血管及内皮功能障碍、自主神经功能紊乱、脑功能障碍等。

主要的辅助检查有:①肌钙蛋白,SCM 患者肌钙蛋白升高幅度较小,也没有随时间变化而出现典型动态演变,且肌钙蛋白升高程度与心电图 ST 段抬高的导联范围、T 波倒置的导联范围、室壁运动异常节段的广泛程度均不匹配;②心电图改变与 ST 段抬高型急性心肌梗死患者的异常心电图相似,故从心电图上鉴别两者有一定困难;③超声心动图:左室射血分数降低,心尖和心室中部气球样变形,室壁运动减弱,基底部运动增强;SCM 室壁运动异常是可逆的,发病后 1~3 个月可以恢复;④冠状动脉造影:冠状动脉没有明显固定狭窄,左室射血分数降低,心尖部运动减弱或消失,并呈球样扩张,而心底部代偿收缩增强,在收缩期时,左心室呈典型"章鱼罐"样改变。

SCM 的诊断标准尚不统一,目前对此病的诊断主要参照修订的梅奥标准,包括以下几点:①有心电图改变,心肌肌钙蛋白正常或轻度升高;②冠状动脉造影无明显狭窄;③超声心动图可见左室室壁运动异常;④近期无头部外伤、脑出血、心肌炎等病史;⑤心脏收缩功能短时间可恢复,预后良好,很少遗留后遗症。

当前 SCM 尚无标准化治疗方案,以经验对症支持治疗为主,去除诱发因素,如急性感染或身体应激事件;SCM 急性期治疗可按照 ACS 处理;治疗原发病,如嗜铬细胞瘤、帕金森病、上消化道出血、脑血管意外主要针对心源性休克、心力衰竭和心律失常等严重并发症予以相应救治,优化心肌能量代谢有益于心肌顿抑的改善。

第四节 不同人群的双心疾病

一、女性双心疾病

在过去的十余年中,男性冠心病死亡率逐年下降,女性却没有明显改善,甚至有上升趋势,目前,心血管病已超过脑卒中和肿瘤,成为导致女性死亡的首位原因。女性作为一个特殊群体,有其独有的精神心理特点,并且易于出现抑郁、焦虑等心理问题。当前女性受到心血管疾病与精神心理问题的双重困扰,需要更多的临床重视,特别是当女性处于妊娠期和更年期等特殊时期。

妊娠是女性人生中重要标志点之一,相关研究显示,妊娠及分娩作为一种生理刺激,会造成孕产妇出现较为强烈的心理及生理应激反应。妊娠期间孕妇都存在不同程度的神经 - 内分泌功能紊乱,极易造成其出现持续性消极情绪,对产妇分娩结局、产后恢复造成不良影响。妊娠合并心脏病是妊娠期间的严重并发症,目前其已经成为孕产妇死亡的第 3 位因素,非产科因素孕产妇死亡的第 1 位。而在我国,根据 2018 年全国妇幼卫生信息相关分析报告显示,2017 年我国孕产妇死亡率为 19.6/10 万,其中心脏病为城市孕产妇主要死因构成第三顺位,农村孕产妇主要死因构成第四顺位。对于妊娠合并心脏病女性,其心理压力远超于一般妇女,不良的心理状态与孕妇的不良妊娠结局关系密切。

根据心理状态不同,妊娠一般分为三个时期:不可耐受期、适应期及过度负荷期。根据不同心理时期,应给予妊娠合并心脏病患者不同心理干预。

在不可耐受期,孕妇将胎儿作为异物,部分孕妇对生孩子有不同程度的恐惧心理,在此期间,孕妇情绪不稳定,易受暗示,依赖性增高。从生理的角度上看,孕妇的总血容量一般自孕 6 周开始增加,随着孕周增加而进行性增加,32~34周达高峰,早期以心排血量增加为主。因此,需要尽可能缩短孕妇心理的不可耐受期,使其不良心理因素的影响降至最低。

在适应期,此时孕妇已在身、心两方面都对妊娠产生适应,情绪转为稳定,相反,感知觉、智力及反应能力略有下降。因此,在此时期不应该给予孕妇太过复杂而繁忙的工作或生活负担,避免因工作或生活不顺利而造成心理上较大波动。

在过度负荷期,胎儿发育迅速,增大的子宫及胎儿对于孕妇而言负荷过重,这种过度负荷的应激可产生身-心反应,包括对分娩的恐惧、不安,因行动不便而产生的心理冲突,精神易受压抑,产妇容易出现过度焦虑、心悸、情绪不稳等。

胎儿娩出后,产妇又进入一个身心转变时期。生理上,随着胎盘的娩出,亢进的神经内分泌系统逐渐转向正常。患有心脏病的孕妇,产后72小时内仍需注意心脏情况,避免情绪巨大波动,临床上因产后情绪波动大而导致心功能恶化甚至死亡等病例时有发生。对于部分心脏病严重孕妇,产后不建议母乳喂养。

大部分心脏病病情较轻并控制稳定的孕妇均可期待产至足月,对于某些因心脏病病情进展、心脏无法耐受继续妊娠,需在28~37周间及时终止妊娠者,一部分妊娠合并心脏病而基础心脏病较重者,可能需在围生期前终止妊娠,如行人工流产或中期引产,甚至行剖宫取胎术。妊娠合并心脏病孕妇与一般孕妇相比存在更重的心理压力,要对其进行必要的心理干预。

更年期,也称围绝经期,是女性从生育功能旺盛走向衰退的过渡阶段,这个时期常因雌激素水平降低而导致一系列相关症状,也称为更年期综合征,而这种激素水平的下降会导致围绝经期女性出现以自主神经功能紊乱为主的症状,容易产生情绪变化及焦虑、悲观、失落等心理反应,而情绪及心理状态又会影响机体的生理功能。2008年有报道,北京女性围绝经期抑郁症状的发生率为23.8%,说明围绝经期女性的精神心理疾病亟待关注。

故帮助心脏病女性患者维持积极而平稳的心理状态有助于减少因情绪激动而引起的内分泌激素剧烈变化,有助于维持其血压及心率的平稳,

保持血流动力学平稳,减少心脑血管意外的发生。对女性心脏病患者,及时给予必要的心理干预及疏导,可以获得更好的依从性,有利于病情恢复。

二、老年人双心疾病

21世纪是人口老龄化的时代,我国从1999年开始进入老龄化社会,截至2018年年底,我国60周岁及以上人口约2.49亿人,占总人口的17.9%;其中65周岁及以上人口约1.67亿人,占总人口的11.9%;据估算到2050年,老年人口将超过4亿,老龄化水平将达到30%。如此快速和大规模的人口老龄化发展,使得老年群体越来越受到社会各界的关注。

(一)老年人睡眠障碍

睡眠障碍是指脑内网状激活系统及其他区域的神经失控或与睡眠有关的神经递质改变而导致的睡眠功能减退或睡眠影响呼吸功能。老年人并非睡眠需要减少,而是睡眠能力减退。睡眠障碍能引起相当的醒觉时病态(如生活质量下降甚至致命性损害),因此,它是目前老年医学研究的重点。睡眠障碍是老年心血管患者突出心理问题,主要表现为:①入睡与维持睡眠困难;②睡眠呼吸障碍;③嗜睡。

(二)抑郁情绪

有研究显示,抑郁是老年期的常见病,约占居家老年人的10%,住院老年人抑郁症的患病率为15%~25%,老年女性是抑郁症高发群体。

老年抑郁会受多重因素影响,如:不同身体疾病对老年抑郁情绪的影响有很大的差异,有内科疾病的老年人抑郁症的患病率较高。在脑卒中发病后1个月内,抑郁症的患病率为38.8%;发病后3~6个月内,患病率为53.4%;发病后1年以上,患病率为23.6%,而且潜在性脑梗死对老年抑郁症有严重影响;性格固执者的老年人,发病率高于性格随和的患者;环境改变对老年人抑郁情绪影响较大,未婚、丧偶和独身老年人的抑郁症患病率分别为7.0%、9.6%、11.4%,未婚特别是寡居者更易患抑郁。

(三)焦虑情绪

复旦大学附属华山医院精神科苏亮医生做的中国老年人焦虑障碍患病率的meta分析显示:我国老年焦虑障碍的患病率介于3.36%~7.97%,

焦虑情绪的患病率介于 20.9%~27.5%,社区老年人群焦虑障碍的患病率高达 14%~15%,患病率要分别高于抑郁症和抑郁症状的患病率(分别为 3.86% 和 14.81%),而且常常与抑郁状态合并出现。

(四)老年心血管患者双心问题筛查与处理

在与老年心血管患者交流沟通过程中,患者常常有所隐瞒,对接诊医生充满怀疑,难以建立互信;加之在病史描述过程中缺乏重点,延长就诊时间,给门诊或病房工作造成一些困扰,导致心理问题筛查、识别有一定困难。所以在筛查时需要注意以下问题:①多给老人几分尊重;②多给老人几分关怀;③多关注老年患者生活环境;④多关注陪同者的语言、行为;⑤明确安排好下一次复诊时间;⑥谨慎选择药物治疗。

第五节 双心疾病的诊疗

一、双心疾病诊疗的相关共识

(一)2020 年中国康复学会心血管病预防与康复专业委员会、中国老年学学会心血管病专业委员会和中华医学会心身医学分会于《中华内科杂志》发布《在心血管科就诊患者的心理处方中国专家共识》

该专家共识的目的是将"双心医学"作为"心脏整体防治体系"的组成部分,立足于心血管疾病的学科体系,对心血管疾病受到来自精神心理因素的干扰或表现为单纯精神心理问题类似症状的。进行必要、恰当的识别和干预。相关要点如下:

1. 我国心血管病患者精神问题现状 心脏科就诊患者常伴有精神症状;无论有无器质性心脏疾病,均可伴有精神症状;患者的心理问题呈现异质。

2. 如何识别精神问题 可以采用简短三问法:

(1)是否有睡眠不好,已经明显影响白天的精神状态或需要用药?

(2)是否有心烦不安,对以前感兴趣的事情失去兴趣?

(3)是否有明显身体不适,但多次检查都没有发现能够解释的原因。

3 个问题中如果有 2 个回答是,则符合精神障碍的可能性是 80% 左右。推荐《躯体化症状自评量表》《患者健康问卷 -9 项(PHQ-9)》《广泛焦虑问卷 7 项(GAD-7)》《综合医院焦虑抑郁量表(HAD)》等量表进行筛查。

3. 心血管科精神问题患者的临床处理 可以采用包括认知行为治疗和运动疗法在内的支持性心理帮助,也可以选择抗抑郁焦虑药物治疗。

(二)2016 中国医师协会全科分会双心(心脏心理)学组于《中华心血管病杂志》发布《心理应激导致稳定型冠心病患者心肌缺血的诊断与治疗专家共识》

在"共识"中明确了 MSIMI 的概念,这是一种精神压力导致的心肌缺血,指患者在心理应激下诱发的心肌缺血,不同于运动和药物负荷为诱发因素所导致的心肌缺血。相关研究显示,冠心病患者 MSIMI 的发病率为 20%~70% 不等。在该部"共识"中具体描述了诊断流程。首先给予标准刺激程序进行诱导试验,在诱导试验之后进行心肌缺血的判断。根据缺血情况判断患者是否可以诊断 MSIMI,同时可以辅助相关检查。对于冠心病患者合并 MSIMI 需要从生活方式、行为心理学、西医和中西医结合等方面进行综合干预。临床中,随着 MSIMI 逐渐被认识,其诊断治疗将会进一步深化。

(三)2017 中国医师协会全科医师分会双心学组于《中华内科杂志》发布《心血管疾病合并失眠诊疗中国专家共识》

该"共识"从心血管疾病的特殊性规范了失眠的诊断与治疗流程,为此类患者的规范化治疗提供依据。

"共识"中则指出,普通人群的失眠患病率约 30%,其中 10% 患慢性失眠(病程 >3 个月)。在心血管疾病当中失眠的比例较普通人更高,在心力衰竭(心衰)患者中,超过 70% 的患者睡眠不良,约 50% 存在失眠症状。失眠影响心血管系统功能的可能机制主要包括自主神经系统功能紊乱、下丘脑 - 垂体 - 肾上腺轴功能紊乱及炎症因子增加等。失眠的诊断主要包括病史采集、量表评估及客观评估;失眠的临床特征,即在有合适的睡眠环境仍然出现入睡困难和/或睡眠维持困难、早醒、总睡眠时间不足 6 小时、醒后无恢复感、白天正常的生理功能受损等症状;"共识"推荐睡眠相关量表包括《匹兹堡睡眠质量指数量表》《失眠严重程度指数量表》《Epworth 嗜睡量表》等;"共识"推荐采用客观评估包括整夜多导睡眠图(polysomnography,PSG)、多次睡眠潜伏期试验(multiple sleep latency test,MSL)、体动记录仪。在"共识"中指出对于心血管疾病合并失眠症的总体治疗原则主要包括:治疗原发心血管疾病,在使用催眠药物治疗的同时应联合非药物治疗等。

二、双心疾病的药物治疗及注意事项

(一)抗抑郁药物治疗及其注意事项

双心疾病的治疗,首先要注重心脏疾病的治疗,在此基础上,根据患者的情况予以抗焦虑抑郁的治疗。目前,临床上常用的较为安全的抗焦虑抑郁药为 SSRIs,但在使用过程中,也应注意其对心血管的影响。

1. SSRIs 在 20 世纪 80 年代后期出现,包括氟西汀、舍曲林、帕罗西汀、氟甲沙明、西酞普兰、艾司西酞普兰等,该类药物发展迅速主要由于其有效、安全和便于服用。与 TCA 相比,SSRIs 对 5-HT 的再摄取作用更强,对其他神经递质的影响更小。如过量应用,SSRIs 导致的死亡尤其是心性死亡较 TCA 更少。并且 TCA 较 SSRIs 与心肌梗死的关联性更强。

SSRIs 用于临床近十年来,关于过量应用导致心性死亡的报道共涉及两种药物——氟西汀和西酞普兰。值得注意的是,虽然 SSRIs 的心血管风险很小,但并不能完全避免,尤其对于冠心病患者。

SSRIs 的心血管副作用包括心率减低、少有体位性血压变化、对 PR 间期、QRS 波和 QT 间期影响较少,但也有 QTc 延长、I 度房室传导阻滞和直立性低血压等少数报道。无论患者有无冠心病,SSRIs 均可以引起血管收缩导致激发的心肌缺血。

(1)舍曲林(Sertraline):除 5-HT 再摄取的阻断特点外,舍曲林还有多巴胺(Dopamine,DA)再摄取抑制作用和阿片受体的拮抗作用。舍曲林并没有明确的致心电图变化作用。血管作用也很少见,包括偶发的高血压、直立性低血压和卒中。直接的心血管副作用包括 1% 的非特异性胸痛和心悸,心绞痛和心肌梗死更为少见。舍曲林对于冠心病合并抑郁的患者有效。对于心率、血压均无影响。

关于舍曲林对冠心病合并抑郁症患者作用的研究最多。SADHART 研究显示舍曲林对于上述患者有效而安全,但与安慰剂相比其对死亡率的差别并未到达统计学意义。ENRICHD 研究显示舍曲林并不能改变心血管疾病的发病率和死亡率,但认知和行为治疗对于冠心病合并抑郁患者有效。

关于舍曲林的抗血小板作用是双刃剑,它能使非冠心病和冠心病患者的出血风险增高,但对于冠心病患者应用舍曲林治疗抑郁,可进一步提高抗血小板药物作用,如阿司匹林、氯比格雷,防止冠状动脉粥样硬化进展,改善临床预后。

(2)氟西汀(Fluoxetine):除阻断 5-HT 再摄取外,氟西汀还阻断肾上腺素的再摄取和 5HT2c 受体的活性,可导致轻微心动过缓。在连续过量服药后(单服氟西汀 1 500mg),会出现窦性心动过速、交界区心律。虽有上述报道,但氟西汀的心血管副作用非常少见。在 1 500 万例治疗病例中,只有 0.000 3% 的人发生心血管副作用,包括心电图异常和血栓性静脉炎。

最近更长半衰期的氟西汀出现,可以每周服用一次,但其临床应用尚需观察其心血管副作用与日服的氟西汀有何区别。

(3)西酞普兰(Citalopram):西酞普兰在 1988 年美国 FDA 批准用于治疗抑郁症之前,已经在欧洲应用了多年。它包括 S 和 R 异构体,比其他的 SSRIs 选择性更高。西酞普兰可引起窦性心动过缓、心动过速和直立性低血压,发生率估计有 1%。其他的心脑血管副作用包括高血压、心肌梗死和卒中等非常少见。短暂性缺血发作、心房颤动、束支阻滞等发生率少于 1:1 000。

(4)艾司西酞普兰(Escitalopram):艾司西酞普兰(S- 西酞普兰)是有治疗活性的西酞普兰异构体。2002 年由 FDA 批准,比一般西酞普兰选择性抑制 5-HT 再摄取的作用更好。艾司西酞普兰的主要优势在于降低抗组胺活性,由于不存在

R 异构体,后者对 S- 西酞普兰的干扰也就不存在了。有研究认为艾司西酞普兰较西酞普兰对心血管的副作用更小,但尚需更多的资料证实。

(5)氟伏沙明(Fluvoxamine):氟伏沙明也有明确的 5-HT 再摄取抑制作用,有明显的镇静作用。氟伏沙明不引起明显的心电图改变,偶有轻度 ST-T 改变(<1%)、房室传导阻滞(<1‰)。高血压、低血压、晕厥和心动过速出现的概率为 1%。偶有关于卒中、冠心病、血栓、心包炎、静脉炎和肺栓塞等报道。有报道说过量服用氟伏沙明,仅有 15/310 发生窦性心动过缓。但该药物并未在心血管患者中充分研究。

(6)帕罗西汀(Paroxetine):除 5-HT 再摄取的阻断特点外,帕罗西汀还有毒蕈碱样 / 胆碱能阻滞作用,以及部分的去甲肾上腺素再摄取抑制作用。有临床研究显示,应用帕罗西汀的患者 12% 会有心悸。在其他研究显示发生心动过速、高血压和晕厥的比例为 1%。少见的副作用还有窦性心动过缓和低血压。血栓性静脉炎和血管性头痛更为少见。直接导致心血管副作用的情况很少,包括充血性心力衰竭、心肌梗死和心绞痛。

2. 5- 羟色胺和去甲肾上腺素再摄取抑制剂(SNRIs)

(1)文拉法新(Venlafaxine):文拉法新具有抑制 5-HT、DA 和 NA 三种神经递质再摄取的作用,常规剂量只抑制 5-HT 和去 NA 再摄取,大剂量可减少 DA 的再摄取。而在低剂量,该药主要阻断 5-HT 再摄取,如同 SSRIs 类药物。

文拉法新可引起心律失常、血压升高等常见心血管副作用,该药导致的心律失常,如 I 度窦房传导阻滞和房室传导阻滞、束支阻滞均很少见。而血压升高多在大剂量使用时出现。如剂量大于 300mg/d 连续治疗 6 周后,血压平均升高 7mmHg。与安慰剂相比,文拉法新平均提高心率 4 次 /min。与药物相关的其他心血管副作用如低血压、外周血管疾病和血栓性静脉炎很少见。直接心血管作用,如心绞痛的发生 <1%。

(2)度洛西汀(Duloxetine):度洛西汀为相对均衡的 SNRIs,治疗抑郁症效果明显。不引起明显的直立性低血压和心率的变化。患者卧位时,该药可引起收缩压和舒张压的轻度改变,心率

也会有小幅度波动。突然停用度洛西汀除有心率的加快外,还有睡眠紊乱。但并未发现临床的心电变化。

(二)双心疾病的中医治疗

中医认为"心为君主之官,心主血脉,心主神明",即心脏在人体中占主导地位,且"百病始于风雨寒暑,清湿,喜怒",即强调了情志与其他致病因素一样,在疾病的发生过程中有重要作用。

结合现代医学对双心疾病的发病机制及诊疗的认识,通过中医辨证论治、整体观的理论,运用单味中药、方剂、针灸等方式,可以对双心疾病进行治疗。

结合中药四气、五味的特点,单味中药对双心疾病治疗有一定的潜在作用价值:如薄荷、柴胡、郁金、香附等有行气解郁作用,可用于肝气郁滞型双心疾病患者;如百合、合欢花、酸枣仁、柏子仁、珍珠、远志等具有安神定志作用,可用于合并失眠的双心疾病患者;如人参、刺五加、当归、白芍等具有益气或补血作用,可用于气血亏虚型双心疾病患者;如银杏叶、枳壳、石菖蒲等具有活血化瘀或行气作用,可用于气滞血瘀型双心疾病患者。此外,还有叶金丝桃、姜黄、巴戟天等药物。

中医方剂中常用于情志疾病治疗的名方有:逍遥丸、丹栀逍遥丸、越鞠丸、半夏厚朴汤、百合地黄汤、柴胡疏肝散、酸枣仁汤、甘麦大枣汤等。根据具体辨证情况选择中成药:益气宁心安神类药,如人参果类制剂振源胶囊;活血化瘀类药,如银杏内酯类制剂银杏叶滴丸;益气活血药,如心灵丸等在临床上有明确疗效的中成药制剂。

针灸有许多常用穴位,进行辨证论治后,合理配穴可用于双心疾病的调节:内关、合谷、劳宫、神门、通里、太冲、三阴交、足三里、中脘、膻中、期门、百会、印堂等。

根据现代医学研究认为,以上中药、方剂、针灸等通过增加脑内单胺递质含量、提高 NA 或 DA 水平、调节脑内神经营养因子等途径发挥调节情志作用,合理辨证论治后,可用于双心疾病治疗,故单味中药、方剂、针灸对双心疾病治疗有潜在作用价值,但由于中医的个体化、经验诊疗的特点较强,较难统一量化,故仍需大量临床研究以寻求中医药在双心疾病治疗的循证医学证据。

第六节 综合医院常用精神障碍筛查量表

使用可量化工具诊断焦虑障碍、抑郁障碍,并且评估严重程度、评估共病、评定自杀风险,工具可作为补充,但不能代替临床经验和判断。

一、90 秒快速筛查抑郁症状

1. 过去几周(或几月)里你是否感到无精打采、伤感,对生活的乐趣也较少了?

2. 除了不开心之外,是否比平时更悲观或想哭?

3. 你经常有早醒吗(事实上你并不需要那么早醒来)?

4. 你近来是否经常想到活着没意思?

如果回答阳性(即是或有)有 2 项或以上,则需进一步作精神检查或转诊专科医师以明确诊断。敏感性达 0.96,特异性达 0.57~0.67。

二、《9 项患者健康问卷》

《9 项患者健康问卷》(patients health questionnaire-9 items, PHQ-9),又称《患者健康问卷抑郁症状群量表》,源自 Spitzer(1999)等编制的患者健康问卷(PHQ)中的抑郁模块,其敏感性达 0.83,特异性达 0.92。(表 45-2)

三、《7 项广泛性焦虑障碍量表》

《7 项广泛性焦虑障碍量表》(generalized anxiety disorder, GAD-7)由 Spitzer 等(2006 年)编制,其敏感性达 0.89,特异性达 0.82。(表 45-3)

另外,《焦虑自评量表》《抑郁自评量表》《医院焦虑抑郁量表》《汉密尔顿焦虑量表》《汉密尔顿抑郁量表》也是常用的可操作性强的量表。

表 45-2 9 项患者健康问卷(PHQ -9)

问题(在过去的两周里,你生活中以下症状出现的频率有多少?)	完全不会 (0分)	有几天 (1分)	一半以上日子 (2分)	几乎每天 (3分)
1. 做事时提不起劲或没有兴趣				
2. 感到心情低落、沮丧或绝望				
3. 入睡困难、睡不安稳或睡眠过多				
4. 感觉疲倦或没有活力				
5. 食欲不振或吃太多				
6. 觉得自己很糟或觉得自己很失败,或让自己或家人失望				
7. 对事物专注有困难,例如阅读报纸或看电视时				
8. 动作或说话速度缓慢到别人已经觉察? 或正好相反,烦躁或坐立不安、动来动去的情况更胜于平常				
9. 有不如死掉或用某种方式伤害自己的念头				

注:把相应的评分叠加计分规则:0~4 分没有症状;5~9 分可能有轻微抑郁症状;10~14 分可能有中度抑郁症状;15~19 分可能有中重度抑郁症状;20~27 分可能有重度抑郁症状。

表45-3 7项广泛性焦虑障碍量表（GAD-7）

项目（在过去的2周里，有多少时候你受到以下问题困扰？）	完全不会（0分）	几天（1分）	一半以上的日子（2分）	几乎每天（3分）
1. 感觉紧张、焦虑或烦躁				
2. 不能停止或控制担忧				
3. 对各种各样的事情担忧过多				
4. 很难放松下来				
5. 由于不安而无法静坐				
6. 变得容易烦恼或急躁				
7. 害怕将有可怕的事发生				

注：≥10分为分界值。

第七节　临床沟通技能

沟通是人们在互动过程中通过某种途径或方式将一定的信息从发送者传递给接受者，并获得理解的过程。医患沟通技巧是临床技能中非常重要的一部分，能充分体现临床医生知识素养和处理问题的能力。

美国语言学家艾伯特·梅瑞宾提出一个著名的沟通公式：沟通的总效果 =7% 的语言 +38% 的音调 +55% 的面部表情，我们把音调和表情都作为非语言交流的符号，那么临床交流过程中信息沟通就只有 7% 是由语言进行的。

一、非语言交流

医务人员与患者沟通要善于用敏锐的观察和肢体语言，以了解患者情况，有的放矢地做好思想工作。肢体语言，体现在一个眼神、一个动作和一些举止上，这些往往是"此处无声胜有声"。面部的表情和眼睛的运动，可以表达出喜怒哀乐。目光是眼睛的语言、心灵的窗户，为患者送去亲切自然的目光，可使患者感到舒适，双眼应平视患者的两眼到嘴之间。轻轻的一个拍背动作，可给予力量的支持。

总之，把握好沟通时的体态语言分寸，自然而不失庄重，严谨又充满温情，愉悦但不夸张，恰到好处地传达医务人员的交流信息和丰富的人文精神，同时注意患者的接受心理和审美感受，使交谈更富有感染力，使医患沟通更富有成效。

二、倾听

听：对声波振动的获得；倾听：对信息的理解。学会倾听艺术，会说的永远不如会听的。善于倾听，这是获取患者相关信息的主要来源。处于心理弱势的患者往往需要被倾听，这也是人性的弱点所决定的。患者是最希望被倾听的一群人，倾听是建立关系的最简单最有效的方法。医生多听听患者的感受，家属诉求，能做到的尽力去做，做不到的讲清原因。倾听时，要全身心地投入，不仅仅用耳，而是用心倾听，有思考地倾听，如：患者有无话外音？其主要诉求是什么？用心倾听是敏锐交谈的前提。注意有体察有反应的倾听，展现赞许性的点头、微笑及恰当的面部表情，避免分心的举动或手势，适当的提问，复述对方的意思，避免中间打断说话者，不要多说，但要鼓励对方多说，使听者与说者的角色顺利转换。

三、语言

如何与患者有效地交谈是一项很重要的临床技能。《论语·子路》中提到："言不顺，则事不成。"语言表达能力，与个人天赋有关，也与医生自身修养、知识积累有关。语言沟通中应本着平等、尊重、真诚、友善的原则，需要注意以下几点：

以平和的语气，尽量不批评、不责备、不攻击，体现对对方的尊重，不口出恶言，不说不该说的话。同时，需从病患的角度进行沟通，有时候患者和家属对疾病的担心比疾病本身还需要治疗，可能医生的一句问候安慰会起到药物无法达到的效果。给家属解释病情的时候一定不要满嘴专业术语,要用日常生活中事情进行比喻,让患者和家属能明白自己的疾病和病情。沟通中做到:设身处地为患者着想;尊重患者的人格,对患者的需求及时作出反应;及时向患者提供有关健康的信息;对患者所提供的信息保密。

在临床工作中,沟通无处不在,无处不用,我们需要不断的学习实践和总结,才能熟练地掌握表达好自己的沟通技巧,才能在以后的工作中游刃有余。

（刘梅颜　黄薛冰）

参　考　文　献

［1］胡大一,于欣.双心医学［M］.北京:中国协和医科大学出版社,2011.

［2］胡大一.漫谈双心医学［M］.北京:中国轻工业出版社,2017.

［3］陆林,沈渔邨.精神病学［M］.第6版.北京:人民卫生出版社,2017.

［4］李果,姜荣环,郭成军,等.综合医院心内科门诊患者抑郁和焦虑障碍患病率调查［J］.中华心血管病杂志,2014,42(12):1035-1038.

［5］Yeshun Wu, Bin Zhu. New Insights Into the Comorbidity of Coronary Heart Disease and Depression［J］. Curr Probl Cardiol, 2019, 00: 1-31.

［6］Sun Y, Zhao Y, Xue S A, et al. The theory development of traditional Chinese medicine constitution: a review［J］. J Tradit Chin Med Sci, 2018, 5: 16-28.

［7］Liu M, Liu J, Zhang L, et al. Antidepressant-like effects of ginseng fruit saponin in myocardial infarction mice［J］. Biomed Pharmacother, 2019, 115: 108900.

［8］Liu M Y, Yang Y, Zhang L J, et al. Potential predictors for mental stress-induced myocardial ischemia in patients with coronary artery disease［J］. Chin Med J (Engl), 2019, 132(12): 1390-1399.

［9］Liu M Y, Ren Y P, Zhang L J, et al. Pretreatment with Ginseng Fruit Saponins Affects Serotonin Expression in an Experimental Comorbidity Model of Myocardial Infarction and Depression［J］. Aging Dis, 2016, 7: 680-686.

［10］张丽军,何东方,杨娅,等.稳定性冠心病伴抑郁焦虑患者的精神压力诱发心肌缺血临床研究［J］.中华内科杂志,2018,57(7):494-499.

［11］何东方,张丽军,刘梅颜,等.稳定型冠心病患者精神压力诱发心肌缺血的相关临床研究［J］.中国循证心血管医学杂志,2018,10(3):319-323.

［12］中国医师协会全科医师分会双心学组.心血管疾病合并失眠诊疗中国专家共识［J］.中华内科杂志,2017,56(4):310-315.

［13］中国医师协会全科分会双心(心脏心理)学组.心理应激导致稳定性冠心病患者心肌缺血的诊断与治疗专家共识［J］.中华心血管病杂志,2016,44(1):12-18.

［14］刘梅颜,陶贵周.心理心脏病学科进展［M］.北京:人民军医出版社,2013.

［15］刘梅颜,陆林,耿庆山.双心医学［M］.北京:人民卫生出版社,2016.

［16］刘梅颜,陆林.双心医学高级教程［M］.北京:中华医学电子音像出版社,2018.

［17］Jiang W, Velazquez E J, Kuchibhatla M, et al. Effect of escitalopram on mental stress-induced myocardial ischemia: results of the REMIT trial［J］. JAMA, 2013, 309(20): 2139-2149.

［18］Boyle S H, Matson W R, Velazquez E J, et al. Metabolomics analysis reveals insights into biochemical mechanisms of mental stress-induced left ventricular dysfunction［J］. Metabolomics, 2015, 11(3): 571-582.

［19］Sheps D S, McMahon R P, Becker L, et al. Mental stress-induced ischemia and all-cause mortality in patients with coronary artery disease: Results from the Psychophysiological Investigations of Myocardial Ischemia study［J］. Circulation, 2002, 105(15): 1780-1784.

中英文名词对照索引

G

H

J

K

W

X

登录中华临床影像库步骤

▌公众号登录 >>

扫描二维码
关注"临床影像库"公众号

临床影像库

中华临床影像库内容涵盖国内近百家大
型三甲医院临床影像诊断中所能见… ∨

7位朋友关注

关注公众号

影像库

点击"影像库"菜单
进入中华临床影像库首页

▌网站登录 >>

输入网址 medbooks.ipmph.com/yx
进入中华临床影像库首页

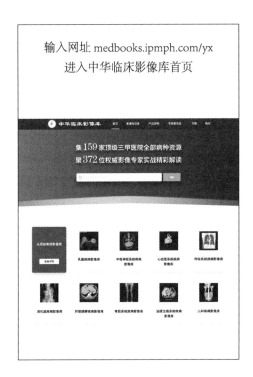

进入中华临床影像库首页

注册或登录

PC 端点击首页"兑换"按钮
移动端在首页菜单中选择"兑换"按钮

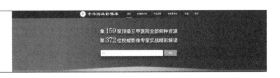

输入兑换码,点击"激活"按钮
开通中华临床影像库的使用权限

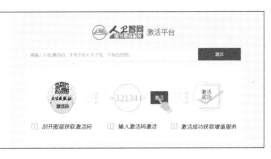

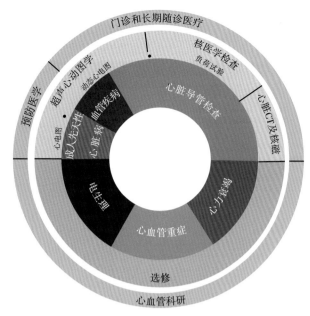

图 2-1　COCATS 4 对于 3 年心血管专科培训组成部分的描述

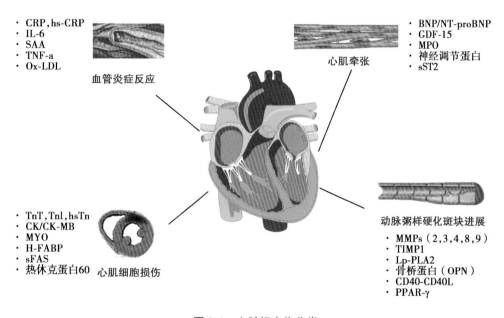

- CRP, hs-CRP
- IL-6
- SAA
- TNF-a
- Ox-LDL

血管炎症反应

- BNP/NT-proBNP
- GDF-15
- MPO
- 神经调节蛋白
- sST2

心肌牵张

- TnT, TnI, hsTn
- CK/CK-MB
- MYO
- H-FABP
- sFAS
- 热休克蛋白60

心肌细胞损伤

动脉粥样硬化斑块进展

- MMPs（2,3,4,8,9）
- TIMP1
- Lp-PLA2
- 骨桥蛋白（OPN）
- CD40-CD40L
- PPAR-γ

图 8-1　心脏标志物分类

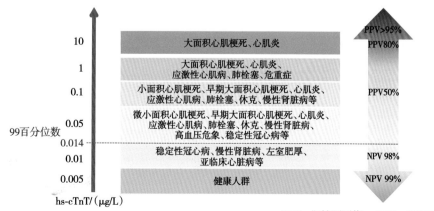

图 8-2　不同 hs-cTnT 水平的诊断效能与鉴别诊断疾病

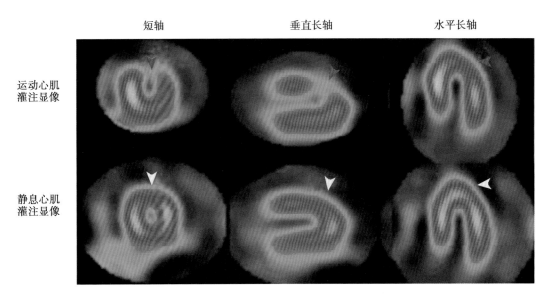

图 9-19　核素心肌灌注显像诊断冠心病心肌缺血

患者男性,51岁,活动后心前区闷痛20天。冠脉造影示前降支、回旋支严重狭窄。运动心肌显像显示左室前壁、心尖和侧壁血流不同程度减低,以前壁为著(红箭);静息显像示上述部位的血流灌注不同程度改善(前壁部位恢复,侧壁完全恢复正常)(黄箭),提示心肌缺血

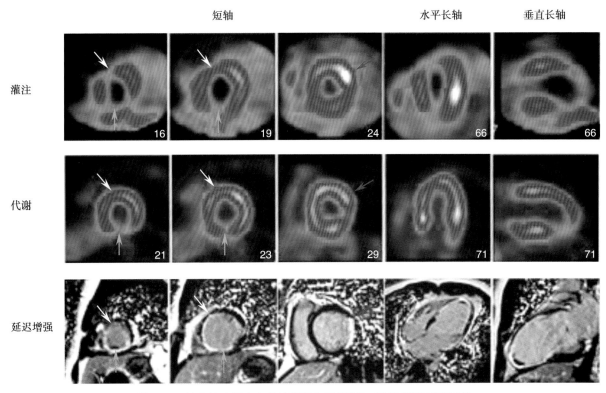

图 9-20　缺血性心肌病患者的核素心肌显像和 CMR 延迟增强显像

第一排为心肌灌注显像,第二排为心肌代谢显像,第三排为 CMR 延迟增强显像。左室前间壁心肌灌注减低、代谢正常,CMR 为心内膜下强化,提示有明显存活心肌(黄箭);左室下后壁心肌灌注、代谢大致同等程度减低,CMR 为透壁强化,提示无存活心肌(橙箭);左室前侧壁基底段心肌灌注、代谢均正常,CMR 无延迟强化,提示为正常心肌(红箭)

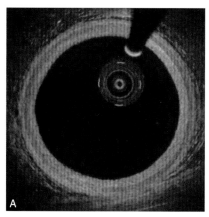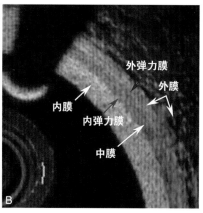

图 10-1　正常冠状动脉血管图
A. 正常冠状动脉血管图；B. 左侧正常冠状动脉三层结构放大图像
内膜（白短箭）；中膜（白长箭）；外膜（白双箭）；内弹力膜（红箭）；外弹力膜（蓝箭）

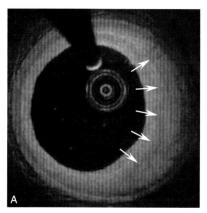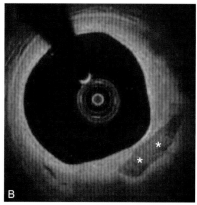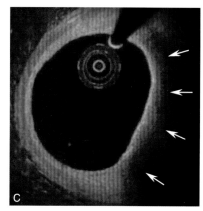

图 10-2　冠状动脉粥样硬化斑块
A. 纤维斑块：均一的高信号区，伴有相邻区域不同程度的内膜增厚（箭）；B. 钙化斑块：低信号、边界清晰的区域（星号）；C. 脂质斑块：边缘轮廓模糊的光学信号微弱区域，在低信号区域的表面有高信号的纤维帽（箭）

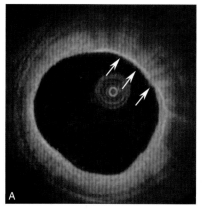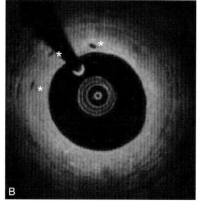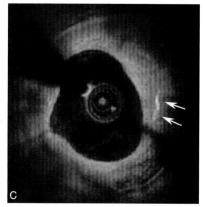

图 10-3　斑块内微结构
A. 巨噬细胞聚集，高反射、强衰减的条带状结构（箭）；B. 微通道，OCT 图像上可见大小不等、低信号、边缘锐利的空腔内结构（星号）；C. 胆固醇结晶，OCT 图像显示为高信号的线性结构（箭）

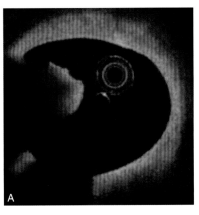
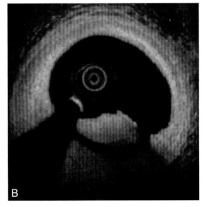
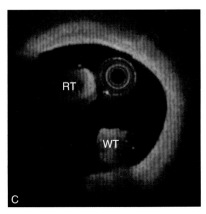

图 10-4　血栓

A. 红色血栓；B. 白色血栓；C. 混合血栓，RT. 红色血栓；WT. 白色血栓

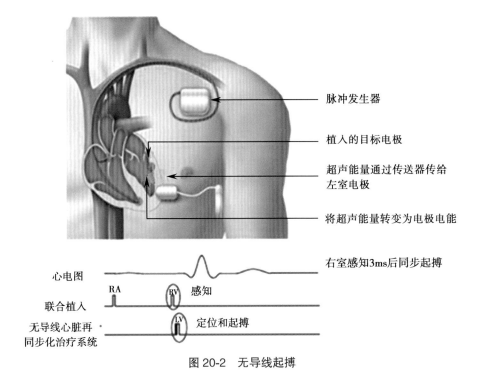

图 20-2　无导线起搏

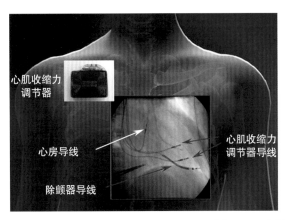
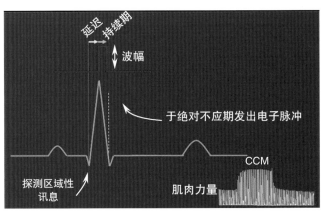

图 20-5　心肌收缩力调节器（CCM）

左图中显示 CCM 外形及透视下导线位置；右图显示 CCM 感知自身 R 波，在心动周期的绝对不应期发放电刺激，引起心肌收缩力增强

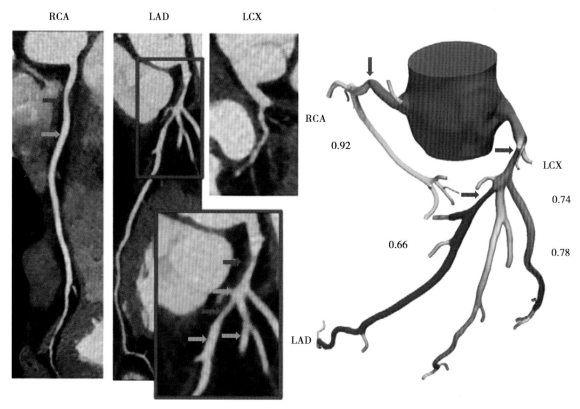

图 22-4 计算机断层扫描介导的血流储备分数（FFR$_{CT}$）

利用冠状动脉 CTA 影像，运用计算机辅助流体动力学原理，可无创地计算冠状动脉主要分支不同位置的血流储备分数，并以不同颜色表示不同的血流储备分数值。LAD：前降支；LCX：回旋支；RCA：右冠状动脉

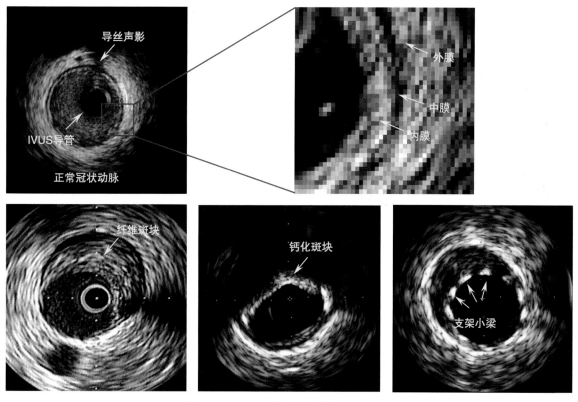

图 22-5 不同冠状动脉病变的 IVUS 影像

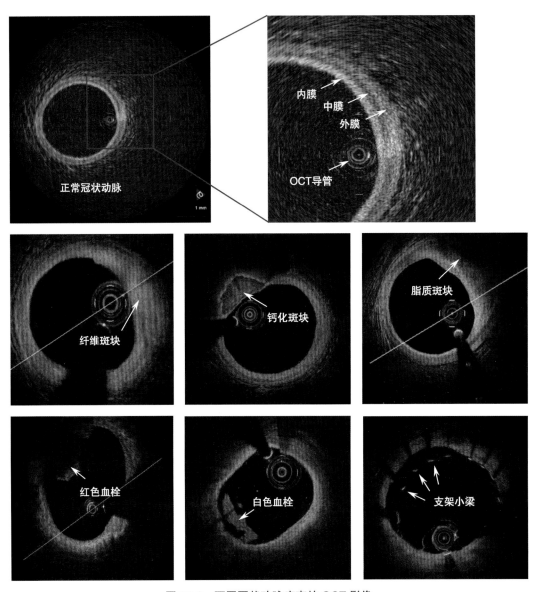

图 22-6　不同冠状动脉病变的 OCT 影像

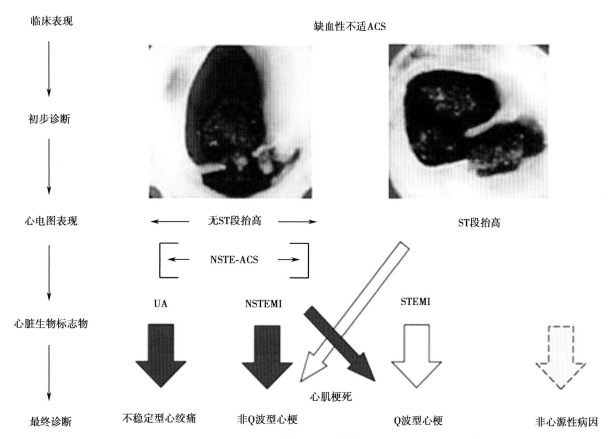

图 23-1 急性冠脉综合征的诊断与分型

本图说明了 ACS 中的临床、病理、心电图和生物标志物的关联以及一般的诊治流程。冠脉血流减少可能与完全闭塞性血栓（右侧）或次全闭塞性血栓（左侧）有关。大多数 ST 段抬高的患者（粗白箭）发生 Q 波型心肌梗死，少数（细白箭）发生非 Q 波型心肌梗死。ST 段未抬高的患者被诊断为 UA 或 NSTEMI（粗红箭），两者的差异主要是心脏生物标志物水平是否升高。大多数 NSTEMI 患者发生非 Q 波型心肌梗死，少数可发生 Q 波型心肌梗死。ACS 为 UA、NSTEMI 和 STEMI 三种临床症候群的统称。NSTE-ACS 的一般诊治流程包括发生 NSTE-ACS 之前、NSTE-ACS 开始时和入院后的初始诊疗几部分。入院后早期即应给予患者二级预防并制定长期诊疗计划。需要注意的是，在急性胸痛中，非心源性胸痛更为多见（虚线箭）。

UA：不稳定型心绞痛；NSTEMI：非 ST 段抬高心肌梗死；STEMI：ST 段抬高心肌梗死；NSTE-ACS：非 ST 段抬高急性冠脉综合征。

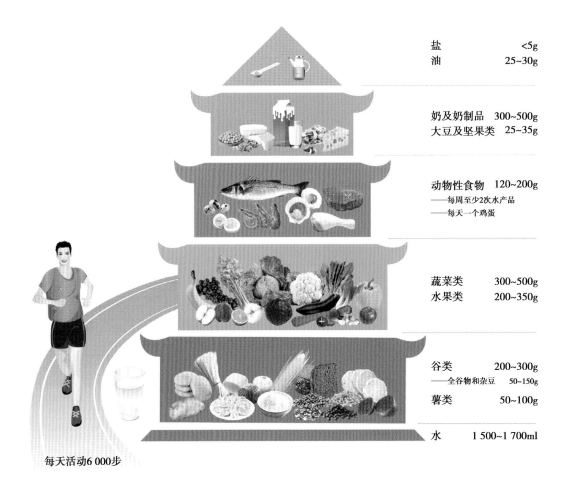

盐	<5g
油	25~30g
奶及奶制品	300~500g
大豆及坚果类	25~35g
动物性食物	120~200g
——每周至少2次水产品	
——每天一个鸡蛋	
蔬菜类	300~500g
水果类	200~350g
谷类	200~300g
——全谷物和杂豆	50~150g
薯类	50~100g
水	1 500~1 700ml

每天活动6 000步

图 36-2　中国居民平衡膳食宝塔（2022）

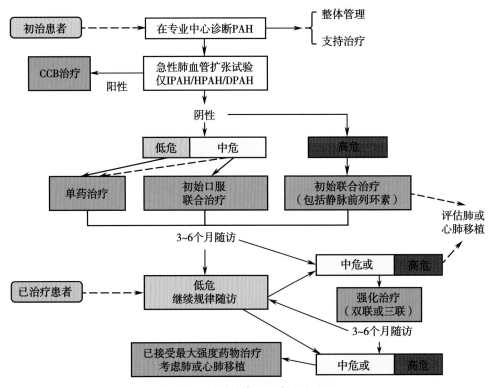

图 42-2　肺动脉高压患者治疗流程